Fisiologia
Médica

Coordenação da tradução

Luciano Stürmer de Fraga
(Iniciais, Índice, Caps. 1, 14, 21, 60, 61, 62, 70, 71, 72, 73)
Professor adjunto do Departamento de Fisiologia da
Universidade Federal do Rio Grande do Sul (UFRGS).
Mestre e Doutor em Fisiologia pela UFRGS.

Renata Padilha Guedes
(Caps. 31, 32, 33, 34, 35, 36, 37, 38, 39, 40, 41,
42, 43, 44, 45, 46, 47, 48)
Mestre em Neurociências e Doutora em Fisiologia pela UFRGS.
Pós-Doutora pela Harvard Medical School.

Equipe de tradução

Adriana Bos-Mikich (Caps. 67, 68)
Professora adjunta do Departamento de Ciências
Morfológicas da UFRGS.
Mestre em Genética pela Faculdade de Medicina de
Ribeirão Preto da Universidade de São Paulo (USP).
Doutora em Experimental Embriology pela University of London.
Pós-Doutora pela University of Aberdeen.

Adriane Belló Klein (Caps. 23, 24, 25, 28, 30)
Professora associada do Departamento de Fisiologia da UFRGS.
Orientadora permanente do Programa de Pós-Graduação
em Fisiologia da UFRGS.
Mestre e Doutora em Fisiologia pela UFRGS.
Pós-Doutora pela University of Manitoba.

Alex Sander da Rosa Araujo (Caps. 22, 26, 27, 29)
Professor adjunto do Departamento de Fisiologia da UFRGS.
Orientador permanente do Programa de Pós-Graduação
em Fisiologia da UFRGS.
Mestre e Doutor em Fisiologia pela UFRGS.
Pós-Doutor pela UFRGS.

Anapaula Sommer Vinagre (Caps. 65, 66)
Professora adjunta do Departamento de Fisiologia da UFRGS.
Orientadora colaboradora do Programa de Pós-Graduação
em Fisiologia da UFRGS.
Mestre e Doutora em Fisiologia pela UFRGS.

Denise Maria Zancan (Caps. 15, 16, 17, 18, 19, 20)
Professora associada do Departamento de Fisiologia da UFRGS.
Orientadora permanente do Programa de Pós-Graduação
em Neurociências da UFRGS.
Mestre e Doutora em Fisiologia pela UFRGS.

Gustavo Hauber Gameiro
(Caps. 49, 50, 51, 52, 53, 54, 55, 56, 57, 58, 59)
Professor adjunto do Departamento de Fisiologia da UFRGS.
Mestre e Doutor em Odontologia pela Universidade Estadual
de Campinas (UNICAMP).

Luiz Carlos Kucharski (Cap. 69)
Professor associado do Departamento de Fisiologia da UFRGS.
Orientador Permanente do Programa de Pós-Graduação
em Fisiologia da UFRGS.
Doutor em Fisiologia pela UFRGS.

Márcia Trapp (Caps. 63, 64)
Professora adjunta do Departamento de Fisiologia da UFRGS.
Mestre e Doutora em Fisiologia pela UFRGS.

Paula Rigon da Luz Soster
(Caps. 2, 3, 4, 5, 6, 7, 8, 9, 10, 11)
Professora adjunta do Departamento de Ciências
Morfológicas da UFRGS.
Mestre e Doutora em Neurociências pela UFRGS.

Wania Aparecida Partata (Caps. 12, 13)
Professora associada do Departamento de Fisiologia da UFRGS.
Orientadora permanente do Programa de Pós-Graduação
em Fisiologia da UFRGS.
Orientadora colaboradora do Programa de Pós-Graduação
em Neurociências da UFRGS. Mestre e
Doutora em Fisiologia pela UFRGS.

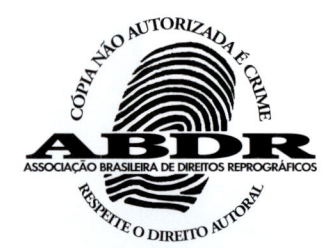

R136f Raff, Hershel
  Fisiologia médica : uma abordagem integrada / Hershel Raff, Michael Levitzky ; [tradução: Luciano Stürmer de Fraga ... et al.] ; revisão técnica: Luciano Stürmer de Fraga, Renata Padilha Guedes. – Porto Alegre : AMGH, 2012.
  xiv, 786 p. : il. color. ; 28 cm.

  ISBN 978-85-8055-147-1

  1. Fisiologia médica. I. Levitzky, Michael. I. Título.

  CDU 612

Catalogação na publicação: Ana Paula M. Magnus – CRB 10/2052

Hershel Raff, Ph.D.
Professor
Departments of Medicine and Physiology
Medical College of Wisconsin
Endocrine Research Laboratory
Aurora St. Luke's Medical Center
Milwaukee, Wisconsin

Michael Levitzky, Ph.D.
Professor of Physiology and Anesthesiology
Louisiana State University Health Sciences Center
New Orleans, Louisiana

Fisiologia Médica
UMA ABORDAGEM INTEGRADA

Consultoria, supervisão e revisão técnica desta edição:

Luciano Stürmer de Fraga
Professor adjunto do Departamento de Fisiologia da
Universidade Federal do Rio Grande do Sul (UFRGS).
Mestre e Doutor em Fisiologia pela UFRGS.

Renata Padilha Guedes
Mestre em Neurociências e Doutora em Fisiologia pela UFRGS.
Pós-Doutora pela Harvard Medical School.

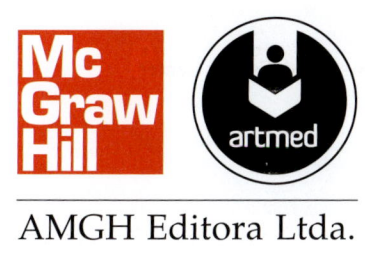

McGraw Hill | artmed

AMGH Editora Ltda.
2012

Obra originalmente publicada sob o título
Medical physiology: a systems approach, 1st Edition
ISBN 0071621733 / 9780071621731

Original edition copyright © 2011, The McGraw-Hill Companies, Inc., New York, New York 10020. All rights reserved.
Portuguese language translation copyright © 2012, AMGH Editora Ltda., a Division of Grupo A. All rights reserved.

Arte sobre capa original: *VS Digital Ltda.*

Preparação de originais: *Kátia Michelle Lopes Aires* e *Patrícia Lombard Pilla*

Leitura final: *Mirela Favaretto*

Editora responsável por esta obra: *Simone de Fraga*

Coordenador editorial: *Alberto Schwanke*

Gerente editorial – Biociências: *Letícia Bispo de Lima*

Projeto e editoração: *Techbooks*

NOTA

A medicina é uma ciência em constante evolução. À medida que novas pesquisas e a experiência clínica ampliam o nosso conhecimento, são necessárias modificações no tratamento e na farmacoterapia. Os editores desta obra consultaram as fontes consideradas confiáveis, num esforço para oferecer informações completas e, geralmente, de acordo com os padrões aceitos à época da publicação. Entretanto, tendo em vista a possibilidade de falha humana ou de alterações nas ciências médicas, os leitores devem confirmar estas informações com outras fontes. Por exemplo, e em particular, os leitores são aconselhados a conferir a bula de qualquer medicamento que pretendam administrar, para se certificar de que a informação contida neste livro está correta e de que não houve alteração na dose recomendada nem nas contraindicações para o seu uso. Esta recomendação é particularmente importante em relação a medicamentos novos ou raramente usados.

Reservados todos os direitos de publicação, em língua portuguesa, à
AMGH EDITORA LTDA., uma parceria entre GRUPO A EDUCAÇÃO S.A. e McGRAW-HILL EDUCATION
Av. Jerônimo de Ornelas, 670 – Santana
90040-340 – Porto Alegre – RS
Fone: (51) 3027-7000   Fax: (51) 3027-7070

É proibida a duplicação ou reprodução deste volume, no todo ou em parte, sob quaisquer
formas ou por quaisquer meios (eletrônico, mecânico, gravação, fotocópia, distribuição na Web
e outros), sem permissão expressa da Editora.

Unidade São Paulo
Av. Embaixador Macedo Soares, 10.735 – Pavilhão 5 – Cond. Espace Center
Vila Anastácio – 05095-035 – São Paulo – SP
Fone: (11) 3665-1100   Fax: (11) 3667-1333

SAC 0800 703-3444 – www.grupoa.com.br

IMPRESSO NO BRASIL
PRINTED IN BRAZIL

Sobre os Autores

Hershel Raff

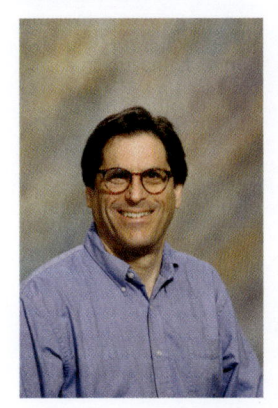

Hershel Raff recebeu o título de Ph.D. em Fisiologia Ambiental pela Johns Hopkins University em 1981 e cursou Pós-Doutorado em Endocrinologia na University of California, em São Francisco. Ele se juntou à faculdade do Medical College of Wisconsin em 1983 e chegou à classe de professor de medicina (endocrinologia, metabolismo, nutrição clínica) e fisiologia em 1991. Dr. Raff também é diretor do Endocrine Research Laboratory do Aurora St. Luke's Medical Center. No Medical College of Wisconsin, ele ministra aulas de fisiologia e farmacologia para estudantes de medicina em nível de graduação e pós-graduação. Foi um dos selecionados inaugurais da Society of Teaching Scholars, recebeu os prêmios Beckman Basic Science Teaching Award e Outstanding Teacher Award, sendo um dos Outstanding Medical Student Teachers do Medical College of Wisconsin. Dr. Raff foi eleito como professor membro da Alpha Omega Alpha (AOA) Honor Medical Society em 2005. Ele também é professor adjunto de ciências biomédicas da Marquette University. É editor associado da Advances in Physiology Education. Foi secretário-tesoureiro da Endocrine Society e atualmente é chefe do comitê de publicações da American Physiological Society. Foi eleito *fellow* of the American Association for the Advancement of Science em 2005. A pesquisa básica do Dr. Raff está voltada para a adaptação a baixos teores de oxigênio (hipoxia). Seus interesses clínicos estão focados nas doenças da hipófise e da suprarrenal, sobretudo na síndrome de Cushing. Dr. Raff também é coautor de *Vander's human physiology* (McGraw-Hill), atualmente na 12ª edição, e de *Physiology secrets*, atualmente na 2ª edição.

Michael Levitzky

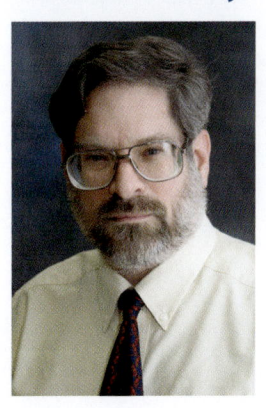

Michael Levitzky é professor das disciplinas de Fisiologia e Anestesiologia da Louisiana State University Health Sciences Center e é diretor do currículo de ciências básicas da LSU School of Medicine de New Orleans. Recebeu o título de B.A. da University of Pennsylvania em 1969 e o Ph.D. em Fisiologia pelo Albany Medical College em 1975. Ingressou na equipe da LSU School of Medicine em 1975, chegando à classe de professor em 1985. Também é professor adjunto de Fisiologia na Tulane University School of Medicine desde 1991. Dr. Levitzky ministra aulas de Fisiologia para estudantes de medicina, residentes, *fellows* e estudantes de pós-graduação. Já recebeu diversos prêmios de ensino de organizações estudantis da LSU e de Tulane. Recebeu ainda prêmio inaugural LSUHSC Allen A. Copping Award for Excellence in Teaching in the Basic Sciences em 1997 e o American Physiological Society's Arthur C. Guyton Teacher of the Year Award em 1998. Dr. Levitzky foi eleito como professor-membro da Alpha Omega Alpha (AOA) Honor Medical Society em 2006. Atuou na American Physiological Society como membro do Comitê de Educação e do Comitê de Direção da Seção de Ensino. Também atuou como membro da National Board of Medical Examiners United States Medical Licensing Examination (USMLE) Step 1 Physiology Test Material Development Committee de 2007-2011. É autor e coautor de diversos livros-texto, entre eles *Pulmonary physiology* (Lange/McGraw-Hill), atualmente na 7ª edição.

Colaboradores

David E. Mohrman, Ph.D.
 Associate Professor, Emeritus
 Department of Physiology and Pharmacology
 University of Minnesota Medical School
 Duluth, Minnesota

David Landowne, Ph.D.
 Professor
 Department of Physiology and Biophysics
 University of Miami, Miller School of Medicine
 Miami, Florida

Douglas C. Eaton, Ph.D.
 Distinguished Professor and Chair of Physiology and
 Professor of Pediatrics
 Department of Physiology and
 Center for Cell & Molecular Signaling
 Emory University School of Medicine
 Atlanta, Georgia

John P. Pooler, Ph.D.
 Professor of Physiology Emeritus
 Emory University School of Medicine
 Atlanta, Georgia

Kathleen H. McDonough, Ph.D.
 Professor
 Department of Physiology
 Associate Dean, School of Graduate Studies
 Louisiana State University Health Sciences Center
 New Orleans, Louisiana

Kim E. Barrett, Ph.D.
 Professor of Medicine and Dean of Graduate Studies
 University of California, San Diego
 La Jolla, California

Lois Jane Heller, Ph.D.
 Professor
 Department of Physiology and Pharmacology
 University of Minnesota Medical School
 Duluth, Minnesota

Patricia E. Molina, M.D., Ph.D.
 Richard Ashman, Ph.D. Professor and Head of Physiology
 Department of Physiology
 Louisiana State University Health Sciences Center
 New Orleans, Louisiana

Susan M. Barman, Ph.D.
 Professor
 Department of Pharmacology & Toxicology and
 Neuroscience Program
 Michigan State University
 East Lansing, Michigan

Aos nossos estudantes, mentores, colegas e familiares.

Prefácio

Fisiologia médica: uma abordagem integrada reúne, para estudantes de medicina, alunos de pós-graduação e de graduação, os fundamentos básicos dos principais processos fisiológicos necessários para a compreensão da saúde e da doença. O currículo de diversas faculdades de medicina está mudando: a maioria das faculdades passou, ou está passando, por uma transição da abordagem em bloco – em que cada matéria tem sua própria disciplina – para uma estrutura integrada de modo vertical. Um dos objetivos do currículo integrado é a apresentação de mais conteúdo clínico durante os primeiros semestres da faculdade, além do reforço dos conhecimentos básicos nos semestres de prática clínica primária. Dessa forma, aumenta-se a ênfase nos conceitos necessários para a compreensão da fisiopatologia. Portanto, este livro é consideravelmente mais resumido do que os livros-texto usuais de fisiologia. Ele tem como foco os principais conceitos fisiológicos e correlações clínicas e deixa os pequenos detalhes para os livros maiores.

A maior parte do livro evoluiu a partir da série *Lange Physiology Series*. A seção sobre o sistema nervoso central foi preparada a partir da 23ª edição do livro *Fisiologia médica de Ganong*.

Por último, as seções de introdução, de fisiologia muscular e de fisiologia integrativa são novas.

Cada capítulo inicia com uma lista de objetivos e termina com um resumo. A maioria dos capítulos também apresenta uma correlação clínica ao final, reforçando os princípios fisiológicos recém-aprendidos e ilustrando sua importância na compreensão dos estados patológicos. Cada capítulo termina com questões de múltipla escolha desenvolvidas para testar o conhecimento de alguns dos principais conceitos então discutidos.

Estamos em dívida com nossos mentores, que forneceram a base para os avanços na área de educação em fisiologia do século XXI. Também queremos agradecer aos nossos estudantes, que foram a "caixa de ressonância" para as abordagens exploradas neste livro. Somos gratos ainda a Michael Weitz, Karen Davis e Brian Kearns da McGraw-Hill por seu excelente auxílio editorial. Finalmente, deixamos um agradecimento especial às nossas famílias: Judy e Jonathan; Elizabeth, Edward e Sarah.

Hershel Raff
Michael Levitzky

Materiais Complementares

Visite a Área do Professor em www.grupoa.com.br para ter acesso às imagens da obra em formato PowerPoint® (em português), úteis como recurso didático em sala de aula.

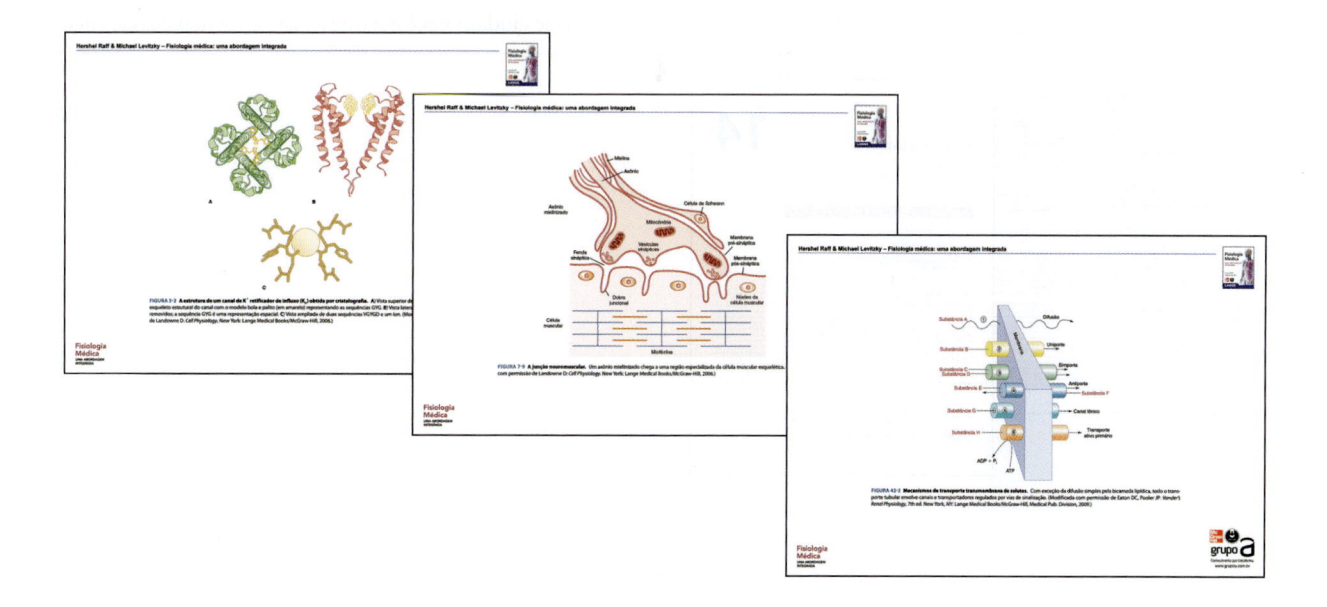

Destaques desta Edição

- Nova apresentação, totalmente em cores.
- Ênfase na educação médica, fornecendo aos estudantes conteúdo mais voltado à clínica durante o início dos cursos de medicina.
- Conceitos básicos necessários para o entendimento da fisiopatologia.
- Visão sucinta, mas completa, da fisiologia, bem como uma introdução aos princípios da ciência básica e sua relevância para a expressão clínica das doenças.
- Detalhamento dos principais processos fisiológicos envolvidos na saúde e na doença.
- Excelente estudo de revisão para exames/concursos.
- Tabelas e gráficos que ilustram os conceitos mais difíceis.
- Cada capítulo inicia com uma lista de objetivos e termina com um resumo e questões para estudo preparadas para testar o conhecimento do estudante sobre os principais conceitos abordados no capítulo.
- A maioria dos capítulos também inclui correlações clínicas que reforçam os princípios fisiológicos básicos abordados e ilustram a sua importância na compreensão dos estados patológicos.

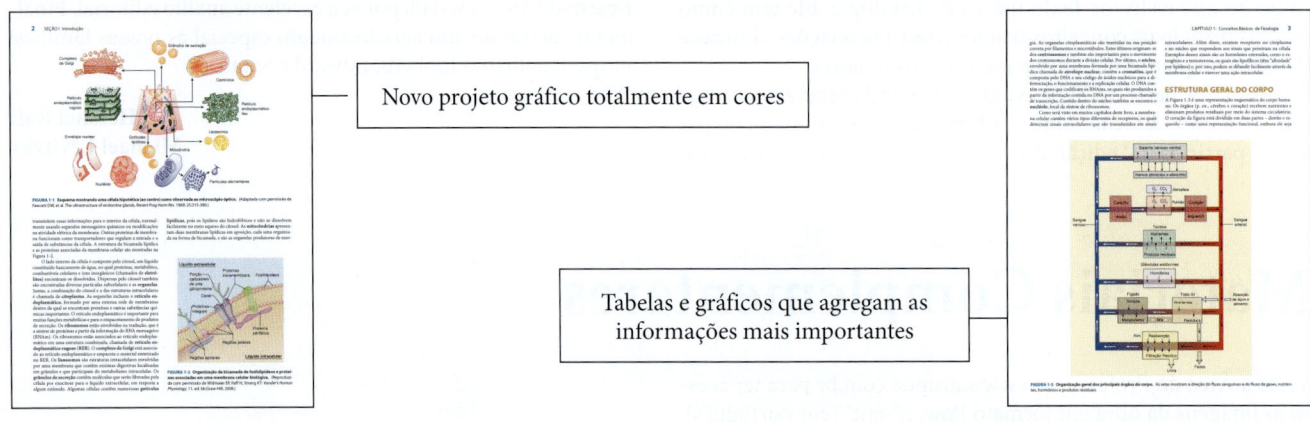

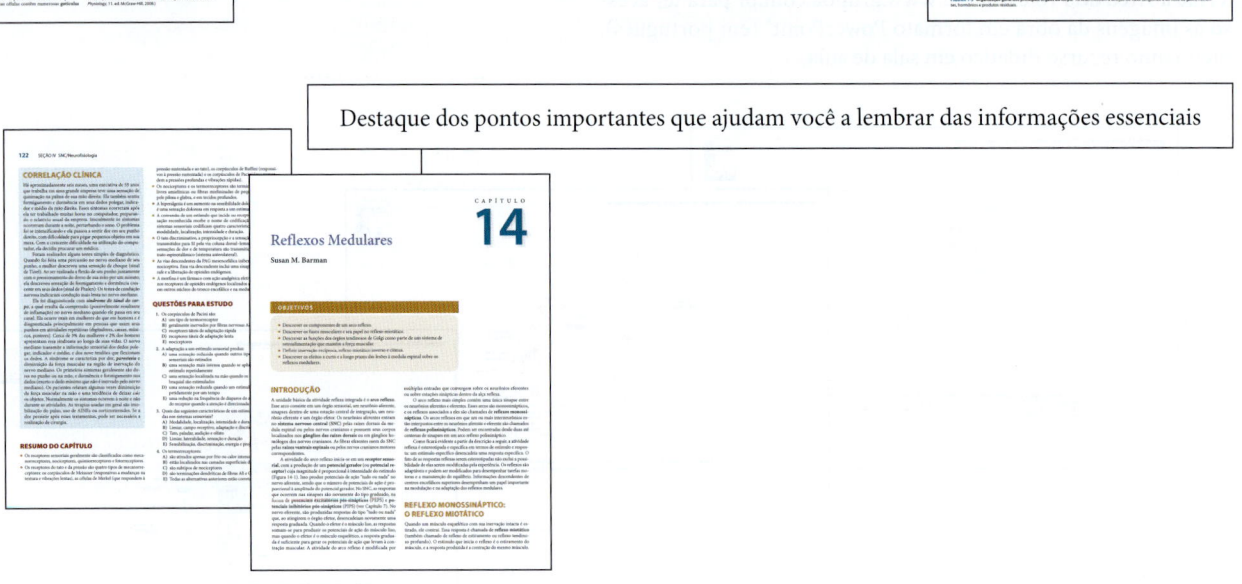

Novo projeto gráfico totalmente em cores

Tabelas e gráficos que agregam as informações mais importantes

Destaque dos pontos importantes que ajudam você a lembrar das informações essenciais

Sumário

SEÇÃO I
INTRODUÇÃO   1

1. **Conceitos Básicos de Fisiologia**   1
   Hershel Raff e Michael Levitzky

SEÇÃO II
FISIOLOGIA CELULAR   9

2. **Células e Processos Celulares**   9
   David Landowne
3. **Membranas Celulares e Processos de Transporte**   15
   David Landowne
4. **Canais Iônicos e Controle do Potencial de Membrana**   33
   David Landowne
5. **Potenciais Geradores dos Receptores Sensoriais**   43
   David Landowne
6. **Potenciais de Ação**   47
   David Landowne
7. **Sinapses**   59
   David Landowne

SEÇÃO III
FISIOLOGIA MUSCULAR   79

8. **Visão Geral da Função Muscular**   79
   Kathleen H. McDonough
9. **Estrutura e Função do Músculo Esquelético**   83
   Kathleen H. McDonough
10. **Estrutura e Função do Músculo Cardíaco**   93
    Kathleen H. McDonough
11. **Estrutura e Função do Músculo Liso**   99
    Kathleen H. McDonough

SEÇÃO IV
SNC/NEUROFISIOLOGIA   105

12. **Introdução ao Sistema Nervoso**   105
    Susan M. Barman
13. **Sistemas Sensoriais Gerais: Tato, Dor e Temperatura**   115
    Susan M. Barman
14. **Reflexos Medulares**   125
    Susan M. Barman
15. **Sentidos Especiais I: Visão**   133
    Susan M. Barman
16. **Sentidos Especiais II: Audição e Equilíbrio**   147
    Susan M. Barman
17. **Sentidos Especiais III: Olfação e Gustação**   159
    Susan M. Barman
18. **Controle da Postura e do Movimento**   167
    Susan M. Barman
19. **Sistema Nervoso Autônomo**   177
    Susan M. Barman
20. **Atividade Elétrica Cerebral, Estados de Sono e Vigília e Ritmos Circadianos**   185
    Susan M. Barman
21. **Aprendizado, Memória, Linguagem e Fala**   191
    Susan M. Barman

SEÇÃO V
FISIOLOGIA CARDIOVASCULAR   199

22. **Visão Geral do Sistema Cardiovascular**   199
    Lois Jane Heller e David E. Mohrman
23. **Células Musculares Cardíacas**   211
    Lois Jane Heller e David E. Mohrman

24. **Bomba Cardíaca** 223
 Lois Jane Heller e David E. Mohrman

25. **Avaliações da Função Cardíaca** 235
 Lois Jane Heller e David E. Mohrman

26. **Sistema Vascular Periférico** 251
 David E. Mohrman e Lois Jane Heller

27. **Controle Vascular** 263
 David E. Mohrman e Lois Jane Heller

28. **Retorno Venoso e Débito Cardíaco** 275
 David E. Mohrman e Lois Jane Heller

29. **Regulação da Pressão Arterial** 285
 David E. Mohrman e Lois Jane Heller

30. **Respostas Cardiovasculares ao Estresse Fisiológico** 295
 Lois Jane Heller e David E. Mohrman

SEÇÃO VI
FISIOLOGIA PULMONAR 305

31. **Estrutura e Função do Sistema Respiratório** 305
 Michael Levitzky

32. **Mecânica do Sistema Respiratório** 313
 Michael Levitzky

33. **Ventilação Alveolar** 331
 Michael Levitzky

34. **Perfusão Pulmonar** 341
 Michael Levitzky

35. **Relação Ventilação-Perfusão e Trocas Gasosas Respiratórias** 353
 Michael Levitzky

36. **Transporte de Oxigênio e de Dióxido de Carbono** 363
 Michael Levitzky

37. **Regulação Ácido-Base e Causas de Hipoxia** 375
 Michael Levitzky

38. **Controle da Respiração** 385
 Michael Levitzky

SEÇÃO VII
FISIOLOGIA RENAL 397

39. **Funções Renais, Processos Básicos e Anatomia** 397
 Douglas C. Eaton e John P. Pooler

40. **Fluxo Sanguíneo Renal e Filtração Glomerular** 409
 Douglas C. Eaton e John P. Pooler

41. **Depuração** 417
 Douglas C. Eaton e John P. Pooler

42. **Mecanismos de Transporte Tubular** 423
 Douglas C. Eaton e John P. Pooler

43. **Manejo Renal de Substâncias Orgânicas** 429
 Douglas C. Eaton e John P. Pooler

44. **Processos Renais Básicos em Relação a Sódio, Cloreto e Água** 437
 Douglas C. Eaton e John P. Pooler

45. **Regulação da Excreção de Sódio e Água** 449
 Douglas C. Eaton e John P. Pooler

46. **Regulação do Balanço do Potássio** 463
 Douglas C. Eaton e John P. Pooler

47. **Regulação do Equilíbrio Ácido-Base** 471
 Douglas C. Eaton e John P. Pooler

48. **Regulação do Balanço de Cálcio e Fosfato** 485
 Douglas C. Eaton e John P. Pooler

SEÇÃO VIII
FISIOLOGIA GASTRINTESTINAL 491

49. **Visão Geral do Sistema Gastrintestinal: Anatomia Funcional e Regulação** 491
 Kim E. Barrett

50. **Secreção Gástrica** 507
 Kim E. Barrett

51. **Secreção Pancreática e Salivar** 517
 Kim E. Barrett

52. **Absorção e Secreção de Água e Eletrólitos** 527
 Kim E. Barrett

53. Imunologia e Ecologia da Mucosa Intestinal 535
Kim E. Barrett

54. Motilidade Gastrintestinal 543
Kim E. Barrett

55. Anatomia Funcional do Fígado e do Sistema Biliar 559
Kim E. Barrett

56. Formação, Secreção e Armazenamento da Bile 565
Kim E. Barrett

57. Manejo de Bilirrubina e Amônia pelo Fígado 575
Kim E. Barrett

58. Digestão e Absorção de Carboidratos, Proteínas e Vitaminas Hidrossolúveis 583
Kim E. Barrett

59. Assimilação Lipídica 593
Kim E. Barrett

SEÇÃO IX
FISIOLOGIA ENDÓCRINA E METABÓLICA 601

60. Princípios Gerais de Fisiologia Endócrina 601
Patricia E. Molina

61. Hipotálamo e Neuro-hipófise 613
Patricia E. Molina

62. Adeno-hipófise 623
Patricia E. Molina

63. Glândula Tireoide 633
Patricia E. Molina

64. Glândulas Paratireoides e Regulação de Fosfato e Cálcio 643
Patricia E. Molina

65. Glândula Suprarrenal 655
Patrícia E. Molina

66. Pâncreas Endócrino 671
Patricia E. Molina

67. Sistema Reprodutor Masculino 683
Patricia E. Molina

68. Sistema Reprodutor Feminino 695
Patricia E. Molina

69. Integração Endócrina da Energia e do Equilíbrio Eletrolítico 715
Patricia E. Molina

SEÇÃO X
FISIOLOGIA INTEGRATIVA 729

70. Controle da Temperatura Corporal 729
Hershel Raff e Michael Levitzky

71. Hipoxia e Condições Hiperbáricas 735
Michael Levitzky e Hershel Raff

72. Exercício 745
Michael Levitzky e Kathleen H. McDonough

73. Envelhecimento 753
Hershel Raff

Respostas das Questões para Estudo 757

Índice 761

SEÇÃO I INTRODUÇÃO

CAPÍTULO 1

Conceitos Básicos de Fisiologia

Hershel Raff e Michael Levitzky

OBJETIVOS

- Compreender as propriedades básicas de uma célula eucariótica.
- Explicar a organização básica dos órgãos internos do corpo.
- Comparar e diferenciar a composição do líquido extracelular com a do líquido intracelular.
- Descrever os diferentes tipos de transporte de membrana.
- Compreender os conceitos básicos de pressão, fluxo, resistência e complacência.
- Explicar o balanço de massa.
- Definir retroalimentação negativa e positiva.

INTRODUÇÃO

Fisiologia é a ciência que estuda o funcionamento dos organismos e tem por finalidade explicar como os sistemas de órgãos, as células e mesmo as moléculas interagem para manter a função normal. A marca da fisiologia é o conceito de **homeostasia**, que é a manutenção de um meio interno normal, frente às perturbações externas e internas, para que as funções das células e dos sistemas de órgãos do corpo sejam preservadas. Isso é realizado primariamente pelos sistemas de retroalimentação (*feedback*), de tal forma que, quando um sistema é perturbado, uma diversidade de respostas locais, **reflexos** sistêmicos (reações rápidas e automáticas aos estímulos) e ajustes de longo prazo é ativada para levar o sistema de volta ao seu ponto de equilíbrio normal. A compreensão do funcionamento dos sistemas em condições normais permite avaliar quando e por que existe uma disfunção. Isso é conhecido como **fisiopatologia** – um distúrbio permanente no funcionamento normal, causado por doença ou lesão. Portanto, a fisiologia é uma das bases das ciências da saúde.

A CÉLULA

O bloco básico de construção dos órgãos do corpo é a célula. Os detalhes da fisiologia celular são discutidos na Seção 2. A Figura 1-1 mostra a estrutura básica de uma célula nucleada (eucariótica). Ela é delimitada por uma **membrana celular**, a qual é composta por uma **bicamada lipídica, proteínas de membrana** e carboidratos associados a lipídeos (**glicolipídeos**) ou a proteínas (**glicoproteínas**). A membrana celular é a porta para tudo o que entra ou sai da célula, e forma uma barreira que ajuda a manter a composição celular interna. Algumas proteínas e glicoproteínas de membrana atuam como sensores, ou **receptores**, os quais detectam mudanças do ambiente externo e sinais químicos e

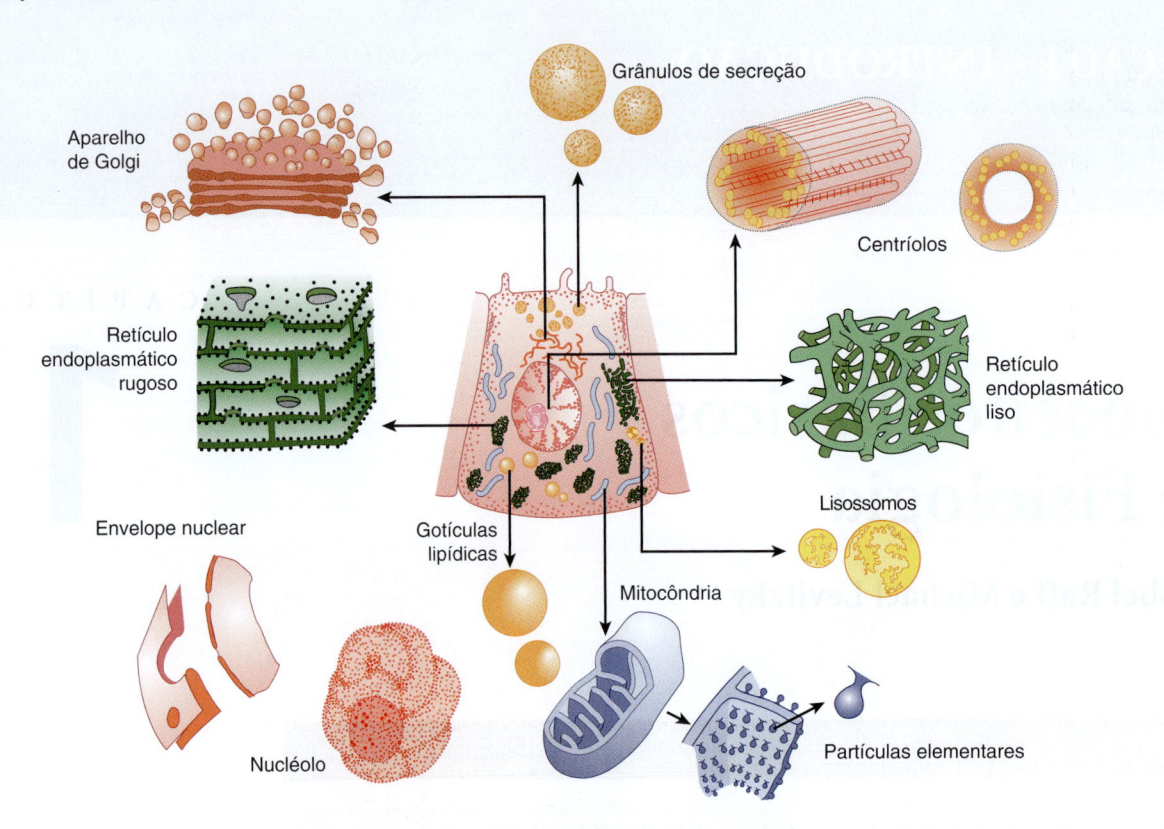

FIGURA 1-1 Esquema mostrando uma célula hipotética (ao centro) como observada ao microscópio óptico. (Adaptada com permissão de Fawcett DW, et al. The ultrastructure of endocrine glands, *Recent Prog Horm Res.* 1969; 25:315-380.)

transmitem essas informações para o interior da célula, normalmente usando segundos mensageiros químicos ou modificações na atividade elétrica da membrana. Outras proteínas de membrana funcionam como transportadores que regulam a entrada e a saída de substâncias da célula. A estrutura da bicamada lipídica e as proteínas associadas da membrana celular são mostradas na Figura 1-2.

O lado interno da célula é composto pelo citosol, um líquido constituído basicamente de água, no qual proteínas, metabólitos, combustíveis celulares e íons inorgânicos (chamados de **eletrólitos**) encontram-se dissolvidos. Dispersas pelo citosol também são encontradas diversas partículas subcelulares e as **organelas**. Juntas, a combinação do citosol e a das estruturas intracelulares é chamada de **citoplasma**. As organelas incluem o **retículo endoplasmático**, formado por uma extensa rede de membranas dentro da qual se encontram proteínas e outras substâncias químicas importantes. O retículo endoplasmático é importante para muitas funções metabólicas e para o empacotamento de produtos de secreção. Os **ribossomos** estão envolvidos na tradução, que é a síntese de proteínas a partir da informação do RNA mensageiro (RNAm). Os ribossomos estão associados ao retículo endoplasmático em uma estrutura combinada, chamada de **retículo endoplasmático rugoso** (**RER**). O **aparelho de Golgi** está associado ao retículo endoplasmático e empacota o material sintetizado no RER. Os **lisossomos** são estruturas intracelulares envolvidas por uma membrana que contém enzimas digestivas localizadas em grânulos e que participam do metabolismo intracelular. Os **grânulos de secreção** contêm moléculas que serão liberadas pela célula por exocitose para o líquido extracelular, em resposta a algum estímulo. Algumas células contêm numerosas **gotículas lipídicas**, pois os lipídeos são hidrofóbicos e não se dissolvem facilmente no meio aquoso do citosol. As **mitocôndrias** apresentam duas membranas lipídicas em aposição, cada uma organizada na forma de bicamada, e são as organelas produtoras de ener-

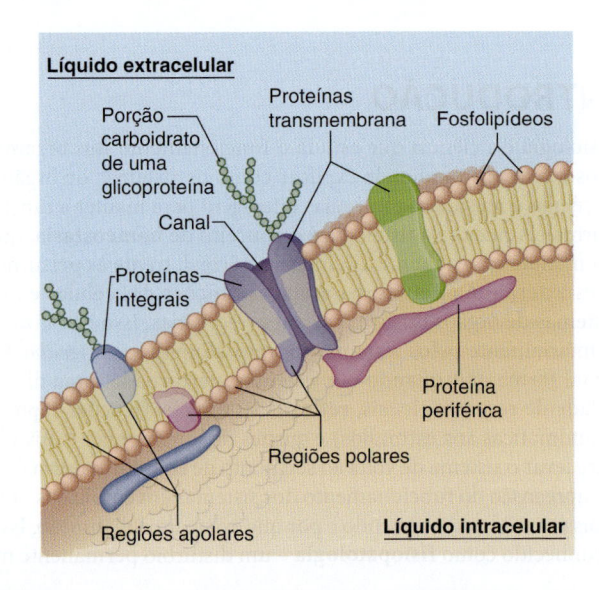

FIGURA 1-2 Organização da bicamada de fosfolipídeos e proteínas associadas em uma membrana celular biológica. (Reproduzida com permissão de Widmaier EP, Raff H, Strang KT: *Vander's Human Physiology*, 11th ed. McGraw-Hill, 2008.)

gia. As organelas citoplasmáticas são mantidas na sua posição correta por filamentos e microtúbulos. Estes últimos originam-se dos **centrossomos** e também são importantes para o movimento dos cromossomos durante a divisão celular. Por último, o **núcleo**, envolvido por uma membrana formada por uma bicamada lipídica chamada de **envelope nuclear**, contém a **cromatina**, que é composta pelo DNA e seu código de ácidos nucleicos para a diferenciação, o funcionamento e a replicação celular. O DNA contém os genes que codificam os RNAms, os quais são produzidos a partir da informação contida no DNA por um processo chamado de transcrição. Contido dentro do núcleo também se encontra o **nucléolo**, local da síntese de ribossomos.

Como será visto em muitos capítulos deste livro, a membrana celular contém vários tipos diferentes de receptores, os quais detectam sinais extracelulares que são transduzidos em sinais intracelulares. Além disso, existem receptores no citoplasma e no núcleo que respondem aos sinais que penetram na célula. Exemplos desses sinais são os hormônios esteroides, como o estrogênio e a testosterona, os quais são lipofílicos (têm "afinidade" por lipídeos) e, por isso, podem se difundir facilmente através da membrana celular e exercer uma ação intracelular.

ESTRUTURA GERAL DO CORPO

A Figura 1-3 é uma representação esquemática do corpo humano. Os órgãos (p. ex., cérebro e coração) recebem nutrientes e eliminam produtos residuais por meio do sistema circulatório. O coração da figura está dividido em duas partes – direito e esquerdo – como uma representação funcional, embora ele seja

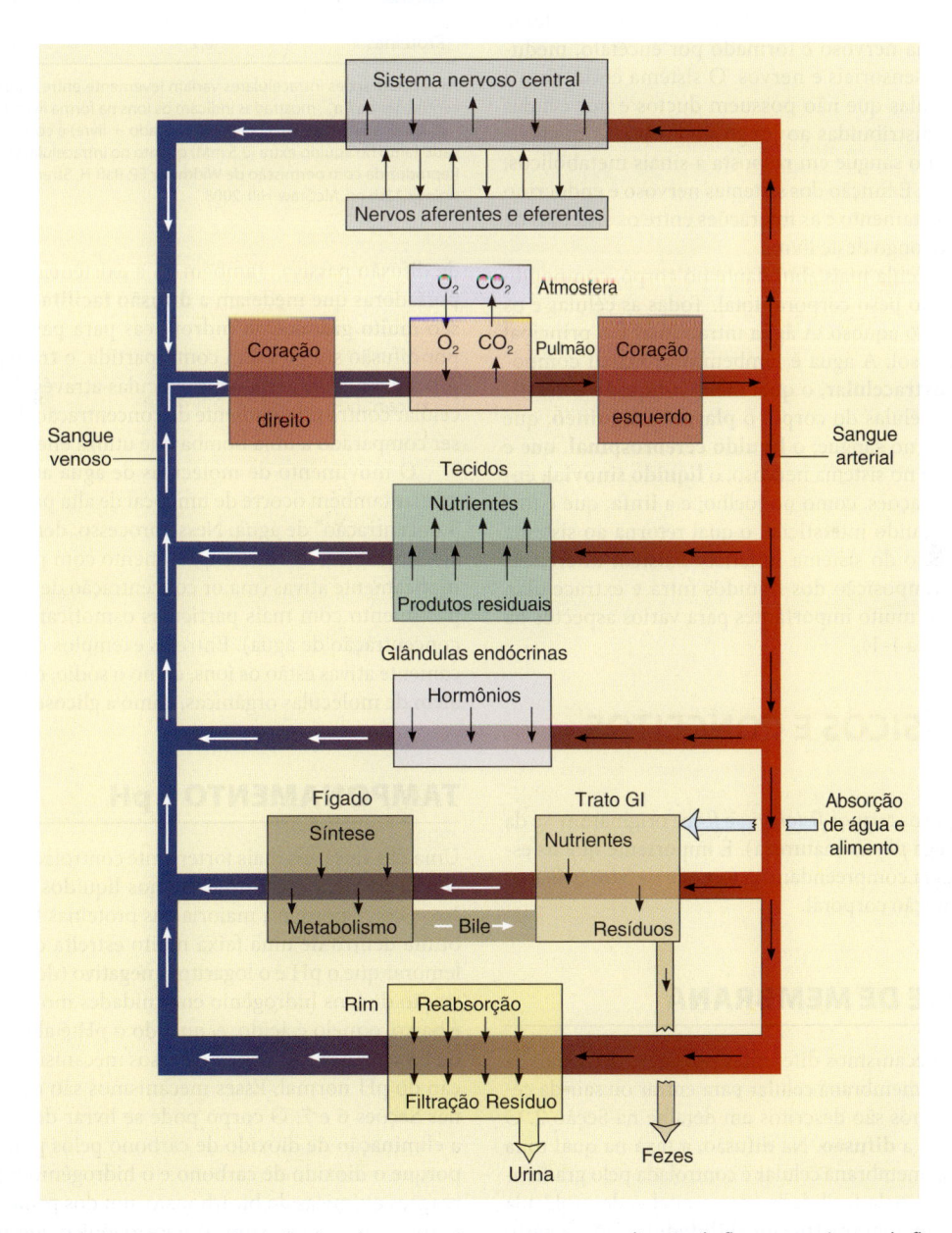

FIGURA 1-3 Organização geral dos principais órgãos do corpo. As setas mostram a direção do fluxo sanguíneo e do fluxo de gases, nutrientes, hormônios e produtos residuais.

um único órgão. O lado direito do coração bombeia para os pulmões o sangue que está retornando dos tecidos corporais e que já foi parcialmente desoxigenado. Nos pulmões, o oxigênio difunde-se para o sangue a partir da fase gasosa, para ser usado na respiração celular do corpo. O dióxido de carbono, um produto residual da respiração celular, é eliminado por difusão, do sangue oxigenado para a fase gasosa. O lado esquerdo do coração recebe sangue oxigenado dos pulmões e o bombeia para a árvore arterial que perfunde os órgãos do corpo. Nutrientes, minerais, vitaminas e água são obtidos pela ingestão de alimento e de líquidos e são absorvidos pelo trato gastrintestinal (GI). O fígado, normalmente considerado como parte do sistema GI, processa as substâncias absorvidas para o sangue pelo trato GI e também sintetiza novas moléculas, como glicose, a partir de precursores. Produtos metabólicos residuais são eliminados pelo sistema GI nas fezes e pelos rins na urina. Os dois principais controladores integrativos do meio interno são o sistema nervoso e o sistema endócrino. O sistema nervoso é formado por encéfalo, medula espinal, sistemas sensoriais e nervos. O sistema endócrino é formado por glândulas que não possuem ductos e por células secretoras difusas distribuídas ao longo do corpo, as quais liberam hormônios no sangue em resposta a sinais metabólicos, hormonais e neurais. É função dos sistemas nervoso e endócrino coordenar o comportamento e as interações entre os sistemas de órgãos descritos ao longo deste livro.

A água é a molécula mais abundante no corpo, compondo cerca de 50 a 60% do peso corporal total. Todas as células e os órgãos estão em meio aquoso. A água intracelular é o principal componente do citosol. A água é também o principal componente do **líquido extracelular**, o qual inclui o **líquido intersticial**, que banha as células do corpo; o **plasma sanguíneo**, que é o líquido presente no sangue; o **líquido cerebrospinal**, que é encontrado somente no sistema nervoso; o **líquido sinovial**, encontrado nas articulações, como no joelho; e a **linfa**, que é formada a partir do líquido intersticial, o qual retorna ao sistema circulatório por meio do sistema linfático. Existem diferenças significativas na composição dos líquidos intra e extracelular. Essas diferenças são muito importantes para vários aspectos da função celular (Tabela 1-1).

FATORES FÍSICOS E CONCEITOS GERAIS

Não é por acaso que os termos *fisiologia* e *física* originaram-se da mesma palavra grega *physis* (natureza). É importante que os estudantes de fisiologia compreendam as forças e os fatores físicos que controlam a função corporal.

TRANSPORTE DE MEMBRANA

Existem diversos mecanismos diferentes por meio dos quais as moléculas cruzam a membrana celular para entrar ou sair da célula. Esses mecanismos são descritos em detalhe na Seção 2. O mais simples deles é a **difusão**. Na difusão, a taxa na qual uma molécula passa pela membrana celular é controlada pelo gradiente de concentração e pela facilidade com a qual cada molécula consegue cruzar a membrana (**permeabilidade**). Não há gasto energético direto, por isso o processo é algumas vezes chamado

TABELA 1-1 Composição dos líquidos intra e extracelular

	Concentração extracelular (mM)	Concentração intracelular (mM)
Na^+	140	12
K^+	5	150
Ca^{2+}	1	0,0001
Mg^{2+}	1,5	12
Cl^-	100	7
HCO_3^-	24	10
Aminoácidos	2	8
Glicose	4,7	1
Proteínas	0,2	4

As concentrações intracelulares variam levemente entre diferentes tecidos. As concentrações de Ca^{2+} mostradas indicam os íons na forma livre, biologicamente ativos, não ligados às proteínas. O Ca^{2+} total (ligado + livre) é consideravelmente mais elevado tanto no líquido extra (2,5 mM) quanto no intracelular (1,5 mM).
Reproduzida com permissão de Widmaier EP, Raff H, Strang KT: *Vander's Human Physiology*, 11th ed. McGraw-Hill, 2008.

de difusão passiva. Também há a existência de proteínas transportadoras que mediam a **difusão facilitada** de moléculas que são muito grandes ou hidrofílicas para passar pela membrana por difusão simples. Em contrapartida, o **transporte ativo** é um processo que movimenta moléculas através de uma membrana celular contra um gradiente de concentração. Esse processo pode ser comparado a uma bomba que utiliza energia para funcionar.

O movimento de moléculas de água através da membrana celular também ocorre de um local de alta para um local de baixa "concentração" de água. Nesse processo, denominado **osmose**, a água move-se de um compartimento com poucas partículas osmoticamente ativas (maior concentração de água) para um compartimento com mais partículas osmoticamente ativas (menor concentração de água). Entre os exemplos de partículas osmoticamente ativas estão os íons, como o sódio, o potássio e o cloreto, além de moléculas orgânicas, como a glicose e os aminoácidos.

TAMPONAMENTO E pH

Uma das variáveis mais fortemente controladas no corpo é a concentração de íons hidrogênio nos líquidos intra e extracelulares. Isso ocorre porque a maioria das proteínas funciona de maneira ótima dentro de uma faixa muito estreita de pH. É importante lembrar que o pH é o logaritmo negativo (de base 10) da concentração de íons hidrogênio em unidades molares – quando o pH é baixo, o meio é ácido, e, quando o pH é alto, o meio é alcalino ou básico. O corpo possui diversos mecanismos para a manutenção do pH normal. Esses mecanismos são descritos em detalhe nas Seções 6 e 7. O corpo pode se livrar do ácido aumentando a eliminação de dióxido de carbono pelos pulmões. Isso ocorre porque o dióxido de carbono e o hidrogênio ligam-se devido às reações químicas do bicarbonato, um dos principais **tampões** do corpo. Um tampão é um composto iônico que atenua as mudanças no pH combinando-se com ou liberando íons hidrogênio. Os rins também podem remover os íons hidrogênio do corpo utilizando os processos complexos associados à produção de urina. Por último, as mudanças no pH intra ou extracelular podem ser evitadas por diversos sistemas de tampões, além do sistema bicarbonato.

PRESSÃO E FORÇAS HIDROSTÁTICAS, RESISTÊNCIA E COMPLACÊNCIA

A **pressão** é definida como força por unidade de área. A pressão na base de uma coluna de líquido sobe com o aumento da altura da coluna e também é dependente da densidade do líquido e da gravidade. A pressão em qualquer ponto de uma coluna de líquido é chamada de **pressão hidrostática** e representa a diferença de pressão entre aquele ponto e o topo da coluna. As diferenças de pressão hidrostática têm muitas consequências fisiológicas importantes, sobretudo para os vasos sanguíneos, como será visto na Seção 5.

O **fluxo** de um fluido (um líquido ou um gás) é quantificado como o volume do fluido que se move ao longo de um vaso por unidade de tempo. As relações entre pressão, fluxo e a **resistência** oferecida pelos vasos por meio dos quais um fluido se desloca podem ser bastante complexas, mas serão simplificadas a seguir. A taxa de fluxo de um líquido ao longo de um tubo é proporcional à diferença de pressão entre as duas extremidades do tubo e inversamente proporcional à resistência do tubo ao fluxo. A resistência não pode ser determinada diretamente, mas é calculada com base na pressão e no fluxo. Se a resistência for mantida constante, um aumento na diferença de pressão ao longo do tubo provocará um aumento do fluxo. Se a diferença de pressão entre as duas extremidades do tubo for constante, um aumento da resistência causará uma redução do fluxo. Se o fluxo ao longo do tubo for constante, um aumento da resistência irá aumentar a diferença de pressão entre as extremidades do tubo. A diferença de pressão entre as duas extremidades do tubo representa uma conversão de energia em calor, causada pela fricção do fluido com ele mesmo e com a parede do vaso. É possível perceber que a relação entre pressão, fluxo e resistência de um líquido que flui por um tubo é análoga à lei de Ohm da eletricidade, na qual a queda de voltagem por meio de um circuito (análoga à queda de pressão no tubo dentro do qual o líquido está fluindo) é proporcional ao produto entre a corrente (análoga ao fluxo) e a resistência.

A maioria dos vasos sanguíneos ou câmaras do corpo sofre um estiramento passivo quando a diferença de pressão através de suas paredes aumenta. Isso levará a um aumento do volume do vaso. Essa capacidade de estiramento em resposta a um aumento da diferença de pressão **transmural** (através da parede) é denominada **complacência**. Um termo menos específico usado como sinônimo de complacência é **distensibilidade**.

O inverso da complacência é a **elasticidade**, a qual pode ser compreendida como a resistência ao estiramento quando a diferença de pressão transmural aumenta, ou como a capacidade de um vaso de retornar ao seu volume original depois que o aumento na diferença de pressão transmural é removido. A elasticidade está diretamente relacionada com a **lei de Hooke** da elasticidade para molas mecânicas.

BALANÇO DE MASSA E METABOLISMO

Para atingir o estado de equilíbrio dinâmico que define a homeostasia, qualquer quantidade de uma substância obtida pelo corpo deve ser igual ou muito próxima ao somatório entre a quantidade daquela substância que foi eliminada do corpo e a quantidade removida pelo metabolismo (Figura 1-4). O influxo de uma substância é o somatório entre a captação pelos pulmões, a absorção pelo trato GI, a síntese pelo corpo (p. ex., a síntese de glicose pelo fígado, a partir de precursores) e a liberação pelas células (p. ex., a liberação de ácidos graxos pelo tecido adiposo). O efluxo de uma substância é o somatório da metabolização da mesma, da captação pelas células, das perdas por trato GI, sistema respiratório e suor e da excreção urinária. No estado de equilíbrio, a diferença entre o influxo total e o efluxo total deve estar muito próxima de zero. De um minuto a outro, existem obviamente grandes diferenças entre influxo e efluxo, mas ao longo de dias ou semanas, quando a substância está em equilíbrio, a diferença deve obrigatoriamente estar próxima de zero. Exemplos disso são o balanço do sódio descrito na Seção 7 e o balanço do cálcio e do fosfato, descrito na Seção 9.

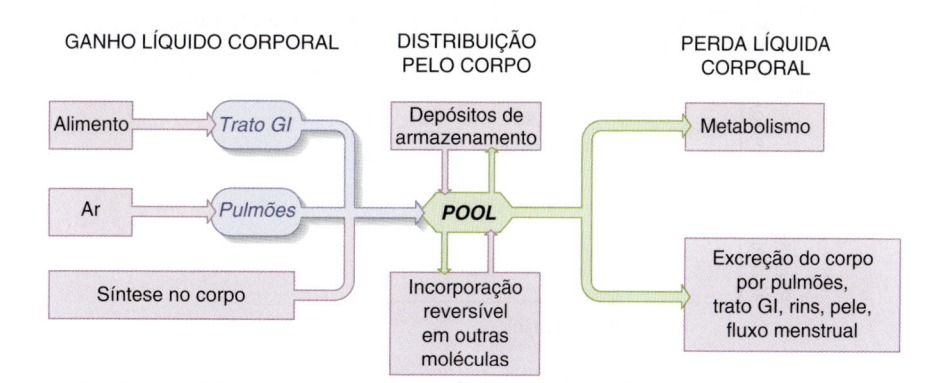

FIGURA 1-4 O conceito do balanço de massa. O compartimento central é normalmente o líquido extracelular (o qual inclui o plasma sanguíneo). Este recebe substâncias a partir da captação, síntese e liberação pelas células e perde substâncias por excreção, processos metabólicos e captação pelas células. No estado de equilíbrio, quando uma substância é dita estar "em balanço", a captação e a excreção são aproximadamente iguais. (Reproduzida com permissão de Widmaier EP, Raff H, Strang KT: *Vander's Human Physiology*, 11th ed. McGraw-Hill, 2008.)

EXCITABILIDADE

Como será visto nas Seções 2 a 4, as células apresentam uma diferença de cargas elétricas entre os dois lados da membrana, a qual é produzida primariamente pela diferença na concentração e no movimento de íons entre os meios intra e extracelular (ver Tabela 1-1). Em função disso, as membranas apresentam um potencial elétrico de repouso que pode ser modificado por uma diversidade de sinais de entrada. Mudanças significativas no fluxo iônico por meio da membrana celular produzem grandes modificações no potencial elétrico, o que pode produzir respostas celulares importantes. Por exemplo, a contração muscular descrita na Seção 3 é um resultado da despolarização da membrana da célula muscular, a qual é transduzida em um sinal químico intracelular que leva à geração de força e movimento.

INTERAÇÕES CÉLULA-CÉLULA

Como será visto nas Seções 2 a 4, 8 e 9, as células interagem localmente umas com as outras. Um desses tipos de interação ocorre pelo contato direto entre células por meio de **junções oclusivas** e **junções comunicantes**. Outro tipo é a sinapse, na qual neurônios podem liberar substâncias químicas, chamadas de neurotransmissores, com o intuito de alterar a função de uma célula vizinha. Por último, existe uma diversidade de sinais químicos que as células utilizam para se comunicar com as células vizinhas por difusão. Um exemplo disso é a sinalização **parácrina**, na qual fatores humorais são liberados por uma célula, difundem-se pelo líquido intersticial e ligam-se a um receptor de uma célula vizinha do mesmo tecido.

SISTEMAS DE CONTROLE

O foco principal da fisiologia é a compreensão dos mecanismos pelos quais as células, os órgãos e os sistemas mantêm a homeostasia. Isso é efetuado primariamente pelo mecanismo de **retroalimentação negativa** (*feedback* negativo). O conceito básico é que o corpo tenta aumentar o valor de uma variável quando ela está abaixo de seu valor ótimo (chamado de **ponto de ajuste**) e diminuir este valor quando ele está acima do ótimo. Esse mecanismo é análogo ao mecanismo de funcionamento do termostato que controla a temperatura de uma sala, ajustando o aquecimento e/ou resfriamento desta. Por exemplo, ao se abrir a janela em um dia frio, a temperatura da sala vai diminuir em relação ao **ponto de ajuste** do termostato. Isso é chamado de **perturbação**. O termostato possui um **sensor** que detecta a diferença entre a temperatura da sala e o ponto de ajuste. O termostato sinaliza ao sistema de aquecimento que este deve produzir calor, e, com isso, a temperatura da sala retorna ao valor normal. A diferença entre o valor mínimo de temperatura da sala e o valor final, no estado de equilíbrio, é chamada de **correção**. Se a janela for deixada aberta nesse exemplo, a temperatura da sala não retornará completamente ao ponto de ajuste: a diferença remanescente entre a temperatura final da sala e o seu ponto de ajuste termostático é chamada de **erro**. A capacidade do sistema de controle de restabelecer o ponto de ajuste do sistema é chamada de **ganho**, o qual pode ser representado pela seguinte equação:

$$\text{Ganho} = \frac{\text{Correção}}{\text{Erro remanescente}} \quad (1)$$

Um exemplo clássico disso é representado na Figura 1-5, que mostra a resposta do sistema cardiovascular à perda rápida de sangue (hemorragia). Nesse exemplo, a perda rápida de 1 L de sangue leva a uma redução na pressão arterial média (em relação ao ponto de ajuste), a qual cai de 100 para 75 mmHg. Como será visto no Capítulo 29, existem sensores no sistema cardiovascular, chamados de barorreceptores, que detectam os valores de pressão sanguínea. Esses sensores modificam a atividade de suas aferências neurais ao encéfalo para ativar reflexos sistêmicos que restauram a pressão aos valores normais. Nesse exemplo, os reflexos restauram o valor da pressão para 95 mmHg. Dessa forma, a correção é de 20 mmHg, e o erro remanescente é de 5 mmHg. Utilizando a equação (1), tem-se um ganho de cerca de

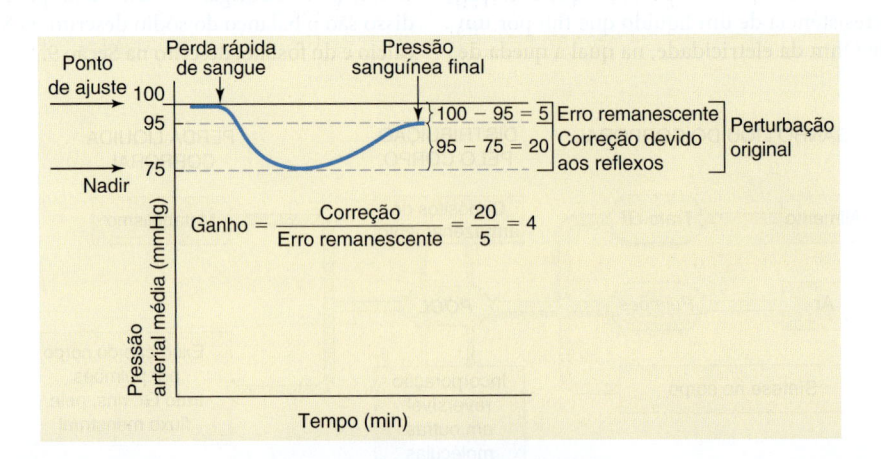

FIGURA 1-5 Hemorragia moderada como exemplo de ganho em um sistema de controle por retroalimentação. Quanto maior for o ganho de um sistema, mais eficiente o sistema será em sua capacidade de restaurar uma variável de volta ao seu ponto de ajuste, em resposta a uma perturbação.

4. Embora os profissionais da saúde dificilmente calculem o ganho quando estão tratando de um paciente, esta é uma maneira conveniente de refletir sobre a capacidade dos reflexos de permitir o retorno de um sistema perturbado de volta ao normal, por meio da retroalimentação negativa. Quanto maior o ganho, maior a taxa de correção do erro remanescente, e melhor será o mecanismo de controle em sua capacidade de restaurar o sistema de volta ao seu ponto de ajuste. Por exemplo, como será visto no Capítulo 70, o sistema de controle da temperatura corporal apresenta um ganho muito alto.

Uma modificação comportamental também está incluída em muitos sistemas de retroalimentação. Por exemplo, beber água extra quando o volume sanguíneo está reduzido ajuda a restabelecer o volume de plasma. Vestir roupas quentes e se "encolher" ajuda a reduzir a perda de calor em um ambiente frio. Por último, é importante lembrar que os pontos de ajuste dos sistemas de controle podem mudar. Exemplos disso incluem a adaptação do ponto de ajuste dos barorreceptores durante aumentos crônicos da pressão arterial (hipertensão), que será visto no Capítulo 29, e durante a aclimatização aos baixos níveis de oxigênio ambiental em altitudes elevadas (hipoxia), que será vista no Capítulo 71.

Embora a maioria dos sistemas de controle corporais utilize mecanismos de retroalimentação negativa, existem poucos exemplos de **retroalimentação positiva** (*feedback* positivo), que são alças de retroalimentação que se autoamplificam. Diferentes exemplos desse mecanismo serão vistos no Capítulo 68. Um desses exemplos é a produção do hormônio LH da adeno-hipófise, estimulada pelo estrogênio, logo antes da ovulação, causando um grande aumento no LH, o qual estimula a liberação de mais estrogênio e assim sucessivamente. Outro exemplo é o estiramento do colo uterino durante o trabalho de parto, que estimula a liberação de ocitocina pela glândula neuro-hipófise, o que, em contrapartida, estimula a produção de contrações uterinas mais fortes. Isso provoca o estiramento adicional do colo, mais ocitocina é liberada, e as contrações uterinas tornam-se ainda mais intensas. A retroalimentação positiva também é responsável por efeitos prejudiciais. Um exemplo é a insuficiência cardíaca, durante a qual o bombeamento cardíaco diminui devido, por exemplo, a uma infecção do músculo cardíaco. A redução resultante da pressão arterial leva à produção de reflexos que estimulam o coração a bombear com mais força, em uma tentativa de aumentar a pressão arterial. Esse estresse adicional aplicado sobre o coração faz piorar o seu trabalho e, dessa forma, a insuficiência cardíaca se retroalimenta.

Outro conceito importante é o de **potencialização**, que ocorre quando uma substância intensifica a resposta de outra substância, mesmo que a primeira não exerça uma resposta significativa sozinha. Um exemplo disso, que será visto nos Capítulos 49 e 66, é a liberação de hormônios GI pelo intestino em resposta a uma refeição. Esses hormônios podem potencializar a resposta da insulina pancreática à glicose absorvida. Isso é um exemplo de potencialização por antealimentação (*feedforward*), pois esses hormônios GI "anunciam" antecipadamente o aumento iminente na glicose sanguínea antes de a absorção de glicose realmente ocorrer no intestino delgado. Quando a glicose finalmente chega ao pâncreas pela corrente sanguínea, ocorre uma resposta potencializada da insulina, prevenindo assim a hiperglicemia.

RESUMO DO CAPÍTULO

- A célula está envolvida por uma membrana que regula a composição intracelular e o fluxo de moléculas para dentro e para fora da célula.
- A água é a molécula mais abundante do corpo, tendo sua concentração e o seu balanço altamente regulados.
- Existem gradientes de concentração significativos entre os líquidos intra e extracelular para sódio, potássio, cálcio, magnésio, cloreto e bicarbonato, bem como para compostos orgânicos.
- As moléculas podem penetrar na célula por difusão passiva, ou através de transportadores que não utilizam energia (transporte facilitado) ou que utilizam energia diretamente (transporte ativo).
- A taxa de fluxo de um líquido ao longo de um tubo é determinada pela diferença de pressão entre a entrada e a saída, além da resistência do tubo ao fluxo.
- As substâncias mais importantes do corpo estão em equilíbrio ou balanço, sendo o influxo e o efluxo das mesmas aproximadamente iguais ao longo do tempo.
- A maioria dos sistemas é controlada por mecanismos de retroalimentação negativa, com a variável controlada sendo capaz de "desligar" a sua própria liberação, da mesma forma que um termostato controla a temperatura de uma sala.

QUESTÕES PARA ESTUDO

1. Qual das seguintes organelas é responsável pela produção de energia?
   A) Aparelho de Golgi
   B) Mitocôndria
   C) Lisossomos
   D) Ribossomos

2. Qual dos solutos a seguir possui uma concentração muito maior no líquido intracelular do que no líquido extracelular?
   A) Íon sódio
   B) Íon cloreto
   C) Glicose
   D) Íon potássio

3. Qual das seguintes situações resultaria no aumento da taxa de fluxo de um líquido ao longo de um tubo?
   A) Um aumento da resistência
   B) Um aumento da pressão na extremidade de saída do tubo
   C) Um aumento da pressão na extremidade de entrada do tubo
   D) Um aumento do comprimento do tubo

4. Qual das seguintes situações apresenta o maior ganho por retroalimentação?
   A) Pressão arterial inicial = 100; valor mais baixo de pressão arterial = 70; pressão arterial final depois da correção da pressão por retroalimentação = 90
   B) Temperatura corporal inicial = 37,2°C; valor mais elevado da temperatura corporal = 38,9°C; temperatura corporal final depois da correção por retroalimentação = 37,4°C
   C) Concentração inicial de glicose no sangue = 80 mg/dL; valor mais elevado de glicose no sangue = 110 mg/dL; valor final da concentração de glicose depois da correção por retroalimentação = 85 mg/dL
   D) Osmolalidade plasmática inicial = 280 mOsm/kg; valor mais baixo de osmolalidade plasmática = 270 mOsm/kg; osmolalidade final depois da correção por retroalimentação = 278 mOsm/kg

SEÇÃO II FISIOLOGIA CELULAR

CAPÍTULO

2

Células e Processos Celulares

David Landowne

OBJETIVOS

- Reconhecer e descrever os tipos de eventos eletrofisiológicos.
- Descrever os tipos de canais de membrana e suas funções.
- Descrever os sistemas de controle fisiológico.

INTRODUÇÃO

A vida é celular, e as células são as unidades fundamentais da vida. Sem células, não existiriam seres vivos. Todas as células de um indivíduo são fundamentalmente derivadas de um único oócito fertilizado. A maioria das células de organismos multicelulares reside dentro de seus tecidos e órgãos. Este capítulo concentra-se nos processos celulares e deixa a discussão de sua organização de forma mais aprofundada para os capítulos que descrevem os diferentes órgãos e sistemas. Drogas, toxinas e doenças são introduzidas para ilustrarem os processos celulares.

COMUNICAÇÃO

Processos celulares dinâmicos propiciam a percepção sensorial do ambiente, a comunicação e a integração da informação dentro das células e entre elas, assim como as suas expressões ou ações no ambiente. Esses são os processos que habilitam as células a contribuirem para o funcionamento dos tecidos, órgãos e, por consequência, dos indivíduos. Esses processos constituem um dos fenômenos celulares – a **excitabilidade.** Os outros processos, reprodução e metabolismo, não serão abordados em detalhes neste capítulo. Percepção, integração e expressão podem ser mais bem considerados como eventos fisiológicos em termos de entrada, processamento e saída de informações (Figura 2-1). Os processos complexos podem ser desmembrados em processos simples, com as informações de saída de um ou mais processos se tornando as informações de entrada do processo seguinte.

Para que se possa analisar os processos aqui discutidos, é interessante considerar um modelo tricelular do corpo. A Figura 2-2 mostra um **neurônio** (ou célula nervosa) sensorial, um **neurônio motor** e uma **célula muscular esquelética**. Essas células representam a maquinaria que o corpo utiliza para desempenhar os processos descritos no parágrafo anterior. Tais células possuem regiões especializadas para a realização dos diferentes processos. Começando pela esquerda, a célula sensorial tem uma terminação que é especializada na transdução de um estímulo em um sinal celular. Os diferentes órgãos dos sentidos têm diferentes especializações para realizarem esta transdução. Além dos cinco sentidos clássicos (tato, audição, visão, gustação e olfação), existem sensores dentro do corpo que são sensíveis a parâmetros internos (p. ex., temperatura corporal, pressão sanguínea, níveis de oxigênio no sangue ou o comprimento dos vários músculos).

Se for suficientemente grande, o sinal inicial provoca outro sinal que se propaga pelo **axônio** (a porção longa e cilíndrica da célula nervosa) até que ele alcance o terminal axonal, onde o neurônio sensorial faz uma conexão sináptica com **dendritos** de um neurônio motor, localizado no **sistema nervoso central** (**SNC**). A mensagem é transmitida de uma célula **pré-sináptica** à uma célula **pós-sináptica**, onde ela é integrada ou avaliada junto com mensagens vindas de outros neurônios que **fazem sinapse** sobre o mesmo neurônio motor. No organismo como um todo, essas integração e comparação ocorrem em muitas células e em dife-

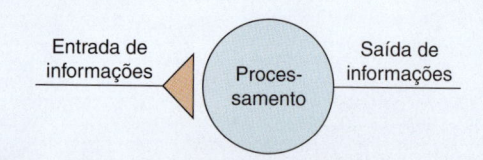

FIGURA 2-1 **O esquema estrutural da entrada de informações--processamento-saída de informações é uma especificação de relações causais em um sistema.** Sistemas complexos podem ser considerados como compostos por unidades simples. (Modificada com permissão de Landowne D: *Cell Physiology*. New York: LangeMedical Books/ McGraw-Hill, 2006.)

rentes níveis dentro do SNC, de forma que uma decisão para se mover ou não se mover pode ser tomada considerando-se mais do que uma entrada de informação, além de qualquer outro fato que o organismo tenha aprendido anteriormente.

Se o neurônio motor for excitado suficientemente, ele irá propagar outra mensagem ao longo de seu axônio, que faz uma sinapse com uma célula muscular. Em indivíduos saudáveis, essa sinapse neuromuscular conduz um sinal que se propaga por toda a extensão da célula muscular e ativa a contração muscular, permitindo que o indivíduo possa agir sobre o meio ambiente. Outras ações sobre o meio ambiente são efetuadas por secreções de várias glândulas; essas também podem ser controladas por conexões sinápticas. Esses músculos e glândulas podem atuar internamente (p. ex., para controlar o ritmo cardíaco ou a pressão sanguínea) ou externamente (para a locomoção ou a comunicação com outras pessoas).

Todos esses sinais são elétricos e representam mudanças na diferença de potencial elétrico ao longo de várias membranas celulares. Cada célula tem uma membrana superficial que separa os meios intracelular e extracelular. Todas as células, não apenas as células nervosas e musculares, apresentam um interior eletricamente negativo em relação ao seu exterior. Isso é chamado de **potencial de membrana**. Quando as células estão "em repouso" (i.e., não sinalizando), seu potencial de membrana é chamado de **potencial de repouso**. O Capítulo 4 discute as origens do potencial de repouso.

Ainda que os sinais descritos sejam alterações no potencial elétrico, eles são simplesmente chamados de **potenciais**. No lado esquerdo da Figura 2-2, ocorre um **potencial gerador do receptor sensorial***, o qual tem duas propriedades que o diferenciam do sinal seguinte, o **potencial de ação**. O potencial gerador é *local*; ele ocorre apenas ao longo de uns poucos milímetros das terminações sensoriais. O potencial de ação é **propagado**; ele viaja da terminação sensorial para o terminal pré-sináptico, percorrendo talvez mais de um metro de distância. O potencial gerador é também **graduado**; um estímulo de amplitude maior produz um potencial gerador de amplitude maior. Em contrapartida, o potencial de ação tem uma amplitude e duração estereotipadas; ele é do tipo **"tudo ou nada"**. A informação sobre o estímulo está codificada no número de potenciais de ação, ou no número por segundo (frequência). Um estímulo de amplitude maior produzirá uma frequência mais elevada de potenciais de ação, cada um com a mesma amplitude estereotipada. Pelo fato de o caráter "tudo ou nada" dos neurônios ser semelhante ao caráter verdadeiro ou falso das proposições lógicas, **ciberneticistas** (pessoas que estudam o controle e a comunicação em animais e máquinas) têm considerado que os eventos neuronais e as relações entre eles podem ser tratados por meio da lógica proposicional. Os Capítulos 5 e 6 discutirão os potenciais geradores e os potenciais de ação, respectivamente.

Os terminais pré-sinápticos apresentam um mecanismo de liberação do conteúdo de **vesículas** contendo **transmissores** químicos que se difundem através da estreita **fenda sináptica** e reagem com a célula pós-sináptica para produzir um **potencial pós--sináptico**. O potencial pós-sináptico é também local e graduado.

---

* N. de T. Para fins de simplificação, o potencial gerador do receptor sensorial será chamado simplesmente de **potencial gerador**. Esse potencial elétrico também é conhecido como potencial receptor.

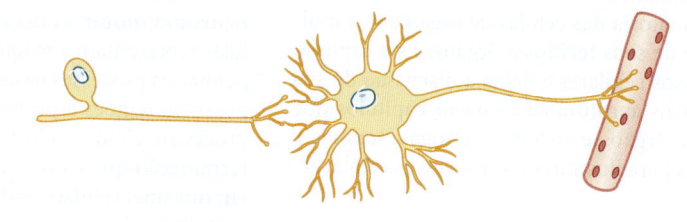

Maquinaria necessária	Terminação sensorial	Axônio	Sinapse	Axônio	Músculo
Sinais (potenciais)	Gerador do receptor sensorial	De ação	Pós-sináptico	De ação	De placa motora
	Local	Propagado	Local	Propagado	Local
	Graduado	"Tudo ou nada"	Graduado	"Tudo ou nada"	Graduado
Canais	Mecanos-sensíveis	Dependentes de voltagem	Quimios-sensíveis	Dependentes de voltagem	Quimios-sensíveis
Cibernética	Entrada de informações	Transmissão	Processamento	Transmissão	Saída de informações

FIGURA 2-2 **Os processos celulares de um organismo hipotético tricelular.** Diferentes tipos de canais proporcionam diferentes tipos de processos que permitem as funções de entrada de informações-processamento-saída de informações nos animais, incluindo os humanos. (Modificada com permissão de Landowned D: *Cell Physiology*. New York: Lange Medical Books/ McGraw-Hill, 2006.)

Ele é observado apenas ao longo de uns poucos milímetros a partir do local da terminação pré-sináptica, e a sua amplitude depende da quantidade de transmissor liberada. Existem **potenciais excitatórios pós-sinápticos (PEPS)** e **potenciais inibitórios pós-sinápticos (PIPS)**, dependendo se o potencial pós-sináptico torna a célula mais ou menos apta a iniciar um potencial de ação. Se existir excitação suficiente para sobrepor qualquer inibição que possa estar ocorrendo, um potencial de ação terá início na célula pós-sináptica. Existem muitas células pré-sinápticas terminando sobre cada neurônio pós-sináptico, assim como muitos transmissores diferentes em diferentes sinapses. Esses transmissores, o mecanismo de liberação e os potenciais pós-sinápticos resultantes serão discutidos no Capítulo 7.

O potencial de ação no neurônio motor e a sinapse com a célula muscular são muito semelhantes à sinapse de neurônio com neurônio discutida anteriormente. Ao microscópio óptico, a junção neuromuscular tem a aparência de uma pequena placa; por essa razão, a junção é com frequência chamada de **placa motora terminal*** (ou apenas placa motora) e o potencial pós-sináptico de **potencial de placa motora terminal** (ou potencial de placa motora). A junção neuromuscular difere da maioria das outras sinapses, porque existe somente uma célula pré-sináptica, seu efeito é sempre excitatório, e – em pessoas saudáveis – o potencial de placa é sempre grande o suficiente para iniciar um potencial de ação na célula muscular.

O potencial de ação muscular se propaga ao longo do comprimento da célula e para o seu interior por meio de pequenos **túbulos transversos,** cujas membranas são contínuas com a membrana da superfície. A excitação provocada pelo potencial de ação está acoplada à contração muscular por processos descritos no Capítulo 10, o qual também discute o controle das células musculares cardíacas e lisas.

O potencial de repouso, os potenciais geradores, os potenciais de ação e os potenciais pós-sinápticos ocorrem por meio da abertura e do fechamento de **canais** nas membranas celulares. Esses canais são formados por proteínas que estão inseridas de modo a atravessar completamente a membrana, conectando os espaços intracelular e extracelular. Cada canal possui um pequeno poro central, o qual pode ser aberto ou fechado. O poro central é grande o suficiente para permitir que íons específicos fluam através do canal e pequeno o suficiente para impedir que metabólitos e proteínas saiam da célula. Existem muitos tipos de canais, e uma boa parte do Capítulo 3 é dedicada a sua descrição. Os canais são geralmente nomeados conforme o íon que passa pelo seu poro ou pelo agente que causa a sua abertura.

Existem três classes de canais que atuam para produzir as alterações no potencial descritas na Figura 2-2. Todos esses canais serão discutidos de forma individual no Capítulo 3 e novamente no contexto de vários potenciais em capítulos subsequentes.

Os **canais dependentes de estímulos mecânicos** (também chamados de mecanossensíveis ou regulados por estímulos mecânicos) participam das sensações de tato e audição e auxiliam os muitos receptores que fornecem informação sobre o comprimento do músculo, a tensão muscular, a posição da articulação, a orientação e a aceleração angular da cabeça e a pressão sanguínea. Esses canais se abrem quando a membrana da terminação sensorial é estirada, levando ao fluxo de íons sódio através dos canais e a modificações no potencial de membrana.

Os **canais dependentes de voltagem** (ou regulados por voltagem) formam a base dos potenciais de ação. Eles abrem em resposta a uma alteração no potencial de membrana. Quando estão abertos, íons fluem através desses canais, e isso também altera o potencial de membrana. O potencial gerador ou os potenciais pós-sinápticos ativam esses canais e, então, eles abrem os canais dependentes de voltagem adjacentes. Isso explica a propagação "tudo ou nada", uma qualidade estereotipada dos potenciais de ação. Os potenciais de ação de células nervosas e do músculo esquelético são produzidos pela ativação sucessiva de **canais de sódio dependentes de voltagem**, seguidos por **canais de potássio dependentes de voltagem**. Existem também **canais de cálcio dependentes de voltagem** nas terminações nervosas pré-sinápticas. Quando o potencial de ação alcança o terminal pré-sináptico, esses canais de cálcio se abrem e permitem a entrada de cálcio na célula. O cálcio se liga a componentes intracelulares e inicia a liberação de transmissores sinápticos.

Os **canais dependentes de estímulos químicos** (também chamados de quimiossensíveis ou regulados por estímulos químicos) são responsáveis pelos potenciais pós-sinápticos. Os transmissores se ligam a esses canais, abrindo-os. Existem diferentes canais para diferentes transmissores e também diferentes canais para a geração de PEPS e PIPS. Os canais dependentes de estímulos químicos também estão envolvidos nos sentidos da olfação e da gustação. Existem também canais que abrem ou fecham em resposta a agentes químicos intracelulares como o **trifosfato de adenosina (ATP)** ou os nucleotídeos cíclicos, **monofosfato de adenosina cíclico (AMPc)** ou **monofosfato de guanosina cíclico (GMPc)**. A visão baseia-se em uma série de reações por meio das quais a absorção de luz leva a um decréscimo de GMPc, ocasionando o fechamento de **canais dependentes de nucleotídeos cíclicos (quimiossensíveis)**. Quando os íons sódio param de fluir através desses canais, o potencial de membrana muda.

Partindo do ponto de vista da cibernética, a Figura 2-2 mostra que o organismo tem mecanismos para a detecção de informação, para transmitir a informação ao interior do corpo, para processar a informação e para produzir uma informação de saída. Esse tipo de análise aparece frequentemente em fisiologia. Muito do que será estudado pode ser dividido em diversos passos, em que as informações (ou sinais) que saem de um processo se tornam as informações (sinais) que entram no próximo. Por exemplo, os potenciais geradores são o sinal de entrada para o processo de geração do potencial de ação, e o potencial de ação é o sinal de entrada para o canal de cálcio dependente de voltagem, o qual permite que o cálcio entre no terminal pré-sináptico. Esse cálcio é o sinal de entrada para o processo de liberação do transmissor, e assim por diante.

CONTROLE

Embora a maior parte deste livro enfoque os diferentes processos de modo isolado, para que sejam mais facilmente analisados, um entendimento da importância e do verdadeiro significado de cada qualidade fisiológica deve se referir ao organismo como um todo. Um assunto recorrente em fisiologia é a manutenção de um ambiente interno estável por meio da **homeostasia**. Muitas

---

* N. de T. Apesar de o autor utilizar o termo placa motora terminal como sinônimo de junção neuromuscular, comumente a literatura especializada utiliza o termo placa motora para se referir à região da membrana da fibra muscular esquelética adjacente ao terminal pré-sináptico, cuja superfície apresenta uma série de dobras (dobras juncionais) e concentração elevada de receptores pós-sinápticos.

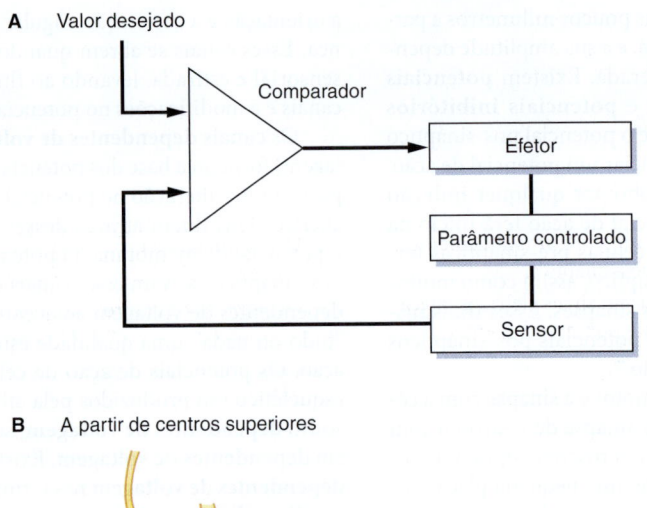

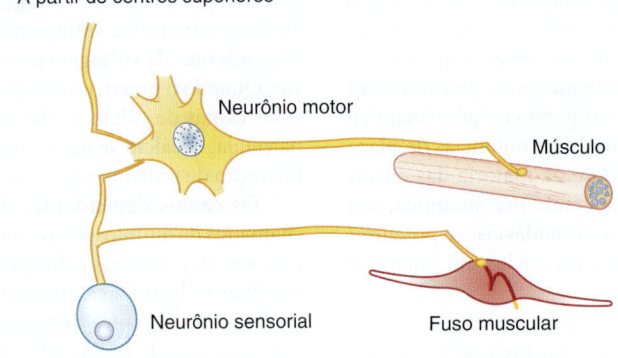

FIGURA 2-3 Homeostasia e controle por retroalimentação. A e B) Por possuírem entradas que detectam a saída e retroalimentam o controlador, as máquinas e os seres humanos podem controlar as suas próprias condições de operação. (Modificada com permissão de Landowne D: *Cell Physiology.* New York: Lange Medical Books/ Mc Graw-Hill, 2006.)

propriedades internas (p. ex., temperatura corporal ou níveis de glicose no sangue) são homeostaticamente controladas dentro de limites bastante estreitos por sistemas de retroalimentação.

A homeostasia é uma propriedade de muitos sistemas abertos complexos. O controle por retroalimentação é o aspecto central da atividade organizada. Um sistema homeostático (p. ex., uma célula, o corpo, um ecossistema) é um sistema aberto que mantém a si próprio controlando muitos equilíbrios dinâmicos. O sistema mantém seu balanço interno reagindo a alterações no meio ambiente com respostas de direção oposta àquelas que criaram a perturbação. O balanço é mantido por **retroalimentação negativa**. Talvez o sistema de controle por retroalimentação negativa mais familiar seja o termostato que controla a temperatura de uma sala, o qual foi descrito no Capítulo 1.

Os passos básicos (Figura 2-3A) do controle por retroalimentação negativa de qualquer parâmetro mensurável são as medidas feitas por um **sensor**, a **transmissão** daquela medida até um **comparador**, realizando a comparação, e a transmissão dessa comparação a um **efetor** que altera o parâmetro de interesse. A retroalimentação é dita negativa porque o sinal para o efetor é na direção oposta a qualquer perturbação e reduz a diferença entre o valor medido e o valor desejado.

As três células na Figura 2-2, organizadas como uma alça de retroalimentação negativa (Figura 2-3B), representam o processo utilizado para controlar o comprimento dos músculos tanto para manter a postura quanto para efetivar um movimento em resposta a sinais vindos do cérebro. Essa alça de retroalimentação pode ser facilmente demonstrada pelo **reflexo miotático** (i.e., o reflexo de extensão do joelho) (ver Capítulo 14). Quando um músculo é estirado, canais mecanossensíveis são abertos em órgãos sensoriais, alterando potenciais de membrana nas terminações sensoriais que induzem à propagação de potenciais de ação para a medula espinal. O transmissor é liberado e excita o nervo direcionado ao músculo, onde o processo sináptico é repetido e o músculo se contrai (encurta) para compensar o estiramento inicial.

Existem poucos sistemas de **retroalimentação positiva** fisiologicamente importantes. Um sistema de retroalimentação positiva é instável; o sinal de um sensor aumenta o efeito, que aumenta o sinal do sensor em um "ciclo vicioso", o qual fica limitado apenas pela disponibilidade de recursos. A propriedade "tudo ou nada" dos potenciais de ação ocorre devido a uma alça de retroalimentação positiva. Outros exemplos de retroalimentação positiva foram descritos no Capítulo 1.

RESUMO DO CAPÍTULO

- A comunicação em células excitáveis ocorre por meio de sinais elétricos, dentro das células, e de sinais químicos nas sinapses, entre as células.
- Existem duas classes de sinais elétricos: aqueles que são locais e graduados e aqueles que são propagados e estereotipados, ou "tudo ou nada".
- Os transmissores químicos são liberados pré-sinapticamente e produzem um sinal elétrico na célula pós-sináptica.
- Três categorias de canais iônicos produzem sinais elétricos: mecanossensíveis, quimiossensíveis e dependentes de voltagem.
- A manutenção da homeostasia via controle por retroalimentação negativa é um aspecto importante dos sistemas vivos.
- Existem três elementos básicos em uma alça de retroalimentação negativa: o sensor, o comparador e o efetor, além dos elos de comunicação entre eles.

QUESTÕES PARA ESTUDO

1. Qual das seguintes alterações no potencial elétrico requer canais dependentes de voltagem?
   A) Potenciais sinápticos excitatórios
   B) Potenciais geradores de receptores sensoriais mecanossensíveis
   C) Potenciais de ação propagados
   D) Potenciais geradores de receptores sensoriais sensíveis à luz
   E) Potenciais sinápticos inibitórios

2. Os sistemas de controle por retroalimentação negativa não:
   A) melhoram a confiabilidade do mecanismo de controle
   B) necessitam do conhecimento ou da medida do processo controlado
   C) requerem comunicação entre partes separadas do sistema
   D) regulam a pressão sanguínea e a temperatura corporal
   E) causam a propriedade "tudo ou nada" do potencial de ação

CAPÍTULO 3

Membranas Celulares e Processos de Transporte

David Landowne

OBJETIVOS

- Descrever a composição molecular das membranas biológicas.
- Descrever as propriedades biofísicas funcionais das membranas biológicas.
- Descrever as classes de canais iônicos, sua estrutura molecular e suas propriedades biofísicas.
- Descrever a organização molecular, as propriedades, os mecanismos de controle e os papéis funcionais dos canais célula-célula.
- Descrever o movimento e o transporte de substâncias através das membranas biológicas por processos passivos.
- Descrever o movimento e o transporte de substâncias através das membranas biológicas por processos ativos.
- Descrever a importância fisiológica de dois exemplos de transporte ativo e de dois exemplos de transporte passivo.
- Definir pressão osmótica.
- Calcular a osmolaridade de soluções simples.
- Calcular alterações de osmolaridade nos compartimentos corporais provocadas pela ingestão de diversas soluções simples.
- Descrever os mecanismos fisiológicos que regulam a osmolaridade.

Cada célula viva tem uma membrana de superfície que define seus limites e a conectividade dos compartimentos intra e extracelular. As membranas celulares têm cerca de 10 nm de espessura e consistem em uma **bicamada lipídica** de 3 a 4 nm de espessura com várias proteínas inseridas, as quais podem fazer protrusão para o interior de ambos os compartimentos (ver Figura 1-2). As membranas também delimitam organelas intracelulares, incluindo o envelope nuclear, o aparelho de Golgi, o retículo endoplasmático (RE), as mitocôndrias e várias vesículas (ver Figura 1-1). A bicamada lipídica é impermeável a substâncias carregadas eletricamente ou que sejam polares. As proteínas coordenam o transporte de íons específicos ou moléculas através das membranas e assim controlam a composição das diferentes soluções em ambos os lados da membrana. Elas favorecem a comunicação através das membranas e ao longo da superfície das células e proporcionam um acoplamento mecânico entre as células.

LIPÍDEOS

Os lipídeos de membrana, na maioria, são **fosfoglicerídeos**, os quais possuem um esqueleto de glicerol com dois de seus três grupos –OH esterificados por ácidos graxos e o terceiro esterificado por um grupo fosfato que, por sua vez, é esterificado por uma pequena molécula que dá seu nome ao lipídeo (Figura 3-1). Os fosfoglicerídeos mais comuns são **fosfatidilcolina** (**FC**), **fosfatidiletanolamina** (**FE**) e **fosfatidilserina** (**FS**). As membranas também contêm **fosfatidilinositol** (**FI**), o qual desempenha um importante papel na sinalização citoplasmática. Deve-se observar que FS e FI têm uma carga líquida negativa. As membranas das células animais também podem conter **esfingolipídeos**, incluindo o **fosfoesfingolipídeo**, a **esfingomielina,** que tem duas cadeias de ácidos graxos e uma cabeça de fosforilcolina ligada a um esqueleto de serina, e os **glicoesfingolipídeos**, os quais têm

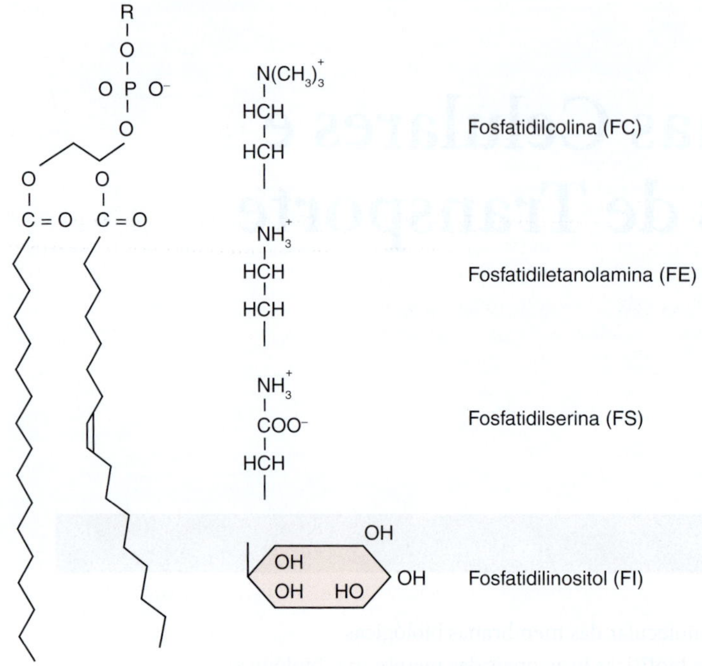

FIGURA 3-1 Fosfoglicerídeos. Juntamente com o colesterol, esses lipídeos formam a bicamada que delimita o interior das células e dá suporte às proteínas inseridas na membrana. (Modificada com permissão de Landowne D: *Cell Physiology*, New York: Lange Medical Books/McGraw-Hill, 2006.)

açúcares no grupo da cabeça. As membranas também contêm **colesterol**, o qual tem uma estrutura em anel esteroide.

Todos esses lipídeos são **anfipáticos**, porque possuem o grupo da cabeça **hidrofílico** (que "adora água") e a cauda de ácidos graxos **hidrofóbica** (que "teme água"). O grupo –OH do colesterol é hidrofílico e o restante é hidrofóbico. A hidrofobia de parte da molécula surge da falta de interações dos hidrocarbonos com a água e da forte atração da água para si. Assim, quando colocados em um ambiente aquoso, esses lipídeos se organizam espontaneamente em vesículas esféricas fechadas de membranas formadas por bicamadas.

Os lipídeos estão relativamente livres para se difundirem lateralmente dentro do plano das monocamadas das membranas, mas, com exceção do colesterol, eles dificilmente passam de uma monocamada para outra (movimento denominado *flip-flop*) devido à hidrofilicidade dos grupos da cabeça. A bicamada é assimétrica, com os fosfolipídeos que contêm colina em sua cabeça, FC e esfingomielina na monocamada externa, e os fosfolipídeos contendo um grupo amino – FE e FS – na monocamada interna. Além disso, os glicoesfingolipídeos estão na metade não citoplasmática e o FI está voltado para o citoplasma. A organização assimétrica surge durante a formação da membrana no RE. Os fosfolipídeos são sintetizados e inseridos no lado citoplasmático da membrana; então, um **translocador de fosfolipídeos** ou **"flipase"** transfere a FC para o lado não citoplasmático. A esfingomielina e os glicoesfingolipídeos são produzidos no aparelho de Golgi no lado não citoplasmático.

A facilidade da ocorrência de difusão lateral, ou fluidez da membrana, é aumentada pela presença de ligações duplas ou insaturadas nas caudas de hidrocarbonetos. Isso forma uma dobra na cauda e, portanto, um empacotamento mais frouxo. Nas concentrações geralmente encontradas em membranas biológicas, o colesterol reduz a fluidez devido a sua estrutura com anéis rígidos. Grupos das cabeças de glicoesfingolipídeos tendem a se associar uns aos outros e a reduzir a fluidez. Interações entre proteínas e lipídeos também podem reduzir a fluidez. Também existem microdomínios de colesterol-esfingolipídeos, chamados de "**balsas lipídicas**", que estão envolvidos no transporte intracelular de proteínas e lipídeos.

PROTEÍNAS

As **proteínas intrínsecas** da membrana determinam o movimento seletivo de íons e pequenas moléculas de um lado para o outro da membrana, reconhecem um **ligante** de um lado da membrana e transmitem um sinal para o outro lado, e proporcionam uma ligação mecânica para outras proteínas em ambos os lados da membrana. As proteínas que movem materiais através da membrana podem ser divididas funcionalmente em **canais** e **carreadores**. Os canais podem ser específicos e podem abrir e fechar, mas, quando abertos, facilitam o movimento de materiais somente *a favor* de seus **gradientes eletroquímicos**. Canais iônicos controlam o fluxo de corrente elétrica através da membrana. Algumas proteínas carreadoras movem os íons *contra* o seu gradiente eletroquímico, por meio do consumo de ATP, e por isso são chamadas de **bombas**. As bombas mantêm os gradientes que permitem que os canais e outros transportadores executem suas tarefas. Algumas proteínas carreadoras podem unir o movimento de duas (ou mais) substâncias e podem mover uma delas contra o seu gradiente à custa do movimento da outra a favor de seu gradiente.

Uma proteína é o produto da tradução de um gene; ela é uma sequência dobrada de alfa aminoácidos ligados, os quais são escolhidos dentre uma gama de 20 possíveis cadeias laterais diferentes. A ligação peptídica entre aminoácidos –CO–NH– tem uma transconformação plana; o dobramento ocorre conforme os ângulos de torção entre o grupo amino e o carbono alfa (Φ) e entre o carbono alfa e o grupo carboxílico (Ψ). A alfa-hélice e a folha beta-pregueada são estruturas secundárias, com ângulos de torção particulares, que são encontradas nas proteínas.

A conformação, ou estrutura terciária, de uma proteína é a organização tridimensional de todos os seus átomos. As proteínas têm várias regiões de estruturas secundárias conectadas por junções com estruturas menos facilmente caracterizadas. A maioria das proteínas discutidas neste livro tem mais de uma conformação. Por exemplo, um canal pode estar aberto ou fechado. As estruturas secundárias locais não se alteram muito durante essas mudanças conformacionais; preferencialmente, as alterações ocorrem na relação entre porções maiores da molécula.

Existe também um nível supramolecular, ou nível quaternário, de organização. Alguns canais são constituídos por uma cadeia polipeptídica única, enquanto outros são formados por quatro a seis cadeias. Muitos canais também têm proteínas acessórias que modulam as suas funções. Além disso, a matriz lipídica impõe restrições estruturais às proteínas nela inseridas.

Em geral, as proteínas são anfipáticas e possuem regiões mais hidrofóbicas ou hidrofílicas, dependendo da natureza das cadeias laterais. As proteínas de membrana aqui discutidas têm um ou mais segmentos α-hélice **transmembrana** (**TM**) com cadeias laterais hidrofóbicas em contato com o hidrocarboneto dos lipídeos. Caso haja mais de uma hélice envolvida, é possível ter resíduos hidrofóbicos voltados para o lipídeo e outros grupos voltados uns aos outros nas porções mais internas da proteína. O padrão geral é aquele em que a proteína cruza a membrana diversas vezes, com alças intracelulares e extracelulares entre os segmentos TM. Existe também uma região N-terminal antes do primeiro segmento e uma região C-terminal após o último; um exemplo é apresentado na Figura 3-3. A região N-terminal pode estar em qualquer lado, mas a região C-terminal comumente está do lado citoplasmático. Ambas as regiões terminais podem ser bastante grandes quando comparadas às regiões TM.

O dobramento TM ocorre à medida que a proteína é sintetizada no RE. As porções não citoplasmáticas da proteína podem ser glicosiladas no aparelho de Golgi antes de serem inseridas na superfície da membrana. A montagem de subunidades pode também ocorrer no RE ou no aparelho de Golgi.

Para a maioria das proteínas de membrana, apenas a sequência primária é conhecida. A estrutura secundária pode ser prevista pela análise da sequência. A presença de prováveis hélices hidrofóbicas de determinada extensão é considerada como uma sugestão de um segmento TM. A topologia ou o padrão das alças e dos segmentos TM pode ser previsto; essa previsão tem sido testada para muitas proteínas por meio do preparo de anticorpos para as prováveis porções extracelulares. A análise da sequência de genomas completos sugere que cerca de 20% das proteínas contêm um ou mais segmentos TM e são, portanto, proteínas de membrana.

Somente algumas poucas proteínas de membrana foram cristalizadas e submetidas à análise por difração de raio X. Esses cristais devem incluir lipídeos ou moléculas detergentes para satisfazer as necessidades hidrofóbicas dos segmentos TM. A maioria das estruturas descritas é de proteínas bacterianas que foram modificadas geneticamente para aumentar a cristalização. Uma forte homologia de sequência entre a molécula cristalizada e parte da proteína humana é considerada como indicativo de que elas apresentam estruturas semelhantes.

Canais, bombas, carreadores, receptores e moléculas de adesão celular são bastante diversificados e desempenham muitos papéis. As cinco seções seguintes descreverão a taxonomia e a anatomia de exemplos de cada classe funcional. Pode ser interessante retornar a esta seção quando se estiver lendo a parte final deste capítulo e aquelas partes do livro que descrevem o papel dessas moléculas nos processos fisiológicos.

CANAIS

No capítulo anterior, os canais foram diferenciados pelo mecanismo que causa a sua abertura. Existem canais mecanossensíveis envolvidos em processos sensoriais, canais dependentes de voltagem envolvidos na propagação do potencial de ação, e canais quimiossensíveis envolvidos na transmissão sináptica. Existem também canais que se encontram geralmente abertos, como os canais que mantêm o potencial de repouso, os canais de água e os canais especializados célula-célula, que conectam o citoplasma de uma célula com o citoplasma de outra. Esta seção descreve alguns canais que permitem a execução de vários processos celulares discutidos ao longo deste livro. Não é um tópico exaustivo; muitos canais e muitas classes de canais não são mencionados. Estamos na "era de ouro" dos canais iônicos. A eletrofisiologia e a biologia molecular e estrutural estão revelando algumas proteínas de membrana impressionantes.

Muitos canais iônicos são seletivos e são nomeados conforme o íon que passa através deles. O primeiro canal cuja estrutura foi determinada por cristalografia foi o canal de potássio envolvido no potencial de repouso, também conhecido como **retificador de influxo** ou K_{ir}. A razão desse nome é discutida no capítulo seguinte, junto com a sua função. O K_{ir} é um tetrâmero com quatro subunidades idênticas organizadas com simetria radial e um poro que permite o fluxo iônico no seu eixo (Figura 3-2A). Cada monômero tem dois segmentos TM com uma **alça P** extracelular entre eles (Figura 3-2B; ver também Figura 3-4, segmentos 5 e 6). As quatro alças P retornam para o interior da membrana e juntas formam o revestimento de um poro que se estende por cerca de um terço da espessura da membrana. Esse poro apresenta uma porção mais dilatada no interior da membrana, na região em que se comunica com o espaço citoplasmático. As oito hélices formam uma parede para a cavidade do poro e também circundam as alças P nele inseridas. As hélices TM formam uma estrutura cônica, com a ponta direcionada ao citoplasma.

A seletividade do poro para os íons potássio depende de aminoácidos específicos que formam o revestimento do canal. VGYGD é a "sequência-assinatura" característica do canal de K^+ (Figura 3-2C); ela tem sido observada em canais de K^+ de mais de 200 organismos. Essa porção da molécula é o filtro de seletividade, porque aceita íons K^+ e exclui outros íons. O poro está recoberto com os oxigênios dos grupamentos carbonila das cadeias polipeptídicas; estes estão na mesma relação uns com os outros, como o oxigênio das moléculas de água que se arranjam ao redor dos íons K^+ em solução devido a sua carga positiva e à eletronegatividade do oxigênio. Dois dos oxigênios provenientes de glicinas logo abaixo das tirosinas podem ser observados na Figura 3-2C. Íons com cargas ou raios diferentes irão arranjar a

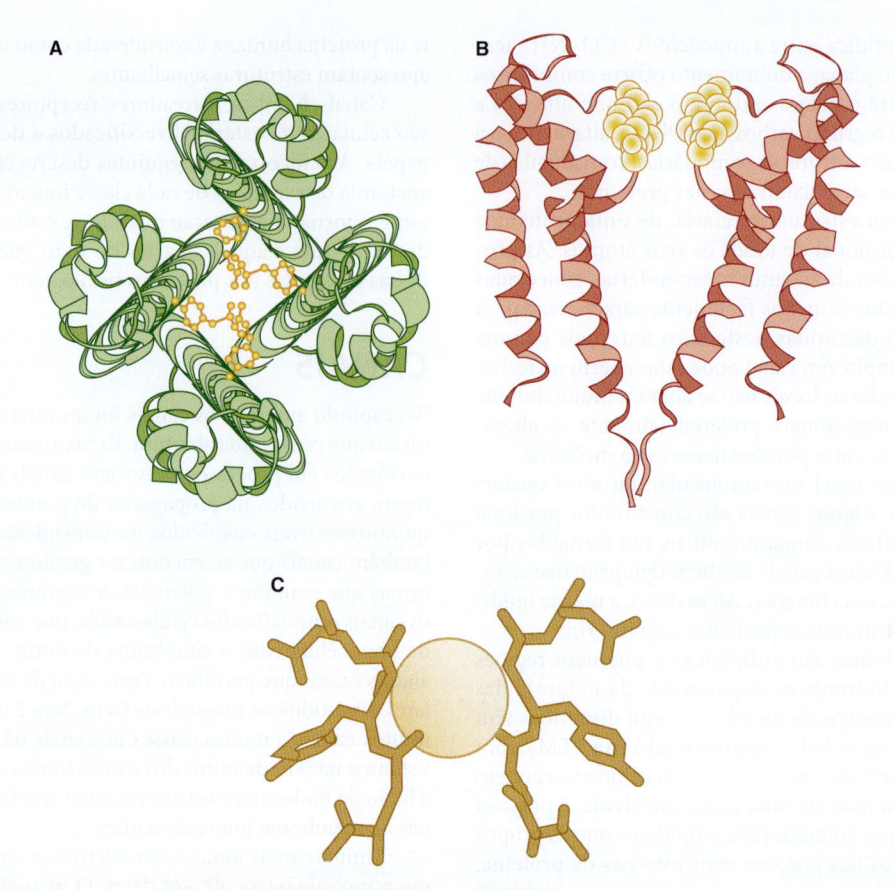

FIGURA 3-2 A estrutura de um canal de K⁺ retificador de influxo (K_{ir}) obtida por cristalografia. A) Vista superior de uma representação do esqueleto estrutural do canal com o modelo bola e palito (em amarelo) representando as sequências GYG. **B)** Vista lateral com dois monômeros removidos; a sequência GYG é uma representação espacial. **C)** Vista ampliada de duas sequências VGYGD e um íon. (Modificada com permissão de Landowne D: *Cell Physiology*, New York: Lange Medical Books/McGraw-Hill, 2006.)

água de forma diferente e, portanto, serão menos aptos do que os íons K⁺ para liberarem a água e entrarem no canal de K⁺.

Acredita-se que a Figura 3-2 represente um canal K_{ir} fechado. A estrutura de um outro canal procariótico 2-TM já foi desvendada; suas hélices internas estão curvadas e afastadas, criando um grande caminho de entrada. Esse segundo canal K_{ir} responde ao Ca^{2+} no seu lado intracelular, aumentando sua probabilidade de abertura. O Ca^{2+} liga-se ao domínio regulador da condutância ao K (RCK, do inglês *regulator* of *conductance of K⁺*) na porção C-terminal da proteína, não mostrada na Figura 3-2, promovendo uma mudança conformacional que afasta as hélices internas. O Ca^{2+} e os nucleotídeos cíclicos aumentam a probabilidade de abertura de alguns outros canais 2-TM e 6-TM por um mecanismo semelhante.

Existem oito subfamílias de canais K_{ir} 2-TM no genoma humano. Muitas delas são importantes na eletrofisiologia cardíaca. O canal $K_{ir}2$ (ou I_{K1}) é o retificador de influxo original descoberto no músculo cardíaco; ele é o responsável pela manutenção do potencial de repouso. Os canais $K_{ir}3$ abrem-se via **receptores acoplados à proteína G (GPCRs**, do inglês *G protein-coupled receptors*); no coração, eles são conhecidos como canais K_{ACh}. Os canais $K_{ir}6$ abrem-se quando a relação ADP/ATP aumenta. No coração, eles são chamados de canais K_{ATP}.

CANAIS MECANOSSENSÍVEIS

Os **canais dependentes de estímulos mecânicos** (**mecanossensíveis**) são uma classe diversa de canais estruturalmente não relacionados que permitem muitas funções diferentes em células diferentes. A sensibilidade mecânica é importante para o tato e para a audição e também para a percepção da pressão sanguínea e para a propriocepção, fornecendo informação sobre a posição, a orientação, a velocidade e a aceleração do corpo e de suas partes. Os canais estão associados a moléculas acessórias e a algumas estruturas celulares que aumentam as suas funções específicas. As células somáticas não sensoriais também respondem ao estresse mecânico, mas sem informar o sistema nervoso (p. ex., para compensar o aumento osmótico de volume ou modular sua secreção ou contração).

Muitos canais mecanossensíveis são canais catiônicos relativamente não seletivos. Alguns são muito grandes e permitem que eletrólitos e pequenos metabólitos, mas não as proteínas, cruzem a membrana. As duas estruturas que já foram desvendadas são bacterianas. Uma é um homopentâmero, com cada subunidade contendo duas hélices TM. O outro é um heptâmero, com cada subunidade contendo três hélices TM. Essas são estruturas muito elegantes, mas não esclarecem muito a respeito de outras formas de canais mecanossensíveis.

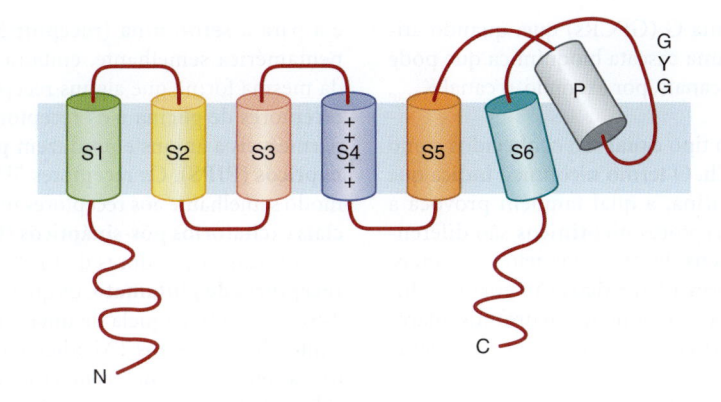

FIGURA 3-3 A topologia de um monômero dos canais de K⁺ dependentes de voltagem (K_v). As seis hélices transmembrana (S1-S6) são características de todos os canais iônicos dependentes de voltagem. (Modificada com permissão de Landowne D: *Cell Physiology*, New York: Lange Medical Books/ McGraw-Hill, 2006.)

CANAIS DEPENDENTES DE VOLTAGEM

Os **canais de K⁺ dependentes de voltagem** (K_v) são responsáveis pelo retorno ao estado de repouso, o qual finaliza um potencial de ação. O canal K_v tem uma estrutura central semelhante a do K_{ir} e quatro hélices TM adicionais em cada subunidade (ver Figura 3-3). O quarto segmento TM (S4) é diferente, pois possui entre quatro e oito cadeias laterais carregadas positivamente (Arg ou Lys). O segmento S4 é uma característica distintiva dos canais dependentes de voltagem. Acredita-se que esse segmento seja o sensor de voltagem que se move em direção à superfície extracelular quando o potencial de membrana se altera, provocando as modificações conformacionais que levam à abertura do canal. Existem nove subfamílias de canais K_v e muito mais subfamílias de canais 6-TM, incluindo os **canais de K⁺ ativados por Ca²⁺**, os canais ativados por hiperpolarização importantes para a atividade de marca-passo no coração e os canais dependentes de nucleotídeos cíclicos. Essas duas últimas famílias são canais catiônicos não seletivos.

Os **canais de Na⁺ dependentes de voltagem** (Na_v) são responsáveis pela fase ascendente (despolarização) do potencial de ação e permitem a propagação do potencial. Os **canais de Ca²⁺ dependentes de voltagem** (Ca_v) acoplam as alterações dos potenciais de membrana ao aumento da concentração intracelular de Ca²⁺. O Ca²⁺ atua como um segundo mensageiro e controla uma série de processos intracelulares. Os canais Na_v e Ca_v têm uma estrutura semelhante a dos canais K_v, exceto pelo fato de serem moléculas únicas maiores que incorporam quatro domínios, cada um com segmentos 6-TM levemente diferentes (Figura 3-4). Os filtros de seletividade apresentam quatro paredes diferentes. O canal Ca_v tem quatro glutamatos característicos (EEEE) no revestimento de seu poro, um em cada domínio. O canal Na_v tem um padrão DEKA nas quatro paredes de seu poro. Essas cadeias laterais que formam os filtros de seletividade devem ficar expostas ao lúmen do poro. As cargas que elas expõem ao lúmen e o tamanho do poro determinam a seletividade do canal.

CANAIS QUIMIOSSENSÍVEIS

Existem muitos **canais quimiossensíveis**, também chamados de **canais dependentes de estímulos químicos** ou **canais dependentes de ligante**. Esses canais controlam o fluxo de íons e geram sinais elétricos em resposta a agentes químicos específicos (ligantes), como a acetilcolina (ACh, do inglês *acetylcholine*), o glutamato ou o ATP. Eles podem ser agrupados em três diferentes subfamílias conforme a estequiometria e a topologia de membrana de suas subunidades. Muitos desses canais foram descobertos primeiro farmacologicamente, pela observação de que certos compostos, chamados de **agonistas,** produziam correntes de membrana ou alteravam a atividade elétrica de células e outros compostos; os **antagonistas** podem bloquear esses efeitos. Para produzir algumas das correntes induzidas por agonistas, o ligante se liga à própria proteína formadora do canal. Esses são os canais dependentes de ligante, algumas vezes chamados de receptores **ionotrópicos** para diferenciá-los dos receptores **metabotrópicos**. Os receptores metabotrópicos são

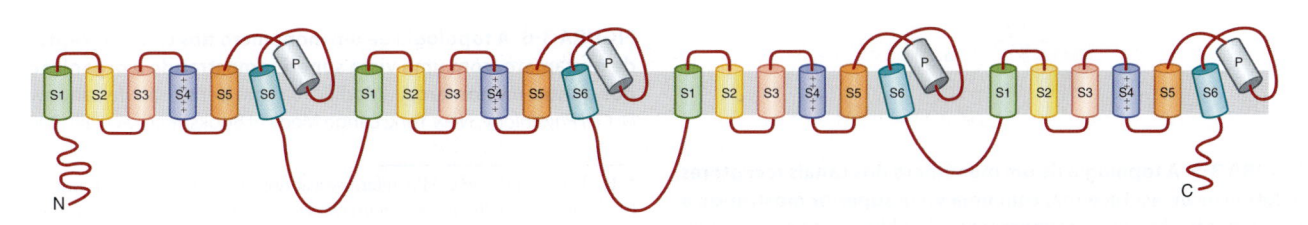

FIGURA 3-4 A topologia dos canais de Na⁺ dependentes de voltagem (Na_v). Quatro domínios levemente distintos estão ligados, formando uma única proteína. (Modificada com permissão de Landowne D: *Cell Physiology*, New York: Lange Medical Books/McGraw-Hill, 2006.)

receptores acoplados à proteína G (GPCRs) que, quando ativados pelo ligante, acionam uma cascata bioquímica que pode produzir a abertura de outros canais, por exemplo, o canal K_{ACh}, descrito anteriormente.

Os **receptores de ACh** do tipo **canal** são conhecidos como **receptores nicotínicos** de ACh. O termo nicotínico indica que esses receptores ligam a nicotina, a qual também provoca a abertura desses canais. Os receptores **nicotínicos** são diferentes dos receptores **muscarínicos** de ACh, que não são canais, mas, sim, GPCR. Os **receptores nicotínicos** são encontrados nas membranas pós-sinápticas das junções neuromusculares esqueléticas e também no sistema nervoso central e no sistema nervoso autônomo.

Os receptores nicotínicos mais bem estudados são pentâmeros heteroméricos (Figura 3-5). Cada monômero têm quatro segmentos TM e uma grande porção N-terminal extracelular. Na junção neuromuscular, os receptores nicotínicos têm duas subunidades alfa, com os sítios de ligação à ACh na interface entre as subunidades e afastados da membrana lipídica. A ligação da ACh induz uma mudança conformacional que abre o poro formado ao nível da membrana lipídica e revestido pelo segundo segmento TM de cada uma das cinco subunidades do monômero. Os canais abertos são altamente permeáveis, tanto ao Na^+ como ao K^+, pouco permeáveis ao Ca^{2+} e impermeáveis a ânions. Eles não são tão seletivos como os canais K_{ir} ou os canais dependentes de voltagem. Funcionalmente, a permeabilidade ao Na^+ é a mais importante, como será discutido no Capítulo 7.

Os receptores pós-sinápticos presentes no SNC para a **glicina**, para o **ácido gama-aminobutírico (receptor GABA$_A$)**, e a para a **serotonina (receptor 5HT$_3$)*** têm uma arquitetura pentamérica semelhante, embora alguns sejam homoméricos, da mesma forma que alguns receptores nicotínicos de ACh. Os receptores de glicina e os receptores GABA$_A$ são seletivamente permeáveis a ânions e produzem **potenciais inibitórios pós-sinápticos (PIPS)**. Os receptores 5HT$_3$ são seletivos a cátions, de modo semelhante aos receptores nicotínicos, e produzem **potenciais excitatórios pós-sinápticos (PEPS)**.

Os canais geradores de PEPS mais comuns no SNC são os **receptores de glutamato**, os quais têm uma arquitetura (Figura 3-6) que lembra aquela de uma molécula do canal K_{ir} invertida contendo segmentos TM adicionais. Os receptores de glutamato são tetrâmeros heteroméricos com três segmentos TM por subunidade. Eles possuem uma grande região extracelular com quatro sítios de ligação para o glutamato e uma alça P voltada para o citoplasma. Vários receptores de glutamato funcionalmente distintos são discutidos em mais detalhes no Capítulo 7. Todos são seletivos aos cátions; alguns permitem a entrada de Ca^{2+} e outros não.

Os **canais sensíveis ao ATP** ou **receptores P2X** têm dois segmentos TM por subunidade e três subunidades por canal. O "P" refere-se à sensibilidade à purina, já que a adenina é uma purina (os receptores são comumente chamados de "purinérgicos"). Os receptores P2 se diferenciam dos **receptores P1**, os quais são sensíveis à adenosina e atuam por meio da **adenilato-ciclase (AC)**. Os receptores P1 são frequentemente denomina-

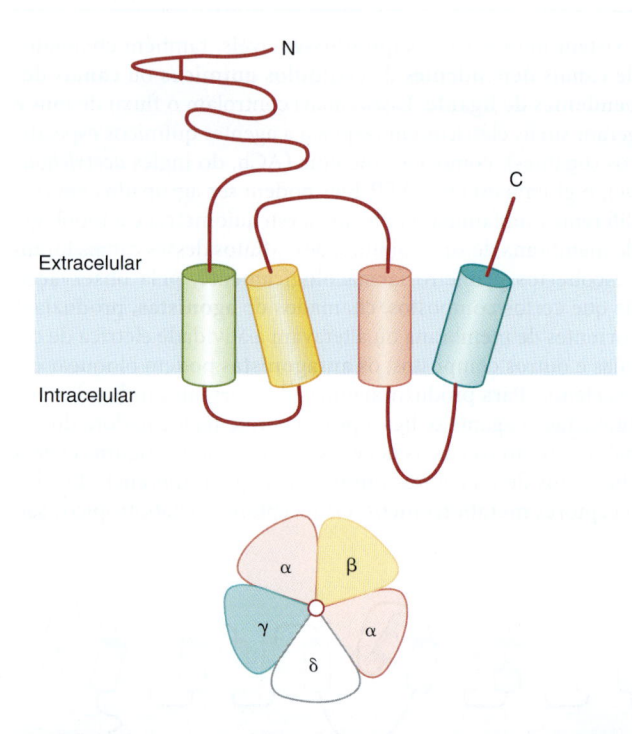

FIGURA 3-5 A topologia de um monômero dos canais receptores nicotínicos de acetilcolina, com uma vista superior mostrando a organização dos cinco monômeros. (Modificada com permissão de Landowne D: *Cell Physiology*, New York: Lange Medical Books/McGraw-Hill, 2006.)

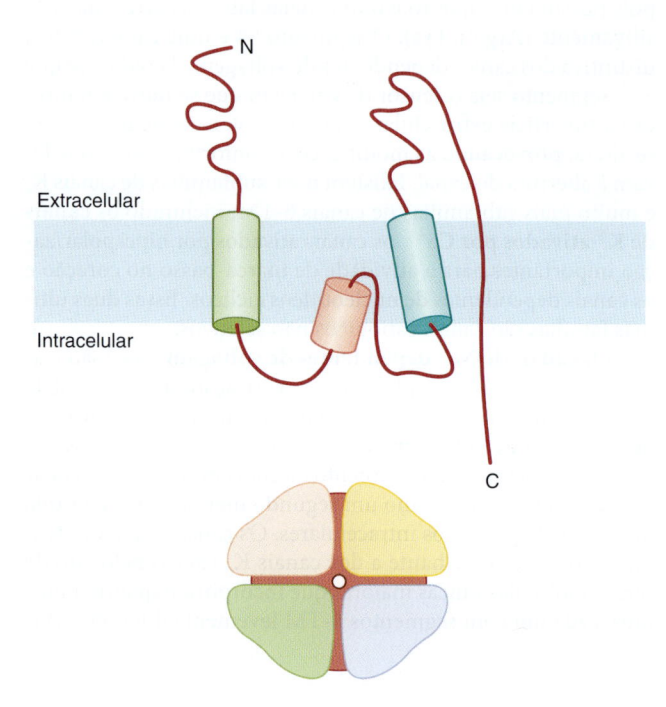

FIGURA 3-6 A topologia de um monômero dos canais receptores de glutamato, com uma vista superior mostrando a organização dos quatro monômeros. (Modificada com permissão de Landowne D: *Cell Physiology*, New York: Lange Medical Books/McGraw-Hill, 2006.)

---

* N. de R.T. O termo GABA refere-se à abreviatura do ácido gama-aminobutírico, do inglês *gamma-aminobutyric acid*. O termo 5HT refere-se à abreviatura da nomenclatura química da serotonina, conhecida como 5-hidroxitriptamina. O termo 5HT é usado como sinônimo de serotonina, e os receptores para a serotonina são conhecidos como receptores 5HT.

dos **receptores A** (A de adenosina); eles são GPCRs. A **cafeína** é um antagonista de alguns dos receptores A. Os receptores P2 são mais específicos para ADP ou ATP do que para a adenosina. Os receptores P2X são canais e os P2Y são GPCR. Os **receptores purinérgicos** são mais conhecidos como reguladores do fluxo sanguíneo tecidual, mas também têm sido relacionados com vários processos sensoriais.

Duas outras famílias de canais têm membros quimiossensíveis, mas também têm membros importantes sem ligantes conhecidos. São eles o **canal epitelial de sódio** (ENaC, do inglês *epithelial sodium channel*) e a família do **receptor para o inositol trifosfato** (IP_3, do inglês *inositol triphosphate*).

Os ENaC são importantes na reabsorção de sódio durante a formação inicial da urina nos túbulos do néfron. Acredita-se que sejam tetrâmeros heteroméricos, cada um com dois segmentos TM; eles não são dependentes de voltagem. Sabe-se que eles são regulados pelo controle de sua inserção e remoção da membrana, e talvez exista um ligante desconhecido para esse canal. Existem canais estruturalmente relacionados, presentes nos invertebrados, que possuem ligantes já conhecidos.

Os receptores de IP_3 e os **receptores de rianodina** (RyR, do inglês *ryanodine receptor*) relacionados são encontrados na membrana do RE. Quando abertos, eles permitem a liberação de Ca^{2+} do RE. O IP_3 é um segundo mensageiro produzido pela ação da **fosfolipase C** (PLC, do inglês *phospholipase C*) sobre o lipídeo fosfatidilinositol da membrana, o qual foi previamente fosforilado para tornar-se PIP2 (do inglês, *phosphatidylinositol bisphosphate*). Os RyRs também controlam a liberação de Ca^{2+} do retículo sarcoplasmático, sobretudo no músculo. O termo rianodina refere-se a uma toxina que abre parcialmente esses canais. No músculo esquelético, os RyRs são abertos pela interação mecânica direta com um canal Ca_v modificado. No músculo cardíaco, são abertos por Ca^{2+} intracelular. As funções dos receptores de IP_3 e dos RyRs serão discutidas em mais detalhes nos Capítulos 9 e 10.

Os RyRs são homotetrâmeros com uma enorme região citoplasmática N-terminal de 20 nm de diâmetro. O peso molecular total para o tetrâmero é superior a 2.000 kDa, cerca de 10 vezes maior do que os canais Na_v ou K_v. Os canais receptores de IP_3 também são homotetrâmeros com cerca da metade do tamanho dos RyRs. Supõe-se que os receptores de IP_3 tenham seis segmentos TM por monômero e os RyRs tenham de quatro a doze.

CANAIS DE ÁGUA

Algumas células necessitam de maior permeabilidade à água do que a que é propiciada pela bicamada lipídica. As hemácias do sangue, que precisam mudar de configuração rapidamente para passar pelos estreitos capilares, e muitas células epiteliais, sobretudo as dos rins, possuem canais especializados para a água ou **aquaporinas (AQPs)**, os quais permitem a passagem de água, mas excluem os íons. As AQPs são encontradas como tetrâmeros, com quatro poros funcionais, um em cada subunidade. As subunidades têm seis segmentos TM e duas regiões semelhantes à alça P dos canais K_v. Uma das alças está voltada para a superfície extracelular e a outra está voltada para o citoplasma, sendo que elas se encontram no meio da membrana. As funções das AQPs e dos ENaC são discutidas ao final deste capítulo.

CANAIS CÉLULA-CÉLULA

Na maioria dos tecidos, existem canais que conectam o citoplasma de uma célula ao citoplasma da célula vizinha. As exceções são as células que flutuam livremente no sangue e as células musculares esqueléticas. Esses canais ocorrem com predominância entre células do mesmo tipo, mas existem algumas células de tipos diferentes com junções entre elas. Os canais célula-célula foram identificados eletricamente por meio da demonstração de que uma corrente pode passar de uma célula à outra em uma sinapse elétrica. Mais tarde, eles foram associados a uma estrutura anatômica chamada de **junção comunicante** (*gap junction*), assim chamada por seu aspecto em micrografias eletrônicas. Na verdade, essa comunicação é formada pelo alinhamento de proteínas presentes nas membranas das duas células adjacentes, com milhares de canais célula-célula por junção comunicante.

Cada canal célula-célula é composto por dois **hemicanais**, um em cada célula (Figura 3-7). Eles são chamados de **conéxons**. Um hemicanal é um hexâmero homomérico ou heteromérico composto por proteínas chamadas de **conexinas**. Existem mais de 15 tipos de conexinas diferentes, com pesos moleculares entre 25 e 50 kDa. Todas têm quatro segmentos TM e duas alças extracelulares, sendo que seus N- e C-terminais estão no citoplasma. Algumas conexinas podem formar canais híbridos unindo dois hemicanais diferentes de duas células.

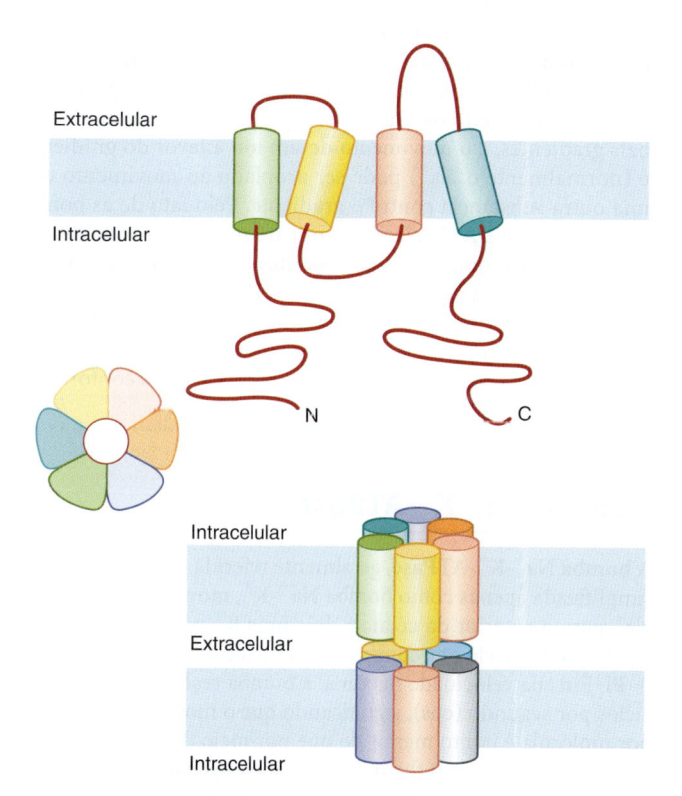

FIGURA 3-7 A topologia da conexina, o monômero dos canais célula-célula e as vistas superior, mostrando a organização dos seis monômeros em um hemicanal, e lateral, mostrando duas membranas celulares com os dois hemicanais alinhados. (Modificada com permissão de Landowne D: *Cell Physiology*, New York: Lange Medical Books/McGraw-Hill, 2006.)

O poro formado é muito maior do que o poro dos canais iônicos descritos anteriormente. Ele tem cerca de 1,2 nm e é permeável a ânions, cátions e pequenos metabólitos, além de segundos mensageiros como ATP, AMPc ou IP_3, mas não permite a passagem de proteínas. Experimentalmente, o poro é permeável a moléculas com pesos moleculares menores do que 1 kDa. Os canais célula-célula permitem que as células de um tecido trabalhem de forma coordenada.

Se uma célula é danificada, ela pode fechar os seus canais célula-célula que a comunicam com as células vizinhas. Isso impede a perda de pequenas moléculas do tecido como um todo. O fechamento é controlado por Ca^{2+} ou H^+ intracelular ou pela voltagem transjuncional. Diferentes conexons tem sensibilidade relativamente diferente a essas três modificações. O fechamento também pode ser induzido por octanol e anestésicos como o halotano.

Em algumas situações conexons não pareados, ou **panéxons,** podem se abrir e permitir que pequenas moléculas se movam do citoplasma para o espaço extracelular. Tem sido sugerido que os panexons exercem um papel na inflamação e na resposta à isquemia ao permitirem a liberação de ATP para sinalizar às células próximas a um local de dano tecidual.

BOMBAS

Os íons se movem através das membranas celulares por meio de diferentes tipos de transportadores. O estudante deve tomar cuidado para não confundi-los. As bombas criam e mantêm gradientes iônicos, movimentando os íons contra o gradiente com gasto de ATP. Os canais utilizam esses gradientes para produzir os vários sinais elétricos. Outros transportadores utilizam um ou mais gradientes, e o movimento de um íon a favor do gradiente (normalmente o Na^+) pode ser acoplado ao movimento de uma outra substância contra o gradiente. Pelo fato de as bombas consumirem ATP, elas são com frequência denominadas ATPases. Cinco bombas serão descritas em detalhes: a bomba Na^+-K^+-ATPase, a bomba Ca^{2+}-ATPase, e três tipos de bombas de prótons. As primeiras três são chamadas de **bombas do tipo P**, porque são autofosforiladas durante o ciclo de reação, ou também bombas E1-E2, porque apresentam dois estados conformacionais principais.

BOMBA Na^+-K^+-ATPase

A **bomba Na^+-K^+-ATPase**, geralmente referida de maneira mais simplificada apenas como bomba Na^+-K^+, movimenta três íons Na^+ para o exterior da célula e dois íons K^+ para o interior da célula, em um ciclo que converte uma molécula de ATP em ADP + Pi. Em sua velocidade máxima, a bomba realiza cerca de 100 ciclos por segundo (cps), significando que o movimento de íons por molécula é muito menor do que por meio de um canal Na_v, o qual pode permitir o fluxo de 1.000 íons/ms para o interior da célula. Os canais Na_v abrem-se apenas brevemente quando a célula está ativa; a bomba trabalha continuamente para recuperar o estado celular anterior à ativação. A atividade da bomba aumenta quando há um aumento do Na^+ intracelular ou do K^+ extracelular, e a bomba atua homeostaticamente para restabelecer as concentrações originais desses íons.

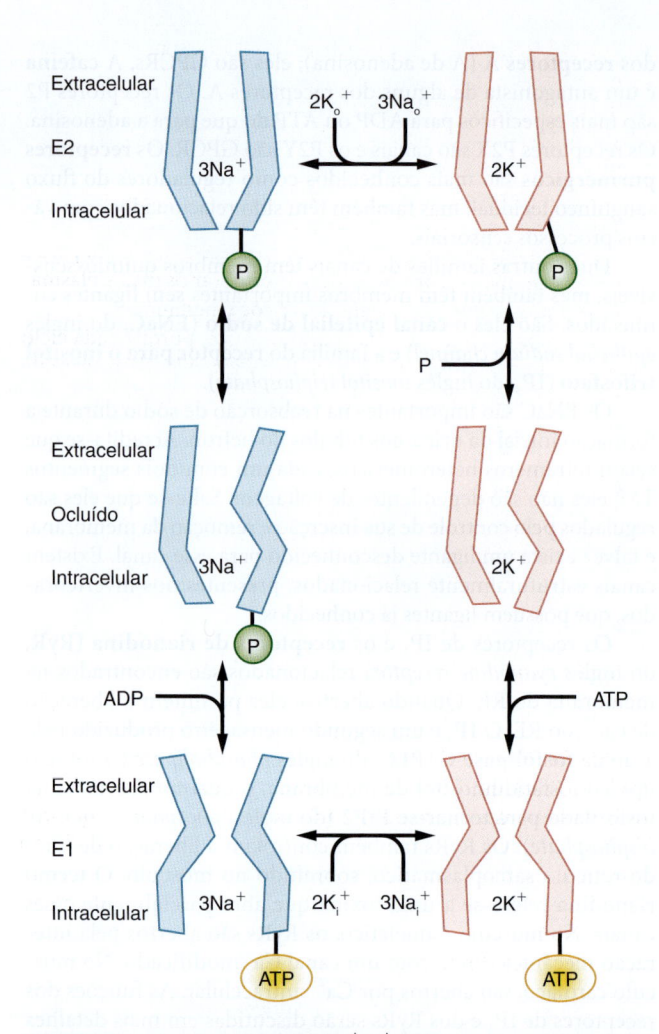

FIGURA 3-8 O ciclo da bomba Na^+-K^+-ATPase. Operando em sentido horário, a bomba move três Na^+ para fora e dois K^+ para dentro, à custa da conversão de um ATP em ADP. (Modificada com permissão de Landowne D: *Cell Physiology*, New York: Lange Medical Books/McGraw-Hill, 2006.)

A bomba Na^+-K^+-ATPase é um heterodímero com uma subunidade alfa que tem sítios de ligação para Na^+, K^+ e ATP e uma subunidade beta que provavelmente contribua para a sua inserção na membrana. A subunidade beta tem um segmento TM; a subunidade alfa provavelmente tenha dez. O Na^+ e o ATP intracelulares ligam-se à forma E1 da subunidade alfa, a qual é então fosforilada e se converte na forma E2 (Figura 3-8, lado esquerdo inferior, no sentido horário). A forma E2 libera o Na^+ para o espaço extracelular e liga o K^+ extracelular. A estrutura da forma E2-$2K^+$-Pi foi revelada recentemente por estudos de cristalografia. A estrutura geral dos domínios e das hélices é semelhante à da bomba de Ca^{2+} descrita a seguir, mas existem diferenças relacionadas com as funções específicas de cada bomba. O ciclo continua quando o fosfato é desligado da proteína; a proteína se modifica, voltando à forma E1, libera o K^+ dentro da célula e, então, liga a próxima carga de Na^+. Como o Na^+ e o K^+ são movimentados alternadamente através da membrana, a bomba passa por um estado de oclusão, em que os íons não têm acesso a quaisquer das soluções intra ou extracelulares.

Os **digitálicos**, como o **glicosídeo cardíaco ouabaína**, inibem a atividade da bomba ao se ligarem extracelularmente à forma E2, próximo ao sítio de ligação do K^+. Os *digitálicos* são utilizados para tratar uma série de disfunções cardíacas. São fármacos relativamente perigosos e devem ser empregados com cautela de forma a bloquear apenas algumas moléculas da bomba e manter outras funcionais. O risco é ainda maior porque o K^+ extracelular antagoniza a ligação dos digitálicos ao direcionar a bomba para a forma E1; um médico prudente deve monitorar os níveis plasmáticos de potássio durante o tratamento com digitálicos.

A bomba Na^+-K^+-ATPase é eletrogênica, porque cada ciclo movimenta uma carga líquida para fora da célula. Essa corrente tem apenas um efeito pequeno sobre o potencial de membrana se comparada ao fluxo iônico por meio dos canais, o qual será discutido no próximo capítulo. O movimento efetivo de Na^+ para fora da célula impede que haja acúmulo de NaCl na célula. Se a bomba for bloqueada com glicosídeos cardíacos, a célula irá inchar devido ao influxo osmótico de água que acompanha o NaCl.

TABELA 3-1 Localização das bombas de membrana

Bomba	Tipo celular	Membrana	Inibidor
Na^+-K^+	Todos	Plasmática	Digitálicos
Ca^{2+}	Todos	Plasmática e RE	Tapsigargina
H^+-K^+	Trato GI, rins	Plasmática	Omeprazol
H^+ do tipo F	Todos	Mitocôndria	Oligomicina
H^+ do tipo V	Todos	Plasmática e vesículas	Bafilomicina

BOMBA Ca^{2+}-ATPase

Existem duas **bombas de Ca^{2+}** importantes, uma que bombeia Ca^{2+} do citoplasma para o espaço extracelular e outra, a **bomba SERCA** (abreviatura do inglês *sarco(endo)plasmic reticulum Ca^{2+}-ATPase*), que bombeia Ca^{2+} do citoplasma para o lúmen do retículo sarcoplasmático ou endoplasmático. Acredita-se que elas tenham mecanismos semelhantes; ambas são **bombas E1-E2 do tipo P**, que movimentam um íon Ca^{2+} para fora do citoplasma (bomba de Ca^{2+} da membrana plasmática) e dois íons Ca^{2+} para dentro do retículo (bomba SERCA) para cada ATP consumido. Sabe-se também que o transporte de Ca^{2+} para o interior do retículo realizado pela bomba SERCA está acoplado à liberação de dois ou três íons H^+ do interior do retículo ao citoplasma. Entretanto, a função desse transporte de H^+ ainda não é conhecida.

A estrutura da bomba SERCA foi descrita em muitas situações diferentes. É uma molécula grande, com cerca de 15 nm de altura e 8 nm de espessura, se estendendo principalmente para fora da membrana no lado citoplasmático. Existem dez segmentos TM. A peça da cabeça citoplasmática consiste nos domínios acionador (A), de ligação ao nucleotídeo (N) e de fosforilação (P).* Os três domínios citoplasmáticos estão amplamente separados no estado E1 · $2Ca^{2+}$ mas se juntam para formar uma peça de cabeça compacta em outros estados. Esse deslocamento é transmitido para a porção da membrana por meio das hélices 1 a 3, ligadas ao domínio A, e 4 e 5, ligadas ao domínio P, para permitir que o Ca^{2+} seja liberado no lado não citoplasmático. A distância entre os sítios de ligação do Ca^{2+} e o sítio de fosforilação é maior que 5 nm.

BOMBA H^+-K^+-ATPase

A **bomba H^+-K^+-ATPase** secreta ácido para o interior do estômago pelo bombeamento de dois íons H^+ para o exterior das células parietais das glândulas gástricas e dois íons K^+ para o interior da célula, com gasto de uma molécula de ATP. Bombas semelhantes também operam nas células epiteliais no intestino e nos rins. Essa bomba é uma proteína E1-E2 do tipo P e tem uma subunidade beta, semelhante à bomba Na^+-K^+-ATPase. A bomba H^+-K^+-ATPase é inibida pelo **omeprazol** e por outros fármacos similares utilizados no tratamento de azias frequentes.

BOMBAS DE H^+ DO TIPO F

A mais significativa **bomba de H^+ do tipo F** comumente trabalha em sentido oposto, como a ATPase F0-F1 (ou ATP-sintase), encontrada nas mitocôndrias. Esse complexo proteico permite que prótons fluam a favor do gradiente eletroquímico e utiliza o fluxo de dez prótons para formar três moléculas de ATP a partir de ADP. O gradiente de hidrogênio é produzido pelo metabolismo oxidativo mitocondrial.

A bomba tem oito subunidades diferentes e mais de 20 cadeias polipeptídicas. A porção F0 se estende ao longo da membrana e move os íons H; a porção F1 se estende para o interior da matriz mitocondrial. Parte do complexo gira em torno de um eixo perpendicular ao plano da membrana, semelhante a uma turbina, à medida que os íons H^+ fluem por ele. A outra porção, a haste, apresenta posição fixa, e a interação entre o rotor** e a haste produz uma sequência de estados conformacionais que favorecem a síntese de ATP. Com presença de muito ATP, pouco ADP e ausência gradiente de prótons, o processo pode ser revertido, levando ao bombeamento de H^+.

BOMBAS DE H^+ DO TIPO V

Bombas de H^+ do tipo V também são complexos proteicos de até 14 subunidades, com rotores e hastes. Elas movimentam prótons para o interior de vacúolos e outras organelas intracelulares como lisossomos, aparelho de Golgi e vesículas de secreção. O gradiente de H^+ produzido através das membranas das vesículas sinápticas é utilizado para direcionar o empacotamento de neurotransmissores (ver Figuras 7-3 a 7-5). Essas bombas são responsáveis pelo H^+ que é secretado pelos osteoclastos para dissolver a matriz óssea e também pela secreção de H^+ nos rins e no epidídimo (Tabela 3-1).

---

* N. de T. Considerando os três domínios citosólicos da bomba, tanto o domínio A quanto o domínio P estão envolvidos no processo de fosforilação.

** N. de T. O rotor é a porção F0 da ATP-sintase, assim denominado pelo seu movimento giratório no sentido horário, realizado quando o H^+ flui através da membrana a favor do gradiente.

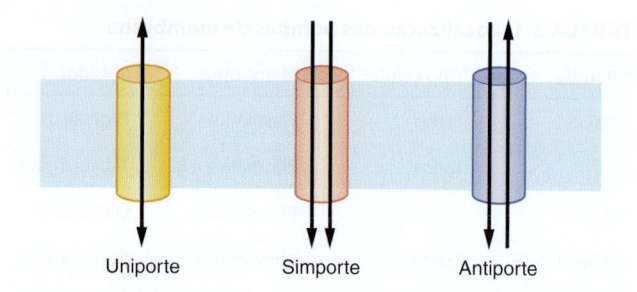

FIGURA 3-9 Três tipos de transporte. (Modificada com permissão de Landowne D: *Cell Physiology*, New York: Lange Medical Books/Mc-Graw-Hill, 2006.)

OUTROS TRANSPORTADORES

Os transportadores discutidos aqui são proteínas carreadoras que movimentam íons e pequenas moléculas através da membrana, mas não são considerados canais ou bombas. Esses carreadores sofrem uma mudança conformacional à medida que executam o transporte; nesse aspecto eles são semelhantes às bombas e diferentes de um canal aberto. O que os diferencia de uma bomba é que eles não consomem ATP. Acredita-se que a maioria desses transportadores tenha 12 segmentos TM divididos em dois grupos de seis com uma grande alça citoplasmática entre eles. Alguns têm uma pseudossimetria de duas dobras, além de alças P voltadas para ambas as superfícies. Existem três categorias gerais de transporte realizado por essas proteínas: (1) uniporte, (2) simporte ou cotransporte e (3) antiporte ou contratransporte (os transportadores que realizam antiporte também são chamados de trocadores) (Figura 3-9).

O **transportador de glicose** (**GLUT**, do inglês *glucose transporter*) realiza um uniporte que facilita a difusão de glicose a favor do gradiente de concentração em muitas células que estão consumindo glicose. Ele também facilita o movimento da glicose a partir das células que estão liberando glicose pela mobilização de glicogênio e a partir das superfícies basais das células epiteliais que revestem o intestino e os túbulos renais (Figura 3-14).

O **cotransportador Na^+-glicose** (**SGLT**, do inglês *sodium-glucose cotransporter*) é um transportador do tipo simporte que leva glicose ao interior das células epiteliais intestinais e renais através da sua superfície apical contra o gradiente de concentração da glicose. A energia necessária para esse transporte provém do movimento de um ou mais íons sódio a favor do gradiente eletroquímico para cada molécula de glicose transportada.

O **cotransportador Na^+-glutamato** permite a recaptação do glutamato utilizado como um neurotransmissor nas sinapses do SNC (ver Figura 7-4). Ele acopla o movimento de três íons Na^+ e um íon K^+ a favor do gradiente ao transporte de um glutamato contra o gradiente. A estrutura de um transportador de glutamato bacteriano, que se acredita ser semelhante ao humano, foi desvendada recentemente. Ele tem oito segmentos TM e duas alças P, uma voltada para o lado citoplasmático e uma voltada para o meio externo. Acredita-se que movimentos relativamente pequenos da proteína possam transferir o glutamato de uma alça P para a outra e, assim, transportá-lo através da membrana.

Existe um **trocador H^+-glutamato** (antiporte) que utiliza o gradiente de H^+, estabelecido por uma bomba do tipo V, através das membranas que envolvem as vesículas sinápticas para concentrar o glutamato no interior da vesícula (ver Figura 7-4).

Existem muitos outros cotransportadores dependentes de Na^+ que movem outras moléculas pequenas para o interior das células e transportadores dependentes de H^+ que movimentam material para o interior de vesículas. Alguns desses transportadores são alvos de intervenções farmacológicas. Por exemplo, a *fluoxetina* (*Prozac*) atua sobre um **cotransportador Na^+-serotonina**. Outros transportadores importantes serão discutidos no Capítulo 7. Alguns ânions também são cotransportados com o sódio; por exemplo, o cotransportador Na^+/I^- (simporte) concentra iodo dentro das células foliculares da tireoide.

O **trocador Na^+-Ca^{2+}** (**NCX**, do inglês *Na^+-Ca^{2+} exchanger*) é um importante regulador da concentração intracelular de Ca^{2+}. Três íons sódio que se movem a favor de seu gradiente eletroquímico para o interior da célula podem mover um íon Ca^{2+} para fora da célula, ou *vice-versa*; todos os trocadores podem trabalhar em ambas as direções, dependendo dos gradientes iônicos relativos. O efeito dos digitálicos no músculo cardíaco é aumentar o Na^+ intracelular ao inibir a bomba Na^+-K^+. O aumento do Na^+ intracelular indica que há um gradiente de influxo de Na^+ menor e, portanto, menos efluxo de Ca^{2+} via NCX. Isso aumenta o Ca^{2+} intracelular e produz contrações cardíacas mais fortes (ver também Capítulo 23).

O **trocador Cl^-/HCO_3^-**, também conhecido como **trocador de ânions**, é importante para mover o CO_2 dos tecidos para os pulmões. O CO_2, produzido pelo metabolismo celular, é convertido em bicarbonato pela anidrase carbônica nas hemácias, e o HCO_3^- se desloca para o plasma, sendo trocado por cloreto via **trocador Cl^-/HCO_3^-**. O processo é revertido à medida que o sangue passa pelos pulmões e o CO_2 se desloca aos alvéolos para ser exalado. Esse processo será descrito no Capítulo 37.

TRANSPORTADORES ABC

Esse grupo misto de proteínas transportadoras com 12 domínios TM contém uma sequência característica de aminoácidos com **domínios de ligação de ATP** (**ABC**, do inglês *ATP-binding cassette*) e, na ausência de informações mais específicas, acredita-se que consumam ATP enquanto transportam algum material através da membrana. Dois **transportadores ABC** merecem ser mencionados, a **proteína de resistência a múltiplos fármacos** (**MDR**, do inglês *multidrug resistance*), a qual é uma bomba, e o **canal de cloreto regulador de condutância transmembrana da fibrose cística** (**CFTR**, do inglês *cystic fibrosis transmembrane regulator*), o qual é um canal.

A MDR1 expulsa fármacos hidrofóbicos através da membrana celular. Acredita-se que ela atue de uma maneira semelhante a uma flipase e expulse os fármacos sem muita especificidade. Uma grande variedade de células no trato GI, no fígado e nos rins expressa proteínas MDR. Essas proteínas podem frustrar o médico que esteja tentando utilizar fármacos para o tratamento do câncer nesses tipos celulares.

O CFTR é uma proteína que, quando sofre mutação, leva à *fibrose cística*. A proteína selvagem é um canal de cloreto que requer fosforilação pela proteína cinase A (PKA, do inglês *protein kinase A*) e hidrólise de ATP adicional pela proteína CFTR ativada, para provocar sua abertura. Assim, o Cl^- pode se movimentar a favor do seu gradiente eletroquímico. A fibrose cística ocorre devido à falta desse transporte de Cl^-. No ducto pancreático, a diminuição de Cl^- leva a uma redução da água, e a secreção rica em proteínas fica muito viscosa, podendo bloquear os ductos que então se tornam fibróticos. Antes do desenvolvimento da terapia de reposição oral para as enzimas pancreáticas ausentes, muitos pacientes com fibrose cística morriam de complicações decorrentes da má-nutrição. Atualmente, o maior problema é o espessamento do muco nos pulmões devido à secreção insuficiente de líquido.

RECEPTORES DE MEMBRANA

A palavra **receptor** originou-se de estudos farmacológicos e designava o sítio de ação ou a molécula sobre a qual uma pequena molécula de interesse, como um hormônio ou um neurotransmissor, atuava. Aqui, o termo é utilizado com um sentido mais restrito, para designar moléculas transmembrana que são ativadas pela superfície externa por pequenas moléculas e promovem alguma ação intracelular. Existem também receptores intracelulares, por exemplo, o **receptor de hormônios esteroides**. Os hormônios esteroides e fármacos relacionados podem cruzar a bicamada lipídica e se ligar a essas proteínas receptoras intracelulares. Na presente discussão, os canais quimiossensíveis serão excluídos, embora alguns farmacologistas gostem de chamá-los de receptores ionotrópicos. Assim, restam duas categorias principais de receptores de membrana: os GPCRs e os receptores com atividade enzimática ou receptores catalíticos.

RECEPTORES ACOPLADOS À PROTEÍNA G

Os GPCRs têm sete segmentos TM com uma extremidade N-terminal extracelular. Eles estão acoplados a um complexo proteico trimérico de ligação ao GTP. Quando um hormônio ou um neurotransmissor interage com um GPCR, ele induz uma mudança na conformação do receptor que ativa uma proteína G heterotrimérica presente na superfície interna da membrana plasmática (Figura 3-10). No estado heterotrimérico inativo, o GDP está ligado à subunidade Gα da proteína. Quando ocorre a ativação, o GDP é liberado e o GTP se liga à subunidade Gα. Subsequentemente, o complexo Gα-GTP se dissocia da subuniddae Gβγ e do receptor. Ambos, Gα-GTP e Gβγ, ficam livres para ativar outras proteínas de membrana. A maioria das subunidades Gα e Gγ é lipidada; elas estão covalentemente ligadas a um lipídeo âncora no interior da bicamada da membrana. A duração do sinal da proteína G é determinada pela taxa intrínseca de hidrólise do GTP da subunidade Gα e pela subsequente reassociação do complexo Gα-GDP com a subuniddae Gβγ.

Existe um prognóstico da existência de mais de 2.000 GPCRs no genoma humano, mais do que 5% de todos os genes. Mais de 800 deles são **receptores olfatórios**; os outros detectam quase todos os neurotransmissores e muitos hormônios. A luz também é detectada por GPCRs no olho (Figura 5-2). Diferentes células têm diferentes combinações de GPCRs acoplados a diferentes proteínas G controlando diferentes grupos de reações intracelulares.

Existem somente cerca de 16 diferentes subunidades Gα e ainda menos Gβγ. Três classes de subunidades Gα iniciam a maioria dos eventos descritos neste livro. A $G\alpha_s$ estimula a **adenilato-ciclase** (AC), a $G\alpha_i$ inibe a AC, e sua porção βγ associada ativa diretamente canais K_{ACh}. A $G\alpha_q$ estimula uma **fosfolipase** (**PLCβ**, do inglês *phospholipase C β*). A AC produz AMPc que pode influenciar diretamente alguns canais. O AMPc também ativa a **proteína cinase A** (**PKA**) pela dissociação entre as subunidades regulatórias e as subunidades catalíticas. A PKA fosforila muitas proteínas, alterando assim a atividade celular. A PLCβ atua sobre o fosfolipídeo fosfatidilinositol da membrana para produzir IP_3 e diacilglicerol (DAG). Conforme já descrito, o IP_3 liga-se aos canais receptores de IP_3, os quais aumentam o Ca^+ intracelular, que por sua vez dispara diversas reações. Muitos exemplos de cascatas iniciadas por GPCR serão descritos de maneira mais completa nos próximos capítulos deste livro.

As toxinas responsáveis por duas doenças infecciosas, *cólera* e *coqueluche* (*toxina da cólera e toxina pertussis*), causam uma ADP-ribosilação das subunidades Gα, levando à ativação constitutiva das mesmas. Na cólera, a Gα ativada no tecido epitelial in-

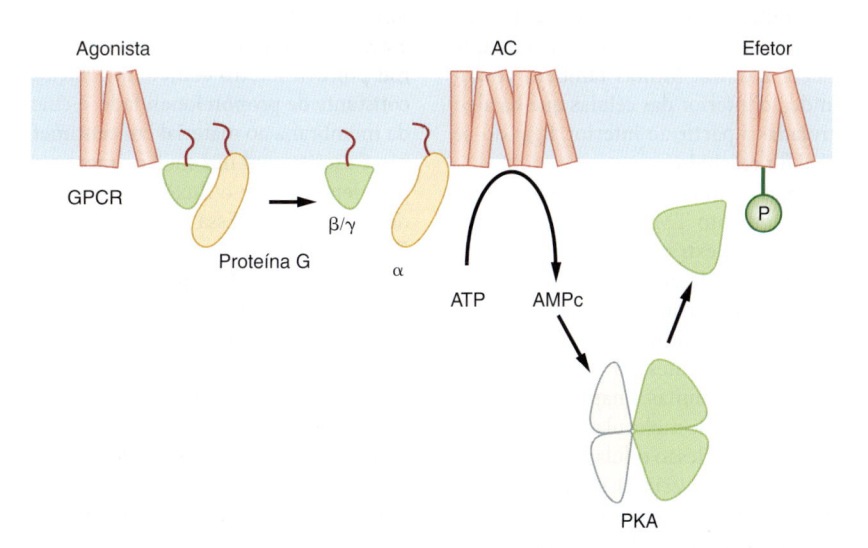

FIGURA 3-10 A via de sinalização da $G\alpha_s$. A ligação do agonista ao receptor acoplado à proteína G causa a dissociação da subunidade α, o que faz a adenilato-ciclase (AC) aumentar os níveis de AMPc. Este, por sua vez, faz a proteína cinase A (PKA) fosforilar uma proteína efetora – nesse caso, uma proteína canal. (Modificada com permissão de Landowne D: *Cell Physiology*, New York: Lange Medical Books/McGraw-Hill, 2006.)

testinal estimula a AC, os níveis de AMPc aumentam, e os canais de cloreto CFTR abrem-se, levando a uma diarreia aquosa. As pessoas com fibrose cística podem ser resistentes à cólera porque têm menos canais CFTR funcionais. A patogênese celular da toxina *pertussis* não está clara.

RECEPTORES COM ATIVIDADE ENZIMÁTICA

A maioria dos receptores-enzima são **receptores tirosina-cinase** que atuam fosforilando cadeias laterais de tirosina de outras proteínas, as quais podem, por sua vez, fosforilar mais proteínas. Alguns receptores associados a enzimas não possuem atividade cinase intrínseca, mas estão acoplados a uma proteína (enzima) que fosforila as outras proteínas. Alguns exemplos de receptores com atividade enzimática ou associados a enzimas incluem os receptores guanilato-ciclase, tirosina-fosfatase ou serina cinase. A maioria dos fatores de crescimento e de diferenciação atua via ligação específica a receptores tirosina cinase.

O **receptor de insulina** é um receptor com atividade tirosina cinase intrínseca que fosforila uma família de substratos conhecidos como substratos do receptor de insulina; estes estimulam modificações no metabolismo da glicose, das proteínas e dos lipídeos e também ativam a via de sinalização da Ras, ativando fatores de transcrição que promovem o crescimento. Os receptores do interferon e as moléculas **CD4** e **CD8** na superfície dos linfócitos T são exemplos de receptores que estão acoplados a tirosinas cinase citoplasmáticas.

MOLÉCULAS DE ADESÃO CELULAR

A maioria das células, com exceção das hemácias, possui proteínas integrais de membrana que se aderem à matriz extracelular ou a moléculas de adesão nas células vizinhas. Essas moléculas mantêm o tecido agregado e permitem a transmissão de forças mecânicas de uma célula à outra. Elas também podem atuar como sinalizadoras durante o desenvolvimento, de maneira que uma célula possa reconhecer a outra. Muitas também atuam como receptores, informando ao interior das células que há algo ligado. Algumas são controladas a partir do interior, ligando-se somente quando algum sinal for recebido.

As **integrinas** são exemplos de moléculas de adesão célula-matriz. Elas têm um único segmento TM e ligam as células à fibronectina ou à laminina na matriz extracelular.

As **caderinas** são moléculas de adesão célula-célula dependentes de Ca^{2+}; elas são glicoproteínas com um único segmento TM e acredita-se que se liguem homofilicamente (a outra cópia da mesma molécula) às caderinas presentes em outra célula. As caderinas têm sido encontradas em muitas sinapses neurônio-neurônio. Existe uma grande família de moléculas de adesão celular, dentre as quais as moléculas de adesão celular neural, ou **N-CAM** (do inglês *neural cell adhesion molecules*), são as mais bem entendidas. As N-CAMs são encontradas em uma variedade de tipos celulares e na maioria das células nervosas. Como as caderinas, as N-CAMs têm um único segmento TM e se ligam homofilicamente, mas diferem no fato de não necessitarem de Ca^{2+} para a ligação. As **moléculas de adesão intercelular (ICAM**, do inglês *intercellular adhesion molecules*) formam uma classe relacionada, expressa na superfície das células endoteliais dos capilares que foram ativadas por um processo infeccioso nos tecidos adjacentes. Elas se ligam heterofilicamente (a uma molécula diferente) às integrinas dos leucócitos do sangue e ajudam no movimento destes até o local da infecção. As **selectinas** são proteínas de ligação aos carboidratos na membrana celular endotelial que reconhecem açúcares na superfície dos leucócitos e formam uma ligação inicial, a qual é reforçada pelas ICAMs.

TRANSPORTE ATRAVÉS DAS MEMBRANAS CELULARES

Partindo de um ponto de vista funcional, a discussão sobre o transporte de materiais através das membranas celulares pode ser dividida em **transporte passivo**, em que os materiais se movimentam a favor do gradiente de concentração, e **transporte ativo**, o qual cria ou mantém esses gradientes.

TRANSPORTE PASSIVO

Difusão simples

Alguns materiais podem mover-se a favor do gradiente de concentração por **difusão simples** através da bicamada lipídica. Moléculas pequenas, não carregadas, como O_2, CO_2, NH_3, NO, H_2O, esteroides e fármacos lipofílicos podem entrar ou sair das células por difusão simples. O fluxo líquido dessas substâncias através da membrana é proporcional à diferença das suas concentrações entre os dois lados e pode ser expresso pela seguinte equação:

$$J_{1\to 2} = -P(C_2 - C_1) = -P\Delta C \quad (1)$$

Utilizando o sistema de unidades centímetro-grama-segundo (CGS), $J_{1\to 2}$ é o número de moles que se movem através de um centímetro quadrado da membrana do lado 1 para o lado 2 a cada segundo, e C_1 e C_2 são os números de moles do material por centímetro cúbico da solução em ambos os lados. P, a constante de proporcionalidade, é chamada de **permeabilidade** da membrana ao material em centímetros por segundo. A equação é escrita com um sinal de menos na frente como um auxílio para lembrar que o fluxo está se movendo a favor do gradiente de concentração. Essa relação está representada graficamente na Figura 3-11.

A equação (1) é a **primeira lei de Fick.** Ela pode ser utilizada para descrever o fluxo de substâncias simples não carregadas através de qualquer membrana. Por exemplo, a equação é útil para descrever o movimento do oxigênio do ar do interior dos alvéolos pulmonares para o sangue, através das células do epitélio alveolar e do endotélio capilar. Uma substância carregada também será influenciada pela diferença de potencial elétrico através da membrana, como será discutido no próximo capítulo. Se não houver diferença de potencial elétrico através da membrana, a lei de Fick também se aplicará a substâncias carregadas.

A **permeabilidade** descreve uma propriedade de uma membrana em particular em relação a uma substância em particular. A membrana é considerada **permeável**, enquanto as substâncias

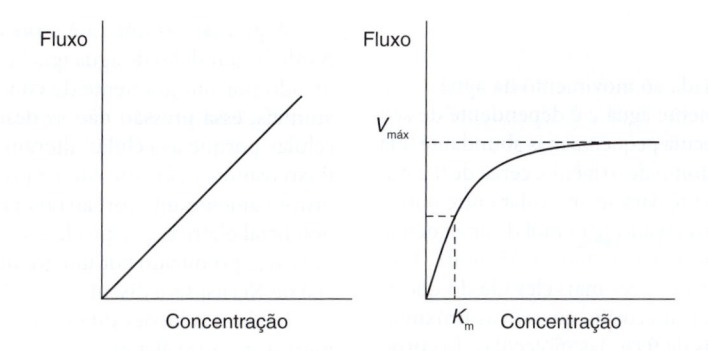

FIGURA 3-11 A dependência da concentração nos processos de difusão simples (esquerda) e difusão facilitada (direita). (Reproduzida com permissão de Landowne D: *Cell Physiology*, New York: Lange Medical Books/McGraw-Hill, 2006.)

são ditas **permeantes**. A permeabilidade será proporcional à capacidade da substância de entrar e se difundir na membrana. A permeabilidade será inversamente proporcional à espessura da membrana. Em geral, não é fácil ou necessário conhecer esses três fatores separadamente, mas pode-se compreender que o espessamento da complexa membrana entre o alvéolo e o sangue dos capilares pulmonares reduzirá o movimento do oxigênio para o sangue.

Às vezes é conveniente pensar na lei de Fick dizendo que o **influxo efetivo** de uma substância é igual ao **influxo unidirecional** (PC_0) menos o **efluxo unidirecional** (PC_1).

A permeabilidade é uma medida da facilidade com a qual um soluto atravessa uma membrana. As bicamadas lipídicas planas são relativamente permeáveis a moléculas pequenas, não carregadas; a permeabilidade da água é cerca de 10^{-3} cm/s. Assim, a água entra em equilíbrio através da membrana celular em poucos segundos. A permeabilidade à ureia é moderada ($P = 10^{-6}$ cm/s), e seu tempo de equilíbrio é de poucos minutos. Moléculas orgânicas hidrofílicas pequenas como a glicose ou aminoácidos não carregados são menos permeáveis, com $P = 10^{-7}$ e tempos de equilíbrio de horas; íons são essencialmente impermeáveis, com $P = 10^{-12}$ cm/s e tempos de equilíbrio de muitos anos.

Difusão facilitada

Muitas substâncias, como a glicose ou a ureia, entram com facilidade nas células apesar de a bicamada lipídica ser relativamente impermeável a elas. O fluxo desses materiais é descrito pela lei de Fick somente para baixas concentrações. Em concentrações mais elevadas, o fluxo satura em um valor máximo (ver Figura 3-11). Esse comportamento pode ser descrito pela **equação de Michaelis-Menten**, a qual também é utilizada para descrever a cinética enzimática. O fluxo unidirecional é dado pela seguinte equação:

$$J = \frac{J_{máx} C}{C + K_m} \quad (2)$$

da qual $J_{máx}$ é o fluxo máximo, e K_m a afinidade ou a concentração na qual o fluxo é metade de seu valor máximo. A propriedade de saturação do fluxo sugere que exista um número fixo de locais através dos quais o fluxo pode ocorrer. Além disso, como no caso das enzimas, é possível demonstrar a competição de diferentes substâncias pelo mesmo sítio ou a inibição não competitiva dos sítios de transporte. Os sítios são seletivos para uma substância específica ou para um grupo de substâncias que eles irão transportar ou que permitem competição pelo transporte. A seletividade, a afinidade e o $J_{máx}$ são três qualidades independentes desses sítios, que terão diferentes valores em sistemas diferentes. A **difusão facilitada** é atualmente pensada em termos de canais ou carreadores.

A maioria dos canais tem baixa afinidade ou valores elevados de K_m; eles não estão saturados sob condições fisiológicas normais. Três transportadores que realizam um uniporte de glicose, **GLUT1**, **GLUT3** e **GLUT4** (o último regulado pela insulina), são encontrados em muitos tecidos e têm uma alta afinidade pela glicose; eles estão saturados em todas as concentrações fisiológicas. O GLUT2, encontrado em tecidos que têm grandes fluxos de glicose (como intestino, rins e fígado), tem uma baixa afinidade pela glicose, e o influxo de glicose através dos transportadores GLUT2 aumenta conforme a concentração de glicose também aumenta.

TRANSPORTE ATIVO

As bombas promovem o **transporte ativo primário**, movimentando materiais contra seus gradientes eletroquímicos à custa da hidrólise de ATP. A bomba Na^+-K^+-ATPase movimenta o Na^+ para o exterior da célula e o K^+ para o interior; ambos os íons são movidos contra seus respectivos gradientes. A bomba SERCA movimenta o Ca^{2+} contra o seu gradiente, do citoplasma para o lúmen do RE.

Os cotransportadores e os trocadores podem realizar o **transporte ativo secundário**, utilizando um gradiente produzido pelo transporte ativo primário para movimentar um outro material contra o seu gradiente. Muitos transportadores acoplam o movimento do Na^+ ou do H^+ a favor de seus gradientes eletroquímicos ao movimento de outra substância contra o seu gradiente. O **cotransporte Na^+-glicose** e o **antiporte H^+-glutamato** são dois exemplos de mecanismos de transporte ativo secundário.

O fluxo por bombas e outros carreadores pode ser descrito por equações semelhantes à equação (2), modificadas para incluir a afinidade a cada substância e ao ATP. Quando mais de um íon está envolvido nas reações de uma bomba ou outra molécula transportadora, a equação também deve ser modificada para refletir essa cooperatividade. Assim, o efluxo de sódio, por meio da bomba Na^+-K^+-ATPase, tem uma relação sigmoide com a concentração interna de Na^+.

OSMOSE

A vida está intimamente associada ao movimento da água. Osso do corpo humano é essencialmente água e é dependente de seu suprimento. A água é uma molécula pequena, mas abundante. Ela não é muito maior do que um átomo de oxigênio, cerca de 0,2 nm de diâmetro – pequena o suficiente para se intercalar entre outras moléculas, até mesmo em alguns cristais. Um mol de água ocupa um volume de 18 mL; assim, na água pura tem-se 55 mol/L. Essa concentração é muitas centenas de vezes mais elevada do que as concentrações de Na^+, K^+ ou Cl^- no corpo, que são as próximas na escala de concentração. Mais de 99% das moléculas do corpo são H_2O. Pelo fato de as moléculas de água serem pequenas, elas se movem facilmente; como são tão abundantes, seus movimentos são muito importantes para a saúde. Existem dois ou três mecanismos diferentes para o movimento da água: fluxo em massa, difusão molecular e, talvez, bombeamento molecular. Quando alguém puxa o tampão do ralo de uma banheira ou quando o coração bate, ocorre um fluxo em massa do líquido em resposta a uma força mecânica externa – um puxão ou um empurrão. A força motriz para o fluxo em massa é a pressão mecânica geralmente produzida por um empurrão ou pela gravidade.

A difusão molecular ou **osmose** é um processo passivo pelo qual a água se difunde de áreas de alta concentração de água para aquelas de baixa concentração de água. Existe uma alta concentração de água onde há uma baixa concentração de soluto, ou vice-versa. A água pode se difundir através das membranas da maioria das células diretamente pela bicamada lipídica ou passando pelas AQP. Muitas células produzem AQP, porque a difusão simples sozinha não permite o fluxo de água adequado. Algumas células renais inserem AQP em suas membranas em resposta ao **hormônio antidiurético** (**ADH**, do inglês *antidiuretic hormone*), de forma a aumentar o fluxo de água da urina em formação de volta ao sangue, conservando a água no organismo. Esse tipo de movimento passivo da água é chamado de fluxo osmótico, e a força motriz a ele associada é o gradiente de concentração da água.

A água também pode ser transportada através das membranas com gasto de energia pelo cotransportador Na^+-glicose (SGLT). O transporte transmembrana de dois íons Na^+ e uma molécula de açúcar está associado ao influxo de 210 moléculas de água, independente do gradiente osmótico. A energia para o transporte é proveniente do movimento do Na^+ a favor do seu gradiente de concentração. Esse bombeamento molecular é um mecanismo de transporte ativo secundário e pode ser responsável por quase metade da captação diária de água pelo intestino delgado.

A **pressão osmótica** é a pressão mecânica necessária para produzir um fluxo de água igual e oposto ao fluxo osmótico produzido por um gradiente de concentração de água. Nas células animais, essa pressão não se desenvolve através da membrana celular porque as células alteram o seu volume em resposta ao fluxo osmótico. O conceito de pressão osmótica é semelhante (e historicamente anterior) ao potencial de equilíbrio de Nernst, um potencial elétrico que produz um fluxo de íons igual e oposto a um fluxo produzido por um gradiente de concentração. O potencial de Nernst será discutido no Capítulo 4.

Se duas soluções diferentes estão em contato, a pressão osmótica, π, entre elas é:

$$\pi = RT\Delta c \tag{3}$$

da qual R é a constante molar dos gases (o número de Avogadro multiplicado pela constante de Boltzmann), T é a temperatura absoluta, e Δc a diferença de concentração de todos os solutos impermeáveis. A diferença de concentração refere-se às concentrações molares somadas de todas as partículas formadas quando o soluto é dissolvido em água. Ela é medida como a **osmolaridade**, isto é, a soma dos moles de cada componente da solução. Uma solução 2 mM de $MgCl_2$ contém 6 **miliosmóis** (mOsm) por litro de solução, 2 para o Mg^{2+} e 2 para cada Cl^-. A osmolaridade da solução é de 6 **mOsm**. Uma solução 3 mM de NaCl e uma solução 6 mM de ureia têm a mesma osmolaridade, porque têm o mesmo número de partículas livres por litro de solução (já que o NaCl se dissocia em $Na^+ + Cl^-$). Elas são chamadas de isosmóticas.

A **osmolalidade** de uma solução pode ser medida pelas alterações que a solução produz no ponto de congelamento ou na pressão de vapor. A osmolalidade se refere ao número de moles de soluto por quilograma de solvente, ao passo que osmolaridade se refere à quantidade de moles de soluto por litro de solução. Como 1 L de qualquer líquido corporal contém cerca de 1 kg de água, a distinção é controversa em situações clínicas, e é possível ouvir os dois termos sendo utilizados como sinônimos. Além disso, as pressões reais raramente são discutidas; de preferência, o número de osmóis é mencionado diretamente.

A **tonicidade** é um conceito que está relacionado com a osmolaridade, mas é um caso especial para as células. Uma solução é chamada de **isotônica** se não causar nem retração, nem inchaço celular. Uma solução de 150 mM de NaCl (9 g/L ou 0,9%) é isotônica para as células de mamíferos e também **isosmótica** em relação ao conteúdo celular. Uma solução de ureia a 300 mM também é isosmótica em relação ao conteúdo celular, mas uma

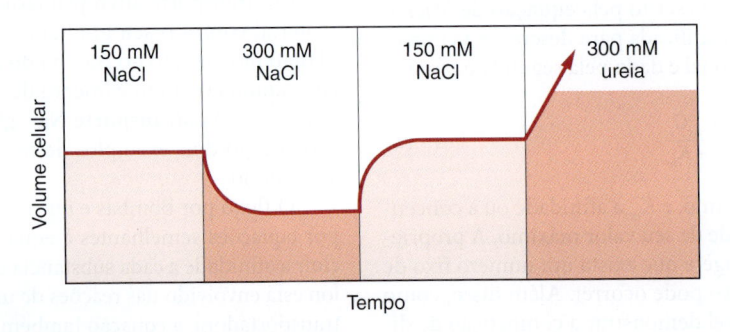

FIGURA 3-12 As células "murcham" em soluções hipertônicas e "incham" em soluções hipotônicas. (Modificada com permissão de Landowne D: *Cell Physiology*, New York: Lange Medical Books/McGraw-Hill, 2006.)

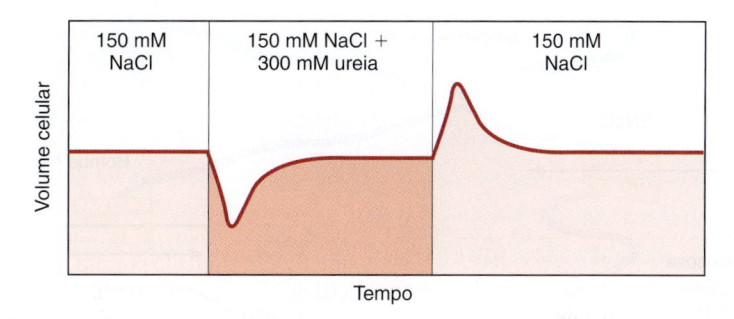

FIGURA 3-13 A adição de ureia provoca uma retração transitória de volume, mas não altera o estado de equilíbrio da tonicidade. (Modificada com permissão de Landowne D: *Cell Physiology*, New York: Lange Medical Books/McGraw-Hill, 2006.)

célula colocada nessa solução irá inchar e finalmente sofrer **lise** ou estourar (Figura 3-12). A solução de ureia é **hipotônica**; ela tem tonicidade insuficiente para proteger a célula do inchaço. Ela difere da solução de NaCl porque a ureia pode atravessar a membrana celular. A adição de um material permeável a uma solução aumenta a sua osmolaridade, mas não a sua tonicidade. A adição de solutos mais impermeáveis torna a solução hipertônica; uma solução de NaCl 300 mM é uma solução hipertônica e causará uma redução do volume celular.

Se um soluto moderadamente permeável for adicionado a uma solução isotônica (p. ex., 300 mM de ureia + 150 mM de NaCl), as células irão transitoriamente sofrer uma retração de volume e em seguida retornar ao seu volume original (Figura 3-13). A velocidade com que as células retraem é proporcional à permeabilidade da membrana à água; a velocidade com a qual as células recuperam seu volume é proporcional à permeabilidade à ureia. Se a solução original de 150 mM de NaCl for substituída, efeitos opostos irão ocorrer. As células irão inchar à medida que a água se mover rapidamente para dentro e então retornarão ao seu volume original à medida que a ureia (e a água) deixar a célula.

Em alguns casos, é conveniente considerar o **coeficiente de reflexão** como uma descrição da permeabilidade aos solutos. O movimento da água através das paredes dos capilares depende da diferença de pressão hidrostática ou mecânica e da diferença na pressão osmótica coloidal (ou pressão coloidosmótica) que existe devido às diferenças na concentração proteica entre o plasma e o líquido intersticial. Se a parede do capilar é completamente impermeável às proteínas, diz-se que ela tem um coeficiente de reflexão de 1,0. Se as paredes se tornam permeáveis, o coeficiente de reflexão diminui, as proteínas entram no espaço intersticial e a água flui.

O movimento da água em todo corpo está relacionado com dois compartimentos, o intracelular e o extracelular. O compartimento extracelular tem dois subcompartimentos: o líquido plasmático nos vasos sanguíneos e o **líquido intersticial** que banha o restante das células. O plasma e o líquido intersticial estão separados pelas paredes dos capilares, as quais são livremente permeáveis a todas as pequenas moléculas e íons, mas normalmente não permitem que as proteínas plasmáticas entrem no líquido intersticial. As proteínas têm uma carga líquida global negativa no pH do sangue. O equilíbrio que surge com proteínas impermeáveis e íons livremente permeáveis é chamado de **equilíbrio de Gibbs-Donnan**. Esse efeito produz pequenos gradientes de concentração iônica (< 3%) e um pequeno potencial elétrico (de uns poucos milivolts, negativo do lado luminal) através das paredes dos capilares. Para a maioria dos propósitos clínicos, esses podem ser ignorados, e as concentrações iônicas no plasma, as quais são facilmente medidas, podem ser consideradas como representando o líquido extracelular de um modo geral.

As proteínas plasmáticas são osmoticamente importantes; elas tendem a manter a água nos vasos sanguíneos. O balanço entre a pressão hidrostática e essa **pressão osmótica "coloidal"** (**coloidosmótica**) é descrito pela hipótese de Starling, discutida em detalhes no Capítulo 26. Ela regula o fluxo de água através do endotélio capilar. Um *edema* representa a perda desse equilíbrio.

As proteínas intracelulares provocam a entrada de água nas células, o que é contrabalançado pela extrusão de íons sódio pelas bombas Na^+-K^+-ATPase. As membranas celulares não são livremente permeáveis aos íons, e o compartimento intracelular não está em equilíbrio de Gibbs-Donnan com o espaço extracelular.

Alterações de curta duração no volume e na osmolaridade dos compartimentos corporais podem ser calculadas utilizando-se os quatro seguintes princípios: em cada compartimento, o volume multiplicado pela osmolaridade é o número total de osmoles. A água irá mover-se entre os compartimentos de maneira a tornar a osmolaridade igual em todos os compartimentos. A quantidade total de água e o número total de osmoles é a soma das quantidades nos diferentes compartimentos. Qualquer substância impermeável osmoticamente ativa adicionada permanecerá no espaço extracelular; a água adicionada irá se distribuir entre os compartimentos de acordo com os três primeiros princípios. Esses cálculos não incluem os efeitos do sistema renal (Capítulo 45), que trabalhará para restabelecer os volumes e as osmolaridades originais.

Por exemplo, considere-se um estudante de medicina de 70 kg com 16 L de líquido extracelular e 24 L de líquido intracelular, perfazendo um total de 40 L. Se a osmolaridade desses compartimentos é 300 mOsm (ou 0,3 Osm), o compartimento extracelular contém 16 × 0,3 = 4,8 Osm, e o compartimento intracelular contém 7,2 Osm, perfazendo um total de 12 Osm. Se esse estudante bebesse 1 L de água do mar contendo 1 Osm de sais, principalmente NaCl, a água total aumentaria para 41 L, e o número total de osmoles aumentaria para 13, de maneira que a nova osmolaridade seria de 13/41 = 0,317 Osm. O compartimento extracelular teria 5,8 Osm, de maneira que o seu volume seria de 5,8/0,317 = 18,3 L. O novo volume intracelular seria de 7,2/0,317 = 22,7 L. Deve-se observar que a água se moveu para fora das células para diluir a água do mar.

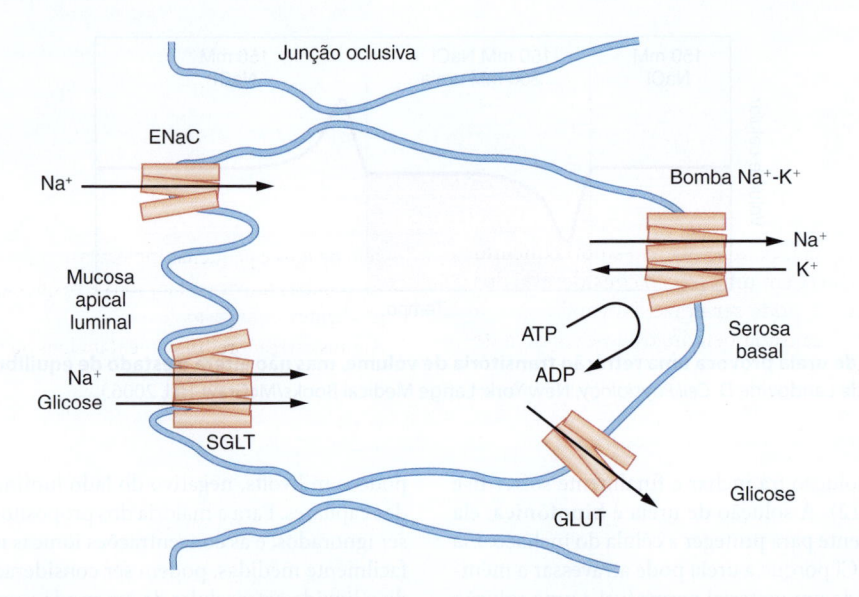

FIGURA 3-14 O sódio e a glicose são transportados através dos epitélios por uma combinação de diferentes transportadores. (Modificada com permissão de Landowne D: *Cell Physiology*, New York: Lange Medical Books/McGraw-Hill, 2006.)

TRANSPORTE ATRAVÉS DOS EPITÉLIOS

Muitas camadas de células epiteliais separam funcionalmente duas soluções com composições diferentes e atuam de forma coordenada para transportarem seletivamente solutos e água através dessas camadas. Isso é possível pela existência de **junções oclusivas** (*tight junctions*) entre as porções laterais das células epiteliais, de maneira que a lâmina de células torna-se impermeável às substâncias que não conseguem passar pelas membranas celulares. Além disso, as células incorporam apropriadamente bombas e canais seletivos nas duas superfícies do epitélio. Os dois lados podem ser chamados por nomes diferentes em epitélios diferentes. A **membrana apical** está voltada para o lúmen ou para o exterior do corpo; ela pode ser denominada membrana **luminal** ou **mucosa**, ou **borda em escova**, quando existem microvilosidades. A **membrana basolateral**, que está voltada para o interior do corpo, também é conhecida como **serosa** ou membrana **peritubular**, dependendo da localização.

A Figura 3-14 mostra as vias para o transporte de Na^+ e glicose através dos epitélios. Bombas Na^+-K^+-ATPase na membrana basolateral mantêm o Na^+ intracelular baixo por movê-lo para o líquido extracelular. O Na^+ pode entrar na célula movendo-se a favor do seu gradiente de concentração, por meio de canais ENaC na membrana apical, e pode deixar a célula por bombas no outro lado. A glicose pode ser captada para o interior da célula através da membrana apical, contra o seu gradiente de concentração, pelo SGLT, e então se mover a favor de seu gradiente de concentração pelo GLUT na superfície basolateral.

Quando os solutos movem-se através das membranas epiteliais, a água pode fluir osmoticamente, "seguindo" o soluto. Esse efeito é importante em terapia de reidratação para combater a perda de água na diarreia. A adição de glicose e sal à água ingerida estimula o SLGT a mover Na^+, glicose e água ao interior das células. A bomba Na^+-K^+-ATPase e o transportador GLUT moverão, então, os solutos para o interior do corpo, e a água os seguirá.

A água e as substâncias solúveis em água podem se mover através dos epitélios por **transcitose** ou por **endocitose mediada por receptor**. A substância é capturada para o interior de vesículas por **endocitose** em uma superfície e é liberada de forma inalterada por **exocitose** na outra superfície, ou então é degradada em endossomos, e os produtos liberados por transportadores. A transcitose ocorre através do endotélio dos capilares; a endocitose mediada por receptor é importante no fígado e nos rins, por exemplo.

CORRELAÇÃO CLÍNICA

Ao passar por seu treinador e amigos na marca de 24 km da Maratona de Boston, uma corredora de 28 anos sorriu e abanou alegremente. Ela estava com uma boa aparência quando passou pela região do Heartbreak Hill, uma área de subida, a cerca de 9,6 km do final da corrida. Três quilômetros e duzentos metros depois, a corredora parou para beber um copo de líquido. Um outro corredor chamou sua atenção dizendo que ela parecia tonta e desorientada. Ela começou a tropeçar e disse a outra competidora que sentia suas pernas "moles". Em seguida, caiu no chão.

Quando a corredora chegou ao hospital, não apresentava reação, mas estava com os sinais vitais estáveis. Após intubação endotraqueal, verificou-se que o valor sérico de sódio estava muito baixo, em 113 mmol/L. Uma tomografia computadorizada do encéfalo e uma radiografia torácica mostraram *edema cerebral* difuso e edema pulmonar. Ela recebeu solução salina isotônica intravenosa (150 mmol/L), mas não recuperou a consciência. O edema cerebral difuso foi confirmado no exame *post-mortem*. Poucos dias mais tarde, os jornais relataram que a corredora morreu de uma condição conhecida como ***encefalopatia hiponatrêmica***.

A **hiponatremia**, definida como uma concentração de sódio no sangue inferior a 135 mmol/L, pode levar à **encefalopatia hipotônica** com **edema cerebral** fatal. Dos 488 corredores participantes da Maratona de Boston de 2002 que forneceram uma amostra de sangue na linha de chegada, 13% estavam hiponatrêmicos e 0,6% apresentavam hiponatremia crítica (120 mmol/L ou menos). O estudo concluiu que a hiponatremia ocorre em uma fração considerável dos maratonistas amadores e pode ser grave. Normalmente, a hiponatremia pode ser causada pela ingestão excessiva de líquido, que excede a capacidade dos rins de excretar a água durante o exercício. Um ganho de peso considerável durante a corrida, um período de corrida prolongado e um índice de massa corporal extremo foram associados à hiponatremia, embora, entre mulheres, a composição da bebida ingerida e o uso de fármacos **anti-inflamatórios não esteroides** não tenham sido associados à condição. Casos leves podem ser tratados pela restrição na ingestão de líquidos até o início da micção. Manifestações de encefalopatia hiponatrêmica indicam a necessidade de tratamento de emergência com soluções hipertônicas, como salina 3% (513 mmol/L).

Os íons Na^+ e Cl^- são os principais responsáveis pela força osmótica do soro sanguíneo. Se os níveis de Na^+ estiverem baixos, o soro estará hipotônico e a água se deslocará para todas as células do corpo, fazendo elas incharem (edema). Isso pode levar a sérias consequências no encéfalo, porque ele está alojado no compartimento fechado do crânio, e o tecido inchado restringirá o fluxo sanguíneo e, portanto, o fornecimento de oxigênio. O inchaço pode causar herniação do encéfalo por meio do tentório do cerebelo e do forame magno, comprimindo o tronco encefálico e causando parada respiratória. O nível de sódio sanguíneo é influenciado pela ingestão de sal e água, pela transpiração e excreção urinária e é regulado pelo sistema endócrino. A recomendação para maratonistas é beber somente quando estiver com sede.

RESUMO DO CAPÍTULO

- Uma membrana superficial formada por uma bicamada lipídica com proteínas inseridas ao longo de sua extensão separa e conecta as células ao ambiente extracelular adjacente.
- As moléculas lipídicas da membrana celular são anfipáticas, com grupos hidrofóbicos voltados para o interior da membrana e grupos hidrofílicos voltados para ambas as interfaces aquosas.
- As proteínas da membrana celular desempenham funções específicas por atuarem como canais, bombas e outros carreadores, receptores ou moléculas de adesão celular.
- As proteínas da membrana celular são anfipáticas, geralmente com uma ou mais hélices TM hidrofóbicas.
- Os canais iônicos são proteínas de membrana com um poro que seleciona o tipo de íon(s) que passa através do canal a favor de seu gradiente eletroquímico.
- Os canais mecanossensíveis geralmente são seletivos para cátions e têm estruturas diversificadas.
- Os canais dependentes de voltagem têm uma simetria de quatro dobras. Cada uma das partes tem seis hélices transmembrana, uma das quais contém múltiplos aminoácidos carregados positivamente.
- Existem muitas famílias diferentes de canais quimiossensíveis ou canais controlados por ligante, correspondendo aos diferentes ligantes.
- Os canais célula-célula conectam o interior de uma célula ao interior da célula adjacente por uma via aquosa que permite a passagem de íons e pequenas moléculas.
- As bombas movimentam íons e pequenas moléculas contra seus gradientes, com gasto de ATP.
- Alguns carreadores movimentam íons ou moléculas contra os seus gradientes, contanto que existam outros íons se movimentando a favor de seu gradiente de concentração.
- Os GPCRs iniciam cascatas intracelulares acopladas à proteína G sob o controle de ativadores extracelulares.
- Algumas substâncias podem simplesmente se difundir a favor de seus gradientes de concentração através dos lipídeos da membrana.
- Muitas substâncias têm mecanismos específicos de difusão facilitada caracterizados por afinidade e velocidade de transporte máxima.
- A pressão osmótica é proporcional à osmolaridade ou à concentração de todos os solutos.
- A tonicidade descreve a capacidade de uma solução de impedir que haja ganho ou perda de volume celular.
- As substâncias podem ser transportadas através dos epitélios pela combinação de bombas e outros carreadores distribuídos em domínios opostos das células.

QUESTÕES PARA ESTUDO

1. As membranas celulares:
   A) consistem quase inteiramente em moléculas proteicas
   B) são impermeáveis a substâncias lipossolúveis
   C) contêm moléculas fosfolipídicas anfipáticas
   D) são livremente permeáveis aos eletrólitos, mas não às proteínas
   E) têm uma composição estável ao longo de toda a vida da célula

2. Em uma célula epitelial intestinal, o transporte de glicose do lúmen do intestino para o sangue envolve qual(is) dos seguintes processos?
   A) Transporte ativo secundário
   B) Difusão facilitada
   C) Transporte ativo
   D) Transporte ativo secundário e difusão facilitada
   E) Transporte ativo primário e transporte ativo secundário

3. Uma solução é preparada adicionando-se 10 g de NaCl (peso molecular = 58,5) em 1 L de água destilada. Uma solução isotônica tem 300 mOsm. Portanto, solução preparada é:
   A) muito hipotônica (com menos de 50% da tonicidade normal)
   B) levemente hipotônica (cerca de 10% abaixo do normal)
   C) isotônica (dentro dos limites de 1%)
   D) levemente hipertônica (cerca de 10% acima da tonicidade normal)
   E) muito hipertônica (mais do que o dobro da tonicidade normal)

4. A ingestão de uma solução salina isotônica irá diminuir:
   A) o volume extracelular
   B) a osmolaridade extracelular

C) o volume intracelular
D) a osmolaridade intracelular
E) nenhuma das alternativas anteriores

5. O diagrama abaixo é típico de um gradiente de concentração dependente da:
   A) velocidade do transporte ativo secundário
   B) velocidade do transporte ativo primário
   C) velocidade do transporte por difusão passiva
   D) velocidade do transporte por difusão facilitada

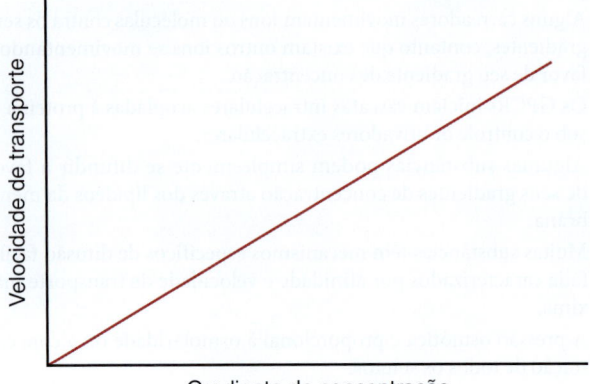

6. Qual das seguintes alternativas tem *menor probabilidade* de afetar a atividade da bomba Na^+-K^+-ATPase?
   A) Glicosídeos cardíacos
   B) Segundos mensageiros (p. ex., AMPc e diacilglicerol)
   C) Concentração intracelular de Na^+
   D) Concentração extracelular de Mg^{2+}
   E) Concentração extracelular de K^+

Canais Iônicos e Controle do Potencial de Membrana

CAPÍTULO 4

David Landowne

OBJETIVOS

- Descrever como os potenciais de membrana são medidos e fornecer os valores característicos dos potenciais de diferentes células.
- Discutir a relação entre a separação de cargas através da membrana e o potencial de membrana.
- Listar as concentrações aproximadas dos principais íons nos compartimentos intracelular e extracelular.
- Descrever os três fatores que controlam o movimento dos íons através das membranas.
- Com base nos valores do potencial de membrana e do gradiente de concentração, determinar se um íon irá se mover para dentro ou para fora das células.
- Discutir como ocorrem as alterações nos potenciais de membrana quando os íons fluem através das membranas celulares.
- Explicar as etapas que ocorrem durante a geração do potencial de Nernst.
- Explicar as etapas que ocorrem durante a geração do potencial de repouso da membrana.
- Discutir por que o fluxo líquido de carga é 0 no estado de repouso mesmo que os íons estejam se movendo através da membrana.
- Discutir o papel da bomba Na^+-K^+-ATPase na geração do potencial de membrana.
- Definir o que é registro unitário de canais e descrever as correntes através de canais de K^+ individuais.
- Descrever os dois tipos de propagação da informação elétrica nas células nervosas e musculares.
- Discutir por que a membrana celular atua como um capacitor e que propriedades isso confere às células nervosas e musculares.
- Discutir a diferença entre as constantes de comprimento (espaço) e tempo e a relação das mesmas com a condução neuronal.
- Explicar o estado de equilíbrio dinâmico e as propriedades de cabo das células nervosas e musculares.

INTRODUÇÃO

Todas as células têm uma diferença de potencial elétrico através de suas membranas de superfície. As células atuam como baterias em miniatura; o termo bateria celular às vezes é utilizado para as células biológicas. No estado de repouso, o interior das células é negativo em relação ao exterior. A diferença elétrica é de aproximadamente 0,01 a 0,1 V ou 10 a 100 mV. Os gradientes de concentração dos íons através da membrana são os fornecedores imediatos da energia necessária para criar e manter o potencial de repouso. O potencial de repouso é necessário à excitabilidade elétrica das células nervosas e musculares, à recepção sensorial, ao processamento realizado pelo SNC e para auxiliar no controle da transferência de íons através da membrana.

$$E_{Cl} = \frac{60 \text{ mV}}{-1} \log \frac{132}{4}$$

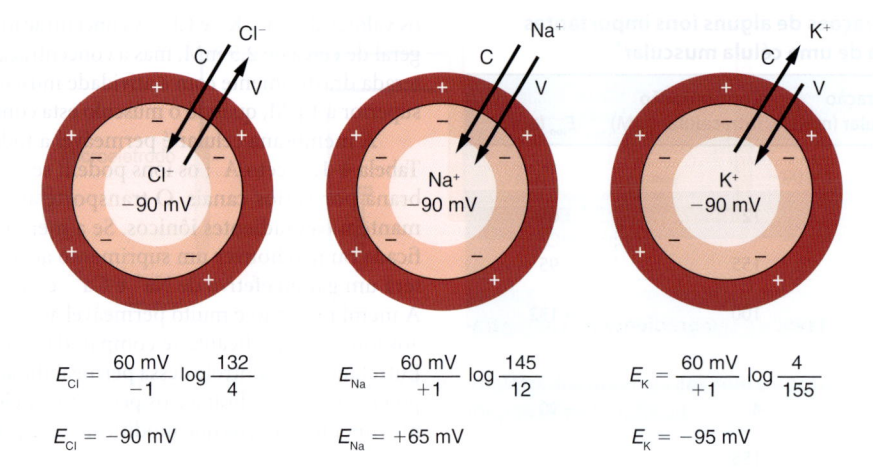

$$E_{Cl} = -90 \text{ mV}$$

$$E_{Na} = \frac{60 \text{ mV}}{+1} \log \frac{145}{12}$$

$$E_{Na} = +65 \text{ mV}$$

$$E_{K} = \frac{60 \text{ mV}}{+1} \log \frac{4}{155}$$

$$E_{K} = -95 \text{ mV}$$

FIGURA 4-3 **A força motriz sobre o movimento dos íons através da membrana, os gradientes de voltagem (V) e os gradientes de concentração (C) para os três íons mais comuns presentes nos líquidos intracelular e extracelular.** (Modificada com permissão de Landowne D: *Cell Physiology*. New York: Lange Medical Books/McGraw-Hill, 2006.)

O POTENCIAL DE EQUILÍBRIO DE NERNST

Para qualquer gradiente de concentração em particular, é possível gerar um gradiente de voltagem que seja igual e oposto, de maneira que o termo entre parênteses na Equação (2) seja zero e não exista nenhuma corrente iônica efetiva. Isso é chamado de **potencial de equilíbrio eletroquímico** ou **potencial de Nernst** e é representado por:

$$E_x = \frac{RT}{Fz} \ln \frac{C_e}{C_i} \quad (4)$$

do qual E_x é o potencial de Nernst (ou **potencial de equilíbrio** ou potencial de difusão) para o íon; C_e e C_i, as concentrações do lado interno e externo da célula; z, a carga ou a valência do íon; R, a constante molar dos gases; T, a temperatura absoluta; e F, a constante de Faraday. RT é a energia térmica do material na temperatura T, e RT/F é essa energia expressa em unidades elétricas. À temperatura ambiente, RT/F é de cerca de 25 mV. Na temperatura corporal de 37°C, a equação pode ser simplificada para:

$$E_x = \frac{60 \text{ mV}}{z} \log_{10} \frac{C_e}{C_i} \quad (5)$$

com $z = +1$ para o Na^+ ou K^+, $+2$ para o Ca^{2+}, -1 para o Cl^-, e assim por diante.

O potencial de equilíbrio para um íon é o potencial no qual o fluxo líquido é zero. Ele pode ser calculado teoricamente utilizando-se a fórmula da equação (5) sem conhecimento do potencial de membrana real. O potencial de equilíbrio é uma forma de expressar o gradiente de concentração em termos elétricos, de modo que o gradiente de concentração possa ser comparado ao gradiente de voltagem.

Os potenciais de Nernst para os vários íons da Tabela 4-1 estão listados na última coluna. A Figura 4-3 compara três desses potenciais de equilíbrio com um potencial de repouso de −90 mV.

Para o cloreto, o gradiente de concentração é de influxo; o Cl^- tem a tendência de se mover para dentro da célula porque existe uma concentração maior do lado de fora. O potencial de repouso de −90 mV exerce uma força sobre os íons cloreto, carregados negativamente, direcionada para fora. Essas duas forças são iguais e opostas, isto é, $(V - E_{Cl}) = -90 - (-90) = 0$ mV, quando os íons cloreto estão em equilíbrio eletroquímico.

Para o sódio, o gradiente de concentração também é de influxo, mas o potencial negativo da membrana exerce uma força sobre o Na^+, positivamente carregado, que é direcionada também para dentro. Ambas as forças favorecem o influxo, e os íons sódio estão longe de atingirem um equilíbrio, isto é, $(V - E_{Na}) = -90 - (+65) = -155$ mV. Se a membrana fosse permeável ao Na^+, ele entraria facilmente na célula.

Para o potássio, o gradiente de concentração é de efluxo, enquanto a força do gradiente de voltagem é de influxo. A magnitude do gradiente de concentração é levemente maior do que aquela do gradiente de voltagem, isto é, $(V - E_k) = -90 - (-95) = +5$ mV. Os íons potássio não estão em equilíbrio; eles tendem a sair da célula.

O cloreto é o único íon da Tabela 4-1 que está em equilíbrio. Os íons Cl^- estão em equilíbrio ou muito próximos do equilíbrio nas células musculares esqueléticas, mas não na maioria das células nervosas.

GERAÇÃO DO POTENCIAL DE NERNST

O potencial de repouso atinge o seu valor específico em razão dos gradientes de K^+ e Na^+ e porque a membrana em repouso é muito mais permeável ao K^+ do que ao Na^+. Isso é mais fácil de ser entendido considerando-se primeiro uma membrana, separando o mesmo gradiente, mas que é permeável somente ao K^+. Tal membrana poderia ser construída pela reconstituição biológica de canais de K^+ dentro de uma bicamada lipídica artificial (Figura 4-4).

Quando as soluções são adicionadas inicialmente aos compartimentos, o potencial de membrana é zero. O K^+ começará a se mover a favor de seu gradiente de concentração e assim levará cargas positivas do compartimento B ao compartimento A, deixando um excesso de cargas negativas no lado B e produzindo um

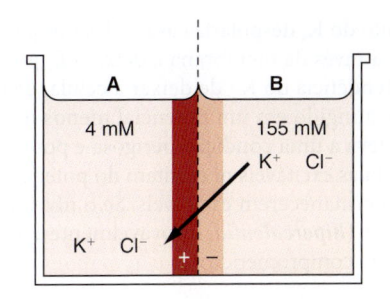

FIGURA 4-4 Fluxo de K$^+$ a favor de seu gradiente de concentração através de uma bicamada artificial que é permeável somente ao K$^+$. A membrana é impermeável ao Cl$^-$ e, por isso, desenvolve-se uma separação de cargas. (Modificada com permissão de Landowne D: *Cell Physiology*. New York: Lange Medical Books/McGraw-Hill, 2006.)

excesso de cargas positivas no lado A. Essa separação de cargas indica que agora existe um potencial de membrana com o lado B negativo em relação ao lado A (ou, de forma equivalente, o lado A positivo em relação ao lado B). À medida que o lado B se tornar mais negativo, o subsequente fluxo efetivo de K$^+$ de B para A será reduzido, até que finalmente uma carga suficiente tenha sido separada, de forma que o fluxo devido à atração elétrica crescente seja igual e oposto ao fluxo devido ao gradiente de concentração. Nesse ponto, o equilíbrio eletroquímico terá sido alcançado e o potencial de membrana será igual ao potencial de Nernst (nesse exemplo, −95 mV com o lado B negativo em relação ao lado A). Isso também poderia ser expresso ao dizer-se que o potencial de Nernst é de +95 mV, com o lado A positivo em relação ao lado B. Essa é uma propriedade da equação (5), porque o log A/B = −log B/A.

Deve-se observar que um fluxo de carga positiva com um valor inferior a 1 pmol/cm^2 é necessário para estabelecer o potencial de membrana. As concentrações totais de K$^+$ em ambos os lados da membrana não se alteraram significativamente. A mudança nas concentrações é indetectável em experimentos químicos comuns.

O POTENCIAL DE REPOUSO

O exemplo anterior pode ser expandido para explicar o potencial de repouso em uma célula muscular, se for considerada a situação que poderia ocorrer caso o potencial de membrana fosse mantido de modo artificial eletronicamente em zero e então fosse liberado. Uma condição desse tipo pode ser obtida com o método de fixação de voltagem (*voltage-clamp*) descrito no Capítulo 6. Para entender o processo, é necessário conhecer os gradientes de concentração listados na Tabela 4-1 e também a permeabilidade da membrana ao K$^+$, que é de 50 a 100 vezes maior do que a permeabilidade ao Na$^+$.

Começando com o potencial de membrana de 0 mV, o K$^+$ começará a se mover para fora da célula, enquanto o Na$^+$ começará a se mover para o interior, ambos se movendo a favor de seus gradientes de concentração. Entretanto, mais K$^+$ do que Na$^+$ se moverá, porque a permeabilidade ao K$^+$ é muito maior do que a permeabilidade ao Na$^+$, de forma que haverá movimento efetivo de carga positiva para fora da célula, tornando o interior celular negativo em relação ao exterior.

O desenvolvimento do potencial de membrana negativo se opõe ao maior efluxo de K$^+$ e age no sentido de aumentar o influxo de Na$^+$. Essa tendência será mantida, com o potencial de membrana se tornando mais e mais negativo, até que três íons Na$^+$ estejam entrando pelos canais de Na$^+$ para cada dois íons K$^+$ que estejam saindo pelos canais de K$^+$. Nesse ponto, um estado de equilíbrio será alcançado, porque a **bomba Na$^+$-K$^+$-ATPase** estará expulsando três Na$^+$ e incorporando dois K$^+$ a cada ciclo de consumo de ATP. Nesse **estado de equilíbrio dinâmico**, não há fluxo iônico líquido e, assim, o potencial de membrana não irá mudar desde que o suprimento de ATP mantenha-se adequado (Figura 4-5).

É importante notar que a principal função da bomba é indireta; a bomba é muito importante para manter os gradientes, mas contribui diretamente para o potencial de membrana apenas com alguns poucos milivolts. Se o experimento "começando a 0 mV" fosse repetido com a bomba bloqueada por **ouabaína** (um glicosídeo cardíaco semelhante aos ***digitálicos***) ou na ausência de ATP, o processo inicial seria o mesmo e continuaria até que o influxo de sódio fosse igual ao efluxo de potássio. Nesse momento, o potencial de membrana pararia de se tornar mais negativo e então, muito lentamente, começaria a se mover de volta ao 0 mV, à medida que as concentrações nos dois lados da membrana fossem se modificando ao longo de muitas horas.

Utilizando-se os valores da Tabela 4-1, é possível estimar a diferença imediata no potencial de membrana que pode ser atribuída ao funcionamento da bomba. Quando o potencial de membrana é de −90 mV, existe uma força motriz líquida de −5 mV atuando sobre o K$^+$. Se o potencial de membrana se torna 2,5 mV menos negativo e atinge −87,5 mV, a força motriz sobre o K$^+$ aumenta em 50% (de maneira que três K$^+$ saem da célula

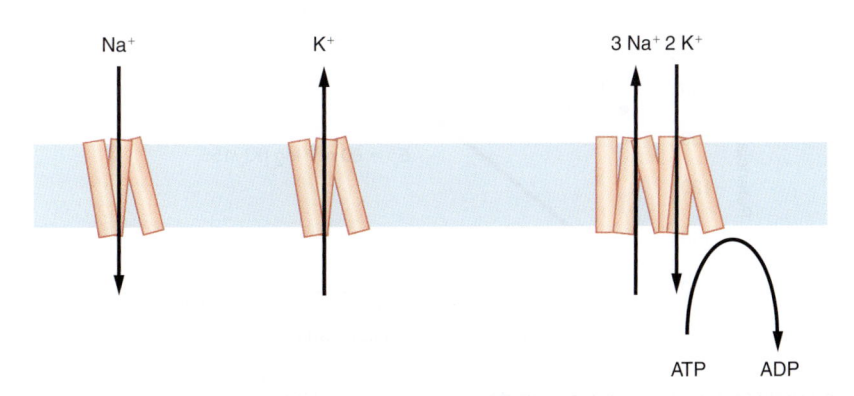

FIGURA 4-5 Fluxo iônico a favor do gradiente de concentração através de canais e transporte iônico ativo contra o gradiente de concentração através de bombas. (Modificada com permissão de Landowne D: *Cell Physiology*. New York: Lange Medical Books/McGraw-Hill, 2006.)

para cada dois íons K⁺ que deixariam a célula em um potencial de −90 mV). Haveria um decréscimo de 2,5 mV na força motriz sobre o Na⁺, mas isso é menos do que 2% da força de 155 mV, de forma que a alteração no influxo de Na⁺ seria insignificante, e três Na⁺ entrariam para cada três K⁺ que estivessem saindo. Assim, cerca de 87,5 mV do potencial de repouso da membrana é proveniente dos gradientes, e apenas 2,5 mV depende diretamente da bomba.

Se as concentrações e as condutâncias iônicas são conhecidas, o potencial de membrana pode ser calculado utilizando-se a equação (4) para encontrar os potenciais de Nernst e a equação (2) para descobrir as correntes. Quando o potencial de membrana não está se alterando, não existe corrente líquida. Se a bomba não está funcionando e a membrana apenas conduz Na⁺ e K⁺, tem-se $I_{Na} = -I_K$ ou $g_{Na}(V - E_{Na}) = -g_k(V - E_k)$, o que pode ser reorganizado para encontrar V:

$$V = \frac{g_{Na}E_{Na} + g_K E_K}{g_{Na} + g_K} \tag{6}$$

O potencial de membrana é a média ponderada dos potenciais de equilíbrio; a ponderação é feita pelas respectivas condutâncias. Se $g_k \gg g_{Na}$, o potencial de membrana estará próximo ao E_K; se $g_{Na} \gg g_K$, ele estará próximo ao E_{Na}. Se as condutâncias forem iguais, o potencial de membrana estará entre os dois valores de E. Se a membrana for permeável apenas a esses dois íons e não existir fonte externa de corrente elétrica, o potencial de membrana estará sempre entre E_k e E_{Na}. Esses conceitos se tornarão mais úteis quando as condutâncias mudarem, como será visto nos próximos três capítulos.

Já que a membrana em repouso é preferencialmente permeável ao potássio, o potencial de repouso é sensível à concentração de potássio extracelular (Figura 4-6). O aumento do K⁺ externo levará o potencial de membrana para mais próximo de zero, ou seja, irá **despolarizar** a membrana. A membrana em repouso em seu ambiente iônico normal é considerada polarizada. Uma alteração do potencial para o lado positivo, em direção a 0 mV, é uma despolarização. Uma alteração na outra direção, tornando o potencial de membrana mais negativo, é chamada de **hiperpolarização**.

O aumento do K_e despolariza as células porque reduz o gradiente de K⁺ através da membrana e deixa o E_k próximo a zero. Isso reduz a tendência do K⁺ de deixar a célula, de maneira que o equilíbrio é atingido em um potencial menos negativo. O aumento do K_e leva a uma condição perigosa e potencialmente letal, porque células excitáveis necessitam do potencial de repouso normal para permanecerem excitáveis. Se o nível de K⁺ sanguíneo for dobrado (*hipercalemia*), provavelmente a função muscular cardíaca será comprometida.

OS CANAIS DE K$_{ir}$ SUSTENTAM O POTENCIAL DE REPOUSO

Algumas células, sobretudo as células musculares esqueléticas e cardíacas, têm **canais de K$_{ir}$** que estão abertos (e, portanto, conduzindo) durante o potencial de repouso. Acredita-se que esses sejam os canais que mais contribuem para a condutância do K⁺ durante o repouso. Esses canais foram chamados de retificadores de influxo quando experimentos demonstraram que a corrente para dentro através deles, quando o potencial de membrana estava hiperpolarizado além de E_k, era maior do que a corrente para fora observada quando a membrana estava despolarizada. Este seja talvez um nome impróprio porque, nas situações normais, as membranas nunca experimentam uma hiperpolarização tão grande. Os aspectos mais importantes da função desse canal são que os mesmos permanecem abertos, permitindo o movimento do potássio em direção ao exterior próximo do potencial de repouso, e então se tornam não condutores quando a célula é despolarizada. Esse bloqueio no estado despolarizado é importante para os potenciais de ação do músculo cardíaco, conforme descrito no Capítulo 6.

O canal K$_{ir}$ não é um canal dependente de voltagem. O bloqueio ocorre porque Mg²⁺ ou outros cátions polivalentes presentes no citoplasma tentam atravessar o canal quando a célula está despolarizada e acabam ficando presos, impedindo o K⁺ de utilizar o canal. Se os canais são estudados sob condições sem cátions polivalentes, eles conduzem o K⁺ igualmente bem em ambas as direções.

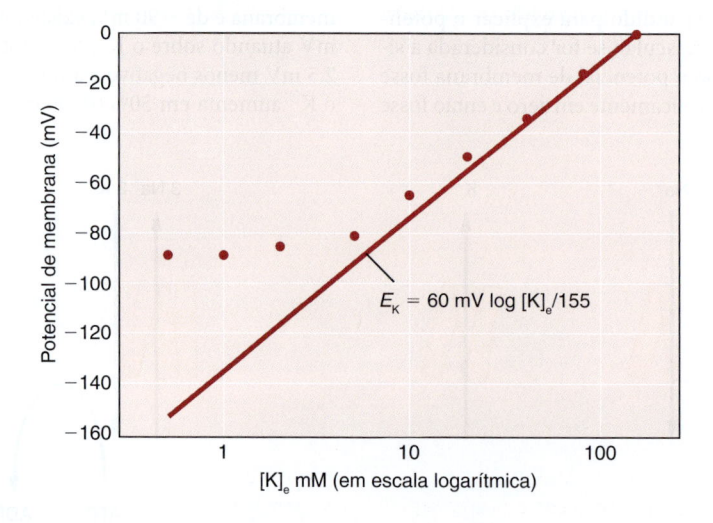

FIGURA 4-6 O potencial de membrana como uma função da concentração externa de K⁺. A linha sólida é a previsão teórica para uma membrana que é permeável somente ao K⁺. Deve-se observar a escala logarítmica da concentração. (Modificada com permissão de Landowne D: *Cell Physiology*. New York: Lange Medical Books/McGraw-Hill, 2006.)

EQUAÇÃO DE GOLDMAN-HODGKIN-KATZ

Se as permeabilidades são conhecidas, muito mais do que as condutâncias, um potencial de membrana teórico pode ser calculado utilizando-se a **equação de Goldman-Hodgkin-Katz (GHK)** ou **equação de campo constante**.

$$V = 60 \text{ mV} \log_{10} \frac{P_{Na}Na_e^+ + P_K K_e^+ + P_{Cl}Cl_i^-}{P_{Na}Na_i^+ + P_K K_i^+ + P_{Cl}Cl_e^-} \quad (7)$$

Como na equação (6), a equação GHK simplifica-se para a equação de Nernst somente se uma permeabilidade for maior do que zero. A equação GHK tem sido útil para descrever resultados experimentais quando algumas das concentrações são ajustadas em zero, o que deixa os potenciais de Nernst da equação (6) sem qualquer sentido.

A relação entre permeabilidade e condutância pode ser ajustada em uma base quantitativa ao considerar-se a condição na qual o potencial de membrana é zero e então, após multiplicar-se o fluxo químico pela constante de Faraday, equalizar as equações (3–1) e (4–2) para se obter a corrente elétrica. Assim, tem-se:

$$g_x E_x = P_x F \Delta C_x \quad (8)$$

ALTERAÇÕES NO POTENCIAL DE MEMBRANA

O potencial de membrana irá mudar se uma corrente for injetada na célula pela abertura de canais que permitam o fluxo de íons a favor de seu gradiente eletroquímico. Leva algum tempo para o potencial de membrana ser alterado; ele não irá dar um salto instantaneamente para um novo valor. Muitas células musculares e nervosas são muito longas, com mais de 1 m de comprimento para algumas células nervosas. O efeito de uma corrente localizada irá difundir-se passivamente a partir do local de injeção, mas talvez não altere o potencial da célula inteira. Esses efeitos temporais e espaciais são similares ao que ocorre com cabos elétricos e são conhecidos como **propriedades de cabo**. Eles podem ser compreendidos se forem considerados a capacitância da membrana, a resistência da membrana e a resistência citoplasmática longitudinal entre diferentes partes da célula.

A **propagação passiva** pelas propriedades de cabo deve ser diferenciada da **propagação ativa** dos potenciais de ação. Os efeitos passivos ocorrem sem qualquer alteração no número de canais abertos. Se uma corrente suficiente penetrar em um axônio e o despolarizar além de seu limiar, um potencial de ação será iniciado e se propagará sem perda de amplitude ao longo do comprimento total da célula. O potencial de ação é **regenerado** conforme se propaga. À medida que a onda de abertura dos canais de sódio se move, existe o fornecimento de energia ao processo a partir do gradiente de Na^+ ao longo do axônio. Em contrapartida, uma pequena despolarização ou uma hiperpolarização que não abre os canais de Na^+ se espalhará apenas por alguns poucos milímetros, tornando-se progressivamente menor quando medida a uma distância maior em relação ao estímulo.

A capacitância de membrana é a relação entre a carga separada e o potencial de membrana – equação (1). A capacitância está relacionada com a geometria da membrana pela seguinte equação:

$$C = \frac{K \times \text{área}}{\text{Espessura}} \quad (9)$$

da qual K é uma constante que descreve a composição material da membrana. Se a área for maior, será necessária uma quantidade maior de carga para alterar o potencial. Quanto mais delgada for a membrana, mais próximas as cargas estarão umas das outras e mais cargas deverão ser movidas para alterar o potencial. A capacitância de uma membrana típica é de cerca de 1 $\mu F/cm^2$; esse valor é utilizado frequentemente para estimar o tamanho de uma célula pela medida de sua capacitância.

A resistência da membrana é o quociente recíproco da condutância da membrana:

$$R_m = \frac{1}{g_m} \quad (10)$$

A resistência longitudinal é proporcional ao comprimento e inversamente proporcional a área de secção transversal:

$$R_l = \frac{\rho \times \text{comprimento}}{\text{Área}} \quad (11)$$

do qual ρ é a resistência dos conteúdos celulares.

PROPRIEDADES PASSIVAS DE UMA CÉLULA ESFÉRICA PEQUENA

Quando um pulso de corrente é injetado em uma pequena célula esférica (a qual pode ser considerada com o mesmo potencial de membrana ao longo de toda a sua superfície), o potencial de membrana não se altera instantaneamente. Em vez disso, ele se altera ao longo do tempo em um curso exponencial com uma **constante de tempo (τ)** característica, o tempo que ele leva para descarregar a alteração na voltagem a 1/e = 37% de seu valor (ou o tempo que ele leva para alterar a carga para 63% do seu valor final) (Figura 4-7). Inicialmente, as cargas injetadas estão sendo adicionadas às cargas estocadas que estavam gerando o potencial de membrana original. Mais tarde, quando o potencial de membrana atingir um novo equilíbrio, uma corrente igual à corrente injetada estará vazando de volta para fora através dos canais de membrana. Quando o pulso terminar, o excesso de carga armazenada vazará para fora através dos canais, e o potencial de membrana decairá exponencialmente ao seu valor original.

A constante de tempo dessas alterações exponenciais é o produto da resistência e da capacitância da membrana celular. Muitas células têm constantes de tempo na faixa de 1 a 20 milissegundos. Essas constantes de tempo limitam o quão rapidamente o potencial de membrana pode se alterar e permitem a **somação temporal** dos eventos sinápticos no sistema nervoso central (ver Capítulo 7).

PROPRIEDADES PASSIVAS DE UMA CÉLULA CILÍNDRICA LONGA

Uma célula alongada ou um tecido com células que estão eletricamente conectadas por meio de junções comunicantes pode ter potenciais de membrana diferentes em diferentes locais. Se ocorrer uma alteração local na permeabilidade, a corrente irá fluir para dentro ou para fora da célula, e o potencial de membrana se

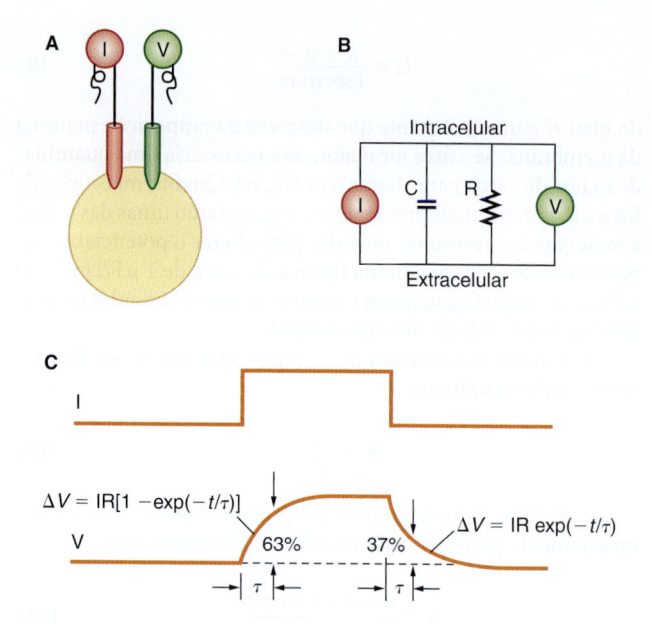

FIGURA 4-7 Uma célula esférica (A), seu circuito equivalente (B) e a resposta de voltagem a um pulso de corrente injetada (C). (Modificada com permissão de Landowne D: *Cell Physiology*. New York: Lange Medical Books/McGraw-Hill, 2006.)

alterará naquele local e, em uma taxa menor, em locais próximos. Com uma corrente prolongada contínua, que perdura por muito mais tempo do que a constante de tempo, descrita na seção anterior, haverá uma alteração constante no potencial, a qual é maior no local de entrada da corrente e decai exponencialmente conforme aumenta a distância com uma **constante de comprimento (λ)** ou **constante de espaço** característica, que é a distância necessária para que o potencial decaia a 37% de seu valor no local da injeção (Figura 4-8). Constantes de comprimento típicas para células nervosas e musculares são de 0,1 a 2,0 mm. Uma célula de 10 μm é aproximadamente **isopotencial**, mas uma célula nervosa de 150 cm de comprimento requer um mecanismo de propagação ativo que seja capaz de comunicar a atividade elétrica de uma terminação à outra.

A alteração de voltagem declina porque parte da corrente injetada escapa da célula e não fica disponível para despolarizar as regiões adjacentes. A quantidade de extravasamento é proporcional à alteração de voltagem, de maneira que o declínio seja exponencial. A constante de comprimento depende da proporção entre a resistência da membrana e a resistência axoplasmática longitudinal.

Conforme a distância do local da injeção aumenta, a amplitude da resposta transitória diminui e o tempo de subida se torna mais prolongado e mais sigmoidal (Figura 4-9). De início, a maior parte da carga que entra na célula vai para a membrana imediatamente adjacente à fonte; somente mais tarde existe carga disponível suficiente para carregar a membrana distal. Quando o pulso termina, todas as respostas caem na mesma proporção. As sinapses estão distribuídas nas árvores dendríticas a diferentes distâncias do corpo celular. As sinapses mais distantes terão menos efeito na atividade celular; a amplitude do efeito será menor e o seu progresso será mais lento.

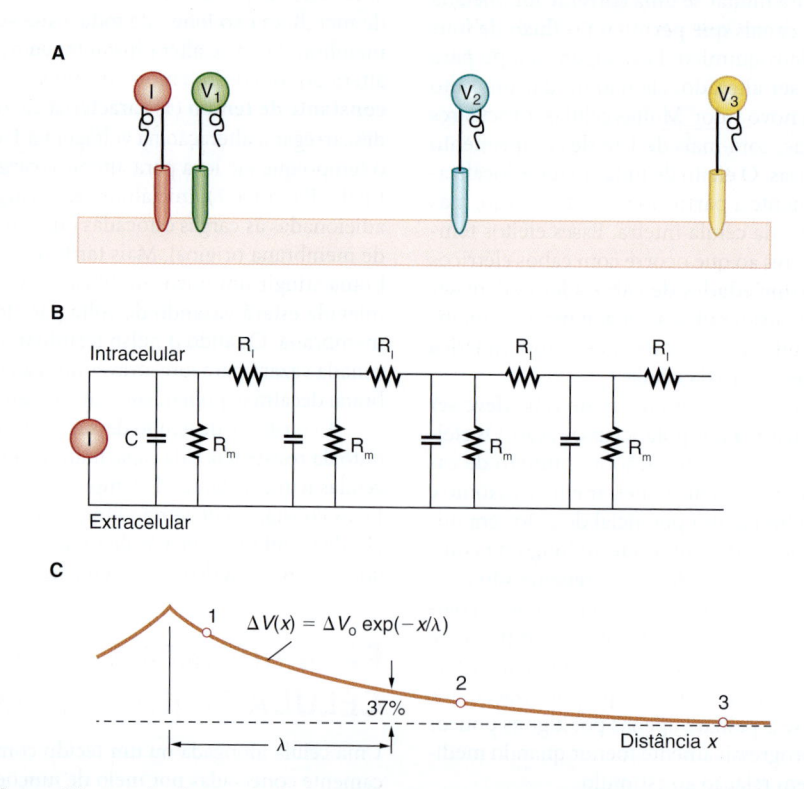

FIGURA 4-8 Uma célula longa (A), seu circuito equivalente (B) e a distribuição do seu potencial de membrana no estado de equilíbrio em resposta à injeção constante de corrente (C). (Modificada com permissão de Landowne D: *Cell Physiology*. New York: Lange Medical Books/McGraw-Hill, 2006.)

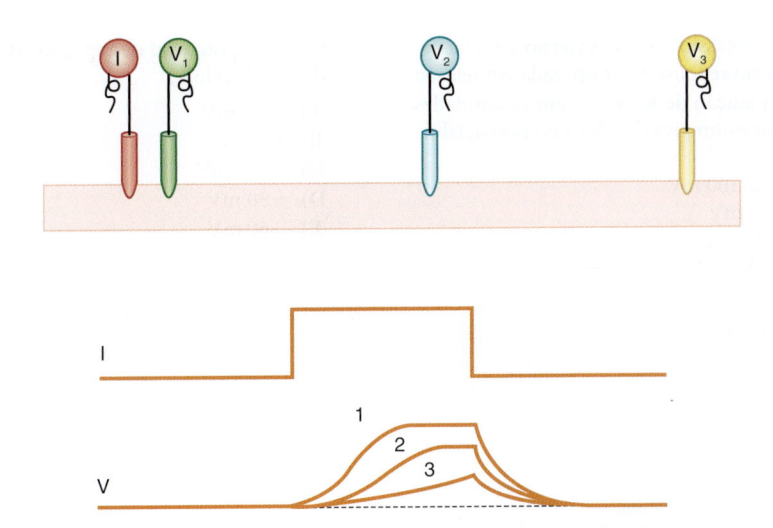

FIGURA 4-9 As respostas transitórias de voltagem a três distâncias diferentes do local de injeção de um pulso de corrente. (Modificada com permissão de Landowne D: *Cell Physiology*. New York: Lange Medical Books/McGraw-Hill, 2006.)

A dispersão passiva é importante para a propagação do potencial de ação; ela é o mecanismo de conexão entre a região ativa e a região em repouso adjacente. Potenciais de ação propagam-se mais rapidamente em axônios de maior diâmetro, porque eles têm menor resistência longitudinal e constantes de comprimento mais longas.

As propriedades passivas, a capacitância da membrana, a resistência da membrana e a resistência longitudinal são consideradas propriedades de cabo porque também determinam a capacidade de transmissão de sinal de cabos submersos. A constante de comprimento para cabos submersos no mar é de muitos quilômetros; para os axônios ela varia de cerca de 0,1 a 20,0 mm, dependendo do diâmetro. Cabos submarinos dependem de amplificadores retransmissores para distâncias maiores; os nervos utilizam canais de sódio dependentes de voltagem, conforme descrito no Capítulo 6.

Quando junções célula-célula estão presentes, conjuntos celulares podem operar eletricamente como se fossem uma única célula. Muitas das células no coração estão acopladas, e os potenciais de ação se propagam de uma célula à outra, auxiliados pela dispersão passiva da despolarização via junções célula-célula. Existem também junções célula-célula entre alguns neurônios no SNC.

Para alguns, uma analogia hidráulica ajuda a compreender esses fenômenos elétricos. A voltagem elétrica é análoga à pressão da água, e a corrente elétrica ao fluxo da solução. A célula longa é semelhante a uma mangueira que tem um vazamento, com resistência de membrana mais baixa, correspondendo a mais perdas, e menor resistência longitudinal, correspondendo ao maior diâmetro da mangueira.

RESUMO DO CAPÍTULO

- Um potencial elétrico de membrana é diretamente proporcional à separação das cargas positivas e negativas ao longo da membrana celular. A relação entre as cargas separadas e a voltagem é a capacitância da membrana.
- As membranas celulares separam soluções com composições iônicas bastante diferentes.
- O movimento de íons é diretamente proporcional à força motriz efetiva que atua sobre os íons. A força motriz é o gradiente eletroquímico ou a diferença entre o efeito do potencial de membrana e o efeito do gradiente químico.
- O efeito do gradiente químico pode ser expresso pelo potencial de equilíbrio de Nernst.
- Somente um número muito reduzido de íons precisa ser separado para produzir o potencial de membrana. Isso é insignificante se comparado às concentrações iônicas disponíveis em ambos os lados da membrana.
- O potencial de membrana em repouso é um estado de equilíbrio, com íons se movendo a favor de seu gradiente eletroquímico através de canais, e um número igual sendo bombeado contra o seu gradiente eletroquímico com gasto de ATP.
- A equação GHK pode ser utilizada para calcular o potencial de membrana se as permeabilidades para os vários íons e as suas concentrações são conhecidas.
- Quando qualquer corrente flui através da membrana, o potencial de membrana se altera no tempo e no espaço, governado pelas "propriedades de cabo".
- Quando um pulso de corrente é injetado na célula, existe um período característico necessário para o potencial de membrana se alterar.
- Quando uma corrente constante é injetada em uma célula longa, a alteração de potencial é maior no local da injeção e diminui caracteristicamente quanto mais afastada desse local.

QUESTÕES PARA ESTUDO

1. Se todas as bombas Na^+-K^+-ATPase da membrana de uma célula muscular estivessem paradas, as seguintes alterações seriam esperadas, exceto:
   A) perda imediata da habilidade da célula de propagar o potencial de ação
   B) decréscimo gradual na concentração interna de K^+
   C) aumento gradual na concentração interna de Na^+
   D) decréscimo gradual do potencial de repouso (o potencial se tornaria menos negativo)
   E) aumento gradual na concentração interna de Cl^-

2. Se a concentração do íon potássio no lado externo de uma célula muscular esquelética em repouso fosse dobrada em relação ao seu valor normal pela adição de K⁺ e Cl⁻ em quantidades iguais, qual seria a melhor estimativa do efeito no potencial de repouso?
   A) Hiperpolarizar cerca de 100 mV
   B) Despolarizar cerca de 5 mV
   C) Hiperpolarizar cerca de 15 mV
   D) Despolarizar cerca de 20 mV
   E) Nenhum efeito mensurável

3. A seguinte célula em um organismo chamado de piolho *Europa* foi capturada em uma lua de Júpiter com uma sonda espacial. As concentrações intra e extracelulares de todos os íons são apresentadas a seguir:

Extracelular	Intracelular
Rb^+ = 100 mV	Rb^+ = 1 mV
SO_4^{2-} = 50 mV	SO_4^{2-} = 0,5 mV

A membrana celular é permeável ao Rb^+ e não é permeável ao SO_4^{2-} ou à água.

Qual é o potencial de repouso? (O sinal se refere ao potencial dentro da célula)
A) + 30 mV
B) +60 mV
C) +120 mV
D) −30 mV
E) −60 mV

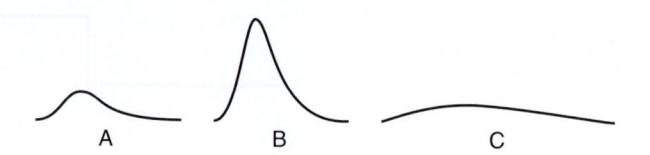

4. Um cientista está fazendo registros do soma de um neurônio com um microeletrodo intracelular para estudar entradas de informações sinápticas nos dendritos. As letras A, B e C a seguir indicam os potenciais sinápticos registrados de três diferentes contatos sinápticos. Considerando entradas idênticas de informações sinápticas nos dendritos, qual potencial sináptico foi gerado pela sinapse localizada nos dendritos mais próximos ao soma?

CAPÍTULO 5

Potenciais Geradores dos Receptores Sensoriais

David Landowne

OBJETIVOS

- Listar oito sensações e os nomes das células receptoras sensoriais especializadas responsáveis por produzir essas sensações.
- Descrever a adaptação sensorial dos receptores.
- Traçar um desenho esquemático de (a) um corpúsculo de Pacini e sua célula ganglionar sensorial (incluindo o corpo celular e o processo central); (b) uma célula ciliada coclear e suas sinapses; e (c) um fotorreceptor e suas sinapses.
- Listar três ou mais diferenças entre os canais iônicos que promovem os potenciais de ação, os potenciais de repouso e os potencias receptores.

Os animais desenvolveram uma ampla variedade de órgãos sensoriais capazes de monitorar alterações químicas, de luminosidade, som e eventos mecânicos nos ambientes externo e interno. Em todos esses órgãos, existem mecanismos para converter a informação sobre o ambiente em sinais elétricos dentro do sistema nervoso. Este capítulo se concentra no processo de conversão e em algumas propriedades gerais de todos os receptores. Mais detalhes sobre os órgãos sensoriais e os sistemas que processam os sinais nervosos são fornecidos na Seção 4: Capítulos 13, 15, 16 e 17.

Os **transdutores** podem converter um tipo de energia em outro. As células, ou as partes delas que realizam a etapa inicial de **transdução sensorial**, convertem luz, energia mecânica ou sinais químicos específicos em uma alteração no potencial de membrana chamada de **potencial receptor** ou **potencial gerador de receptor sensorial**. Em células sensoriais não neuronais (menores), o potencial gerador controla diretamente o processo de liberação sináptica, que será descrito no Capítulo 7. Em neurônios (mais longos), o potencial gerador iniciará um potencial de ação que se propaga até uma terminação pré-sináptica distante e, então, dispara o processo de liberação de neurotransmissores. A informação sobre a energia do estímulo que foi transduzida em um potencial gerador é então **codificada** pela frequência dos potenciais de ação.

Cada célula sensorial tem um estímulo apropriado, chamado de **estímulo adequado**. O SNC interpreta os sinais provenientes dessas células de acordo com seus estímulos adequados. O estímulo adequado para fotorreceptores no olho é a luz visível. Se um choque elétrico ou pressão suficiente for aplicado no olho de uma pessoa, ela irá relatar lampejos de luzes, ainda que a sala esteja escura.

Cada célula também tem um **campo receptivo**, que é a região espacial onde o estímulo provoca uma resposta naquela célula. O campo receptivo de um fotorreceptor da retina é uma determinada região do campo visual e uma gama de cores às quais aquele receptor é sensível. O campo receptivo de um receptor do sistema somatossensorial na pele é a área da pele que dispara uma resposta. O campo receptivo de um neurônio olfatório é a gama de elementos químicos que ele pode detectar. Células no SNC, envolvidas com informações sensoriais, também têm campos receptores. Diferentes células se ocupam das informações sensoriais provenientes dos pés ou das mãos. A informação chega no SNC por meio de "**linhas marcadas**", ou seja, as unidades de processamento do SNC sabem de onde vem a informação. Existem vários locais no cérebro que têm campos receptivos com uma mesma localização no espaço visual. Os campos receptivos dessas células de ordem superior são mais complexos, assim como o processamento de sinais que ocorre quando se compara a saída de informações de uma célula de ordem inferior a outra de ordem superior.

A **transdução mecanossensorial** é direta pelos canais mecanossensíveis da membrana. As células sensoriais, frequentemente, possuem moléculas ou estruturas especializadas em focalizar a energia mecânica ou filtrar distúrbios mecânicos indesejados. Também pode existir um órgão elaborado – como

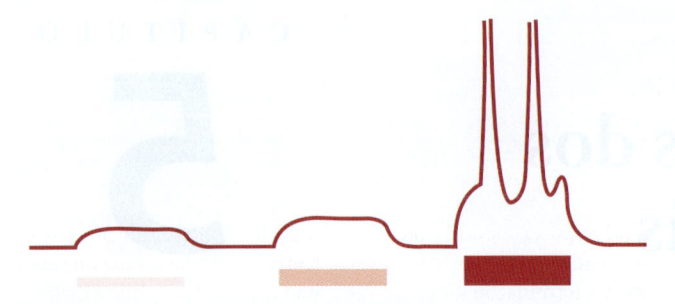

FIGURA 5-1 As mudanças no potencial de membrana de uma terminação nervosa mecanossensorial a estímulos de três amplitudes diferentes. (Modificada com permissão de Landowne D: *Cell Physiology*. New York: Lange Medical Books/McGraw-Hill, 2006.)

a orelha externa, média e interna – para transmitir a energia mecânica desejada à célula apropriada. No final, um canal de cátion relativamente não específico se abre, e tanto o Na^+ como o K^+ se movem a favor de seus gradientes de concentração. Nos mecanorreceptores da pele, como os **corpúsculos de Pacini** discutidos a seguir, há uma força maior para a condução do Na^+; assim, mais Na^+ do que K^+ se move e a célula despolariza. O número de canais mecanossensíveis que se abrem é proporcional à quantidade de membrana que é estirada pelo estímulo. Um estímulo maior vai abrir mais canais e produzir uma despolarização maior (Figura 5-1). Se a despolarização for suficientemente grande, potenciais de ação serão gerados e propagados em direção ao SNC.

A situação é mais complexa na orelha, pois as células sensoriais (chamadas de **células sensoriais pilosas** ou *hair cells*, devido à presença de estereocílios semelhantes a pelos em sua superfície apical, ou também de **células ciliadas***) fazem parte de um epitélio que separa duas soluções diferentes. Entretanto, a perturbação mecânica dessas células por sons apropriados também provoca uma corrente de influxo de K^+ através de canais mecanossensíveis presentes nos estereocílios e despolariza as células. As células sensoriais ciliadas são pequenas e fazem sinapse com as células do nervo auditivo na orelha. As células sensoriais ciliadas não produzem potenciais de ação; elas são curtas se comparadas a sua constante de comprimento, o que as permite contar a difusão passiva para abrir canais Ca_v para a liberação de transmissores.

Algumas sensações químicas envolvidas na gustação dependem diretamente de canais quimiossensíveis, como os receptores de glutamato para o sabor **umami** (o gosto agradável peculiar do glutamato); esses são canais de cátions relativamente não seletivos que despolarizam as células. Outras utilizam os canais ainda mais diretamente; o movimento do Na^+ através dos **canais epiteliais de sódio** (**EnaC**, do inglês *epithelial sodium channel*) despolariza a célula para promover a sensação do sabor salgado. Os odores são detectados por **receptores acoplados à proteína G** (**GPCRs**, do inglês *G protein-coupled receptors*), em que as proteínas G ativam a adenilato-ciclase, elevando, assim, os níveis de monofosfato de adenosina cíclico (AMPc). O AMPc abre um **canal de cátion**

---

* N. de T. Essas células também são chamadas de células ciliadas, apesar de apenas o cinocílio (que em humanos desaparece de forma gradual após o nascimento) possuir a organização ultraestrutural de um cílio verdadeiro, com nove duplas de microtúbulos periféricos e um par central (os estereocílios, apesar da denominação, possuem a organização estrutural das microvilosidades). Entretanto, a denominação "células ciliadas" é a mais utilizada pela literatura especializada. Assim, no texto que segue, as células sensoriais auditivas serão referidas como **células ciliadas**.

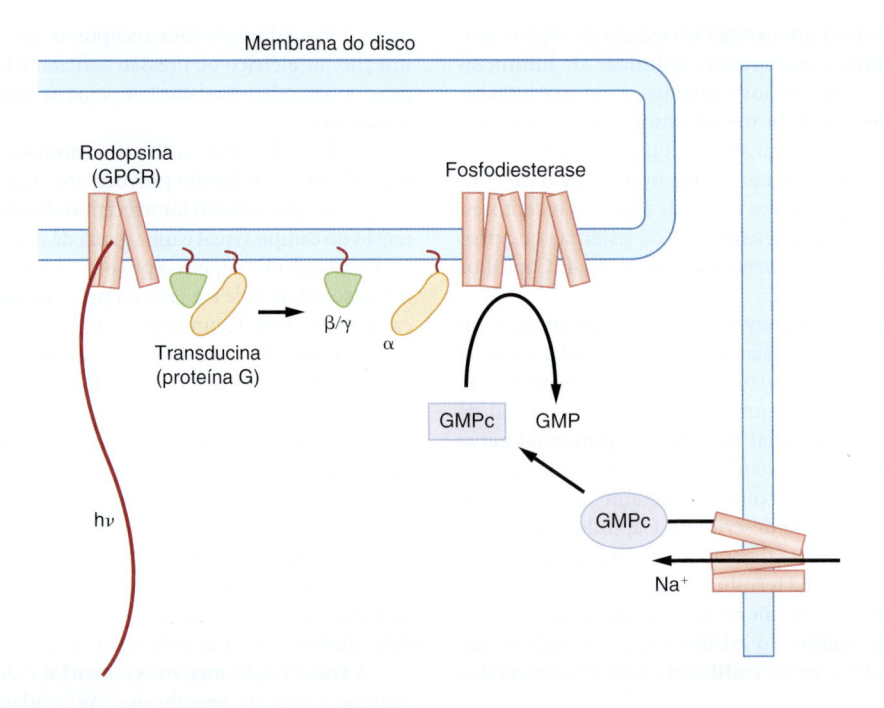

FIGURA 5-2 Os processos que ligam a absorção da luz pela rodopsina ao fechamento dos canais dependentes de nucleotídeo cíclico. A luz induz uma mudança conformacional na rodopsina que promove a dissociação da subunidade de transdução. A subunidade alfa estimula uma fosfodiesterase que degrada GMPc. Na ausência de GMPc, um canal que permite a entrada de Na^+ se fecha e a célula hiperpolariza. (Modificada com permissão de Landowne D: *Cell Physiology*. New York: Lange Medical Books/McGraw-Hill, 2006.)

não específico dependente de nucleotídeo cíclico (**CNG**, do inglês *cyclic nucleotide-gated channel*), que despolariza a célula. Os canais CNG são tetrâmeros com seis segmentos TM e são estruturalmente semelhantes aos canais K_v, mas sem a seletividade exclusiva destes para os íons K^+ e sem a dependência de voltagem.

A transdução da luz também envolve GPCRs com sete segmentos TM: a rodopsina nos bastonetes e três outras opsinas nos cones ajustadas para os comprimentos de onda curto, médio e longo (ou azul, verde e vermelho). O cromóforo que absorve a luz é o 11-*cis* retinal (PM 284). A absorção de um fóton dispara a conversão do retinal no isômero todo-*trans* retinal, o que promove uma mudança conformacional na proteína opsina, informando à proteína G que ocorreu um evento (Figura 5-2). A proteína G é chamada de **transducina**; ela foi a primeira proteína G a ser identificada e foi nomeada antes que toda a família fosse bem conhecida. A transducina ativa uma fosfodiesterase que hidrolisa um monofosfato de guanosina cíclico (GMPc). No escuro, existe um canal CNG que está aberto e permite uma corrente de influxo (a corrente de escuro). O canal fecha quando os níveis de GMPc caem; quando há luz, a corrente de escuro diminui e a célula hiperpolariza. Existe uma amplificação ao longo dessa via química; assim, um fóton leva ao fechamento de muitos canais CNG. A hiperpolarização reduz a constante saída de vesículas sinápticas que enviam a mensagem para a próxima célula do caminho até o encéfalo.

A sensação desconfortável de aquecimento da pele tem sido relacionada com a ativação direta de um canal chamado de **VR1**, abreviatura do inglês para **receptor vanilóide**. Ele é também conhecido como **receptor de capsaicina**, porque pode ser ativado pelo vanilóide capsaicina, o principal ingrediente das pimentas ardentes. O VR1 é um membro da família de canais de **receptores de potencial transitório** (**TRP**, do inglês *transient receptor potential*) e tem uma arquitetura com seis segmentos TM, sendo permeável a cátions. A elevação da temperatura acima de 42°C, o que muitos observadores humanos identificam como dolorosamente quente, abre esse canal, despolariza a terminação nervosa associada e inicia uma sequência de potenciais de ação. Outros membros da família TRP têm sido associados à sensação térmica e a outras funções, embora nem todos à dor.

A experiência diária que o homem tem com os sentidos não é uma representação direta dos estímulos, mas sim o resultado do processamento que ocorre no sistema nervoso. O homem não vê o mundo como lampejos de luz em posições diferentes dos campos visuais, mas sim como objetos e seus arredores. A dor é uma experiência que pode surgir de uma ampla variedade de estímulos, sem necessariamente dizer nada definitivo sobre eles. Poucos nociceptores específicos foram identificados, mas existem também muitos outros receptores que podem estar associados à dor. Quantidades elevadas de K^+ provenientes de células lesionadas ou da lesão direta de uma célula nervosa são capazes de induzir potenciais de ação que podem ser interpretados como dor. Os **canais iônicos sensíveis a ácido** (**ASICs**, do inglês *acid-sensing ion channels*) da família ENaC respondem ao ácido láctico liberado pelo coração e despolarizam os nervos que suprem a via sensorial para a experiência dolorosa da angina. Os **canais receptores P_2X_3**, que podem ser ativados pelo trifosfato de adenosina (ATP) liberado por células danificadas, têm sido associados à dor do hiperestiramento da bexiga, e os **receptores P_2X_4** têm sido associados à dor neuropática gerada dentro do sistema nervoso sem estímulos externos evidentes.

ADAPTAÇÃO SENSORIAL

Todos os sentidos se adaptam, exceto a dor; se forem apresentados como um estímulo mantido, a resposta a eles diminuirá ao longo do tempo. O corpúsculo de Pacini se adapta rapidamente e responde a um estímulo sustentado com apenas um ou dois potenciais de ação no início (Figura 5-3). Quando o estímulo é retirado, ocorre uma resposta, e outro potencial de ação tem início. A maior parte dessa adaptação ocorre na cápsula com formato de cebola que envolve a terminação sensorial. Quando um lado da cápsula é distorcido pelo estímulo, tal distorção é transmitida para a terminação nervosa e promove uma despolarização. Então, a cápsula se abaúla para as laterais, as forças no terminal nervoso são aliviadas e isso interrompe os disparos. Quando o estímulo é removido, a cápsula retorna a sua forma original, empurrando transitoriamente as laterais da terminação nervosa durante o processo. O corpúsculo de Pacini é ajustado para fornecer o máximo de informação sobre estímulos vibratórios e para ignorar a pressão constante.

Os **fusos musculares** são estruturas sensoriais associadas ao músculo esquelético, que fornecem informações ao SNC sobre o comprimento do músculo (ver Figura 2-3 e Capítulo 14). Os fusos musculares se adaptam rapidamente a mudanças no comprimento, mas também continuam disparando durante um estímulo sustentado. A taxa de disparo diminui lentamente durante o estímulo, os fusos musculares são conhecidos como receptores de adaptação lenta (Figura 5-3).

O sistema nervoso responde a *alterações* no ambiente, e, pela redução das mensagens que indicam que um estímulo ainda está presente, mais atenção pode ser dada a qualquer nova alteração. A adaptação acontece em muitos níveis – no tecido acessório antes do potencial receptor, no nível do próprio potencial receptor, nos mecanismos de codificação que iniciam os potenciais de ação e em muitas sinapses superiores em que a mensagem recebida é integrada com outros sinais. A adaptação à luz ocorre pela constrição da pupila, pelo descoramento dos pigmentos e pela regulação por retroalimentação em etapas da cascata bioquímica.

Muitos sentidos têm alguma forma de **controle eferente**. O sistema nervoso simpático pode liberar noradrenalina sobre o corpúsculo de Pacini, o qual irá aumentar sua sensibilidade aos estímulos mecânicos. O fuso muscular (ver Capítulo 14) possui uma inervação eferente (**neurônio motor γ**) que define o intervalo de comprimentos aos quais a inervação sensorial é mais sensível. Existem também células ciliadas motoras no ouvido que podem aumentar seletivamente a sensibilidade das células ciliadas sensoriais para sons particulares (ver Capítulo 16). Existem

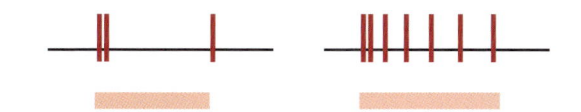

FIGURA 5-3 Adaptação sensorial rápida e lenta. As barras coloridas na base indicam um nível constante de estimulação. O receptor de adaptação rápida à esquerda se adapta completamente após dois impulsos (potenciais de ação) terem sido produzidos. No receptor de adaptação lenta à direita, a taxa de disparos diminui mais lentamente. (Modificada com permissão de Landowne D: *Cell Physiology*. New York: Lange Medical Books/McGraw-Hill, 2006.)

muitos controles no olho para garantir que o objeto de interesse seja focalizado satisfatoriamente em uma porção apropriada da retina, mesmo que a cabeça mude de posição no espaço (ver Capítulo 15).

RESUMO DO CAPÍTULO

- Cada célula sensorial tem um estímulo adequado.
- Tato, audição e outras sensações mecânicas estão associadas à ação de canais mecanossensíveis.
- A gustação é mediada por canais quimiossensíveis, o olfato pelos GPCRs e canais CNG.
- A visão também é mediada por GPCR (p. ex., rodopsina) e canais CNG.
- A dor é mediada por ASIC e canais dependentes de purinas.
- Todos os sentidos, exceto a dor, sofrem adaptação.

QUESTÕES PARA ESTUDO

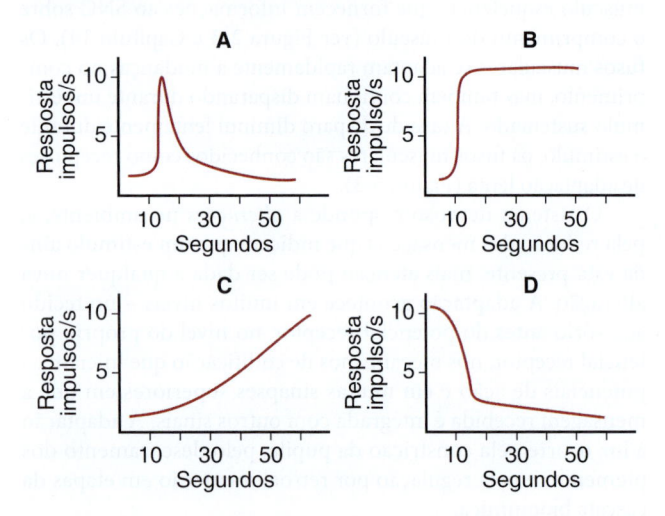

1. Os gráficos mostram a frequência de potenciais de ação (eixo *y*) registrada a partir de uma fibra aferente sensorial primária durante um estímulo sensorial. Qual dos gráficos mostra a resposta típica de uma fibra sensorial (excluindo as fibras de dor) a um estímulo que se mantém *constante*, aplicado aos 10 segundos e permanecendo por todo o tempo de registro (ou seja, até 50 segundos)?

2. Qual das células sensoriais a seguir tem um potencial gerador hiperpolarizante em resposta ao seu estímulo adequado?
   A) Terminação nervosa do corpúsculo de Pacini
   B) Inervação do fuso muscular
   C) Célula do botão gustativo
   D) Cone da retina
   E) Terminação nervosa olfativa

3. Células ciliadas são receptores sensoriais da cóclea. Elas são excitadas pela inclinação do feixe de estereocílios. A inclinação do feixe de estereocílios causa qual dos seguintes eventos?
   A) Influxo de K^+ através de canais de cátions mecanossensíveis localizados na extremidade dos estereocílios
   B) Influxo de Ca^{2+} através de canais controlados CNG na extremidade dos estereocílios
   C) Hiperpolarização de longa duração da célula ciliada
   D) Uma sequência de potenciais de ação propagados do estereocílio ao corpo celular da célula ciliada

CAPÍTULO

6

Potenciais de Ação

David Landowne

OBJETIVOS

- Descrever os mecanismos de ativação dos potenciais de ação.
- Explicar a propagação dos potenciais de ação.
- Descrever as correntes de membrana envolvidas com os potenciais de ação.
- Descrever a atividade dos canais que produzem os potenciais de ação.
- Explicar a relação da membrana com o limiar do potencial de ação e o período refratário.
- Explicar as ações do cálcio, dos anestésicos locais e das neurotoxinas nos potenciais de ação.
- Descrever a relação entre a atividade dos canais e a contração do músculo cardíaco.
- Descrever a relação da membrana com a função dos marca-passos cardíacos intrínsecos.
- Descrever os efeitos da acetilcolina e da noradrenalina sobre os potenciais de ação cardíacos.

O PAPEL DOS CANAIS DE SÓDIO DEPENDENTES DE VOLTAGEM

Os **potenciais de ação** são alterações no potencial de membrana que se propagam ao longo da superfície de uma célula excitável. Eles são mais bem conhecidos nas células nervosas e musculares, mas também ocorrem em algumas outras células, incluindo os oócitos associados à fertilização. Diferentemente de outras alterações no potencial de membrana, os potenciais de ação caracterizam-se por serem "tudo ou nada"; eles têm um **limiar** para excitação e uma duração estereotipada. Imediatamente após um potencial de ação, a célula excitável ingressa em um **período refratário**, quando é mais difícil ou até impossível produzir um segundo potencial de ação.

Assim como a maioria das alterações no potencial de membrana, os potenciais de ação resultam de alterações na permeabilidade da membrana devido à atividade de canais ou a proteínas imersas na bicamada lipídica que facilitam o movimento passivo de íons específicos a favor de seu gradiente eletroquímico. Um potencial de ação é uma alteração no potencial da membrana de um potencial de repouso, de aproximadamente −70 mV (o interior da célula é

negativo) para cerca de +30 mV e, então, de volta aos valores do potencial de repouso. A duração de um potencial de ação nos neurônios e no músculo esquelético é da ordem de 1 milissegundo; nas células musculares ventriculares cardíacas, a duração é de algumas centenas de milissegundos. Nos neurônios e no músculo esquelético, a base para as alterações na permeabilidade é um aumento

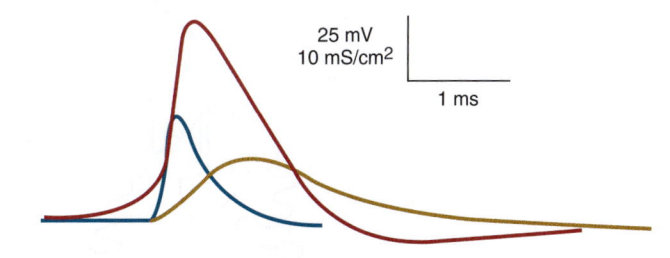

FIGURA 6-1 Um potencial de ação (traçado vermelho) e as alterações correspondentes na condutância da membrana para o Na⁺ (traçado azul) e o K⁺ (traçado bege). (Modificada com permissão de Landowne D: *Cell Physiology*. New York: Lange Medical Books/Mc-Graw-Hill, 2006.)

transitório na permeabilidade ao sódio seguido, após um retardo, por um aumento na permeabilidade ao potássio. Isso ocorre devido à ativação, respectivamente, dos canais de sódio e dos canais de potássio (Figura 6-1). Os potenciais de ação cardíacos são mais complexos e envolvem também a ativação de canais de cálcio.

Os potenciais de ação são "tudo ou nada" e se propagam porque os canais de sódio são dependentes de voltagem. A **despolarização**, a redução do potencial de membrana de -70 mV para 0 mV, induz uma mudança conformacional na proteína do canal de sódio dentro de algumas centenas de microssegundos, o que leva a um aumento na permeabilidade aos íons sódio. Os íons sódio movem-se rapidamente para o interior da célula através desses **canais de Na$^+$ dependentes de voltagem (Na$_v$)** abertos e trazem carga positiva com eles, o que despolariza ainda mais a célula, abrindo mais canais Na$_v$ (Figura 6-2).

Essa alça de retroalimentação positiva persiste até que todos os canais de sódio estejam abertos. Uma vez que a alça é iniciada, ela continua até o fim. A despolarização propaga-se passivamente para as regiões adjacentes da membrana e ativa os canais de sódio vizinhos. Essa onda de mudanças moleculares conformacionais e de atividade elétrica propaga-se ao longo do comprimento ou da superfície da célula a velocidades de até 120 m/s. A energia potencial armazenada no gradiente de concentração do sódio é sequencialmente utilizada ao longo da via de propagação. A velocidade de propagação é determinada pela taxa de alteração molecular e pelas propriedades elétricas da célula que controlam a propagação das mudanças nos potenciais (propriedades de cabo).

Cerca de um milissegundo mais tarde, os canais de sódio sofrem uma segunda mudança conformacional e tornam-se **ina-**

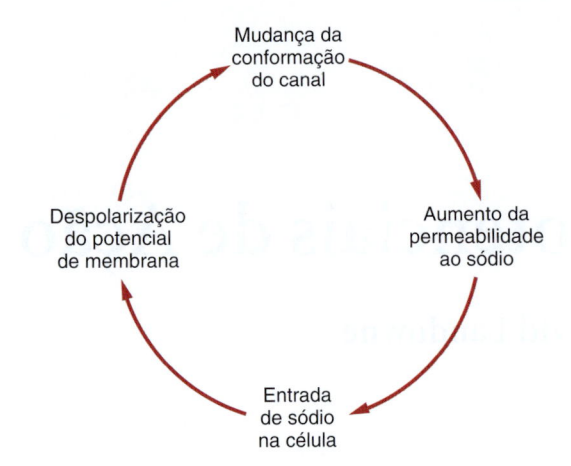

FIGURA 6-2 O ciclo de retroalimentação positiva do potencial de ação. O ciclo começa com uma despolarização e continua até que todos os canais de sódio tenham sido ativados. (Modificada com permissão de Landowne D: *Cell Physiology*. New York: Lange Medical Books/McGraw-Hill, 2006.)

tivados. Nesse terceiro estado conformacional, os canais estão fechados, e o sódio não consegue mais passar por eles. Além disso, os canais Na$_v$ são incapazes de se abrirem novamente até que a membrana seja **repolarizada** aos valores do potencial de repouso por alguns poucos milissegundos. Só assim ocorre a recuperação do estado de inativação (Figura 6-3). Esse fechamento automático dos canais de sódio limita a duração dos potenciais de ação

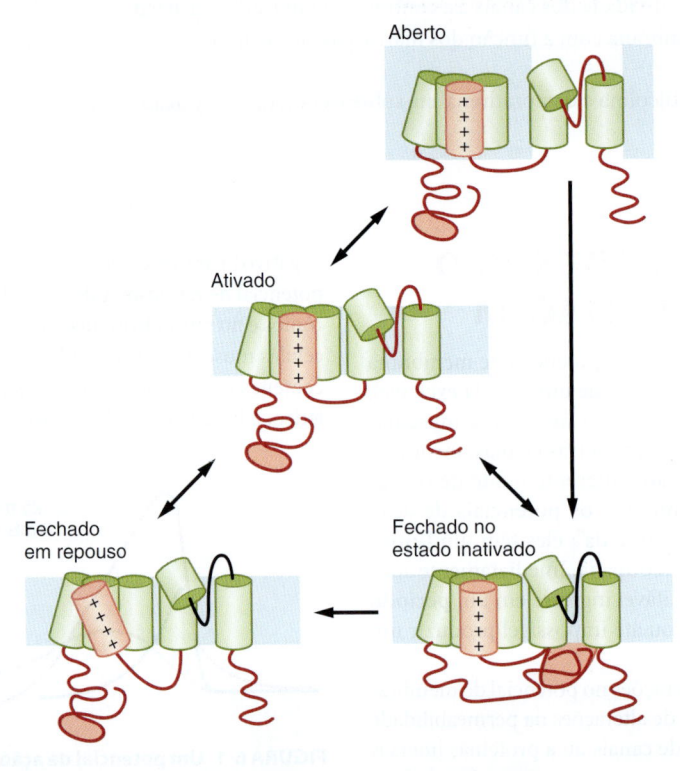

FIGURA 6-3 Os canais de sódio podem ser encontrados em diferentes estados funcionais. Uma despolarização faz o canal passar primeiro do estado de repouso para os estados ativado e aberto e posteriormente para o estado inativado. A repolarização é necessária para a mudança do estado inativado de volta ao estado de repouso. (Modificada com permissão de Landowne D: *Cell Physiology*. New York: Lange Medical Books/McGraw-Hill, 2006.)

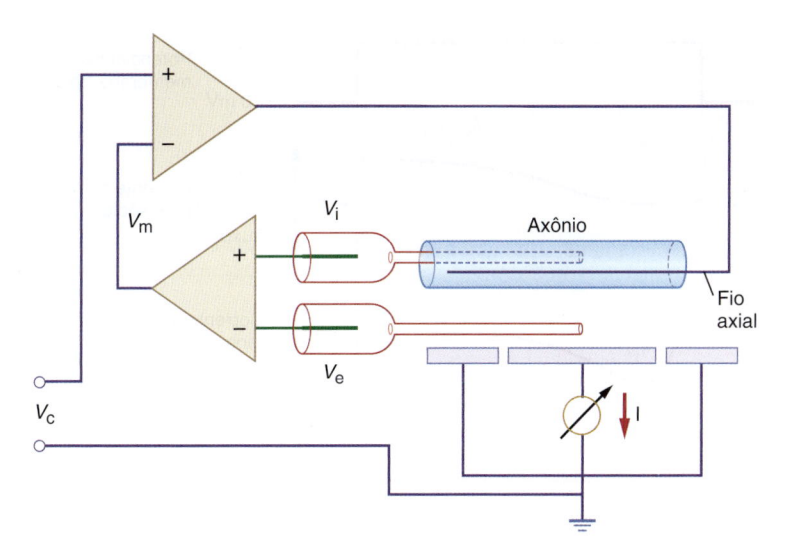

FIGURA 6-4 Um circuito simplificado de fixação de voltagem para um axônio gigante de lula. O potencial de membrana, V_m, é detectado como a diferença entre o potencial interno, V_i, e o potencial externo, V_e. V_m é comparado com o potencial-controle, V_c, e, se eles são diferentes, uma corrente flui ao longo do fio axial e da membrana celular para que V_m seja igual à V_c. (Modificada com permissão de Landowne D: *Cell Physiology.* New York: Lange Medical Books/McGraw-Hill, 2006.)

das células nervosas e do músculo esquelético. A incapacidade dos canais de abrirem-se novamente produz o chamado período refratário.

O movimento de efluxo do K^+ levando carga positiva para fora da célula produz a repolarização (a fase descendente do potencial de ação). Em algumas células, **canais de K^+ dependentes de voltagem** (K_v) – cuja ativação é mais lenta do que a dos canais de sódio – facilitam a repolarização. Nos axônios mielinizados dos mamíferos, a corrente repolarizante passa através dos canais de potássio (não dependentes de voltagem) que originam o potencial de repouso. Os axônios parecem ser uma exceção; os terminais nervosos pré-sinápticos e os corpos celulares da maioria dos neurônios têm canais K_v.

FIXAÇÃO DE VOLTAGEM

A compreensão do mecanismo do potencial de ação é fruto do trabalho de Alan Hodgkin e Andrew Huxley, realizado há cerca de 50 anos. Trabalhando com axônios gigantes de lula isolados, eles foram capazes de quebrar a alça de retroalimentação positiva o medir o efeito de uma alteração no potencial de membrana sobre as permeabilidades iônicas sem permitir qualquer alteração do potencial de membrana provocada pelo movimento de íons. Sua técnica foi incluir a membrana neuronal em um circuito de retroalimentação negativa (Figura 6-4).

Um par de eletrodos mede o potencial de membrana, que é então comparado a um potencial-controle desejado. Se o potencial de membrana é diferente do potencial-controle, faz-se com que uma corrente flua através da membrana, de modo a reduzir a diferença. Assim, a voltagem através da membrana é fixada em um valor desejado. Quando a voltagem controlada é um pulso do potencial de repouso para 0 mV, quatro tipos diferentes de corrente podem ser identificados (Figura 6-5).

O primeiro é o movimento de carga necessário para alterar o potencial ou alterar a carga da capacitância da membrana. Segundo, existe uma pequena corrente de efluxo chamada de **corrente de *gating*** (uma pequena corrente logo antes do aumento da permeabilidade iônica devido ao movimento de partículas carregadas dentro da membrana). Então, há uma corrente de influxo que é substituída em poucos milissegundos por uma corrente de efluxo, a qual dura tanto tempo quanto durar o pulso.

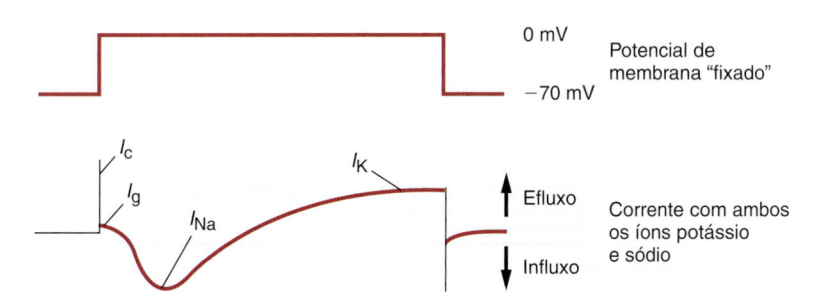

FIGURA 6-5 As correntes de membrana (traçado inferior) em resposta a um pulso de fixação de voltagem (traçado superior). I_c, corrente capacitiva; I_g, corrente de *gating*; I_{Na}, corrente de sódio; I_K corrente de potássio. (Modificada com permissão de Landowne D: *Cell Physiology.* New York: Lange Medical Books/McGraw-Hill, 2006.)

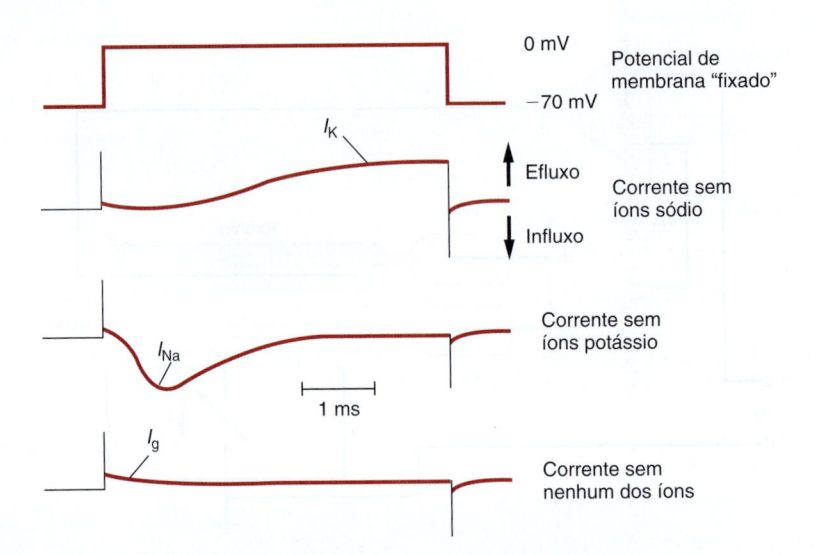

FIGURA 6-6 A separação de correntes pela troca de soluções. As marcações têm o mesmo significado daquelas da Figura 6-5. (Modificada com permissão de Landowne D: *Cell Physiology*. New York: Lange Medical Books/McGraw-Hill, 2006.)

Pode-se substituir o conteúdo de um segmento do axônio da lula por uma solução salina simples e ainda manter os canais funcionais. Alterando as soluções que estão banhando ambos os lados da membrana, pode-se separar as correntes carreadas pelo Na$^+$ (I_{Na}) e pelo K$^+$ (I_k) e observar a corrente de *gating* (I_g) ainda presente na ausência de ambos os íons (Figura 6-6).

Observa-se que em 0 mV, a corrente de Na$^+$ é de influxo, e a corrente de K$^+$ de efluxo. A corrente de Na$^+$ é ativada, ou aumenta, mais rapidamente do que a corrente de K$^+$. Ela é inativada, ou diminui, durante o pulso, mesmo que o potencial de membrana seja mantido em 0 mV, ao passo que a corrente de K$^+$ permanece enquanto durar pulso.

Se o potencial é modificado para outros potenciais despolarizados, todos os quatro tipos de corrente ainda permanecem presentes, embora a amplitude, o tempo de duração e, no caso de I_{Na}, sua direção, possam mudar (Figura 6-7). A corrente de influxo de Na$^+$ aumenta entre o potencial de repouso e o valor de cerca de 0 mV. Pulsos maiores produzem menos corrente de influxo de Na$^+$ até que, em aproximadamente +60 mV, nenhuma corrente líquida passe através dos canais de Na$^+$. Pulsos ainda maiores podem direcionar a corrente de Na$^+$ para fora através dos canais de Na$^+$. A reversão da corrente ocorre no valor do potencial de equilíbrio do sódio, E_{Na}. Se a proporção entre as concentrações de sódio banhando ambos os lados da membrana é alterada, esse potencial de inversão também se modifica. Com despolarizações modestas, a corrente de influxo aumenta porque pulsos maiores abrem mais canais de sódio. Entretanto, potenciais menos negativos diminuem a força motriz de influxo dos íons sódio; depois que a maioria dos canais Na$_v$ foi aberta, despolarizações ainda maiores diminuem a corrente de Na$^+$. Quando o potencial de membrana excede o potencial de equilíbrio do sódio, o íon é forçado para fora da célula através de canais Na$_v$ abertos. Em um potencial de ação que esteja correndo livremente, o potencial de membrana nunca excede o potencial de equilíbrio do sódio, e sempre há uma entrada líquida de Na$^+$ na célula.

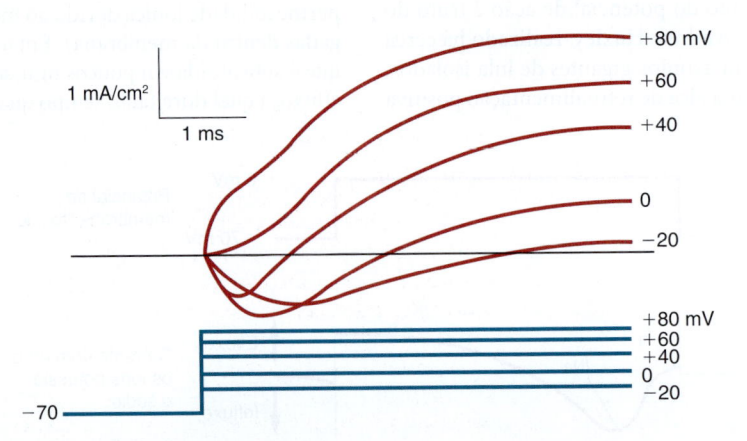

FIGURA 6-7 As respostas das correntes (traçados superiores) a pulsos de voltagem de amplitude variada (traçados inferiores). Correntes capacitivas transitórias não mostradas. (Modificada com permissão de Landowne D: *Cell Physiology*. New York: Lange Medical Books/McGraw-Hill, 2006.)

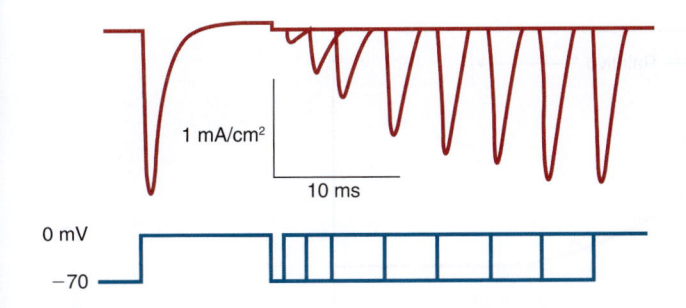

FIGURA 6-8 A recuperação da inativação mostrada para um experimento de dois pulsos com diferentes intervalos de tempo no potencial de repouso entre os pulsos. Correntes capacitivas transitórias não mostradas. (Modificada com permissão de Landowne D: *Cell Physiology*. New York: Lange Medical Books/McGraw-Hill, 2006.)

A corrente de Na^+ é ativada e inativada mais rapidamente à medida que o tamanho do pulso aumenta. Se um segundo pulso é dado imediatamente após o primeiro, a corrente de *gating* e a corrente de sódio durante o segundo pulso são menores do que durante o primeiro pulso (Figura 6-8). Ambas se recuperam em paralelo conforme o intervalo entre os pulsos aumenta. A velocidade de recuperação da inativação é também dependente de voltagem, uma vez que os canais se recuperam com mais rapidez em potenciais mais hiperpolarizados.

A corrente de K^+ aumenta e torna-se mais rápida à medida que o potencial de membrana aumenta. Acima de aproximadamente +20 mV, o aumento em amplitude torna-se proporcional à alteração no potencial, indicando que todos os canais estão abertos e que somente a força motriz continua a aumentar.

A corrente de *gating* é um sinal direto das alterações conformacionais nas proteínas dos canais Na_v. Essas moléculas contêm grupos carregados e dipolos que se movem ou se reorientam quando o campo elétrico muda, especificamente nas hélices do segmento TM S4 apresentadas nas Figuras 3-3 e 3-4. Esse movimento pode ser medido como a corrente de *gating*. À medida que o pulso aplicado é mais positivo e mais canais de sódio se abrem, a amplitude da corrente de *gating* cresce, e as correntes tornam-se mais rápidas. Acima de aproximadamente +20 mV, essas duas alterações são complementares, e a área sob o traçado da corrente de *gating* fica constante, indicando que todos os canais estão sofrendo mudanças conformacionais e fazendo isso mais rapidamente em potenciais mais positivos.

A corrente capacitiva aumenta linearmente com o tamanho do pulso, porque mais carga é necessária para alterar a voltagem por quantidades maiores.

Hodgkin e Huxley separaram as correntes e demonstraram como as correntes iônicas eram proporcionais à força motriz atuante sobre os íons. Eles criaram equações matemáticas que simularam a amplitude e o tempo das mudanças na permeabilidade e mostraram que essas equações poderiam prever a amplitude e o período de duração dos potenciais de ação, bem como os seus limiares, a velocidade de condução, o período refratário e muitas outras características. O conceito que eles utilizaram para descrever a corrente iônica como o produto da condutância multiplicada pela força motriz é utilizado para descrever a maioria dos demais fenômenos eletrofisiológicos em todas as células e tecidos.

As equações de Hodgkin e Huxley estão disponíveis comercialmente em um programa de computador chamado *Neuron*. O *website* (http://nerve.bsd.uchicago.edu/nerve1.html) tem uma versão em JavaScript que permite manipular as equações com os navegadores mais modernos.

LIMIAR

O conceito de limiar surge porque existem dois efeitos diferentes provocados pelas pequenas despolarizações. Por um lado, a despolarização aumentará a probabilidade de os canais Na_v abrirem-se e permitirem uma corrente de influxo, o que levará a mais despolarização. Por outro lado, a despolarização afasta o potencial de membrana do potencial de equilíbrio do potássio, aumentando a força motriz líquida sobre os íons potássio e, assim, produzindo uma corrente de efluxo através dos canais de potássio do potencial de repouso, o que levará a repolarização.

Se um número suficiente de canais de sódio for aberto de maneira que a corrente de influxo de sódio exceda a corrente de efluxo de potássio, a célula terá o seu limiar excedido e continuará a despolarizar até que todos os canais de sódio disponíveis sejam abertos. Tratamentos que reduzem a corrente de sódio (p. ex., reduzindo a concentração de sódio extracelular ou reduzindo o número de canais Na_v) elevam o limiar.

PERÍODOS REFRATÁRIOS

Durante um potencial de ação, a maioria dos canais Na_v é ativada ou aberta e então é inativada e fechada em um estado que difere daquele estado fechado em que se encontrava na condição anterior ao potencial de ação. Para recuperarem-se da inativação e estarem disponíveis a uma nova abertura, os canais Na_v devem passar algum tempo em valores de potencial de membrana próximos daqueles do potencial de repouso. Eles não se recuperarão se a membrana permanecer despolarizada.

Durante a recuperação, diz-se que o axônio está refratário porque está resistente à estimulação. O período refratário é dividido em dois segmentos: um **período refratário absoluto**, quando nenhum estímulo, independentemente da intensidade, pode evocar um segundo potencial de ação, seguido por um **período refratário relativo**, quando o axônio pode ser estimulado novamente, mas necessita de um estímulo maior em relação aquele necessário para provocar o primeiro potencial de ação (Figura 6-9).

Durante o período refratário absoluto, tão poucos canais Na_v recuperaram-se que, mesmo se todos os canais recuperados estivessem abertos, a corrente de sódio seria insuficiente para exceder a corrente de efluxo de potássio, o que tende a restabelecer e manter o potencial de repouso. Durante o período refratário relativo, é necessária uma maior despolarização, porque uma maior fração dos canais Na_v disponíveis deve ser aberta para obter-se o mesmo número de canais abertos no primeiro estímulo. Além disso, em muitas células nervosas e musculares existem mais canais de potássio abertos imediatamente após um potencial de ação, o que também torna a célula mais difícil de ser excitada uma segunda vez.

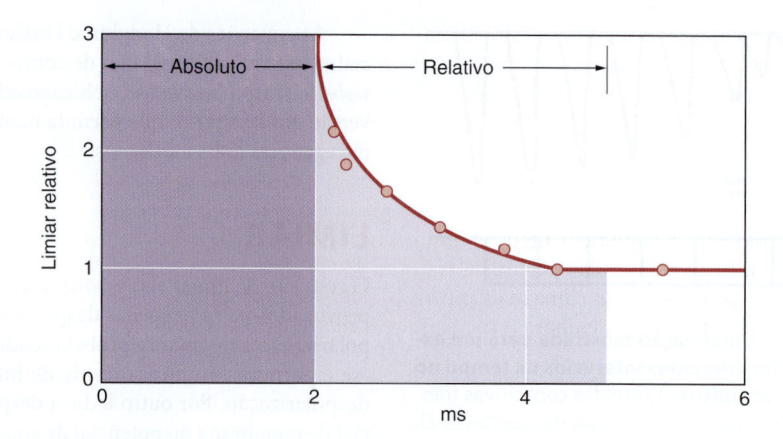

FIGURA 6-9 Os períodos refratários absoluto e relativo. O eixo do tempo começa com a ocorrência de um potencial de ação. Durante o período refratário absoluto, nenhum estímulo, não importa quão intenso seja, pode disparar um segundo potencial de ação. Durante o período refratário relativo, um segundo potencial de ação pode ser disparado, mas ele requer um estímulo mais intenso do que aquele aplicado no estado de repouso. (Modificada com permissão de Landowne D: *Cell Physiology*. New York: Lange Medical Books/McGraw-Hill, 2006.)

MIELINIZAÇÃO

Os sistemas nervosos dos vertebrados apresentam uma especialização da função nervosa não observada nos invertebrados, chamada de **mielinização** (Figura 6-10). Células acessórias envolvem os axônios com muitas camadas de suas próprias membranas, isolando eletricamente a maior parte da célula. Os canais Na_v acumulam-se nos pontos entre esses envoltórios, os chamados **nodos de Ranvier**. A corrente de Na^+ entra na célula somente nesses nodos; a excitação "salta" de um nodo a outro, o que é chamado de **condução saltatória**. A propagação entre os nodos é a mesma propagação passiva observada em células nervosas não mielinizadas, mas é mais efetiva, isto é, ela produz uma velocidade de condução mais rápida. O envoltório de mielina aumenta a resistência entre o axoplasma e o meio circundante, o que, por sua vez, aumenta a constante de comprimento para a propagação passiva. A mielina também aumenta a espessura efetiva, o que reduz a capacitância efetiva e a quantidade de carga necessária para mudar o potencial. Ambos os efeitos aceleram a condução.

DOENÇAS

Existem muitas doenças ou condições de excitação celular reduzida ou excessiva. Talvez a mais familiar seja a condução da informação da dor aguda, a qual é frequentemente tratada com anestésicos locais que atuam bloqueando canais Na_v. Algumas formas de *epilepsia* e algumas **arritmias cardíacas** também são tratadas com bloqueadores de canais Na_v. Um tipo de *síndrome do QT-longo*, uma arritmia cardíaca, tem sido associada a uma mutação em um dos genes do canal de Na^+, e a **paralisia periódica hipercalêmica** tem sido associada a outra mutação. Outras síndromes de QT-longo têm sido associadas a canais K_v.

A *hipocalcemia* está associada à excitabilidade aumentada de nervos e músculos esqueléticos e pode produzir contrações musculares incontroláveis (*tetania*). A hipercalcemia faz nervos e músculos ficarem menos excitáveis. O cálcio liga-se à membrana em uma região próxima ao sensor de voltagem S4 (Figura 3-4) do canal Na_v e provoca um efeito semelhante à hiperpolarização. As cargas positivas do íon cálcio repelem a hélice S4 carregada positivamente, tornando o movimento de S4 para fora mais difícil e dificultando também a abertura do canal. O resultado é que, em condições de baixa concentração de cálcio, o canal de sódio se

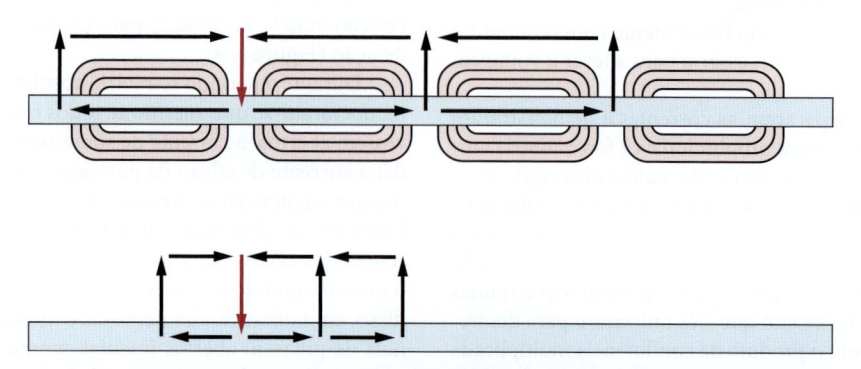

FIGURA 6-10. O efeito da mielinização sobre a propagação longitudinal de corrente. No diagrama superior é mostrado o Na^+ entrando no axônio (seta colorida) em um nodo de Ranvier, e as alças de corrente associadas estão representadas em preto. Em um axônio não mielinizado (diagrama inferior), as mesmas alças de corrente são geradas, mas ao longo de uma distância menor; portanto, o potencial de ação propaga-se mais lentamente. (Modificada com permissão de Landowne D: *Cell Physiology*. New York: Lange Medical Books/McGraw-Hill, 2006.)

abre em resposta a um estímulo menor ou até espontaneamente no potencial de repouso. A ligação do cálcio não altera o potencial de repouso quando este é medido com eletrodos colocados nos compartimentos principais de ambos os lados da membrana.

Existem **doenças desmielinizantes**, como a **esclerose múltipla** (**EM**), em que a mielina é perdida e a condução pode tornar-se mais lenta ou falhar por completo. A EM é uma doença auto-imune geralmente tratada com corticosteroides sintéticos como a **prednisona.** Os sintomas podem ser aliviados pela instalação de um ar-condicionado ou pela mudança a um clima mais frio. O resfriamento ajuda, paradoxalmente, porque, embora torne mais lenta a abertura dos canais de sódio e, portanto, diminua a velocidade de propagação, também torna mais lenta a inativação dos canais Na_v e aumenta a duração dos potenciais de ação; assim, o maior influxo de Na^+ torna a propagação mais infalível.

A infalibilidade em geral é discutida em termos do **fator de segurança** para a propagação. Em indivíduos saudáveis, o potencial de ação de 100 mV que chega ao próximo nodo de Ranvier é cerca de cinco vezes maior do que a despolarização de 20 mV necessária para iniciar um novo impulso no nodo. Em pacientes com EM, o potencial de ação que atinge o próximo nodo pode estar reduzido a um valor próximo ou abaixo da magnitude necessária para reiniciar o impulso. Um efeito do resfriamento dos nervos é o aumento do fator de segurança para a propagação.

FÁRMACOS E TOXINAS

Após a identificação das condutâncias específicas do Na^+ e do K^+, demonstrou-se que elas são molecularmente separadas porque diferem na farmacologia e respondem diferentemente a várias substâncias. A **tetrodotoxina** (TTX), um veneno encontrado nos órgãos internos do peixe baiacu, bloqueia seletivamente os canais Na_v neuronais em concentrações nanomolares. Anestésicos locais, como a **lidocaína** ou a **benzocaína,** também bloqueiam os canais Na_v. Existe uma maior diversidade entre os canais K_v e também entre os fármacos que os bloqueiam. Os íons tetraetilamônio (TEA) e a 4-aminopiridina estão entre os bloqueadores de canais K_v. Existem também compostos que ativam cronicamente os canais Na_v, como a veratridina, inseticidas piretroides e brevetoxina, uma das toxinas da maré vermelha.

REGISTROS EXTRACELULARES – POTENCIAIS DE AÇÃO COMPOSTOS

Os potenciais de ação podem ser registrados com um par de fios elétricos caracteristicamente separados por cerca de 1 cm de distância, colocados na superfície de um feixe nervoso. Quando um impulso nervoso passa por esses fios, um potencial de ação

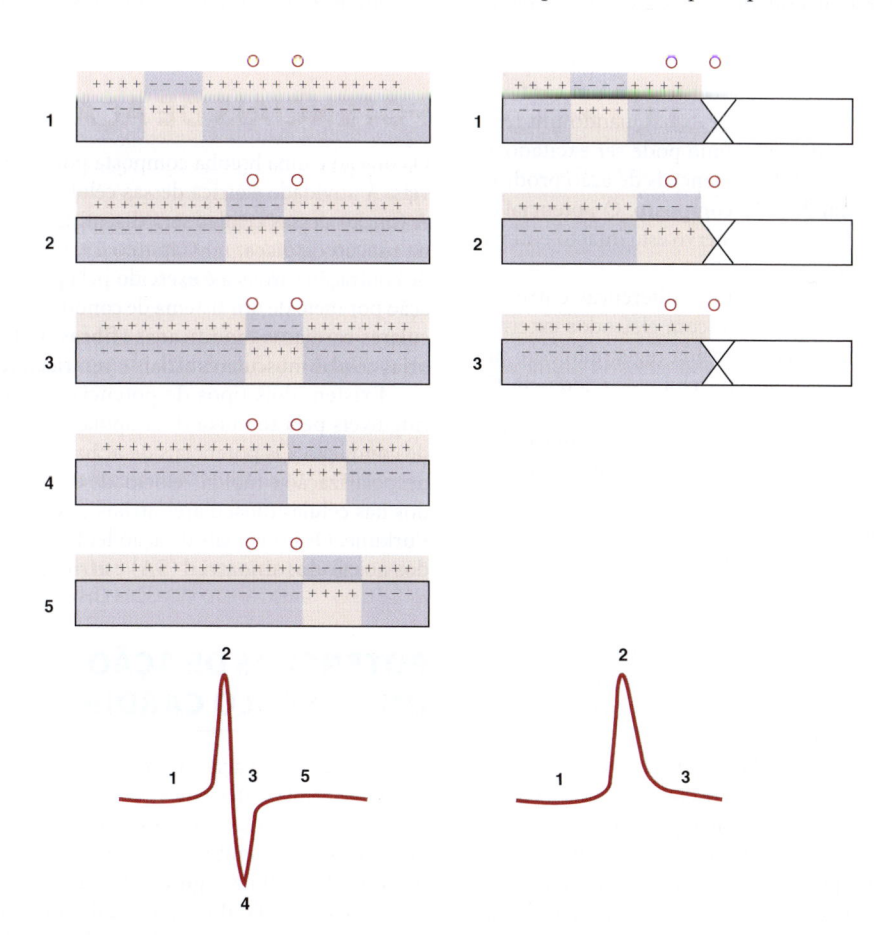

FIGURA 6-11 Potenciais de ação registrados externamente. À esquerda: o potencial de ação bifásico registrado de um axônio intacto. **À direita**: o potencial de ação monofásico registrado próximo ao local de um dano por esmagamento. O potencial é medido entre os dois círculos acima de cada diagrama. Os números nos traçados indicam o tempo em relação ao diagrama associado acima. A região colorida dentro da célula nervosa está se propagando da esquerda para a direita. (Modificada com permissão de Landowne D: *Cell Physiology*. New York: Lange Medical Books/McGraw-Hill, 2006.)

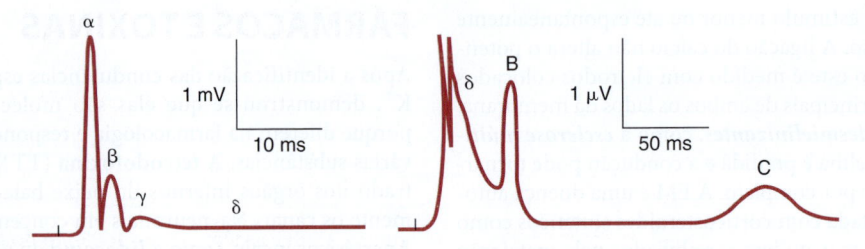

FIGURA 6-12 Um potencial de ação composto. À esquerda: impulso de alta velocidade. **À direita:** impulso de velocidade mais baixa, maior ganho vertical. As letras referem-se a grupos específicos de axônios dentro do nervo. (Modificada com permissão de Landowne D: *Cell Physiology.* New York: Lange Medical Books/McGraw-Hill, 2006.)

bifásico é observado (Figura 6-11). Esse é um registro diferencial do mesmo impulso nervoso que apareceria como na Figura 6-1 se o registro fosse feito com um microeletrodo intracelular. Uma deflexão ocorre à medida que o impulso passa pelo primeiro fio, e uma segunda deflexão ocorre quando ele passa pelo segundo fio. As deflexões estão em direções opostas porque os dois fios conduzem entradas de informações opostas à exibição. Se o nervo é esmagado entre os eletrodos de forma que o impulso não alcance o segundo eletrodo, a resposta torna-se **monofásica**.

Esse tipo de registro com eletrodos externos é empregado clinicamente para testar a integridade nervosa. Um feixe nervoso pode também ser estimulado com outro par de fios elétricos em uma localização mais distante do mesmo feixe. Com equipamento apropriado, a estimulação e os registros podem ser feitos através da pele sem dissecar o feixe nervoso. Quando um feixe nervoso é estimulado, mais de um axônio pode ser excitado. O registro elétrico da combinação dos potenciais de ação produzidos é chamado de **potencial de ação composto**. O potencial de ação composto é também bifásico se o nervo está intacto entre os fios que estão fazendo o registro.

Além de ser bifásico, existem muitas diferenças entre potenciais de ação compostos registrados com eletrodos externos e o potencial de ação de uma célula isolada registrado com um eletrodo intracelular e um eletrodo extracelular de referência. Os potenciais de ação compostos são muito menores, da ordem de 1 mV, e não existe sinal de potencial de repouso, porque ambos os fios estão do lado de fora do nervo. O potencial de ação composto não é do tipo "tudo ou nada", porque um estímulo maior fará mais axônios individuais ultrapassarem o limiar, e a amplitude do potencial de ação composto é proporcional ao número de axônios que está disparando potenciais de ação. O potencial de ação composto torna-se menor e mais prolongado a distâncias mais afastadas em relação aos eletrodos estimulatórios, porque a velocidade de condução dos vários axônios não é exatamente a mesma, e os potenciais de ação dispersam-se à medida que trafegam para longe do local do estímulo.

O limiar e a velocidade de condução dos vários axônios dentro de um feixe nervoso variam com o diâmetro dos axônios. Os axônios maiores têm limiar mais baixo para estimulação por eletrodos externos. (Fisiologicamente eles são estimulados mais seletivamente por um receptor específico ou uma entrada sináptica.) As fibras de diâmetros maiores têm um limiar mais baixo; a maior parte da corrente estimulatória flui através delas porque estas têm uma resistência interna mais baixa. Axônios maiores também têm uma velocidade de condução mais rápida, mais uma vez devido a sua menor resistência interna.

Os axônios periféricos dos vertebrados são classificados conforme o seu diâmetro (ou velocidade de condução ou limiar de estimulação externa). Existem grupos de fibras nervosas com diâmetros semelhantes. Os grupos de diferentes diâmetros podem ser diferenciados por elevações separadas no potencial de ação composto (Figura 6-12). Existe alguma correlação da função com o diâmetro. Por exemplo, os grandes neurônios motores mielinizados que controlam os músculos esqueléticos têm fibras Aα, e pequenas fibras não mielinizadas que levam a informação de dor são fibras do tipo C. As fibras maiores têm velocidades de condução mais rápidas e limiares mais baixos para estímulos elétricos externos.

POTENCIAIS DE AÇÃO CARDÍACOS

O coração é uma bomba composta por células musculares excitáveis. A atividade elétrica dessas células controla a sua contração. A função dessas células será discutida mais adiante no contexto da função cardíaca, no Capítulo 23. O controle geral do padrão de contração cardíaca é exercido pela propagação do potencial de ação por meio de um sistema de condução especial de células musculares cardíacas modificadas (**fibras de Purkinje**) e pelas próprias células musculares atriais e ventriculares (ver Figura 23-3).

Existem dois tipos de potenciais de ação no coração, distinguíveis pela sua taxa de despolarização e por sua velocidade de condução. Os potenciais de ação rápidos, com rápida taxa de despolarização e rápida velocidade de propagação, são encontrados nas células musculares atriais e ventriculares e nas fibras de Purkinje. Os potenciais de ação lentos são geralmente encontrados nos **nodos sinoatrial** (**SA**) e **atrioventricular** (**AV**).

POTENCIAIS DE AÇÃO DO MÚSCULO CARDÍACO

Nos potenciais de ação do músculo cardíaco, a corrente proveniente de células adjacentes despolariza a célula em um nível em que, em rápida sucessão, os canais Na_v se abrem e rapidamente despolarizam a membrana em direção ao potencial de equilíbrio do sódio (Fase 0 na Figura 6-13). Esses canais são semelhantes aos canais de sódio dos nervos e do músculo esquelético; eles se abrem em resposta à despolarização. Eles também são bloqueados por anestésicos locais. Após a abertura, são inativados rapidamente, e o potencial de membrana começa a ser restabelecido. Entretanto, a despolarização também abre **canais de cálcio**

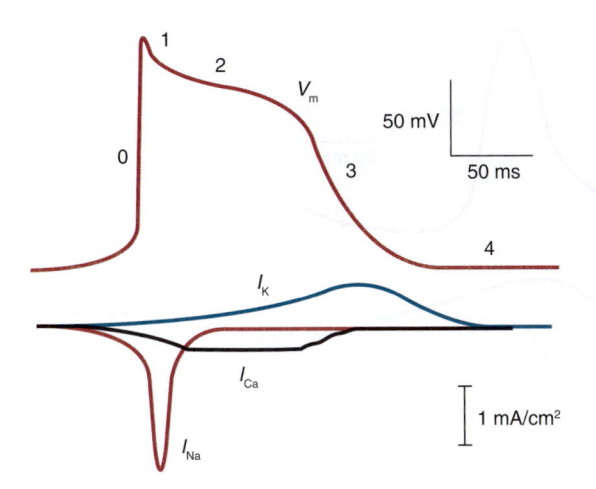

FIGURA 6-13 Um potencial de ação de uma célula muscular ventricular (traçado superior) e as correntes iônicas associadas. As correntes I_{Na} e I_{Ca} são de influxo, e a corrente I_K é de efluxo. (Modificada com permissão de Landowne D: *Cell Physiology*. New York: Lange Medical Books/McGraw-Hill, 2006.)

dependentes de voltagem (Ca_v) do tipo L que não são inativados. Isso mantém o potencial de ação na fase de **platô** (fase 2). Reduzindo-se a concentração externa de Ca^{2+} ou adicionando-se fármacos que bloqueiam os canais de cálcio, a fase de platô será reduzida, e a força da contração muscular também. O músculo cardíaco, diferentemente do músculo esquelético, necessita de Ca^{2+} externo para a contração (Figura 6-13).

As células musculares cardíacas também diferem dos nervos e do músculo esquelético por não possuírem os canais K_v rápidos para uma repolarização veloz. O sistema de condutância do potássio no coração é bastante complexo; pelo menos cinco diferentes componentes têm sido identificados com base na sua cinética e dependência de voltagem. Dois desses são importantes para entender a fase de platô. Durante esta, a condutância é menor do que durante a **diástole**, o período entre os potenciais de ação. Isso ocorre devido ao **canal retificador de influxo (K_{ir})**, o qual é responsável pela manutenção do potencial de repouso e tem uma alta condutância em valores próximos e abaixo do potencial de repouso (em potenciais mais negativos); ele não conduz durante a fase de platô, quando a membrana está despolarizada.

O canal K_{ir} retifica, permitindo que a corrente flua e mantenha o potencial de repouso, mas ele não permite que muita corrente saia durante a despolarização. A retificação é causada pelo Mg^{2+} ou por outros cátions polivalentes da solução interna que movem para o interior do canal e o bloqueiam quando a célula está despolarizada. A baixa condutância ao K^+ durante a fase de platô indica que a modesta condutância ao Ca^{2+} pelos canais Ca_v mantém o potencial de membrana em níveis despolarizados durante o platô.

Os canais K_v lentos abrem-se muito vagarosamente durante o potencial de ação e são responsáveis pelo declínio durante a fase de platô. Quando o potencial de membrana cai abaixo de determinado nível, os canais Ca_v fecham-se, e a repolarização em direção ao potencial de equilíbrio do potássio é acelerada (fase 3). Como a membrana não está mais despolarizada, os canais K_v se fecham.

A descrição supracitada é uma visão simplificada dos potenciais de ação do músculo cardíaco. A história completa envolve muito mais canais de K^+ e deve levar em consideração as diferenças entre os potenciais de ação musculares em diferentes regiões do coração, bem como as alterações relacionadas com a idade. Existem dois canais K_v que abrem transitoriamente logo após os canais Na_v e produzem a repolarização inicial parcial (fase 1) a partir do pico ao platô (IK_{to}). Existem pelo menos dois canais de K^+ dependentes de voltagem lentos com cinéticas semelhantes, mas com farmacologia distinta (IK_R e IK_S). Algumas células musculares cardíacas têm **canais de cálcio do tipo T**. Em todas as células cardíacas, alguma corrente é carreada pelo trocador sódio-cálcio e pela bomba Na^+-K^+-ATPase.

As diferenças regionais e relacionadas com a idade nos potenciais de ação são funcional e clinicamente importantes. Os potenciais de ação dos músculos ventriculares próximos à superfície **endocárdica** (interna) têm uma duração maior do que aqueles próximos à superfície **epicárdica** (externa). Mais trabalho é realizado pelas fibras internas, e elas são mais suscetíveis a danos em um ataque cardíaco. Essas diferenças surgem devido a um balanço diferente das atividades dos canais de Na^+, Ca^{2+} e K^+. As interações entre os efeitos dos diferentes canais são complexas e mais bem exploradas com modelos computacionais. Claramente, mais pesquisa ainda se faz necessária para entender os detalhes desse processo.

POTENCIAIS DE AÇÃO NOS NODOS SA E AV

O controle geral do padrão de contração cardíaco é em geral iniciado por potenciais de ação que se originam espontaneamente a uma taxa de 60 a 80 vezes/min em células musculares modificadas do nodo SA. Potenciais de ação semelhantes também são observados no nodo AV, onde eles regulam a ativação dos ventrículos. Na ausência de estímulo atrial, as células do nodo AV produzem espontaneamente cerca de 40 potenciais de ação/min; em corações saudáveis, entretanto, as células atriais comandam o nodo AV na velocidade ditada pelo nodo SA.

Os potenciais de ação nos nodos não apresentam uma fase ascendente rápida e também não apresentam uma fase de platô tão pronunciada como a dos potenciais de ação do músculo cardíaco. Eles ainda são caracterizados pela lenta despolarização entre os potenciais de ação: o **potencial marca-passo**. Essas células disparam ritmicamente; elas nunca repousam e não têm um potencial de repouso verdadeiro.

A fase ascendente do potencial de ação é produzida por uma lenta corrente de influxo carreada primariamente pelo Ca^{2+} (Figura 6-14). Existe uma fase inicial por meio de canais Ca_v do tipo T e uma fase principal dependente de canais Ca_v do tipo L. Os canais do tipo T são transitórios e possuem um baixo limiar para abertura, próximo a -60 mV. Os canais do tipo L são de longa duração e têm um limiar mais elevado, próximo a -30 mV. Os canais do tipo L são semelhantes aos canais Ca_v que mantêm o platô dos potenciais de ação do músculo cardíaco; eles são bloqueados por **di-hidropiridinas**. Os canais do tipo T têm uma farmacologia diferente. Reduzindo-se a concentração externa de Ca^{2+} ou adicionando-se bloqueadores de Ca^{2+}, a amplitude dos potenciais de ação dos nodos é reduzida. A corrente de efluxo de K^+ substitui gradativamente a corrente lenta de influxo, e a célula repolariza em direção ao E_k. À medida que o potencial ultrapassa os -50 mV, aparece uma corrente de influxo, a **corrente ativada**

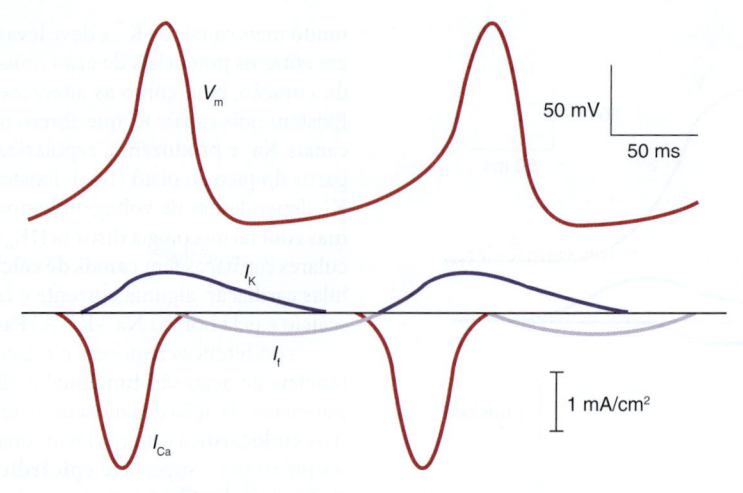

FIGURA 6-14 Os potenciais de ação do nodo SA (traçado superior) e as correntes associadas. As correntes I_f e I_{Ca} são de influxo, e a corrente I_k é de efluxo. (Modificada com permissão de Landowne D: *Cell Physiology*. New York: Lange Medical Books/McGraw-Hill, 2006.)

por hiperpolarização, I_f, que compete com I_k e por fim começa a despolarizar a célula mais uma vez. A corrente I_f é carreada principalmente pelos íons sódio. Quando o potencial ultrapassa de novo os −60 mV, os canais Ca_v são outra vez ativados, e o ciclo é repetido.

EFEITOS DA INERVAÇÃO SIMPÁTICA E PARASSIMPÁTICA

O coração pode bater espontaneamente sem contribuição neuronal. Em indivíduos saudáveis, entretanto, o sistema nervoso autônomo e os níveis de hormônios circulantes regulam a frequência cardíaca e a força de contração cardíaca. O sistema nervoso autônomo controla muitos órgãos internos por meio de suas duas divisões, o sistema nervoso simpático e o parassimpático. Esses liberam os neurotransmissores **noradrenalina** (NA) e **acetilcolina** (ACh), respectivamente, no coração. O sistema nervoso autônomo pode também fazer a região medular da glândula suprarrenal liberar **adrenalina** no sangue. A adrenalina tem efeitos sobre o coração semelhantes aos da NA. Alguns dos detalhes das sinapses do sistema autônomo e sua farmacologia serão descritos no próximo capítulo.

As células dos nodos SA e AV têm GPCRs que produzem uma estimulação (via $G\alpha_s$) ou inibição (via $G\alpha_i$) da adenilato-ciclase, a qual, por sua vez, aumenta ou diminui os níveis de AMPc em resposta à NA e à ACh, respectivamente. O AMPc aumenta a atividade dos canais I_f. O resultado final é que a NA aumenta a corrente I_f e assim despolariza as células mais rapidamente, aumentando a frequência cardíaca. A ACh reduz I_f, diminui a taxa de despolarização e reduz a frequência cardíaca (ver Figura 23-4). Alterações em I_f também levam à aceleração ou redução da velocidade de condução pelo nodo AV. Esses efeitos serão discutidos em termos do funcionamento cardíaco no Capítulo 23.

Níveis elevados de ACh levam à abertura de outro **canal de potássio** (K_{ACh}). (Este é um **canal retificador de influxo acoplado à proteína G – canal GIRK**, do inglês *G protein-coupled inwardly-rectifying potassium channel*.) Ele reduz ainda mais a tendência para despolarização no intervalo entre potenciais de ação e pode parar o coração temporariamente.

A NORADRENALINA TAMBÉM AUMENTA A CONTRATILIDADE

Na presença de NA, o platô dos potenciais de ação do músculo cardíaco torna-se elevado e tem uma duração mais curta (Figura 6-15). Esse encurtamento do potencial de ação reduz a duração da contração muscular, o que é funcionalmente importante para o coração. Em frequências cardíacas elevadas, o tempo necessário para encher o coração novamente limita o seu desempenho. Ao se reduzir o tempo em que a força muscular está sendo gerada (**sístole**), haverá mais tempo para o enchimento (**diástole**). O encurtamento dos potenciais de ação ventriculares pode ser observado no ECG como um encurtamento do intervalo QT.

A NA aumenta a amplitude do platô ao fazer o potencial de ação abrir mais canais de Ca^{2+} do tipo L. Isso leva a membrana a valores mais próximos do potencial de equilíbrio do Ca^{2+}. O influxo aumentado de Ca^{2+} leva a uma maior força de contração por um mecanismo descrito no Capítulo 10. A NA diminui a duração do potencial ao fazer os canais K_v abrirem-se mais rapidamente. Os efeitos sobre os canais de K^+ e de Ca^{2+} são mediados pelo AMPc, que atua como um segundo mensageiro, estimulando a **proteína cinase A** (**PKA**) e fosforilando os canais. Essa via também intensifica o mecanismo de recaptação de cálcio pela fosforilação da proteína **fosfolambam**. Isso acelera o relaxamento muscular.

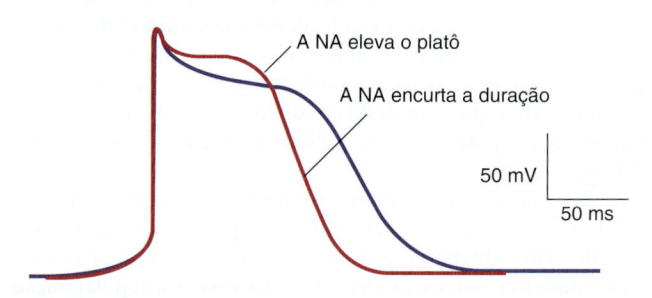

FIGURA 6-15 Os efeitos da noradrenalina (NA) sobre os potenciais de ação das células musculares ventriculares. (Modificada com permissão de Landowne D: *Cell Physiology*. New York: Lange Medical Books/McGraw-Hill, 2006.)

A ACETILCOLINA REDUZ A CONTRATILIDADE ATRIAL

O **canal de K^+ ativado por ACh** (K_{ACh}) permanece aberto durante os potenciais de ação; no músculo atrial e nas fibras de Purkinje, ele torna a fase de platô mais curta e com menor amplitude. As contrações atriais são mais fracas. Os receptores de ACh são relativamente esparsos nas células musculares ventriculares.

CORRELAÇÃO CLÍNICA

Desde criança, uma mulher de 42 anos sofria de rigidez muscular, especialmente quando tentava soltar algo que estivesse segurando com força ou quando começava a caminhar. A exposição ao frio aumentava os sintomas. Andar pela rua em dias de vento e frio fazia sua face enrijecer, formando uma careta, e ela não conseguia abrir seus olhos nem movê-los de um lado para o outro. Os sintomas desapareciam dentro de alguns minutos após ela entrar em um ambiente aquecido. Quando ela comia sorvete, a sua garganta se enrijecia e ela não conseguia engolir. A partir dos 16 anos, ela também teve crises de fraqueza generalizada sem relação com o frio. Às vezes acordava à noite gravemente paralisada. Ela ficava mais suscetível às crises quando estava com fome. Durante a gestação, teve crises diárias de fraqueza; poucos dias após o parto ela melhorou.

Um neurologista realizou um teste diagnóstico. A paciente recebeu 60 mEq de potássio oralmente com uma mistura de ânions. Quarenta e cinco minutos mais tarde, ela estava tão rígida que era incapaz de fazer movimentos rápidos. Cerca de uma hora mais tarde, ela relatou uma fraqueza crescente e teve de deitar-se. A crise de paralisia alcançou o seu pico aproximadamente meia hora depois. Nesse momento, ela não conseguia levantar a cabeça, braços ou pernas, nem conseguia mover os seus membros na mesa de exame. A *miotonia* (dificuldade para relaxar os músculos) de seus músculos faciais e extraoculares era intensa. A respiração estava levemente prejudicada. Os reflexos estavam inalterados, e a sensibilidade era normal. A melhora começou meia hora mais tarde e completou-se três horas e meia após ter iniciado. Antes, durante e após, os seus valores de potássio sérico foram: 4,5, 7,3 e 3,9 mEq/L (o normal é 3,5 a 4,5 mEq/L).

Essa doença também afetou o seu filho, sua irmã, sua mãe, sua tia materna e seu avô materno. A herança ocorreu devido a um único gene autossômico dominante, provavelmente com penetrância completa.

A paciente estava sofrendo de **paralisia periódica hipercalêmica familiar** (PPHF), a qual ocorre em aproximadamente uma em cada 200.000 pessoas. Ela é causada por mutações do canal Na_v da musculatura esquelética, o que os faz serem inativados lentamente; a miotonia resulta das reaberturas anormais dos canais Na_v. A elevação moderada do potássio extracelular favorece o fechamento aberrante com reaberturas persistentes e prolongadas. A corrente de Na^+ por esses canais pode levar à fraqueza da musculatura esquelética por despolarizar as células, portanto inativando os canais Na_v normais, os quais são, então, incapazes de gerar potenciais de ação. Os pacientes com PPHF apresentam um risco aumentado para a **hipertermia maligna**, induzida pela anestesia durante uma cirurgia. Outras mutações do canal Na_v no músculo cardíaco estão associadas a síndromes de morte súbita.

As crises podem ser controladas pela ingestão de uma grande quantidade de açúcar ou por diuréticos tiazídicos, ambos os quais reduzem o potássio extracelular. Elas podem ser evitadas com uma dieta pobre em potássio e rica em carboidratos e também com tiazídicos. A doença é uma condição que persiste por toda a vida.

RESUMO DO CAPÍTULO

- A despolarização abre canais Na_v, que permitem o movimento rápido de entrada de Na^+, o qual produz ainda mais despolarização. Essa alça de retroalimentação positiva leva à característica "tudo ou nada" e à propagação dos potenciais de ação.
- O K^+ que deixa a célula repolariza o potencial de membrana e encerra o potencial de ação.
- A fixação de voltagem ou o controle por retroalimentação negativa do potencial de membrana facilita o entendimento das correntes associadas ao potencial de ação.
- A amplitude e a direção da corrente de sódio variam com a amplitude dos pulsos de fixação de voltagem no potencial de membrana.
- Os pulsos despolarizantes primeiro ativam e depois inativam a corrente de Na^+. Eles também ativam a corrente de K^+ após um retardo.
- A corrente de *gating* é um sinal direto das mudanças conformacionais na proteína do canal de sódio.
- Existe um limiar para o início do potencial de ação.
- Após um potencial de ação, as células excitáveis passam por um período refratário absoluto, quando não produzirão um segundo potencial de ação, e então por um período refratário relativo, quando um estímulo de intensidade maior é necessário para produzir um segundo potencial de ação.
- A mielinização aumenta a velocidade de condução ao aumentar a constante de comprimento.
- A hipocalcemia (baixo cálcio extracelular) torna as células excitáveis ainda mais excitáveis.
- As doenças desmielinizantes diminuem a velocidade de condução e podem bloquear a propagação dos potenciais de ação.
- Os potenciais de ação aparecem diferentemente quando são registrados com um par de fios elétricos colocados do lado de fora de um feixe nervoso. Os potenciais de ação compostos, a soma de muitos potenciais de ação registrados externamente, têm propriedades que os diferenciam dos potenciais de ação unitários registrados com eletrodos intracelulares.

- No coração, os potenciais de ação são gerados espontaneamente no nodo SA e então se espalham de uma célula a outra por todo o coração via junções comunicantes.
- As células do músculo cardíaco possuem canais K_{ir} para manter o potencial de repouso, canais Na_v para a fase ascendente do potencial de ação, canais Ca_v para a fase de platô e canais K_v lentos para a repolarização.
- As células do nodo SA utilizam canais Ca_v para a fase ascendente do potencial de ação, canais K_v para a repolarização e o canal I_f ativado por hiperpolarização para produzir a despolarização "marca-passo" lenta no intervalo entre os potenciais de ação.
- A ACh e a NA diminuem ou aceleram a frequência cardíaca, respectivamente, via receptores acoplados à proteína G, os quais levam a um decréscimo ou acréscimo na corrente I_f.
- A NA aumenta a amplitude do platô e diminui a duração dos potenciais de ação do músculo ventricular.

QUESTÕES PARA ESTUDO

1. A hipercalemia (alta concentração extracelular de potássio) pode provocar parada cardíaca porque:
   A) os íons potássio se ligam aos canais de sódio, impedindo a sua ativação
   B) os íons potássio estimulam a bomba Na^+-K^+-ATPase e, portanto, impedem a geração dos potenciais de ação cardíacos
   C) o potencial de membrana das células cardíacas se despolariza, e seus canais de sódio são inativados
   D) os íons potássio rapidamente deixam a célula através do retificador de influxo
   E) os íons potássio bloqueiam a interação actina-miosina no coração

2. A mielinização dos axônios:
   A) reduz a velocidade de condução para promover uma transmissão mais infalível
   B) força o impulso nervoso a saltar de um nodo ao outro
   C) ocorre em excesso na esclerose múltipla (EM)
   D) leva a um aumento na capacitância efetiva da membrana
   E) diminui a constante de comprimento para a propagação passiva do potencial de membrana

3. Consideram-se os três canais a seguir nas células do músculo ventricular: canal de sódio (Na_v), canal de potássio retificador de influxo (K_{ir}) e canal de cálcio (Ca_v). A resposta que melhor descreve qual desses canais está aberto durante a fase de platô do potencial de ação ventricular é:
   A) todos os três
   B) somente Na_v e K_{ir}
   C) somente Ca_v e K_{ir}
   D) somente K_{ir}
   E) somente Ca_v

4. Existe uma corrente de influxo (I_f) associada à atividade marca-passo das células do nodo sinoatrial. A estimulação dos nervos simpáticos que chegam ao coração ou a aplicação de noradrenalina produz:
   A) um decréscimo de I_f, uma redução da frequência cardíaca e um aumento da força de contração
   B) um decréscimo de I_f, um aumento da frequência cardíaca e um aumento da força de contração
   C) um aumento de I_f, um aumento da frequência cardíaca e um aumento da força de contração
   D) um aumento de I_f, uma redução da frequência cardíaca, e um decréscimo da força de contração
   E) um aumento de I_f, um aumento da frequência cardíaca e um decréscimo da força de contração

5. A propagação do impulso nervoso não requer:
   A) o fechamento dos canais de potássio que mantêm o potencial de repouso
   B) uma alteração conformacional nas proteínas de membrana
   C) uma despolarização da membrana que abra canais de Na^+
   D) corrente e fluxo para dentro do axônio
   E) a entrada de íons sódio no axônio

6. O potencial de ação composto registrado com um par de eletrodos extracelulares colocados sobre um feixe intacto de fibras nervosas:
   A) propaga-se sem alterar tamanho ou forma
   B) é "tudo ou nada". Se o limiar é excedido, o aumento adicional do estímulo não aumenta a resposta
   C) tem uma amplitude de cerca de 100 mV
   D) é bifásico, exibindo uma deflexão para cima e uma deflexão para baixo da linha de base
   E) não é bloqueado por tetrodotoxina (TTX)

CAPÍTULO 7

Sinapses

David Landowne

OBJETIVOS

- Descrever as etapas da transmissão sináptica química.
- Descrever a biossíntese e as ações da acetilcolina, das catecolaminas (dopamina, noradrenalina e adrenalina), da serotonina, da histamina e dos aminoácidos inibitórios e excitatórios.
- Descrever a biossíntese e as ações dos neuropeptídeos.
- Descrever a estrutura da junção neuromuscular e as funções de suas várias subestruturas.
- Descrever e explicar as etapas envolvidas na transmissão neuromuscular.
- Descrever as ações e explicar os mecanismos para os efeitos do Ca^{2+} e do Mg^{2+} na liberação dos transmissores.
- Descrever como a acetilcolina interage com os receptores na membrana pós-sináptica e o destino da acetilcolina.
- Descrever a geração do potencial de placa motora e os efeitos e mecanismos de ação dos inibidores da acetilcolinesterase e dos bloqueadores dos receptores de acetilcolina.
- Descrever a facilitação e a potenciação pós-tetânica da liberação de transmissores e como esses processos podem ser utilizados para explicar certos aspectos da *miastenia gravis* e a recuperação do bloqueio do receptor.
- Descrever a estrutura e explicar as funções das várias partes dos neurônios.
- Descrever o transporte de substâncias para cima e para baixo nos axônios (transporte axonal anterógrado e retrógrado) incluindo os mecanismos e as substâncias transportadas.
- Calcular o tempo necessário para a regeneração de nervos periféricos.
- Descrever as diferenças e semelhanças entre a transmissão sináptica em uma sinapse central e em junções neuromusculares.
- Descrever a geração de PIPS e PEPS por receptores ionotrópicos e metabotrópicos.
- Descrever a integração de informação e de disparos repetitivos nos neurônios e o conceito de inibição pré-sináptica.

INTRODUÇÃO

Uma **sinapse** é uma região especializada onde um neurônio comunica-se com uma célula-alvo: outro neurônio, uma célula muscular ou uma célula glandular. A maioria das sinapses é química; o neurônio **pré-sináptico** libera uma substância **transmissora** que se difunde por meio da **fenda sináptica** e se liga a um **receptor** na célula **pós-sináptica**. O receptor pós-sináptico pode ser **ionotrópico**, situação em que abrirá um poro seletivo e permitirá o fluxo de íons para produzir um **potencial pós-sináptico (PPS)**, ou pode ser **metabotrópico** e informar a uma proteína G o início de uma cascata química, a qual pode incluir a abertura ou o fechamento de canais. Algumas poucas sinapses são elétricas; a corrente passa através de canais célula-célula diretamente para o interior da célula pós-sináptica. As sinapses químicas oferecem a possibilidade de amplificação, inversão de sinal e efeitos persistentes; as sinapses elétricas são mais rápidas e parecem ser utilizadas quando a sincronização é mais importante do que a computação (processamento da informação).

As sinapses químicas podem ser excitatórias ou inibitórias, dependendo de seu efeito sobre a célula pós-sináptica. No SNC, os neurônios recebem ambos os tipos de sinapses e integram a informação que chega até eles antes de enviarem a mensagem processada a outra célula. As sinapses químicas são importantes alvos farmacêuticos.

PROCESSOS PRÉ-SINÁPTICOS

O terminal pré-sináptico deve estar apto a sintetizar, empacotar e liberar os vários transmissores (Figura 7-1). Os transmissores não peptídicos são concentrados dentro de **vesículas** por cotransportadores H^+-transmissor, específicos para cada transmissor. Uma bomba de **H^+ do tipo V**, que consome ATP, produz o gradiente de H^+. A concentração do transmissor dentro da vesícula pode ser consideravelmente elevada, da ordem de 20 mil moléculas em uma esfera de 20 nm de raio, ou cerca de 30 mM.

Após a liberação, os transmissores são degradados ou transportados de volta ao terminal pré-sináptico para reutilização. As membranas vesiculares também são recicladas. Alguns transmissores são pequenos polipeptídeos sintetizados no retículo endoplasmático rugoso próximo ao núcleo, empacotados pelo aparelho de Golgi e então transportados em vesículas ao longo do axônio por um processo ativo chamado de **transporte axoplasmático**. Esse processo também conduz outras proteínas ao terminal pré-sináptico.

Os neurotransmissores podem ser quimicamente classificados em cinco grupos (Figura 7-2). Eles são todos hidrofílicos e contêm grupamentos que estão eletricamente carregados em pH fisiológico. Assim, eles não passam livremente através da membrana lipídica e podem ser compartimentalizados conforme necessário.

ACETILCOLINA

A **acetilcolina** (**ACh**) foi o primeiro transmissor a ser identificado. Ela é utilizada pelos neurônios motores espinais, para excitar os músculos esqueléticos; pelos nervos parassimpáticos, para a comunicação com vários órgãos-alvo, incluindo a desaceleração do marca-passo cardíaco pelo nervo vago; nos gânglios simpáticos e parassimpáticos; e em vários locais do SNC. Existem duas classes de **receptores de ACh** (**AChR**, do inglês *acetylcholine receptors*) nas membranas pós-sinápticas, os quais são nomeados de acordo com os agonistas que também podem se ligar a eles. Os **receptores nicotínicos** (nAChR) localizam-se nas junções neuromusculares, nos gânglios simpáticos e parassimpáticos e no SNC. Eles são receptores ionotrópicos ou pentâmeros heteroméricos (ver Figura 3-5). Também são canais regulados quimicamente que podem ser abertos pela **nicotina** e bloqueados pelo **curare**. Os **receptores muscarínicos** (mAChR) estão presentes no coração, na musculatura lisa, nas células glandulares e no SNC. Eles são GPCRs metabotrópicos com sete segmentos TM que são ativados pela **muscarina** e bloqueados pela **atropina**. Os nAChR, em geral, excitam a célula pós-sináptica; os mAChR podem ter efeitos excitatórios ou inibitórios.

A ACh é sintetizada a partir de acetil-CoA e colina pela enzima **colina acetiltransferase** (**CAT**), encontrada no citoplasma pré-sináptico. A ACh é concentrada dentro de vesículas por um cotransportador H^+-ACh (Figura 7-3). Um processo ativado pelo Ca^{2+} libera as vesículas. Esse processo é descrito a seguir, após todos os transmissores terem sido discutidos.

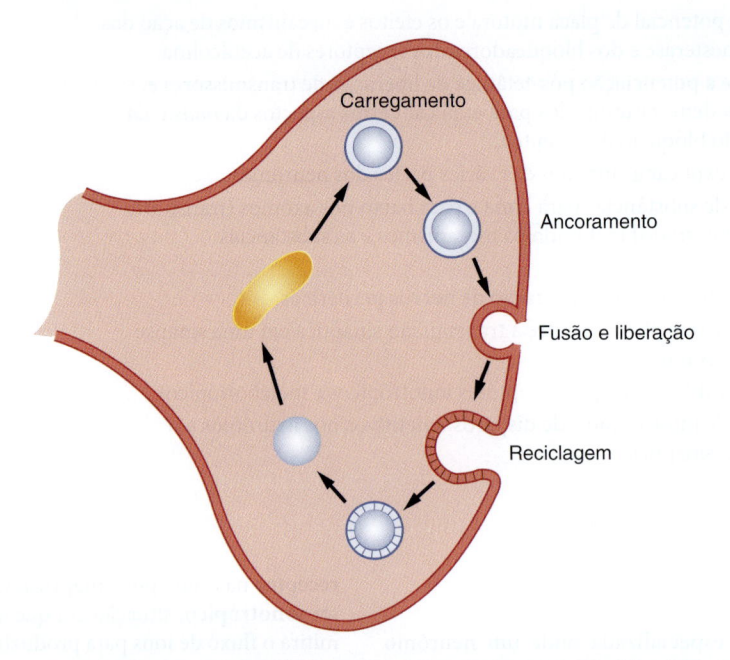

FIGURA 7-1 Ancoramento, liberação de conteúdo e reciclagem das vesículas sinápticas. (Modificada com permissão de Landowne D: *Cell Physiology*. New York: Lange Medical Books/McGraw-Hill, 2006.)

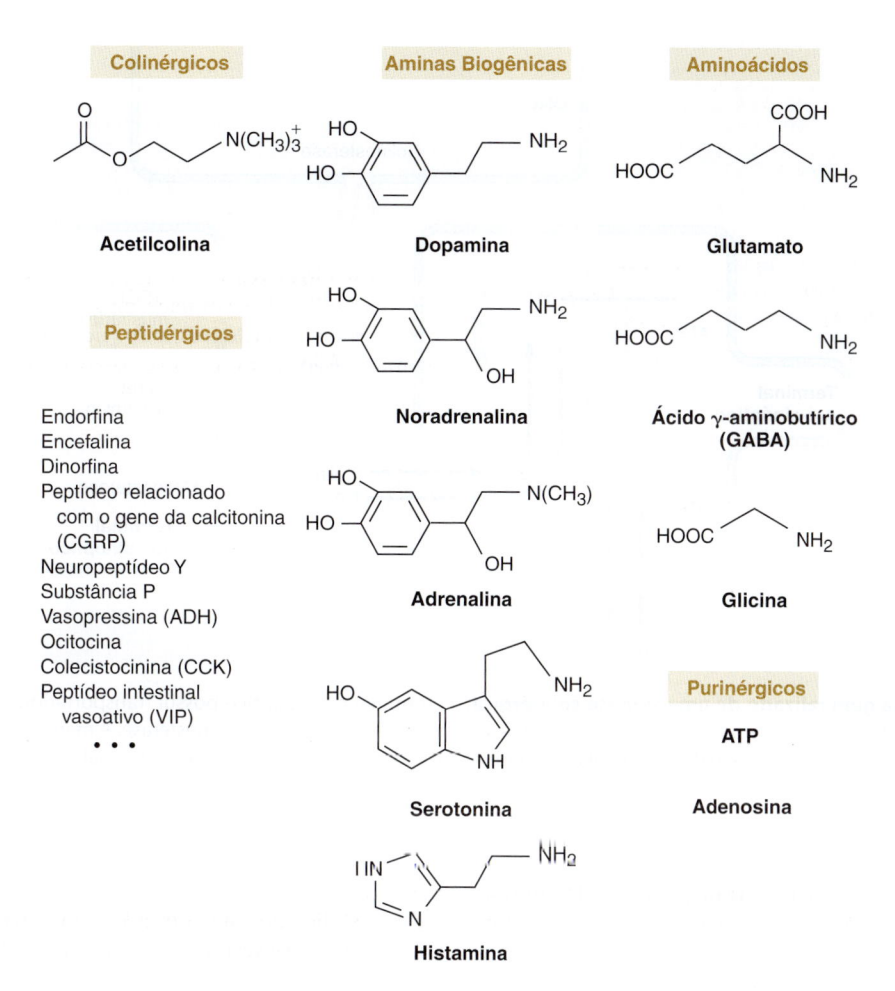

FIGURA 7-2 Os neurotransmissores. (Modificada com permissão de Landowne D: *Cell Physiology*. New York: Lange Medical Books/McGraw-Hill, 2006.)

O envenenamento pela toxina **botulínica** (*Botox*) bloqueia a liberação de ACh e resulta na falha da transmissão neuromuscular. Recentemente, injeções de Botox têm sido utilizadas para tratar a ***distonia***, uma disfunção de movimento caracterizada por contrações musculares involuntárias, e cosmeticamente para bloquear de forma local os músculos faciais que enrugam a pele. Doses excessivas ou liberação sistêmica da toxina por contaminação durante a ingestão de alimentos enlatados podem levar à morte. O **veneno da aranha viúva-negra (ou marrom)** também bloqueia a transmissão neuromuscular. Ele torna as membranas pré-sinápticas permeáveis ao Ca^{2+} e causa uma liberação massiva de vesículas, seguida por uma falha da transmissão devido à falta de ACh armazenada.

Após a liberação, a ACh pode ser degradada em acetato e colina pela enzima **acetilcolinesterase (AChE)** no espaço extracelular. Um **cotransportador Na^+-colina** recaptura a maior parte da colina; a ACh é, então, ressintetizada pela CAT e reempacotada. Os inibidores da AChE ou **anticolinesterásicos** são empregados para fins medicinais, como inseticidas, e como gases dos nervos na guerra química. O seu efeito é aumentar a quantidade e a duração da interação da ACh com os receptores pós-sinápticos. A medida empregada em campos de batalha é bloquear os receptores pós-sinápticos do coração com atropina. Os gases dos nervos são organofosforados que se ligam irreversivelmente à AChE, mas podem ser deslocados pelo iodeto de piridina aldoxima metil (PAM).

AMINOÁCIDOS

GLUTAMATO

O **glutamato** é o principal neurotransmissor excitatório do SNC. Ele é um aminoácido não essencial, mas como não consegue cruzar a barreira hematoencefálica, deve ser sintetizado no SNC. Existem diversas vias de síntese, mas nenhuma específica para neurônios. Os receptores de glutamato (**gluRs**, do inglês *glutamate receptors*) ionotrópicos são classificados como do tipo **NMDA**, se forem ativados pelo agonista sintético *N*-metil-D-aspartato (NMDA), ou como do tipo **não NMDA**, se não forem ativados pelo NMDA. Ambos os tipos são tetrâmeros heteroméricos (ver Figura 3-6) e permitem a passagem de Na^+ e K^+, mas os **receptores NMDA** também permitem que o Ca^{2+} entre na célula e desempenham um papel especial na plasticidade sináptica, descrita mais adiante. Existem também **receptores metabotrópicos de glutamato** (**mgluRs**). Todos são normalmente ativados pelo glutamato (Figura 7-4).

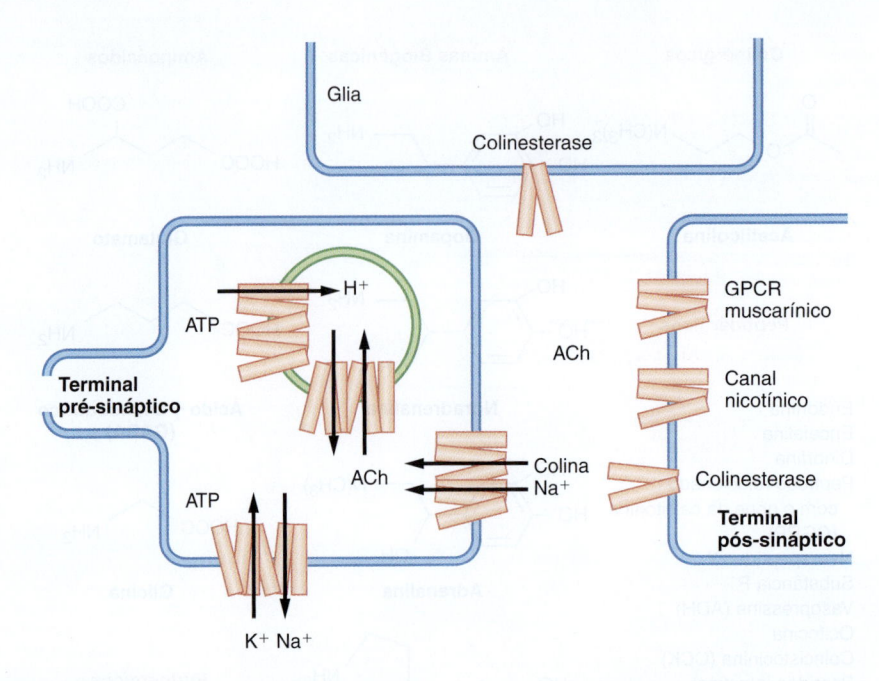

FIGURA 7-3 Esquema generalizado de uma sinapse colinérgica. O terminal pré-sináptico possui transportadores para a recaptação e o empacotamento de ACh. A membrana pós-sináptica contém os receptores de ACh e a enzima colinesterase. A membrana da célula glial vizinha também contém a colinesterase. A ACh é hidrolisada pelas esterases e parte da colina é recaptada pelo terminal pré-sináptico. (Modificada com permissão de Landowne D: *Cell Physiology*. New York: Lange Medical Books/McGraw-Hill, 2006.)

O glutamato é removido do espaço extracelular por um cotransportador Na^+-glutamato, o **transportador de aminoácidos excitatórios** (**TAAE**), que também contratransporta íons K^+. Os TAAEs localizam-se na membrana do terminal pré-sináptico, na membrana pós-sináptica e nas membranas das células gliais vizinhas à sinapse. Dentro da glia, o glutamato pode ser convertido em glutamina, liberado, captado pelo terminal pré-sináptico por um cotransportador acoplado Na^+-Cl^- e, finalmente, reconvertido em glutamato.

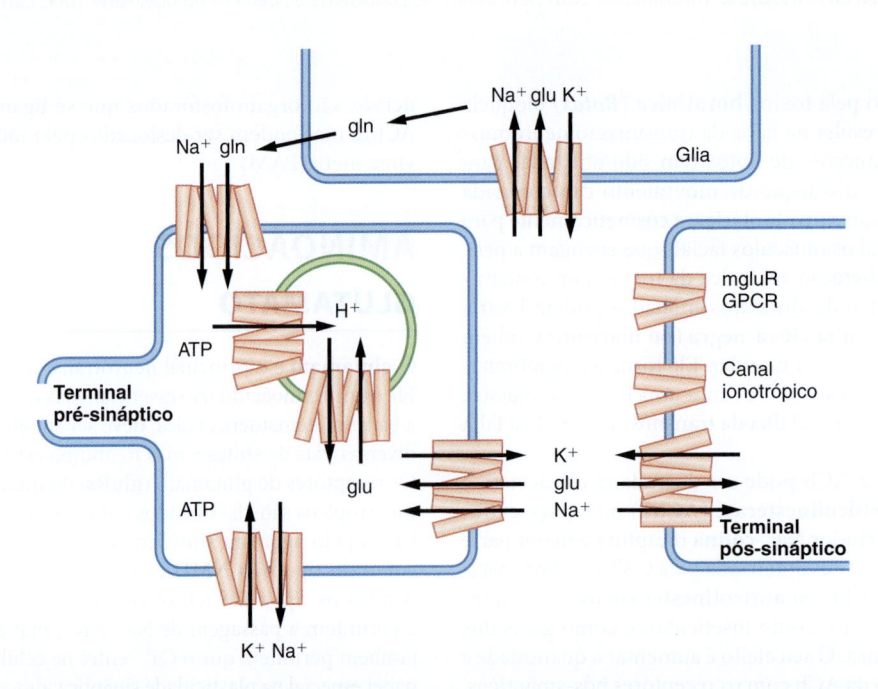

FIGURA 7-4 Esquema generalizado de uma sinapse glutamatérgica. Além dos transportadores para recaptação e empacotamento, as sinapses glutamatérgicas possuem transportadores para a recaptação nas membranas do terminal pós-sináptico e das células gliais. Existe também uma via da glutamina (gln) para deslocar o glutamato da célula glial de volta ao terminal pré-sináptico. (Modificada com permissão de Landowne D: *Cell Physiology*. New York: Lange Medical Books/McGraw-Hill, 2006.)

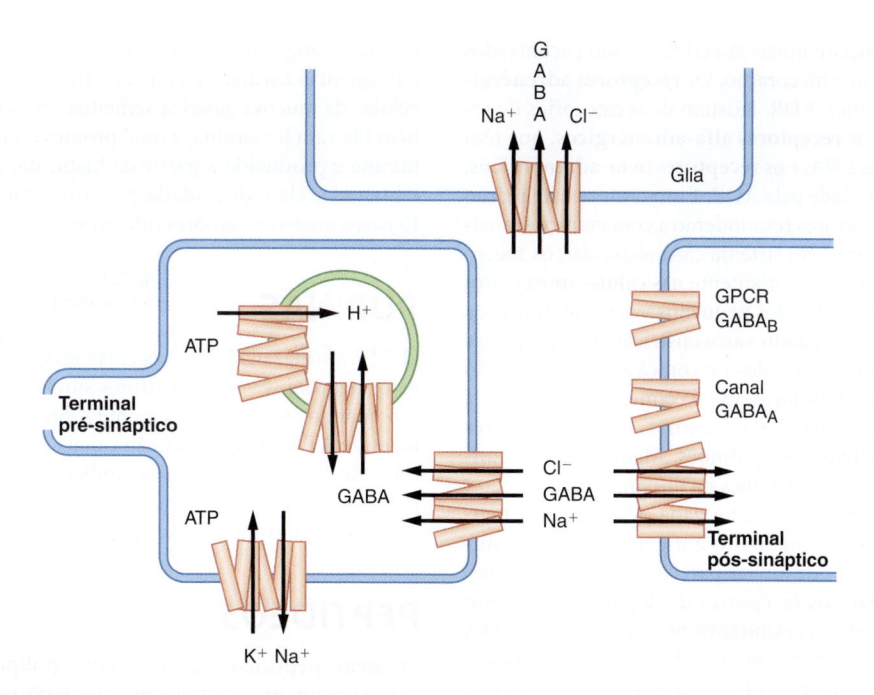

FIGURA 7-5 Esquema generalizado de uma sinapse GABAérgica. Esse esquema é similar ao esquema para o glutamato, mas apresenta receptores e transportadores específicos para o GABA. (Modificada com permissão de Landowne D: *Cell Physiology*. New York: Lange Medical Books/McGraw-Hill, 2006.)

O excesso de glutamato extracelular mata os neurônios ao permitir uma entrada excessiva de Ca^{2+} nas células, o que pode levar à necrose (morte celular). Acredita-se que essa neurotoxicidade desempenhe um papel no **acidente vascular encefálico isquêmico**, na **esclerose lateral amiotrófica (ELA)**, na **doença de Huntington**, na **doença de Alzheimer** e, possivelmente, em algumas formas de **epilepsia**. A isquemia pode elevar o glutamato extracelular ao limitar o metabolismo oxidativo, o ATP e os gradientes de sódio, e assim o movimento do glutamato para longe dos receptores.

GABA E GLICINA

O **ácido gama-aminobutírico (GABA**, do inglês *gamma-aminobutyric acid*) e a **glicina** são os principais neurotransmissores inibitórios do SNC. A enzima **glutamato descarboxilase (GAD)** converte o glutamato em GABA no citoplasma do terminal pré-sináptico. O GABA é empacotado e liberado como os outros transmissores (Figura 7-5). Existe um cotransportador Na^+-GABA que remove o GABA da fenda sináptica. Os **receptores GABA$_A$** e os **receptores de glicina** são heterômeros pentaméricos da superfamília dos nAChR; eles são permeáveis aos íons Cl^-. Os **receptores GABA$_B$** são GPCRs que ativam canais K_{ir} (ou GIRK, do inglês *G protein-coupled inwardly-rectifying potassium channel*).

O SNC opera com um nível tônico de inibição que pode ser alterado por vários fármacos. O **muscimol**, do cogumelo *Amanita muscaria*, é um potente agonista do receptor GABA$_A$. Tranquilizantes comuns como o **diazepan (Valium)** e os **barbitúricos** como o **fenobarbitol** intensificam a abertura dos receptores GABA$_A$. A **picrotoxina**, um potente agente convulsivante, bloqueia o receptor GABA$_A$. A **estricnina**, também um convulsivante, bloqueia os receptores de glicina. A **toxina tetânica** produz paralisia espástica ao bloquear o mecanismo de liberação do GABA e da glicina.

AMINAS BIOGÊNICAS

As **catecolaminas**, a **serotonina** e a **histamina** são todas aminas biogênicas. As catecolaminas são a **dopamina**, a **noradrenalina (NA)** e a **adrenalina (ADR)**. A maioria dos efeitos produzidos por essas aminas biogênicas ocorre via GPCR, frequentemente sem produzir PPS. Todas são concentradas dentro de vesículas e liberadas por mecanismos semelhantes, mas algumas são liberadas por dilatações dos axônios que estão na vizinhança dos receptores, mas não intimamente justapostas a eles. Células não neuronais também liberam ADR e histamina.

CATECOLAMINAS

A dopamina e a NA são encontradas no SNC. A NA também é o principal transmissor final do sistema nervoso simpático e a ADR é produzida e liberada pela medula da glândula suprarrenal (a qual é, por isso, também chamada de glândula adrenal). Todas as três catecolaminas são sintetizadas pela mesma via, começando com a hidroxilação da tirosina a **di-hidroxifenilalanina (DOPA**, do inglês *dihydroxyphenylalanine*), a qual é então descarboxilada para formar a dopamina. A adição de um grupo beta-hidroxil forma a NA e, nas células da medula da glândula suprarrenal, uma transferência subsequente de um grupo *N*-metil produz a ADR. A **tirosina-hidroxilase (TH)** é a enzima reguladora da síntese. A TH e a **DOPA descarboxilase** estão presentes no citoplasma do terminal pré-sináptico. A dopamina é concentrada em vesículas, onde a **dopamina beta-hidroxilase (DBH)** a converte em NA. Esta é recaptada pelo terminal pré-sináptico por um cotransportador acoplado Na^+-Cl^-; em seguida, ela é degradada pela **monoamina-oxidase (MAO)** nas mitocôndrias e pela **catecolamina-O-metiltransferase (COMT)** no citoplasma.

Os receptores de catecolaminas são GPCRs e são encontrados no SNC, no músculo liso e no coração. Os **receptores adrenérgicos** respondem à NA e/ou à ADR. Existem duas categorias de receptores adrenérgicos: os **receptores alfa-adrenérgicos**, que têm uma maior afinidade pela NA, e os **receptores beta-adrenérgicos**, que têm uma maior afinidade pela ADR. Entretanto, existe reação cruzada, e ambos os receptores responderão a concentrações mais elevadas dos dois agonistas. No sistema cardiovascular, os receptores alfa são encontrados primariamente nas células musculares lisas que controlam o diâmetro dos pequenos vasos sanguíneos; a NA atua nesses vasos provocando vasoconstrição. Os receptores beta estão primariamente localizados no coração e podem fazê-lo bater mais rápido e com mais força. O relaxamento muscular via ativação de receptores adrenérgicos ocorre nas células musculares lisas do trato gastrintestinal e dos pulmões. Algumas dessas funções serão discutidas em mais detalhes na próxima seção.

A *doença de Parkinson* é caracterizada pela perda de neurônios dopaminérgicos; o tratamento em geral inclui a administração de DOPA, que pode aliviar parcialmente os sintomas. Fármacos que bloqueiam os receptores de dopamina têm sido empregados no tratamento da **esquizofrenia**; algumas vezes eles induzem tremores semelhantes à doença de Parkinson. A **reserpina**, um tranquilizante antigo, inibe o transporte de dopamina para o interior das vesículas. A **cocaína** bloqueia a recaptação das catecolaminas, prolongando os seus efeitos. Muitos dos remédios para a congestão nasal vendidos sem prescrição, como a ***neosinefrina***, ativam os receptores catecolaminérgicos.

SEROTONINA

A serotonina, ou **5-hidroxitriptamina (5-HT)**, é produzida a partir do triptofano por hidroxilação e descarboxilação. Os receptores 5-HT estão envolvidos nos processos de secreção e no peristaltismo do trato gastrintestinal, medeiam a agregação plaquetária e a contração da musculatura lisa e estão distribuídos de maneira difusa por todo o sistema límbico. A serotonina foi inicialmente identificada como uma substância presente no soro sanguíneo que provocava vasoconstrição, daí seu nome.

A atividade da **triptofano hidroxilase** é a etapa limitante da taxa de síntese de 5-HT; no SNC, a triptofano hidroxilase está presente somente nos neurônios serotoninérgicos. A 5-HT é desativada por recaptação e degradada pela MAO nas mitocôndrias. A maioria dos receptores 5-HT são GPCRs; os **receptores 5HT$_3$** são canais iônicos.

Os *inibidores seletivos da recaptação de serotonina*, como o *hidrocloreto de fluoxetina* (**Prozac**), são comumente prescritos como antidepressivos. O **LSD (dietilamida do ácido lisérgico)** e a **psilocina**, o metabólito ativo da **psilocibina**, são alucinógenos que ativam os receptores 5-HT.

HISTAMINA

A maior parte da histamina do organismo é liberada pelos **mastócitos** (células do sistema imunitário) em resposta a antígenos ou a dano tecidual. A histamina também é um regulador da secreção ácida pelo trato GI e atua como um neurotransmissor no sistema nervoso central. A liberação de histamina está associada às reações alérgicas; ela inicia as respostas inflamatórias, dilata os vasos sanguíneos e aumenta a permeabilidade capilar, reduz a frequência cardíaca e contrai a musculatura lisa pulmonar. As células da mucosa gástrica semelhantes às enterocromafins também liberam histamina, a qual promove a produção ácida. A histamina é produzida a partir da histidina, estocada em vesículas e liberada; ela é degradada pela histamina *N*-metiltransferase. Existem quatro receptores diferentes de histamina, todos GPCRs.

PURINAS

O ATP é armazenado em vesículas sinápticas e liberado com a NA pelos neurônios vasoconstritores simpáticos. Ele induz a constrição quando aplicado diretamente sobre o músculo liso. Os **receptores de ATP do tipo P2X** são canais iônicos que permitem o influxo de Ca^{2+}, mas as células também possuem receptores GPCR para o ATP (receptores P2Y). Esses receptores existem também no encéfalo, bem como os receptores P1 para a adenosina.

PEPTÍDEOS

Os neuropeptídeos são pequenos polipeptídeos sintetizados como precursores inativos maiores (pró-peptídeos) e, então, clivados por endopeptidases específicas. Por serem proteínas, eles são sintetizados no corpo celular e transportados em vesículas aos terminais. Não existe mecanismo de recaptação. Os peptídeos são menos concentrados nas vesículas do que os outros neurotransmissores, mas têm maior afinidade com os seus receptores, os quais são GPCRs. Os neuropeptídeos são liberados por grandes vesículas de conteúdo eletrodenso, enquanto os outros neurotransmissores são secretados por vesículas menores, mais claras. Os neuropeptídeos frequentemente atuam em conjunto com neurotransmissores clássicos.

Não se sabe muito sobre a função da maioria dos neuropeptídeos no SNC, exceto os peptídeos opioides, **endorfina, encefalina e dinorfina**, os quais estão envolvidos na regulação da percepção da dor. Três receptores opioides foram identificados inicialmente como sítios de ligação dos opioides sintéticos como a *morfina*.

Existem muitos neuropeptídeos não opioides liberados pelos neurônios. O **peptídeo relacionado ao gene da calcitonina** (**CGRP**, do inglês *calcitonin gene-related peptide*) e o **neuropeptídeo Y** estão envolvidos na manutenção da pressão sanguínea. O **hormônio antidiurético** (**ADH**, do inglês *antidiuretic hormone*, também chamado de **vasopressina**) auxilia no controle da reabsorção de água nos rins. A **ocitocina**, o **hormônio luteinizante** (**LH**, do inglês *luteinizing hormone*) e o **hormônio folículo-estimulante** (**FSH**, do inglês *follicle-stimulating hormone*) estão envolvidos na reprodução. A **colecistocinina** (**CCK**, do inglês *cholecystokinin*), a **gastrina** e o **polipeptídeo intestinal vasoativo** (**VIP**, do inglês *vasoactive intestinal peptide*) facilitam a digestão. Todos esses e muitos outros peptídeos têm sido identificados como potenciais neurotransmissores no SNC.

LIBERAÇÃO SINÁPTICA

Os detalhes do processo de liberação sináptica estão atualmente sob intensa investigação. Está claro que o processo é acionado por um aumento nos níveis citoplasmáticos de Ca^{2+}. Em muitas sinapses, a chegada do potencial de ação pré-sináptico provoca a entrada de Ca^{2+} no terminal através de canais Ca_v. Em algumas

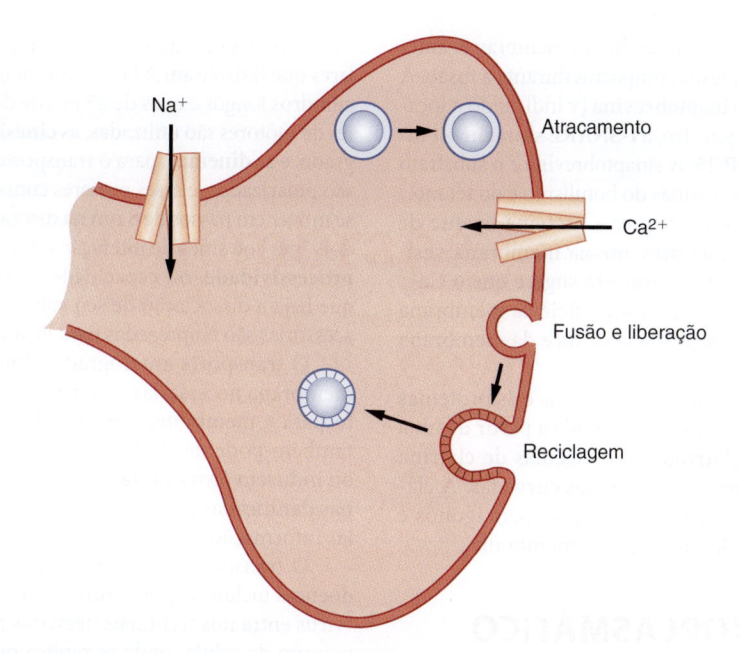

FIGURA 7-6 Os canais envolvidos na liberação sináptica. Os canais Na$_v$ despolarizam a terminação, e os canais Ca$_v$ permitem o influxo de Ca^{2+} para disparar a liberação. Existem também canais K$_v$ que repolarizam a membrana e, portanto, limitam o influxo de Ca^{2+}. (Modificada com permissão de Landowne D: *Cell Physiology*. New York: Lange Medical Books/McGraw-Hill, 2006.)

células sensoriais não neuronais, não existe um potencial de ação, e o potencial gerador do receptor sensorial abre os canais Ca$_v$.

As vesículas sinápticas atuam por meio de ciclos que envolvem o carregamento com transmissores, a ancoragem em uma zona ativa ou sítio de liberação, a fusão com a superfície da membrana e a liberação do conteúdo, recuperação endocítica e novo carregamento. Na Figura 7-6, cada etapa do ciclo das vesículas está ilustrada por uma mudança na posição das vesículas. Na realidade, entretanto, ocorre pouco movimento nos estados em que a vesícula está ancorada. Em muitas sinapses, o local de liberação é próximo a uma área pós-sináptica contendo os canais sensíveis ao transmissor. Na junção neuromuscular (ver Figura 7-9), os canais Ca$_v$ encontram-se adjacentes aos locais de liberação, de maneira que é necessária apenas uma elevação local do Ca^{2+} interno para causar a liberação.

Os processos de ancoragem e fusão envolvem as proteínas do complexo **SNARE**, ou **proteínas receptoras da proteína SNAP (proteína de ancoramento ao fator solúvel sensível à *N*-etilmalei-**

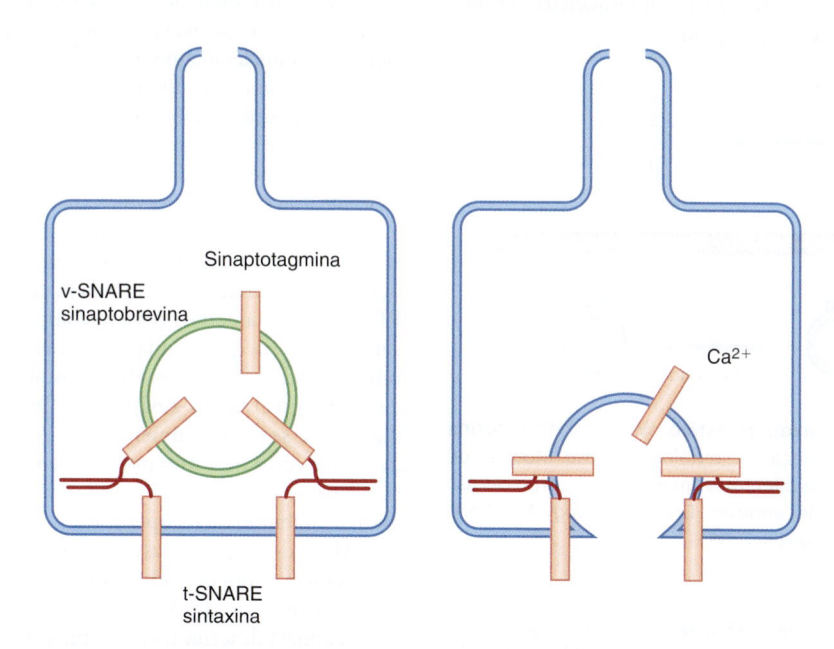

FIGURA 7-7 Mecanismo sugerido para a fusão de vesículas. As proteínas do complexo SNARE promovem o atracamento da vesícula, e o Ca^{2+} se liga à sinaptotagmina para promover a fusão. (Modificada com permissão de Landowne D: *Cell Physiology*. New York: Lange Medical Books/McGraw-Hill, 2006.)

mida, NSF)* – que estão presentes em ambas as membranas antes da fusão e se associam em complexos compactos durante a fusão. A Figura 7-7 mostra a v-SNARE sinaptobrevina (v indicando a localização vesicular) se ligando ao seu alvo, a t-SNARE sintaxina (t indicando *target*, ou alvo) e SNAP-25. A sinaptobrevina é o substrato das endopeptidases contidas nas toxinas do botulismo e do tétano.

A fusão estimulada pelo Ca^{2+} requer a proteína ligante de Ca^{2+} sinaptotagmina, a qual está presente na membrana vesicular e se liga ao Ca^{2+}. Um modelo proposto sugere que o Ca^{2+} permita que a sinaptotagmina se ligue à superfície da membrana e tracione as duas camadas lipídicas (da vesícula e da membrana plasmática) para que ocorra a fusão.

O processo de reciclagem retorna os lipídeos e as proteínas ao conjunto de vesículas. A vesícula é recuperada a partir de uma invaginação recoberta por clatrina. As moléculas de clatrina têm o formato de um *triskelion*, ou três pernas curvadas. A clatrina forma uma superfície fechada coberta com pentágonos e remove a vesícula recuperada da superfície da membrana.

TRANSPORTE AXOPLASMÁTICO

Todas as proteínas do terminal pré-sináptico são sintetizadas no corpo celular e transportadas por até 1 m antes de serem utilizadas. Além disso, o neurônio tem mecanismos que transportam alguns materiais no sentido reverso ou retrógrado, de volta ao corpo celular. Alguns dos mecanismos utilizados para esse transporte são utilizados em outras células para despachar material à periferia celular e também para o movimento dos cromossomos durante a mitose.

O **transporte axoplasmático** é diferenciado conforme a direção em **anterógrado** e **retrógrado**. O transporte anterógrado pode ainda ser dividido em rápido (100 a 400 mm/dia ou 1 a 5 μm/s) e lento (0,5 a 4 mm/dia). O transporte rápido ocorre para vesículas e mitocôndrias; o transporte lento para enzimas solúveis e para aquelas que fazem parte do citoesqueleto. O transporte retrógrado é apenas do tipo rápido.

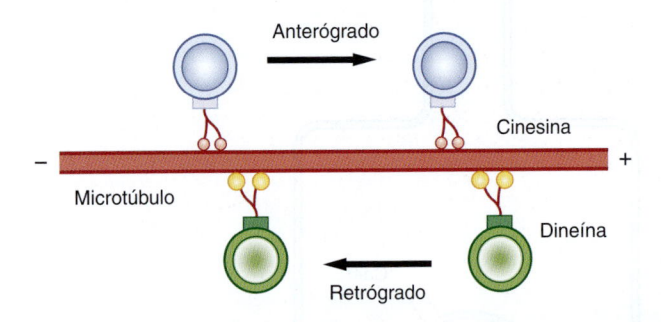

FIGURA 7-8 Transporte axoplasmático. Motores de cinesina transportam vesículas em direção ao terminal nervoso. Motores de dineína transportam vesículas diferentes em direção ao corpo celular. (Modificada com permissão de Landowne D: *Cell Physiology*. New York: Lange Medical Books/McGraw-Hill, 2006.)

---

* N. de R.T. O termo SNARE (do inglês *SNAP receptor*) é um trocadilho, pois a palavra inglesa *snare* significa capturar algo com uma armadilha, indicando, portanto, o complexo proteico responsável por "capturar" as vesículas sinápticas para ancorá-las à membrana. SNAP, do inglês *soluble NSF attachment protein*; NSF, do inglês *N-ethylmaleimide-sensitive fusion protein*.

O transporte axoplasmático rápido envolve motores moleculares que hidrolisam ATP e caminham ao longo dos **microtúbulos**, cilindros longos e ocos de 25 nm de diâmetro. Duas classes diferentes de motores são utilizadas, as **cinesinas**, para o transporte anterógrado, e as **dineínas**, para o transporte retrógrado. Os microtúbulos são polarizados, e esses motores conseguem detectar a polaridade e se mover em passos de 8 nm na direção apropriada. Os motores têm dois "pés", ou sítios de interação com os microtúbulos, e apresentam **processividade**, ou capacidade de funcionar repetidamente sem que haja a dissociação de seu substrato, o microtúbulo. Moléculas acessórias são empregadas para ligar a carga ao motor (Figura 7-8).

O transporte anterógrado rápido despacha as proteínas de membrana necessárias no terminal, tanto para as vesículas quanto para a membrana terminal. Durante o desenvolvimento, ele também pode despachar moléculas de adesão que reconhecem ou induzem alvos. O transporte retrógrado pode retornar proteínas danificadas para a rota endolítica e trazer para o corpo celular informação sobre eventos de sinalização.

O transporte retrógrado é parte da fisiopatologia de muitas doenças incluindo **pólio**, **raiva**, **tétano** e **herpes simplex**. O herpes-vírus entra nos terminais nervosos periféricos e, então, viaja para o corpo da célula, onde se replica ou entra em latência. Ele pode voltar ao terminal nervoso mais tarde por transporte anterógrado e ficar disponível para transmissão por contato para outra pessoa. A toxina do tétano é transportada retrogradamente em neurônios motores para os dendritos e, então, transinapticamente para terminais liberadores de GABA e glicina, onde inibe a liberação sináptica.

O transporte axoplasmático é importante para a regeneração dos nervos após uma lesão ao sistema nervoso periférico. Sob circunstâncias normais, os nervos no SNC não se regeneram, embora pesquisas recentes estejam esperançosas de que isso irá mudar no futuro. Se o axônio de um nervo periférico for cortado ou esmagado, a porção distal morrerá e passará por uma **degeneração walleriana** característica, conforme o axônio é reabsorvido ao longo de algumas poucas semanas. Dentro de poucos dias, o corpo celular sofre a **reação axonal**, normalmente chamada de **cromatólise**, devido a uma alteração na sua coloração quando estudado histologicamente. O nucléolo aumenta, o retículo endoplasmático rugoso ou RE (substância de Nissl) se dispersa, e o núcleo é deslocado. Genes são ativados, RNA é transcrito, e proteínas são sintetizadas. Quanto maior for a distância da lesão em relação ao corpo celular, maior será o período de latência, indicando que o transporte retrógrado está envolvido na sinalização para iniciar a reação axonal.

No local da lesão, o coto que está acoplado ao corpo celular irá se fechar em horas, e botões ou brotos irão aparecer em um ou dois dias. A extremidade cortada se encherá com mitocôndrias e RE liso. O brotamento crescerá como finas fibras. Se a regeneração for bem-sucedida, uma das novas fibras irá encontrar seu caminho em direção ao envoltório distal do nervo em degeneração e reinervar o alvo pós-sináptico. A fibra irá, então, aumentar em diâmetro e se tornar remielinizada. A velocidade de crescimento da fibra é cerca de 1 mm por dia, dentro da taxa esperada para o transporte axonal lento. Esse é o numero a ser utilizado na estimativa do tempo de recuperação.

Além do sistema baseado em microtúbulos, o transporte intracelular também pode ocorrer via motores de miosina que trafegam ao longo dos filamentos de actina. A interação é semelhante àquela descrita nos Capítulos 8 e 9, exceto pelos fatos de que a actina permanece fixa e as moléculas individuais de miosina progridem ao longo dela. Existem também moléculas adaptadoras que aderem a carga à miosina.

PROCESSOS PÓS-SINÁPTICOS

Existem vários receptores pós-sinápticos diferentes para cada transmissor; eles são diferenciados por suas sequências de aminoácidos e, em alguns casos, pela sua farmacologia. Regiões diferentes do sistema nervoso têm receptores característicos; algumas vezes uma célula pós-sináptica individual terá múltiplos tipos de receptores. Os receptores ionotrópicos são excitatórios ou inibitórios conforme sua seletividade iônica. Os receptores metabotrópicos podem provocar indiretamente a abertura ou o fechamento de canais e podem também modular a atividade das células de outras formas.

Os PPS são chamados de **potenciais excitatórios pós-sinápticos** (**PEPS**) se o seu efeito for aumentar a chance de a célula pós-sináptica produzir um potencial de ação, ou de **potenciais inibitórios pós-sinápticos** (**PIPS**), se reduzirem a probabilidade de a célula pós-sináptica disparar um potencial de ação. Cada canal tem um padrão de seletividade e permite que diferentes íons fluam através dele com facilidade diferenciada. Isso significa que cada canal terá um **potencial de inversão**: um potencial no qual não haverá fluxo líquido de íons através do canal. Se o potencial de membrana for mais positivo do que o potencial de inversão, corrente líquida fluirá para fora da célula, tendendo a hiperpolarizá-la. Se a membrana for menos positiva ou mais negativa, a corrente fluirá para o interior e tenderá a despolarizar a célula. A corrente que flui através dos canais direciona o potencial de membrana no sentido do potencial de inversão para aquele canal.

A maioria dos neurônios no SNC recebe constantemente uma entrada de informações variável a partir de diferentes sinapses, e seu potencial de membrana está sempre se alterando. Se uma sinapse abrir canais com um potencial de inversão mais positivo do que o limiar para potenciais de ação, ela produzirá um PEPS. Se o potencial de inversão for mais negativo do que o limiar, resultará em um PIPS. Se um canal for permeável a um único íon, seu potencial de inversão será o potencial de Nernst para aquele íon (equação (4) do Capítulo 4). Se o canal for permeável a múltiplos íons, seu potencial de inversão será a média ponderada dos potenciais de Nernst para esses íons (equação (6) do Capítulo 4).

Os canais nAChR e os canais GluR têm aproximadamente a mesma permeabilidade ao Na^+ e ao K^+, e seu potencial de inversão é de cerca de -10 mV; quando ativados, eles produzem PEPS. Os receptores $GABA_A$ e os receptores de glicina são canais de Cl^-; seu potencial de inversão é cerca de -80 mV. O mAChR cardíaco, por meio de uma proteína G, ativa um canal K_{ir} (K_{ACh}), que tem um potencial de inversão de cerca de -90 mV. Ambos os canais de Cl^- e de K^+ promovem PIPS. Se, por algum motivo, ocorrer de a célula estar mais negativa do que -80 mV, a abertura de canais de Cl^- irá despolarizar a célula, mas ainda trabalhando para impedir que outros canais continuem despolarizando a célula adicionalmente até o limiar.

A JUNÇÃO NEUROMUSCULAR – UMA SINAPSE ESPECIALIZADA

Devido a sua fácil acessibilidade, a junção neuromuscular (ou mioneural) (Figura 7-9) é a sinapse mais bem estudada; ela é a

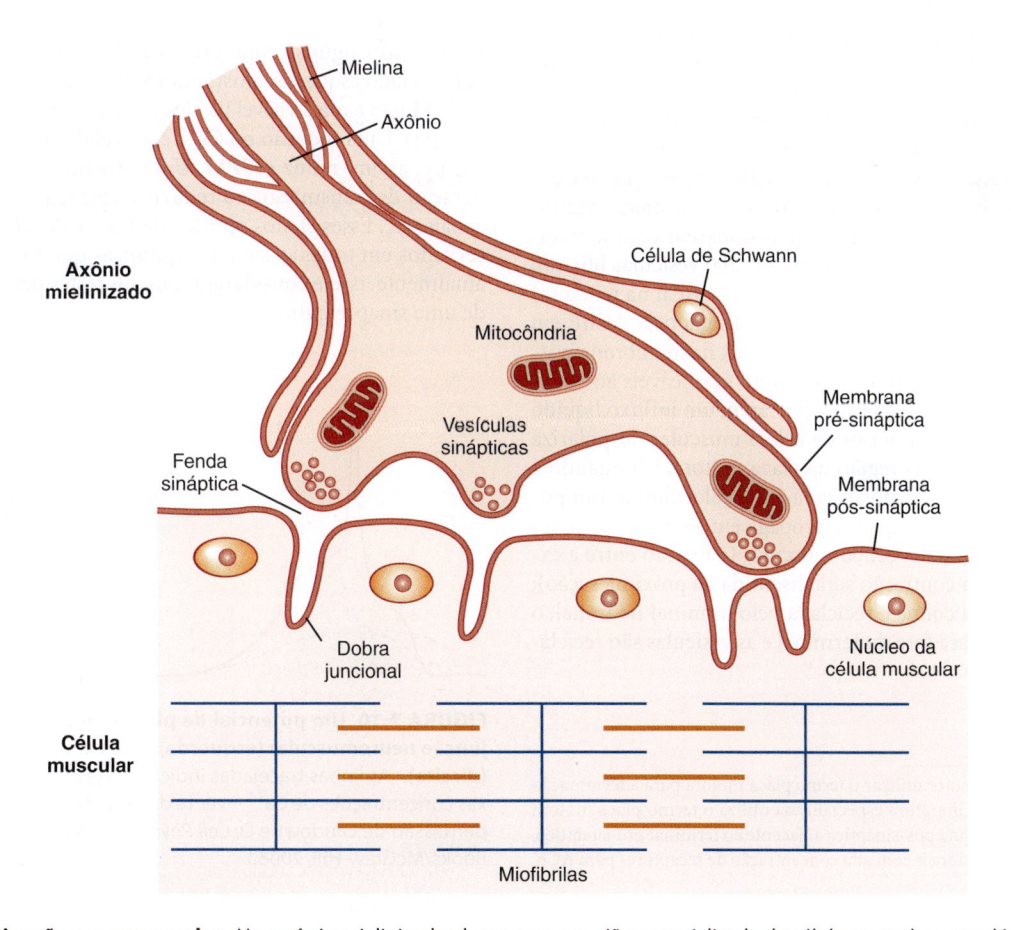

FIGURA 7-9 A junção neuromuscular. Um axônio mielinizado chega a uma região especializada da célula muscular esquelética. (Modificada com permissão de Landowne D: *Cell Physiology*. New York: Lange Medical Books/McGraw-Hill, 2006.)

fonte de muito do que se sabe sobre sinapses. Esta seção descreve o funcionamento dessa sinapse, reunindo e ilustrando muitas das ideias apresentadas de forma mais abstrata anteriormente. A junção neuromuscular tem um interesse clínico considerável. A **miastesia gravis** é uma doença que incapacita a junção neuromuscular; existem outras doenças e muitos fármacos e toxinas que têm como alvo a junção. A junção neuromuscular oferece um teste conveniente para o anestesiologista estimar a recuperação de uma imobilização muscular após uma cirurgia.

Um único neurônio motor controla entre três e mil células musculares. Cada célula muscular recebe informação de um único neurônio motor. O neurônio motor e todas as suas células musculares funcionam juntos como uma **unidade motora**. Em pessoas saudáveis, um potencial de ação no neurônio motor produzirá um grande PEPS em todas as células musculares associadas. O PEPS é grande o suficiente para exceder em muito o limiar das células musculares e produzir potenciais de ação e contração. O SNC controla o movimento escolhendo quais unidades motoras serão ativadas. As unidades motoras menores produzem movimentos mais finos.

Na terminação nervosa, o axônio perde a sua mielina e se espalha para formar a **placa motora***, assim chamada por sua aparência anatômica. Os terminais nervosos contêm muitas mitocôndrias e muitas vesículas sinápticas de 40 nm de diâmetro que contêm ACh. O terminal nervoso está separado do músculo por um espaço de 50 nm, a **fenda sináptica**, que contém uma lâmina basal. A membrana da célula muscular contém AChR e também a enzima AChE. Em micrografias eletrônicas de transmissão, tanto as membranas pré- como as pós-sinápticas aparecem espessadas, indicando a presença de canais e outras proteínas.

A transmissão neuromuscular pode ser descrita como um processo de 10 etapas: (1) um potencial de ação chega ao terminal pré-sináptico; (2) o terminal nervoso é despolarizado; (3) a despolarização abre canais Ca_v; (4) o Ca^{2+} entra na célula, movendo-se a favor de seu gradiente eletroquímico; (5) o Ca^{2+} age sobre um sítio de liberação, provavelmente a sinaptotagmina, fazendo as vesículas sinápticas se fusionarem com a membrana pré-sináptica; (6) aproximadamente 200 vesículas liberam seu conteúdo de ACh na fenda sináptica; (7) a ACh na fenda (a) difunde-se para fora da fenda, (b) é hidrolisada pela AChE em acetato e colina, ou (c) interage com os AchR na membrana pós-sináptica; (8) os AChR ativados são muito permeáveis ao Na^+ e ao K^+ e pouco permeáveis ao Ca^{2+}; portanto, um influxo líquido de carga positiva para o interior da célula muscular despolariza a membrana muscular na região da placa motora; (9) quando a membrana muscular é despolarizada até o valor limiar, um potencial de ação é gerado, o qual se propaga em ambas as direções para cada extremidade da célula muscular (a ligação entre a excitação muscular e a contração será discutida na próxima seção); e, finalmente, (10) a colina é reciclada pelo terminal neuronal, o Ca^{2+} é bombeado para fora do terminal e as vesículas são recicladas e recarregadas.

---

* N. de T. Apesar de o autor utilizar o termo placa motora para a terminação nervosa, comumente a literatura especializada utiliza o termo placa motora para se referir à membrana pós-sináptica adjacente ao terminal pré-sináptico, que contém dobras juncionais com alta concentração de receptores para ACh.

REGISTRANDO O POTENCIAL DE PLACA MOTORA

Se um microeletrodo for inserido dentro de uma fibra muscular, próximo à junção neuromuscular, será observado um potencial de repouso de cerca de -90 mV. Se o nervo for estimulado e o músculo impedido de contrair por uma distensão extrema, será observado que o potencial de membrana mudará, conforme demonstrado no traçado da linha contínua ao lado esquerdo da Figura 7-10. Se, por outro lado, o eletrodo for colocado alguns centímetros distante da junção neuromuscular, será observado o potencial demonstrado no traçado da direita. Se for diminuída a concentração de Ca^{2+} na solução que banha a célula ou aumentada a concentração de Mg^{2+} e o nervo for estimulado novamente, o potencial na junção neuromuscular mudará, conforme demonstrado pela linha tracejada. Sob essas condições, não haverá alterações no potencial de membrana alguns centímetros distante da junção.

A linha sólida no lado esquerdo mostra um potencial de ação sobreposto a um **potencial de placa motora** (PPM). Ocorre uma despolarização inicial devido à entrada líquida de carga positiva por meio dos AChR que foram ativados pela liberação de ACh. Quando esse potencial atinge o valor de cerca de -50 mV, um potencial de ação é iniciado. Em concentrações normais de Ca^{2+}, o PPM é duas ou três vezes maior do que o necessário para despolarizar a membrana muscular até o valor limiar.

Um potencial de ação puro é observado na linha da direita; ele pode ser registrado por estimulação elétrica de uma das extremidades do músculo ou pela colocação de um eletrodo de registro afastado alguns centímetros da placa motora. A linha tracejada no lado esquerdo mostra um PPM com amplitude reduzida. O PPM não é mais visível há alguns centímetros da placa motora (direita). Uma redução no Ca^{2+} extracelular reduz a liberação de ACh e, assim, reduz o PPM. Um aumento do Mg^{2+} reduz a liberação de transmissor ao reduzir a entrada de Ca^{2+} através de canais Ca_v. Esses efeitos opostos do Ca^{2+} e do Mg^{2+} têm sido observados em todas as sinapses químicas que foram examinadas; atualmente, isso é considerado um dos testes para a identificação de uma sinapse química.

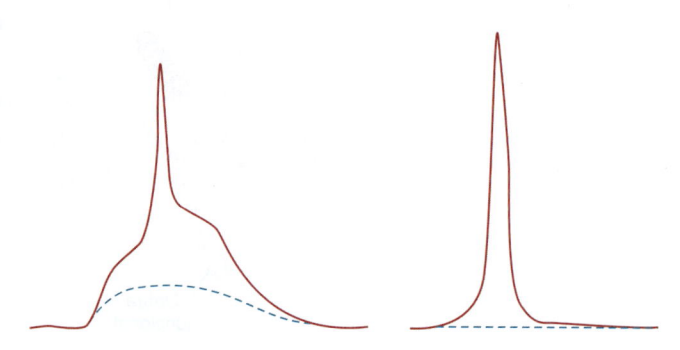

FIGURA 7-10 Um potencial de placa e um potencial de ação na junção neuromuscular (esquerda) e a 2 cm de distância da junção (direita). As linhas tracejadas indicam a resposta observada em baixas concentrações de Ca^{2+} – ver texto para detalhes. (Modificada com permissão de Landowne D: *Cell Physiology*. New York: Lange Medical Books/McGraw-Hill, 2006.)

As concentrações de Ca^{2+} e Mg^{2+} têm efeitos diferentes na excitabilidade ou no limiar para a geração dos potenciais de ação nas células musculares e nervosas. A redução do Ca^{2+} torna as células mais excitáveis (provocando um limiar mais negativo) ou requer uma despolarização menor para atingir o limiar para a geração de um potencial de ação. Esse efeito é dependente dos canais Na_v; com baixo Ca^{2+}, os canais Na_v abrem em potenciais mais negativos. O Ca^{2+} e o Mg^{2+} têm uma ação sinérgica sobre os canais Na_v; eles têm ações opostas na transmissão neuromuscular. Clinicamente, os efeitos da hipocalcemia são hiperexcitabilidade e potenciais de ação espontâneos no nervo e no músculo. Esses efeitos são observados quando ainda existe Ca^{2+} suficiente para sustentar a liberação de ACh, de maneira que cada potencial de ação nervoso cause um potencial de ação muscular.

Nesse caso, com baixo Ca^{2+} e alto Mg^{2+}, o PPM não é grande o suficiente para atingir o limiar e disparar um potencial de ação. Os potenciais de ação são propagados ativamente; o PPM se propaga passivamente e não será visível a poucos centímetros da junção neuromuscular. Esses dois potenciais são produzidos pela atividade de canais diferentes que apresentam farmacologia diferenciada. O curare bloqueia os AChR e o PPM sem afetar o potencial de ação observado logo após a estimulação elétrica direta do músculo. Uma toxina do caracol-cone (μ-conotoxina) bloqueia o potencial de ação muscular, mas não o PPM. A μ-conotoxina bloqueia os canais Na_v musculares, mas não os canais Na_v dos neurônios, os quais são produto de genes diferentes.

Se a relação Ca^{2+}/Mg^{2+} for suficientemente baixa, a resposta à estimulação aparecerá como na Figura 7-11. Cada traço representa a resposta a uma estimulação que é repetida a cada cinco segundos. Três dos quatro traçados mostram um pequeno PPM; na terceira tentativa não houve resposta. A primeira resposta tem cerca de 1 mV de amplitude; a segunda e a quarta respostas têm cerca de 0,5 mV. Quando o experimento foi repetido muitas vezes, observou-se que as respostas foram quantizadas com uma unidade de resposta de aproximadamente 0,5 mV. Isto é, houve muitas respostas de 0,5, 1 e 1,5 mV, mas muito poucas com amplitudes intermediárias. Além disso, algumas vezes houve respostas espontâneas de 0,5 mV sem qualquer estimulação; uma dessas é demonstrada no quarto traçado. Esses **potenciais de placa motora em miniatura (PPMM)** representam a resposta pós-sináptica à liberação de um, dois ou três **quanta** de ACh. Cada quantum representa o conteúdo de ACh contido em uma única vesícula sináptica. O número exato de vesículas liberadas em qualquer estimulação particular não pode ser conhecido; somente o número médio ou o **conteúdo quantal médio** pode ser previsto. O PPM, em condições normais de Ca^{2+}/Mg^{2+}, é a resposta a aproximadamente 200 quanta.

A taxa média de PPMMs espontâneos é de cerca de 1 vesícula/s. Em um PPM normal, as 200 vesículas são liberadas dentro de 1 milissegundo, significando que a estimulação aumentou a taxa de liberação em 200 mil vezes. Se o veneno da aranha viúva-negra for aplicado a uma junção neuromuscular, a frequência de PPMM aumentará para algumas centenas por segundo durante cerca de 30 minutos e então irá parar. No total, cerca de 200 mil vesículas são liberadas (esse é o número observado ao microscópio eletrônico em uma junção neuromuscular não estimulada). Após o tratamento com o veneno, nenhuma vesícula é observada. O veneno da aranha viúva-negra causa paralisia ao depletar as vesículas sinápticas dos terminais nervosos. Ele pode ser letal se as terminações nervosas que controlam a respiração forem afetadas.

INTERAÇÃO TRANSMISSOR-RECEPTOR

O AChR nicotínico da junção neuromuscular tem cinco subunidades, cada uma com quatro segmentos TM. Duas das subunidades são chamadas de subunidades alfa e ligam a ACh nas interfaces α-γ e α-δ próximo ao ápice da molécula, a cerca de 5 nm do centro da membrana. O canal sofre então uma mudança conformacional que é transmitida através da molécula e provoca a abertura do poro, muito provavelmente por fazer os segmentos TM M2 se moverem para fora do eixo do poro, tornando-o maior. O poro aberto permite a passagem de Na^+ e K^+ e, em menor escala, de Ca^{2+}. O poro fica aberto por aproximadamente 1 milissegundo, e cerca de 20.000 íons passam pelo mesmo a uma taxa de 2×10^7/s, o que é equivalente a cerca de 3 pA. Se um único AChR for capturado em uma porção de membrana e mantido em um potencial de −90 mV, a aplicação de ACh fará o canal abrir e fechar muitas vezes, cada abertura sendo registrada como um pulso de corrente de 3 pA de duração variável, com média de aproximadamente 1 milissegundo. Um único quantum abre cerca de 2 mil canais; 200 quanta abrem cerca de 400 mil. Uma junção neuromuscular tem muito mais canais, cerca de 20 milhões; assim, somente uma pequena fração é utilizada de cada vez.

O número de canais abertos é proporcional ao quadrado da concentração de ACh e ao número efetivo de receptores. Um esquema cinético para a reação é apresentado na Figura 7-12. O receptor pode abrir com uma ou duas moléculas de ACh ligadas a ele; ele pode permanecer aberto por cerca de 10 vezes mais tempo se duas moléculas estiverem ligadas. É a concentração de R • 2ACh que é proporcional ao quadrado da concentração de ACh:

$$\text{Número de canais abertos} = \kappa\,[R][ACh]^2 \qquad (1)$$

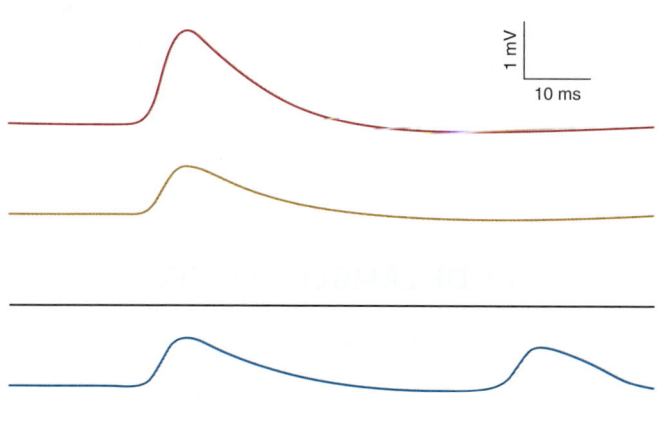

FIGURA 7-11 Potenciais de placa em miniatura (PPMM) observados após quatro diferentes estimulações de uma junção neuromuscular banhada por uma solução com baixa concentração de Ca^{2+}. O segundo PPMM observado no traçado da base foi espontâneo. (Modificada com permissão de Landowne D: *Cell Physiology*. New York: Lange Medical Books/McGraw-Hill, 2006.)

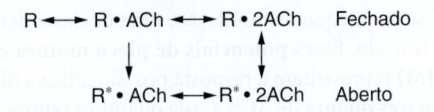

$$R \leftrightarrow R \cdot ACh \leftrightarrow R \cdot 2ACh \quad \text{Fechado}$$

$$R^* \cdot ACh \leftrightarrow R^* \cdot 2ACh \quad \text{Aberto}$$

FIGURA 7-12 Um esquema cinético da reação entre a acetilcolina e o receptor nicotínico da acetilcolina. O receptor (R) pode ligar duas moléculas de ACh. Uma vez que a ACh esteja ligada, o receptor pode abrir (R*) e permitir o fluxo de íons. (Modificada com permissão de Landowne D: *Cell Physiology*. New York: Lange Medical Books/McGraw-Hill, 2006.)

DESSENSIBILIZAÇÃO

Se um único AChR for exposto à ACh continuamente por muitos minutos, sua resposta se tornará mais lenta, e as aberturas se tornarão menos frequentes. Se ACh for acrescentada ao meio que banha uma junção neuromuscular, a membrana muscular irá despolarizar, mas a resposta alcançará um pico e então decairá, conforme mostra a Figura 7-13. Esse declínio é chamado de **dessensibilização**; a molécula do AChR entrou em um estado inativado no qual ela não se abre. Essa situação é, de certa maneira, funcionalmente semelhante à inativação dos canais Na_v, exceto pelo período de tempo, pelo agente que causa a inativação e pela base molecular dos canais, que são muito diferentes. A dessensibilização provavelmente não ocorre com o uso normal das junções neuromusculares, mas pode tornar-se um problema quando são utilizados fármacos que bloqueiam a AChE. Um paciente com AChRs dessensibilizados pode ficar paralisado e se tornar incapaz de respirar devido à falta de AChRs funcionais.

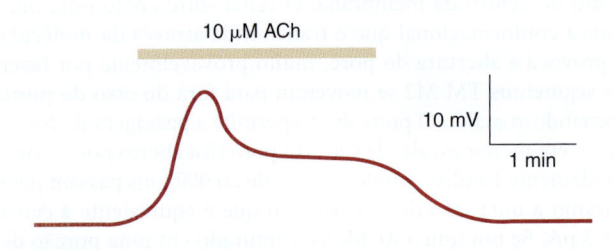

FIGURA 7-13 Dessensibilização dos receptores de acetilcolina (AChR). Com exposição prolongada à ACh, os AChRs primeiramente abrem e, em seguida, entram em um estado dessensibilizado e fechado, no qual não respondem mais à ACh. (Modificada com permissão de Landowne D: *Cell Physiology*. New York: Lange Medical Books/McGraw-Hill, 2006.)

ALGUNS FÁRMACOS QUE ATUAM NA JUNÇÃO NEUROMUSCULAR

A **D-tubocurarina** é um bloqueador neuromuscular clássico, originalmente descoberto como um veneno utilizado na ponta das flechas por índios da América do Sul. O curare liga-se reversivelmente aos AChRs e impede a ACh de abrir os canais. Após a aplicação de curare, o PPM torna-se menor; se existe curare suficiente, o PPM torna-se tão pequeno que não dispara um potencial de ação muscular, semelhante à resposta demonstrada pela linha tracejada na Figura 7-10, e a junção neuromuscular fica efetivamente bloqueada. Doses maiores de curare podem eliminar o PPM. O curare reduz o PPM ao diminuir o número de receptores disponíveis para responderem à ACh. O curare ou qualquer fármaco relacionado é normalmente utilizado durante cirurgias para imobilizar os músculos; isso pode facilitar a intubação traqueal e a ventilação mecânica.

Anticolinesterásicos como a **neostigmina** e a **fisostigmina** combinam-se com a enzima AChE e impedem a hidrólise da ACh, o que provoca um PPM maior. A neostigmina é utilizada para acelerar a recuperação dos efeitos do curare e para reduzir os sintomas da *miastenia gravis*. Existem riscos associados ao uso da neostigmina; um excesso de ACh pode levar à dessensibilização dos receptores restantes. Além disso, o organismo utiliza a ACh para desacelerar o coração e liberar saliva; esses dois efeitos podem ser intensificados pela fisostigmina.

O **botulismo** é um envenenamento alimentar potencialmente fatal, causado pela bactéria anaeróbia *Clostridium botulinum*. Algumas das toxinas liberadas por esse organismo são endopeptidases, as quais são captadas pelas células nervosas e clivam a proteína sinaptobrevina, impedindo assim a liberação de transmissores. As toxinas purificadas são utilizadas clinicamente para impedir a transmissão neuromuscular indesejada.

A serpente *Bungarus* paralisa suas presas utilizando a **α-bungarotoxina**, a qual se liga irreversivelmente aos AChR e impede a sua abertura. A bungarotoxina já foi associada a marcadores fluorescentes e utilizada experimentalmente para localizar e identificar os receptores nicotínicos da ACh (nAChR).

MIASTENIA GRAVIS

A **miastenia gravis** é uma doença associada a fraqueza muscular e fadiga sob esforço. Ela é uma doença autoimune, que leva à destruição dos AChR. Os pacientes podem chegar a apresentar apenas 10 a 30% do número de AChR encontrado em indivíduos saudáveis. O tratamento com anticolinesterásicos aumenta a quantidade de ACh disponível, o que torna mais provável que os AChRs restantes sejam ativados (equação (1)). Existe um perigo na utilização de anticolinesterásicos, pois podem levar à dessensibilização dos AChRs e provocar ainda mais fraqueza. Se essa fraqueza for mal interpretada e considerada como uma terapia com anticolinesterásicos insuficiente, uma alça de retroalimentação positiva trágica pode ocorrer, levando à crise miastênica.

SÍNDROME DE LAMBERT-EATON

A **síndrome de Lambert-Eaton** é vista com uma doença autoimune que reduz o número de canais Ca_v no terminal pré-sináptico. Entretanto, com esforço prolongado, esses pacientes ganham força, o oposto dos pacientes miastênicos. Prolongando-se os potenciais de ação pré-sinápticos com o uso de fármacos que bloqueiam os canais K_v, como a **diaminopiridina**, pode-se aliviar alguns dos sintomas. A despolarização prolongada abre os canais Ca_v remanescentes por um tempo maior, permitindo que mais Ca^{2+} penetre no terminal e, portanto, mais liberação ocorra. Se o experimento mostrado na Figura 7-11 for executado nessas junções neuromusculares, será observado um conteúdo quantal mais baixo, isto é, elas liberam um menor número de vesículas por estímulo. Isso contrasta com a *miastenia gravis*, na qual há um conteúdo quantal normal, mas um menor PPMM, que indica a despolarização gerada por cada quantum.

ESTIMULAÇÃO REPETITIVA

A quantidade de transmissor liberada por uma sinapse não é constante de um impulso para outro, mas depende da história de atividade. Se o nervo que se dirige a uma junção neuromuscular for estimulado a cada 10 segundos ou menos, ele irá liberar consistentemente cerca de 200 vesículas. Se a taxa de estimulação for alterada abruptamente para 50/s, o que é quase a taxa utilizada pelo SNC para causar uma contração muscular normal, a quantidade liberada por impulso aumentará no primeiro meio segundo e então diminuirá (Figura 7-14). O aumento, chamado de **facilitação**, está relacionado com um incremento do cálcio residual no terminal nervoso. O decréscimo, chamado de **depressão**, reflete a depleção das vesículas nos sítios de liberação.

Essa variação não afeta o funcionamento da junção neuromuscular em um indivíduo saudável. Cada um dos impulsos nervosos libera ACh suficiente para produzir um PPM grande o bastante para acionar um potencial de ação muscular. Entretanto, um indivíduo com *miastenia* pode ter a transmissão neuromuscular funcional somente no início de uma tarefa e experimentar fraqueza à medida que o processo de depressão ocorre, durante um esforço prolongado, e a quantidade de ACh liberado cai abaixo do que é necessário para produzir um potencial de ação muscular. Um anticolinesterásico com ação de curta duração é o **cloreto de edrofônio** (**Tensilon**), geralmente utilizado como um teste para a *miastenia gravis* em pacientes que apresentam um enfraquecimento rápido quando solicitados a executar uma contração sustentada.

POTENCIAÇÃO PÓS-TETÂNICA

Quando o estímulo de 50/s é interrompido, ocorre um aumento na quantidade de transmissor que pode ser liberado por um único impulso nervoso (Figura 7-15). O nervo foi estimulado uma vez a cada 30 segundos antes e após a estimulação tetânica. Durante o tétano, a liberação aumentou e diminuiu, como na Figura 7-14. Após o tétano, conforme a sinapse se recuperou da depressão, foi observada uma **potenciação pós-tetânica** (**PPT**) que durou vários minutos. A PPT também está relacionada com um aumento da concentração de Ca^{2+} residual no terminal nervoso, mas apresenta um começo e um declínio mais lentos do que a facilitação.

A PPT é empregada como um instrumento diagnóstico após procedimentos cirúrgicos em que o curare ou outros bloqueadores neuromusculares foram empregados para impedir um movimento indesejado. O anestesiologista administrará ao paciente inibidores da colinesterase, mas precisa saber quanto deve ser administrado, para evitar que quantidades excessivas possam dessensibilizar os AChRs. O anestesiologista repetirá o experimento mostrado na Figura 7-15, estimulando um ramo do nervo mediano do paciente e avaliando a força de contração dos músculos tenares. Dois estímulos elétricos são aplicados antes do tétano, e então outro estímulo é aplicado 30 segundos mais tarde. Sob profunda ação do curare, nenhum desses estímulos produzirá uma contração perceptível. Quanto mais ACh estiver disponível por bloqueio da esterase, maior será a resposta produzida pelo estímulo aplicado após o tétano em comparação aos dois estímulos aplicados anteriormente, porque ele será o primeiro com um PPM grande o suficiente para excitar o músculo. O ponto final ocorre quando tiver sido administrada esterase suficiente, de maneira que as três respostas sejam iguais, porque os três PPM estão acima do limiar para a ativação muscular.

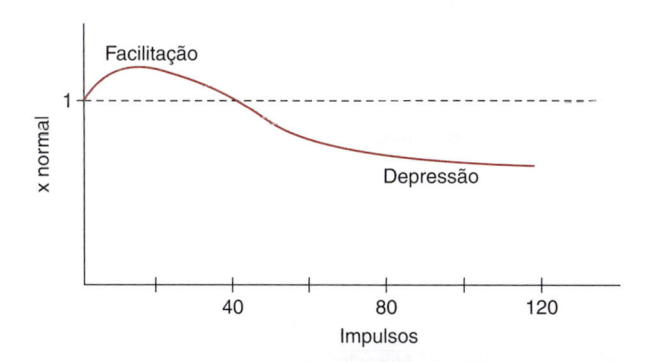

FIGURA 7-14 Facilitação e depressão da transmissão sináptica na junção neuromuscular. Com estimulação repetitiva, a quantidade de transmissor liberado por cada estímulo muda, primeiro aumentando e posteriormente diminuindo. (Modificada com permissão de Landowne D: *Cell Physiology*. New York: Lange Medical Books/McGraw-Hill, 2006.)

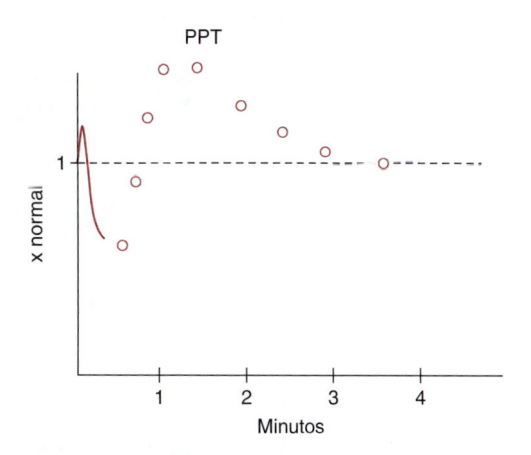

FIGURA 7-15 Potenciação pós-tetânica (PPT) da transmissão sináptica na junção neuromuscular. Após o fim de um período de estimulação repetitiva, a quantidade de transmissor liberada pelo estímulo subsequente infrequente é aumentada por muitos minutos. (Modificada com permissão de Landowne D: *Cell Physiology*. New York: Lange Medical Books/McGraw-Hill, 2006.)

SINAPSES AUTONÔMICAS

O **sistema nervoso autônomo (SNA)** tem duas divisões, ambas com duas sinapses fora do SNC (Figura 7-16). A sinapse mais próxima ao SNC é chamada de sinapse **ganglionar**; os nervos que chegam e saem dos gânglios são chamados de **pré-ganglionares** e **pós-ganglionares**. Os **gânglios simpáticos** localizam-se em uma cadeia adjacente à coluna espinal; os **gânglios parassimpáticos** estão próximos aos órgãos-alvo, onde ocorre a segunda sinapse. As segundas sinapses ocorrem sobre a musculatura lisa, as células cardíacas ou as células glandulares. Muitos tecidos recebem ambas as inervações simpática e parassimpática.

O transmissor primário na sinapse ganglionar de ambas as divisões é a ACh; os receptores são do tipo nicotínico (nAChR), os quais são pentâmeros heteroméricos de produtos gênicos diferentes, mas relacionados com os nAChRs do músculo esquelético. Os receptores ganglionares são menos sensíveis ao curare e mais facilmente bloqueados por **hexametônio**. O transmissor pós-ganglionar primário no sistema nervoso simpático é a NA, e existem duas categorias de GPCRs nas células pós-sinápticas, chamadas de receptores alfa e beta-adrenérgicos. O transmissor pós-ganglionar primário na divisão parassimpática é a ACh, e os receptores são do tipo muscarínico (mAChR), os quais também são GPCRs, mas geralmente com proteínas G diferentes daquelas dos receptores de NA.

As sinapses ganglionares são em geral descritas como tendo um comportamento mais ou menos semelhante à junção neuromuscular. Entretanto, a situação é mais complicada; os neurônios pós-sinápticos têm dendritos com mais de uma terminação nervosa pré-sináptica terminando sobre os mesmos. Diferentes subpopulações de células pré-sinápticas e pós-sinápticas têm sido diferenciadas pela presença de transmissores peptídicos, os quais estão nessas células junto com os transmissores clássicos. As células pós-ganglionares também têm mAChRs que produzem um PEPS menor pelo fechamento de um canal de K^+. Existem também células pequenas, intensamente fluorescentes nos gânglios, que são inervadas por fibras pré-ganglionares, as quais liberam NA ou dopamina. Como um todo, parece que algum tipo de processamento deve estar ocorrendo nos gânglios, mais do que o simples circuito de passagem observado na junção neuromuscular.

As sinapses entre as células pós-ganglionares e os órgãos-alvo são diferentes daquelas na junção neuromuscular. Os processos pré-sinápticos são semelhantes, mas as células pós-ganglionares fazem sinapses "*en passant*" sobre os tecidos-alvo, ao longo da extensão do axônio. As vesículas sinápticas são armazenadas em varicosidades presentes ao longo do axônio, antes do terminal.

A ativação de mAChR pelo SNA aumenta a motilidade e o tônus GI, a tonicidade da bexiga urinária e sua motilidade, a salivação, promove constrição dos bronquíolos e diminui a frequência cardíaca e a pressão arterial. O SNA ativa receptores α-, $β_1$- e $β_2$- adrenérgicos, e os receptores α-adrenérgicos aumentam a pressão arterial. Os receptores $β_1$-adrenérgicos aumentam a frequência e a força de contração cardíacas e a pressão. Os receptores $β_2$-adrenérgicos dilatam os bronquíolos nos pulmões. O mecanismo dos efeitos sobre os músculos cardíaco e liso será discutido na próxima seção.

Muitos fármacos agonistas e antagonistas têm sido empregados para controlar esses processos, alguns com mais especificidade do que outros. Assim, existem agonistas α-adrenérgicos e bloqueadores β-adrenérgicos específicos. As anfetaminas e a cocaína têm um efeito adrenérgico indireto por estimularem a liberação de NA. Algumas substâncias, como a efedrina, têm efeitos adrenérgicos tanto diretos como indiretos. A atropina é o antagonista muscarínico (mAChR) clássico; seus efeitos são opostos àqueles atribuídos à ACh discutidos anteriormente. Em muitos locais, existe uma liberação tônica de ambos ACh e NA pelo SNA, de maneira que o bloqueio de um grupo específico de receptores pode produzir efeitos semelhantes à ativação de outro grupo de receptores.

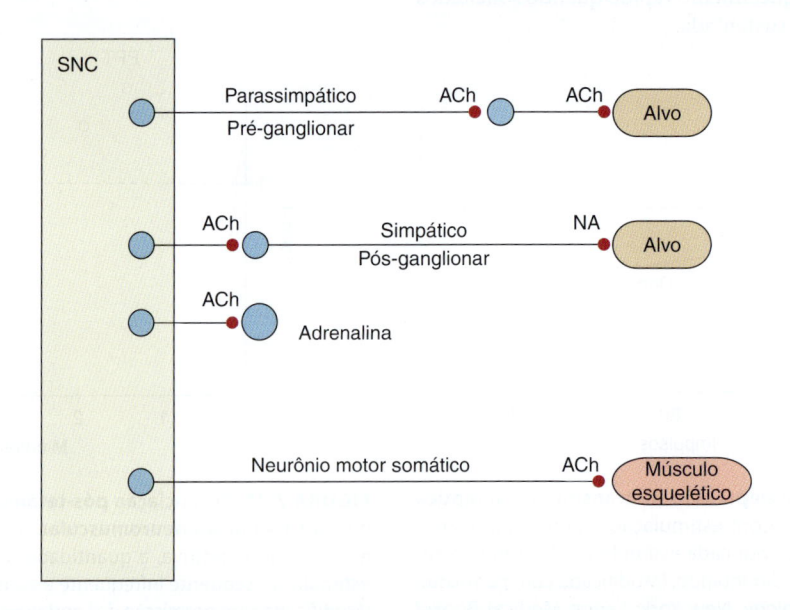

FIGURA 7-16 Representação esquemática das fibras eferentes do sistema nervoso autônomo em comparação aos neurônios motores somáticos. De cima para baixo: parassimpático, simpático, medula da suprarrenal ou adrenal, neurônio motor somático. (Modificada com permissão de Landowne D: *Cell Physiology*. New York: Lange Medical Books/McGraw-Hill, 2006.)

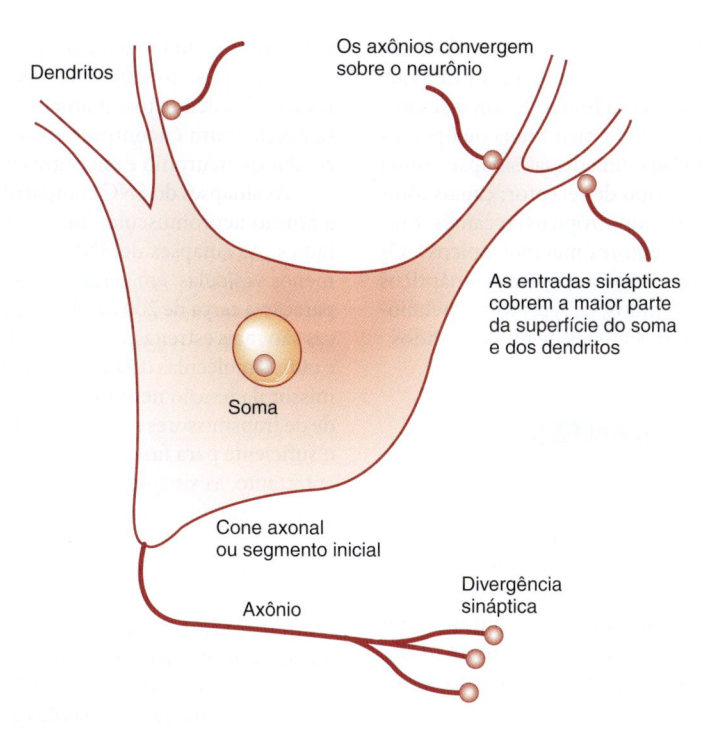

FIGURA 7-17 Convergência e divergência nas sinapses do SNC. (Modificada com permissão de Landowne D: *Cell Physiology*. New York: Lange Medical Books/McGraw-Hill, 2006.)

SINAPSES DO SISTEMA NERVOSO CENTRAL

O SNC humano tem bilhões de neurônios com trilhões de sinapses entre eles. Um único neurônio pode ter milhares de entradas tanto inibitórias como excitatórias; alguns neurônios maiores podem ter mais de 100 mil terminações sobre eles. Para acomodar essa **convergência** de entradas sinápticas, a maioria dos neurônios tem uma árvore dendrítica que aumenta bastante a área disponível para os contatos sinápticos. O corpo celular (**soma**) e a porção inicial do axônio (**cone axonal**) integram os sinais sinápticos que estão chegando e determinam quando e quão frequentemente o neurônio irá disparar potenciais de ação (Figura 7-17). O axônio leva a informação de saída do neurônio para o próximo grupo de neurônios ou para células musculares esqueléticas, no caso de um neurônio motor. Em geral, apenas um único axônio sai do corpo celular, mas ele pode se ramificar em seu terminal, permitindo ao neurônio fazer sinapses com muitas outras células. Essa **divergência** de informação combinada com a convergência de muitas entradas sinápticas para um mesmo neurônio fornece ao SNC a maior parte do seu poder de processamento computacional.

Cada neurônio do SNC atua como um ou alguns pequenos computadores. Enquanto cada célula realiza seu próprio processamento em milissegundos, o que é milhões de vezes mais lento do que a unidade de processamento central de um computador moderno, os bilhões de neurônios trabalhando em conjunto fazem o SNC se destacar nessa comparação. O SNC é capaz de criar cada pensamento na história registrada enquanto simultaneamente regula tanto o caminhar, como o mastigar de uma goma de mascar. As sinapses tornam isso possível. O aprendizado e a memória são possíveis por modificações das sinapses.

Existem dois tipos gerais de sinapses no SNC, as elétricas e as químicas. As **sinapses elétricas** operam por fluxo direto de uma corrente elétrica do neurônio pré-sináptico para o neurônio pós-sináptico, através dos canais das junções comunicantes existentes entre as membranas das duas células (Figura 7-18). Os neurotransmissores não estão envolvidos, e as sinapses elétricas apresentam um retardo sináptico menor do que as sinapses químicas. Entretanto, diferentemente das sinapses químicas, as sinapses elétricas não podem amplificar o sinal, nem reverter a direção do fluxo de corrente. As junções comunicantes, que formam as sinapses elétricas e permitem que potenciais de ação fluam seletivamente de uma célula a outra no sistema nervoso, também conectam células no coração e em alguns tipos de músculo liso.

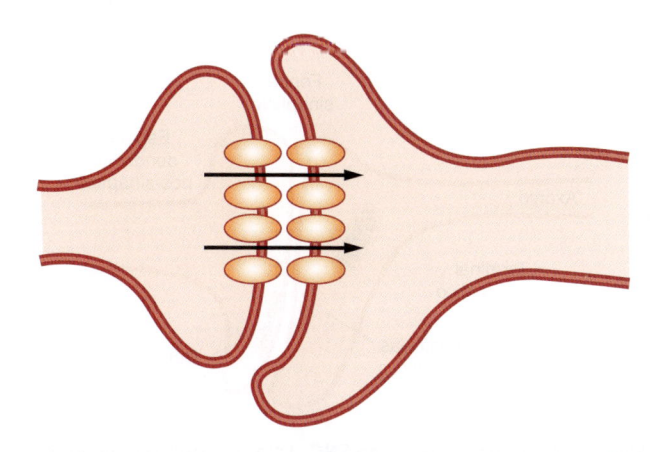

FIGURA 7-18 Uma sinapse elétrica. A corrente passa diretamente da célula pré-sináptica para a célula pós-sináptica através de canais célula-célula especializados. (Modificada com permissão de Landowne D: *Cell Physiology*. New York: Lange Medical Books/McGraw-Hill, 2006.)

Existem dois tipos gerais de sinapses químicas no SNC, excitatórias e inibitórias. As sinapses excitatórias geram PEPS que despolarizam a membrana em direção ao limiar. As sinapses inibitórias geram PIPS que hiperpolarizam a membrana ou opõem-se à despolarização até o limiar. Cada uma dessas sinapses ainda pode ser dividida de acordo com o tipo de receptor: canais iônicos quimiossensíveis (ou receptores ionotrópicos) e canais iônicos acoplados à proteína G (ou receptores metabotrópicos). Os receptores ionotrópicos normalmente geram eventos sinápticos rápidos que duram alguns milissegundos; os receptores metabotrópicos podem produzir efeitos por centenas de milissegundos.

INTEGRAÇÃO DAS CORRENTES SINÁPTICAS

As sinapses excitatórias e inibitórias injetam corrente (positiva ou negativa) nas células. Essas correntes fluem para o interior do corpo celular e são somadas. Os PPS se propagam passivamente para a zona de disparo ou para a parte da célula com o menor limiar, devido às propriedades de cabo da célula. Os sinais das sinapses mais distais sofrerão decremento em comparação aos sinais das sinapses mais próximas. A célula cria a zona de disparo, controlando a densidade local dos canais Na_v. Normalmente, a zona de disparo é o cone axonal próximo à porção inicial do axônio (ver Figura 7-17) ou o primeiro nodo de Ranvier.

Como os PPS duram de alguns a muitos milissegundos, eles podem ser somados, mesmo que não ocorram simultaneamente; isto é chamado de **somação temporal**. Os efeitos das entradas sinápticas em diferentes locais sobre a mesma célula pós-sináptica também podem ser somados; isto é chamado de **somação espacial**. A somação espacial é ponderada inversamente à distância da sinapse em relação à zona de disparo do potencial de ação.

A Figura 7-19 é uma representação esquemática de uma sinapse química no SNC. O terminal pré-sináptico tem cerca de 1 μm de diâmetro e contém mitocôndrias e vesículas sinápticas preenchidas com neurotransmissor. A despolarização do terminal abre os canais Ca_v, e o Ca^{2+} flui a favor de seu gradiente eletroquímico para agir sobre a sinaptotagmina e disparar a fusão de algumas poucas vesículas com a membrana pré-sináptica, possibilitando a ocorrência da exocitose do neurotransmissor. A membrana é então reciclada, e as vesículas são recarregadas. Os receptores pós-sinápticos normalmente são encontrados em protrusões dos dendritos, chamadas de espinhos, embora as sinapses também sejam encontradas nos ramos dos dendritos, no corpo celular do neurônio e em outras terminações sinápticas.

As sinapses do SNC compartilham muitas características com a junção neuromuscular, mas diferem em vários aspectos importantes. As sinapses do SNC são muito menores e liberam muito menos vesículas, em geral menos de cinco por impulso, em comparação a cerca de 200 na placa motora. No SNC, as fendas sinápticas são mais estreitas, com cerca de 20 nm, sendo que as caderinas e outras moléculas de adesão preenchem a fenda. A ACh é o transmissor da junção neuromuscular, mas existe uma grande variedade de transmissores no SNC. O PPM é sempre excitatório e grande o suficiente para fazer a membrana muscular atingir o seu limiar; entretanto, as sinapses no SNC são excitatórias ou inibitórias, e o limiar é atingido pela combinação de centenas de PEPS.

Existem algumas sinapses excepcionais no SNC. No cerebelo, um axônio de uma fibra trepadeira pode produzir dezenas de sinapses sobre uma célula de Purkinje. No cálice de Held, na via auditiva, a terminação pré-sináptica forma um capuz com terminações semelhantes a dedos, que envolvem o neurônio pós-sináptico, cobrindo cerca de 40% de seu soma. Em ambas as sinapses, um único impulso pré-sináptico libera centenas de quanta, e o PEPS resultante é grande o suficiente para promover um potencial de ação pós-sináptico.

O **glutamato** é o principal neurotransmissor excitatório no SNC. Existem vários receptores pós-sinápticos para o glutamato, tanto canais como GPCRs. Os canais podem ser agrupados em dois tipos principais, canais **NMDA** e **não NMDA**, conforme sua sensibilidade ao agonista sintético N-metil-D-aspartato (NMDA). Ambos os tipos respondem ao glutamato. Os canais não MNDA podem ser chamados de canais **AMPA**, **quisqualato** ou **cainato**, de acordo com o agonista não fisiológico capaz de abri-los. Os canais não NMDA normalmente geram PEPS rápidos que duram cerca de 5 milissegundos.

Quando ativados por glutamato, os canais não NMDA permitem que o K^+ e o Na^+ fluam através de seus poros. Cada íon se move na direção que tenderá a trazer o potencial de membrana para o valor do seu potencial de equilíbrio de Nernst. Uma vez que ambos estão se movimentando, o potencial de membrana tende a se aproximar da média dos dois potenciais de equilíbrio, que é cerca de -10 mV. Esse potencial, em que as duas correntes iônicas são iguais, é chamado de potencial reverso para o canal. Quando esses canais se abrem em potenciais mais negativos do que o potencial reverso, a tendência para o Na^+ entrar na célula predominará, e a membrana despolarizará em direção ao potencial reverso. Se o potencial de início fosse mais positivo do que o potencial reverso, o fluxo dos íons K^+ predominaria, e a célula iria hiperpolarizar em direção ao potencial reverso.

Os canais receptores NMDA geram PEPS que duram centenas de milissegundos. Canais NMDA abertos permitem que o Na^+, o K^+ e também o Ca^{2+} passem através de seus poros. Na presença de glutamato, os canais NMDA se abrem somente se a célula pós-sináptica também tiver sido despolarizada de outra maneira. Esse duplo controle de entrada do Ca^{2+} tem um papel-chave no aprendizado, como será discutido a seguir.

O **GABA** é o principal transmissor inibitório no encéfalo. A **glicina** é um transmissor inibitório no tronco encefálico e na medula espinal. O GABA abre os canais **$GABA_A$** diretamente, os quais permitem a passagem de íons Cl^- através de seus poros.

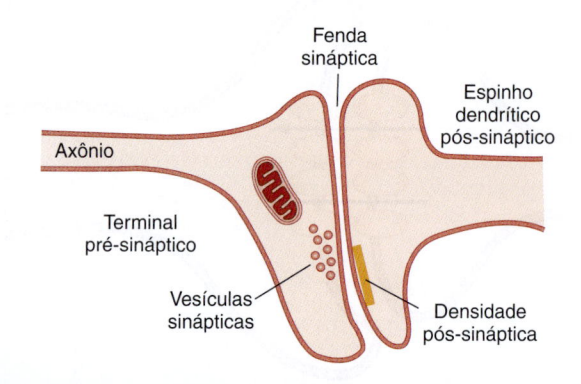

FIGURA 7-19 Uma sinapse no SNC. Essas sinapses são menos elaboradas do que a sinapse da junção neuromuscular. (Modificada com permissão de Landowne D: *Cell Physiology*. New York: Lange Medical Books/McGraw-Hill, 2006.)

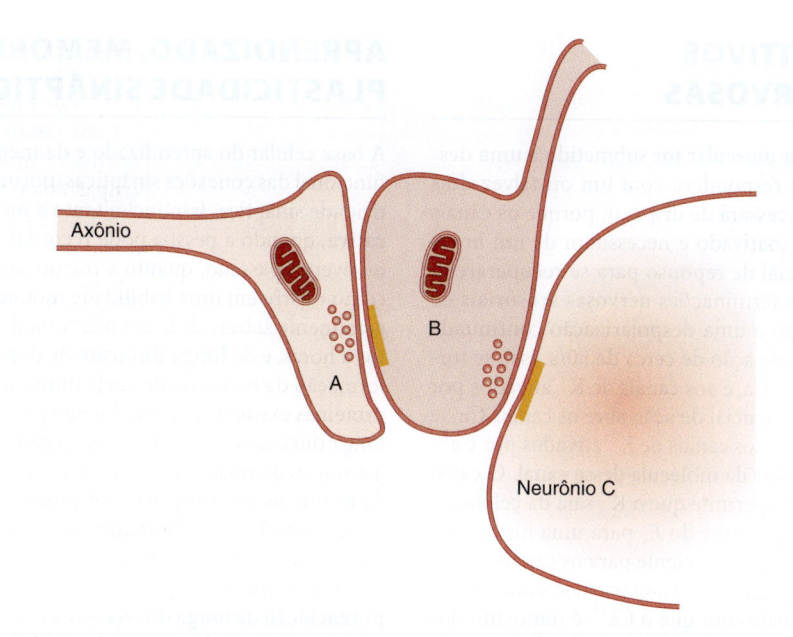

FIGURA 7-20 A inibição pré-sináptica pode ocorrer por uma sinapse (A e B) sobre outra terminação sináptica. (Modificada com permissão de Landowne D: *Cell Physiology*. New York: Lange Medical Books/McGraw-Hill, 2006.)

O GABA também pode causar inibição por meio dos receptores GABA$_B$, os quais são GPCRs que levam a abertura de canais K$^+$. O potencial reverso para os canais GABA$_A$ é o potencial de Nernst para o Cl$^-$, cerca de -80 mV. Se a membrana for mais positiva do que E_{Cl}, o Cl$^-$ entrará na célula e tornará o potencial de membrana mais negativo, o que deixará a membrana menos suscetível para iniciar um potencial de ação.

Os **benzodiazepínicos** como o **diazepam** (*Valium*) e os **barbitúricos** aumentam a probabilidade de abertura dos receptores GABA$_A$ ativados. Ambos têm sido utilizados como sedativos e anticonvulsivantes. Os **anestésicos gerais** como **éter**, **clorofórmio** e **halotano** aumentam a duração dos PIPS e diminuem a amplitude e a duração dos PEPS.

SNC – NEUROTRANSMISSORES MODULATÓRIOS

No SNC, a ACh, a NA, a dopamina e a serotonina atuam primariamente como moduladores difusos da atividade, agindo por períodos que são longos quando comparados aos potenciais de ação, em vez de estarem envolvidos em atividades específicas discretas. Cada um desses neurotransmissores tem seu próprio conjunto de neurônios e alvos; alguns desses neurônios podem influenciar mais de 100 mil neurônios pós-sinápticos. Os receptores pós-sinápticos são metabotrópicos e alteram a capacidade de resposta dos neurônios pós-sinápticos por vias de segundos mensageiros. Existem também nAChRs ionotrópicos no SNC, mas ocorrem 10 a 100 vezes mais mAChRs. Os sistemas modulatórios da ACh e da NA são parte do sistema ativador reticular ascendente que estimula o prosencéfalo em resposta a um estímulo. De modo geral, os sistemas modulatórios desempenham um papel no SNC semelhante ao desempenhado pelo SNA no restante do organismo.

INIBIÇÃO PRÉ-SINÁPTICA

Algumas sinapses do SNC atuam diretamente sobre outras terminações sinápticas, muito mais do que sobre os dendritos ou os corpos celulares (Figura 7-20). O terminal A libera GABA no terminal B, ativando canais de Cl$^-$ que tendem a hiperpolarizar o terminal B. Se um potencial de ação chegar em B enquanto os canais de Cl$^-$ estiverem abertos, a amplitude do potencial de ação será reduzida, de maneira que ela irá abrir menos canais Ca$_v$, e, portanto, menos vesículas serão liberadas pelo terminal B, que produzirá um efeito menor no neurônio C.

TRANSMISSORES QUÍMICOS RETRÓGRADOS LIVREMENTE DIFUSÍVEIS

Além dos transmissores clássicos que são liberados por vesículas e se ligam a receptores, existem mensageiros químicos no SNC com um modo diferente de operação. O **óxido nítrico** (**NO**, do inglês *nitric oxide*) não é armazenado, mas sim produzido, quando necessário. Ele pode difundir-se livremente através das membranas celulares do interior de uma célula (em geral um corpo celular pós-sináptico) para o interior de outras células (em geral as terminações pré-sinápticas), onde altera algumas reações químicas. O NO pode espalhar-se para várias terminações pré-sinápticas nas proximidades. Ele é removido do tecido ao se ligar à hemoglobina.

A **anandamida**, um canabinoide endógeno, é também produzida conforme a necessidade em células pós-sinápticas e alcança o espaço extracelular por um processo não vesicular. Ela se liga aos **receptores canabinoides** (**CB1**) pré-sinápticos, os quais são GPCRs e podem alterar a liberação subsequente dos neurotransmissores tradicionais.

DISPAROS REPETITIVOS DAS CÉLULAS NERVOSAS

Se um axônio ou uma célula muscular for submetido a uma despolarização sustentada, ele responderá com um ou talvez dois potenciais de ação e, então, cessará de disparar, porque os canais Na_v entram em um estado inativado e necessitam de um breve período próximo ao potencial de repouso para se recuperarem. Muitas células do SNC e as terminações nervosas sensoriais de adaptação lenta responderão a uma despolarização continuada com um trem de potenciais de ação de cerca de 50/s. Isso se torna possível devido aos canais Ca_v e aos canais de K^+ ativados por Ca^{2+}. A despolarização do potencial de ação abre os canais Ca_v, e o Ca^{2+} que entra na célula abre os canais de K^+ ativados por Ca^{2+} ao se ligar à porção intracelular da molécula desse canal. O canal de K^+ ativado por Ca^{2+} então permite que o K^+ saia da célula e o potencial de membrana se aproxime do E_K para uma hiperpolarização de longa duração, longa o suficiente para os canais Na_v se recuperarem da inativação (Figura 7-21). O balanço entre o estímulo sustentado e a velocidade com que o Ca^{2+} é removido dos canais de K^+ ativados por Ca^{2+} determina a taxa de disparo.

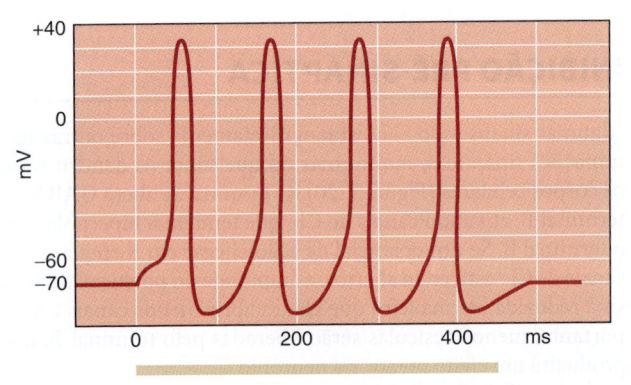

FIGURA 7-21 Disparos repetitivos de um neurônio motor. Ao contrário dos axônios, muitas células nervosas respondem repetidamente a uma entrada sináptica sustentada. (Modificada com permissão de Landowne D: *Cell Physiology*. New York: Lange Medical Books/McGraw-Hill, 2006.)

APRENDIZADO, MEMÓRIA E PLASTICIDADE SINÁPTICA

A base celular do aprendizado e da memória é uma remodelação funcional das conexões sinápticas, normalmente chamada de plasticidade sináptica. Isso inclui tanto a memória **explícita** ou **declarativa**, quando a pessoa pode recordar-se e descrever algum fato ou evento passado, quanto a memória **implícita** ou **procedural**, como ocorre em uma habilidade motora aprendida. A memória é geralmente subdividida em memória de **curta duração**, de minutos a horas, e de **longa duração**, de dias ou de uma vida inteira. A formação da memória de curta duração envolve a modificação de proteínas existentes, normalmente por fosforilação. Alterações de longa duração envolvem ativação gênica, síntese proteica e reorganização da membrana, incluindo a formação e/ou a reabsorção de terminais pré-sinápticos e espinhos pós-sinápticos. Em alguns poucos estudos, foi observado que o volume do córtex cerebral dedicado a uma tarefa aumentou com um treinamento específico.

O fenômeno de aprendizado mais intensamente estudado é a **potenciação de longa duração** (**LTP**, do inglês *long-term potentiation*) nas sinapses hipocampais. O **hipocampo** é necessário para a formação de novas memórias de longa duração. Se ambos os hipocampos ficarem comprometidos, a pessoa viverá continuamente no presente, sem qualquer recordação dos eventos ocorridos depois do dano. No hipocampo, a LTP ocorre nas sinapses glutamatérgicas entre as células pré-sinápticas da região CA3 e as células pós-sinápticas de CA1. A LTP e a **depressão de longa duração** (**LTD**, do inglês *long-term depression*) também ocorrem em outros locais do SNC. O experimento clássico é semelhante à demonstração de PPT apresentada na Figura 7-15; a sinapse é testada infrequentemente, submetida à estimulação de alta frequência e, então, testada mais uma vez de maneira infrequente. Diferentemente da PPT, a qual desaparece em poucos minutos, com a LTP, a potenciação permanece por muitas horas ou dias (Figura 7-22).

Também de maneira diferente da PPT, a LTP é primariamente um evento pós-sináptico. Não é necessário fornecer a estimulação de alta frequência para os terminais pré-sinápticos; a simples despolarização da célula pós-sináptica pareada com a estimulação pré-sináptica induzirá a LTP. Essa resposta aos pares de entrada de informações torna a LTP um candidato básico para o aprendizado **associativo**. Existem dois tipos de receptores glutamatérgicos nas membranas pós-sinápticas: receptores AMPA (não NMDA) e NMDA. Durante a estimulação de baixa frequên-

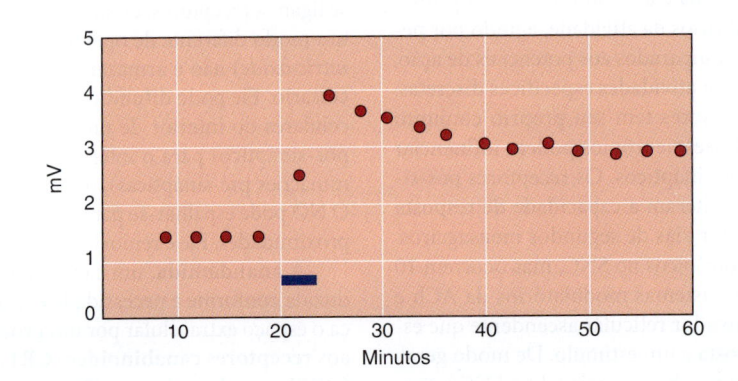

FIGURA 7-22 Potenciação de longa duração. Um breve estímulo condicionado (barra azul) provoca um aumento de longa duração na eficácia sináptica. (Modificada com permissão de Landowne D: *Cell Physiology*. New York: Lange Medical Books/McGraw-Hill, 2006.)

cia não pareada, somente os receptores AMPA são ativados; os receptores NMDA permanecem bloqueados por íons Mg^{2+} externos. Os canais do receptor AMPA são permeáveis ao Na^+ e ao K^+; próximo ao valor do potencial de repouso, o movimento de Na^+ para o interior da célula é favorecido. Quando a membrana pós-sináptica é despolarizada, tanto por entrada sináptica de alta frequência como pela injeção de corrente na célula pós-sináptica, o Mg^{2+} é deslocado dos receptores NMDA e eles respondem ao glutamato, permitindo a entrada de Na^+ e Ca^{2+} na célula. O Ca^{2+} elevado ativa uma série de eventos bioquímicos que levam à inserção de mais receptores AMPA na membrana pós-sináptica.

A LTP foi associada ao aprendizado em ratos, utilizando a tarefa do labirinto aquático. Ratos que tiveram seus hipocampos removidos não aprendem o caminho da plataforma no labirinto, nem os ratos que foram tratados com um antagonista específico dos receptores NMDA. Existem outros exemplos de plasticidade sináptica em outras regiões do encéfalo e é possível que existam também mecanismos adicionais, incluindo a ação retrógrada do NO ou da anandamida.

CORRELAÇÃO CLÍNICA

Cerca de um mês antes de chegar ao hospital, uma mulher de 56 anos notou que era incapaz de segurar sua sacola de compras e que sua cabeça caía para frente quando ela se ajoelhava para amarrar os sapatos. Duas semanas mais tarde, ela teve que permanecer na cama e tinha dificuldade para sentar. Sua mandíbula começou a cair, ela tinha que segurá-la com as mãos, e sua pálpebra esquerda começou a cair também. Sua fala começou a ficar indistinguível quando ela ficava animada, a deglutição ficou difícil, e, algumas vezes, regurgitava líquido pelo nariz. Poucos dias após a admissão no hospital, ela desenvolveu uma fraqueza nos dedos médio e anelar de ambas as mãos que aumentava com a atividade e diminuía com o repouso. Não havia perda de massa muscular e os reflexos tendinosos estavam todos presentes. Seus músculos masseter mostraram resposta decrescente à estimulação tetânica elétrica.

No hospital, ela recebeu uma injeção contendo 1 mg de **fisostigmina**. Cerca de uma hora mais tarde, sua pálpebra esquerda se levantou, os movimentos de seus braços ficaram mais fortes, sua mandíbula caía menos, a deglutição estava melhor e ela declarou estar sentindo-se "menos pesada". O efeito se desfez gradativamente em duas a quatro horas. Com 1,3 mg, a recuperação foi melhor e durou por quatro a cinco horas. Melhoras ainda maiores, durando de seis a sete horas, foram alcançadas após uma injeção de 1,5 mg, mas a paciente se sentiu tonta, "como se algo fosse acontecer".

O diagnóstico foi de **miastenia gravis**. Essa é uma doença autoimune que afeta cerca de uma em cada 5 mil pessoas. O sistema imunológico produz anticorpos contra o receptor nicotínico de ACh (nAChR) da junção neuromuscular, e a transmissão neuromuscular fica prejudicada. Com menos receptores, os efeitos da depressão da transmissão sináptica levam à falha da transmissão neuromuscular durante um esforço contínuo. Essa fadiga é uma característica da doença.

A fisostigmina é um inibidor da enzima AChE. Na sua presença, maior quantidade da ACh liberada pode interagir com o seu receptor, e a transmissão é mais infalível. Os inibidores da AChE são utilizados para aliviar os sintomas da miastenia *gravis*. Imunossupressores, por exemplo, o corticosteroide sintético **prednisona**, são utilizados para reduzir a produção de anticorpos. Em alguns casos, a **timectomia** (remoção cirúrgica do timo) é realizada para suprimir o sistema imunológico.

O **cloreto de edrofônio** (**Tensilon**) é um inibidor de curta duração da AChE que tem sido empregado para auxiliar no diagnóstico. A estimulação elétrica e o teste para anticorpos circulantes também são utilizados para diagnosticar a condição.

RESUMO DO CAPÍTULO

- As sinapses podem ser químicas ou elétricas. Sinapses químicas podem ser excitatórias ou inibitórias.
- Nas sinapses químicas, o terminal pré-sináptico armazena um neurotransmissor em vesículas. Quando a sinapse é ativada, o conteúdo das vesículas é liberado, e, então, um processo de reciclagem recupera parte dos transmissores liberados e os componentes vesiculares.
- A ACh é o neurotransmissor na junção neuromuscular. Ela é também um importante componente das sinapses do sistema nervoso central e autônomo.
- O glutamato é o principal neurotransmissor excitatório no SNC.
- GABA e glicina são os principais neurotransmissores inibitórios no SNC.
- Diversas aminas biogênicas são importantes neurotransmissores. A NA é liberada pelos nervos simpáticos para controlar o coração e a musculatura lisa vascular.
- Neuropeptídeos são pequenas proteínas liberadas como neurotransmissores.
- A liberação sináptica envolve muitas proteínas e é controlada por canais Ca_v, os quais são abertos quando um potencial de ação chega ao terminal pré-sináptico.
- Os axônios possuem um sistema de transporte baseado em microtúbulos para movimentar materiais do corpo celular para o terminal pré-sináptico (transporte anterógrado) e na direção oposta (transporte retrógrado).
- PPS são excitatórios (PEPS), se fizerem a célula pós-sináptica ser mais suscetível para iniciar um potencial de ação, e inibitórios (PIPS), se a tornarem menos suscetível.
- A transmissão neuromuscular é um exemplo bem estudado de transmissão sináptica.
- A hipocalcemia reduz o número de vesículas liberadas quando um potencial de ação chega ao terminal pré-sináptico.
- Na junção neuromuscular, o número de canais abertos é proporcional ao quadrado da concentração de ACh multiplicado pelo número efetivo de canais AChR.
- Muitos fármacos clinicamente importantes atuam na junção neuromuscular.
- O número de vesículas liberadas por potencial de ação depende da velocidade e do padrão de chegada dos potenciais de ação.
- O SNA tem duas sinapses fora do sistema nervoso central. A primeira é colinérgica; a segunda é colinérgica ou adrenérgica.
- Em geral, as sinapses no SNC são semelhantes à junção neuromuscular, mas elas diferem em muitos aspectos importantes.

- No SNC, muitos transmissores atuam por meio de receptores acoplados à proteína G para modular a atividade do encéfalo.
- Para disparar repetidamente, as células nervosas utilizam canais de K^+ ativados por Ca^{2+} para hiperpolarizar a célula e permitir que os canais Na_v se recuperem de sua inativação.
- O aprendizado e a memória envolvem alterações na eficiência sináptica.

QUESTÕES PARA ESTUDO

1. Os íons Ca^{2+} são necessários na solução extracelular para a transmissão sináptica porque:
   A) os íons Ca^{2+} entram no terminal pré-sináptico com a despolarização e acionam as vesículas sinápticas para liberarem os seus conteúdos na fenda sináptica
   B) os íons Ca^{2+} são necessários para ativar o metabolismo do glicogênio na célula pré-sináptica
   C) os íons Ca^{2+} devem entrar na célula pós-sináptica para despolarizá-la
   D) os íons Ca^{2+} impedem os íons Mg^{2+} de liberarem o transmissor na ausência de impulsos nervosos
   E) os íons Ca^{2+} inibem a acetilcolinesterase, permitindo que a acetilcolina liberada alcance a membrana pós-sináptica

2. Potenciais inibitórios pós-sinápticos podem surgir em todas as seguintes situações, exceto:
   A) permeabilidade aumentada da membrana neuronal ao íon Cl^-
   B) aplicação direta de GABA nos neurônios
   C) permeabilidade aumentada da membrana nervosa ao íon K^+
   D) permeabilidade aumentada da membrana celular ao íon Na^+

3. Sinapses químicas e elétricas diferem porque:
   A) sinapses elétricas têm um retardo sináptico mais prolongado do que as sinapses químicas
   B) as sinapses químicas podem amplificar um sinal, e as sinapses elétricas, não
   C) as sinapses químicas não têm uma fenda sináptica, e as sinapses elétricas têm
   D) as sinapses elétricas utilizam canais ativados por agonistas, e as sinapses químicas, não
   E) as sinapses elétricas são encontradas somente em invertebrados, enquanto as sinapses químicas são encontradas em todos os animais

4. Qual dos fatos a seguir não contribui para a integração dos potenciais sinápticos pelos neurônios?
   A) A convergência de muitas entradas sinápticas sobre um neurônio, permitindo uma somação espacial
   B) A presença de PEPS tendo amplitudes que excedem o limiar para a geração de um potencial de ação no neurônio
   C) A somação temporal dos potenciais sinápticos nos neurônios devido à constante de tempo dos neurônios
   D) O fluxo de corrente de regiões distais dos dendritos para o soma devido às constantes de comprimento dos dendritos
   E) Entradas sinápticas inibitórias

5. Qual dos seguintes íons é contratransportado para permitir o transporte de neurotransmissores ao interior das vesículas pré-sinápticas?
   A) Na^+
   B) K^+
   C) H^+
   D) Cl^-
   E) Ca^{2+}

6. Um ramo do nervo ulnar de um homem de 26 anos de idade foi esmagado no seu antebraço esquerdo, lesionando axônios em um ponto a cerca de seis polegadas (15 cm) da pele da porção mediana da palma da mão, local onde a sensação cutânea foi perdida. Qual o tempo provável para que o paciente volte a sentir os estímulos naquela parte da mão?
   A) 1 dia
   B) 10 dias
   C) 100 dias
   D) 1.000 dias
   E) Nunca, visto que axônios periféricos não se regeneram

7. O tratamento para o envenenamento pelos gases dos nervos visa quais das seguintes proteínas?
   A) Acetilcolinesterase (AChE) e colina acetiltransferase (CAT)
   B) AChE e receptores nicotínicos de acetilcolina
   C) Receptores muscarínicos e nicotínicos de acetilcolina
   D) Receptores muscarínicos de acetilcolina e AChE
   E) CAT e transportadores sinápticos de colina

SEÇÃO III FISIOLOGIA MUSCULAR

CAPÍTULO 8

Visão Geral da Função Muscular

Kathleen H. McDonough

OBJETIVOS

- Explicar as diferenças entre os músculos esquelético, cardíaco e liso em relação a sua aparência, às proteínas contráteis, às proteínas ligantes de cálcio e à entrada de informações neurais.
- Descrever como o sarcolema e o retículo sarcoplasmático estão envolvidos na contração muscular.
- Explicar a fonte de energia para a contração.
- Descrever o papel das seguintes proteínas: actina, miosina, receptores de di-hidropiridina, receptores de rianodina, calmodulina e troponina.

COMPARAÇÃO GERAL

Os músculos formam o maior sistema do corpo. Eles consistem em três diferentes tipos com base em fatores como a morfologia, as vias de sinalização celular, as formas para alterar a força de contração, o padrão de contração (cíclico *versus* graduado) e o papel do sistema nervoso na função muscular. Os três tipos de músculo são: o **esquelético**, o **cardíaco** e o **liso**. O músculo esquelético está, em sua grande maioria, ligado aos ossos e representa aproximadamente 40% da massa corporal de uma pessoa saudável. O músculo cardíaco é o principal componente do coração e se contrai de forma cíclica durante toda a vida do indivíduo. O músculo liso é o principal componente dos órgãos do sistema gastrintestinal, da bexiga, do útero, das vias aéreas e dos vasos sanguíneos – em geral, o músculo liso compõe as paredes dos órgãos ocos do corpo, exceto o coração.

A necessidade de **cálcio** para iniciar a contração existe em todos os músculos. Os mecanismos para elevar os níveis de cálcio para a contração podem variar entre os tipos musculares, e a remoção do cálcio para provocar o relaxamento também varia. Entretanto, o consenso prioritário é que as concentrações de cálcio citosólico devem aumentar para que ocorra a contração, e as concentrações de cálcio citosólico devem cair para ocorrer o relaxamento. Como no músculo liso existe, normalmente, um grau moderado de contração, o cálcio citosólico deve aumentar para a força de contração aumentar, e deve diminuir para a força de contração diminuir. Assim, estruturas como o **sarcolema** (**SL**) e o **retículo sarcoplasmático** (**RS**) contêm proteínas que afetam os fluxos de cálcio, são altamente organizadas e eficientes no músculo. Os níveis de cálcio no músculo cardíaco em repouso, por exemplo, são de apenas 0,1 μM e podem aumentar cem vezes durante a excitação. A remoção do cálcio para ocorrer o relaxamento é, portanto, essencial. Os processos envolvidos no movimento do cálcio são importantes no entendimento da contração muscular em todos os três tipos de músculo.

A contração muscular é possibilitada pela hidrólise do **trifosfato de adenosina** (**ATP**). O ATP é produzido principalmente pela fosforilação oxidativa mitocondrial de substratos fornecidos a partir dos estoques de glicogênio ou triglicerídeos no tecido ou por substratos encontrados no sangue, como a glicose e os ácidos graxos. A glicólise também produz ATP, mas não de maneira tão eficiente quanto a fosforilação oxidativa. Em alguns tipos de músculos esqueléticos, o glicogênio fornece a glicose para a glicólise, que fornece a energia para a contração rápida de curta duração. A energia é adicionalmente fornecida pelo **fosfato de creatina** (**CP**, do inglês *creatine phosphate*), ou **fosfocreatina**, o qual pode fornecer rapidamente uma fonte de ligações fosfato de alta energia para a ressíntese do ATP a partir do ADP. O ADP é produzido pelas enzimas ATPases presentes na célula muscular. O CP não é utilizado diretamente pela ATPase, mas é empregado para a regeneração rápida do ATP no local onde o ATP é utilizado. Este é utilizado tanto para a contração como para o relaxamento do músculo. A ATPase da cabeça da miosina hidrolisa o ATP para fornecer a energia necessária ao deslizamento do filamento de **actina** sobre o filamento de **miosina**; o ATP também fornece a energia para a remoção do cálcio do citosol pelas ATPases de cálcio, de maneira que possa ocorrer o relaxamento.

DIFERENÇAS ENTRE OS MÚSCULOS ESQUELÉTICO, CARDÍACO E LISO

Os músculos esquelético e cardíaco têm o aspecto estriado devido ao arranjo ordenado das proteínas contráteis actina e miosina. No músculo liso, as proteínas contráteis actina e miosina são responsáveis pela contração, mas não estão organizadas em um padrão semelhante ao dos músculos esquelético e cardíaco; portanto, as estriações não aparecem. O músculo esquelético é o único tipo muscular **voluntário** – a pessoa pode decidir quando contrair o músculo esquelético na maioria das vezes, e o músculo tem de ser ativado por neurônios regulados pelo sistema nervoso central.

O músculo cardíaco é **involuntário**; ele se contrai espontaneamente. Potenciais de ação são gerados por células especializadas dentro do próprio coração; assim, os corações podem ser transplantados de uma pessoa a outra, e um coração transplantado funcionará adequadamente, mesmo sem receber aferência nervosa, quando colocado no corpo do receptor. O ritmo de batimento do coração, bem como a força de contração das células do músculo cardíaco, pode, entretanto, ser modulado pelo **sistema nervoso autônomo** (**SNA**; ver Capítulo 19). O **sistema nervoso simpático** (**SNS**), componente do SNA, aumenta a frequência cardíaca, ao passo que o **sistema nervoso parassimpático** (**SNP**) a diminui.

O músculo liso também é involuntário. Ele tem a capacidade de se contrair a partir de muitos tipos diferentes de estímulos, mas não requer contribuição neural para que ocorra a contração. Até mesmo alterações no potencial de repouso da membrana e o estiramento do músculo podem alterar a força de contração. O músculo liso geralmente não apresenta contrações seguidas por relaxamento completo, como as dos músculos cardíaco e esquelético, mas apresenta aumentos ou reduções da força de contração. Por exemplo, se toda a musculatura lisa vascular que constitui os vasos sanguíneos dos órgãos sistêmicos relaxasse completamente, o indivíduo entraria em um estado de *choque*; a pressão arterial cairia a níveis perigosamente baixos. Isso ocorre apenas sob condições patológicas, como um *dano encefálico* grave que cause a retirada de todo o controle neural sobre a musculatura lisa vascular e resulte em um *choque neurogênico*. A pressão arterial não pode ser mantida se toda a musculatura lisa dos vasos sanguíneos estiver completamente relaxada. Na musculatura lisa, os gradientes de contração são regulados e afetados por muitas influências diferentes, dependendo da localização e da função do músculo liso.

CÁLCIO

Embora o cálcio seja uniformemente necessário para um músculo contrair ou aumentar a força de contração, as proteínas ligantes de cálcio diferem entre os três tipos de músculo, assim como diferem as fontes de cálcio. A **troponina** é a proteína ligante de cálcio que inicia a contração nos músculos esquelético e cardíaco. A **calmodulina** se liga ao cálcio no músculo liso e dá início aos aumentos na força de contração. A actina e a miosina formam as pontes cruzadas em todos os tipos de músculos. A fonte de cálcio que inicia a contração difere nos três tipos de músculos. O cálcio liberado do **RS** através de canais ou **receptores de rianodina** eleva a concentração de cálcio citosólico e inicia a contração no músculo esquelético (ver Capítulo 9). No músculo cardíaco, o cálcio que se liga à troponina vem tanto do RS como do espaço extracelular, através de **canais de cálcio dependentes de voltagem do SL** (**receptores de di-hidropiridina**). Além disso, o cálcio que entra na célula por meio dos canais de cálcio é o responsável pela ativação e liberação de cálcio do RS pelos canais ou receptores de rianodina (ver Capítulo 10). No músculo liso, o cálcio pode entrar no citosol a partir do líquido extracelular, via canais de cálcio dependentes de voltagem do SL, e a partir do RS, via receptores ativados por moléculas sinalizadoras vindas das vias de sinalização dos receptores do SL. O músculo liso também tem outros receptores no SL e no RS envolvidos na mobilização de cálcio, os quais serão discutidos no Capítulo 11. Nos três tipos de músculo, aumentos no cálcio citosólico iniciam o ciclo das pontes cruzadas entre a actina e a miosina.

PERÍODO DE CONTRAÇÃO

O tempo de contração muscular é diferente para os músculos esquelético, cardíaco e liso. As contrações do músculo esquelético levam vários milissegundos para ocorrerem, as contrações do músculo cardíaco levam centenas de milissegundos, e o músculo liso é muito mais lento, com suas contrações podendo levar até mesmo minutos para ocorrerem. Essas diferenças nos tempos de contração acontecem principalmente devido à taxa de hidrólise de ATP que ocorre na cabeça da miosina. Elevadas taxas de hidrólise de ATP pela ATPase da miosina resultam em contrações mais rápidas, como as observadas no músculo esquelético. Os músculos com taxas mais baixas de hidrólise de ATP exibem contrações mais lentas, como no músculo liso. Vias de sinalização que causam aumentos no cálcio citosólico podem contribuir para o retardo entre o sinal e a contração.

MUDANÇAS NA FORÇA DE CONTRAÇÃO

A força da contração muscular pode ser alterada em todos os três tipos musculares, mas de maneiras diferentes. A fosforilação de proteínas resulta em contrações mais fortes tanto no músculo cardíaco (Capítulo 10) como no músculo liso (Capítulo 11), ao passo que o músculo esquelético atinge contrações mais fortes pelo recrutamento de mais células musculares ou ativando células musculares com uma frequência maior de disparos neuronais (Capítulo 9).

SEMELHANÇAS ENTRE OS MÚSCULOS ESQUELÉTICO, CARDÍACO E LISO

Como já mencionado, a actina e a miosina são as proteínas contráteis envolvidas no ciclo das pontes cruzadas nos três tipos musculares, embora a distribuição anatômica da actina e da miosina seja diferente no músculo liso em comparação ao músculo cardíaco e ao músculo esquelético (liso *versus* estriado, respectivamente). A cabeça da miosina contém um sítio de ligação para a actina. A ligação entre actina e miosina está bloqueada quando os níveis de cálcio estão baixos, mas ocorre quando o cálcio se liga à troponina (músculos esquelético e cardíaco) ou à calmodulina (músculo liso). Com a ligação entre actina e miosina, o domínio ATPase localizado na cabeça da miosina pode liberar a energia do ATP para permitir a ocorrência do ciclo das pontes cruzadas, isto é, o deslizamento da actina sobre a miosina.

Todos os três tipos de músculo apresentam a propriedade de aumentar a força de contração pelo aumento (até certo ponto) do comprimento pré-contrátil (de repouso) do músculo. Esse fenômeno é denominado **relação comprimento-tensão**. Uma vez que os músculos esqueléticos estão aderidos aos ossos pelos tendões, variações do comprimento de repouso das células são muito limitadas, e o músculo está geralmente operando no máximo de sua relação comprimento-tensão. No coração, o comprimento de repouso da célula muscular em geral não se encontra em seu valor ideal, de forma que existe uma **reserva**, isto é, contrações mais fortes podem ser promovidas quando o comprimento de repouso é aumentado antes da contração. O músculo liso também demonstra a relação comprimento-tensão, mas outras influências sobre o músculo podem sobrepor-se aos efeitos de aumento do comprimento celular. Por exemplo, em certos tipos de músculos lisos vasculares, quando a célula é distendida, ela responde com um nível aumentado de contração. Esse fenômeno é chamado de **resposta miogênica**. No trato GI, isso ocorre com a presença de comida no estômago e no intestino delgado. Órgãos ocos com funções especializadas, como a bexiga e o útero, também podem ser "estirados", mas a contração não é estimulada devido a outras influências sobre a função muscular.

Uma comparação entre os músculos esquelético, cardíaco e liso é apresentada na Tabela 8-1. Mais detalhes sobre os tipos individuais de músculos serão fornecidos nos próximos três capítulos.

RESUMO DO CAPÍTULO

- Existem três tipos de músculos no organismo, classificados conforme a sua morfologia, função e mecanismos celulares de contração – esquelético, cardíaco e liso.
- Todos os tipos de músculo necessitam de cálcio para iniciar a contração.
- O SL e o RS têm funções especializadas que aumentam o cálcio citosólico necessário para a contração e removem o cálcio para permitir o relaxamento.
- O músculo pode aumentar a força de contração, aumentando o seu comprimento antes da contração – relação comprimento-tensão.
- A energia para a contração é liberada pelo ATP por meio da ação da ATPase da cabeça da miosina.

TABELA 8-1 Comparação entre os músculos esquelético, cardíaco e liso

	Esquelético	Cardíaco	Liso
Aspecto	Estriado	Estriado	Não estriado
Retículo sarcoplasmático	Bem desenvolvido	Menos desenvolvido do que no músculo esquelético	Pequena quantidade
Movimento voluntário	Sim	Não	Não
Proteína de ligação ao cálcio	Troponina	Troponina	Calmodulina
Fonte de cálcio	RS	RS e SL	SL e RS
Inervação	Neurônio motor	SNS; SNP	SNS; SNP
Duração da contração	Milissegundos	100 ms	100 ms – minutos
Força de contração	Recrutamento	Fosforilação; comprimento-tensão	Fosforilação; comprimento-tensão
Metabolismo	Oxidativo, glicolítico	Oxidativo	Oxidativo
Velocidade da ATPase	Rápida	Menos rápida do que a do músculo esquelético	Lenta

- O músculo esquelético necessita da entrada de informação neuronal de um neurônio motor para iniciar a contração (músculo voluntário).
- Os músculos cardíaco e liso podem contrair sem contribuição neuronal, mas a força de contração pode ser alterada por informação proveniente do SNA – divisões simpática e parassimpática do SNA (músculos involuntários).

QUESTÕES PARA ESTUDO

1. Qual das seguintes afirmativas sobre os músculos é verdadeira?
   A) A fonte de cálcio para a contração do músculo esquelético é unicamente o cálcio que entra na célula por meio dos receptores de di-hidropiridina
   B) A fonte de cálcio para a contração do músculo liso é unicamente o cálcio que entra na célula por meio dos receptores de di-hidropiridina
   C) A fonte de cálcio para a contração do músculo cardíaco é unicamente o cálcio que entra na célula por meio dos receptores de di-hidropiridina
   D) A fonte de cálcio para a contração do músculo esquelético é unicamente o cálcio que entra no citosol por meio dos receptores de rianodina
   E) A fonte de cálcio para a contração do músculo cardíaco é unicamente o cálcio que entra no citosol por meio dos receptores de rianodina

2. Qual das seguintes afirmativas sobre os músculos é verdadeira?
   A) Tanto o músculo cardíaco como o liso permanecem contraídos parcialmente todo o tempo
   B) Tanto no músculo cardíaco como no esquelético a contração é iniciada pela ligação do cálcio à troponina
   C) Tanto o músculo cardíaco como o músculo liso devem gerar potenciais de ação para iniciar a contração
   D) Tanto o músculo cardíaco como o músculo liso iniciam a contração pela ligação do cálcio à troponina

3. Qual das seguintes afirmativas sobre os músculos é verdadeira?
   A) O músculo esquelético pode aumentar a força de contração recrutando mais unidades motoras
   B) O músculo cardíaco pode aumentar a força de contração pelo recrutamento de mais células musculares
   C) O músculo liso não pode alterar a força de contração
   D) O músculo cardíaco não pode alterar a força de contração

4. Qual das seguintes afirmativas sobre os músculos é verdadeira?
   A) Em todos os três tipos de músculo (esquelético, cardíaco e liso) as células contraem como uma unidade
   B) Todos os três tipos de músculo são inervados pelo sistema nervoso autônomo
   C) Em todos os três tipos de músculo o cálcio está envolvido na contração
   D) Em todos os três tipos de músculo antagonistas ou bloqueadores do receptor de di-hidropiridina aumentam a força de contração

CAPÍTULO

9

Estrutura e Função do Músculo Esquelético

Kathleen H. McDonough

OBJETIVOS

- Descrever os processos que ocorrem na junção neuromuscular.
- Explicar o acoplamento excitação-contração no músculo esquelético.
- Descrever o papel das proteínas envolvidas na contração.
- Descrever o que acontece durante uma contração isométrica.
- Descrever o que acontece durante uma contração isotônica. Como a carga afeta o encurtamento e a velocidade de encurtamento?
- Explicar como a força de contração da fibra muscular pode ser aumentada pela somação e pelo tétano.
- Explicar a relação comprimento-tensão no músculo esquelético.
- Explicar a unidade motora.
- Explicar como a força de contração muscular total pode ser aumentada pelo recrutamento de unidades motoras.
- Explicar a relação força-velocidade no músculo esquelético; explicar a base para a $V_{máx}$.
- Descrever os três diferentes tipos de fibras musculares esqueléticas e as bases para suas diferenças. Estabelecer quando essas fibras são recrutadas.

ESTRUTURA

O músculo esquelético é diferenciado em razão de sua estrutura anatômica – estriações devido ao padrão regular de **sarcômeros** que são compostos pelo posicionamento ordenado das proteínas actina e miosina. A Figura 9-1 mostra os sarcômeros compostos por alinhamentos paralelos de filamentos grossos (**miosina**) e filamentos finos (**actina**, **tropomiosina** e **troponina**). A miosina forma a banda A. A actina, junto com as outras duas proteínas, tropomiosina e troponina, forma a banda I (porção do sarcômero onde a actina não se sobrepõe à miosina). Parte do filamento de actina se sobrepõe ao filamento de miosina, permitindo assim a interação dessas duas proteínas para iniciar a contração. O grau de sobreposição dos filamentos finos e grossos é importante na determinação da quantidade de força que o músculo esquelético e o músculo cardíaco podem gerar. As linhas Z representam as margens do sarcômero e, durante o encurtamento, elas se aproximam umas das outras à medida que o filamento de actina é puxado sobre o filamento de miosina. A banda A permanece com o mesmo comprimento (a miosina não encurta), mas a banda I se torna menor à medida que a actina é puxada sobre a miosina. O deslizamento da actina sobre a miosina, com a energia fornecida pela ATPase da miosina que está localizada na cabeça da proteína miosina, é a base molecular da contração muscular esquelética (Figura 9-2). A ativação do complexo ocorre quando a concentração de cálcio no citosol aumenta e o íon se liga ao sítio de ligação do cálcio na troponina. A troponina tem três subunidades: **TnT**, que se liga à tropomiosina, **TnI**, que inibe as interações entre a actina e a miosina, e **TnC**, que liga o cálcio. Quando o cálcio se liga à TnC, ocorre uma mudança conformacional na posição da troponina/tropomiosina, removendo o obstáculo entre a TnI e a tropomiosina e permitindo a interação da actina com a cabeça da miosina que hidrolisa o ATP para fornecer a energia para a contração – o deslizamento da actina sobre a miosina, ou **ciclo das pontes cruzadas**. O ciclo das pontes cruzadas continuará ocorrendo, isto é, as cabeças de miosina, continuarão a se ligar

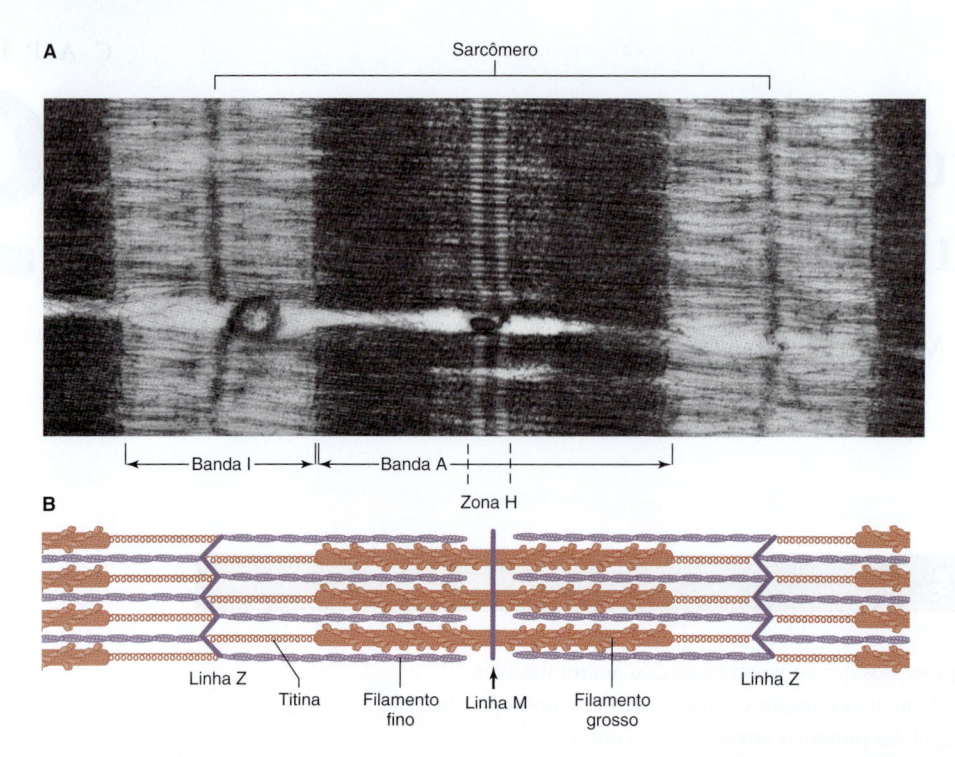

FIGURA 9-1 **A)** Secção ampliada de um sarcômero do interior de uma célula muscular esquelética mostrando o padrão de estriação devido à orientação dos filamentos de actina e de miosina. **B)** Esquema dos componentes do sarcômero de uma banda Z à outra, mostrando a proteína estrutural titina, os filamentos grossos (miosina) e os filamentos finos (actina, tropomiosina e troponina). (Reproduzida com autorização de Widmaier EP, Raff H, Strang KT: *Vander's Human Physiology,* 11th ed. McGraw-Hill, 2008.)

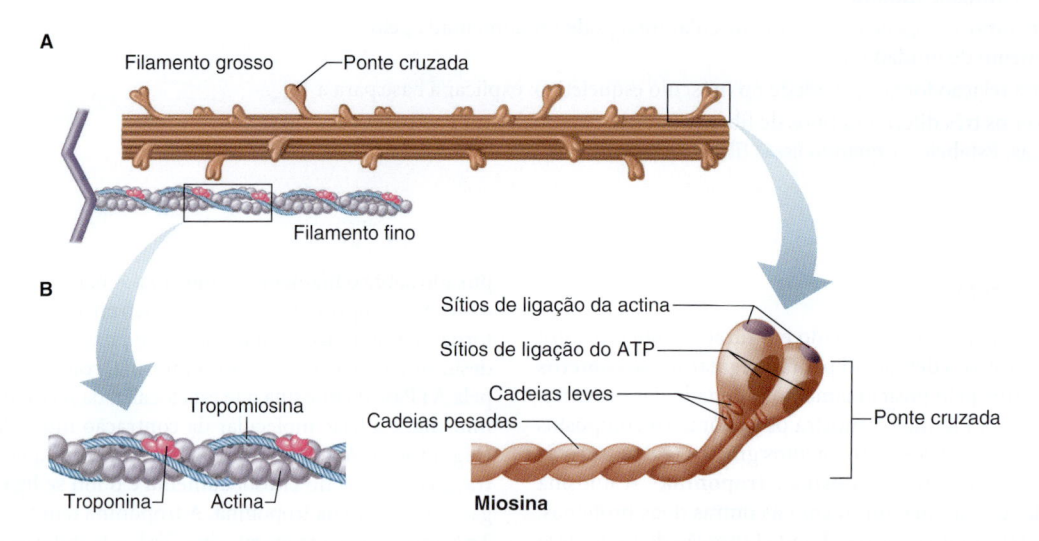

FIGURA 9-2 **A) Desenho esquemático do filamento grosso com as cabeças de miosina ou pontes cruzadas se estendendo a partir do filamento.** Também está representada a estrutura torcida dos filamentos finos. **B)** Ampliação da miosina e da actina mostrando os três componentes do filamento fino – actina, tropomiosina e troponina – e as cadeias pesadas e leves da miosina. Observam-se os sítios de ligação da miosina para o ATP e a actina. Os sítios de ligação da actina estão bloqueados pela tropomiosina quando os níveis de cálcio no citosol são baixos. Com o cálcio se ligando à troponina, a tropomiosina é deslocada, e o sítio de ligação da actina fica disponível. A energia para o deslizamento do filamento de actina ao longo do filamento de miosina é proveniente da hidrólise do ATP pela ATPase da miosina que está localizada na cabeça da miosina. (Reproduzida com autorização de Widmaier EP, Raff H, Strang KT: *Vander's Human Physiology,* 11th ed. McGraw-Hill, 2008.)

aos sítios adjacentes na actina puxando ainda mais a actina, sobre a miosina, até que a contração seja finalizada pela remoção do cálcio.

O ciclo das pontes cruzadas causa o desenvolvimento de tensão ou o encurtamento (ou uma combinação dos dois) do músculo, dependendo da carga. Se a carga for muito grande, ocorrerá uma contração **isométrica**, na qual há o desenvolvimento de uma tensão, mas não o encurtamento do músculo. Se a carga for menor, haverá uma contração **isotônica**, na qual o músculo se encurta após o desenvolvimento de tensão (discutida em mais detalhes no Capítulo 10). Outras proteínas estão envolvidas na manutenção da estrutura precisa dos sarcômeros. A **titina**, uma grande proteína estrutural da célula muscular esquelética, estende-se da linha Z ao centro do sarcômero, estabilizando a estrutura dele. Outro grande complexo proteico é formado pela **distrofina** e por muitas glicoproteínas. Esse complexo é fundamental no ancoramento do sarcômero, em particular da actina, ao **sarcolema** (**SL**) e à matriz extracelular, novamente para a manutenção da estrutura e estabilidade dos sarcômeros. O gene que codifica o complexo da distrofina é grande e sujeito a mutações que resultam em disfunções da musculatura esquelética, chamadas de *distrofia muscular*. Um sintoma dessa doença é a fraqueza muscular progressiva devido à perda da integridade estrutural própria das fibras musculares. A *distrofia muscular de Duchenne* é um tipo de distrofia em que há a ausência completa da proteína distrofina, resultando em um declínio rápido na função muscular esquelética e morte precoce.

JUNÇÃO NEUROMUSCULAR

As células musculares esqueléticas, ou **fibras** musculares esqueléticas, geralmente se estendem de um tendão ao outro tendão que liga o músculo aos ossos. O músculo esquelético é classificado como **voluntário**, visto que sua contração é comandada pelo sistema nervoso central – uma pessoa pode contrair os músculos conforme sua vontade. Assim, a inervação do músculo esquelético é essencial para a ativação da contração. Cada fibra é ativada por um único **neurônio motor**, e um mesmo neurônio motor pode inervar várias fibras musculares, formando uma **unidade motora**. Quando um neurônio motor é ativado, todas as fibras inervadas por ele irão contrair. Os neurônios motores da medula espinal ou do tronco encefálico liberam o neurotransmissor **acetilcolina** na **junção neuromuscular**, em resposta aos potenciais de ação que viajam ao longo do axônio em direção à célula muscular esquelética (como mostrado na Figura 9-3). A quantidade de acetilcolina liberada é proporcional à frequência dos potenciais de ação.

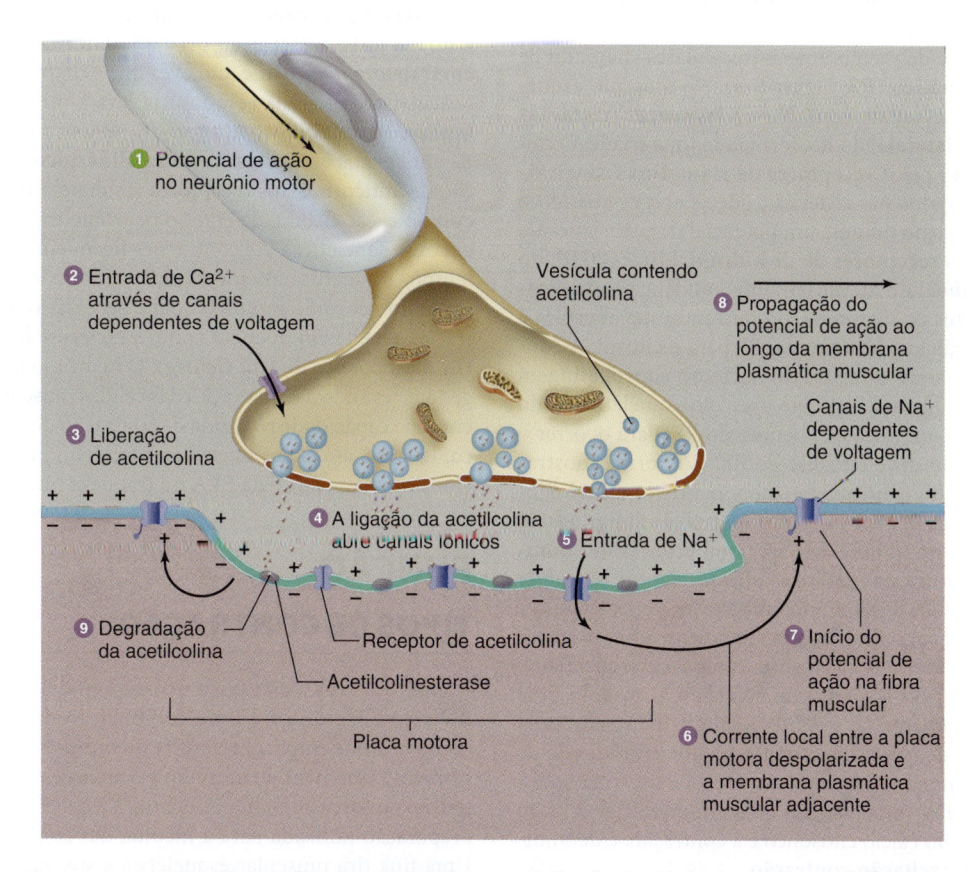

FIGURA 9-3 A junção neuromuscular é formada por uma porção especializada da célula muscular – placa motora – e pelo terminal do neurônio motor que libera o neurotransmissor acetilcolina para provocar a ativação da célula ou fibra muscular. Os eventos que ocorrem na junção estão listados em ordem cronológica. Deve-se observar que cada fibra muscular recebe impulsos de apenas um neurônio motor, e todas as fibras que estão recebendo estímulo desse neurônio motor constituem uma unidade motora e se contrairão sincronicamente. (Reproduzida com autorização de Widmaier EP, Raff H, Strang KT: *Vander's Human Physiology,* 11th ed. McGraw-Hill, 2008.)

A acetilcolina se difunde na fenda sináptica e se liga ao receptor colinérgico – o **receptor nicotínico** – na membrana da célula muscular (SL). A porção do SL muscular que está associada à junção neuromuscular é chamada de **placa motora**. Dentro da fenda encontra-se a enzima **acetilcolinesterase**, que pode hidrolisar a acetilcolina livre e, portanto, limitar a ativação dos receptores nicotínicos da membrana da célula muscular. O receptor nicotínico é um canal que permite o fluxo de sódio e potássio. O movimento iônico predominante é o do influxo de sódio na célula muscular, causando uma despolarização parcial local da membrana celular – um **potencial de placa motora** (ver Capítulo 7). Uma vez que neurônios motores causam apenas a despolarização da membrana pós-sináptica e não necessariamente um potencial de ação, a alteração é semelhante a um **potencial excitatório pós-sináptico** (**PEPS**) que ocorre nos neurônios.

ACOPLAMENTO EXCITAÇÃO-CONTRAÇÃO

A despolarização é conduzida para as porções do SL afastadas da junção neuromuscular e, se for forte o suficiente, induzirá um potencial de ação. O potencial de ação é transmitido ao longo do SL para o interior dos **túbulos T**, os quais são invaginações do SL que permitem à membrana celular ficar em íntimo contato com um sistema de membranas intracelulares chamado de **retículo sarcoplasmático** (**RS**; Figura 9-4). No músculo esquelético, o túbulo T faz contato com dois componentes (**cisternas terminais** ou **sacos laterais**) do RS, formando uma tríade. O cálcio é liberado do RS pelos **receptores de rianodina** (canais de Ca^{2+} do RS), localizados nas cisternas, que se abrem quando o túbulo T é despolarizado durante um potencial de ação. Durante a despolarização, os **receptores de di-hidropiridina** (**DHP**, do inglês *dihydropyridine*) do SL causam uma mudança conformacional nos receptores de rianodina, promovendo sua abertura e permitindo que o cálcio se difunda do RS para o citosol. A contração é iniciada quando os níveis de cálcio no citosol atingem um nível crítico e se ligam à TnC. No músculo esquelético, todo o cálcio utilizado na contração é liberado do RS. Para ocorrer o relaxamento, o cálcio deve retornar ao RS. Conforme mostrado na Figura 9-4, o RS consiste em componentes longitudinais, bem como componentes em cisternas. A porção longitudinal do RS contém a enzima cálcio-ATPase, conhecida como **bomba SERCA** (**abreviatura do inglês** *sarco(endo)plasmic reticulum Ca^{2+}-ATPase*). A bomba SERCA tem uma alta $V_{máx}$ e, utilizando a energia do ATP, bombeia cálcio contra o gradiente de concentração de volta ao interior do RS. Proteínas como a **calsequestrina**, presentes no interior do RS, se ligam ao cálcio, provendo uma função de armazenamento no RS, mas também mantendo uma concentração ideal de cálcio livre, de forma que o gradiente de cálcio para bombeamento para fora do citosol e de volta ao RS não seja excessivo. Esse processo, no qual um potencial de ação leva a um aumento do cálcio citosólico e à contração, é denominado **acoplamento excitação-contração**.

Devido à complexidade da junção neuromuscular, muitas doenças podem ocorrer quando existe uma disfunção. Por exemplo, os *gases dos nervos* inibem a acetilcolinesterase, resultando, portanto, na ativação contínua dos receptores nicotínicos e do músculo esquelético. Por consequência, as células não conse-

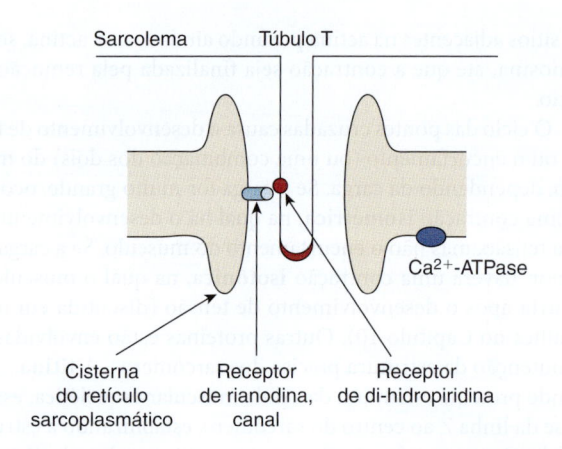

FIGURA 9-4 A interação entre os túbulos T do sarcolema (SL) e as cisternas do retículo sarcoplasmático (RS) é o mecanismo para o acoplamento entre o potencial de ação que está se propagando ao longo do SL e a liberação de cálcio pelo RS. A conexão entre os receptores de di-hidropiridina do SL e os receptores de rianodina do RS é alterada pelo potencial de ação, permitindo a abertura dos canais de cálcio do RS e a liberação de cálcio no citosol.

guem mais gerar potenciais de ação porque permanecem despolarizadas, e os canais de sódio que normalmente deveriam abrir e iniciar a despolarização permanecem inativados. Isso resulta em fraqueza muscular e, uma vez que o diafragma é um músculo esquelético, a parada respiratória leva à morte. *Doenças autoimunes*, como a *miastenia gravis*, podem resultar da produção de anticorpos contra o **receptor colinérgico nicotínico**. A ligação de anticorpos aos receptores resulta em uma sinalização ou comunicação debilitada entre o neurônio motor e as fibras musculares esqueléticas. As contrações ficam enfraquecidas e, com o tempo, a estrutura inteira da placa motora deteriora. A degeneração do neurônio motor, o qual é necessário para iniciar a contração, resulta em doenças como a *esclerose lateral amiotrófica* (*ELA* ou *doença de Lou Gehrig*). O neurônio motor atrofia e degenera, levando à denervação das células musculares e resultando em uma capacidade reduzida de contração do músculo esquelético. Por fim, as células musculares também podem sofrer atrofia. Um sintoma precoce da ELA é a fraqueza muscular.

FUNÇÃO

TIPOS DE CONTRAÇÃO

A contração muscular pode ocorrer em duas modalidades: **isométrica** e **isotônica** e uma combinação das duas. Isométrica, como o nome implica, refere-se a contrações nas quais o comprimento (métrica) do músculo permanece o mesmo (iso), mas a **tensão** ou **força** aumenta. A Figura 9-5 apresenta um esquema da preparação utilizada para a medida das contrações isométricas. Uma fina tira muscular esquelética é suspensa entre um transdutor de força e uma barra fixa. Considerando-se que o músculo está preso em ambas as extremidades, quando o músculo é estimulado, o ciclo das pontes cruzadas causa apenas desenvolvimento de tensão (dina/cm) ou força (dina). O comprimento do músculo não se altera durante a contração.

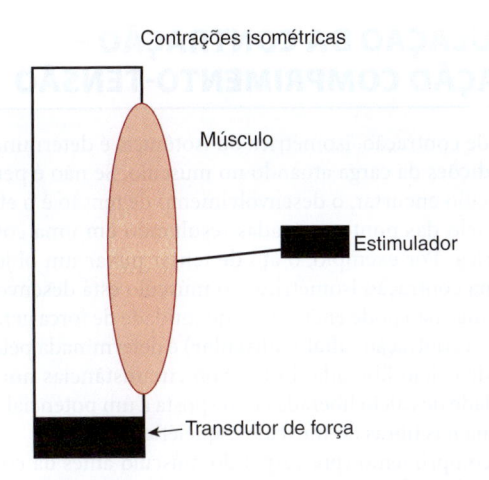

FIGURA 9-5 Preparação de um músculo isolado para o estudo das contrações musculares isométricas. Não é permitido que o músculo encurte. A tensão passiva sobre músculo como uma função do comprimento muscular de repouso é medida com um transdutor de força, e, em seguida, o músculo é estimulado a contrair.

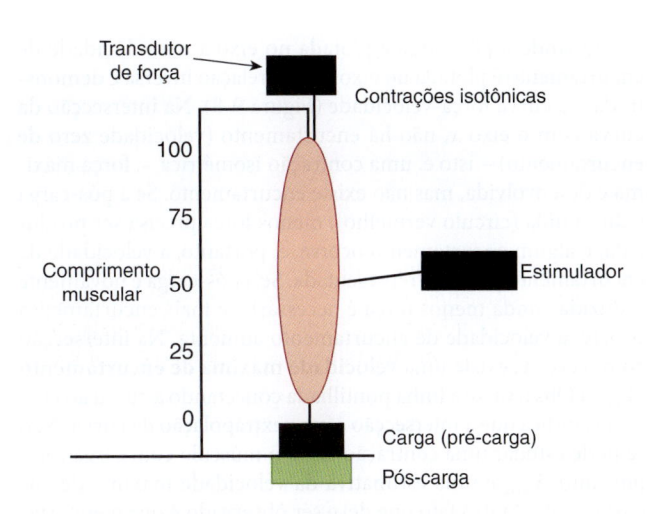

FIGURA 9-6 Preparação de um músculo isolado para o estudo das contrações isotônicas. A tensão passiva é estabelecida pela pré-carga, e o comprimento do músculo é medido. Uma barra é colocada sob o músculo para impedir que o músculo alongue quando a pós-carga for adicionada (o músculo não sente a pós-carga). No momento da estimulação, a barra é removida, e o músculo desenvolve apenas a tensão necessária para igualar a pós-carga. Durante o restante da contração, a tensão permanece constante, e o músculo encurta. O comprimento do músculo e a taxa de encurtamento são medidos.

Isotônica se refere a contrações nas quais a tensão (tônus) permanece a mesma, mas o comprimento muda. Antes do encurtamento, entretanto, o músculo deve aumentar a tensão ou força para exceder a carga que está levantando ou resistindo; assim, a contração consiste no desenvolvimento de tensão seguido pelo encurtamento. A Figura 9-6 mostra a preparação para medir contrações isotônicas. A mudança no comprimento do musculo (encurtamento) pode ser medida depois de o músculo ser estimulado. Existem duas cargas atuando: (1) a **pré-carga**, que determina o comprimento do músculo em repouso, e (2) a **pós-carga**, que o músculo não detecta até que a contração seja iniciada. No protocolo experimental, a pré-carga é adicionada ao músculo, e o comprimento passivo ou de repouso é estabelecido. Em seguida, uma barra horizontal é colocada sob o músculo, de forma que a adição extra de mais peso, a pós-carga, não cause distensão extra do músculo. Quando o estimulador excita o músculo, a barra é removida e a contração muscular provoca a geração de uma força muscular que se iguala à pós-carga. Em seguida, ocorre o encurtamento.

A Figura 9-7 mostra um modelo de contração do músculo esquelético. O músculo consiste em um **elemento contrátil** (EC; as proteínas contráteis actina e miosina) e um componente elástico em série. A carga pode ser considerada o peso que o músculo deve mover em uma contração isotônica. Observa-se que, antes do encurtamento, o EC está se tornando menor, isto é, as pontes cruzadas estão ciclando e puxando a actina sobre a miosina, mas o músculo como um todo não está encurtando – o ciclo das pontes cruzadas está gerando tensão (Figura 9-7B). Quando a tensão ou força se iguala à carga (pós-carga), o ciclo das pontes cruzadas (contração) causa o encurtamento do músculo (Figura 9-7C). Observa-se que a pós-carga determina quanta tensão o músculo terá que gerar antes do encurtamento. Uma carga mais pesada vai requerer o desenvolvimento de mais tensão, e uma carga mais leve necessitará do desenvolvimento de menos tensão. Com uma carga mais pesada e mais tensão para desenvolver, o músculo exibirá menos encurtamento. Com uma carga mais leve e menos tensão para desenvolver, o músculo produzirá um encurtamento maior.

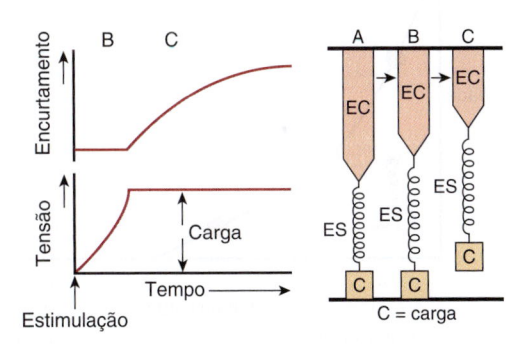

FIGURA 9-7 Um modelo de músculo esquelético consiste no elemento contrátil (EC) composto pelos filamentos grossos e finos e no componente elástico em série (ES) formado pelos componentes não contráteis do músculo. A fase A representa o músculo em repouso. Utilizando o modelo para representar uma contração isotônica, após a estimulação, o músculo desenvolve tensão (fase B) e estira os componentes elásticos em série, isto é, há o desenvolvimento de tensão (para se igualar à carga), mas o músculo como um todo não encurta. Observa-se que o elemento contrátil está encurtando, isto é, o ciclo das pontes cruzadas está acontecendo, e os filamentos de actina estão sendo puxados sobre os filamentos de miosina, mas o músculo como um todo não está encurtando. No ponto C, a tensão desenvolvida pelo elemento contrátil que está estirando o elemento elástico em série excede um pouco a pós-carga, e, assim, durante o restante da contração, o ciclo das pontes cruzadas estará realmente encurtando o músculo como um todo. A carga determina quanta tensão o músculo terá que desenvolver para encurtar e deslocar a carga. (Reproduzida com permissão de Sonnenblick EH: *The Myocardial Cell: Structure, Function and Modification*. Briller SA, Conn HL (editores). University of Pennsylvania Press, 1966.)

Quando a pós-carga é plotada no eixo *x* e a velocidade de encurtamento é plotada no eixo *y*, uma relação inversa é demonstrada – a curva força-velocidade (Figura 9-8). Na intersecção da curva com o eixo *x*, não há encurtamento (velocidade zero de encurtamento) – isto é, uma contração isométrica –, força máxima é desenvolvida, mas não existe encurtamento. Se a pós-carga é diminuída (círculo vermelho), menos força precisa ser produzida, e algum encurtamento ocorre, e, portanto, a velocidade de encurtamento pode ser representada. Se a pós-carga é novamente reduzida, ainda menos força é necessária, e mais encurtamento ocorre: a velocidade de encurtamento aumenta. Na intersecção com o eixo *y*, existe uma **velocidade máxima de encurtamento** ($V_{máx}$.) Observa-se a linha pontilhada conectando a curva ao eixo *y* – ela indica que a intersecção é uma extrapolação da curva. Não se pode estudar uma contração em um músculo com carga zero; portanto, $V_{máx}$ é uma estimativa da velocidade máxima de encurtamento. Outro fato que deve ser observado é que o encurtamento e a velocidade de encurtamento estão mudando na mesma direção – aumentos no encurtamento ocorrem com aumentos na velocidade de encurtamento. A relação força-velocidade também será discutida no Capítulo 10, com referência à contração do músculo cardíaco.

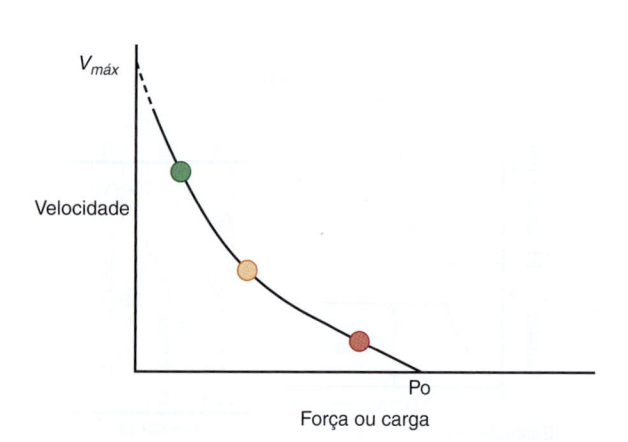

FIGURA 9-8 A curva força-velocidade é produzida a partir do estudo de um músculo isolado durante contrações isotônicas. Para gerar uma curva típica, a pré-carga deve ser mantida constante, isto é, o comprimento de repouso deve ser o mesmo para cada contração estudada, mas a pós-carga deve variar. No ponto de intersecção do eixo *x* (a maior pós-carga), não existe encurtamento – isso representa uma contração isométrica máxima (Po). Conforme a carga diminui (o ponto vermelho), menos tensão deve ser desenvolvida para igualar a pós-carga, e, portanto, algum encurtamento pode ocorrer. Com mais encurtamento, ocorre uma velocidade inicial de encurtamento maior, que está plotada no eixo *y*. Com um decréscimo adicional na pós-carga (ponto laranja), ocorre desenvolvimento de tensão ainda menor, e um encurtamento adicional pode ocorrer, de forma que a velocidade de encurtamento é maior. O ponto verde representa uma pós-carga ainda mais leve e, portanto, uma velocidade de encurtamento ainda maior. A curva é extrapolada para o ponto de intersecção com o eixo *y*, que mostra a velocidade máxima de encurtamento ($V_{máx}$). Esse é um ponto teórico, pois o músculo não pode ser estudado sob condições de carga zero.

REGULAÇÃO DA CONTRAÇÃO – RELAÇÃO COMPRIMENTO-TENSÃO

O tipo de contração, isométrica ou isotônica, é determinado pelas condições da carga atuando no músculo. Se não é permitido ao músculo encurtar, o desenvolvimento de tensão é o efeito total do ciclo das pontes cruzadas resultando em uma contração isométrica. Por exemplo, o ato de tentar puxar um objeto fixo gera uma contração isométrica – o músculo está desenvolvendo tensão, mas não pode encurtar. A quantidade de força gerada durante essa contração (**abalo muscular**) é determinada pela quantidade de cálcio liberada do RS. Sob circunstâncias normais, a quantidade de cálcio liberada em resposta a um potencial de ação é máxima nas fibras do músculo esquelético.

O comprimento (pré-carga) do músculo antes da contração também afeta a força de contração. O comprimento das fibras musculares antes da contração determina a sobreposição entre a actina e a miosina e, assim, quantas pontes cruzadas podem ser formadas. Uma vez que a energia para a contração é liberada pela atividade da ATPase da cabeça da miosina, alterando-se o número de pontes cruzadas que interagem, altera-se a quantidade de ATPase da miosina que é ativada e, assim, a quantidade de ATP que será hidrolisado para fornecer energia para a contração e o relaxamento. Isso tem um efeito significativo sobre a força da contração. Como pode ser visto na Figura 9-9, o comprimento do músculo (pré-carga) afeta o **desenvolvimento de tensão**, a **tensão passiva** e a **tensão total**. No músculo esquelético, a tensão passiva é baixa até o ponto Po, no qual ela começa a aumentar substancialmente. A tensão total aumenta como uma função do comprimento muscular, assim como ocorre na tensão desenvolvida ou ativa. A tensão ativa é a tensão desenvolvida durante a contração pelo ciclo das pontes cruzadas, sendo, portanto, a diferença entre a tensão total e a tensão passiva. A tensão passiva ocorre devido às propriedades estruturais do músculo esquelético. O músculo esquelético demonstra a relação tensão-comprimento, mas, no corpo, como a maior parte da musculatura esquelética está ancorada aos ossos por tendões, o comprimento ideal é geralmente definido pela anatomia.

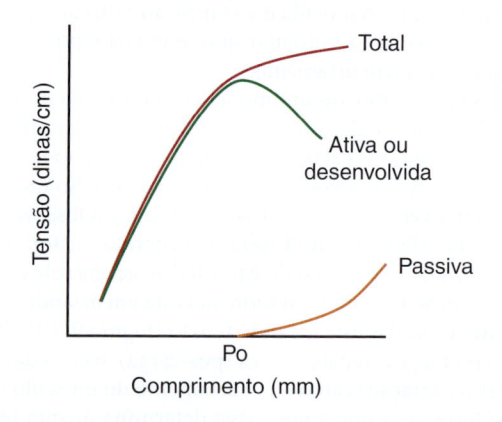

FIGURA 9-9 Relação entre o comprimento do músculo (determinado pela pré-carga no músculo isolado) e a tensão que pode ser medida. A tensão ativa ou desenvolvida é a diferença entre a tensão total e a tensão passiva. É a tensão que o músculo produz durante a contração. Em Po, o músculo está no seu comprimento ideal para gerar a maior tensão – tensão isométrica máxima.

REGULAÇÃO DA FORÇA DE CONTRAÇÃO NO MÚSCULO ESQUELÉTICO – RECRUTAMENTO, SOMAÇÃO E TÉTANO

A maneira fisiológica para o músculo esquelético intacto aumentar a tensão é por meio de alterações no padrão de estimulação pelos neurônios motores. O **recrutamento espacial** refere-se ao aumento do número de neurônios motores disparando e, portanto, mais unidades motoras se contraindo. O **recrutamento temporal** refere-se ao aumento da frequência de potenciais de ação em um neurônio motor afetando, portanto, a contração das fibras musculares dentro de sua unidade motora. Dentro de um músculo, geralmente apenas uma pequena porcentagem das células ou fibras musculares irá contrair a qualquer momento, mas a contração de cada fibra será máxima. Todas as fibras musculares inervadas pelo mesmo neurônio motor irão contrair ao mesmo tempo. A força de contração do músculo como um todo aumenta se mais neurônios motores são ativados, e, portanto, mais fibras musculares são estimuladas a se contrair – recrutamento espacial. A ordem de recrutamento das unidades motoras será discutida a seguir, com a apresentação dos tipos de fibras musculares.

O recrutamento temporal é resultado do aumento da frequência de potenciais de ação no neurônio motor. Na Figura 9-10, a curva A mostra a contração ou abalo muscular em resposta a um estímulo. Disparando mais rápido (mais potenciais de ação por segundo), a acetilcolina é liberada repetidamente para ativar os receptores nicotínicos, gerando mais potenciais de ação na membrana muscular. Se dois estímulos aplicados forem separados por um período suficiente (p. ex., 300 milissegundos de atraso, como mostrado por B na Figura 9-10), ocorrerão duas contrações idênticas e separadas. Quando os dois estímulos são separados por aproximadamente 40 a 50 milissegundos, a contração muscular parece produzir um único abalo, mas a força da contração é maior do que aquela gerada por um único estímulo (curva D, Figura 9-10). Essa resposta é chamada de **somação**. A base da somação é que a segunda contração começa antes do início do relaxamento da primeira contração. Portanto, a contração total é o desenvolvimento de tensão mensurável com nenhuma perda de energia para superar os componentes elásticos em série ou a resistência à contração exercida por todos os "elementos não contráteis" presentes no músculo. Se os estímulos forem separados por mais de 40 a 50 milissegundos (curva C), a primeira contração começa a desaparecer antes do início da segunda contração, dando uma aparência bifásica às contrações. O retardo ideal entre dois estímulos pode variar entre diferentes músculos esqueléticos, mas a capacidade para aumentar a força por somação está presente em todos os músculos esqueléticos. À medida que o atraso entre os estímulos se torna cada vez menor, a contração se torna cada vez mais fraca, até que finalmente a contração "somada" se tornará idêntica à contração iniciada por um único estímulo – todas as fibras se tornarão **refratárias** ao segundo estímulo –, respondendo somente ao primeiro estímulo. Isso geralmente ocorre com estímulos que estão separados por 1 a 2 milissegundos um do outro (E).

A tensão máxima que pode ser desenvolvida ocorre durante as **contrações tetânicas** (Figura 9-10). A base para esse aumento na tensão é que existem tantos potenciais de ação (p. ex., 60/s)

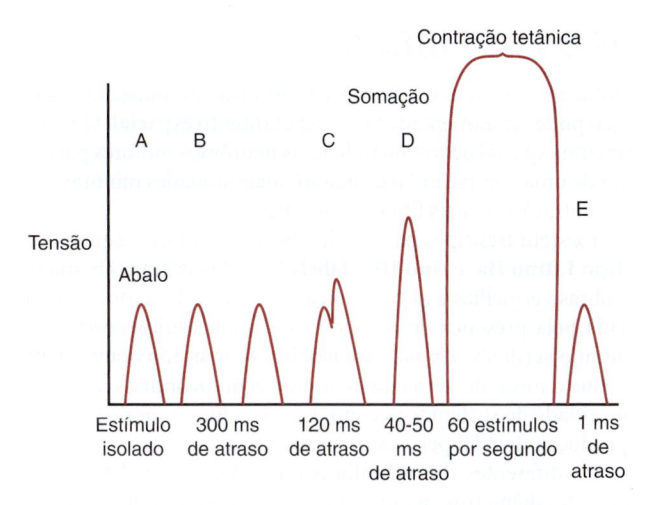

FIGURA 9-10 Tensão muscular desenvolvida durante as contrações produzidas sob diferentes padrões de estimulação. (A) Com um único estímulo simples, um abalo é produzido. (B) Com dois estímulos separados por 300 milissegundos, dois abalos idênticos são gerados. (C) Quando o segundo estímulo é aplicado antes da primeira contração completar o relaxamento, a segunda contração produz um maior desenvolvimento de tensão. (D) Quando os dois estímulos estão separados por 40 a 50 milissegundos, parece ocorrer apenas uma contração, mas a tensão é de duas a três vezes maior do que aquela produzida por um único estímulo. Quando o músculo é estimulado com uma rajada rápida de estímulos (60 estímulos/s), ocorre o tétano – a quantidade máxima de tensão é desenvolvida, e não existe relaxamento. Durante esse padrão de estimulação, a liberação de cálcio provocada por cada estímulo excede o mecanismo de recaptação do cálcio, de forma que o cálcio citosólico permanece elevado, e o relaxamento não acontece. Dependendo do tipo de músculo, a tensão permanecerá elevada até que a estimulação termine ou até que a fadiga se desenvolva e o músculo não possa mais manter a tensão. (E) Quando os dois estímulos estão separados por 1 milissegundo, a contração parece idêntica à contração gerada após um único estímulo – o músculo não consegue responder ao segundo estímulo porque está no período refratário – a membrana da célula muscular não é responsiva a um estímulo normal.

que os mecanismos de liberação de cálcio ativados a cada potencial de ação excedem os mecanismos de captação de cálcio; assim, os níveis de cálcio citosólico permanecem elevados continuamente, e o músculo não relaxa entre os estímulos. As pontes cruzadas continuam interagindo ciclicamente até que o estímulo cesse e as concentrações de cálcio citosólico diminuam, ou até que a célula entre em fadiga. Ambos, somação e **tétano** (contrações tetânicas), são exemplos de **recrutamento temporal** – as mesmas fibras são estimuladas a se contraírem pelos mesmos neurônios motores, mas a frequência de estimulação pelo neurônio altera a resposta muscular. Em resumo, a força de contração de um músculo intacto formado por muitas unidades motoras diferentes pode ser aumentada por: (1) aumento do número de neurônios motores ativados, aumentando o número de unidades motoras em contração; e (2) aumento da frequência dos potenciais de ação do neurônio motor, promovendo, assim, somação ou tétano das fibras musculares daquela unidade motora.

TIPOS DE FIBRAS

Conforme mencionado, a força de contração do músculo esquelético pode ser aumentada pelo **recrutamento espacial**. O recrutamento espacial ocorre quando mais neurônios motores participam de uma contração, "recrutando" mais unidades motoras, isto é, a contração de mais fibras musculares.

Existem três tipos básicos de fibras musculares esqueléticas – **tipo I**, **tipo IIa**, e **tipo IIb** (Tabela 9-1). Essas eram chamadas de fibras vermelhas e fibras brancas, em razão da coloração conferida pela presença de mioglobina e muitas mitocôndrias no músculo vermelho e pouca mioglobina no músculo branco. Uma vez que o músculo vermelho tem muitas mitocôndrias, ele tem a capacidade de sustentar as contrações por longos períodos, com a produção de ATP pela fosforilação oxidativa.

Os diferentes tipos de fibras musculares esqueléticas têm diferentes diâmetros, assim como os neurônios que as inervam.

O padrão de recrutamento espacial é determinado pelo tamanho das fibras musculares, com as fibras menores sendo recrutadas mais facilmente (recrutamento inicial), e as fibras maiores sendo recrutadas por último. As fibras do tipo I possuem o menor diâmetro e são inervadas por neurônios motores que também são os menores em diâmetro. Isso torna ambos, os neurônios e as fibras musculares, fáceis de serem ativados. Essas pequenas fibras que são recrutadas em primeiro lugar têm uma capacidade oxidativa elevada e podem desempenhar um trabalho por longos períodos sem fatigar. Fluxo sanguíneo adequado e número elevado de mitocôndrias para o metabolismo oxidativo permitem a contração dessas fibras por horas. Essas fibras têm sido chamadas de fibras de contração lenta, porque a atividade de sua ATPase da miosina é baixa. Essas fibras também contêm mioglobina, uma proteína contendo um grupamento heme que liga oxigênio e pode, portanto, servir como um estoque de oxigênio a ser utilizado quando a fosforilação oxidativa estiver ocorrendo em taxas elevadas para sustentar taxas também elevadas de contração. As fibras do tipo I foram classificadas como fibras "vermelhas" no passado, devido à alta concentração de mioglobina que confere a coloração avermelhada a essas fibras musculares.

As fibras do tipo II têm uma atividade da ATPase da miosina mais elevada e, portanto, uma velocidade de contração mais rápida. Existem dois subtipos nesse grupo – as fibras do tipo IIa são fibras de contração rápida e que apresentam capacidade oxidativa e glicolítica; as fibras IIb são fibras de contração rápida, mas dependem quase que inteiramente da glicólise anaeróbia para a produção de ATP. As fibras do tipo IIb apresentam altas concentrações de enzimas envolvidas na glicólise. Essas fibras têm o maior diâmetro e são recrutadas por último. Elas são inervadas por neurônios motores com grandes diâmetros, que requerem um estímulo maior para gerar um potencial de ação, fazendo elas serem as últimas a serem recrutadas. Elas são mais propensas à fadiga do que os outros tipos de fibras musculares, devido a sua dependência do glicogênio como o substrato para o fornecimento de ATP para a contração. O suprimento de glicogênio é limitado, e, como elas têm um suprimento sanguíneo relativamente escasso, a glicose pode não estar tão facilmente disponível. Se a glicólise levar à produção de **ácido láctico**, já que o oxigênio não está facilmente disponível, a célula entrará em fadiga em questão de minutos e diminuirá o desenvolvimento de tensão, apesar dos disparos repetitivos do neurônio motor. Essas fibras foram classificadas antigamente como fibras "brancas", porque apresentam um número menor de mitocôndrias, menos mioglobina e menor fluxo sanguíneo – tudo o que confere a cor vermelha às fibras do tipo I. As fibras do tipo IIa são de tamanho intermediário e, portanto, são recrutadas após as fibras lentas do tipo I serem

TABELA 9-1 Comparação dos tipos de fibras (células) musculares esqueléticas

	Tipo I	Tipo IIa	Tipo IIb
Metabolismo	Oxidativo	Oxidativo/glicolítico	Glicolítico
Contração	Lenta	Intermediária	Rápida
Mitocôndrias	Abundantes	Quantidade intermediária	Poucas
Mioglobina	Abundante	Abundante	Pouca
Cor	Vermelha	Vermelha	Branca
Glicogênio	Pequena quantidade	Quantidade intermediária	Abundante
Velocidade de hidrólise do ATP pela ATPase da miosina	Menor	Mais rápida	Mais rápida
Velocidade de contração	A mais lenta	Intermediária	A mais rápida
Fluxo sanguíneo	Grande	Intermediário	Baixo
Resistência à fadiga	Alta	Intermediária	Baixa
Geração de força	Mínima	Intermediária	Máxima
Tamanho do neurônio motor	Pequeno	Intermediário	Grande
Tamanho da fibra	Menor	Intermediário	Maior
Ordem de recrutamento	Primeiro	Segundo	Último
Tensão total	Mínima	Intermediária	Máxima

ativadas. As fibras do tipo IIa podem utilizar tanto a glicólise como a fosforilação oxidativa para o seu suprimento energético e, portanto, também exibem um período intermediário para que ocorra a fadiga. A atividade da ATPase da miosina e, portanto, a velocidade de contração, são tão rápidas quanto nas fibras do tipo IIb, e o período para que ocorra a fadiga é intermediário. A capacidade de fosforilação oxidativa para fornecer algum ATP para a contração prolonga o tempo de contração sustentada antes da fadiga.

Em geral, o diâmetro da fibra muscular é um indicativo da quantidade de actina e miosina na fibra. Portanto, fibras de diâmetro maior têm mais actina e miosina, mais pontes cruzadas podem ser formadas, e mais tensão pode ser produzida. Fibras menores desenvolvem menos tensão devido às menores quantidades de actina e miosina, mas podem contrair por períodos prolongados devido ao seu abundante suprimento sanguíneo e à elevada capacidade oxidativa.

A maioria dos músculos do corpo é constituída por combinações dos três tipos de fibras musculares, com predominância ou de fibras lentas ou de fibras rápidas. Os músculos envolvidos na manutenção da postura devem ter capacidade de contração de longa duração e de não fatigarem, por isso possuem mais fibras do tipo I, as fibras de contração lenta. Obviamente, durante a manutenção da postura, nem todas as fibras musculares estarão contraídas ao mesmo tempo, e diferentes unidades motoras assumirão a contração de forma cíclica. Os músculos que estão envolvidos com mudanças rápidas, como os movimentos dos olhos, são compostos predominantemente por fibras do tipo IIb – de contração rápida, que não sustentam a contração por longos períodos. Muitos músculos têm quantidades intermediárias dos diferentes tipos de fibras. Por exemplo, pessoas que executam atividades prolongadas, como uma corrida de resistência, têm fibras de contração mais lenta, oxidativas, nos músculos responsáveis pela corrida. Os velocistas têm mais fibras de contração rápida, glicolíticas, que são melhores para atividades de explosão, mas não para atividades prolongadas.

CORRELAÇÃO CLÍNICA

Uma mulher de 45 anos percebe que tem sentindo-se muito cansada após o trabalho desde o mês anterior. Ela também nota que sua pálpebra esquerda começa a cair ao final do dia. Gradativamente ela está percebendo que a sua pálpebra começa a cair mesmo depois de um dia de trabalho, se este tiver sido um dia particularmente estressante. Ela também está sentindo uma fadiga cada vez mais grave, mas ambos os problemas desaparecem após uma boa noite de sono. Ela está preocupada e marca uma consulta com o seu médico. No exame físico, o médico percebe que todas as variáveis avaliadas estão dentro do normal, exceto o movimento do olho esquerdo. O movimento lateral estava diminuído, e ocorreu **ptose** (queda da pálpebra), com movimentos rápidos e repetidos dos olhos. O médico suspeita de **miastenia gravis** e solicita exames para confirmar o diagnóstico.

A *miastenia gravis* é uma doença autoimune na qual o sistema imunológico produz anticorpos contra os receptores nicotínicos. Inicialmente, as unidades motoras pequenas, sobretudo dos músculos oculares envolvidos no movimento dos olhos, demonstram o defeito. Disparos rápidos dos neurônios motores para produzir movimentos rápidos dos olhos finalmente levam à liberação de menos acetilcolina (produção atrasada em relação à liberação). Em indivíduos normais, existem receptores adequados para compensar a quantidade diminuída de acetilcolina liberada. Na *miastenia gravis*, entretanto, os anticorpos se ligam aos receptores, impedindo a acetilcolina de se ligar, levando, assim, a contrações musculares mais fracas. O repouso pode repor os estoques de acetilcolina. Os anticorpos ligados aos receptores nicotínicos parecem acionar uma resposta imunitária e a degeneração da placa motora muscular. Por consequência, com mais produção de anticorpos, mais unidades musculares se tornam envolvidas, o que pode, por fim, levar a uma fraqueza muscular generalizada, incluindo o prejuízo da musculatura respiratória. Os tratamentos para diminuir a produção de anticorpos, normalmente exacerbada pelo timo, incluem a remoção do timo e o tratamento com fármacos imunossupressores como corticosteroides. ***Inibidores da colinesterase*** (*anticolinesterásicos*) também são utilizados, uma vez que inibem a enzima que hidrolisa a acetilcolina na junção neuromuscular, mantendo concentrações mais elevadas de acetilcolina e permitindo maior estimulação da placa motora.

RESUMO DO CAPÍTULO

- As células musculares esqueléticas também são chamadas de fibras.
- As células musculares esqueléticas possuem uma porção especializada do SL chamada de placa motora, sobre a qual o neurônio motor forma uma sinapse com o músculo. A acetilcolina é o neurotransmissor, e os receptores nicotínicos do SL ligam a acetilcolina e aumentam o influxo de sódio, causando uma despolarização parcial e, finalmente, um potencial de ação no SL adjacente.
- O potencial de ação alcança as invaginações do SL (túbulos T) e, por meio dos receptores de di-hidropiridina, provoca a abertura dos receptores de rianodina e a liberação de cálcio do RS.
- A troponina se liga ao cálcio e inicia o processo de contração.
- Um neurônio motor pode inervar mais de uma fibra muscular esquelética – o neurônio motor e as fibras que ele inerva são chamados de unidade motora. Todas as células musculares de uma mesma unidade motora contraem-se ao mesmo tempo.
- A contração muscular pode ser isométrica ou isotônica.
- Nas contrações isotônicas, a carga determina a quantidade de tensão ou força que o músculo deve desenvolver antes que possa ocorrer a fase de encurtamento da contração.
- O músculo esquelético pode aumentar a força de contração recrutando mais unidades motoras (recrutamento espacial).
- As unidades motoras com os neurônios e as fibras musculares de menor diâmetro são recrutadas prontamente (primeiro). Essas fibras são do tipo I, altamente oxidativas, têm uma baixa atividade da ATPase da miosina e, portanto, exibem um tempo de contração mais lento.
- As fibras do tipo II apresentam uma elevada atividade da ATPase da miosina e, portanto, produzem contrações mais rápidas. As do tipo IIa são tanto glicolíticas como oxidativas e são recrutadas em

segundo lugar. As fibras do tipo IIb são basicamente glicolíticas, sendo recrutadas por último (são as fibras e os neurônios com o maior diâmetro).

- As fibras do tipo II entram em fadiga mais rapidamente do que as fibras do tipo I, sendo que as fibras do tipo IIb são as que entram em fadiga mais rapidamente – em poucos minutos após uma estimulação repetida.
- O músculo esquelético também pode aumentar a força de contração devido a uma maior frequência de disparo dos neurônios motores – somação e tétano.

QUESTÕES PARA ESTUDO

1. Qual das seguintes afirmativas sobre a contração do músculo esquelético está correta?
   A) A liberação de acetilcolina na junção neuromuscular inicia um potencial de ação na placa motora
   B) A acetilcolina se liga a um receptor nicotínico na membrana pós-sináptica
   C) A despolarização do músculo esquelético produz um influxo de cálcio através de canais de cálcio dependentes de voltagem (receptores de di-hidropiridina)
   D) A despolarização da fibra muscular não é essencial para a contração do músculo esquelético
   E) A ativação dos receptores adrenérgicos pela noradrenalina causa um aumento da força de contração

2. Qual das seguintes afirmativas sobre a contração muscular é verdadeira para o músculo esquelético?
   A) Todas as células exibem um potencial marca-passo
   B) A força de contração está correlacionada com o grau de fosforilação das cadeias leves da miosina
   C) A força de contração é aumentada pelo recrutamento de mais unidades motoras
   D) Todas as células musculares esqueléticas têm uma alta capacidade oxidativa devido à abundante presença de mitocôndrias e mioglobina

3. Qual das seguintes afirmativas sobre a contração muscular é verdadeira para o músculo esquelético?
   A) No corpo, a força de contração é alterada fisiologicamente pela mudança do comprimento de repouso da célula de 25% para até 100% de seu comprimento máximo
   B) A força de contração é alterada fisiologicamente pela alteração da frequência de disparos do neurônio motor
   C) O tétano não pode ser gerado, porque o potencial de ação muscular mantém a célula refratária aos estímulos separados por intervalos menores do que um segundo
   D) A contração muscular consiste apenas em desenvolvimento de tensão

Estrutura e Função do Músculo Cardíaco

CAPÍTULO 10

Kathleen H. McDonough

OBJETIVOS

- Explicar o processo de acoplamento excitação-contração no músculo cardíaco e como ele difere daquele do músculo esquelético.
- Explicar os efeitos das alterações no comprimento de repouso da célula sobre o desenvolvimento da tensão muscular, isto é, a relação comprimento-tensão.
- Descrever a sequência de eventos nas contrações isotônicas – desenvolvimento de tensão e encurtamento.
- Descrever os efeitos da pós-carga sobre as contrações isotônicas no músculo cardíaco.
- Explicar os efeitos das alterações no comprimento de repouso da célula nas contrações isotônicas com diferentes pós-cargas, isto é, explicar a curva força-velocidade.
- Descrever os efeitos da contratilidade aumentada sobre a curva força-velocidade.
- Explicar os termos pré-carga, pós-carga, contratilidade, força e tensão.

INTRODUÇÃO

O músculo cardíaco, assim como o músculo esquelético, é estriado devido à estrutura ordenada dos filamentos de actina e miosina e das proteínas acessórias que estabilizam o sarcômero. Assim como a fibra muscular esquelética do tipo I, o músculo cardíaco parece ser avermelhado devido ao elevado conteúdo de mitocôndrias e mioglobina e também devido ao seu suprimento sanguíneo. O coração utiliza grandes quantidades de ATP para contrair de 60 a 100 vezes/min (em condições normais de repouso) durante toda a vida de um indivíduo adulto. Além disso, a fosforilação oxidativa é a principal fonte de ATP nas células musculares cardíacas, o que explica a alta concentração de mioglobina e o elevado conteúdo de mitocôndrias nessas células. Existem estimativas de que o conteúdo miocárdico de ATP se renove a cada 10 segundos. O coração é capaz de utilizar qualquer substrato fornecido a ele pela corrente sanguínea, e a captação desses substratos (glicose, piruvato, ácidos graxos livres e corpos cetônicos) é dependente de suas concentrações. Normalmente, a **oxidação dos ácidos graxos** fornece de 60 a 90% do ATP utilizado pelo coração adulto. Assim como no músculo esquelético, o cálcio é essencial para a contração e é fornecido pelo acoplamento excitação-contração. Embora o músculo cardíaco possa contrair espontaneamente devido à atividade de **marca-passo** do **nodo sinoatrial (SA)**, as células musculares individuais (**cardiomiócitos**) normalmente contraem-se somente quando um potencial é iniciado pelo sistema de condução presente no coração e transmitido através de células especializadas para conduzir os potenciais de ação rapidamente. As células musculares cardíacas possuem **junções comunicantes**, por meio das quais as células comunicam informações sobre o potencial de membrana – isto é, se uma célula despolarizar, as células adjacentes também irão despolarizar, devido à comunicação por meio das junções. Assim, todos os cardiomiócitos no átrio contraem-se em conjunto, e então todos os cardiomiócitos no ventrículo contraem-se juntos (Capítulo 23). Devido a essa contração unificada dos ventrículos (ou dos átrios), diz-se que o coração é um **sincício** funcional. Uma vez que todas as células musculares ventriculares contraem-se juntas, não existe qualquer tipo de recrutamento espacial no coração. Por isso, o coração utiliza outros mecanismos para aumentar a força de contração.

ACOPLAMENTO EXCITAÇÃO-CONTRAÇÃO

As células musculares cardíacas contraem quando os níveis intracelulares de cálcio aumentam de aproximadamente 10^{-7} M (0,1 μM) para 10^{-6} a 10^{-5} M (1 a 10 μM). O nível de cálcio presente no citosol para iniciar a contração tem um profundo efeito sobre a força de contração (**contratilidade**). O acoplamento excitação-contração no músculo cardíaco difere um pouco do processo no músculo esquelético. A anatomia da interação **sarcolema (SL) – retículo sarcoplasmático (RS)** é diferente – **díades** são formadas, em vez de tríades como no músculo esquelético. Existe menos RS no músculo cardíaco, de forma que o processo de liberação de cálcio depende da entrada deste na célula cardíaca através de canais dependentes de voltagem (**receptores de di-hidropiridina**). Esses canais são abertos quando o potencial de membrana atinge aproximadamente −40 mV. Eles também são chamados de "lentos" ou **canais de cálcio do tipo L**, pois abrem mais lentamente do que os canais de sódio e permanecem abertos por mais tempo, em geral cerca de 200 a 300 milissegundos. Portanto, o potencial de ação das células ventriculares cardíacas é muito mais longo do que o potencial de ação no músculo esquelético, no qual os canais de cálcio não se abrem verdadeiramente (ver Capítulo 9). A entrada de cálcio através dos canais de cálcio no SL é essencial para que ocorra a contração. A ausência de cálcio no líquido extracelular impediria a contração do coração.

O processo de acoplamento excitação-contração é iniciado pelas células marca-passo no nodo SA que geram espontaneamente potenciais de ação (ditos potenciais de ação lentos porque essas células não possuem canais rápidos de sódio, e a despolarização ocorre devido à entrada de cálcio através dos canais lentos de cálcio). Os potenciais de ação são transmitidos pelas fibras de condução atriais através das valvas atrioventriculares ao sistema de condução nos ventrículos. Todas as células musculares ventriculares despolarizam-se ao mesmo tempo, devido ao rápido influxo de sódio a favor de seu gradiente eletroquímico (maior concentração de sódio fora da célula e potencial de membrana negativo no interior do SL) através de canais rápidos de sódio no SL. Quando o potencial de membrana atinge aproximadamente −40 mV, os canais lentos de cálcio são abertos, permitindo que o cálcio difunda a favor de seu gradiente de concentração para dentro do citosol. Uma parte desse cálcio causa a abertura dos canais de rianodina (receptores) no RS, e a seguir o cálcio difunde-se para fora do RS, a favor de seu gradiente de concentração. Parte do cálcio que entrou através do SL se liga à troponina, da mesma forma que todo o cálcio liberado do RS. A ligação do cálcio à troponina resulta em um tipo de interação actina-miosina e no ciclo das pontes cruzadas, de modo semelhante ao que ocorre no músculo esquelético. O relaxamento ocorre quando a concentração de cálcio no citosol é diminuída pela cálcio-ATPase na porção longitudinal do RS, bombeando o cálcio de volta ao interior do RS. A calsequestrina também está presente no músculo cardíaco para servir como um quelante de cálcio. Quando os níveis de cálcio diminuem, esse íon se desliga da troponina, e as células relaxam.

Duas outras proteínas estão envolvidas na remoção do cálcio da célula cardíaca. Uma vez que o cálcio entra na célula a cada potencial de ação, devem existir mecanismos para removê-lo, ou o seu conteúdo celular aumentaria a cada batimento cardíaco. O SL contém uma cálcio-ATPase que tem uma alta afinidade pelo cálcio e pode, portanto, bombear este para fora da célula, provavelmente mesmo durante a diástole. A outra proteína é o trocador sódio-cálcio. O trocador opera com base no gradiente do íon sódio, e concentração deste é maior fora da célula do que no seu interior. Através do trocador, o íon sódio entra na célula, e o íon cálcio é removido dela. Três íons sódio entram para cada íon cálcio que deixa a célula. A manipulação do gradiente de sódio pode ter efeitos significativos na expulsão de cálcio da célula e, assim, afetar a contração.

Uma vez que os níveis de cálcio são alterados a cada potencial de ação, existem algumas evidências de que aumentos na frequência cardíaca (mais potenciais de ação por minuto) podem aumentar a disponibilidade de cálcio para a contração, elevando, portanto, a quantidade de tensão que pode ser gerada. Esse fenômeno é chamado de **efeito de escada** ou *treppe*. Fisiologicamente, a frequência cardíaca é alterada por meio da modulação da velocidade de disparos do nodo SA pelo **sistema nervoso autônomo (SNA)**, e, como será visto posteriormente, um dos componentes do SNA, o **sistema nervoso simpático (SNS)**, aumenta não somente a frequência cardíaca, como também a contratilidade miocárdica. Portanto, o papel fisiológico do efeito de escada é dificultar o acesso independente da modulação da frequência e da contratilidade cardíacas pelo SNS.

Existem duas variações adicionais na contração que ocorrem no músculo cardíaco, mas não no músculo esquelético. A fosforilação das proteínas contráteis altera a força de contração no coração. Este é muito responsivo ao SNS – o componente "luta ou fuga" do SNA. Com a ativação do SNS, **receptores β-adrenérgicos** nas células musculares cardíacas são ativados, e uma cascata de sinalização intracelular resulta na produção de AMPc e na ativação da **proteína cinase A**. A fosforilação das proteínas segue. Diversas proteínas envolvidas na contração são fosforiladas, e a sua atividade é alterada. Os canais de cálcio do SL são fosforilados e permitem que mais cálcio entre na célula, aumentando a força de contração (a contratilidade é aumentada). A proteína chamada **fosfolambam** normalmente inibe a cálcio-ATPase do RS. Quando a fosfolambam é fosforilada, ela exerce menos inibição sobre a ATPase, aumentando, assim, a captação de cálcio. A fosforilação dos canais de cálcio não parece ocorrer no músculo esquelético, onde a quantidade máxima de cálcio é liberada durante cada potencial de ação, e, portanto, não pode ser aumentada. Deve-se lembrar que o músculo esquelético tem duas **cisternas** do RS em conjunção com os **túbulos T**, ao passo que o músculo cardíaco tem apenas uma cisterna associada ao túbulo T. O músculo esquelético não parece ter uma fosfolambam funcional; assim, a atividade da cálcio-ATPase está sempre operando na sua capacidade máxima. O aumento da quantidade de cálcio que entra no citosol é um mecanismo importante para aumentar a força de contração (contratilidade); a remoção mais rápida do cálcio para o relaxamento é um importante mecanismo quando a frequência cardíaca aumenta com a estimulação do SNS e quando existe menos tempo durante o ciclo contração-relaxamento.

RELAÇÃO COMPRIMENTO-TENSÃO E CONTRAÇÕES ISOMÉTRICAS

A força de contração no músculo cardíaco pode ser alterada pelas mudanças no comprimento inicial ou de repouso das células musculares cardíacas (pré-carga), de modo semelhante ao fenômeno no músculo esquelético. O músculo cardíaco, diferentemente do músculo esquelético, pode ter alterações fisiológicas no comprimento das células musculares. Por exemplo, quando o volume no ventrículo ao final da **diástole** (a fase de relaxamento do ciclo cardíaco) é alterado, o comprimento da célula muscular é alterado na mesma direção. Um volume diastólico final

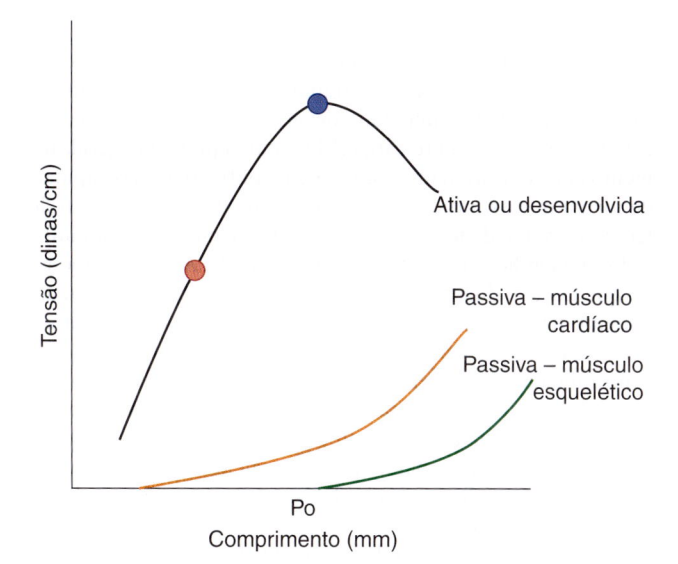

FIGURA 10-1 A relação comprimento-tensão no músculo cardíaco é levemente diferente daquela no músculo esquelético – primariamente devido à presença de tensão passiva em comprimentos mais curtos. Isso ocorre em parte devido às diferenças anatômicas na estrutura do músculo esquelético (todas as fibras em paralelo) e do músculo cardíaco (as fibras estão dispostas em um padrão entrelaçado), bem como devido às propriedades dos componentes não contráteis no músculo esquelético em comparação ao músculo cardíaco. Observa-se que no músculo esquelético as fibras estão normalmente operando no ponto azul – o comprimento de repouso é ideal porque a maior parte do músculo esquelético é mantida no lugar pelos ossos, e o comprimento de repouso não pode variar muito. O músculo cardíaco normalmente opera em comprimentos menores do que o ótimo (ponto vermelho) e, portanto, tem capacidade de reserva para aumentar o desenvolvimento de tensão, isto é, desenvolve contrações mais fortes quando o comprimento de repouso é aumentado. No coração intacto, o comprimento de repouso da célula cardíaca é determinado pelo volume no ventrículo ao final da diástole (o estado relaxado do músculo cardíaco).

ventricular aumentado resulta em um maior comprimento da célula muscular ventricular antes do início da contração. O coração normalmente opera com um comprimento celular menor do que o seu máximo, ou pré-carga (Figura 10-1, círculo vermelho), ao passo que o músculo esquelético em geral trabalha com as pré-cargas máximas (círculo azul). Observa-se também que as propriedades de tensão passiva do coração diferem daquelas do músculo esquelético. O músculo esquelético não aumenta a tensão passiva até que o comprimento da célula muscular esteja próximo ao comprimento que gera a tensão ativa máxima. O músculo cardíaco tem tensão passiva mesmo em baixos comprimentos celulares. Essas diferenças ocorrem devido ao arranjo anatômico das células musculares com os componentes não contráteis do músculo. O músculo esquelético é mais distensível do que o músculo cardíaco. Na Figura 10-1, os efeitos dos aumentos na pré-carga são apresentados por meio de contrações isométricas – isto é, a tensão maior é desenvolvida a partir de um comprimento de repouso celular maior. O princípio para a relação comprimento-tensão, assim como no músculo esquelético, é de que a alteração no comprimento da célula e do sarcômero altera o grau de sobreposição dos filamentos de actina e de miosina e,

portanto, aumenta o potencial para a formação das pontes cruzadas. Alterações no comprimento de repouso do músculo como um todo estão associadas a alterações proporcionais no comprimento individual dos sarcômeros. O desenvolvimento de tensão máxima ocorre em sarcômeros com comprimentos de 2,2 a 2,3 μm. Em sarcômeros mais curtos, os filamentos finos opostos podem sobrepor-se uns aos outros e interferir na interação com a miosina. Em sarcômeros mais longos, a sobreposição pode ser insuficiente para a formação ideal de pontes cruzadas.

Uma maior interação das pontes cruzadas leva a uma contração mais forte. Dois outros fatores podem contribuir para o fenômeno comprimento-tensão no músculo cardíaco. O segundo mecanismo pode resultar de uma mudança dependente de comprimento na sensibilidade dos miofilamentos ao cálcio. Para uma concentração de cálcio citosólico semelhante, um músculo menos estirado desenvolve menos força do que uma preparação muscular cardíaca mais estirada (mais longa). Essa mudança na sensibilidade ao cálcio ocorre imediatamente após uma alteração no comprimento, sem nenhum retardo. A sensibilidade das proteínas contráteis, especificamente da troponina C, parece aumentar em comprimentos de repouso maiores. Por fim, existe alguma evidência de que a quantidade de cálcio liberada do RS é maior em comprimentos de repouso mais longos. A magnitude com que esses dois fatores contribuem para o desenvolvimento de uma tensão maior ainda não é clara, uma vez que os estudos para demonstrar esses dois efeitos do comprimento sobre a dinâmica do cálcio costumam ser realizados com células isoladas ou organelas. Em resumo, o coração normalmente opera com pré-cargas mais baixas do que as máximas e, portanto, possui uma **reserva** – o aumento do comprimento muscular pode causar um efeito profundo sobre a força de contração, o que permite que o coração satisfaça as demandas de trabalho aumentadas, como ocorre durante o exercício.

RELAÇÃO FORÇA-VELOCIDADE E CONTRAÇÕES ISOTÔNICAS

Os efeitos da pré-carga alterada sobre a função cardíaca podem também ser observados com contrações isotônicas que representam uma melhor equivalência às contrações fisiológicas do coração como uma bomba. O ventrículo esquerdo deve desenvolver tensão (pressão) para igualar-se à pós-carga (pressão aórtica), de forma a abrir a valva aórtica, e então permitir a fase de encurtamento da contração para bombear o sangue (**volume de ejeção** ou **sistólico**) ao interior da aorta. É importante lembrar da discussão do músculo esquelético, que existe uma relação inversa entre a pós-carga e a velocidade de encurtamento e, portanto, entre a pós-carga e o encurtamento. Uma pós-carga maior resulta em menor encurtamento. Nas contrações isotônicas, os efeitos da pré-carga aumentada (i.e., mais pontes cruzadas interagindo ciclicamente) sobre a curva força-velocidade podem ser analisados. Quando o encurtamento e a velocidade de encurtamento são medidos como uma função da pós-carga, maiores pós-cargas resultam em menos encurtamento (ver as Figuras 9-8 e 10-2, curva preta). Se a pré-carga é aumentada a partir do comprimento 1 (L1) para o comprimento 2 (L2), e as mesmas contrações pós-carga são estudadas a partir da pré-carga maior, a velocidade de encurtamento (e o encurtamento) é maior para cada pós-carga. Se mais pontes cruzadas podem interagir, ocorre maior atividade

SEÇÃO IV SNC/NEUROFISIOLOGIA

CAPÍTULO 12

Introdução ao Sistema Nervoso

Susan M. Barman

OBJETIVOS

- Nomear os vários tipos de células gliais e suas funções.
- Nomear as partes de um neurônio e suas funções.
- Descrever o papel da mielina na condução nervosa.
- Listar os tipos de fibras nervosas que existem no sistema nervoso de mamíferos.
- Descrever a organização geral dos neurônios talâmicos, corticais e da formação reticular.
- Descrever a função das neurotrofinas.
- Comparar a regeneração nervosa central e a periférica.

INTRODUÇÃO

O sistema nervoso está dividido em duas partes: **sistema nervoso central** (**SNC**), composto pelo **encéfalo** e pela **medula espinal**, e **sistema nervoso periférico**, que compreende os nervos que conectam o SNC aos músculos, às glândulas e aos órgãos sensoriais. Os **neurônios** são os blocos básicos de construção do sistema nervoso. O sistema nervoso humano possui aproximadamente 10^{11} (100 bilhões) neurônios. Ele apresenta ainda 10 a 50 vezes mais **células gliais**, ou **glia**. O SNC é um órgão complexo; especula-se que 40% dos genes humanos participem, com alguma contribuição, de sua formação.

ELEMENTOS CELULARES NO SNC
CÉLULAS GLIAIS

A palavra glia, em grego, significa cola. Durante muitos anos se atribuiu à glia uma mera função de tecido de sustentação. Porém, atualmente se reconhece o papel dessa célula na comunicação interna do SNC, em parceria com os neurônios. Contudo, diferentemente dos neurônios, as células gliais continuam o processo de divisão celular na idade adulta, e sua capacidade de proliferação é facilmente observada após uma lesão no tecido nervoso.

Há dois tipos principais de glia: a **micróglia** e a **macróglia**. A micróglia é uma "célula de limpeza" (*scavenger*) que se assemelha aos macrófagos de outros tecidos e remove restos resultantes de lesão, infecção e doenças. A micróglia se origina de macrófagos externos ao SNC e não se relaciona, fisiológica e embriologicamente, com os outros tipos de células neurais.

Existem três tipos de macróglia: **oligodendrócitos**, **células de Schwann** e **astrócitos** (Figura 12-1). Os oligodendrócitos e as células de Schwann são os responsáveis pela formação da **mielina** que envolve os axônios no SNC e no sistema nervoso periférico, respectivamente. Os astrócitos, encontrados por todo o sistema nervoso central, são de dois subtipos. Os **astrócitos fibrosos**, que possuem muitos filamentos intermediários, se localizam principalmente na substância branca. Os **astrócitos protoplasmáticos** estão situados na substância cinzenta e possuem um citoplasma granular. Ambos os tipos de astrócitos possuem prolongamentos que estão em contato com os vasos sanguíneos e induzem a forma-

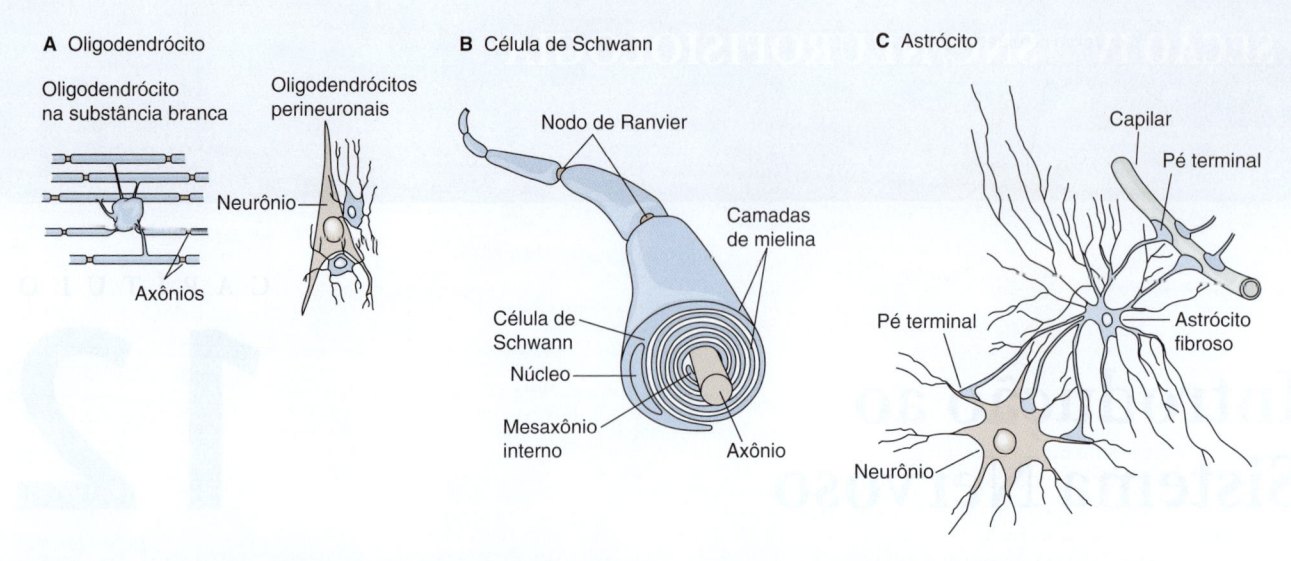

FIGURA 12-1 Os principais tipos de células gliais do sistema nervoso. A) Os oligodendrócitos são células pequenas com relativamente poucos prolongamentos. Aqueles na substância branca formam a mielina, e os da substância cinzenta dão sustentação aos neurônios. **B)** As células de Schwann são as responsáveis pela formação da mielina no sistema nervoso periférico. Cada célula forma um internodo de aproximadamente 1 mm da bainha de mielina; a bainha é formada à medida que ocorre o enrolamento do mesaxônio interno da célula de Schwann em torno do axônio, diversas vezes, formando camadas concêntricas. As interrupções entre os internodos da mielina são os nodos de Ranvier. **C)** Os astrócitos são as células gliais mais comuns do SNC e se caracterizam por sua forma estrelada. Eles fazem contatos com capilares e neurônios e parecem desempenhar função nutritiva. Também estão envolvidos na formação da barreira hematoencefálica. (Reproduzida com permissão de Kandel ER, Schwartz JH, Jessel TM [editors]: *Principles of Neural Science*, 4th ed. McGraw-Hill, 2000.)

ção de junções de oclusão nos capilares, constituindo a **barreira hematoencefálica**. Essa barreira impede a difusão de moléculas grandes ou hidrofílicas (p. ex., proteínas) para o **líquido cerebrospinal** (LCS)* e o SNC, mas permite a passagem de moléculas pequenas. Os astrócitos também possuem prolongamentos próximos de sinapses e da membrana de células nervosas. Os astrócitos protoplasmáticos possuem potencial de membrana que varia com a concentração externa de K^+, mas não geram potenciais propagados. Eles ajudam a manter uma concentração adequada de íons e de neurotransmissores por captarem K^+ e os neurotransmissores **glutamato** e **ácido γ-aminobutírico (GABA)**.

NEURÔNIOS

Os neurônios no SNC de mamíferos possuem formas e tamanhos diversos. A maioria deles apresenta as mesmas partes do neurônio motor espinal típico mostrado na Figura 12-2. O **corpo celular (soma)** contém o núcleo e é o centro metabólico do neurônio. Os **dendritos** se estendem para fora do corpo celular e se arborizam extensivamente. Em particular nos córtices cerebral e cerebelar, os dendritos possuem pequenos apêndices, semelhantes a brotos bulbosos, denominados **espinhos dendríticos**. Um neurônio típico possui um **axônio** fibroso longo que se origina

de uma área mais espessa no corpo celular, o **cone axonal**. A primeira porção do axônio recebe o nome de **segmento inicial**. Em sua extremidade final, o axônio divide-se em **terminações pré-sinápticas**, cada uma delas terminado em diversos **botões sinápticos** que também recebem o nome de **protuberâncias** ou **botões terminais**. Esses botões possuem grânulos ou vesículas que armazenam os transmissores sinápticos secretados pelos axônios. Com base no número de prolongamentos que emergem do corpo celular, os neurônios podem ser classificados em unipolar, bipolar e multipolar (Figura 12-3).

Os axônios de muitos neurônios são mielinizados, ou seja, eles possuem uma bainha de **mielina**, um complexo lipídico-proteico que envolve o axônio (Figura 12-2). No sistema nervoso periférico, a mielina é formada quando a membrana de uma célula de Schwann envolve o axônio. Esse envoltório pode enrolar-se por até 100 vezes, o que resulta em muitas camadas de mielina envolvendo o axônio (Figura 12-1). A compactação da mielina ocorre quando as regiões extracelulares de uma proteína de membrana denominada **proteína zero (P_0)** se ligam às regiões extracelulares da P_0 da membrana oposta. Diversas mutações no gene da P_0 provocam neuropatias periféricas. A bainha de mielina envolve todo o axônio, exceto em suas terminações e nos **nodos de Ranvier** – interrupções periódicas de aproximadamente 1 μm separadas por cerca de 1 mm (Figura 12-2). A função isolante da mielina é fundamental para a **condução saltatória** de potenciais de ação (ver Capítulo 6). Alguns neurônios possuem axônios que são **amielínicos**, ou seja, são circundados por células de Schwann, mas o envoltório de membranas da célula de Schwann, denominado mielina, não é formado em torno do axônio.

No SNC, as células responsáveis pela formação da mielina são os oligodendrócitos (Figura 12-1). Diferentemente das célu-

---

* N. de R.T. O líquido cerebrospinal era antigamente chamado de líquido cefalorraquidiano ou líquido cerebroespinal e, por isso, as abreviaturas LCR e LCE são comumente encontradas em obras mais antigas. Entretanto, a nômina anatômica sugere o uso da grafia "cerebrospinal", a qual também é aceita pelo Vocabulário Ortográfico da Língua Portuguesa. Por essas razões, o termo líquido cerebrospinal ou LCS foi adotado nesta obra.

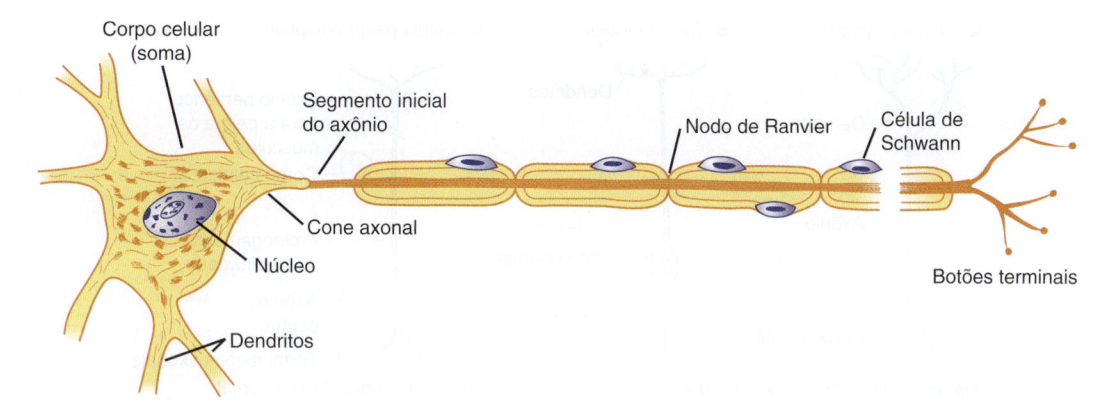

FIGURA 12-2 Neurônio motor com um axônio mielinizado. O neurônio motor possui o corpo celular (soma) com um núcleo, vários prolongamentos denominados dendritos e um longo axônio fibroso que se origina no cone axonal. A primeira porção do axônio recebe o nome de segmento inicial. A bainha de mielina formada pela célula de Schwann envolve o axônio, exceto em suas terminações e nos nodos de Ranvier. Os botões terminais (protuberâncias) localizam-se nas terminações axonais. (Reproduzida com permissão de Barret KE, Barman SM, Boitano S, Brooks H: *Ganong's Review of Medical Physiology*, 23rd ed. McGraw-Hill Medical, 2009.)

las de Schwann que formam mielina em torno de um único neurônio, os oligodendrócitos emitem diversos prolongamentos que formam mielina em muitos axônios vizinhos. Na **esclerose múltipla** (EM), doença autoimune debilitante, ocorre perda de mielina no SNC. Essa perda ocasiona retardo ou bloqueio da condução nos axônios desmielinizados.

SISTEMA NERVOSO PERIFÉRICO

O sistema nervoso periférico transmite informação do SNC para os órgãos efetores do corpo. Ele compreende 12 pares de **nervos cranianos** e 31 pares de **nervos espinais**. Os nervos cranianos possuem funções sensoriais e motoras bem definidas (Tabela 12-1). Muitas dessas funções serão descritas individualmente com mais detalhes nos próximos capítulos desta seção. Os nervos espinais são nomeados de acordo com seus pontos de saída da coluna vertebral (cervical, torácico, lombar, sacral e coccígeo). Esses nervos possuem fibras sensoriais e motoras e inervam músculos, pele e glândulas do corpo.

TIPOS E FUNÇÕES DAS FIBRAS NERVOSAS

A **velocidade de condução axonal** é a velocidade na qual o potencial de ação se propaga ao longo do axônio. De um modo geral, a velocidade de condução se relaciona diretamente com o diâmetro da fibra nervosa. Os neurologistas em geral utilizam testes de condução nervosa no diagnóstico de algumas doenças.

A velocidade de condução axonal e outras características permitem classificar as fibras nervosas, como mostrado na Tabela 12-2. Nos mamíferos, as fibras nervosas são divididas em três grupos principais (A, B e C); o grupo A ainda é subdividido em fibras α, β, γ e δ. A Tabela 12-2 mostra os vários tipos de fibras com seus respectivos diâmetros, características elétricas e funções. Os axônios de diâmetro grande estão envolvidos primariamente com a sensação proprioceptiva, a função motora somática, o tato e a pressão conscientes, ao passo que os axônios de diâmetro menor estão relacionados com as sensações dolorosas e de temperatura e com as funções viscerais. As fibras C da raiz dorsal conduzem impulsos gerados por receptores táteis e outros receptores cutâneos e também impulsos gerados pelos receptores das sensações dolorosa e térmica. Um sistema numérico (Ia, Ib, II, III, IV) também tem sido empregado para classificar as fibras sensoriais. A comparação entre os sistemas numérico e de letras é mostrada na Tabela 12-3.

Além das variações na condução e no diâmetro das fibras, as várias classes de fibras dos nervos periféricos ainda diferem em suas sensibilidades à hipoxia e aos anestésicos (Tabela 12-4). Essa característica tem importância clínica e fisiológica. Por exemplo, anestésicos locais suprimem a transmissão em fibras do grupo C antes de exercerem efeito em fibras táteis do grupo A. Por outro lado, a compressão de um nervo provoca perda de condução em fibras motoras, táteis e de pressão de diâmetro grande, mantendo a sensação dolorosa relativamente intacta. Isso pode ser observado quando dormimos por um longo período com a cabeça sobre os braços, o que causa compressão dos nervos dos braços. Devido à associação entre o sono profundo com a intoxicação alcoólica, essa síndrome é mais comum nos finais de semana e é comumente referida como paralisia de sábado à noite.

ORGANIZAÇÃO DO TÁLAMO, DO CÓRTEX CEREBRAL E DA FORMAÇÃO RETICULAR

O **tálamo** é um grande agrupamento de núcleos neuronais no **diencéfalo**; ele tem participação em funções sensoriais, motoras e límbicas que serão descritas nos próximos capítulos desta seção. De um modo geral, toda informação que chega ao **córtex cerebral** passa primeiro pelo tálamo, o que levou à denominação de "porta de entrada" para o córtex.

O tálamo está dividido em núcleos que se projetam difusamente para regiões amplas do neocórtex e em projeções que

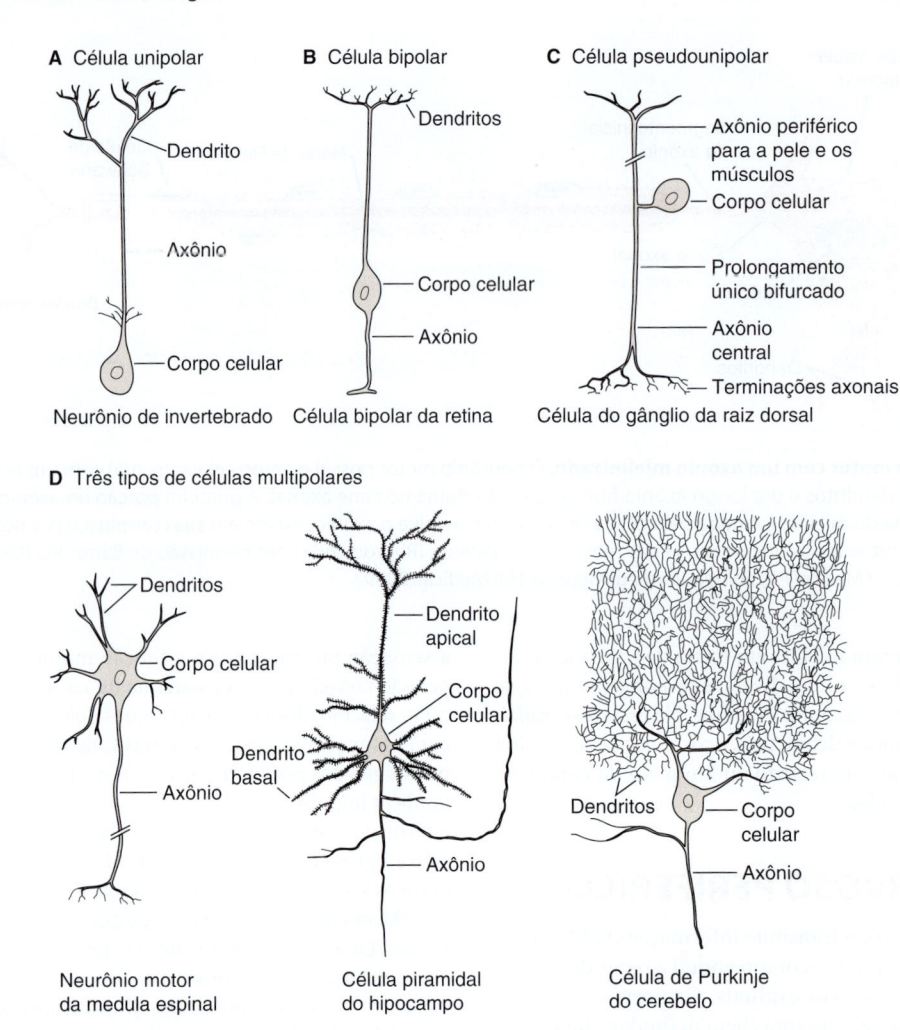

FIGURA 12-3 Diferentes tipos de neurônios do sistema nervoso de mamíferos. A) Os neurônios unipolares possuem um único prolongamento com diversas ramificações que atuam como locais de recepção e terminais de liberação. **B)** Os neurônios bipolares apresentam dois prolongamentos especializados: um dendrito que leva informação ao corpo celular e um axônio que transmite informação da célula. **C)** Alguns neurônios sensoriais são integrantes de uma subclasse de células bipolares e recebem o nome de células pseudounipolares. Durante o desenvolvimento celular, um único processo se divide em dois, e ambos funcionam como axônios – um deles inerva a pele e os músculos e o outro termina na medula espinal. **D)** As células multipolares possuem um axônio e vários dendritos. Como exemplos podem ser citados os neurônios motores, as células piramidais do hipocampo com dendritos em seu ápice e sua base, e as células de Purkinje do cerebelo com sua extensa árvore dendrítica em um único plano. (Adaptada de Ramon Y Cajal: Histology. 10th ed. Baltimore: Wood, 1993.)

são destinadas a regiões específicas do neocórtex e do **sistema límbico**. Os núcleos de projeção difusa são os **núcleos medianos** e **intralaminares**. Os núcleos de projeções específicas são os **núcleos de retransmissão sensorial específica** e os núcleos envolvidos com mecanismos de controle eferente. Como núcleos de retransmissão sensorial específica podem ser citados os **núcleos geniculado medial** e **geniculado lateral**, os quais retransmitem impulsos auditivos e visuais para os córtices auditivo e visual, e os **núcleos ventral posterolateral** (VPL) e **ventral posteromedial**, que enviam informações somatossensoriais ao giro pós-central. Os núcleos **ventral anterior** e **ventral lateral** estão envolvidos com função motora; eles recebem impulsos dos núcleos da base e do cerebelo e projetam-se para o córtex motor. Os núcleos anteriores recebem aferências dos corpos mamilares e projetam-se para o córtex límbico (memória e emoção). A maior parte dos neurônios talâmicos é excitatória e libera glutamato. Os neurônios do **núcleo reticular do tálamo** são inibitórios e liberam GABA; eles modulam as respostas de outros neurônios talâmicos aos impulsos corticais.

O **neocórtex** está organizado em seis camadas (Figura 12-4). O tipo neuronal mais comum é a **célula piramidal**, com sua extensa árvore dendrítica (Figura 12-5) que se estende em direção à superfície cortical. Seus corpos neuronais podem ser visualizados em todas as camadas corticais, com exceção da camada I. Os axônios dessas células originam colaterais recorrentes que voltam e fazem sinapses nas porções superficiais das árvores dendríticas. Aferentes de núcleos específicos do tálamo finalizam na camada cortical IV, enquanto os não específicos se distribuem nas camadas I-IV.

Os neurônios piramidais são os neurônios de projeção do córtex, os quais são excitatórios e liberam glutamato. Os outros tipos celulares corticais são neurônios de circuito local (interneurônios) classificados de acordo com a forma, o padrão de pro-

TABELA 12-1 Funções dos nervos cranianos

Nervo craniano	Tipo	Função
I. Olfatório	Sensorial	Olfato
II. Óptico	Sensorial	Visão
III. Oculomotor	Motor	Movimentos dos olhos para cima, para baixo e medialmente; diâmetro pupilar; formato do cristalino
IV. Troclear	Motor	Movimentos dos olhos para baixo e para as laterais
V. Trigêmeo	Motor Sensorial	Mastigação Sensação somática da pele e propriocepção dos músculos da face
VI. Abducente	Motor	Movimentos laterais do olho
VII. Facial	Motor Sensorial	Expressão facial; secreção das glândulas salivares Sensibilidade da pele do meato acústico externo; paladar dos dois terços anteriores da língua
VIII. Vestibulococlear	Sensorial	Audição; sentido de movimento
IX. Glossofaríngeo	Motor Sensorial	Deglutição; secreção salivar da glândula parótida Gustação do terço posterior da língua; barorrecepção e quimiorrecepção
X. Vago	Motor Sensorial	Músculos esqueléticos da laringe e faringe; músculo liso e glândulas na faringe, laringe, tórax e abdome Receptores no tórax e abdome; gustação da porção posterior da língua e cavidade oral
XI. Acessório	Motor	Músculos esqueléticos do pescoço
XII. Hipoglosso	Motor	Músculos esqueléticos da língua

jeção e seus neurotransmissores. Os interneurônios inibitórios (**células em cesto** e **células em candelabro**, do inglês *chandelier cells*) liberam GABA. As células em cesto são as responsáveis pela maior parte das sinapses inibitórias sobre o corpo e os dendritos piramidais. As células em candelabro constituem uma poderosa fonte de inibição aos neurônios piramidais, pois elas finalizam no segmento inicial do axônio da célula piramidal. Seus botões terminais formam uma fileira curta que lembra um candelabro, o que explica sua nomenclatura. As **células estreladas espinhosas**, interneurônios excitatórios que liberam glutamato, se localizam principalmente na camada IV e são os principais alvos da informação sensorial proveniente do tálamo.

TABELA 12-2 Classificação de fibras nervosas dos mamíferos[a]

Tipo de fibra	Função	Diâmetro da fibra (µm)	Velocidade de condução (m/s)	Duração do pico (milissegundos)	Período refratário absoluto (milissegundos)
A					
α	Propriocepção; motor somático	12-20	70-120		
β	Tato, pressão	5-12	30-70	0,4-0,5	0,4-1
γ	Motor para os fusos musculares	3-6	15-30		
δ	Nocicepção, frio, tato	2-5	12-30		
B	Pré-ganglionar autonômica	<3	3-15	1,2	1,2
C					
Raiz dorsal	Nocicepção, temperatura, alguma mecanorrecepção	0,4-1,2	0,5-2	2	2
Simpática	Pós-ganglionar simpática	0,3-1,3	0,7-2,3	2	2

[a] As fibras A e B são mielinizadas; as fibras C são amielínicas.

TABELA 12-3 Classificação numérica utilizada para as fibras sensoriais

Número	Origem	Tipo de fibra
Ia	Fuso muscular, terminação anuloespiral	Aα
Ib	Órgão tendinoso de Golgi	Aα
II	Fuso muscular, terminação em buquê; tato, pressão	Aβ
III	Nociceptores e receptores de frio; alguns receptores táteis	Aδ
IV	Nociceptores, receptores de temperatura e outros	C da raiz dorsal

Além de sua organização em camadas, o córtex também possui organização colunar. Em uma coluna, os neurônios possuem propriedades de respostas similares, indicando que a coluna constitui um módulo de processamento local (p. ex., as colunas de orientação e dominância ocular no córtex visual, conforme descrito no Capítulo 15).

A **formação reticular** é uma rede neural complexa que ocupa o centro do bulbo e do mesencéfalo. Ela é composta por vários agrupamentos neuronais e fibras ascendentes e descendentes. Ela possui corpos neuronais e fibras de muitos dos sistemas serotoninérgico, noradrenérgico, adrenérgico e colinérgico. Algumas de suas fibras descendentes inibem a transmissão em vias sensoriais e motoras da medula espinal; diversas áreas reticulares e suas projeções estão envolvidas com a **espasticidade** (resistência aumentada ao estiramento passivo de um músculo) e com ajustes nos reflexos de estiramento.

O **sistema ativador reticular** (**SAR**) é uma via polissináptica complexa originada da formação reticular do tronco encefálico que se projeta para os núcleos intralaminar e reticular do tálamo, os quais, por sua vez, projetam-se difusamente e de forma inespecífica para amplas regiões do córtex (Figura 12-6). O SAR não recebe colaterais apenas de tratos sensoriais ascendentes longos, mas também dos sistemas trigeminal, auditivo, visual e olfatório. A complexidade da rede neural e o grau de convergência incapacitam o SAR de ser específico a uma determinada modalidade, e seus neurônios são ativados com a mesma facilidade por diferentes estímulos sensoriais. Portanto, esse sistema é **inespecífico**, enquanto as vias sensoriais clássicas são **específicas**, pois suas fibras são ativadas por um único tipo de estímulo sensorial. O SAR está envolvido com a consciência e com o sono (ver Capítulo 20).

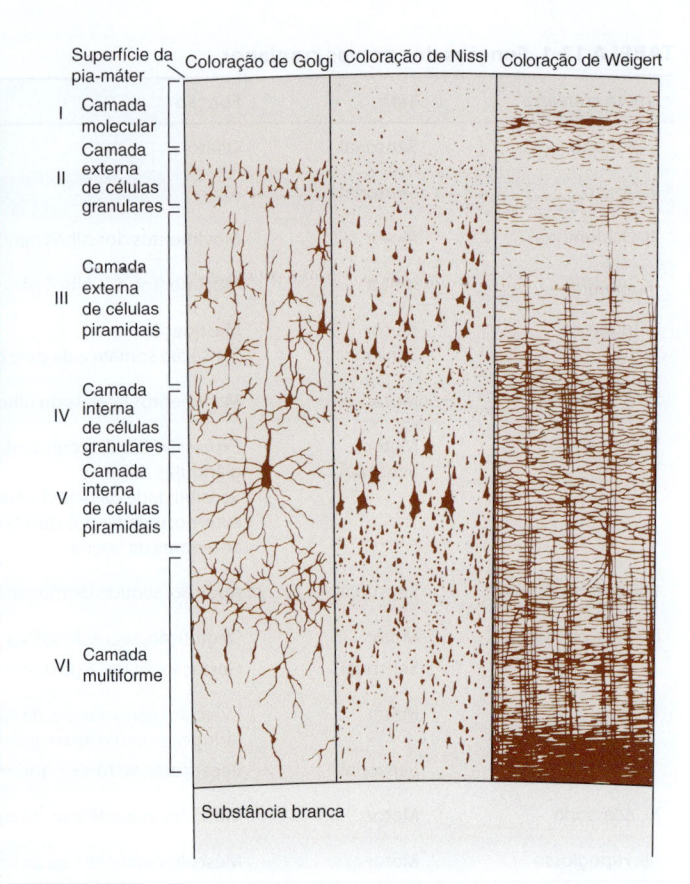

FIGURA 12-4 Estrutura do córtex cerebral. Os números indicam as camadas corticais. A coloração de Golgi mostra corpos neuronais e dendritos, enquanto a coloração de Nissl mostra corpos neuronais, e a coloração de bainha de mielina de Weigert mostra fibras nervosas mielinizadas. (Modificada com permissão de Ranson SW, Clark SL: *The Anatomy of the Nervous System*, 10th ed. Saunders, 1959.)

TABELA 12-4 Sensibilidade relativa das fibras nervosas A, B e C de mamíferos ao bloqueio de condução produzido por diversos agentes

Sensibilidade à/aos	Mais sensíveis	Sensibilidade intermediária	Menos sensíveis
Hipoxia	B	A	C
Pressão	A	B	C
Anestésicos locais	C	B	A

NEUROTROFINAS: SUPORTE TRÓFICO DE NEURÔNIOS

As proteínas necessárias para a sobrevivência e o crescimento dos neurônios são denominadas **neurotrofinas**. Muitas delas são produtos de músculos ou de outras estruturas inervadas pelos neurônios, porém outras são produzidas pelos astrócitos. Essas proteínas ligam-se a receptores nas terminações neuronais. Após a internalização, elas são transportadas por **transporte retrógrado** para o corpo celular do neurônio, onde promovem a produção de proteínas envolvidas com o desenvolvimento, o crescimento e a sobrevivência neuronal. Outras neurotrofinas são produzidas pelos neurônios e transportadas por **transporte anterógrado** para a terminação neuronal, onde atuam na manutenção da integridade do neurônio pós-sináptico.

A primeira neurotrofina a ser caracterizada foi o **fator de crescimento neural** (**NGF**, do inglês *nerve growth factor*), uma

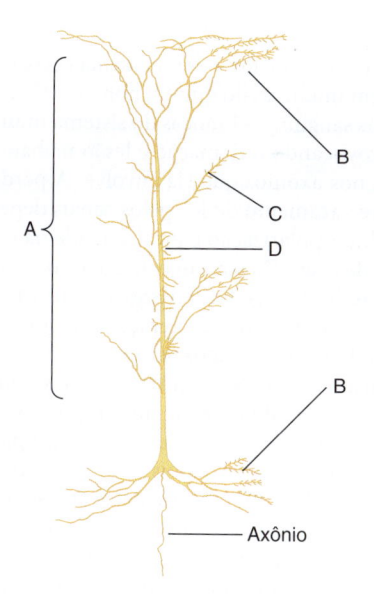

FIGURA 12-5 Célula piramidal neocortical mostrando a distribuição de neurônios que terminam nela. **A)** Aferentes não específicos da formação reticular e do tálamo. **B)** Colaterais recorrentes dos axônios de células piramidais. **C)** Fibras comissurais de áreas de imagem em espelho do hemisfério contralateral. **D)** Aferentes de núcleos talâmicos de retransmissão sensorial específica. (Modificada com permissão de Chow KL, Leiman AL: The structural and functional organization of the neocortex. *Neurosci Res Program Bull* 1970; 8 (2):157-220.)

proteína necessária para o crescimento e a sobrevivência dos neurônios simpáticos e alguns neurônios sensoriais. Esse fator de crescimento ocorre em diferentes tecidos. O NGF é captado pelos neurônios e transportado por transporte retrógrado das terminações neuronais para os corpos celulares. Ele também está presente no encéfalo e parece ser responsável pelo crescimento e pela sobrevivência de neurônios colinérgicos no telencéfalo basal e no estriado.

DEGENERAÇÃO E REGENERAÇÃO AXONAL

Quando o nervo motor de um músculo esquelético é seccionado, esse nervo se degenera e o músculo torna-se extremamente sensível à acetilcolina, o transmissor liberado pela terminação nervosa. Essa **hipersensibilidade de desnervação** (ou **supersensibilidade**) da estrutura pós-sináptica ao transmissor previamente secretado pelas terminações axonais resulta principalmente da síntese ou da ativação de mais receptores. Essa e outras mudanças ocasionadas pela lesão no axônio são mostradas na Figura 12-7. A secção de um nervo em geral provoca degeneração ortógrada (**degeneração walleriana**) e degeneração retrógrada do coto axonal até o colateral mais próximo (**colateral de sustentação**). Ainda se observam diversas mudanças no corpo celular, incluindo uma diminuição da substância de Nissl (**cromatólise**).

A lesão nos nervos periféricos costuma ser reversível. Apesar da degeneração do segmento axonal distal à lesão, os elementos conectivos do **coto distal** normalmente sobrevivem. O **brotamento axonal** ocorre a partir do **coto proximal**, com o crescimento em direção à terminação nervosa. Isso resulta de fatores

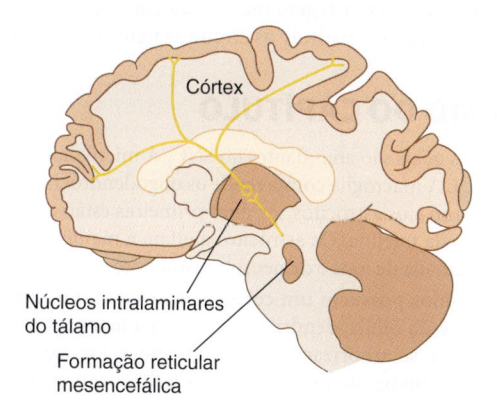

FIGURA 12-6 Esquema mostrando o sistema ativador reticular no mesencéfalo humano, suas projeções para os núcleos intralaminares do tálamo e a projeção dos núcleos intralaminares para muitas áreas do córtex cerebral. A ativação dessas áreas é mostrada por tomografia por emissão de pósitrons (PET, do inglês *positron emission tomography*) quando os indivíduos passam de um estado acordado relaxado para uma tarefa que demanda atenção. (Reproduzida com permissão de Barret KE, Barman SM, Boitano S, Brooks H: *Ganong's Review of Medical Physiology*, 23rd ed. McGraw-Hill Medical, 2009.)

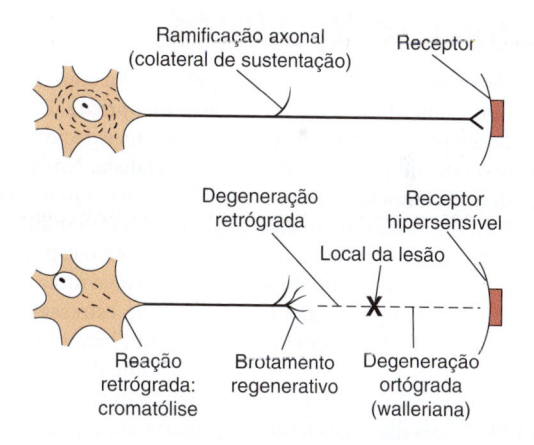

FIGURA 12-7 Resumo das alterações que ocorrem em um neurônio e na estrutura inervada por ele quando seu axônio é comprimido ou seccionado no ponto assinalado pelo X. A hipersensibilidade que ocorre na estrutura pós-sináptica se deve à maior síntese ou à ativação de mais receptores do transmissor previamente liberado pelo axônio. Ocorre degeneração ortógrada (walleriana) a partir da região lesada até o terminal axonal, e degeneração retrógrada do coto axonal ao colateral mais próximo (colateral de sustentação). As alterações também se estendem ao corpo celular, incluindo a cromatólise. O nervo começa a se regenerar, com múltiplas pequenas ramificações que se projetam paralelamente à via que o axônio seguia previamente (brotamento regenerativo). (Reproduzida com permissão de Barret KE, Barman SM, Boitano S, Brooks H: *Ganong's Review of Medical Physiology*, 23rd ed. McGraw-Hill Medical, 2009.)

promotores de crescimento liberados pelas células de Schwann, que direcionam os axônios em crescimento para a região do coto distal. As moléculas de adesão da superfamília das imunoglobulinas promovem crescimento axonal juntamente com as membranas celulares e a matriz extracelular. Moléculas inibitórias no **perineuro**, a camada de tecido conectivo* que envolve um feixe nervoso, garantem uma trajetória correta do axônio em crescimento. Os cotos distais desnervados são capazes de aumentar a produção de neurotrofinas que promovem crescimento. Ao alcançar o seu alvo, o axônio regenerado forma uma nova conexão funcional. A regeneração permite recuperação considerável, porém não total. Por exemplo, o controle motor fino pode ficar prejudicado pela formação de contatos inadequados entre alguns axônios motores e as fibras musculares.

Os nervos periféricos possuem maior capacidade de recuperação de lesões do que as vias do SNC. O coto proximal de um axônio lesionado no SNC forma somente brotamentos curtos, sendo rara a regeneração de um coto distante, e improvável a formação de novas sinapses pelo axônio lesionado. Isso se deve à ausência de substâncias químicas promotoras de crescimento, as quais são necessárias para a regeneração. A mielina do SNC é um potente inibidor do crescimento do axônio. Além disso, após uma lesão no SNC, vários eventos – **proliferação de astrócitos, ativação da micróglia, formação de tecido cicatricial, inflamação** e **invasão de células imunes** – promovem um ambiente impróprio para a regeneração. Assim, o tratamento de lesões no encéfalo e na medula espinal geralmente envolve reabilitação, e não reversão da lesão nervosa. Os pesquisadores procuram encontrar meios capazes de iniciar e manter o crescimento do axônio, de direcionar axônios em regeneração para conexão com seus neurônios alvos e de reconstituir os circuitos neurais originais.

CORRELAÇÃO CLÍNICA

Uma professora de 27 anos acorda pela manhã com dor em seu olho esquerdo e visão turva (**neurite óptica**). Ela está fora de seu país, em viagem de férias de verão, e decide esperar até o retorno para consultar um especialista. Nos próximos dias, há aumento da dor e da perda visual. Quando ela retorna a sua casa, após 10 dias, os sintomas estão reduzidos e ela acredita não ser necessária a consulta com o especialista. Porém, depois de oito meses, ela desenvolve uma súbita fraqueza em sua perna direita após um dia estressante na sala de aula. Ela decide então relaxar em um banho quente, o que intensifica os sintomas. Nos próximos dias, há uma rápida progressão dos sintomas, ocorrendo incapacidade de caminhar. Três dias mais tarde, ela procura um especialista e relata também o incidente ocorrido em suas férias de verão. Foram solicitados uma **ressonância magnética** do encéfalo (**MRI**, do inglês *magnetic resonance imaging*) e um **teste de potencial evocado visual**. Após uma semana, ela apresenta melhora significativa, mas os resultados da MRI mostram múltiplas lesões na substância branca periventricular, e o potencial evocado visual revela uma resposta retardada (condução lenta).

A mulher é diagnosticada com **esclerose múltipla** (**EM**), uma **doença autoimune** que acomete aproximadamente 3 milhões de pessoas no mundo, normalmente com idades entre 20 e 50 anos, com incidência cerca de duas vezes maior em mulheres do que em homens. Na EM, anticorpos e células sanguíneas brancas do sistema imune atacam a mielina, provocando inflamação e lesão na bainha e, eventualmente, nos axônios que ela envolve. A perda da mielina promove vazamento de K^+ pelos canais dependentes de voltagem, hiperpolarização e incapacidade na condução de potenciais de ação. Os sintomas incluem fraqueza muscular, fadiga, redução de coordenação, fala arrastada ou visão turva, distúrbios urinários e alterações sensoriais. Os sintomas em geral são exacerbados pelo aumento da temperatura corporal ou ambiental. Na maioria dos casos, sintomas transitórios aparecem subitamente, duram poucas semanas ou meses e então gradualmente desaparecem. Episódios subsequentes podem ocorrer depois de anos, e não há uma recuperação completa. Outros pacientes apresentam a forma progressiva, em que não se observa períodos remissivos da doença. O diagnóstico de EM normalmente é feito quando ocorrem múltiplos episódios, com os sintomas separados no tempo e no espaço. Os testes de condução nervosa detectam a condução lenta nas vias sensoriais e motoras. A análise do líquido cerebrospinal detecta a presença de bandas oligoclonais indicativas de reação imunológica anormal à mielina. A avaliação definitiva é a MRI, que detecta múltiplas placas (escleróticas) em diversas regiões do encéfalo. Apesar de a EM ser incurável, fármacos como o beta-interferon e os corticosteroides, que inibem a resposta imune, reduzem a gravidade e lentificam a progressão da doença.

RESUMO DO CAPÍTULO

- As células gliais são abundantes no SNC. A micróglia é uma célula fagocítica. A macróglia compreende os oligodendrócitos, as células de Schwann e os astrócitos. As duas primeiras estão envolvidas na formação da mielina. Os astrócitos ajudam a manter a concentração apropriada de íons e de neurotransmissores no SNC.
- Os neurônios possuem um corpo celular (soma) que é o centro metabólico da célula, dendritos que se estendem para fora do corpo celular e se arborizam extensivamente, e um axônio fibroso longo que emerge de uma área espessa do corpo celular, o cone axonal.
- Os axônios de muitos neurônios possuem uma camada de mielina, que é um complexo lipídico-proteico que envolve o axônio. A mielina é um isolante efetivo, e a despolarização nos axônios mielinizados salta de um nodo de Ranvier para o próximo (condução saltatória).
- As fibras nervosas são divididas em diferentes categorias de acordo com o diâmetro, a velocidade de condução e a função do axônio.
- Os núcleos talâmicos que se projetam para regiões amplas do neocórtex são os medianos e os intralaminares, e os que se projetam para áreas específicas são os núcleos de retransmissão sensorial específica.

---

* N. de R.T. O tecido conectivo é também comumente chamado de tecido conjuntivo. Entretanto, a nômina anatômica sugere o uso de conectivo, razão pela qual se adotou esse termo nesta obra.

- O neocórtex está organizado em seis camadas; o tipo neuronal mais comum é a célula piramidal, cujos corpos celulares se localizam em todas as camadas, exceto na camada I.
- As neurotrofinas são sintetizadas pelos astrócitos e transportadas por transporte retrógrado para o corpo celular dos neurônios, onde promovem síntese de proteínas envolvidas com o desenvolvimento, o crescimento e a sobrevivência neuronal.
- Quando um nervo periférico é lesionado, as células de Schwann secretam fatores que promovem o crescimento e direcionam o coto proximal do axônio em direção ao coto distal, permitindo a regeneração. No SNC, a regeneração é limitada por fatores como a proliferação dos astrócitos, a formação de tecido cicatricial e a inflamação.

QUESTÕES PARA ESTUDO

1. A distância entre os eletrodos de estimulação e de registro é 4,5 cm. Quando o axônio é estimulado, o período de latência é de 1,5 milissegundos. Qual é a velocidade de condução do axônio?
   A) 15 m/s
   B) 30 m/s
   C) 40 m/s
   D) 67,5 m/s
   E) Isso não pode ser determinado a partir das informações fornecidas.

2. Qual das seguintes possui menor velocidade de condução?
   A) Fibras Aα
   B) Fibras Aβ
   C) Fibras Aγ
   D) Fibras B
   E) Fibras C

3. Um homem dorme um sono profundo com um dos braços sob sua cabeça. Ao despertar, esse braço está paralisado, e permanece a sensação de formigamento e dor. A causa da perda da função motora com permanência da sensação dolorosa no nervo de seu braço é devido:
   A) às fibras A serem mais sensíveis à hipoxia do que as fibras B
   B) às fibras A serem mais sensíveis à pressão do que as fibras C
   C) às fibras C serem mais sensíveis à pressão do que as fibras A
   D) aos nervos motores serem mais afetados pelo sono do que os nervos sensoriais
   E) aos nervos sensoriais estarem mais próximos do osso do que os nervos motores e, assim, serem menos afetados pela pressão

4. O tálamo:
   A) está organizado em seis camadas
   B) não transmite informação auditiva e visual para o neocórtex
   C) é um componente do sistema ativador reticular
   D) possui neurônios que se projetam difusamente para o neocórtex
   E) é um componente do tronco encefálico

5. Qual das seguintes afirmações não é verdadeira sobre o neocórtex?
   A) Está organizado em seis camadas
   B) O tipo neuronal mais comum é a célula piramidal
   C) Recebe aferências diretamente do tálamo
   D) Possui um grupo de interneurônios inibitórios denominados células em cesto
   E) Possui um grupo de interneurônios excitatórios que recebem o nome de células em candelabro

CAPÍTULO 13

Sistemas Sensoriais Gerais: Tato, Dor e Temperatura

Susan M. Barman

OBJETIVOS

- Listar os sentidos comuns e seus receptores.
- Explicar os termos hiperalgesia e alodinia.
- Explicar a codificação sensorial.
- Comparar as vias sensoriais que transmitem informações dos sentidos do tato, da propriocepção e da vibração com as da dor e temperatura.
- Descrever os mecanismos que modulam a transmissão nas vias da dor.

INTRODUÇÃO

As informações dos meios interno e externo são fornecidas ao **sistema nervoso central** (**SNC**) pelos receptores sensoriais. Esses receptores são transdutores que convertem as diferentes formas de energia em potenciais de ação nos neurônios. O Capítulo 5 mostrou as características de alguns receptores e os mecanismos pelos quais eles geram impulsos nos neurônios aferentes. Os receptores cutâneos do tato e de pressão são **mecanorreceptores**. Os estímulos potencialmente nocivos, como dor, calor e frio extremos, são detectados pelos **nociceptores**. Os **quimiorreceptores** são estimulados por alterações na composição química do meio em que se localizam. Entre eles estão os receptores do paladar e do olfato e os receptores viscerais, como aqueles sensíveis às alterações na concentração plasmática de O_2, do pH e da osmolalidade. Os **fotorreceptores** são os cones e os bastonetes da retina, os quais são sensíveis à luz. Este capítulo abordará primariamente os receptores cutâneos e a transmissão nas vias somestésicas do tato e da propriocepção (**via coluna dorsal-lemnisco medial**), e da dor e temperatura (**trato espinotalâmico**, também chamado de **sistema anterolateral**).

RECEPTORES SENSORIAIS

MECANORRECEPTORES CUTÂNEOS

Os receptores sensoriais são terminações dendríticas especializadas de fibras nervosas aferentes, normalmente associadas a células não neurais que as circundam, formando um **órgão sensorial**. O tato e a pressão são detectados por quatro tipos de mecanorreceptores (Figura 13-1). Os **corpúsculos de Meissner** são dendritos encapsulados por tecido conectivo que respondem às mudanças de textura e a vibrações lentas. As **células de Merkel** são terminações dendríticas expandidas, sensíveis à pressão sustentada e ao tato. Os **corpúsculos de Ruffini** são terminações dendríticas dilatadas com cápsulas alongadas que respondem à pressão sustentada. Os **corpúsculos de Pacini** são terminações dendríticas amielínicas de uma fibra nervosa sensorial encapsulada por lamelas concêntricas de tecido conectivo, que dão ao órgão um aspecto de cebola. Esses receptores respondem à pressão profunda e a vibrações rápidas.

NOCICEPTORES E TERMORRECEPTORES

As sensações de dor e temperatura são detectadas por dendritos de neurônios sensoriais amielínicos localizados na pele glabra, próximos de folículos pilosos na pele pilosa, e em tecidos profundos. Os impulsos dos nociceptores (dor) são transmitidos por dois tipos de fibras. Um sistema compreende fibras Aδ mielinizadas que conduzem em velocidade de 12 a 30 m/s. O outro são fibras C amielínicas com baixa velocidade de condução, de 0,5 a 2 m/s. Os **termorreceptores** também utilizam dois tipos de fibras: os **receptores de frio** são terminações dendríticas de fibras Aδ e C, ao passo que os **receptores de calor** são fibras C. Os **nociceptores mecânicos** respondem a pressões mais intensas, potencialmente prejudiciais. Os **nociceptores térmicos** são ativados por temperaturas superiores a

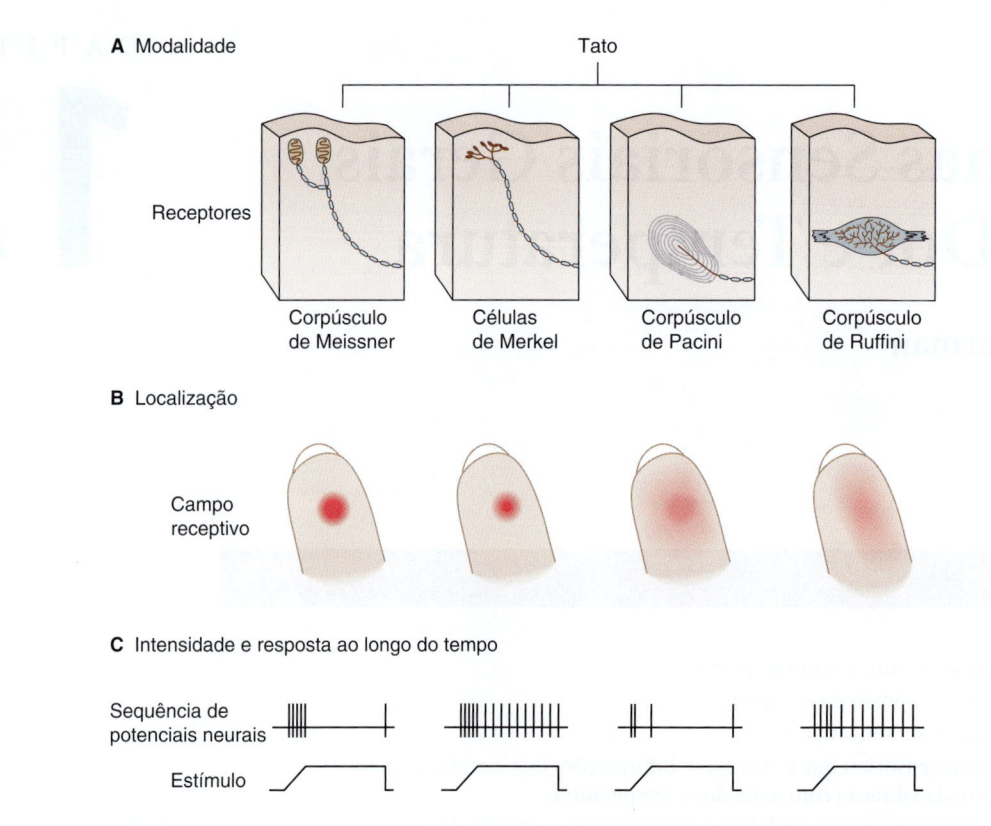

FIGURA 13-1 Os sistemas sensoriais codificam quatro características dos estímulos: modalidade, localização (campo receptivo), intensidade e duração (cronometragem). **A**) A mão humana possui quatro tipos de mecanorreceptores; suas atividades em conjunto permitem a sensação de contato com um objeto. A ativação seletiva das células de Merkel e dos corpúsculos de Ruffini provoca a sensação de pressão constante; a ativação seletiva dos corpúsculos de Meissner e de Pacini provoca a sensação de formigamento e vibração. **B**) A localização de um estímulo é codificada pela distribuição espacial da população de receptores ativados. Um receptor sensorial dispara somente quando a pele inervada por seus terminais sensoriais é tocada. Os campos receptivos dos mecanorreceptores (mostrados como áreas vermelhas na ponta dos dedos) diferem em seus tamanhos e resposta ao tato. As células de Merkel e os corpúsculos de Meissner fornecem localização precisa, pois possuem campos receptivos pequenos e são sensíveis à pressão aplicada por um pequeno bastão. **C**) A intensidade do estímulo é codificada pela frequência de disparos de cada receptor; a duração do estímulo é codificada pelo período em que o receptor permanece disparando. A sequência de potenciais de ação indica os disparos provocados pela pressão do pequeno bastão no centro de cada campo receptivo. Os corpúsculos de Meissner e Pacini adaptam-se rapidamente; os outros se adaptam lentamente. (Reproduzida com permissão de Kandel ER, Schwartz JH, Jessel TM [editors]: *Principles of Neural Science*, 4th ed. McGraw-Hill, 2000.)

45° C ou por frio intenso na pele. Os nociceptores sensíveis a substâncias químicas respondem a diferentes agentes, como bradicinina, histamina, alta acidez e irritantes do ambiente. Os **nociceptores polimodais** respondem a combinações dos diferentes estímulos.

A dor é definida pela Internacional Association for the Study of Pain (IASP) como "uma experiência sensorial e emocional desagradável associada a dano tecidual real ou potencial..." A **nocicepção**, por sua vez, é definida pela IASP como a sensação induzida pela incidência de um estímulo nocivo nos receptores sensoriais.

A dor pode ser classificada como **fisiológica** (ou **aguda**) e **patológica** (ou **crônica**), que inclui a **dor inflamatória** e a **neuropática**. De um modo geral, a dor aguda tem começo súbito e retrocede durante o período de cura. Pode ser considerada uma "dor boa", por ser um importante mecanismo protetor. O **reflexo de retirada** é um exemplo desse papel protetor da dor (ver Capítulo 14). A dor crônica pode ser considerada uma "dor ruim", em razão de sua permanência após a recuperação da lesão e por ser geralmente refratária a fármacos comuns com ação analgésica, como os **anti-inflamatórios não esteroides** (**AINEs**), e aos opioides. Ela pode ser provocada por lesão nervosa, como na **neuropatia diabética**, dano neural induzido por toxinas e por isquemia.

A dor geralmente é acompanhada por **hiperalgesia**, que é uma resposta exagerada a um estímulo nocivo, e **alodinia**, que compreende a sensação de dor em resposta a um estímulo inócuo. Um exemplo dessa última condição é a sensação dolorosa durante um banho quente quando a pele foi queimada pelo sol.

Hiperalgesia e alodinia resultam do aumento da sensibilidade nas fibras aferentes nociceptivas. A Figura 13-2 mostra como substâncias químicas liberadas no local da lesão ativam os nociceptores e provocam dor inflamatória. As células lesadas liberam substâncias químicas como o K^+, que despolariza os terminais nervosos, tornando os nociceptores mais responsivos. As células lesionadas também liberam **bradicinina** e **substância P**, que sensibilizam ainda mais as terminações nociceptivas. A **histamina** liberada pelos mastócitos, a **serotonina** (**5-HT**) liberada pelas plaquetas, o **peptídeo relacionado com o gene da calcitonina**

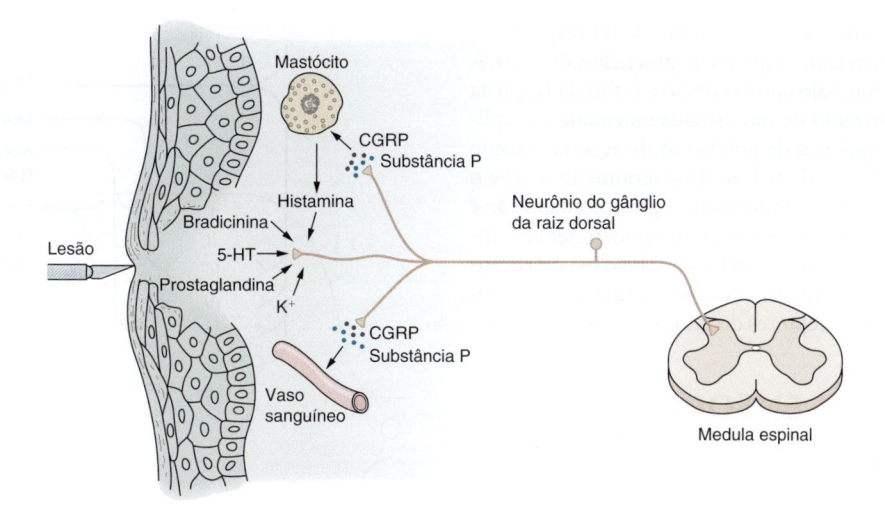

FIGURA 13-2 Em resposta a uma lesão tecidual, mediadores químicos ativam e sensibilizam os nociceptores. Esses fatores contribuem para a hiperalgesia e a alodinia. Na lesão tecidual, a bradicinina e as prostaglandinas ativam e sensibilizam os nociceptores, que por sua vez liberam substância P e peptídeo relacionado com o gene da calcitonina (CGRP). A substância P provoca degranulação dos mastócitos e liberação de histamina, que ativa os nociceptores. Ela provoca ainda o extravasamento de plasma, enquanto o CGRP causa dilatação dos vasos sanguíneos; o edema resultante ocasiona liberação adicional de bradicinina. A serotonina (5-HT) liberada pelas plaquetas ativa os nociceptores. (Reproduzida com permissão de Kandel ER, Schwartz JH, Jessel TM [editors]: *Principles of Neural Science*, 4th ed. McGraw-Hill, 2000.)

(**CGRP**, do inglês *calcitonin gene-related peptide*), liberado pelos terminais nervosos, e as **prostaglandinas** formadas a partir das membranas celulares contribuem para o processo inflamatório, ativando ou sensibilizando os nociceptores. Algumas substâncias liberadas promovem a liberação de outras (p. ex., a bradicinina ativa as fibras Aδ e C e aumenta a síntese e a liberação de prostaglandinas). A **prostaglandina E₂** (um metabólito do ácido aracrônico, formado pela ação da ciclo-oxigenase) é formada a partir das células lesadas e induz hiperalgesia. Esse é o mecanismo pelo qual o **ácido acetilsalicílico** e outros **AINEs** (inibidores da ciclo-oxigenase) aliviam a dor.

RECEPTORES SENSORIAIS NOS MÚSCULOS ESQUELÉTICOS E NAS ARTICULAÇÕES

Os músculos esqueléticos possuem receptores denominados **fuso muscular** e **órgão tendinoso de Golgi**, que são importantes na propriocepção. Eles desempenham papel essencial no controle motor e serão abordados no Capítulo 14. Os músculos apresentam ainda nociceptores que respondem à pressão e aos metabólitos liberados na **isquemia**. As articulações dos membros também possuem mecanorreceptores (corpúsculos de Pacini e Ruffini) e nociceptores.

CODIFICAÇÃO SENSORIAL

A conversão de um estímulo que incide no receptor em uma sensação reconhecível recebe o nome de **codificação sensorial**. Os sistemas sensoriais codificam quatro características de um estímulo: modalidade, localização, intensidade e duração. A Figura 13-1 mostra essas características da codificação sensorial para a modalidade do tato.

A **modalidade** se refere ao tipo de energia transmitida pelo estímulo. A forma particular de energia a que o receptor é mais sensível recebe o nome de **estímulo adequado**. A **localização** depende de onde o estímulo incide no corpo. Uma **unidade sensorial** é um único axônio e todos os seus ramos periféricos; o **campo receptivo** de uma unidade sensorial é a distribuição espacial a partir da qual um estímulo produz uma resposta naquela unidade (Figura 13-1). Um dos mecanismos mais importantes que possibilitam a localização de um estímulo é a **inibição lateral**. Os neurônios sensoriais dos receptores localizados na borda periférica do local de estimulação têm sua atividade inibida quando comparados aos neurônios sensoriais na região central do estímulo. Assim, a inibição lateral aumenta o contraste entre o centro e a periferia de uma área estimulada e, portanto, a habilidade do cérebro de localizar a entrada sensorial.

A inibição lateral permite a avaliação neurológica chamada de **teste de discriminação entre dois pontos**, utilizada para testar a integridade do sistema coluna dorsal–lemnisco medial, a principal via do tato e da propriocepção. Nesse teste, os dois pontos de um compasso são simultaneamente colocados sobre a pele, e se determina a distância mínima em que eles são percebidos como estímulos separados. Isso recebe o nome de **limiar de discriminação entre dois pontos** e é uma medida da **acuidade tátil**. Se a distância for muito pequena, cada ponta do compasso estará estimulando o campo receptivo de apenas um neurônio sensorial. Se a distância entre os pontos de estimulação for menor do que o limiar, apenas um ponto será percebido. A capacidade do limiar de discriminação entre dois pontos é variável ao longo do corpo e é menor onde os receptores táteis são mais abundantes. Por exemplo, dois pontos precisam estar separados por no mínimo 65 mm para serem percebidos como estímulos independentes nas costas, porém nas pontas dos dedos essa discriminação já é observada com uma distância de apenas 2 mm.

A **intensidade** é codificada pela amplitude da resposta do receptor ou pela frequência de disparos de potenciais de ação. A **duração** refere-se ao intervalo entre o início e o fim da resposta no receptor. Se um estímulo de intensidade constante for aplicado ao receptor, a frequência de potenciais de ação no axônio sensorial declinará ao longo do tempo. Esse fenômeno recebe o nome de **adaptação** ou **dessensibilização**. O grau de adaptação é variável nos diferentes sentidos. Os receptores podem ser classificados como **receptores de adaptação rápida (fásicos)** ou **receptores de adaptação lenta (tônicos)**. Na Figura 13-1 são mostrados os diferentes tipos de receptores do tato.

VIAS SOMATOSSENSORIAIS
CORNO DORSAL

Com base em características histológicas, o **corno dorsal** da medula espinal é dividido nas lâminas I-VII, sendo I a mais superficial e VII a mais profunda. A lâmina II e parte da lâmina III constituem a **substância gelatinosa**, a área próxima ao topo da projeção de cada corno dorsal. Três tipos de fibras aferentes primárias (com corpos celulares nos gânglios das raízes dorsais) estão envolvidos com a sensação cutânea: (1) as fibras mielinizadas de grande calibre Aα e Aβ, que transmitem impulsos gerados por estímulos mecânicos; (2) as fibras mielinizadas de pequeno calibre Aδ, responsáveis pela transmissão de impulsos dos receptores de frio, nociceptores ou mecanorreceptores; e (3) as fibras amielínicas de pequeno calibre do tipo C, que estão envolvidas principalmente com dor e temperatura. A Figura 13-3 mostra a distribuição ordenada dessas fibras nas diferentes lâminas do corno dorsal.

VIA COLUNA DORSAL

A Figura 13-4 mostra as principais vias dos sentidos de tato, da vibração e da propriocepção (sentido de posição) que vão até o córtex cerebral. As fibras que levam essas sensações ascendem ipsilateralmente nas colunas dorsais até o bulbo, onde fazem sinapse nos **núcleos grácil** e **cuneiforme**. Os neurônios de segunda ordem desses núcleos cruzam a linha média e ascendem no **lemnisco medial** até o **núcleo ventral posterolateral (VPL)** e outros núcleos de retransmissão sensorial específica do tálamo. Essa via ascendente recebe o nome de **via coluna dorsal – lemnisco medial**. No tronco encefálico, as fibras da via coluna dorsal se juntam com as fibras que carregam a sensação da face. O tato e a propriocepção provenientes da face são transmitidos principalmente para os núcleos sensoriais principal e mesencefálico do nervo trigêmeo.

Na coluna dorsal, as fibras dos diferentes segmentos da medula espinal possuem organização somatotópica. De um modo geral, as fibras da medula espinal sacral estão posicionadas medialmente, enquanto aquelas da medula cervical se situam mais lateralmente. Essa organização ainda é observada no bulbo, onde as regiões dos membros inferiores do corpo (p. ex., pés) estão representadas no núcleo grácil, e as regiões dos membros superiores (p. ex., dedos das mãos) no núcleo cuneiforme. O lemnisco medial possui organização dorsoventral, estando representadas dorsalmente as regiões superiores e, ventralmente, as inferiores.

A organização somatotópica também ocorre no tálamo e no córtex. Os neurônios talâmicos do núcleo VPL que recebem informações sensoriais projetam-se de modo altamente organizado para duas áreas sensoriais somáticas do córtex (Figura 13-5): a **área somatossensorial I (SI)**, no giro pós-central, e a **área somatossensorial II (SII)**, na parede da fissura de Sylvius (fissura lateral). Além disso, a área SI projeta-se para SII. SI corresponde às **áreas 3, 2 e 1 de Brodmann**.

Em SI, as projeções se distribuem com todas as partes do corpo representadas no giro pós-central, com as pernas na porção superomedial e a face na porção inferolateral (Figura 13-5). Porém, o giro pós-central não possui apenas organização das fibras das diferentes partes do corpo, mas também proporcionalidade entre o tamanho da área cortical representada e o uso daquela parte do corpo. O tamanho relativo dessas áreas corticais está mostrado esquematicamente na Figura 13-6, na qual as proporções do **homúnculo** estão distorcidas para corresponder ao tamanho da área cortical dedicada àquela região particular do corpo. Importante observar que as áreas corticais para as sensações do tronco e das costas são pequenas, enquanto áreas muito maiores estão envolvidas com impulsos provenientes das mãos e de partes da boca relacionadas com a fala.

A região de SII está localizada no bordo anterior da fissura de Sylvius, o sulco que separa o lobo temporal dos lobos frontal e parietal. A face está representada na porção anterior do giro pós-central, e os pés profundamente na fissura de Sylvius. A representação das partes do corpo não é tão completa ou detalhada como no giro pós-central.

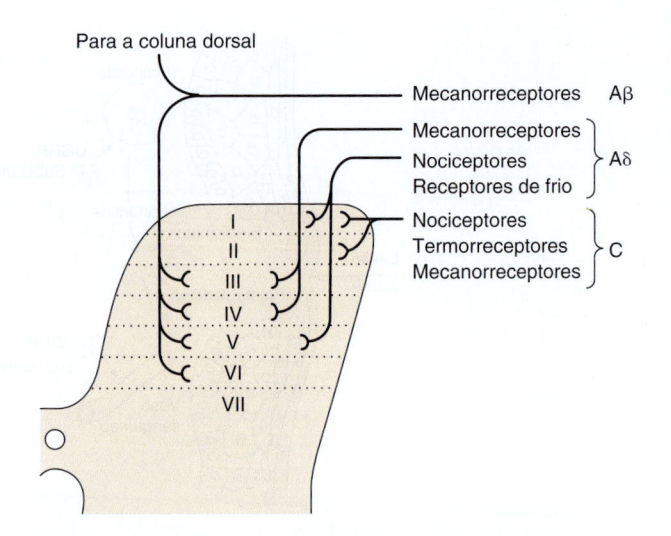

FIGURA 13-3 Esquema mostrando a distribuição das terminações dos três tipos de neurônios aferentes nas diferentes lâminas do corno dorsal da medula espinal. (Reproduzida com permissão de Barrett KE, Barman SM, Boitano S, Brooks H: *Ganong's Review of Medical Physiology*, 23rd ed. McGraw-Hill Medical, 2009.)

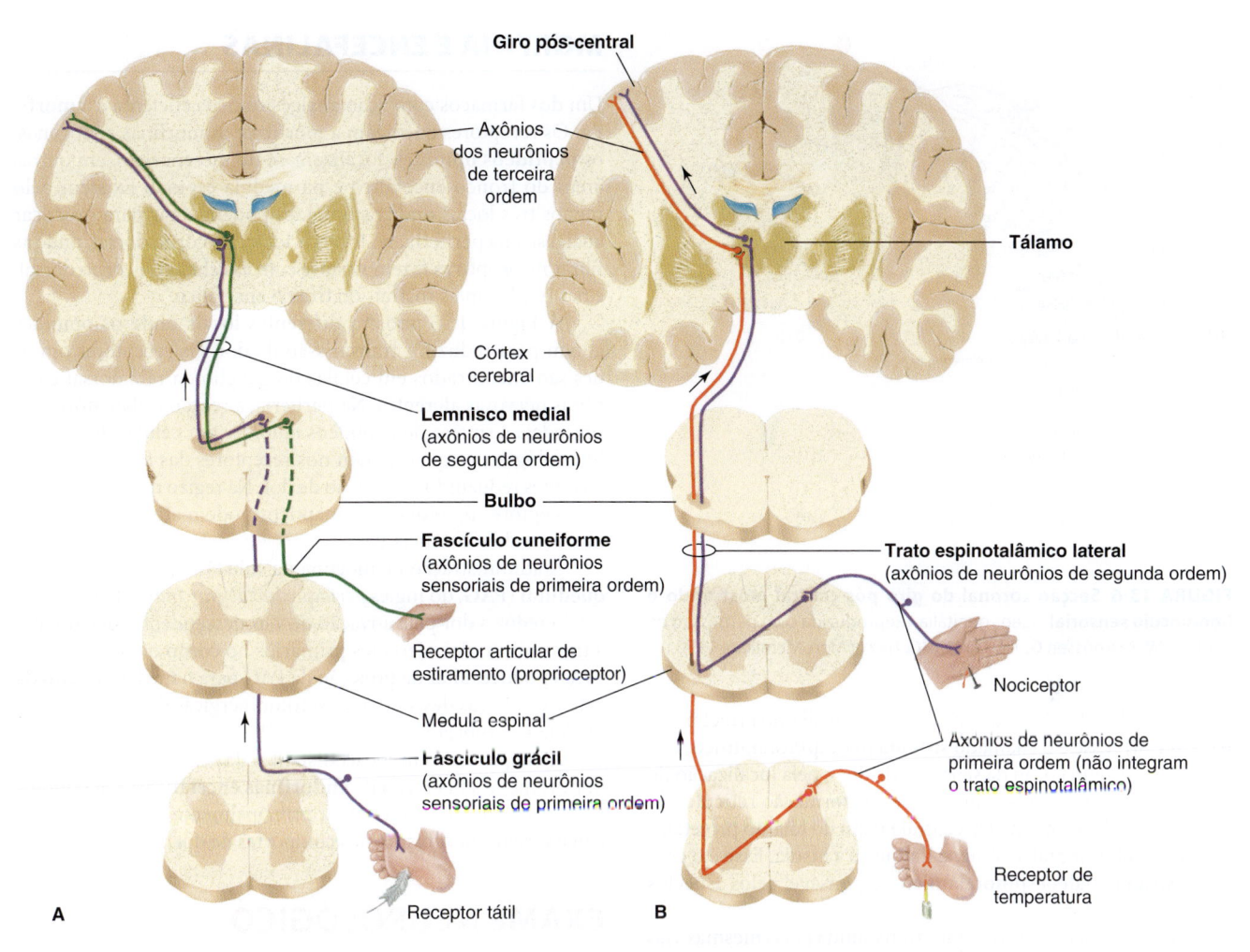

FIGURA 13-4 Vias ascendentes que transmitem informações sensoriais dos receptores periféricos para o córtex cerebral. A) A via coluna dorsal leva informações dos sentidos de tato, vibração e propriocepção. **B)** O sistema espinotalâmico anterolateral é o responsável pelas sensibilidades de dor e temperatura. (Reproduzida com permissão de Fox SI: *Human Physiology*. McGraw-Hill, 2008.)

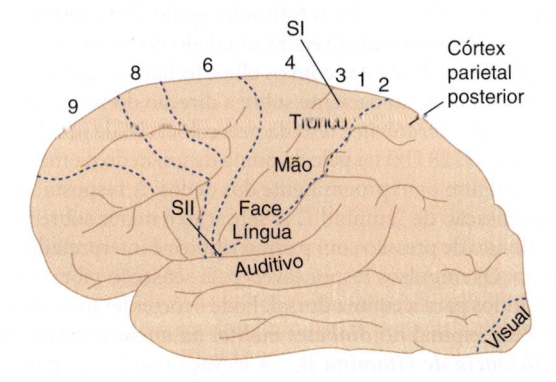

FIGURA 13-5 Áreas corticais do cérebro de humanos envolvidas com a sensação somática, e algumas outras modalidades sensoriais. Os números correspondem às áreas corticais de Brodmann. O córtex auditivo primário localiza-se na fissura de Sylvius, no topo do giro temporal superior, e normalmente não é visível em uma visão lateral do córtex. (Reproduzida com permissão de Barrett KE, Barman SM, Boitano S, Brooks H: *Ganong's Review of Medical Physiology*, 23rd ed. McGraw-Hill Medical, 2009.)

TRATO ESPINOTALÂMICO (SISTEMA ANTEROLATERAL)

As fibras dos nociceptores e termorreceptores fazem sinapses em neurônios do corno dorsal (Figura 13-3). Os axônios desses neurônios cruzam a linha média e ascendem no quadrante anterolateral da medula espinal, formando o **trato espinotalâmico lateral** (Figura 13-4). As fibras desse trato fazem sinapse nos núcleos VPL. Outros neurônios do corno dorsal que recebem aferências nociceptivas fazem sinapses na formação reticular do tronco encefálico (**via espinorreticular**), cujos neurônios projetam-se para o núcleo central lateral do tálamo.

Estudos em humanos saudáveis com tomografia por emissão de pósitrons (PET, do inglês *positron emission tomography*) e ressonância magnética funcional (fMRI, do inglês *functional magnetic resonance imaging*) mostram que a dor ativa as áreas corticais SI, SII e o giro do cíngulo do lado oposto ao estímulo. São ativados ainda os córtices frontal médio e insular. Essas tecnologias permitiram distinguir dois componentes importantes

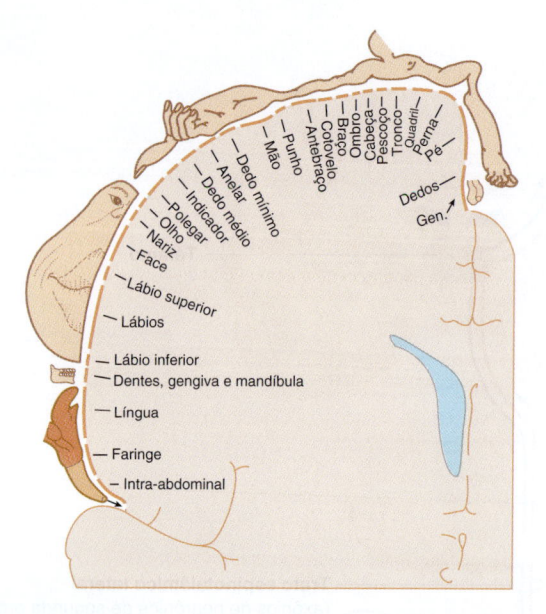

FIGURA 13-6 Secção coronal do giro pós-central mostrando o homúnculo sensorial. Gen., genitália. (Reproduzida com permissão de Penfield W, Rasmussen G: *The Cerebral Cortex of Man*. Mcmillan, 1950.)

das vias da dor. As fibras dos núcleos VPL do tálamo projetam-se para SI e SII. Esse é o chamado **sistema neoespinotalâmico**, responsável pela percepção da sensação de dor e pela localização do estímulo nocivo. As vias com sinapses na formação reticular do tronco encefálico e no núcleo central lateral do tálamo projetam-se para o lobo frontal, o sistema límbico e a ínsula. Esse é o chamado **sistema paleoespinotalâmico**, responsável pelos aspectos emocionais da dor.

No SNC, a sensação visceral é transmitida pelas mesmas vias da sensação somática, pelos tratos espinotalâmicos e pelas radiações talâmicas, e as áreas corticais que recebem as informações viscerais estão intercaladas com aquelas que recebem a sensação somática. Provavelmente isso contribua para o fenômeno da **dor referida**. A lesão de um órgão visceral produz uma dor que não é sentida no próprio órgão, mas em uma região somática. Essa dor é chamada de referida àquela região somática. O exemplo mais conhecido é o da dor cardíaca referida à região interna do braço esquerdo.

MODULAÇÃO DA TRANSMISSÃO DA DOR

Muitas pessoas aprendem, por experiência própria, que tocar ou massagear uma região lesada reduz a dor. Esse alívio resulta da inibição das vias da dor na zona de entrada no corno dorsal, pela estimulação dos aferentes de maior calibre que conduzem a informação tátil e de pressão. A Figura 13-3 mostra que colaterais dessas fibras aferentes mielinizadas fazem sinapses no corno dorsal. Esses colaterais modificam a entrada dos terminais aferentes nociceptivos que também fazem sinapses no corno dorsal. Essa é a chamada **teoria das comportas da dor**.

MORFINA E ENCEFALINAS

Um dos fármacos com ação analgésica mais eficiente é a **morfina**. Os receptores que ligam a morfina e as morfinas endógenas, os **peptídeos opioides**, localizam-se no mesencéfalo, em outras áreas do tronco encefálico e na medula espinal. Existem pelo menos três locais onde os opioides podem atuar para provocar analgesia: na periferia, no local da lesão; no corno dorsal, onde as fibras nociceptivas fazem sinapse com as células do corno dorsal; e nas regiões mais rostrais do tronco encefálico.

A Figura 13-7 mostra diferentes locais onde os opioides atuam para reduzir a transmissão da dor. Os receptores opioides são encontrados em células do gânglio da raiz dorsal e em fibras nervosas aferentes. Na periferia, a reação inflamatória desencadeia a síntese de peptídeos opioides por células do sistema imunológico, os quais atuam nos receptores das fibras nervosas aferentes reduzindo a sensação de dor. Na região do corno dorsal, os receptores opioides pré-sinápticos podem atuar reduzindo a liberação de substância P.

A administração de morfina na **substância cinzenta periaquedutal** (**PAG**, do inglês *periaqueductal gray matter*) do mesencéfalo reduz a dor pela ativação de vias descendentes que inibem a transmissão dos aferentes primários no corno dorsal. Essa ativação pode resultar da projeção da PAG para o **núcleo magno da rafe** e das fibras descendentes serotoninérgicas desse núcleo que medeiam a inibição.

A acupuntura em locais distantes da região acometida pela dor promove a liberação de **endorfinas encefálicas**; a acupuntura na região da dor parece atuar principalmente como o toque ou a massagem (mecanismo das comportas da dor).

EXAME NEUROLÓGICO

O componente sensorial de um exame neurológico inclui a análise de várias modalidades sensoriais, incluindo tato, propriocepção, sentido de vibração e dor. A integridade da via da dor é avaliada estimulando-se a pele com um alfinete e perguntando-se ao paciente se ele percebe o estímulo agudo. Para testar a propriocepção, o examinador segura um dedo do paciente (da mão ou do pé), e este deve estar com os olhos fechados. Ao mover-se o dedo, pergunta-se ao paciente sobre a direção do movimento. A *sensibilidade vibratória* é testada pela colocação de um diapasão em vibração (128 Hz) na pele da ponta de um dedo da mão ou do pé ou de algum osso proeminente dos dedos. A resposta normal é uma sensação de "zumbido". A sensação é maior sobre o osso. Um estímulo de pressão com padrão rítmico é interpretado como vibração. Os impulsos responsáveis pela sensação vibratória são transmitidos para a coluna dorsal. Pode ocorrer lesão nessa parte da medula espinal no *diabetes melito*, na *anemia perniciosa* e na *deficiência de vitamina B_{12}*. A elevação do limiar para estímulos vibratórios é um dos primeiros sintomas dessas lesões. As sensações vibratória e proprioceptiva estão muito relacionadas; quando uma diminui, a outra também é reduzida.

A **estereognosia** é a percepção da forma e da natureza de um objeto sem a utilização da visão. Indivíduos saudáveis podem facilmente identificar objetos como chaves e moedas com

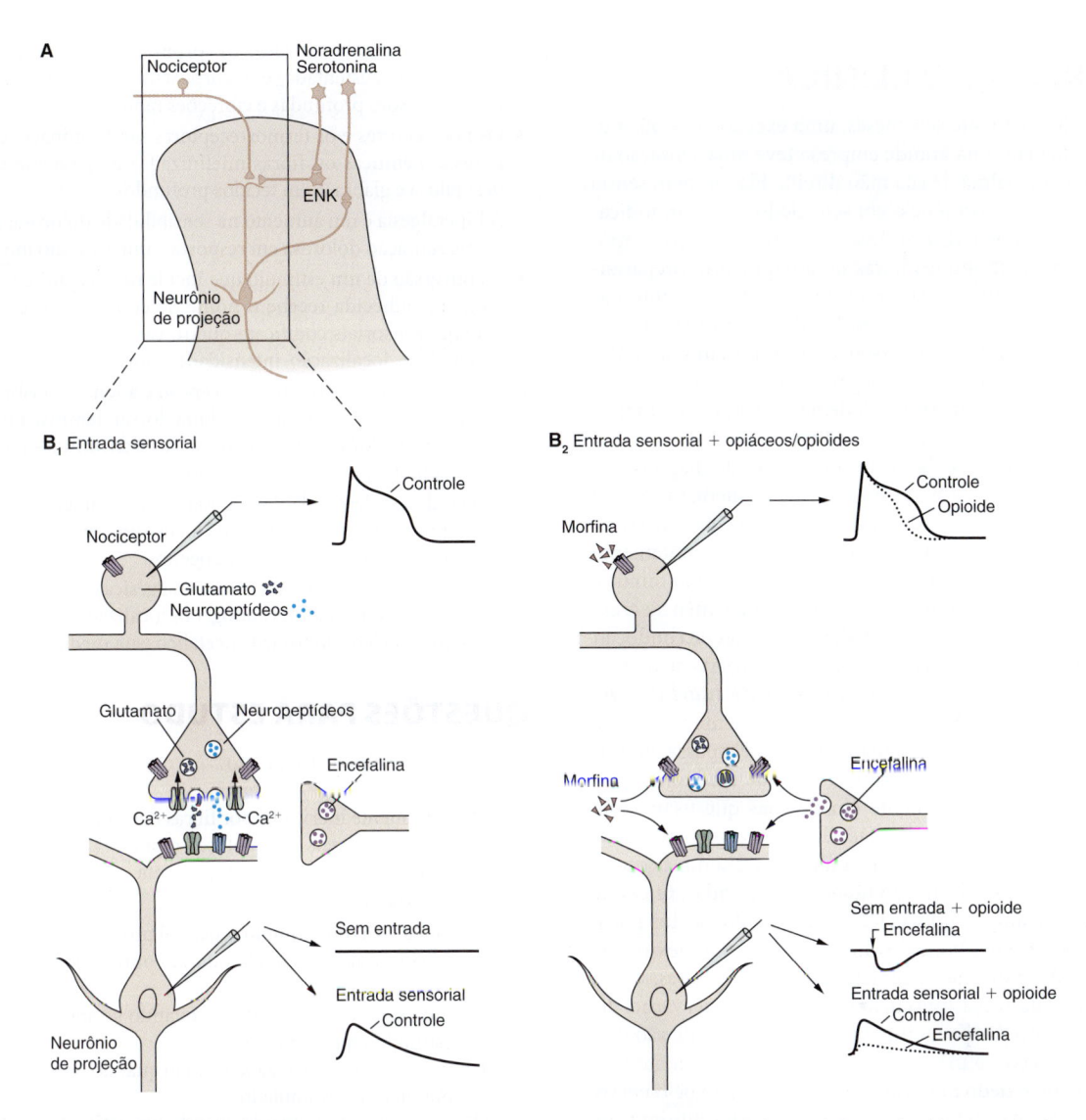

FIGURA 13-7 Os interneurônios de circuito local na região superficial do corno dorsal da medula espinal integram vias aferentes e descendentes. A) As possíveis interações de fibras aferentes nociceptivas, interneurônios e fibras descendentes no corno dorsal. As fibras nociceptivas terminam nos neurônios de segunda ordem que formam as projeções espinotalâmicas. Os interneurônios que secretam encefalina (ENK) possuem ações inibitórias pré-sinápticas e pós-sinápticas. Os neurônios serotoninérgicos e noradrenérgicos do tronco encefálico ativam os interneurônios liberadores de opioides e reduzem a atividade dos neurônios de projeção espinotalâmicos. **B₁)** A ativação dos nociceptores provoca liberação de glutamato e neuropeptídeos dos terminais sensoriais, os quais despolarizam e ativam os neurônios de projeção. **B₂)** Os opioides diminuem o influxo de Ca^{2+}, o que reduz a duração dos potenciais de ação e a liberação de transmissores dos nociceptores. Por ativarem a condutância de K^+, eles ainda hiperpolarizam a membrana dos neurônios do corno dorsal e reduzem a amplitude dos PEPS (ver Capítulo 7) produzidos pela estimulação dos nociceptores. (Reproduzida com permissão de Kandel ER, Schwartz JH, Jessel TM [editors]: *Principles of Neural Science*, 4th ed. McGraw-Hill, 2000.)

diferentes denominações. Essa capacidade depende do tato e da sensação de pressão e fica prejudicada quando ocorre lesão na via coluna dorsal. A incapacidade de identificar um objeto com o tato recebe o nome de ***agnosia tátil***. Deficiência na estereognosia é um dos primeiros sinais de lesão no córtex cerebral, o que pode ocorrer na ausência de qualquer defeito detectável nas sensações de tato e pressão quando existe uma lesão no lobo parietal posterior ao giro pós-central. A estereognosia também pode ser expressa como uma incapacidade na identificação visual de objetos (***agnosia visual***), sons ou palavras (***agnosia auditiva***), cores (***agnosia de cores***), ou localização ou posição de uma extremidade (***agnosia de posição***).

CORRELAÇÃO CLÍNICA

Há aproximadamente seis meses, uma executiva de 55 anos que trabalha em uma grande empresa teve uma sensação de queimação na palma de sua mão direita. Ela também sentiu formigamento e dormência em seus dedos polegar, indicador e médio da mão direita. Esses sintomas ocorreram após ela ter trabalhado muitas horas no computador, preparando o relatório anual da empresa. Inicialmente os sintomas ocorreram durante a noite, perturbando o sono. O problema foi se intensificando e ela passou a sentir dor em seu punho direito, com dificuldade para pegar pequenos objetos em sua mesa. Com a crescente dificuldade na utilização do computador, ela decidiu procurar um médico.

Foram realizados alguns testes simples de diagnóstico. Quando foi feita uma percussão no nervo mediano de seu punho, a mulher descreveu uma sensação de choque (sinal de Tinel). Ao ser realizada a flexão de seu punho juntamente com o pressionamento do dorso de sua mão por um minuto, ela descreveu sensação de formigamento e dormência crescente em seus dedos (sinal de Phalen). Os testes de condução nervosa indicaram condução mais lenta no nervo mediano.

Ela foi diagnosticada com **síndrome do túnel do carpo**, a qual resulta da compressão (possivelmente resultante de inflamação) no nervo mediano quando ele passa em seu canal. Ela ocorre mais em mulheres do que em homens e é diagnosticada principalmente em pessoas que usam seus punhos em atividades repetitivas (digitadores, caixas, músicos, pintores). Cerca de 3% das mulheres e 2% dos homens apresentam essa síndrome ao longo de suas vidas. O nervo mediano transmite a informação sensorial dos dedos polegar, indicador e médio, e dos nove tendões que flexionam os dedos. A síndrome se caracteriza por dor, **parestesia** e diminuição da força muscular na região de inervação do nervo mediano. Os primeiros sintomas geralmente são dores no punho ou na mão, e dormência e formigamento nos dedos (exceto o dedo mínimo que não é inervado pelo nervo mediano). Os pacientes relatam algumas vezes diminuição da força muscular na mão e uma tendência de deixar cair os objetos. Normalmente os sintomas ocorrem à noite e não durante as atividades. As terapias usadas em geral são imobilização do pulso, uso de AINEs ou corticosteroides. Se a dor persistir após esses tratamentos, pode ser necessária a realização de cirurgia.

RESUMO DO CAPÍTULO

- Os receptores sensoriais geralmente são classificados como mecanorreceptores, nociceptores, quimiorreceptores e fotorreceptores.
- Os receptores do tato e da pressão são quatro tipos de mecanorreceptores: os corpúsculos de Meissner (responsivos a mudanças na textura e vibrações lentas), as células de Merkel (que respondem à pressão sustentada e ao tato), os corpúsculos de Ruffini (responsivos à pressão sustentada) e os corpúsculos de Pacini (que respondem a pressões profundas e vibrações rápidas).
- Os nociceptores e os termorreceptores são terminações nervosas livres amielínicas ou fibras mielinizadas de pequeno calibre na pele pilosa e glabra, e em tecidos profundos.
- A hiperalgesia é um aumento na sensibilidade dolorosa; a alodinia é uma sensação dolorosa em resposta a um estímulo inócuo.
- A conversão de um estímulo que incide no receptor em uma sensação reconhecida recebe o nome de codificação sensorial. Os sistemas sensoriais codificam quatro características do estímulo: modalidade, localização, intensidade e duração.
- O tato discriminativo, a propriocepção e a sensação vibratória são transmitidos para SI pela via coluna dorsal–lemnisco medial. As sensações de dor e de temperatura são transmitidas para SI pelo trato espinotalâmico (sistema anterolateral).
- As vias descendentes da PAG mesencefálica inibem a transmissão nociceptiva. Essa via descendente inclui uma sinapse no núcleo da rafe e a liberação de opioides endógenos.
- A morfina é um fármaco com ação analgésica efetiva, o qual se liga nos receptores de opioides endógenos localizados no mesencéfalo, em outros núcleos do tronco encefálico e na medula espinal.

QUESTÕES PARA ESTUDO

1. Os corpúsculos de Pacini são:
   A) um tipo de termorreceptor
   B) geralmente inervados por fibras nervosas Aδ
   C) receptores táteis de adaptação rápida
   D) receptores táteis de adaptação lenta
   E) nociceptores

2. A adaptação a um estímulo sensorial produz:
   A) uma sensação reduzida quando outros tipos de estímulos sensoriais são retirados
   B) uma sensação mais intensa quando se aplica determinado estímulo repetidamente
   C) uma sensação localizada na mão quando os nervos do plexo braquial são estimulados
   D) uma sensação reduzida quando um estímulo é aplicado repetidamente por um tempo
   E) uma redução na frequência de disparos do axônio sensorial do receptor quando a atenção é direcionada para outro foco

3. Quais das seguintes características de um estímulo são codificadas nos sistemas sensoriais?
   A) Modalidade, localização, intensidade e duração
   B) Limiar, campo receptivo, adaptação e discriminação
   C) Tato, paladar, audição e olfato
   D) Limiar, lateralidade, sensação e duração
   E) Sensibilização, discriminação, energia e projeção

4. Os termorreceptores:
   A) são ativados apenas por frio ou calor intensos
   B) estão localizados nas camadas superficiais da pele
   C) são subtipos de nociceptores
   D) são terminações dendríticas de fibras Aδ e C
   E) Todas as alternativas anteriores estão corretas

5. Uma mulher de 50 anos, ao realizar um exame neurológico, mostrou perda das sensibilidades de dor e temperatura, do sentido de vibração e da propriocepção em suas pernas. Esses sintomas podem ser explicados por:
   A) um tumor na medula espinal sacral que afeta a via lemnisco medial
   B) uma neuropatia periférica
   C) um tumor grande no corno dorsal sacral
   D) um tumor grande que afeta o giro paracentral posterior
   E) um tumor grande nos núcleos ventrais posterolateral e posteromedial do tálamo

CAPÍTULO 14

Reflexos Medulares

Susan M. Barman

OBJETIVOS

- Descrever os componentes de um arco reflexo.
- Descrever os fusos musculares e seu papel no reflexo miotático.
- Descrever as funções dos órgãos tendinosos de Golgi como parte de um sistema de retroalimentação que mantém a força muscular.
- Definir inervação recíproca, reflexo miotático inverso e clônus.
- Descrever os efeitos a curto e a longo prazos das lesões à medula espinal sobre os reflexos medulares.

INTRODUÇÃO

A unidade básica da atividade reflexa integrada é o **arco reflexo**. Esse arco consiste em um órgão sensorial, um neurônio aferente, sinapses dentro de uma estação central de integração, um neurônio eferente e um órgão efetor. Os neurônios aferentes entram no **sistema nervoso central** (**SNC**) pelas raízes dorsais da medula espinal ou pelos nervos cranianos e possuem seus corpos localizados nos **gânglios das raízes dorsais** ou em gânglios homólogos dos nervos cranianos. As fibras eferentes saem do SNC pelas **raízes ventrais espinais** ou pelos nervos cranianos motores correspondentes.

A atividade do arco reflexo inicia-se em um **receptor sensorial**, com a produção de um **potencial gerador** (ou **potencial receptor**) cuja magnitude é proporcional à intensidade do estímulo (Figura 14-1). Isso produz potenciais de ação "tudo ou nada" no nervo aferente, sendo que o número de potenciais de ação é proporcional à amplitude do potencial gerador. No SNC, as respostas que ocorrem nas sinapses são novamente do tipo graduado, na forma de **potenciais excitatórios pós-sinápticos** (PEPS) e **potenciais inibitórios pós-sinápticos** (PIPS) (ver Capítulo 7). No nervo eferente, são produzidas respostas do tipo "tudo ou nada" que, ao atingirem o órgão efetor, desencadeiam novamente uma resposta graduada. Quando o efetor é o músculo liso, as respostas somam-se para produzir os potenciais de ação do músculo liso, mas quando o efetor é o músculo esquelético, a resposta graduada é suficiente para gerar os potenciais de ação que levam à contração muscular. A atividade do arco reflexo é modificada por múltiplas entradas que convergem sobre os neurônios eferentes ou sobre estações sinápticas dentro da alça reflexa.

O arco reflexo mais simples contém uma única sinapse entre os neurônios aferentes e eferentes. Esses arcos são monossinápticos, e os reflexos associados a eles são chamados de **reflexos monossinápticos**. Os arcos reflexos em que um ou mais interneurônios estão interpostos entre os neurônios aferente e eferente são chamados de **reflexos polissinápticos**. Podem ser encontradas desde duas até centenas de sinapses em um arco reflexo polissináptico.

Como ficará evidente a partir da descrição a seguir, a atividade reflexa é estereotipada e específica em termos de estímulo e resposta: um estímulo específico desencadeia uma resposta específica. O fato de as respostas reflexas serem estereotipadas não exclui a possibilidade de elas serem modificadas pela experiência. Os reflexos são adaptáveis e podem ser modificados para desempenhar tarefas motoras e a manutenção do equilíbrio. Informações descendentes de centros encefálicos superiores desempenham um papel importante na modulação e na adaptação dos reflexos medulares.

REFLEXO MONOSSINÁPTICO: O REFLEXO MIOTÁTICO

Quando um músculo esquelético com sua inervação intacta é estirado, ele contrai. Essa resposta é chamada de **reflexo miotático** (também chamado de reflexo de estiramento ou reflexo tendinoso profundo). O estímulo que inicia o reflexo é o estiramento do músculo, e a resposta produzida é a contração do mesmo músculo.

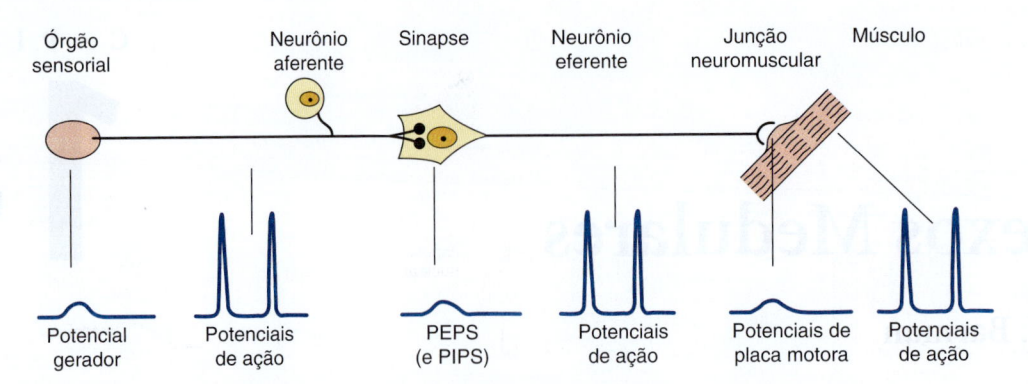

FIGURA 14-1 O arco reflexo. No receptor e no SNC ocorre uma resposta graduada, não propagada, a qual é proporcional à magnitude do estímulo. A resposta na junção neuromuscular também é graduada, embora sob condições normais ela seja sempre grande o suficiente para produzir uma resposta no músculo esquelético. Por outro lado, nas porções do arco reflexo especializadas para a transmissão (axônios aferentes e eferentes, membrana muscular), as respostas são potenciais de ação "tudo ou nada". (Reproduzida com permissão de Barrett KE, Barman SM, Boitano S, Brooks H: *Ganong's Review of Medical Physiology*, 23rd ed. McGraw-Hill Medical, 2009.)

O **órgão sensorial** (receptor) é uma pequena estrutura fusiforme encapsulada chamada de **fuso muscular**, localizada no interior do músculo. Os impulsos originados no fuso são transmitidos ao SNC por fibras sensoriais rápidas (grupo Ia) que os repassam diretamente aos neurônios motores que inervam o mesmo músculo.

O reflexo miotático é o reflexo monossináptico melhor compreendido e mais estudado. Ele é representado pelo **reflexo de extensão do joelho**. A percussão do tendão patelar desencadeia a extensão do joelho, um reflexo de estiramento do músculo quadríceps femoral, já que a percussão do tendão estira esse músculo. O reflexo de extensão do joelho é um exemplo de **reflexo tendinoso profundo** em um exame neurológico. A ausência desse reflexo pode indicar uma anormalidade em alguma parte do arco reflexo, incluindo o fuso muscular, as fibras Ia do nervo aferente, ou os neurônios motores que inervam o músculo quadríceps. A causa mais comum é a **neuropatia periférica**, derivada de condições como o diabetes melito, o alcoolismo e as toxinas. Um reflexo hiperativo pode indicar uma interrupção da via inibitória corticospinal ou de outras vias descendentes que influenciam o arco reflexo.

ESTRUTURA DOS FUSOS MUSCULARES

A Figura 14-2A ilustra a composição de um fuso muscular e sua inervação. Cada fuso muscular tem três elementos básicos: (1) um grupo de fibras musculares intrafusais especializadas, com terminações polares contráteis e centro não contrátil, (2) fibras nervosas aferentes mielinizadas de grande diâmetro (tipos Ia e II) originárias da porção central das fibras intrafusais e (3) fibras nervosas eferentes mielinizadas de pequeno diâmetro que inervam as regiões polares contráteis das fibras intrafusais. É importante entender a relação desses elementos uns com os outros e com o próprio músculo esquelético, a fim de apreciar o papel desse órgão sensorial na sinalização das mudanças de comprimento do músculo em que ele está localizado. As modificações do comprimento muscular estão associadas às mudanças no ângulo das articulações. Assim, os fusos musculares fornecem informação sobre a posição articular (i.e., **propriocepção**).

As **fibras intrafusais** estão dispostas paralelamente em relação às **fibras extrafusais** (as unidades contráteis habituais do músculo), com as extremidades da cápsula do fuso ligadas aos tendões em cada extremidade do músculo*. As fibras intrafusais não contribuem para a força contrátil global do músculo, mas desempenham uma função puramente sensorial. Existem dois tipos de fibras intrafusais nos fusos musculares dos mamíferos. O primeiro tipo contém muitos núcleos presentes em uma porção central dilatada, sendo por isso chamado de **fibra em saco nuclear** (Figura 14-2B). Existem dois subtipos de fibras em saco nuclear: as **dinâmicas** e as **estáticas**. Normalmente, há duas ou três fibras em saco nuclear por fuso. O segundo tipo de fibra intrafusal, a **fibra em cadeia nuclear**, é mais delgada e curta e não apresenta um "saco ou bolsa" bem definido. Cada fuso possui cerca de cinco fibras em cadeia nuclear.

Existem dois tipos de terminações sensoriais em cada fuso: uma **terminação primária** (grupo Ia) única e até oito **terminações secundárias** (grupo II). A fibra aferente Ia enrola-se ao redor do centro das fibras em saco nuclear dinâmicas e estáticas e das fibras em cadeia nuclear. As fibras sensoriais do grupo II estão localizadas adjacentes aos centros das fibras em saco nuclear estáticas e das fibras em cadeia nuclear. Essas fibras não inervam as fibras em saco nuclear dinâmicas. As fibras aferentes Ia são muito sensíveis à velocidade de alteração do comprimento muscular durante um estiramento (**resposta dinâmica**). Assim, elas fornecem informação sobre a velocidade dos movimentos e possibilitam movimentos rápidos de correção. A atividade basal (tônica) das fibras aferentes dos grupos Ia e II fornece informação sobre o comprimento de equilíbrio ou de repouso do músculo (**resposta estática**). A linha no topo da Figura 14-2C mostra os componentes dinâmico e estático da atividade de uma fibra aferente Ia durante o estiramento muscular. Deve-se observar que elas disparam mais rapidamente quando o músculo está sendo estirado (área sombreada dos gráficos) e menos rapidamente durante o estiramento sustentado.

Os fusos possuem o seu próprio suprimento nervoso motor eferente, constituído pelos **neurônios motores-γ**. Esses neurônios têm fibras de pequeno diâmetro (3 a 6 μm) e constituem cerca de 30% das fibras das raízes ventrais. Existem dois tipos de neurônios motores-γ: os **dinâmicos**, que inervam as fibras em saco nuclear dinâmicas, e os **estáticos**, que inervam as fibras em saco nuclear estáticas e as fibras em cadeia nuclear. A ativação dos neurônios motores-γ dinâmicos aumenta a sensibilidade

---

* N. de R. T. As extremidades da cápsula do fuso muscular também podem estar presas ao endomísio ou ao perimísio adjacente e não estão necessariamente ligadas apenas aos tendões.

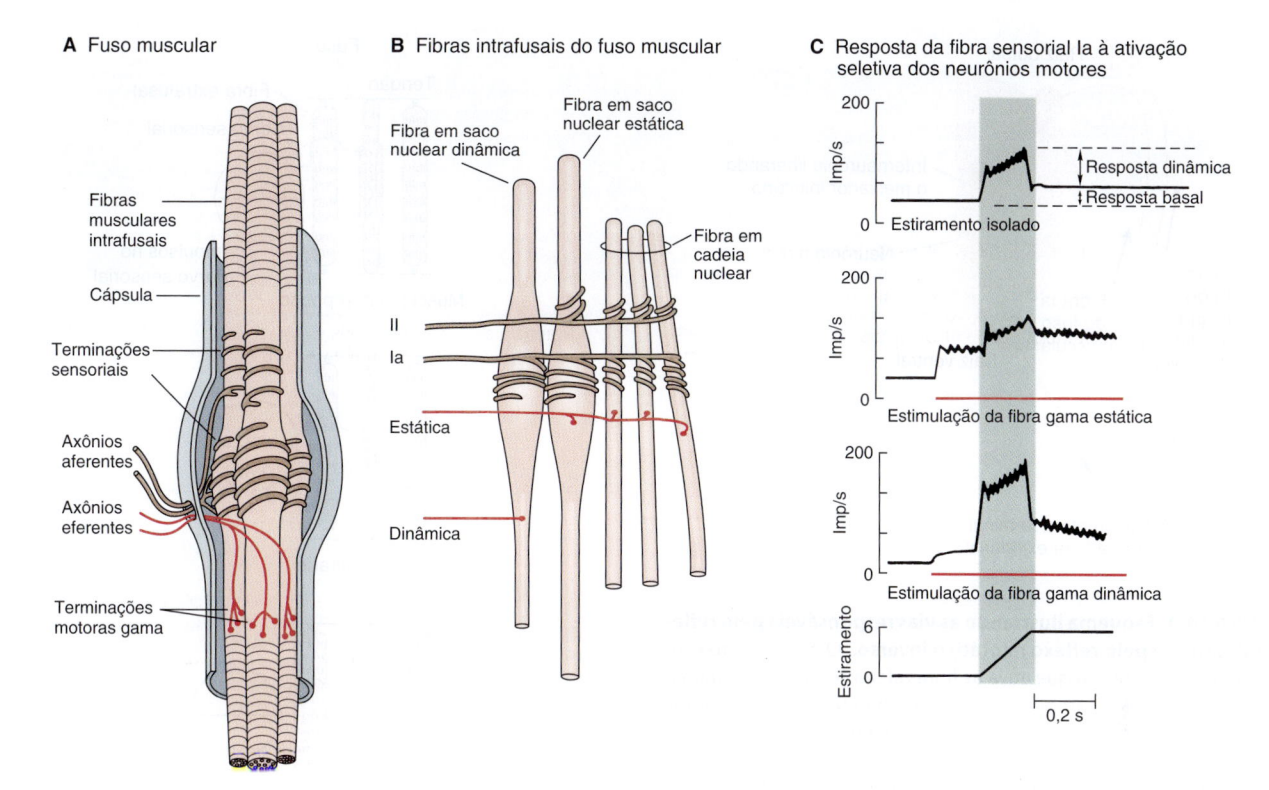

FIGURA 14-2 O fuso muscular dos mamíferos. A) Representação esquemática dos componentes principais do fuso muscular de mamíferos, incluindo as fibras musculares intrafusais, as terminações das fibras aferentes sensoriais e as fibras motoras eferentes (neurônios motores-γ). **B)** Os três tipos de fibras musculares intrafusais: fibras em saco nuclear dinâmicas, fibras em saco nuclear estáticas e fibras em cadeia nuclear. Uma única fibra aferente Ia inerva todos os três tipos de fibras intrafusais, formando uma terminação sensorial primária. Uma fibra sensorial do grupo II inerva as fibras em cadeia nuclear e as fibras em saco nuclear estáticas, formando uma terminação sensorial secundária. Os neurônios motores-γ dinâmicos inervam as fibras em saco nuclear dinâmicas. Os neurônios motores-γ estáticos inervam combinações de fibras em cadeia e fibras em saco nuclear estáticas. **C)** Comparação do padrão de atividade do aferente Ia exclusivamente durante o estiramento e durante a estimulação dos neurônios motores-γ estáticos ou dinâmicos. Sem a estimulação γ, as fibras aferentes Ia mostram uma resposta dinâmica pequena ao estiramento, muscular e um aumento modesto na taxa basal de disparo. Quando os neurônios motores-γ estáticos são ativados, a resposta basal aumenta e a resposta dinâmica diminui. Quando os neurônios motores-γ dinâmicos são ativados, a resposta dinâmica aumenta de forma marcante, e a resposta basal retorna gradualmente ao seu nível original. Imp/s = impulsos por segundo. (Reproduzida com permissão de Kandel ER, SchwartzJH, Jessell TM [editors]: *Principles of Neural Science*, 4th ed. McGraw-Hill, 2000.)

dinâmica das terminações aferentes do grupo Ia. A ativação dos neurônios motores-γ estáticos aumenta o nível de atividade tônica de ambos os grupos de terminações aferentes (Ia e II), diminui a sensibilidade dinâmica das fibras aferentes do grupo Ia e pode evitar o silenciamento das fibras aferentes Ia durante o estiramento muscular (Figura 14-2C).

CONEXÕES CENTRAIS DAS FIBRAS AFERENTES

As fibras aferentes do grupo Ia terminam diretamente sobre os neurônios motores-α que inervam as fibras extrafusais do mesmo músculo (Figura 14-3). O tempo entre a aplicação de um estímulo e a resposta é chamado de **tempo de reação**. Em seres humanos, o tempo de reação de um reflexo miotático como o reflexo de extensão do joelho é de 19 a 24 milissegundos. Como as velocidades de condução dos tipos de fibra aferente e eferente são conhecidas e a distância do músculo até a medula espinal pode ser medida, é possível calcular quanto do tempo de reação deve-se à condução de ida e à condução de volta da medula espinal. Quando esse valor é subtraído do tempo de reação, o valor remanescente, chamado de **retardo central**, corresponde ao tempo que a atividade reflexa levou para atravessar a medula espinal. Em seres humanos, o retardo central do reflexo de extensão do joelho é de 0,6 a 0,9 milissegundo. Como o retardo sináptico mínimo é de 0,5 milissegundo, houve apenas uma sinapse.

Os fusos musculares também fazem conexões que produzem contração muscular seguindo vias polissinápticas, e as fibras aferentes envolvidas são provavelmente as provenientes das terminações secundárias do grupo II.

FUNÇÃO DOS FUSOS MUSCULARES

Quando um fuso muscular é estirado, suas terminações sensoriais são distorcidas e potenciais receptores são produzidos. Isso, por sua vez, gera potenciais de ação nas fibras sensoriais a uma frequência proporcional ao grau de estiramento. Como o fuso está disposto em paralelo com as fibras extrafusais, quando um músculo é estirado passivamente, os fusos também são estirados.

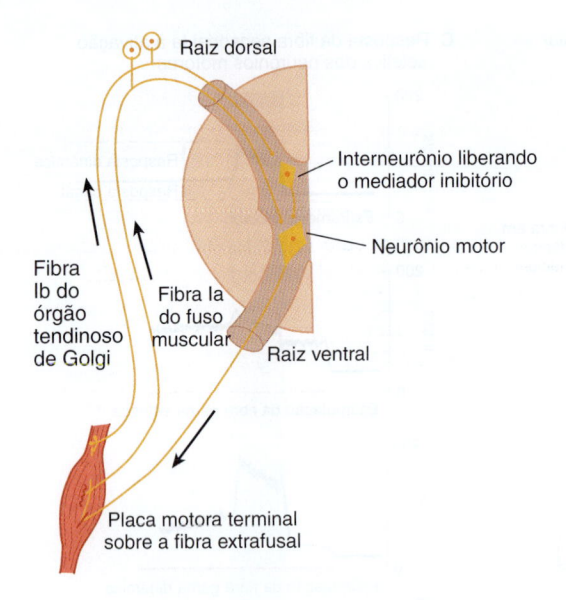

FIGURA 14-3 Esquema ilustrando as vias responsáveis pelo reflexo miotático e pelo reflexo miotático inverso. O estiramento estimula o fuso muscular, o que ativa as fibras aferentes Ia que excitam o neurônio motor. Isso também estimula o órgão tendinoso de Golgi, que ativa as fibras aferentes Ib, as quais excitam um interneurônio que, por sua vez, libera o mediador inibitório glicina. Com um estiramento forte, a hiperpolarização do neurônio motor resultante é tão grande que o mesmo para de disparar. (Reproduzida com permissão de Barrett KE, Barman SM, Boitano S, Brooks H: *Ganong's Review of Medical Physiology*, 23rd ed. McGraw-HillMedical, 2009.)

Nessa situação, diz-se que o "**fuso está carregado**". Isso inicia a contração reflexa das fibras extrafusais do músculo esquelético. Por outro lado, as fibras aferentes do fuso muscular param de disparar de maneira característica quando um músculo contrai em resposta à estimulação elétrica dos neurônios motores-α das fibras extrafusais. Isso ocorre porque o músculo encurta e o fuso é descarregado (Figura 14-4). Assim, o fuso e suas conexões reflexas formam um dispositivo de **retroalimentação** (*feedback*) que opera para manter o comprimento muscular. Se o músculo é estirado, os disparos do fuso aumentam e um encurtamento reflexo é produzido. Entretanto, se o músculo for encurtado sem uma mudança no padrão de disparos do neurônio motor-γ, a atividade aferente do fuso diminui e o músculo relaxa.

Quando o reflexo de estiramento é produzido, os músculos que antagonizam a ação do músculo envolvido no reflexo relaxam. Esse fenômeno ocorre devido à **inervação recíproca**. Os impulsos nas fibras aferentes Ia dos fusos musculares do músculo agonista causam uma **inibição pós-sináptica** dos neurônios motores-α dos antagonistas. A via mediadora desse efeito é dissináptica. Um ramo colateral de cada fibra aferente Ia faz contato na medula espinal com um interneurônio inibitório, que, por sua vez, faz sinapse com o neurônio motor que inerva os músculos antagonistas.

EFEITOS DA DESCARGA DO NEURÔNIO MOTOR-γ

A estimulação dos neurônios motores-γ provoca o encurtamento das extremidades contráteis das fibras intrafusais e, desse modo,

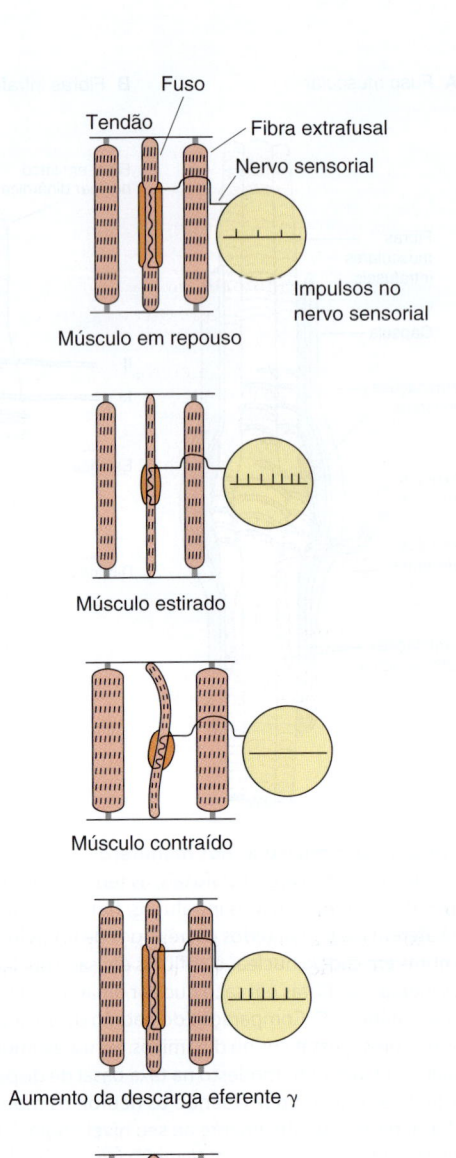

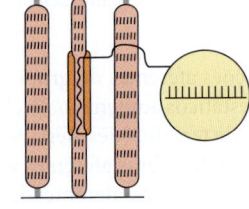

FIGURA 14-4 Efeitos de várias condições sobre a atividade do fuso muscular. Quando um músculo é estirado, o fuso muscular também é estirado, e suas terminações sensoriais são ativadas em uma frequência proporcional ao grau de estiramento ("carregamento do fuso"). As fibras aferentes do fuso param de disparar quando o músculo contrai ("descarregamento do fuso"). A estimulação dos neurônios motores-γ provoca o encurtamento das extremidades contráteis das fibras intrafusais. Isso estira a região em saco nuclear, produzindo impulsos nas fibras sensoriais. Se o músculo todo for estirado durante a estimulação dos neurônios motores-γ, a frequência de disparo das fibras sensoriais será adicionalmente aumentada. (Reproduzida com permissão de Barrett KE, Barman SM, Boitano S, Brooks H:*Ganong's Review of Medical Physiology*, 23rd ed. McGraw-Hill Medical, 2009.)

o estiramento da porção em saco nuclear dos fusos, deformando as terminações e gerando impulsos nas fibras aferentes Ia (Figura 14-4). Isso pode levar a uma contração reflexa do músculo. Assim, a contração muscular esquelética pode ser provocada pela estimulação dos neurônios motores-α que inervam as fibras extrafusais ou pelos neurônios motores-γ que iniciam a contração indiretamente, via reflexo de estiramento. O aumento da atividade motora-γ aumenta a **sensibilidade do fuso** durante o estiramento.

Tanto os neurônios motores-α quanto os neurônios motores-γ são ativados em resposta às informações descendentes excitatórias que atuam sobre os circuitos da medula espinal. Devido a essa **"coativação α-γ"**, as fibras intrafusais e as extrafusais encurtam juntas, e a atividade aferente do fuso pode ocorrer durante todo o período de contração muscular. Desse modo, o fuso é capaz de responder ao estiramento e se ajustar de modo reflexo à descarga dos neurônios motores-α.

Informações provenientes de diversas regiões encefálicas para os neurônios motores-γ influenciam a sensibilidade dos fusos musculares. Dessa forma, o limiar dos reflexos miotáticos de diferentes partes do corpo pode ser ajustado e alterado para atender às necessidades do controle postural. A ansiedade causa um aumento da descarga dos neurônios motores-γ, o que pode explicar o surgimento de reflexos tendinosos profundos hiperativos em pacientes ansiosos. Além disso, movimentos inesperados estão associados a uma descarga maior.

REFLEXO MIOTÁTICO INVERSO

Até certo ponto, quanto mais grave for o estiramento de um músculo, mais forte será a contração reflexa. Entretanto, quando a tensão se torna grande o suficiente, a contração repentinamente cessa, e o músculo relaxa. Esse relaxamento em resposta a um estiramento forte é chamado de **reflexo miotático inverso**.

O receptor envolvido no reflexo miotático inverso é o **órgão tendinoso de Golgi** (Figura 14-5). Esse órgão consiste em um conjunto formado por terminações nervosas em botão, semelhante a uma rede, distribuídas entre os fascículos de um tendão. Existe aproximadamente um órgão tendinoso de Golgi para cerca de 3 a 25 fibras musculares. As fibras sensoriais dos órgãos tendinosos de Golgi formam as fibras nervosas do grupo Ib, mielinizadas e de condução rápida. A estimulação dessas fibras aferentes Ib leva à produção de PIPS sobre os neurônios motores-α que inervam o músculo do qual essas fibras saíram. Na medula espinal, as fibras aferentes Ib terminam sobre interneurônios inibitórios que, por sua vez, fazem sinapse diretamente sobre os neurônios motores-α (Figura 14-3). Elas também fazem conexões excitatórias com os neurônios motores-α que inervam os músculos antagonistas daquele músculo.

Diferentemente dos fusos, os órgãos tendinosos de Golgi estão dispostos em série em relação às fibras musculares. Assim, eles são estimulados tanto pelo estiramento passivo quanto pela contração ativa do músculo. O limiar dos órgãos tendinosos de Golgi é baixo. O grau de estimulação por um estiramento passivo não é grande, pois as fibras musculares, que são mais elásticas, absorvem a maior parte do estiramento. Esse é o motivo por que é necessário um estiramento forte para produzir relaxamento. Por outro lado, uma descarga é produzida regularmente pela contração do músculo e, assim, o órgão tendinoso de Golgi funciona como um transdutor de um circuito de retroalimentação que regula a força muscular, de modo análogo ao circuito de retroalimentação do fuso, que regula o comprimento muscular.

A importância das terminações primárias dos fusos e órgãos tendinosos de Golgi na regulação da velocidade da contração muscular, do comprimento muscular e da força muscular pode ser ilustrada pelo fato de que a secção dos nervos aferentes de um braço faz o membro pender livremente, em um estado semiparalisado. A organização do sistema é mostrada na Figura 14-6.

TÔNUS MUSCULAR

A resistência de um músculo ao estiramento é muitas vezes referida como seu **tônus**. Se o nervo motor de um músculo esquelético é cortado, o músculo oferece muito pouca resistência, e diz-se que o mesmo está **flácido (hipotônico)**. Um músculo **hipertônico (espástico)** é aquele em que a resistência ao estiramento é alta devido aos reflexos miotáticos hiperativos. Em algum ponto entre os estados de flacidez e espasticidade, encontra-se uma área mal definida que representa o tônus normal. Em geral, os músculos são **hipotônicos**, quando a frequência de disparos do neurônio motor-γ é baixa, e hipertônicos, quando a frequência é alta.

Quando os músculos estão hipertônicos, uma sequência de estiramento moderado → contração muscular, e estiramento forte → relaxamento muscular pode ser observada. A flexão passiva do cotovelo, por exemplo, sofre resistência imediata resultante do reflexo miotático do músculo tríceps. Um estiramento adicional ativa o reflexo miotático inverso: a resistência à flexão sofre um colapso repentino e o braço flexiona. A flexão passiva continuada

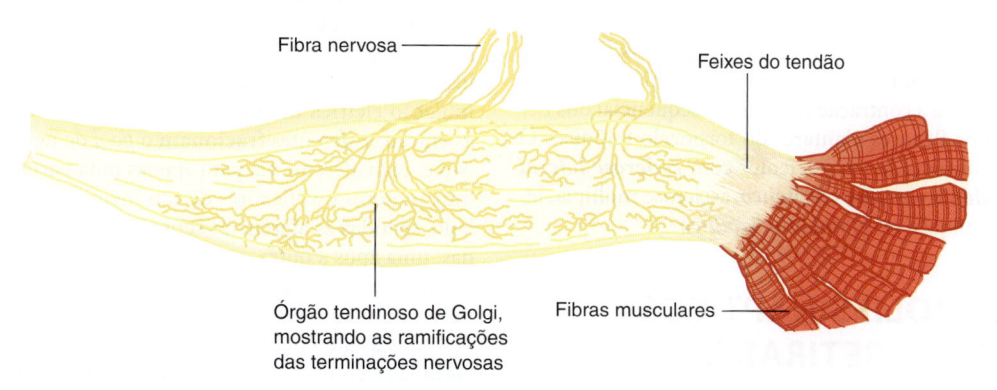

FIGURA 14-5 O órgão tendinoso de Golgi. (Reproduzida com permissão de Gray H [editor]: *Gray's Anatomy of the Human Body*, 29th ed. Lea & Febiger, 1973.)

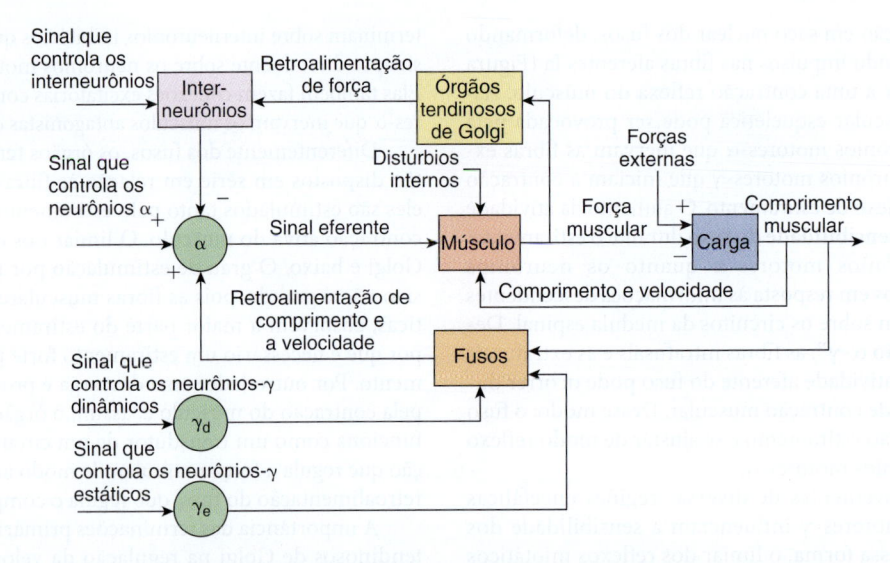

FIGURA 14-6 Diagrama de blocos do sistema periférico de controle motor. A alça de retroalimetação não neural proveniente do músculo ("comprimento e velocidade") que limita o comprimento e a velocidade devido às propriedades mecânicas inerentes do músculo. γ_d, neurônios motores γ dinâmicos; γ_e, neurônios motores-γ estáticos. (Reproduzida com permissão de Houk J: *Medical Physiology*, 13th ed. *In*: Mountcastle VB (editor). Mosby, 1974.)

estira o músculo novamente, e a sequência pode ser repetida. Essa sequência de aumento da resistência seguida de um declínio da resistência quando um membro é movido passivamente é conhecida como **efeito canivete**, em razão de sua semelhança ao fechamento de um canivete.

O *clônus* é a ocorrência de contrações regulares repetitivas e rítmicas de um músculo submetido a um estiramento súbito e contínuo. Um clônus sustentado, com cinco ou mais movimentos, é considerado anormal. Durante um exame neurológico, o clônus do tornozelo pode ser iniciado pela flexão dorsal ativa e mantida do pé, produzindo como resposta a flexão plantar rítmica do tornozelo.

O clônus também pode ocorrer após lesão das entradas descendentes corticais para um interneurônio inibitório glicinérgico da medula, conhecido como **célula de Renshaw**. Essa célula recebe entradas excitatórias de **colaterais axonais** dos neurônios motores-α (e, dessa forma, a célula de Renshaw inibe o neurônio motor). Além disso, as fibras corticais que ativam os flexores dorsais do tornozelo fazem contato com as células de Renshaw (bem como com interneurônios inibitórios ativados pelas fibras aferentes Ia) que inibem os antagonistas, os flexores plantares do tornozelo. Esse circuito impede a estimulação reflexa dos flexores plantares quando os flexores dorsais estão ativos. Portanto, quando fibras corticais descendentes são danificadas (**lesão do neurônio motor superior**), a inibição dos antagonistas torna-se ausente. O resultado é a contração repetitiva e sequencial dos flexores dorsais e dos flexores plantares do tornozelo (clônus). O clônus pode ser observado em pacientes com *esclerose lateral amiotrófica*, *acidente vascular encefálico*, esclerose múltipla, lesões da medula espinal e *encefalopatia hepática*.

REFLEXOS POLISSINÁPTICOS: O REFLEXO DE RETIRADA

O **reflexo de retirada** é um reflexo polissináptico típico que ocorre em resposta a uma estimulação nociva da pele ou de tecidos subcutâneos e músculos. A resposta é a contração do músculo flexor e a inibição dos músculos extensores, fazendo a parte do corpo estimulada ser flexionada e retirada do contato com o estímulo nocivo. Quando um estímulo forte é aplicado a um membro, a resposta produzida inclui não apenas a flexão e retirada do membro, mas também a extensão do membro oposto. Essa **resposta de extensão cruzada** é parte do reflexo de retirada.

As respostas flexoras podem ser produzidas por estimulação inócua da pele ou por estiramento de um músculo, mas respostas flexoras fortes com retirada são iniciadas apenas por estímulos nocivos ou ao menos potencialmente lesivos (**estímulos nociceptivos**). A flexão do membro estimulado o afasta da fonte de irritação, e a extensão do membro oposto sustenta o corpo.

Com o aumento da intensidade de um estímulo nocivo, o tempo de reação é encurtado. Ocorre **facilitação espacial e temporal** nas sinapses da via polissináptica. Estímulos mais fortes produzem mais potenciais de ação por segundo nos ramos ativos e fazem mais ramos tornarem-se ativos. Dessa forma, a somação de PEPS ocorre mais rapidamente para que o limiar de disparo seja atingido.

Outra característica da resposta de retirada é o fato de que uma estimulação supramáxima de qualquer um dos nervos sensoriais de um membro nunca produz uma contração dos músculos flexores tão forte quanto a contração desencadeada pela estimulação elétrica direta dos próprios músculos. Isso indica que as entradas aferentes **fracionam** o *pool* de neurônios motores-α, isto é, cada aferente vai para apenas uma parte do *pool* de neurônios motores dos flexores de um membro específico. Por outro lado, se todas as aferências sensoriais são dissecadas e estimuladas, uma após a outra, o somatório da tensão total desenvolvida pela estimulação de cada uma é maior do que aquele produzido pela estimulação elétrica direta do músculo ou pela estimulação de todas as aferências de uma só vez. Isso indica que as várias entradas aferentes compartilham alguns dos neurônios motores e que ocorre **oclusão** quando todas as aferências são estimuladas de uma só vez.

INTEGRAÇÃO MEDULAR

Os neurônios motores-α que controlam as fibras extrafusais dos músculos esqueléticos formam a porção eferente de muitos arcos reflexos. Em última análise, todas as influências neurais que afetam a contração muscular afunilam-se até os músculos por meio desses neurônios. Por isso, os neurônios motores-α são chamados de **via final comum**. Em média, a superfície de um neurônio motor-α e de seus dendritos acomoda cerca de 10.000 botões sinápticos, permitindo inúmeras entradas sinápticas. Pelo menos cinco entradas provenientes do mesmo segmento medular atuam sobre um neurônio motor medular típico. Além delas, existem entradas excitatórias e inibitórias, normalmente retransmitidas por interneurônios, provenientes de outros níveis da medula espinal, além de múltiplos tratos descendentes longos vindos do encéfalo. Todas essas vias convergem e determinam a atividade da via final comum.

LESÃO DA MEDULA ESPINAL

Um componente-chave dos exames neurológicos inclui a avaliação da integridade dos reflexos medulares. Anormalidades nos reflexos com frequência indicam a localização de uma *lesão da medula espinal* (*LME*). Os déficits após uma LME variam, obviamente, dependendo do nível e da gravidade do dano. A transecção da medula espinal é seguida por um período de *choque espinal*, durante o qual todas as respostas reflexas medulares tornam-se profundamente deprimidas. Subsequentemente, as respostas reflexas retornam e tornam-se hiperativas. Em seres humanos, o choque espinal costuma ter duração mínima de duas semanas.

O término do bombardeio tônico dos neurônios medulares por impulsos excitatórios das vias descendentes sem dúvida desempenha um papel no choque espinal. A recuperação da excitabilidade reflexa pode ser devida ao desenvolvimento de uma hipersensibilidade de desnervação aos mediadores liberados pelas terminações medulares excitatórias remanescentes (ver Capítulo 12). Outra possibilidade é que ocorra o brotamento (*sprouting*) de colaterais a partir dos neurônios existentes, com a consequente formação de terminações excitatórias adicionais sobre os interneurônios e os neurônios motores.

A primeira resposta reflexa a ressurgir quando o choque espinal desaparece é, com frequência, uma contração leve dos flexores e adutores da perna em resposta a um estímulo nocivo. Em alguns pacientes, o reflexo de flexão do joelho recupera-se primeiro. Quando os reflexos medulares reaparecem, após o choque espinal, o limiar dos mesmos diminui prontamente.

CORRELAÇÃO CLÍNICA

Um homem de 21 anos, estudante de medicina, foi esfaqueado nas costas durante uma tentativa de assalto. Uma testemunha chamou a ambulância, e, quando o atendimento chegou, o estudante não conseguia mover a sua perna direita. Ele foi levado às pressas para a emergência do hospital local. Além do exame e do tratamento do local lesionado, o estudante foi submetido a um exame neurológico. O reflexo do fuso muscular estava normal nos dois braços e na perna esquerda, mas hiperativo na perna direita. Nos membros superiores e na perna direita, ele tinha sensibilidade normal à estimulação com um alfinete e a um beliscão, mas era incapaz de detectar o estímulo nocivo aplicado à perna esquerda. Ele também perdeu a sensibilidade ao tato e vibração na perna direita, mas a sensibilidade manteve-se normal na perna esquerda e nos membros superiores. Existia pouco, quando presente, movimento espontâneo da perna direita, embora todos os outros membros aparentassem ter movimentos normais. Um exame de ressonância magnética mostrou que o lado direito de sua medula espinal havia sido gravemente danificado na altura do décimo nível torácico.

Estima-se que a incidência anual de LME permanente esteja entre 10 e 83 casos por milhão na população mundial. As causas principais incluem acidentes automotivos, violência e lesões esportivas. Aproximadamente 52% dos casos de LME resultam em **tetraplegia** e cerca de 42% levam à **paraplegia**. A idade média dos pacientes com uma LME permanente é de 33 anos, e os homens superam as mulheres em cerca de quatro para um. A lesão desse paciente causou uma hemissecção da medula espinal no décimo nível torácico. Tal lesão causa um quadro característico que reflete o dano às vias sensoriais ascendentes (via coluna dorsal – lemnisco medial e trato espinotalâmico anterolateral) e às vias motoras descendentes (trato corticoespinal). Esse quadro é chamado de **síndrome de Brown-Séquard**. A lesão do fascículo grácil ou do fascículo cuneiforme leva à perda ipsilateral do tato discriminativo, vibração e propriocepção abaixo do nível da lesão. A perda do trato espinotalâmico leva à perda contralateral da sensibilidade à dor e à temperatura, começando um ou dois segmentos abaixo do nível da lesão. O dano ao trato corticoespinal produz fraqueza e espasticidade em determinados grupos musculares do mesmo lado do corpo. Apesar de uma hemissecção precisa ser rara, a síndrome é muito comum, porque pode ser causada por tumores da medula espinal, trauma, doença degenerativa discal (discopatia) e isquemia.

RESUMO DO CAPÍTULO

- Um arco reflexo consiste em um órgão sensitivo, um neurônio aferente, uma ou mais sinapses dentro de uma estação central de integração, um neurônio eferente e uma resposta efetora.
- O fuso muscular consiste em um grupo de fibras musculares intrafusais especializadas, com extremidades polares contráteis e um centro não contrátil e fica disposto em paralelo às fibras musculares extrafusais. O fuso é inervado por fibras aferentes dos tipos Ia e II e por neurônios motores-γ. O estiramento muscular ativa o fuso muscular e inicia uma contração reflexa das fibras musculares extrafusais do mesmo músculo (reflexo miotático ou de estiramento).
- O órgão tendinoso de Golgi é constituído por um conjunto de terminações nervosas em botão dispostas em forma de rede entre os fascículos de um tendão e está disposto em série em relação às fi-

bras extrafusais. O órgão tendinoso de Golgi é inervado por fibras aferentes do tipo Ib. Elas são ativadas por estiramento passivo e por contração ativa do músculo e causam relaxamento muscular (reflexo miotático inverso), funcionando como um transdutor que regula a força muscular.

- Um ramo colateral de um aferente Ia ramifica-se para chegar sobre o interneurônio inibitório da via do músculo antagonista (inervação recíproca), permitindo o relaxamento do músculo antagonista quando o agonista contrai. O clônus é a ocorrência de contrações regulares rítmicas de um músculo submetido a um estiramento repentino sustentado.

- A transecção da medula espinal é seguida por um período de choque espinal, durante o qual todos os reflexos são profundamente deprimidos. Isso é seguido por um período de reflexos hiperativos.

QUESTÕES PARA ESTUDO

1. O reflexo miotático inverso:
   A) tem um limiar mais baixo do que o reflexo miotático
   B) é um reflexo monossináptico
   C) é um relaxamento muscular em resposta a um forte estiramento do músculo
   D) tem o fuso muscular como receptor
   E) necessita da descarga de neurônios centrais que liberam acetilcolina

2. Quando a frequência de disparos de um neurônio motor-γ e a de um neurônio motor-α para o músculo aumentam ao mesmo tempo:
   A) ocorre prontamente uma inibição da descarga das fibras aferentes Ia do fuso
   B) a contração do músculo é prolongada
   C) o músculo não irá se contrair
   D) o músculo não irá relaxar
   E) o número de impulsos nas fibras aferentes Ia do fuso é maior do que quando a descarga α sozinha é aumentada

3. Qual das alternativas não é característica de um reflexo?
   A) Modificação por impulsos provenientes de várias partes do SNC
   B) Pode envolver a contração simultânea de alguns músculos e o relaxamento de outros
   C) É suprimido cronicamente após transecção medular
   D) Sempre envolve a transmissão por meio de pelo menos uma sinapse
   E) Normalmente ocorre sem percepção consciente

4. A alternativa incorreta sobre os reflexos de retirada é:
   A) são iniciados por estímulos nociceptivos
   B) são um exemplo de um reflexo polissináptico
   C) têm menor tempo de reação quando o estímulo é mais intenso
   D) são um exemplo de um reflexo flexor
   E) são acompanhados pela mesma resposta em ambos os lados do corpo

CAPÍTULO 15

Sentidos Especiais I: Visão

Susan M. Barman

OBJETIVOS

- Descrever as várias partes do olho e listar as funções de cada parte.
- Explicar como os raios de luz do ambiente são colocados em foco na retina e o papel da acomodação da lente nesse processo.
- Definir os seguintes termos: hipermetropia, miopia, astigmatismo, presbiopia e estrabismo.
- Descrever as respostas elétricas produzidas pelos bastonetes e cones e explicar como essas respostas são produzidas.
- Traçar as vias neurais que transmitem a informação visual a partir dos bastonetes e cones ao córtex visual.
- Nomear os quatro tipos de movimentos oculares e a função desses movimentos.

INTRODUÇÃO

Os olhos são órgãos sensoriais complexos. Internamente ao seu envoltório protetor, cada olho possui uma camada de receptores, um sistema de lente que permite focar a luz sobre esses receptores e um sistema de nervos que conduzem os impulsos dos receptores ao encéfalo. A maneira como esses sistemas operam para estabelecer as imagens visuais conscientes constitui o assunto deste capítulo.

ANATOMIA DO OLHO

As estruturas principais do olho são mostradas na Figura 15-1. A camada protetora externa do bulbo do olho, a **esclera**, é diferenciada anteriormente para formar a **córnea** transparente, através da qual a luz penetra no olho. No interior da esclera está a **corioide**, uma camada constituída fundamentalmente por vasos sanguíneos que nutrem as estruturas do bulbo do olho. Os dois terços posteriores da corioide são recobertos pela **retina**, o tecido neural que possui as células receptoras.

A **lente** (**cristalino**) é uma estrutura transparente mantida em sua posição pelo **ligamento suspensor da lente** (**zônula**), o qual é circular e está situado na porção anterior espessada da corioide, que é chamada de **corpo ciliar**. Este contém fibras musculares circulares e longitudinais que estão fixadas próximas à junção corneoescleral. À frente da lente está a **íris**, estrutura pigmentada e opaca, constituindo a porção colorida do olho. A íris contém fibras musculares que realizam a constrição da pupila e fibras radiais que dilatam a pupila. As variações no diâmetro da **pupila** podem resultar em mudanças de até cinco vezes na quantidade de luz que alcança a retina.

O espaço entre a lente e a retina está preenchido principalmente por uma substância gelatinosa transparente chamada de **humor vítreo**. O **humor aquoso**, um líquido translúcido que nutre a córnea e a lente, é produzido pelo corpo ciliar por meio de difusão e transporte ativo a partir do plasma. O humor aquoso flui através da pupila e preenche a câmara anterior do olho. Ele é normalmente reabsorvido através do **canal de Schlemm**, um canal venoso existente na junção entre a íris e a córnea (ângulo iridocorneal). A obstrução dessa saída leva ao aumento da pressão intraocular. Uma das causas da pressão aumentada é a diminuição da permeabilidade da trama trabecular, o tecido que circunda o ângulo da câmara anterior e que drena o humor aquoso do olho (**glaucoma de ângulo aberto**). Outra causa é o movimento da íris para frente, obliterando o vértice (**glaucoma de ângulo fechado** ou **estreito**). O glaucoma pode ser tratado com fármacos antagonistas β-adrenérgicos ou com inibidores da anidrase carbônica, pois ambos diminuem a produção de humor aquoso, ou, ainda, com agonistas colinérgicos, os quais aumentam o efluxo aquoso.

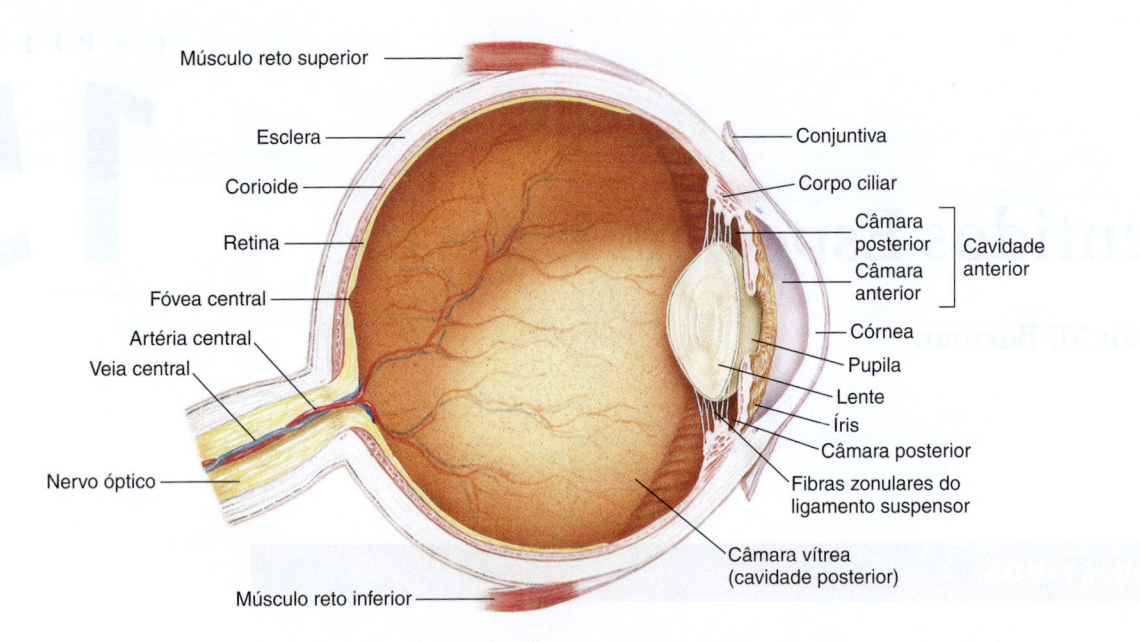

FIGURA 15-1 A anatomia interna do olho. (Reproduzida com permissão de Fox SI: *Human Physiology*. McGraw-Hill, 2008.)

O olho está bem protegido de lesão pela parede óssea da órbita. A córnea é umidificada e mantida translúcida pelas lágrimas que escorrem ao longo da superfície do olho desde a **glândula lacrimal**, localizada na porção superior de cada órbita, até o seu recolhimento pelo **ducto lacrimonasal** em direção ao nariz. O ato de piscar mantém a córnea umedecida.

RETINA

A retina estende-se anteriormente quase até o corpo ciliar. Está organizada em dez camadas e contém **cones** e **bastonetes**, que são os receptores visuais (fotorreceptores), além de quatro outros tipos de neurônios: **células bipolares**, **células ganglionares**, **células horizontais** e **células amácrinas** (Figura 15-2). Os bastonetes e os cones, que estão próximos à corioide, fazem sinapse com as células bipolares, e estas fazem sinapse com as células ganglionares. Os axônios das células ganglionares convergem e deixam o olho, constituindo o **nervo óptico**. As células horizontais intermedeiam conexões entre as células receptoras na camada plexiforme externa. As células amácrinas conectam células ganglionares umas às outras na camada plexiforme interna por projeções com formas e comprimentos variados. **Junções comunicantes** também conectam neurônios retinianos entre si.

A camada de células receptoras da retina está apoiada sobre o **epitélio pigmentar**, junto à corioide, de maneira que os raios luminosos devem atravessar as camadas de células ganglionares e bipolares para alcançarem os cones e bastonetes. O epitélio pigmentar absorve os raios de luz, impedindo a reflexão dos raios que tornariam a atravessar a retina. Tais reflexos poderiam resultar em distorções ou aberrações das imagens visuais.

O ponto de saída do nervo óptico e de entrada dos vasos sanguíneos na retina está a 3 mm medial e levemente superior em relação ao polo posterior do bulbo do olho. Essa região é visível por meio de um oftalmoscópio como o **disco óptico**. Não existem fotorreceptores sobre o disco, e, consequentemente, esse é um **ponto cego**.

Próximo ao polo posterior do olho situa-se uma mancha de pigmentação amarelada, a **mácula lútea**. Essa mancha indica a localização da **fóvea central**, uma porção mais estreita da retina sem bastonetes. Os cones estão densamente dispostos na fóvea e cada um destes faz sinapse com uma única célula bipolar que, por sua vez, faz sinapse com uma única célula ganglionar, o que constitui uma via direta ao encéfalo. Como existem muito poucas camadas de células sobrepostas e nenhum vaso sanguíneo na fóvea, este é o ponto de maior **acuidade visual**. Quando a atenção é atraída para um objeto ou nele fixada, os olhos normalmente movem-se de forma que os raios luminosos oriundos do objeto incidam sobre a fóvea.

RECEPTORES VISUAIS DA RETINA

Os bastonetes são responsáveis pela visão com pouca luz (**visão noturna**) e fornecem apenas visão em preto e branco. Os cones são responsáveis pela **visão a cores**. Cada cone e bastonete são divididos em um segmento externo, um segmento interno, que inclui a região nuclear, e uma zona sináptica (Figura 15-3). Os segmentos externos são **cílios** modificados e são constituídos por pilhas de **discos** achatados membranosos. Esses discos possuem moléculas fotossensíveis que reagem à luz, desencadeando potenciais de ação que seguirão nas vias visuais. Os segmentos internos estão repletos de mitocôndrias. Os bastonetes são assim denominados pelo aspecto fino e em forma de bastão de seu segmento externo. Os cones geralmente possuem segmentos internos mais espessos e segmentos externos cônicos, embora a morfologia destes varie na retina. Nos cones, os discos são formados por invaginações da membrana plasmática do segmento externo, mas nos bastonetes os discos estão separados da membrana celular.

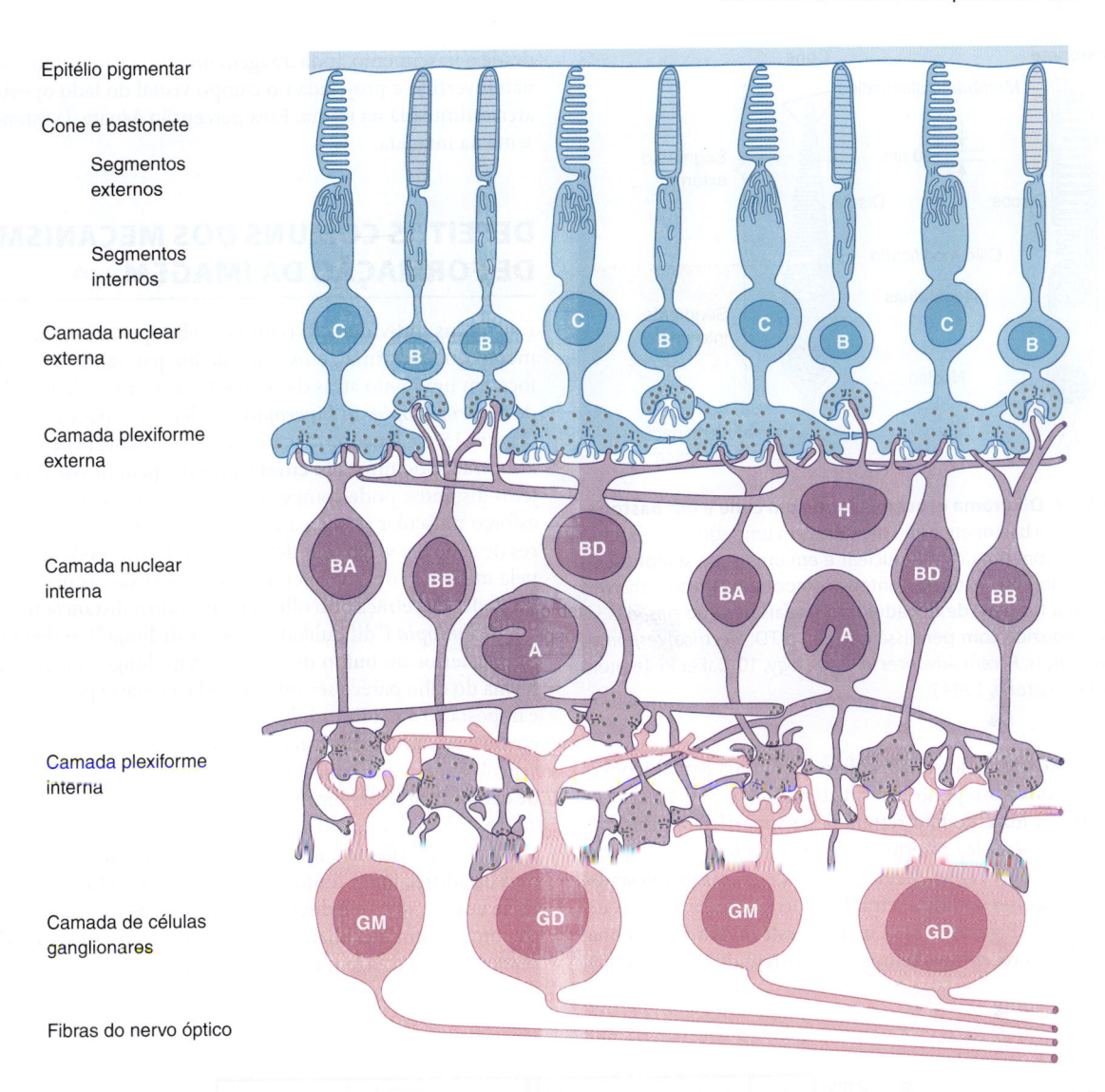

FIGURA 15-2 Componentes neurais da porção extrafoveal da retina. A direção da luz é de baixo para cima na figura. C, cone; B, bastonete; BA, células bipolares anãs do cone; BB, bipolares do bastonete; BD, bipolares difusas do cone; GD e GM, células ganglionares difusas e em miniatura; H, células horizontais; A, células amácrinas. (Modificada com permissão de Dowling JE, Boycott BB: Organization of the primate retina: electron microscopy. *Proc R SocLond B* 1966; 166:80-111.)

Nas porções extrafoveais da retina, os bastonetes predominam (Figura 15-4) e ocorre muita convergência de conexões. As células bipolares difusas (Figura 15-2) fazem contato sináptico com vários cones, e as células bipolares dos bastonetes fazem contato com vários destes. Pelo fato de existirem cerca de 6 milhões de cones e 120 milhões de bastonetes em cada olho humano, mas apenas 1,2 milhão de fibras nervosas em cada nervo óptico, há uma convergência generalizada de receptores para as células bipolares e ganglionares de aproximadamente 105:1. Essa relação, entretanto, tem sido discutida. Existem duas vezes mais fibras nos tratos geniculocalcarinos do que nos nervos ópticos, e o número de neurônios no córtex visual relacionados com o processamento visual é mil vezes o número de fibras nos nervos ópticos.

MECANISMOS DE FORMAÇÃO DA IMAGEM

Os olhos convertem a energia do espectro de luz visível em potenciais de ação no nervo óptico. As imagens dos objetos no ambiente são focadas na retina. Os raios luminosos que incidem sobre a retina geram alteração do potencial nos bastonetes e nos cones. Os impulsos iniciados na retina são conduzidos ao córtex cerebral, onde determinam a percepção visual.

Os raios luminosos são desviados ao passarem entre dois meios de densidades diferentes, exceto quando incidem de forma exatamente perpendicular à superfície (Figura 15-5). A curvatura dos raios de luz é denominada **refração** e é o mecanismo que permite o foco de uma imagem na retina de forma acurada. Os

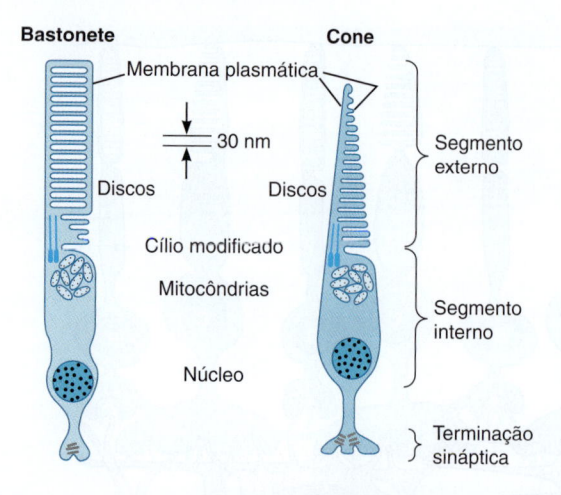

FIGURA 15-3 Diagrama esquemático de um cone e um bastonete. Cada cone e bastonete estão divididos em um segmento externo e um interno com uma região nuclear e em uma zona sináptica. Os discos do segmento externo contêm componentes fotossensíveis que reagem à luz para desencadear potenciais de ação nas vias visuais. (Reproduzida com permissão de Lamb TD: *Electrical responses of photoreceptors. Recent Advances in Physiology*, 10. Baker PF [editor]. Churchill Livingstone, 1984.)

raios luminosos paralelos que incidem sobre uma lente biconvexa são refratados a um ponto atrás da lente.

No olho, a luz é de fato refratada na superfície anterior da córnea e nas superfícies anterior e posterior da lente. O processo de refração pode ser representado por um diagrama que desenha os raios de luz como se toda a refração ocorresse na superfície anterior da córnea (Figura 15-5). A imagem está invertida na retina. As conexões dos receptores retinianos ocorrem de tal forma que, desde o nascimento, toda imagem invertida é percebida de modo não invertido e projetada no campo visual do lado oposto ao da área estimulada na retina. Essa percepção é inata, já estando presente na infância.

DEFEITOS COMUNS DOS MECANISMOS DE FORMAÇÃO DA IMAGEM

Em alguns indivíduos, o bulbo do olho possui menor comprimento que o normal, e os raios de luz paralelos são levados ao foco em um ponto atrás da retina. Essa anormalidade é chamada de **hipermetropia** ou *hiperopia* ("dificuldade para ver de perto") (Figura 15-6). A **acomodação** contínua (obtenção de foco devido à contração do **músculo ciliar**), mesmo quando visualizando objetos distantes, pode compensar parcialmente esse defeito, mas o esforço muscular prolongado pode ser cansativo e ocasionar dores de cabeça e visão sem definição. O defeito pode ser corrigido pela utilização de óculos com lentes convexas, as quais auxiliam no poder de refração do olho, encurtando a distância focal.

Na **miopia** ("dificuldade para ver de longe"), o diâmetro anteroposterior do bulbo do olho é muito longo (Figura 15-6). A forma do olho parece ser influenciada em parte pela refração que é imposta ao olho. Em adultos jovens, o intenso trabalho de perto, envolvendo atividades como o estudo, por exemplo, acelera o desenvolvimento da miopia. Esse defeito pode ser corrigido pelo uso de óculos com lentes bicôncavas, as quais determinam a divergência dos raios de luz paralelos antes que estes incidam sobre o olho.

O **astigmatismo** é uma condição frequente, na qual a curvatura da córnea não é uniforme (Figura 15-6). Quando a curvatura de um meridiano é diferente da dos outros, os raios de luz que passam por um meridiano são refratados a um foco diferente, de maneira que a imagem fica indefinida na retina. O astigmatismo

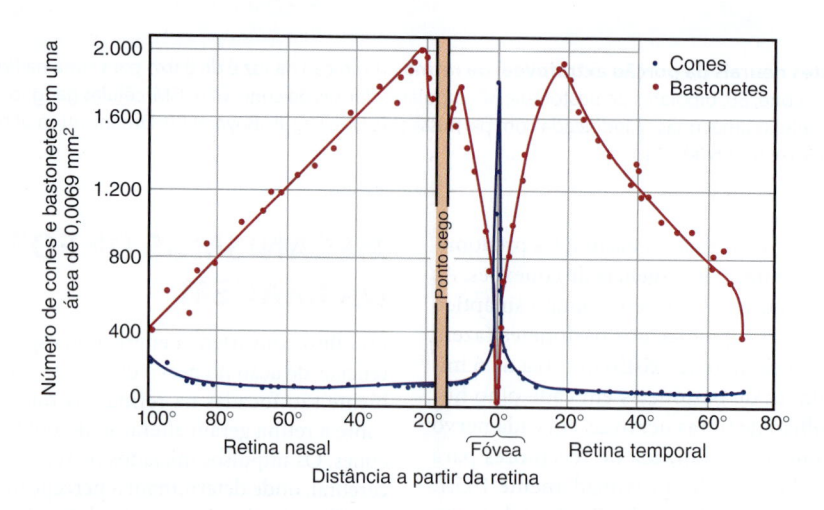

FIGURA 15-4 Densidade dos cones e bastonetes ao longo do meridiano horizontal na retina humana. Um gráfico da acuidade visual nas várias partes do olho adaptado à luz acompanharia a curva de densidade de cones; um gráfico similar da acuidade relativa do olho adaptado ao escuro acompanharia a curva de densidade de bastonetes. (Reproduzida com permissão de Barrett KE, Barman SM, Boitano S, Brooks H: *Ganong's Review of Medical Physiology*, 23rd ed. McGraw-Hill Medical, 2009.)

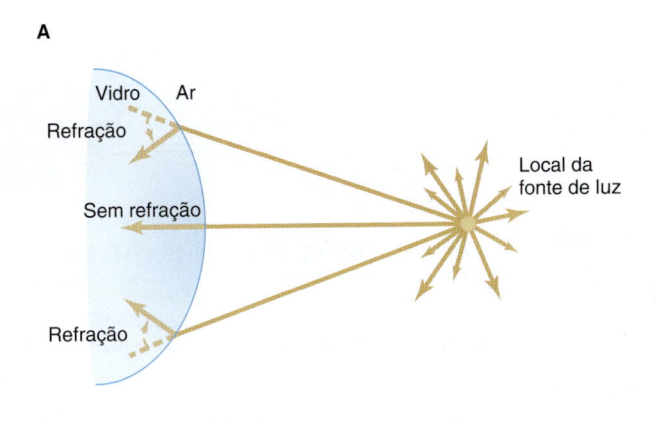

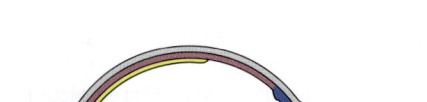

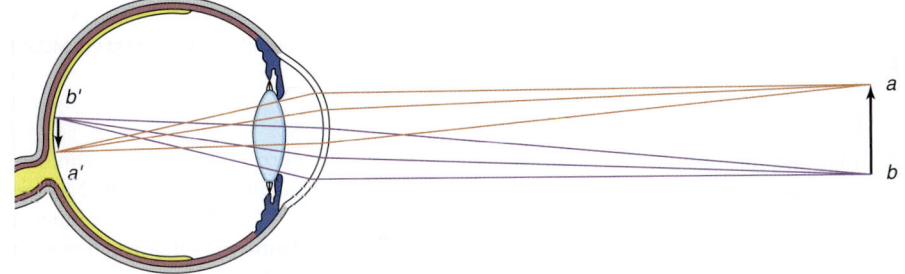

FIGURA 15-5 Pontos de foco das fontes de luz. A) Quando os raios de luz divergentes entram em um meio denso sob um ângulo inclinado em relação à superfície convexa deste, ocorre a refração ao atravessar essa superfície. **B)** Refração da luz pelo sistema de lentes. Para simplificação, a refração está mostrada apenas na superfície corneal (local de maior refração), embora ela também ocorra na lente. A luz que chega do ponto *a* (acima) e a que chega do ponto *b* (abaixo) são dirigidas para direções opostas, resultando em *b'* situado acima de *a'* na retina. (Reproduzida com permissão de Widmaier EP, Raff H, Strang KT: *Vander's Human Physiology*, 11th ed. McGraw-Hill, 2008.)

normalmente pode ser corrigido com lentes cilíndricas dispostas de tal forma que equalizem a refração em todos os meridianos.

O *estrabismo* é um desalinhamento dos olhos, em geral devido a problemas com os músculos extraoculares. É um dos problemas visuais mais comuns em crianças, afetando cerca de 4% destas até os 6 anos de idade. Caracteriza-se pelo desvio, de um ou de ambos os olhos, medialmente (*esotropia*, olhar que converge), lateralmente (*exotropia*, olhar que diverge) ou verticalmente, para cima ou para baixo. O estrabismo é muitas vezes chamado de "olho preguiçoso" ou de "olhos cruzados". Essa condição ocorre quando as imagens visuais não incidem em pontos correspondentes nas retinas. Quando as imagens visuais ficam cronicamente incidindo sobre pontos não correspondentes nas duas retinas em crianças menores, uma das imagens é, ao final, suprimida (*escotoma de supressão*).

ACOMODAÇÃO

Quando o músculo ciliar está relaxado, os raios luminosos paralelos que incidem no olho opticamente normal (**emétrope**) são colocados em foco na retina. Enquanto esse relaxamento for mantido, os raios luminosos dos objetos mais próximos que 6 m do observador serão colocados em foco em um ponto atrás da retina, e, consequentemente, os objetos aparecerão sem definição. O problema da colocação em um foco na retina dos raios divergentes de objetos próximos pode ser resolvido aumentando-se a curvatura da lente, um processo chamado de acomodação. No repouso, a lente é mantida sob tensão pelas fibras zonulares, que a mantêm esticada na forma achatada. Os músculos ciliares contraem quando o olhar é dirigido a um objeto próximo. Isso diminui a distância entre as margens do corpo ciliar e relaxa os ligamentos da lente, de maneira que esta se acomoda em uma forma mais convexa (Figura 15-7).

O grau de aumento da curvatura da lente é limitado, e os raios de luz oriundos de objetos muito próximos ao indivíduo não podem ser colocados em foco na retina, mesmo sob grande esforço. A menor distância em que um objeto pode ser colocado em nítido foco por meio da acomodação da lente é chamada de **ponto próximo de acomodação**. Devido à progressiva diminuição da elasticidade da lente, o ponto próximo vai se afastando ao longo dos anos, de forma lenta nos primeiros anos e rapidamente em idades mais avançadas, variando de 9 cm aos 10 anos de idade, até 83 cm aos 60 anos. Até a idade de 40 a 45 anos, a perda de acomodação em um indivíduo normal é suficiente para tornar mais difíceis a leitura e os trabalhos próximos aos olhos. Essa condição, conhecida como **presbiopia**, pode ser corrigida com o uso de lentes convexas.

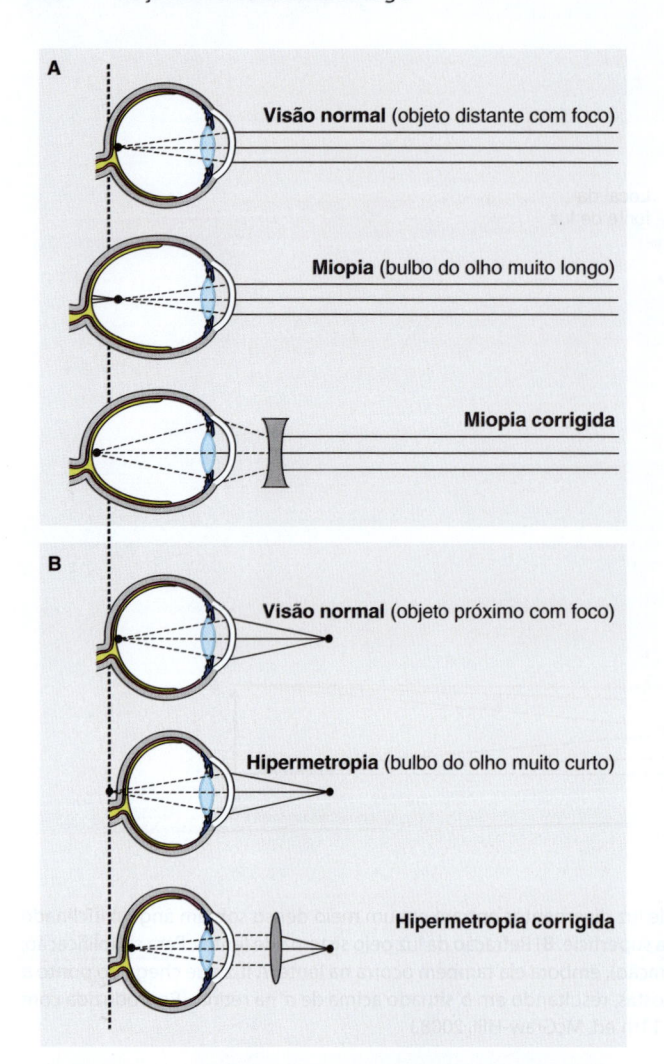

FIGURA 15-6 Defeitos comuns do sistema óptico do olho. A) e B) Na hipermetropia ("dificuldade para ver de perto"), o bulbo do olho é menor, e os raios de luz atingem o foco atrás da retina. Uma lente biconvexa corrige isso, aumentando o poder refratário da lente do olho. Na miopia ("dificuldade para ver de longe"), o bulbo do olho é mais longo, e os raios de luz atingem o foco na frente da retina. A colocação de uma lente bicôncava permite a divergência dos raios de luz antes de incidirem no olho, levando ao foco na retina. (Reproduzida com permissão de Widmaier EP, Raff H, Strang KT: *Vander's Human Physiology*, 11th ed. McGraw-Hill, 2008.)

O MECANISMO DO FOTOTORRECEPTOR

BASE IÔNICA DOS POTENCIAIS DO FOTORRECEPTOR

Os canais de Na^+ localizados nos segmentos externos dos cones e bastonetes estão abertos no escuro, de forma que a corrente flui do segmento interno para o externo (Figura 15-8) e para a terminação sináptica do fotorreceptor. A Na^+-K^+-ATPase do segmento interno mantém o equilíbrio iônico. Durante o escuro, a liberação de transmissor sináptico é constante. Quando a luz incide sobre o segmento externo, são desencadeadas reações que fecham alguns dos canais de Na^+, resultando em hiperpolarização do potencial receptor. A hiperpolarização reduz a liberação de transmissor sináptico, o que gera uma sinalização para as células bipolares, desencadeando, por sua vez, potenciais de ação nas células ganglionares. Os potenciais de ação são transmitidos ao encéfalo.

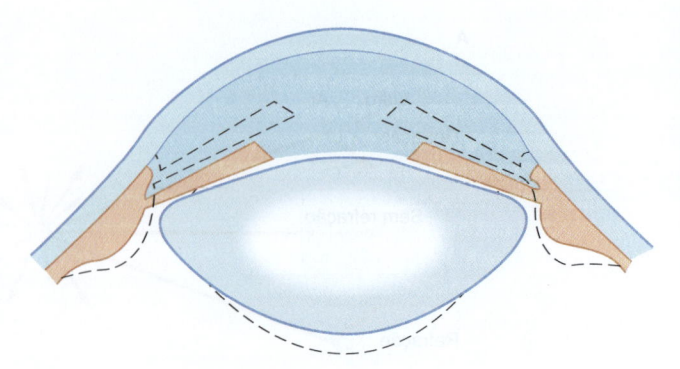

FIGURA 15-7 Acomodação. As linhas sólidas representam a forma da lente, da íris e do corpo ciliar em repouso; as linhas tracejadas representam o formato durante a acomodação. Os músculos ciliares contraem-se quando o olhar está dirigido a um objeto próximo, o que diminui a distância entre as margens do corpo ciliar, relaxa os ligamentos da lente, e esta se torna mais convexa. (Reproduzida com permissão de Barrett KE, Barman SM, Boitano S, Brooks H: *Ganong's Review of Medical Physiology*, 23rd ed. McGraw-Hill Medical, 2009.)

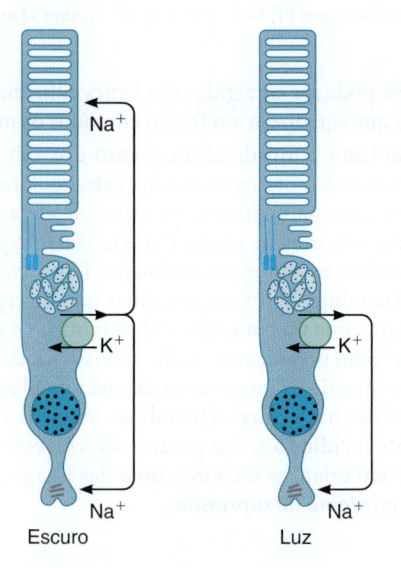

FIGURA 15-8 Efeito da luz sobre o fluxo de corrente nos fotorreceptores. No escuro, os canais de Na^+ do segmento externo são mantidos abertos na presença de GMPc. A luz leva ao aumento da conversão de GMPc em 5'-GMP, fechando alguns canais. Isso produz hiperpolarização da terminação sináptica do fotorreceptor. (Reproduzida com permissão de Barrett KE, Barman SM, Boitano S, Brooks H: *Ganong's Review of Medical Physiology*, 23rd ed. McGraw-Hill Medical, 2009.)

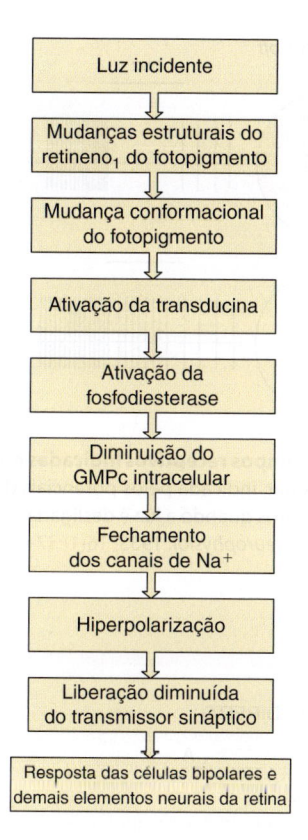

FIGURA 15-9 Sequência de eventos envolvidos na fototransdução nos cones e nos bastonetes. (Reproduzida com permissão de Barrett KE, Barman SM, Boitano S, Brooks H: *Ganong's Review of Medical Physiology*, 23rd ed. McGraw-Hill Medical, 2009.)

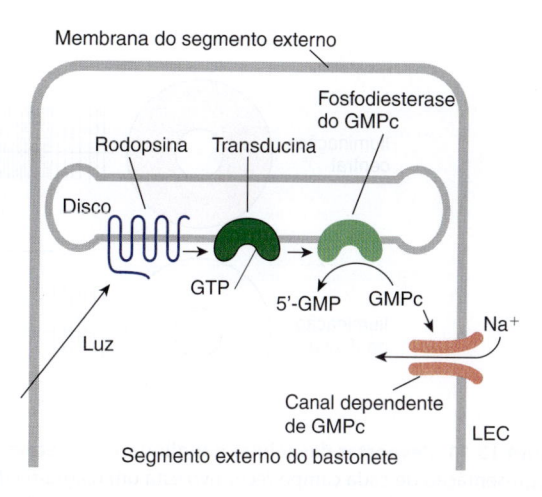

FIGURA 15-10 Etapas iniciais na fototransdução dos bastonetes. A luz ativa a rodopsina, a qual ativa a ligação da transducina ao GTP. Isso ativa a fosfodiesterase, que catalisa a conversão do GMPc em 5'-GMP. A diminuição resultante da concentração citoplasmática de GMPc causa o fechamento dos canais iônicos dependentes de GMPc. (Reproduzida com permissão de Barrett KE, Barman SM, Boitano S, Brooks H: *Ganong's Review of Medical Physiology*, 23rd ed. McGraw-Hill Medical, 2009.)

COMPONENTES FOTOSSENSÍVEIS

Os pigmentos fotossensíveis dos cones e dos bastonetes são constituídos por uma proteína, chamada **opsina**, e pelo **retinal**, um aldeído da **vitamina A**. Nos bastonetes, esse pigmento fotossensível é denominado **rodopsina**, e sua opsina é chamada de **escotopsina***. Os receptores do pigmento fotossensível estão acoplados à proteína G. A rodopsina possui um pico de sensibilidade à luz que corresponde a 505 nm de comprimento de onda.

A Figura 15-9 resume a sequência dos eventos nos fotorreceptores por meio dos quais a luz incidente produz um sinal na próxima unidade neural que os sucede na retina. A luz ativa a rodopsina que, por sua vez, ativa uma proteína G heterotrimérica, chamada de **transducina** (Figura 15-10). Ao ser ativada, a proteína G substitui o GDP por GTP, e a subunidade α é dissociada. Essa subunidade permanece ativa até que sua atividade GTPase intrínseca hidrolise o GTP. A subunidade α ativa a fosfodiesterase do GMPc, que converte o GMPc em 5'-GMP. O GMPc se liga aos canais de Na^+, mantendo-os abertos, então a diminuição da concentração citoplasmática de GMPc provoca o fechamento de alguns canais de Na^+. Isso produz a hiperpolarização do potencial. Essa cascata de reações ocorre muito rapidamente e amplifica o sinal inicial desencadeado pela luz. A amplificação ajuda a explicar a notável sensibilidade dos bastonetes; esses fotorreceptores são capazes de produzir uma resposta detectável a um sinal tão pequeno como um fóton.

Os cones fornecem a visão colorida e respondem de forma máxima à luz em três comprimentos de ondas diferentes: 440, 535 e 565 nm. A membrana celular dos cones se invagina para formar os discos, mas estes não formam discos intracelulares separados, como nos bastonetes. A resposta dos cones à luz é similar a dos bastonetes.

PROCESSAMENTO DA INFORMAÇÃO VISUAL NA RETINA

Uma característica das células bipolares e ganglionares é a capacidade de responderem melhor a estímulos circulares pequenos, no centro de seu campo receptivo, de forma diferencial à periferia do campo (Figura 15-11). Duas classes dessas células podem ser distinguidas pelas suas respostas a um ponto de luz aplicado no centro de seu campo receptivo. **Células de "centro-on"** (*on*, ligado) são excitadas quando a luz incide no centro de seu campo receptivo. Um anel de luz aplicado na periferia inibe essas células. As **células de "centro-off"** (*off*, desligado) são excitadas quando a luz incide na periferia do campo e o centro do campo está escuro. Esse antagonismo entre as respostas à luz no centro (centro-*on*) e na periferia (centro-*off*) do campo receptivo das células bipolares deve-se provavelmente à retroalimentação inibitória de um fotorreceptor sobre o outro, via células horizontais. A atividade inibitória das células horizontais, ou seja, a inibição da resposta à iluminação central por um aumento na iluminação periférica, é um exemplo de **inibição lateral**, na qual a ativação de uma unidade neural particular está associada à inibição da atividade das unidades vizinhas. Esse é um fenômeno generalizado em sistemas sensoriais e ele auxilia na discriminação sensorial, proporcionando nitidez às margens de um estímulo.

---
* N. de R. T. A opsina do cone é a fotopsina.

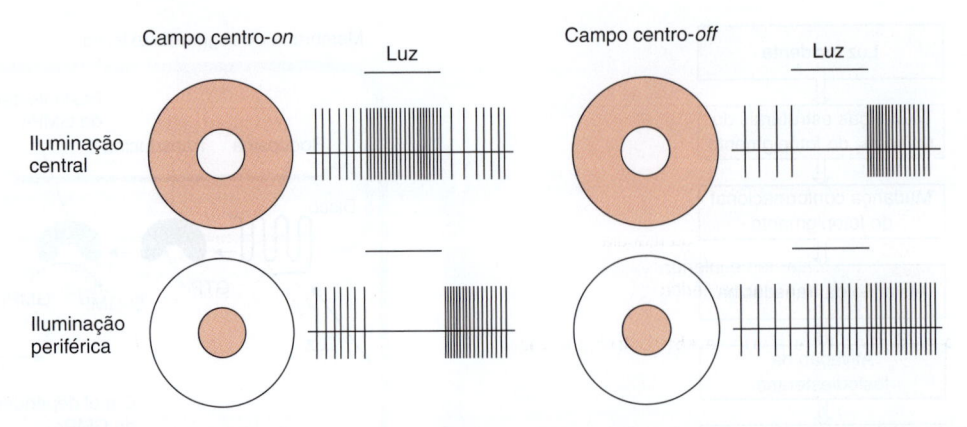

FIGURA 15-11 Respostas das células ganglionares da retina à luz nas porções dos seus campos receptivos indicadas em branco. Ao lado da representação de cada campo receptivo está um diagrama da resposta da célula ganglionar, indicada pelos potenciais de ação registrados extracelularmente. Observa-se que em três das quatro situações ocorre um aumento dos disparos quando a luz é desligada. (Adaptada com permissão de Kuffler SW: Discharge patterns and functional organizations of mammalian retina, *J Neurophysiol*. 1953; 16(1):37-68.)

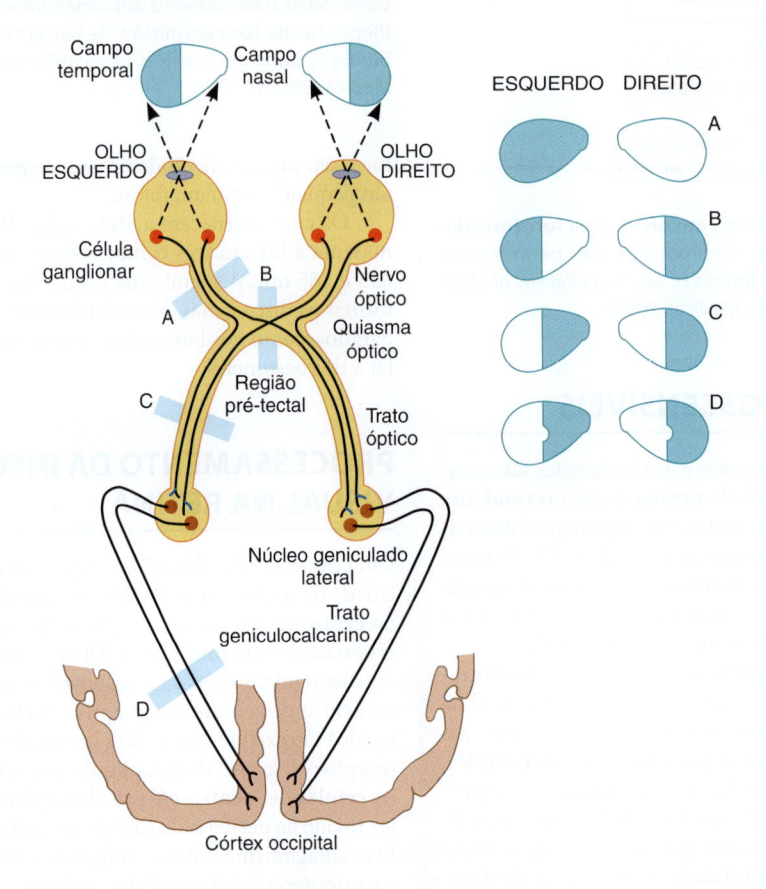

FIGURA 15-12 Vias visuais. A transecção das vias nas localizações indicadas pelas letras causa déficits do campo visual mostrados nos diagramas à direita. As fibras da metade nasal de cada retina decussam no quiasma óptico, de maneira que as fibras dos tratos ópticos são da metade temporal de uma retina e da metade nasal de outra. Uma lesão que interrompa um nervo óptico causa cegueira no olho correspondente (A). Uma lesão em um trato óptico causa cegueira na metade do campo visual (C) e é chamada de hemianopsia homônima (mesmo lado de ambos os campos visuais; hemicegueira). Lesões que afetam o quiasma óptico destroem as fibras de ambas as hemirretinas nasais e produzem uma hemianopsia heterônima (lados opostos dos campos visuais) (B). Lesões occipitais poupam as fibras das máculas (como em D) devido à projeção simultânea para os dois hemisférios das fibras que fornecem a visão macular (ver Figura 15-13). (Reproduzida com permissão de Barrett KE, Barman SM, Boitano S, Brooks H: *Ganong's Review of Medical Physiology*, 23rd ed. McGraw-Hill Medical, 2009.)

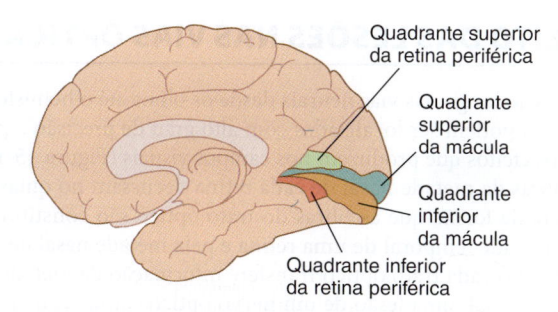

FIGURA 15-13 Visão medial do hemisfério cerebral direito humano mostrando a projeção da retina no córtex visual primário (área 17 de Brodmann, também conhecida como V1) no córtex occipital nas margens do sulco calcarino. As fibras geniculocalcarinas da metade medial do núcleo geniculado lateral terminam na margem superior do sulco calcarino, e as da metade lateral terminam na margem inferior. As fibras do núcleo geniculado lateral que retransmitem a visão macular se separam das que retransmitem a visão periférica e terminam na porção mais posterior da margem do sulco calcarino. (Reproduzida com permissão de Barrett KE, Barman SM, Boitano S, Brooks H: *Ganong's Review of Medical Physiology*, 23rd ed. McGraw-Hill Medical, 2009.)

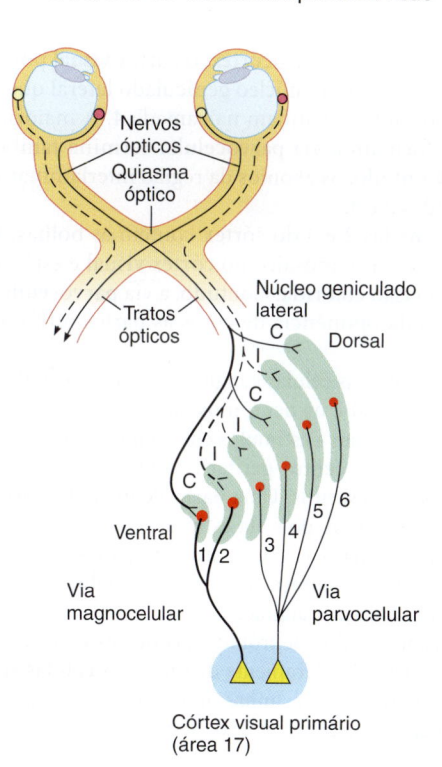

FIGURA 15-14 Projeções das células ganglionares da hemirretina direita de cada olho ao núcleo geniculado lateral e deste núcleo ao córtex visual primário direito. Deve-se observar as seis camadas do núcleo geniculado lateral. As células ganglionares P projetam-se às camadas 3 a 6, e as células ganglionares M projetam-se às camadas 1 e 2. Os olhos ipsilateral (I) e contralateral (C) projetam-se a camadas alternadas. Não estão mostradas as células das áreas interlaminares, as quais são projetadas às bolhas no córtex visual por um componente separado da via P. (Modificada com permissão de Kandel ER, Schwartz JH, Jessell TM [editores]: *Principles of Neural Science*, 4th ed. McGraw-Hill, 2000.)

VIAS VISUAIS

Os axônios das células ganglionares da retina orientam-se caudalmente, constituindo o nervo óptico e o **trato óptico** para terminar no **núcleo geniculado lateral** do tálamo (Figura 15-12). As fibras de cada hemirretina nasal decussam no **quiasma óptico**. No núcleo geniculado, as fibras da metade nasal de uma retina e da metade temporal da outra retina fazem sinapse sobre os neurônios cujos axônios formam o trato geniculocalcarino. Esse trato projeta-se ao lobo occipital do córtex cerebral. Os efeitos das lesões nessas vias sobre a função visual serão discutidos a seguir. A área cortical de recepção primária da via visual (**córtex visual primário**, **área 17 de Brodmann**, também conhecida por V1) está localizada principalmente nas margens do **sulco calcarino** (Figura 15-13). A organização do córtex visual primário é discutida a seguir.

Os axônios das células ganglionares da retina projetam uma representação espacial detalhada desta no núcleo geniculado lateral. Cada núcleo geniculado contém seis camadas bem definidas (Figura 15-14). As camadas 3 a 6 possuem **células parvocelulares**, de pequeno tamanho, e as camadas 1 e 2 possuem **células magnocelulares**, grandes. As camadas 1, 4 e 6 do núcleo geniculado lateral de cada lado recebem aferências do olho contralateral; as camadas 2, 3 e 5 recebem aferências do olho ipsilateral. Em cada camada existe uma representação precisa, ponto por ponto, da retina, e todas as seis camadas estão ordenadas de forma que, ao longo de uma linha perpendicular pelas seis camadas, os campos receptivos das células de cada camada são quase idênticos. Somente de 10 a 20% das aferências ao núcleo geniculado lateral provêm da retina; as principais aferências vêm do córtex visual e de outras regiões cerebrais. Essa via de retroalimentação do córtex visual está envolvida no processamento visual relacionado com a percepção da orientação e movimento.

Existem dois tipos de células ganglionares na retina: as **magnocelulares** ou **células M**, que estão relacionadas com o movimento e a estereopsia, e as **parvocelulares** ou **células P**, que estão relacionadas com a cor, a textura ou a forma. As células ganglionares M e P projetam-se às porções magnocelulares e parvocelulares do núcleo geniculado lateral, respectivamente. Do núcleo geniculado lateral, uma via magnocelular e uma parvocelular projetam-se ao córtex visual. A via magnocelular das camadas 1 e 2 leva informações sobre detecção de movimento, profundidade e frequência temporal da luz. A via parvocelular das camadas 3 a 6 leva informações sobre visão das cores, textura, forma e resolução espacial de detalhes.

As células na região interlaminar do núcleo geniculado lateral também recebem aferências das células ganglionares P, provavelmente via dendritos das células interlaminares que penetram nas camadas parvocelulares. Essas células* projetam-se separadamente das vias P às **"bolhas"** no córtex visual. Estas são pequenos agrupamentos (0,2 mm de diâmetro) de neurônios que se distinguem por apresentarem grande concentração e atividade da enzima mitocondrial citocromo-oxidase.

CÓRTEX VISUAL PRIMÁRIO

O núcleo geniculado lateral projeta uma representação ponto por ponto da retina ao córtex visual primário (Figura 15-13).

---

* N. de T. As células são conhecidas como coniocélulas ou células K (do inglês *koniocells*).

Assim como em todo neocórtex, o córtex visual possui seis camadas. Os axônios do núcleo geniculado lateral que formam a via magnocelular terminam na camada 4. A maioria dos axônios que formam a via parvocelular termina também na camada 4. Contudo, os axônios da região interlaminar terminam nas camadas 2 e 3.

As camadas 2 e 3 do córtex contêm as bolhas. Elas estão arranjadas em um mosaico no córtex visual e estão relacionadas com a visão colorida. Contudo, a via parvocelular também leva dados da oponência de cores às partes profundas da camada 4.

Assim como as células ganglionares, os neurônios do núcleo geniculado lateral e os neurônios da camada 4 do córtex visual também respondem a estímulos em campos receptivos circulares com antagonismo centro-periferia, conforme os tipos centro-*on* e centro-*off* já descritos. Uma barra de luz cobrindo o centro é um estímulo efetivo, pois ela estimula o centro inteiro e relativamente pouco da periferia. Entretanto, a resposta à barra não depende de uma orientação definida e é igualmente efetiva como estímulo em qualquer ângulo.

As respostas dos neurônios das outras camadas do córtex visual primário são claramente distintas. As **células simples** respondem a barras de luz, linhas ou margens, mas apenas quando em uma determinada orientação. Basta a barra de luz rotar apenas 10° da orientação preferida que a taxa de disparos das células simples ficará diminuída; se o estímulo rotar mais, a taxa de resposta desaparecerá. As **células complexas**, que se assemelham às células simples por dependerem de um estímulo linear com uma orientação preferida, podem receber aferências destas, mas são menos dependentes da localização de um estímulo no campo visual do que elas e as células da camada 4. As células complexas costumam responder de forma máxima quando um estímulo linear se move lateralmente sem uma mudança em sua orientação.

O córtex visual está organizado em colunas verticais associadas à orientação da barra de luz (**colunas de orientação**). Cada uma possui cerca de 1 mm de diâmetro. Contudo, as preferências de orientação da luz para os neurônios que constituem as colunas vizinhas variam de forma sistemática; em cada coluna, movendo-se de uma à outra ao longo do córtex, ocorrem mudanças sequenciais na preferência de orientação de 5° a 10°. Assim, provavelmente exista para o campo receptivo de cada célula ganglionar uma coleção de colunas em uma pequena área do córtex visual com as orientações preferidas possíveis, distintas por pequenos graus de intervalo, para todo o campo de 360°. As células simples e complexas também têm sido chamadas de **detectores de características**, porque elas analisam e respondem a determinadas características do estímulo. Outro aspecto do córtex visual é a presença de **colunas de dominância ocular**. As células geniculadas e as células da camada 4 recebem aferências de apenas um olho, e estas últimas dispõem-se de forma alternada na camada 4 com as células que recebem aferências do outro olho.

Aproximadamente metade das células simples e complexas recebe aferências de ambos os olhos. Essas aferências são idênticas, ou quase, quanto à parte do campo visual envolvida na orientação preferida. Entretanto, elas diferem quanto à intensidade do sinal, de maneira que, entre as células às quais chegam aferências inteiramente do olho ipsilateral ou contralateral, existe um espectro de células influenciadas em diferentes níveis por ambos os olhos.

EFEITO DAS LESÕES NAS VIAS ÓPTICAS

Lesões ao longo das vias neurais desde os olhos até o hemisfério cerebral podem ser localizadas com alto grau de precisão a partir dos efeitos que produzem nos campos visuais (Figura 15-12). As fibras da metade nasal de cada retina decussam no quiasma óptico, de forma que as fibras do trato óptico são constituídas pela metade temporal de uma retina e pela metade nasal de outra. Como cada trato óptico transfere informação de metade do campo visual, uma lesão de um nervo óptico causa cegueira de um olho, mas uma lesão do trato óptico causa cegueira de metade do campo visual. Esse defeito é classificado como **hemianopsia** (meia-cegueira) **homônima** (mesmo lado de cada campo visual). Lesões que afetem o quiasma óptico (p. ex., *tumores da hipófise*) causam prejuízo das fibras de ambas as hemirretinas nasais e produzem **hemianopsia heterônima** (lados opostos do campo visual). Como as fibras oriundas das máculas estão localizadas posteriormente no quiasma óptico, escotomas hemianópticos se desenvolvem antes que a visão das duas hemirretinas seja completamente perdida. Defeitos seletivos do campo visual são classificados, ainda, como bitemporal e binasal, sendo direito ou esquerdo.

As fibras do nervo óptico dos quadrantes retinianos superiores que transmitem a visão da metade inferior do campo visual terminam na metade medial do núcleo geniculado lateral, ao passo que as fibras dos quadrantes retinianos inferiores terminam na metade lateral. As fibras geniculocalcarinas da metade medial do geniculado lateral terminam na margem superior do sulco calcarino, e as da metade lateral na margem inferior do sulco. As fibras do núcleo geniculado lateral que transmitem a visão macular separam-se das que transmitem a visão periférica e terminam mais posteriormente, nas margens do sulco calcarino (Figura 15-13). Devido a esse arranjo anatômico, as lesões do lobo occipital podem produzir déficits discretos dos quadrantes do campo visual (quadrantes superiores e inferiores de cada metade do campo visual). A *preservação macular* (perda da visão periférica, mantendo a visão macular intacta) também é comum em lesões occipitais (Figura 15-12), pois a representação macular é separada da representação dos campos periféricos e ocupa uma área muito maior em relação à dos campos periféricos. Portanto, as lesões occipitais devem estender-se a distâncias consideráveis para destruir a visão macular da mesma forma que a visão periférica. A destruição bilateral do córtex occipital em humanos causa cegueira cortical.

VISÃO DAS CORES

As cores têm três atributos: **matiz**, **intensidade** e **saturação** (grau de pureza da cor ou de mesclagem com a cor branca). Para cada cor existe uma **cor complementar** que, quando apropriadamente misturada à primeira, produz a sensação do branco. O preto é a sensação obtida pela ausência de luz, ainda que seja de fato uma sensação, pois o olho cego não vê "preto", mas vê "nada".

A sensação do branco, de qualquer cor espectral e até mesmo de uma cor extraespectral, como o roxo, pode ser produzida pela mesclagem de proporções variadas da luz vermelha (comprimento de onda de 723 a 647 nm), da luz verde (comprimento de onda de

575 a 492 nm) e da luz azul (comprimento de onda de 492 a 450 nm). As cores vermelho, verde e azul são chamadas, portanto, de **cores primárias**. Além disso, a cor percebida depende em parte da cor dos objetos no campo visual. Por exemplo, um objeto vermelho é visto como vermelho se o campo for iluminado com luz verde ou azul, mas é visto como rosa pálido ou branco se o campo for iluminado com luz vermelha.

As cores são transmitidas por células ganglionares que subtraem ou adicionam a aferência de um tipo de cone da aferência de outro tipo. O processamento das células ganglionares e do núcleo geniculado lateral produz impulsos que seguem ao longo dos três tipos de vias neurais que se projetam a V1: uma via vermelho-verde que sinaliza diferenças entre as respostas dos cones L e M; uma via azul-amarela que sinaliza diferenças entre as respostas do cone S e a soma das respostas dos cones L e M; e uma via de luminância que sinaliza a soma das respostas dos cones L e M. Essas vias projetam-se às bolhas e à porção profunda da camada 4 de V1. A partir dos neurônios das bolhas e da camada 4, a informação da cor projeta-se a V8 (ou complexo V4/V8). Não se sabe, entretanto, como os neurônios dessa área convertem a aferência da cor em percepção da cor.

A **cegueira das cores** (discromatopsia) é uma condição mais frequentemente herdada, na qual os indivíduos são incapazes de distinguir certas cores. O tipo mais comum é o déficit visual para a oponência vermelho-verde, uma condição genética ligada ao sexo que ocorre em cerca de 8% dos homens e em 0,4% das mulheres. Os déficits visuais azul-amarelo são menos comuns e não mostram relatividade do sexo. A cegueira das cores normalmente se deve à ausência hereditária de cones específicos para estas. Pode ocorrer, também, aos indivíduos com lesão da área V8 do córtex visual.

REFLEXO PUPILAR À LUZ

Quando a luz é dirigida a um olho, ocorre a constrição pupilar (**reflexo pupilar à luz**). As fibras do nervo óptico que transmitem os impulsos que desencadeiam essas respostas pupilares deixam os tratos ópticos próximos aos núcleos geniculados laterais. Por cada lado, essas fibras entram no mesencéfalo pelo braço do colículo superior e terminam no núcleo pré-tectal. Desse núcleo, neurônios de segunda ordem projetam-se bilateralmente ao **núcleo Edinger-Westphal**. Os neurônios de terceira ordem projetam-se desse núcleo ao gânglio ciliar através do **nervo oculomotor**, e os neurônios pós-ganglionares, de quarta ordem, seguem desse gânglio ao corpo ciliar, ou íris.

MOVIMENTOS OCULARES

O olho move-se dentro da órbita por meio de seis músculos extraoculares ou extrínsecos (Figura 15-15). Esses músculos são inervados pelos **nervos** (cranianos) **oculomotor**, **troclear** e **abducente**. Uma vez que o músculo oblíquo puxa o olho em direção medial, suas ações variam com a posição deste. Quando o olho está voltado para o lado nasal, o oblíquo inferior eleva o olho, e o oblíquo superior o abaixa. Quando ele está voltado lateralmente, o reto superior o eleva, e o reto inferior o abaixa.

Devido ao fato de a visão ser binocular, é necessário que os movimentos dos dois olhos sejam precisamente coordenados, para que as imagens visuais incidam sempre em pontos correspondentes das duas retinas e a diplopia (visão dupla) seja evitada.

Existem quatro tipos de movimentos, cada um controlado por um sistema neural distinto, mas compartilhando uma via final comum, constituída pelos neurônios motores que inervam os músculos extraoculares. Os **movimentos sacádicos** são movi-

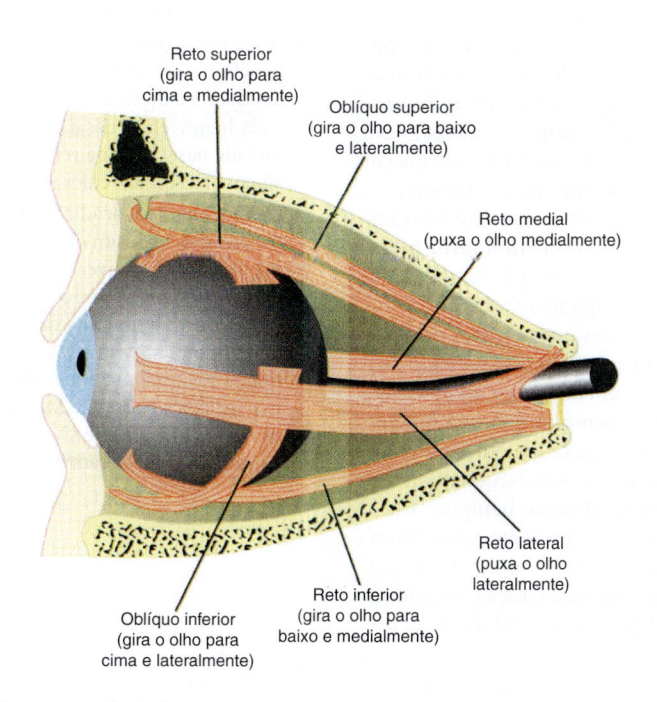

FIGURA 15-15 Músculos extraoculares contribuindo para as seis posições cardeais do olhar. O olho é aduzido pelo reto medial e abduzido pelo reto lateral. O olho aduzido é elevado pelo oblíquo inferior e abaixado pelo oblíquo superior; o olho abduzido é elevado pelo reto superior e abaixado pelo reto inferior. (Reproduzida com permissão de Squire LR, et al [editores]: *Fundamental Neuroscience*, 3rd ed. Academic Press, 2008.)

mentos rápidos, súbitos, os quais ocorrem sempre que se desvia o olhar de um objeto a outro. Os movimentos sacádicos buscam colocar novos objetos de interesse na fóvea e reduzem a adaptação na via visual, a qual aconteceria se o olhar fosse fixado sobre um único objeto por longos períodos. Os **movimentos lentos de rastreio** são movimentos de rastreamento dos olhos à medida que estes acompanham objetos em movimento. Os **movimentos vestibulares**, ajustes que ocorrem em resposta a estímulos desencadeados nos canais semicirculares, mantêm os olhos fixos enquanto a cabeça se move. Os **movimentos de convergência** levam os eixos visuais a se encontrarem sempre que a atenção se foca em um objeto próximo ao observador. A similaridade com um sistema manufaturado de rastreamento apoiado sobre uma plataforma instável como um navio pode ser evidente: os movimentos sacádicos buscam alvos visuais; os movimentos de perseguição os seguem à medida que estes se movem; e os movimentos vestibulares estabilizam o mecanismo de rastreamento sempre que a plataforma sobre a qual o sistema está montado (i.e., a cabeça) se move. Os movimentos sacádicos são programados no córtex frontal e nos colículos superiores, enquanto os movimentos de perseguição dependem do cerebelo.

CORRELAÇÃO CLÍNICA

Um vendedor de 33 anos estava dirigindo seu carro em uma área rural e não notou que uma ciclista estava dirigindo na calçada à direita do seu carro. Ele fez uma curva para a direita na esquina e bateu acidentalmente na jovem. Ela felizmente não se feriu, mas ele lembrou que há poucos dias estava caminhando na calçada e não reparou em um cachorro que se aproximava do lado esquerdo. Ele estava agora ciente de que tinha reduzido sua visão periférica. O homem agendou com um oftalmologista para realizar um *exame do campo visual*. Os resultados revelaram que ele tinha reduzido a visão na metade temporal dos campos visuais de ambos os olhos. Quando questionado se tinha dores de cabeça, respondeu positivamente. Ele achava que as dores de cabeça estavam associadas a um recente estresse em seu trabalho.

Os resultados do exame do campo visual indicaram **hemianopsia bitemporal** (um tipo de **hemianopsia heterônima**). Isso significa lesão no quiasma óptico, por onde seguem os axônios das células ganglionares das metades nasais da retina, nas quais incidem as imagens dos campos visuais temporais. Uma causa comum para esse déficit é um tumor da glândula hipófise, como um *adenoma hipofisário*. A hipófise está localizada ventralmente ao quiasma óptico. Quando o tumor se expande, ele pressiona o quiasma óptico. Dores de cabeça e diminuição da libido frequentemente resultam desse tumor, que é normalmente benigno. Uma imagem de ressonância magnética no paciente revelou um tumor pressionando o nervo óptico. O tratamento médico resultou na regressão do tumor e na recuperação do campo visual normal. (Ver Capítulo 62 para mais detalhes sobre tumores da adeno-hipófise.)

RESUMO DO CAPÍTULO

- As principais partes do olho são: a esclera (cobertura protetora), a córnea (transfere os raios luminosos), a corioide (vascularização), a retina (células receptoras), a lente e a íris.

- A curvatura dos raios de luz (refração) permite colocar em foco preciso uma imagem na retina. A luz é refratada na superfície anterior da córnea e nas superfícies anterior e posterior da lente. Para colocar em foco na retina os raios divergentes de objetos próximos, a curvatura da lente aumenta, em um processo chamado de acomodação.

- Na hipermetropia ou hiperopia (dificuldade para ver de perto), o bulbo do olho é menor, e os raios de luz alcançam o seu foco atrás da retina. Na miopia (dificuldade para ver de longe), o diâmetro anteroposterior do bulbo do olho é maior. O astigmatismo é uma condição comum na qual a curvatura da córnea não é uniforme. A presbiopia é a perda da acomodação necessária para a visão de perto. O estrabismo é um desalinhamento dos olhos, normalmente devido a problemas dos músculos extraoculares.

- Os canais de Na^+ dos segmentos externos dos cones e bastonetes estão abertos no escuro, de forma que a corrente flui do segmento interno para o externo. Quando a luz incide sobre o segmento externo, alguns canais de Na^+ são fechados, e as células ficam hiperpolarizadas.

- Os neurônios da camada 4 do córtex visual respondem aos estímulos no centro de seus campos receptivos de forma diferencial à periferia do campo, sendo centro-*on* as células que se excitam com a luz no centro de seu campo receptivo e escuro na periferia, e centro-*off* as células excitadas com luz na periferia e escuro no centro do campo. Os neurônios das demais camadas são chamados de células simples quando respondem a barras de luz, linhas ou margens, mas apenas com uma orientação específica. As células complexas também requerem uma orientação preferencial de um estímulo linear, mas são menos dependentes da localização de um estímulo no campo visual.

- A via visual parte dos cones e bastonetes para as células bipolares e ganglionares e, então, via trato óptico ao núcleo geniculado lateral do tálamo e deste ao lobo occipital do córtex cerebral. As fibras de cada hemirretina nasal decussam no quiasma óptico; as fibras da metade nasal de uma retina e da metade temporal de outra fazem sinapse nas células cujos axônios formam o trato geniculocalcarino.

- Os movimentos sacádicos (movimentos rápidos) ocorrem quando o olhar desvia de um objeto a outro, e eles reduzem a adaptação na via visual, que ocorreria se o olhar ficasse fixado em um único objeto por longos períodos. Movimentos suaves de perseguição dos olhos são movimentos de rastreamento que seguem objetos em movimento. Movimentos vestibulares ocorrem em resposta a estímulos dos canais semicirculares para manter a visão fixa à medida que a cabeça se move. Movimentos de convergência aproximam os eixos visuais entre si quando a atenção está focada em objetos próximos ao observador.

QUESTÕES PARA ESTUDO

1. Um exame visual em um homem de 80 anos de idade mostra que ele possui habilidade reduzida para ver objetos nos quadrantes superior e inferior do campo visual esquerdo de ambos os olhos, mas mantém alguma visão nas regiões centrais do campo visual. O diagnóstico é:
   A) escotoma central
   B) hemianopsia heterônima com preservação macular
   C) lesão do quiasma óptico
   D) hemianopsia homônima com preservação macular
   E) retinopatia

2. A acomodação visual envolve:
   A) tensão aumentada nos ligamentos da lente
   B) uma diminuição na curvatura da lente
   C) relaxamento do músculo do esfíncter da íris
   D) contração do músculo ciliar
   E) pressão intraocular aumentada

3. A fóvea do olho:
   A) possui o mais baixo limiar à luz
   B) é a região de maior acuidade visual
   C) contém somente cones
   D) contém somente bastonetes
   E) está situada acima da saída do nervo óptico

4. Em qual das seguintes partes do olho está a maior concentração de bastonetes?
   A) Corpo ciliar
   B) Íris
   C) Disco óptico
   D) Fóvea
   E) Região extrafoveal

5. A sequência correta de eventos envolvidos na fototransdução dos cones e bastonetes em resposta à luz é:
   A) ativação da transducina, liberação diminuída de glutamato, mudanças estruturais na rodopsina, fechamento dos canais de Na^+ e diminuição intracelular de GMPc
   B) liberação diminuída de glutamato, ativação da transducina, fechamento dos canais de Na^+, diminuição intracelular de GMPc e mudanças estruturais na rodopsina
   C) mudanças estruturais na rodopsina, diminuição intracelular de GMPc, liberação diminuída de glutamato, fechamento dos canais de Na^+ e ativação da transducina
   D) mudanças estruturais na rodopsina, ativação da transducina, diminuição intracelular de GMPc, fechamento dos canais de Na^+ e liberação diminuída de glutamato
   E) ativação da transducina, mudanças estruturais na rodopsina, fechamento dos canais de Na^+, diminuição intracelular de GMPc e liberação diminuída de glutamato

6. A vitamina A é o precursor da síntese de:
   A) transducina
   B) retinais
   C) pigmento da íris
   D) escotopsina
   E) humor aquoso

7. Qual dos seguintes itens não está na visão das cores?
   A) A ativação de uma via que sinaliza as diferenças entre as respostas do cone S e a soma das respostas dos cones L e M
   B) Camadas 3 a 6 do núcleo geniculado lateral
   C) Via P
   D) Área V3A do córtex visual
   E) Área V8 do córtex visual

CAPÍTULO 16

Sentidos Especiais II: Audição e Equilíbrio

Susan M. Barman

OBJETIVOS

- Descrever os componentes e as funções das orelhas interna, média e externa.
- Descrever a forma como os movimentos das moléculas no ar são convertidos em impulsos gerados nas células ciliadas da cóclea.
- Traçar as vias neurais auditivas desde as células ciliadas cocleares até o córtex auditivo e discutir a função do córtex auditivo.
- Explicar como a frequência e a intensidade do som são codificadas nas vias auditivas.
- Descrever as várias formas de surdez e os testes para o diagnóstico destas.
- Explicar como os mecanorreceptores dos canais semicirculares detectam aceleração angular e como os mecanorreceptores do sáculo e do utrículo detectam aceleração linear.
- Listar as principais aferências sensoriais que permitem a formação de informação no sistema nervoso central quanto ao sentido da posição do corpo no espaço.

INTRODUÇÃO

Os mecanorreceptores para a audição e o equilíbrio estão localizados na orelha* interna. A orelha externa (ou ouvido externo), a orelha média e a **cóclea** (parte da orelha interna) estão envolvidos com a audição. Os **canais semicirculares**, o **utrículo** e o **sáculo** (também da orelha interna) estão envolvidos com o equilíbrio. Os receptores dos canais semicirculares (**células ciliadas**) detectam aceleração angular, os receptores do utrículo detectam aceleração linear na direção horizontal, e os receptores do sáculo detectam aceleração linear na direção vertical.

ANATOMIA DA ORELHA

ORELHA EXTERNA E ORELHA MÉDIA

A orelha externa conduz as ondas sonoras em direção ao **meato acústico externo** (Figura 16-1). As ondas sonoras seguem internamente até a **membrana timpânica** (tímpano). A orelha média é uma cavidade preenchida de ar no osso temporal, que tem uma ligação via **tuba auditiva** (ou **Trompa de Eustáquio**) com a nasofaringe e, por meio desta, conecta-se ao exterior. A tuba está geralmente fechada, mas, durante a deglutição, a mastigação e o bocejo, ela se abre, equalizando a pressão do ar nos dois lados do tímpano. Os três **ossículos auditivos** (**martelo**, **bigorna** e **estribo**) estão na orelha média (Figura 16-2). O **manúbrio** (ou cabo) do martelo adere-se firmemente à membrana timpânica. A cabeça do martelo adere-se à parede da orelha média e, mediante seu processo curto, conecta-se à bigorna, a qual se articula com a cabeça do estribo. A **platina** do estribo está conectada por meio do ligamento anular à **janela oval**. Dois músculos esqueléticos pequenos (**tensor do tímpano** e **estapédio**) estão localizados na orelha média. A contração do tensor do tímpano puxa o manúbrio do martelo medialmente e diminui as vibrações da membrana timpânica; a contração do estapédio tende a afastar a platina do estapédio da janela oval.

ORELHA INTERNA E CÓCLEA

A orelha interna (**labirinto**) é constituída por duas partes, uma dentro da outra. O **labirinto ósseo** é uma série de canais existen-

---

* N. de R.T. O termo orelha já foi utilizado como sinônimo de pavilhão auditivo externo, ao passo que o termo ouvido era utilizado para o ouvido médio e o ouvido interno. Entretanto, a nômina anatômica sugere o uso do termo orelha para as três partes da estrutura (orelha externa, orelha média e orelha interna). Por essa razão, esse foi o termo adotado nesta obra.

148 SEÇÃO IV SNC/Neurofisiologia

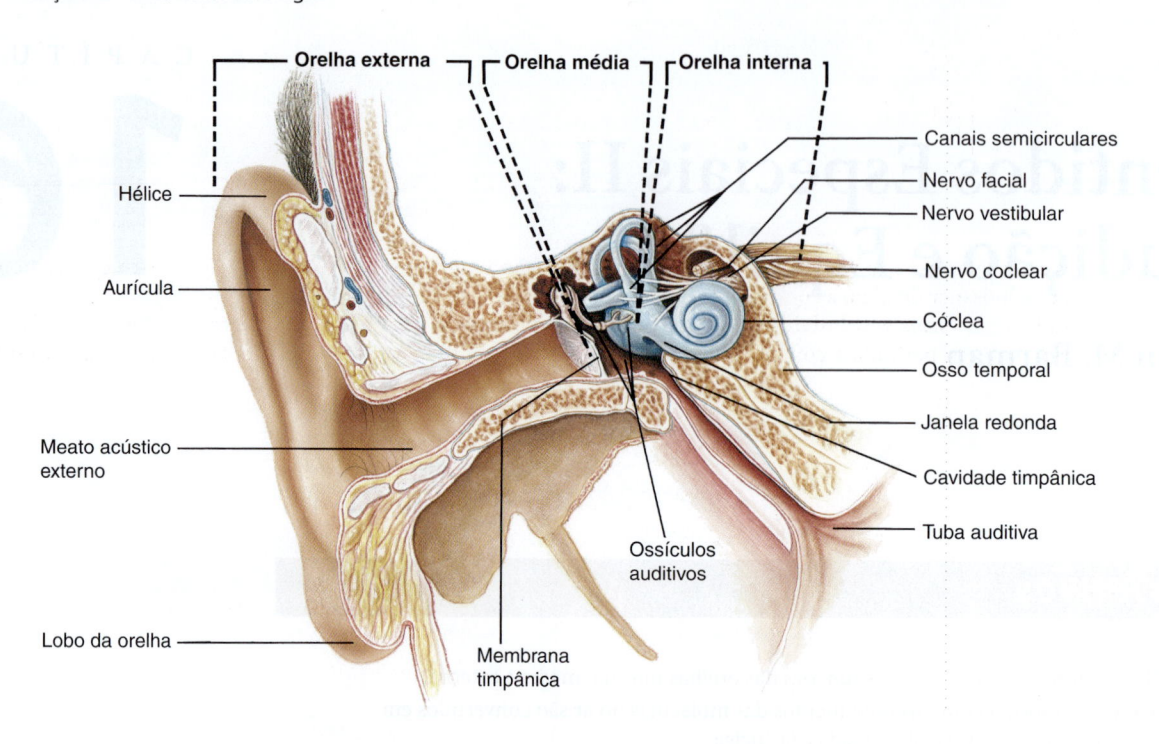

FIGURA 16-1 Estrutura das porções das orelhas externa, média e interna humanas. Para maior clareza, a cóclea foi levemente modificada, e os músculos da orelha média foram omitidos. (Reproduzida com permissão de Fox SI: *Human Physiology*. McGraw-Hill, 2008.)

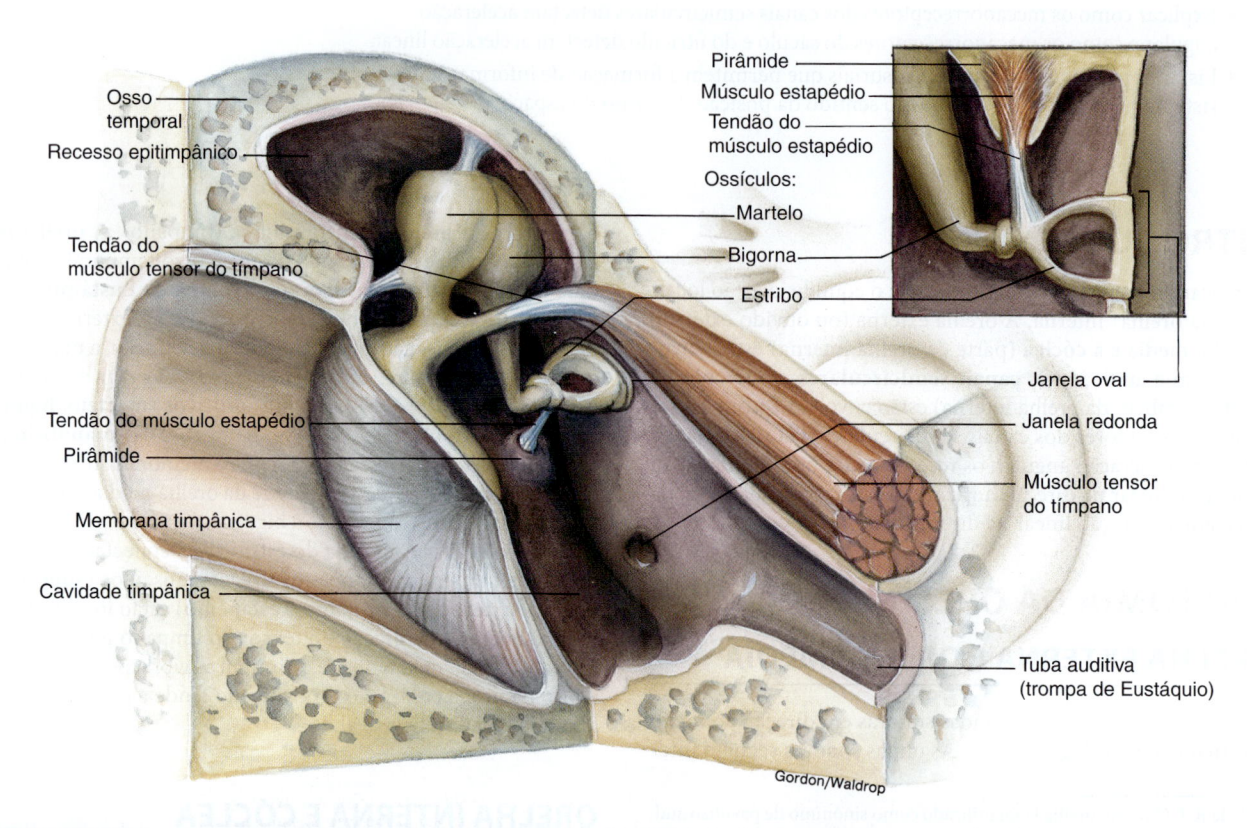

FIGURA 16-2 Vista medial da orelha média. Estão indicadas as localizações dos músculos auditivos conectados aos ossículos da orelha média. (Reproduzida com permissão de Fox SI: *Human Physiology*. McGraw-Hill, 2008.)

tes no **osso temporal**. Internamente a esses canais, circundado por um líquido (a **perilinfa**), está o **labirinto membranoso** (Figura 16-3), que é preenchido por um líquido rico em K^+ (**endolinfa**). Não há comunicação entre os espaços preenchidos com endolinfa e os preenchidos com perilinfa.

A porção coclear do labirinto é um tubo espiral que, nos humanos, possui 35 mm de comprimento e constitui aproximadamente duas voltas e três quartos (2,75 voltas). A **membrana basilar** e a **membrana de Reissner** dividem a cóclea em três câmaras ou escalas (Figura 16-4). A **escala vestibular**, superior, e a **escala timpânica**, inferior, contêm perilinfa e comunicam-se entre si no ápice da cóclea por uma pequena abertura (**helicotrema**). Na base da cóclea, a escala vestibular termina na janela oval, a qual é fechada pela platina do estribo. A escala timpânica termina na **janela redonda**, um forame na parede medial da orelha média fechado pela **membrana timpânica secundária** flexível. A **escala média** é contínua com o labirinto membranoso e não se comunica com as outras duas escalas.

O **órgão de Corti** contém os receptores auditivos (células ciliadas), cujos processos inserem-se na **membrana reticular** que é sustentada pelas **células pilares** (Figura 16-4). As células ciliadas estão arranjadas em quatro fileiras: três fileiras de **células ciliadas externas**, laterais ao túnel formado pelas células pilares, e uma fileira de **células ciliadas internas**, medial ao túnel de Corti. Cobrindo as fileiras de células ciliadas está a **membrana tectorial**, na qual estão inseridas as extremidades dos estereocílios das células externas. Os corpos celulares dos neurônios sensoriais estão localizados no **gânglio espiral** dentro do **modíolo**; cerca de 95% desses neurônios sensoriais inervam as células ciliadas internas, 5% inervam as células ciliadas externas, e cada neurônio sensorial inerva várias células ciliadas externas. Por outro lado, a maioria das fibras eferentes do nervo auditivo termina nas células ciliadas externas. Os axônios dos neurônios aferentes que inervam as células ciliadas formam a divisão auditiva (coclear) do oitavo par craniano.

Os canais semicirculares estão orientados nos três planos. Internamente aos canais ósseos, os canais membranosos estão suspensos na perilinfa. Um órgão receptor (a **crista ampular**) está localizado na extremidade alargada (**ampola**) de cada um dos canais membranosos. Cada crista consiste em células ciliadas

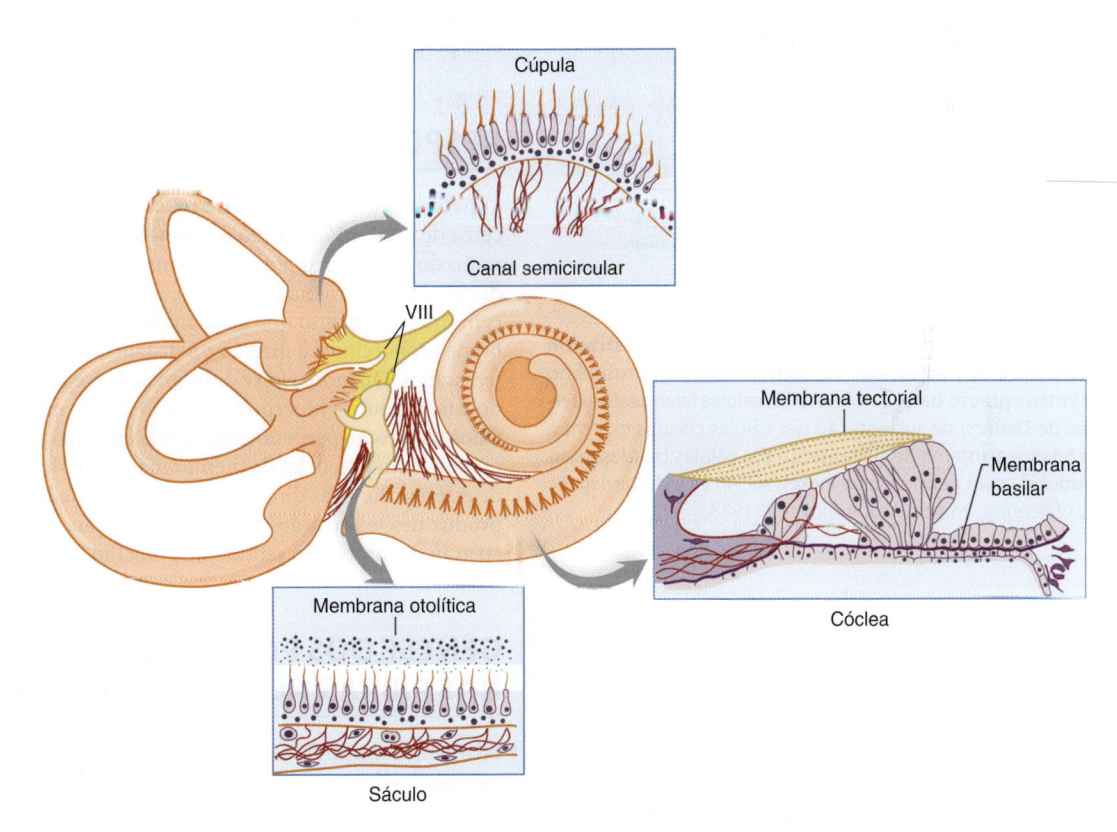

FIGURA 16-3 Diagrama esquemático da orelha humana, mostrando o labirinto membranoso. A figura apresenta detalhes de estruturas em que as células ciliadas estão inseridas. O labirinto membranoso está envolvido por perilinfa e é preenchido com endolinfa rica em K^+ que banha os estereocílios dos receptores. As células ciliadas estão organizadas de forma distinta, dependendo das características dos órgãos receptores. Os canais semicirculares são sensíveis à aceleração angular que deflete a cúpula gelatinosa e as células ciliadas recobertas por esta. Na cóclea, as células ciliadas estão no órgão de Corti disposto ao longo da membrana basilar. Os sons transmitidos no meio aéreo vibram a membrana timpânica, cujo movimento é conduzido à cóclea pelos ossos da orelha média e empurra a membrana para dentro e para fora da perilinfa. As células ciliadas do órgão de Corti são estimuladas por movimento de cisalhamento. Os órgãos otolíticos, sáculo e utrículo, são sensíveis à aceleração linear nos planos vertical e horizontal, respectivamente. As células ciliadas dos órgãos otolíticos estão recobertas pela membrana otolítica. VIII, oitavo nervo craniano com as divisões auditiva e vestibular. (Adaptada com permissão de Hudspeth AJ. How the ear's works work. *Nature*. 1989; 341:397. Copyright 1989 by Macmillan Magazines.)

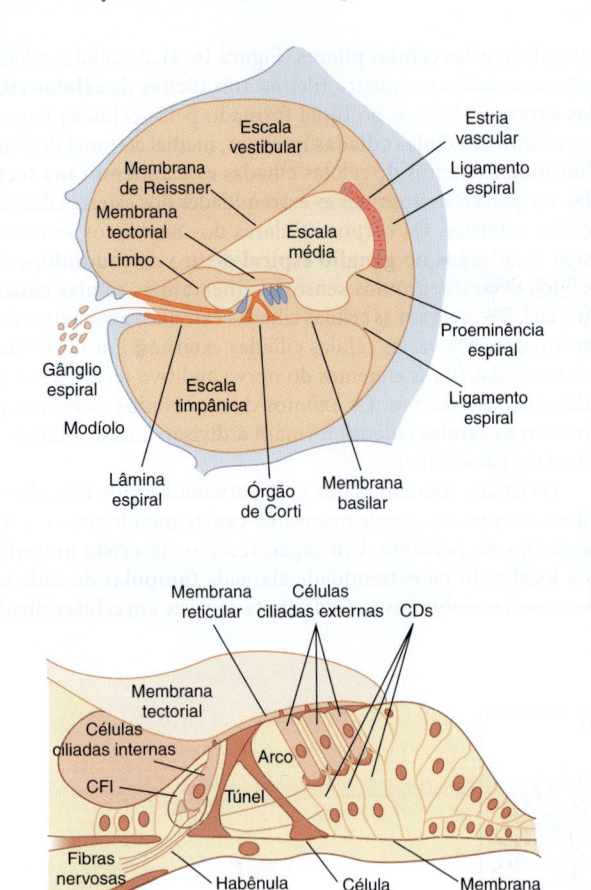

FIGURA 16-4 Superior: secção transversal da cóclea, mostrando o órgão de Corti e as três escalas da cóclea. Inferior: estrutura do órgão de Corti da porção basal da cóclea. CD, células falangeais externas (células de Deiters) de sustentação das células ciliadas externas; CFI, célula falangeal interna de sustentação das células ciliadas internas. (Reproduzida com permissão de Pickels JO: *An Introduction to the Physiology of Hearing*, 2nd ed. Academic Press, 1988.)

e em **células de sustentação** recobertas por uma partição gelatinosa (a **cúpula**) que se estende na ampola como uma barreira ao movimento da endolinfa (Figura 16-3). Os processos apicais das células ciliadas estão embebidos na cúpula, e as bases dessas células fazem contatos sinápticos com terminações de fibras aferentes da divisão vestibular do oitavo par craniano.

No labirinto membranoso existem também **órgãos otolíticos** (**mácula**). Um está localizado em posição horizontal no utrículo, e outro na parede do sáculo em uma posição semivertical. As máculas contêm células de sustentação e células ciliadas, recobertas por uma membrana otolítica na qual estão embebidos cristais de carbonato de cálcio, os **otólitos** (Figura 16-3), ou **otocônias**, como também são chamados. Os processos apicais das células ciliadas estão embebidos na membrana otolítica. As fibras nervosas que fazem contato com as células ciliadas das máculas se juntam às fibras oriundas das cristas na divisão vestibular do oitavo nervo craniano.

RECEPTORES AUDITIVOS: CÉLULAS CILIADAS

As células ciliadas do órgão de Corti transduzem o som em audição, as células ciliadas no utrículo sinalizam aceleração horizontal, as células ciliadas no sáculo sinalizam aceleração vertical, e as células ciliadas em cada um dos três canais semicirculares sinalizam aceleração angular. Essas células ciliadas são estruturalmente similares (Figura 16-5). Cada uma delas está inserida em um epitélio constituído por células de sustentação, e sua porção basal faz contato sináptico com neurônios aferentes. Projetando-se da porção apical, estão de 30 a 150 microvilosidades chamadas de **estereocílios**. Exceto na cóclea, um desses estereocílios é o **cinocílio**, um cílio verdadeiro, ainda que não móvel, com nove pares de microtúbulos ao redor de um par central de microtúbulos. O cinocílio é o mais longo dos processos e possui uma extremidade dilatada. Nos adultos, o cinocílio perde a estrutura ciliar, mas se mantém como o estereocílio mais longo em todas as células ciliadas. A estrutura central dos estereocílios é constituída por filamentos de actina, associados a isoformas de miosina. Existe uma estrutura ordenada nos tufos de estereocílios de cada célula. Na direção do cinocílio, os estereocílios aumentam progressivamente de altura, mas, no eixo perpendicular a este, os estereocílios são da mesma altura.

RESPOSTAS ELÉTRICAS

O potencial de membrana de repouso das células ciliadas é de cerca de −60 mV. Quando os estereocílios são inclinados na direção do cinocílio, o potencial de membrana das células ciliadas diminui para aproximadamente −50 mV. Os estereocílios fornecem um mecanismo que gera mudanças no potencial de membrana proporcional à direção e à distância do movimento dos estereocílios. Quando o feixe de estereocílios é inclinado na direção oposta, a célula é hiperpolarizada. O deslocamento dos estereocílios na direção perpendicular a esse eixo não provoca nenhuma mudança no potencial de membrana, e o deslocamento do feixe de estereocílios nas direções que são intermediárias a essas duas produz despolarização ou hiperpolarização, que é proporcional ao grau da direção no sentido do cinocílio ou contrária a ele.

GÊNESE DOS POTENCIAIS DE AÇÃO NAS FIBRAS NERVOSAS AFERENTES

Filamentos muito finos, os **ligamentos apicais**, conectam as extremidades de cada estereocílio ao adjacente no plano paralelo ao cinocílio (Figura 16-6), e nos pontos de inserção dos ligamentos estão os canais de cátions mecanossensíveis. Se os estereocílios curtos são inclinados na direção dos mais longos, o tempo de abertura dos canais aumenta. K^+ e Ca^{2+} entram por esses canais, levando à despolarização. Durante a despolarização prolongada, a entrada de Ca^{2+} faz uma proteína motora, ligada à actina nos estereocílios maiores, deslizar em direção à base destes, liberando a tensão nos ligamentos apicais. Isso causa o fechamento do canal e a restauração do estado de repouso. A despolarização das células ciliadas causa a liberação de neurotransmissor que desencadeia a despolarização dos neurônios aferentes conectados a estas.

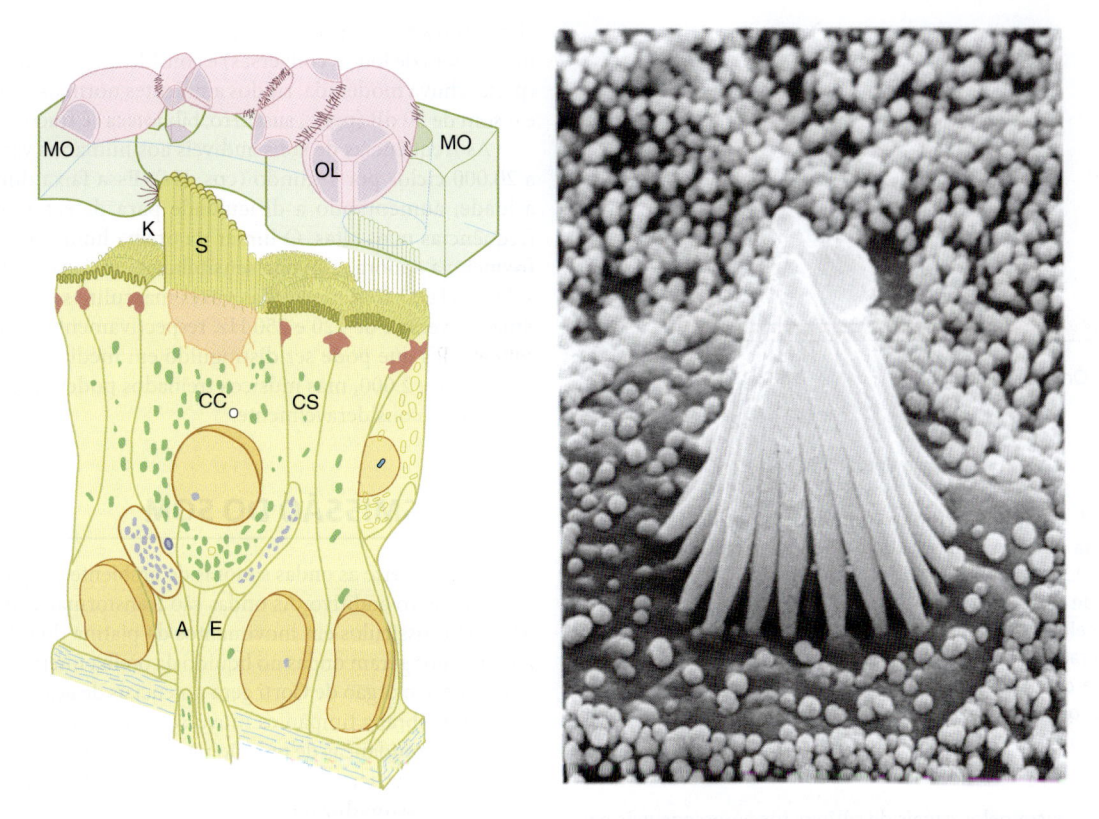

FIGURA 16-5 Estrutura de uma célula ciliada do sáculo. Esquerda: As células ciliadas no labirinto membranoso da orelha possuem uma estrutura comum e todas estão em epitélios constituídos por células de sustentação (CS), recobertas por uma membrana otolítica (MO) que contém otólitos (OL). As células ciliadas (CC) fazem sinapse com axônios aferentes (A) e eferentes (E). Com exceção das células ciliadas da cóclea, um dos processos apicais destas células é um **cinocílio** (K), um cílio verdadeiro, ainda que não móvel, com nove pares de microtúbulos periféricos em torno de um par central de microtúbulos. Os demais processos apicais são **estereocílios** (S), comuns a todas as células ciliadas; estes possuem núcleos de filamentos de actina associados a isoformas de miosina. O feixe de estereocílios se dispõe de forma ordenada nas células. Os estereocílios estão dispostos em ordem crescente de altura em direção ao cinocílio. Na direção perpendicular a esta, todos os estereocílios possuem a mesma altura. (Reproduzida com permissão de Hillman DE: Morphology of peripheral and central vestibular systems. In: *Frog Neurobiology*. Llinas R, Precht W (editores). Springer, 1976.) **Direita**: Fotomicrografia eletrônica de varredura dos processos apicais de uma célula ciliada do sáculo. A membrana otolítica foi removida. As pequenas projeções que aparecem em torno das células ciliadas são microvilosidades das células de sustentação. (Cortesia de A.J. Hudspeth.)

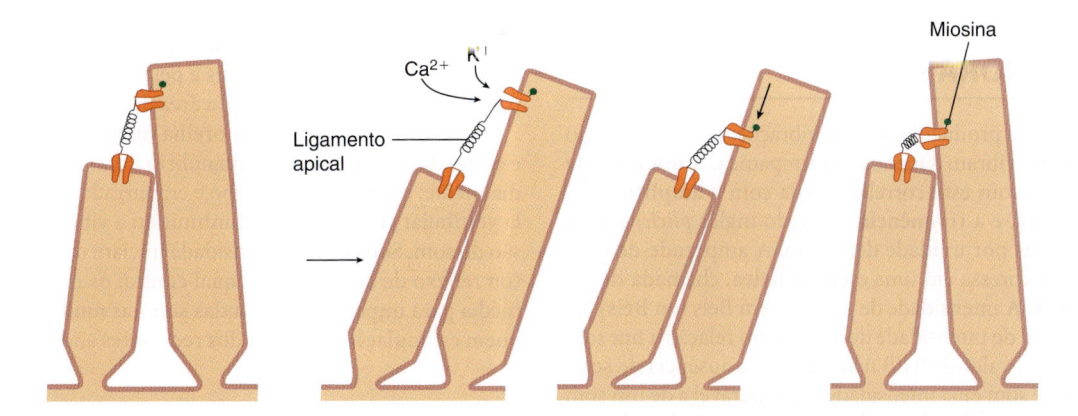

FIGURA 16-6 Representação esquemática da função dos ligamentos apicais nas respostas das células ciliadas. Quando um estereocílio é inclinado na direção do estereocílio mais alto, os ligamentos apicais são estirados e abrem os canais iônicos ligados a eles nas extremidades dos estereocílios. A entrada de Ca^{2+} pelos canais abertos aciona uma proteína motora (miosina) que, ao deslizar para baixo na lateral do estereocílio, libera a tensão no ligamento apical. Quando os cílios retornam a sua posição de repouso, o nível de Ca^{2+} diminui, e a miosina escala o estereocílio, devolvendo o nível de tensão do ligamento. (Modificada com permissão de Kandel ER, Schwartz JH, Jessel TM [editores]: *Principles of Neuroscience*, 4th ed. McGraw-Hill, 2000.)

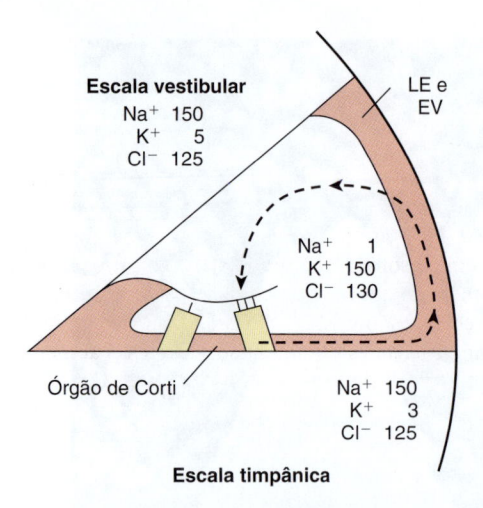

FIGURA 16-7 Composição iônica (mmol/L) da perilinfa na escala vestibular, da endolinfa na escala média e da perilinfa na escala timpânica. LE, ligamento espiral; EV, estria vascular. A seta tracejada indica a via de reciclagem do K^+ a partir da célula ciliada, seguindo através das células de sustentação até o ligamento espiral para, então, ser secretada à endolinfa por meio das células da estria vascular. (Reproduzida com permissão de Barrett KE, Barman SM, Boitano S, Brooks H: *Ganong's Review of Medical Physiology*, 23rd ed. McGraw-Hill Medical, 2009.)

O K^+ que entra pelos canais de cátions mecanossensíveis nas células ciliadas é reciclado (Figura 16-7). Após sair por canais da porção basolateral das células ciliadas, o K^+ entra nas células de sustentação e através destas alcança finalmente a estria vascular da cóclea e é secretado novamente na endolinfa, completando o ciclo. A parte apical das células ciliadas projeta-se para a endolinfa, e a base dessas células fica banhada pela perilinfa. A perilinfa tem constituição similar a do plasma; a endolinfa é formada pela estria vascular da escala média e possui alta concentração de K^+ e baixa concentração de Na^+. As células da estria vascular possuem grande concentração de Na^+-K^+-ATPase.

AUDIÇÃO

ONDAS SONORAS

O som é a sensação produzida quando vibrações de moléculas no meio extracelular vibram a membrana timpânica. A **intensidade** (volume) de um som está correlacionada com a **amplitude** de uma onda sonora, e a **frequência** (tom, do inglês *pitch*) com o número de ondas por unidade de tempo. A amplitude de uma onda sonora é expressa em uma escala relativa, chamada de **escala de decibéis**. A intensidade de um som em Bels (ou Béis) é o logaritmo da taxa de intensidade desse som em relação a um som de referência. Um valor de 0 dB não significa a ausência de som, mas um nível de som cuja intensidade é comparável a de um som de referência. A faixa de 0 a 160 dB, desde a pressão limiar até a pressão que é potencialmente lesiva ao órgão de Corti, representa, de fato, uma variação de 10^7 vezes a pressão sonora.

O som na faixa de 120 a 160 dB (p. ex., armas de fogo, britadeira, decolagem de avião a jato) é nocivo; de 90 a 110 dB (p. ex., metrô, bumbo, serra elétrica, cortador de grama) é extremamente alto; de 60 a 80 dB (p. ex., despertador, engarrafamento de trânsito, lavadora de louça, conversas) é considerado alto; de 40 a 50 dB (p. ex., chuva moderada, ruídos ambientes normais) é moderado; e o som de 30 dB (p. ex., sussurro, biblioteca) é fraco.

As frequências de sons audíveis aos humanos variam de 20 a 20.000 ciclos por segundo (cps, Hz). Essa faixa diminui com a idade, aumentando a dificuldade para detectar os sons de frequências mais altas. O limiar da orelha humana varia com a frequência sonora, a maior sensibilidade está na faixa de 1.000 a 4.000 Hz. O tom médio das vozes masculinas e femininas em uma conversa é de 120 e 250 Hz, respectivamente. O número de frequências que pode ser distinguido em média por um indivíduo é quase 2.000, mas músicos treinados podem melhorar essa capacidade consideravelmente.

A TRANSMISSÃO DO SOM

A orelha converte as ondas sonoras do ambiente em potenciais de ação no nervo auditivo. As ondas são transformadas pelo tímpano e pelos ossículos em movimentos da platina do estribo. Esses movimentos geram ondas no líquido da orelha interna. A ação das ondas sobre o órgão de Corti gera potenciais de ação no nervo.

A membrana timpânica move-se para dentro e para fora em resposta às mudanças de pressão produzidas pelas ondas sonoras sobre sua superfície externa. Dessa forma, a membrana funciona como um **ressonador** que reproduz as vibrações da fonte sonora. A membrana cessa a vibração quase imediatamente com o cessar da onda sonora. Os movimentos da membrana timpânica são transmitidos ao manúbrio do martelo. O martelo vibra em um eixo através da junção de seus dois processos, o longo e o curto, de maneira que o processo curto transmite as vibrações do manúbrio à bigorna. A bigorna move-se, transmitindo as vibrações à cabeça do estribo. Os movimentos da cabeça do estribo são transferidos a sua platina, fazendo esta se deslocar em movimentos de vai e vem sobre a janela oval. Os ossículos auditivos operam como um sistema de alavanca que converte as vibrações de ressonância da membrana timpânica em movimentos do estribo contra a escala vestibular da cóclea, preenchida com perilinfa (Figura 16-8). Esse sistema aumenta a pressão do som que chega à janela oval, devido à ação de alavanca do martelo e da bigorna multiplicar a força por 1,3 vezes e pelo fato de a membrana timpânica ser muito maior do que a área da platina do estribo.

Quando os músculos da orelha média (tensor do tímpano e estapédio) se contraem, o manúbrio do martelo é puxado medialmente, e a platina do estribo é empurrada na direção da escala vestibular (Figura 16-2), diminuindo a vibração e a transmissão do som. Sons de alta intensidade iniciam o **reflexo timpânico** (ou reflexo de atenuação), o qual contrai os músculos da orelha média para impedir que as ondas sonoras muito intensas provoquem estimulação excessiva dos receptores auditivos.

A CONDUÇÃO ÓSSEA E A CONDUÇÃO AÉREA

A **condução ossicular** é a via normal de condução das ondas sonoras ao líquido da orelha interna através da membrana

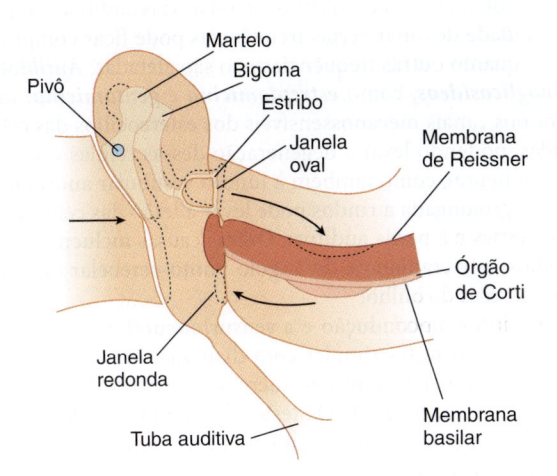

FIGURA 16-8 Esquema representativo dos ossículos auditivos e da maneira como seus movimentos transformam os movimentos da membrana timpânica em ondas no líquido da cóclea. A onda se dissipa na janela redonda. Os movimentos dos ossículos, do labirinto membranoso e da janela oval são indicados por linhas tracejadas. (Reproduzida com permissão de Barrett KE, Barman SM, Boitano S, Brooks H: *Ganong's Review of Medical Physiology*, 23rd ed. McGraw-Hill Medical, 2009.)

timpânica e dos ossículos auditivos. As ondas sonoras também vibram a membrana timpânica secundária que fecha a janela redonda, cujo efeito, que não é importante na audição normal, é chamado de **condução aérea**. A **condução óssea** é a transmissão das vibrações dos ossos do crânio ao líquido da orelha interna; este efeito assume um papel na transmissão dos sons extremamente intensos. Quando um diapasão em vibração é encostado diretamente no crânio, também ocorre importante condução óssea.

PROPAGAÇÃO DAS ONDAS

Os movimentos da platina do estribo estabelecem uma série de ondas que se propagam na perilinfa da escala vestibular. A parede óssea da escala vestibular é rígida, mas a membrana de Reissner é flexível. A membrana basilar não está sob tensão e também é facilmente empurrada para o lado da escala timpânica em resposta aos picos das ondas na escala vestibular. Os deslocamentos do líquido na escala timpânica são dissipados no ar pela janela redonda. O som desloca a membrana basilar e há um local específico nesta em que o deslocamento é máximo, determinado pela frequência da onda sonora. Os estereocílios das células ciliadas no órgão de Corti são mantidos rígidos pela membrana reticular, enquanto os estereocílios das células ciliadas externas estão embebidos na membrana tectorial (Figura 16-4). Quando o estribo se movimenta, ambas as membranas movem-se na mesma direção, mas elas são articuladas em eixos distintos, de maneira que um movimento de cisalhamento leva à inclinação dos estereocílios. Apesar de os estereocílios das células ciliadas internas não estarem ligados à membrana tectorial, eles se inclinam pelo movimento do líquido entre a membrana e as células ciliadas subjacentes.

POTENCIAIS DE AÇÃO NAS FIBRAS DO NERVO AUDITIVO

As células ciliadas internas são as células sensoriais estimuladas pelos movimentos do líquido, descritos anteriormente, e fazem sinapse com os axônios que constituem o nervo auditivo, gerando potenciais de ação ao longo deste. As células ciliadas externas respondem ao som, mas a despolarização provoca seu encurtamento, ao passo que a hiperpolarização as torna mais alongadas. Ao fazerem esses movimentos sobre uma parte muito flexível da membrana basilar, as células ciliadas externas aumentam a amplitude e a definição dos sons. A frequência dos potenciais de ação nas fibras do nervo auditivo é proporcional à intensidade dos estímulos sonoros.

O principal determinante para a percepção da frequência, quando uma onda sonora entra na orelha, é a posição do órgão de Corti que foi estimulado de forma máxima. A onda em propagação, resultante da emissão de um tom, produz um pico de movimento da membrana basilar em um ponto específico e, por consequência, estimulação máxima do receptor desse ponto da membrana. A distância entre esse ponto e o estribo é inversamente proporcional à frequência do som, de forma que as frequências mais baixas produzem estimulação máxima no ápice da cóclea, e as frequências mais altas produzem estimulação máxima na base da cóclea.

VIA CENTRAL

As fibras aferentes da divisão auditiva do oitavo nervo craniano terminam nos **núcleos cocleares dorsal** e **ventral** (Figura 16-9). A partir desses núcleos, os impulsos auditivos passam por diferentes vias em direção aos **colículos inferiores**, os centros para os reflexos auditivos, e, por meio do **núcleo geniculado medial** do tálamo, seguem ao **córtex auditivo**. Outros impulsos seguem para a formação reticular. A informação de ambas as orelhas converge para cada oliva superior e, a partir desta, a maioria dos neurônios responde às aferências vindas de ambos os lados. O córtex auditivo primário é a **área 41 de Brodmann**. As frequências baixas estão representadas anterolateralmente, e as frequências altas estão posteromedialmente no córtex auditivo.

No córtex auditivo primário, a maioria dos neurônios responde aos estímulos de ambas as orelhas, mas colunas de células são estimuladas pelas aferências da orelha contralateral e inibidas pelas aferências da orelha ipsilateral. Existem várias áreas de recepção auditiva adicionais, da mesma forma que existem várias áreas de recepção para a sensação cutânea. As áreas de associação auditiva adjacentes ao córtex auditivo primário estão mais dispersas.

O **feixe olivococlear** é um feixe proeminente de fibras eferentes existentes em cada nervo auditivo, que surge dos complexos olivares superiores ipsilateral e contralateral e termina na porção basal das células ciliadas externas do órgão de Corti.

LOCALIZAÇÃO DO SOM

A determinação da direção da qual o som emana no plano horizontal depende da diferença de tempo entre a chegada do estímulo nas duas orelhas e a consequente diferença de fase da onda sonora nos dois lados, para os sons de baixa frequência. Para os sons de frequências maiores, a determinação depende da diferença de intensidade com que o som chega às duas orelhas. A diferença interauricular de tempo detectável, que pode ser tão baixa quanto 20 microssegundos, é o fator mais importante para os sons de frequências abaixo de 3.000 Hz. A diferença interauricular de intensidade é o fator mais importante para os sons de frequências acima de 3.000 Hz. Os neurônios do córtex auditivo que recebem aferências de ambas as orelhas respondem de maneira máxima ou mínima quando o tempo de chegada de um estímulo a uma orelha difere por um período fixo em relação ao tempo de chegada na outra orelha. Esse período fixo varia entre os diferentes neurônios.

Os sons vindos da frente do indivíduo diferem em qualidade daqueles vindos de trás, devido ao fato de cada pavilhão (porção visível da orelha externa) estar levemente sintonizado para sons vindos de frente. As reflexões das ondas sonoras na superfície do pavilhão também mudam, dependendo de o som ser oriundo de fonte sonora superior ou inferior; a mudança nas ondas sonoras é um fator básico na localização dos sons no plano vertical. Lesões do córtex auditivo resultam em distúrbios na localização do som.

SURDEZ

A perda auditiva é o distúrbio sensorial mais comum em humanos. A *presbiacusia*, que é o déficit auditivo gradual associado ao envelhecimento, afeta mais de um terço das pessoas com mais de 75 anos e deve-se, provavelmente, à perda acumulativa de células ciliadas e de neurônios. Na maioria dos casos, a perda auditiva é um distúrbio multifatorial ocasionado tanto por fatores genéticos como ambientais.

A *surdez de condução* refere-se à dificuldade na transmissão do som na orelha externa ou na média e afeta todas as frequências sonoras. Entre as causas da surdez de condução estão a obstrução dos canais auditivos externos com cera (**cerume**) ou corpos estranhos, acúmulo de líquido derivado de *otite externa* (inflamação da orelha externa, "otite dos nadadores") ou *otite média* (inflamação da orelha média), perfuração do tímpano e *otosclerose*, na qual o osso é reabsorvido e substituído com osso esponjoso que cresce sobre a janela oval.

A *surdez sensorioneural* deve-se geralmente à perda das células ciliadas cocleares, mas também pode ser devido a distúrbios envolvendo o oitavo nervo craniano ou as vias auditivas centrais. A habilidade de ouvir certas frequências pode ficar comprometida, enquanto outras frequências não são afetadas. *Antibióticos aminoglicosídeos*, como **estreptomicina** e **gentamicina**, interferem nos canais mecanossensíveis dos estereocílios das células ciliadas, podendo levar à degeneração dessas células e à surdez sensorioneural, como também à função vestibular anormal. Exposição prolongada a ruídos pode levar à lesão das células ciliadas externas e à perda auditiva. Outras causas incluem tumores do oitavo par craniano e do ângulo ponto-cerebelar ou, ainda, lesão vascular do bulbo.

A surdez de condução e a sensorioneural podem ser distinguidas com testes simples com diapasão. Três desses testes, denominados pelos nomes de quem os desenvolveu, estão apresentados na Tabela 16-1. Os testes de **Weber** e de **Schwabach** demonstram o importante efeito do mascaramento do ruído do ambiente sobre o limiar auditivo.

SISTEMA VESTIBULAR

O sistema vestibular está constituído pelo **aparelho vestibular** e pelos **núcleos vestibulares** centrais. O aparelho vestibular dentro da orelha interna detecta os movimentos e a posição da cabeça e faz a transdução da informação em um sinal neural. Os núcleos vestibulares estão relacionados com a manutenção da posição da cabeça no espaço; os tratos descendentes desses núcleos mediam os ajustes da cabeça com o pescoço e da cabeça com o corpo.

Os gânglios vestibulares contêm os corpos celulares dos neurônios que inervam as cristas e as máculas. Cada nervo vestibular termina em um núcleo vestibular ipsilateral e no lobo flóculo-nodular do cerebelo (Figura 16-9). As fibras dos canais semicirculares projetam-se aos núcleos vestibulares superior e medial; estas informações destinam-se principalmente aos núcleos motores que controlam os movimentos dos olhos. As fibras do utrículo e do sáculo projetam-se ao **núcleo de Deiters** e, a partir deste, projetam-se principalmente para a medula espinal. Os núcleos vestibulares também se projetam ao tálamo, com destino ao córtex somatossensorial. As conexões ascendentes aos núcleos dos nervos cranianos estão envolvidas com os movimentos extraoculares.

TABELA 16-1 Testes comuns com diapasão para se distinguir surdez sensorioneural de surdez de condução

	Weber	Rinne	Schwabach
Método	Base do diapasão em vibração sobre o vértice do crânio	Base do diapasão em vibração sobre o processo mastoide até a extinção do som e, então, transferência para a abertura da orelha	Comparação da condução óssea do paciente com a de indivíduo normal
Normal	Ambas as orelhas escutam de forma igual	Som da vibração no ar é percebido por mais tempo do que por condução óssea	
Surdez de condução (de um lado)	O som fica mais alto na orelha com o distúrbio devido à ausência, para esta orelha, do efeito da interferência dos ruídos ambientais	As vibrações no ar não são ouvidas após ter se extinguido o som pela condução óssea	A condução óssea é melhor do que no indivíduo normal (o defeito de condução exclui o ruído ambiente)
Surdez sensorioneural (de um lado)	Som mais alto na orelha normal	Som da vibração no ar é percebido por mais tempo do que por condução óssea, apenas quando a lesão neural for parcial	Condução óssea é pior do que no indivíduo normal

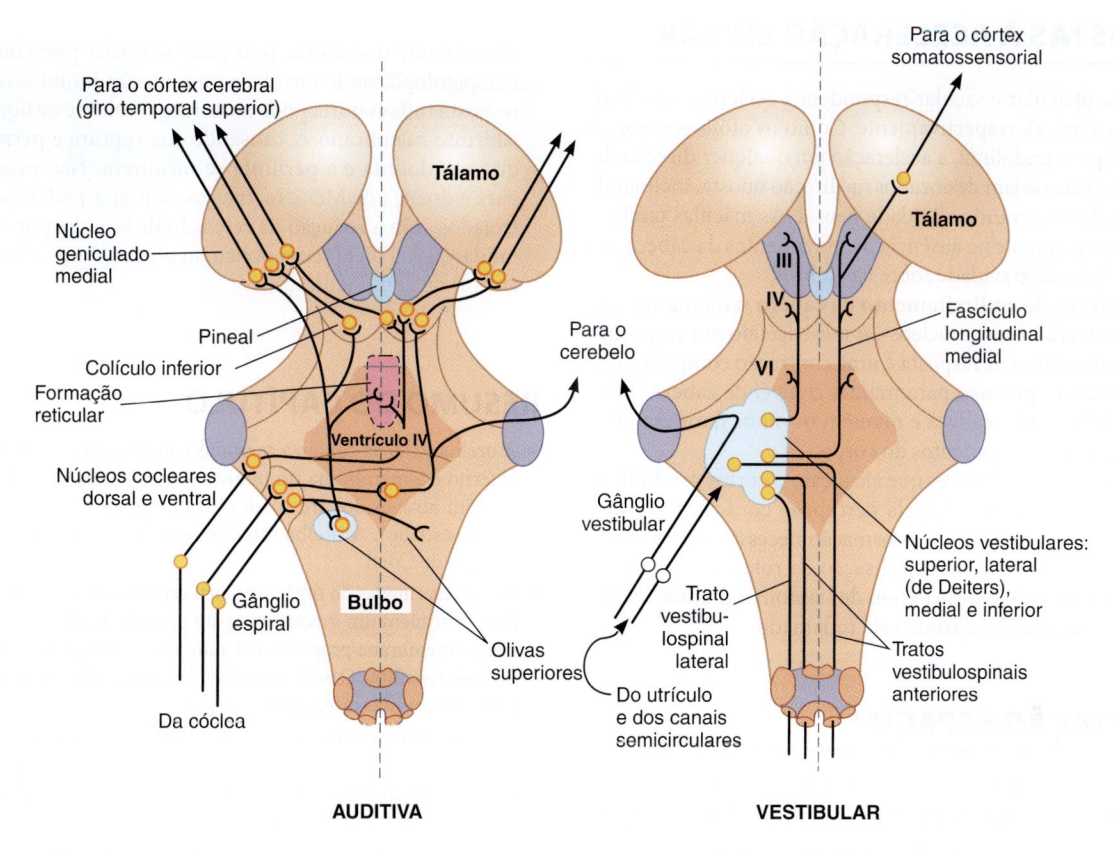

FIGURA 16-9 Diagrama simplificado das principais vias auditivas (esquerda) e vestibulares (direita) representadas em uma vista dorsal do tronco encefálico. O cerebelo e o córtex cerebral foram removidos. III, IV e VI referem-se aos núcleos dos terceiro, quarto e sexto nervos cranianos. (Reproduzida com permissão de Barrett KE, Barman SM, Boitano S, Brooks H: *Ganong's Review of Medical Physiology*, 23rd ed. McGraw-Hill Medical, 2009.)

RESPOSTAS À ACELERAÇÃO ANGULAR

A aceleração angular no mesmo plano de um determinado par de canais semicirculares estimula a crista ampular destes. A endolinfa desloca-se na direção oposta a da rotação, e o líquido empurra a cúpula, defletindo-a. Isso inclina os estereocílios das células ciliadas (Figura 16-3). Quando uma velocidade constante de rotação é atingida, o líquido passa a acompanhar a rotação na mesma velocidade do corpo, e a cúpula retorna a sua posição aprumada. Quando a rotação para, a desaceleração produz deslocamento da endolinfa na direção da rotação, e a cúpula deflete na direção oposta àquela durante a aceleração. A cúpula retorna à posição aprumada em 25 a 30 segundos. O movimento da cúpula em uma direção aumenta a atividade das fibras axonais da crista, e o movimento na direção oposta inibe a atividade neural.

A rotação causa a estimulação dos canais semicirculares no plano da rotação. Como os canais de um lado da cabeça são a imagem especular dos canais do outro lado, a endolinfa é deslocada em direção aos cinocílios em um lado e na direção oposta aos cinocílios no outro lado. O padrão de impulsos que alcança o encéfalo varia com a direção e o plano de rotação.

O **nistagmo** é um movimento oscilatório dos olhos observado no início e no final de um período de rotação. É um reflexo que mantém a visão fixa em pontos estacionários durante a rotação do corpo. Quando a rotação inicia, os olhos movem-se lentamente na direção oposta à rotação, visando manter a visão fixa (**reflexo vestíbulo-ocular**). Ao final desse movimento, os olhos rapidamente são levados para um novo ponto de fixação e, então, movem-se mais uma vez de forma lenta na outra direção. O componente lento é iniciado pelos impulsos dos labirintos vestibulares; o componente rápido é disparado por um núcleo do tronco encefálico. Por convenção, a direção do movimento do olho no nistagmo é identificada pela direção do componente rápido. A direção do componente rápido é a mesma do movimento de rotação da cabeça. O nistagmo pós-rotatório é resultado do deslocamento da cúpula na direção oposta. O nistagmo pode ser observado em repouso nos pacientes com lesões do tronco encefálico. O teste da estimulação calórica pode ser utilizado para testar a função do labirinto vestibular. Os canais semicirculares são estimulados ao ser instilada água morna (40°C) ou fria (30°C) na orelha. A diferença de temperatura estabelece correntes de convecção na endolinfa, com consequente movimento da cúpula. Nos sujeitos normais, a água morna causa nistagmo na direção do estímulo (componente lento para o lado oposto ao estímulo e o rápido na direção do estímulo), ao passo que a água fria induz o nistagmo na direção oposta à orelha estimulada (componente lento para o lado da água fria e rápido para o lado oposto).

RESPOSTAS À ACELERAÇÃO LINEAR

As máculas utricular e sacular respondem à aceleração na horizontal e na vertical, respectivamente. Como os otólitos são mais densos do que a endolinfa, a aceleração em qualquer direção determina que estes sejam deslocados na direção oposta, inclinando os estereocílios e gerando atividade neural. As máculas também disparam tonicamente na ausência de movimentos da cabeça, em função da ação da gravidade sobre os otólitos.

Os **reflexos de endireitamento da cabeça** são uma série de respostas integradas nos núcleos do mesencéfalo em resposta à inclinação da cabeça. A resposta é uma contração compensatória dos músculos do pescoço para manter o nível da cabeça. Esses reflexos estabilizam a cabeça e mantêm os olhos fixos em alvos visuais apesar dos movimentos do corpo.

Os impulsos vestibulares que alcançam o córtex cerebral são responsáveis provavelmente pela percepção consciente do movimento e fornecem parte da informação necessária para orientação no espaço. *Vertigem* é a sensação de rotação na ausência absoluta de uma real rotação e é um dos sintomas predominantes em situações em que o labirinto está inflamado.

ORIENTAÇÃO ESPACIAL

A orientação no espaço depende das aferências dos receptores vestibulares, bem como de informações visuais, dos proprioceptores dos músculos e das cápsulas das articulações, e dos mecanorreceptores cutâneos. Essas quatro aferências são processadas no córtex cerebral para formar uma representação contínua da orientação do indivíduo no ambiente.

CORRELAÇÃO CLÍNICA

Uma mulher de 26 anos chegou ao consultório de seu médico em função de uma série de episódios recentes em que ela relata ter sentido graves tonturas, *tinidos* (zumbidos nos ouvidos), náusea e vômito. Durante seu último episódio, ela reparou que mal podia escutar sua filha a chamando do quarto ao lado. Quando foi questionada pelo assistente do médico se esses sintomas já tinham ocorrido no seu tempo de faculdade, ela relatou que, embora menos intensos, o tinido, a vertigem e a náusea ocorreram em várias ocasiões. Como os sintomas ocorreram apenas de forma esporádica e duravam apenas algumas horas ou um dia, ela nunca buscou ajuda médica. O último episódio deixou-a apreensiva de que houvesse algum problema mais sério.

Um teste auditivo revelou audição reduzida em uma orelha. Com base nos sintomas, seu médico suspeitou que ela tivesse a **doença de Ménière**. Ela foi mais tarde analisada por um otorrinolaringologista e por um neurologista para descartar outras causas de seus sintomas. A doença de Ménière é uma anormalidade da orelha interna, causando vertigem ou tontura grave, tinido, perda auditiva intermitente e sensação de pressão ou dor na orelha afetada por várias horas. Os sintomas podem ocorrer repentinamente e repetirem-se diária ou muito raramente. A perda de audição é inicialmente transitória, mas pode se tornar permanente. A fisiopatologia pode envolver uma reação imunitária. Uma resposta inflamatória pode aumentar o volume de líquido no labirinto membranoso, causando sua ruptura e permitindo que a endolinfa e a perilinfa se misturem. Não existe cura para a doença de Ménière, mas os sintomas podem ser controlados com a redução da retenção de líquido, por meio de mudanças na dieta (com pouco ou sem sal, sem cafeína, sem álcool) ou com medicação.

RESUMO DO CAPÍTULO

- A orelha externa canaliza as ondas sonoras para o meato acústico externo e a membrana timpânica. A partir dela, as ondas sonoras seguem através dos três ossículos da orelha média (martelo, bigorna, estribo). A orelha interna, ou labirinto, contém a cóclea e o órgão de Corti.
- As células ciliadas do órgão de Corti captam a audição. Os estereocílios constituem um mecanismo para geração de alterações no potencial de membrana proporcional à direção e ao grau de deslocamento dos estereocílios. O som é a sensação produzida quando vibrações longitudinais das moléculas de ar percutem a membrana timpânica.
- A atividade na via auditiva passa das fibras aferentes do oitavo nervo craniano para os núcleos cocleares dorsal e ventral, depois para os colículos inferiores, para o núcleo geniculado medial talâmico e, então, para o córtex auditivo.
- A intensidade está correlacionada com a amplitude da onda sonora, e o tom com a frequência.
- A surdez de condução é devido à transmissão sonora comprometida na orelha externa ou na média e atinge todas as frequências sonoras. A surdez sensorioneural é devido à lesão das células ciliadas cocleares ou das vias auditivas centrais.
- A aceleração angular estimula a crista no canal semicircular, deslocando a endolinfa na direção oposta à da rotação, defletindo a cúpula e causando a inclinação dos estereocílios das células ciliadas. As células ciliadas do utrículo respondem à aceleração linear horizontal, e as do sáculo à aceleração vertical. Aceleração em qualquer direção leva ao deslocamento dos otólitos e à inclinação dos estereocílios das células ciliadas, gerando a atividade neural.
- A orientação espacial é dependente das aferências dos receptores vestibulares, das informações visuais, dos proprioceptores dos músculos e da cápsula das articulações, e dos mecanorreceptores cutâneos.

QUESTÕES PARA ESTUDO

1. Um homem de 40 anos, trabalhador de construção de estradas por quase 20 anos, foi ao seu médico porque tinha dificuldades auditivas durante conversações normais. O teste de Weber mostrou que o som da vibração do diapasão era localizado na orelha direita. O teste de Schwabach mostrou que a condução óssea era abaixo do normal. O teste de Rinne mostrou que tanto a condução aérea como óssea estavam anormais, mas a condução aérea durou mais que a óssea. O diagnóstico foi:
   A) surdez sensorioneural em ambas as orelhas
   B) surdez de condução na orelha direita
   C) surdez sensorioneural na orelha direita
   D) surdez de condução na orelha esquerda
   E) surdez sensorioneural na orelha esquerda

2. Se um paciente tivesse os seguintes resultados nos testes: o teste de Weber mostrou que o som de um diapasão vibrando era mais alto que o normal; o teste de Schwabach mostrou que a condução óssea foi melhor que o normal; teste de Rinne mostrou que a condução aérea não superou o tempo da condução óssea, qual seria o diagnóstico?
   A) Surdez sensorioneural em ambas orelhas
   B) Surdez de condução em ambas orelhas
   C) Audição normal
   D) Tanto surdez sensorioneural como surdez de condução
   E) Um possível tumor no oitavo nervo craniano

3. Nistagmo pós-rotacional é causado pelo movimento contínuo do(a):
   A) humor aquoso sobre o corpo ciliar do olho
   B) líquido cerebrospinal no núcleo vestibular
   C) endolinfa nos canais semicirculares, com consequente deflexão da cúpula e estimulação das células ciliadas
   D) endolinfa na direção do helicotrema
   E) perilinfa sobre as células ciliadas, cujos estereocílios estão embebidos na membrana tectorial

4. Algumas doenças danificam as células ciliadas da cóclea. Quando a lesão das células ciliadas externas é maior do que a lesão às células ciliadas internas:
   A) a percepção da aceleração vertical fica comprometida
   B) a concentração de K^+ na endolinfa diminui
   C) a concentração de K^+ na perilinfa diminui
   D) ocorre grave déficit auditivo
   E) as células falham em encurtar quando expostas ao som

5. Qual das seguintes está incorretamente pareada?
   A) Membrana timpânica:manúbrio do martelo
   B) Helicotrema:ápice da cóclea
   C) Platina do estribo:janela oval
   D) Otólito:canais semicirculares
   E) Membrana basilar:órgão de Corti

6. A direção do nistagmo é vertical quando um sujeito está girando:
   A) depois de a água morna ter sido instilada em uma orelha
   B) com a cabeça inclinada para trás
   C) depois de a água fria ter sido instilada em ambas as orelhas
   D) com a cabeça inclinada para o lado
   E) após a secção de um nervo vestibular

7. No utrículo, os ligamentos apicais das células ciliadas estão envolvidos com o(a):
   A) formação da perilinfa
   B) despolarização da estria vascular
   C) movimentos da membrana basilar
   D) percepção do som
   E) regulação dos canais iônicos mecanossensíveis

CAPÍTULO 17

Sentidos Especiais III: Olfação e Gustação

Susan M. Barman

OBJETIVOS

- Descrever os aspectos básicos do epitélio e do bulbo olfatório.
- Explicar a transdução do estímulo nos receptores olfatórios.
- Esboçar as vias pelas quais os impulsos gerados no epitélio olfatório alcançam o córtex olfatório.
- Descrever a localização e a composição celular dos botões gustatórios.
- Citar os cinco principais receptores gustatórios e descrever seus mecanismos de transdução dos estímulos.
- Traçar as vias pelas quais os impulsos gerados nos receptores gustatórios alcançam o córtex insular.

INTRODUÇÃO

A olfação e a gustação são **sentidos** classificados como **viscerais**, por terem estreita associação com a função gastrintestinal. Eles estão fisiologicamente muito relacionados entre si; os sabores dos vários alimentos são basicamente uma combinação de seus odores e gostos. Isso explica por que o alimento pode ter sabor "diferente" se estiver gelado, pois o frio diminui a sensação do odor. Os receptores olfatórios e gustatórios são **quimiorreceptores** estimulados por moléculas dissolvidas no muco do nariz e na saliva da boca.

OLFAÇÃO

O EPITÉLIO E OS BULBOS OLFATÓRIOS

Uma porção especializada da mucosa nasal, de pigmentação amarelada, é o **epitélio olfatório**, que contém de 10 a 20 milhões de **neurônios** bipolares **sensoriais olfatórios** (Figura 17-1), dispostos entre as **células de sustentação** (semelhantes à glia) e as **células basais** (**células-tronco**). O epitélio olfatório é o local do corpo onde o sistema nervoso fica mais exposto ao meio externo. Cada neurônio possui um dendrito curto e calibroso, cuja extremidade saliente projeta-se para a cavidade nasal, emitindo de 10 a 20 **cílios** (Figura 17-2). Os cílios são processos sem envoltório de mielina e apresentam **receptores de odorantes**. Os axônios dos neurônios sensoriais olfatórios atravessam a **lâmina cribriforme** do osso etmoide e entram no **bulbo olfatório** (Figura 17-1). Neurônios olfatórios novos são gerados pelas células basais para substituir as células receptoras à medida que estas se desgastam pela exposição ao ambiente.

Nos bulbos olfatórios, os axônios dos neurônios sensoriais olfatórios (primeiro nervo craniano) fazem sinapse com os dendritos das **células mitrais** e das **células em tufo** (Figura 17-3) para formar unidades sinápticas anatomicamente circunscritas, denominadas **glomérulos olfatórios**. Ambos os tipos de neurônios enviam axônios para áreas corticais olfatórias. Os bulbos olfatórios possuem células periglomerulares, as quais são neurônios inibitórios que conectam um glomérulo a outro, e **células granulares** (sem axônios típicos), que fazem sinapses recíprocas com dendritos laterais das células mitrais e das células em tufo. Nessas sinapses, as células mitrais ou em tufo excitam as células granulares com liberação de **glutamato**, e as granulares, por sua vez, inibem a célula mitral ou em tufo com a liberação de **ácido γ-aminobutírico** (**GABA**).

CÓRTEX OLFATÓRIO

Os axônios das células mitrais e em tufo seguem em direção posterior **pela estria olfatória lateral** para terminar em dendritos das **células piramidais** de cinco regiões do córtex olfatório: **núcleo olfatório anterior**, **tubérculo olfatório**, **córtex piriforme**,

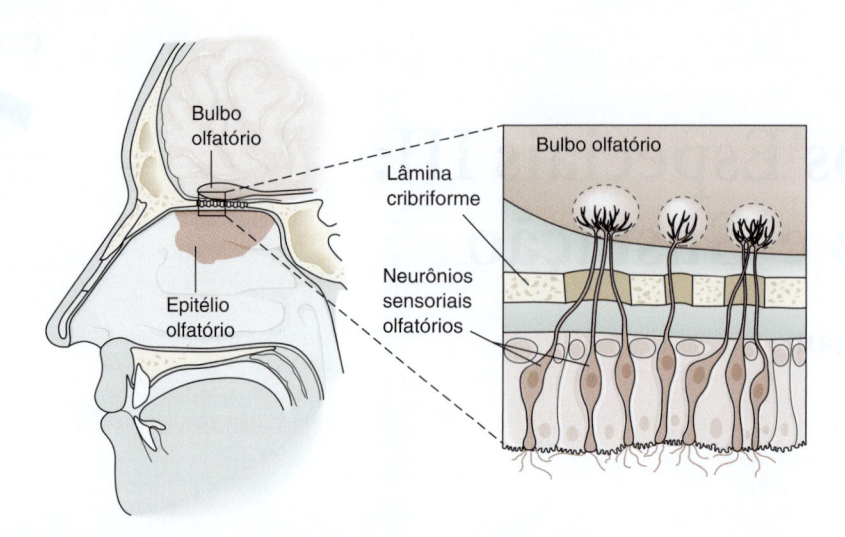

FIGURA 17-1 Neurônios sensoriais olfatórios inseridos no epitélio olfatório do recesso posterior dorsal da cavidade nasal. Esses neurônios projetam os axônios ao bulbo olfatório do telencéfalo, uma pequena estrutura ovoide que repousa sobre a lâmina cribriforme do osso etmoide. (Reproduzida com permissão de Kandel ER, Schwartz JH, Jessell TM [editores]: *Principles of Neural Science*, 4th ed. McGraw-Hill, 2000.)

amígdala e **córtex entorrinal** (Figura 17-4). A partir dessas regiões, a informação segue ao **córtex frontal** ou via **tálamo** para o **córtex orbitofrontal**. A discriminação consciente dos odores depende da projeção olfatória ao córtex orbitofrontal. A ativação orbitofrontal é geralmente maior no lado direito do que no esquerdo, de forma que a representação cortical da olfação é assimétrica. A via à amígdala está envolvida com as respostas emocionais aos estímulos olfatórios, e a via ao córtex entorrinal está relacionada com a formação de memórias olfatórias.

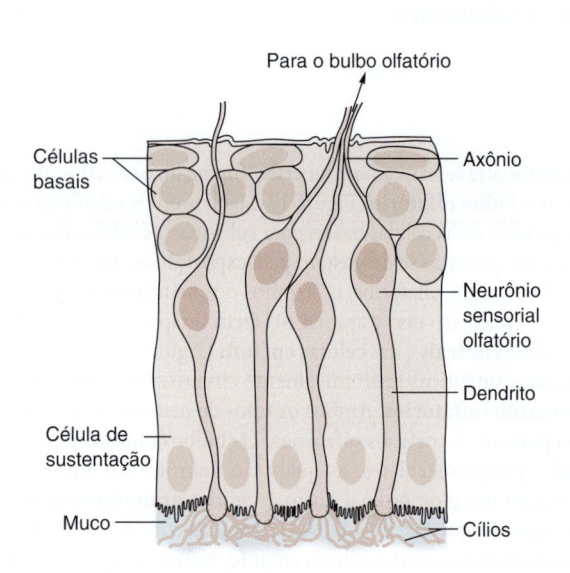

FIGURA 17-2 Estrutura do epitélio olfatório. É constituído por três tipos de células: neurônios sensoriais olfatórios, células de sustentação e células-tronco basais localizadas na base do epitélio. Cada neurônio sensorial possui um dendrito que se projeta à superfície epitelial. Numerosos cílios se estendem do dendrito à camada de muco que recobre o lúmen nasal. Um único axônio se projeta de cada neurônio sensorial ao bulbo olfatório. As moléculas odorantes se ligam a receptores odorantes específicos existentes nos cílios e desencadeiam uma cascata de eventos que levam à geração de potenciais de ação no axônio sensorial. (Modificada com permissão de Kandel ER, Schwartz JH, Jessell TM [editores]: *Principles of Neural Science*, 4th ed. McGraw-Hill, 2000.)

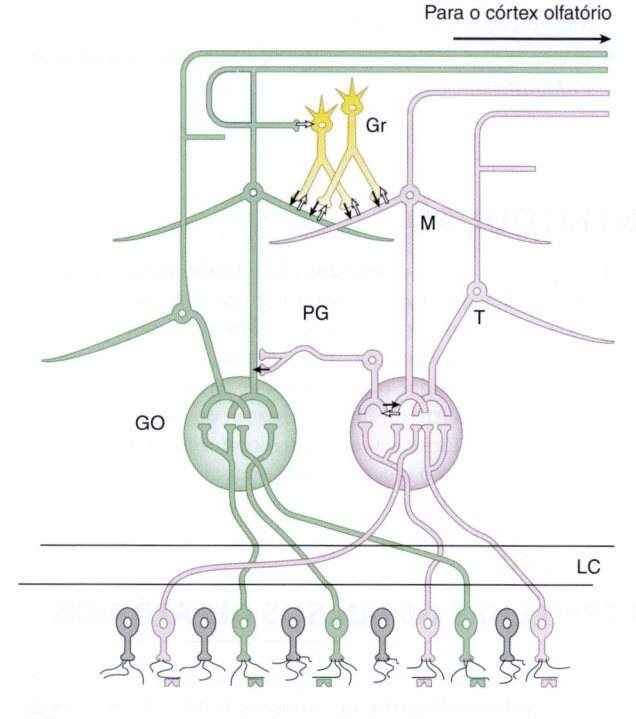

FIGURA 17-3 Circuitos básicos no bulbo olfatório. Observa-se que as células receptoras olfatórias que possuem um determinado tipo de receptor olfatório projetam-se para um glomérulo olfatório (GO) específico, enquanto células receptoras de outro tipo projetam-se para um glomérulo olfatório diferente. LC, lâmina cribriforme; PG, célula periglomerular; M, célula mitral; T, célula em tufo; Gr, célula granular. Setas brancas, sinapses excitatórias; setas pretas, sinapses inibitórias. (Adaptada com permissão de Mori K, Nagao H, Yoshihara Y. The olfactory bulb: Coding and processing of odor molecular information. *Science*. 1999; 286(5440):711-715.)

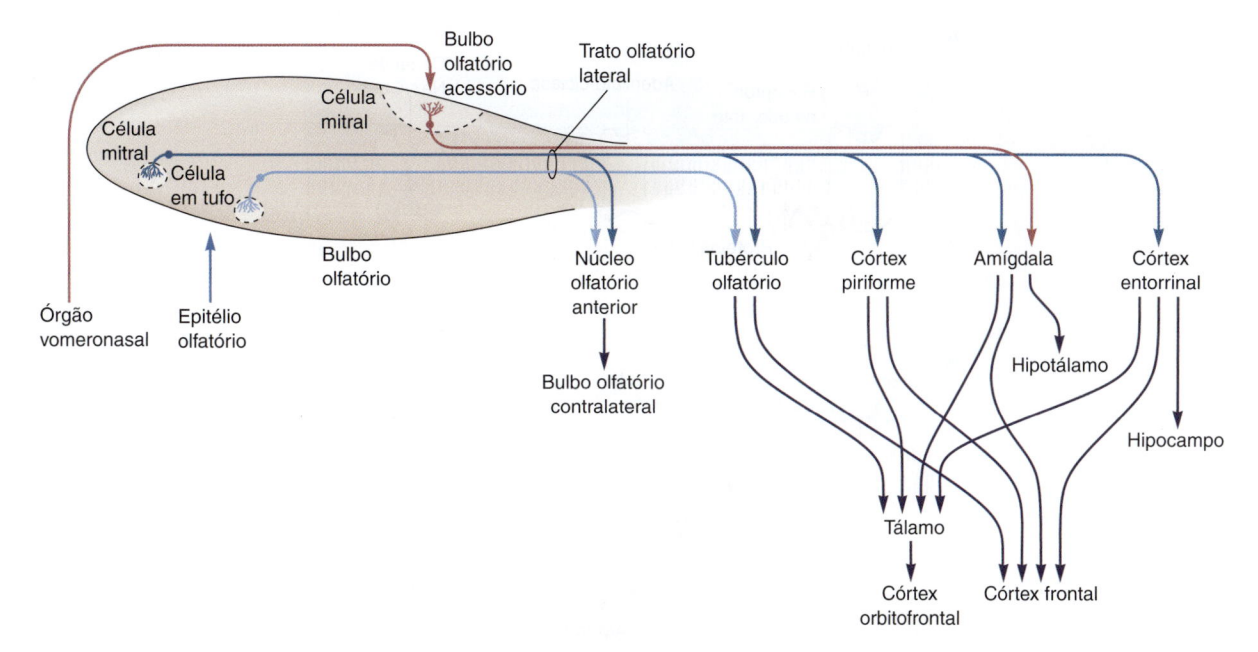

FIGURA 17-4 Diagrama da via olfatória. A informação é transmitida do bulbo olfatório por axônios dos neurônios de projeção, as células mitral e em tufo, no trato olfatório lateral. As células mitrais projetam-se para cinco regiões do córtex olfatório: núcleo olfatório anterior, tubérculo olfatório, córtex piriforme e partes da amígdala e do córtex entorrinal. As células em tufo projetam-se para o núcleo olfatório anterior e para o tubérculo olfatório, as células mitrais do bulbo olfatório acessório projetam-se somente para a amígdala. A discriminação consciente do odor depende do neocórtex (córtices orbitofrontal e frontal). Os aspectos emocionais da olfação derivam das projeções límbicas (amígdala e hipotálamo). Nos roedores e em outros mamíferos existe um órgão vomeronasal bem desenvolvido, relacionado com a percepção dos odores que atuam como feromônios; seus receptores projetam-se para o **bulbo olfatório acessório**. (Reproduzida com permissão de Kandel ER, Schwartz JH, Jessell TM [editores]: *Principles of Neural Science*, 4th ed. McGraw-Hill, 2000.)

DISCRIMINAÇÃO OLFATÓRIA E A TRANSDUÇÃO DO ESTÍMULO

O epitélio olfatório está recoberto por uma fina camada de **muco** secretado pelas células de sustentação e **glândulas de Bowman** subepiteliais. O muco banha os receptores de odorantes situados na membrana dos cílios e fornece o ambiente molecular e iônico apropriado para a detecção do odor. Os odorantes, ou moléculas que geram os odores, são normalmente pequenos, contendo de três a 20 átomos de carbono. Moléculas com o mesmo número de átomos de carbono, mas com configurações diferentes da estrutura possuem odores distintos. A solubilidade relativa hidrofílica ou lipofílica das substâncias odorantes interfere na intensidade do odor.

Anosmia (ausência total do sentido do olfato) e **hiposmia** (sensibilidade olfatória diminuída) podem resultar de simples congestão nasal ou de lesão do nervo olfatório devido a fraturas da lâmina cribriforme, **neuroblastomas** ou **meningiomas** ou, ainda, a infecções (como abscessos). O envelhecimento também está associado a anormalidades no olfato; mais de 75% das pessoas acima de 80 anos apresentam dificuldade para identificação de odores.

Os genes que codificam os cerca de mil tipos diferentes de receptores de odorantes constituem a maior família gênica já descrita nos mamíferos. Apesar de as sequências de aminoácidos dos receptores de odorantes serem diferentes, todos os receptores estão acoplados a **proteínas G heterotriméricas**. Quando uma molécula odorante liga-se ao seu receptor, as subunidades da proteína G (α, β, γ) se dissociam (Figura 17-5). A subunidade α ativa a adenilato-ciclase para catalisar a produção de AMPc, que atua como um segundo mensageiro para abrir canais de cátions, causando um influxo de íons Ca^{2+}. Isso produz o **potencial receptor** graduado, o qual desencadeia um potencial de ação no nervo olfatório.

Embora existam milhões de neurônios sensoriais olfatórios, cada um expressa apenas um entre mil diferentes receptores. Cada neurônio projeta-se para um ou dois glomérulos (Figura 17-3), o que resulta em um mapa bidimensional no bulbo olfatório específico para aquele odorante. As células mitrais projetam-se a partir de seus glomérulos para as diferentes partes do córtex olfatório.

Os glomérulos olfatórios demonstram inibição lateral por meio das células periglomerulares e granulares. Isso aumenta a definição do estímulo olfatório. Além disso, o potencial de campo extracelular em cada glomérulo oscila e as células granulares podem regular a frequência de oscilação. Não se sabe qual a função exata da oscilação, mas esta talvez possa participar do processo discriminativo do sinal olfatório que alcança o córtex.

GUSTAÇÃO

BOTÕES GUSTATÓRIOS

O órgão sensorial especializado para a **gustação** consiste em aproximadamente 10 mil **botões gustatórios**. Existem quatro tipos de células morfologicamente distintas em cada botão gustatório: as **células basais**, as **células escuras**, as **células claras** e as **células intermediárias** (Figura 17-6). Os últimos três tipos são referidos como células gustatórias **tipos I, II e III**. Essas são as células sensoriais gustatórias que respondem aos estímulos gustatórios. A extremidade apical das células gustatórias possui microvilosidades que se projetam para o poro gustatório, um pequeno orifício que se

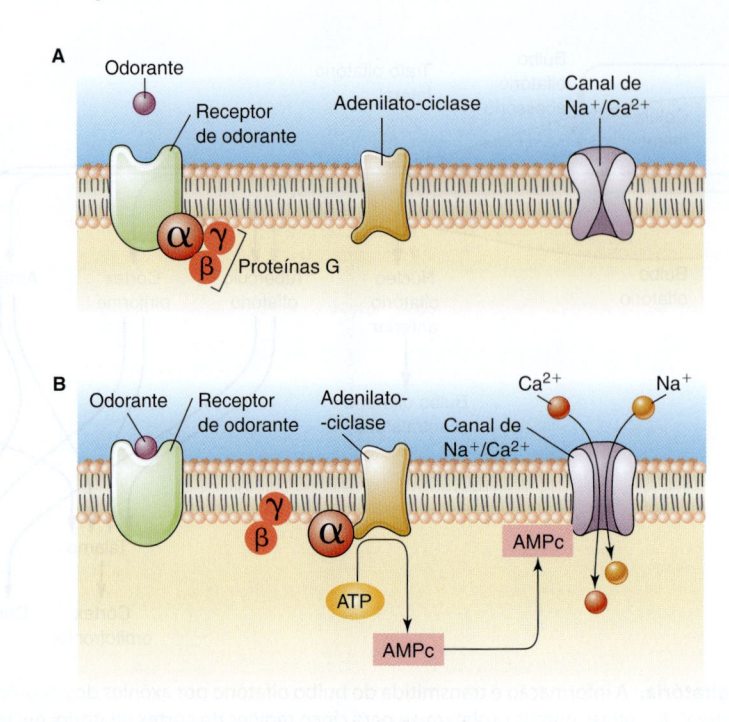

FIGURA 17-5 A transdução do estímulo em um receptor de odorante. Os receptores olfatórios são acoplados à proteínas G e se dissociam no momento da ligação do odorante. A subunidade α da proteína G ativa a adenilato-ciclase para catalisar a produção de AMPc. O AMPc atua como um segundo mensageiro para abrir canais de cátions. O influxo de Na^+ e Ca^{2+} resulta em despolarização. (Reproduzida com permissão de Fox SI: *Human Physiology*. McGraw-Hill, 2008.)

abre na superfície dorsal da língua, expondo as células sensoriais gustatórias aos conteúdos orais. Cada botão gustatório é inervado por cerca de 50 fibras axonais, e cada axônio recebe aferências de cinco botões gustatórios, em média. As células basais surgem de células epiteliais que circundam os botões gustatórios. Essas células se diferenciam em novas células gustatórias, substituindo as células mais velhas, as quais são renovadas a, aproximadamente, cada 10 dias. Se o nervo aferente é seccionado, os botões gustatórios inervados por este se degeneram e, por fim, desaparecem.

Os botões gustatórios estão localizados na mucosa da epiglote, do palato, da faringe e nas paredes das **papilas** da língua (Figura 17-6). As **papilas fungiformes** são estruturas arredondadas, localizadas em maior número na ponta da língua; as **papilas circunvaladas** são mais proeminentes e estão localizadas na parte posterior da língua, dispostas em forma de V; as **papilas folhadas** estão nas margens posteriores da língua. Cada papila fungiforme possui até cinco botões gustatórios, localizados principalmente na porção apical da papila; cada papila circunvalada e folhada contém até cem botões gustatórios, localizados em maior número nas laterais das papilas.

VIAS GUSTATÓRIAS

As fibras nervosas aferentes dos botões gustatórios dos dois terços anteriores da língua que seguem pelo **ramo corda do tímpano**, **do nervo facial** e dos botões gustatórios do terço posterior da língua alcançam o tronco encefálico pelo **nervo glossofaríngeo** (Figura 17-7). As fibras de outras áreas, exceto a língua (p. ex., faringe), seguem ao tronco encefálico via **nervo vago**. De cada lado, as fibras gustatórias dos três nervos, que são mielinizadas, porém de condução relativamente lenta, projetam-se para a porção gustatória do **núcleo do trato solitário** (**NTS**) no bulbo (Figura 17-7). Desse núcleo, os axônios dos neurônios de segunda ordem ascendem pelo lemnisco medial ipsilateral ao **núcleo ventral posteromedial** do tálamo, cujas fibras projetam-se para a **ínsula anterior** e para o **opérculo frontal** do córtex cerebral ipsilateral. Essa região localiza-se à frente da área da face no giro pós-central e, provavelmente, é a área responsável pela percepção consciente do paladar e discriminação gustatória.

MODALIDADES GUSTATÓRIAS, RECEPTORES E TRANSDUÇÃO

Uma mudança de cerca de 30% na concentração de uma substância a ser testada é necessária para que possa ser detectada com intensidade suficiente para promover a percepção dessa substância. Uma proteína de ligação das moléculas que geram o paladar é produzida pela **glândula de Ebner**, secretora de muco e localizada na fenda ao redor da papila circunvalada. *Ageusia* (ausência do sentido do paladar) e *hipogeusia* (sensibilidade diminuída ao paladar) podem resultar de lesão do ramo lingual do nervo glossofaríngeo. Distúrbios neurológicos como **schwannoma vestibular**, **paralisia de Bell**, **disautonomia familiar**, **esclerose múltipla** e algumas infecções (p. ex., **meningoencefalite amebiana primária**) também podem causar déficits de sensibilidade gustatória. A ageusia pode ser um efeito colateral adverso de vários fármacos ou de deficiências de vitamina B_3 ou de zinco. O envelhecimento e o abuso de tabaco também contribuem para a diminuição do paladar. *Disgeusia* ou *parageusia* (percepção desagradável dos gostos) leva à percepção de paladar metálico, salgado ou rançoso.

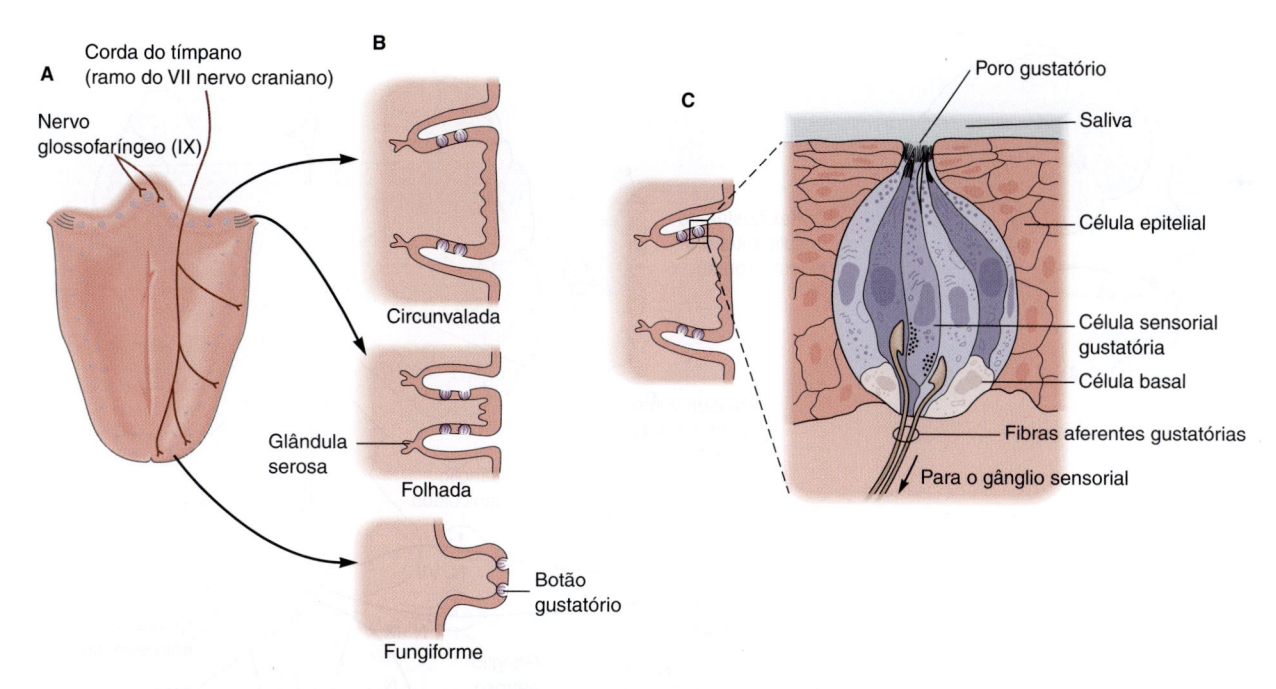

FIGURA 17-6 Botões gustatórios nas papilas da língua humana. A) Os botões gustatórios dos dois terços anteriores da língua são inervados por um ramo do nervo facial, o corda do tímpano; os botões do terço posterior da língua são inervados pelo ramo lingual do nervo glossofaríngeo. **B)** Os três principais tipos de papilas (circunvalada, folhada e fungiforme) estão localizados em partes específicas da língua. **C)** Os botões gustatórios são constituídos por células-tronco basais e por três tipos de células sensoriais gustatórias (escuras, claras e intermediárias). As células gustatórias estendem-se da base dos botões gustatórios ao poro gustatório, através do qual suas microvilosidades entram em contato com as moléculas responsáveis pelos gostos, dissolvidas na saliva e no muco. (Modificada com permissão de Kandel ER, Schwartz JH, Jessell TM [editores]: *Principles of Neural Science*, 4th ed. McGraw-Hill, 2000.)

Os humanos possuem cinco modalidades de gustação: **doce**, **azedo** (ácido), **amargo**, **salgado** e **umami**. Todos os paladares são sentidos a partir de receptores de todas as partes da língua com as papilas gustatórias e de algumas adjacências. As fibras nervosas aferentes que se projetam ao NTS contêm fibras oriundas de todos os tipos de receptores gustatórios, sem qualquer localização evidente dos tipos. A quinta modalidade gustatória, umami, foi acrescida à lista dos quatro gostos clássicos. Esse paladar é disparado por glutamato e, especialmente, por **glutamato monossódico (GMS)**, utilizado amplamente na culinária asiática. Seu paladar é saboroso (conforme origem da palavra japonesa umami) e diferenciado do paladar adocicado padrão.

A Figura 17-8 ilustra a transdução dos estímulos nas células receptoras gustatórias. O gosto salgado é disparado por NaCl. A sensibilidade ao sal ocorre por meio de canais de Na^+ seletivos, conhecidos como **ENaC**, o **canal de sódio epitelial sensível à amilorida**. A entrada de Na^+ nas células receptoras despolariza a membrana, gerando o potencial receptor. Em humanos, a amilorida tem menos influência sobre o paladar salgado do que em outras espécies, o que sugere a existência de mecanismos adicionais para a ativação das células receptoras sensíveis ao sal.

O gosto azedo (ácido) é disparado por prótons (íons H^+). Os ENaC permitem a entrada de prótons e podem contribuir para a sensação do azedo. Os íons H^+ também podem ligar-se aos canais de K^+ e bloqueá-los. A diminuição da permeabilidade ao K^+ pode despolarizar a membrana. Uma hiperpolarização causada pelo **canal de cátions dependente de nucleotídeo cíclico**, entre outros mecanismos, também pode contribuir para a transdução do estímulo ácido.

As substâncias que promovem o gosto doce também sinalizam por meio da proteína G **gustducina**. A família de receptores acoplados a proteínas G **T1R3** é expressa em cerca de 20% das células gustatórias, algumas das quais também expressam gustducinas. Os açúcares sinalizam o gosto doce, assim como outros compostos com estrutura totalmente diferente, como a sacarina. Os açúcares naturais, como a sacarose, e os açúcares sintéticos podem sinalizar mediante receptores diferentes da gustducina. Da mesma forma que as células receptoras que respondem ao amargo, os receptores responsivos ao doce agem via nucleotídeos cíclicos e pelo metabolismo do inositol trifosfato.

O gosto amargo é produzido por uma variedade de compostos não relacionados. Muitos deles são venenos, e o gosto amargo serve como um alerta para evitá-los. Alguns compostos amargos se ligam a canais de K^+, bloqueando-os. Muitos receptores acoplados à proteína G formados pelo genoma humano são receptores gustatórios (**família T2R**) e são estimulados por substâncias amargas como a estricnina. Alguns receptores para amargo estão acoplados à proteína G heterotrimérica gustducina. A gustducina diminui o AMPc e aumenta a formação de inositol trifosfato, o que pode levar à despolarização. Para alguns compostos amargos, a membrana é permeável, e a transdução pode não envolver proteínas G; o quinino é um exemplo.

O gosto **umami** deve-se à ativação de um **receptor de glutamato metabotrópico**, **mGluR4**, nos botões gustatórios. A maneira como o receptor produz despolarização não foi determinada. A presença de glutamato nos alimentos também pode ativar receptores glutamatérgicos ionotrópicos para despolarizar os receptores de umami.

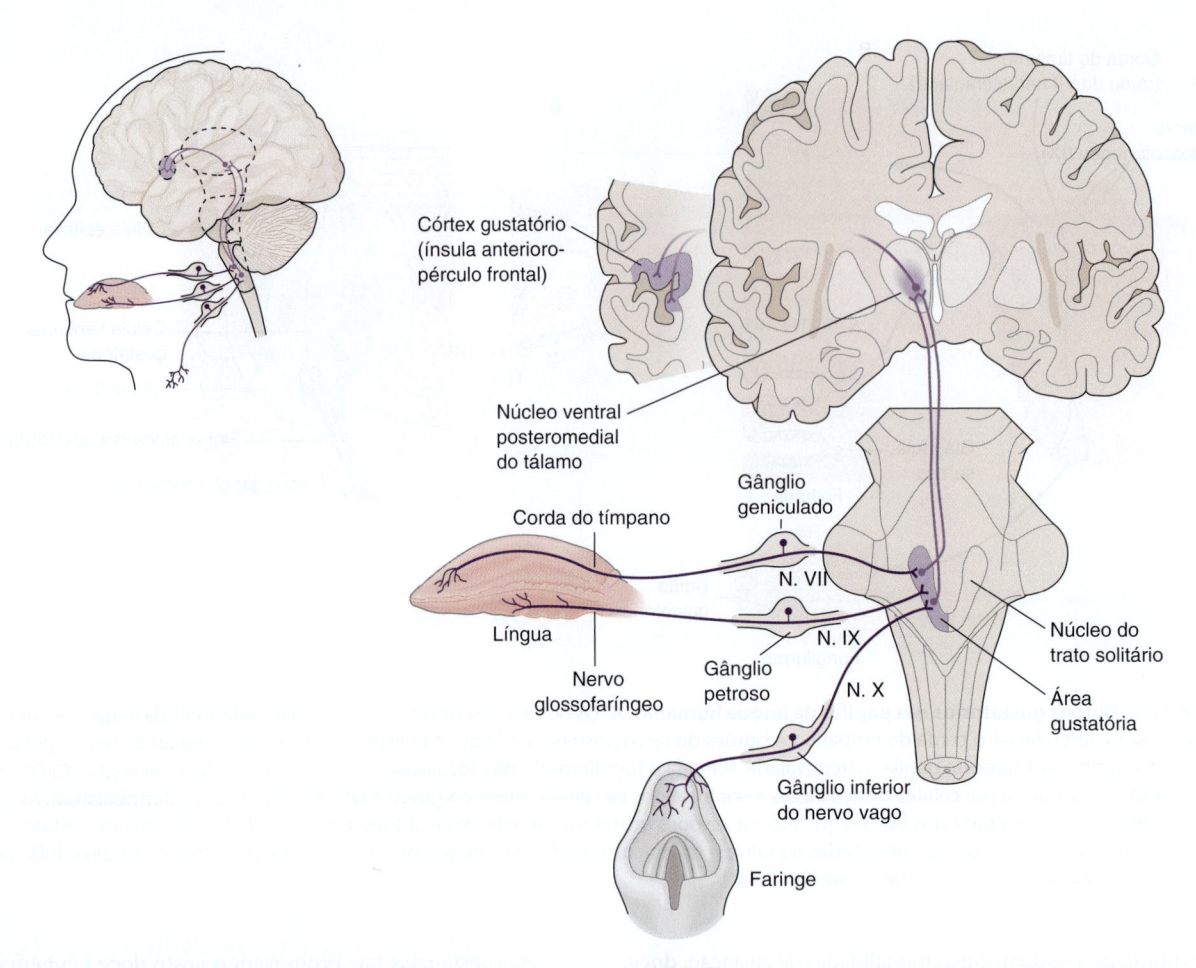

FIGURA 17-7 Diagrama das vias gustatórias. Os impulsos dos botões gustatórios seguem por nervos diferentes até as áreas gustatórias do núcleo do trato solitário, o qual faz a retransmissão sináptica da informação ao tálamo; o tálamo projeta-se para o córtex gustatório. N. VII, N. IX e N. X são os nervos cranianos facial (sétimo), glossofaríngeo (nono) e vago (décimo), respectivamente. (Modificada com permissão de Kandel ER, Schwartz JH, Jessell TM [editores]: *Principles of Neural Science*, 4th ed. McGraw-Hill, 2000.)

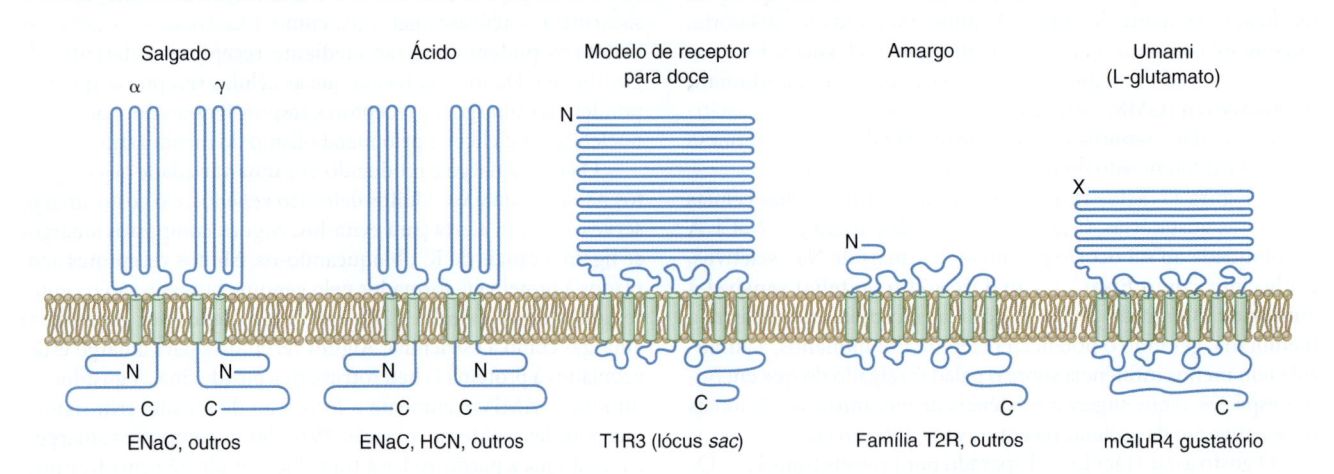

FIGURA 17-8 Transdução do estímulo nos receptores gustatórios. O estímulo para o gosto salgado ocorre por meio do canal de Na$^+$ (ENaC); o gosto azedo (ácido) é por íons H$^+$ permeáveis aos canais ENaC; o gosto umami é por meio do glutamato ligando-se a receptor glutamatérgico metabotrópico, mGluR4; o gosto amargo ocorre por meio de receptores acoplados à proteína G da família T2R; o gosto doce pode ser detectado por meio de receptores acoplados à proteína G da família T1R3, que se acopla à proteína G gustducina. (Adaptada com permissão de Lindemann B. Receptors and transduction in taste. *Nature*. 2001; 413:219.)

CORRELAÇÃO CLÍNICA

Um garoto de 10 anos estava sentado no banco do passageiro da frente do automóvel que estava sendo dirigido por seu pai. Ele deixou cair seu aparelho de MP3 e, então, soltou seu cinto de segurança para juntá-lo. Nesse momento, o carro foi atingido na traseira por um motorista em alta velocidade. Ele recebeu um golpe forte no nariz quando bateu contra o painel da frente. O garoto foi levado para a emergência do hospital mais próximo. O exame de raio X revelou uma fratura do **osso etmoide**, que separou a cavidade nasal do encéfalo. Após esse acidente, ele perdeu a capacidade de sentir os odores (*anosmia*) e, com isso, sua sensação dos gostos também ficou diminuída.

O **nervo olfatório** atravessa o osso etmoide. O nervo pode ser seccionado quando o osso é quebrado, resultando na perda do olfato. Em função da íntima relação entre a gustação e a olfação, a anosmia está associada à redução na sensibilidade gustatória (*hipogeusia*). Entre as principais causas de anosmia estão infecção das vias aéreas superiores, pólipos nasais, traumatismo craniano, tumores do lobo frontal, toxinas e uso prolongado de descongestionantes nasais. A anosmia é, em geral, de caráter permanente nos casos em que o nervo olfatório ou outros elementos neurais da via olfatória sofrem lesão. Além de não serem capazes de experimentar o prazer de sentir os aromas e de ter a noção do amplo espectro de sabores, os indivíduos com anosmia correm riscos, pois não são capazes de detectar odores que indicam perigo, como vazamento de gás, fogo e comida estragada.

RESUMO DO CAPÍTULO

- Os neurônios sensoriais olfatórios, as células de sustentação e as células-tronco basais estão localizados no epitélio olfatório, localizado na porção superior da cavidade nasal.
- Os cílios emitidos da porção apical dilatada do dendrito do neurônio sensorial olfatório contêm receptores acoplados a proteínas G heterotriméricas.
- Os axônios dos neurônios sensoriais olfatórios fazem sinapse com dendritos das células mitrais e das células em tufo nos glomérulos dos bulbos olfatórios.
- A informação do bulbo olfatório segue via estria olfatória lateral diretamente ao córtex olfatório, que inclui as áreas: núcleo olfatório anterior, tubérculo olfatório, córtex piriforme, amígdala e córtex entorrinal.
- Os botões gustatórios são os órgãos sensoriais para a gustação e são constituídos por células-tronco basais e células gustatórias dos tipos I, II e III, que podem representar vários estágios de diferenciação das células gustatórias em desenvolvimento. Elas estão localizadas na mucosa da epiglote, do palato, da faringe e nas paredes das papilas da língua.
- Existem receptores gustatórios para as modalidades doce, azedo, amargo, salgado e umami. Os mecanismos de transdução dos estímulos incluem influxo iônico através de canais, ligação a canais iônicos e bloqueio destes e a ativação de sistemas de segundos mensageiros.
- As aferências dos botões gustatórios na língua seguem via sétimo, nono e décimo pares de nervos cranianos até o NTS, de onde, após sinapse, ascendem via lemnisco medial ipsilateral ao núcleo posteromedial do tálamo e, então, à ínsula anterior e ao opérculo frontal no córtex cerebral ipsilateral.

QUESTÕES PARA ESTUDO

1. Os receptores de odorantes estão:
   A) localizados no bulbo olfatório
   B) localizados nos dendritos das células mitrais e células em tufo
   C) localizados nos neurônios que se projetam diretamente para o córtex olfatório
   D) localizados nos neurônios do epitélio olfatório que se projetam para as células mitrais e destas diretamente para o córtex olfatório.
   E) localizados nas células de sustentação que se projetam para o bulbo olfatório

2. Os receptores gustatórios:
   A) para doce, azedo, amargo, salgado e umami estão espacialmente separados da superfície da língua
   B) são sinônimos de papilas gustatórias
   C) são um tipo de quimiorreceptor
   D) são inervados por fibras aferentes dos nervos facial, trigêmeo e glossofaríngeo
   E) Todas as anteriores estão corretas

3. Qual dos seguintes não aumenta a capacidade de discriminar os diversos odores?
   A) Muitos receptores diferentes
   B) Padrão de receptores olfatórios ativados por odorantes específicos
   C) Projeção dos axônios das diferentes células mitrais para diferentes partes do encéfalo
   D) Processamento neural na amígdala
   E) Inibição lateral

4. Qual das seguintes está incorretamente pareada?
   A) ENaC:ácido
   B) α-gustducina:gosto amargo
   C) Núcleo do trato solitário:gustação
   D) Papilas fungiformes:olfato
   E) Glândulas de Ebner:acuidade gustatória

5. Qual das seguintes é verdadeira sobre a transmissão olfatória?
   A) Um neurônio sensorial olfatório expressa uma amplo conjunto de receptores odorantes
   B) A inibição lateral no glomérulo olfatório reduz a habilidade para distinguir entre os diferentes tipos de receptores odorantes
   C) A discriminação consciente dos odores é dependente da via para o córtex orbitofrontal
   D) A olfação está intimamente associada à gustação porque os receptores odorantes e gustatórios utilizam as mesmas vias centrais
   E) Todas as anteriores estão corretas

6. Qual das seguintes afirmações não é verdadeira sobre a sensação gustatória?
   A) As fibras dos nervos sensoriais oriundas dos botões gustatórios dos dois terços anteriores da língua seguem pelo ramo corda do tímpano do nervo facial
   B) As fibras dos nervos sensoriais oriundas dos botões gustatórios do terço posterior da língua seguem pelo ramo petroso do nervo glossofaríngeo
   C) A via dos botões gustatórios do lado esquerdo da língua é transmitida ipsilateralmente ao córtex cerebral
   D) As células de sustentação dos botões gustatórios servem como células-tronco para permitir o crescimento de novos botões gustatórios
   E) A via dos botões gustatórios envolve sinapses no núcleo do trato solitário no tronco encefálico e no núcleo ventral posteromedial no tálamo

Controle da Postura e do Movimento

Susan M. Barman

CAPÍTULO 18

OBJETIVOS

- Descrever como os movimentos habilidosos são planejados e executados.
- Descrever as partes do sistema nervoso central que regulam a postura.
- Descrever a rigidez de descerebração e de decorticação.
- Descrever a função dos núcleos da base no controle do movimento.
- Descrever os sintomas da doença de Parkinson.
- Discutir as funções do cerebelo e as anormalidades neurológicas produzidas pelas doenças dessa região do encéfalo.

INTRODUÇÃO

A atividade motora somática depende, em última instância, do padrão e da frequência de disparos dos **neurônios motores espinais** e de neurônios homólogos dos núcleos motores dos nervos cranianos. Esses neurônios, a **via final comum** para a musculatura esquelética, recebem aferência de um conjunto de vias descendentes, de outros neurônios espinais e de aferentes periféricos. A integração desses múltiplos sinais regula a **postura** corporal e torna possíveis os **movimentos coordenados**. A sinalização sobre a atividade voluntária ajusta a postura corporal para prover uma base de sustentação estável aos movimentos e coordena a ação dos vários músculos, tornando os movimentos harmoniosos e precisos. Como está representado na Figura 18-1, o **movimento voluntário** é planejado no córtex, nos **núcleos da base** e na parte lateral do **cerebelo**. Os núcleos da base e o cerebelo direcionam a informação ao córtex pré-motor e ao córtex motor via tálamo. A postura é ajustada tanto antes como durante o movimento por meio de vias descendentes do tronco encefálico e de aferentes periféricos. O movimento é harmonioso e coordenado por conexões das partes medial e intermédia do cerebelo. Os núcleos da base e o cerebelo lateral constituem um circuito de retroalimentação ao córtex pré-motor e ao córtex motor, os quais estão relacionados com o planejamento e a organização do movimento voluntário, respectivamente.

CONTROLE DOS MÚSCULOS AXIAIS E DISTAIS

Os neurônios e as vias que controlam os músculos esqueléticos do tronco e das partes proximais dos membros estão localizados medial ou ventralmente no tronco encefálico e na medula espinal. Os neurônios e as vias que estão relacionados com o controle da musculatura esquelética das partes distais dos membros estão localizados lateralmente nessas regiões do sistema nervoso central. Os músculos axiais estão relacionados com ajustes posturais e com movimentos mais grosseiros; os músculos distais dos membros são responsáveis por movimentos finos e habilidosos. Por exemplo, os neurônios da parte medial do corno ventral da medula espinal inervam os músculos proximais dos membros, em especial os flexores, e os neurônios da parte lateral do corno ventral inervam os músculos distais dos membros. De forma semelhante, o trato corticospinal ventral e as vias descendentes mediais do tronco encefálico (**tratos reticulospinal, tetospinal e vestibulospinal**) estão relacionados com ajustes dos músculos proximais e com a postura, e os tratos **corticospinal lateral** e **rubrospinal** estão relacionados com os músculos distais dos membros, e o corticospinal está especialmente envolvido com os movimentos voluntários habilidosos.

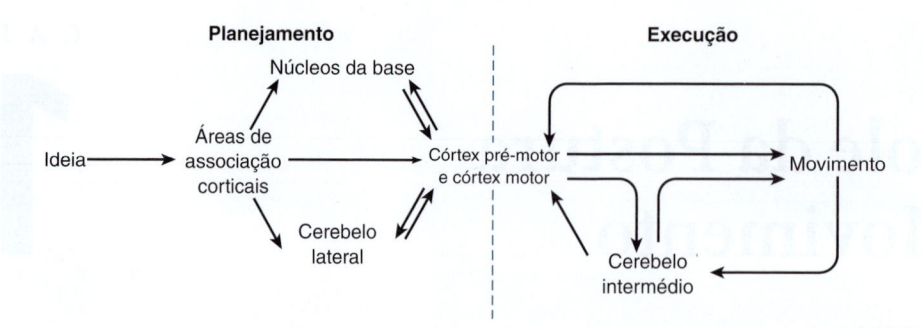

FIGURA 18-1 Controle do movimento voluntário. Os comandos para o movimento voluntário se originam nas áreas de associação corticais. O córtex, os núcleos da base e o cerebelo atuam de forma cooperativa no planejamento dos movimentos. O movimento executado pelo córtex é transferido via tratos corticospinais e corticobulbares aos neurônios motores. O cerebelo provê uma retroalimentação para ajustar e polir os movimentos. (Reproduzida com permissão de Barrett KE, Barman SM, Boitano S, Brooks H: *Ganong's Review of Medical Physiology*, 23rd ed. McGraw-Hill Medical, 2009.)

TRATOS CORTICOSPINAL E CORTICOBULBAR

Os axônios dos neurônios do córtex motor que se projetam aos neurônios motores espinais formam os tratos corticospinais, um grande feixe de cerca de um milhão de fibras. Aproximadamente 80% dessas fibras cruzam a linha média nas **pirâmides bulbares** para formar o trato corticospinal lateral (Figura 18-2). Os 20% das demais fibras formam o trato corticospinal ventral, que não cruza a linha média até alcançar a medula espinal, ao longo da qual termina. Os neurônios do trato corticospinal lateral estabelecem conexões monossinápticas com os neurônios motores, especialmente os relacionados com os movimentos habilidosos, e com os interneurônios espinais. A trajetória do córtex à medula espinal passa através da coroa radiata até o membro posterior da cápsula interna. No trato corticospinal, as fibras atravessam o pedúnculo cerebral e a ponte até alcançar as pirâmides bulbares no seu trajeto em direção à medula espinal.

O **trato corticobulbar** é constituído por fibras que se projetam do córtex motor aos neurônios motores dos **núcleos trigeminal**, **facial** e **hipoglosso**. Os neurônios corticobulbares conectam-se diretamente com os núcleos dos nervos cranianos ou por meio de interneurônios do tronco encefálico. Os axônios corticobulbares seguem através do joelho da cápsula interna pelo pedúnculo cerebral (mediais aos neurônios do trato corticospinal) e descem junto às fibras do trato corticospinal na ponte e no bulbo.

O sistema motor pode ser dividido em neurônios motores inferiores e superiores. Os **neurônios motores inferiores** referem-se aos neurônios motores espinais e cranianos que inervam diretamente os músculos esqueléticos. Os **neurônios motores superiores** são aqueles do córtex ou do tronco encefálico que ativam os neurônios motores inferiores. As respostas fisiopatológicas de lesões dos neurônios inferiores e superiores são muito distintas.

A lesão de neurônios motores inferiores está associada à ***paralisia do tipo flácida***, à ***atrofia muscular***, a ***fasciculações*** (abalos musculares visíveis que aparecem como tremores sob a pele), à ***hipotonia*** (diminuição do tônus muscular) e à ***hiporreflexia*** ou ***arreflexia***. A lesão de neurônios motores superiores primeiro torna os músculos fracos e flácidos e, posteriormente, leva à ***espasticidade***, à **hipertonia** (aumento da resistência ao movimento

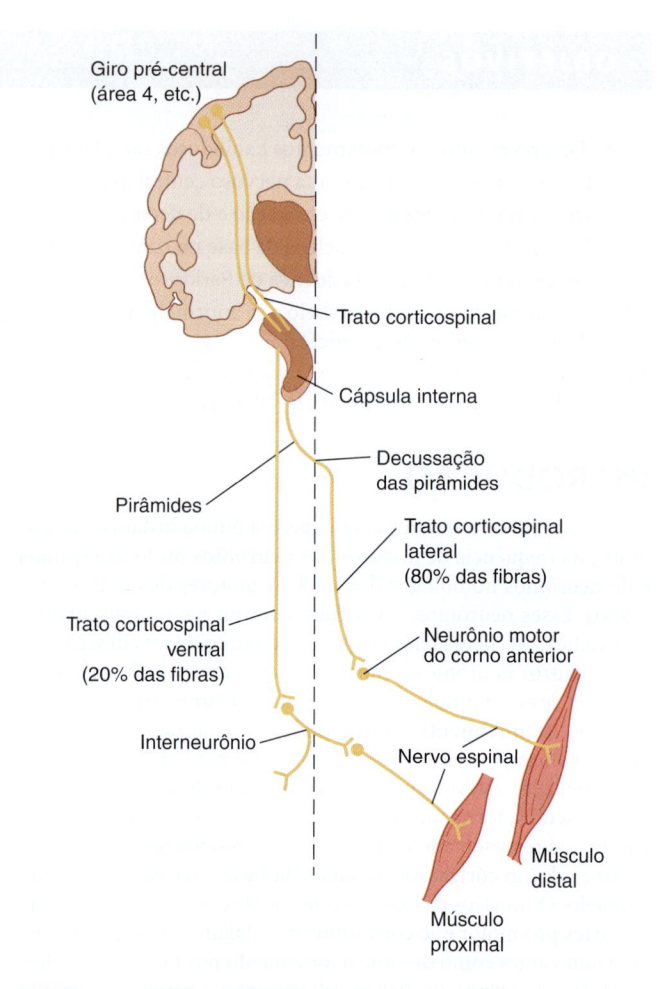

FIGURA 18-2 Trato corticospinal. Esse trato origina-se no giro pré-central e passa através da cápsula interna. A maioria das fibras decussa nas pirâmides e desce pela substância branca lateral da medula espinal para formar a divisão lateral do trato, que pode fazer conexões monossinápticas com os neurônios motores espinais. A divisão ventral do trato permanece não cruzada até terminar na medula espinal, onde seus axônios fazem sinapses com interneurônios espinais que se conectam com os neurônios motores. (Reproduzida com permissão de Barrett KE, Barman SM, Boitano S, Brooks H: *Ganong's Review of Medical Physiology*, 23rd ed. McGraw-Hill Medical, 2009.)

passivo), ao **reflexo de estiramento hiperativo** e ao reflexo extensor plantar anormal (***sinal de Babinski***). Este é uma dorsiflexão do hálux e uma abertura em leque dos outros dedos quando a parte lateral da sola do pé é estimulada. Nos adultos, a resposta normal a essa estimulação é a flexão plantar de todos os artelhos. Esse teste é importante para a localização do processo da doença, mas desconhece-se o seu significado fisiológico.

CÓRTEX MOTOR E O MOVIMENTO VOLUNTÁRIO

Os neurônios do trato corticospinal e corticobulbar são piramidais (formato do corpo celular) e estão localizados na camada V do córtex cerebral (ver Capítulo 12). A Figura 18-3 mostra as principais regiões corticais envolvidas com o controle motor. Aproximadamente 31% dos neurônios do trato corticospinal são do **córtex motor primário** (**M1; área 4 de Brodmann**) no giro pré-central do lobo frontal, estendendo-se para a face interna do sulco central. O **córtex pré-motor** e o **córtex motor suplementar** (**área 6 de Brodmann**) constituem 29% dos neurônios do trato corticospinal. A área pré-motora fica anterior ao giro pré-central, na superfície lateral e medial cortical, e a área motora suplementar localiza-se medialmente à pré-motora e dorsalmente ao sulco do cíngulo, na face medial do hemisfério. Os demais 40% dos neurônios do trato corticospinal originam-se no **lobo parietal** (**áreas 5, 7 de Brodmann**) e na **área somatossensorial primária** (**áreas 3, 1, 2 de Brodmann**), no giro pós-central.

As várias partes do corpo estão representadas em M1, com o pé na parte superior do giro e a face na parte inferior (Figura 18-4). A área facial está representada bilateralmente, mas o restante da representação é unilateral, de forma que a área motora cortical controla a musculatura do lado oposto do corpo. O tamanho da representação cortical de cada parte do corpo é proporcional ao número de neurônios corticospinais que suprem a musculatura daquela região do corpo e ao seu papel no movimento voluntário mais fino. Assim, as áreas envolvidas com a fala e com o movimento das mãos são especialmente grandes. Uma **organização somatotópica** está presente ao longo de toda a via corticospinal e corticobulbar. As células das áreas motoras corticais estão organizadas em colunas. Os neurônios das várias colunas corticais projetam-se para o mesmo músculo; as células de cada coluna também recebem extensas aferências sensoriais da área periférica na qual produzem movimento, fornecendo a base para o controle por retroalimentação do movimento.

A área motora suplementar (Figura 18-3) se projeta para o M1 e também contém um mapa do corpo, mas este é menos preciso do que o de M1. A área motora suplementar está envolvida na organização ou no planejamento das sequências motoras, enquanto M1 executa os movimentos. Quando as pessoas contam sem pronunciar os números, o córtex motor fica quiescente, mas quando pronunciam os números, o fluxo sanguíneo aumenta em M1 e na área motora suplementar. Assim, tanto M1 como a área motora suplementar estão envolvidos nos movimentos voluntários que estão sendo realizados quando estes são complexos e envolvem planejamento.

O córtex pré-motor (Figura 18-4), que também contém um mapa somatotópico, recebe aferências de regiões sensoriais do córtex parietal e projeta-se ao M1, à medula espinal e à formação reticular do tronco encefálico. Essa região está relacionada com a determinação da postura adequada no início de um movimento planejado, permitindo que o indivíduo fique preparado para se mover. Ela está mais envolvida com o controle dos músculos proximais dos membros necessários à orientação do corpo para o movimento.

Além de contribuir com fibras que acompanham os tratos corticospinal e corticobulbar, a área sensorial somática e partes

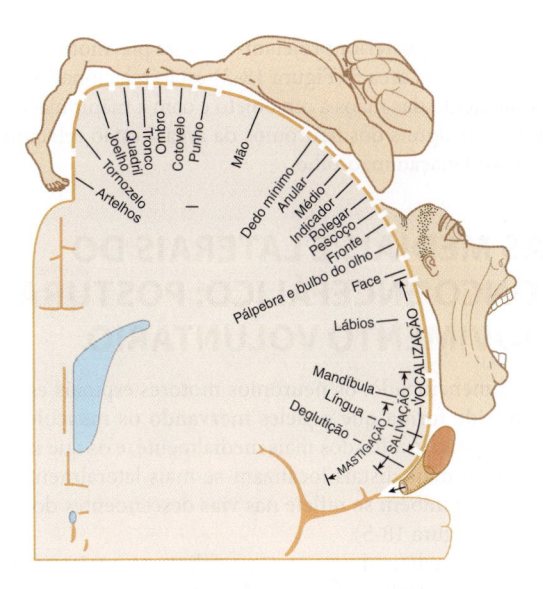

FIGURA 18-4 Homúnculo motor. A figura mostra o mapeamento da representação das várias partes do corpo em uma secção coronal do giro pré-central. O tamanho das várias partes é proporcional à área cortical dedicada ao controle destas. Comparar com a Figura 13-6. (Reproduzida com permissão de Penfield W, Rasmussen G: *The Cerebral Cortex of Man*. Macmillan, 1950.)

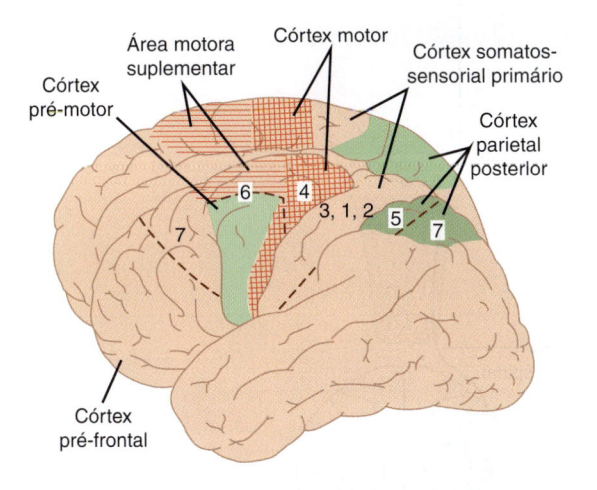

FIGURA 18-3 Vista do córtex cerebral humano, mostrando o córtex motor (área 4 de Brodmann) e outras áreas relacionadas com o controle do movimento voluntário, indicadas com os números das áreas de Brodmann. (Reproduzida com permissão de Kandel ER, Schwartz JH, Jessell TM [editores]: *Principles of Neural Science*, 4th ed.

do lobo parietal posterior projetam-se à área pré-motora. Alguns dos neurônios da área 5 (Figura 18-3) estão relacionados com o direcionamento das mãos a um objeto e com a manipulação deste, enquanto alguns dos neurônios da área 7 estão relacionados com a coordenação mão-olho.

VIAS MEDIAIS E LATERAIS DO TRONCO ENCEFÁLICO: POSTURA E MOVIMENTO VOLUNTÁRIO

Como já mencionado, os neurônios motores espinais estão organizados de forma que aqueles inervando os músculos mais proximais estão localizados mais medialmente, e os que inervam os músculos mais distais localizam-se mais lateralmente. Essa organização também se reflete nas vias descendentes do tronco encefálico (Figura 18-5).

As vias mediais do tronco encefálico, as quais atuam em conjunto com o trato corticospinal ventral, são os tratos reticulospinal pontino e bulbar, vestibulospinal e tetospinal. Essas vias descendentes seguem pelas colunas ventrais da medula espinal e terminam predominantemente em contato com os interneurônios da parte ventromedial do corno anterior para controlar os músculos axiais e proximais. Alguns poucos neurônios da via medial fazem sinapse diretamente com neurônios motores que controlam a musculatura axial.

Os tratos vestibulospinais medial e lateral foram descritos de forma sucinta no Capítulo 16. O trato medial origina-se nos núcleos vestibulares medial e inferior e projeta-se bilateralmente aos neurônios motores espinais cervicais que controlam a musculatura do pescoço. O trato lateral origina-se no núcleo vestibular lateral e projeta-se ipsilateralmente aos neurônios de todos os níveis espinais. Os neurônios vestibulares desse trato ativam os neurônios motores dos músculos antigravitacionais (p. ex., extensores proximais dos membros) para controlar o equilíbrio e a postura.

Os tratos reticulospinais pontino e bulbar projetam-se para todos os níveis espinais. Eles estão envolvidos na manutenção da postura e na modulação do tônus muscular, sobretudo por meio de uma aferência aos **neurônios motores gama**. Os neurônios reticulospinais pontinos são primariamente excitatórios (aos neurônios motores espinais axiais e extensores das pernas), e os neurônios reticulospinais bulbares são primariamente inibitórios. O trato tetospinal origina-se no colículo superior do mesencéfalo. Ele se projeta à medula espinal cervical contralateral para controlar os movimentos da cabeça e dos olhos.

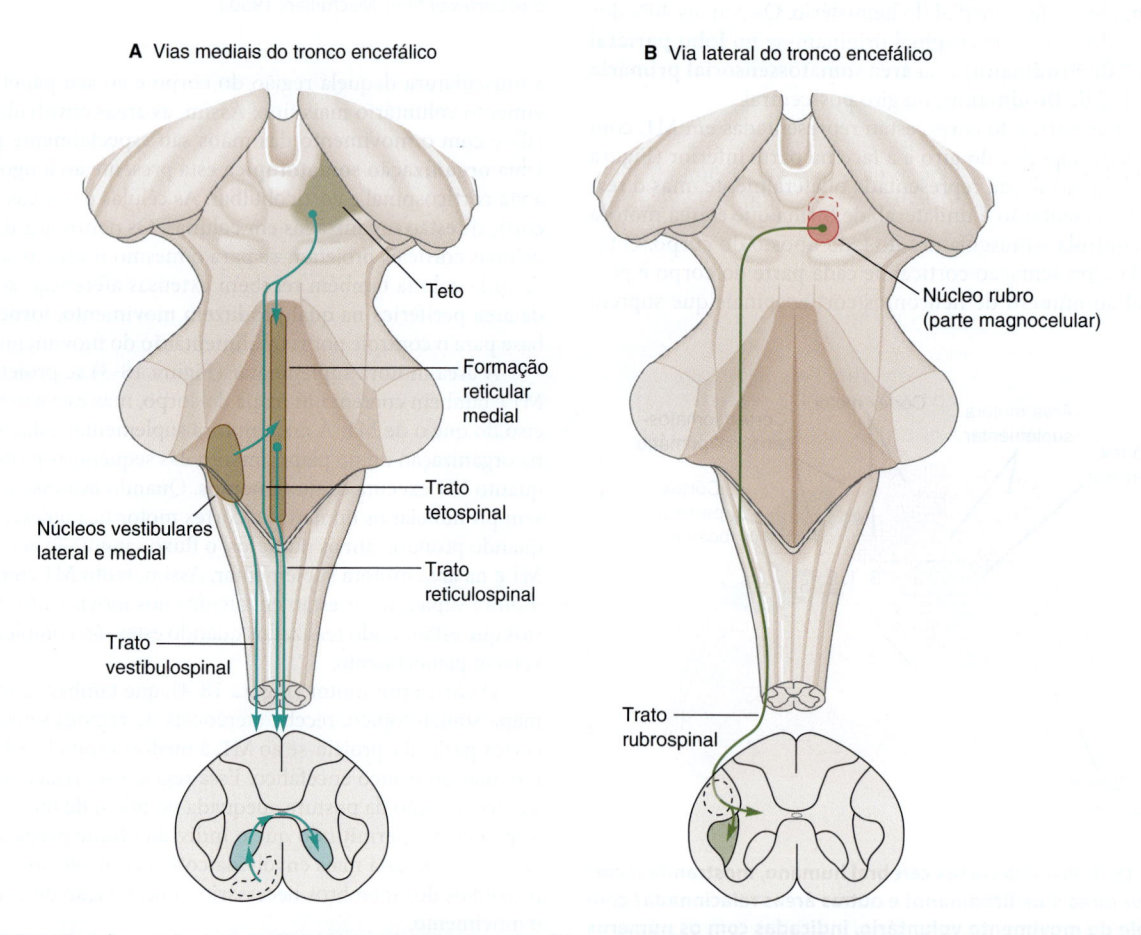

FIGURA 18-5 Vias descendentes mediais e lateral do tronco encefálico envolvidas no controle motor. A) As vias mediais (reticulospinal, vestibulospinal e tetospinal) terminam na área ventromedial da substância cinzenta espinal e controlam a musculatura axial e proximal. **B)** A via lateral (rubrospinal) termina na área dorsolateral da substância cinzenta espinal e controla a musculatura distal. (Reproduzida com permissão de Kandel ER, Schwartz JH, Jessell TM [editores]: *Principles of Neural Science*, 4th ed. McGraw-Hill, 2000.)

O principal controle da musculatura distal advém do trato corticospinal lateral, mas os neurônios do núcleo rubro no mesencéfalo cruzam a linha média e projetam-se aos interneurônios da parte dorsolateral do corno anterior espinal para influenciar também os neurônios motores que controlam os músculos distais dos membros. Esse trato rubrospinal excita os neurônios motores flexores e inibe os neurônios motores extensores.

DESCEREBRAÇÃO E DECORTICAÇÃO

Uma transecção completa do tronco encefálico entre os **colículos superiores** e **inferiores** permite que as vias do tronco encefálico funcionem independentemente das aferências de estruturas cerebrais superiores. Esse efeito é chamado de **descerebração mesencefálica inferior** e está representado na Figura 18-6 pela linha tracejada A. Essa lesão interrompe toda aferência oriunda do córtex e do núcleo rubro para os músculos distais das extremidades. As vias excitatórias e inibitórias reticulospinais (primariamente aos músculos extensores posturais) permanecem intactas. A dominância da sinalização das vias sensoriais ascendentes para os neurônios da via reticulospinal excitatória leva à *rigidez de descerebração*, a qual é caracterizada pela hiperatividade dos músculos extensores nas quatro extremidades. Isso lembra os sintomas após uma *herniação transtentorial do úncus* resultante de uma lesão supratentorial – que causa danos ao úncus e ao pedúnculo cerebral –, observada em pacientes com tumores grandes ou hemorragia nos hemisférios cerebrais.

Após a descerebração, a secção das raízes dorsais oriundas de um membro (linha tracejada B na Figura 18-6) elimina a hiperatividade dos músculos extensores, sugerindo que a rigidez de descerebração é uma espasticidade derivada da facilitação dos reflexos de estiramento. A aferência excitatória da via reticuloespinal ativa os neurônios motores-γ que ativam indiretamente os **neurônios motores-α** (por meio da atividade aferente Ia do fuso muscular; ver Capítulo 14). Esse circuito é chamado de **alça reflexa gama**.

A rigidez de descerebração pode levar, também, à ativação direta dos neurônios motores-α. Se o lobo anterior do cerebelo for removido em um animal descerebrado (linha tracejada C na Figura 18-6), a hiperatividade da musculatura extensora será aumentada (*rigidez descerebelar*). Essa secção elimina a inibição cortical do núcleo fastigial do cerebelo e aumenta secundariamente a excitação aos núcleos vestibulares. Essa rigidez não é revertida pela secção das raízes dorsais.

A remoção do córtex cerebral (*decorticação*; linha tracejada D na Figura 18-6) produz uma *rigidez de decorticação* que é caracterizada pela flexão (de cotovelo) do membro superior e pela hiperatividade extensora das extremidades inferiores. A flexão pode ser explicada pela excitação rubrospinal dos músculos flexores do membro superior; a hiperexcitabilidade extensora do membro inferior deve-se à mesma alteração que ocorre após a descerebração mesencefálica inferior. A rigidez de decorticação é vista no lado com hemiplegia em pacientes após hemorragia ou trombose na cápsula interna. Sessenta por cento das hemorragias intracerebrais ocorrem na cápsula interna, ao passo que no córtex cerebral, na ponte, no tálamo e no cerebelo a incidência é de 10% em cada.

NÚCLEOS DA BASE

Os **núcleos da base** são constituídos pelos **núcleos caudado, putame, globo pálido** e pelas estruturas funcionalmente relacionadas: **núcleo subtalâmico** e **substância negra** (Figura 18-7). O globo pálido está dividido nos segmentos externo e interno (GPe e GPi). A substância negra está dividida em **parte compacta** e **parte reticulada**. O núcleo caudado e o putame juntos são denominados **estriado**, e o putame e o globo pálido juntos são referidos como **núcleo lentiforme**.

As principais aferências aos núcleos da base chegam ao estriado (Figura 18-8) e incluem a **via corticostriatal** excitatória do M1 e do córtex pré-motor. Existe também uma projeção de núcleos intralaminares do tálamo ao estriado (**via talamostriatal**). As conexões entre os componentes dos núcleos da base incluem uma projeção dopaminérgica nigroestriatal da substância negra compacta até o estriado, e uma projeção GABAérgica do estriado à substância negra reticulada. O estriado projeta-se tanto ao GPe como ao GPi. O GPe projeta-se ao núcleo subtalâmico que, por sua vez, projeta-se ao GPi.

A principal eferência dos núcleos da base é do GPi, via **fascículo talâmico** aos núcleos ventral lateral, ventral anterior e centromediano do tálamo. As fibras dos núcleos talâmicos projetam-se aos córtices pré-frontal e pré-motor. A substância negra também se projeta ao tálamo.

A principal característica das conexões dos núcleos da base é que o córtex cerebral se projeta ao estriado, o estriado se projeta ao GPi, o GPi ao tálamo e o tálamo de volta ao córtex, completando um circuito fechado. A eferência do GPi para o tálamo é inibitória, ao passo que a projeção do tálamo ao córtex cerebral é excitatória.

FUNÇÃO

Os gânglios da base estão envolvidos no planejamento e na programação dos movimentos voluntários (Figura 18-1). Eles influenciam o córtex motor via tálamo. Colaterais dessas fibras do GPi ao tálamo também se projetam a um núcleo no tronco encefálico que pode influenciar os neurônios da via reticulospinal.

Três vias neuroquímicas operam normalmente nos núcleos da base, relacionadas de forma equilibrada (Figura 18-8): (1) o **sistema nigroestriatal dopaminérgico**, (2) o sistema intraestriatal colinérgico e (3) o sistema GABAérgico, o qual se projeta do estriado ao globo pálido e à substância negra reticulada. Quando uma ou mais dessas vias se tornam disfuncionais, aparecem anormalidades motoras características. As doenças dos núcleos da base levam a dois tipos gerais de distúrbios: **hipercinéticos** e **hipocinéticos**. As condições hipercinéticas são movimentos excessivos e involuntários, como *coreia, atetose* e *balismo*. Distúrbios hipocinéticos incluem *acinesia* e *bradicinesia*.

A *coreia* é caracterizada por movimentos rápidos, irregulares, variados e de contorção (como "dança"). A *atetose* caracteriza-se por movimentos lentos, contínuos, sinuosos. Os movimentos coreiformes e atetósicos ocorrem de maneira involuntária e desorganizada e têm sido associados ao início dos movimentos voluntários. No balismo, ocorrem movimentos involuntários vio-

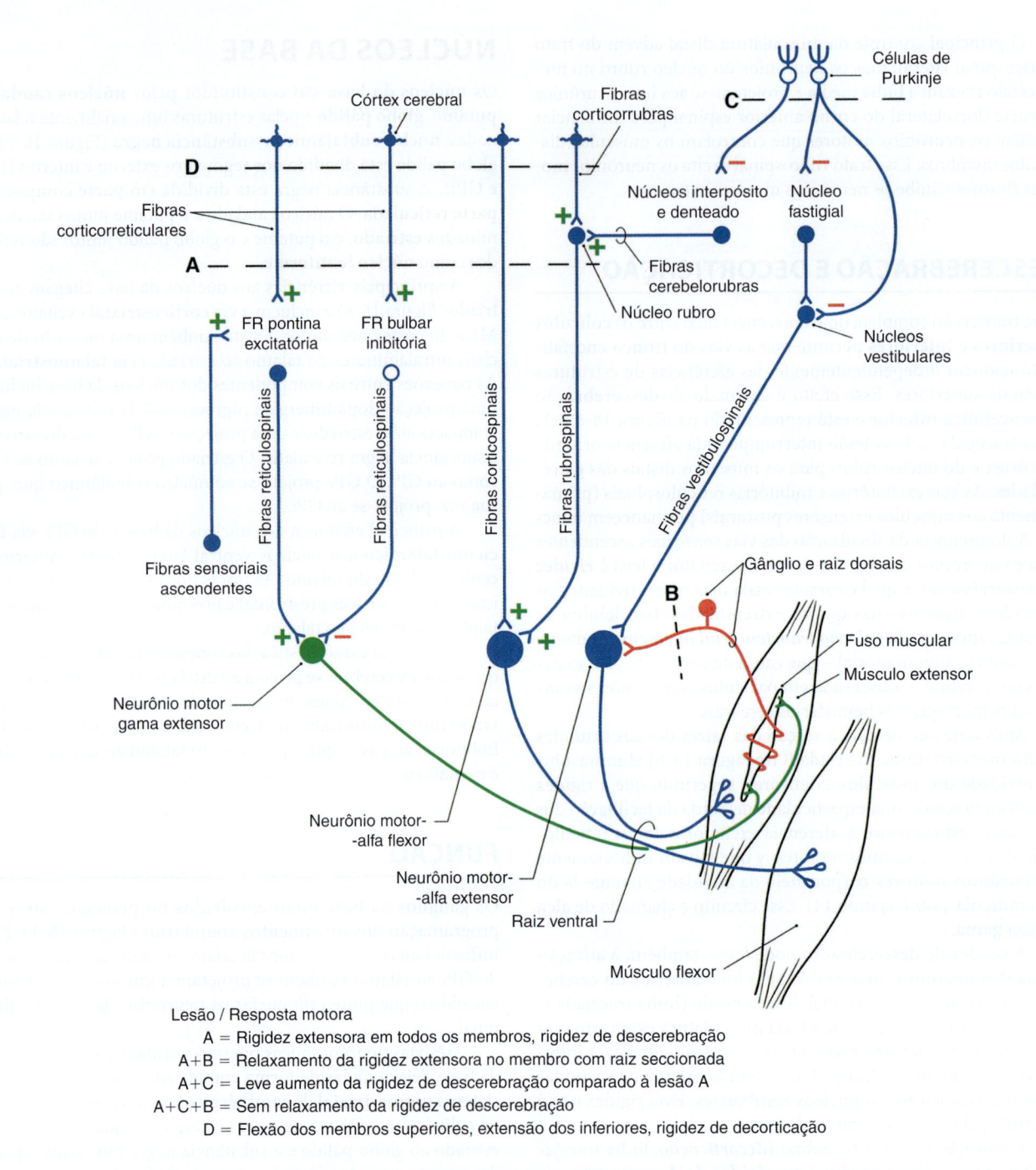

FIGURA 18-6 Representação de circuitos ilustrando locais de lesões produzidas em animais experimentais para replicar os déficits que ocorrem em humanos com descerebração e decorticação. As transecções bilaterais estão indicadas pelas linhas tracejadas A-D. A descerebração está no nível entre os colículos superiores e inferiores (**A**). A decorticação é rostral ao colículo superior, as raízes dorsais foram seccionadas para uma extremidade (**B**), e o lobo anterior do cerebelo foi removido (**C**). O objetivo foi identificar os substratos anatômicos responsáveis pelo quadro de rigidez (postura) de descerebração ou de decorticação observado em pacientes com lesões que isolam o prosencéfalo do tronco encefálico ou separam a parte rostral do tronco encefálico da parte caudal e da medula espinal. (Reproduzida com permissão de Haines DE [editor]: *Fundamental Neuroscience for Basic and Clinical Applications*, 3rd ed. Elsevier, 2006.)

Lesão / Resposta motora
- A = Rigidez extensora em todos os membros, rigidez de descerebração
- A+B = Relaxamento da rigidez extensora no membro com raiz seccionada
- A+C = Leve aumento da rigidez de descerebração comparado à lesão A
- A+C+B = Sem relaxamento da rigidez de descerebração
- D = Flexão dos membros superiores, extensão dos inferiores, rigidez de decorticação

lentos, de grande amplitude, dos músculos proximais dos membros. A acinesia é a dificuldade em iniciar os movimentos e a diminuição dos movimentos espontâneos. Bradicinesia é a lentidão dos movimentos.

DOENÇA DE PARKINSON

A ***doença de Parkinson*** apresenta tanto o aspecto hipocinético como o hipercinético. Foi a primeira doença identificada como

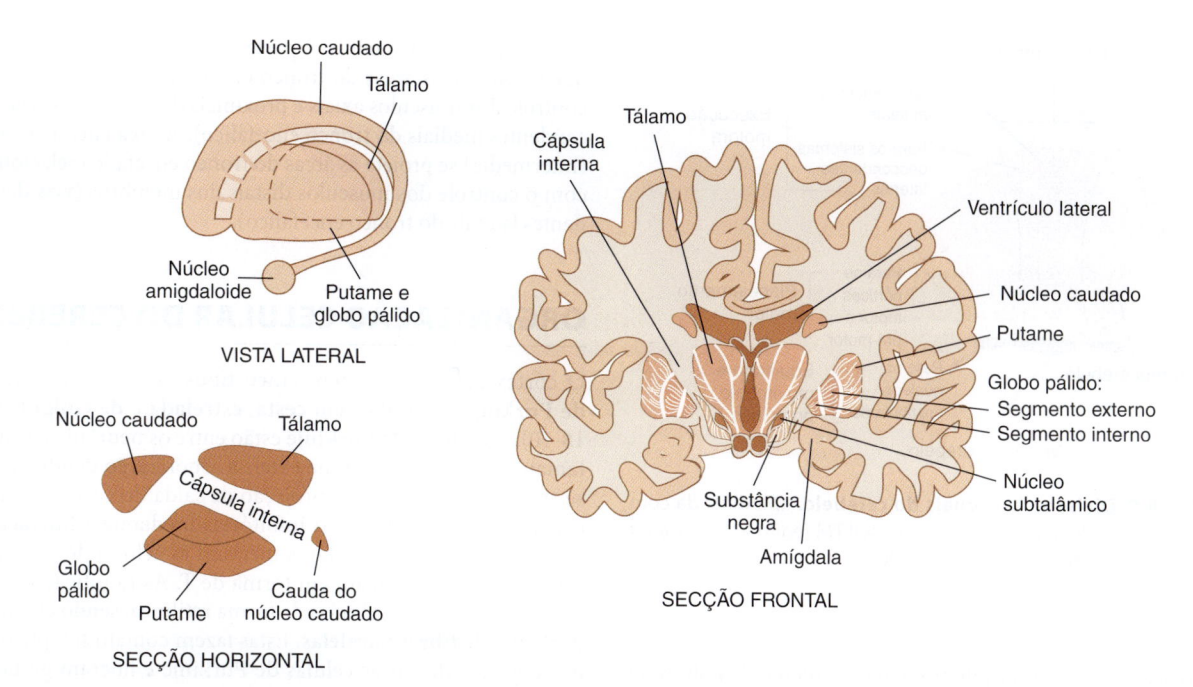

FIGURA 18-7 Núcleos da base. Os núcleos da base são constituídos pelos núcleos caudado, putame e globo pálido e pelo núcleo subtalâmico e a substância negra, que estão funcionalmente relacionados. A secção frontal (coronal) mostra a localização dos núcleos da base em relação às estruturas circunvizinhas. (Reproduzida com permissão de Barrett KE, Barman SM, Boitano S, Brooks H: *Ganong's Review of Medical Physiology*, 23rd ed. McGraw-Hill Medical, 2009.)

deficiência de um neurotransmissor específico, resultante da degeneração dos neurônios dopaminérgicos da parte compacta da substância negra. É uma das doenças neurodegenerativas mais comuns. Estima-se que ocorra em 1 a 2% dos indivíduos acima de 65 anos. Os sintomas aparecem quando já ocorreu a degeneração de 60 a 80% dos neurônios dopaminérgicos nigroestriatais.

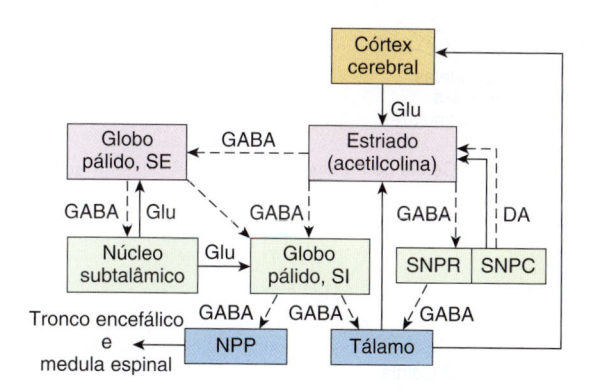

FIGURA 18-8 Representação esquemática das principais conexões dos núcleos da base. As linhas sólidas indicam vias excitatórias, as linhas tracejadas são inibitórias. Os neurotransmissores estão indicados nas vias, para as quais já são reconhecidos. Glu, glutamato; DA, dopamina. A acetilcolina é o neurotransmissor produzido por interneurônios do estriado. SNPR, parte reticulada da substância negra; SNPC, parte compacta da substância negra; SE, segmento externo; SI, segmento interno; NPP, núcleo pedunculopontino. O núcleo subtalâmico também se projeta para a parte reticulada da substância negra, mas essa via foi omitida para a clareza do esquema. (Reproduzida com permissão de Barrett KE, Barman SM, Boitano S, Brooks H: *Ganong's Review of Medical Physiology*, 23rd ed. McGraw-Hill Medical, 2009.)

As características hipocinéticas da doença de Parkinson são a acinesia e a bradicinesia; os aspectos hipercinéticos são a ***rigidez com sinal de roda denteada*** e o ***tremor em repouso***. É notável a ausência de atividade motora espontânea e a dificuldade em iniciar os movimentos voluntários. Movimentos inconscientes e normais como o balanço dos braços associado à marcha, expressões faciais e inquietações estão ausentes na doença de Parkinson. A rigidez é diferente da espasticidade, pois a descarga do neurônio motor aumenta tanto para músculos agonistas como para antagonistas. O movimento passivo de um membro encontra uma resistência uniforme, comparável à de dobrar um cano de chumbo, e é chamada, por isso, de ***rigidez de cano de chumbo***. Um aumento da rigidez e da resistência durante um movimento passivo também pode ocorrer (sinal de roda denteada), mas nunca se observa a repentina perda de resistência vista às vezes em uma extremidade espástica. O tremor, que está presente no repouso, desaparece com a atividade e se deve à alternância regular de contrações de músculos antagonistas.

Um tratamento comum para a doença de Parkinson é a administração de L-DOPA (*levodopa*). Ao contrário da dopamina, esse precursor da dopamina cruza a barreira hematoencefálica e ajuda a suprir o déficit de dopamina. Entretanto, a degeneração desses neurônios é progressiva, e após 5 a 7 anos os efeitos benéficos da L-DOPA geralmente não são mais evidenciados.

CEREBELO

O cerebelo situa-se dorsalmente ao tronco encefálico e conecta-se a este pelos **pedúnculos superior**, **médio** e **inferior**. Em termos funcionais, o cerebelo está dividido em três partes (Figura 18-9). O **vestibulocerebelo** tem conexões com os núcleos vestibulares

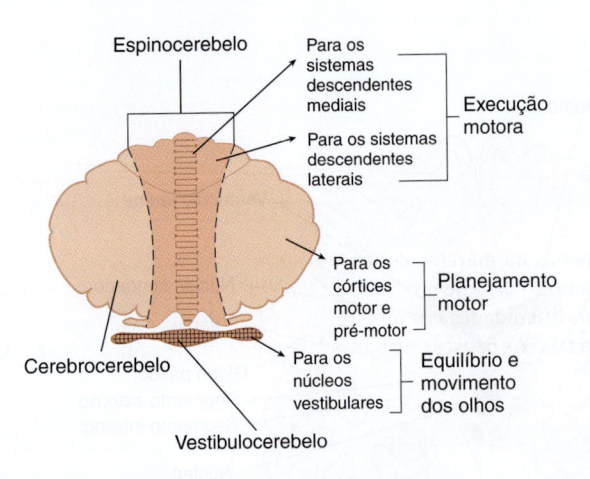

FIGURA 18-9 Divisões funcionais do cerebelo. (Modificada com permissão de Kandel ER, Schwartz JH, Jessell TM [editores]: *Principles of Neural Science*, 4th ed. McGraw-Hill, 2000.)

e está relacionado com o equilíbrio e o movimento dos olhos. O **espinocerebelo** (parte medial e intermédia do cerebelo) recebe aferências proprioceptivas de todo o corpo e também informações relacionadas com o "planejamento motor" do córtex motor. Sua função é tornar os movimentos em curso harmoniosos e coordenados. O **cerebrocerebelo** localizado na parte lateral dos hemisférios interage com o córtex motor no planejamento e na programação dos movimentos. A parte medial do cerebelo é o **verme**, que se projeta às áreas do tronco encefálico relacionadas com o controle dos músculos axiais e proximais dos membros (vias descendentes mediais do tronco encefálico). A área lateral ao verme (intermédia) se projeta às áreas do tronco encefálico relacionadas com o controle dos músculos distais dos membros (vias descendentes laterais do tronco encefálico).

ORGANIZAÇÃO CELULAR DO CEREBELO

O córtex cerebelar contém cinco tipos de neurônios: **células de Purkinje**, **granular**, **em cesta**, **estrelada** e **de Golgi** (Figura 18-10). As **células de Purkinje** estão entre os neurônios de maior tamanho do SNC, com uma extensa arborização dendrítica. Esses neurônios são a única projeção de saída do córtex cerebelar, e suas ações sinápticas são inibitórias mediante a liberação de GABA. As **células granulares** inervam as células de Purkinje, e seus axônios se bifurcam em forma de T. As ramificações em T percorrem longas distâncias de forma retilínea, sendo chamadas, portanto, de **fibras paralelas**. Estas fazem contato sináptico com os dendritos de várias células de Purkinje e liberam glutamato (um neurotransmissor excitatório).

Os outros três tipos de neurônios no córtex cerebelar são interneurônios inibitórios que liberam GABA. As **células em cesta** recebem aferências de fibras paralelas, e cada uma projeta-se para muitas células de Purkinje (Figura 18-10). Seus axônios envolvem o corpo celular e o cone de implantação do axônio como

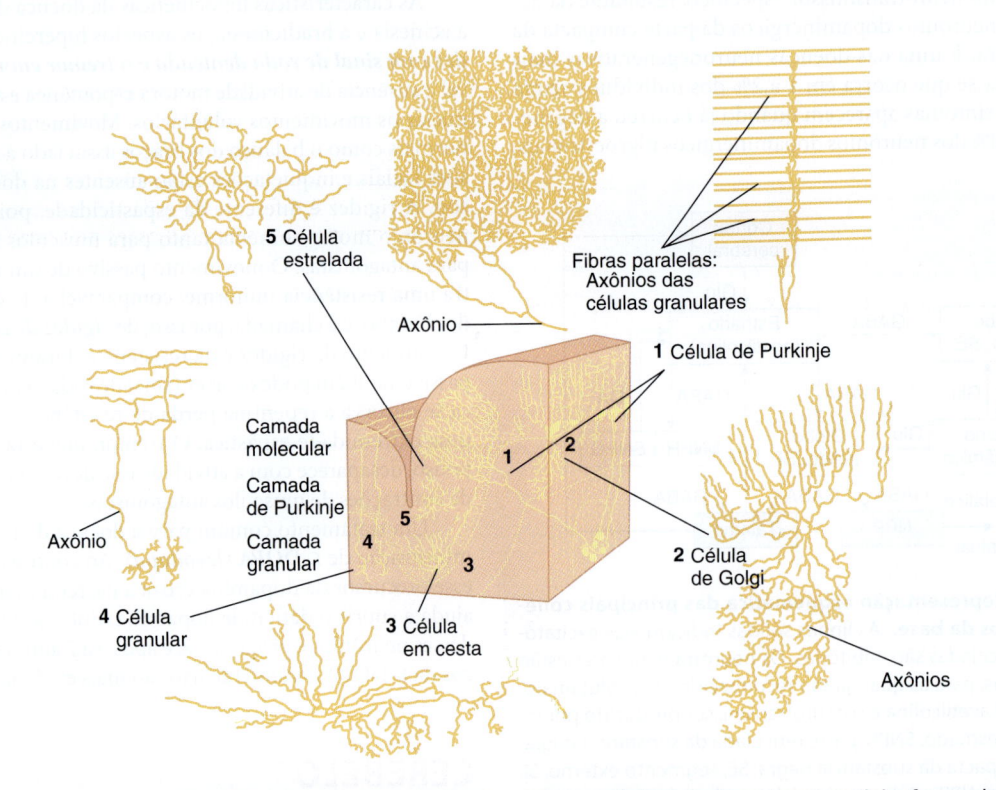

FIGURA 18-10 Localização e estrutura dos cinco tipos neuronais do córtex cerebelar. Os desenhos das células foram obtidos de preparações com coloração de Golgi. As células de Purkinje (1) possuem processos alinhados em um plano; seus axônios são a única projeção eferente do córtex cerebelar. Os axônios das células granulares (4) atravessam os processos das células de Purkinje, fazendo conexões com estas na camada molecular. As células de Golgi (2), as células em cesta (3) e as estreladas (5) têm posições, formas e padrões de ramificações e de conexões sinápticas característicos. (Reproduzida com permissão de Kuffler SW, Nicholls JG, Martin AR: *From Neuron to Brain*, 2nd ed. Sinauer, 1984.)

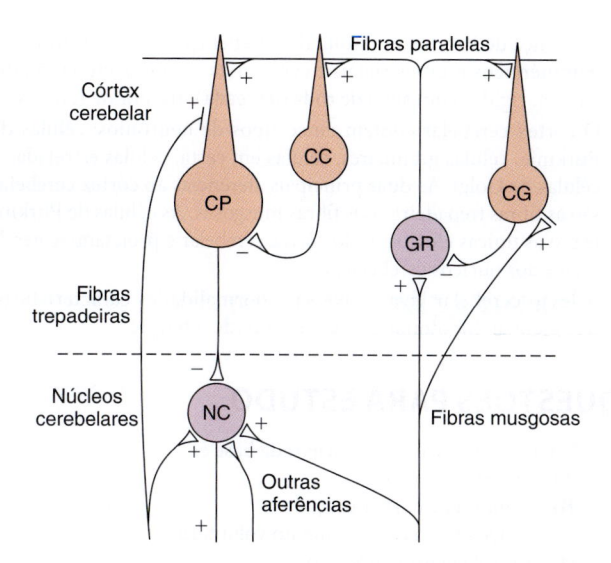

FIGURA 18-11 Diagrama das conexões neurais no cerebelo. Os sinais (+) e (–) indicam se as terminações são excitatórias ou inibitórias, respectivamente. CC, célula em cesta; CG, célula de Golgi; GR, célula granular; NC, célula dos núcleos cerebelares; CP, célula de Purkinje. Deve-se observar que CP e CC são inibitórias. As conexões das células estreladas, que não estão mostradas, são similares às das células em cesta, exceto pelo fato de as terminações das estreladas conectarem-se em sua maioria aos dendritos das células de Purkinje. (Reproduzida com permissão de Barrett KE, Barman SM, Boitano S, Brooks H: *Ganong's Review of Medical Physiology*, 23rd ed. McGraw-Hill Medical, 2009.)

uma cesta em cada célula de Purkinje que inervam. As **células estreladas** atuam de forma similar às células em cesta, porém localizam-se mais superficialmente no córtex cerebelar. Os dendritos das **células de Golgi** recebem aferências das fibras paralelas. Seus corpos celulares recebem aferências das fibras musgosas, e seus axônios projetam-se aos dendritos das células granulares.

As aferências ao cerebelo são provenientes das **fibras musgosas** e das **fibras trepadeiras**, ambas excitatórias (Figura 18-11). As fibras trepadeiras retransmitem as informações (proprioceptivas) de uma única fonte: os **núcleos olivares inferiores**. As fibras musgosas transferem informação proprioceptiva, bem como aferências originadas no córtex cerebral via núcleos pontinos.

Os circuitos cerebelares estão representados na Figura 18-11. As fibras trepadeiras exercem um forte efeito excitatório sobre uma única célula de Purkinje, e as fibras musgosas exercem um efeito excitatório fraco sobre muitas células de Purkinje por meio das células granulares. As células em cesta e estreladas também são excitadas pelas células granulares, por meio das fibras paralelas, e inibem os disparos das células de Purkinje (**inibição antecipatória**). As células de Golgi são excitadas pelos colaterais das fibras musgosas e das fibras paralelas e inibem a transmissão das fibras musgosas às células granulares.

A eferência das células de Purkinje é inibitória aos **núcleos cerebelares**. Os neurônios dos núcleos cerebelares recebem aferências de colaterais excitatórios das fibras trepadeiras e musgosas. Dessa forma, quase todo o circuito cerebelar parece estar relacionado unicamente com a modulação ou regulação da frequência da eferência excitatória dos núcleos cerebelares aos núcleos do tronco encefálico e ao tálamo.

DOENÇA CEREBELAR

A lesão do cerebelo leva a várias anormalidades características, como hipotonia, **ataxia** e **tremor de intenção**. A maioria das anormalidades é aparente durante o movimento. A ataxia caracteriza-se pela falta de coordenação, por erros na velocidade, amplitude, força e direção do movimento. Ela se manifesta não apenas na marcha, conferindo movimentos amplos e instáveis, como o passo de um "bêbado", aos pacientes, mas também gerando dificuldades em movimentos habilidosos, como a produção da fala. As pausas entre as palavras e as sílabas são um fenômeno referido como **disartria** ("fala de escaneamento").

Os movimentos voluntários são consideravelmente anormais e são visíveis nos testes. Por exemplo, ao tentar tocar um objeto distante com a ponta do indicador, observa-se que o paciente erra o alcance e o ultrapassa para um lado ou outro. Essa **dismetria** prontamente desencadeia um ato de correção, mas a correção ultrapassa para o outro lado. Por consequência, o dedo oscila para frente e para trás. Essa oscilação é o tremor de intenção da doença cerebelar. Outra característica da doença cerebelar é a incapacidade de se parar subitamente o movimento. Por exemplo, em condições normais, a flexão do antebraço é rapidamente controlada quando a força da resistência é retirada de modo repentino. O paciente com doença cerebelar não consegue parar o movimento do braço, e o antebraço é lançado para trás em uma trajetória ampla (**fenômeno de rebote**). Essa é uma das razões de os pacientes mostrarem **disdiadococinesia**, a incapacidade de realizar movimentos opostos de forma alternada, como pronação e supinação repetidas dos antebraços. Finalmente, os pacientes com doença cerebelar mostram dificuldade para realizar ações que envolvam movimentos simultâneos com mais de uma articulação. Eles dissecam esses movimentos e realizam um por vez (**decomposição do movimento**).

As anormalidades motoras associadas à lesão cerebelar diferem dependendo da região cerebelar envolvida. As principais disfunções observadas após a lesão do vestibulocerebelo são ataxia, desequilíbrio e nistagmo. Lesões no verme e no núcleo fastigial (parte do espinocerebelo) levam a distúrbios no controle dos músculos axiais e do tronco durante a tentativa de posturas antigravitacionais e também à disartria. A degeneração dessa porção do cerebelo pode ocorrer por deficiência de tiamina no alcoolismo ou por desnutrição. As principais disfunções observadas em lesões do cerebrocerebelo são retardos na iniciação dos movimentos e decomposição de movimentos.

CORRELAÇÃO CLÍNICA

Há cerca de dois anos, um homem de 34 anos desenvolveu uma fraqueza progressiva em sua perna direita que, posteriormente, avançou para todo o seu lado direito. Ele ficou incapacitado de seguir seu trabalho como eletricista. Sentia cãibras no músculo da panturrilha direita e abalos musculares em seu braço e perna. Um exame neurológico revelou **atrofia muscular**, **fasciculações** (abalos musculares que aparecem como tremulações sob a pele) e **hipotonia** dos músculos do braço e da perna. Ele também apresentava hiporreflexia acentuada. Os testes das funções sensoriais e cognitivas foram normais. Todos os sintomas indicavam uma doença que estivesse afetando os neurônios motores inferiores de múltiplos níveis da medula espinal. Ele foi finalmente diagnosticado com *esclerose lateral amiotrófica* (**ELA**). No decorrer do ano seguinte, a doença progrediu a um estágio em que ele tinha dificuldades para deglutir (***disfagia***), o que o levou a ser alimentado por sonda gástrica. Há cerca de seis meses, ele desenvolveu dificuldade respiratória e foi mantido sob ventilação mecânica. Na semana passada ocorreu o óbito do paciente por ***pneumonia***.

ELA é uma degeneração seletiva e progressiva de neurônios motores-α. "Amiotrófico" significa "sem nutrição para o músculo" e descreve a atrofia que os músculos sofrem devido ao seu desuso. "Esclerose" se refere às placas endurecidas observadas pelo patologista ao examinar a medula espinal na autópsia; o endurecimento se deve à proliferação de **astrócitos** nas regiões desmielinizadas na coluna dorsal da medula espinal. Essa doença fatal também é conhecida como ***doença de Lou Gehrig***, em reconhecimento ao famoso jogador de beisebol que morreu em razão dela. A incidência anual mundial de ELA é estimada em 0,5 a 3 casos por cem mil pessoas. A maioria dos casos é esporádica, mas de 5 a 10% são familiares. Cerca de 40% dos casos familiares se devem a uma mutação no gene para a **Cu/Zn superóxido dismutase** (***SOD-1***) no cromossomo 21. A SOD é um depurador de radicais livres que reduz o ***estresse oxidativo***. Um gene defeituoso para a *SOD-1* permite que os radicais livres se acumulem e lesem os neurônios. A doença não tem relação racial, socioeconômica ou étnica. A expectativa de vida dos pacientes com ELA é em geral de 3 a 5 anos após seu diagnóstico. A ELA é mais comumente diagnosticada na meia idade (entre 40 e 65 anos) e afeta mais homens do que mulheres. As causas da ELA não são claras e incluem vírus, neurotoxinas, metais pesados, defeitos do DNA (especialmente no tipo ELA familiar), anormalidades do sistema imunitário e enzimáticas. Não há cura para a ELA, e os tratamentos (p. ex., fisioterapia e terapia ocupacional) têm como foco o alívio dos sintomas e a manutenção da qualidade de vida.

RESUMO DO CAPÍTULO

- O trato corticospinal ventral e as vias descendentes mediais do tronco encefálico (tetospinal, reticulospinal e vestibulospinal) regulam os músculos proximais e a postura. Os tratos corticospinal lateral e rubrospinal controlam os músculos distais dos membros e os movimentos voluntários habilidosos.
- A rigidez de descerebração leva à hiperatividade dos músculos extensores dos quatro membros; ocorre espasticidade, de fato, devido à facilitação do reflexo de estiramento. A postura decorticada ou rigidez de decorticação é uma flexão do membro superior, no cotovelo, e uma hiperatividade extensora das extremidades inferiores.
- Os núcleos da base são constituídos pelos núcleos caudado, putame, globo pálido, núcleo subtalâmico e substância negra. As conexões entre as partes dos núcleos da base incluem uma projeção nigroestriatal dopaminérgica da substância negra compacta ao estriado, e uma projeção GABAérgica do estriado à substância negra reticulada.
- A doença de Parkinson resulta da degeneração dos neurônios dopaminérgicos nigroestriatais e caracteriza-se por acinesia, bradicinesia, rigidez com sinal de roda denteada e tremor de repouso.
- O córtex cerebelar contém cinco tipos de neurônios: células de Purkinje, células granulares, células em cesta, células estreladas e células de Golgi. As duas principais aferências ao córtex cerebelar são as fibras trepadeiras e as fibras musgosas. As células de Purkinje são as únicas eferências do córtex cerebelar e projetam-se geralmente aos núcleos cerebelares.
- A lesão cerebelar leva a diversas anormalidades características, que incluem hipotonia, ataxia e tremor de intenção.

QUESTÕES PARA ESTUDO

1. Uma função básica dos núcleos da base é:
   A) integração sensorial
   B) memória de curta duração
   C) planejamento do movimento voluntário
   D) controle neuroendócrino
   E) regulação do sono de ondas lentas

2. O efeito terapêutico da L-DOPA em pacientes com doença de Parkinson diminui com o transcorrer da doença porque:
   A) desenvolvem-se anticorpos contra os receptores dopaminérgicos
   B) estabelecem-se vias inibitórias para o núcleo da base a partir do lobo frontal
   C) os neurônios colinérgicos do estriado degeneram
   D) há um déficit da ação normal do fator de crescimento neural (NGF)
   E) os neurônios dopaminérgicos da substância negra continuam a se degenerar

3. A atividade neural aumentada antes dos movimentos voluntários é encontrada primeiramente no(s)(as):
   A) neurônios motores espinais
   B) córtex motor pré-central
   C) mesencéfalo
   D) cerebelo
   E) áreas associativas corticais

4. Após cair de um lance de escadas, uma jovem mulher mostrou perda parcial dos movimentos voluntários do lado direito do corpo e perda de sensação dolorosa e da temperatura no lado esquerdo do corpo abaixo da região mediotorácica. Provavelmente ela sofreu uma:
   A) transecção da metade esquerda da medula espinal na região lombar
   B) transecção da metade esquerda da medula espinal na região torácica superior
   C) transecção das vias sensoriais e motoras do lado direito da ponte
   D) transecção da metade direita da medula espinal na região torácica superior
   E) transecção da metade dorsal da medula espinal na região torácica superior

5. Qual das seguintes não está corretamente pareada?
   A) Vias mediais do tronco encefálico:controle dos músculos axiais e proximais
   B) Via lateral do tronco encefálico:trato rubrospinal
   C) Doença do neurônio motor superior:hipotonia
   D) Doença cerebelar:tremor de intenção
   E) Rigidez de descerebração:hiperatividade dos músculos extensores

CAPÍTULO 19

Sistema Nervoso Autônomo

Susan M. Barman

OBJETIVOS

- Descrever a localização dos corpos celulares e as trajetórias axonais dos neurônios pré-ganglionares simpáticos e parassimpáticos.
- Descrever a localização dos corpos celulares e as trajetórias axonais dos neurônios pós-ganglionares simpáticos e parassimpáticos.
- Nomear os neurotransmissores que são liberados pelos neurônios autonômicos pré-ganglionares e pós-ganglionares.
- Listar as principais funções do sistema nervoso autônomo.
- Identificar algumas das aferências neurais aos neurônios simpáticos e parassimpáticos.

INTRODUÇÃO

O **sistema nervoso autônomo*** (**SNA**) é um dos sistemas de controle responsáveis pela homeostasia e é a origem da inervação dos demais órgãos efetores que não sejam os músculos esqueléticos. As terminações nervosas estão localizadas na musculatura lisa (p. ex., vasos sanguíneos, parede do trato digestório, bexiga urinária), no músculo cardíaco e nas glândulas (p. ex., glândulas sudoríparas e salivares). Embora a sobrevivência seja possível sem um SNA, a capacidade para se adaptar a estressores ambientais ou a qualquer outro desafio fica gravemente comprometida em doenças que afetem esse componente do sistema nervoso. O SNA possui duas importantes divisões: o sistema nervoso **simpático** e o **parassimpático**. Cada uma das divisões simpática e parassimpática está classicamente definida por neurônios pré-ganglionares e pós-ganglionares. Uma definição mais moderna do SNA considera as vias descendentes de várias regiões prosencefálicas e do tronco encefálico, como também as vias aferentes que determinam o nível de atividade dos nervos simpáticos e parassimpáticos.

---

* N. de T. O termo autônomo ou autonômico é inadequado, pois o SNA depende do controle de regiões encefálicas superiores, mas está consagrado pela sua ampla utilização. Também optamos por manter a denominação "autônomo" para esta divisão do sistema nervoso visando uniformidade com a terminologia proposta pela Sociedade Brasileira de Anatomia.

ORGANIZAÇÃO ANATÔMICA DAS VIAS AUTONÔMICAS

A Figura 19-1 compara algumas características fundamentais da inervação da musculatura esquelética com a inervação da musculatura lisa, cardíaca e das glândulas. Como foi descrito no Capítulo 14, os neurônios motores-α são a via final comum que liga o sistema nervoso central (SNC) à musculatura esquelética. De maneira análoga, os neurônios simpáticos e parassimpáticos são a via final comum do SNC aos alvos viscerais. No entanto, a parte periférica do SNA é composta por dois neurônios: o **neurônio pré-ganglionar** e o **pós-ganglionar**. Os corpos celulares dos neurônios pré-ganglionares estão localizados na substância cinzenta **intermédia lateral** (**IML**) da coluna intermédia da medula espinal e nos núcleos motores de alguns nervos cranianos. Diferentemente dos neurônios motores-α de grande diâmetro e de condução rápida, os axônios B pré-ganglionares são de pequeno diâmetro e condução relativamente lenta. Um axônio pré-ganglionar faz conexões divergentes com cerca de nove neurônios pós-ganglionares, constituindo uma eferência autônoma difusa. Os axônios dos neurônios pós-ganglionares são, na maioria, fibras C não mielinizadas e terminam nos efetores viscerais.

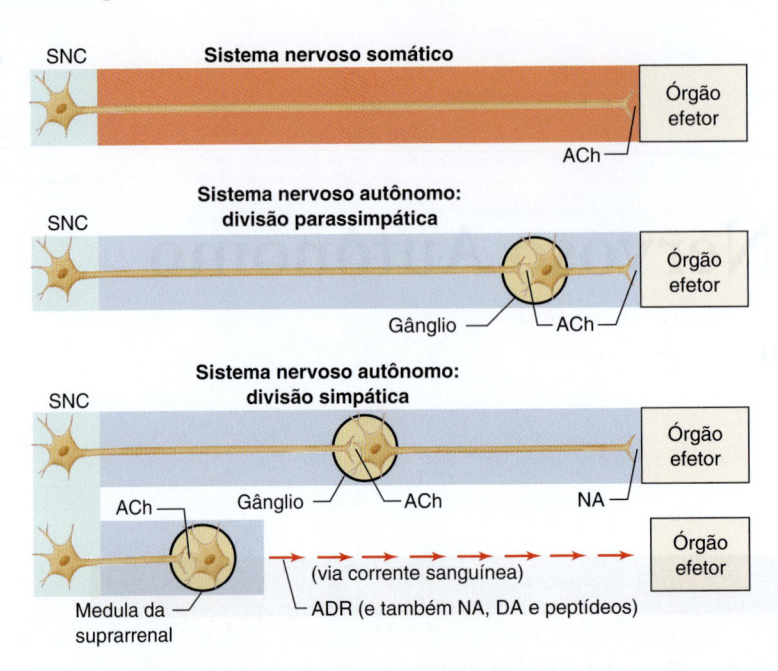

FIGURA 19-1 Comparação da organização periférica e dos neurotransmissores liberados pelos sistemas motor somático e motor visceral (sistema nervoso autônomo). ACh, acetilcolina; DA, dopamina; NA, noradrenalina; ADR, adrenalina. (Reproduzida com permissão de Widmaier EP, Raff H, Strang KT: *Vander's Human Physiology*. McGraw-Hill, 2008.)

DIVISÃO SIMPÁTICA

Diferentemente dos neurônios motores α que estão localizados em toda a medula espinal, os neurônios pré-ganglionares simpáticos estão localizados na IML apenas do primeiro segmento torácico até o terceiro ou quarto lombar. Por esse motivo, o sistema nervoso simpático também é chamado, algumas vezes, de divisão toracolombar do SNA. Os axônios dos neurônios pré-ganglionares simpáticos deixam a medula espinal no mesmo nível em que estão seus corpos celulares e saem pela raiz ventral, juntamente com axônios dos neurônios motores-α e -γ (Figura 19-2). Eles, então, se separam da raiz ventral via **ramo comunicante branco** e projetam-se ao **gânglio paravertebral simpático** adjacente, onde alguns desses axônios se conectam com corpos celulares dos neurônios pós-ganglionares. Os gânglios paravertebrais são adjacentes a cada segmento torácico e lombar, e, além destes, existem alguns gânglios adjacentes aos segmentos espinais cervicais e sacrais. Os gânglios paravertebrais formam bilateralmente a **cadeia simpática** (ou tronco simpático). Os gânglios estão conectados entre si por axônios de neurônios pré-ganglionares que se projetam rostral ou caudalmente até se conectarem com neurônios pós-ganglionares localizados mais longe. Esse arranjo está mostrado nas Figuras 19-2 e 19-3.

Alguns neurônios pré-ganglionares passam pela cadeia simpática e terminam em **gânglios pré-vertebrais** (ou **colaterais**) mais próximos das vísceras, como os gânglios celíaco, mesentérico superior e mesentérico inferior, onde os pré-ganglionares fazem sinapse com neurônios pós-ganglionares (Figura 19-3). Existem também neurônios pré-ganglionares cujos axônios terminam diretamente sobre um órgão efetor, a medula da **glândula suprarrenal**.

Os axônios de alguns neurônios pós-ganglionares deixam os gânglios da cadeia e entram novamente nos nervos espinais, via **ramos comunicantes cinzentos**, para serem distribuídos a efetores autonômicos de áreas inervadas por esses nervos espinais (Figura 19-2). Esses nervos simpáticos pós-ganglionares terminam em músculos lisos de vasos sanguíneos e de folículos pilosos e em glândulas sudoríparas dos membros. Outras fibras pós-ganglionares deixam os gânglios da cadeia para entrarem na cavidade torácica e terminarem em órgãos viscerais. As fibras pós-ganglionares dos gânglios pré-vertebrais também terminam em alvos viscerais.

DIVISÃO PARASSIMPÁTICA

O sistema nervoso parassimpático é chamado também de **divisão craniossacral** do SNA, devido à localização de seus neurônios pré-ganglionares (Figura 19-3). Os nervos parassimpáticos inervam as estruturas viscerais da cabeça via **nervos oculomotor**, **facial** e **glossofaríngeo**, ao passo que as estruturas do tórax e abdome são inervadas pelo **nervo vago**. A inervação sacral supre as vísceras pélvicas via ramos dos nervos espinais do segundo ao quarto segmentos sacrais. Os neurônios pré-ganglionares parassimpáticos fazem sinapse em células ganglionares agrupadas nas paredes dos órgãos viscerais; assim, as fibras pós-ganglionares parassimpáticas são muito curtas.

TRANSMISSÃO QUÍMICA NAS SINAPSES AUTONÔMICAS

ACETILCOLINA E NORADRENALINA

Os principais neurotransmissores liberados pelos nervos autonômicos são a **acetilcolina** e a **noradrenalina** (Figura 19-1). Os neurônios **colinérgicos** (que liberam acetilcolina) são: (1) todos

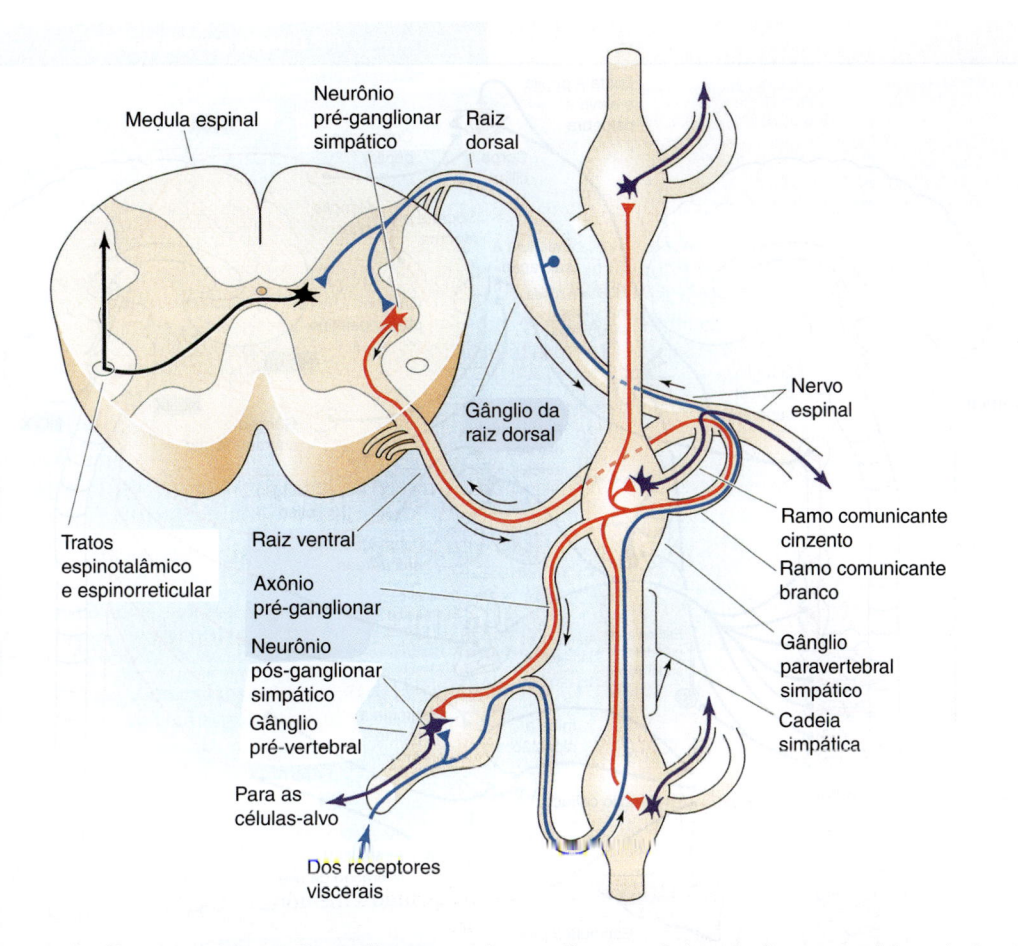

FIGURA 19-2 Projeção das fibras simpáticas pré-ganglionares e pós-ganglionares. O desenho ilustra a medula espinal torácica, os gânglios paravertebrais e um pré-vertebral. Os neurônios pré-ganglionares são mostrados em vermelho, os pós-ganglionares em azul escuro, as vias sensoriais aferentes em azul, e os interneurônios em preto. (Reproduzida com permissão de Boron WF, Boulpaep EL: *Medical Physiology*. Elsevier, 2005.)

os neurônios pré-ganglionares, (2) os neurônios pós-ganglionares parassimpáticos, (3) os neurônios pós-ganglionares simpáticos que inervam as glândulas sudoríparas e (4) os neurônios pós-ganglionares simpáticos que inervam vasos sanguíneos de alguns músculos esqueléticos e produzem vasodilatação quando estimulados (nervos vasodilatadores simpáticos). Os demais neurônios pós-ganglionares simpáticos são **noradrenérgicos** (liberam noradrenalina). A **medula da suprarrenal** é essencialmente um gânglio simpático cujas células pós-ganglionares não possuem axônios e secretam noradrenalina e adrenalina diretamente na circulação sanguínea.

A transmissão sináptica nos gânglios autonômicos é mediada basicamente por **receptores colinérgicos nicotínicos N_2** que são bloqueados por **hexametônio**; já a transmissão na junção neuromuscular é mediada pelos **receptores nicotínicos N_1** bloqueados por **D-tubocurarina**. A acetilcolina liberada das fibras pós-ganglionares liga-se a **receptores muscarínicos**, que são bloqueados por atropina. A noradrenalina liberada de fibras pós-ganglionares simpáticas liga-se a **receptores adrenérgicos α_1, α_2, β_1 ou β_2**, dependendo do órgão-alvo. A Tabela 19-1 mostra os tipos de receptores nas várias sinapses dentro do SNA.

Além dos neurotransmissores "clássicos", algumas fibras autonômicas também liberam neuropeptídeos. As vesículas sinápticas pequenas de neurônios pós-ganglionares noradrenérgicos contêm ATP e noradrenalina, e as vesículas maiores (grânulos secretores) contêm neuropeptídeo Y. A estimulação de baixa frequência pode promover a liberação de ATP, ao passo que a estimulação de alta frequência causa a liberação de neuropeptídeo Y. Os órgãos viscerais possuem receptores purinérgicos, e o ATP pode ser um mediador no SNA atuando junto com a noradrenalina.

RESPOSTAS DOS ÓRGÃOS EFETORES AOS IMPULSOS DOS NERVOS AUTONÔMICOS

Os efeitos da estimulação das fibras nervosas pós-ganglionares noradrenérgicas e colinérgicas estão indicados na Figura 19-3 e na Tabela 19-1. A liberação de acetilcolina na musculatura lisa de alguns órgãos leva à contração (p. ex., parede do trato gastrintestinal), e a liberação em outros órgãos provoca relaxamento (p. ex., esfíncteres do trato gastrintestinal). Para alguns órgãos inervados pelo SNA, pode-se alternar da contração para o relaxamento desviando-se da ativação do sistema nervoso parassimpático para a ativação do sistema nervoso simpático. Essa é a situação para

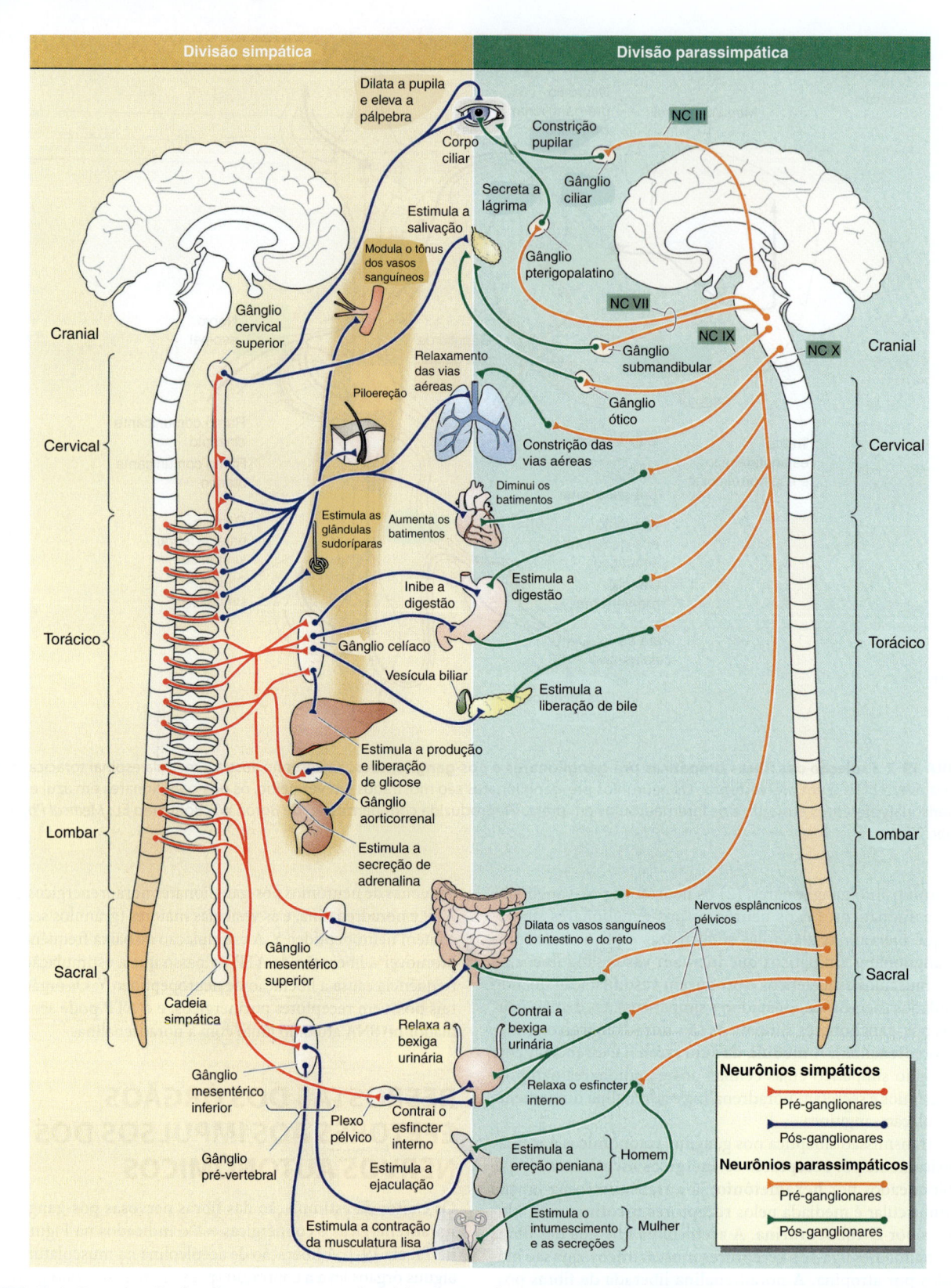

FIGURA 19-3 Organização dos sistemas nervosos simpático (esquerda) e parassimpático (direita). Neurônios pré-ganglionares simpáticos e parassimpáticos são mostrados em vermelho e laranja, respectivamente; neurônios pós-ganglionares simpáticos e parassimpáticos são mostrados em azul e verde, respectivamente. (Reproduzida com permissão de Boron WF, Boulpaep EL: *Medical Physiology.* Elsevier, 2005.)

TABELA 19-1 Respostas de alguns órgãos efetores à atividade nervosa autônoma

Órgãos efetores	Sistema nervoso parassimpático	Sistema nervoso simpático	
		Tipo de receptor	Resposta
Olhos			
Músculo dilatador da íris	_*	α_1	Contração (midríase)
Músculo esfincter da íris	Contração (miose)		–
Músculo ciliar	Contração para visão de perto		–
Coração			
Nodo SA	Diminui a frequência cardíaca	β_1	Aumenta a frequência cardíaca
Átrio e ventrículo	Diminui a contratilidade	β_1, β_2	Aumenta a contratilidade
Nodo AV e fibras de Purkinje	Diminui a velocidade de condução	β_1, β_2	Aumenta a velocidade de condução
Arteríolas			
Coronárias	–	α_1, α_2	Constrição
		β_2	Dilatação
Pele	–	α_1, α_2	Constrição
Músculo esquelético	–	α_1	Constrição
		β_2, muscarínico	Dilatação
Vísceras abdominais	–	α_1	Constrição
Glândulas salivares	Dilatação	α_1, α_2	Constrição
Renais	–	α_1	Constrição
Veias sistêmicas	–	α_1, α_2	Constrição
		β_2	Dilatação
Pulmões			
Músculos brônquicos	Contração	β_2	Relaxamento
Glândulas brônquicas	Estimulação	α_1	Inibição
		β_2	Estimulação
Estômago			
Motilidade e tônus	Aumenta	$\alpha_1, \alpha_2, \beta_2$	Diminui
Esfincteres	Relaxamento	α_1	Contração
Secreção	Estimulação	Desconhecido	Inibição
Intestino			
Motilidade e tônus	Aumenta	$\alpha_1, \alpha_2, \beta_1, \beta_2$	Diminui
Esfincteres	Relaxamento	α_1	Contração (geralmente)
Secreção	Estimulação	α_2	Inibição
Vesícula biliar	Contração	β_2	Relaxamento
Bexiga urinária			
Detrusor	Contração	β_2	Relaxamento
Esfincteres	Relaxamento	α_1	Contração

(continua)

TABELA 19-1 Respostas de alguns órgãos efetores à atividade nervosa autônoma (continuação)

Órgãos efetores	Sistema nervoso parassimpático	Sistema nervoso simpático	
		Tipo de receptor	Resposta
Útero	Variável	α_1	Contração (gravidez)
		β_2	Relaxamento
Órgãos sexuais masculinos	Ereção	α_1	Ejaculação
Pele			
Músculos piloeretores	–	α_1	Contração
Glândulas sudoríparas		α_1	Leve secreção localizada**
		Muscarínico	Secreção diluída, abundante, generalizada
Fígado	–	α_1, β_2	Glicogenólise
Pâncreas			
Glândulas exócrinas	Aumenta a secreção	α	Diminui a secreção
Glândulas endócrinas	–	α_2	Inibe a secreção
Glândulas salivares	Secreção aquosa, profusa	α_1	Secreção viscosa, espessa
		β	Secreção de amilase
Glândulas lacrimais	Secreção		–
Tecido adiposo	–	α_2, β_3	Lipólise

* O traço indica que esses tecidos não são inervados por essa divisão do sistema nervoso autônomo.
** Nas palmas das mãos e em algumas outras localizações ("suor adrenérgico").
Modificada com permissão de Hardman JG, Limbird LE, Gilman AG [editores]: *Goodman and Gilman's The Pharmacological Basis of Therapeutics*, 10th ed. McGraw-Hill, 2001.

os órgãos que recebem dupla inervação com efeitos antagonistas entre as duas divisões, como é o caso do trato gastrintestinal, das vias respiratórias e da bexiga urinária. O coração é outro exemplo de órgão com duplo controle antagonista. A estimulação de nervos simpáticos aumenta a frequência cardíaca, e a estimulação de nervos parassimpáticos a diminui.

Em outras situações, os efeitos das ativações simpática e parassimpática são complementares. Um exemplo é a inervação das glândulas salivares. A ativação parassimpática ocasiona liberação de saliva aquosa, já a ativação simpática causa a produção de saliva viscosa, espessa.

As duas divisões do SNA atuam de maneira sinérgica ou cooperativa no controle de algumas funções. Um exemplo é o controle do diâmetro pupilar. Ambas as inervações simpática e parassimpática são excitatórias, mas a primeira contrai o músculo dilatador da íris, levando à dilatação da pupila (*midríase*), e a última contrai o músculo esfincter da íris, o que resulta em constrição pupilar (*miose*). Outro exemplo é o das ações sinérgicas dessas divisões na função sexual. A ativação dos nervos parassimpáticos do pênis aumenta o fluxo sanguíneo, o que leva à ereção, enquanto a ativação dos nervos simpáticos da genitália masculina causa a ejaculação.

Existem também vários órgãos que são inervados por apenas uma divisão do SNA. A medula da suprarrenal, a maioria dos vasos sanguíneos, os músculos piloeretores da pele (folículos pilosos) e as glândulas sudoríparas são inervados exclusivamente por nervos simpáticos. O músculo lacrimal (glândula lacrimal), o músculo ciliar (acomodação da lente para visão de perto) e a glândula salivar sublingual são inervados exclusivamente pelos nervos parassimpáticos.

O sistema nervoso parassimpático está mais envolvido com funções viscerais basais, cotidianas, e tem sido chamado de sistema nervoso anabólico. Por exemplo, a ação parassimpática favorece a digestão e a absorção de alimento, aumentando a atividade da musculatura intestinal e a secreção gástrica e relaxando o esfincter pilórico.

O sistema nervoso simpático pode preparar um indivíduo para enfrentar uma emergência e pode ser chamado de sistema nervoso catabólico. A atividade simpática dilata as pupilas (permitindo a entrada de mais luz no olho), acelera a frequência cardíaca e aumenta a pressão arterial (para prover melhor perfusão aos órgãos vitais e músculos) e constringe os vasos sanguíneos da pele (limita o sangramento de possíveis lesões). A descarga simpática também eleva os níveis de glicose plasmática e de ácidos graxos livres (fornecendo mais energia).

CONTROLE REFLEXO E CENTRAL DA ATIVIDADE AUTONÔMICA

Assim como no caso dos neurônios motores α, a atividade dos nervos autonômicos depende de circuitos reflexos (p. ex., reflexos barorreceptores e quimiorreceptores) e de comandos descendentes excitatórios e inibitórios de diversas regiões encefálicas. Por exemplo, os neurônios simpáticos pré-ganglionares da IML recebem aferência excitatória do **bulbo ventrolateral rostral** e do **núcleo paraventricular** do hipotálamo e aferências inibitórias dos **neurônios da rafe bulbar**. Além dessas vias diretas ao IML, existem muitas regiões encefálicas que contribuem na regulação da atividade nervosa autonômica. Entre elas estão o bulbo ventrolateral caudal, o núcleo do trato solitário e o *locus ceruleus*. Isso é análogo ao controle da função motora somática, que é controlada por áreas como os núcleos da base e o cerebelo. Os Capítulos 29 e 30 descrevem os mecanismos reflexos e centrais que regulam os nervos autonômicos em funções relacionadas com o controle do sistema cardiovascular na saúde e na doença.

O **hipotálamo** é considerado a principal área central de controle do sistema nervoso autônomo. De fato, muitos dos complexos mecanismos autônomos que mantêm a homeostasia são integrados no hipotálamo. Este também atua juntamente com o sistema límbico como uma unidade que regula o comportamento instintivo e emocional. Ele se conecta com núcleos no mesencéfalo, na ponte e no bulbo para regular a atividade autônoma. As respostas autônomas desencadeadas pela ativação do hipotálamo fazem parte de fenômenos complexos como alimentação, emoções como raiva, e respostas ao estresse.

neurônios das áreas centrais motoras e autônomas. Ocorre também a depleção de mediadores monoaminérgicos, colinérgicos e peptidérgicos em várias regiões do sistema nervoso central e no **líquido cerebrospinal**. Os níveis basais de atividade simpática e da **noradrenalina plasmática** são normais nos pacientes com AMS, mas seu aumento falha quando o paciente fica em pé ou ante outros estímulos, o que leva à **hipotensão ortostática** (pressão arterial baixa quando em pé). Além da pressão arterial diminuída, a hipotensão ortostática pode levar à tontura, à visão ofuscada e ao desmaio, devido à vascularização insuficiente do encéfalo. A AMS também está acompanhada de disfunções parassimpática, como disfunções urinária e sexual.

A AMS é diagnosticada mais frequentemente em indivíduos entre 50 e 70 anos e afeta mais homens do que mulheres. O primeiro sintoma mais frequente da doença é a disfunção erétil. Também ocorrem anormalidades no reflexo barorreceptor e nos mecanismos de controle respiratório. Embora as anormalidades autonômicas sejam em geral os primeiros sintomas, 75% dos pacientes com AMS também experimentam distúrbios motores. Não há cura para a AMS. O tratamento está voltado a assegurar conforto aos pacientes e a manter as funções corporais pelo maior tempo possível.

CORRELAÇÃO CLÍNICA

Um professor de biologia de 67 anos, aposentado, repentinamente desmaiou em sua casa assim que se levantou de uma posição reclinada. Sua esposa chamou uma ambulância e relatou que ele estava pálido, mas que não havia perdido a consciência. Ele foi levado a um hospital local. Sua pressão arterial estava normal na posição reclinada, mas diminuiu para níveis de hipotensão ao se levantar. Quando questionado, ele relatou que começou a experimentar disfunção erétil há cerca de seis meses. Ele também relatou dificuldade em adaptar-se a alterações de temperatura ambiental, além de ter experimentado episódios de incontinência urinária. Os médicos detectaram um grau moderado de *ataxia* (andar cambaleante) e *tremor*.

Após uma série de exames neurológicos, ele foi diagnosticado com **síndrome de Shy-Drager**, um subtipo de **atrofia de múltiplos sistemas** (**AMS**), na qual predomina uma falha das funções autônomas. A AMS é uma doença degenerativa em que ocorre a perda dos neurônios pré-ganglionares da medula espinal e do tronco encefálico. Na ausência do SNA, fica difícil a regulação da temperatura, do equilíbrio hídrico e eletrolítico e da pressão arterial. A AMS também pode causar déficits funcionais do cerebelo, dos núcleos da base, do *locus ceruleus*, do núcleo olivar inferior e do trato piramidal. Ela é definida como uma disfunção autônoma esporádica, progressiva, de início na vida adulta e com **parkinsonismo** e **ataxia cerebelar** associados.

A evidência patológica da AMS é a presença de **inclusões citoplasmáticas** e **nucleares** em oligodendrócitos e

RESUMO DO CAPÍTULO

- Os neurônios pré-ganglionares simpáticos estão localizados na IML da medula espinal toracolombar e projetam-se aos neurônios pós-ganglionares dos gânglios paravertebrais ou pré-vertebrais ou às células da medula da suprarrenal. Os neurônios pré-ganglionares parassimpáticos estão localizados nos núcleos motores dos nervos cranianos III, VII, IX e X e na IML da medula sacral.

- As terminações nervosas dos neurônios pós-ganglionares estão localizadas na musculatura lisa (p. ex., vasos sanguíneos, parede do trato digestório, bexiga urinária), no músculo cardíaco e nas glândulas (p. ex., glândula sudorípara e glândulas salivares).

- A acetilcolina é liberada nas terminações nervosas dos neurônios pré-ganglionares, nos neurônios pós-ganglionares parassimpáticos e em alguns neurônios pós-ganglionares simpáticos (glândulas sudoríparas, fibras simpáticas vasodilatadoras). Os demais neurônios pós-ganglionares simpáticos liberam noradrenalina.

- A atividade simpática pode preparar o indivíduo para enfrentar uma situação de emergência com aceleração dos batimentos cardíacos, elevação da pressão arterial (maior irrigação dos órgãos vitais) e constrição dos vasos sanguíneos da pele (limita o sangramento de lesões). A atividade parassimpática está relacionada com as funções viscerais basais, do cotidiano, e favorece a digestão e a absorção dos alimentos, aumentando a atividade da musculatura intestinal e da secreção gástrica e promovendo o relaxamento do esfíncter pilórico.

- A atividade dos nervos autonômicos depende tanto de circuitos reflexos (p. ex., reflexos barorreceptores e quimiorreceptores), como de comandos excitatórios e inibitórios descendentes de diversas regiões do hipotálamo e do tronco encefálico.

QUESTÕES PARA ESTUDO

1. Com a administração de um antagonista do receptor β-adrenérgico não se espera obter:
   A) a diminuição da velocidade de condução nas fibras de Purkinje cardíacas
   B) a diminuição da frequência cardíaca
   C) a diminuição da força de contração cardíaca
   D) o relaxamento do músculo detrusor da bexiga
   E) a contração da musculatura lisa brônquica

2. A atividade nervosa simpática:
   A) é essencial para a sobrevivência
   B) causa a contração de alguns músculos lisos e o relaxamento de outros
   C) causa o relaxamento do músculo dilatador da íris para dilatar a pupila
   D) relaxa a musculatura lisa da parede e dos esfíncteres gastrintestinais
   E) Todas as alternativas anteriores estão corretas

3. A atividade nervosa parassimpática:
   A) relaxa a maioria dos músculos lisos vasculares
   B) afeta apenas músculos lisos e glândulas
   C) causa a contração do músculo dilatador da íris para permitir a acomodação à visão de perto
   D) contrai a musculatura lisa da parede do trato gastrintestinal e relaxa os esfincteres gastrintestinais
   E) Todas as alternativas anteriores estão corretas

4. Qual das seguintes alternativas está corretamente pareada?
   A) Nodo sinoatrial (SA): receptores colinérgicos nicotínicos
   B) Gânglios autonômicos: receptores colinérgicos muscarínicos
   C) Músculo liso piloeretor: receptores β_2-adrenérgicos
   D) Vasculatura de alguns músculos esqueléticos: receptores colinérgicos muscarínicos
   E) glândulas sudoríparas: receptores α_2-adrenérgicos

Atividade Elétrica Cerebral, Estados de Sono e Vigília e Ritmos Circadianos

CAPÍTULO 20

Susan M. Barman

OBJETIVOS

- Listar os principais usos clínicos do eletroencefalograma.
- Descrever os tipos básicos de ritmos cerebrais.
- Resumir as características comportamentais e eletrofisiológicas de cada estágio do sono de ondas lentas e do sono de movimento rápido dos olhos.
- Descrever o padrão de um sono normal ao longo de uma noite em adultos e as variações ontogenéticas desse padrão (desde o nascimento até a velhice).
- Discutir o ritmo circadiano e o papel dos núcleos supraquiasmáticos na sua regulação.
- Descrever a regulação diurna da síntese de melatonina a partir de serotonina na glândula pineal e sua secreção na corrente sanguínea.

INTRODUÇÃO

No espectro de estados comportamentais estão as fases de sono profundo, sono leve, **sono de movimentos rápidos dos olhos** (**REM**, do inglês *rapid eye movements*) e dois estados acordados: vigília relaxada e vigília com atenção concentrada. Padrões específicos de atividade elétrica cerebral correlacionam-se com cada um desses estados. Alguns processos patológicos levam a mudanças nesses padrões de atividade. O estado de **alerta** pode ser produzido por estimulação sensorial e por impulsos ascendentes da formação reticular mesencefálica. Muitas dessas atividades mostram oscilações rítmicas de aproximadamente 24 horas de duração (**ritmo circadiano**).

ELETROENCEFALOGRAMA

EPILEPSIA

O **eletroencefalograma** (**EEG**) registrado na superfície do couro cabeludo é uma medida dos potenciais pós-sinápticos dendríticos somados dos neurônios corticais subjacentes aos eletrodos. O EEG é importante para a localização de processos patológicos no cérebro. A *epilepsia* é uma síndrome com múltiplas causas e caracteriza-se por alterações comportamentais simultâneas a alterações no EEG. Em algumas formas de epilepsia, padrões eletroencefalográficos característicos ocorrem durantes as crises, e nos períodos entre estas, as anormalidades são frequentemente difíceis de serem demonstradas. As crises epilépticas são classificadas em crises parciais (focais) e crises generalizadas.

As *crises parciais* originam-se em um pequeno grupo de neurônios e podem resultar de lesão cefálica, encefalite, hemorragia cerebral ou tumor. Os sintomas dependem do foco da lesão e são classificados em *crises simples* (sem perda de consciência) e *crises parciais complexas* (com consciência alterada). Um exemplo de crise parcial é quando ocorrem movimentos espasmódicos, localizados em uma mão, que progridem para movimentos clônicos do braço inteiro. As *auras* costumam preceder o início da crise parcial e incluem sensações incomuns. O período que se segue à crise até o retorno da função neurológica normal é chamado de *período pós-ictal*.

As *crises generalizadas* estão associadas a atividade elétrica difusa, envolvendo ambos os hemisférios simultaneamente, e dividem-se em duas categorias: *convulsivas* e *não convulsivas*, dependendo, respectivamente, da ocorrência ou não de movimentos tônicos ou clônicos. As *crises de ausência* (anteriormente denominadas crises de pequeno mal, *petit mal*) são uma das formas de crises generalizadas não convulsivas, caracterizada por perda momentânea da consciência.

O tipo de crise generalizada convulsiva mais comum é a *crise tônico-clônica* (anteriormente denominada grande mal, *grand mal*). Trata-se de um início súbito de contração dos músculos dos

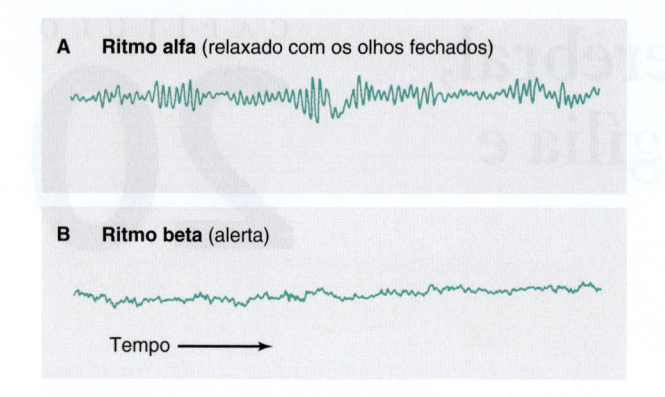

FIGURA 20-1 Registros de EEG mostrando os ritmos alfa e beta. **A e B)** Quando se está atento a algo, o ritmo alfa de 8 a 13 Hz é substituído por uma atividade irregular de 13 a 30 Hz e de baixa voltagem, o ritmo beta. (Reproduzida com permissão de Widmaier EP, Raff H, Strang KT: *Vander's Human Physiology*, 11th ed. McGraw-Hill, 2008.)

membros (*fase tônica*) que dura cerca de 30 segundos, seguido por uma fase com abalos musculares generalizados, a qual resulta de contrações e relaxamentos de forma alternada (*fase clônica*), que por sua vez duram de 1 a 2 minutos. Uma atividade EEG rápida é observada durante a fase tônica. Na fase clônica ocorrem ondas lentas precedidas por pontas. Durante um período após a crise, seguem presentes as ondas lentas.

RITMOS CEREBRAIS NA VIGÍLIA E NO SONO

Em adultos normais, que estão acordados, mas em repouso, com a mente divagando e os olhos fechados, o componente mais proeminente do EEG registrado do couro cabeludo é um padrão de ondas bastante regular na frequência de 8 a 13 Hz e amplitude de 50 a 100 μV. Esse padrão é o **ritmo alfa** (Figura 20-1). Ele é mais observado nos lobos parietais e occipitais e está associado a níveis reduzidos de atenção.

Quando se presta atenção em algo, o ritmo alfa é substituído por um padrão irregular de 13 a 30 Hz e de baixa voltagem, o **ritmo beta** (Figura 20-1). Esse fenômeno é chamado de **bloqueio alfa** (ou **resposta de alerta**) e pode ser reproduzido por qualquer forma de estimulação sensorial ou concentração mental (p. ex., a resolução de um problema de aritmética). Também tem sido denominado **dessincronização**, por representar um bloqueio de uma atividade neural sincronizada. Entretanto, a rápida atividade eletroencefalográfica do estado de alerta também é sincronizada, ainda que em uma frequência muito elevada; portanto, o termo dessincronização está mal empregado. As **oscilações gama** de 30 a 80 Hz são frequentemente observadas quando um indivíduo em vigília foca sua atenção sobre algo. Esse ritmo pode ser substituído por uma atividade rápida e irregular no momento em que o indivíduo inicia atos motores em resposta a um estímulo.

ESTÁGIOS DO SONO

Existem dois tipos de sono: o **sono REM** e o **sono de ondas lentas** ou **não REM** (**NREM**). O sono REM é assim chamado devido aos movimentos característicos dos olhos que ocorrem durante esse estágio de sono. O sono NREM está dividido em quatro estágios (Figura 20-2). Assim que uma pessoa adormece, ela entra no estágio 1, e o EEG mostra um padrão de baixa voltagem de frequência mista. Um **ritmo teta** (4 a 7 Hz) pode ser visto nesse estágio inicial do sono de ondas lentas. Ao longo de todo o sono NREM, ocorre alguma atividade da musculatura esquelética, mas não dos olhos. O estágio 2 caracteriza-se pelo aparecimento dos **fusos de sono** (12 a 14 Hz) e de ocasionais **complexos K** bifásicos de alta voltagem. No estágio 3, o **ritmo delta** (0,5 a 4 Hz) de amplitude elevada domina as ondas do EEG. A lentificação máxima do traçado, com ondas de grande amplitude, é observada no estágio 4. Assim, a característica do sono profundo é um padrão rítmico de ondas lentas, indicando uma acentuada **sincronização**, motivo pelo qual é referido como **sono de ondas lentas**. Os ritmos teta e delta são normais durante o sono, ao passo que o aparecimento destes durante a vigília é um sinal de disfunção cerebral.

As ondas lentas de elevada amplitude encontradas no EEG durante o sono são substituídas periodicamente por uma atividade eletroencefalográfica rápida de baixa voltagem que lembra o ritmo da vigília, atento (Figura 20-2). Contudo, o sono não é

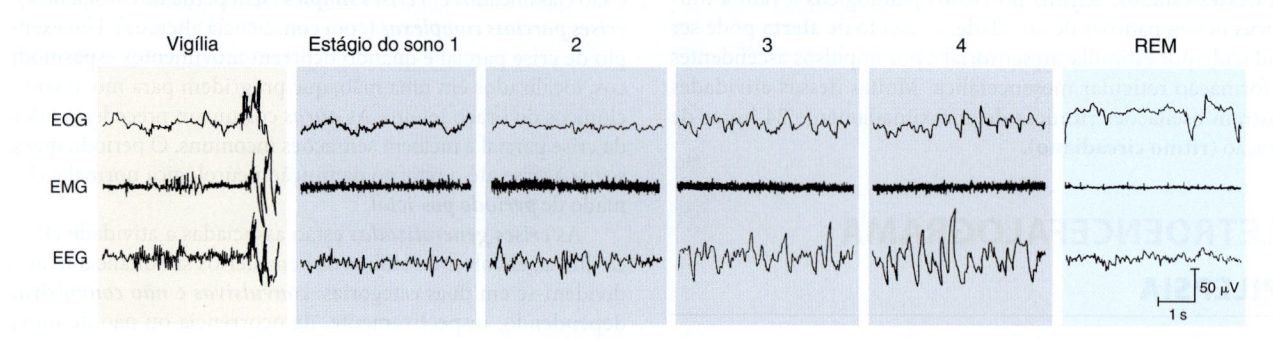

FIGURA 20-2 EEG e atividade muscular durante vários estágios do ciclo sono-vigília. O sono NREM possui quatro estágios. O estágio 1 caracteriza-se por uma leve lentificação do EEG. O estágio 2 tem complexos K de amplitude alta e fusos de sono. Os estágios 3 e 4 possuem ondas delta, lentas e de amplitude alta. O sono REM caracteriza-se por movimentos dos olhos, perda do tônus muscular e padrão de atividade de frequência alta e amplitude baixa. A atividade com maior voltagem no traçado do EOG durante os estágios 2 e 3 reflete a atividade com amplitude alta do EEG nas áreas do pré-frontal, e isso não é derivado dos movimentos dos olhos. EOG, eletro-oculograma registrando o movimento dos olhos; EMG, eletromiograma registrando a atividade muscular esquelética. (Reproduzida com permissão de Kandel ER, Schwartz JH, Jessell TM [editores]: *Principles of Neural Science*, 4th ed. McGraw-Hill, 2000.)

interrompido; na verdade, o limiar está elevado para acordar por estímulos sensoriais. Os movimentos rápidos e errantes dos olhos que são observados durante o sono REM conferem o nome atribuído a esse estágio. Outra característica do sono REM é a ocorrência de grandes potenciais fásicos que se originam de neurônios colinérgicos na ponte e seguem rapidamente para o núcleo geniculado lateral e, deste, ao córtex occipital. Essa atividade é conhecida como **complexos ponto genículo-occipital** (**PGO**). O tônus dos músculos esqueléticos do pescoço fica acentuadamente reduzido durante o sono REM.

As pessoas acordadas durante o sono REM relatam com frequência que estavam sonhando, diferentemente daquelas acordadas durante o sono de ondas lentas. O sono REM e os sonhos estão, portanto, muito associados. A realização de uma **tomografia por emissão de pósitrons** (**PET**, do inglês *positron emission tomography*) em pessoas durante o sono REM mostra um aumento da atividade na área pontina, na amígdala e no giro do cíngulo anterior, enquanto no córtex pré-frontal e no córtex parietal a atividade está diminuída. A atividade nas áreas de associação visual também está aumentada, embora ocorra uma diminuição da atividade no córtex visual primário. Isso é consistente com a emoção aumentada e a operação de um sistema neural isolado das áreas corticais relacionadas diretamente com o mundo externo.

DISTRIBUIÇÃO DOS ESTÁGIOS DO SONO

Em uma noite de sono típica, um adulto jovem, ao adormecer, entra primeiro no sono NREM, passa pelos estágios 1, 2, 3 e 4, para, então, seguir do 4 ao 3 (levando de 70 a 100 minutos nos estágios 3 e 4) e do 3 ao 2, quando ocorre, na sequência, um período REM. Esse ciclo se repete em intervalos de cerca de 90 minutos ao longo da noite (Figura 20-3). Os ciclos são similares, embora ocorra menos estágios 3 e 4 e mais sono REM no caminho para o acordar. A cada noite, ocorrem de 4 a 6 períodos REM.

Se as pessoas forem acordadas a cada episódio de sono REM, privando-as deste, e permitindo que durmam sem interrupção nos demais estágios, elas mostrarão períodos de tempo maiores que o normal de sono REM nas noites subsequentes, buscando recuperar o tempo de sono REM. Vários estudos indicam que o sono é necessário para a manutenção do equilíbrio metabólico-calórico, para a termorregulação e para a capacidade imunitária.

DISTÚRBIOS DO SONO

A **narcolepsia** é uma doença neurológica crônica causada pela incapacidade de regular o ciclo sono-vigília de forma normal. Ocorrem diminuições súbitas do tônus muscular (*cataplexia*), uma necessidade irresistível de dormir nas horas diurnas e, algumas vezes, breves episódios de paralisia total no início ou no fim do sono. A narcolepsia caracteriza-se pela manifestação súbita do sono REM, de modo distinto do padrão normal de sono, que inicia com o sono de ondas lentas ou NREM. Encéfalos de seres humanos com narcolepsia com frequência mostram menos neurônios produtores de **hipocretina** (**orexina**) no hipotálamo. Um ataque imunológico pode atingir esses neurônios, levando à sua degeneração. A *apneia obstrutiva do sono* (AOS) é um distúrbio relativamente frequente que envolve obstruções periódicas das vias aéreas durante o sono, causando uma organização anor-

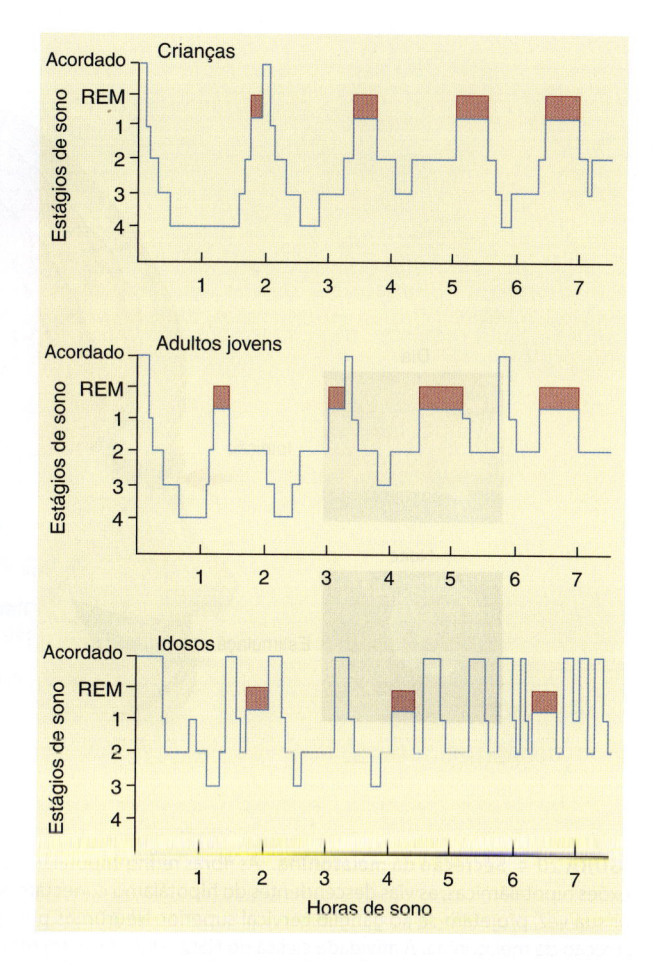

FIGURA 20-3 Ciclos de sono normal em diferentes idades. O sono REM está indicado pelas faixas de cor mais destacada. (Reproduzida com permissão de Kales AM, Kales JD. Sleep disorders. Recent findings in the diagnosis and treatment of disturbed sleep. *N Engl J Med*. 1974; 290:487.)

mal dos ciclos de sono e uma **hipersonolência** durante o dia. A *apneia central do sono* é um distúrbio raro que ocorre quando o sistema nervoso central cessa temporariamente de enviar sinais aos neurônios motores frênicos que controlam o diafragma.

O *sonambulismo*, a *enurese noturna* e o *pavor noturno* são referidos como *parassonias*, que são distúrbios de sono associados ao despertar do sono NREM e REM. Episódios de sonambulismo são mais comuns em crianças do que em adultos e predominam em homens, podendo durar vários minutos. Os sonâmbulos caminham de olhos abertos e se desviam de obstáculos, mas quando acordam não conseguem se lembrar dos episódios.

RITMOS CIRCADIANOS E O CICLO SONO-VIGÍLIA

A maioria das células das plantas e dos animais, se não todas, possui oscilações rítmicas de suas funções de acordo com um ciclo circadiano. Normalmente, as funções ficam atreladas (sincronizadas) ao ciclo ambiental noite-dia. Se elas não sincronizam, os ciclos tornam-se progressivamente mais "fora de fase" em relação

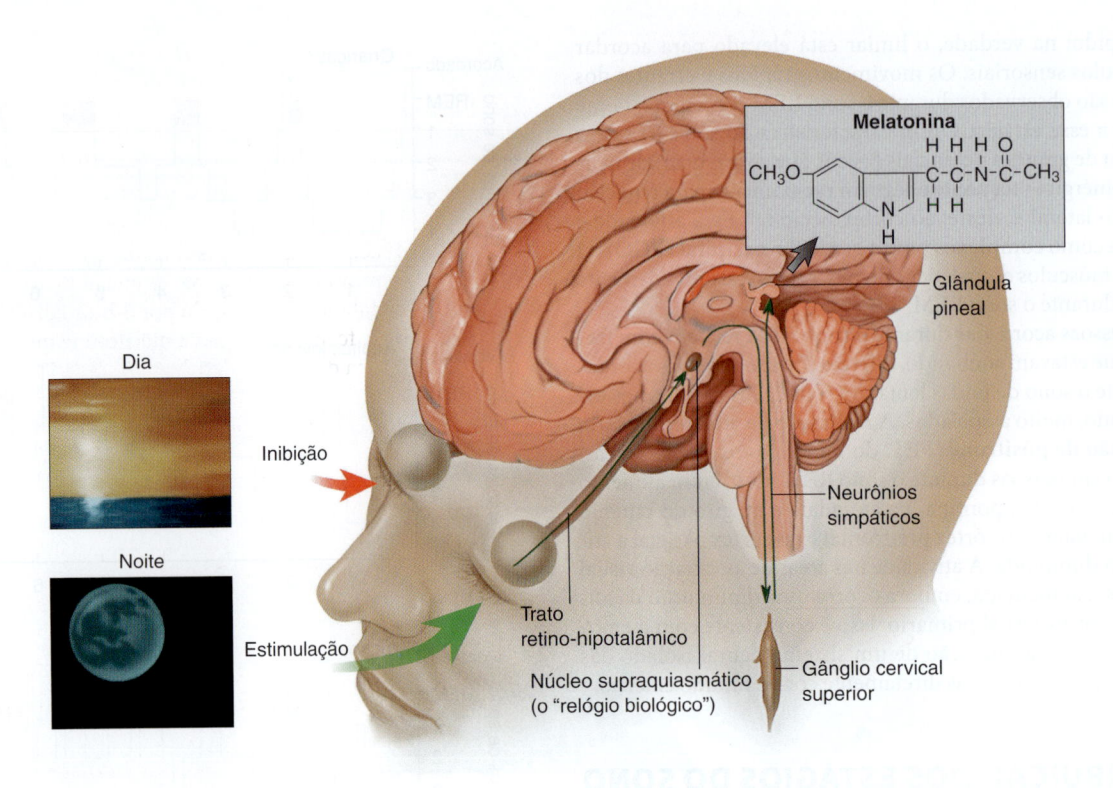

FIGURA 20-4 Secreção da melatonina. As fibras retino-hipotalâmicas fazem sinapse nos núcleos supraquiasmáticos (NSQ), e, por meio de conexões hipotalâmicas, as vias descendentes do hipotálamo conectam-se aos neurônios pré-ganglionares simpáticos na medula espinal os quais, por sua vez, projetam-se ao gânglio cervical superior. Neurônios pós-ganglionares desse gânglio projetam-se à glândula pineal e estimulam a secreção de melatonina. A atividade cíclica do NSQ estabelece um ritmo circadiano para a liberação de melatonina. Esse ritmo está atrelado aos ciclos claro-escuro por neurônios da retina. (Reproduzida com permissão de Fox SI: *Human Physiology*. McGraw-Hill, 2008.)

ao ciclo claro-escuro, porque seus ciclos podem ficar mais longos ou mais curtos do que 24 horas. O processo de sincronização para a maioria dos ciclos depende do **núcleo supraquiasmático (NSQ)**, localizado acima do quiasma óptico (Figura 20-4). O NSQ recebe informação sobre o ciclo claro-escuro por uma via especial, o **trato retino-hipotalâmico**. Projeções eferentes do NSQ desencadeiam sinais neurais e humorais que sincronizam uma ampla variedade de ritmos circadianos, como o ciclo sono-vigília e a secreção do hormônio **melatonina** da pineal.

A exposição à luz brilhante pode levar ao avanço, levar ao atraso ou, ainda, não exercer efeito sobre o ciclo sono-vigília, dependendo da hora do dia em que a luz é recebida. Durante as horas do dia essa exposição não tem efeito, mas a recepção da luz à noite atrasa o início do período de sono e logo antes do amanhecer acelera o início do próximo período de sono. Injeções de melatonina têm efeitos similares.

MECANISMOS NEUROQUÍMICOS QUE PROMOVEM O SONO E A VIGÍLIA

Transições entre o sono e a vigília evidenciam um ritmo circadiano que consiste em uma média de 8 horas de sono e 16 horas de vigília. Núcleos do tronco encefálico e do hipotálamo são críticos para as transições entre esses estados de consciência. O **sistema ativador reticular** do tronco encefálico (SAR) é constituído por diferentes grupos de neurônios que liberam **noradrenalina**, **serotonina** ou **acetilcolina**. Os neurônios do prosencéfalo que estão envolvidos no controle dos ciclos sono-vigília são os **neurônios pré-ópticos** no hipotálamo que liberam **GABA** e os **neurônios do hipotálamo posterior** que liberam **histamina**.

Uma teoria relacionada com a base da transição do sono para a vigília envolve a atividade alternada de diferentes grupos de neurônios do SAR. Nesse modelo (Figura 20-5), a vigília e o sono REM estão em extremos opostos. Quando a atividade dos neurônios que contêm noradrenalina ou serotonina (*locus ceruleus* e **núcleos da rafe**, respectivamente) predomina, os neurônios que contêm acetilcolina da formação reticular pontina estão com atividade reduzida. Esse padrão de atividade contribui para o aparecimento da vigília. A inversão desse padrão neuroquímico leva ao sono REM. Quando existe certo equilíbrio na atividade dos neurônios aminérgicos e colinérgicos, ocorre o sono NREM.

Além disso, a liberação aumentada de GABA e a liberação diminuída de histamina desencadeiam a manifestação do sono NREM, por meio da desativação do tálamo e do córtex. A vigília se mantém quando a liberação de GABA está reduzida e a liberação de histamina está aumentada.

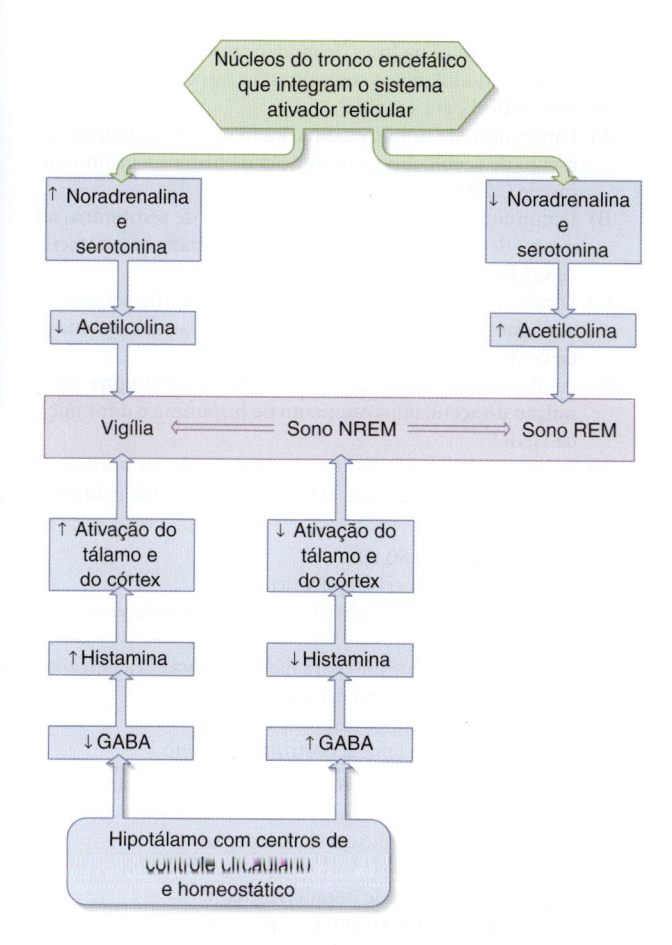

FIGURA 20-5 Um modelo que explica a transição dos diferentes estados de consciência por influência da atividade alternada de neurônios do tronco encefálico e do hipotálamo. (Reproduzida com permissão de Widmaier EP, Raff H, Strang KT: *Vander's Human Physiology*, 11th ed. McGraw-Hill, 2008.)

MELATONINA E O ESTADO SONO-VIGÍLIA

A liberação de **melatonina** pela **glândula pineal**, bastante vascularizada, também desempenha um papel na regulação do sono (Figura 20-4). A pineal surge do teto do terceiro ventrículo no diencéfalo e está envolta por meninges. O estroma contém glia e **pinealócitos**, que apresentam um aspecto de células com função secretora. Como outras glândulas endócrinas, a pineal possui capilares muito fenestrados. Na infância, a pineal é grande, e suas células estão arranjadas em alvéolos. Antes da puberdade, a glândula começa a involuir, e pequenas concreções de fosfato de cálcio e carbonato de cálcio (**areia da pineal** ou acérvulo) aparecem no tecido. Como as concreções são radiopacas, a pineal de adultos é visível em exames de raio X de crânio. O deslocamento da pineal calcificada da sua posição normal indica a presença de lesão ocupando um espaço, como um tumor no cérebro.

A melatonina é sintetizada pelos pinealócitos e secretada na circulação sanguínea e no líquido cerebrospinal. As variações diurnas na secreção de melatonina podem funcionar como um sinal de temporização para coordenar eventos com o ciclo claro-escuro no ambiente. A síntese e a secreção de melatonina são aumentadas durante os períodos escuros e mantidas em um nível baixo durante as horas de luz do dia. Essa variação diurna na secreção é determinada pela noradrenalina secretada pelos nervos simpáticos que inervam a glândula pineal (Figura 20-4). A noradrenalina atua via receptores β-adrenérgicos para aumentar o AMPc intracelular que, por sua vez, produz um aumento da atividade da N–acetiltransferase. Isso resulta em um aumento na síntese e na secreção de melatonina. A melatonina circulante é rapidamente metabolizada no fígado por 6-hidroxilação, seguida de conjugação, de forma que 90% da melatonina que aparece na urina está na forma de conjugados de 6-hidroxi e 6-sulfatoximelatonina. O mecanismo pelo qual o sistema nervoso metaboliza a melatonina pode envolver a clivagem do anel indol.

A descarga dos nervos simpáticos para a pineal está atrelada ao ciclo claro-escuro ambiental por meio das fibras retino-hipotalâmicas ao NSQ. A partir do hipotálamo, vias descendentes conectam-se aos neurônios pré-ganglionares simpáticos, os quais se projetam ao gânglio cervical superior, onde fazem sinapse com neurônios pós-ganglionares que inervam a glândula pineal.

CORRELAÇÃO CLÍNICA

Um cientista de 47 anos do instituto de biotecnologia sempre se destacou por sua atitude positiva e seu alto nível de energia. Recentemente seus colegas têm notado que ele se torna agitado se as coisas não vão bem em seu laboratório, e ele também aparenta cansaço constante. Sua esposa também tem estado preocupada por ele andar mais aborrecido do que o normal. Ela o acompanha ao consultório médico para os seus exames anuais. Quando o médico o indaga sobre o seu padrão de sono, ele insiste que não há nenhuma alteração. Mas sua esposa menciona que ele tem acordado de forma súbita durante a noite, fazendo ruídos muito altos, que soam como engasgos. Ele é encaminhado a uma clínica de sono, onde é submetido a uma **polissonografia** (PSG), um exame que registra a atividade cerebral, os movimentos dos olhos, as frequências respiratória e cardíaca e a saturação sanguínea de oxigênio ao longo de um ciclo de sono.

Os resultados confirmaram a suspeita do médico de que o cientista estava com **apneia obstrutiva do sono** (AOS). A AOS é a causa mais comum de sonolência diurna (hipersonolência) devido ao sono fragmentado à noite. Afeta 24% dos homens de meia idade e 9% das mulheres nos EUA. A respiração cessa por mais de 10 segundos durante episódios frequentes de obstrução das vias aéreas superiores (especialmente a faringe), devido a uma redução do tônus muscular das vias aéreas superiores, apesar da atividade contínua dos músculos inspiratórios. A **apneia** causa breves despertares do sono para restabelecer o tônus das vias aéreas superiores. O ronco é uma queixa comum do paciente, e a AOS está frequentemente associada à obesidade. Na verdade, ocorre uma redução no tempo total de sono, mas indivíduos com AOS mostram um tempo maior de estágio 1 do sono NREM (passando de cerca de 10% do tempo total de sono para 30 a 50%) e uma acentuada redução no sono de ondas lentas (dos estágios 3 e 4 do sono NREM). A fisiopatologia da AOS inclui tanto uma redução do tônus neuromuscular no início do sono como uma alteração na regulação central respiratória. Um tratamento comumente utilizado para a AOS é o uso de uma máscara que proporciona **pressão aérea positiva contínua** (CPAP, do inglês *continuous positive airway pressure*) durante o sono para prevenir oclusões das vias aéreas.

RESUMO DO CAPÍTULO

- O EEG é um exame importante para a localização de processos patológicos e para a caracterização dos diferentes tipos de epilepsia.
- Os principais ritmos do EEG são: alfa (8 a 13 Hz), beta (13 a 30 Hz), teta (4 a 7 Hz), delta (0,5 a 4 Hz) e oscilações gama (30 a 80 Hz).
- Durante o sono NREM ocorre atividade da musculatura esquelética. Um ritmo teta pode ser visto durante o estágio 1 do sono. O estágio se destaca pelo aparecimento dos fusos de sono e de ocasionais complexos K. No estágio 3 predomina o ritmo delta. No estágio 4 se observa uma lentificação máxima do ritmo com ondas de grande amplitude.
- O sono REM caracteriza-se por atividade do EEG de alta frequência e baixa voltagem e por movimentos rápidos e errantes dos olhos.
- Um adulto jovem geralmente passa pelos estágios 1, 2 fica por 70 a 100 minutos nos estágios 3, 4, volta ao estágio de sono mais leve 2, e, então, ocorre um período de sono REM. Esse ciclo se repete em intervalos de 90 minutos ao longo da noite.
- Transições do sono para a vigília podem envolver a atividade alternada recíproca entre diferentes grupos de neurônios do SAR. Quando a atividade dos neurônios noradrenérgicos e serotoninérgicos predomina e a atividade dos neurônios colinérgicos está reduzida, surge a vigília. O inverso desse padrão leva ao sono REM. A vigília também ocorre quando a liberação de GABA do hipotálamo anterior está reduzida e a liberação de histamina do hipotálamo posterior está aumentada.
- A sincronização dos processos biológicos ao ciclo claro-escuro é regulada pelo NSQ.
- A variação diária da secreção de melatonina a partir de serotonina na glândula pineal pode funcionar como um temporizador para coordenar os eventos com o ciclo claro-escuro, inclusive com o ciclo sono-vigília.

QUESTÕES PARA ESTUDO

1. Em um adulto saudável, acordado, sentado e com os olhos fechados, o ritmo dominante do EEG observado com eletrodos sobre os lobos occipitais é:
   A) delta (0,5 a 4 Hz)
   B) teta (4 a 7 Hz)
   C) alfa (8 a 13 Hz)
   D) beta (18 a 30 Hz)
   E) atividade rápida e irregular de baixa voltagem

2. Quais dos seguintes padrões de mudanças de neurotransmissores ou neuromoduladores centrais estão associados à transição do sono NREM para a vigília?
   A) Diminuição da noradrenalina, aumento de serotonina, aumento de acetilcolina, diminuição de histamina e diminuição de GABA
   B) Diminuição de noradrenalina, aumento de serotonina, aumento de acetilcolina, diminuição de histamina e aumento de GABA
   C) Diminuição de noradrenalina, diminuição de serotonina, aumento de acetilcolina, aumento de histamina e aumento de GABA
   D) Aumento de noradrenalina, aumento de serotonina, diminuição de acetilcolina, aumento de histamina e diminuição de GABA
   E) Aumento de noradrenalina, diminuição de serotonina, diminuição de acetilcolina, aumento de histamina e diminuição de GABA

3. Um ritmo gama (30 a 80 Hz):
   A) é característico de crise epiléptica
   B) é observado em um indivíduo que está acordado mas não atento
   C) pode ser um mecanismo para manter associada a percepção da informação sensorial e a ação
   D) é chamado também de resposta de alerta
   E) é característico de apneia obstrutiva do sono

4. A secreção de melatonina provavelmente não seria aumentada por:
   A) estimulação do gânglio cervical superior
   B) redução da luz do sol
   C) infusão intravenosa de noradrenalina
   D) estimulação do nervo óptico
   E) aumento da atividade da *N*-acetiltransferase

5. A crise de ausência é uma forma de:
   A) crise generalizada não convulsiva acompanhada por perda momentânea de consciência
   B) crise parcial complexa acompanhada por perda momentânea de consciência
   C) crise generalizada não convulsiva sem perda de consciência
   D) crise parcial simples sem perda de consciência
   E) crise generalizada convulsiva acompanhada por perda momentânea de consciência

6. A narcolepsia é provocada por anormalidades no(s)
   A) músculos esqueléticos
   B) bulbo
   C) hipotálamo
   D) bulbo olfatório
   E) neocórtex

Aprendizado, Memória, Linguagem e Fala

CAPÍTULO 21

Susan M. Barman

OBJETIVOS

- Descrever os vários tipos de memória de longa duração.
- Definir os termos plasticidade sináptica, potenciação de longa duração, depressão de longa duração, habituação, sensibilização e seus papéis no aprendizado e na memória.
- Listar as partes do encéfalo envolvidas na memória e seu papel no processamento e no armazenamento da memória.
- Descrever as anormalidades da estrutura e da função encefálicas encontradas na doença de Alzheimer.
- Definir os termos hemisfério categórico e hemisfério representativo.
- Explicar as diferenças entre afasia fluente e afasia não fluente.

INTRODUÇÃO

Uma revolução no conhecimento da função encefálica veio à tona com o desenvolvimento e a ampla disponibilidade da **tomografia por emissão de pósitrons** (**PET**, do inglês *positron emission tomography*), da **ressonância magnética funcional** (**fMRI**, do inglês *functional magnetic resonance imaging*) e de outras técnicas relacionadas. A PET é utilizada frequentemente para medir o metabolismo local da glicose, o qual é proporcional ao grau de atividade neural. A fMRI é utilizada para medir as quantidades locais de sangue oxigenado. Essas técnicas tornam possível a determinação da atividade em várias partes do encéfalo em indivíduos saudáveis e naqueles com as mais diversas doenças. Elas têm sido utilizadas não apenas para estudar respostas simples, mas também para estudar aspectos complexos, como o aprendizado, a memória e a percepção. Um exemplo do uso da PET para estudar as funções do córtex cerebral no processamento de palavras é mostrado na Figura 21-1. Diferentes porções do córtex são ativadas quando uma pessoa está escutando, vendo, falando ou produzindo palavras.

APRENDIZADO E MEMÓRIA

Aprendizado é a aquisição de informação que torna possível modificar o comportamento com base na experiência, e **memória** é a retenção e o armazenamento dessas informações. É óbvio, portanto, que os dois processos estão intimamente relacionados e devem ser considerados em conjunto.

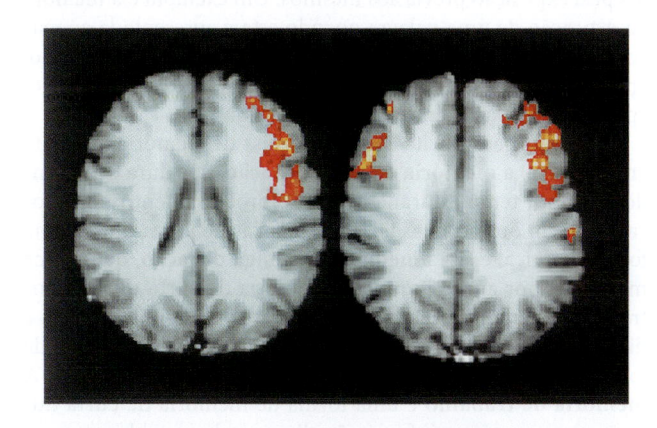

FIGURA 21-1 Imagens das áreas cerebrais ativadas em um indivíduo do sexo masculino (esquerda) ou feminino (direita) durante uma tarefa de linguagem. Observa-se que os homens utilizam apenas um lado do cérebro, embora as mulheres utilizem os dois lados enquanto a linguagem está sendo processada. (Reproduzida com permissão de Widmaier EP, Raff H, Strang KT: *Vander's Human Physiology*. McGraw-Hill, 2008.)

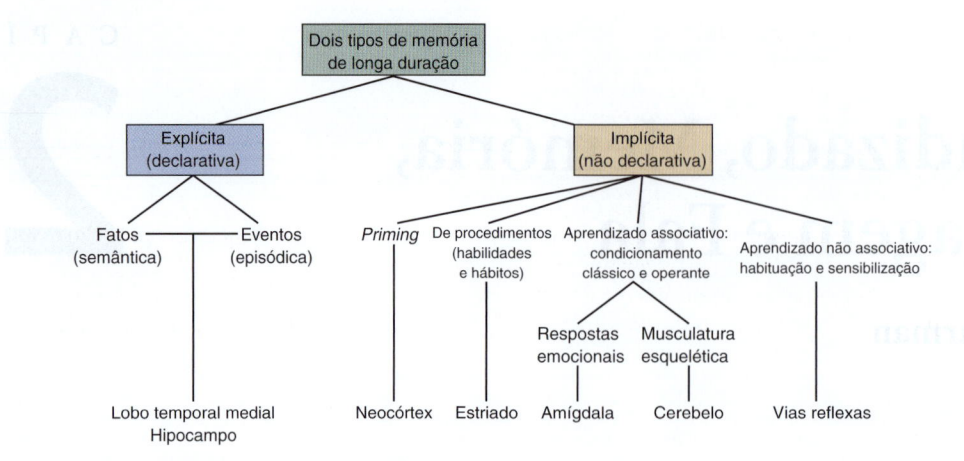

FIGURA 21-2 Tipos de memória de longa duração. (Modificada com permissão de Kandel ER, Schwartz JH, Jessell TM [editores]: *Principles of Neural Science*, 4th ed. McGraw-Hill, 2000.)

Do ponto de vista fisiológico, a memória está dividida em dois tipos: memória explícita e memória implícita (Figura 21-2). A **memória explícita** ou **declarativa** está associada à consciência (ou pelo menos à percepção) e é dependente do **hipocampo** e de outras partes dos **lobos temporais mediais** do encéfalo para sua retenção. A **memória implícita** ou **não declarativa** não envolve a percepção consciente, e sua retenção normalmente não envolve o processamento pelo hipocampo.

A memória explícita é dividida em **memória episódica**, para eventos, e **memória semântica**, para fatos (p. ex., palavras, regras e linguagem). As memórias explícitas, de início necessárias para atividades como andar de bicicleta, podem se tornar implícitas, uma vez que a tarefa seja completamente aprendida.

A memória implícita é subdividida em quatro tipos: a **memória de procedimentos** inclui habilidades e hábitos, os quais, uma vez adquiridos, tornam-se inconscientes e automáticos. O *priming** é a facilitação do reconhecimento de palavras ou objetos pela exposição prévia aos mesmos. Um exemplo é a melhora na evocação de uma palavra quando esta é apresentada apenas com suas primeiras letras. No **aprendizado não associativo**, aprende-se um estímulo isolado. No **aprendizado associativo**, aprende-se a relação entre um estímulo e outro.

A memória explícita e muitas formas de memória implícita envolvem (1) a **memória de curta duração**, que dura de segundos a horas, tempo durante o qual o processamento no hipocampo e em outras áreas leva a mudanças de longa duração na força sináptica, e (2) a **memória de longa duração**, que estoca memórias por anos. Durante a memória de curta duração, os traços de memória estão sujeitos à perturbação por traumas e diversas substâncias químicas, embora os traços da memória de longa duração sejam notavelmente resistentes à perturbação. A **memória de trabalho** é uma forma de memória de curta duração que mantém a informação disponível, normalmente por períodos muito curtos, enquanto o indivíduo planeja uma ação com base nessa informação.

---

* N. de T. Termo do inglês para a memória adquirida e evocada por meio de dicas. Não existe uma tradução consagrada em português.

PLASTICIDADE SINÁPTICA E APRENDIZADO

A chave para a memória é a modificação da força de conexões sinápticas específicas. Em todos os casos, com exceção dos muito simples, essa modificação envolve ativação gênica e síntese proteica. Isso ocorre durante a mudança da memória de trabalho de curta duração para a memória de longa duração. Se uma intervenção ocorrer logo após uma sessão de treino, a aquisição da memória de longa duração será comprometida. Isso é exemplificado pela perda da memória para eventos imediatamente anteriores a uma concussão ou terapia por eletrochoque (*amnésia retrógrada*).

As mudanças de curta e longa duração na função sináptica podem ocorrer como um resultado da história de disparos em uma sinapse, isto é, a condução sináptica pode ser reforçada ou enfraquecida com base em experiências passadas. Essas mudanças, que podem ser pré-sinápticas ou pós-sinápticas, são de grande interesse, pois representam formas de aprendizado e memória.

Uma forma de mudança plástica é a **potenciação pós-tetânica**, a produção de potenciais pós-sinápticos intensificados em resposta à estimulação. Essa intensificação dura até 60 segundos e ocorre depois de um breve (tetânico) trem de estímulos de um neurônio pré-sináptico. A estimulação causa o acúmulo de Ca^{2+} no neurônio pré-sináptico em um grau que torna sobrecarregados os sítios de ligação intracelulares que mantêm o Ca^{2+} baixo.

A **habituação** é uma forma simples de aprendizado na qual um estímulo inócuo é repetido muitas vezes. Na primeira vez em que é aplicado, o estímulo evoca uma reação (a resposta "o que é isso?"). Entretanto, ele evoca uma resposta elétrica cada vez menor à medida que é repetido. Por fim, o sujeito torna-se habituado ao estímulo e o ignora. Isso está associado à redução na liberação de neurotransmissores pelo terminal pré-sináptico, em razão da redução do Ca^{2+} intracelular. A redução do Ca^{2+} intracelular ocorre devido a uma inativação gradual dos canais de Ca^{2+}. A resposta pode ser de curta duração, ou prolongada, se a exposição ao estímulo benigno for repetida muitas vezes. A habituação é um exemplo clássico de aprendizado não associativo.

A **sensibilização** é a ocorrência prolongada de respostas pós-sinápticas aumentadas depois que um estímulo ao qual alguém está habituado é pareado uma ou muitas vezes com um estímulo nocivo. A sensibilização é produzida devido à facilitação pré-sináptica e poderá ocorrer como uma resposta transitória. Se ela for reforçada por pareamentos adicionais entre o estímulo nocivo e o estímulo inicial, ela poderá exibir características de memória de curta ou de longa duração. O prolongamento de curta duração da sensibilização deve-se a uma mudança mediada por Ca^{2+} na adenilato-ciclase, o que aumenta a produção de AMPc. Já a **potenciação de longa duração** (**LTP**, do inglês *long-term potentiation*) envolve síntese proteica, além do crescimento de neurônios pré- e pós-sinápticos e de suas conexões.

A LTP é uma intensificação persistente, de desenvolvimento rápido, da resposta do potencial pós-sináptico à estimulação pré-sináptica após um breve período de estimulação rapidamente repetida do neurônio pré-sináptico. Ela lembra a potenciação pós-tetânica, mas é muito mais prolongada e pode durar dias. Diferentemente da potenciação pós-tetânica, a LTP é iniciada por um aumento no Ca^{2+} intracelular do neurônio pós-sináptico, em vez do pré-sináptico. A LTP ocorre em muitas partes do SNC, mas tem sido estudada em maior detalhe no hipocampo, onde existem dois tipos: a LTP da fibra musgosa, que é pré-sináptica e independente de **receptores N-metil-D-aspartato** (**NMDA**), e a **LTP dos colaterais de Schaffer**, a qual é pós-sináptica e dependente do receptor NMDA. A base teórica do segundo tipo está resumida na Figura 21-3. A base da LTP da fibra musgosa parece incluir AMPc e I_h, uma corrente associada a um **canal de cátion ativado por hiperpolarização**.

A **depressão de longa duração** (**LTD**, do inglês *long-term depression*) é observada por todo o encéfalo nas mesmas fibras em que ocorre a LTP. Ela é caracterizada por uma redução da força sináptica, é produzida por uma estimulação mais lenta dos neurônios pré-sinápticos e está associada a um menor aumento do Ca^{2+} intracelular em relação àquele observado na LTP.

MEMÓRIA DE TRABALHO

As áreas envolvidas com a memória de trabalho estão conectadas ao hipocampo e às porções para-hipocampais adjacentes do **córtex temporal medial** (Figura 21-4). A destruição bilateral do hipocampo ventral, ou a doença de Alzheimer (descrita a seguir), e outros processos patológicos similares que destroem os neurônios de CA1 causam defeitos marcantes na memória de curta duração. Indivíduos com esse tipo de destruição mantêm intacta a memória de trabalho e a memória remota. Os processos de memória implícita em geral permanecem intactos. Eles também se comportam adequadamente em termos de memória consciente, desde que se concentrem no que estão fazendo. Entretanto, se estiverem distraídos, mesmo que por um período muito curto, toda a memória relativa ao que estavam fazendo e ao que se propunham fazer é perdida. Assim, eles são capazes de um novo aprendizado e de reter memórias antigas, prévias à lesão, mas são incapazes de formar novas memórias de longa duração.

O hipocampo está intimamente associado ao córtex para-hipocampal e ao lobo frontal medial sobrejacente (Figura 21-4). Quando um indivíduo recorda palavras, a atividade em seu lobo frontal esquerdo e em seu córtex para-hipocampal esquerdo aumentam, mas quando ele recorda imagens ou cenas, a atividade ocorre no lobo frontal direito e no córtex para-hipocampal dos dois lados.

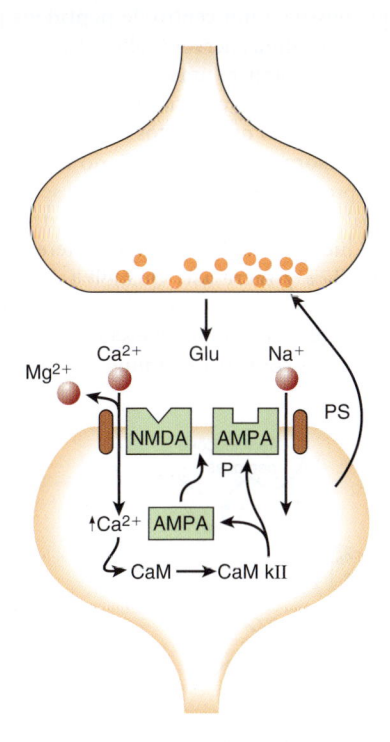

FIGURA 21-3 Produção de potenciação de longa duração (LTP) nos colaterais de Schaffer no hipocampo. O glutamato (Glu) liberado pelo neurônio pré-sináptico liga-se aos receptores α-amino-3-hidroxi-5-metil-4-isoxazol-propionato (AMPA) e N-metil-E-aspartato (NMDA) da membrana do neurônio pós-sináptico. A despolarização disparada pela ativação dos receptores AMPA libera o bloqueio realizado pelo Mg^{2+} no canal do receptor NMDA, permitindo que o Ca^{2+} entre no neurônio juntamente com o Na^+. O aumento do Ca^{2+} citoplasmático ativa a calmodulina (CaM), que por sua vez ativa a Ca^{2+}/calmodulina cinase II (CaM kII). A cinase fosforila os receptores AMPA (P), aumentando sua condutância, além de translocar mais receptores AMPA, a partir dos sítios citoplasmáticos de armazenamento, para a membrana da célula sináptica. Adicionalmente, um sinal químico (PS) pode passar para o neurônio pré-sináptico, produzindo um aumento de longa duração na liberação quântica de glutamato. (Cortesia de R. Nicoll)

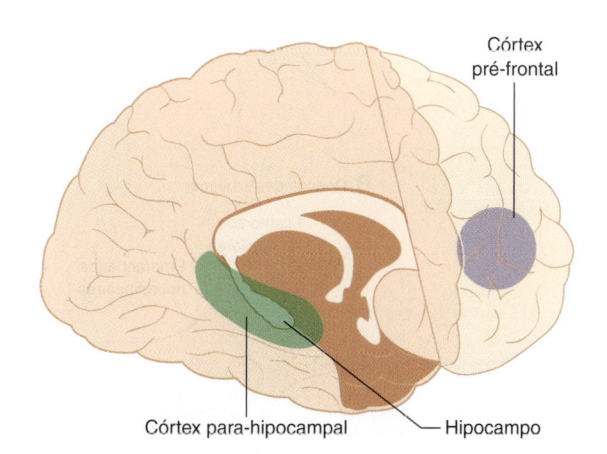

FIGURA 21-4 Áreas envolvidas na codificação das memórias explícitas. O córtex pré-frontal e o córtex para-hipocampal são ativos durante a codificação das memórias. (Adaptada com permissão de Rugg Russ MD. Memories are made of this. *Science*.1998; 281 (5380): 1151–1152.)

As conexões do hipocampo com o diencéfalo também estão envolvidas na memória. Algumas pessoas com dano encefálico associado ao alcoolismo desenvolvem perturbações da memória recente, e a perda de memória está bem correlacionada à presença de modificações patológicas nos **corpos mamilares**, os quais têm extensas conexões eferentes com o hipocampo por meio do fórnix. Os corpos mamilares projetam-se para o **tálamo anterior** via **trato mamilo-talâmico**. Do tálamo, as fibras envolvidas com a memória projetam-se para o córtex pré-frontal e de lá para o prosencéfalo basal. Do prosencéfalo basal, uma projeção colinérgica difusa vai para todo o neocórtex, para a amígdala e para o hipocampo a partir do **núcleo basal de Meynert**. Na doença de Alzheimer ocorre uma perda grave dessas fibras.

A **amígdala** está intimamente associada ao hipocampo e envolvida com codificação e evocação de memórias com fundo emocional. Durante a evocação de memórias de medo, os ritmos teta da amígdala e do hipocampo tornam-se sincronizados. Em indivíduos saudáveis, eventos associados a emoções fortes são mais bem lembrados do que eventos sem carga emocional, mas em pacientes com lesões bilaterais da amígdala essa diferença está ausente.

MEMÓRIA DE LONGA DURAÇÃO

Enquanto o processo de codificação da memória explícita de curta duração envolve o hipocampo, as memórias de longa duração são armazenadas em várias partes do neocórtex. Várias partes das memórias – visual, olfatória, auditiva, etc. – estão localizadas nas regiões corticais envolvidas com essas funções, e as peças são unidas por mudanças de longa duração na força da transmissão de junções sinápticas relevantes, fazendo todos os componentes serem trazidos à consciência quando a memória é evocada.

Uma vez que as memórias de longa duração tenham sido estabelecidas, elas podem ser evocadas ou acessadas por muitas associações diferentes. Por exemplo, a memória de uma cena vívida pode ser evocada não apenas por uma cena similar, mas também por um som ou cheiro associado à cena. Assim, cada memória estocada deve ter múltiplos caminhos, e muitas memórias têm um componente emocional.

DOENÇA DE ALZHEIMER E DEMÊNCIA SENIL

A **doença de Alzheimer** é a doença neurodegenerativa associada à idade mais comum. O déficit de memória se manifesta inicialmente como uma perda da memória episódica, o que impede a lembrança de eventos recentes. A perda da memória de curta duração é seguida por uma perda geral de funções cognitivas e outras funções encefálicas, pela necessidade por cuidados constantes e, por fim, pela morte. As características citopatológicas da doença são os **emaranhados neurofibrilares** intracelulares, constituídos, em parte, de formas hiperfosforiladas da **proteína tau**, a qual normalmente se associa aos microtúbulos, e as **placas senis** (ou placas amiloides), que possuem um centro de **peptídeos β-amiloides** (Aβ) circundado por fibras nervosas alteradas e células gliais reativas. A Figura 21-5 compara uma célula nervosa normal a uma que mostra as anormalidades associadas à doença de Alzheimer.

Os peptídeos Aβ são os produtos de uma proteína normal, a **proteína precursora amiloide** (**APP**, do inglês *amyloid precursor protein*), proteína transmembrana que se projeta, a partir de todas as células nervosas, para o líquido extracelular (LEC). Essa proteína é hidrolisada em três sítios diferentes respectivamente pelas **α-, β- e γ-secretase**. Quando a APP é hidrolisada pela α-secretase, peptídeos não tóxicos são gerados como produto. Entretanto, quando ela é hidrolisada pela β- e pela γ-secretase, polipeptídeos com 40 a 42 aminoácidos são produzidos.

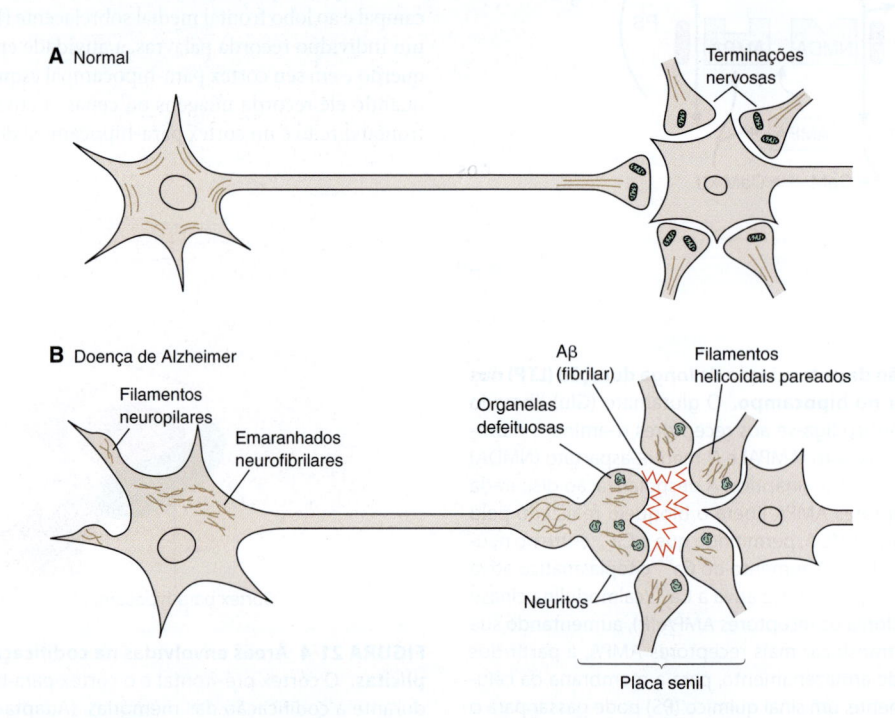

FIGURA 21-5 Comparação entre um neurônio normal (A) e um com anormalidades associadas à doença de Alzheimer (B). (Reproduzida com permissão de Kandel ER, Schwartz JH, Jessell TM [editores]: *Principles of Neural Science*, 4th ed. McGraw-Hill, 2000.)

O comprimento real se altera devido à variação do sítio em que a γ-secretase corta a cadeia proteica. Esses polipeptídeos são tóxicos, sendo o mais tóxico o Aβσ$_{1-42}$. Os polipeptídeos formam agregados extracelulares, os quais podem se ligar a **receptores α-amino-3-hidroxi-5-metil-4-isoxazol-propionato** (**AMPA**) e a canais de Ca^{2+}, aumentando o influxo desse íon. Eles também iniciam uma resposta inflamatória, com a produção de emaranhados intracelulares. Por fim, as células danificadas morrem.

Um dado interessante que pode ter amplas implicações fisiológicas é que a frequência de atividades que exigem esforço mental, como fazer palavras-cruzadas difíceis ou praticar jogos de tabuleiro, retarda o início da demência cognitiva devido à doença de Alzheimer e a doenças vasculares. A explicação para o fenômeno "use-o ou perca-o" ainda é desconhecida, mas certamente sugere que o hipocampo e suas conexões exibem plasticidade, assim como outras partes do encéfalo.

LINGUAGEM E FALA

Memória e aprendizado são funções de grandes partes do encéfalo. Entretanto, os centros de controle de algumas das demais "funções superiores do sistema nervoso", em particular os mecanismos envolvendo a linguagem, estão mais ou menos localizados no neocórtex.

As funções da linguagem humana dependem mais de um hemisfério cerebral do que do outro. Esse hemisfério é chamado de **hemisfério dominante** e está envolvido com categorização e simbolização. O outro hemisfério não é menos desenvolvido ou "não dominante", em vez disso, é especializado na área das relações espaçotemporais. É esse o hemisfério envolvido, por exemplo, na identificação dos objetos de acordo com a forma, e ele desempenha um papel primário no reconhecimento de faces. Isso contribui para o conceito de especialização complementar dos hemisférios: um hemisfério para os processos analítico-sequenciais (o **hemisfério categórico**) e o outro para as relações visuoespaciais (o **hemisfério representacional**). O hemisfério categórico está envolvido com as funções de linguagem. Lesões no hemisfério categórico produzem distúrbios de linguagem. Em contrapartida, lesões no hemisfério representacional levam à *astereognosia* ou *astereognose*, a incapacidade de identificar os objetos pelo toque.

A especialização hemisférica está relacionada com a dominância manual. Em 96% dos indivíduos destros, que constituem 91% da população humana, o hemisfério esquerdo é o dominante ou categórico. Nos outros 4%, o hemisfério direito é o dominante. Em 70% dos canhotos, o hemisfério esquerdo também é o categórico; em 15%, o hemisfério direito é o categórico; e em 15% não há lateralização clara. Os déficits de aprendizado, como a *dislexia* (comprometimento da capacidade de aprender a ler), são 12 vezes mais comuns em canhotos do que em destros, possivelmente porque alguma anormalidade fundamental no hemisfério esquerdo levou a uma mudança de dominância no início do desenvolvimento. Os talentos espaciais dos canhotos parecem estar bem acima da média, pois um número desproporcionalmente elevado de artistas, músicos e matemáticos é canhoto.

Algumas diferenças anatômicas entre os dois hemisférios podem estar correlacionadas a diferenças funcionais. O *planum temporale*, uma área do giro temporal superior envolvida com o processamento auditivo associado à linguagem, é normalmente maior no lado esquerdo do que no direito. Estudos com técnicas de imagem mostram que outras porções da superfície superior do lobo temporal esquerdo são maiores em indivíduos destros; o lobo frontal direito é normalmente mais espesso que o esquerdo; e o lobo occipital esquerdo é mais amplo e se projeta por meio da linha média.

Em pacientes com **esquizofrenia**, um transtorno caracterizado por um senso distorcido da realidade, estudos de fMRI mostram volumes reduzidos de substância cinzenta no lado esquerdo no hipocampo anterior, na amígdala, no giro para-hipocampal e no giro temporal superior posterior. O grau de redução do giro temporal superior esquerdo relaciona-se com o grau de desorganização do pensamento na doença. Existem também anormalidades aparentes no sistema dopaminérgico e no fluxo sanguíneo encefálico nessa doença.

FISIOLOGIA DA LINGUAGEM

As áreas encefálicas primárias envolvidas com a linguagem localizam-se ao longo da e próximas à **fissura de Sylvius** (**sulco cerebral lateral**) do hemisfério categórico. Uma região na extremidade posterior do giro temporal superior, chamada de **área de Wernicke** (Figura 21-6), está envolvida com a compreensão da informação visual e auditiva. Ela projeta-se, via fascículo arqueado, para a **área de Broca** (área 44) do lobo frontal, imediatamente à frente da extremidade inferior do córtex motor. A área de Broca processa a informação recebida da área de Wernicke em um padrão detalhado e coordenado para a vocalização e então projeta o padrão, via uma área de articulação da fala na ínsula, para o córtex motor. O córtex motor dá início aos movimentos apropriados dos lábios, da língua e da laringe para produzir a fala. A sequência provável de eventos que ocorrem quando um indivíduo nomeia um objeto visual é mostrada na Figura 21-7. O giro angular atrás da área de Wernicke processa a informação das palavras que são lidas, de modo que elas possam ser convertidas pela área de Wernicke em formas auditivas das palavras.

Nos indivíduos que aprenderam uma segunda língua na idade adulta, a fMRI revela que a porção da área de Broca envolvida com a segunda língua é adjacente, mas separada da área envolvida com a língua nativa. Entretanto, em crianças que aprenderam duas línguas no início da vida, apenas uma área está envolvida com as duas línguas. Obviamente, sabe-se que as crianças adquirem fluência em uma segunda língua mais facilmente do que adultos.

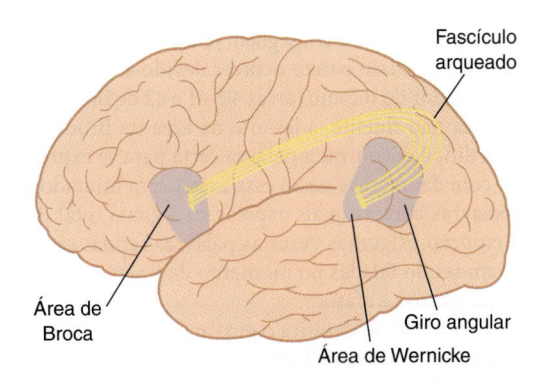

FIGURA 21-6 Localização de algumas das áreas do hemisfério categórico que estão envolvidas com funções de linguagem. (Reproduzida com permissão de Barrett KE, Barman SM, Boitano S, Brooks H: *Ganong's Review of Medical Physiology*, 23rd ed. McGraw-Hill Medical, 2009.)

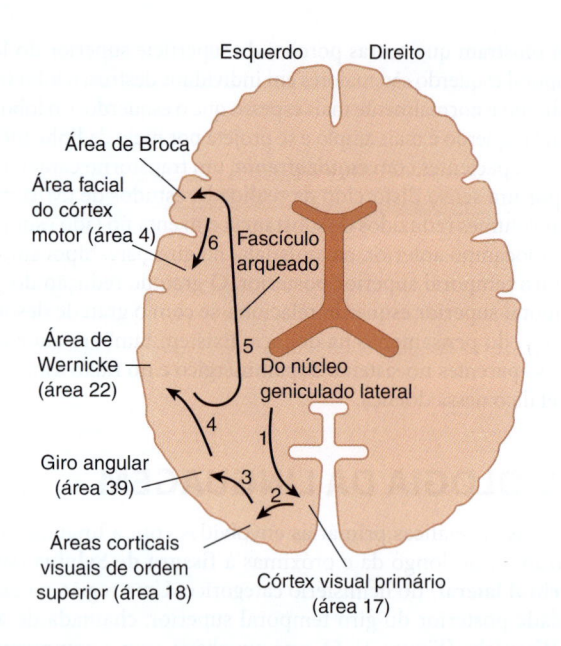

FIGURA 21-7 Via seguida pelos impulsos nervosos (projetada sobre um secção horizontal do encéfalo humano) quando um indivíduo nomeia um objeto visual. (Reproduzida com permissão de Barrett KE, Barman SM, Boitano S, Brooks H: *Ganong's Review of Medical Physiology*, 23rd ed. McGraw-Hill Medical, 2009.)

DISTÚRBIOS DE LINGUAGEM

As *afasias* são anormalidades das funções de linguagem que não são provocadas por defeitos visuais ou auditivos nem por paralisia motora. Elas são causadas por lesões no hemisfério categórico. A causa mais comum é a embolia ou trombose de um vaso sanguíneo cerebral. Uma classificação conveniente divide as afasias em *fluente*, *não fluente* e *anômica*.

Em uma forma de afasia fluente, a lesão é na área de Wernicke. A fala propriamente dita é normal, e algumas vezes os pacientes falam excessivamente. Entretanto, o que eles dizem está repleto de jargões e neologismos que fazem pouco sentido. O paciente também é incapaz de compreender o significado de palavras faladas ou escritas, ou seja, outros aspectos do uso da linguagem estão comprometidos. Outra forma de afasia fluente é uma condição em que os pacientes conseguem falar relativamente bem e têm boa compreensão auditiva, mas não conseguem juntar as partes das palavras ou evocar palavras. Isso parece ocorrer devido a lesões no córtex auditivo e ao redor do mesmo (áreas 40, 41 e 42 de Brodmann).

Na afasia não fluente, a lesão é na área de Broca. A fala é lenta e fica difícil encontrar a palavra certa para se expressar. Os pacientes com dano grave nessa essa área ficam limitados a duas ou três palavras com as quais expressam a gama total de significado e emoção. Algumas vezes as palavras retidas são aquelas que estavam sendo faladas no momento da lesão ou do acidente vascular que causou a afasia.

Quando uma lesão danifica o giro angular do hemisfério categórico sem afetar a área de Wernicke ou a área de Broca, não há dificuldade na fala ou na compreensão da informação auditiva. Em vez disso, existe problema em entender a linguagem escrita ou imagens, porque a informação visual não é processada nem transmitida para a área de Wernicke. O resultado é uma condição chamada de *afasia anômica*.

RECONHECIMENTO DE FACES

Uma parte importante das entradas visuais vai ao lobo temporal inferior, onde as representações dos objetos, sobretudo das faces, são estocadas. As faces são particularmente importantes na distinção entre amigos e inimigos e do estado emocional da pessoa que se está vendo. Em indivíduos destros, o armazenamento e o reconhecimento de faces estão representados de modo mais significativo no lobo temporal inferior direito. Lesões dessa área causam **prosopagnosia**, a incapacidade de reconhecer faces. Os pacientes com essa anormalidade são capazes de reconhecer formas e reproduzi-las. Eles conseguem reconhecer as pessoas por suas vozes, e muitos mostram respostas autônomicas quando observam faces familiares, em comparação às não familiares. Entretanto, esses pacientes não conseguem identificar as faces familiares que estão vendo.

CORRELAÇÃO CLÍNICA

Um garoto de 9 anos começou a apresentar crises epilépticas após um acidente de bicicleta. Um eletroencefalograma (EEG) mostrou que as crises originavam-se nos lobos temporais, bilateralmente. Aos 16 anos, o garoto tinha numerosas crises parciais e diversas crises tônico-clônicas. A ocorrência frequente de crises e lapsos de consciência tornou a conclusão do ensino médio muito difícil, apesar de suas habilidades intelectuais. Ele também foi incapaz de manter um emprego em uma linha de montagem. Aos 27 anos, passou por uma cirurgia cerebral experimental para remover a amígdala, grandes porções da formação hipocampal e porções da área de associação do córtex temporal. As crises foram mais bem controladas depois da cirurgia e reduzidas para cerca de uma crise mais grave por ano. Entretanto, a cirurgia causou déficits de memória devastantes. O rapaz manteve a **memória de longa duração** para eventos que ocorreram antes da cirurgia, mas sofria de *amnésia anterógrada*. Sua **memória de curta duração** estava intacta, mas ele era incapaz de transformar novos eventos em memória de longa duração. Ele exibia memória de procedimentos normal e era capaz de aprender novos quebra-cabeças e tarefas motoras.

Esse é um paciente real que sofreu a cirurgia cerebral experimental em 1953. O caso tem sido estudado por muitos cientistas e tem levado a uma melhor compreensão da ligação entre o **lobo temporal** e a **memória declarativa**. O caso foi o primeiro a trazer à tona o papel crítico dos lobos temporais na formação das memórias de longa duração e a implicar essa região na conversão de memórias de curta em memórias de longa duração. Trabalhos posteriores mostraram que o **hipocampo** é a estrutura primária dentro do lobo temporal envolvida nessa conversão. Devido à retenção das memórias anteriores à cirurgia, o caso também demonstra que o hipocampo não está envolvido no armazenamento da memória declarativa. Um registro de áudio fascinante do paciente conversando com os cientistas, feito pela *National Public Radio* nos anos 1990, foi liberado em 2007 e está disponível em http://www.npr.org/templates/story/story.php?storyId=7584970.

RESUMO DO CAPÍTULO

- A memória de longa duração é dividida em explícita (declarativa) e implícita (não declarativa). A memória explícita é subdividida em semântica e episódica. A implícita é subdividida em *priming*, de procedimentos, aprendizado associativo e aprendizado não associativo.
- A plasticidade sináptica é a capacidade do tecido neural de mudar, como refletido pela LTP (um aumento da efetividade da atividade sináptica) ou LTD (uma redução da efetividade da atividade sináptica), depois do uso continuado.
- O hipocampo e outras estruturas do lobo temporal e o córtex de associação estão envolvidos com a memória declarativa.
- A doença de Alzheimer é caracterizada por perda progressiva da memória de curta duração, seguida por uma perda geral da função cognitiva. Os marcadores citopatológicos da doença de Alzheimer são os emaranhados neurofibrilares intracelulares e as placas senis extracelulares.
- Os hemisférios categórico e representacional servem para processos analítico-sequenciais e relações visuoespaciais, respectivamente. Lesões do hemisfério categórico produzem distúrbios de linguagem, enquanto lesões do hemisfério representacional produzem astereognosia.
- As afasias são anormalidades das funções de linguagem e são causadas por lesões do hemisfério categórico. Elas são classificadas como fluentes (área de Wernicke, córtex auditivo), não fluentes (área de Broca) e anômicas (giro angular) com base na localização das lesões encefálicas.

QUESTÕES PARA ESTUDO

1. O hemisfério representacional:
   A) é o hemisfério cerebral direito na maioria dos indivíduos destros
   B) é o hemisfério cerebral esquerdo na maioria dos indivíduos canhotos
   C) inclui a porção do encéfalo envolvida com as funções de linguagem
   D) é o local lesionado na maioria dos pacientes com afasia
   E) é morfologicamente idêntico ao hemisfério não representacional do lado oposto

2. Os efeitos da perda bilateral da função hipocampal incluem:
   A) o desaparecimento de memórias remotas
   B) a perda da memória de trabalho
   C) a perda da capacidade de codificar os eventos do passado recente em memória de longa duração
   D) a perda da capacidade de lembrar faces e formas, mas não da capacidade de lembrar palavras escritas ou faladas
   E) a produção de respostas emocionais inapropriadas durante a evocação de eventos do passado recente

3. Quais das situações estão incorretamente pareadas?
   A) Lesão do lobo parietal do hemisfério representacional:falta de cuidado e negligência unilateral
   B) Perda dos neurônios colinérgicos do núcleo basal de Meynert e áreas associadas do prosencéfalo:perda da memória recente
   C) Lesões dos corpos mamilares:perda da memória recente
   D) Lesão do giro angular do hemisfério categórico:afasia não fluente
   E) Lesão da área de Broca do hemisfério categórico:fala lenta

4. O hemisfério representacional é melhor do que o categórico em:
   A) funções de linguagem
   B) reconhecimento de objetos por meio da forma
   C) compreensão de palavras escritas
   D) compreensão de palavras faladas
   E) cálculos matemáticos

5. Uma lesão da área de Wernicke (extremidade posterior do giro temporal superior) do hemisfério categórico de um paciente causa:
   A) perda da memória de curta duração
   B) fala com voz lenta e hesitante
   C) experiência *déjà vu*
   D) fala rápida, mas com pouco sentido
   E) perda da capacidade de reconhecer faces

6. Qual dos fatores a seguir é o que mais provavelmente não está envolvido na produção da LTP?
   A) AMPc
   B) Ca^{2+}
   C) Receptores NMDA
   D) Hiperpolarização da membrana
   E) Despolarização da membrana

SEÇÃO V FISIOLOGIA CARDIOVASCULAR

CAPÍTULO 22

Visão Geral do Sistema Cardiovascular

Lois Jane Heller e David E. Mohrman

OBJETIVOS

- Definir a importância do sistema cardiovascular na homeostasia corporal.
- Identificar os principais compartimentos contendo líquidos corporais e determinar o volume aproximado de cada um deles.
- Esquematizar as vias do fluxo sanguíneo entre o coração e outros órgãos principais do corpo.
- Estabelecer a relação entre o fluxo sanguíneo, a pressão arterial e a resistência vascular.
- Predizer as mudanças relativas sobre o fluxo que atravessa um tubo causadas pelas alterações no comprimento e no raio do tubo, na viscosidade do líquido e na diferença de pressão.
- Identificar as câmaras e as valvas cardíacas e descrever o caminho do fluxo sanguíneo pelo coração.
- Definir débito cardíaco.
- Descrever o caminho da propagação do potencial de ação no coração.
- Listar cinco fatores fundamentais que determinam a ação de bomba do ventrículo.
- Determinar a relação entre enchimento ventricular e débito cardíaco (lei de Starling do coração) e demonstrar sua relevância no controle do débito cardíaco.
- Identificar a distribuição das inervações simpática e parassimpática no coração e apresentar os efeitos básicos dessas inervações sobre a função cardíaca.
- Listar os principais tipos de vasos no leito vascular e descrever as características morfológicas diferenciais entre eles.
- Descrever as características funcionais e anatômicas básicas dos diferentes tipos de vasos.
- Identificar os principais mecanismos envolvidos no controle vascular e na distribuição do fluxo sanguíneo.
- Descrever a composição básica das frações celular e líquida do sangue e listar os eventos associados à coagulação sanguínea.

INFLUÊNCIA DO SISTEMA CARDIOVASCULAR SOBRE A HOMEOSTASIA

O corpo humano apresenta três ambientes (meios) de líquidos, que em conjunto são denominados **líquido corporal total**. Eles compõem aproximadamente 60% do peso corporal. Esse líquido está distribuído entre os meios **intracelular** e **extracelular** (**intersticial** e **plasmático**), conforme ilustrado na Figura 22-1. Observa-se que cerca de dois terços do líquido corporal total estão contidos nas células e se relacionam com o líquido intersticial através da membrana plasmática celular. Da fração extracelular, somente o **volume plasmático** circula no sistema cardiovascular. O sangue é composto por plasma e um volume quase igual de elementos figurados (principalmente hemácias). O líquido plasmático interage com o líquido intersticial através da parede dos vasos capilares que perfundem os órgãos.

O líquido intersticial é o meio que circunda cada célula. As células podem extrair seus nutrientes e secretar seus metabólitos no líquido intersticial. No entanto, o líquido intersticial não deve ser considerado um grande armazenador de nutrientes, tampouco um dissipador de produtos do metabolismo. Isso é em razão de o volume do líquido intersticial ser menor do que a metade do volume das células que ele circunda.

Portanto, a constância do meio interno celular depende expressivamente dos mecanismos homeostáticos que modulam a composição do líquido intersticial. Essa regulação é desempenhada por uma contínua relação entre o líquido intersticial e o plasma circulante.

À medida que o sangue flui pelos capilares, existe uma troca de solutos entre o plasma e o líquido intersticial por um processo chamado de difusão. A resultante dessa difusão é que o líquido intersticial sempre tende a assumir a composição do sangue que está chegando. Um exemplo disso é quando há diferença de concentrações de potássio entre o interstício e o sangue de um determinado músculo esquelético. Quando a concentração desse íon for maior no interstício, ele tenderá a passar por difusão ao plasma que perfunde o músculo. Uma vez que o sangue remove o potássio do líquido intersticial, a concentração do íon potássio intersticial poderia diminuir. Essa diminuição poderia cessar no momento em que o movimento líquido do potássio nos capilares não fosse mais necessário, ou seja, quando a concentração intersticial atingisse a mesma concentração do plasma circulante.

Três condições são fundamentais para esse mecanismo circulatório regular de maneira eficiente a composição do líquido intersticial: (1) deve existir um fluxo sanguíneo adequado pelos capilares teciduais, (2) a constituição química do sangue que perfunde (ou do sangue arterial) deve ser controlada, a fim de que esta seja adequada para o líquido intersticial, e (3) as distâncias

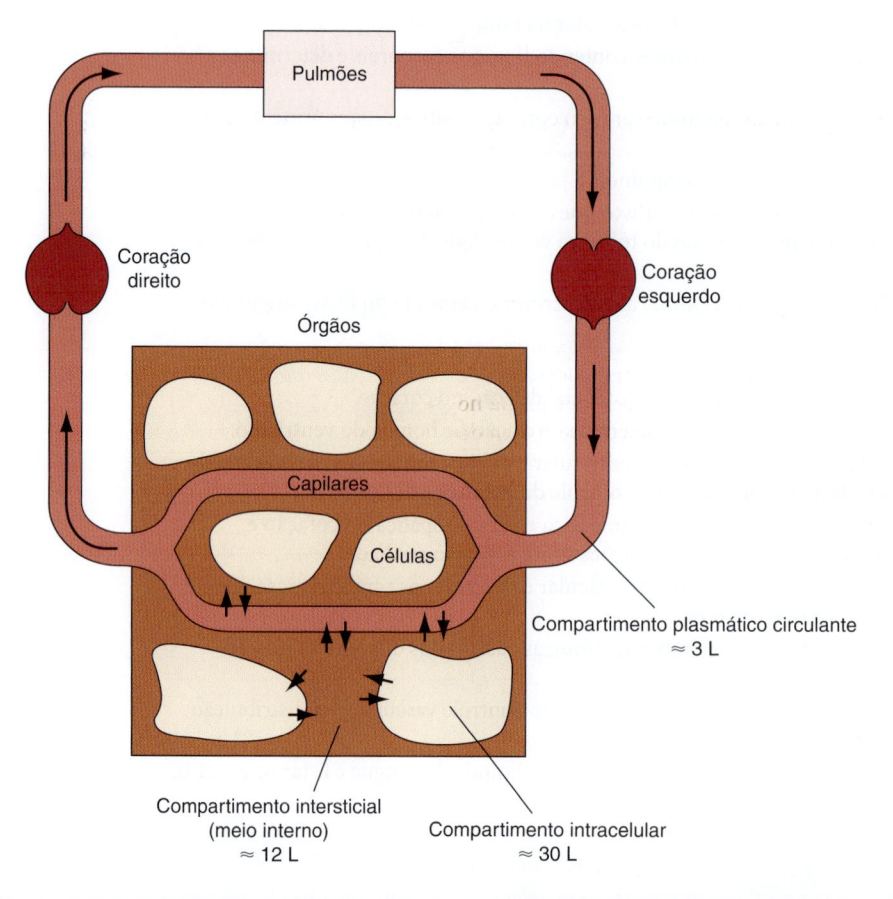

FIGURA 22-1 Principais compartimentos líquidos corporais com volumes médios para um ser humano de 70 kg. O líquido corporal total é aproximadamente 60% do peso corporal. (Modificada com permissão de Mohrman DE, Heller LJ: *Cardiovascular Physiology*, 6th ed. New York: Lange Medical Books/McGrawimportane-Hill, 2006.)

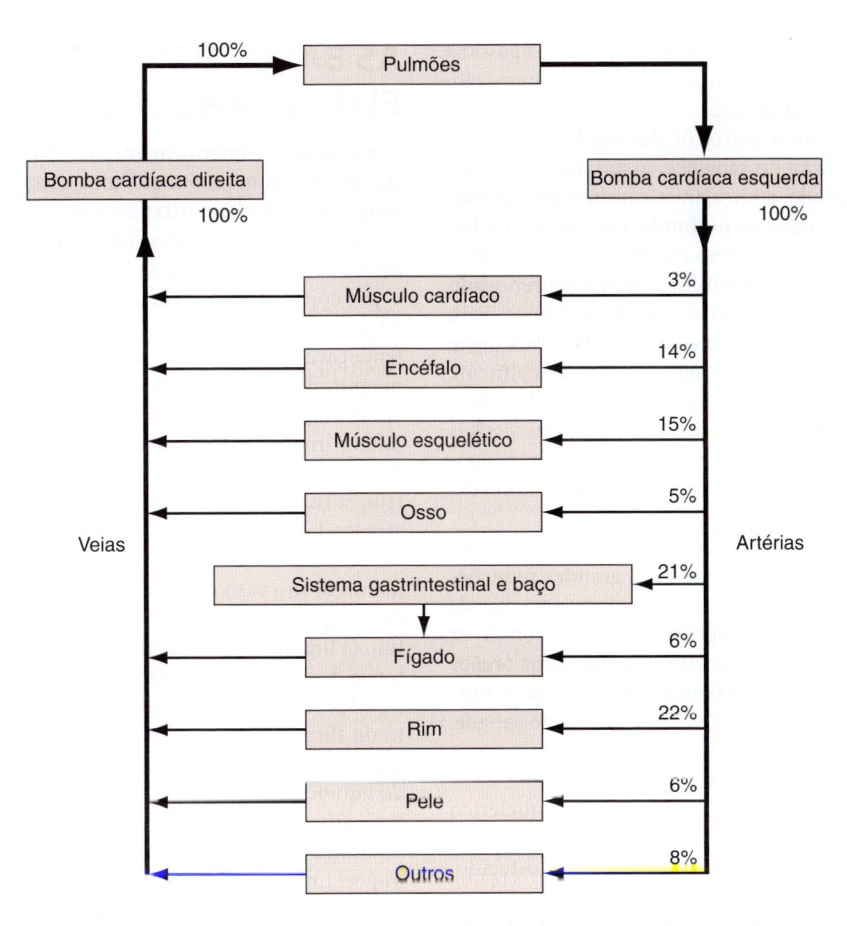

FIGURA 22-2 Circuito cardiovascular indicando a distribuição percentual do débito cardíaco para vários órgãos em um indivíduo em repouso. (Modificada com permissão de Mohrman DE, Heller LJ: *Cardiovascular Physiology*, 6th ed. New York: Lange Medical Books/McGraw-Hill, 2006.)

para a difusão devem ser pequenas. A Figura 22-1 demonstra o modo pelo qual o sistema cardiovascular opera para executar essas tarefas. Como discutido anteriormente, as substâncias são transportadas entre as células e o plasma em vasos capilares dentro dos órgãos, pelo processo de **difusão**. Esse transporte ocorre por distâncias muito pequenas, já que quase nenhuma célula no corpo está localizada a mais do que aproximadamente 10 μm do capilar. Nessas dimensões microscópicas, a difusão é um processo muito rápido; porém, é um mecanismo pouco eficiente para que se movam substâncias de capilares de um órgão, como, por exemplo, os pulmões, aos capilares de outro órgão que esteja a uma distância de 1 m ou mais. Portanto, o processo denominado **convecção** é que faz o transporte das substâncias entre os órgãos. Nesse processo, as substâncias se movem pelo fluxo sanguíneo, já que estão dissolvidas ou contidas de outra maneira no sangue. A Figura 22-1 não ilustra adequadamente as distâncias relativas que fazem parte do transporte cardiovascular. Se a figura fosse desenhada em uma escala na qual a distância dos capilares em relação às células de um músculo da panturrilha fosse de 1 polegada (2,54 cm), os capilares dos pulmões estariam localizados a cerca de 1,5 milha (2,4 km) de distância!

A disposição funcional geral do sistema cardiovascular está ilustrada na Figura 22-2. Do ponto de vista funcional, mais do que anatômico, demonstrado nessa figura, o coração aparece em três lugares: como bomba cardíaca direita, bomba cardíaca esquerda e tecido muscular cardíaco. Comumente o sistema cardiovascular é visto como (1) a **circulação pulmonar**, constituída pela bomba cardíaca direita e pelos pulmões, e (2) a **circulação sistêmica**, em que a bomba cardíaca esquerda supre de sangue os demais órgãos (exceto a região de troca gasosa dos pulmões). As circulações sistêmica e pulmonar estão organizadas em série, ou seja, uma depois da outra. Desse modo, os corações direito e esquerdo devem bombear, cada um, o mesmo volume de sangue por minuto. Esse volume por minuto é denominado **débito cardíaco**. Para um indivíduo que se encontra em repouso, um débito cardíaco de 5 a 6 L/min é considerado normal.

Dentro do sistema cardiovascular, os órgãos estão geralmente dispostos em paralelo (ou seja, lado a lado), conforme ilustrado na Figura 22-2. Essa distribuição em paralelo gera duas consequências importantes. A primeira é que quase todos os órgãos recebem sangue de constituição igual. Esse sangue proveniente dos pulmões é denominado **sangue arterial**. A segunda é que o fluxo pelos diferentes órgãos pode ser modulado independentemente dos demais. Então, por exemplo, a resposta cardiovascular ao corpo em exercício pode envolver um aumento do fluxo sanguíneo para alguns órgãos, mas um fluxo diminuído ou inalterado para outros.

Vários órgãos auxiliam constantemente na renovação da composição do sangue no sistema cardiovascular. Órgãos que se relacionam com o meio externo, como os pulmões, exercem papéis-chave. O sangue que retorna dos órgãos ao coração direito é ejetado para os pulmões, onde ocorrem as trocas gasosas (oxigênio e dióxido de carbono), renovando a sua composição, conforme apresentado na Figura 22-2.

Como os pulmões, muitos outros órgãos também auxiliam na renovação da composição do sangue e, assim, na sua homeostasia. Os rins, por exemplo, controlam a concentração de eletrólitos à medida que o sangue os perfunde, controlando o balanço hidroeletrolítico de todo o meio interno. Essa condição é estabelecida porque a água e os eletrólitos do sangue renovado entram em contato com o interstício através dos capilares. Para que isso aconteça, é necessário que uma dada unidade de sangue passe com frequência pelos rins. De fato, os rins normalmente (sob condições de repouso) recebem quase um quinto do débito cardíaco. Esse volume excede em muito a quantidade necessária para suprir os nutrientes requeridos pelo tecido renal. Essa situação é comum naqueles órgãos que estão envolvidos na homeostasia do sangue.

Os órgãos envolvidos na homeostasia do sangue podem resistir também, ao menos temporariamente, a grandes reduções do fluxo sanguíneo. Por exemplo, a pele pode tolerar uma grande diminuição no fluxo sanguíneo quando for necessário conservar a temperatura corporal (ver Capítulo 70). A maioria dos órgãos abdominais também é incluída nessa categoria. Isso se deve simplesmente às funções de manutenção da homeostasia do sangue, já que o fluxo sanguíneo normal desses órgãos excede o que é necessário para manter seu metabolismo basal.

O encéfalo, o músculo cardíaco e o músculo esquelético representam órgãos nos quais o fluxo sanguíneo serve essencialmente para suprir as necessidades metabólicas do tecido. Tais tecidos não renovam o sangue para o benefício de nenhum outro órgão. O fluxo para o encéfalo e para o músculo cardíaco é, normalmente, apenas um pouco maior do que o requerido para o seu metabolismo, não admitindo interrupções de fluxo sanguíneo. A perda de consciência pode ocorrer dentro de poucos segundos após a parada do fluxo para o encéfalo, e se esta for permanente, o dano cerebral pode se estabelecer em apenas 4 minutos sem fluxo. De forma semelhante, o músculo cardíaco (**miocárdio**) utiliza aproximadamente 75% do oxigênio fornecido. Todavia, a sua capacidade de bombeamento começa a piorar ao longo do tempo após a interrupção do fluxo coronariano. Conforme será visto mais tarde, o mecanismo de prover um adequado fluxo sanguíneo para o encéfalo e o músculo cardíaco é prioridade em todas as operações do sistema cardiovascular.

AS BASES FÍSICAS DO FLUXO SANGUÍNEO

Como descrito anteriormente, o trabalho de manter a homeostasia intersticial necessita que uma quantidade adequada de fluxo sanguíneo circule constantemente por milhões de capilares no corpo. Para um indivíduo em repouso, isso é mantido por um débito cardíaco de cerca de 5 L/min (300 L/h). A taxa metabólica e, por consequência, o fluxo sanguíneo para os diferentes órgãos e tecidos de todo o corpo mudam a cada instante. Assim, o sistema cardiovascular deve ajustar continuamente não somente a magnitude do débito cardíaco, mas também a forma como esse volume de sangue será distribuído ao longo do corpo. Um ponto-chave importante para a compreensão de como o sistema cardiovascular opera é o entendimento completo da relação entre os fatores físicos que determinam a velocidade do fluxo de líquido através de um tubo.

O tubo ilustrado na Figura 22-3 pode representar um segmento de um vaso sanguíneo qualquer. Ele apresenta determinado comprimento (L) e certo raio interno (r) pelos quais o sangue flui. O líquido se movimenta pelo tubo somente quando há diferença de pressão (ΔP) entre as extremidades inicial e final deste (P_i e P_f). A diferença de pressão fornece a força de direcionamento do fluxo. Os vasos tendem a resistir ao movimento do fluxo que os percorre devido ao atrito desenvolvido entre o movimento do líquido e a parede do tubo. Essa **resistência vascular** demonstra a dificuldade do líquido de fluir pelo vaso, isto é, o quanto de diferença de pressão é necessário para causar certo fluxo. Essa importante relação entre fluxo, diferença de pressão e resistência é descrita pela **equação básica de fluxo,** como mostrado a seguir:

$$\text{Fluxo} = \frac{\text{Diferença de pressão}}{\text{Resistência}} \quad (1)$$

$$\dot{Q} = \frac{\Delta P}{R}$$

em que $\dot{Q}$ é o fluxo (volume/tempo), ΔP a diferença de pressão (mmHg) e R a resistência ao fluxo (mmHg × tempo/volume).

Essa equação básica de fluxo pode ser aplicada não somente a um simples tubo, mas também a uma complexa rede de tubos, como o leito vascular de um órgão ou o sistema circulatório inteiro. O fluxo sanguíneo do encéfalo, por exemplo, é determinado pela diferença de pressão entre as artérias e as veias encefálicas dividida pela resistência total ao fluxo dos vasos do leito vascu-

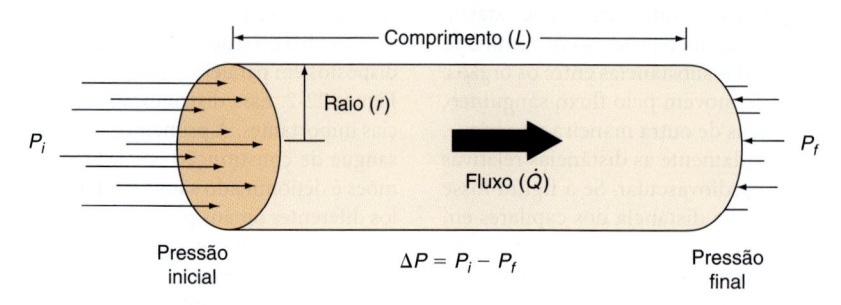

FIGURA 22-3 Fatores que influenciam no fluxo de líquidos ao longo de um vaso. (Modificada com permissão de Mohrman DE, Heller LJ: *Cardiovascular Physiology*, 6th ed. New York: Lange Medical Books/McGraw-Hill, 2006.)

lar encefálico. Deveria ser evidente, a partir da equação básica de fluxo, que há somente duas maneiras em que o fluxo sanguíneo, de qualquer órgão, pode ser alterado: (1) mudando-se a diferença de pressão no leito vascular ou (2) modificando-se a sua resistência vascular. A causa mais frequente de modificações do fluxo nos órgãos são as alterações na resistência vascular.

A resistência ao fluxo de um tubo cilíndrico depende de vários fatores, como o raio e o comprimento do tubo, assim como a viscosidade do líquido que passa por ele. Esses fatores influenciam a resistência ao fluxo, como mostrado a seguir:

$$R = \frac{8\,L\eta}{\pi r^4} \qquad (2)$$

em que r é o raio do tubo, L o comprimento do tubo e η a viscosidade do líquido.

Deve-se observar que a resistência é inversamente proporcional ao raio interno do tubo na quarta potência. Então, mesmo pequenas mudanças no raio interno do tubo têm uma grande influência sobre a resistência ao fluxo. Por exemplo, uma redução do raio de um tubo pela metade aumentará a resistência ao fluxo em 16 vezes.

As equações (1) e (2) podem ser combinadas em uma única expressão, conhecida como a **equação de Poiseuille** (equação (3)), que inclui todos os fatores que influenciam o fluxo de um vaso cilíndrico:

$$\dot{Q} = \Delta P \, \frac{\pi\,r^4}{8\,L\eta} \qquad (3)$$

Novamente, é importante observar que o fluxo ocorre somente quando há diferença de pressão. Não é surpresa, então, que a pressão arterial sanguínea seja uma variável cardiovascular muito relevante e finamente regulada. Mais uma vez deve-se notar que, para uma dada diferença de pressão, o raio do tubo tem grande influência sobre o fluxo ao longo do tubo. Dessa forma, parece claro que os fluxos sanguíneos são regulados primeiramente pelas mudanças no raio dos vasos sanguíneos dos órgãos. Apesar de o comprimento dos vasos e a viscosidade do sangue serem importantes para o controle da resistência vascular, esses fatores não são facilmente modulados para o controle constante do fluxo sanguíneo.

De acordo com a representação geral do sistema cardiovascular nas Figuras 22-1 e 22-2, pode-se inferir que o fluxo sanguíneo dos vasos nos órgãos se deve apenas à diferença de pressão existente entre as artérias que irrigam os órgãos e as veias que drenam o seu sangue. A primeira função da bomba cardíaca é manter a pressão mais elevada nas artérias do que nas veias. Normalmente, a pressão arterial média sistêmica é de cerca de 100 mmHg, ao passo que a pressão venosa média sistêmica aproxima-se de 0 mmHg.

Portanto, uma vez que a diferença de pressão (ΔP) é igual ao longo de todos os órgãos, o débito cardíaco é distribuído entre os vários sistemas somente em função da resistência individual ao fluxo de cada órgão. Os órgãos que apresentam menos resistência recebem relativamente mais fluxo sanguíneo, uma vez que o sangue flui pela via que oferece menor resistência.

O CORAÇÃO
AÇÃO DE BOMBA

O coração repousa no centro da cavidade torácica, suspenso por sua ligação aos grandes vasos dentro de um fino saco fibroso denominado **pericárdio**. Uma pequena quantidade de um líquido dentro do pericárdio lubrifica a superfície do coração e permite o seu movimento livre durante a contração e o relaxamento. O fluxo sanguíneo para os tecidos é um fenômeno passivo, ocorrendo somente quando a pressão arterial é mantida mais alta do que a pressão venosa, o que é realizado pela ação de bomba do coração. A bomba cardíaca direita promove energia suficiente para movimentar o sangue pelos vasos pulmonares. Por outro lado, a bomba cardíaca esquerda age promovendo o fluxo de sangue pela circulação sistêmica.

A quantidade de sangue bombeado por cada ventrículo por minuto (**débito cardíaco**, **DC**) depende do volume de sangue ejetado por batimento (**volume sistólico**, **VS**) e do número de batimentos do coração por minuto (**frequência cardíaca**, **FC**), como mostrado a seguir:

$$\text{DC (volume/minuto)} = \text{VS (volume/batimento)} \times \text{FC (batimentos/minuto)} \qquad (4)$$

Fica evidente, a partir da relação anterior, que os fatores que influenciam o débito cardíaco devem agir modulando não somente a frequência cardíaca, mas também o volume sistólico. Esses fatores serão descritos detalhadamente nos capítulos subsequentes.

A trajetória do fluxo sanguíneo pelas câmaras cardíacas está ilustrada na Figura 22-4. O sangue venoso retorna da circulação sistêmica para o átrio direito pelas veias cavas superior e inferior. Do átrio direito, o sangue passa pela **valva tricúspide** para o ventrículo direito, sendo bombeado para a circulação pulmonar (passando pela **valva pulmonar** e entrando nas artérias pulmonares). Por sua vez, o sangue venoso pulmonar, que agora está oxigenado, flui pelas veias pulmonares até o átrio esquerdo, passando pela **valva mitral**, para dentro do ventrículo esquerdo. A partir do ventrículo esquerdo, o sangue é bombeado para a aorta, passando pela **valva aórtica**, sendo distribuído para a circulação sistêmica.

Ainda que as características anatômicas da bomba cardíaca direita em alguns aspectos sejam diferentes daquelas da bomba cardíaca esquerda, os princípios da mecânica cardíaca são os mesmos. Como demonstrado na Figura 22-5, tanto a bomba cardíaca esquerda como a direita são formadas por um ventrículo (câmara fechada constituída por uma parede muscular). As valvas são estruturalmente desenhadas para permitir o fluxo em somente uma direção, abrindo e fechando passivamente em resposta às diferenças de pressão a que são submetidas. O bombeamento ventricular deve-se à variação cíclica do volume da câmara intraventricular que ocorre na contração e no relaxamento rítmicos e sincronizados dos cardiomiócitos. Essas células musculares cardíacas são orientadas de modo circunferencial no interior da parede ventricular.

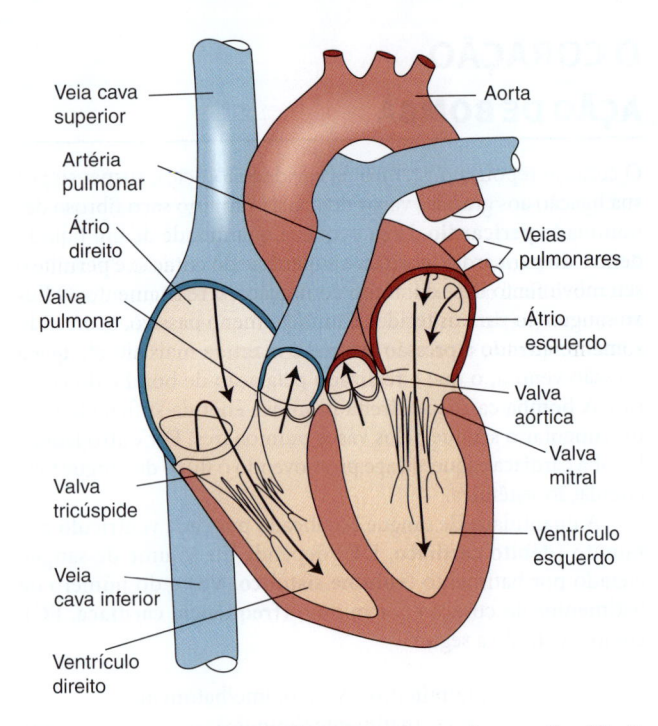

FIGURA 22-4 Trajetória do fluxo sanguíneo pelo coração. (Modificada com permissão de Mohrman DE, Heller LJ: *Cardiovascular Physiology*, 6th ed. New York: Lange Medical Books/McGraw-Hill, 2006.)

Quando os cardiomiócitos ventriculares contraem, promovem uma tensão circunferencial que leva ao aumento da pressão dentro da câmara. Assim que a pressão ventricular excede a pressão na artéria pulmonar (ventricular direita) ou na aorta (ventricular esquerda), o sangue é ejetado da câmara, passando pelas valvas arteriais (pulmonar ou aórtica), como demonstrado na Figura 22-5. Essa fase do ciclo cardíaco na qual os cardiomiócitos ventriculares estão contraindo é denominada **sístole**. Uma vez que a pressão é maior nos ventrículos do que nos átrios durante a sístole, as valvas atrioventriculares (AV, tricúspide ou mitral) estão fechadas. Quando os cardiomiócitos relaxam, a pressão intraventricular é reduzida a valores menores do que os da pressão atrial; dessa forma, as valvas AV se abrem, e os ventrículos se enchem de sangue novamente, como representado no lado direito da Figura 22-5. Essa fase do ciclo cardíaco é denominada **diástole**. As valvas arteriais estão fechadas durante a diástole, já que a pressão arterial é maior do que a pressão intraventricular. A fase sistólica de um novo ciclo cardíaco é reiniciada depois do período de enchimento diastólico.

EXCITAÇÃO

A eficiência da ação de bomba do coração requer uma coordenação precisa da contração de milhões de cardiomiócitos. O cardiomiócito contrai à medida que um impulso elétrico excitatório (**potencial de ação**) despolariza a sua membrana. Uma coordenação adequada da atividade contrátil de cada cardiomiócito é atingida, primeiro, pela condução do potencial de ação de uma célula para outra por meio das junções comunicantes (*gap junctions*), que, por sua vez, conectam todas as células do coração, formando um **sincício funcional** (i.e., agindo como uma unidade sincronizada). Além disso, os cardiomiócitos, em algumas áreas do coração, são especializados no controle da frequência, da condução e da velocidade de propagação do impulso elétrico excitatório ao longo do coração. Os principais elementos desse sistema de excitação e condução são apresentados na Figura 22-6. Esses componentes incluem o **nodo sinoatrial** (**nodo SA**), o **nodo atrioventricular** (**AV**) e o **feixe de His**, com seus **ramos direito** e **esquerdo**, que originam células especializadas chamadas de **fibras de Purkinje**.

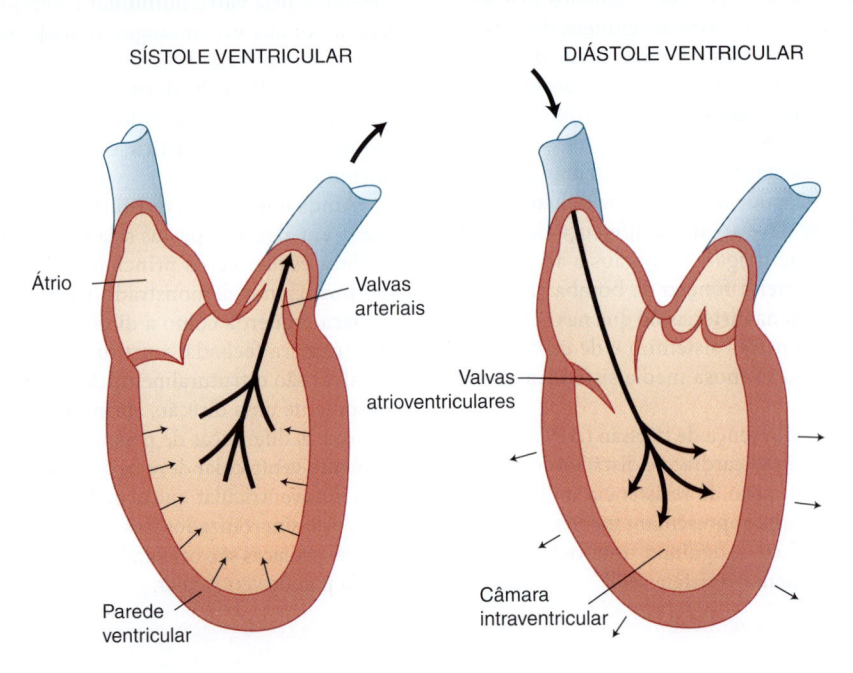

FIGURA 22-5 Ação do ventrículo como bomba. (Modificada com permissão de Mohrman DE, Heller LJ: *Cardiovascular Physiology*, 6th ed. New York: Lange Medical Books/McGraw-Hill, 2006.)

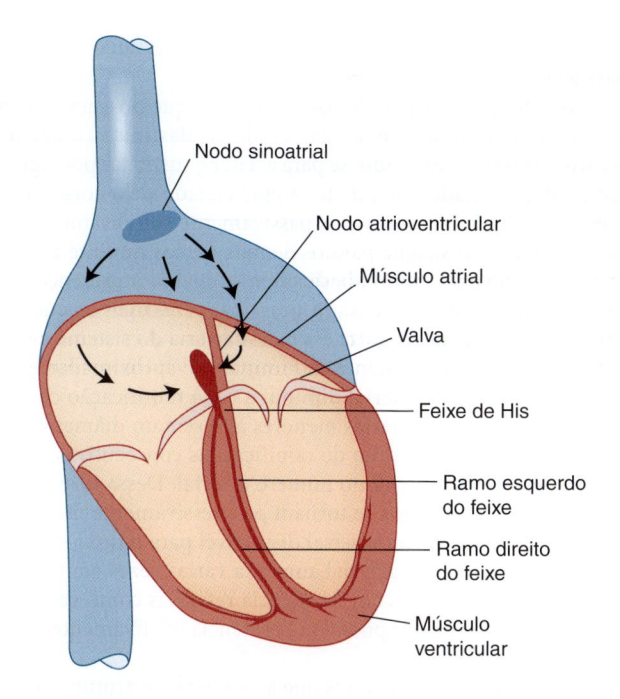

FIGURA 22-6 Sistema de condução elétrica do coração. (Modificada com permissão de Mohrman DE, Heller LJ: *Cardiovascular Physiology*, 6th ed. New York: Lange Medical Books/McGraw-Hill, 2006.)

O nodo SA é formado por células especializadas que funcionam normalmente como o marca-passo cardíaco, iniciando o potencial de ação que é conduzido ao longo do coração. O nodo AV contém células de condução mais lentas que em geral criam um leve retardo na propagação do estímulo de contração entre o átrio e o ventrículo. As fibras de Purkinje são estruturas envolvidas na condução rápida do impulso elétrico, permitindo que todos os cardiomiócitos ventriculares contraiam quase concomitantemente.

REQUISITOS PARA UM FUNCIONAMENTO EFETIVO

Para uma ação eficiente do ventrículo como bomba, o coração deve estar funcionando apropriadamente em cinco aspectos básicos:

1. As contrações de cada célula cardíaca devem ocorrer em intervalos regulares e sincronizados (sem *arritmia*).
2. As valvas devem abrir totalmente (sem *estenose*).
3. As valvas não devem vazar (sem *insuficiência* ou *regurgitação*).
4. As contrações musculares devem ser efetivas (sem *insuficiência*).
5. O enchimento dos ventrículos deve ser adequado durante a diástole.

Nos capítulos subsequentes, será estudado, em detalhe, como os requisitos anteriormente mencionados são encontrados no coração normal.

CONTROLE DA FUNÇÃO E DO DÉBITO CARDÍACO

Enchimento diastólico

O volume ejetado durante a sístole depende do enchimento ventricular na diástole. Por consequência, mantendo constantes outros fatores, o volume sistólico é mais elevado à medida que o volume diastólico final aumenta, como demonstrado na Figura 22-7. Esse fenômeno (**lei de Starling do coração**) é uma propriedade intrínseca do miocárdio, sendo um dos reguladores primordiais do débito cardíaco. Os mecanismos responsáveis por esse fenômeno dependem muito da relação tensão-comprimento do cardiomiócito. Esses aspectos serão descritos em detalhes nos próximos capítulos.

Influências da inervação autônoma

Ainda que o coração mantenha seus batimentos de modo independente, o seu funcionamento pode ser modulado pelas divisões simpática e parassimpática do sistema nervoso autônomo. Essa inervação permite alterações no bombeamento cardíaco de acordo com as necessidades homeostáticas impostas pelo organismo. Todas as regiões do coração são ricamente inervadas por **fibras simpáticas adrenérgicas**. Quando estimulada, a inervação simpática secreta noradrenalina nos cardiomiócitos. Esse neurotransmissor liga-se aos **receptores β_1-adrenérgicos** cardíacos, elevando a frequência cardíaca e a velocidade de condução do potencial de ação. Além disso, a estimulação β-adrenérgica aumenta a força e a velocidade de contração e de relaxamento do coração. Portanto, a ativação do sistema simpático leva ao aumento do bombeamento cardíaco.

As **fibras nervosas parassimpáticas colinérgicas** trafegam até o coração via nervo vago, inervando o nodo SA, o nodo AV e o músculo atrial. Quando estimulados, esses nervos parassimpáticos secretam **acetilcolina** nas células cardíacas. Esse neurotransmissor liga-se aos **receptores muscarínicos** cardíacos, diminuindo a frequência cardíaca (nodo SA) e a velocidade de condução do potencial de ação (nodo AV). A inervação paras-

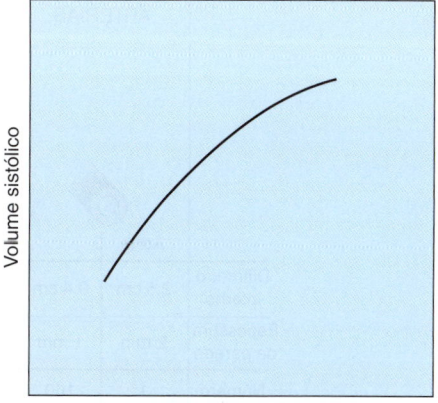

FIGURA 22-7 Lei de Starling do coração. (Reproduzida com permissão de Mohrman DE, Heller LJ: *Cardiovascular Physiology*, 6th ed. New York: Lange Medical Books/McGraw-Hill, 2006.)

simpática também pode agir diminuindo a força de contração das células musculares atriais (porém não as ventriculares). Assim, o estímulo parassimpático leva a uma diminuição do bombeamento cardíaco. Em geral, o aumento da atividade parassimpática é acompanhado por uma diminuição da atividade simpática, e vice-versa.

A VASCULATURA

O sangue ejetado pelo ventrículo esquerdo na aorta circula por diferentes vasos até retornar ao ventrículo direito. Os principais tipos de vasos são **artérias, arteríolas, capilares, vênulas** e **veias**, como esquematizado na Figura 22-8. As dimensões físicas e as características morfológicas e funcionais são aspectos importantes na diferenciação desses segmentos vasculares. Um ponto em comum que esses vasos sanguíneos apresentam é a contínua camada simples de **células endoteliais** que os reveste. Essas células revestem todo o sistema circulatório, incluindo as câmaras cardíacas e os folhetos valvulares.

A Figura 22-8 apresenta algumas características físicas representativas para cada um dos principais tipos vasculares. Contudo, deve ser mencionado que o leito vascular é um contínuo e que a transição de um tipo de vaso a outro não ocorre abruptamente. O somatório da área de secção transversal de cada vaso colocado em paralelo é igual à área total de secção transversal pela qual o sangue flui em qualquer nível do sistema vascular. Os valores aproximados do número de vasos e o valor da área de secção transversal total apresentados na Figura 22-8 são estimativas para a circulação sistêmica como um todo.

As artérias são vasos de parede espessa que possuem, além da musculatura lisa, grande quantidade de **elastina** e **colágeno**. As artérias podem expandir-se para aceitar e sustentar por algum tempo determinado volume de sangue ejetado pelo coração na sístole; em seguida, esses vasos passivamente sofrem um recuo, impulsionando o sangue para os demais órgãos durante a diástole. Esse processo ocorre, basicamente, devido à presença das fibras de elastina que podem se estirar duas vezes mais do que seu comprimento inicial. A aorta é a maior artéria do sistema e tem um diâmetro interno (diâmetro luminal) de aproximadamente 25 mm. O diâmetro arterial diminui a cada ramificação consecutiva, sendo que as artérias menores apresentam diâmetros de cerca de 0,1 mm. O padrão de ramificações consecutivas causa um aumento exponencial no número arterial. Dessa forma, enquanto os vasos isolados se tornam progressivamente menores, a área total de secção transversal disponível para o fluxo sanguíneo dentro do sistema arterial aumenta várias vezes em relação à aorta. As artérias são com frequência referidas como **vasos de condução**, uma vez que possuem resistência relativamente baixa e constante ao fluxo.

As arteríolas são menores que as artérias e estruturalmente diferentes. Em relação ao tamanho do lúmen, as arteríolas apresentam uma parede vascular mais espessa, com mais músculo liso e menos elastina, do que as artérias. Uma vez que as arteríolas são sobretudo estruturas musculares, seus diâmetros podem ser ativamente modificados para regular o fluxo sanguíneo

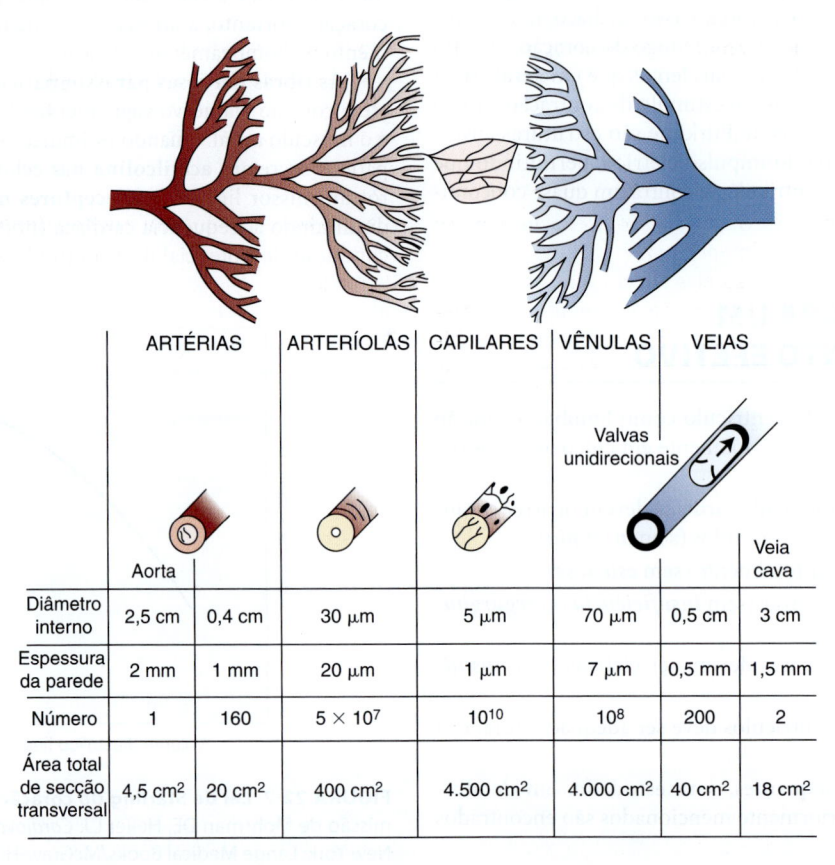

	ARTÉRIAS	ARTERÍOLAS	CAPILARES	VÊNULAS	VEIAS		
	Aorta						Veia cava
Diâmetro interno	2,5 cm	0,4 cm	30 μm	5 μm	70 μm	0,5 cm	3 cm
Espessura da parede	2 mm	1 mm	20 μm	1 μm	7 μm	0,5 mm	1,5 mm
Número	1	160	5×10^7	10^{10}	10^8	200	2
Área total de secção transversal	4,5 cm²	20 cm²	400 cm²	4.500 cm²	4.000 cm²	40 cm²	18 cm²

FIGURA 22-8 Características estruturais do sistema vascular periférico. (Modificada com permissão de Mohrman DE, Heller LJ: *Cardiovascular Physiology*, 6th ed. New York: Lange Medical Books/McGraw-Hill, 2006.)

aos tecidos. Apesar do seu diminuto tamanho, as arteríolas são tão numerosas que, coletivamente em paralelo, a área de secção transversal é muito maior do que em qualquer nível nas artérias. As arteríolas são com frequência denominadas **vasos de resistência**, devido a sua resistência alta e modulável que controla o fluxo sanguíneo periférico ao longo de cada órgão.

Os menores vasos do sistema são os capilares. De fato, as hemácias, de diâmetro de aproximadamente 7 μm, devem deformar-se para passarem ao longo dos capilares. As paredes dos capilares são formadas por uma camada simples de células endoteliais que separam o sangue do líquido intersticial por apenas 1 μm. Os capilares não possuem musculatura lisa e, portanto, não têm a capacidade de alterar seu diâmetro ativamente. Os capilares são tão numerosos que sua área total de secção transversal nos órgãos é mais do que mil vezes o diâmetro da raiz da aorta. Como os capilares apresentam cerca de 0,5 mm de comprimento, a área total disponível para troca de substâncias entre o sangue e o líquido intersticial pode ser calculada. Esse valor excede 100 m². Obviamente, os capilares são vistos como os **vasos de troca** do sistema cardiovascular. Além da difusão transcapilar de solutos que ocorre através da parede desses vasos, os líquidos também podem movimentar-se através das paredes dos capilares. Por exemplo, um tecido inchado (**edema**) é o resultado do movimento de líquido do plasma para o espaço intersticial.

Depois de deixar os capilares, o sangue é coletado pelas vênulas e veias para retornar ao coração. Os vasos venosos apresentam paredes muito finas em relação aos seus diâmetros, constituídas por músculo liso, de modo que os seus diâmetros podem ser ativamente modulados. Devido à espessura fina de suas paredes, os vasos venosos são bastante distensíveis. Portanto, seu diâmetro pode ser passivamente alterado em função das pequenas variações na **pressão transmural de distensão** (i.e., a diferença entre as pressões interna e externa através da parede do vaso). Os vasos venosos, sobretudo os maiores, também apresentam valvas que previnem o fluxo reverso. Como será discutido adiante, essas valvas são relevantes no funcionamento do sistema cardiovascular durante o repouso e o exercício. Sabe-se que as vênulas e as veias normalmente contêm mais do que 50% do volume total de sangue; por isso, elas são em geral conhecidas como **vasos de capacitância**. É importante salientar que as *alterações* no volume venoso influenciam profundamente o enchimento cardíaco e, portanto, o volume sistólico. Portanto, as veias periféricas exercem um papel muito importante no controle do débito cardíaco.

CONTROLE DOS VASOS SANGUÍNEOS

O fluxo sanguíneo nos leitos vasculares é bastante influenciado pelas mudanças na atividade dos nervos simpáticos das arteríolas. Esses nervos secretam noradrenalina a partir de suas terminações, e esta se liga aos receptores α-adrenérgicos na musculatura lisa, levando à contração e à consequente vasoconstrição arteriolar. A diminuição no diâmetro da arteríola eleva a resistência vascular e reduz o fluxo sanguíneo. Essas fibras nervosas fornecem a forma mais importante de controle *reflexo* da resistência vascular e do fluxo sanguíneo para o tecido.

A musculatura lisa arteriolar também é muito responsiva a alterações nas condições químicas locais do órgão que estão associadas às variações metabólicas do mesmo. A taxa metabólica aumentada promove uma dilatação arteriolar e uma consequente elevação do fluxo sanguíneo. As razões para esse fenômeno serão discutidas mais adiante.

As vênulas e as veias também são ricamente inervadas por fibras simpáticas, contraindo-se quando esses nervos são ativados. O mecanismo é igual ao das arteríolas. Portanto, a atividade aumentada da inervação simpática é acompanhada pela diminuição no volume venoso. A relevância desse fenômeno é que a constrição venosa tende a elevar o enchimento cardíaco e, portanto, o débito cardíaco, conforme a lei de Starling do coração.

Não existem controles metabólico ou neural locais relevantes nos vasos arteriais e capilares.

SANGUE

O sangue é um líquido complexo que funciona como meio para o transporte de substâncias entre os tecidos do corpo, realizando também várias outras funções. Aproximadamente 40% do volume total do sangue é formado por células sanguíneas suspensas no plasma, o qual completa o volume restante. A proporção do volume sanguíneo ocupado pelo componente celular é um importante parâmetro clínico denominado **hematócrito**:

$$\text{Hematócrito} = \frac{\text{volume celular}}{\text{volume sanguíneo total}} \quad (5)$$

CÉLULAS SANGUÍNEAS

O sangue apresenta três tipos de "**elementos figurados**": **células vermelhas**, **células brancas** e **plaquetas** (Tabela 22-1). Todos são formados na medula óssea a partir de uma **célula-tronco** comum. As células vermelhas (**eritrócitos** ou **hemácias**) são, sem dúvida, as mais abundantes. As hemácias são especializadas no transporte de oxigênio dos pulmões para outros tecidos pela ligação do oxigênio com a **hemoglobina**, uma proteína heme que contém ferro, presente nas hemácias. Devido à presença da hemoglobina, o sangue transporta de 50 a 60 vezes mais oxigênio do que o plasma isoladamente poderia transportar. Ainda, a capacidade de tamponamento do íon hidrogênio é de vital relevância para a capacidade do sangue de transportar dióxido de carbono. Uma pequena, mas importante, fração celular do sangue é formada pelas células brancas ou **leucócitos**. Os leucócitos estão envolvidos nos processos imunitários, apresentando funções específicas, como indicado na Tabela 22-1. As plaquetas são pequenos fragmentos celulares importantes nos eventos de coagulação sanguínea.

PLASMA

O plasma é a fração líquida do sangue e, como indicado na Tabela 22-2, uma solução complexa de proteínas e eletrólitos. O *soro* é o líquido obtido a partir da amostra sanguínea coagulada. Em termos práticos, a composição do soro é muito similar à do plasma, exceto pela ausência das proteínas da coagulação no soro.

Os **eletrólitos** inorgânicos (como os íons sódio, potássio, cloreto e bicarbonato) são os solutos mais concentrados no plasma. Desses, o sódio e o cloreto são sem dúvida os mais abun-

TABELA 22-1 Valores normais de hemácias, leucócitos e plaquetas no sangue de seres humanos adultos*

Hemácias	4 a 5,5 milhões/μL de sangue
Plaquetas	130.000 a 400.000/μL de sangue
Leucócitos	4.000 a 10.000/μL de sangue

Tipos de leucócitos	Percentual do total de leucócitos	Função principal
Granulócitos polimorfonucleares		
Neutrófilos	50 a 70	Fagocitose
Eosinófilos	1 a 4	Reações de hipersensibilidade alérgica
Basófilos	0 a 0,75	Reação de hipersensibilidade alérgica
Monócitos	2 a 8	Fagocitose
Linfócitos	15 a 40	Produção de anticorpos e reação imunitária mediada por célula

*Os valores normais de referência variam em função de idade, sexo e origem étnica. Eles também podem variar de laboratório para laboratório. Para confundir ainda mais, várias unidade de medida são usadas para expressar os valores das medidas sanguíneas; portanto, é necessária muita cautela ao interpretar esses dados.

dantes, sendo os principais responsáveis pela osmolaridade normal de aproximadamente 300 mOsm/L. À primeira vista, o plasma é uma solução de cloreto de sódio cuja concentração é de 150 mM. Essa solução é denominada **salina isotônica** e apresenta muitas aplicações clínicas devido a sua compatibilidade com as células.

O plasma apresenta várias proteínas diferentes. As principais **proteínas plasmáticas** podem ser classificadas como **albuminas**, **globulinas** ou **fibrinogênio**. Essa diferenciação é feita de acordo com as características físicas e químicas delas. Mais de cem proteínas plasmáticas diferentes com possíveis funções específicas foram identificadas. Várias proteínas plasmáticas participam dos processos de coagulação sanguínea ou de reações de defesa/imunitárias. Muitas outras são importantes proteínas carreadoras para uma variedade de substâncias, incluindo ácidos graxos, ferro, cobre e alguns hormônios.

As proteínas não atravessam prontamente as paredes dos capilares e, em geral, suas concentrações plasmáticas são muito maiores do que as concentrações no interstício. Como será visto adiante, as proteínas plasmáticas exercem uma relevante função osmótica no movimento transcapilar de líquido e, portanto, na distribuição do volume do meio extracelular entre os compartimentos plasmático e intersticial. A **albumina** exerce um papel especialmente importante na distribuição do volume entre os compartimentos, já que é, sem dúvida, a proteína plasmática mais abundante.

O plasma também está envolvido no transporte de nutrientes e metabólitos. Dessa forma, uma amostra plasmática apresenta muitas pequenas moléculas orgânicas, como **glicose**, **aminoácidos**, **ureia**, **creatinina** e **ácido úrico**. A mensuração de suas concentrações é útil nos diagnósticos clínicos.

HEMOSTASIA

Sempre que um dano ocorre no vaso sanguíneo, uma variedade de processos é iniciada, com o objetivo de prevenir ou parar a saída do sangue do espaço vascular. Os três principais eventos que fazem parte desse processo estão resumidos a seguir:

1. **Agregação plaquetária e formação do tampão**: ocorrem como resultado das seguintes etapas:
   A. lesão vascular com dano endotelial e exposição do colágeno;
   B. adesão das plaquetas ao colágeno (mediada pelo **fator de von Willebrand**)
   C. mudança no formato das plaquetas (da forma de disco para a de esfera espiculada)
   D. degranulação plaquetária com a liberação dos seguintes fatores:
      (i) difosfato de adenosina, que causa a agregação plaquetária para formar o tampão plaquetário;
      (ii) tromboxana, levando à vasoconstrição e à adesão e agregação plaquetária.
      *(Nota: o **ácido acetilsalicílico** e outros **inibidores da ciclo-oxigenase** são anticoagulantes porque evitam a formação de tromboxana.)*

2. **Vasoconstrição local**: amplamente estimulada pela tromboxana, ainda que possa ser induzida também pela liberação local de outros sinais químicos que levam à vasoconstrição e redução do fluxo sanguíneo.

3. **Coagulação sanguínea**: a formação de um gel sólido constituído por uma rede de fibrina que retém outras proteínas, plaquetas e células sanguíneas.

O passo crítico para a coagulação sanguínea é a formação da **trombina** a partir da **protrombina**, a qual, por sua vez, catalisa a conversão do **fibrinogênio** em **fibrina**. O coágulo final é estabilizado pelas ligações covalentes cruzadas entre os filamentos de fibrina formadas a partir da ação do **fator XIIIa** (cuja formação é catalisada pela trombina).

A sequência de reações que leva à formação da trombina, a partir de uma lesão vascular, é apresentada a seguir:

(1) A lesão vascular ou dano tecidual expõe o sangue às células subendoteliais, levando à liberação de **tromboplastina** (**fator tecidual**).

(2) A proteína plasmática **fator VII** liga-se ao fator tecidual, que faz sua conversão para a forma ativa, o **fator VIIa**.

TABELA 22-2 Constituintes plasmáticos normais de seres humanos adultos

Classe	Constituinte	Faixa de concentração normal
Cátions	Sódio (Na^+)	136 a 145 mEq/L
	Potássio (K^+)	3,5 a 5 mEq/L
	Cálcio (Ca^{2+})	4,3 a 5,2 mEq/L
	Magnésio (Mg^{2+})	1,2 a 1,8 mEq/L
	Ferro (Fe^{3+})	60 a 160 µg/dL
	Hidrogênio (H^+)	35 a 45 nmol/L (pH 7,35 a 7,45)
Ânions	Cloreto (Cl^-)	98 a 106 mEq/L
	Bicarbonato (HCO_3^-)	23 a 28 mEq/L
	Lactato	0,67 a 1,8 mEq/L
	Fosfato (HPO_4^{2-} principalmente)	3 a 4,5 mg/dL
Proteínas	Total (7% do peso do plasma)	6 a 8 g/dL
	Albumina	3,4 a 5 g/dL
	Globulinas	2,2 a 4 g/dL
	Fibrinogênio	0,3 g/dL

(3) O fator VIIa catalisa a conversão dos **fatores IX e X** para suas formas ativas, **IXa e Xa**, respectivamente.

(4) O **fator IXa** também auxilia na conversão do **fator X** em **Xa** (**fator de Stuart**).

(5) O **fator Xa** converte a **protrombina** em **trombina**.

(6) A **trombina**:
   (a) ativa as plaquetas (estimula a sua aderência, induz a sua degranulação, promove a sua ligação a vários fatores que participam na coagulação)
   (b) converte o **fibrinogênio** em **fibrina**.
   (c) ativa a "**via intrínseca**", que amplifica a formação adicional do fator Xa, facilitando a conversão da protrombina em trombina por promover as seguintes reações:
      (i) conversão do **fator XI** em sua forma ativa, **XIa**, que então converte o **fator IX** em **IXa**, o qual, por sua vez, se liga às plaquetas ativadas e converte o **fator X** em **Xa**.
      (ii) conversão do fator VIII (deficiente em indivíduos com **hemofilia**) para sua forma ativa, **VIIIa**, que também se liga às plaquetas ativadas, acelerando a conversão do **fator X** em **Xa**.
      (iii) conversão do **fator V** para sua forma ativa, **Va**, que se liga às plaquetas ativadas, catalisando a conversão da protrombina em trombina.

Vários agentes utilizados clinicamente como **anticoagulantes** interferem em muitas etapas no processo de coagulação. Os **cumarínicos** bloqueiam a atividade da **vitamina K**, necessária para a síntese hepática de muitos fatores da coagulação. A **heparina** ativa uma proteína plasmática denominada **antitrombina III** que, por sua vez, inativa a trombina e muitos outros fatores da coagulação. Já que o cálcio é um importante cofator na coagulação, os **quelantes de cálcio**, como o **EDTA**, o **oxalato** e o **citrato**, são usados como anticoagulantes. **Agentes trombolíticos**, formados após a ação do **ativador tecidual de plasminogênio** (**tPA**), estão também presentes para promover a dissolução do coágulo de fibrina (fibrinólise) após a sua formação. Esses agentes levam à síntese de plasmina, a partir do plasminogênio, que age enzimaticamente sobre o coágulo, convertendo-o em peptídeos solúveis.

CORRELAÇÃO CLÍNICA

Um banqueiro investidor de 45 anos desmaiou na rua. Quando os paramédicos chegaram, poucos minutos mais tarde, ele estava consciente. Mesmo assim, levaram-no à sala de emergência para realizar uma avaliação. Ele relatou que estava muito ocupado e preocupado, mas, de modo geral, era saudável. Estava pálido, com náuseas e tonto pouco antes do episódio, mas não se lembrava de ter desmaiado ou qualquer outra coisa até que os paramédicos o atenderam no chão. Os achados clínicos incluíram: peso = 90 kg, altura = 1,80 m, pressão arterial = 130/85 mmHg, frequência cardíaca = 85 bpm, ausculta cardíaca e pulmonar normais, reflexos e parâmetros cognitivos também normais. A avaliação por **eletrocardiograma** (ECG) se mostrou normal. Amostras sanguíneas foram coletadas para dosagem dos marcadores de **infarto do miocárdio** e insuficiência cardíaca, as quais também se apresentaram normais. O paciente foi internado no hospital, e o ECG foi monitorado durante toda a noite, sem mostrar alterações significativas.

O inexplicável episódio de **síncope** (desmaio) pode ser o resultado de um problema neural ou de uma diminuição significativa do fluxo sanguíneo para o encéfalo. O último pode ser causado por uma falha do coração em manter o débito cardíaco (por arritmia, insuficiência valvular ou infarto), por uma falha sistêmica em manter uma suficiente atividade contrátil da vasculatura (por retirada da ação simpática, como na **síncope vasovagal**) ou por uma falha em fornecer sangue arterial ao encéfalo (devido a uma oclusão grave, geralmente transitória, das artérias carótidas, provocando um **ataque isquêmico transitório** [**AIT**]). Testes diagnósticos foram realizados para avaliar essas possibilidades. O homem foi monitorado com **Holter** que gravou seus ECGs por 24 horas, mas os achados foram normais. Por eliminação, o indivíduo foi diagnosticado com **síncope vasovagal**, que se deve, em geral, ao aumento da eferência vagal (parassimpática) sobre o coração (este tema será discutido nos Capítulos 23 e 29). Na maioria dos casos de síncope vasovagal não é necessário o tratamento.

RESUMO DO CAPÍTULO

- A função primordial do sistema cardiovascular é manter a homeostasia do líquido intersticial.
- As leis físicas, que regem a funcionalidade cardiovascular, determinam que o fluxo por qualquer segmento é equivalente à razão da diferença de pressão pela resistência ao fluxo, ou seja, $\dot{Q} = \Delta P/R$.
- O coração bombeia o sangue ritmicamente, enchendo as câmaras ventriculares e ejetando o sangue mediante controle valvular.
- Mudanças na frequência cardíaca e no volume sistólico (e, portanto, no débito cardíaco) podem ocorrer pelas alterações, não somente no enchimento ventricular, mas também pela atividade da inervação autônoma cardíaca.
- O fluxo sanguíneo pelos tecidos é regulado pelas alterações nos diâmetros das arteríolas que os perfundem.
- As alterações no diâmetro arteriolar podem ser acompanhadas por modificações na atividade simpática e pelas variações nas condições locais.
- O sangue é uma suspensão complexa de células vermelhas, células brancas e plaquetas no plasma. Ele é ideal para o transporte de gases, sais, nutrientes e metabólitos.
- A hemostasia envolve a agregação plaquetária, a vasoconstrição local e a formação do coágulo.

QUESTÕES PARA ESTUDO

1. Um médico precisa determinar a dose correta de um fármaco para administrar i.v. que se distribui somente no espaço extracelular. Quais dos seguintes valores poderiam ser uma estimativa do volume extracelular de um homem adulto jovem saudável pesando 100 kg?
   A) 3 L
   B) 5 L
   C) 8 L
   D) 10 L
   E) 20 L

2. Um médico transfundiu um litro de soro no seu paciente desidratado. Após alguns instantes, em qual segmento do leito vascular sistêmico a maioria deste soro será encontrada?
   A) Artérias
   B) Arteríolas
   C) Capilares
   D) Veias
   E) Átrio direito

3. Qual das seguintes alternativas produzirá o maior aumento no fluxo sanguíneo por meio do exercício muscular?
   A) Reduzir à metade o comprimento dos capilares
   B) Reduzir à metade a viscosidade do sangue
   C) Dobrar o raio das vênulas
   D) Dobrar a diferença da pressão sanguínea ao longo do leito vascular
   E) Dobrar o raio das arteríolas

4. Um indivíduo teve uma "indisposição" por três dias, com vômitos e diarreia graves, sem aumento da ingestão hídrica. Qual o efeito dessa situação sobre o seu hematócrito?
   A) Não há efeito
   B) Maior do que o normal
   C) Menor do que normal
   D) Não pode ser predito
   E) Nenhuma das respostas anteriores

5. Calcular o débito cardíaco utilizando os seguintes dados: pressão arterial pulmonar = 20 mmHg; pressão atrial esquerda = 5 mmHg; resistência vascular pulmonar = 3 mmHg por L/min.
   A) 3 L/min
   B) 5 L/min
   C) 4 L/min
   D) 15 L/min
   E) 60 mmHg

CAPÍTULO 23

Células Musculares Cardíacas

Lois Jane Heller e David E. Mohrman

OBJETIVOS

- Descrever as características dos potenciais de repouso cardíacos e a resposta dos potenciais de ação "rápidos" e "lentos".
- Identificar os períodos refratários do ciclo elétrico das células cardíacas.
- Definir o potencial limiar e descrever a interação entre as condições dos canais iônicos e do potencial de membrana durante a fase de despolarização do potencial de ação.
- Definir o potencial marca-passo e descrever as bases da atividade elétrica rítmica das células cardíacas.
- Listar as fases do ciclo elétrico das células cardíacas e determinar as alterações na permeabilidade de membrana responsáveis por cada fase.
- Descrever as junções comunicantes e seu papel na excitação cardíaca.
- Descrever a via de condução normal do potencial de ação pelo coração.
- Indicar os tempos de excitação elétrica das várias áreas do coração e identificar os formatos característicos dos potenciais de ação e as velocidades de condução em cada parte principal do sistema de condução.
- Estabelecer as relações entre os eventos elétricos da excitação cardíaca e as ondas P, QRS e T, o intervalo PR e o segmento ST do eletrocardiograma.
- Definir como os potenciais diastólicos das células marca-passo podem ser alterados para produzir mudanças na frequência cardíaca.
- Descrever como os nervos simpáticos e parassimpáticos cardíacos alteram a frequência cardíaca e a condução dos potenciais de ação cardíacos.
- Definir os termos cronotrópico e dromotrópico.
- Definir e descrever o processo de excitação-contração no músculo cardíaco.
- Definir as contrações isométrica, isotônica e pós-carga do músculo cardíaco.
- Identificar a influência das alterações na pré-carga sobre a capacidade de encurtamento e de geração de tensão do músculo cardíaco.
- Descrever a influência das alterações na pré-carga sobre a capacidade de encurtamento do músculo cardíaco.
- Definir os termos contratilidade e estado inotrópico e descrever a influência das alterações na contratilidade sobre a capacidade de produção de tensão e encurtamento do músculo cardíaco.
- Descrever o efeito das alterações na atividade nervosa simpática sobre o estado inotrópico cardíaco.
- Estabelecer as relações entre o volume ventricular e o comprimento muscular e entre a pressão intraventricular e a tensão muscular; explicar a lei de Laplace.

CARACTERÍSTICAS DAS CÉLULAS MUSCULARES CARDÍACAS

O controle da atividade das células musculares cardíacas (**cardiomiócitos**) depende de um estímulo elétrico que é normalmente iniciado em uma frequência apropriada e conduzido adequadamente em todo o coração. A ação de bomba mecânica depende de uma contração robusta das células musculares que resulta em ciclos repetitivos de desenvolvimento de tensão, encurtamento e relaxamento. Além disso, mecanismos para regular as características de excitação e contração devem estar disponíveis, a fim de atender às demandas do sistema circulatório.

PROPRIEDADES ELÉTRICAS

A contração dos cardiomiócitos é desencadeada por **potenciais de ação** que ocorrem na membrana celular. Os potenciais de ação cardíacos diferem muito daqueles do músculo esquelético em três importantes aspectos que promovem excitação cardíaca sincrônica rítmica: (1) eles podem ser gerados automaticamente; (2) podem ser conduzidos diretamente de célula a célula; (3) têm longa duração, evitando a fusão de abalos musculares individuais. Para entender essas propriedades elétricas especiais do músculo cardíaco e como a função cardíaca depende delas, as propriedades elétricas básicas das membranas celulares excitáveis descritas nos Capítulos 3 e 6 serão revisadas.

RESUMO DOS POTENCIAIS DE MEMBRANA DAS CÉLULAS CARDÍACAS

Em repouso, as membranas celulares cardíacas são mais permeáveis ao potássio do que a qualquer outro íon. Como a concentração de potássio dentro das células é bem mais alta do que aquela do líquido intersticial (150 mM *vs.* 4 mM, respectivamente), a difusão do potássio para fora por meio de seu gradiente de concentração é equilibrada pela geração de um potencial de membrana (i.e., o **potencial de equilíbrio do potássio**). Tanto os gradientes elétricos como o de concentração favorecem a entrada de Na^+ e Ca^{2+} nas células em repouso. Contudo, a permeabilidade muito baixa da membrana em repouso ao Na^+ e ao Ca^{2+}, juntamente com a atividade da bomba de sódio dependente de energia que expulsa Na^+ para fora da célula, previne o acúmulo gradual de Na^+ e Ca^{2+} no interior da célula em repouso. O elevado gradiente de sódio promove a remoção de Ca^{2+} do citoplasma por meio do trocador sódio-cálcio.

Os potenciais de ação das células das diferentes regiões cardíacas não são idênticos, mas apresentam características variáveis que dependem de diferenças nos padrões de alteração nas suas permeabilidades iônicas. Algumas células cardíacas têm a habilidade de atuar como marca-passo e de iniciar potenciais de ação espontaneamente, ao passo que células musculares cardíacas comuns não a têm (exceto sob condições incomuns). As características elétricas básicas da membrana de uma célula cardíaca comum e de uma célula do tipo marca-passo são mostradas na Figura 23-1. Potenciais de ação desses tipos celulares são denominados potenciais de ação de "**resposta rápida**" e de "**resposta lenta**", respectivamente. Como mostrado no painel A dessa figura, os potenciais de ação de resposta rápida são caracterizados por uma despolarização rápida (fase 0) com um pico de ultrapassagem (*overshoot*) substancial (voltagem positiva dentro da célula); uma rápida reversão do pico de ultrapassagem (fase 1); um longo platô (fase 2); e uma repolarização (fase 3) a um potencial de repouso estável e alto (i.e., bastante negativo) (fase 4). Em contrapartida, os potenciais de ação lentos são caracterizados por uma despolarização inicial mais lenta (fase 0); um pico de ultrapassagem de menor amplitude; uma fase platô de menor duração e mais instável (fase 2); e uma repolarização (fase 3) a um potencial de repouso instável, que vai lentamente despolarizando (fase 4) (Figura 23-1B). O potencial de repouso instável visto nas células marca-passo com potenciais de ação de resposta lenta é denominado de forma variável como **despolarização fase 4**, **despolarização diastólica** ou **potencial marca-passo**. Tais células são normalmente encontradas nos **nodos sinoatrial** (**SA**) e **atrioventricular** (**AV**).

Como indicado na parte inferior da Figura 23-1A, as células estão em um estado **refratário absoluto** durante a maior parte do potencial de ação (i.e., elas não podem ser estimuladas a disparar outro potencial de ação). Quase no final do potencial de ação, a membrana está **relativamente refratária** e pode ser excitada de novo apenas por um estímulo maior do que o normal. Imediatamente após o potencial de ação, a membrana está transitoriamente hiperexcitável e diz-se que está em um período "vulnerável" ou "supranormal". Alterações similares na excitabilidade da membrana ocorrem durante os potenciais de ação lentos, mas até o momento não estão bem caracterizadas.

Deve-se lembrar que o potencial de membrana de qualquer célula, em dado instante, depende da permeabilidade relativa da membrana celular a íons específicos. Como em todas as células excitáveis, os potenciais de ação das células cardíacas são o resultado de mudanças transitórias na permeabilidade iônica da membrana celular, que são desencadeadas por uma despolarização inicial. Os painéis C e D da Figura 23-1 indicam as alterações nas *permeabilidades* das membranas ao K^+, Na^+ e Ca^{2+}, que produzem as várias fases dos potenciais de ação de resposta rápida e lenta.

Durante a fase de repouso, as membranas de ambos os tipos de células apresentam maior permeabilidade ao K^+ do que ao Na^+ e ao Ca^{2+}. Portanto, os potenciais de membrana estão mais próximos do potencial de equilíbrio do potássio do que de qualquer outro íon durante esse período. Nas células do tipo marca-passo, ao menos três mecanismos são propostos como contribuintes para a despolarização lenta da membrana, observada durante o intervalo diastólico: (1) há uma redução progressiva e lenta na permeabilidade da membrana ao K^+; (2) há um aumento lento na permeabilidade ao Na^+; e (3) há um leve aumento na permeabilidade da membrana aos íons cálcio.

Quando o potencial de membrana despolariza até o potencial **limiar** em qualquer tipo de célula, são desencadeadas alterações rápidas fundamentais na permeabilidade da membrana a íons específicos. Uma vez iniciadas, essas mudanças não podem ser interrompidas e continuam até serem completadas.

A fase de ascensão rápida característica do potencial de ação de resposta rápida é resultado de um aumento súbito na permeabilidade ao Na^+. Como indicado no painel C da Figura 23-1, esse período de permeabilidade muito alta ao sódio (fase 0) é curto e seguido por um aumento muito breve na permeabilidade ao

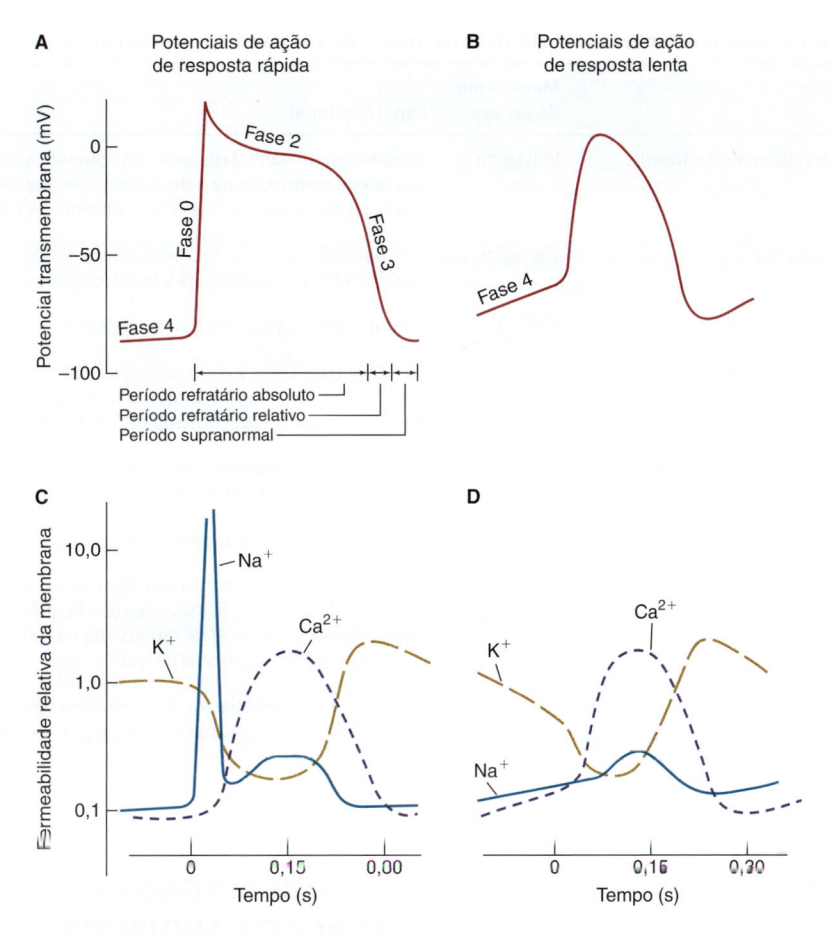

FIGURA 23-1 Perfil temporal do potencial de membrana e mudanças na permeabilidade iônica que ocorrem durante os potenciais de ação de "resposta rápida" (A e C) e de "resposta lenta" (B e D). (Modificada com permissão de Mohrman DE, Heller LJ: *Cardiovascular Physiology*. 6th ed. New York: Lange Medical Books/Mc Graw-Hill, 2006.)

potássio (não mostrado na Figura 23-1C). Essa breve corrente é responsável pela repolarização precoce que segue imediatamente à fase de elevação inicial do potencial de ação (fase 1). O desenvolvimento e a manutenção de um estado de despolarização **platô** (fase 2) dependem: (1) de uma redução sustentada na permeabilidade ao K^+; (2) de um aumento lentamente desenvolvido e sustentado da permeabilidade da membrana ao Ca^{2+} e (3) da ação eletrogênica do trocador Na^+–Ca^{2+} através do qual três íons Na^+ se movem para dentro da célula em troca de um único Ca^{2+} que se move para fora da célula. Nas células com potencial de ação de resposta lenta, a corrente rápida "para dentro" (de influxo) é pequena (ou até mesmo ausente). A fase de elevação lenta desses potenciais é, portanto, principalmente resultado de um influxo de íons Ca^{2+}. Em ambos os tipos de células, a membrana é repolarizada (fase 3) ao seu potencial de repouso original quando a permeabilidade ao K^+ aumenta e as permeabilidades ao Ca^{2+} e ao Na^+ retornam aos seus valores baixos de repouso.

Importante lembrar que as alterações da permeabilidade levemente graduadas que produzem potenciais de ação são o resultado final de alterações em cada um dos muitos canais iônicos individuais da membrana plasmática de uma única célula, como discutido no Capítulo 6. A Tabela 23-1 resume algumas das principais correntes e tipos de canais (tanto dependentes de voltagem como de ligante) envolvidos na atividade elétrica cardíaca.

Alguns dos **canais dependentes de voltagem** respondem a um início súbito, com uma mudança sustentada no potencial de membrana, apenas se o período de ativação for breve. Contudo, mudanças no potencial de membrana de início mais lento, mas de mesma magnitude, podem falhar em ativar esses canais. Para explicar esse comportamento, acredita-se que esses canais tenham dois "portões" que operam independentemente – um **portão de ativação** e um **portão de inativação** –, ambos os quais devem estar abertos para que o canal também esteja. Ambos os portões respondem a mudanças no potencial de membrana, mas o fazem com diferentes sensibilidades de voltagem e perfil temporal. Com uma despolarização abrupta até o limiar, os portões de ativação dos canais de sódio abrem e, dentro de poucos milissegundos, seus portões de inativação se fecham. Nas células marca-passo, com despolarização diastólica lenta, os portões de inativação dos canais de sódio são fechados antes que os portões de ativação tenham chance de abrir. Quando o limiar é atingido, apenas os canais de cálcio estão disponíveis para abrir, contribuindo assim para a elevação lenta dos potenciais de ação das células marca-passo. O fechamento do portão de inativação do

TABELA 23-1 Características de importantes canais iônicos na ordem de sua participação em um potencial de ação

Corrente	Canal	Mecanismo do portão	Papel funcional
i_{K1}	Canal de K^+_{ir} (retificador de influxo)	Voltagem	Mantém a permeabilidade ao K^+ alta durante a fase 4 Sua queda contribui para a despolarização diastólica Sua inibição durante as fases 0 a 2 contribui para o platô
i_{Na}	Canal de Na^+ (rápido)	Voltagem	É responsável pela fase 0 do potencial de ação Sua inativação contribui para a fase 1 do potencial de ação
i_{to}	Canal de K^+ (transitório de efluxo)	Voltagem	Contribui para a fase 1 do potencial de ação
i_{Ca}	Canal de Ca^{2+} (canais L, lentos de influxo)	Ambos	Contribui para a fase 2 do potencial de ação A inativação pode contribuir para a fase 3 do potencial de ação É estimulado pela ativação simpática e por agentes β-adrenérgicos
i_K	Canal de K^+ (retificador retardado)	Voltagem	Causa a fase 3 do potencial de ação É estimulado pelo aumento intracelular de Ca^{2+}
i_{KATP}	Canal de K^+ (sensível ao ATP)	Ligante	Aumenta a permeabilidade do K^+ quando a [ATP] é baixa
i_{KACh}	Canal de K^+ (ativado pela acetilcolina)	Ligante	Responsável pelos efeitos da estimulação vagal Diminui a despolarização diastólica (e a frequência cardíaca) Hiperpolariza o potencial de repouso da membrana Encurta a fase 2 do potencial de ação
i_f ("*funny*")	Na^+ (corrente marca-passo)	Ambos	É ativado pela hiperpolarização e contribui para a despolarização diastólica É estimulado pela ativação simpática e por agentes β-adrenérgicos É suprimido por estimulação vagal

canal de cálcio é retardado por mais de 100 milissegundos até perto do final da fase de platô. Os portões de inativação dos canais de sódio e cálcio permanecem fechados até que a membrana repolarize. Isso contribui para o longo período refratário da célula muscular cardíaca.

Vários fatores influenciam a operação dos canais de K^+, alguns dos quais estão resumidos na Tabela 23-1. Por exemplo, a alta concentração intracelular de Ca^{2+} contribui para a ativação de alguns canais de K^+ durante a repolarização.

Embora células de certas áreas do coração tenham potenciais de ação em geral rápidos, e células de outras áreas tenham normalmente potenciais lentos, é importante reconhecer que todas as células cardíacas são potencialmente capazes de possuir ambos os tipos de potenciais de ação, dependendo de seus potenciais de membrana e da rapidez com que elas despolarizam até o limiar. A despolarização rápida ao potencial limiar costuma ser um evento forçado em uma célula pela ocorrência de um potencial de ação em uma célula adjacente. A despolarização lenta ao limiar ocorre quando a célula perde de maneira espontânea e gradual sua polarização de repouso, o que em geral ocorre apenas no nodo SA. Uma despolarização moderada *crônica* da membrana em repouso (causada, por exemplo, por concentração de K^+ extracelular moderadamente alta) pode inativar os canais rápidos de sódio (i.e., impede-os de abrir) sem inativar os canais lentos de cálcio. Sob essas condições, todos os potenciais de ação das células cardíacas serão do tipo lento. Contudo, grandes despolarizações sustentadas podem inativar tanto os canais rápidos como os lentos e, assim, tornar as células musculares cardíacas completamente inexcitáveis.

CONDUÇÃO DOS POTENCIAIS DE AÇÃO CARDÍACOS

Os potenciais de ação são conduzidos pela superfície das células individuais, pois a despolarização ativa, em qualquer área da membrana, produz correntes locais nos líquidos intra e extracelular que despolarizam de modo passivo áreas imediatamente adjacentes da membrana a sua voltagem limiar por despolarização ativa.

No coração, as células musculares cardíacas são conectadas nas suas extremidades por estruturas chamadas de **discos intercalares**. Esses discos contêm o seguinte: (1) **firmes junções mecânicas** entre as membranas celulares adjacentes por proteínas chamadas de **caderinas**, em estruturas chamadas de **desmossomos** e (2) **conexões de baixa resistência elétrica** entre células adjacentes através de canais formados por uma proteína chamada de **conexina**, em estruturas chamadas de **junções comunicantes** (*gap junctions*). A Figura 23-2 mostra esquematicamente como essas junções comunicantes permitem a propagação célula a célula do potencial de ação.

As células B, C e D são mostradas na fase de repouso com mais cargas negativas no lado interno do que no externo. A célula A é mostrada na fase de platô do potencial de ação e tem mais cargas positivas dentro do que fora. Devido às junções comunicantes, a atração eletrostática pode causar um fluxo de corrente local (movimento de íons) entre a membrana despolarizada da célula A ativa e a membrana polarizada da célula em repouso B, como indicado pelas setas da figura. Esse movimento de íons

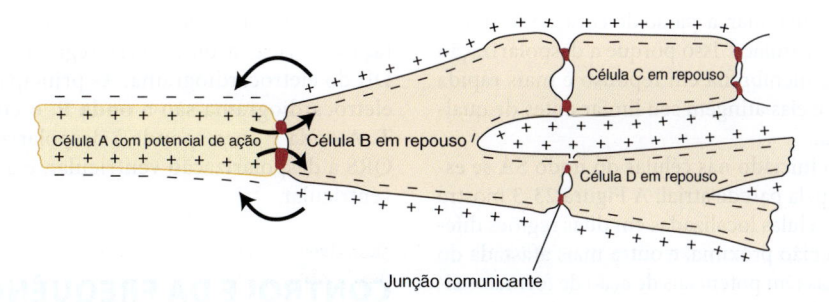

FIGURA 23-2 Correntes locais e condução célula a célula dos potenciais de ação nas células musculares cardíacas. (Modificada com permissão de Mohrman DE, Heller LJ: *Cardiovascular Physiology*. 6th ed. New York: Lange Medical Books/Mc Graw-Hill, 2006.)

despolariza a membrana da célula B. Uma vez que correntes locais da célula A ativa despolarizam a membrana da célula B próximo da junção comunicante ao nível do limiar, um potencial de ação será desencadeado no local e conduzido pela célula B. Como esta se ramifica (uma característica morfológica comum às fibras musculares cardíacas), seu potencial de ação irá evocar potenciais de ação nas células C e D. Esse processo continua pelo miocárdio inteiro. Assim, um potencial de ação iniciado em *qualquer* local do miocárdio será conduzido de célula a célula por todo o miocárdio.

A velocidade com que o potencial de ação se propaga por uma região do tecido cardíaco é chamada de **velocidade de condução**. Esta varia consideravelmente em diferentes áreas do coração, sendo determinada por três variáveis:

1. A velocidade de condução é diretamente dependente do diâmetro da fibra muscular envolvida. Assim, a condução em células de diâmetro pequeno do nodo AV é bem mais lenta do que a condução nas células de diâmetro grande do sistema ventricular de Purkinje.

2. A velocidade de condução é também diretamente dependente da intensidade das correntes despolarizantes locais, as quais são, por sua vez, diretamente determinadas pela taxa de elevação do potencial de ação. A despolarização rápida favorece a condução rápida.

3. A velocidade de condução é dependente das propriedades de capacitância e/ou resistência das membranas celulares, das junções comunicantes e do citoplasma. As características elétricas das junções comunicantes podem ser influenciadas por condições externas que promovem a fosforilação/desfosforilação das proteínas conexinas.

Detalhes de todas as consequências do sistema de condução cardíaco são mostrados na Figura 23-3. Como já notado, as adaptações elétricas específicas das várias células do coração se refletem no formato característico de seus potenciais de ação, que são mostrados na metade direita da Figura 23-3. Deve-se observar que os potenciais de ação mostrados na Figura 23-3 foram posicionados para indicar o tempo em que os impulsos elétricos originados no nodo SA atingem outras áreas do coração. As célu-

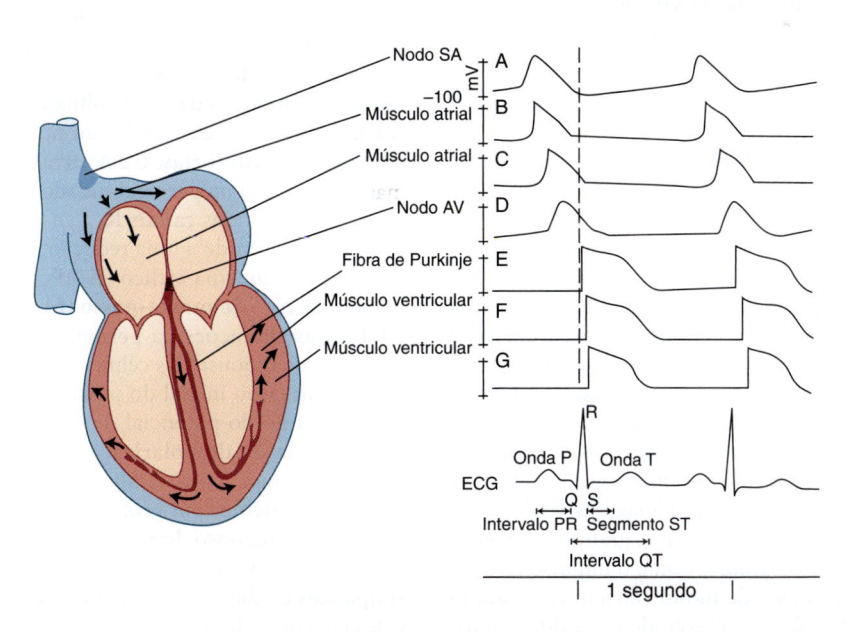

FIGURA 23-3 Atividade elétrica do coração: registros de voltagem unitários de diferentes células (traçados A-G) e derivação II do eletrocardiograma. (Modificada com permissão de Mohrman DE, Heller LJ: *Cardiovascular Physiology*. 6th ed. New York: Lange Medical Books/Mc Graw-Hill, 2006.)

las do nodo SA atuam como o marca-passo do coração normal e determinam a frequência cardíaca. Isso porque a despolarização diastólica espontânea da membrana em repouso é mais rápida nas células do nodo SA, e elas atingem seu limiar antes de qualquer outra célula cardíaca.

O potencial de ação iniciado nas células do nodo SA se espalha progressivamente pela parede atrial. A Figura 23-3 mostra os potenciais de ação de células localizadas em duas regiões diferentes dos átrios: uma região próxima, e outra mais afastada do nodo SA. Ambas as células têm potenciais de ação de formatos similares, mas seu desenvolvimento temporal reflete o fato de que é preciso algum tempo para o impulso se espalhar pelos átrios. A condução do potencial de ação é muito retardada quando passa pelo nodo AV. Isso ocorre devido ao pequeno tamanho das células do nodo AV e à lenta taxa de elevação dos potenciais de ação. Uma vez que o nodo AV retarda a propagação da excitação cardíaca dos átrios para os ventrículos, a contração atrial pode contribuir para o enchimento ventricular imediatamente antes de os ventrículos contraírem. Importante observar, também, que as células do nodo AV têm uma despolarização espontânea, durante o período de repouso, mais rápida do que das outras células do coração, exceto as do nodo SA. O nodo AV é algumas vezes denominado **marca-passo latente**, e, em muitas situações patológicas, ele (mais do que o nodo SA) controla a frequência cardíaca.

Devido à brusca elevação dos potenciais de ação e a outros fatores, como os grandes diâmetros celulares, a condução elétrica nas **células de Purkinje** é muito rápida. Isso permite ao sistema de Purkinje conduzir o impulso cardíaco às células em muitas áreas do ventrículo quase simultaneamente. Os potenciais de ação de células musculares de duas áreas do ventrículo são mostrados na Figura 23-3. Devido à alta velocidade de condução do tecido ventricular, há apenas uma pequena discrepância nos seus tempos de início. As células ventriculares que despolarizam por último têm potenciais de ação de duração menor e, assim, são as primeiras a repolarizar. A importância fisiológica desse comportamento inesperado não é clara, mas ele tem uma influência no **eletrocardiograma** que será discutido no Capítulo 25.

ELETROCARDIOGRAMAS

Os campos de potencial elétrico causados pela atividade elétrica do coração se estendem pelo líquido extracelular do corpo e podem ser medidos com eletrodos colocados na superfície corporal. A **eletrocardiografia** fornece um registro de como a diferença de voltagem entre dois pontos da superfície corporal se altera com o tempo em função dos eventos elétricos do ciclo cardíaco. Em qualquer momento do ciclo cardíaco, o eletrocardiograma indica o campo elétrico resultante, que é a soma de muitos campos elétricos fracos sendo produzidos por mudanças de voltagem, as quais ocorrem em células cardíacas individuais. Quando um grande número de células está se despolarizando ou repolarizando simultaneamente, grandes voltagens são observadas no eletrocardiograma. Como o impulso elétrico se espalha pelo tecido cardíaco de modo constante, o padrão temporal de mudança de voltagem registrado entre dois pontos da superfície corporal é também constante e se repetirá a cada ciclo cardíaco.

O traçado inferior da Figura 23-3 representa um registro típico das mudanças de voltagem normalmente medidas entre o braço direito e a perna esquerda durante dois ciclos de excitação elétrica cardíaca. Esse registro é chamado de derivação DII do eletrocardiograma. As principais características de um eletrocardiograma são a **onda P**, o **complexo QRS** e a **onda T**. A onda P corresponde à despolarização atrial, o complexo QRS à despolarização ventricular, e a onda T à repolarização ventricular.

CONTROLE DA FREQUÊNCIA CARDÍACA

As contrações rítmicas normais do coração ocorrem devido à atividade elétrica espontânea do marca-passo (**automatismo**) das células do nodo SA. O intervalo entre os batimentos cardíacos (e, portanto, a frequência cardíaca) é determinado pelo tempo que as membranas das células marca-passo levam para despolarizarem espontaneamente até o limiar. As células do nodo SA disparam a uma frequência espontânea ou **intrínseca** (cerca de 100 bpm) na ausência de quaisquer influências externas.

As duas influências externas mais importantes no automatismo das células do nodo SA vêm do **sistema nervoso autônomo** (ver Capítulo 19). As fibras de ambas as divisões do sistema nervoso autônomo, simpática e parassimpática, terminam nas células do nodo SA e podem modificar a frequência cardíaca intrínseca. A ativação dos nervos simpáticos cardíacos (aumentando o **tônus simpático** cardíaco) eleva a frequência cardíaca. Já o aumento do **tônus parassimpático** cardíaco diminui a frequência cardíaca. Como mostrado na Figura 23-4, tanto os nervos parassimpáticos como os simpáticos influenciam a frequência cardíaca por alterarem o perfil da despolarização espontânea do potencial de repouso das células marca-passo do nodo SA.

As fibras cardíacas parassimpáticas, que chegam ao coração através dos nervos **vagos**, liberam o neurotransmissor **acetilcolina** nas células do nodo SA. A acetilcolina aumenta a permeabilidade da membrana em repouso ao K^+ e diminui a permeabilidade diastólica ao Na^+. O processo de sinalização envolve a interação da acetilcolina com receptores muscarínicos na membrana das células do nodo SA que estão ligados a **proteínas G inibitórias**, G_i. A ativação de G_i tem dois efeitos: (1) um aumento na permeabilidade ao K^+, resultante da abertura aumentada dos **canais K_{ACh}**, e (2) uma inibição da adenilato-ciclase, levando a uma redução na concentração de monofosfato de adenosina cíclico (AMPc) que reduz a **corrente de influxo de Na^+ do marca-passo** (i_f). Como indicado na Figura 23-4, essas alterações na permeabilidade têm dois efeitos no potencial de repouso das células marca-passo: (1) causam uma hiperpolarização inicial do potencial de repouso por torná-lo mais próximo do potencial de equilíbrio do K^+ e (2) tornam a frequência de despolarização espontânea do potencial de membrana mais lenta. Ambos os efeitos aumentam o tempo entre os batimentos por prolongarem o tempo requerido para o potencial de repouso despolarizar ao nível do limiar. Como há normalmente uma atividade *tônica* contínua dos nervos parassimpáticos cardíacos, a frequência cardíaca de repouso normal é de cerca de 70 bpm.

Os nervos simpáticos liberam o neurotransmissor **noradrenalina** nas células cardíacas. Além de outros efeitos que serão discutidos adiante, a noradrenalina aumenta as correntes de influxo de Na^+ (i_f) e Ca^{2+} durante o intervalo diastólico. O processo de

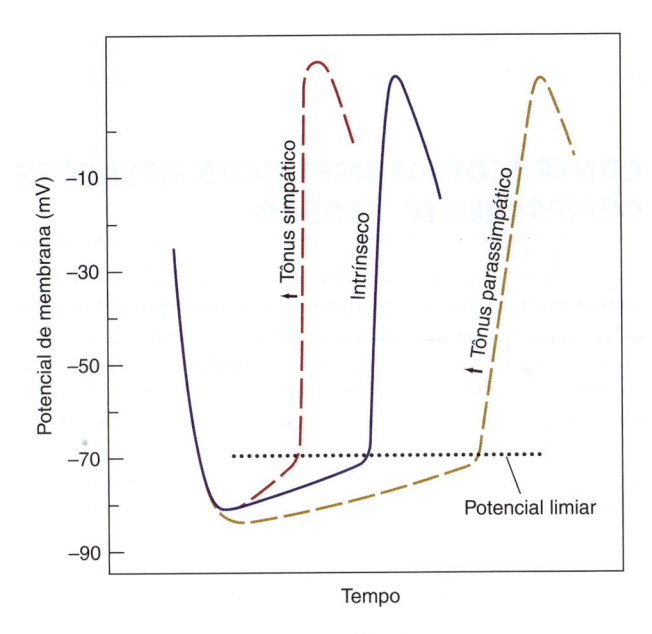

FIGURA 23-4 Efeito dos tônus simpático e parassimpático no potencial marca-passo. (Modificada com permissão de Mohrman DE, Heller LJ: *Cardiovascular Physiology*. 6th ed. New York: Lange Medical Books/Mc Graw-Hill, 2006.)

sinalização envolve a interação da noradrenalina com os **receptores β_1-adrenérgicos** na membrana das células do nodo SA que são ligadas, por sua vez, a **proteínas G estimulatórias, G_s**. A ativação de G_s aumenta a adenilato-ciclase, levando a um aumento no AMPc que eleva a probabilidade de abertura do canal de Na$^+$ do marca-passo (i_f). Essas mudanças aumentam a frequência cardíaca por elevarem a frequência de despolarização diastólica, como mostrado na Figura 23-4.

Além dos nervos simpáticos e parassimpáticos, há muitos fatores (em geral menos importantes) que podem alterar a frequência cardíaca. Entre eles podem ser incluídos vários íons e hormônios circulantes, além de influências físicas, como temperatura e estiramento da parede atrial. Todos esses fatores alteram o tempo necessário para que a membrana em repouso se despolarize até o potencial limiar. Uma concentração anormalmente alta de Ca^{2+} no líquido extracelular, por exemplo, tende a diminuir a frequência cardíaca por deslocar o potencial limiar. Fatores que aumentam a frequência cardíaca têm um **efeito cronotrópico positivo**; os que diminuem a frequência cardíaca têm um **efeito cronotrópico negativo**.

Um aumento na atividade simpática eleva também a velocidade de condução do potencial de ação (tem um **efeito dromotrópico positivo**), ao passo que um aumento na atividade parassimpática diminui a velocidade de condução (tem um **efeito dromotrópico negativo**). Esses efeitos são mais notáveis no nodo AV e podem influenciar o tempo entre as ondas P e R (intervalo PR).

PROPRIEDADES MECÂNICAS

A contração das células musculares cardíacas é iniciada pelo potencial de ação que atua nas organelas intracelulares, gerando tensão e/ou encurtamento das células. O leitor é encorajado a revisar cuidadosamente os materiais apresentados nos Capítulos 9 e 10, que descrevem detalhes celulares específicos da contração dos músculos esquelético e cardíaco.

ACOPLAMENTO EXCITAÇÃO-CONTRAÇÃO

O principal evento do **acoplamento excitação-contração** no músculo cardíaco é um aumento pronunciado na concentração de Ca^{2+} livre intracelular, de menos de 0,1 μM para cerca de 100 μM. Quando a onda de despolarização percorre a membrana da célula muscular, o Ca^{2+} é liberado do **retículo sarcoplasmático** (**RS**) para o líquido intracelular. O estímulo específico para isso é um pequeno aumento localizado na concentração de cálcio, desencadeando uma liberação massiva de cálcio do RS. Embora a quantidade de cálcio que entra na célula em um único potencial de ação seja pequena comparada àquela liberada pelo RS, ela é essencial não apenas para a liberação de cálcio do RS, mas também para manter níveis adequados de Ca^{+2} nos estoques intracelulares ao longo do tempo.

O processo contrátil iniciado pelo aumento da concentração intracelular de cálcio foi descrito nos Capítulos 9 e 10. É importante lembrar que o acoplamento excitação-contração no músculo cardíaco difere do acoplamento do músculo esquelético por poder ser modulado; diferentes intensidades de interação actina-miosina (contração) podem resultar de um único potencial de ação disparado no músculo cardíaco. O mecanismo para isso depende muito de variações na quantidade de Ca^{2+} que atinge os miofilamentos e, portanto, do número de pontes cruzadas ativadas durante o abalo muscular. Essa capacidade do músculo cardíaco de variar sua força contrátil – isto é, sua **contratilidade** – é extremamente importante para a função cardíaca, como será discutido adiante neste capítulo.

RELAXAMENTO

Terminada a contração, os processos que participam da redução do Ca^{2+} intracelular incluem (1) a captação ativa de cerca de 80% do cálcio de volta ao RS por ação da bomba Ca^{2+}-ATPase, (2) a expulsão ativa de cerca de 5% do cálcio da célula por meio de bombas Ca^{2+}-ATPase no sarcolema e (3) a troca passiva de cerca de 15% do cálcio por sódio extracelular por meio do trocador Na$^+$-Ca^{2+} localizado no sarcolema. O trocador Na$^+$-Ca^{2+} é movido pelo gradiente de sódio através do sarcolema, que é mantido, por sua vez, pela Na$^+$-K$^+$-ATPase. Esse trocador é eletrogênico porque três íons Na$^+$ se movem para dentro da célula em troca de cada íon Ca^{2+} que sai. Esse movimento líquido de carga positiva para dentro da célula pode contribuir para a manutenção da fase de platô do potencial de ação. O *glicosídeo cardíaco digitálico* inibe a bomba Na$^+$-K$^+$-ATPase, diminuindo, assim, o gradiente de sódio e resultando em um aumento do Ca^{2+} intracelular que é sequestrado pelo RS. Esse mecanismo contribui de maneira importante para o efeito positivo dos glicosídeos cardíacos na força contrátil do miocárdio insuficiente.

A duração da contração da célula muscular cardíaca é aproximadamente a mesma que a de seu potencial de ação. Portanto, o período refratário de uma célula muscular cardíaca não termina até que sua resposta mecânica se complete. O relaxamento mecânico acompanha a repolarização elétrica. Por consequência, o músculo cardíaco não pode ser ativado com rapidez suficiente para causar um estado prolongado de contração (**tétano**). Isso é fundamental, pois a contração e o relaxamento intermitentes são essenciais para a ação de bomba do coração.

MECÂNICA DA CÉLULA MUSCULAR CARDÍACA

Como foi descrito nos Capítulos 9 e 10, as pontes cruzadas que ocorrem após o músculo ser ativado para se contrair conferem ao músculo o potencial de desenvolver força e/ou encurtar. O desenvolvimento de força ou o encurtamento ou, ainda, uma combinação desses dois eventos dependerá principalmente do que permitirem as limitações externas ao músculo durante a contração. As células musculares da parede ventricular operam com distintas limitações durante cada fase do ciclo cardíaco e podem fazer tanto contrações isométricas como isotônicas.

CONTRAÇÕES ISOMÉTRICAS: RELAÇÕES COMPRIMENTO-TENSÃO

Deve-se lembrar que a força contrátil isométrica máxima do músculo cardíaco é fortemente influenciada pelo comprimento inicial do músculo, como indicado na Figura 23-5. O painel superior mostra o arranjo experimental para a medida da força muscular em repouso e durante a contração em três comprimentos diferentes. O painel do meio mostra registros de tensão muscular em cada um dos três comprimentos, em resposta a um estímulo externo. O painel inferior mostra um gráfico da tensão de repouso e o pico de tensão plotados contra o comprimento do músculo.

A influência do comprimento na tensão de repouso do músculo cardíaco é representada na curva inferior do gráfico da Figura 23-5. Quando um músculo é estimulado a contrair enquanto

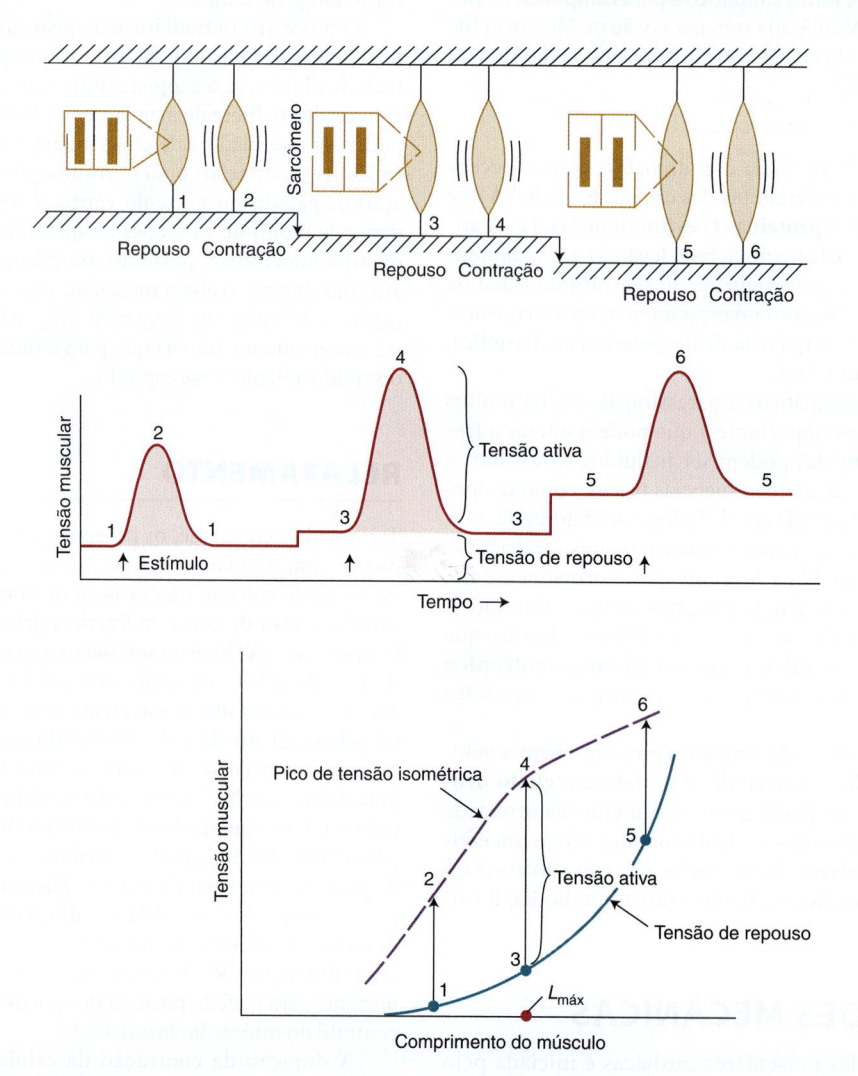

FIGURA 23-5 **Contrações isométricas e o efeito do comprimento do músculo no desenvolvimento da tensão de repouso e da tensão ativa.** (Modificada com permissão de Mohrman DE, Heller LJ: *Cardiovascular Physiology*. 6th ed. New York: Lange Medical Books/Mc Graw-Hill, 2006.)

seu comprimento é mantido constante (i.e., uma contração isométrica), ele desenvolve **tensão ativa**. A **tensão total** exercida por um músculo durante a contração é a soma das tensões ativa e de repouso, e é representada pela curva superior da Figura 23-5. O desenvolvimento de tensão ativa se mostra máximo em comprimentos intermediários chamados de $L_{máx}$. Normalmente, o músculo cardíaco opera em comprimentos abaixo de $L_{máx}$, de forma que aumentos no comprimento do músculo determinam aumento na tensão desenvolvida durante uma contração isométrica. Os mecanismos envolvidos na relação entre o comprimento do músculo cardíaco e o desenvolvimento de tensão são discutidos no Capítulo 10. O ponto importante é que a dependência entre o desenvolvimento de tensão ativa e o encurtamento do músculo é uma propriedade fundamental do músculo cardíaco que tem efeitos extremamente significativos na função do coração.

CONTRAÇÕES ISOTÔNICA E PÓS-CARGA

Durante uma **contração isotônica** ("carga fixa"), o músculo encurta contra uma carga constante, como mostrado na Figura 23-6. Quando um peso de 1 g for suspenso por um músculo em repouso, irá resultar em um comprimento específico do músculo em repouso, que é determinado pela curva comprimento-tensão desse músculo. Se o músculo se contraísse isometricamente nesse comprimento, ele seria *capaz* de gerar certa quantidade de tensão, por exemplo, 4,5 g, como indicado na área sombreada do gráfico da Figura 23-6. Contudo, uma tensão contrátil de 4,5 g não será gerada quando um peso de 1 g for levantado. Quando um músculo tem potencial contrátil maior do que a tensão que ele está na verdade desenvolvendo, ocorre o encurtamento. Assim, em uma contração isotônica, o comprimento do músculo diminui com tensão constante, como ilustrado na seta horizontal do ponto 1 ao ponto 3 da Figura 23-6. Porém, quando o músculo encurta, seu potencial contrátil diminui inerentemente, como indicado pela inclinação para baixo na curva de tensão isométrica da Figura 23-6. Há um comprimento curto do músculo em que esse é capaz de gerar apenas 1 g de tensão, e, quando esse comprimento é atingido, o encurtamento cessa. Assim, a curva do diagrama tensão-comprimento do músculo cardíaco, que indica quanto de tensão isométrica um músculo pode desenvolver em vários comprimentos, também estabelece o limite de quanto encurtamento pode ser desenvolvido com diferentes cargas.

A Figura 23-6 também mostra uma **contração isotônica pós-carga**, na qual a carga do músculo em repouso (**pré-carga**) e a carga do músculo durante a contração (**carga total**) são diferentes. No exemplo da Figura 23-6, a pré-carga é igual a 1 g, e, porque um peso de 2 g (a **pós-carga**) é adicionado durante a contração, a carga total é igual a 3 g.

Como a pré-carga determina o comprimento do músculo em repouso, ambas as contrações isotônicas mostradas na Figura 23-6 começam a partir do mesmo comprimento. Contudo, devido ao diferente arranjo das cargas, o músculo submetido à pós-carga deve aumentar sua tensão total para 3 g antes de encurtar. Essa tensão inicial será desenvolvida isometricamente e pode

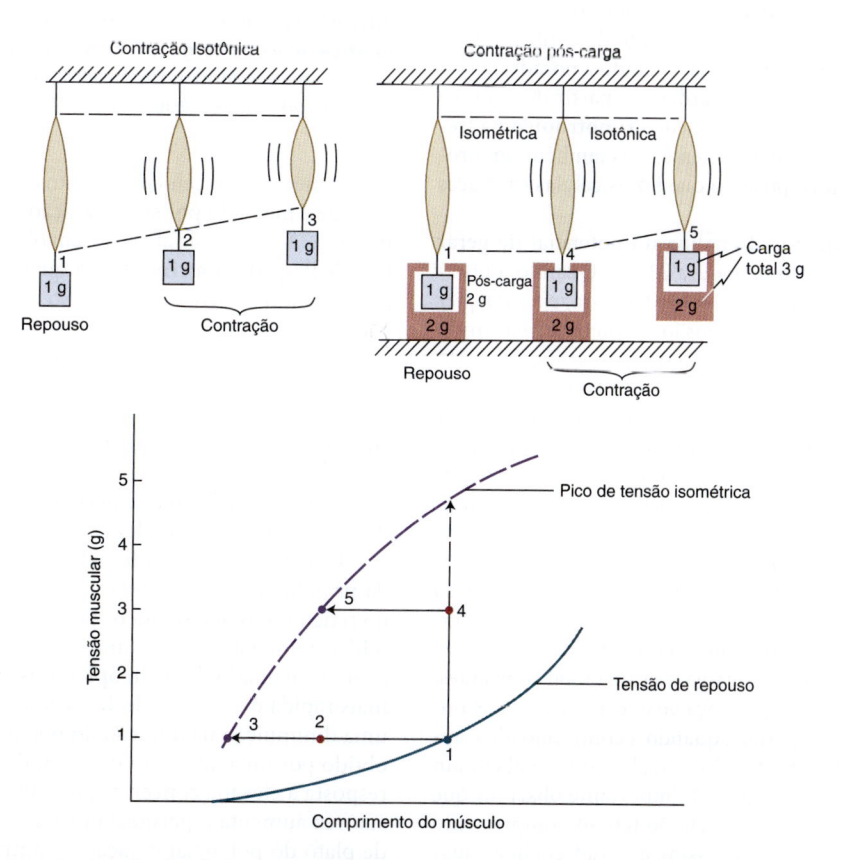

FIGURA 23-6 Relação entre as contrações isotônica e pós-carga com o diagrama comprimento-tensão do músculo cardíaco. (Modificada com permissão de Mohrman DE, Heller LJ: *Cardiovascular Physiology*. 6th ed. New York: Lange Medical Books/Mc Graw-Hill, 2006.)

ser representada como indo do ponto 1 ao ponto 4 no diagrama tensão-comprimento. Uma vez que o músculo gera tensão suficiente para igualar a carga total, a tensão é mantida fixa em 3 g, e ele irá agora encurtar isotonicamente porque seu potencial contrátil excede sua tensão de saída. Esse encurtamento isotônico é representado por um movimento horizontal no diagrama tensão-comprimento ao longo da linha do ponto 4 ao ponto 5. Como em qualquer contração isotônica, o encurtamento deve cessar quando o potencial do músculo de produzir tensão diminuir suficientemente com a mudança de comprimento até se igualar à carga do músculo. O músculo em pós-carga encurta menos do que o que não está em pós-carga, embora que ambos iniciem a contração com o mesmo comprimento inicial. Aumentos na pós-carga irão reduzir ainda mais o encurtamento do músculo. Os fatores que afetam a extensão do encurtamento cardíaco durante a contração pós-carga são de especial interesse, pois o volume sistólico é determinado pelo grau de encurtamento do músculo sob essas circunstâncias.

CONTRATILIDADE DO MÚSCULO CARDÍACO

Vários fatores além do comprimento inicial do músculo podem afetar o potencial de geração de tensão do músculo cardíaco. *Diz-se que qualquer intervenção que aumente o pico de tensão isométrica que um músculo pode desenvolver em um comprimento fixo aumenta a* **contratilidade** *do músculo cardíaco*. Tal agente, diz-se, tem um **efeito inotrópico positivo** sobre o coração.

O regulador fisiológico mais importante da contratilidade do músculo cardíaco é a noradrenalina. Quando a noradrenalina é liberada nas células do músculo cardíaco a partir dos nervos simpáticos, ela produz não apenas o efeito **cronotrópico** na frequência cardíaca discutido anteriormente, mas também um pronunciado efeito **inotrópico** positivo que faz as células cardíacas contraírem com mais força.

O efeito positivo da noradrenalina no potencial de gerar tensão isométrica é ilustrado na Figura 23-7A. Quando a noradrenalina estiver presente, o músculo cardíaco irá, *em qualquer comprimento*, desenvolver mais tensão isométrica, elevando assim o pico da curva de tensão isométrica no gráfico tensão-comprimento do músculo cardíaco. A noradrenalina aumenta a contratilidade do músculo cardíaco porque ela aumenta o vigor da contração do músculo mesmo quando o comprimento é constante. Alterações na contratilidade e no comprimento inicial podem ocorrer simultaneamente, mas, por definição, *uma mudança na contratilidade deve envolver o deslocamento do pico de tensão isométrica da curva tensão-comprimento*.

A Figura 23-7B mostra como a elevação do pico isométrico da curva tensão-comprimento na presença de noradrenalina aumenta a quantidade de encurtamento nas contrações pós-carga do músculo cardíaco. Com a pré-carga e a carga total constantes, ocorre mais encurtamento na presença do que na ausência de noradrenalina. Isso acontece porque, quando a contratilidade é aumentada, o potencial de gerar tensão é igual à carga total em um comprimento muscular mais curto. É importante observar que a noradrenalina não tem efeito na relação tensão-comprimento de repouso do músculo cardíaco. Assim, a noradrenalina causa um aumento do encurtamento por alterar o comprimento final, mas não o inicial, do músculo associado às contrações pós-carga.

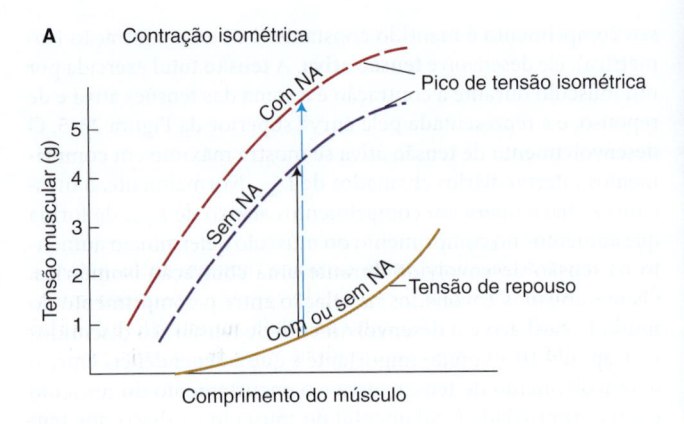

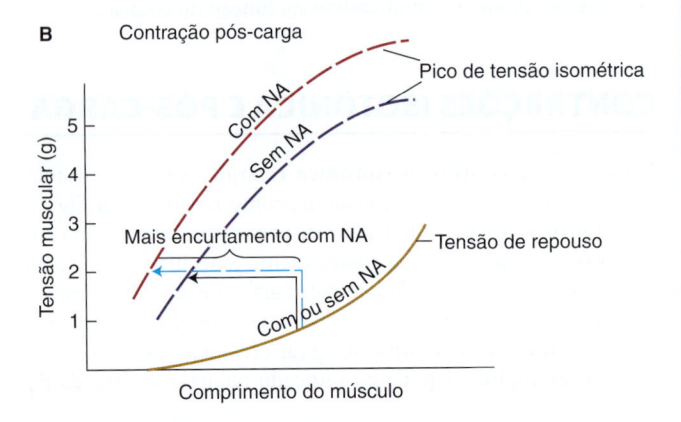

FIGURA 23-7 Efeito da noradrenalina (NA) nas contrações isométrica (A) e pós-carga (B) do músculo cardíaco. (Modificada com permissão de Mohrman DE, Heller LJ: *Cardiovascular Physiology*. 6th ed. New York: Lange Medical Books/Mc Graw-Hill, 2006.)

O mecanismo celular do efeito da noradrenalina na contratilidade é mediado por sua interação com um receptor β_1-adrenérgico. A via de sinalização envolve a ativação da **proteína G_s-AMPc-proteína cinase A**, a qual fosforila o canal de Ca^{2+}, aumentando a corrente de influxo de cálcio durante o platô do potencial de ação. Esse aumento no influxo de cálcio não apenas contribui para a magnitude do aumento do Ca^{2+} intracelular a um batimento, mas também reforça os estoques internos de cálcio, o que permite que mais cálcio seja liberado nas despolarizações subsequentes. O aumento do Ca^{2+} livre durante a ativação possibilita que mais pontes cruzadas sejam formadas, aumenta a velocidade dessas pontes e permite um maior desenvolvimento de tensão com mais rapidez.

Uma vez que a noradrenalina também causa a fosforilação da proteína reguladora **fosfolambam** na bomba Ca^{2+}-ATPase do retículo sarcoplasmático, a taxa de recaptação de cálcio para o RS é aumentada, bem como a velocidade de relaxamento. Tal efeito é chamado de **lusitrópico positivo**. Além da recaptação mais rápida de cálcio pelo RS, a noradrenalina também induz uma diminuição na duração do potencial de ação. Esse efeito é obtido por uma alteração no canal de potássio, que ocorre em resposta à elevada concentração intracelular de cálcio, que por sua vez aumenta a permeabilidade ao potássio, termina a fase de platô do potencial de ação e contribui para o relaxamento precoce. (Tal encurtamento do intervalo sistólico é útil na presença de frequências cardíacas altas que, caso contrário, poderiam comprometer significativamente o tempo de enchimento diastólico.)

O aumento da atividade parassimpática tem mostrado um pequeno efeito inotrópico negativo no coração. Nos átrios, onde esse efeito é mais pronunciado, considera-se que o efeito inotrópico negativo se deva a uma redução na duração do potencial de ação e a uma diminuição da quantidade de Ca^{2+} que entra na célula durante o potencial de ação.

Mudanças na frequência cardíaca também influenciam a contratilidade cardíaca. Lembrando que uma pequena quantidade de Ca^{2+} extracelular entra na célula durante a fase de platô de cada potencial de ação, à medida que a frequência cardíaca aumenta, mais Ca^{2+} entra nas células por minuto. Há um armazenamento do Ca^{2+} intracelular, e uma maior quantidade de Ca^{2+} é liberada no sarcoplasma em cada potencial de ação. Assim, um aumento súbito na frequência de batimentos é seguido por um aumento progressivo na força contrátil até um platô mais alto (relação força-frequência).

RELAÇÃO DA MECÂNICA DAS CÉLULAS MUSCULARES CARDÍACAS COM A FUNÇÃO VENTRICULAR

Certos fatores geométricos ditam como as relações tensão-comprimento das fibras musculares cardíacas da parede ventricular determinam as relações de volume e pressão da câmara ventricular. As relações são, de fato, complexas, porque o formato do ventrículo é complexo. Normalmente, o ventrículo é modelado como um cilindro e também como uma esfera, embora seu formato real esteja entre esses dois. Pelo fato de as células musculares cardíacas estarem orientadas em uma circunferência na parede ventricular, qualquer um dos modelos pode ser usado para ilustrar três pontos funcionais importantes:

1. Um aumento do volume ventricular provoca um aumento da circunferência ventricular e, portanto, um aumento do comprimento das células cardíacas individuais. Assim, a duração do enchimento diastólico do ventrículo determina a "pré-carga".
2. Em qualquer volume ventricular, um aumento da tensão das células musculares cardíacas isoladas da parede provoca um aumento da pressão intraventricular.
3. À medida que o volume ventricular diminui (i.e., quando o raio ventricular diminui), menos força total (coletiva) é requerida pelas células musculares das paredes ventriculares para produzirem qualquer pressão intraventricular.

O último ponto é uma reflexão sobre a **lei de Laplace**, que associa a relação física que deve existir entre a tensão total da parede e a pressão interna em qualquer vaso oco contendo paredes circulares. Independentemente de o ventrículo ser concebido como um cilindro oco ou uma esfera oca, a lei de Laplace diz que a tensão total da parede (T) depende tanto da pressão intraventricular (P) como de seu raio interno (r), como segue: $T = P \times r$.

Uma implicação da lei de Laplace é que as células musculares da parede ventricular têm um trabalho de produzir pressão interna um pouco mais facilitado no final da sístole (quando o raio é pequeno) do que no início da diástole (quando o raio é grande). De maneira mais importante, a lei de Laplace tem significativa relevância clínica em algumas situações patológicas.

CORRELAÇÃO CLÍNICA

Um homem idoso é levado a um serviço de emergência por sua filha. Ela relata que ele tem reclamado recentemente de fraqueza grave, fadiga e um pouco de tontura e que parece estar um pouco confuso. Essa condição apareceu há apenas alguns dias e não parece ter melhorado ou piorado. Exceto por isso, ele tem estado saudável e normalmente gosta de dançar. O paciente está alerta e responsivo, mas muito fraco e pálido. Sua pressão arterial na admissão é de 100/60 mmHg, e sua frequência cardíaca é de 41 bpm. Um eletrocardiograma feito no momento da admissão verifica a **bradicardia** (frequência cardíaca lenta), com uma frequência ventricular de 41 bpm e uma frequência atrial de 95 bpm. Não há sinais de isquemia cardíaca ou infarto no ECG, mas a ocorrência de ondas P é muito rápida e não correlacionada com a ocorrência lenta de ondas QRS.

Esse paciente tem um **bloqueio de terceiro grau (completo) do nodo AV**, no qual a condução normal dos potenciais de ação originados no nodo SA não é passada através do nodo AV para os ventrículos. Estes estão sendo comandados por um ritmo de "escape", estabelecido por um marca-passo localizado abaixo do nodo AV que dispara em uma frequência significativamente menor do que aquela das células do nodo SA. Os átrios estão batendo muito mais rápido devido à ativação simpática (desencadeada pela baixa pressão arterial), mas os sinais não estão sendo conduzidos pelo bloqueio do nodo AV. Seus sintomas de fraqueza, fadiga e confusão são resultantes de sua baixa pressão arterial, que, por sua vez, é resultado de sua baixa frequência ventricular e de seu reduzido débito cardíaco. As causas incluem toxicidade a fármacos (p. ex., **bloqueadores β-adrenérgicos**, **bloqueadores de canal de cálcio**), distúrbios metabólicos (p. ex., **hipercalcemia**), **infartos da parede miocárdica anterior** (p. ex., **isquemia septal**) e **cardiomiopatia** (p. ex., a partir de uma infecção viral). Os testes diagnósticos serão conduzidos para determinar o que pode ser responsável por essa condição.

Seu tratamento envolverá a implantação de um **marca-passo cardíaco**. O marca-passo é uma bateria implantada subcutaneamente que envia estímulos repetitivos por meio de eletrodos posicionados tanto no átrio direito como no ventrículo direito pela veia cava. Esse marca-passo de duas câmaras irá sincronizar sua frequência de batimentos atrial e ventricular em taxa e ritmo mais adequados e talvez restabelecer o perfil circulatório e sua atividade elétrica de volta aos níveis normais.

RESUMO DO CAPÍTULO

- Os potenciais de membrana dos cardiomiócitos são o resultado da permeabilidade relativa da membrana a vários íons e de suas diferenças de concentração através da membrana.

- Os potenciais de ação dos cardiomiócitos têm platôs longos que geram períodos refratários longos e impedem contrações somadas ou tetânicas.
- Os potenciais de ação são gerados espontaneamente pelas células marca-passo do nodo SA e conduzidos de célula a célula através das junções comunicantes por todo o coração.
- A frequência de despolarização diastólica espontânea das células do nodo SA (e, assim, a frequência cardíaca) é modulada pelo sistema nervoso autônomo.
- A excitação dos cardiomiócitos inicia a contração pelo aumento da concentração de cálcio citosólico que ativa o aparato contrátil.
- A resposta mecânica dos cardiomiócitos depende da pré-carga (determinada pelo comprimento inicial de repouso), da pós-carga (determinada pela tensão que precisa ser desenvolvida) e da contratilidade (o grau de ativação do aparato contrátil dependente da quantidade de cálcio liberada na ativação).
- As relações tensão-comprimento dos cardiomiócitos se correlacionam com mudanças no volume e na pressão no ventrículo intacto.

QUESTÕES PARA ESTUDO

1. Um fármaco que promove uma ativação precoce do canal de potássio "retificador retardado" (I_K) no músculo cardíaco levará a qual dos seguintes efeitos?
   A) Diminuição do potencial de repouso (hiperpolarização)
   B) Diminuição da duração do potencial de ação
   C) Diminuição do pico de amplitude do potencial de ação
   D) Aumento da velocidade de condução do potencial de ação
   E) Prolongamento do período refratário absoluto

2. A velocidade de condução do potencial de ação no tecido muscular cardíaco é influenciada por todos os seguintes, exceto:
   A) diâmetro celular
   B) potencial de repouso da membrana
   C) concentração de potássio extracelular
   D) taxa de elevação (fase 0) do potencial de ação
   E) duração da fase de platô (fase 2) do potencial de ação

3. A principal rota de remoção de Ca^{2+} do sarcoplasma durante o relaxamento de uma célula muscular cardíaca é por:
   A) transporte ativo para fora da célula
   B) troca passiva com o sódio extracelular
   C) transporte ativo para dentro do retículo sarcoplasmático
   D) ligação do cálcio à troponina nos miofilamentos
   E) movimento passivo para fora da célula através dos canais de cálcio tipo L

4. Uma estratégia terapêutica para melhorar o encurtamento ativo do músculo cardíaco deve incluir qual dos seguintes?
   A) Diminuir a pré-carga
   B) Diminuir a pós-carga
   C) Diminuir a contratilidade
   D) Administrar um agente cronotrópico negativo
   E) Administrar um agente inotrópico negativo

5. Seu paciente recebe acidentalmente uma injeção de grande quantidade de cloreto de potássio e morre. Por quê?
   A) O músculo cardíaco é despolarizado, e seu coração para em diástole
   B) O músculo cardíaco é despolarizado, e seu coração para em sístole
   C) O músculo cardíaco é hiperpolarizado, e seu coração para em diástole
   D) A condução do potencial de ação é acelerada, e o coração está fibrilando
   E) As junções comunicantes entre as células musculares cardíacas são rompidas

CAPÍTULO 24

Bomba Cardíaca

Lois Jane Heller e David E. Mohrman

OBJETIVOS

- Correlacionar os eventos eletrocardiográficos com os eventos mecânicos durante o ciclo cardíaco.
- Listar as principais fases distintas do ciclo cardíaco determinadas pela abertura e pelo fechamento das valvas.
- Descrever as alterações de pressão e volume nos átrios, nos ventrículos e na aorta durante cada fase do ciclo cardíaco.
- Definir e determinar os valores normais para (1) volume diastólico final ventricular, volume sistólico final, volume sistólico, pressão diastólica e pico de pressão sistólica e (2) pressão aórtica diastólica, pressão sistólica e pressão de pulso.
- Caracterizar semelhanças e diferenças entre os eventos mecânicos nas bombas cardíacas esquerda e direita.
- Determinar a origem dos sons cardíacos.
- Representar as relações entre pressão e volume no ventrículo esquerdo durante o ciclo cardíaco.
- Definir débito cardíaco e índice cardíaco.
- Determinar as relações entre débito cardíaco, frequência cardíaca e volume sistólico.
- Identificar os principais determinantes do volume sistólico.
- Definir a lei de Starling do coração.
- Predizer o efeito de alterações na pré-carga ventricular no volume sistólico e na relação pressão-volume ventricular.
- Predizer o efeito de alterações na pós-carga ventricular no volume sistólico e na relação pressão-volume ventricular.
- Predizer o efeito de alterações na contratilidade (estado inotrópico) ventricular no volume sistólico e na relação pressão-volume ventricular.
- Desenhar uma família de curvas de função cardíaca, descrevendo a relação entre pressão de enchimento e débito cardíaco em vários níveis de tônus simpático.
- Resumir o efeito da estimulação neural simpática na função cardíaca.
- Listar os determinantes do consumo de oxigênio no miocárdio.

Este capítulo descreve (1) as características mecânicas básicas da bomba cardíaca, (2) os fatores que influenciam e/ou regulam o débito cardíaco e (3) as fontes de energia e os custos energéticos requeridos para a atividade do miocárdio.

CICLO CARDÍACO

BOMBA ESQUERDA

A função mecânica do coração pode ser descrita pelas mudanças de pressão, volume e fluxo que ocorrem durante um ciclo cardíaco. Um ciclo cardíaco é definido como uma sequência completa de contração e relaxamento. Os eventos mecânicos normais de um ciclo da bomba cardíaca esquerda estão correlacionados na Figura 24-1. Essa figura é importante, pois resume várias informações e, portanto, deve ser estudada cuidadosamente.

DIÁSTOLE VENTRICULAR

A **fase diastólica** do ciclo cardíaco começa com a abertura das valvas atrioventriculares (AV). (Exceto quando destacado de outra forma, **sístole** e **diástole** denotam fases da atividade ventricular.) Como mostrado na Figura 24-1, a **valva mitral** abre quando a pressão ventricular esquerda diminui abaixo da pressão atrial esquerda e o período de enchimento do ventrículo começa. O sangue que tinha se acumulado no átrio, porque a valva mitral estava fechada, esvazia-se rapidamente para o ventrículo, e isso provoca uma diminuição inicial na pressão atrial. Depois, as pressões em ambas as câmaras aumentam lentamente à medida que o átrio e o ventrículo continuam a encher-se passivamente com o sangue que retorna ao coração por meio das veias.

A contração atrial é iniciada quase no final da diástole ventricular pela despolarização das células musculares atriais, o que gera a **onda P** do *eletrocardiograma*. À medida que as células

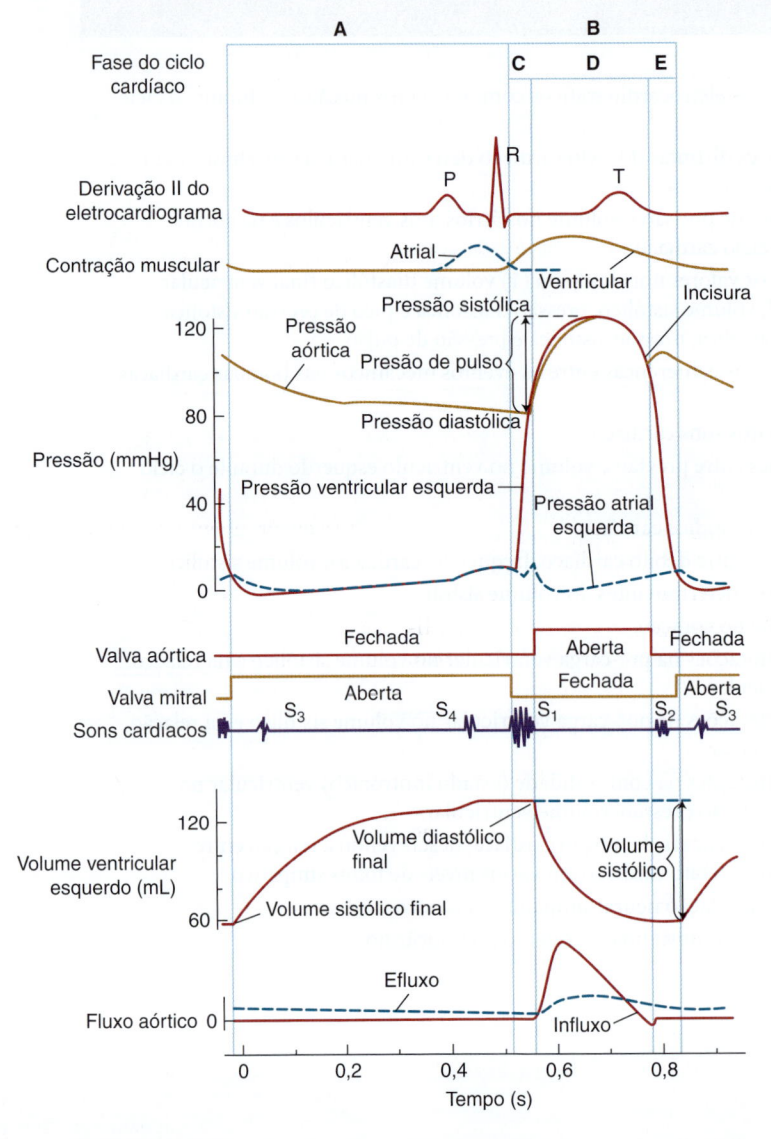

FIGURA 24-1 O ciclo cardíaco – coração esquerdo. Fases do ciclo cardíaco: **A)** diástole; **B)** sístole – dividida em três períodos; **C)** contração isovolumétrica; **D)** ejeção; e **E)** relaxamento isovolumétrico. (Modificada com permissão de Mohrman DE, Heller LJ: *Cardiovascular Physiology*, 6th. ed. New York: Lange Medical Books/McGraw-Hill, 2006.)

musculares atriais desenvolvem tensão e encurtam, a pressão atrial se eleva, e uma quantidade adicional de sangue é empurrada para o ventrículo. Em frequências cardíacas normais, a contração atrial não é essencial para o adequado enchimento ventricular. Isso é evidente na Figura 24-1, que mostra que o ventrículo atinge quase seu volume máximo (**volume diastólico final**) antes do início da contração atrial. A contração atrial desempenha um papel significativamente maior no enchimento ventricular quando a frequência cardíaca aumenta, pois o intervalo entre os batimentos para o enchimento passivo se torna progressivamente mais curto. É importante observar que, durante toda a diástole, as pressões atrial e ventricular são quase as mesmas. Isso ocorre porque a valva mitral normal aberta oferece muito pouca resistência ao fluxo e, assim, apenas uma pequena diferença de pressão atrioventricular é necessária para produzir o enchimento ventricular.

SÍSTOLE VENTRICULAR

A **sístole ventricular** começa quando o potencial de ação ultrapassa o **nodo AV** e se espalha pelo músculo cardíaco ventricular, resultando no **complexo QRS** do eletrocardiograma. A contração das células musculares ventriculares aumenta a pressão intraventricular acima da atrial, causando o fechamento abrupto da **valva AV**.

A pressão no ventrículo esquerdo continua a aumentar acentuadamente à medida que a contração ventricular se intensifica. Quando a pressão ventricular esquerda excede a da aorta, ocorre a abertura da **valva aórtica**. O período entre o fechamento da **valva mitral** e a abertura da valva aórtica é chamado de **fase de contração isovolumétrica**, pois, durante esse intervalo, o ventrículo é uma câmara fechada com um volume fixo. A ejeção ventricular começa com a abertura da valva aórtica. Na ejeção precoce, o sangue entra rapidamente na aorta e faz a pressão subir no interior da aorta. A pressão se eleva ao mesmo tempo em ambos os ventrículos e na aorta à medida que as células musculares ventriculares continuam a contrair no início da sístole. Esse intervalo é chamado de **período de ejeção máxima**.

As pressões no ventrículo esquerdo e na aorta atingem finalmente um máximo chamado de **pico de pressão sistólica**. Nesse ponto, a força de contração do músculo ventricular começa a diminuir. O encurtamento e a ejeção do músculo continuam, mas em uma taxa menor. A pressão aórtica começa a diminuir, pois o sangue está deixando a aorta e as grandes artérias mais rapidamente do que está entrando a partir do ventrículo esquerdo. Durante toda a ejeção, há diferenças de pressão muito pequenas entre o ventrículo esquerdo e a aorta, porque o orifício da valva aórtica é tão grande que representa pouca resistência ao fluxo.

Finalmente, a força de contração ventricular diminui ao ponto em que a pressão intraventricular fica abaixo da pressão aórtica. Isso provoca o fechamento abrupto da valva aórtica. Uma depressão, chamada de **incisura dicrótica**, aparece no traçado de pressão aórtica porque um pequeno volume de sangue aórtico reflui, empurrando as cúspides das valvas para que elas se fechem. Após o fechamento da valva aórtica, a pressão intraventricular diminui rapidamente enquanto o músculo ventricular relaxa. Por um breve intervalo, chamado de **fase de relaxamento isovolumétrico**, a valva mitral também está fechada. Por fim, a pressão intraventricular diminui abaixo da pressão atrial, a valva AV se abre e um novo ciclo cardíaco começa.

É importante observar que a pressão atrial aumenta progressivamente durante a sístole ventricular, porque o sangue continua a retornar para o coração e encher o átrio. A pressão atrial aumentada no final da sístole promove o enchimento rápido do ventrículo, uma vez que a valva AV abre para iniciar um novo ciclo cardíaco.

O ventrículo atinge seu volume mínimo (**volume sistólico final**) quando a valva aórtica se fecha. A quantidade de sangue ejetada do ventrículo durante um batimento, o **volume sistólico**, é igual ao volume diastólico final menos o volume sistólico final do ventrículo.

Durante a fase precoce mais rápida de ejeção sistólica, a aorta se distende porque mais sangue é colocado nesse vaso a partir do ventrículo esquerdo do que naquele que está deixando os órgãos sistêmicos. Essa distensão é causada pela pressão aumentada na aorta. Durante a fase tardia, a fase de ejeção reduzida, o oposto é verdadeiro. O resultado final é que a pressão aórtica atinge um valor máximo (**pressão sistólica**) próximo à metade da sístole ventricular. Durante a diástole, a pressão arterial é mantida pela retração elástica das paredes da aorta e de outras grandes artérias. Contudo, a pressão aórtica diminui gradualmente durante a diástole, uma vez que a aorta supre sangue para os leitos vasculares sistêmicos. A pressão aórtica mais baixa, atingida ao final da diástole, é chamada de **pressão diastólica**. A diferença entre o pico de pressão sistólica e a pressão diastólica é chamada de **pressão de pulso**. Valores típicos de pressões sistólica e diastólica na aorta são 120 e 80 mmHg, respectivamente, com uma pressão de pulso de 40 mmHg.

Com uma frequência cardíaca normal de cerca de 70 bpm, o coração passa aproximadamente dois terços do ciclo cardíaco em diástole e um terço em sístole. Quando ocorrem aumentos da frequência cardíaca, tanto os intervalos diastólicos quanto os sistólicos se tornam mais curtos. A duração dos potenciais de ação é encurtada, e a velocidade de condução é aumentada. As frequências de contração e relaxamento também são aumentadas. Esse encurtamento do intervalo sistólico tende a enfraquecer os efeitos adversos do aumento da frequência cardíaca sobre o tempo de enchimento diastólico.

BOMBA DIREITA

Uma vez que todo o coração é suprido por um único sistema de excitação elétrica, eventos mecânicos similares ocorrem quase simultaneamente nos lados direito e esquerdo do coração. Ambos os ventrículos têm períodos sincrônicos de sístole e diástole, e as valvas do coração direito e esquerdo normalmente abrem e fecham quase em uníssono. Estando os dois lados do coração dispostos em série com a circulação, eles devem bombear a mesma quantidade de sangue e, portanto, devem ter o mesmo débito cardíaco.

A principal diferença entre as bombas direita e esquerda é a magnitude do pico de pressão sistólica. As pressões desenvolvidas pelo coração direito, como mostrado na Figura 24-2, são consideravelmente menores do que aquelas do coração esquerdo (Figura 24-1). Isso ocorre porque os vasos pulmonares oferecem resistência bem menor ao fluxo sanguíneo em comparação à oferecida coletivamente pelos órgãos sistêmicos. Portanto, é necessária menor pressão arterial para o direcionamento do dé-

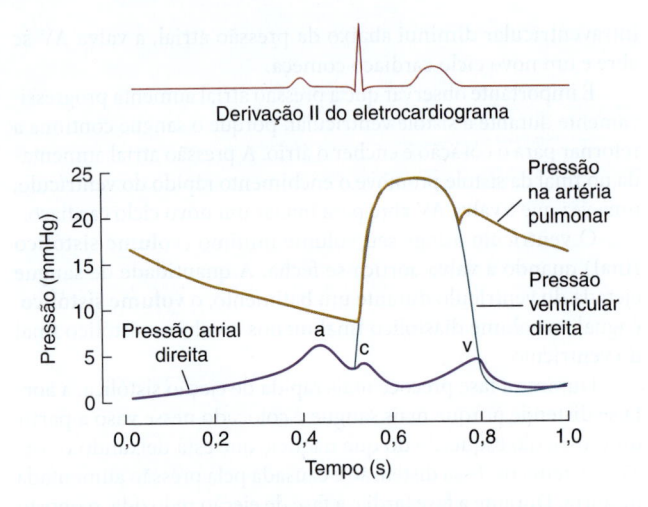

FIGURA 24-2 Ciclo cardíaco – coração direito. (Modificada com permissão de Mohrman DE, Heller LJ: *Cardiovascular Physiology*, 6th ed. New York: Lange Medical Books/McGraw-Hill, 2006.)

bito cardíaco aos pulmões do que aos órgãos sistêmicos. Típicas pressões sistólica e diastólica na artéria pulmonar são, respectivamente, 25 e 8 mmHg.

As variações de pressão que ocorrem no átrio direito são transmitidas de modo retrógrado às grandes veias próximas ao coração. Essas oscilações, observadas no traçado de pressão atrial da Figura 24-2, podem ser visualizadas no pescoço, pelas veias jugulares, em um indivíduo deitado. Elas são referidas coletivamente como **pulso venoso jugular** e podem fornecer informações clínicas úteis sobre o coração. As contrações atriais produzem o primeiro pico de pressão, chamado de **onda a**. A **onda c**, que segue subsequentemente, coincide com o início da sístole ventricular e é causada por um abaulamento inicial da valva tricúspide para o átrio direito. A pressão no átrio direito diminui após a onda c devido ao relaxamento atrial e a um deslocamento para baixo da valva tricúspide durante o esvaziamento ventricular. A pressão atrial direita começa então a aumentar em direção a um terceiro pico, a **onda v**, à medida que as veias centrais e o átrio direito se enchem, já que a valva tricúspide está fechada e o sangue está retornando ao coração a partir dos órgãos periféricos. Com a abertura da valva tricúspide no final da sístole ventricular, a pressão atrial direita diminui novamente, à medida que o sangue se move para o ventrículo direito relaxado. Logo depois, a pressão atrial direita começa a aumentar mais uma vez até a próxima onda a, quando o sangue que retorna preenche as veias centrais, o átrio direito e o ventrículo direito durante a diástole.

SONS CARDÍACOS

Um registro dos sons cardíacos, que ocorrem durante o ciclo cardíaco, está incluído na Figura 24-1. Esses sons são normalmente ouvidos por **auscultação** com um *estetoscópio* colocado no peito. O **primeiro som cardíaco**, S_1, ocorre no início da sístole devido ao fechamento abrupto das valvas AV, o qual produz vibrações das estruturas cardíacas e do sangue nas câmaras ventriculares. S_1 pode ser ouvido mais claramente colocando-se o estetoscópio no ápice do coração. Esse som ocorre imediatamente após o complexo QRS do eletrocardiograma.

O **segundo som cardíaco**, S_2, surge do fechamento das **valvas aórtica** e **pulmonar** no início do período de relaxamento isovolumétrico. Esse som é ouvido aproximadamente no tempo da onda T do eletrocardiograma. A valva pulmonar normalmente fecha logo depois da valva aórtica, mas essa defasagem aumenta durante a fase inspiratória do ciclo respiratório, a inspiração causa o que é chamado de **desdobramento fisiológico do segundo som**. A defasagem no fechamento da valva durante a inspiração pode variar de 30 a 60 milissegundos. Um dos fatores que leva à ejeção prolongada do ventrículo direito durante a inspiração é que a diminuída pressão intratorácica que acompanha a inspiração aumenta transitoriamente o retorno venoso e o enchimento diastólico do coração direito. Por razões que serão detalhadas mais adiante neste capítulo, esse volume extra de enchimento será ejetado, mas um pequeno tempo extra é necessário.

O terceiro e o quarto sons cardíacos, mostrados na Figura 24-1, não estão normalmente presentes. Contudo, quando estão, é produzido, junto com S_1 e S_2, o chamado *ritmo de galope* (lembrando o som de um galope de cavalo). Quando presente, o **terceiro som cardíaco** ocorre logo após S_2, durante o período de enchimento ventricular passivo rápido, e, em combinação com os sons cardíacos S_1 e S_2, produz o chamado *ritmo de galope ventricular*. Embora S_3 possa muitas vezes ser detectado em crianças normais, ele é ouvido mais comumente em pacientes com **insuficiência ventricular esquerda**. O **quarto som cardíaco**, que é ocasionalmente ouvido logo antes de S_1, está associado à contração atrial e ao enchimento ativo rápido do ventrículo. Assim, a combinação dos ruídos S_1, S_2 e S_4 produz o chamado *ritmo de galope atrial*. A presença de S_4 muitas vezes indica uma aumentada rigidez ventricular diastólica, que pode ocorrer em vários estados de doença cardíaca.

RELAÇÕES PRESSÃO-VOLUME E COMPRIMENTO-TENSÃO NO CICLO CARDÍACO

Pressão e volume intraventriculares estão intimamente ligados à tensão e ao comprimento das células musculares cardíacas da parede ventricular. A Figura 24-3A e B mostra a correspondência entre uma alça pressão-volume ventricular e uma alça comprimento-tensão durante um ciclo cardíaco. Está claro que o comportamento comprimento-tensão do músculo cardíaco é a base subjacente da função ventricular. Cada fase principal do ciclo cardíaco ventricular tem uma fase correspondente de variação do comprimento e da tensão do músculo cardíaco. Durante o enchimento ventricular diastólico, por exemplo, o progressivo aumento da pressão ventricular estira o músculo cardíaco em repouso até comprimentos maiores, junto com sua curva comprimento-tensão de repouso, e causa um aumento correspondente na tensão muscular. A pressão diastólica final ventricular é referida como **pré-carga ventricular**, porque ela determina o volume diastólico ventricular e, portanto, o comprimento de repouso das fibras musculares cardíacas no final da diástole.

No início da sístole, as células musculares ventriculares desenvolvem tensão isometricamente (durante a fase de contração

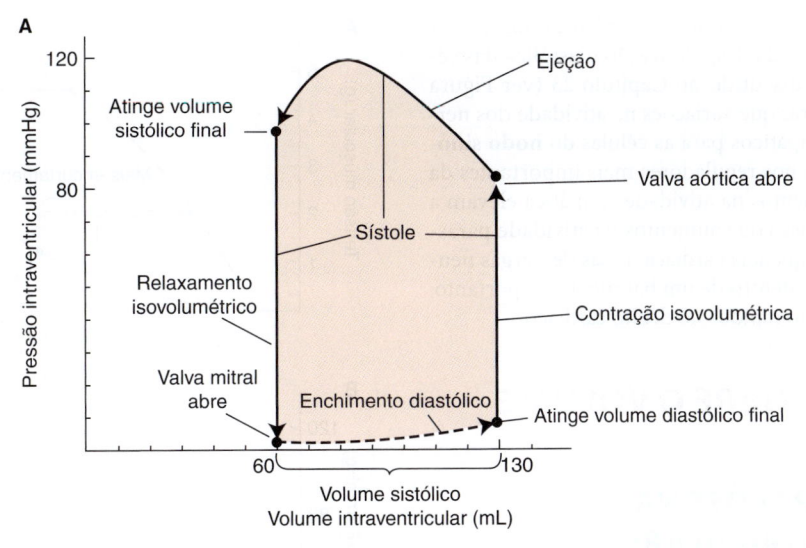

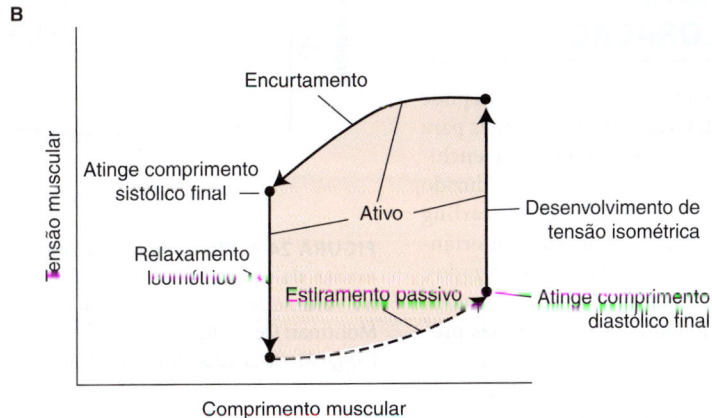

FIGURA 24-3 Alça pressão-volume ventricular (A) e ciclo comprimento-tensão correspondente (B). (Modificada com permissão de Mohrman DE, Heller LJ: *Cardiovascular Physiology*, 6th ed. New York: Lange Medical Books/McGraw-Hill, 2006.)

isovolumétrica), e a pressão intraventricular, por consequência, aumenta. Quando a pressão intraventricular aumenta o suficiente para abrir a valva de saída, a ejeção inicia em consequência do encurtamento do músculo ventricular. A pressão arterial sistêmica é normalmente referida como a **pós-carga ventricular**, porque determina a tensão que deve ser desenvolvida pelas fibras musculares cardíacas antes que elas possam encurtar. Deve ser destacado que outros fatores que influenciam a tensão real de parede necessária para ejetar sangue do ventrículo (como o volume diastólico final, a velocidade de contração, a viscosidade do sangue) contribuem para a pós-carga ventricular, mas optou-se por ignorá-los neste ponto da discussão.

Durante a ejeção, o músculo cardíaco gera simultaneamente tensão ativa *e* encurtamento (i.e., uma contração isotônica pós--carga). O volume sistólico é determinado pelo grau de encurtamento das células musculares ventriculares durante a contração. Isso, como já discutido, depende da relação comprimento-tensão das células musculares cardíacas e da carga contra a qual elas estão encurtando. Quando o encurtamento cessa e a valva fecha, as células musculares cardíacas relaxam isometricamente. A tensão da parede ventricular e a pressão intraventricular diminuem simultaneamente durante o relaxamento isovolumétrico.

DETERMINANTES DO DÉBITO CARDÍACO

O **débito cardíaco** (litros de sangue bombeados por *cada* um dos ventrículos a cada minuto) é uma variável cardiovascular muito importante que é continuamente ajustada de forma que o sistema cardiovascular opere para atender às necessidades circulatórias do corpo a cada instante. Partindo do repouso para o exercício extenuante, por exemplo, o débito cardíaco de um indivíduo irá aumentar de cerca de 5,5 para talvez 15 L/min. O débito cardíaco extra provê os músculos esqueléticos em exercício com suprimento nutricional adicional para sustentarem uma taxa metabólica aumentada. Para entender a resposta do sistema cardiovascular não apenas ao exercício, mas também a todas as outras demandas fisiológicas ou patológicas impostas a ele, deve-se entender o que determina e, portanto, controla o débito cardíaco.

Como afirmado no Capítulo 22, o débito cardíaco é o produto da frequência cardíaca pelo volume sistólico (DC = FC × VS). Portanto, todas as mudanças no débito cardíaco devem ser produzidas por alterações na frequência cardíaca e/ou no volume sistólico.

Fatores que influenciam a frequência cardíaca o fazem por alteração das características da despolarização diastólica das células marca-passo, como discutido no Capítulo 23 (ver Figura 23-4). É importante lembrar que variações na atividade dos nervos simpáticos e parassimpáticos para as células do **nodo sinoatrial (SA)** se constituem nos reguladores mais importantes da frequência cardíaca. Aumentos na atividade simpática elevam a frequência cardíaca, ao passo que aumentos na atividade parassimpática diminuem a frequência cardíaca. Essas descargas neurais têm efeitos imediatos (dentro de um batimento) e, portanto, podem causar ajustes muito rápidos no débito cardíaco.

INFLUÊNCIAS SOBRE O VOLUME SISTÓLICO

EFEITO DE ALTERAÇÕES NA PRÉ-CARGA VENTRICULAR: LEI DE STARLING DO CORAÇÃO

O volume de sangue que o coração ejeta em cada batimento pode variar significativamente. Um dos fatores mais importantes para determinar essas variações no débito sistólico é a taxa de enchimento cardíaco durante a diástole. Esse conceito foi introduzido no Capítulo 22 (Figura 22-7) e é conhecido como **lei de Starling do coração**. Para revisar (e enfatizar novamente sua importância), essa lei afirma que, mantendo os outros fatores inalterados, o *volume sistólico aumenta quando o enchimento cardíaco aumenta*. Como mostrado a seguir, esse fenômeno baseia-se nas propriedades mecânicas intrínsecas ao músculo cardíaco.

A Figura 24-4A ilustra como o aumento da pré-carga muscular irá aumentar a taxa de encurtamento durante uma contração subsequente com uma carga total fixa. É importante lembrar da natureza da relação comprimento-tensão: uma pré-carga aumentada é necessariamente acompanhada por um aumento inicial no comprimento da fibra muscular. Como foi descrito no Capítulo 23, quando um músculo parte de um comprimento maior, ele tem uma maior distância para encurtar antes de atingir o comprimento em que sua capacidade de gerar tensão é maior do que a carga que ele suporta. As células musculares cardíacas exibem o mesmo comportamento quando estão operando na parede ventricular. Aumentos na pré-carga ventricular aumentam tanto o volume diastólico final quanto o volume sistólico quase igualmente, como ilustrado na Figura 24-4B.

A relação precisa entre a pré-carga cardíaca (**pressão de enchimento cardíaco**) e o volume diastólico final tem consequências fisiológicas e clínicas muito importantes. Embora a relação seja um tanto curvilínea, sobretudo nas pressões de enchimento bem altas, ela é quase linear na faixa de operação normal do coração. A baixa inclinação dessa relação indica a incrível capacidade de distensão do ventrículo normal durante a diástole. Por exemplo, uma alteração na pressão de enchimento de apenas 1 mmHg normalmente irá mudar o volume diastólico final em 25 mL!

Um tipo de *insuficiência cardíaca* é chamado de *insuficiência diastólica* e é caracterizado por um ventrículo anormalmente rígido e um distúrbio na relação entre a pressão de enchimento cardíaco e o volume diastólico final. Nessa situação, o enchimento diastólico é limitado, o volume sistólico é reduzido, o débito cardíaco é inadequado e a função do sistema cardiovascular está comprometida.

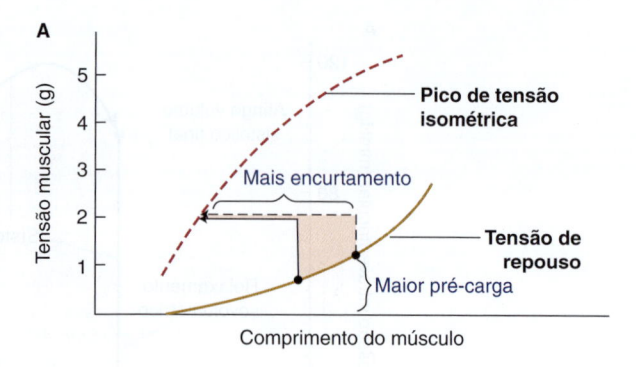

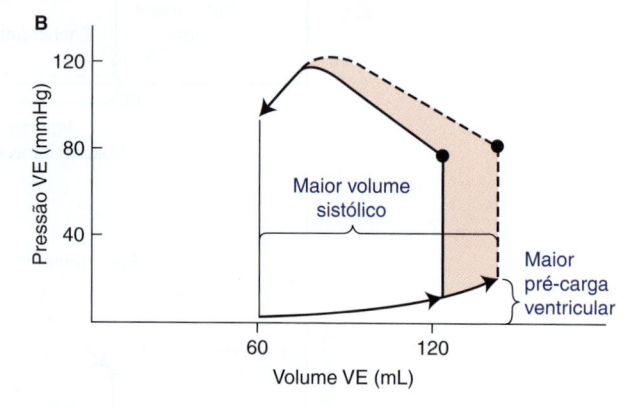

FIGURA 24-4 Efeito de alterações da pré-carga sobre o encurtamento do músculo cardíaco durante contrações pós-carga (A) e no volume sistólico ventricular (B). (Modificada com permissão de Mohrman DE, Heller LJ: *Cardiovascular Physiology*, 6th ed. New York: Lange Medical Books/McGraw-Hill, 2006.)

Deve ser observado na Figura 24-4A que a pré-carga aumentada torna maior o comprimento inicial do músculo, sem mudança significativa no comprimento final que o músculo atinge ao encurtar contra uma carga total constante. Assim, a elevação da **pressão de enchimento ventricular** aumenta o volume sistólico principalmente por aumentar o volume *diastólico final*. Como mostrado na Figura 24-4B, isso não é acompanhado por uma alteração significativa no volume *sistólico final*.

EFEITO DE MUDANÇAS NA PÓS-CARGA VENTRICULAR

A Figura 24-5A mostra como a pós-carga aumentada, com uma pré-carga constante, tem um efeito negativo sobre o encurtamento do músculo cardíaco, pois, nesse caso, o músculo não pode encurtar além do comprimento em que seu potencial de gerar o pico de tensão isométrica se iguala à carga imposta sobre ele. Assim, o encurtamento deve parar em um maior comprimento muscular quando a pós-carga estiver aumentada.

Normalmente, a pós-carga ventricular média é quase constante, porque a pressão arterial média é mantida dentro de li-

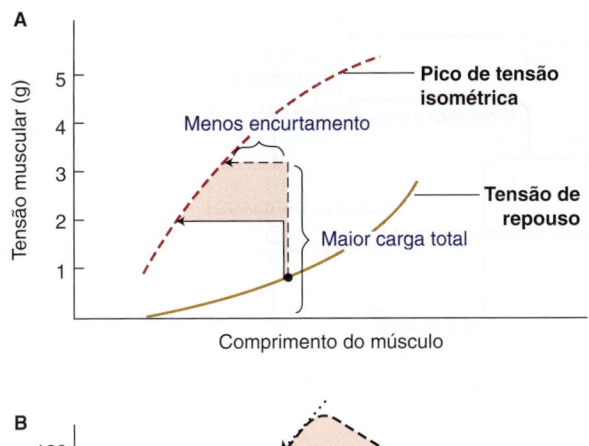

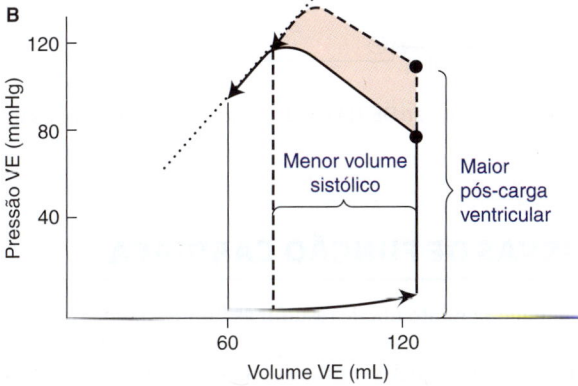

EFEITO DE ALTERAÇÕES NA CONTRATILIDADE CARDÍACA

Já foi visto que a ativação do sistema nervoso simpático resulta na liberação de noradrenalina a partir dos nervos simpáticos cardíacos, que aumentam a **contratilidade** das células musculares cardíacas isoladas. Isso resulta em um desvio para cima do pico isométrico da curva comprimento-tensão. Como mostrado na Figura 24-6A, tal desvio resultará em um aumento do encurtamento de um músculo em contração com pré-carga e carga total constantes. Assim, como mostrado na Figura 24-6B, a noradrenalina liberada pela estimulação nervosa simpática irá aumentar o volume sistólico diminuindo o volume sistólico final sem influenciar diretamente o volume diastólico final.

Além dessas alterações na taxa de encurtamento do cardiomiócito, um aumento na contratilidade irá causar também uma elevação na *taxa* de desenvolvimento de tensão e de encurtamento do cardiomiócito. Isso resultará em aumento na *taxa* de desenvolvimento de pressão isovolumérica (dP/dt) e na *taxa* de ejeção durante a sístole.

A insuficiência sistólica é caracterizada por uma capacidade bastante reduzida das células musculares cardíacas em produzir tensão e encurtá-las. Nessa situação, a contração sistólica é limitada por mecanismos estreitos pelos mecanismos de controle cardiovascular descritos no Capítulo 29. Em muitas situações patológicas, como na **hipertensão** (**pressão arterial elevada**) e na **obstrução da valva aórtica**, a função ventricular é influenciada adversamente pela pós-carga anormalmente alta. Quando isso ocorre, o débito sistólico pode ser reduzido, como mostrado pelas alterações na alça pressão-volume indicada na linha tracejada da Figura 24-5B. Sob essas condições, deve-se observar que o volume sistólico é diminuído porque o *volume sistólico final* é aumentado.

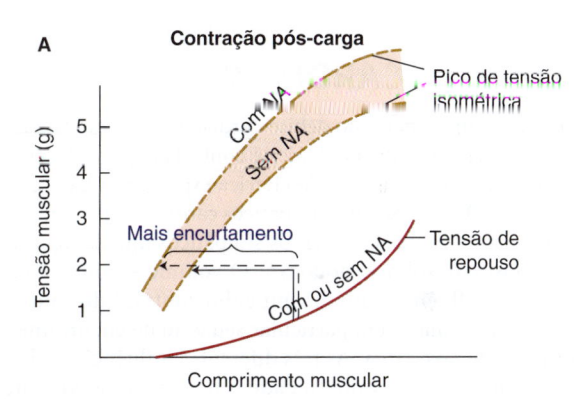

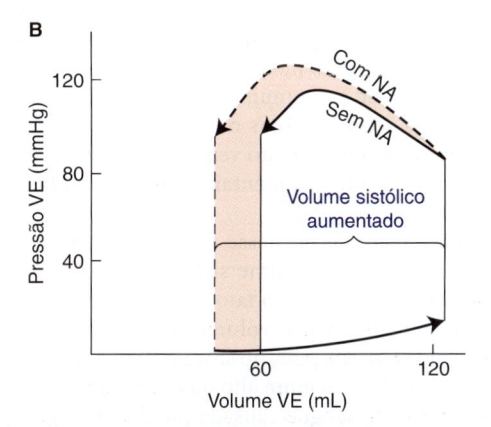

A relação entre a pressão sistólica final e o volume sistólico final obtidos com uma pré-carga constante, mas com uma pós-carga diferente, é indicada pela linha pontilhada da Figura 24-5B. Em um coração funcionando normalmente, o efeito de alterações da pós-carga no volume sistólico final (e, portanto, no volume sistólico) é muito pequeno (cerca de 0,5 mL/mmHg). Contudo, na **insuficiência cardíaca sistólica**, a curva pressão-volume sistólico está deslocada para baixo e está achatada, de modo que o efeito da pós-carga sobre o volume sistólico final é muito exagerado.

FIGURA 24-5 Efeito de alterações da pós-carga sobre o encurtamento do músculo cardíaco durante contrações pós-carga (A) e sobre o volume sistólico ventricular (B). A linha tracejada mostra como o volume sistólico diminui devido a um aumento na pós-carga. A linha pontilhada mostra a relação entre a pressão sistólica final e o volume sistólico final obtido em uma pré-carga constante, mas com diferentes pós-cargas. (Modificada com permissão de Mohrman DE, Heller LJ: *Cardiovascular Physiology*, 6th ed. New York: Lange Medical Books/McGraw-Hill, 2006.)

FIGURA 24-6 Efeito da noradrenalina (NA) nas contrações pós-carga do músculo cardíaco (A) e no volume sistólico ventricular (B). Modificada com a permissão de Mohrman DE, Heller LJ: *Cardiovascular Physiology*, 6th ed. New York: Lange Medical Books/McGraw-Hill, 2006.

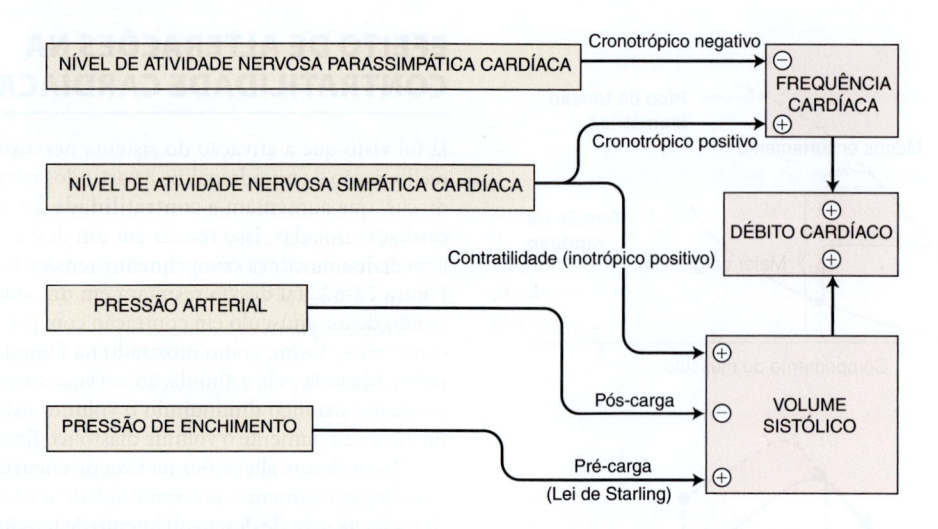

FIGURA 24-7 Influências sobre o débito cardíaco. (Modificada com a permissão de Mohrman DE, Heller LJ: *Cardiovascular Physiology*, 6th ed. New York: Lange Medical Books/McGraw-Hill, 2006.)

tada, o volume sistólico é reduzido, o débito cardíaco é inadequado e a função do sistema cardiovascular está comprometida.

RESUMO DOS DETERMINANTES DO DÉBITO CARDÍACO

As principais influências no débito cardíaco estão resumidas na Figura 24-7. A frequência cardíaca é controlada por influências cronotrópicas sobre a atividade elétrica espontânea das células do nodo SA. Os nervos parassimpáticos cardíacos têm um efeito cronotrópico negativo, e os nervos simpáticos um efeito cronotrópico positivo, sobre o nodo SA. O volume sistólico é controlado por influências no desempenho contrátil do músculo cardíaco ventricular – em particular seu grau de encurtamento na situação de pós-carga. As três diferentes influências sobre o volume sistólico são a contratilidade, a pré-carga e a pós-carga. Uma atividade nervosa simpática cardíaca aumentada tende a elevar o volume sistólico por aumentar a contratilidade do músculo cardíaco (um efeito inotrópico positivo). O aumento da pressão arterial tende a diminuir o volume sistólico por aumentar a pós-carga sobre as fibras musculares cardíacas; já o aumento da pressão de enchimento ventricular eleva o volume diastólico final, que tende a aumentar o volume sistólico por meio da lei de Starling do coração.

É importante reconhecer, nesse ponto, que tanto a frequência cardíaca quanto o volume sistólico estão sujeitos a mais de uma influência. Assim, o fato de que a contratilidade aumentada tende a aumentar o volume sistólico não deveria ser levado em consideração, pois, no sistema cardiovascular intacto, o volume sistólico é sempre alto quando a contratilidade é alta. Após a perda de sangue causada por **hemorragia**, por exemplo, o volume sistólico pode ser baixo apesar de um alto nível de atividade nervosa simpática e uma aumentada contratilidade. Uma vez que a pressão arterial é normal ou baixa após a hemorragia, o baixo volume sistólico associado à perda grave de sangue deve ser (e é) o resultado da baixa pressão de enchimento cardíaco.

CURVAS DE FUNÇÃO CARDÍACA

Uma maneira muito útil de resumir as influências na função cardíaca e as interações entre elas é por meio das **curvas de função cardíaca**, como aquelas mostradas na Figura 24-8. A pressão de enchimento cardíaco ("pré-carga cardíaca") é plotada como a variável independente, no eixo horizontal na figura, e o débito cardíaco como a variável dependente, no eixo vertical. Cada curva dessa figura mostra o efeito de alterações na pré-carga cardíaca sobre o débito cardíaco em um nível constante de atividade ner-

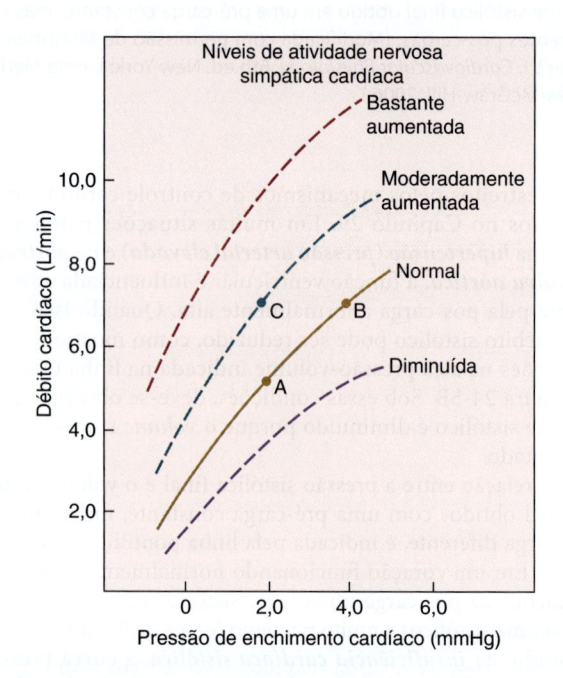

FIGURA 24-8 Influência dos nervos simpáticos cardíacos sobre as curvas de função cardíaca. (Modificada com a permissão de Mohrman DE, Heller LJ: *Cardiovascular Physiology*, 6th ed. New York: Lange Medical Books/McGraw-Hill, 2006.)

vosa simpática. Diferentes curvas são usadas para níveis diferentes de atividade nervosa simpática. Assim, a Figura 24-8 mostra como a pressão de enchimento cardíaco e o nível de atividade simpática interagem para determinar o débito cardíaco. Quando a pressão de enchimento cardíaco for 2 mmHg e a atividade dos nervos simpáticos cardíacos for normal, o coração irá operar no ponto A e terá um débito cardíaco de 5 L/min. Cada curva individual da Figura 24-8 mostra como o débito cardíaco será alterado por mudanças na pressão de enchimento cardíaco se a atividade nervosa simpática for mantida em um nível fixo. Por exemplo, se a atividade nervosa simpática permanecer normal, aumentos da pressão de enchimento cardíaco de 2 para 4 mmHg irão fazer o coração desviar seu funcionamento do ponto A para o ponto B do diagrama de função cardíaca. Nesse caso, o débito cardíaco poderia aumentar de 5 para 7 L/min somente como resultado da maior pressão de enchimento (lei de Starling). Por outro lado, se a pressão de enchimento cardíaco for fixada em 2 mmHg enquanto a atividade dos nervos simpáticos for moderadamente aumentada acima do normal, o coração irá mudar seu funcionamento do ponto A para o ponto C. O débito cardíaco irá novamente subir de 5 para 7 L/min. Contudo, nessa circunstância, o débito cardíaco não aumenta por meio de um mecanismo dependente do comprimento, porque a pressão de enchimento cardíaco não mudou. O débito cardíaco aumenta em uma pressão de enchimento constante com um aumento na atividade simpática cardíaca por duas razões. Primeira, uma maior atividade simpática eleva a frequência cardíaca. Segunda, mas tão importante quanto a anterior, a maior atividade nervosa simpática eleva o volume sistólico por aumentar a contratilidade cardíaca.

Gráficos de função cardíaca consolidam, assim, o conhecimento de muitos mecanismos de controle cardíaco e são muito úteis na descrição de como o coração interage com outros elementos do sistema cardiovascular. Além disso, esses gráficos enfatizam que uma alteração apenas na pressão de enchimento cardíaco terá um efeito muito potente no débito cardíaco em qualquer nível de atividade simpática.

RESUMO DAS INFLUÊNCIAS NEURAIS SIMPÁTICAS NA FUNÇÃO CARDÍACA

Os efeitos do sistema nervoso simpático sobre as propriedades elétricas e mecânicas do músculo cardíaco e, portanto, sobre a capacidade de bombeamento cardíaco são iniciados pela interação da noradrenalina com os receptores **β₁-adrenérgicos** nas células musculares cardíacas. Isso resulta em uma cascata de eventos envolvendo a **ativação da proteína G$_s$** que ativa a **adenilato-ciclase**, levando à formação de AMPc e à ativação da **proteína cinase A**, com subsequente fosforilação de muitas moléculas que desempenham papéis regulatórios-chave em processos intracelulares. Esses eventos celulares se combinam para evocar as seguintes alterações na capacidade de bombeamento do coração:

1. um aumento na frequência cardíaca (efeito cronotrópico positivo) por ativação da **corrente de influxo de sódio/corrente i_f** nas células do nodo SA;
2. uma diminuição na duração do potencial de ação cardíaco por ativação precoce da **corrente retardada i_K** nos cardiomiócitos, que minimiza os efeitos deletérios de altas frequências cardíacas sobre o tempo de enchimento diastólico;
3. um aumento na taxa de condução do potencial de ação, particularmente evidente no nodo AV (efeito dromotrópico positivo), ao alterar a condutividade das junções comunicantes;
4. um aumento na contratilidade cardíaca (efeito inotrópico positivo) ao ativar a **corrente $i_{Ca^{2+}}$** e aumentar a liberação de Ca^{2+} do **retículo sarcoplasmático**, o que aumenta a capacidade contrátil do músculo cardíaco em qualquer pré-carga; e
5. um aumento na taxa de relaxamento cardíaco (**efeito lusitrópico positivo**) ao aumentar a captação de Ca^{2+} pelo retículo sarcoplasmático, o que também ajuda a minimizar o efeito deletério de altas frequências cardíacas sobre o tempo de enchimento diastólico.

A maioria das influências das catecolaminas sobre a frequência cardíaca é resultado de aumentos na atividade neural simpática. Embora as catecolaminas circulantes de origem suprarrenal possam potencialmente evocar efeitos semelhantes, suas concentrações são normalmente tão baixas que sua contribuição é insignificante. Fármacos específicos chamados de **bloqueadores** (antagonistas) **dos receptores β₁-adrenérgicos** podem bloquear todos os efeitos das catecolaminas a partir de qualquer fonte no músculo cardíaco. Esses fármacos podem ser úteis no tratamento da doença arterial coronariana por se oporem às aumentadas demandas metabólicas impostas ao coração pela atividade dos nervos simpáticos.

Como veremos nos capítulos subsequentes, aumentos na atividade simpática podem ter também influências indiretas na função cardíaca, como consequência de alterações nos tônus arteriolar e venoso induzidas pelo simpático (i.e., alterações na pós-carga e na pré-carga, respectivamente).

DETERMINANTES DO CONSUMO DE OXIGÊNIO DO MIOCÁRDIO

Em muitas situações patológicas, como na **aterosclerose coronariana** grave, a necessidade de oxigênio do tecido miocárdico pode exceder a capacidade do fluxo sanguíneo coronariano de entregar oxigênio ao músculo cardíaco. Esse desequilíbrio pode resultar em dor torácica grave ou desconforto, o que é chamado de **angina pectoris**. É importante entender quais fatores determinam o custo energético e, portanto, o consumo de oxigênio do miocárdio, pois a redução na demanda de oxigênio pode ter significativo benefício clínico para o paciente.

Uma vez que o coração retira sua energia quase inteiramente do metabolismo aeróbio, o consumo de oxigênio do miocárdio está diretamente relacionado com o uso de ATP miocárdico. O **metabolismo basal** do tecido cardíaco (a energia consumida nos processos celulares além da contração, como o bombeamento iônico dependente de energia) em geral é responsável por cerca de 25% do uso de ATP miocárdico e, portanto, pelo consumo de oxigênio miocárdico em um indivíduo em repouso. Os processos associados à contração muscular contribuem com cerca de 75% do uso de energia do miocárdio. Isso reflete, principalmente, a enorme utilização de ATP associada ao ciclo das pontes cruzadas, durante as fases de contração isovolumétrica e de ejeção do ciclo cardíaco. Um pouco do ATP também é usado para a recaptação de Ca^{2+} ao final de cada contração.

A energia gasta durante a fase de contração isovolumétrica do ciclo cardíaco contribui com a maior parte (cerca de 50%) do consumo de oxigênio miocárdico total, apesar de que o coração não realiza trabalho externo durante esse período. A energia necessária para a contração isovolumétrica depende principalmente da pressão intraventricular que deve ser desenvolvida nesse período, isto é, depende da **pós-carga cardíaca**. *A pós-carga cardíaca é, então, o principal determinante do consumo de oxigênio miocárdico*. Reduções na pós-carga cardíaca podem produzir reduções clinicamente significativas nas necessidades de energia do miocárdio e, portanto, no seu consumo de oxigênio.

A utilização de energia durante a contração isovolumétrica está na verdade mais diretamente relacionada com o desenvolvimento de **tensão isométrica de parede** do que com o desenvolvimento de pressão intraventricular. É importante lembrar que a tensão de parede está relacionada com a pressão intraventricular e com o raio ventricular de acordo com a **lei de Laplace** ($T = P \times r$). Consequentemente, reduções na pré-carga cardíaca (i.e., no volume diastólico final, raio) também tenderão a reduzir a energia necessária para a contração isovolumétrica.

É durante a fase de ejeção do ciclo cardíaco que o coração realiza de fato trabalho externo, e a energia que o coração gasta durante a ejeção depende de quanto **trabalho externo** está sendo realizado. Em um sistema fluido, trabalho (força × distância) é igual à pressão (força/distância^2) × volume (distância^3). O trabalho físico externo realizado pelo ventrículo esquerdo em um batimento, ou seja, o **trabalho sistólico**, é igual à área da alça pressão-volume do ventrículo esquerdo (ver Figura 24-3A). O trabalho sistólico é aumentado tanto por um aumento no volume sistólico ("volume" de trabalho aumentado) quanto por um aumento na pós-carga ("pressão" de trabalho aumentada). Em termos de utilização de ATP e consumo de oxigênio, aumentos na pressão de trabalho do coração são mais custosos do que aumentos no volume de trabalho. Assim, reduções na pós-carga são especialmente úteis na redução da necessidade de oxigênio para realizar trabalho externo.

Alterações na **contratilidade miocárdica** podem ter importantes consequências sobre a necessidade de oxigênio para o metabolismo basal, na geração de tensão de parede isovolumétrica e no trabalho externo. As células musculares cardíacas utilizam mais energia se rapidamente desenvolverem uma dada tensão e encurtarem um dado valor do que se fizerem a mesma coisa mais lentamente. Ainda, com uma maior contratilidade, mais energia é gasta no transporte ativo de Ca^{2+}. O resultado líquido dessas influências é muitas vezes chamado de efeito "desperdício de energia" do aumento da contratilidade.

A **frequência cardíaca** é um dos determinantes mais importantes do consumo de oxigênio do miocárdio, pois o custo de energia por minuto deve ser igual ao custo de energia por batimento vezes o número de batimentos por minuto. Em geral, tem sido demonstrado que, para se obter um dado débito cardíaco, é mais eficiente (i.e., menos oxigênio é necessário) uma baixa frequência cardíaca e um alto volume sistólico em vez de uma alta frequência cardíaca e um baixo volume sistólico. Isso novamente parece estar relacionado com o custo energético relativamente alto da fase de desenvolvimento de pressão isovolumétrica do ciclo cardíaco. Quanto menor a pressão desenvolvida (tensão de parede) e menor o desenvolvimento de pressão, menor será a utilização de energia.

CORRELAÇÃO CLÍNICA

Uma mulher de 40 anos procura o serviço de emergência devido ao início súbito de fraqueza e tontura há cerca de uma hora. Além disso, ela relata uma sensação de agitação no peito e na garganta. O exame revela que sua frequência cardíaca está rápida (165 bpm; *taquicardia*) e regular e que sua pressão arterial está baixa (80/60 mmHg). O ECG mostra uma taquicardia associada a um estreitamento do complexo QRS. Após tentativa de restabelecer sua frequência normal massageando-se o pescoço na região do seio carotídeo e colocando-se uma compressa fria no seu rosto, foi administrada uma injeção intravenosa de *adenosina* que levou sua frequência cardíaca a 80 bpm e sua pressão arterial a 130/85 mmHg.

A queixa principal de fraqueza e tontura sugere uma diminuição no fluxo sanguíneo sistêmico, incluindo a circulação cerebral, causada pela baixa pressão arterial. Isso poderia ser causado por uma diminuição ou no débito cardíaco ou na resistência periférica total. Nessa paciente, a frequência cardíaca muito alta encurtou gravemente a duração da diástole e, em consequência, o enchimento cardíaco foi significativamente comprometido. Uma vez que a lei de Starling do coração relaciona o volume diastólico final com o volume sistólico, a diminuição do enchimento resulta em uma redução do volume sistólico. Apesar da rápida frequência cardíaca, o baixo volume sistólico produz uma diminuição significativa no débito cardíaco. A estratégia terapêutica envolve tentativas para diminuir a frequência cardíaca.

O ECG sugere uma *taquicardia supraventricular* com ou um foco atrial ectópico disparando rapidamente ou um circuito reentrante no nodo AV excitando o sistema de condução ventricular normal (ver Capítulo 25 para mais detalhes). Vias mecânicas para interromper esses processos incluem estratégias para aumentar a estimulação vagal para o tecido atrial, como por exemplo: (1) massagear o pescoço na região do seio carotídeo (*massagem carotídea*) para estirar os barorreceptores arteriais e "enganar" os centros cardiovasculares bulbares fazendo-os "pensar" que a pressão arterial está elevada (ver Capítulo 29), ou (2) induzir o reflexo do mergulho com uma compressa fria no rosto, em que a bradicardia é induzida por ativação dos aferentes nervosos do trigêmeo para o encéfalo (ver Capítulo 71). A principal estratégia farmacológica usada na sala de emergência envolveu injeção intravenosa de adenosina. Isso pode ter uma influência transitória na condução supraventricular dentro do coração e pode com frequência interromper uma via reentrante anormal. A adenosina foi efetiva nessa paciente. Se não tivesse sido, fármacos como os **bloqueadores dos receptores β-adrenérgicos** ou os **bloqueadores de canais de cálcio** poderiam ser efetivos. Ela recorreu a um cardiologista que irá realizar amplos testes da sua função cardíaca para tentar identificar a fonte anatômica do seu ritmo cardíaco anormal.

RESUMO DO CAPÍTULO

- O bombeamento cardíaco efetivo de sangue requer enchimento coordenado das câmaras, excitação e contração das células musculares cardíacas, geração de pressão dentro das câmaras, abertura e fechamento das valvas cardíacas e movimento unidirecional de sangue por meio das câmaras para a aorta ou artéria pulmonar.
- Exceto por pressões de ejeção mais baixas, os eventos do lado direito do coração são idênticos àqueles do lado esquerdo.
- Os sons cardíacos associados ao movimento das valvas e detectados na auscultação podem ser utilizados para identificar o início das fases sistólica e diastólica do ciclo cardíaco.
- Os eventos de um único ciclo cardíaco ventricular podem ser apresentados como registros de alterações elétricas, mecânicas, de pressão, nos sons, ou de fluxo ao longo do tempo, ou como um registro do volume pela pressão.
- O débito cardíaco é definido como a quantidade de sangue bombeada por qualquer um dos ventrículos por minuto e é determinado pelo produto da frequência cardíaca pelo volume sistólico.
- O volume sistólico pode ser alterado por mudanças na pré-carga ventricular (enchimento), na pós-carga ventricular (pressão arterial) e/ou na contratilidade do músculo cardíaco.
- Uma curva de função cardíaca descreve a relação entre o enchimento ventricular e o débito cardíaco e pode ser deslocada para cima (esquerda) ou para baixo (direita) por alterações na atividade simpática para o coração ou por mudanças na contratilidade do músculo cardíaco.
- A energia para a contração do músculo cardíaco é derivada principalmente de vias metabólicas aeróbias, de tal modo que o trabalho cardíaco está intimamente relacionado com o consumo de oxigênio do miocárdio.

QUESTÕES PARA ESTUDO

1. Um médico está ouvindo os sons cardíacos de seu paciente e identifica os intervalos sistólico e diastólico. Quatro das condições listadas a seguir existem durante a mesma fase do ciclo cardíaco e uma não. Qual é a diferente?
   A) A valva mitral está aberta
   B) O segmento ST do ECG está ocorrendo
   C) A onda "v" do pulso venoso jugular recém ocorreu
   D) O volume ventricular está aumentando rapidamente
   E) A pressão aórtica está diminuindo

2. Um paciente tem doença arterial coronariana com oclusão significativa da artéria coronária descendente anterior esquerda. Embora todos os seguintes aumentem o trabalho cardíaco, qual deles será o mais provável de resultar em um ataque de *angina pectoris*?
   A) Altas frequências cardíacas
   B) Elevadas pressões arteriais
   C) Volume diastólico final aumentado
   D) Baixa pressão arterial
   E) Contratilidade cardíaca aumentada

3. Um fármaco que bloqueia os receptores β_1-adrenérgicos cardíacos é administrado. Quais serão as consequências diretas desse fármaco no coração?
   A) A frequência cardíaca aumentará
   B) O intervalo PR do ECG encurtará
   C) As demandas metabólicas serão reduzidas
   D) O fluxo coronariano aumentará
   E) A contratilidade cardíaca aumentará

4. Uma cânula é colocada na artéria pulmonar (AP) de um indivíduo saudável, e a pressão registrada é 25/8 mmHg. Qual dos seguintes pode ser esperado a partir desses valores?
   A) A pressão sistólica do VD é 25 mmHg; a pressão diastólica é 8 mmHg
   B) A pressão sistólica do VD é 25 mmHg; a pressão atrial esquerda é 8 mmHg
   C) A pressão sistólica do VD deve ser significativamente maior do que 25 mmHg
   D) A pressão diastólica do VD deve ser significativamente maior do que 8 mmHg
   E) A pressão capilar pulmonar é 8 mmHg

5. Um indivíduo tem uma disfunção do sistema nervoso autônomo na qual a atividade nervosa parassimpática aumenta abruptamente enquanto a atividade simpática diminui. Qual das seguintes situações é mais provável de ocorrer?
   A) O volume diastólico final do VE aumentará
   B) O débito cardíaco aumentará
   C) A frequência cardíaca aumentará
   D) O volume sistólico final diminuirá
   E) O fluxo coronariano aumentará

Avaliações da Função Cardíaca

CAPÍTULO 25

Lois Jane Heller e David E. Mohrman

OBJETIVOS

- Definir a relação entre os eventos elétricos da excitação cardíaca e as ondas P, QRS e T, os intervalos PR e QT e os segmento ST do eletrocardiograma.
- Estabelecer as convenções eletrocardiográficas básicas de Einthoven e, a partir disso, determinar o eixo elétrico médio do coração.
- Descrever as 12 derivações-padrão do eletrocardiograma.
- Detectar arritmias cardíacas comuns a partir do eletrocardiograma, identificar suas bases fisiológicas e descrever suas consequências fisiológicas.
- Calcular o débito cardíaco por meio do princípio de Fick.
- Reconhecer imagens ecocardiográficas obtidas durante o ciclo cardíaco.
- Definir a fração de ejeção e identificar métodos de imagem para determiná-la.
- Descrever a relação pressão diastólica final × volume.
- Listar as anormalidades estenóticas e regurgitantes das valvas do coração esquerdo e descrever suas consequências em termos de pressões intracardíacas e arterial, padrões de fluxo e sons cardíacos que as acompanham.

TÉCNICAS PARA AVALIAR A FUNÇÃO CARDÍACA

Há uma variedade de métodos disponíveis para avaliar a função cardíaca. Alguns desses métodos são *não invasivos* (p. ex., *eletrocardiografia* para avaliar características elétricas, *auscultação* do peito para avaliar a função valvar e *ecocardiografia* para visualizar a ação mecânica de bomba), e outros requerem vários tipos de instrumentação *invasiva*. Este capítulo revisará brevemente algumas dessas ferramentas clínicas e fará uma introdução de algumas das anormalidades cardíacas comuns.

MEDIDA DA EXCITAÇÃO CARDÍACA – O ELETROCARDIOGRAMA

O *eletrocardiograma* é uma poderosa ferramenta clínica utilizada para avaliar a taxa de batimento cardíaco, o ritmo e as características de condução do tecido cardíaco. Como brevemente descrito no Capítulo 23, o eletrocardiograma é o resultado de correntes propagadas pelo líquido extracelular e geradas pela propagação da onda de excitação por todo o coração. Eletrodos colocados na superfície do corpo registram as pequenas diferenças de potencial entre vários locais de registro que variam ao longo da progressão do ciclo cardíaco.

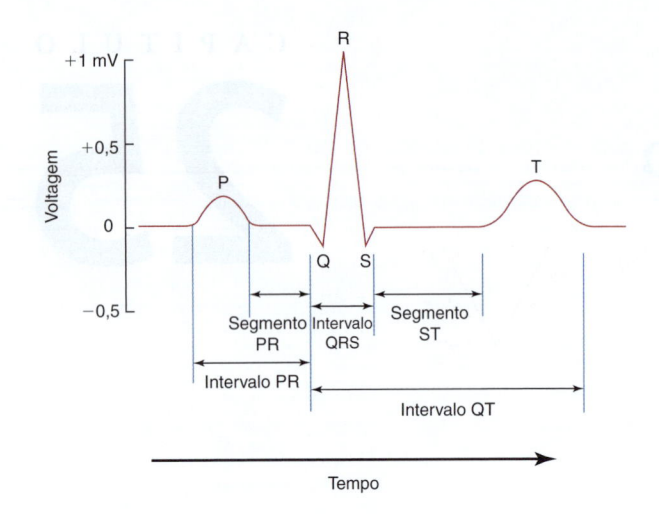

FIGURA 25-1 Eletrocardiograma típico. (Modificada com permissão de Mohrman DE, Heller LJ: *Cardiovascular Physiology*, 6th ed. New York: Lange Medical Books/MGraw-Hill, 2006.)

Um **registro eletrocardiográfico** típico de voltagens na superfície corporal entre a perna esquerda e o braço direito (chamado de "derivação II") é indicado na Figura 25-1. As principais características do eletrocardiograma são as **ondas P, QRS** e **T**, que são causadas por **despolarização atrial**, **despolarização ventricular** e **repolarização ventricular**, respectivamente. O período entre o início da onda P e o início do complexo QRS é designado **intervalo PR** e indica o tempo que o potencial de ação leva para se propagar através do átrio e do **nodo atrioventricular** (**AV**). Durante a última porção do intervalo PR (**segmento PR**), não são detectadas variações de voltagem na superfície corporal. Isso ocorre porque as células musculares atriais são despolarizadas (na fase do platô de seus potenciais de ação); as células ventriculares ainda estão em repouso; e o campo elétrico gerado pelo potencial de ação progredindo pelo pequeno nodo AV não é suficiente para ser detectado. A duração do intervalo PR normal varia de 120 a 200 milissegundos. Logo após o impulso cardíaco sair do nodo AV e entrar no rápido sistema de condução de Purkinje, todas as células musculares ventriculares despolarizam rapidamente e produzem o complexo QRS. A onda R é o maior evento do eletrocardiograma, pois as células musculares ventriculares são muito numerosas e despolarizam quase em uníssono. O complexo QRS normal dura entre 60 e 100 milissegundos. A repolarização das células atriais também está ocorrendo durante o período em que a despolarização ventricular gera o complexo QRS do eletrocardiograma (ver Figura 23-3). A repolarização atrial não é evidente no eletrocardiograma, porque é um evento pouco sincronizado em uma massa relativamente pequena do tecido cardíaco e é completamente mascarada pelos principais eventos elétricos que estão ocorrendo nos ventrículos nesse momento.

O complexo QRS é seguido pelo **segmento ST**. Normalmente, não são medidas diferenças de potencial na superfície corporal durante o segmento ST porque não ocorrem mudanças rápidas no potencial de membrana em nenhuma das células do coração. As células atriais já retornaram para a fase de repouso, enquanto as células musculares ventriculares estão na fase de platô de seus potenciais de ação. A lesão miocárdica ou o fluxo sanguíneo inadequado, contudo, pode produzir elevações ou depressões do segmento ST. Quando as células ventriculares começam a se repolarizar, a diferença de voltagem aparece novamente na superfície corporal e é medida como a onda T do eletrocardiograma. A onda T é mais larga e não tão grande quanto a onda R, porque a repolarização ventricular é menos sincrônica do que a despolarização. No final da onda T, todas as células do coração estão no estado de repouso. O **intervalo QT** se aproxima, de modo geral, à duração da despolarização dos cardiomiócitos ventriculares e, assim, ao período da sístole ventricular. Em uma frequência cardíaca normal de 60 bpm, o intervalo QT é normalmente menor que 380 milissegundos. Nenhuma diferença de potencial é medida na superfície corporal até que o próximo impulso seja gerado pelo **nodo sinoatrial** (**SA**).

A operação do sistema de condução especializado é um fator primário na determinação do padrão eletrocardiográfico normal. Por exemplo, o tempo de condução normal no nodo AV determina o intervalo PR. Além disso, a efetividade do **sistema de Purkinje** ventricular em sincronizar a despolarização ventricular é refletida pela grande magnitude e pela curta duração do complexo QRS. É importante lembrar que cada célula muscular cardíaca é dotada de ritmicidade inerente e que todas as células cardíacas estão eletricamente interconectadas por **junções comunicantes**. Assim, um ritmo cardíaco funcional pode ocorrer sem o envolvimento de alguma parte do sistema de condução especializado. Contudo, essa situação é anormal, e a existência de vias de condução anormais produz um eletrocardiograma anormal.

CONVENÇÕES ELETROCARDIOGRÁFICAS BÁSICAS

Registrar eletrocardiogramas é um procedimento diagnóstico de rotina padronizado pela aplicação de certas convenções universais. As convenções para o registro e a análise dos eletrocardiogramas das três derivações bipolares clássicas dos membros são brevemente descritas e resumidas na Figura 25-2. Eletrodos de registro são colocados em ambos os braços e na perna esquerda – em geral nos punhos e tornozelo. Os braços e pernas atuam como extensões condutoras do corpo, e as voltagens medidas estão, na verdade, entre pontos que formam um triângulo equilátero sobre o tórax. Esse triângulo é chamado de **triângulo de Einthoven**, em honra ao fisiologista holandês que o inventou no final do século XIX. Qualquer traçado eletrocardiográfico único é um registro da diferença de voltagem medida entre quaisquer dois vértices do triângulo de Einthoven. Um exemplo da **derivação DII** do eletrocardiograma medida entre o braço direito e a perna esquerda já foi mostrado na Figura 25-2. De maneira semelhante, eletrocardiogramas nas **derivações DI** e **DIII** representam medidas de voltagem tomadas ao longo dos outros dois lados do triângulo de Einthoven, como indicado na Figura 25-2. Os símbolos + e – na Figura 25-2 indicam *convenções de polaridade* que têm sido universalmente adotadas. Por exemplo, uma deflexão para cima em um eletrocardiograma em DII (como normalmente ocorre durante as ondas P, R e T) indica que existe uma polaridade elétrica naquele instante entre os eletrodos da perna esquerda e do ombro direito, com o eletrodo da perna esquerda com o positivo. Em contrapartida, uma deflexão para baixo em um registro em DII indica que existe uma polaridade elétrica entre esse par de eletro-

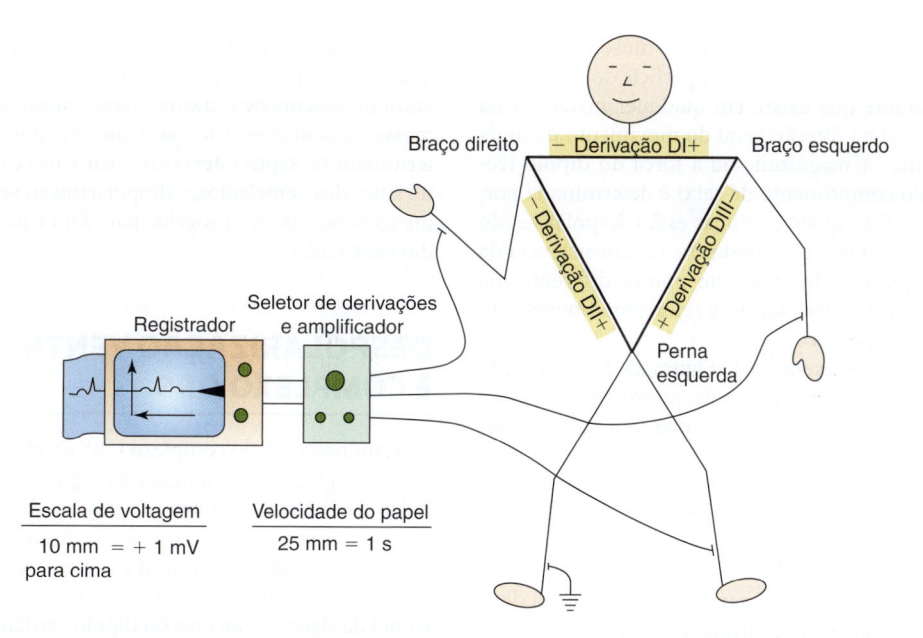

FIGURA 25-2 Convenções eletrocardiográficas de Einthoven. (Modificada com permissão de Mohrman DE, Heller LJ: *Cardiovascular Physiology*, 6th ed. New York: Lange Medical Books/McGraw-Hill, 2006.)

dos, mas desta vez o eletrodo da perna esquerda está registrando cargas negativas em vez de cargas positivas. Convenções similares de polaridade foram estabelecidas para os registros nas derivações DI e DIII e estão indicadas pelos símbolos + e – na Figura 25-2. Além disso, o equipamento de registro eletrocardiográfico é normalmente padronizado de forma que uma deflexão de 1 cm no eixo vertical sempre represente uma diferença de potencial de 1 mV, e que um segmento de 25 mm no traçado horizontal de qualquer registro eletrocardiográfico represente 1 segundo. A maioria dos registros eletrocardiográficos contém sinais de calibração, de forma que frequência e amplitude de ondas anormais possam ser facilmente detectadas.

Como mostrado na seção subsequente, muitas anormalidades elétricas cardíacas podem ser detectadas em registros de uma única derivação eletrocardiográfica. Entretanto, certas informações clinicamente úteis podem ser obtidas apenas pela combinação de duas derivações eletrocardiográficas. Para entender essas análises eletrocardiográficas mais complexas, deve-se examinar o modo pelo qual essas voltagens aparecem na superfície corporal como resultado da atividade elétrica cardíaca.

DIPOLOS CARDÍACOS E REGISTROS ELETROCARDIOGRÁFICOS

O conceito de Einthoven de como a atividade elétrica cardíaca causa diferenças de potencial na superfície do corpo é ilustrado na Figura 25-3. Nesse exemplo, o coração é mostrado em um instante da fase de despolarização atrial. O impulso cardíaco, após ter surgido no nodo SA, está se propagando como uma onda de despolarização pelo tecido atrial. Em cada ponto dessa onda de atividade elétrica, há uma pequena separação de cargas no líquido extracelular entre a membrana polarizada (positiva por fora) e a despolarizada (negativa por fora). Assim, a onda pode ser pensada como uma série de **dipolos elétricos** individuais (regiões de separação de carga). Cada dipolo individual é orientado na direção do movimento da onda local. A grande seta preta na Figura 25-3 representa o **dipolo resultante** total, criado pelas contribuições somadas de todos os dipolos individuais distribuídos ao longo da onda de despolarização atrial. O líquido extracelular com sais atua como um excelente condutor, permitindo que esses

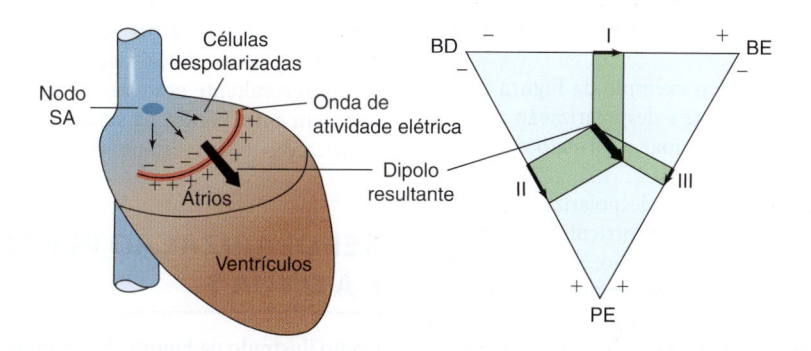

FIGURA 25-3 Dipolo cardíaco resultante durante a despolarização atrial e seus componentes nas derivações dos membros. (Modificada com permissão de Mohrman DE, Heller LJ: *Cardiovascular Physiology*, 6th ed. New York: Lange Medical Books/McGraw-Hill, 2006.)

dipolos instantâneos gerados na superfície do músculo cardíaco possam ser registrados por eletrodos na superfície do corpo.

O dipolo resultante que existe em qualquer instante está orientado (i.e., aponta) na direção geral do movimento da onda em qualquer instante. A magnitude ou a força do dipolo (representada aqui pelo comprimento da seta) é determinada por: (1) extensão da onda (i.e., quantas células estão despolarizando simultaneamente no instante em questão) e (2) consistência da orientação entre dipolos individuais em pontos diferentes da onda (dipolos com mesma orientação se reforçam; dipolos com orientação oposta se cancelam).

O dipolo resultante no exemplo da Figura 25-3 faz a porção inferior esquerda do corpo ser, geralmente, positiva em relação à porção superior direita. Esse dipolo particular fará existir voltagens positivas em todas as três derivações dos membros. Como mostrado na metade direita da Figura 25-3, isso pode ser deduzido a partir do triângulo de Einthoven, pela observação de que o dipolo resultante tem algum componente que aponta na direção positiva das derivações DI, DII e DIII. Como ilustrado na Figura 25-3, o componente que um dipolo cardíaco tem em dada derivação do eletrocardiograma é encontrado ao desenhar-se linhas perpendiculares a partir do lado apropriado do triângulo de Einthoven até a cabeça e a cauda do dipolo. (Pode ser útil pensar no componente de cada derivação como a "sombra" formada pelo dipolo naquela derivação, resultante de um "sol" localizado bem distante do vértice do triângulo de Einthoven, que é a derivação oposta.) Observe que o dipolo, nesse exemplo, está quase paralelo à derivação DII e, portanto, tem um componente grande na direção de DII. Assim, ele irá criar uma voltagem maior em DII do que nas derivações DI ou DIII. Esse dipolo tem um componente pequeno na derivação DIII porque está orientado perpendicularmente a essa derivação.

A configuração da derivação dos membros pode ser pensada como um ponto de vista da atividade elétrica do coração a partir de três diferentes perspectivas (ou eixos). O vetor representando a força e a orientação do dipolo instantâneo do coração é o objeto sob observação, e sua aparência depende da posição de onde ele é visto. A voltagem instantânea medida no eixo da derivação DI, por exemplo, indica como o dipolo que está sendo gerado pela atividade elétrica do coração naquele instante aparece quando visto diretamente de cima. Um dipolo cardíaco que é orientado horizontalmente aparece grande em DI, ao passo que um dipolo cardíaco orientado verticalmente, embora grande, não produz voltagem em DI. Assim, é necessário haver perspectivas a partir de duas direções para se estabelecer a magnitude e a orientação do dipolo cardíaco. Um dipolo orientado verticalmente seria invisível em DI, mas seria facilmente aparente se visto da perspectiva de DII ou DIII.

É importante reconhecer que o exemplo da Figura 25-3 é relativo apenas a um instante durante a despolarização atrial. A natureza dessas mudanças irá determinar o formato da onda P em cada derivação do eletrocardiograma.

A onda P termina quando a onda de despolarização atinge a borda não muscular entre os átrios e os ventrículos e o número de dipolos individuais se torna muito pequeno. Nesse momento, o impulso cardíaco está sendo lentamente transmitido na direção dos ventrículos pelo nodo AV. Contudo, a atividade elétrica no nodo AV envolve tão poucas células que não gera um dipolo cardíaco resultante detectável. Assim, não são medidas diferenças de voltagem na superfície corporal por um breve período após a onda P. Um dipolo cardíaco resultante reaparece apenas quando a despolarização completa sua passagem pelo nodo AV, entra no sistema de Purkinje e começa sua passagem rápida pela massa muscular ventricular. Uma vez que as fibras de Purkinje terminam no septo interventricular e nas camadas endocárdicas no ápice dos ventrículos, a despolarização ventricular ocorre primeiro nessas áreas e progride para fora e para cima pelo miocárdio ventricular.

DESPOLARIZAÇÃO VENTRICULAR E COMPLEXO QRS

As responsáveis pelo complexo QRS do eletrocardiograma são as rápidas e grandes mudanças na magnitude e na direção dos dipolos cardíacos resultantes que existem durante a despolarização ventricular. O processo normal é ilustrado na Figura 25-4. A despolarização ventricular inicial em geral ocorre no lado esquerdo do septo interventricular, como mostrado na porção superior do painel da figura. A análise do dipolo cardíaco formado pela despolarização inicial com a ajuda do triângulo de Einthoven mostra que o dipolo tem um componente negativo na derivação DI, um pequeno componente negativo em DII e um componente positivo em DIII. O painel superior direito mostra as deflexões reais de cada derivação eletrocardiográfica dos membros que será produzida por esse dipolo. É possível a um dipolo cardíaco produzir deflexões opostas em diferentes derivações. Por exemplo, na Figura 25-4, as ondas Q aparecem nas derivações DI e DII, mas não em DIII.

A segunda linha de painéis na Figura 25-4 mostra os ventrículos durante o instante da despolarização ventricular, quando o número de dipolos individuais é máximo e/ou sua orientação é quase similar. Essa fase gera um dipolo cardíaco resultante grande, que é responsável pela onda R do eletrocardiograma. Na Figura 25-4, esse dipolo cardíaco resultante é quase paralelo à DII. Como indicado, tal dipolo produz grandes ondas R positivas nas três derivações dos membros.

A terceira linha de diagramas da Figura 25-4 mostra a situação próxima do final da propagação da despolarização pelos ventrículos e indica como o pequeno dipolo cardíaco resultante presente neste momento produz a onda S. Nota-se que uma onda S não aparece necessariamente em todas as derivações do eletrocardiograma (como na derivação DI desse exemplo).

A linha de baixo dos diagramas na Figura 25-4 mostra que, durante o segmento ST, todas as células musculares estão em um estado despolarizado. Não há ondas de atividade elétrica se movendo pelo tecido cardíaco. Por consequência, não há dipolo cardíaco resultante neste momento e não existem diferenças de voltagem entre pontos na superfície corporal. Todos os traçados eletrocardiográficos estarão no nível **isoelétrico** (voltagem zero).

REPOLARIZAÇÃO VENTRICULAR E A ONDA T

Como ilustrado na Figura 25-1, a onda T é normalmente positiva em DII, assim como a onda R. Isso indica que o dipolo cardíaco resultante gerado durante a repolarização ventricular está orien-

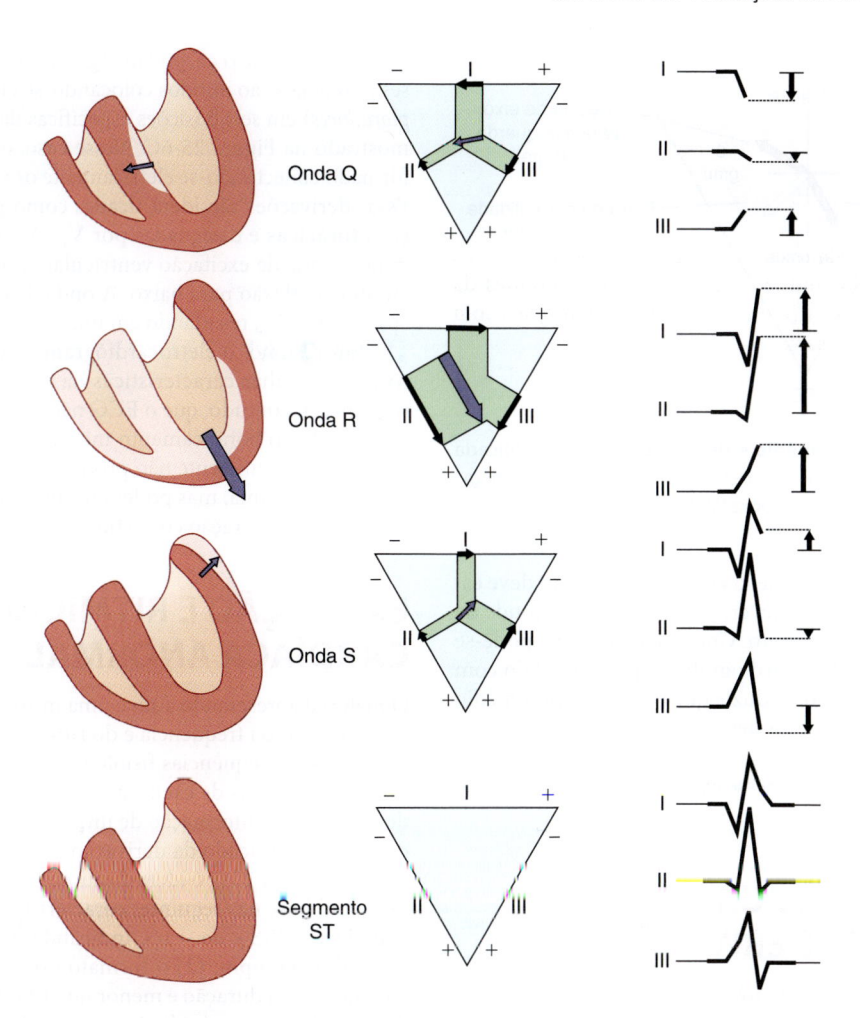

FIGURA 25-4 Despolarização ventricular e a geração do complexo QRS. (Modificada com permissão de Mohrman DE, Heller LJ: *Cardiovascular Physiology*, 6th ed. New York: Lange Medical Books/McGraw-Hill, 2006.)

tado na mesma direção daquele que existe durante a despolarização ventricular. Isso pode ser um tanto surpreendente. Contudo, é importante relembrar a Figura 24-3 e que *as últimas células a despolarizarem são as primeiras a repolarizar*. As razões para isso não são bem compreendidas, mas o resultado é que a onda de atividade elétrica durante a repolarização tende a retraçar, em *direção contrária*, o curso seguido durante a despolarização ventricular. Portanto, o dipolo formado durante a repolarização tem a *mesma* polaridade que o da despolarização. Essa via de propagação contrária da onda durante a repolarização ventricular resulta em uma onda T positiva registrada, por exemplo, em DII. A onda T é mais larga e menor do que a onda R, porque a repolarização das células musculares ventriculares é menos sincronizada do que sua despolarização.

EIXO ELÉTRICO MÉDIO E DESVIOS DE EIXO

A orientação do dipolo cardíaco durante a fase mais intensa da despolarização ventricular (i.e., no instante em que a onda R atinge seu pico) é chamada de **eixo elétrico médio** do coração. Ele é utilizado clinicamente como um indicador para avaliar se a despolarização está ou não ocorrendo por vias normais. O eixo elétrico médio é apresentado em graus, de acordo com a convenção indicada na Figura 25-5. A direção para baixo é designada como *mais* 90° nesse sistema de coordenadas polares, delimitando a orientação do eixo no plano frontal (um plano vertical que divide o corpo em secções anterior e posterior). Como indicado, um eixo elétrico médio que se situa em qualquer ponto do quadrante inferior esquerdo do paciente é considerado normal (entre 0 e 90°). Existe um **desvio de eixo para a esquerda** quando o eixo elétrico médio cai no quadrante superior esquerdo, o que pode indicar várias condições, como um deslocamento físico do coração para a esquerda, hipertrofia ventricular esquerda ou perda da atividade elétrica em parte do ventrículo direito (p. ex., após um infarto). Existe um **desvio de eixo para a direita** quando o eixo elétrico médio cai no quadrante inferior direito, podendo indicar, entre outras condições, um deslocamento físico do coração para a direita, hipertrofia ventricular direita ou perda da atividade elétrica de parte do ventrículo esquerdo.

O eixo elétrico médio do coração pode ser determinado a partir do eletrocardiograma. O processo envolve determinar o que a orientação do dipolo resultante irá produzir nas amplitudes das ondas R registradas em quaisquer das derivações. Por exemplo, se ambas as ondas R nas derivações DII e DIII são positivas

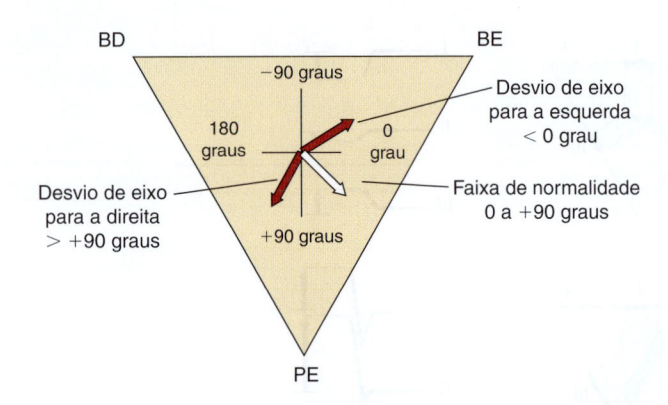

FIGURA 25-5 Eixo elétrico médio e desvios de eixo. (Modificada com permissão de Mohrman DE, Heller LJ: *Cardiovascular Physiology*, 6th ed. New York: Lange Medical Books/McGraw-Hill, 2006.)

(para cima) e de igual magnitude, o eixo elétrico médio deve estar a +90°. Nesse caso, como deveria ser óbvio, a amplitude da onda R na derivação DI será zero. Como a alternativa, pode-se examinar nos registros eletrocardiográficos qual o traçado com as maiores ondas R e, então, deduzir que o eixo elétrico médio deve estar quase paralelo a essa derivação. Na Figura 25-4, por exemplo, a maior onda R ocorre na derivação DII. Esta tem uma orientação de +60°, a qual está nesse exemplo, muito próxima do eixo elétrico médio real.

O ELETROCARDIOGRAMA PADRÃO DE 12 DERIVAÇÕES

O eletrocardiograma clínico padrão envolve medidas de voltagem registradas a partir de 12 derivações diferentes. Dentre elas, três são as **derivações bipolares dos membros** DI, DII e DIII, as quais já foram discutidas. As outras nove são derivações unipolares. Três destas são geradas usando-se eletrodos nos membros. Dois eletrodos são conectados eletricamente para formar um *eletrodo indiferente*, enquanto o terceiro eletrodo é o polo positivo do par. Registros feitos com esses eletrodos são chamados de **derivações unipolares aumentadas dos membros**. O registro de voltagem obtido entre o eletrodo do braço direito e o eletrodo indiferente é chamado de **derivação** aV_R do eletrocardiograma. De forma semelhante, a **derivação** aV_L é registrada a partir do eletrodo do braço esquerdo, e a aV_F é registrada a partir do eletrodo da perna esquerda.

As derivações clássicas dos membros (DI, DII e DIII) e as derivações unipolares aumentadas dos membros (aV_R, aV_L e aV_F) registram a atividade elétrica do coração como ela aparece a partir de seis diferentes "perspectivas". Como é mostrado na Figura 25-6A, os eixos das derivações DI, DII e DIII são aqueles dos lados do triângulo de Einthoven, ao passo que os eixos de aV_R, aV_L e aV_F são especificados pelas linhas desenhadas a partir do centro do triângulo de Einthoven até cada vértice seu. Como indicado na Figura 25-6B, essas seis derivações dos membros podem ser pensadas como um sistema de referência hexa-axial para se observar os vetores cardíacos no *plano frontal*.

As outras seis derivações do eletrocardiograma padrão de 12 derivações são também derivações unipolares que "olham" para as projeções do vetor elétrico no *plano transversal* (um plano horizontal que divide o corpo em segmentos superior e inferior). Esses potenciais são obtidos colocando-se eletrodos adicionais (*exploradores*) em seis posições específicas da parede torácica, como mostrado na Figura 25-6C. Nesse caso, o eletrodo indiferente é formado conectando-se eletricamente os eletrodos dos membros. Essas derivações são identificadas como **precordiais** ou **derivações torácicas** e designadas por V_1-V_6. Como mostrado na figura, a onda de excitação ventricular se afasta de V_1, resultando em uma deflexão para baixo. A onda de excitação ventricular se aproxima de V_6, resultando em uma deflexão para cima.

Em resumo, o eletrocardiograma é uma ferramenta poderosa para avaliar características da excitação cardíaca. Deve-se reconhecer, contudo, que o ECG não fornece evidência direta da efetividade do bombeamento mecânico. Por exemplo, uma valva cardíaca insuficiente não produzirá consequências diretas no eletrocardiograma, mas poderá influenciar de maneira adversa a capacidade do coração como bomba.

EXCITAÇÃO E RITMICIDADE CARDÍACA ANORMAL

O material apresentado aqui é uma introdução às anormalidades mais comuns da frequência e do ritmo cardíacos com ênfase nas principais consequências fisiológicas dessas situações anormais. Muitos problemas de excitação cardíaca podem ser diagnosticados a partir da informação de uma única derivação do eletrocardiograma. O traçado da derivação DII do eletrocardiograma no topo da Figura 25-7 é identificado como um ritmo sinusal normal, com base nas seguintes características: (1) a frequência dos complexos QRS é de ~ 1/s, indicando uma frequência cardíaca normal de 60 bpm; (2) o formato do complexo QRS é normal para DII, e sua duração é menor que 120 milissegundos, indicando despolarização rápida dos ventrículos por vias de condução normais; (3) cada complexo QRS é precedido por uma onda P de configuração adequada, indicando a origem da excitação no nodo SA; (4) o intervalo PR é menor que 200 milissegundos, indicando um retardo adequado na condução do impulso pelo nodo AV; (5) o intervalo QT é menos da metade do intervalo R-R, indicando repolarização ventricular normal; e (6) não existem ondas P extras, indicando que não há bloqueio de condução do nodo AV. Os traçados eletrocardiográficos subsequentes nas Figuras 25-7 e 25-9 representam irregularidades comumente encontradas na prática clínica. O exame de cada traçado com as características acima em mente ajudará no diagnóstico diferencial.

As consequências fisiológicas de excitação e condução anormais no coração dependem de as anormalidades elétricas: (a) evocarem uma *taquicardia*, que irá limitar o tempo para o enchimento cardíaco entre os batimentos; (b) evocarem uma *bradicardia*, que é inadequada para manter um débito cardíaco suficiente; ou (c) diminuírem a coordenação da contração dos cardiomiócitos, o que irá reduzir o **volume sistólico (VS)**.

ANORMALIDADES SUPRAVENTRICULARES

Os traçados 2 a 6 abaixo do registro normal da Figura 25-7 representam arritmias supraventriculares típicas (i.e., originadas nos

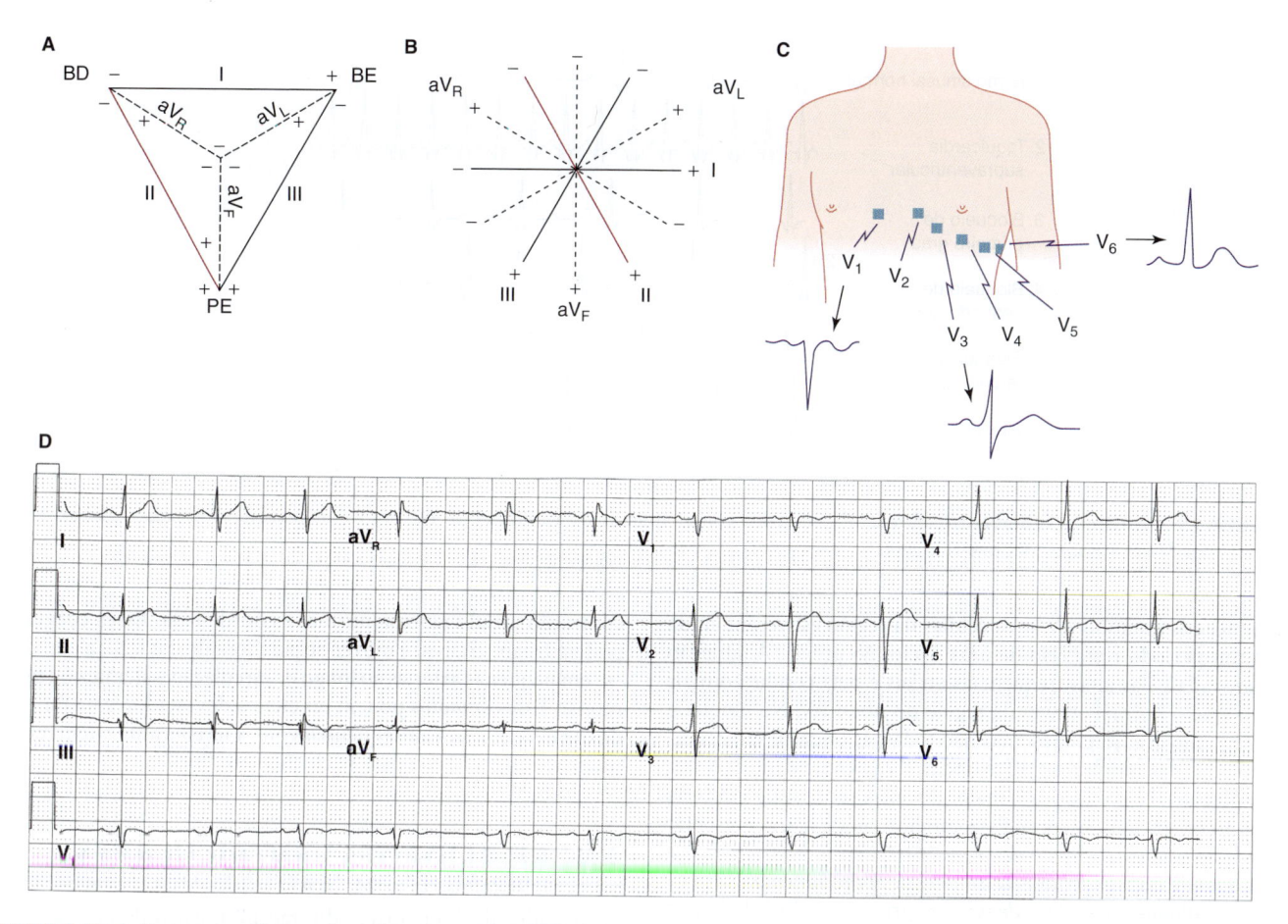

FIGURA 25-6 **O eletrocardiograma padrão de 12 derivações. A** e **B**) Derivações do plano frontal. **C**) Posição dos eletrodos nas derivações precordiais no plano transversal. **D**) Um ECG de 12 derivações. A linha de baixo é um registro de ritmo obtido a partir da derivação V$_1$. (Modificada com permissão de Mohrman DE, Heller LJ: *Cardiovascular Physiology*, 6th ed. New York: Lange Medical Books/McGraw-Hill, 2006. Fig. 25-6D cortesia do Dr. David Gutterman.)

átrios ou no nodo AV). A **taquicardia supraventricular** (mostrada no traçado 2 da Figura 25-7 e algumas vezes chamada de **taquicardia atrial paroxística**) ocorre quando os átrios são excitados anormalmente e levam os ventrículos a uma frequência muito rápida. Esses paroxismos podem começar abruptamente, durar de poucos minutos a poucas horas e, então, desaparecer do mesmo modo abrupto, e a frequência cardíaca volta ao normal. Os complexos QRS parecem normais (embora frequentes) na taquicardia atrial paroxística, porque as vias de condução ventriculares operam de modo normal. As ondas P e T podem estar superpostas devido à alta frequência cardíaca. Baixa pressão arterial e tontura podem acompanhar esses episódios de arritmia, pois a frequência cardíaca extremamente alta não permite tempo diastólico suficiente para o enchimento ventricular.

Há dois mecanismos que podem contribuir para a taquicardia supraventricular. Primeiro, uma região atrial, normalmente fora do nodo SA, pode tornar-se irritável (talvez em razão da interrupção do fluxo sanguíneo local) e começar a disparar rapidamente, assumindo a função de marca-passo do coração todo. Essa região marca-passo anormal é chamada de **foco ectópico**. Como alternativa, a condução atrial pode tornar-se alterada, de forma que uma única onda de excitação não desapareça, mas trafegue continuamente por meio de algumas alças anormais de condução atrial. Nesse caso, a atividade contínua da alça de condução pode levar os átrios e o nodo AV a frequências muito altas. Esse processo autossustentável é chamado de **fenômeno de reentrada** e está representado na Figura 25-8. Essa situação pode resultar em uma repolarização anormal e em períodos refratários alterados em algumas áreas do miocárdio. O **flutter atrial** é uma forma especial de taquicardia de origem atrial, na qual uma grande via de reentrada leva os átrios a frequências muito altas (250 a 300 bpm), e os períodos refratários normais do tecido nodal AV são sobrepujados. Assim, a frequência ventricular é muitas vezes uma razão da frequência atrial (2:1; 4:1) com frequências em torno de 150 a 220 bpm.

Os **bloqueios de condução** ocorrem no nodo AV e representam, em geral distúrbios na condução por esse tecido. No **bloqueio cardíaco de primeiro grau** (traçado 3 da Figura 25-7), a única anormalidade elétrica é a condução muito lenta pelo nodo AV. Essa condição é detectada por um intervalo PR anormalmente longo (> 0,2 s). Exceto isso, o eletrocardiograma pode ser normal. Em frequências cardíacas normais, os efeitos fisiológicos de um bloqueio de primeiro grau não costumam ter, consequências. O perigo, contudo, é que a condução lenta pode deteriorar-se até uma interrupção real da condução.

Um **bloqueio cardíaco de segundo grau** (traçado 4 da Figura 25-7) existe quando alguns, mas não todos, impulsos atriais são transmitidos pelo nodo AV ao ventrículo. Os impulsos são

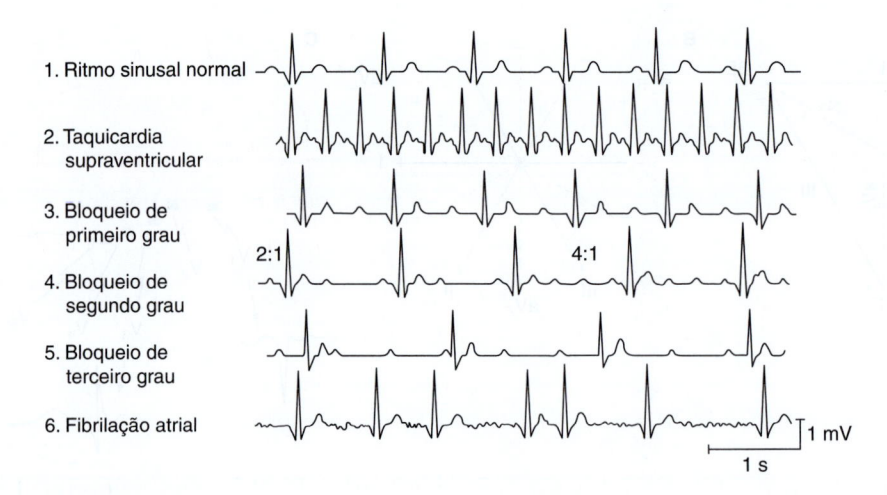

FIGURA 25-7 Arritmias supraventriculares. (Reproduzida com permissão de Mohrman DE, Heller LJ: *Cardiovascular Physiology*, 6th ed. New York: Lange Medical Books/McGraw-Hill, 2006.)

1. Ritmo sinusal normal
2. Taquicardia supraventricular
3. Bloqueio de primeiro grau
4. Bloqueio de segundo grau
5. Bloqueio de terceiro grau
6. Fibrilação atrial

bloqueados no nodo AV se as células da região estiverem ainda em um período refratário de uma excitação prévia. A situação é agravada pelas altas frequências atriais e pela condução mais lenta que o normal através da região do nodo AV. No bloqueio de segundo grau, algumas, mas não todas, as ondas P são acompanhadas de complexos QRS e ondas T correspondentes. A frequência atrial é muitas vezes maior do que a ventricular em certa relação (p. ex., 2:1, 3:1, 4:1). Essa condição pode não representar um sério problema clínico *desde que a frequência ventricular seja adequada para atender às necessidades de bombeamento*.

No **bloqueio cardíaco de terceiro grau** (traçado 5 da Figura 25-7), nenhum impulso é transmitido pelo nodo AV. Nesse evento, algumas áreas dos ventrículos – normalmente o feixe comum ou os ramos do feixe próximos da saída do nodo AV – assumem o papel de marca-passo do tecido ventricular. A frequência atrial e a ventricular são independentes, e ondas P e complexos QRS estão totalmente dissociados no eletrocardiograma. É provável que a frequência ventricular seja mais lenta do que o normal (bradicardia), e, às vezes, é lenta a ponto de prejudicar o débito cardíaco.

A *fibrilação atrial* (traçado 6 da Figura 25-8) é caracterizada por uma perda completa da sincronia entre as fases de excitação e de repouso das células atriais individuais. Células em diferentes áreas dos átrios despolarizam-se, repolarizam-se e são novamente excitadas ao acaso. Por consequência, não aparecem ondas P no eletrocardiograma, embora possam aparecer pequenas ondas rápidas irregulares durante a diástole. A frequência ventricular é normalmente muito irregular na fibrilação atrial, porque impulsos entram no nodo AV a partir dos átrios em momentos aleatórios. A fibrilação é um processo autossustentável. Os mecanismos determinantes ainda não são bem entendidos, mas acredita-se que impulsos se propaguem repetidamente por meio de vias de condução irregulares (às vezes chamadas de **vias circulares**, implicadas no fenômeno de reentrada, como descrito antes e na Figura 25-8). Entretanto, pelo fato de a contração atrial normalmente desempenhar um papel desprezível no enchimento ventricular, a fibrilação atrial pode ser bem tolerada pelos pacientes *desde que a frequência ventricular seja suficiente para manter o débito cardíaco*. O dano real com a fibrilação atrial reside na tendência do sangue de formar coágulos nos átrios na ausência de contração atrial vigorosa normal e coordenada. Esses coágulos podem fragmentar-se e mover-se para fora do coração, alojando-se em pequenas artérias ao longo da circulação sistêmica ou pulmonar. Esses **êmbolos** podem ter efeitos devastadores na função de órgãos críticos. Consequentemente, a terapia anticoagulante é usada como profilaxia para pacientes com fibrilação atrial.

ANORMALIDADES VENTRICULARES

Os traçados de 2 a 6 abaixo do traçado normal da Figura 25-9 mostram anormalidades elétricas ventriculares típicas. Os bloqueios de condução chamados de **bloqueios de ramo do feixe** ou **hemibloqueios** (traçado 2 da Figura 25-9) podem ocorrer em quaisquer dos ramos do sistema de Purkinje do septo interventricular, muitas vezes como resultado de um infarto do miocárdio. A despolarização ventricular é menos sincrônica do que o normal na metade do coração quando o sistema de Purkinje não é funcional. Isso resulta em um alargamento do complexo QRS (> 0,12 s), porque um tempo maior é necessário para se completar a despolarização ventricular célula a célula do lado blo-

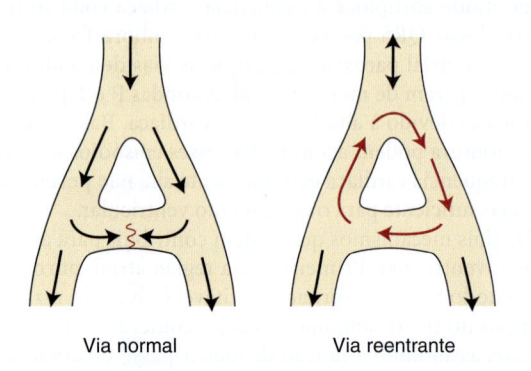

Via normal   Via reentrante

FIGURA 25-8 Vias de excitação cardíaca normal e reentrante (círculo). (Modificada com permissão de Mohrman DE, Heller LJ: *Cardiovascular Physiology*, 6th ed. New York: Lange Medical Books/McGraw-Hill, 2006.)

1. Ritmo sinusal normal
2. Bloqueio do ramo do feixe
3. Contração ventricular prematura
4. Taquicardia ventricular
5. Síndrome do QT longo com *torsades de pointes*
6. Fibrilação ventricular

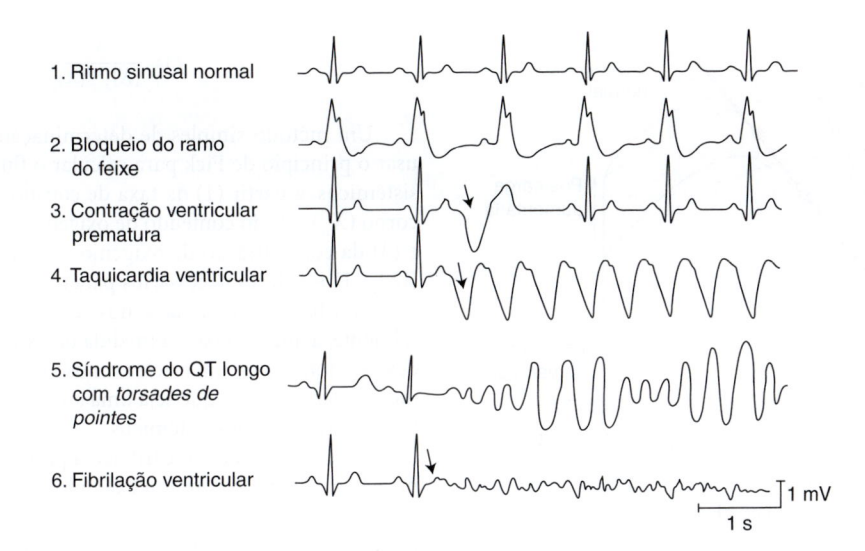

1 mV
1 s

FIGURA 25-9 Arritmias ventriculares. (Modificada com permissão de Mohrman DE, Heller LJ: *Cardiovascular Physiology*, 6th ed. New York: Lange Medical Books/McGraw-Hill, 2006.)

queado. Os efeitos fisiológicos diretos dos bloqueios de ramo do feixe normalmente não têm consequências.

As **contrações ventriculares prematuras** (**CVPs**; traçado 3 da Figura 25-9) são causadas por potenciais de ação iniciados e propagados a partir de um foco ectópico no ventrículo. Como consequência, o ventrículo despolariza-se e contrai-se antes do normal. Uma CVP é frequentemente seguida por um batimento ausente (chamado de **pausa compensatória**), porque as células ventriculares estão ainda refratárias quando o próximo impulso emerge do nodo SA. O padrão de despolarização ventricular altamente anormal de uma CVP produz deflexões de grande amplitude e longa duração no eletrocardiograma. Os formatos dos registros eletrocardiográficos desses batimentos extras são muito variáveis e dependem do sítio ectópico onde foram originados e das vias de despolarização envolvidas. O volume de sangue ejetado pelo batimento prematuro é menor do que o normal (se é que algum volume é ejetado), ao passo que o volume sistólico do batimento que segue à pausa compensatória é maior do que o normal. Isso se deve, em parte às diferenças nos tempos de enchimento e a um fenômeno intrínseco ao músculo cardíaco chamado de **potenciação pós-extrassistólica**. CVPs isoladas ocorrem ocasionalmente na maioria dos indivíduos e, embora às vezes alarmem os pacientes que as experienciam, não são perigosas. A ocorrência frequente de CVPs, contudo, pode ser um sinal de um possível dano miocárdico ou de problemas de perfusão e pode levar à **taquicardia ventricular** e até mesmo à fibrilação ventricular (discutida abaixo).

A **taquicardia ventricular** (traçado 4 da Figura 25-9) ocorre quando os ventrículos são impelidos a trabalhar em altas frequências, normalmente por impulsos originados a partir de um foco ectópico. A taquicardia ventricular é uma condição muito grave. Não apenas o tempo de enchimento diastólico é limitado pela rápida frequência, mas também as vias de excitação anormais tornam a contração ventricular menos sincrônica e, portanto, menos efetiva do que o normal. Além disso, a taquicardia ventricular com frequência precede a fibrilação ventricular.

Os **intervalos QT prolongados** (lado esquerdo do traçado 5 da Figura 25-9) resultam da repolarização retardada dos cardiomiócitos ventriculares, que pode ocorrer devido à abertura inapropriada de canais de sódio ou ao fechamento prolongado de canais de potássio durante a fase de platô do potencial de ação. Embora o intervalo QT normal varie com a frequência cardíaca, ele normalmente é menor do que 40% da extensão do ciclo cardíaco (exceto em frequências cardíacas muito altas). A **síndrome do QT longo** é identificada quando o intervalo QT é maior do que 50% da duração do ciclo. Ela pode ter origem genética (mutações que influenciam vários canais iônicos envolvidos na excitabilidade cardíaca), pode ser adquirida a partir de distúrbios eletrolíticos (baixos níveis de Ca^{2+}, Mg^{2+} ou K^+) ou pode ser induzida por vários agentes farmacológicos (incluindo alguns fármacos antiarrítmicos). O prolongamento do período refratário dos cardiomiócitos, que acompanha a síndrome do QT longo, estende o período vulnerável durante o qual estímulos externos podem desencadear taquicardia ou fibrilação. Pacientes com a síndrome do QT longo estão predispostos a um tipo de taquicardia ventricular particularmente perigosa, chamada de **torsades de pointes** ("torção de pontos", como mostrado no lado direito do traçado 5 da Figura 25-9). Essa disfunção difere da taquicardia ventricular comum pelo fato de os complexos elétricos ventriculares variarem ciclicamente em amplitude ao redor da linha de base e poderem originar rapidamente a fibrilação ventricular.

Na **fibrilação ventricular** (traçado 6 da Figura 25-9), várias áreas dos ventrículos são excitadas e contraem-se assincronicamente. Os mecanismos são similares àqueles da fibrilação atrial. O ventrículo está especialmente suscetível à fibrilação sempre que uma excitação prematura ocorre ao final da onda T da excitação prévia, isto é, quando a maioria das células ventriculares está no período "hiperexcitável" ou "vulnerável" do seu ciclo elétrico. Além disso, porque algumas células estão repolarizadas e algumas ainda estão refratárias, vias circulares podem ser desencadeadas facilmente neste momento. Uma vez que na fibrilação ventricular não ocorre bombeamento, a situação é fatal, a menos que corrigida rapidamente pela conversão cardíaca (comumente referida como **desfibrilação** elétrica externa ou **cardioversão**). Durante esse procedimento, a aplicação de grandes correntes artificiais em todo o coração (por meio de eletrodos de pás apli-

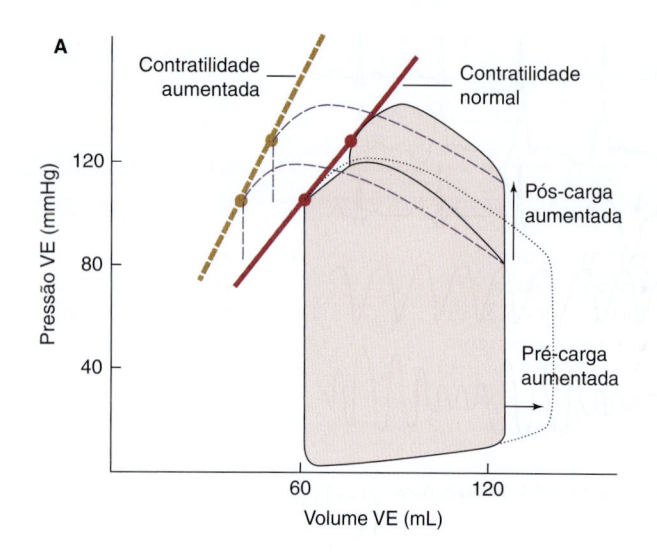

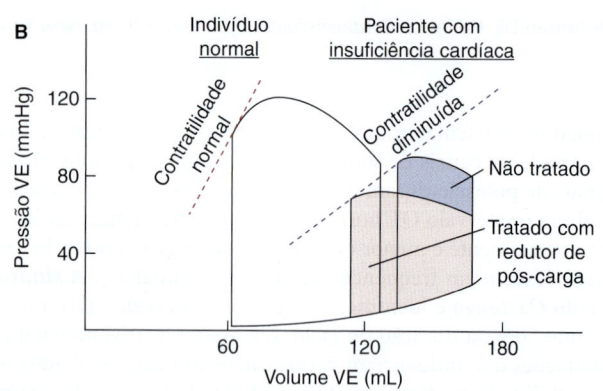

FIGURA 25-10 Relações pressão sistólica final ventricular esquerda-volume. **A)** O efeito da contratilidade aumentada desvia a linha para cima e para a esquerda. **B)** O efeito da insuficiência cardíaca sistólica desvia a linha para baixo e para a direita. (Modificada com permissão de Mohrman DE, Heller LJ: *Cardiovascular Physiology*, 6th ed. New York: Lange Medical Books/McGraw-Hill, 2006.)

cados nos dois lados do peito) pode ser eficaz em despolarizar todas as células cardíacas ao mesmo tempo e, assim, permitir que a via de excitação normal seja restabelecida. A ***ressuscitação cardiopulmonar*** (**RCP**) deve ser administrada até que a desfibrilação seja obtida.

MEDIDA DO DÉBITO CARDÍACO

Princípio de Fick: A medida do débito cardíaco não é uma tarefa fácil e normalmente envolve ou alguma manobra invasiva ou algumas suposições significativas baseadas em técnicas não invasivas. Um dos métodos mais acurados de medida do débito cardíaco por meios invasivos utiliza o princípio de Fick, que é discutido em maiores detalhes no Capítulo 26. Esse princípio afirma que a quantidade de uma substância consumida pelos tecidos, $\dot{X}_{tc}$, é igual àquela que entra menos a que sai (a diferença de concentração arteriovenosa da substância – $[X]_a − [X]_v$ – vezes o fluxo sanguíneo, $\dot{Q}$). Essa relação pode ser algebricamente montada para calcular o fluxo sanguíneo, como segue:

$$\dot{Q} = \frac{\dot{X}_{tc}}{[X]_a - [X]_v} \quad (1)$$

Um método simples de determinação do débito cardíaco é usar o princípio de Fick para calcular o fluxo coletivo em órgãos sistêmicos, a partir de (1) da taxa de consumo total de oxigênio do corpo ($\dot{X}_{tc}$), (2) do conteúdo de oxigênio do sangue arterial ($[X]_a$) e (3) da concentração de oxigênio misturado no sangue venoso ($[X]_v$). Dos valores necessários para o cálculo, o conteúdo de oxigênio misturado ao sangue venoso é o mais difícil de se obter. Geralmente, a amostra para a medida de oxigênio no sangue venoso deve ser tomada de um cateter venoso posicionado na artéria pulmonar, para garantir que seja uma amostra mista de sangue venoso de todos os órgãos sistêmicos.

O cálculo do débito cardíaco a partir do princípio de Fick é mais bem ilustrado com um exemplo. Supõe-se que um paciente esteja consumindo 250 mL de O_2/min, sendo que o sangue arterial sistêmico contém 200 mL de O_2/L e o sangue ventricular direito contém 150 mL de O_2/L. Isso significa que, em média, cada litro de sangue perde 50 mL de O_2 à medida que passa pelos órgãos sistêmicos. Para que 250 mL de O_2 sejam consumidos por minuto, 5 L de sangue devem passar pela circulação sistêmica por minuto:

$$\dot{Q} = \frac{250 [mL\ O_2/min]}{200-150 [mL\ O_2/L\ sangue]} = 5 [L\ sangue/min] \quad (2)$$

Embora o uso do princípio de Fick, como descrito acima, seja o padrão-ouro para a determinação do débito cardíaco, há várias outras técnicas que fornecem boas estimativas desse débito. Técnicas de diluição de indicador envolvem a injeção de uma quantidade conhecida de um indicador (corante ou temperatura) no sangue que entra no coração direito, e detectores apropriados são arranjados para registrarem continuamente a concentração do indicador no sangue que deixa o coração esquerdo. A diluição do indicador é proporcional ao débito cardíaco. Outras técnicas de imagem do coração (ecocardiografia, angiografia ventricular, ventriculografia com isótopos radioativos) podem ser utilizadas para estimar volume sistólico, débito cardíaco e outros índices de função ventricular, como descrito a seguir.

O ***índice cardíaco*** é o débito cardíaco corrigido pelo tamanho do indivíduo. Por exemplo, o débito cardíaco de uma mulher de 50 kg será significativamente menor do que o de um homem de 90 kg. Foi descoberto, no entanto, que o débito cardíaco se correlaciona melhor com a superfície corporal do que com o peso corporal. Portanto, é comum expressar o débito cardíaco por metro quadrado de superfície corporal. Em condições de repouso, o índice cardíaco normalmente é de cerca de 3 L/min/m².

ESTIMATIVAS DA CONTRATILIDADE CARDÍACA

Muitas vezes é importante determinar a função cardíaca de um indivíduo por meio de procedimentos invasivos. Avanços em várias técnicas tornaram possível obter imagens bi e tridimensionais do coração ao longo do ciclo cardíaco. Análises visuais, ou com o auxílio do computador de tais imagens, fornecem informações úteis na avaliação clínica da função cardíaca.

A **ecocardiografia** é a técnica de imagem mais amplamente utilizada dentre as várias disponíveis. Essa técnica não invasiva é baseada no fato de que ondas sonoras são refletidas de volta à fonte quando encontram mudanças bruscas na densidade do meio pelo qual trafegam. Um transdutor, colocado em localizações específicas no tórax, gera pulsos de ondas ultrassônicas e detecta ondas refletidas a partir das interfaces na superfície cardíaca. Quanto maior for o tempo entre a transmissão da onda e a chegada da reflexão, mais profundamente se encontrará a estrutura no tórax. Tal informação pode ser reconstruída por um computador de várias maneiras, produzindo imagens contínuas do coração e de suas câmaras ao longo do ciclo cardíaco.

A ecocardiografia é especialmente apta para detectar o funcionamento anormal das valvas cardíacas ou da função contrátil em porções das paredes cardíacas. Ela também fornece estimativas dos volumes das câmaras cardíacas em diferentes momentos do ciclo cardíaco, as quais são usadas de várias maneiras para acessar a função cardíaca.

A *fração de ejeção* (**FE**) é uma medida clínica extremamente útil que pode ser calculada a partir do ecocardiograma. Ela é definida como a relação entre o volume sistólico (VS) e o **volume diastólico final** (**VDF**):

$$\text{FE} = \frac{\text{VS}}{\text{VDF}} \qquad (3)$$

Estimativas dos volumes diastólico final e sistólico podem ser feitas a partir das imagens, e o VS pode ser calculado. A FE é em geral expressa como uma porcentagem e varia entre 55 e 80% (em média, 67%) em condições de repouso. FE de menos de 55% pode indicar contratilidade cardíaca deprimida.

A **relação pressão sistólica final-volume** é outra técnica útil na prática clínica para avaliar a contratilidade cardíaca. O volume sistólico final para um dado ciclo cardíaco é estimado por uma das técnicas de imagem descritas, ao passo que a pressão sistólica final para esse ciclo cardíaco pode ser obtida a partir da pressão arterial registrada no ponto do fechamento da valva aórtica (a **incisura**). Valores para vários ciclos cardíacos diferentes podem ser obtidos durante a infusão de um vasoconstritor (que aumenta a pós-carga), e os dados plotados como os da Figura 25-10 no contexto de todas alças pressão-volume ventricular. Como mostrado, aumentos na contratilidade miocárdica estão associados a uma rotação para a esquerda na relação pressão sistólica final-volume. Esse método de avaliação da função cardíaca é particularmente importante porque fornece uma estimativa da contratilidade que é independente do VDF (pré-carga). Importante lembrar, a partir da Figura 24-4, que aumentos na pré-carga causam aumentos no VS sem alterar o volume sistólico final. Assim, alterações apenas na contratilidade causarão desvios na relação pressão sistólica final-volume.

Também deve-se observar, na Figura 25-10, que as linhas de pressão sistólica final-volume, tanto da contratilidade "normal" como da "aumentada", se projetam próximas à origem em pressão zero e volume zero. Assim, é possível obter uma estimativa clínica razoável da inclinação da relação pressão sistólica final-volume (leia-se "contratilidade cardíaca") a partir de uma única medida de pressão sistólica final e de volume. Isso evita a necessidade de se fazerem vários testes caros com infusão de vasodilatador ou vasoconstritor.

Uma diminuição na contratilidade (como pode ser causada pela doença cardíaca) está associada a um desvio para baixo na relação pressão sistólica final-volume e é conhecida como **insuficiência cardíaca sistólica**. Nessa situação, aumentos no tônus simpático têm influência limitada no débito cardíaco. Parte do processo compensatório envolve um aumento significativo na retenção de líquidos corporais que resulta em um aumento no volume de sangue circulante e no VDF ventricular (ver Capítulo 29). A alça pressão-volume ventricular esquerdo descrevendo os eventos de um ciclo cardíaco de um coração insuficiente (mostrada na Figura 25-10B) está bem deslocada para a direita em relação àquela de um coração normal. O paciente não tratado, descrito nessa figura, está com um problema sério, com reduzidos VS e FE e alta pressão de enchimento com possível **congestão vascular pulmonar**. Além disso, a inclinação da linha que descreve a relação pressão sistólica final-volume está deslocada para baixo e é menos íngreme, indicando reduzida contratilidade do músculo cardíaco. Entretanto, devido a essa relação mais achatada, pequenas reduções da pós-carga (i.e., pressão sanguínea arterial) produzirão aumentos substanciais na FE e no VS que ajudarão significativamente esse paciente.

FUNÇÃO VALVAR CARDÍACA ANORMAL

A ação de bomba do coração é prejudicada quando as valvas não funcionam adequadamente. Diversas técnicas, que variam desde a simples **auscultação** (escutar os sons cardíacos) até a ecocardiografia ou o cateterismo cardíaco, são usadas para a obtenção de informações sobre a natureza e a extensão das disfunções valvares. Frequentemente, sons cardíacos anormais chamados de **murmúrios** acompanham defeitos nas valvas cardíacas. Esses sons são causados por gradientes de pressão anormais e padrões de fluxo sanguíneo turbulento que ocorrem durante o ciclo cardíaco.

Em geral, quando uma valva não abre por completo (ou seja, é **estenótica**), a câmara anterior à valva precisa desenvolver mais pressão durante sua fase sistólica, para atingir um fluxo determinado na valva. Esse aumento na "pressão" de trabalho induzirá a hipertrofia das células musculares cardíacas e o espessamento das paredes daquela câmara. Essa situação é análoga à dos músculos esqueléticos hipertrofiados dos levantadores de peso que fazem trabalho isométrico ou de alta tensão. Quando uma valva não fecha completamente (ou seja, é *insuficiente*, *regurgitante* ou *incompetente*), o fluxo sanguíneo regurgitante representa um volume adicional que deve ser ejetado, de modo a manter um fluxo suficiente para fora do ventrículo e tecidos adentro. Esse aumento de "volume" de trabalho leva frequentemente à dilatação da câmara, mas não ao aumento na espessura da parede. Isso é análogo aos músculos esqueléticos não hipertrofiados, mas com bom tônus, dos corredores de longa distância que realizam trabalho isotônico ou encurtamento.

Uma segunda generalidade a respeito das anormalidades valvares é que, sempre que houver um aumento na pressão atrial como resultado de uma estenose ou de uma regurgitação da valva AV, isso resultará em maiores pressões nos leitos capilares anteriores ao ponto estenótico. Se as pressões hidrostáticas forem aumentadas, o *edema* tecidual irá resultar em consequências negativas substanciais sobre a função dos órgãos relacionados.

Uma breve revisão de quatro dos defeitos valvares comuns que influenciam a função ventricular esquerda é apresentada na Figura 25-11. O leitor deve observar que as anormalidades estenóticas e regurgitantes podem ocorrer nas valvas ventriculares direitas, com consequências similares sobre a função ventricular direita.

ESTENOSE AÓRTICA

Algumas características da **estenose aórtica** são mostradas na Figura 25-11A. Em geral, a valva aórtica abre amplamente e oferece uma via de muito baixa resistência através da qual o sangue deixa o ventrículo esquerdo. Se essa abertura é estreitada (estenótica), a resistência ao fluxo na valva aumenta. Uma diferença significativa de pressão entre o ventrículo esquerdo e a aorta pode ser necessária para ejetar sangue através de uma valva aórtica estenótica. Como mostrado na Figura 25-11A, as pressões intraventriculares podem subir para valores muito altos durante a sístole, ao passo que a pressão aórtica se eleva mais lentamente do que o normal para o valor sistólico que está abaixo do normal. A pressão de pulso normalmente é baixa com a estenose aórtica. O desenvolvimento de alta pressão intraventricular é um intenso estímulo para a hipertrofia das células musculares cardíacas, e um aumento da massa ventricular esquerda invariavelmente acompanha a estenose aórtica. Isso tende a produzir um desvio do eixo elétrico para a esquerda. O eixo elétrico médio cairá no quadrante superior direito da Figura 25-5. O sangue, sendo ejetado pelo orifício estreitado, pode atingir velocidades muito altas, e pode ocorrer fluxo turbulento quando o sangue entra na aorta. Esse fluxo turbulento anormal pode ser escutado como um *mur-*

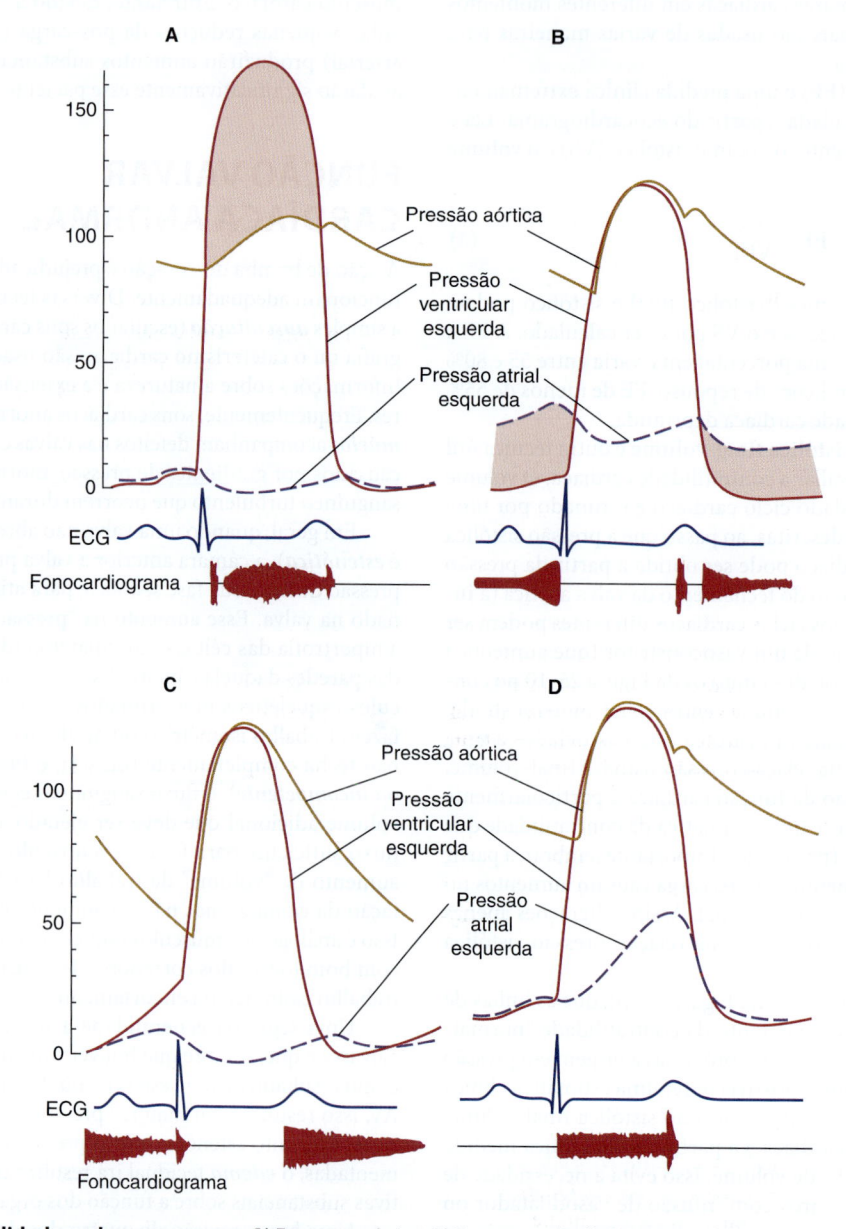

FIGURA 25-11 Anormalidades valvares comuns. A) Estenose aórtica. **B)** Estenose mitral. **C)** Regurgitação aórtica (insuficiência). **D)** Insuficiência mitral. (Modificada com permissão de Mohrman DE, Heller LJ: *Cardiovascular Physiology*, 6th ed. New York: Lange Medical Books/McGraw-Hill, 2006.)

múrio sistólico (ou *de ejeção*) com um estetoscópio colocado no local apropriado. A principal consequência fisiológica da estenose aórtica é uma alta pós-carga ventricular que é causada por restrição do fluxo de saída. Isso impõe uma sobrecarga de pressão ao ventrículo esquerdo.

ESTENOSE MITRAL

Algumas características da *estenose mitral* são mostradas na Figura 25-11B. Uma diferença de pressão de alguns milímetros de mercúrio na valva mitral durante a diástole é distintamente anormal e indica que esta valva está estenótica. A alta resistência determina uma diferença de pressão aumentada para atingir um fluxo normal na valva ($\dot{Q} = \Delta P/R$). Por consequência, como mostrado na Figura 25-11B, a pressão atrial esquerda encontra-se aumentada na estenose mitral. A alta carga de trabalho para o átrio esquerdo pode levar à hipertrofia do músculo atrial esquerdo. A aumentada pressão atrial esquerda se reflete para trás no leito pulmonar e, se suficientemente alta, causa *edema pulmonar* e congestão vascular pulmonar. Nessa condição, pode ser auscultado um *murmúrio diastólico* associado ao fluxo turbulento da valva mitral estenótica. As principais consequências fisiológicas da estenose mitral são aumentos na pressão atrial esquerda e na pressão capilar pulmonar. A última pode causar interferência nas trocas gasosas normais nos pulmões, levando à *dispneia* (respiração curta).

INSUFICIÊNCIA AÓRTICA

As características típicas da *regurgitação aórtica* (*insuficiência, incompetência*) são mostradas na Figura 25-11C. Quando as cúspides da valva aórtica não fornecem um selo adequado, o sangue regurgita da aorta de volta ao ventrículo esquerdo durante o período diastólico. A pressão aórtica cai mais rapidamente e mais do que o normal durante a diástole, o que determina uma baixa pressão diastólica e uma grande pressão de pulso. Além disso, o VDF ventricular e a pressão são maiores do que o normal devido ao fluxo extra que entra novamente na câmara por meio da valva aórtica incompetente durante a diástole. O fluxo turbulento do sangue que entra no ventrículo esquerdo durante a diástole precoce produz um murmúrio diastólico característico. Frequentemente, a valva aórtica está alterada, de modo que é tanto estenótica como insuficiente. Nessas circunstâncias, estão presentes tanto um murmúrio sistólico como um diastólico. As principais consequências fisiológicas da insuficiência aórtica são uma redução no fluxo para frente, em direção aos tecidos (se a insuficiência é grave), e um aumento na carga de trabalho de volume para o ventrículo esquerdo.

REGURGITAÇÃO MITRAL

As características típicas da *regurgitação mitral* (*insuficiência, incompetência*) são mostradas na Figura 25-11D. Quando a valva mitral é insuficiente, alguma quantidade de sangue regurgita do ventrículo esquerdo para o átrio esquerdo durante a sístole.

Um murmúrio sistólico pode acompanhar esse padrão de fluxo anormal. A pressão atrial esquerda é aumentada em níveis anormalmente altos, e o VDF e a pressão ventricular esquerda aumentam. O *prolapso da valva mitral* é uma forma comum de insuficiência mitral na qual as cúspides das valvas revertem para o átrio esquerdo durante a sístole. As principais consequências fisiológicas da regurgitação mitral são similares às da insuficiência aórtica, pelo fato de que o fluxo do ventrículo esquerdo para a aorta pode ser comprometido (se a insuficiência for grave) e porque há um aumento na carga de trabalho de volume para o ventrículo esquerdo. Além disso, a pressão atrial esquerda elevada pode também levar a efeitos pulmonares com encurtamento da respiração.

CORRELAÇÃO CLÍNICA

Um homem de 72 anos vai ao consultório médico com queixas de reduzida tolerância ao exercício. Ele tem tido *dispneia* (respiração curta) ao exercício por vários anos, mas tem piorado ultimamente. Ele tem, agora, dor no peito e um pouco de tontura com exercícios apenas moderados e, no dia anterior à consulta, desmaiou quando levantou da cama. Sua frequência cardíaca é de 75 bpm e sua pressão arterial é 113/90 mmHg. Um alto murmúrio sistólico é ouvido usando-se um estetoscópio colocado acima da aorta, e um pulso subindo lentamente é detectado na sua artéria radial. Um ECG revela frequência e ritmo normais, mas *hipertrofia ventricular esquerda* significativa (onda R positiva em DI, R negativa em aV_F e grandes amplitudes de onda R nas derivações aV_L, V_5 e V_6). A ecocardiografia indicou significativo espessamento da parede ventricular esquerda e significativo estreitamento da abertura da valva aórtica durante a sístole.

Os sintomas desse homem podem ser o resultado de uma grave *estenose valvar aórtica*. Devido à elevada resistência ao fluxo (essencialmente uma pós-carga aumentada), os músculos ventriculares esquerdos devem desenvolver mais força a fim de gerar pressão suficiente para ejetar sangue durante a sístole. Durante a sístole, a pressão ventricular esquerda será muito mais alta do que a pressão aórtica, produzindo, assim, um gradiente de pressão significativo. Ao longo do tempo, essa carga de trabalho aumentada induz hipertrofia do músculo ventricular esquerdo, o que contribui para o desvio do eixo elétrico médio à esquerda. A dispneia ao exercício é resultado de um desequilíbrio no VS entre o lado direito normal do coração e o seu lado esquerdo anormal e ainda devido ao sangue que retorna à circulação pulmonar.

O desmaio pode ser um sintoma comum em pacientes com estenose aórtica e, embora isso certamente signifique uma diminuição no fluxo sanguíneo cerebral, as causas específicas não são bem claras. Uma teoria popular é que, como o VS ventricular esquerdo (e, portanto, o débito cardíaco) está quase fixo e não é capaz de se ajustar aos muitos desafios cardiovasculares associados mesmo ao exercício moderado, a pressão arterial diminui em consequência da diminuição da resistência vascular periférica. Outras possibilidades incluem uma predisposição induzida pela hipertrofia a arritmias ou um reflexo vasodilatador evocado por altas pressões ventriculares esquerdas.

A dor no peito (*angina pectoris*) é o resultado de fluxo sanguíneo coronariano inadequado para atender às demandas metabólicas. A *isquemia* pode ser resultado ou do impedimento do fluxo coronariano (como pode ocorrer na *doença arterial coronariana* ou *aterosclerose*) ou de um aumento na demanda metabólica. Nesse caso, o aumento do trabalho miocárdico, em razão da estenose aórtica mais a hipertrofia que a acompanha, ultrapassa a capacidade do leito coronariano de suprir fluxo suficiente. Consequentemente, haverá isquemia mesmo em repouso, e sinais de tensão ventricular e isquemia subendocárdica aparecerão no ECG. Esses sinais incluem depressão do segmento ST e inversão da onda T.

O tratamento para a estenose aórtica é a reposição cirúrgica da valva aórtica.

RESUMO DO CAPÍTULO

- O eletrocardiograma é um registro das variações de voltagem que ocorrem na superfície corporal como resultado da propagação do potencial de ação pelo coração durante um ciclo cardíaco.
- Existem convenções-padrão usadas para o registro dos eletrocardiogramas.
- A magnitude e a direção do dipolo resultante formado pela onda de propagação do potencial de ação em qualquer instante no tempo podem ser deduzidas a partir da magnitude e orientação das deflexões do eletrocardiograma.
- O eixo elétrico médio descreve a orientação do dipolo resultante no momento de máxima propagação do potencial de ação durante a despolarização ventricular e normalmente fica entre 0 e +90° em um sistema de coordenadas polares.
- O eletrocardiograma padrão de 12 derivações é amplamente usado para avaliar a atividade elétrica cardíaca e consiste em uma combinação de registros bipolares e unipolares a partir de eletrodos nos membros e no tórax.
- As arritmias cardíacas podem ser detectadas e diagnosticadas a partir de uma única derivação eletrocardiográfica.
- As consequências fisiológicas da excitação e da condução anormais no coração dependem de a anormalidade elétrica limitar o tempo para o adequado enchimento cardíaco ou diminuir as contrações coordenadas dos cardiomiócitos, resultando em inadequado desenvolvimento de pressão e ejeção.
- As arritmias supraventriculares são o resultado de iniciação anormal do potencial de ação no nodo SA ou de características alteradas de propagação pelo tecido atrial e pelo nodo AV.
- As taquicardias podem originar-se ou nos átrios ou nos ventrículos e são o resultado de aumentada automaticidade do marca-passo ou de vias circulares contínuas estabelecendo um circuito reentrante.
- A condução anormal pelo nodo AV resulta em bloqueio de condução.
- As vias de condução anormais no sistema de Purkinje ou no tecido ventricular resultam em alterações significativas do complexo QRS.
- A taquicardia ventricular e a fibrilação ventricular representam anormalidades graves que são incompatíveis com o bombeamento cardíaco efetivo.
- Diversos métodos estão disponíveis para a mensuração de vários aspectos da função mecânica do coração. Esses métodos estão baseados no princípio de Fick e em várias técnicas de imagem, incluindo a ecocardiografia.
- A fração de ejeção (que é o volume sistólico dividido pelo volume diastólico final) e a relação pressão sistólica final-volume ventricular são índices muito úteis de contratilidade cardíaca.
- A falha das valvas cardíacas em abrir completamente (estenose) pode resultar em elevada pressão na câmara anterior e em gradientes anormais de pressão, congestão nos leitos vasculares anteriores, hipertrofia da câmara, fluxo turbulento na valva e murmúrios durante a sístole ou diástole.
- A falha das valvas cardíacas em fechar completamente (insuficiência, incompetência, regurgitação) pode resultar em grandes volumes sistólicos, pressões de pulso anormais, congestão dos leitos vasculares anteriores, fluxo turbulento na valva e murmúrios durante a sístole ou diástole.

QUESTÕES PARA ESTUDO

1. Um paciente de 75 anos está alerta e com queixas de fadiga geral. Sua frequência cardíaca é de 90 bpm e a pressão arterial é 140/50 mmHg. Um murmúrio diastólico está presente. Não foram detectadas anormalidades no ECG, e o eixo elétrico médio é = 10°. O cateterismo cardíaco indica: pressão no VE = 140/20 mmHg, pressão atrial esquerda = 10/3 mmHg (como pico sistólico/diastólico final). Qual das seguintes condições é mais consistente com esses achados?
   A) Estenose aórtica
   B) Insuficiência aórtica
   C) Estenose mitral
   D) Insuficiência mitral
   E) Hipertrofia ventricular direita

2. A avaliação do eletrocardiograma de seu paciente mostra que ondas P ocorrem em frequência regular de 90/min e os complexos QRS ocorrem em uma frequência regular de 37/min. Qual dos seguintes é o diagnóstico mais provável?
   A) Taquicardia supraventricular
   B) Bloqueio cardíaco de primeiro grau
   C) Bloqueio cardíaco de segundo grau
   D) Bloqueio cardíaco de terceiro grau
   E) Bloqueio de ramo do feixe

3. A partir das seguintes informações, calcule o débito cardíaco e determine se este poderia ser um valor normal para um jovem adulto saudável de 70 kg: concentração de oxigênio no sangue arterial sistêmico, $[O_2]_{AS}$ = 200 mL/L; concentração de oxigênio no sangue arterial pulmonar, $[O_2]_{AP}$ = 140 mL/L; consumo total de oxigênio corporal, VO_2 = 600 mL/min.
   A) 10 L/min, o que é normal para exercício moderado
   B) 10 L/min, o que é anormalmente baixo em repouso
   C) 6 L/min, o que está próximo do valor normal em repouso

D) 0,6 L/min, o que é anormalmente baixo em repouso
E) 60 L/min, o que é impossível para indivíduos normais

4. Um paciente toma um fármaco que diminui a velocidade de condução do potencial de ação no nodo AV. O efeito direto desse fármaco será observado no ECG como:
A) uma diminuição na frequência dos complexos QRS
B) um aumento na amplitude da onda P
C) um aumento no intervalo PR
D) um alargamento do intervalo QRS
E) um aumento na duração do segmento ST

5. O ECG de um paciente mostra que a amplitude das ondas R nas derivações DI e aV_F é para cima e igualmente grande. Qual das seguintes afirmativas é verdadeira?
A) Isso indica um desvio significativo do eixo elétrico para a esquerda
B) O eixo elétrico médio é de +90°
C) A menor amplitude da onda R será na derivação aV_L
D) A amplitude da onda R será positiva na derivação aV_R
E) O ventrículo esquerdo está hipertrofiado

CAPÍTULO 26

Sistema Vascular Periférico

David E. Mohrman e Lois Jane Heller

OBJETIVOS

- Definir o transporte convectivo e a difusão e listar os fatores que determinam suas velocidades.
- A partir de dados apresentados, usar o princípio de Fick para calcular a taxa de remoção de um soluto do sangue quando este perfunde um órgão.
- Descrever como a permeabilidade da parede capilar para um soluto está relacionada com o tamanho e a lipossolubilidade deste.
- Listar os fatores que influenciam o movimento transcapilar de líquido e, a partir de dados apresentados, definir a direção desse movimento.
- Descrever o sistema vascular linfático e seu papel em prevenir o acúmulo de líquidos no espaço intersticial.
- A partir de dados apresentados, calcular a resistência da rede vascular quando os vasos estão dispostos em paralelo ou em série.
- Descrever as diferenças na velocidade do fluxo sanguíneo em diferentes segmentos vasculares, relacionando-as com a área total de secção transversal.
- Descrever o padrão de fluxo laminar e o turbulento e a origem dos sons do fluxo no sistema cardiovascular.
- Identificar a porcentagem aproximada do volume sanguíneo total que está contido em vários segmentos vasculares na circulação sistêmica.
- Definir a quantidade de sangue periférico venoso e a quantidade de sangue central venoso.
- Descrever as alterações na pressão que ocorrem quando o fluxo sanguíneo flui pelo leito vascular, relacionando com a resistência vascular em seus vários segmentos.
- Estabelecer como a resistência de cada segmento vascular consecutivo contribui para a resistência vascular total do tecido e, a partir de dados fornecidos, calcular a resistência total.
- Definir a resistência periférica total (resistência vascular sistêmica) e estabelecer a relação entre esta e a resistência vascular de cada órgão.
- Definir complacência vascular e estabelecer como a curva volume-pressão difere entre artérias e veias.
- Prever o que acontecerá ao volume venoso quando houver vasoconstrição do músculo liso venoso ou quando a pressão transmural venosa aumentar.
- Descrever o papel da complacência arterial no armazenamento de energia para a circulação sanguínea.
- Descrever a técnica de auscultação de determinação das pressões arteriais sistólica e diastólica.
- Identificar os princípios físicos dos sons de Korotkoff.

> **OBJETIVOS (Continuação)**
>
> - Indicar como se dá a relação entre pressão arterial, débito cardíaco e resistência periférica total. Observar como a pressão arterial será alterada quando o débito cardíaco e/ou a resistência periférica total forem alterados.
> - A partir dos valores das pressões arteriais sistólica e diastólica, calcular a pressão arterial média.
> - Indicar como se dá a relação entre a pressão de pulso, o volume sistólico e a complacência arterial. Observar como a pressão de pulso mudará quando o volume sistólico ou a distensibilidade total arterial for alterado.
> - Descrever como a complacência total arterial muda com a idade e como isto afeta a pressão arterial de pulso.

VISÃO GERAL DO SISTEMA VASCULAR PERIFÉRICO

A homeostasia implica que cada célula e todas as células do corpo estejam continuamente banhadas em um ambiente de composição constante que seja ótimo para a função celular. Em essência, o sistema vascular periférico é um sofisticado sistema de irrigação. O fluxo sanguíneo está continuamente levando nutrientes para e removendo restos de produtos do ambiente intersticial local em todo o corpo.

O coração fornece a força de bombeamento necessária para criar um fluxo no sistema. Devido à ação do coração, a pressão na entrada do sistema vascular (a aorta) é mais alta do que na saída (a veia cava). Em todos os locais dentro do sistema vascular, o sangue sempre flui de altas pressões para baixas pressões de acordo com as tão bem conhecidas regras da física. Como a água flui "morro abaixo", o sangue busca trafegar ao longo da via de menor resistência. Por consequência, o sistema vascular periférico muda a resistência de várias vias para direcionar o fluxo sanguíneo aonde for necessário.

Este capítulo começa com a descrição dos mecanismos responsáveis pelo transporte de substâncias dissolvidas através do sistema vascular e pelo movimento dessas substâncias e líquidos dos capilares para o e do espaço intersticial. Em seguida, a equação básica para o fluxo por um vaso único ($Q = \Delta P/R$, presente no Capítulo 22) é aplicada à complexa rede ramificada vascular que existe no sistema cardiovascular. Ainda são consideradas as consequências das propriedades elásticas das artérias e veias de grande diâmetro para a função do sistema cardiovascular em geral. Finalmente, os princípios da mensuração clínica de rotina da pressão arterial são apresentados junto com as conclusões sobre a função cardiovascular geral que podem ser feitas a partir dessas informações.

TRANSPORTE CARDIOVASCULAR

O PRINCÍPIO DE FICK

As substâncias são transportadas entre os órgãos dentro do sistema cardiovascular pelo processo de **transporte convectivo**. Este é um processo simples em que a substância é levada junto com o fluxo de sangue no qual ela está presente. A taxa em que a substância (X) é transportada por esse processo depende unicamente de sua concentração no sangue e do fluxo sanguíneo:

$$\text{Taxa de transporte} = \text{Fluxo} \times \text{Concentração}$$

ou

$$\dot{X} = \dot{Q}[X] \tag{1}$$

em que $\dot{X}$ é a taxa de transporte de X (massa/tempo), $\dot{Q}$ é o fluxo de sangue (volume/tempo) e $[X]$ é a concentração de X no sangue (massa/volume).

É evidente, a partir da equação precedente, que somente dois métodos estão disponíveis para alterar a velocidade com que uma substância é transportada a um órgão: (1) uma alteração no fluxo sanguíneo pelo órgão ou (2) uma variação na concentração da substância no sangue arterial. A equação anterior pode ser utilizada, por exemplo, para mensurar a quantidade de oxigênio que é transportada a um músculo esquelético qualquer por minuto. Deve-se observar, entretanto, que esse cálculo pode não indicar se o músculo de fato usou o oxigênio transportado a ele.

Esse princípio pode ser estendido para determinar a taxa tecidual de utilização ou produção de uma substância ao, concomitantemente, considerar a taxa de transporte da substância ao tecido e *a partir* do tecido, respectivamente. A relação resultante é referida como o **princípio de Fick** e pode ser formalmente estabelecida como o que segue:

$$\dot{X}_{tc} = \dot{Q}([X]_a - [X]_v) \tag{2}$$

em que $\dot{X}_{tc}$ é a taxa de efluxo transcapilar de X (massa/tempo), $\dot{Q}$ é o fluxo de sangue (volume/tempo) e $[X]_{a,v}$ as concentrações arterial e venosa de X.

O princípio de Fick demonstra que a quantidade de uma substância que entra em um órgão dentro de certo período ($\dot{Q}[X]_a$) menos a quantidade que sai ($\dot{Q}[X]_v$) deve ser igual a sua taxa de utilização. (Se o tecido estiver produzindo a substância X, então a equação anterior produzirá uma taxa de utilização negativa.)

É útil lembrar que um método de determinação do **débito cardíaco** (**DC**) descrito no Capítulo 25 utiliza o princípio de Fick para calcular o fluxo sanguíneo na circulação sistêmica. Nesse caso, as variáveis conhecidas incluem a taxa de consumo tecidual sistêmica de oxigênio e as concentrações de oxigênio nos sangues arterial e venoso, rearranjando a equação acima para resolver o fluxo sanguíneo ($\dot{Q}$).

DIFUSÃO TRANSCAPILAR DE SOLUTO

Os capilares atuam como eficientes locais de troca onde a maioria das substâncias atravessa as paredes capilares por **difusão passiva** a partir de regiões de altas concentrações para regiões de baixas concentrações (ver Capítulo 1). Há quatro fatores que determinam a taxa de difusão de uma substância entre o sangue e o líquido intersticial: (1) a diferença de concentração, $\Delta[X]$, (2) a área de superfície para a troca, A, (3) a distância da barreira de difusão, ΔL, e (4) a permeabilidade da parede capilar para a difusão particular, representada aqui pela letra grega minúscula P. Tais fatores fazem parte de uma equação (**primeira lei de difusão de Fick**) que determina a difusão ($\dot{X}_d$) de uma substância X através de uma barreira:

$$\dot{X}_d = DA \frac{\Delta[X]}{\Delta L} \qquad (3)$$

Os leitos capilares permitem a entrada e a saída de uma grande quantidade de moléculas no sangue, uma vez que aumentam a área em que as trocas podem ocorrer enquanto diminuem a distância pela qual as substâncias difundidas devem passar. Os vasos capilares são extremamente finos, com um diâmetro de **lúmen** (interno) de cerca de 5 μm, uma parede com espessura de aproximadamente 1 μm e um comprimento médio de cerca de 0,5 mm. (Para comparação, um fio de cabelo humano tem mais ou menos 100 μm de diâmetro.) Os capilares distribuem-se de forma bastante numerosa nos tecidos, entrando em íntimo contato com todo o interstício. Estima-se que há cerca de 10^{10} capilares nos órgãos com uma área de superfície total de cerca de 100 m². Isso é mais ou menos a metade da área de uma quadra de tênis. É importante lembrar da afirmação do Capítulo 22, de que muitas células não estão a mais do que 10 μm de distância (menos do que um décimo da espessura de uma folha de papel) de um capilar. A difusão é um processo extremamente significativo para a troca de moléculas quando ocorre sobre uma distância tão curta e por uma área tão grande. A ciência está distante de reproduzir artificialmente a geometria favorável às trocas difusionais que existem nos tecidos, como a geometria existente nos pulmões ou nos rins, por exemplo.

Como esquematizado na Figura 26-1, a parede capilar em si consiste em apenas uma camada de células endoteliais unidas para formar um tubo. A facilidade com que um soluto em particular atravessa a parede capilar é expressa por um parâmetro chamado de **permeabilidade** capilar. A permeabilidade leva em consideração todos os fatores (coeficiente de difusão, distância para a difusão e área de superfície) – exceto a diferença de concentração – que influenciam a velocidade na qual o soluto atravessa a parede capilar.

Duas vias fundamentalmente distintas existem para as trocas intercapilares. As moléculas lipossolúveis, como o oxigênio e o dióxido de carbono, atravessam facilmente a parede capilar. O movimento transcapilar dessas substâncias pode ocorrer por toda a área de superfície capilar, uma vez que as membranas plas-

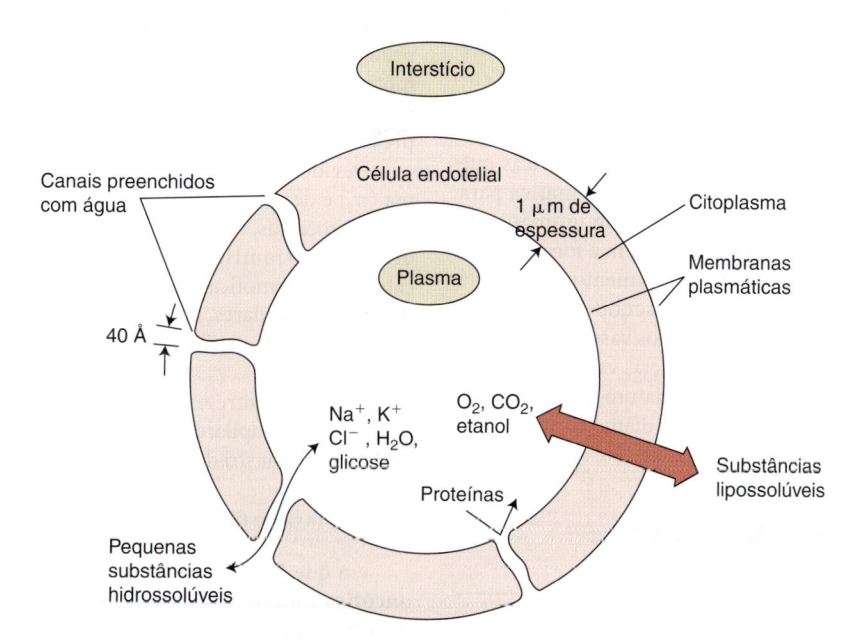

FIGURA 26-1 Vias para difusão transcapilar de soluto. (Modificada com permissão de Mohrman DE, Heller LJ: *Cardiovascular Physiology*, 6th ed. New York: Lange Medical Books/McGraw-Hill, 2006.)

máticas lipídicas endoteliais não representam uma relevante barreira à difusão de moléculas lipossolúveis.

A permeabilidade capilar a partículas polares pequenas, como íons sódio e potássio, é cerca de dez mil vezes menor do que a permeabilidade ao oxigênio. No entanto, tal permeabilidade a íons pequenos é de magnitude muito maior do que a que seria esperada se os íons fossem forçados a se moverem através da membrana plasmática. Portanto, postula-se que os capilares são de algum modo perfurados intercaladamente com canais ou **poros** preenchidos com água (que podem ser fendas entre as células endoteliais). Cálculos de dados de difusão demonstram que a área de secção transversal total dos poros em relação à área de superfície total capilar varia bastante entre os capilares de diferentes órgãos. Os capilares cerebrais parecem ser muito impermeáveis (têm poucos poros); já os capilares nos rins e nas glândulas que produzem líquidos são muito mais permeáveis. Contudo, em média os poros constituem apenas uma fração muito pequena da área de superfície capilar total – aproximadamente 0,01%. Essa área é, entretanto, suficiente para estabelecer o equilíbrio muito rápido de moléculas hidrossolúveis pequenas entre o plasma e o líquido intersticial de muitos órgãos. Desse modo, as concentrações de íons inorgânicos medidas no plasma podem representar as suas concentrações ao longo de todo o espaço extracelular.

Em geral, a albumina e outras proteínas plasmáticas grandes não podem atravessar facilmente as paredes capilares. O mecanismo preciso para a baixa permeabilidade capilar das proteínas está em discussão. Uma das hipóteses é de que os poros capilares apresentam diâmetros fisicamente menores do que os das moléculas de proteínas plasmáticas. Seja qual for o mecanismo, o resultado é que o plasma sanguíneo apresenta uma concentração mais alta de proteínas do que o líquido intersticial.

CÉLULAS ENDOTELIAIS

Além dos capilares, o sistema cardiovascular inteiro – incluindo as câmaras e valvas cardíacas – é formado por uma camada de revestimento de células endoteliais. Devido a sua ubiquidade e seu contato íntimo com o sangue, as células endoteliais estão envolvidas em muitas funções, além de agirem como barreira transcapilar para as trocas de soluto e água. Por exemplo, as membranas das células endoteliais possuem enzimas específicas que convertem alguns hormônios circulantes da forma inativa para a forma ativa. As células endoteliais estão também intimamente envolvidas na produção de substâncias que levam à formação do coágulo sanguíneo e à interrupção do sangramento quando há um dano tecidual. Além disso, como será discutido no próximo capítulo, as células endoteliais que revestem os vasos musculares, como as arteríolas, podem produzir substâncias vasoativas. Essas substâncias agem sobre as células da musculatura lisa que envolvem as células endoteliais, influenciando no diâmetro arteriolar.

MOVIMENTO TRANSCAPILAR DE LÍQUIDO

Além de proporcionarem a via de difusão para moléculas polares, os canais preenchidos com água que atravessam as paredes capilares permitem o fluxo de líquido através destas. A resultante do movimento de líquido entre o interstício e o capilar é importante para diversas funções fisiológicas, incluindo a manutenção do volume sanguíneo, a absorção do líquido intestinal, a formação de edema tecidual e a produção de saliva, suor e urina. Quando a resultante do deslocamento de líquidos é para fora dos capilares, o processo é chamado de **filtração**, ao passo que quando ocorre para dentro é chamado de **reabsorção**.

Os líquidos cruzam pelos canais dos capilares em resposta às diferenças de pressão entre o interstício e o interior do capilar, de acordo com a equação básica de fluxo. Entretanto, tanto a **pressão hidrostática** como a **osmótica** modulam o **movimento transcapilar** de líquido. Como foi discutido previamente, a pressão hidrostática fornece a força motriz para que o sangue flua ao longo do vaso. A pressão hidrostática capilar, P_C, é de aproximadamente 25 mmHg. Ela é considerada a força motriz para o retorno do sangue ao coração direito a partir dos capilares dos órgãos. Além disso, essa pressão hidrostática capilar de 25 mmHg tende a causar a passagem de líquido pelos poros dos capilares para o interstício, onde a pressão hidrostática (P_i) é próxima de 0 mmHg. Desse modo, há normalmente uma considerável diferença de pressão hidrostática que favorece a filtração de líquido através da parede capilar. No entanto, se não houvesse uma força contrária à tendência de saída de líquido de dentro dos capilares, todo o volume plasmático estaria no interstício. Essa força contrária é a pressão osmótica que decorre do fato de o plasma ter uma maior concentração de proteínas do que o líquido intersticial.

Deve-se lembrar que a água tende a se mover de regiões de baixas concentrações de solutos para as altas, a fim de estabelecer o equilíbrio osmótico. É importante lembrar também que a força motriz para o movimento osmótico da água entre uma solução e outra pode ser expressa como uma diferença de pressão osmótica entre as duas soluções. A diferença de pressão osmótica está diretamente relacionada com a diferença da concentração total do soluto nas duas soluções em questão. Uma vez que o plasma e o líquido intersticial são essencialmente idênticos, exceto pelas suas concentrações de proteínas, as proteínas plasmáticas são as principais responsáveis pela diferença resultante da pressão osmótica através das paredes capilares. O componente da pressão osmótica total, devido às proteínas, recebeu o nome especial de **pressão oncótica** (ou **pressão coloidosmótica**).

Devido às proteínas plasmáticas, a pressão oncótica do plasma (π_c) é de aproximadamente 25 mmHg. Em função da ausência de proteínas, a pressão oncótica do líquido intersticial (π_i) é de cerca de 0 mmHg. Desse modo, há normalmente uma significativa força osmótica favorecendo a reabsorção dos líquidos para dentro dos capilares. As forças que modulam o movimento dos líquidos para os capilares estão resumidas no lado esquerdo da Figura 26-2.

A relação entre os fatores que modulam o movimento dos líquidos pelos capilares é conhecida como **hipótese de Starling** e pode ser demonstrada pela seguinte equação:

$$\text{Taxa de filtração} = k\left[(P_c - P_i) - (\pi_c - \pi_i)\right] \quad (4)$$

em que P_c é a **pressão hidrostática capilar**, π_c é a **pressão oncótica capilar**, P_i e π_i são a **pressão hidrostática** e a **pressão oncótica intersticial**, respectivamente, e k é uma constante que expressa a facilidade com que o líquido pode mover-se através

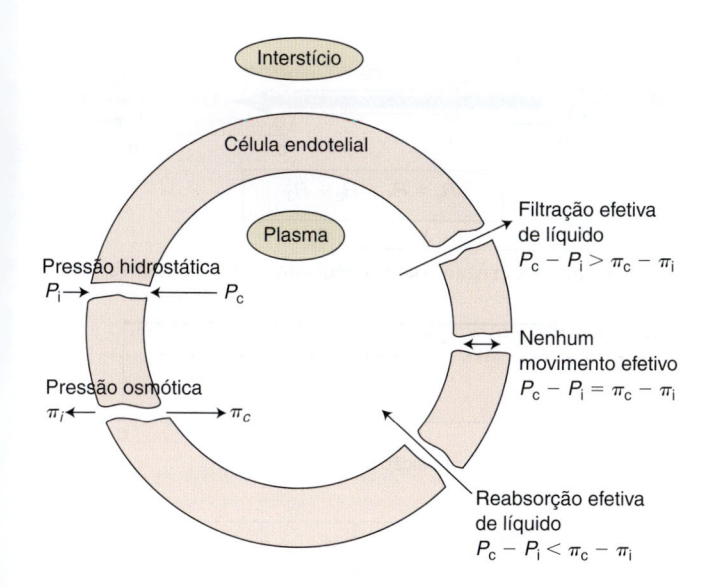

FIGURA 26-2 Fatores que influenciam o movimento transcapilar de líquido. (Modificada com permissão de Mohrman DE, Heller LJ: *Cardiovascular Physiology*, 6th ed. New York: Lange Medical Books/ McGraw-Hill, 2006.)

dos capilares (basicamente a recíproca da resistência ao fluxo de líquido pela parede capilar).

O equilíbrio de líquidos no interior dos tecidos (a ausência de movimento transcapilar efetivo) é atingido quando o termo entre colchetes na equação é zero. Esse equilíbrio pode ser perturbado por alterações em qualquer uma das quatro pressões. Os desequilíbrios de pressão que levam à filtração e à reabsorção capilar estão indicados no lado direito da Figura 26-2.

Em muitos tecidos, a filtração rápida de líquidos é anormal e provoca o seu inchaço, tendo como consequência o excesso de líquido no espaço intersticial (*edema*). No tecido lesado, frequentemente é secretada uma substância denominada **histamina**. Uma das ações da histamina é aumentar a permeabilidade capilar de tal forma que as proteínas sejam capazes de vazar em direção ao interstício. Uma maior filtração e o edema acompanham a liberação de histamina, em parte porque a diferença de pressão oncótica ($\pi_c - \pi_i$) está reduzida abaixo do valor normal.

A filtração transcapilar de líquidos nem sempre é prejudicial. Na verdade, órgãos que produzem líquidos, como as glândulas salivares e os rins, utilizam altas pressões hidrostáticas capilares para produzir continuamente filtração efetiva. Além disso, em algumas situações anormais, como perda grave de volume de sangue por hemorragia, uma reabsorção efetiva de líquidos acompanhada por diminuição da pressão hidrostática capilar auxilia na restauração do volume de líquido circulante.

SISTEMA LINFÁTICO

Embora as proteínas apresentem permeabilidade capilar extremamente baixa, essas moléculas, assim como outras partículas grandes, como os ácidos graxos de cadeia longa e as bactérias, são capazes de encontrar uma via para entrar no espaço intersticial.

Se essas partículas se acumularem no espaço intersticial, as forças de filtração ultrapassarão as forças de reabsorção, o que resultará no edema. O sistema linfático representa a via pela qual moléculas grandes reingressam na circulação sanguínea.

O **sistema linfático** começa nos tecidos a partir dos capilares linfáticos de fundo cego, os quais são equivalentes em tamanho, porém menos numerosos do que os capilares sanguíneos. Os capilares linfáticos são muito porosos e coletam facilmente partículas grandes acompanhadas de líquido intersticial. Quando no interior do sistema linfático, esse líquido, denominado **linfa**, move-se ao longo de vasos linfáticos convergentes. A linfa é filtrada pelos linfonodos (onde bactérias e partículas são removidas) e reingressa no sistema circulatório através do **ducto torácico** e do **ducto linfático direito**, que terminam no sistema venoso, próximos ao local onde o sangue entra no coração direito.

O fluxo da linfa a partir dos tecidos em direção ao ponto de entrada do sistema circulatório é promovido pela(s) (1) elevação da pressão intersticial (devido ao acúmulo de líquido no tecido ou ao movimento dos tecidos adjacentes), (2) contrações dos vasos linfáticos e (3) presença de valvas localizadas nesses vasos, prevenindo o fluxo retrógrado.

Cerca de 2,5 L de líquido linfático entram no sistema cardiovascular a cada dia. Na situação de equilíbrio, isto indica uma taxa de filtração transcapilar *efetiva* de líquido total de 2,5 L por dia. Se comparado com o volume total de sangue que circula a cada dia (cerca de 7.000 L), o volume de líquido que vaza dos capilares pode parecer insignificante. Entretanto, o bloqueio linfático é um problema muito sério e é acompanhado por edema grave (*linfedema*). Dessa forma, os vasos linfáticos têm um papel crítico na manutenção da baixa concentração de proteína intersticial e na remoção do excesso de filtrado capilar a partir dos tecidos.

FUNÇÃO VASCULAR BÁSICA

RESISTÊNCIA E FLUXO NAS REDES VASCULARES

No Capítulo 22, foi afirmado que a equação básica de fluxo ($\dot{Q} = \Delta P/R$) pode ser aplicada ao trabalho de uma rede de tubos, assim como também a um tubo único. Isso porque qualquer rede de resistência, até as mais complexas, pode sempre ser reduzida a um único resistor "equivalente" que relaciona o fluxo total ao longo da rede com a diferença de pressão através da rede. Então, para fazê-lo, devem-se usar as duas equações a seguir para redes de vasos individuais *em série* (um depois do outro) e *em paralelo* (lado a lado). Quando os vasos de resistências $R_1, R_2, ..., R_n$ são conectados em série, a resistência total da rede é dada pela seguinte fórmula:

$$R_T = R_1 + R_2 + ... + R_n \quad (5)$$

A Figura 26-3A ilustra um exemplo de três vasos dispostos *em série* entre algumas regiões onde a pressão é P_e e outras regiões com uma pressão inferior, P_s. Desse modo, a diferença de pressão total através da rede, ΔP, é igual a $P_e - P_s$. De acordo com a equação de resistências em série, a resistência total em toda a rede (R_T) é igual a $R_1 + R_2 + R_3$. Dessa forma, pela equação básica de fluxo, o fluxo através da rede ($\dot{Q}$) é igual a $\Delta P/$

R_T. Deveria ser óbvio que $\dot{Q}$ é *também* o fluxo (volume/tempo) através de cada elemento da série, como mostrado na Figura 26-3B. (Partículas líquidas podem deslocar-se a diferentes velocidades [distância/tempo] ao longo dos elementos da série. Porém, o volume que passa por cada elemento em um minuto deve ser igual.)

Como mostrado na Figura 26-3C, ao longo da rede ocorre uma diminuição na fração da pressão total dentro de cada elemento da série. A queda de pressão através de qualquer elemento na série pode ser calculada pela aplicação da equação básica de fluxo para aquele elemento, por exemplo, $\Delta P_1 = QR_1$. A maior parte da queda geral de pressão ocorrerá através do elemento em série com a maior resistência ao fluxo (R_2 na Figura 26-3).

Como indicado na Figura 26-4, quando vários tubos com resistências $R_1, R_2,..., R_n$ estão reunidos, formando uma rede de vasos em **paralelo,** pode-se calcular uma única resistência geral para essa rede em paralelo, R_p, de acordo com a fórmula a seguir:

$$\frac{1}{R_p} = \frac{1}{R_1} + \frac{1}{R_2} + \ldots + \frac{1}{R_n} \tag{6}$$

O fluxo total que passa ao longo da rede em paralelo é determinado por $\Delta P/R_p$. Como demonstrado pela equação anterior, a resistência, total de qualquer rede em paralelo será sempre menor do que aquela de qualquer elemento na rede. (Em um caso especial em que os elementos da rede têm a mesma resistência, R_x, a resistência total dessa rede é dada pela resistência de um elemento isolado dividida pelo número dos elementos dispostos em paralelo [n]: $R_p = R_x/n$.) Em geral, quanto mais elementos dispostos em paralelo, menor será a resistência total da rede. Desse modo, um leito capilar, formado por muitos capilares dispostos em paralelo, pode apresentar uma resistência geral muito menor ao fluxo, ainda que a resistência dos capilares individualmente seja relativamente alta.

Conforme é mostrado na Figura 26-4, a equação básica de fluxo pode ser utilizada para qualquer elemento sozinho na rede ou para a rede como um todo. Exemplificando, o fluxo que passa somente pelo primeiro componente da rede ($\dot{Q}_1$) é dado por $\dot{Q}_1 = \Delta P/R_1$, ao passo que o fluxo que passa pela rede inteira em paralelo é dado por $\dot{Q}_p = \Delta P/R_p$.

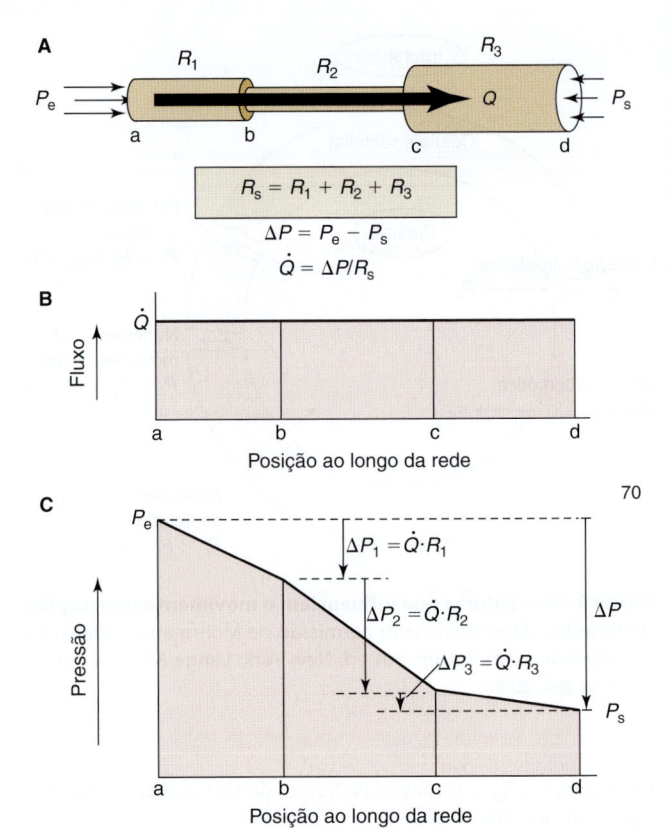

FIGURA 26-3 A-C) Rede de resistência em série. (Modificada com permissão de Mohrman DE, Heller LJ: *Cardiovascular Physiology*, 6th ed. New York: Lange Medical Books/McGraw-Hill, 2006.)

VELOCIDADES DO FLUXO SANGUÍNEO PERIFÉRICO

É importante diferenciar fluxo sanguíneo (volume/tempo) de velocidade de fluxo sanguíneo (distância/tempo) no sistema vascular periférico. A velocidade linear do fluxo, em qualquer ponto,

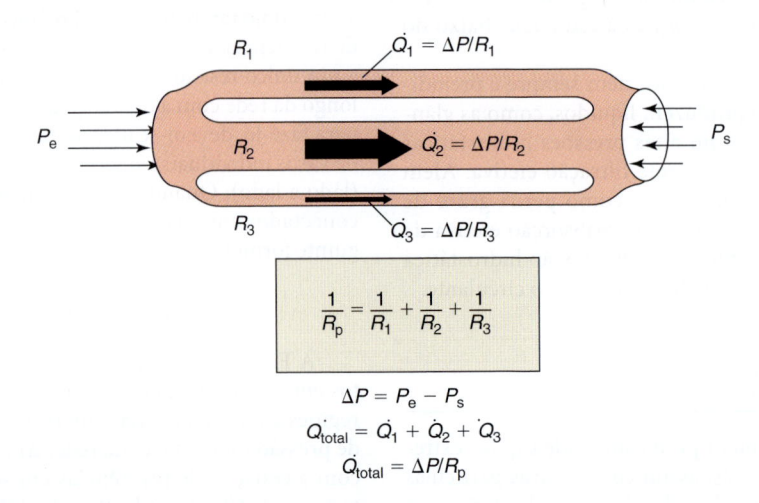

FIGURA 26-4 Rede de resistência em paralelo. (Modificada com permissão de Mohrman DE, Heller LJ: *Cardiovascular Physiology*, 6th ed. New York: Lange Medical Books/McGraw-Hill, 2006.)

é igual ao fluxo dividido pela área da secção transversal. Pode-se fazer uma analogia com uma corrente de água de uma cachoeira que se move com maior velocidade na sua porção mais rasa do que no "lago" profundo adjacente a ela. Entretanto, o volume de água que passa pelo "lago" adjacente em um dia (volume/tempo = fluxo) precisa ser igual ao que passa na porção mais rasa no mesmo dia. Tal como o arranjo em série, o fluxo é o mesmo em todos os pontos ao longo do canal, mas a velocidade do fluxo varia inversamente com a área da secção transversal local. O mesmo se repete na vasculatura periférica, onde o sangue flui mais rapidamente na região com a mínima área da secção transversal (a aorta) e mais lentamente na região com a máxima área da secção transversal (os leitos capilares). Sem levar em consideração as diferenças na velocidade, quando o DC (fluxo para dentro da aorta) é de 5 L/min, o fluxo nos capilares sistêmicos (ou arteríolas, ou vênulas) é também de 5 L/min. As alterações na velocidade do fluxo que ocorrem quando o sangue passa pelo sistema vascular periférico são mostradas na linha superior da Figura 26-5.

A importante consequência desse fluxo lento nos capilares é que ele permite tempo suficiente para uma troca adequada de solutos e líquidos entre os compartimentos vascular e intersticial.

O sangue normalmente flui por todos os vasos no sistema cardiovascular de uma maneira aerodinamicamente ordenada (de modo que haja a menor resistência), o que é chamado de **fluxo laminar**. Com o fluxo laminar, há um perfil de velocidade parabólica pelo tubo, conforme indicado à esquerda da Figura 26-6. A velocidade é muito rápida ao longo do eixo central do vaso e cai para zero nas suas paredes. As camadas concêntricas do líquido com diferentes velocidades repousam suavemente umas sobre as outras. Poucas misturas ocorrem entre as camadas de líquidos, tanto que partículas individuais se deslocam, na direção do fluxo laminar, paralelas ao eixo do fluxo. O fluxo laminar é bastante eficiente, uma vez que pouca energia é desperdiçada, sendo utilizada principalmente para o movimento de líquido.

Uma vez que o sangue é um líquido viscoso, o seu movimento ao longo do vaso exerce um **estresse de cisalhamento** sobre a parede deste. Essa é uma força que atrita com a superfície interna do vaso (camada de células endoteliais) junto com o fluxo. As células endoteliais que revestem internamente os vasos podem detectar (e possivelmente responder a) alterações na velocidade do fluxo sanguíneo ao perceberem mudanças no estresse de cisalhamento sobre elas. O estresse de cisalhamento pode também ser um fator relevante em algumas condições patológicas. Por exemplo, placas ateroscleróticas tendem a se formar de preferência perto da ramificação de grandes artérias onde existe alto estresse de cisalhamento por razões de complexidade hemodinâmica, as quais não serão discutidas, pois vão além da finalidade deste texto.

Quando o sangue é forçado a se deslocar a uma velocidade muito alta através de uma abertura estreita, o padrão de fluxo laminar normal pode ser perturbado e se tornar um padrão de **fluxo turbulento**, mostrado no lado direito da Figura 26-6. Com o fluxo turbulento, há maior mistura e fricção interna. Quando o fluxo no interior de um vaso for turbulento, a resistência ao fluxo será significativamente mais alta do que a prevista pela

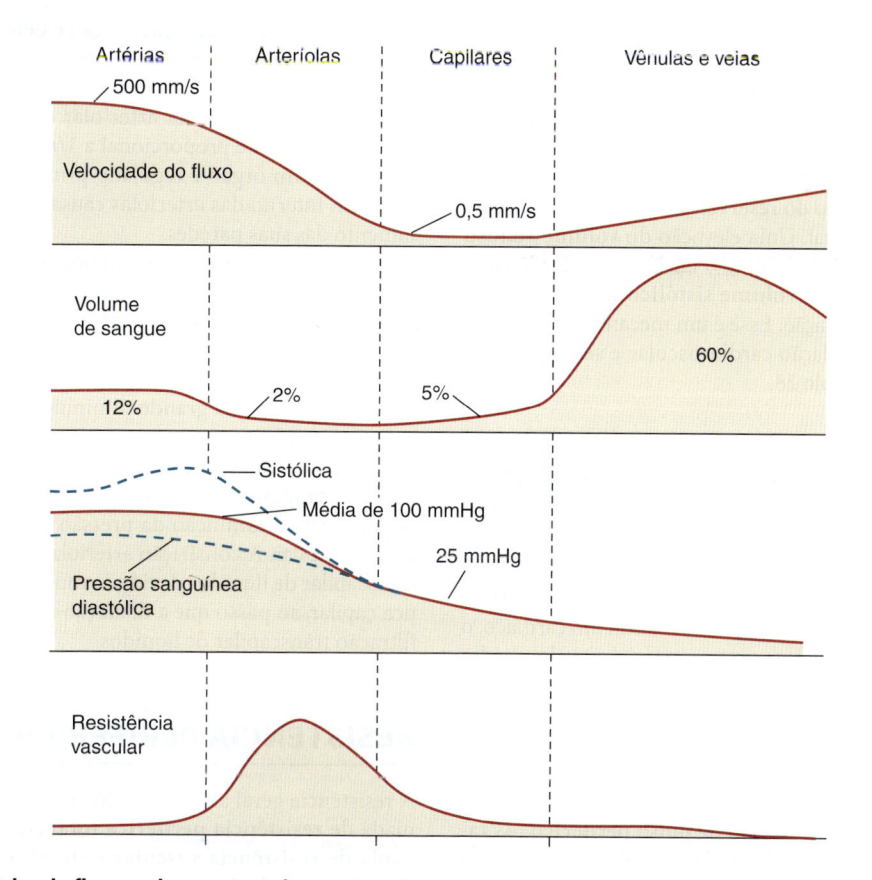

FIGURA 26-5 Velocidades do fluxo, volumes sanguíneos, pressões sanguíneas e resistências na vasculatura periférica da aorta ao átrio direito. Aproximadamente 20% do volume total está contido no sistema pulmonar e nas câmaras cardíacas, e não está contemplado nesta figura. (Modificada com permissão de Mohrman DE, Heller LJ: *Cardiovascular Physiology*, 6th ed. New York: Lange Medical Books/McGraw-Hill, 2006.)

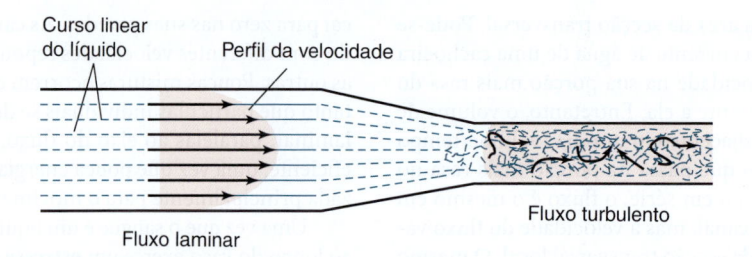

FIGURA 26-6 Padrões de fluxo laminar e turbulento. (Modificada com permissão de Mohrman DE, Heller LJ: *Cardiovascular Physiology*, 6th ed. New York: Lange Medical Books/McGraw-Hill, 2006.)

equação de Poiseuille, apresentada no Capítulo 22. Esse fluxo também gera sons, que podem ser escutados com o auxílio de um estetoscópio. Os **sons cardíacos**, por exemplo, são manifestações dos padrões de fluxo turbulento gerados pelas anormalidades das valvas cardíacas. A percepção de sons das artérias periféricas (**sopros**) é anormal e costuma indicar uma redução patológica da área da secção transversal dos grandes vasos ou um alto fluxo de sangue anormal em um órgão.

VOLUMES DE SANGUE PERIFÉRICO

A segunda linha na Figura 26-5 mostra a porcentagem aproximada do volume de sangue circulante total que está contido nas diferentes regiões vasculares dos órgãos em um dado instante.

Grande parte do sangue circulante está contida dentro das veias dos órgãos. Esse difuso, mas amplo, reservatório de sangue é frequentemente referido como **reservatório venoso periférico**. Um segundo reservatório de sangue venoso, porém menor, chamado de **reservatório venoso central**, está retido nas grandes veias do tórax e no átrio direito. Quando as veias periféricas contraem, o sangue é deslocado do reservatório venoso periférico e entra no reservatório central. Uma elevação do **volume venoso central** e, assim, da pressão aumenta o enchimento cardíaco, o que, por sua vez, aumenta o **volume sistólico** (**VS**) de acordo com a lei de Starling do coração. Esse é um mecanismo extremamente importante de regulação cardiovascular e será discutido em mais detalhes no Capítulo 28.

PRESSÕES SANGUÍNEAS PERIFÉRICAS

A pressão arterial diminui nos segmentos consecutivos com o padrão mostrado na terceira linha da Figura 26-5. É importante lembrar da Figura 24-1, em que a pressão aórtica flutua entre o valor da sistólica e o da diastólica para cada batimento cardíaco, o que é refletido ao longo de todo o sistema *arterial*. O valor médio da pressão no arco da aorta, entretanto, é de cerca de 100 mmHg, e essa **pressão arterial média** diminui apenas um pouco ao longo do sistema arterial.

Como indicado na Figura 26-5, a pressão arterial de pulso na verdade aumenta à medida que se distancia do coração, um fenômeno referido como **pico de pressão de pulso periférico**. As razões hemodinâmicas para isso são muito complexas e envolvem a adição positiva das ondas de pressão primárias produzidas pelo coração (que trafegam muito mais rápido do que o fluxo sanguíneo) e as ondas de pressão refletidas (que trafegam de volta, em direção ao coração) causadas por descontinuidades, como pontos de ramificações no sistema arterial.

Uma redução significativa da pressão ocorre nas *arteríolas*, onde a pulsatilidade natural da pressão também quase desaparece. A média da pressão capilar é de aproximadamente 25 mmHg. A pressão continua a cair nas vênulas e veias à medida que o sangue retorna ao coração direito. A **pressão venosa central** (definida como a pressão de enchimento do coração direito) é em geral de cerca de 0 mmHg.

RESISTÊNCIA VASCULAR PERIFÉRICA

A linha inferior da Figura 26-5 demonstra a resistência relativa ao fluxo que há em cada região vascular consecutiva. A resistência vascular total de qualquer órgão é determinada em uma ampla extensão pela resistência de suas arteríolas, pois esses vasos têm uma grande resistência vascular em comparação aos outros segmentos. A resistência arteriolar é muito influenciada pelo raio arteriolar (R é proporcional a $1/r^4$). Desse modo, o fluxo de sangue em um órgão é regulado principalmente por ajustes no diâmetro interno das arteríolas causados por contração ou relaxamento das suas paredes.

Quando as arteríolas de um órgão mudam de diâmetro, não apenas o fluxo para o órgão muda, mas também o modo como a pressão diminui dentro do órgão é modificado. Os efeitos da contração e da dilatação arteriolar sobre o perfil da pressão dentro do leito vascular são ilustrados na Figura 26-7. A constrição arteriolar causa uma grande diminuição na pressão das arteríolas, e isso tende a aumentar a pressão arterial enquanto diminui a pressão nos capilares e nas veias. Em contra-partida, a elevação do fluxo sanguíneo ao órgão causada pela dilatação arteriolar é seguida pela diminuição da pressão arterial e pelo aumento da pressão capilar. A constrição arteriolar tende a causar reabsorção transcapilar de líquidos devido às mudanças na pressão hidrostática capilar, ao passo que a dilatação arteriolar tende a promover filtração transcapilar de líquidos.

RESISTÊNCIA PERIFÉRICA TOTAL

A resistência geral ao fluxo de toda a circulação sistêmica é chamada de **resistência periférica total** (**RPT**, algumas vezes chamada de **resistência vascular sistêmica** [**RVS**]). A resistência vascular de cada órgão contribui para a RPT de acordo com a equação de resistências paralelas (6), já que os órgãos estão geralmente arranjados em paralelo (ver Figura 22-2).

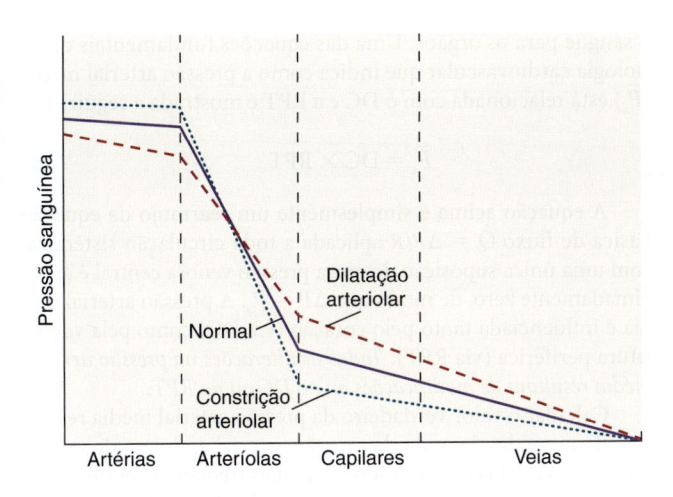

FIGURA 26-7 Efeitos das alterações na resistência arteriolar sobre as pressões vasculares. (Modificada com permissão de Mohrman DE, Heller LJ: *Cardiovascular Physiology*, 6th ed. New York: Lange Medical Books/McGraw-Hill, 2006.)

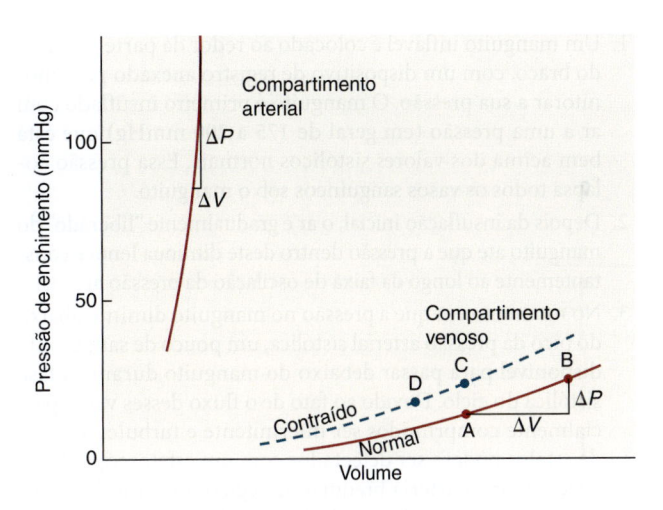

FIGURA 26-8 Curvas volume-pressão dos compartimentos arteriais e venosos. (Modificada com permissão de Mohrman DE, Heller LJ: *Cardiovascular Physiology*, 6th ed. New York: Lange Medical Books/McGraw-Hill, 2006.)

PROPRIEDADES ELÁSTICAS DE ARTÉRIAS E VEIAS

Artérias e veias contribuem apenas com uma pequena parte da resistência total ao fluxo de um leito vascular. Portanto, mudanças em seus diâmetros não têm efeito significativo no fluxo sanguíneo dos órgãos. O comportamento elástico das artérias e veias é, entretanto, muito importante para a função cardiovascular geral. Uma vez que elas podem agir como reservatórios, quantidades substanciais de sangue podem ser estocadas nesses vasos. As artérias e veias comportam-se mais como balões com pressão constante ao longo das suas paredes, e não como tubos resistivos com uma diferença de pressão de uma extremidade a outra relacionada com o fluxo. Desse modo, pode-se pensar em um "compartimento arterial" e em um "compartimento venoso", cada um com uma pressão interna relacionada com o volume de sangue dentro de si em um dado momento, e em como facilmente suas paredes podem ser distendidas.

Isso é caracterizado por um parâmetro denominado **complacência** (*C*; ver Capítulo 1), o qual representa quanto de volume é alterado (ΔV) em resposta a uma variação na pressão de distensão (ΔP), que é a diferença entre as pressões interna e externa sobre as paredes vasculares, conforme representado a seguir:

$$C = \frac{\Delta V}{\Delta P} \qquad (7)$$

As curvas volume-pressão para os compartimentos arteriais e venosos sistêmicos são mostradas na Figura 26-8. A partir da inclinação discrepante das curvas mostradas na figura, fica evidente que as propriedades elásticas das artérias e veias são muito diferentes. Para o compartimento arterial, a $\Delta V/\Delta P$ medida aproxima-se da pressão normal funcional de 100 mmHg e indica uma complacência de cerca de 2 mL/mmHg. Por outro lado, o compartimento venoso tem uma complacência acima de 100 mL/mmHg, o que fica próximo da pressão normal funcional de 5 a 10 mmHg.

Devido à grande complacência das veias, mesmo pequenas variações na pressão venosa periférica podem causar um deslocamento significativo de volume de sangue circulante para dentro ou para fora do reservatório venoso periférico. Na posição ortostática, por exemplo, há um aumento na pressão venosa das extremidades inferiores. Isso leva ao acúmulo de sangue nesses vasos, sendo representado pela mudança do ponto A ao ponto B na Figura 26-8. Esse processo, por sua vez, pode ser equilibrado pela constrição venosa ativa. A linha tracejada na Figura 26-8 demonstra a relação volume-pressão venosa quando as veias sofrem constrição pela ativação do músculo liso. Nas veias em constrição, apesar de a pressão venosa ser maior que o normal, o volume pode ser normal (ponto C) ou mesmo menor que o normal (ponto D). A constrição venosa periférica tende a aumentar a pressão venosa periférica e a deslocar o sangue para fora do compartimento venoso periférico.

A elasticidade das artérias permite que elas atuem como reservatório de sangue a cada batimento. As artérias possuem um importante papel em transformar o fluxo pulsátil de saída do coração em um fluxo constante ao longo do leito vascular dos órgãos. Durante a fase rápida inicial da ejeção cardíaca, o volume arterial aumenta, porque o sangue está entrando na aorta mais rapidamente do que está passando para as arteríolas sistêmicas. Dessa forma, parte do trabalho que o coração realiza ejetando o sangue se deve ao estiramento das paredes elásticas das artérias. Ao final da sístole e ao longo da diástole, o volume arterial diminui. Isso ocorre porque o fluxo de sangue drenado pelas artérias excede o fluxo que entra na aorta. A parede arterial previamente estirada retorna ao tamanho inicial e, nesse processo, libera sua energia potencial armazenada. Essa energia recuperada é que realmente faz o trabalho de propulsão do sangue através do leito vascular periférico durante a diástole. Se as artérias fossem tubos rígidos, elas não poderiam armazenar a energia elástica, e a pressão arterial cairia imediatamente para zero ao final de cada ejeção cardíaca.

MEDIDA DE PRESSÃO ARTERIAL

É importante lembrar que a pressão arterial sistêmica flutua com cada ciclo cardíaco entre o valor diastólico (P_D), e o valor sistólico (P_S), mais alto. A obtenção da estimativa das pressões sistólica e diastólica de um indivíduo é uma das técnicas mais rotineiras de diagnóstico disponível na medicina. Os princípios básicos da **técnica de auscultação** utilizada para medir a pressão arterial são descritos a seguir com o auxílio da Figura 26-9:

1. Um manguito inflável é colocado ao redor da parte superior do braço, com um dispositivo de registro anexado para monitorar a sua pressão. O manguito é primeiro insuflado com ar a uma pressão (em geral de 175 a 200 mmHg) que está bem acima dos valores sistólicos normais. Essa pressão colapsa todos os vasos sanguíneos sob o manguito.
2. Depois da insuflação inicial, o ar é gradualmente "liberado" do manguito até que a pressão dentro deste diminua lenta e constantemente ao longo da faixa de oscilação da pressão arterial.
3. No momento em que a pressão no manguito diminui abaixo do pico da pressão arterial sistólica, um pouco de sangue está disponível para passar debaixo do manguito durante a fase sistólica do ciclo. Devido ao fato de o fluxo desses vasos parcialmente comprimidos ser intermitente e turbulento, sons de estalos podem ser detectados com um estetoscópio localizado sobre a artéria braquial na região do cotovelo. Conforme indicado na Figura 26-9, sons de diferentes características, conhecidos coletivamente como **sons de Korotkoff**, são escutados sempre que a pressão no manguito está entre as pressões sistólica e diastólica. *A mais alta pressão no manguito em que os sons de estalos são escutados é tomada como a pressão arterial sistólica.*
4. Quando a pressão no manguito diminui abaixo da pressão diastólica, o sangue flui através dos vasos sob o manguito sem a interrupção periódica, e novamente nenhum som é detectado sobre a artéria braquial. *A pressão no manguito em que os sons se tornam abafados ou desaparecem é tomada como a pressão arterial diastólica.*

DETERMINAÇÕES DE PRESSÃO ARTERIAL

PRESSÃO ARTERIAL MÉDIA

A pressão arterial média é uma variável cardiovascular de importância crítica porque é a média da pressão efetiva que direciona o sangue para os órgãos. Uma das equações fundamentais da fisiologia cardiovascular que indica como a pressão arterial média ($\bar{P}_a$) está relacionada com o DC e a RPT é mostrada a seguir:

$$\bar{P}_a = DC \times RPT \quad (8)$$

A equação acima é simplesmente um rearranjo da equação básica de fluxo $\dot{Q} = \Delta P/R$ aplicada a toda circulação sistêmica, com uma única suposição de que a pressão venosa central é aproximadamente zero, de modo que $\Delta P = \bar{P}_a$. A pressão arterial média é influenciada tanto pelo coração (via DC) como pela vasculatura periférica (via RPT). *Todas as alterações na pressão arterial média resultam de modificações ou no DC ou na RPT.*

Calcular o valor verdadeiro da pressão arterial média requer calcular a média da onda da pressão arterial ao longo de um ou mais ciclos cardíacos. Contudo, com mais frequência pode-se obter pela auscultação apenas as pressões sistólica e diastólica, mas ainda se quer fazer alguma estimativa da pressão arterial média. A pressão arterial média fica, obrigatoriamente, entre as pressões sistólica e diastólica. *Uma regra prática útil é que a pressão arterial média ($\bar{P}_a$) é quase igual à pressão diastólica (P_D) mais um terço da diferença entre as pressões sistólica e diastólica ($P_S - P_D$).*

PRESSÃO ARTERIAL DE PULSO

A **pressão arterial de pulso** (P_P) é *definida* simplesmente como a pressão sistólica menos a pressão diastólica ($P_S - P_D$). Para ser capaz de utilizar a pressão de pulso a fim de deduzir qualquer coisa a respeito do funcionamento do sistema cardiovascular, é necessário fazer mais do que simplesmente defini-la. É importante compreender o que *determina* a pressão de pulso, isto é, o que a causa, e o que a pode alterar. Na seção anterior deste capítulo, foi feita uma breve discussão sobre como, em consequência da complacência dos vasos arteriais, a pressão arterial aumenta à medida que o volume de sangue é elevado durante a fase de ejeção cardíaca. A magnitude da elevação da pressão arterial (ΔP) causada por um aumento no volume arterial depende da magnitude da

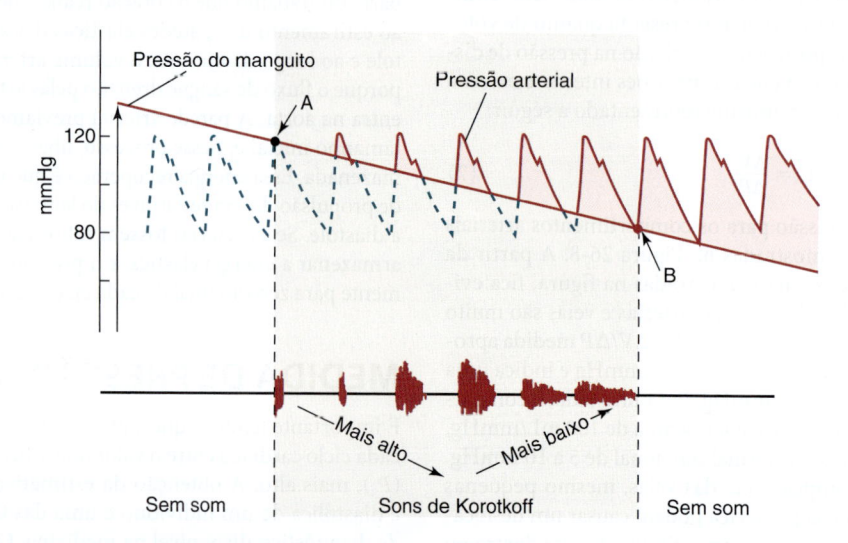

FIGURA 26-9 Medida da pressão arterial pela auscultação. O ponto **A** indica a pressão sistólica, e o ponto **B** indica a pressão diastólica. (Modificada com permissão de Mohrman DE, Heller LJ: *Cardiovascular Physiology*, 6th ed. New York: Lange Medical Books/McGraw-Hill, 2006.)

mudança do volume (ΔV) e do quão complacente (C_a) é o compartimento arterial: $\Delta P = \Delta V/C_a$. O aumento no volume arterial durante cada batimento cardíaco é igual ao volume sistólico (VS), desde que seja negligenciado certo volume de sangue que escoa do compartimento arterial *durante* a fase de ejeção cardíaca.

Desse modo, a pressão de pulso é, para uma primeira aproximação, igual ao VS dividido pela complacência arterial:

$$P_p \simeq \frac{VS}{C} \quad (9)$$

A pressão arterial de pulso é de cerca de 40 mmHg em um adulto jovem em repouso, uma vez que o VS é de cerca de 80 mL e a complacência arterial é de aproximadamente 2 mL/mmHg. A pressão de pulso tende a aumentar com a idade em adultos em razão da diminuição da complacência arterial (o aumento na rigidez arterial também é referido como "enrijecimento das artérias" ou *arteriosclerose*. Isto é diferente da **aterosclerose,** que envolve a deposição de gordura na parede dos vasos). As curvas pressão-volume arteriais para as idades de 20 e 70 anos são mostradas na Figura 26-10. O aumento na rigidez arterial com a idade é indicado pela maior inclinação da curva para a idade de 70 anos (mais ΔP para um dado ΔV) do que para a idade de 20 anos. Desse modo, aos 70 anos necessariamente tem-se uma maior pressão de pulso para um dado VS do que aos 20 anos. Como indicado na Figura 26-10, o aumento na rigidez arterial é suficiente para causar o aumento na pressão de pulso, ainda que o VS tenda a diminuir com a idade (ver também a Figura 73-1).

Também é mostrado na Figura 26-10 que o volume de sangue arterial e a pressão arterial média tendem a subir com a idade. No entanto, a elevação na pressão arterial *média não* é causada pela diminuição da complacência arterial, pois as mudanças na complacência não influenciam diretamente o DC ou a RPT, os quais são os *únicos determinantes* da $\bar{P}_a$. A pressão arterial média aumenta com o envelhecimento, uma vez que a elevação na RPT dependente da idade é controlada principalmente pelas arteríolas, e não pelas artérias.

A complacência arterial também diminui com o aumento da pressão arterial média, como evidenciado pela curvatura da relação volume-pressão mostrada na Figura 26-10. Fora isso, a complacência arterial é um parâmetro relativamente estável. Portanto, a maioria das alterações críticas na pressão de pulso arterial é resultado de mudanças no VS. Modificações na RPT, entretanto, têm *pouco ou nenhum efeito sobre a pressão de pulso*, pois uma alteração na RPT leva a mudanças paralelas em ambas as pressões, sistólica e diastólica.

Um equívoco comum em fisiologia cardiovascular é achar que, tomada isoladamente, a pressão sistólica ou a pressão diastólica indicaria o estado de uma variável cardiovascular específica. O leitor não deve tentar interpretar os valores das pressões sistólica e diastólica independentemente. A interpretação é muito mais clara quando o foco é sobre a pressão arterial média ($\bar{P}_a = DC \times RPT$) e a pressão arterial de pulso ($P_p \simeq VS/C_a$).

CORRELAÇÃO CLÍNICA

Uma mulher de 27 anos vai ao médico em razão de um ataque de dor durante a noite em sua perna esquerda e de um inchaço no tornozelo e no pé esquerdos. Ela descreve uma dor profunda do tipo cãibra. Ela tinha retornado aos EUA no dia anterior, depois de uma viagem de 12 horas do Brasil, onde ela tinha passado várias semanas em uma expedição nas florestas tropicais. Ela não usa medicamentos, exceto anticoncepcionais orais contendo **estrogênio** (ver Capítulo 68). Tem 1,73 m de altura e pesa 95 kg. Seus sinais vitais estão dentro das faixas normais. No exame, foi notado que sua perna esquerda inferior está sensível ao toque e seu pé esquerdo está mais quente do que o direito. Além disso, há um **edema** no tornozelo e no pé esquerdos, os quais estão significativamente inchados em comparação ao lado direito.

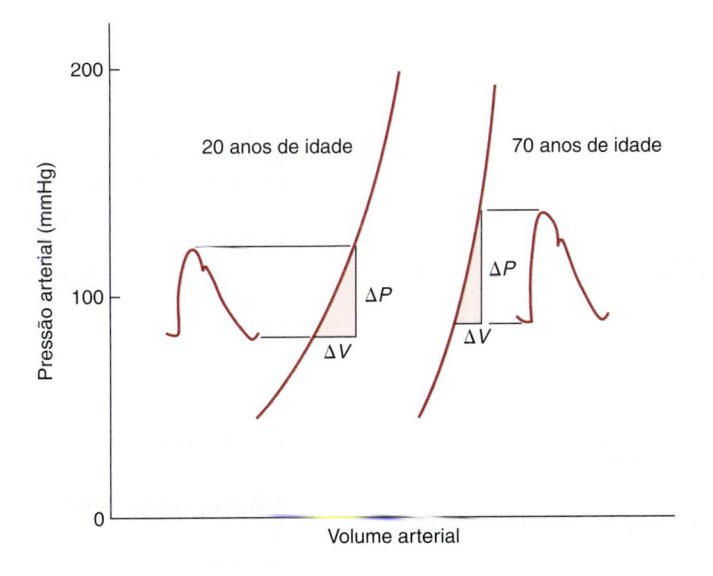

FIGURA 26-10 Efeito da idade sobre o volume e a pressão arteriais sistêmicas e sobre a rigidez arterial. (Modificada com permissão de Mohrman DE, Heller LJ: *Cardiovascular Physiology*, 6th ed. New York: Lange Medical Books/McGraw-Hill, 2006.)

Os sintomas sugerem que há um desequilíbrio entre as forças de filtração e absorção que atuam nos capilares da parte inferior da perna esquerda. Uma vez que esses sintomas estão restritos a uma perna, e não a ambas, as anormalidades circulatórias totais que podem causar edema no tornozelo podem ser eliminadas (p. ex., diminuição das proteínas plasmáticas, o que diminuiria a pressão oncótica, ou insuficiência cardíaca direita e doença hepática ou renal, que aumentariam a retenção de líquidos e a pressão venosa periférica). Fatores locais que podem causar acúmulo de líquido no espaço intersticial podem incluir situações que ou impedem a drenagem linfática desse espaço (p. ex., **linfedema** causado pelo parasita patogênico tropical da filariose) ou aumentam a pressão hidrostática nas veias que drenam a região. Devido ao rápido início e aos sintomas, é mais provável que um coágulo tenha se formado em uma das grandes veias que drenam a perna esquerda (**trombose venosa profunda** [**TVP**]), o que aumenta a pressão hidrostática capilar antes do ponto da obstrução, causando dor, filtração de líquidos para fora do espaço vascular e edema do tecido.

O sobrepeso e o uso de pílulas anticoncepcionais contendo estrogênios são fatores de risco que predispõem a paciente ao desenvolvimento de um coágulo. Além disso, um longo período de tempo em que ficou sentada, sem movimentar as pernas (como ocorreu na sua viagem de avião), permitiu uma retenção de sangue nas extremidades inferiores, o que é um fator de risco adicional à TVP ou à inflamação das veias mais superficiais (**tromboflebite**). Além do desconforto localizado, há um perigo real de esse coágulo ser deslocado da veia da perna, podendo trafegar em direção ao coração como um **êmbolo**, e, então, alojar-se nos pulmões (**embolismo pulmonar**). Isso pode ser um evento que coloca a vida em risco e requer tratamento imediato.

Exames da perna da paciente com *ecodoppler* revelaram a presença de TVP, e ela foi tratada com um anticoagulante (**heparina**, inicialmente, e depois **varfarina**) e também com medicamentos que podem ajudar a dissolver o coágulo. Também é possível que essa paciente tenha uma tendência aumentada a formar coágulos (ou seja, ela é **hipercoágulavel**), em parte devido ao seu sobrepeso. Existem algumas formas adquiridas de hipercoagulabilidade para as quais ela pode ser testada. É possível que ela necessite de tratamento durante toda a vida com medicamentos anticoagulantes. Finalmente, ela será encorajada a substituir o método contraceptivo, já que os estrogênios podem aumentar a tendência a formar coágulos.

RESUMO DO CAPÍTULO

- No sistema cardiovascular, a convecção está envolvida no transporte de substâncias pelos leitos capilares, enquanto a difusão participa do transporte de substâncias entre o sangue e o interstício tecidual.
- A água pode deslocar-se para fora (filtração) ou para dentro (reabsorção) dos capilares, dependendo do balanço das forças hidrostáticas e osmóticas através das paredes capilares.
- As proteínas plasmáticas são as principais responsáveis pela força osmótica através das paredes capilares.
- Os vasos linfáticos participam da remoção do excesso de filtrado dos tecidos e mantêm a concentração das proteínas intersticiais baixa.
- A velocidade do fluxo sanguíneo é indiretamente proporcional à área total da secção transversal do segmento vascular e é mais lenta nos capilares.
- O fluxo sanguíneo turbulento é geralmente anormal e produz ruídos (murmúrios e sopros).
- As veias contêm o maior volume total de sangue.
- As arteríolas são os principais vasos que contribuem para a resistência ao fluxo nos órgãos.
- A constrição arteriolar reduz o fluxo sanguíneo para o órgão, reduz a pressão hidrostática e promove a reabsorção transcapilar de líquido no interior do órgão.
- A constrição venosa é importante para o enchimento cardíaco e para a capacidade de compensar a perda de sangue.
- Em razão de as artérias e arteríolas serem elásticas, o fluxo intermitente a partir do coração é convertido em fluxo contínuo pelos capilares.
- A pressão arterial média sistêmica é determinada pelo produto do DC e da RPT.
- Alterações na pressão arterial de pulso refletem modificações no VS e/ou na complacência do espaço arterial.

QUESTÕES PARA ESTUDO

1. Determinar a taxa de captação de glicose pelo músculo esquelético em exercício com os seguintes dados: glicose no sangue arterial = 50 mg/100 mL de sangue; glicose no sangue venoso muscular = 30 mg/100 mL de sangue; fluxo sanguíneo muscular = 60 mL/min.
   A) 3.000 mg/min
   B) 1.200 mg/min
   C) 30 mg/min
   D) 20 mL/mg
   E) 12 mg/min

2. Qual das seguintes condições favorece a absorção efetiva de líquidos do espaço intersticial para o interior dos leitos capilares nos órgãos?
   A) Alta concentração de proteínas intersticiais
   B) Coágulo venoso
   C) Baixa concentração de proteínas plasmáticas
   D) Aumento do tamanho dos poros dos capilares
   E) Constrição arteriolar

3. Qual das seguintes alternativas é consistente com uma pressão arterial média normal, mas com uma pressão de pulso arterial anormalmente alta?
   A) Baixo volume sistólico
   B) Alta frequência cardíaca
   C) Resistência periférica total diminuída
   D) Rigidez arterial aumentada
   E) Estenose da valva aórtica

4. Qual das seguintes substâncias provavelmente se mova com facilidade através das paredes dos capilares dos músculos esqueléticos?
   A) Potássio
   B) Glicose
   C) Oxigênio
   D) Água
   E) Albumina

5. Em qual dos seguintes vasos as hemácias se movem com velocidade mais rápida (distância/tempo)?
   A) Artérias
   B) Arteríolas
   C) Capilares
   D) Vênulas
   E) Veias

CAPÍTULO 27

Controle Vascular

David E. Mohrman e Lois Jane Heller

OBJETIVOS

- Definir tônus basal.
- Listar o conjunto de substâncias potencialmente envolvidas no controle metabólico local do tônus vascular.
- Descrever a hipótese dos vasodilatadores metabólicos locais.
- Descrever como o tônus vascular é modulado pela produção local de fatores endoteliais e de substâncias químicas, como prostaglandinas, histamina e bradicinina.
- Descrever a resposta miogênica dos vasos sanguíneos.
- Definir hiperemia ativa e reativa, explicando seus possíveis mecanismos.
- Definir autorregulação do fluxo sanguíneo, descrevendo, sucintamente, as teorias de autorregulação: metabólica, miogênica e pressão tecidual.
- Definir o tônus neurogênico, explicando como as influências neurais simpáticas (e parassimpáticas) podem modificá-lo.
- Descrever como o tônus vascular é modulado pelas catecolaminas circulantes, pela vasopressina e pela angiotensina II.
- Listar as principais influências sobre o diâmetro das veias.
- Descrever, de modo geral, como o controle do fluxo sanguíneo é diferente para os tecidos com rígido controle metabólico local do tônus arteriolar, em relação àqueles com forte controle neurogênico do tônus arteriolar.
- Identificar a importância relativa do controle local metabólico e neural do fluxo sanguíneo coronariano.
- Definir compressão sistólica, apontando sua relevância relativa para o fluxo sanguíneo nas regiões endocárdica e epicárdica das paredes ventriculares direita e esquerda.
- Descrever os principais mecanismos de controle do fluxo sanguíneo no músculo esquelético e no encéfalo.

MÚSCULO LISO VASCULAR

O sistema cardiovascular deve ajustar o diâmetro de seus vasos a fim de distribuir, de maneira eficiente, o débito cardíaco entre os tecidos com diferentes necessidades (papel das arteríolas), assim como regular a distribuição do volume de sangue e o enchimento cardíaco (papel das veias). Os ajustes do diâmetro vascular são feitos pela regulação da atividade contrátil das células musculares lisas da vasculatura, que estão presentes nas paredes de todos os vasos, exceto dos capilares. A musculatura lisa vascular é importante, uma vez que mantém o diâmetro vascular frente a uma contínua pressão sanguínea de distensão intravascular, sustentando, portanto, a tensão ativa por longos períodos.

Os mecanismos básicos de funcionamento do músculo liso foram descritos no Capítulo 11. Aqui são enfocadas as consequências funcionais das influências sobre a musculatura lisa vascular que têm particular relevância para o funcionamento do sistema cardiovascular. Em geral, essas influências sobre a musculatura lisa vascular podem ser separadas entre aquelas que se originam localmente (logo, têm consequências locais) e aquelas que influenciam globalmente os vasos ao longo de todo o corpo. Os exemplos desta são, em geral, mudanças na atividade do sistema nervoso autônomo, assim como alterações nas concentrações dos hormônios que afetam a musculatura lisa vascular. Tais influências apresentam muitas consequências funcionais diferentes nas arteríolas em relação às veias. Por consequência, os funcionamentos das arteríolas e veias são descritos separadamente neste capítulo.

TÔNUS VASCULAR

Tônus vascular é um termo usado com frequência para caracterizar o estado contrátil geral de um vaso ou de um leito vascular. O "tônus vascular" de uma região pode ser considerado como indicativo do "nível de ativação" das células musculares lisas daquela região. Um aumento no **tônus arteriolar** implica automaticamente um reduzido diâmetro da arteríola, que tem como consequências funcionais o aumento da resistência arteriolar e a diminuição no fluxo. A principal consequência funcional do aumento do **tônus venoso** é uma diminuição no volume venoso e, a partir disso, um deslocamento do volume sanguíneo do compartimento periférico para o central, aumentando o enchimento cardíaco.

CONTROLE DO TÔNUS ARTERIOLAR

Como descrito no Capítulo 26, o fluxo sanguíneo para os tecidos é determinado, preferencialmente, pela resistência vascular, que é dependente, sobretudo, do diâmetro de suas arteríolas. Por consequência, o fluxo sanguíneo para os tecidos é modulado pelos fatores que influenciam o tônus da musculatura lisa arteriolar.

TÔNUS BASAL

As arteríolas, em um indivíduo saudável e em repouso, têm certo nível de **tônus basal** que fica entre o completo relaxamento e uma máxima constrição possível. Milhares de influências sobre a musculatura lisa arteriolar contribuem de modo coletivo para o estabelecimento desse tônus basal. Uma consequência importante do tônus basal é que ele serve como uma linha de base a partir da qual o tônus arteriolar pode ser regulado, sendo aumentado ou diminuído para satisfazer às necessidades das diferentes situações. Outra consequência importante é que o tônus basal das arteríolas ao longo do todo o corpo contribui, coletiva e diretamente, para a **resistência periférica total** (**RPT**) e, assim, para a pressão arterial em um indivíduo em repouso.

INFLUÊNCIAS LOCAIS SOBRE AS ARTERÍOLAS

Influências metabólicas locais

As arteríolas que modulam o fluxo por meio de um determinado órgão estão localizadas dentro deste. Assim, as arteríolas e a musculatura lisa de suas paredes são expostas às substâncias químicas do líquido intersticial que as circunda. As concentrações intersticiais de muitas substâncias representam o balanço entre a atividade metabólica do tecido e seu suplemento sanguíneo. As concentrações de oxigênio intersticial, por exemplo, diminuem quando as células estão utilizando oxigênio mais rapidamente do que é fornecida ao tecido pelo fluxo sanguíneo. Por outro lado, as concentrações de oxigênio intersticial aumentam sempre que mais oxigênio é fornecido do que utilizado pelo tecido. Na maioria dos leitos vasculares, a exposição à baixa tensão de oxigênio reduz o tônus arteriolar e causa vasodilatação, ao passo que altos níveis de oxigênio levam à vasoconstrição arteriolar. Desse modo, existe um mecanismo de retroalimentação local que opera automaticamente sobre as arteríolas para regular o fluxo sanguíneo a um tecido de acordo com as necessidades metabólicas.

Além do oxigênio, uma série de outras substâncias está presente dentro dos tecidos e pode influenciar o tônus da musculatura lisa vascular. Por exemplo, à medida que a taxa metabólica do tecido muscular esquelético aumenta pelo exercício, os níveis teciduais de dióxido de carbono, H^+ e K^+ aumentam. Essas alterações químicas levam à dilatação arteriolar. Além disso, com a elevada atividade metabólica ou privação de oxigênio, as células em muitos tecidos podem liberar a **adenosina**, que é um potente agente vasodilatador.

Até o momento, não se sabe qual dessas alterações químicas metabolicamente relacionadas (ou possivelmente outras) dentro do tecido são mais importantes para o controle metabólico local do fluxo sanguíneo. É provável que a ação conjunta de muitos fatores determine o tônus arteriolar.

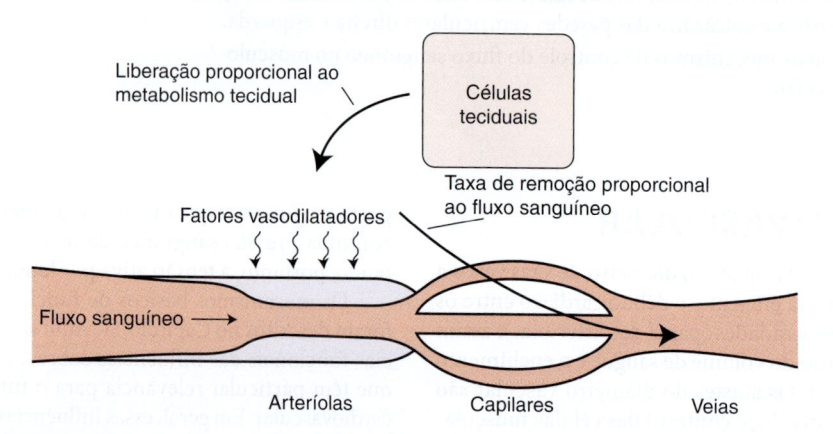

FIGURA 27-1 Hipótese vasodilatadora metabólica local. (Modificada com permissão de Mohrman DE, Heller LJ: *Cardiovascular Physiology*, 6th ed. New York: Lange Medical Books/McGraw-Hill, 2006.)

A Figura 27-1 resume o conhecimento atual do controle metabólico local. Os fatores vasodilatadores entram no interstício a partir das células teciduais, a uma velocidade proporcional ao metabolismo tecidual. A velocidade de remoção tecidual desses fatores vasodilatadores é proporcional ao fluxo sanguíneo. Toda vez que o fluxo sanguíneo for inadequado para a taxa do metabolismo tecidual, a concentração intersticial dos vasodilatadores aumentará, levando a uma vasodilatação e elevação do fluxo sanguíneo. O processo é contínuo até que o aumento do fluxo sanguíneo seja suficientemente apropriado para determinada taxa metabólica, prevenindo um acúmulo excessivo dos fatores vasodilatadores. O mesmo sistema também age para reduzir o fluxo sanguíneo quando este for maior do que o necessário pela atividade metabólica tecidual, uma vez que, nesse caso, a concentração intersticial de fatores metabólicos vasodilatadores estará reduzida.

Os mecanismos metabólicos locais são, geralmente, os meios mais importantes do controle do fluxo sanguíneo local em muitos tecidos. Portanto, os órgãos são capazes de regular seu próprio fluxo sanguíneo de acordo com suas necessidades metabólicas. Como indicado a seguir, há vários outros tipos de influências locais sobre os vasos sanguíneos. No entanto, muitas dessas influências representam mecanismos de sintonia fina e podem ser relevantes apenas em certas situações, as quais são geralmente patológicas.

Influências locais não metabólicas

Um número cada vez maior de fatores locais não relacionados com o metabolismo tecidual tem mostrado influenciar as arteríolas musculares dos órgãos. A Tabela 27-1 contém uma lista de alguns desses fatores mais importantes, resumindo algumas informações a respeito de suas ações.

Muitos desses fatores exercem seus efeitos vasculares por ação nas células endoteliais. Desse modo, as células endoteliais podem participar ativamente do controle do diâmetro arteriolar, produzindo substâncias que afetam o tônus das células musculares lisas adjacentes. A influência vasodilatadora produzida pelas células endoteliais é mediada pelo **óxido nítrico** (**NO**). O NO é produzido dentro das células endoteliais a partir do aminoácido L-**arginina**, por ação de uma enzima, a **NO-sintase**, que é ativada por um aumento no nível intracelular de Ca^{2+}. O NO é uma pequena molécula lipossolúvel que, uma vez formada, difunde-se facilmente para o interior das células musculares lisas adjacentes, onde causa o relaxamento ao estimular a produção de GMPc, como mencionado no Capítulo 11. A **acetilcolina** e vários outros agentes (incluindo **bradicinina**, **peptídeo intestinal vasoativo** e **substância P**) estimulam a produção de NO pelas células endoteliais, uma vez que seus receptores nessas células estão ligados a canais de Ca^{2+} ativados pelo receptor. O estresse de cisalhamento sobre as células endoteliais, devido ao fluxo sanguíneo, estimula a produção de NO através dos canais de Ca^{2+} sensíveis ao estiramento. Esse fenômeno pode explicar por que o exercício e o fluxo sanguíneo aumentado nos músculos mais inferiores da perna podem causar dilatação da artéria femoral que supre pontos acima daqueles músculos que estão em maior atividade.

Pressão transmural

As características elásticas passivas das artérias e veias e o modo como as alterações na pressão transmural influenciam o diâmetro desses vasos foram discutidos no Capítulo 26. O efeito da **pressão transmural** sobre o diâmetro das arteríolas é mais complexo, uma vez que estas respondem tanto passiva quanto *ativamente* a mudanças na pressão transmural. Por exemplo, um aumento súbito na pressão interna dentro de uma arteríola produz primeiro, uma leve distensão mecânica passiva (leve porque as arteríolas possuem paredes musculares relativamente espessas). Após, pode ocorrer uma constrição ativa com o intuito de reverter totalmente, dentro de segundos, a distensão inicial. Uma redução súbita na pressão transmural provoca uma resposta oposta, ou seja, uma imediata redução passiva no diâmetro, seguida imediatamente por uma diminuição no tônus ativo que faz retornar o diâmetro arteriolar a um valor próximo daquele existente antes da mudança na pressão. A fase ativa desse fenômeno é referida como **resposta miogênica**, uma vez que esta parece originar-se dentro da própria célula muscular lisa. O mecanismo da resposta miogênica não é bem compreendido, porém os canais iônicos sensíveis ao estiramento nas células musculares lisas das arteríolas provavelmente estejam envolvidos.

Todas as arteríolas possuem certo nível de pressão de distensão normal que pode levá-las a responder ativamente. Portanto, o mecanismo miogênico é, provavelmente, um fator fundamental na determinação do tônus basal das arteríolas. A resposta miogênica está potencialmente envolvida na reação vascular a qualquer distúrbio cardiovascular que envolva uma alteração na pressão transmural arteriolar, conforme será discutido na próxima seção.

RESPOSTAS DO FLUXO CAUSADAS PELOS MECANISMOS LOCAIS

Em órgãos com uma taxa metabólica bastante variável, como os músculos cardíaco e esquelético, o fluxo sanguíneo segue estritamente a taxa metabólica tecidual. Por exemplo, o fluxo sanguíneo do músculo esquelético eleva-se dentro de segundos após o início do exercício muscular, retornando aos valores-controle rapidamente após a finalização do exercício. Esse fenômeno, que está ilustrado na Figura 27-2A, é conhecido como **hiperemia do exercício** ou **hiperemia ativa** (hiperemia significa fluxo aumentado). A hiperemia ativa resulta da retroalimentação de um vasodilator do metabolismo local sobre o músculo liso arteriolar. Como já mencionado, uma vez iniciados por influências metabólicas locais sobre os pequenos vasos de resistência, os mecanismos endoteliais dependentes do fluxo podem auxiliar na propagação da vasodilatação para os vasos maiores mais proximais, o que ajuda na oferta de sangue para o tecido muscular em atividade.

A **hiperemia reativa** ou **pós-oclusão** é um fluxo sanguíneo maior do que o normal, ocorrendo rapidamente após a remoção de qualquer restrição que tenha causado, por um período, um fluxo sanguíneo menor do que o normal. O fenômeno é ilustrado na Figura 27-2B. Por exemplo, o fluxo através de dada extremidade é maior do que o normal por um período, depois que o torniquete é removido da mesma. Ambos os mecanismos, miogênico e do metabolismo local, podem estar envolvidos na produção da hiperemia reativa. A extensão e a duração da hiperemia reativa dependem da duração e gravidade da oclusão, bem como da taxa metabólica do tecido ocluído. Esses aspectos podem ser mais bem explicados por um acúmulo de substâncias vasodilatadoras do metabolismo no interstício durante o período de restrição do fluxo. No entanto, surpreendentemente, maiores aumentos de fluxo podem suceder oclusões arteriais de duração de 1 ou 2 se-

TABELA 27-1 Influências locais sobre a musculatura lisa vascular

Substância	Descrição	Resposta vascular	Outras informações
Óxido nítrico (NO), fator relaxante derivado do endotélio (EDRF)	Derivado das células endoteliais em resposta: à acetilcolina, ao peptídeo intestinal vasoativo, à substância P, à bradicinina, ao estresse de cisalhamento, entre outros	Vasodilatação	A liberação basal pode reduzir o tônus normal em repouso da musculatura lisa vascular localmente, por todo o corpo
Acetilcolina	Neurotransmissor – dilatação normal mediada pelo NO	Vasodilatação e/ou vasoconstrição; a constrição ocorre quando o endotélio está ausente ou danificado	Importante efeito local sobre a circulação GI (a partir do plexo nervoso entérico)
Peptídeo intestinal vasoativo (VIP)	Neurotransmissor (também considerado um hormônio peptídico) – ação mediada pelo NO	Vasodilatação	Neurotransmissor GI do plexo nervoso entérico, leva ao relaxamento da musculatura lisa e promove a secreção intestinal
Substância P	Neurotransmissor – ação mediada pelo NO	Vasodilatação	Papel importante na percepção da dor local (nocicepção), função GI, vômito e circulação cutânea
Bradicinina	Polipeptídeo formado a partir de proteínas plasmáticas pela ação da enzima calicreína – ação é mediada pelo NO	Vasodilatação	Aumenta a permeabilidade vascular e está envolvido nos mecanismos da dor
Estresse de cisalhamento	Ação mediada pelo NO	Vasodilatação	Dependente da velocidade do fluxo
Fator hiperpolarizante derivado do endotélio (EDHF)	Fator desconhecido das células endoteliais	Vasodilatação	Pode ser o K^+, o PNA do tipo C, o efeito eletrogênico da hiperpolarização, ou outros possíveis fatores
Endotelina	Polipeptídeo derivado das células endoteliais	Vasoconstrição	Liberação basal pode reduzir o tônus da musculatura lisa vascular em repouso localmente em todos os tecidos do corpo
Prostaciclina (PGI_2)	Metabólito do ácido araquidônico (AA) da via da ciclo-oxigenase (COX)	Vasodilatação	Respostas inflamatórias, bloqueada pelos inibidores da COX como o ácido acetilsalicílico
Tromboxana	Metabólito do ácido araquidônico (AA) da via da ciclo-oxigenase (COX) (produzido pelas plaquetas)	Vasoconstrição	Importante para agregação plaquetária e coagulação sanguínea, também bloqueado pelo ácido acetilsalicílico
Outras prostaglandinas	Metabólito do AA da via da COX	Vasoconstrição e/ou vasodilatação	Ações dependentes do tecido e das condições locais
Leucotrienos	Metabólito do AA da via da lipo-oxigenase	Vasoconstrição e/ou vasodilatação	Aumento da permeabilidade vascular durante a resposta inflamatória
Histamina	Grânulos secretórios dos mastócitos teciduais e dos basófilos circulantes	Vasodilatação	Leva ao aumento na permeabilidade vascular, formação de edema. Envolvida nas reações imunitária e inflamatória

gundos somente. Isso pode ser mais bem explicado por uma dilatação miogênica em resposta à reduzida pressão intravascular e ao estiramento diminuído da parede arteriolar durante o período de oclusão.

Exceto nas hiperemias ativa e reativa, a maioria dos órgãos tende a manter seu fluxo sanguíneo constante, apesar das variações na pressão arterial; ou seja, esses órgãos apresentam **autorregulação** do fluxo sanguíneo. Como mostrado na Figura 27-3A, uma súbita elevação na pressão arterial em geral é acompanhada por um rápido aumento inicial no fluxo sanguíneo tecidual, mas que retorna gradualmente aos valores normais, apesar do aumento sustentado da pressão arterial. Esse aumento inicial do fluxo pelo aumento da pressão é explicado pela equação básica do fluxo ($\dot{Q} = \Delta P/R$). O retorno subsequente do fluxo em direção aos níveis normais é causado pela elevação gradual no tônus arteriolar ativo e pela resistência ao fluxo sanguíneo. Por último, um novo estado de equilíbrio é atingido com apenas um leve aumento do fluxo sanguíneo, porque a elevação da pressão é contrabalançada por uma resistência vascular maior do que a normal. Assim como no fenômeno de hiperemia reativa, a autorregulação do fluxo sanguíneo pode ser ocasionada não apenas pelo controle metabólico local, mas também pela resposta miogênica. A vasoconstrição das arteríolas envolvidas na resposta autorregulatória, apresentada na Figura 27-3A, por exemplo,

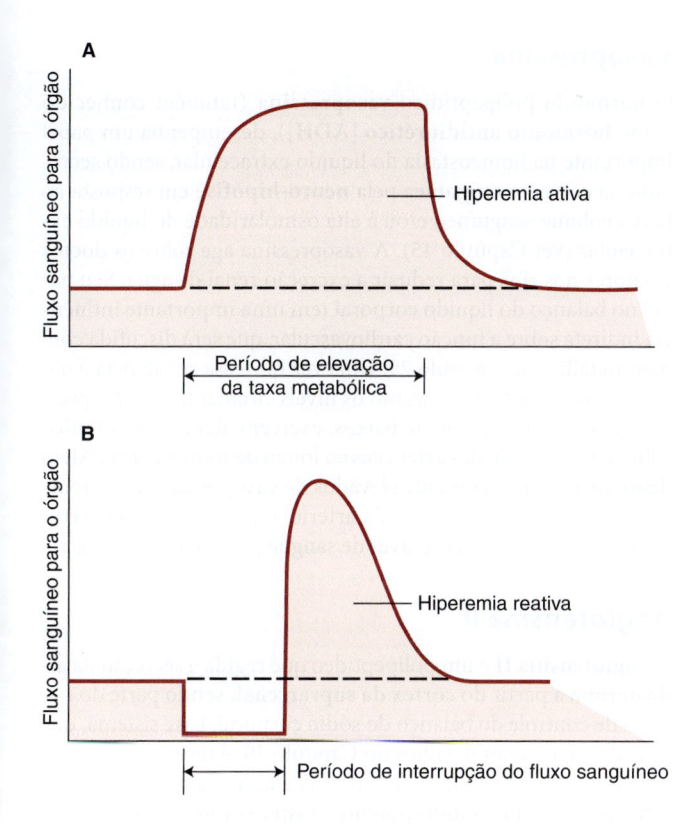

FIGURA 27-2 Respostas do fluxo sanguíneo para os órgãos induzidas pelos mecanismos locais: (A) hiperemia ativa e (B) reativa. (Modificada com permissão de Mohrman DE, Heller LJ: *Cardiovascular Physiology*, 6th ed. New York: Lange Medical Books/McGraw-Hill, 2006.)

pode ser devido em parte a (1) uma remoção por "arraste" de fatores metabólicos vasodilatadores do interstício por um fluxo sanguíneo inicial excessivo, e (2) a um aumento miogênico no tônus arteriolar, desencadeado pela elevação das forças de estiramento causada pelo aumento da pressão sobre as paredes do vaso. Há também a **hipótese da pressão tecidual** da autorregulação do fluxo sanguíneo. Essa hipótese assume que um aumento abrupto da pressão arterial causa uma filtração transcapilar de líquido, levando assim a uma elevação gradual da pressão e do volume do líquido intersticial. Como esperado, o aumento na pressão extravascular poderia causar uma diminuição no diâmetro do vaso pela simples compressão. Esse mecanismo pode ser especialmente relevante em órgãos como os rins e o encéfalo, cujos volumes são limitados pelas estruturas externas.

Ainda que não estejam representados na Figura 27-3A, os mecanismos autorregulatórios funcionam no sentido oposto em resposta a uma diminuição, na pressão arterial, para valores abaixo do normal. Uma consequência importante do mecanismo de autorregulação local é que o estado de estabilidade do fluxo sanguíneo em muitos tecidos tende a permanecer próximo ao valor normal, não muito acima, em uma ampla faixa de pressão arterial. Isso é ilustrado no gráfico da Figura 27-3B. Como será discutido mais adiante, a capacidade inerente de certos órgãos de manter o fluxo sanguíneo adequado, apesar da pressão arterial menor do que a normal, é de considerável importância em situações como a hipotensão (pressão arterial diminuída) devido à perda de sangue.

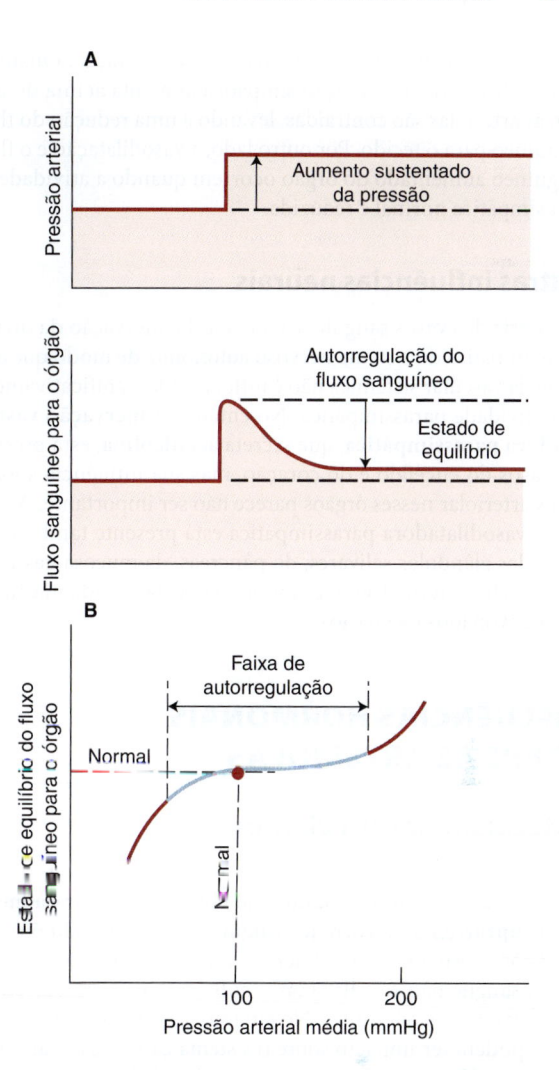

FIGURA 27-3 A) e B) Autorregulação do fluxo sanguíneo para o tecido. (Modificada com permissão de Mohrman DE, Heller LJ: *Cardiovascular Physiology*, 6th ed. New York: Lange Medical Books/McGraw-Hill, 2006.)

INFLUÊNCIAS NEURAIS SOBRE AS ARTERÍOLAS

Inervação simpática vasoconstritora

Essas fibras inervam as arteríolas em todos os órgãos e promovem um dos meios mais importantes de controle *reflexo* da vasculatura. A **inervação simpática vasoconstritora** é o sistema mais importante de controle da resistência periférica total e, assim, é um componente essencial nas funções gerais cardiovasculares, como a regulação da pressão arterial.

A inervação simpática vasoconstritora libera noradrenalina dos seus terminais nervosos, em geral em quantidade proporcional a sua atividade elétrica. A noradrenalina causa um aumento no tônus das arteríolas após a sua interação com os **receptores α_1-adrenérgicos** nas células musculares lisas.

A inervação simpática vasoconstritora normalmente tem uma *atividade de disparo tônica* ou contínua. Desse modo, as arteríolas apresentam certo nível de *tônus* **neurogênico**, como um componente normal de seu estado basal de contração. Quando a taxa de disparos da inervação simpática aumenta acima do normal, as arteríolas são contraídas, levando a uma redução do fluxo sanguíneo para o tecido. Por outro lado, a vasodilatação e o fluxo sanguíneo aumentado do órgão ocorrem quando a atividade tônica simpática normal é reduzida.

Outras influências neurais

A maioria dos vasos sanguíneos não recebe inervação da divisão parassimpática do sistema nervoso autônomo, de modo que a resistência vascular sistêmica não é influenciada significativamente pela atividade parassimpática. No entanto, a **inervação vasodilatadora parassimpática**, que secreta **acetilcolina**, está presente em vasos do encéfalo e do coração, mas sua influência sobre o tônus arteriolar nesses órgãos parece não ser importante. A inervação vasodilatadora parassimpática está presente também nos vasos das glândulas salivares, do pâncreas, da mucosa gástrica e da genitália externa (onde é responsável pela vasodilatação dos vasos envolvidos na ereção).

INFLUÊNCIAS HORMONAIS SOBRE AS ARTERÍOLAS

Catecolaminas circulantes

Durante a ativação do **sistema nervoso simpático**, as catecolaminas **adrenalina** e **noradrenalina** são liberadas a partir da **medula da suprarrenal** na corrente sanguínea (ver Capítulo 65). Sob condições normais, provavelmente as concentrações desses agentes no sangue não são elevadas o suficiente para causar efeitos cardiovasculares relevantes. No entanto, as catecolaminas circulantes podem ter impacto sobre o sistema cardiovascular em situações (como exercícios vigorosos ou choque hemorrágico) que envolvem a atividade aumentada do sistema nervoso simpático. De modo geral, os efeitos cardiovasculares causados por níveis muito elevados das catecolaminas circulantes são paralelos àqueles derivados da ativação simpática direta já discutida. A adrenalina, assim como a noradrenalina, pode ativar os receptores β_1-adrenérgicos cardíacos para aumentar a frequência cardíaca e a contratilidade do miocárdio e pode também ativar os **receptores α_1-adrenérgicos** vasculares e causar vasoconstrição. Cabe ressaltar que, além dos receptores α_1-adrenérgicos mediadores da vasoconstrição, as arteríolas em alguns poucos órgãos também possuem **receptores β_2-adrenérgicos** que estão envolvidos com a vasodilatação. Uma vez que os receptores β_2-adrenérgicos são mais sensíveis à adrenalina do que os receptores α_1-adrenérgicos vasculares, o aumento moderado dos níveis de adrenalina circulante pode causar vasodilatação – ao passo que seus níveis elevados levam à vasoconstrição mediada pelos receptores α_1-adrenérgicos. Os receptores β_2-adrenérgicos vasculares *não* são inervados e, portanto, não são ativados pela noradrenalina secretada diretamente pela inervação vasoconstritora simpática. A relevância fisiológica desses receptores β_2-adrenérgicos não está esclarecida, já que a secreção da adrenalina pela suprarrenal ocorre durante os períodos de aumento da atividade simpática, quando as arteríolas poderiam ser simultaneamente submetidas à ação direta da vasoconstrição neurogênica.

Vasopressina

O hormônio polipeptídico **vasopressina** (também conhecido como **hormônio antidiurético [ADH]**), desempenha um papel importante na homeostasia do líquido extracelular, sendo secretado na corrente sanguínea pela **neuro-hipófise** em resposta ao baixo volume sanguíneo e/ou à alta osmolaridade do líquido extracelular (ver Capítulo 45). A vasopressina age sobre os ductos coletores nos rins para reduzir a excreção renal de água. Seu papel no balanço do líquido corporal tem uma importante influência indireta sobre a função cardiovascular, que será discutida com mais detalhes no Capítulo 29. Uma vez que essa substância é um potente vasoconstritor, mesmo os níveis circulantes de vasopressina, que são normalmente baixos, exercem algum efeito tônico sobre o tônus basal das arteríolas ao longo de todo o corpo. Além disso, níveis anormalmente elevados de vasopressina são importantes na constrição intensa da arteríola que acompanha certos distúrbios, como perdas graves de sangue por uma hemorragia.

Angiotensina II

A **angiotensina II** é um polipeptídeo que regula a secreção da **aldosterona** a partir do **córtex da suprarrenal**, sendo parte do sistema de controle do balanço do sódio corporal. Esse sistema, que será abordado com detalhes no Capítulo 29, é muito importante na regulação do volume sanguíneo. A angiotensina II é também um vasoconstritor muito potente. Assim como a vasopressina, mesmo níveis circulantes de angiotensina II, os quais normalmente são baixos, têm um provável papel na produção normal do tônus basal das arteríolas ao longo de todo corpo. Além disso, um nível sanguíneo anormalmente elevado de angiotensina II parece ser um fator importante no estabelecimento de certas formas de hipertensão.

CONTROLE DO TÔNUS VENOSO

É importante lembrar que as vênulas e veias são vasos de diâmetros relativamente grandes que têm baixa resistência ao fluxo, porém apresentam-se como grandes reservatórios de sangue. Portanto, o tônus ou o diâmetro venoso tem pequeno efeito direto sobre o fluxo através dos órgãos. Entretanto, o diâmetro venoso afeta muito a fração do volume sanguíneo total que está localizado entre a periferia e a região central. Por conseguinte, quando se considera o papel das veias *periféricas*, deve-se pensar principalmente qual é o impacto desses vasos sobre a pressão venosa central e o débito cardíaco.

As veias contêm músculo liso que é influenciado por muitos fatores, que por sua vez também influenciam a musculatura lisa das arteríolas. A constrição das veias (**venoconstrição**) é amplamente mediada pela atividade da inervação simpática que as inerva. Do mesmo modo, como nas arteríolas, essa inervação simpática libera noradrenalina, que interage com os receptores α_1-adrenérgicos, produzindo um aumento no tônus venoso e uma diminuição no diâmetro vascular. Há, no entanto, várias diferenças funcionais importantes entre as veias e as arteríolas. Em relação às arteríolas, as veias costumam ter um tônus basal pequeno. Então, as veias estão normalmente no estado dilatado. Uma consequência importante do diminuto tônus basal é que os metabólitos vasodilatadores que podem acumular-se no tecido exercem pouco efeito sobre as veias.

CAPÍTULO 27: Controle Vascular

Em função de suas paredes delgadas, as veias são mais suscetíveis às influências físicas do que as arteríolas. O principal efeito da pressão intravenosa sobre o diâmetro venoso foi discutido no Capítulo 26. Esse efeito é evidenciado no sangue contido nas veias das extremidades inferiores e ocorre durante a permanência por período prolongado na posição ereta (como será mais bem discutido no Capítulo 30).

A compressão externa é um determinante crítico do volume venoso, especialmente nas veias do músculo esquelético. Pressões muito altas são desenvolvidas dentro da musculatura esquelética durante a contração e causam o colapso dos vasos venosos. Uma vez que as veias e vênulas apresentam valvas unidirecionais, o sangue contido nas veias, durante a contração muscular, é forçado a se deslocar em direção ao coração direito. De fato, as contrações rítmicas do músculo esquelético podem exercer uma considerável ação de bomba, com frequência chamada de bomba muscular esquelética, que auxilia no retorno venoso durante o exercício.

RESUMO DOS PRINCIPAIS MECANISMOS DE CONTROLE VASCULAR

Certos fatores dominam o controle primário da vasculatura periférica quando se observa do ponto vista das funções gerais do sistema cardiovascular. Essas influências são resumidas na Figura 27-4. O tônus basal, os fatores vasodilatadores do metabolismo local e os nervos simpáticos vasoconstritores, agindo por meio dos receptores α_1-adrenérgicos, são os principais controladores do tônus das arteríolas e, portanto, do fluxo sanguíneo através dos órgãos. A inervação simpática vasoconstritora, a pressão interna e a compressão externa são as influências mais relevantes sobre o diâmetro venoso e, logo, sobre a distribuição periférico-central do volume de sangue.

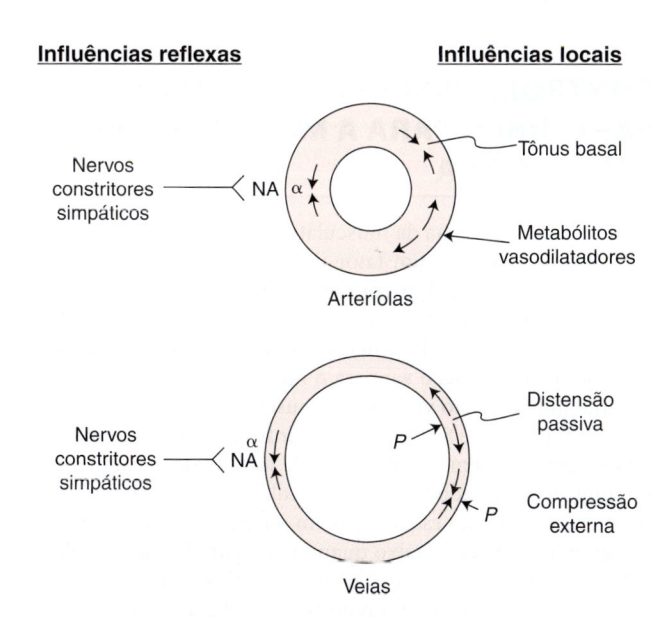

FIGURA 27-4 Principais influências sobre as arteríolas e veias. NA, noradrenalina; α, receptor alfa-adrenérgico; P, pressão. (Modificada com permissão de Mohrman DE, Heller LJ: *Cardiovascular Physiology*, 6th ed. New York: Lange Medical Books/McGraw-Hill, 2006.)

O fluxo nos órgãos, como encéfalo, coração e músculo esquelético, é estritamente regulado pelo controle metabólico local, ao passo que o fluxo nos rins, na pele e nos órgãos esplâncnicos é estritamente controlado pela atividade simpática. Por consequência, alguns órgãos são obrigados a participar automaticamente na resposta reflexa cardiovascular geral em uma extensão maior do que outros órgãos. Esse plano global faz, em uma emergência cardiovascular, o fluxo para o encéfalo e o coração ser preservado às custas de outros tecidos.

CONTROLE VACULAR EM ÓRGÃOS ESPECÍFICOS

Os detalhes do controle vascular em muitos órgãos específicos são apresentados em várias outras seções deste livro. Estão incluídas a seguir descrições do controle vascular em alguns importantes órgãos que não são comentados em outras seções.

CONTROLE VASCULAR DO FLUXO SANGUÍNEO CORONARIANO

Os primeiros vasos a se ramificarem a partir da aorta são as **artérias coronárias**, direita e esquerda, que nutrem o tecido cardíaco. Assim, a força motriz para o fluxo sanguíneo ao miocárdio é a pressão arterial sistêmica, do mesmo modo que é para os outros órgãos. Uma grande parte do sangue que flui através do miocárdio retorna para o átrio direito por meio de uma grande estrutura venosa cardíaca chamada de seio coronário.

Controle metabólico local

Conforme já enfatizado, o fluxo coronariano é controlado primariamente pelos mecanismos metabólicos locais e, dessa forma, responde e se ajusta rapidamente a mudanças do consumo de oxigênio do miocárdio. Em um indivíduo em repouso, o miocárdio extrai 70 a 75% de oxigênio do sangue que o perfunde, taxa maior do que a extração de oxigênio realizada por qualquer outro órgão. A **extração de oxigênio** do miocárdio não pode aumentar muito mais do que seu valor de repouso. Portanto, elevações no **consumo de oxigênio** pelo miocárdio devem ser acompanhadas por incrementos apropriados do fluxo sanguíneo coronariano.

O fato de que os fatores metabólicos vasodilatadores exercem um papel dominante na modulação do tônus das arteríolas coronarianas está em discussão. Acredita-se que a adenosina, secretada a partir das células musculares do miocárdio em resposta à aumentada taxa metabólica, pode ser uma influência vasodilatadora relevante no controle metabólico local. Contudo, o consumo de oxigênio do miocárdio é a influência mais importante sobre o fluxo coronariano.

Compressão sistólica

Grandes forças e/ou pressões são geradas *dentro* do tecido do miocárdio durante a contração muscular cardíaca. Essas forças pressionam os vasos coronarianos e causam o seu colapso durante a sístole. Em função dessa **compressão sistólica** e do colapso associado dos vasos coronarianos, a resistência vascular das coronárias

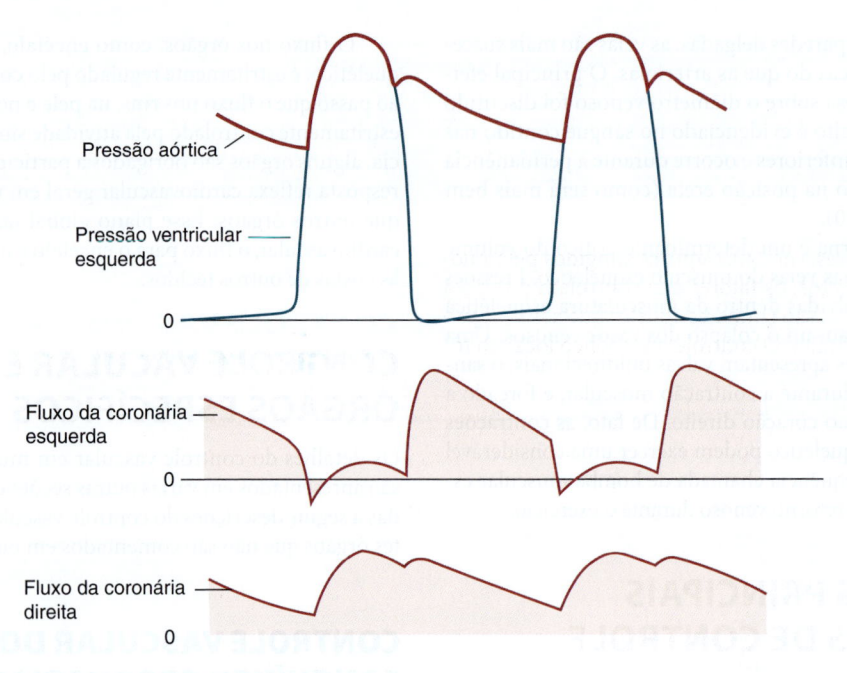

FIGURA 27-5 Fluxos fásicos nas artérias coronárias direita e esquerda em função das pressões aórtica e ventricular esquerda. (Modificada com permissão de Mohrman DE, Heller LJ: *Cardiovascular Physiology*, 6th ed. New York: Lange Medical Books/McGraw-Hill, 2006.)

é bastante elevada durante a sístole. O resultado, pelo menos para grande parte do miocárdio do ventrículo esquerdo, é um fluxo menor durante a sístole do que na diástole, apesar de a pressão arterial sistêmica (i.e., a pressão de perfusão coronariana) ser maior durante a sístole. Esse fato é ilustrado pelo perfil do fluxo da coronária esquerda na Figura 27-5. A compressão sistólica tem muito pouco efeito sobre o fluxo pelo miocárdio ventricular direito. Isso ocorre devido ao pico de pressão intraventricular, que é muito menor para o coração direito do que para o esquerdo, e as forças de compressão sistólica na parede do ventrículo direito são proporcionalmente menores do que aquelas na parede do ventrículo esquerdo.

Uma vez que a superfície do endocárdio do ventrículo esquerdo é exposta à pressão intraventricular (~120 mmHg durante a sístole) e a superfície epicárdica é exposta somente à pressão intratorácica (~ 0 mmHg), as forças de compressão sistólica sobre os vasos coronários são maiores nas camadas endocárdicas da parede do ventrículo esquerdo do que nas camadas epicárdicas. Assim, o fluxo para as camadas endocárdicas do ventrículo esquerdo é menor do que o fluxo para as camadas epicárdicas, devido à compressão sistólica. Normalmente, a região endocárdica do miocárdio pode resistir à falta de fluxo durante a sístole em razão do alto fluxo durante a diástole. Todavia, quando o fluxo sanguíneo coronariano é limitado – por exemplo, pelas doenças coronarianas e estenoses –, as camadas endocárdicas do ventrículo esquerdo comumente são as primeiras a apresentar dificuldades na manutenção de um fluxo suficiente para suas necessidades metabólicas. Os **infartos do miocárdio** (áreas mortas de tecido pela falta de fluxo sanguíneo) ocorrem com maior frequência nas camadas endocárdicas do ventrículo esquerdo.

Influências neurais sobre o fluxo coronariano

As arteríolas coronarianas são amplamente inervadas por nervos vasoconstritores simpáticos. No entanto, quando a atividade do sistema nervoso simpático se eleva, as arteríolas coronarianas costumam apresentar mais vasodilatação do que vasoconstrição. Isso acontece porque um aumento no tônus simpático eleva o consumo de oxigênio do miocárdio pelo incremento na frequência cardíaca e na contratilidade. A elevada influência dos vasodilatadores metabólicos locais também contrabalança a ação vasoconstritora neurogênica. Ainda está em discussão se essas fibras vasoconstritoras coronarianas podem ser importantes em certas situações patológicas.

CONTROLE VASCULAR DO FLUXO SANGUÍNEO PARA A MUSCULATURA ESQUELÉTICA

Devido à grande massa da musculatura esquelética, o fluxo sanguíneo desse tecido é um fator importante na hemodinâmica cardiovascular geral. Em conjunto, a musculatura esquelética constitui 40 a 45% do peso corporal – mais do que qualquer outro órgão do corpo isoladamente. Mesmo no repouso, cerca de 15% do débito cardíaco vai para o músculo esquelético; porém, durante um exercício vigoroso, a musculatura esquelética pode receber mais do que 80% do débito cardíaco. O músculo esquelético em repouso tem um alto nível de tônus vascular intrínseco. Em função do elevado tônus da musculatura lisa dos vasos de resistência do músculo esquelético em repouso, o fluxo sanguíneo por grama de tecido é baixo quando comparado com aquele de outros órgãos, como os rins. No entanto, o fluxo sanguíneo para a musculatura esquelética em repouso é, ainda, bastante acima do requerido para suprir suas necessidades metabólicas. O músculo esquelético em repouso normalmente extrai somente 25 a 30% do oxigênio oferecido pelo sangue arterial. Portanto, mudanças na atividade das fibras vasoconstritoras simpáticas podem reduzir o fluxo sanguíneo no repouso sem comprometer, nessa situação, os processos metabólicos.

O controle metabólico local do tônus arteriolar é a influência mais importante sobre o fluxo sanguíneo no músculo em exercício. Uma característica muito relevante da musculatura esquelética é sua ampla faixa de taxa metabólica. No exercício extenuante, o consumo e a extração de oxigênio pelo músculo esquelético podem alcançar altos valores, similares àqueles atingidos pelo miocárdio. Em muitos aspectos, os fatores que controlam o fluxo a um músculo em exercício são similares àqueles que controlam o fluxo sanguíneo coronariano. O controle metabólico local do tônus arteriolar é muito importante para a musculatura esquelética em atividade, e o consumo de oxigênio por esse tecido é o fator mais relevante para o direcionamento do seu fluxo sanguíneo. O fluxo sanguíneo no músculo esquelético pode aumentar 20 vezes durante um período de exercício vigoroso.

As alterações na atividade neural simpática podem alterar o fluxo sanguíneo ao tecido muscular esquelético em repouso. Por exemplo, uma frequência máxima de descarga simpática pode diminuir o fluxo sanguíneo em um músculo em repouso para valores menores do que um quarto do normal. Por outro lado, caso todo o tônus neurogênico seja removido, o fluxo sanguíneo para a musculatura em repouso pode dobrar. Esse aumento no fluxo é modesto se comparado àquele que ocorre no exercício físico. No entanto, em função da grande massa de tecido muscular, mudanças na resistência da vasculatura do músculo esquelético em repouso, derivadas das alterações na atividade simpática, são muito relevantes na regulação reflexa da pressão arterial.

As alterações na atividade simpática podem influenciar o fluxo sanguíneo do músculo em exercício. Conforme será discutido no Capítulo 72, a resposta cardiovascular para o músculo em exercício envolve uma ativação simpática generalizada. Isso diminui o fluxo sanguíneo para os órgãos suscetíveis, que incluem os músculos em repouso. No exercício físico, o aumento da atividade da inervação simpática vasoconstritora não é evidente por uma vasoconstrição, mas por limitar em certo grau a vasodilatação metabólica. Uma função importante que esse processo contrarregulatório aparentemente pode produzir é a prevenção de uma redução excessiva na resistência periférica total (RPT) durante o exercício. Na realidade, se ocorresse uma vasodilatação máxima das arteríolas na maior parte da musculatura esquelética, a resistência periférica total seria tão baixa que o coração, possivelmente, não iria suprir um débito cardíaco suficiente para manter a pressão arterial.

Contrações rítmicas podem aumentar o retorno venoso a partir do exercício muscular. Como no coração, a contração muscular gera uma enorme força de compressão dentro do tecido que pode colapsar os vasos e obstruir o fluxo sanguíneo. Contrações musculares fortes e sustentadas (tetânicas) podem, de fato, interromper o fluxo sanguíneo muscular. Cerca de 10% do volume total de sangue em geral está contido dentro das veias dos músculos esqueléticos. No exercício rítmico, a bomba muscular esquelética é muito eficiente no deslocamento do sangue retido nas veias do músculo esquelético. As valvas no interior das veias previnem o fluxo reverso dentro desses vasos. O sangue deslocado a partir do músculo para o reservatório venoso central é um fator relevante na hemodinâmica de todo corpo no exercício vigoroso.

As veias na musculatura esquelética podem contrair em resposta à aumentada atividade simpática. Todavia, elas são esparsamente inervadas pelas fibras simpáticas vasoconstritoras. Por essa razão, a ativação simpática mobiliza muito pouco volume de sangue a partir do músculo esquelético, sendo assim pouco relevante para a hemodinâmica total do corpo. Contudo, no exercício ocorre um grande deslocamento de sangue a partir do músculo pelo mecanismo de bomba muscular (isso será discutido com detalhes quando os reflexos posturais forem considerados no Capítulo 30).

CONTROLE VASCULAR DO FLUXO SANGUÍNEO CEREBRAL

A interrupção do **fluxo sanguíneo cerebral** por mais do que alguns poucos segundos leva à perda da consciência. Uma regra geral da função do sistema cardiovascular é que, em *todas* as situações, as medidas são tomadas para preservar um fluxo sanguíneo adequado ao encéfalo. O fluxo sanguíneo cerebral é regulado quase inteiramente por mecanismos locais. O encéfalo, em geral, tem uma taxa metabólica quase constante, praticamente tão alta quanto a do tecido cardíaco (considerando a massa de tecido). O fluxo através do encéfalo é muito autorregulado, de maneira que este é pouco afetado pelas mudanças na pressão arterial, a não ser que esta caia para valores menores que cerca de 60 mmHg. Quando a pressão reduz a menos de 60 mmHg, o fluxo sanguíneo cerebral decresce proporcionalmente. Não está claro se os mecanismos metabólicos ou os miogênicos, ou ambos, estão envolvidos no fenômeno de autorregulação cerebral.

As alterações locais no fluxo sanguíneo podem ser influenciadas pelas condições metabólicas locais. Supostamente, uma vez que a taxa metabólica média do tecido cerebral apresenta pouca variação, o fluxo sanguíneo total do encéfalo é constante na maioria das situações. A atividade cerebral em diferentes locais do encéfalo, no entanto, muda de acordo com a situação. Assim, o fluxo sanguíneo em regiões distintas não é constante, mas segue a atividade neural local. Os mecanismos envolvidos nesse rigoroso controle do fluxo sanguíneo cerebral são ainda indefinidos, mas H^+, K^+, oxigênio e adenosina parecem estar mais envolvidos.

Como na maioria dos órgãos, o fluxo sanguíneo cerebral se eleva quando a pressão parcial de dióxido de carbono (P_{CO_2}) no sangue arterial aumenta. Entretanto, o fluxo sanguíneo cerebral diminui sempre que a P_{CO_2} reduz abaixo do normal. Esse é o estado normal em muitos tecidos, mas tem uma consequência não vascular importante quando ocorre no encéfalo. Por exemplo, o desmaio, a confusão ou mesmo uma fraqueza que pode ocorrer quando a pessoa **hiperventila** ("sopra para fora" o CO_2) são resultados diretos da vasoconstrição cerebral. Parece que as arteríolas cerebrais não respondem a mudanças na P_{CO_2}, mas sim às alterações na concentração extracelular de H^+ (i.e., o pH) causadas pelas modificações na P_{CO_2}. As arteríolas cerebrais também dilatam sempre que a pressão parcial de oxigênio (P_{O_2}) no sangue arterial diminui significativamente abaixo dos valores normais. No entanto, se a pressão de P_{O_2} no sangue for maior do que a normal, como a causada pela inalação de oxigênio puro, é produzido um decréscimo muito pequeno no fluxo sanguíneo cerebral.

As influências neurais simpáticas e parassimpáticas sobre o fluxo sanguíneo cerebral são mínimas. Embora os vasos cerebrais recebam tanto a inervação simpática constritora quanto a parassimpática vasodilatadora, o fluxo sanguíneo cerebral é muito pouco influenciado pelas mudanças na atividade das mesmas sob condições normais. As respostas simpáticas vasoconstritoras podem ser, entretanto, relevantes na proteção dos vasos cerebrais a partir da distensão passiva, devido à grande e súbita elevação na pressão arterial.

A **barreira hematoencefálica** refere-se às células endoteliais vasculares fortemente conectadas que restringem em muito o movimento transcapilar de todas as substâncias polares e de muitas outras substâncias. Em função da barreira hematoencefálica, o meio extracelular do encéfalo representa um compartimento líquido especial, em que a composição química é regulada isoladamente do plasma e do compartimento do líquido extracelular corporal. O meio extracelular do encéfalo envolve o compartimento do líquido intersticial e o **líquido cerebrospinal (LCS)**, que envolve o encéfalo e a medula espinal e preenche os ventrículos cerebrais. O LCS é originado a partir do plasma pela secreção seletiva (não somente uma simples filtração) pelos tecidos especializados, o chamado **plexo coroide** localizado nos ventrículos encefálicos. Esses mecanismos regulam a composição química do LCS. O líquido intersticial do encéfalo possui a composição química do LCS por meio das trocas livres por difusão.

A barreira hematoencefálica protege as células nervosas de distúrbios iônicos no plasma, uma vez que ela não é muito permeável às substâncias carregadas. Também, por exclusão e/ou pelo metabolismo das células endoteliais, previne a influência de muitos hormônios circulantes (e medicamentos) sobre as células parenquimais e as células musculares lisas da vasculatura cerebral. Os capilares cerebrais apresentam um sistema de transporte especial para a glicose e para não barrar a difusão do oxigênio e do dióxido de carbono. Portanto, a barreira hematoencefálica não impede o fornecimento de nutrientes para o sistema nervoso central.

INFLUÊNCIAS VASCULARES SOBRE O FLUXO SANGUÍNEO PULMONAR

Ver Capítulo 34.

CONTROLE VASCULAR DO FLUXO SANGUÍNEO RENAL

Ver Capítulo 40.

CONTROLE VASCULAR DO FLUXO SANGUÍNEO ESPLÂNCNICO

Ver Capítulo 49.

CONTROLE VASCULAR DO FLUXO SANGUÍNEO CUTÂNEO

Ver Capítulo 70.

CORRELAÇÃO CLÍNICA

Um homem de 58 anos chega à sala de emergência reclamando de fraqueza e dor grave no peito. Ele é um vendedor de uma indústria muito competitiva, tem fumado dois maços de cigarros por dia por mais de 25 anos, e sua dieta é baseada em alta quantidade de sal e gordura. Ele está acima do peso ideal, pálido, com sudorese e com um aperto no peito. Sua frequência cardíaca é de 110 bpm e sua pressão arterial é 110/90 mmHg. Seu relato médico indica que ele foi tratado com *nitroglicerina* sublingual para uma *angina pectoris* por vários anos, sendo instruído a mudar seu estilo de vida. A angina ficou mais grave e o aumento na utilização da nitroglicerina foi necessário para conseguir algum alívio. Durante esse período, a nitroglicerina não funcionou mais. Um ECG indica que o paciente apresenta um infarto agudo do miocárdio na parede anterior do ventrículo esquerdo. Ele foi conduzido imediatamente a uma cateterização cardíaca, e o angiograma revelou uma oclusão, quase completa, da coronária descendente anterior esquerda. Um *stent* é colocado na artéria, e o fluxo sanguíneo é restaurado para o tecido isquêmico.

A condição experimentada por esse homem ocorre sempre que o fluxo sanguíneo diminui abaixo do necessário para manter as necessidades metabólicas do coração. Quando o miocárdio se torna *isquêmico*, a sua capacidade contrátil piora. A causa mais comum de **doença arterial coronariana** é a **aterosclerose** das artérias coronárias. Esse paciente, por sua vez, apresenta vários dos fatores de risco conhecidos (tabagismo, obesidade, estresse elevado, dieta inadequada e colesterol alto). Os depósitos de lipídeos localizados, chamados de **placas,** desenvolvem-se nas paredes das artérias que podem, em doenças graves, tornar-se grandes o suficiente para estreitar permanentemente o lúmen das artérias. Caso a obstrução da artéria coronária (*estenose*) não seja tão grave, o mecanismo de vasodilatação local pode reduzir a resistência arteriolar o suficiente para compensar a resistência anormalmente aumentada da artéria coronária.

A doença arterial coronariana pode colocar em risco a função cardíaca de várias maneiras. (1) As células musculares isquêmicas ficam mais excitáveis eletricamente, e o perigo de **fibrilação** se torna aumentado (ver Capítulo 25). Isso é devido ao desenvolvimento de um marca-passo ectópico. (2) A **agregação plaquetária** e o sistema de **coagulação** podem ser anormais nas artérias coronárias ateroscleróticas, e o perigo de formação de *trombo* e de um *êmbolo* é aumentado (ver Capítulo 22). (3) A isquemia do miocárdio produz uma intensa e debilitante dor no peito chamada de **angina pectoris.** A dor da angina com frequência é ausente em indivíduos com doença arterial coronariana quando estão em repouso, mas é induzida durante esforço físico ou um evento emocional, em que a atividade simpática está aumentada e o consumo de oxigênio está elevado.

O tratamento inicial da doença arterial coronariana inclui alterações no estilo de vida e a tentativa de baixar o nível de lipídeos ingeridos pela dieta e pelo uso de fármacos. O tratamento da angina, que é resultado de uma doença coronariana, pode envolver, primeiro, vasodilatadores de ação rápida, como a nitroglicerina, para prover o alívio durante o ataque de angina. Esses fármacos do tipo "nitratos" são doadores de NO, promovendo vasodilatação diretamente nas coronárias para aumentar de forma aguda o fluxo sanguíneo. Apesar do aumento da oferta de oxigênio para o miocárdio, os nitratos reduzem a demanda do miocárdio ao causarem dilatação das veias sistêmicas (reduzindo a pré-carga) e pela diminuição da resistência arterial (reduzindo a pós-carga). Segundo, os **agentes β-bloqueadores**, como o **propranolol**, podem ser usados para bloquear os efeitos da inervação simpática cardíaca sobre a frequência cardíaca e a contratilidade. Esses agentes limitam o consumo de oxigênio do miocárdio, prevenindo um aumento maior do que o fluxo sanguíneo coronariano comprometido pode sustentar. O terceiro, os **bloqueadores de canais de cálcio**, como o **verapamil**, que pode ser usado para dilatar os vasos sistêmicos e coronarianos, diminuem a pressão arterial e a frequência cardíaca. Esses fármacos, que bloqueiam a entrada de cálcio nas células do músculo liso vascular, interferem no acoplamento excitação-contração normal.

As intervenções invasivas ou cirúrgicas podem ser utilizadas como tratamento da estenose da artéria coronária. Técnicas fluoroscópicas combinadas com injeções de contraste radiopaco podem ser utilizadas para se visualizar as artérias coronárias. Um cateter acoplado a um balão pode ser introduzido na região da artéria coronária ocluída e rapidamente inflado para apertar a placa contra a parede do vaso e melhorar o fluxo vascular. Essa técnica, chamada de **angioplastia coronariana**, pode ser também efetiva na abertura de oclusões produzidas por coágulos associados ao infarto agudo do miocárdio. Um pequeno dispositivo tubular em forma de rede chamado de **stent** é frequentemente implantado no interior do vaso. Esse implante rígido tem mostrado melhorar o fluxo vascular por um período mais longo do que aquele com somente a angioplastia. Se a angioplastia e a colocação do stent forem inapropriadas ou sem sucesso, a ação cirúrgica sobre a coronária pode ser realizada. Os segmentos da artéria coronária com estenose são contornados por um implante de vias paralelas de baixa resistência formadas a partir de vasos naturais (como a veia safena ou a artéria mamária) ou artificiais.

RESUMO DO CAPÍTULO

- Ajustes contínuos do diâmetro vascular são necessários para distribuir devidamente o débito cardíaco aos vários tecidos (o papel das arteríolas) e manter adequado o enchimento cardíaco (o papel das veias).
- Ajustes vasculares são feitos pelas mudanças no tônus da musculatura lisa vascular.
- A musculatura lisa vascular apresenta várias propriedades que a tornam amplamente sensível aos controles local e reflexo que mantêm o tônus por longos períodos.
- O tônus arteriolar, diferente do venoso, pode ser amplamente modulado por substâncias vasodilatadoras locais produzidas pelo metabolismo.
- Nas situações anormais (como lesão tecidual ou perda grave de volume sanguíneo), certos fatores locais, como a histamina e a bradicinina, e fatores hormonais, como a vasopressina e a angiotensina, exercem influências significativas sobre os vasos.
- A inervação simpática vasoconstritora promove os mecanismos reflexos para regular o tônus arteriolar e também o venoso.
- A inervação simpática vasoconstritora secreta noradrenalina que interage com os receptores α_1-adrenérgicos da musculatura lisa vascular para induzir a vasoconstrição.
- De acordo com cada órgão, a importância relativa do controle metabólico local *versus* o controle simpático do tônus arteriolar (e, assim, do fluxo sanguíneo) varia.
- Na maioria dos órgãos (como encéfalo, músculo cardíaco e músculo esquelético em atividade), o fluxo sanguíneo, geralmente, segue a taxa metabólica, em função das influências do metabolismo local sobre as arteríolas.
- Em outros órgãos (como a pele e os rins), o fluxo sanguíneo, geralmente, é regulado mais pela inervação simpática do que pelas condições metabólicas locais.

QUESTÕES PARA ESTUDO

1. A musculatura lisa vascular difere da musculatura cardíaca por:
   A) não conter moléculas de actina
   B) poder ser diretamente ativada na ausência do potenciais de ação
   C) ser insensível a mudanças nos níveis de cálcio intracelular
   D) ser insensível a mudanças no potencial de membrana
   E) ser insensível a mudanças no comprimento da fibra muscular

2. A constrição arteriolar tende a levar a qual dos seguintes eventos?
   A) Redução da resistência periférica total
   B) Redução da pressão arterial média
   C) Redução da pressão hidrostática capilar
   D) Aumento da filtração transcapilar de líquidos
   E) Aumento do fluxo sanguíneo ao longo do leito capilar

3. Quando um órgão responde a um aumento na atividade metabólica com uma redução na resistência arteriolar, isso é conhecido como:
   A) hiperemia ativa
   B) hiperemia reativa
   C) autorregulação do fluxo sanguíneo
   D) vasodilatação dependente do fluxo
   E) vasoconstrição metabólica

4. Determinado leito vascular demonstra o fenômeno de autorregulação do fluxo sanguíneo. Isso significa que:
   A) quando o fluxo aumenta, a pressão capilar aumenta
   B) quando a atividade metabólica aumenta, o fluxo aumenta
   C) quando a pressão arterial aumenta, a resistência arteriolar aumenta
   D) quando o fluxo sanguíneo é interrompido, a resistência arteriolar diminui
   E) quando a pressão arterial diminui, ocorre a vasoconstrição simpática

5. Qual das seguintes alternativas está mais relacionada com o aumento do fluxo sanguíneo coronariano?
   A) Pressão arterial reduzida
   B) Frequência cardíaca reduzida
   C) Atividade simpática aumentada
   D) Reduzido volume diastólico final ventricular esquerdo
   E) Reduzida fração de ejeção ventricular esquerda

CAPÍTULO 28

Retorno Venoso e Débito Cardíaco

David E. Mohrman e Lois Jane Heller

OBJETIVOS

- Descrever os ajustes do sistema circulatório como um todo e identificar as propriedades funcionais de cada um de seus principais componentes.
- Definir pressão média de enchimento circulatório e identificar os seus principais fatores determinantes.
- Definir retorno venoso e explicar como ele se distingue do débito cardíaco.
- Explicar por que o débito cardíaco e o retorno venoso devem ser iguais nas situações de equilíbrio.
- Listar os fatores que controlam o retorno venoso.
- Descrever a relação entre pressão venosa central e retorno venoso e desenhar a curva de retorno venoso normal.
- Definir pressão venosa periférica.
- Listar os fatores que determinam a pressão venosa periférica.
- Predeterminar os desvios na curva de retorno venoso que ocorrem com as alterações de volume de sangue e de tônus venoso.
- Descrever como o débito da bomba ventricular esquerda é compatível com aquele da bomba ventricular direita.
- Representar graficamente as curvas normais de retorno venoso e débito cardíaco e descrever o significado do ponto de intersecção da curva.
- Predeterminar como o retorno venoso, o débito cardíaco e a pressão venosa central normais são alterados por uma dada combinação de mudanças no tônus simpático cardíaco, no tônus simpático venoso periférico ou no volume de sangue circulante.
- Identificar as condições que podem resultar em pressão venosa central anormalmente alta ou baixa.

INTERAÇÃO DOS COMPONENTES DO SISTEMA

Como ilustrado na Figura 28-1, o sistema cardiovascular sistêmico é um circuito hidráulico fechado que inclui o coração, as artérias, as arteríolas, os capilares e as veias. (*Importante*: O circuito pulmonar e os linfáticos não estão incluídos porque não influenciam os principais pontos a serem abordados neste capítulo.) O lado venoso desse sistema é muitas vezes conceituado separadamente em dois compartimentos diferentes: (1) uma seção periférica grande e diversa (o **compartimento venoso periférico**) e (2) uma seção intratorácica menor que inclui as veias cavas e o átrio direito (o **compartimento venoso central**). Cada um dos segmentos desse circuito tem um papel distinto a desempenhar na operação do sistema como um todo, devido a diferenças inerentes ao volume anatômico, à resistência ao fluxo sanguíneo e à complacência, e estão resumidos na Tabela 28-1.

Na Tabela 28-1, há uma surpreendentemente alta complacência ventricular diastólica de 24 mL/mmHg. Este valor indica o quão sensível o volume diastólico final ventricular (e, portanto, o volume sistólico e o débito cardíaco) é a pequenas mudanças na pressão de enchimento cardíaco (i.e., na pressão venosa

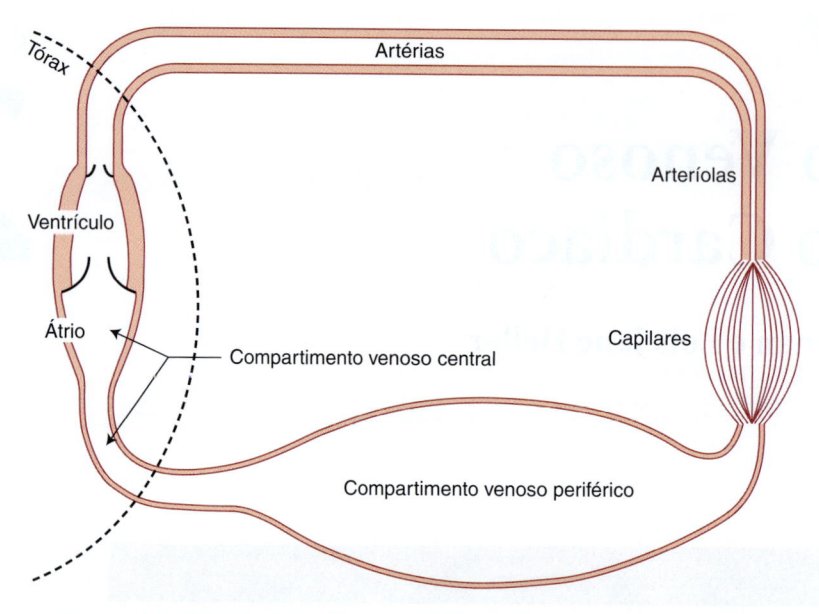

FIGURA 28-1 Principais componentes funcionalmente distintos do circuito cardiovascular sistêmico. (Modificada com permissão de Mohrman DE, Heller LJ: *Cardiovascular Physiology*, 6th ed. New York: Lange Medical Books/McGraw-Hill, 2006.)

central). A pressão de enchimento cardíaco é um fator crucial que determina o quão bem o sistema cardiovascular funciona.

PRESSÃO MÉDIA DE ENCHIMENTO CIRCULATÓRIO

Imagine o coração parado em diástole sem fluxo circulando no sistema, como mostrado na Figura 28-1. Haverá certa quantidade de sangue apenas para encher o espaço anatômico contido nos tecidos sistêmicos sem estirar qualquer de suas paredes e sem desenvolver qualquer pressão interna. Em um adulto de 70 kg, essa quantidade é de 3,5 L, como indicado pelo **volume do circuito sistêmico total** (V_0) na Tabela 28-1. Contudo, normalmente o circuito sistêmico contém cerca de 4,5 L de sangue e, assim, fica um pouco inflado. A partir da complacência total do circuito sistêmico (C) apresentada na Tabela 28-1, pode-se ver que um volume extra de 1.000 mL de sangue resulta em uma pressão interna de cerca de 7 mmHg (i.e., 1.000 mL/140 mL/mmHg). Essa pressão teórica é chamada de **pressão média de enchimento circulatório** e é a pressão que existiria em todo o sistema na ausência de fluxo.

Os dois principais fatores que afetam a pressão média de enchimento circulatório são o volume de sangue circulante e o estado do tônus dos vasos venosos periféricos. No último caso, pode-se observar a Figura 28-1 e imaginar como a constrição dos vasos do grande compartimento venoso (aumentando o tônus venoso) irá aumentar significativamente a pressão no sistema. Em contrapartida, "espremer" as arteríolas (aumentar o tônus arteriolar) causará um efeito desprezível na pressão média de enchimento circulatório porque as arteríolas contêm muito pouco sangue em qualquer estado. Os outros componentes principais do sistema (artérias e capilares) não mudam ativamente seu volume contido.

TABELA 28-1 Propriedades típicas dos principais componentes do circuito cardiovascular sistêmico[a]

Compartimento	V_0 (mL)	C (mL/mmHg)	R (mmHg/[L/min])
Ventrículo em diástole	30	24	0
Artérias	600	2	1
Arteríolas	100	0	13
Capilares	250	0	5
Compartimento venoso periférico	2.500	110	1
Compartimento venoso central	80	4	0
Circuito inteiro	3.560	140	20

[a]Valores condizentes com um adulto saudável jovem de 70 kg em repouso. V_0, volume anatômico do compartimento a pressão zero; C, complacência do compartimento; R, resistência ao fluxo do compartimento.
Reproduzida com permissão de Mohrman DE, Heller LJ: *Cardiovascular Physiology*, 6th ed. New York: Lange Medical Books/McGraw-Hill, 2006.

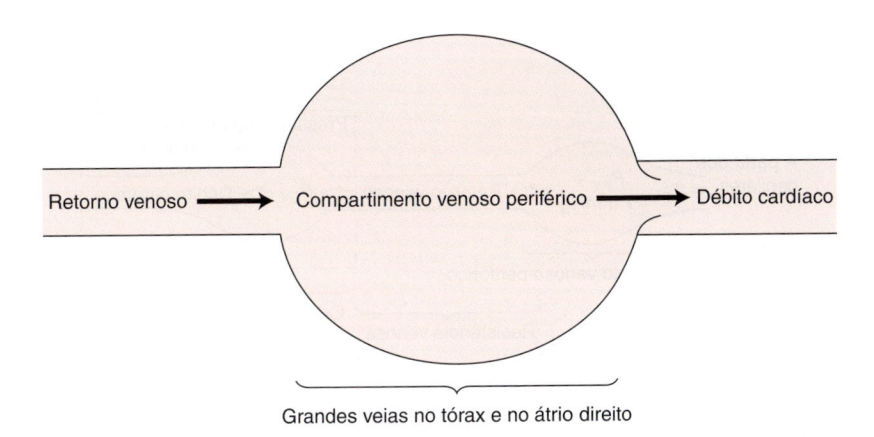

FIGURA 28-2 **Distinção entre débito cardíaco e retorno venoso.** (Modificada com permissão de Mohrman DE, Heller LJ: *Cardiovascular Physiology*, 6th ed. New York: Lange Medical Books/McGraw-Hill, 2006.)

DISTRIBUIÇÃO DO VOLUME E DA PRESSÃO DO SANGUE INDUZIDA PELO FLUXO

A presença de fluxo ao redor do circuito não altera o volume total de sangue no sistema ou a pressão média de enchimento circulatório. O fluxo causado pela ação de bomba do coração tende, contudo, a deslocar certo volume de sangue do lado venoso do circuito para o lado arterial. Isso causa aumentos das pressões no lado arterial, levando a uma elevação da pressão circulatória média, enquanto as pressões no lado venoso diminuem. Uma vez que as veias são cerca de 50 vezes mais complacentes do que as artérias (Tabela 28-1), a redução da pressão venosa induzida pelo fluxo é de apenas cerca de 1/50 do aumento da pressão arterial que a acompanha. Assim, com ou sem fluxo, a pressão no compartimento venoso periférico é normalmente muito próxima da pressão média de enchimento circulatório.

PRESSÃO VENOSA CENTRAL: UM INDICADOR DO ESTADO CIRCULATÓRIO

O sistema cardiovascular deve ajustar-se continuamente para atender às alterações nas demandas metabólicas do corpo. Uma vez que o sistema cardiovascular é uma alça hidráulica fechada, ajustes em qualquer parte do circuito terão efeitos na pressão, no fluxo e no volume ao longo do circuito. Devido à influência crítica do enchimento cardíaco na função cardiovascular, o restante deste capítulo focará os fatores que determinam a pressão no compartimento venoso central. Além disso, será discutido de que modo as medidas de pressão venosa central podem prover informação clínica útil a respeito do estado do sistema circulatório.

O compartimento venoso central corresponde aproximadamente ao volume contido no átrio direito e nas grandes veias torácicas. O sangue *deixa* o compartimento venoso central entrando no ventrículo direito em uma taxa que é igual ao débito cardíaco. O **retorno venoso**, em contrapartida, é a taxa de retorno do sangue ao tórax, a partir dos leitos vasculares periféricos e, assim, é a taxa em que o sangue *entra* no compartimento venoso central. A distinção importante entre retorno venoso *para* o compartimento venoso central e débito cardíaco *a partir do* compartimento venoso central está ilustrada na Figura 28-2.

Em qualquer situação estável, o retorno venoso deve ser igual ao débito cardíaco, ou, então, o sangue iria gradualmente acumular-se ou no compartimento venoso central ou na vasculatura periférica. Contudo, muitas vezes existem diferenças temporárias entre o débito cardíaco e o retorno venoso. Quando isso ocorre, o volume do compartimento venoso central deve estar mudando. Uma vez que o compartimento venoso central é rodeado por tecidos elásticos, qualquer mudança no volume venoso central produz uma mudança na pressão venosa central.

Como discutido no Capítulo 24, a **pressão venosa central** (i.e., a pressão de enchimento cardíaco) tem uma influência *positiva* extremamente importante no débito cardíaco (**lei de Starling do coração**). Conforme explicado a seguir, a pressão venosa central tem um efeito *negativo* de igual importância no retorno venoso. Assim, a pressão venosa central é sempre direcionada automaticamente a um valor que faz o débito cardíaco ser igual ao retorno venoso.

INFLUÊNCIA DA PRESSÃO VENOSA CENTRAL SOBRE O RETORNO VENOSO

Os fatores importantes envolvidos no processo do retorno venoso podem ser resumidos na Figura 28-3A. Do ponto de vista anatômico, o compartimento venoso periférico está espalhado pelos órgãos sistêmicos, mas funcionalmente ele pode ser visto como um simples espaço vascular que tem uma pressão particular (P_{PV}) em qualquer instante. A pressão normal funcional no compartimento venoso periférico está em geral muito próxima da pressão média de enchimento circulatório. Além disso, os mesmos fatores que influenciam a pressão média de enchimento circulatório têm influências essencialmente iguais sobre a pressão venosa periférica. Assim, a "pressão venosa periférica" pode ser vista como equivalente à "pressão média de enchimento circulatório". O fluxo sanguíneo entre o compartimento venoso periférico e o compartimento venoso central é governado pela

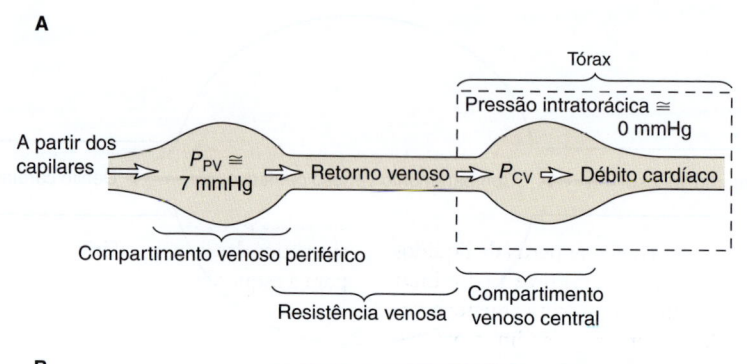

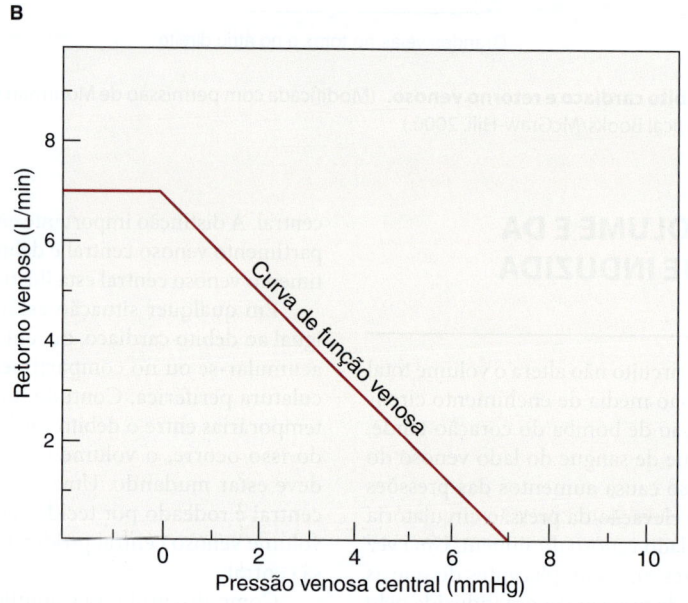

FIGURA 28-3 Retorno Venoso A) Fatores que influenciam o retorno venoso. **B)** A curva de função venosa. (Modificada com permissão de Mohrman DE, Heller LJ: *Cardiovascular Physiology*, 6th ed. New York: Lange Medical Books/McGraw-Hill, 2006.)

equação básica do fluxo $\dot{Q} = \Delta P/R$, em que ΔP é a diferença de pressão entre os compartimentos venosos central e periférico, e R é a pequena resistência associada às veias periféricas. No exemplo da Figura 28-3, a pressão venosa periférica é assumida como 7 mmHg. Assim, não haverá retorno venoso quando a pressão venosa central (P_{CV}) for também 7 mmHg, como mostrado na Figura 28-3B.

Se a pressão venosa periférica permanecer em 7 mmHg, a diminuição na pressão venosa central aumentará a diferença de pressão através da via venosa e causará, por consequência, um aumento no retorno venoso para o reservatório venoso central. Essa relação está resumida na **curva de função venosa**, que mostra como o retorno venoso aumenta quando a pressão venosa central diminui. Há dois pontos adicionais menos importantes a serem discutidos a respeito dessa curva de função venosa. Primeiro, mudanças na resistência venosa podem influenciar a inclinação da curva de função venosa, mas, no exemplo dado, o retorno venoso será de 0 L/min, quando $P_{CV} = 7$ mmHg, em qualquer nível de resistência vascular venosa. Segundo, se a pressão venosa central atingir valores muito baixos e diminuir abaixo da pressão intratorácica, as veias do tórax colapsarão e tenderão a limitar o retorno venoso. No exemplo da Figura 28-3, a pressão intratorácica é considerada 0 mmHg, e a porção achatada da curva de pressão venosa indica que a redução da pressão venosa central abaixo de 0 mmHg não produz aumentos adicionais no retorno venoso.

Assim como a curva de função cardíaca mostra como a pressão venosa central influencia o débito cardíaco, *uma curva de função venosa mostra como a pressão venosa influencia o retorno venoso*. (Por convenção, essas relações são representadas com a variável *independente* no eixo horizontal e a variável *dependente* no eixo vertical e *devem* ser lidas nesse sentido. Por exemplo, a Figura 28-3B mostra que aumentos da pressão venosa central tendem a causar redução no retorno venoso. A Figura 28-3B *não implica* que o aumento no retorno venoso tenderá a reduzir a pressão venosa central.)

INFLUÊNCIA DA PRESSÃO VENOSA PERIFÉRICA SOBRE O RETORNO VENOSO

Como pode ser deduzido a partir da Figura 28-3A, é a diferença de pressão entre os compartimentos periférico e central que determina o retorno venoso. Portanto, um aumento na pressão venosa periférica pode ser tão efetivo para aumentar o retorno venoso quanto uma redução na pressão venosa central.

Os dois modos pelos quais a pressão venosa periférica pode variar foram discutidos no Capítulo 26. Primeiro, uma vez que as veias são vasos distensíveis, mudanças no *volume* de sangue contido nas veias periféricas alteram a pressão venosa periférica. Além disso, como as veias são muito mais complacentes do que qualquer outro segmento vascular, mudanças no volume sanguíneo circulante produzem mudanças maiores no volume de sangue nas veias do que em qualquer outro segmento vascular. Por exemplo, a perda de sangue por hemorragia ou perda de líquidos corporais por meio de suor, vômito ou diarreia grave irá diminuir o volume de sangue circulante e reduzir significativamente o volume de sangue contido nas veias diminuindo, assim, a pressão venosa periférica. Por outro lado, transfusão, retenção de líquidos pelo rim ou reabsorção de líquido transcapilar aumentará o volume de sangue circulante e o volume de sangue venoso. Sempre que o volume de sangue circulante aumenta, a pressão venosa periférica também o faz.

Lembre-se do Capítulo 27, que a segunda maneira pela qual a pressão venosa periférica pode ser alterada é por meio de mudanças no tônus venoso produzidas por aumento ou diminuição na atividade dos nervos simpáticos vasoconstritores que suprem o músculo liso venoso. A pressão venosa periférica aumenta sempre que a atividade das fibras vasoconstritoras simpáticas para as veias aumenta. Além disso, um aumento em qualquer força compressora externa às veias tem o mesmo efeito sobre a pressão dentro das veias que tem um aumento no tônus venoso. Assim, o músculo em exercício e o uso de meias elásticas tendem a aumentar a pressão venosa periférica.

Quando a pressão venosa periférica é alterada, a relação entre a pressão venosa central e o retorno venoso também é alterada. Por exemplo, sempre que a pressão venosa periférica é elevada por aumentos no volume de sangue ou por estimulação simpática, a curva de função venosa desvia para cima e para a direita (Figura 28-4). Esse fenômeno pode ser mais facilmente entendido observando-se a pressão venosa central na qual não haverá retorno venoso. Quando a pressão venosa periférica é 7 mmHg, o retorno venoso é 0 L/min quando a pressão venosa central é 7 mmHg. Quando a pressão venosa periférica aumenta para 10 mmHg, ocorre um considerável retorno venoso com uma pressão venosa central de 7 mmHg, e o retorno venoso cessa apenas quando a pressão venosa central aumenta para 10 mmHg. Assim, aumentos da pressão venosa periférica desviam toda a curva de função venosa para a direita. Por meio de um raciocínio similar, diminuições da pressão venosa periférica causadas por perda de sangue ou diminuição da vasoconstrição simpática das veias periféricas desviam a curva de função venosa para a esquerda.

A PRESSÃO VENOSA CENTRAL DETERMINA O DÉBITO CARDÍACO E O RETORNO VENOSO

O significado do fato de que a pressão venosa central afeta simultaneamente o débito cardíaco e o retorno venoso pode ser melhor observado plotando-se a curva de função cardíaca (curva de Starling) e a curva de função venosa no mesmo gráfico, como na Figura 28-5.

A pressão venosa central, como já definida, é a pressão de enchimento do coração direito. Estritamente falando, essa pressão afeta diretamente apenas o volume sistólico e o débito da bomba cardíaca *direita*. Na maioria dos contextos, contudo, "débito cardíaco" implica o débito da bomba cardíaca *esquerda*. Como, então, conforme já explicado, a pressão venosa central (a pressão de enchimento do coração direito) afeta profundamente o débito cardíaco (o débito do coração esquerdo)? A resposta curta é que, no equilíbrio, os corações direito e esquerdo têm débitos iguais. (Uma vez que os corações direito e esquerdo sempre batem em frequências idênticas, isso implica que seus volumes sistólicos sejam iguais no equilíbrio.) A resposta detalhada é que mudanças na pressão venosa central causam automaticamente mudanças paralelas na pressão de enchimento do coração esquerdo (i.e., na pressão atrial esquerda). Considera-se, por exemplo, a seguinte

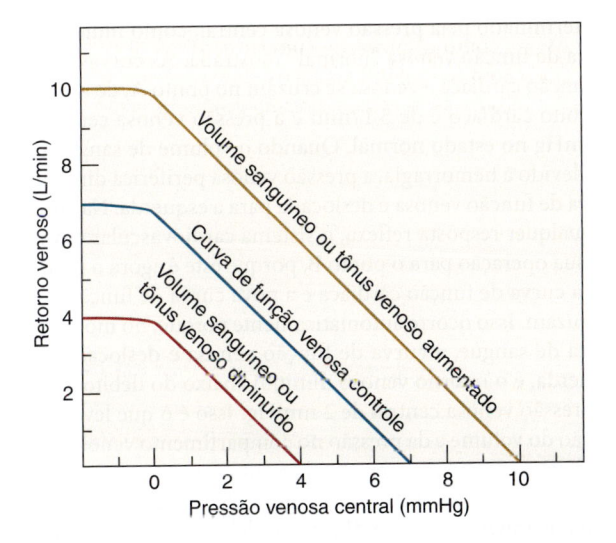

FIGURA 28-4 Efeito de mudanças no volume sanguíneo e no tônus venoso sobre as curvas de função venosa. (Modificada com permissão de Mohrman DE, Heller LJ: *Cardiovascular Physiology*, 6th ed. New York: Lange Medical Books/McGraw-Hill, 2006.)

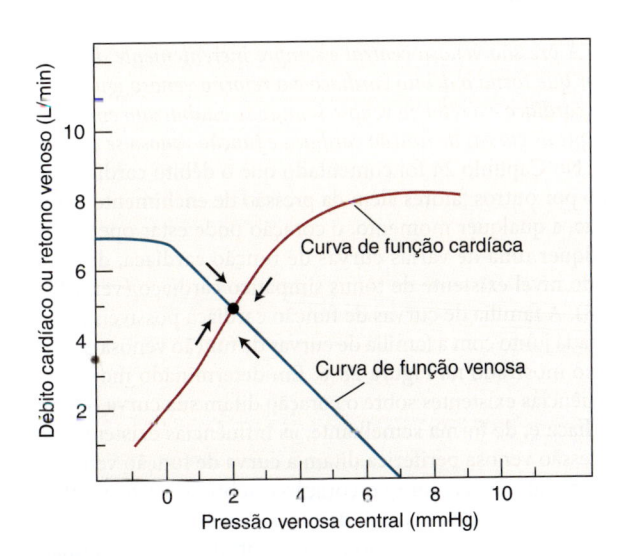

FIGURA 28-5 Interação entre o débito cardíaco e o retorno através da pressão venosa central. (Modificada com permissão de Mohrman DE, Heller LJ: *Cardiovascular Physiology*, 6th ed. New York: Lange Medical Books/McGraw-Hill, 2006.)

sequência de efeitos que um aumento pequeno e gradativo na pressão venosa central provoca em um coração que estava previamente em estado de equilíbrio:

(1) pressão venosa central aumentada → (2) volume sistólico ventricular direito aumentado pela lei de Starling → (3) débito do coração direito aumentado → (4) o débito do coração direito excede temporariamente o do coração esquerdo → (5) enquanto esse desequilíbrio existe, o sangue se acumula nos vasos pulmonares e eleva a pressão venosa pulmonar e a pressão atrial esquerda → (6) o aumento da pressão atrial esquerda aumenta o volume sistólico ventricular esquerdo pela lei de Starling → (7) um novo equilíbrio será atingido muito rapidamente quando a pressão atrial tiver se elevado o suficiente para fazer o volume sistólico ventricular esquerdo se igualar ao volume sistólico ventricular direito aumentado.

A principal conclusão a partir disso é que a pressão atrial esquerda irá se alterar de modo que o volume sistólico ventricular esquerdo se iguale ao volume sistólico ventricular direito. Assim, em geral é uma simplificação aceitável dizer que a pressão venosa central afeta o débito cardíaco como se o coração consistisse apenas em uma bomba única, como mostrado na Figura 28-1.

Na Figura 28-5, o débito cardíaco e o retorno venoso são iguais (a 5 L/min) *apenas* quando a pressão venosa central é 2 mmHg. Se a pressão venosa central diminuísse para 0 mmHg, o débito cardíaco diminuiria (para 2 L/min) e o retorno venoso aumentaria (para 7 L/min). Com um retorno venoso de 7 L/min e um débito cardíaco de 2 L/min, o volume do compartimento venoso central seria necessariamente aumentado, e isso produziria um aumento progressivo da pressão venosa central. Desse modo, a pressão venosa central retornaria ao nível original (2 mmHg) em um tempo muito curto. Além disso, se a pressão venosa central aumentasse de 2 para 4 mmHg, o retorno venoso diminuiria (para 3 L/min) e o débito cardíaco aumentaria (para 7 L/min). Isso reduziria rapidamente o volume de sangue no reservatório venoso central, e a pressão venosa central logo voltaria a cair ao nível original. O sistema cardiovascular se ajusta automaticamente para operar no ponto em que as curvas de função cardíaca e venosa se cruzam.

A pressão venosa central é sempre inerentemente dirigida ao valor que torna o débito cardíaco e o retorno venoso iguais. O débito cardíaco e o retorno venoso sempre se estabilizam em um nível em que as curvas de função cardíaca e função venosa se cruzam.

No Capítulo 24 foi comentado que o débito cardíaco é afetado por outros fatores além da pressão de enchimento cardíaco e que, a qualquer momento, o coração pode estar operando em qualquer uma de várias curvas de função cardíaca, dependendo do nível existente de tônus simpático cardíaco (ver a Figura 24-8). A família de curvas de função cardíaca possíveis pode ser plotada junto com a família de curvas de função venosa possíveis, como mostrado na Figura 28-6. Em determinado momento, as influências existentes sobre o coração ditam sua curva de função cardíaca e, de forma semelhante, as influências existentes sobre a pressão venosa periférica ditam a curva de função venosa. Assim, as influências sobre o coração e sobre os vasos periféricos determinam onde as curvas de função cardíaca e venosa se cruzam e, assim, onde a pressão venosa central e o débito cardíaco (e retorno venoso) estão em equilíbrio. No sistema cardiovascular intacto, o débito cardíaco pode aumentar apenas quando o ponto de intersecção das curvas de função cardíaca e venosa se eleva. *Todas as mudanças no débito cardíaco são causadas por um desvio*

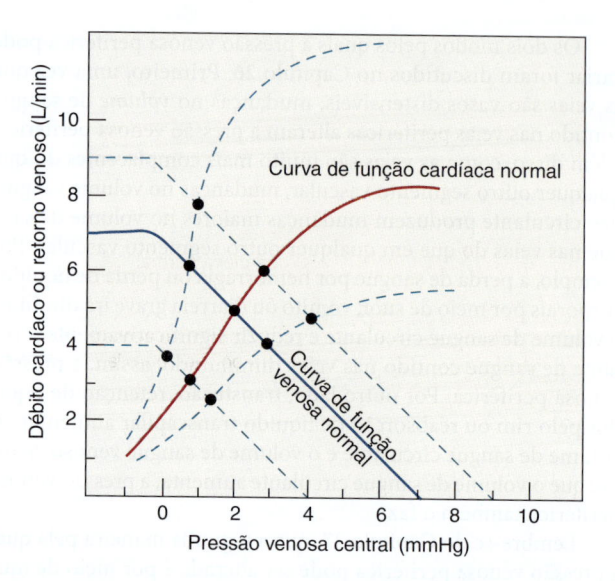

FIGURA 28-6 Famílias de curvas de função cardíaca e curvas de função venosa. Os pontos de intersecção indicam valores de equilíbrio para o débito cardíaco, o retorno venoso e a pressão venosa central. (Modificada com permissão de Mohrman DE, Heller LJ: *Cardiovascular Physiology*, 6th ed. New York: Lange Medical Books/McGraw-Hill, 2006.)

na curva de função cardíaca, um desvio na curva de função venosa, ou ambos.

As curvas de função cardíaca e função venosa são úteis para o entendimento das complexas interações que ocorrem no sistema cardiovascular intacto. Com a ajuda da Figura 28-7, considera-se, por exemplo, o que ocorre com o sistema cardiovascular quando há uma perda significativa de sangue (*hemorragia*). Assume-se que antes da hemorragia a atividade simpática para o coração e para os vasos periféricos seja normal, assim como o volume de sangue. Portanto, o débito cardíaco está relacionado com a pressão venosa central, como indicado pela curva de função cardíaca "normal" da Figura 28-7. Além disso, o retorno venoso é determinado pela pressão venosa central, como indicado pela curva de função venosa "normal" mostrada. As curvas normais de função cardíaca e venosa se cruzam no ponto A, de modo que o débito cardíaco é de 5 L/min e a pressão venosa central é de 2 mmHg no estado normal. Quando o volume de sangue diminui devido à hemorragia, a pressão venosa periférica diminui, e a curva de função venosa é deslocada para a esquerda. Na ausência de qualquer resposta reflexa, o sistema cardiovascular deve mudar sua operação para o ponto B, porque este é agora o ponto em que a curva de função cardíaca e a nova curva de função venosa se cruzam. Isso ocorre automaticamente porque, no momento da perda de sangue, a curva de função venosa é deslocada para a esquerda, e o retorno venoso diminui abaixo do débito cardíaco na pressão venosa central de 2 mmHg. Isso é o que leva à diminuição do volume e da pressão no compartimento venoso central que causa o desvio na operação do ponto A para o ponto B. Comparando-se os pontos A e B na Figura 28-7, pode notar-se que a perda de sangue por si só diminui o débito cardíaco e a pressão venosa central, ao deslocar a curva de função venosa. Indo do ponto A para o ponto B, o débito cardíaco diminui somente em razão da reduzida pressão de enchimento e da lei de Starling do coração.

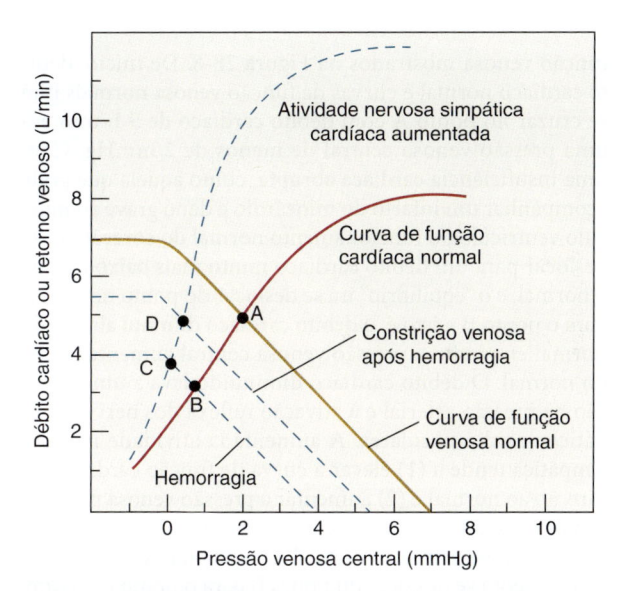

FIGURA 28-7 Ajustes cardiovasculares à hemorragia. (Modificada com permissão de Mohrman DE, Heller LJ: *Cardiovascular Physiology*, 6th ed. New York: Lange Medical Books/McGraw-Hill, 2006.)

Um débito cardíaco abaixo do normal evoca vários mecanismos compensatórios que levam o débito cardíaco de volta a níveis mais adequados. Um desses é um aumento na atividade dos nervos simpáticos cardíacos que, como discutido no Capítulo 24, causa um desvio da curva de função cardíaca maior do que o normal. O efeito da atividade cardíaca simpática aumentada é ilustrado por um desvio do funcionamento cardiovascular do ponto B para o ponto C. Por si só, a aumentada atividade nervosa simpática cardíaca aumenta o débito cardíaco (de 3 para 4 L/min), mas causa uma redução adicional da pressão venosa central. Essa diminuição na pressão venosa central ocorre porque os pontos B e C ficam na mesma curva de função venosa. Os nervos simpáticos *cardíacos* não afetam a curva de função venosa. O retorno venoso é maior no ponto C do que no ponto B, mas a *curva* de função venosa não é desviada.

Um mecanismo compensatório adicional evocado pela perda de sangue é a aumentada atividade dos nervos simpáticos que vão para as veias. Deve-se lembrar que essa pressão venosa periférica aumentada causa um desvio para a direita da curva de função venosa. Portanto, o aumento da atividade simpática para as veias tende a deslocar a curva de função venosa, originalmente reduzida pela perda de sangue, de volta ao normal. Em consequência do aumentado tônus venoso periférico e do desvio para uma curva de função venosa mais adequada, o funcionamento cardiovascular desloca-se do ponto C para o ponto D da Figura 28-7. Assim, a constrição venosa periférica eleva o débito cardíaco ao aumentar a pressão venosa central e se mover para cima em uma mesma curva de função cardíaca. Deve ser salientado que separar a resposta à hemorragia em distintos passos progressivos (i.e., A para B para C para D) é apenas uma conceitualização para apreciar os efeitos individuais dos diferentes processos envolvidos. Na realidade, o reflexo venoso e as respostas cardíacas ocorrem simultaneamente e tão rapidamente que acompanharão a perda de sangue quando ela ocorrer. Assim, a resposta real à hemorragia seguiria uma linha reta do ponto A ao ponto D.

Em resumo, o ponto D ilustra que o débito cardíaco normal pode ser sustentado ante a perda de sangue pelo efeito combinado nos ajustes periféricos e cardíacos. A hemorragia é apenas um dos numerosos distúrbios potenciais do sistema cardiovascular. Traçados como aqueles mostrados na Figura 28-7 são muito úteis para o entendimento de muitos distúrbios do sistema cardiovascular e dos modos pelos quais eles podem ser compensados.

IMPLICAÇÕES CLÍNICAS DE PRESSÕES VENOSAS CENTRAIS ANORMAIS

Embora não haja um modo de determinar de fato a posição das curvas de função cardíaca ou de função venosa, importantes informações a respeito do estado circulatório do paciente podem ser obtidas a partir da medida da pressão venosa central. A partir do que foi apresentado neste capítulo, é possível concluir que um paciente com uma pressão venosa central *anormalmente alta* deve ter uma curva de função cardíaca deprimida, uma curva de função venosa deslocada para a direita ou ambas. Pressões venosas centrais muito altas são características de pacientes com **insuficiência cardíaca congestiva**, porque têm a combinação de músculo cardíaco disfuncional (curva de função cardíaca deprimida) e volume excessivo de líquidos (curva de função venosa deslocada para a direita). Pressões venosas centrais *anormalmente baixas*, por outro lado, poderiam teoricamente ser causadas ou por uma curva de função cardíaca aumentada ou por um desvio para a esquerda da curva de função venosa. A realidade da prática clínica é que pressões venosas centrais anormalmente baixas são invariavelmente o resultado de um desvio da curva de função venosa para a esquerda causado ou por baixo volume de sangue ou por falta de tônus venoso.

Estimativas grosseiras da pressão venosa central de um paciente podem ser obtidas pela observação das veias jugulares externas. Uma vez que a gravidade mantém as veias da cabeça e do pescoço colapsadas quando um indivíduo está em pé, não há distensão (ou pulsações retrógradas a partir das contrações atriais) observada nessas veias do pescoço. Ao contrário, quando o indivíduo está completamente deitado, as veias do pescoço estão cheias, e pulsações são detectadas. Se um indivíduo é colocado em uma posição recostada de forma que as veias jugulares externas estejam posicionadas a 7 cm acima do átrio direito, o ponto entre o segmento venoso colapsado e o segmento preenchido pode muitas vezes ser visualizado. A pressão venosa central anormalmente alta está associada à distensão das veias do pescoço em um nível mais alto (talvez até mesmo quando o paciente está em pé).

Devido ao seu valor diagnóstico em situações de cuidado crítico, a pressão venosa central é muitas vezes monitorada continuamente por meio de um cateter inserido em uma veia periférica e avançado centralmente até que sua ponta esteja no compartimento venoso central (i.e., próximo ou dentro do átrio direito). Em algumas situações, é desejável avaliar a pressão *atrial esquerda*, que é a pressão de enchimento para o lado esquerdo do coração. Em geral, isso é realizado com um cateter venoso especializado dirigido por fluxo, com um pequeno balão inflável na sua ponta para arrastá-lo com o fluxo sanguíneo pelo ventrículo direito e pela valva pulmonar ao interior da artéria pulmonar. O balão é, então, desinflado, e a cânula é avançada até trancar em algum ramo terminal dos vasos pulmonares. A **pressão pulmonar em cunha**, registrada nessa junção, fornece uma estimativa útil da pressão atrial esquerda, porque não há valvas entre o átrio esquerdo e a ponta do cateter.

CORRELAÇÃO CLÍNICA

Uma mulher de 75 anos visita seu médico reclamando de fraqueza, fadiga, dificuldade de respirar ao mínimo exercício e um aumento recente no peso corporal. Ela com frequência precisa se levantar à noite para urinar e notou que seus pés e tornozelos parecem estar inchados. Ela relata vários episódios em que acorda à noite sentindo algo como se não pudesse respirar, até que se levanta da cama e vai até a janela aberta. Ela estava bem fisicamente até o momento em que essa condição se desenvolveu, nas últimas semanas. Ela não fuma ou bebe e não toma remédios, exceto um ácido acetilsalicílico ou antiácido ocasional. Ela tem 1,6 m, pesa 66 kg, apresenta frequência cardíaca de 88 bpm e pressão arterial de 165/95 mmHg (valores normais entre 120 a 140/80 a 90 mmHg). A auscultação do peito com um estetoscópio indica sons cardíacos normais, mas sons de respiração anormais com finas *crepitações* ouvidas sobre a base dos pulmões no final da expiração. Um ECG indica **hipertrofia ventricular esquerda** moderada, e seu raio X de tórax mostra uma imagem cardíaca alargada e **efusão pleural** (ou **derrame pleural**), um acúmulo de líquidos entre a pleura parietal e a pleura visceral. Um **ecocardiograma** revelou câmaras cardíacas dilatadas, espessamento da parede ventricular esquerda e uma fração de ejeção do ventrículo esquerdo de 0,35 (valor normal > 0,55) – ver Capítulo 25.

Ela foi diagnosticada com **insuficiência cardíaca congestiva** secundária à **hipertensão** crônica. Assim, foi tratada com um diurético para aumentar o débito urinário e aliviar os sintomas de congestão e com um **inibidor da enzima conversora de angiotensina** (**ECA**) para reduzir a pressão arterial. Quando sua condição se estabilizar, ela será tratada com **bloqueadores de receptores beta-adrenérgicos** em uma dose baixa para diminuir a estimulação simpática sobre o coração.

A **insuficiência cardíaca crônica** (ICC) existe sempre que a função ventricular está deprimida por condições que prejudicam diretamente o desempenho mecânico do músculo cardíaco, como (1) **doença arterial coronariana** progressiva, (2) sustentado aumento da pós-carga cardíaca, como a que acompanha a hipertensão arterial ou a **estenose valvar aórtica**, (3) reduzida massa muscular funcional seguida de **infarto do miocárdio** ou (4) **cardiomiopatia** primária. Independentemente da causa desencadeadora, a maioria das formas de insuficiência cardíaca está associada a uma reduzida função dos cardiomiócitos. A **insuficiência cardíaca sistólica** está associada a uma fração de ejeção ventricular esquerda de menos de 0,40. Isso também indica que o coração está operando em uma **curva de função cardíaca** *menor do que a normal*, isto é, com um débito cardíaco reduzido em qualquer dada pressão de enchimento. Um exemplo da progressão dos eventos que levam à ICC está bem ilustrado pelo débito cardíaco e pelas curvas de função venosa mostrados na Figura 28-8. De início, débito cardíaco normal e curvas de função venosa normais irão se cruzar no ponto A com débito cardíaco de 5 L/min em uma pressão venosa central de menos de 2 mmHg. Com uma insuficiência cardíaca abrupta, como aquela que pode acompanhar um infarto do miocárdio e dano grave ao músculo ventricular, o funcionamento normal do coração irá se deslocar para um débito cardíaco muito mais baixo do que o normal, e o "equilíbrio" irá se deslocar do ponto normal A para o ponto B – isto é, o débito cardíaco diminui abaixo do normal enquanto a pressão venosa central aumenta acima do normal. O débito cardíaco diminuído leva a uma redução na pressão arterial e à ativação reflexa dos nervos simpáticos cardiovasculares. A aumentada atividade nervosa simpática tende a (1) elevar a curva de função cardíaca em direção ao normal e (2) aumentar a pressão venosa periférica por meio da constrição venosa e, assim, elevar a curva de função venosa acima do normal. O funcionamento do coração irá agora se deslocar do ponto B para o ponto C. Assim, o débito cardíaco deprimido é substancialmente melhorado pelas consequências imediatas do aumento da atividade nervosa simpática. Contudo, o débito cardíaco no ponto C está ainda abaixo do normal. A pressão arterial associada ao funcionamento cardiovascular no ponto C está próxima do normal, mas a resistência periférica total maior do que o normal irá acompanhar uma atividade nervosa simpática maior do que o normal.

A longo prazo, o funcionamento cardiovascular não pode permanecer no ponto C da Figura 28-8. O funcionamento no ponto C envolve atividade simpática maior do que o normal e isso irá, inevitavelmente, causar um aumento gradual no volume de sangue por mecanismos que serão descritos no Capítulo 29. Ao longo de vários dias, há uma elevação progressiva na curva de função venosa como um resultado do volume aumentado de sangue e, por consequência, da pressão média de enchimento circulatório aumentada. Isso irá deslocar progressivamente o ponto de funcionamento cardiovascular de C para D e para E.

A retenção de líquidos aumentada (C → D → E na Figura 28-8) causa um aumento progressivo no débito cardíaco em direção ao normal e permite simultaneamente uma *redução da atividade nervosa simpática em direção ao valor normal*. A reduzida atividade simpática é benéfica por várias razões. Primeiro, a diminuída constrição arteriolar permite que o fluxo sanguíneo renal e esplâncnico volte a valores próximos do normal. Segundo, o consumo de oxigênio pelo miocárdio pode cair quando a atividade nervosa simpática cai, ainda que o débito cardíaco tenda a aumentar. A frequência cardíaca aumentada e maior contratilidade cardíaca aumentam muito o consumo de oxigênio do miocárdio. O reduzido consumo de oxigênio do miocárdio é especialmente benéfico nas situações em que o inadequado fluxo sanguíneo coronariano é a causa da insuficiência cardíaca. Em todo caso, quando o débito cardíaco normal é atingido, diz-se que o indivíduo está em um estado "compensado". O volume de líquido extracelular permanece expandido depois de atingir o estado compensado mesmo quando a atividade simpática retorna aos níveis próximos do normal. (A perda efetiva de líquido nesse novo estado com líquido sanguíneo corporal

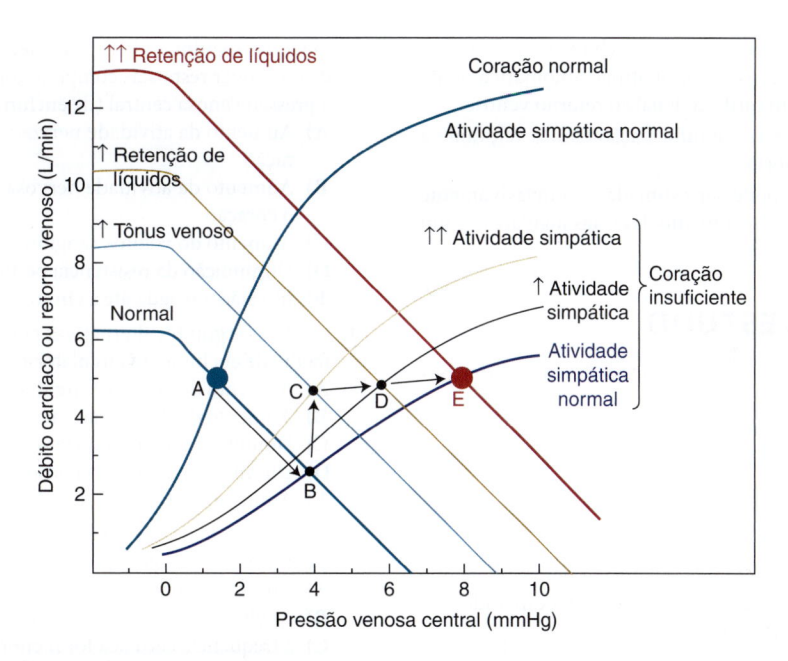

FIGURA 28-8 Alterações cardiovasculares com insuficiência cardíaca sistólica crônica compensada. (Modificada com permissão de Mohrman DE, Heller LJ: *Cardiovascular Physiology*, 6th ed. New York: Lange Medical Books/McGraw-Hill, 2006.)

expandido requer um período de atividade simpática *menor do que o normal*.)

Infelizmente, as consequências da retenção de líquidos na insuficiência cardíaca não são todas benéficas. Pode-se observar, na Figura 28-8, que a retenção de líquido (C → D → E) irá tornar tanto as pressões periféricas quanto as venosas centrais muito mais altas do que seus valores normais. A pressão venosa central cronicamente elevada causa um volume diastólico final cronicamente aumentado (dilatação crônica). Até certo ponto, o desempenho cardíaco é melhorado por um volume de enchimento cardíaco aumentado devido à lei de Starling. Contudo, uma excessiva dilatação cardíaca pode piorar a função cardíaca porque, de acordo com a lei de Laplace, é necessária uma aumentada tensão total de parede para gerar pressão dentro de uma câmara ventricular alargada.

A alta pressão venosa associada à retenção de líquidos também afeta adversamente a função do órgão, pois uma alta pressão venosa produz filtração de líquido transcapilar, formação de edema e congestão (daí o termo comumente usado *insuficiência cardíaca congestiva*). A *insuficiência cardíaca esquerda* pode levar ao *edema pulmonar* com *dispneia* (respiração encurtada) e crise respiratória. Os pacientes muitas vezes se queixam de dificuldade de respirar sobretudo durante à noite (*dispneia paroxística noturna*). A posição ortostática promove um desvio de fluxo das extremidades para o reservatório venoso central e os pulmões, tornando piores os problemas pulmonares do paciente na posição horizontal. Tais pacientes com frequência dormem de forma mais confortável em uma posição recostada. A *insuficiência cardíaca direita* resulta em veias do pescoço distendidas, edema de tornozelo e acúmulo de líquido no abdome (*ascite*) com congestão e disfunção hepática. A expansão do volume plasmático combina-se com a função hepática anormal para reduzir a concentração de proteínas plasmáticas a cerca de 30%. Essa redução adicional na pressão oncótica do plasma contribui para o desenvolvimento de edema intersticial na insuficiência cardíaca congestiva.

No exemplo mostrado na Figura 28-8, a depressão na curva do débito cardíaco devido à insuficiência cardíaca é apenas moderadamente grave. Assim, é possível, devido a uma moderada retenção de líquidos, atingir um novo estado de equilíbrio com um débito cardíaco normal e uma atividade simpática essencialmente normal (ponto E). A situação no ponto E é relativamente estável porque os estímulos para retenção adicional de líquidos foram removidos. Entretanto, se a insuficiência cardíaca é mais grave, a curva de débito cardíaco pode estar tão deprimida que um débito cardíaco normal não pode ser atingido por nenhuma quantidade de retenção de líquido. Nesses casos, a retenção de líquido é extremamente marcada, assim como a elevação da pressão venosa, e as complicações da congestão são problemas muito sérios.

RESUMO DO CAPÍTULO

- A pressão média de enchimento circulatório é uma medida teórica de pressão no circuito sistêmico quando o fluxo é interrompido e é influenciada principalmente pelo volume de sangue e pelo tônus venoso periférico.
- A pressão venosa central tem uma influência negativa sobre o retorno venoso que pode ser ilustrada graficamente como a curva de função venosa.
- A pressão venosa periférica tem uma influência positiva sobre o retorno venoso e pode ser elevada por um volume sanguíneo aumentado e/ou tônus venoso aumentado.

- Devido às suas influências opostas sobre o débito cardíaco e o retorno venoso, a pressão venosa central atinge automaticamente um valor que torna o débito cardíaco igual ao retorno venoso.
- A pressão venosa central fornece informação clínica relevante a respeito do estado circulatório.
- A pressão venosa central pode ser estimada não invasivamente por meio da observação do enchimento das veias jugulares de um paciente.

QUESTÕES PARA ESTUDO

1. Em um paciente gravemente desidratado, seria esperado encontrar:
   A) uma curva de função cardíaca deprimida
   B) uma pressão média de enchimento circulatório aumentada
   C) uma pressão venosa central aumentada
   D) veias jugulares distendidas
   E) débito cardíaco diminuído

2. Se foi realizada uma transfusão de sangue em um paciente que recentemente sofreu uma hemorragia grave, seria esperado:
   A) expandir o volume arterial
   B) expandir o volume venoso
   C) diminuir a pressão venosa central
   D) diminuir a pressão média de enchimento circulatório
   E) reduzir o débito cardíaco

3. Qual das seguintes alternativas tenderia (por si só, na ausência de quaisquer respostas compensatórias) a diminuir diretamente a pressão venosa central (de enchimento cardíaco)?
   A) Aumento da atividade nervosa simpática apenas para o coração
   B) Aumento da atividade nervosa parassimpática apenas para o coração
   C) Aumento do volume sanguíneo
   D) Diminuição da resistência periférica total
   E) Imersão em água até a cintura

4. Qual das seguintes alternativas possibilitaria diminuir a pressão média de enchimento circulatório?
   A) Aumento do volume sanguíneo circulante
   B) Aumento do débito cardíaco
   C) Diminuição do tônus arteriolar
   D) Diminuição do tônus venoso
   E) Aumento da rigidez arterial

5. Em um estado de equilíbrio, o retorno venoso será maior do que o débito cardíaco quando:
   A) a pressão venosa periférica for maior do que o normal
   B) o volume sanguíneo for maior do que o normal
   C) a frequência cardíaca for menor do que o normal
   D) a contratilidade cardíaca for menor do que o normal
   E) nunca, porque em um estado de equilíbrio, o retorno venoso *deve* ser igual ao débito cardíaco

CAPÍTULO 29

Regulação da Pressão Arterial

David E. Mohrman e Lois Jane Heller

OBJETIVOS

- Identificar os receptores sensoriais, as vias aferentes, os elementos de integração central, as vias eferentes e os efetores que estão envolvidos na resposta barorreflexa.
- Identificar a localização dos barorreceptores e descrever seu mecanismo de funcionamento.
- Descrever como as alterações nos estímulos aferentes provenientes dos barorreceptores influenciam a atividade das fibras pré-ganglionares simpáticas e parassimpáticas.
- Descrever como as ações simpática e parassimpática, derivadas do centro bulbar cardiovascular, reagem em resposta às alterações da pressão arterial.
- Esquematizar a sequência de eventos desencadeados pelo reflexo barorreceptor a fim de compensar as mudanças na pressão arterial.
- Descrever como as aferências dos barorreceptores cardiopulmonares e dos quimiorreceptores arteriais e centrais, que chegam ao centro bulbar cardiovascular, influenciam as atividades simpática e parassimpática e a pressão arterial média.
- Descrever e indicar os mecanismos envolvidos na resposta isquêmica cerebral, no reflexo de Cushing, na reação de alerta, no rubor, na síncope vasovagal e nas respostas de dor e emoção.
- Descrever a adaptação dos barorreceptores.
- Descrever não somente a influência das alterações do volume corporal sobre a pressão arterial, mas também delinear a sequência de eventos envolvidos nesse processo.
- Descrever como a pressão arterial média é regulada a longo prazo a fim de promover um equilíbrio entre a entrada e a saída de líquidos.

REGULAÇÃO DA PRESSÃO ARTERIAL

A pressão arterial sistêmica apropriada é um dos mais importante indicadores da função adequada do sistema cardiovascular. Na ausência de uma pressão arterial adequada, o cérebro e o coração não recebem corretamente o fluxo sanguíneo, mesmo que sejam feitos os ajustes na sua resistência vascular pelos mecanismos de controle local. No entanto, a pressão arterial elevada em excesso leva a uma demanda desnecessária sobre o coração e os vasos. A pressão arterial é constantemente monitorada pelos receptores localizados ao longo do corpo. Sempre que a pressão arterial oscila fora dos valores normais, múltiplas respostas reflexas são desencadeadas para ajustarem o débito cardíaco e a resistência periférica total. Essas respostas são necessárias para o retorno da pressão arterial aos valores normais. A curto prazo (em segundos), esses ajustes são realizados por meio da modulação da atividade da inervação autonômica que atua sobre o coração e os vasos periféricos. A longo prazo (minutos a dias), outros mecanismos desempenham um papel importante no controle da pressão arterial, como as alterações no débito cardíaco induzidas por mudanças no volume sanguíneo. A regulação a curto e a longo prazos da pressão arterial será abordada em seguida neste capítulo.

REGULAÇÃO DA PRESSÃO ARTERIAL A CURTO PRAZO
BARORREFLEXO ARTERIAL

O **barorreflexo arterial** (ou reflexo barorreceptor arterial) é o principal mecanismo envolvido na regulação da pressão arterial a curto prazo. Deve-se lembrar que os componentes básicos do reflexo incluem receptores sensoriais, vias aferentes, os centros integradores no sistema nervoso central, vias eferentes e órgãos efetores. Conforme apresentado na Figura 29-1, as vias eferentes do barorreflexo arterial são os nervos parassimpático cardíaco e simpático cardiovascular. Os órgãos efetores são o coração e os vasos sanguíneos periféricos.

Vias eferentes

Nos capítulos anteriores, foram abordadas muitas ações dos **sistemas simpático** e **parassimpático** sobre o coração e os vasos sanguíneos. Em ambos os sistemas, as **fibras pós-ganglionares**, cujos corpos celulares estão localizados em gânglios fora do sistema nervoso central, inervam o coração e os vasos. As ações dessas fibras pós-ganglionares sobre as principais variáveis cardiovasculares são resumidas na Figura 29-1.

A atividade das fibras pós-ganglionares do **sistema nervoso autônomo** é determinada pela atividade das **fibras pré-ganglionares**, cujos corpos celulares se localizam no sistema nervoso central (ver Capítulo 19). Na via simpática, os corpos celulares das fibras pré-ganglionares estão localizados na medula espinal. Esses neurônios pré-ganglionares apresentam atividade espontânea, que é modulada por estímulos **excitatórios** e **inibitórios**, os quais se originam dos centros no tronco encefálico e se projetam em distintas vias espinais. No sistema parassimpático, os corpos celulares das fibras pré-ganglionares estão inseridos no tronco encefálico. Sua atividade espontânea é controlada por estímulos de centros adjacentes no tronco encefálico.

Vias aferentes

Os receptores sensoriais, denominados **barorreceptores arteriais**, estão localizados de modo abundante nas paredes em artérias aorta e carótida. Esses receptores se concentram, principalmente, no arco aórtico (**barorreceptores aórticos**) e na bifurcação da carótida comum em artérias carótidas interna e externa, em ambos os lados do pescoço (**barorreceptores caro-

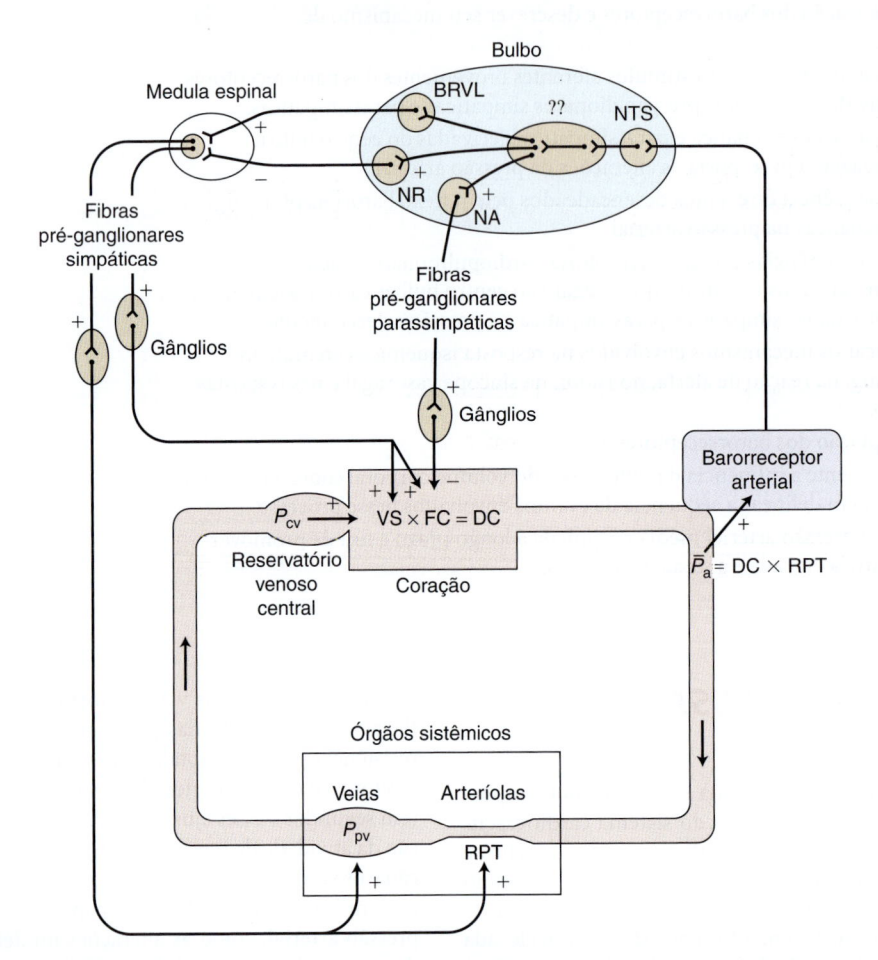

FIGURA 29-1 Componentes da via do barorreflexo. NTS, núcleo do trato solitário; BRVL, bulbo rostral ventrolateral; NR, núcleos da rafe; NA, núcleo ambíguo; ??, vias de integração incompletamente mapeadas, que também podem envolver estruturas fora do bulbo. (Modificada com permissão de Mohrman DE, Heller LJ: *Cardiovascular Physiology*, 6th ed. New York: Lange Medical Books/McGraw-Hill, 2006.)

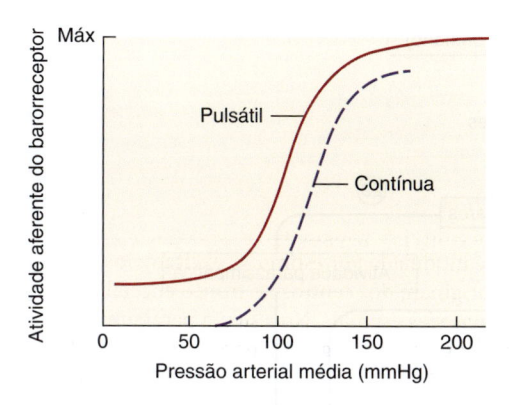

FIGURA 29-2 Efeito da pressão arterial média sobre a atividade dos barorreceptores. (Modificada com permissão de Mohrman DE, Heller LJ: *Cardiovascular Physiology*, 6th ed. New York: Lange Medical Books/McGraw-Hill, 2006.)

tídeos). Tais receptores são, na verdade, mecanorreceptores que detectam a pressão arterial indiretamente através da distensão da parede elástica arterial. Em geral, *o aumento da distensão causa um aumento na frequência de potenciais de ação nos barorreceptores arteriais*. Na verdade, os barorreceptores detectam não somente o valor absoluto da distensão, mas também a sua taxa de variação. Por isso, a pressão arterial média, assim como a pressão arterial de pulso, modula as taxas de disparos dos barorreceptores, conforme mostrado na Figura 29-2. A curva tracejada mostra como a taxa de disparos do barorreceptor é afetada por diferentes níveis de uma pressão arterial estável. A curva sólida indica como a taxa de disparos dos barorreceptores é influenciada pelos valores médios da pressão arterial pulsátil. A presença de pulsos eleva as taxas de disparos dos barorreceptores em qualquer nível da pressão arterial média. Deve-se notar também que as alterações na pressão arterial média, próxima do valor normal de 100 mmHg, produzem profundas mudanças no padrão de descargas do barorreceptor. No entanto, há poucos disparos em pressões muito baixas.

Caso a pressão arterial permanecesse acima do valor normal por um longo período de vários dias, a taxa de disparos dos barorreceptores retornaria, gradualmente, aos níveis normais. Por isso, diz-se que os barorreceptores são adaptáveis à elevação mantida da pressão arterial. Portanto, o barorreflexo arterial não serve como um mecanismo regulatório da pressão arterial a longo prazo.

Integração central

Grande parte da integração central relacionada com a regulação reflexa do sistema cardiovascular ocorre no **bulbo**, nas áreas tradicionalmente referidas como **centros cardiovasculares bulbares**. As interações neurais entre as estruturas difusas dessa área são complexas e não são bem conhecidas. Além disso, essas estruturas parecem exercer múltiplas funções, incluindo o controle da respiração. O que de fato sabe-se, com total grau de certeza, é por onde as vias aferentes e eferentes entram e saem, respectivamente, no bulbo. Conforme indicado na Figura 29-1, a informação sensorial aferente oriunda dos barorreceptores arteriais entra no **núcleo do trato solitário bulbar**, que retransmite essa informação por vias polissinápticas para outras estruturas do bulbo (e para centros encefálicos superiores, como o **hipotálamo**). Os corpos celulares da inervação parassimpática eferente cardíaca (nervos vagos) estão localizados principalmente no **núcleo ambíguo** do bulbo. A informação eferente simpática deixa o bulbo predominantemente a partir do grupo de neurônios do **bulbo rostral ventrolateral** (por uma via espinal excitatória) ou dos **núcleos da rafe** (por uma via espinal inibitória). Os mecanismos intermediários envolvidos na integração da informação sensorial e nas respostas simpáticas e parassimpáticas apropriadas ainda não são bem compreendidos. A maior parte dessa integração ocorre no próprio bulbo, mas provavelmente os centros superiores, como o hipotálamo, também estão envolvidos. Todavia, saber os detalhes dessa integração não é tão importante quanto compreender os efeitos gerais das alterações na atividade dos barorreceptores arteriais sobre a atividade dos nervos parassimpático e simpático cardiovascular.

Vários pontos funcionalmente importantes a respeito do controle autonômico cardiovascular estão ilustrados na Figura 29-1. A principal influência externa sobre os centros cardiovasculares vem dos barorreceptores arteriais. Os barorreceptores fornecem estímulos tônicos para os centros de integração, uma vez que eles são ativados pela pressão arterial normal.

Como mostrado na Figura 29-1, o processo de integração é tal que descargas aumentadas dos barorreceptores tendem, simultaneamente, a: (1) inibir a atividade excitatória do trato simpático espinal, (2) estimular a atividade inibitória do trato simpático espinal e (3) estimular a atividade dos nervos pré ganglionares parassimpáticos. Desse modo, um aumento na taxa de descarga do barorreceptor (devido à elevação da pressão arterial) causa uma diminuição na atividade tônica dos nervos simpáticos e, concomitantemente, um aumento na atividade dos nervos parassimpáticos cardíacos. Por outro lado, uma redução na pressão arterial promove uma elevação da atividade simpática e uma diminuição da parassimpática.

MECANISMO DO BARORREFLEXO ARTERIAL

O barorreflexo é um sistema de controle continuamente ativado, que faz ajustes automaticamente para prevenir distúrbios cardíacos e/ou vasculares causados a partir de alterações na pressão arterial média. O mecanismo de barorreflexo age regulando a pressão arterial por meio de uma alça de retroalimentação negativa, como foi descrito no Capítulo 1.

A Figura 29-3 mostra vários eventos da via do barorreflexo arterial que ocorrem em resposta à *diminuição* da pressão arterial média. Todos os eventos apresentados na Figura 29-3 já foram discutidos, mas neste caso, cada um deles deveria ser cuidadosamente examinado (e revisado, se necessário), já que grande parte das interações, essenciais para a compreensão da fisiologia cardiovascular, estão sintetizadas nessa figura.

Na Figura 29-3, observa-se que a resposta geral barorreflexa à diminuição da pressão arterial média é elevar a pressão arterial (i.e., a resposta tende a contrarregular o distúrbio). Um aumento da pressão arterial média poderia provocar eventos opostos

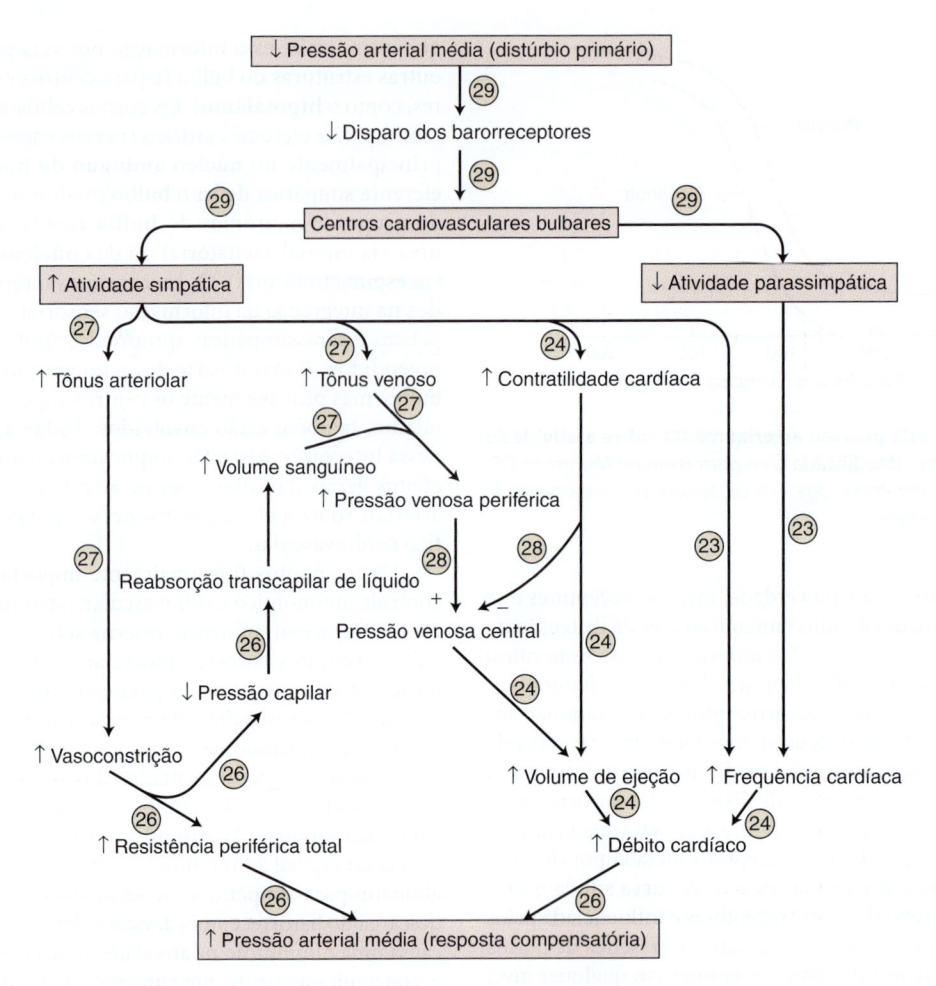

FIGURA 29-3 Ajustes cardiovasculares imediatos desencadeados pela redução da pressão arterial. Os números circulados indicam o capítulo no qual cada interação é discutida. (Modificada com permissão de Mohrman DE, Heller LJ: *Cardiovascular Physiology*, 6th ed. New York: Lange Medical Books/McGraw-Hill, 2006.)

àqueles apresentados na Figura 29-3, produzindo uma redução da pressão arterial média. Novamente, uma resposta que contrarregula o distúrbio inicial. É importante lembrar que o controle neural dos vasos é mais importante em alguns territórios, como os rins, a pele e o baço, do que em outros, como o encéfalo e o coração. Logo, a resposta reflexa à redução da pressão arterial pode, por exemplo, incluir um aumento significativo na resistência vascular renal com uma consequente redução no seu fluxo sanguíneo, sem causar, porém, mudanças na resistência vascular ou no fluxo sanguíneo cerebral. Os ajustes vasculares periféricos associados ao barorreflexo ocorrem principalmente em tecidos com forte controle simpático vascular.

OUTRAS RESPOSTAS E REFLEXOS CARDIOVASCULARES

Apesar do mecanismo de barorreflexo, as grandes e rápidas alterações na pressão arterial média ocorrem em certas situações fisiológicas e patológicas. Essas reações são causadas por outras influências sobre o centro cardiovascular bulbar, além dos barorreceptores. Como descrito nas seções seguintes, esses estímulos que chegam ao centro cardiovascular bulbar são provenientes de muitos tipos de receptores centrais e periféricos, assim como de "centros superiores" do sistema nervoso central, como o hipotálamo e o córtex cerebral.

Uma analogia foi feita entre o barorreflexo no controle da pressão arterial e um sistema de calefação que controla a temperatura do ambiente de uma casa (ver Capítulo 1). A temperatura ajustada no termostato determina o **ponto de ajuste** para a regulação da temperatura. *Muitas das influências que serão discutidas afetam a pressão arterial como se elas mudassem o ponto de ajuste do barorreflexo para a regulação da pressão.* Por consequência, o barorreflexo não se opõe à maioria dos distúrbios da pressão, mas, na verdade, participa da sua produção.

REFLEXOS DOS RECEPTORES CARDÍACOS E PULMONARES

A maioria dos **mecanorreceptores** e **quimiorreceptores** que produzem respostas reflexas cardiovasculares foi identificada nos átrios, ventrículos, vasos coronários e pulmões. A função desses **receptores cardiopulmonares** no controle do sistema cardiovascular é, em muitos casos, incompreendida. Todavia, esses receptores provavelmente estão envolvidos em muitos processos fisiológicos e patológicos.

Os **barorreceptores cardiopulmonares** (em alguns casos chamados de receptores de baixa pressão) detectam a pressão (ou o volume) nos átrios e no reservatório venoso central. A **pressão venosa central** (ou volume) aumentada leva à ativação desses receptores pela distensão, desencadeando um reflexo que diminui a atividade simpática. A reduzida pressão venosa central (ou volume) produz uma resposta oposta. Esses reflexos cardiopulmonares normalmente desempenham uma influência inibitória tônica sobre a atividade simpática. As alterações na atividade simpática, evocadas pelos aumentos ou reduções na pressão venosa central, modulam não somente a pressão arterial a curto prazo, mas também os mecanismos renais que influenciam o volume sanguíneo e o controle da pressão arterial a longo prazo.

REFLEXOS MEDIADOS PELOS QUIMIORRECEPTORES

Baixa P_{O_2}, baixo pH e/ou alta P_{CO_2} no sangue arterial causam reflexos que aumentam a ventilação *e* a pressão arterial média. Essas respostas parecem ser um resultado da atividade aumentada dos **quimiorreceptores arteriais**, localizados nas artérias carótidas e no arco aórtico. Há também os **quimiorreceptores centrais**, localizados no sistema nervoso central. Os quimiorreceptores exercem um pequeno papel na regulação normal da pressão arterial, uma vez que a P_{O_2} e a P_{CO_2} no sangue arterial em geral são mantidas constantes pelos mecanismos de controle respiratório. Ver mais detalhes no Capítulo 38.

Uma reação extremamente forte, conhecida como **resposta isquêmica cerebral**, é desencadeada por um fluxo sanguíneo inadequado (*isquemia*) para o encéfalo. Esse fenômeno produz uma vasoconstrição e uma estimulação cardíaca, mediadas pelo simpático, que são mais intensas do que qualquer outra influência sobre os centros de controle cardiovascular. Presumivelmente, a resposta isquêmica cerebral é ativada pelos quimiorreceptores localizados no sistema nervoso central. Entretanto, se o fluxo sanguíneo cerebral for severamente inadequado por vários minutos, essa resposta isquêmica diminui e é substituída por uma perda marcante da atividade simpática. Isso ocorre quando a função das células nervosas nos centros cardiovasculares se torna diretamente deprimida pelas condições químicas desfavoráveis no líquido cerebrospinal.

Sempre que a pressão intracraniana estiver elevada – por exemplo, por um aumento da pressão do **líquido cerebrospinal** ou por uma hemorragia intracraniana induzida por trauma –, haverá um aumento paralelo da pressão arterial. Esse fenômeno é chamado de **reflexo de Cushing**, que pode elevar a pressão arterial média a valores maiores do que 200 mmHg em casos graves de pressão intracraniana elevada. O reflexo de Cushing previne o colapso dos vasos cranianos e, assim, preserva um fluxo adequado para o encéfalo em resposta a elevações da pressão intracraniana. Os mecanismos responsáveis pelo reflexo de Cushing não são conhecidos, mas poderiam envolver os quimiorreceptores centrais. Uma característica marcante do reflexo de Cushing é o significativo aumento agudo da pressão arterial, apesar da **bradicardia**. Isso sugere que o controle a curto prazo pelo barorreflexo pode contrarregular esse distúrbio pela ativação dos nervos parassimpáticos que inervam o **nodo SA** do coração.

RESPOSTAS CARDIOVASCULARES RELACIONADAS COM AS EMOÇÕES

As respostas cardiovasculares são com frequência associadas a certos estados emocionais. Essas respostas originam-se no córtex cerebral e atingem os centros cardiovasculares bulbares por meio de vias **córtico-hipotalâmicas**. A menos complicada dentre essas respostas é o **rubor**, que ocorre frequentemente em indivíduos com pele mais clara durante um estado de constrangimento. O rubor envolve uma perda da atividade vasoconstritora simpática *somente* em determinados vasos cutâneos, permitindo o aumento do fluxo sanguíneo desses vasos, gerando o rubor.

Uma excitação ou uma sensação de perigo muitas vezes produz um complexo padrão comportamental denominado **reação de alerta** (ou **resposta "de defesa"** ou de **"luta ou fuga"**). Uma reação de alerta envolve respostas como a dilatação da pupila e o aumento da tensão muscular esquelética, em geral preparando para alguma atividade física intensa. O componente cardiovascular da reação de alerta é a elevação da pressão arterial devido ao aumento generalizado da atividade simpática cardiovascular e à redução da atividade parassimpática cardíaca.

Certos indivíduos respondem a situações de estresse extremo **desmaiando**. Tal fato é conhecido clinicamente como *síncope vasovagal*. A perda da consciência se deve à diminuição do fluxo sanguíneo cerebral que, por sua vez, produz uma súbita queda da pressão arterial em função da repentina perda do tônus simpático. Em paralelo, ocorre um aumento do tônus parassimpático e uma diminuição da frequência cardíaca.

REGULAÇÃO CENTRAL

O termo **regulação central** é utilizado para designar um estímulo provindo do córtex cerebral aos centros inferiores durante uma atividade muscular voluntária. O conceito é que o mesmo estímulo cortical que ativa o sistema motor somático (músculo esquelético) também estimula, simultaneamente, os ajustes cardiovasculares apropriados (e respiratórios) para suportar a atividade física. Na ausência de qualquer outra causa, o comando central é hoje em dia a melhor explicação de como tanto a pressão arterial como a respiração aumentam durante um exercício voluntário.

RESPOSTAS REFLEXAS À DOR

A dor pode ser uma influência positiva ou negativa sobre a pressão arterial. Em geral, a **dor superficial**, ou **cutânea**, causa uma elevação na pressão arterial de modo semelhante àqueles estímulos associados à **resposta de alerta**, e talvez muitas das mesmas vias sejam utilizadas. Entretanto, a **dor profunda**, provinda de receptores viscerais e das articulações, causa uma resposta cardiovascular similar àquela observada na síncope vasovagal, ou seja, diminuição do tônus simpático, elevação da atividade parassimpática e significativa redução da pressão arterial. Essa resposta pode contribuir para um estado de choque que com frequência acompanha o trauma e/ou a lesão articular.

RESUMO

As influências sobre os centros cardiovasculares bulbares, que foram discutidas nas seções anteriores, estão resumidas na Figura 29-4. Esta figura foi planejada para enfatizar que os barorreceptores arteriais, contínua e normalmente, fornecem a principal informação aos centros bulbares. Os estímulos dos barorreceptores mostrados são inibitórios, uma vez que o aumento da taxa de impulsos dos barorreceptores resulta na diminuição da atividade simpática. (A redução da atividade simpática poderia ser acompanhada também por um aumento da ativação parassimpática, não mostrado na figura.)

Conforme apresentado na Figura 29-4, outros receptores, que não os barorreceptores, influenciam o centro cardiovascular bulbar de duas formas: (1) *elevando* a pressão arterial, ao aumentar o valor do ponto de ajuste do barorreflexo arterial, e, portanto, causando um aumento da atividade simpática, e/ou (2) *diminuindo* a pressão arterial, ao reduzir o valor do ponto de ajuste do barorreflexo arterial, causando, então, a diminuição da atividade simpática.

REGULAÇÃO DA PRESSÃO ARTERIAL A LONGO PRAZO

A regulação da pressão arterial a longo prazo é um tópico de relevância clínica devido à prevalência da **hipertensão** (elevação sustentada da pressão arterial) na sociedade. A regulação a longo prazo envolve, principalmente, a regulação renal sobre o manejo do sódio e, por conseguinte, sobre o controle do volume sanguíneo. Essa teoria é muitas vezes denominada influência renal sobre o "**ponto de ajuste da pressão arterial média**" ou modelo do "**balanço hídrico**" do controle da pressão arterial a longo prazo. Essencialmente, essa teoria afirma que, a longo prazo, a pressão arterial média ficará na faixa necessária para manter um volume sanguíneo apropriado, mediante efeitos diretos da pressão arterial sobre a função renal.

PRESSÃO ARTERIAL E O BALANÇO HÍDRICO

Muitos fatores relevantes envolvidos na regulação da pressão arterial a longo prazo já foram considerados. Inicialmente, o fato é que o barorreflexo age apenas em distúrbios temporários da pressão arterial, não sendo eficiente na sua regulação a longo prazo. Esse fenômeno se deve à adaptação dos barorreceptores a variações prolongadas da pressão arterial.

Posteriormente, o volume de sangue circulante influencia a pressão arterial da seguinte forma: ↑ do volume sanguíneo → ↑ da pressão venosa periférica → deslocando para a direita a curva de função venosa → ↑ da pressão venosa central → ↑ o débito cardíaco → ↑ da pressão arterial.

Resposta ao exercício (regulação central)
Percepção do perigo (reação de alerta e defesa)
Resposta isquêmica cerebral
↑ Pressão intracraniana (reflexo de Cushing)
↓ P_{O_2} e ↑ P_{CO_2} do sangue arterial
↓ Pressão venosa central (barorreflexo cardiopulmonar)
Dor cutânea
|
Aumento do ponto de ajuste
↓

Saída Simpática (eferência) ← Centros bulbares ← Informação do barorreceptor arterial (aferência)

↑
Diminuição do ponto de ajuste
|
Síncope vasovagal
Dor profunda
↑ Pressão venosa central (barorreflexo cardiopulmonar)

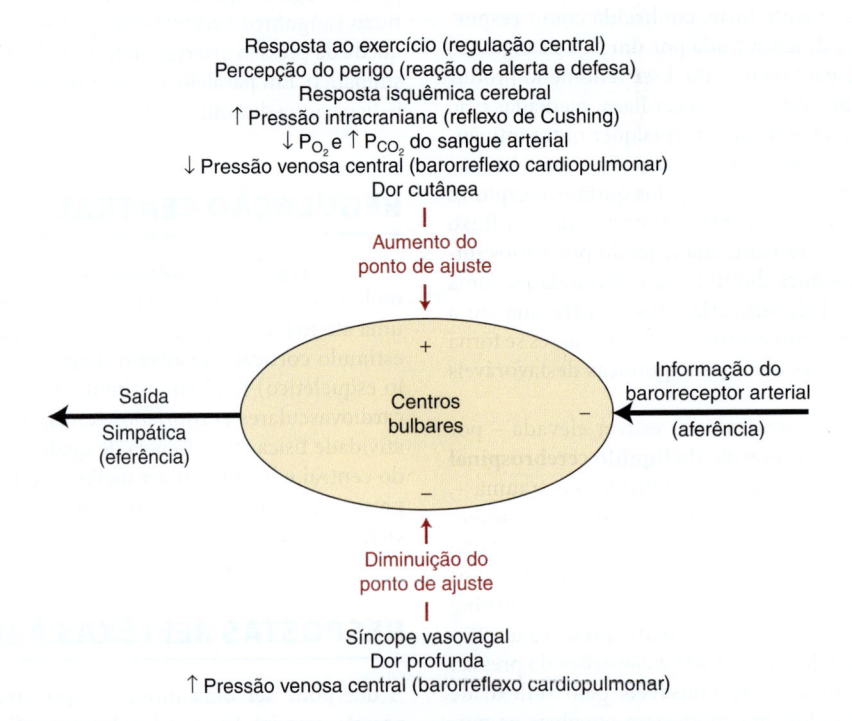

FIGURA 29-4 Resumo dos fatores que influenciam o ponto de ajuste do barorreflexo arterial. (Modificada com permissão de Mohrman DE, Heller LJ: *Cardiovascular Physiology*, 6th ed. New York: Lange Medical Books/McGraw-Hill, 2006.)

A pressão arterial possui um grande impacto sobre o débito urinário, afetando, desse modo, o volume total de líquido corporal. Por consequência, as mudanças no volume sanguíneo acompanham as alterações no volume total de líquido corporal, já que o volume de sangue é parte do volume total de líquido corporal. Os mecanismos estão muito relacionados, de modo que a *diminuição na pressão arterial leva à diminuição do débito urinário, elevando o volume sanguíneo*. Todavia, como demonstrado em seguida, o aumento do volume tende a elevar a pressão arterial. Então, a sequência completa dos eventos desencadeados pela redução da pressão arterial pode ser listada a seguir:

↓ da pressão arterial (distúrbio) → ↓ do débito urinário → ↑ do volume de líquido corporal → ↑ do volume sanguíneo → ↑ do débito cardíaco → ↑ da pressão arterial (compensação).

Como demonstrado na Figura 29-5, não somente o barorreflexo, mas também esses mecanismos de controle de volume são alças de retroalimentação negativa que regulam a pressão arterial. O barorreflexo é um mecanismo de controle muito rápido das alterações da pressão arterial, ao passo que o controle dependente das mudanças do débito urinário, para modulações significativas no acúmulo ou na perda do volume total do líquido corporal, pode levar horas ou dias para ser ativado. Apesar de o controle do volume ser mais lento, tal mecanismo demonstra um efeito mais persistente. Entretanto, quando houver qualquer desequilíbrio entre a ingestão de líquido e o débito urinário, o volume de líquido corporal será alterado de tal modo que esse mecanismo de controle de volume não conseguirá ajustar a pressão arterial por completo. Esse mecanismo é eficiente somente quando o débito urinário e a ingestão de líquido são equivalentes. (Na presente discussão, é assumido que a ingestão de líquidos excede aquele volume perdido obrigatoriamente por fezes, transpiração e respiração. Os processos que regulam a sede não estão bem compreendidos, mas parecem envolver muitos dos mesmos fatores que influenciam o débito urinário.) *No controle a longo prazo, a pressão arterial deve ser aquela que estabeleça uma igualdade entre o débito urinário e a ingestão de líquidos.*

O barorreflexo é, sem dúvida, essencial para controlar rapidamente as alterações na pressão arterial. O mecanismo de controle de volume, todavia, determina a longo prazo um nível de pressão arterial, já que ele supera lentamente os demais fatores envolvidos. Por meio de adaptações, o mecanismo de barorreflexo se autoajusta para prevenir mudanças agudas na pressão arterial, a partir do nível prevalente a longo prazo determinado pelo balanço do volume de líquido corporal.

EFEITO DA PRESSÃO ARTERIAL SOBRE O DÉBITO URINÁRIO

Como recém-discutido, um aumento da pressão arterial, normalmente, leva à elevação do débito urinário. Vários mecanismos estão envolvidos nesse fenômeno e são discutidos em detalhes na Seção 7. Neste ponto, é importante apenas reconhecer que, devido a várias influências sinérgicas, a pressão arterial tem um imenso efeito positivo sobre o débito urinário renal, como indicado pela inclinação muito íngreme das curvas demonstradas na Figura 29-6. Em um estado de equilíbrio, o débito urinário (somado a perdas de líquido pelo corpo por outras maneiras) é igual ao líquido ingerido (ponto N na figura). Para as pressões arteriais abaixo do ponto N, o líquido ingerido excede o débito urinário, e o volume de líquido corporal necessariamente aumenta. O oposto é verdadeiro para pressões arteriais maiores do que aquela do ponto N. Desse modo, uma pessoa saudável com uma ingestão normal de líquidos terá, como uma média a longo prazo, a pressão arterial associada ao ponto N na Figura 29-6. Mesmo as marcadas mudanças na ingestão de líquidos influenciam brandamente a pressão arterial de um indivíduo saudável, devido à inclinação da curva mostrada na Figura 29-6.

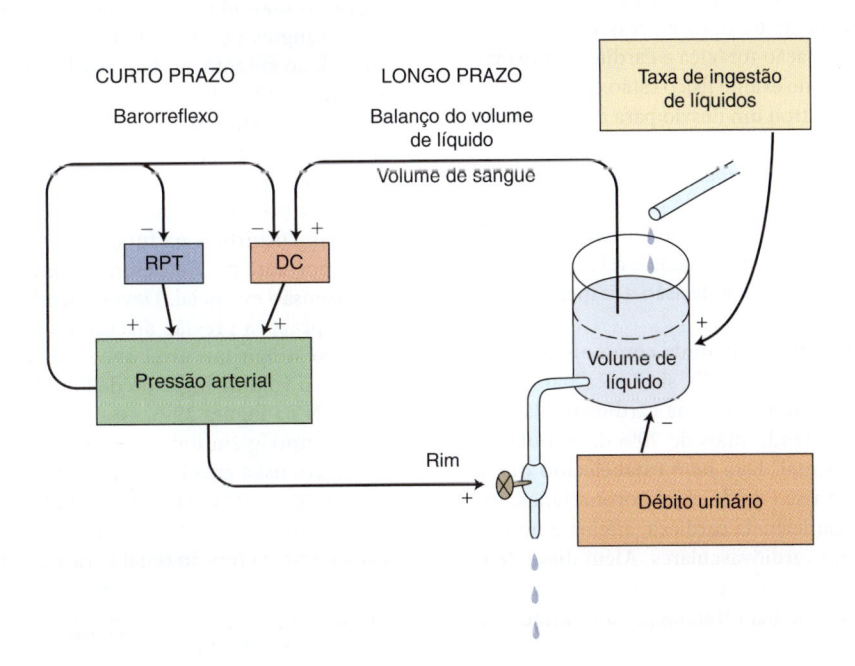

FIGURA 29-5 Mecanismos de regulação da pressão arterial a curto e a longo prazos. RPT, resistência periférica total; DC, débito cardíaco. (Modificada com permissão de Mohrman DE, Heller LJ: *Cardiovascular Physiology*, 6th ed. New York: Lange Medical Books/McGraw-Hill, 2006.)

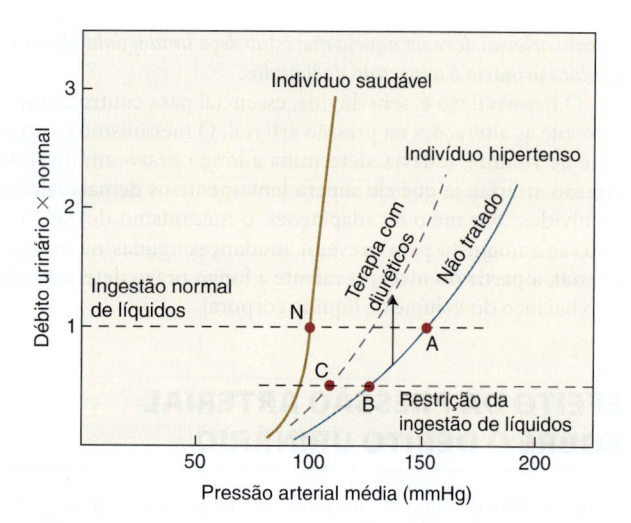

FIGURA 29-6 Curvas de função renal em um indivíduo saudável e em outro hipertenso com e sem terapia anti-hipertensiva. (Modificada com permissão de Mohrman DE, Heller LJ: *Cardiovascular Physiology*, 6th ed. New York: Lange Medical Books/McGraw-Hill, 2006.)

CORRELAÇÃO CLÍNICA

Um americano afrodescendente, com 35 anos, foi ao médico para um exame físico geral. Ele não visitava o médico no mínimo há 10 anos. No presente momento, ele não apresenta nenhuma queixa específica a respeito de sua saúde, porém admite que não se exercita muito, como fazia aos 20 anos. Seu pai teve um leve infarto do miocárdio aos 50 anos e recebeu um *"stent" na artéria coronária*, sendo tratado para **hipertensão** por 15 anos desde então. Sua mãe foi recentemente diagnosticada com **diabetes melito do tipo 2**.

Este paciente tem 1,80 m de altura e pesa 109 kg, tem uma frequência cardíaca de 64 bpm e pressão arterial de 150/92 mmHg. A auscultação torácica e cardíaca é normal. Todos os outros aspectos do exame físico estão dentro da faixa normal. Um ECG mostrou um desvio para a esquerda do eixo elétrico ventricular ($-35°$) (ver Capítulo 25).

Um diagnóstico inicial de **hipertensão crônica** é feito. O paciente é submetido ao controle da pressão arterial por um equipamento em casa, e é orientado a monitorar a sua pressão arterial diariamente por 1 semana e relatar os resultados ao médico. Nesse período, a decisão a respeito da estratégia terapêutica será feita.

A **hipertensão sistêmica** é definida como um aumento crônico da pressão arterial média sistêmica para mais de 140/90 mmHg. Esse é um problema cardiovascular extremamente comum, afetando mais de 20% da população adulta do mundo ocidental. Está bem estabelecido que a hipertensão aumenta o risco de doenças coronarianas, infarto do miocárdio, insuficiência cardíaca, angina e muitos outros sérios problemas cardiovasculares. Além disso, tem sido claramente demonstrado que o risco de sérios acidentes cardiovasculares é reduzido pelo tratamento apropriado da hipertensão.

Em cerca de 90% dos casos, a principal anormalidade que produz o aumento da pressão arterial é desconhecida. (Essa condição é algumas vezes denominada **hipertensão essencial** ou **primária**, uma vez que se pensava que a elevação dos níveis pressóricos fosse "essencial" ao direcionamento do sangue pela circulação sistêmica para o cérebro, principalmente.) Fatores genéticos contribuem de forma significativa para o desenvolvimento da hipertensão (em geral mais comum em homens do que em mulheres e em negros do que em caucasianos). Os fatores ambientais, como obesidade, dieta rica em sal, diabetes melito e/ou certas formas de estresse fisiológico, podem não somente agravar, mas também precipitar a hipertensão nos indivíduos suscetíveis.

Mudanças estruturais no coração esquerdo e nos vasos ocorrem em resposta à hipertensão. Alterações precoces incluem a **hipertrofia** das células musculares e o espessamento das paredes do ventrículo e dos vasos de resistência. As mudanças mais tardias associadas à deterioração da função incluem aumentos no tecido conectivo e o aumento da rigidez tecidual.

A fase estabelecida da hipertensão está associada à elevada resistência periférica. O débito cardíaco e/ou o volume de sangue podem ser aumentados durante a fase inicial do desenvolvimento, mas são, em geral, normais depois do estabelecimento da hipertensão. A aumentada resistência periférica total, associada à hipertensão estabelecida, pode dever-se à **rarefação** da microcirculação (densidade vascular diminuída), a adaptações estruturais pronunciadas do leito vascular periférico, ao aumento do tônus basal do músculo liso da vasculatura, à elevada sensibilidade e reatividade das células do músculo liso vascular a estímulos vasoconstritores e/ou à produção diminuída de e/ou ao efeito de substâncias vasodilatadoras endógenas (p. ex., **óxido nítrico**).

A hipertensão crônica não se deve a um aumento sustentado da descarga vasoconstritora simpática nem a uma elevação mantida de qualquer fator vasoconstritor presente no sangue. (Tanto o fator neural como a influência hormonal, no entanto, podem auxiliar no início da hipertensão essencial.) Os reflexos que regulam a pressão arterial (regulação a curto prazo – reflexo barorreceptor e cardiopulmonar, – e regulação a longo prazo – reflexo de regulação da pressão dependente dos rins) tornam-se adaptados para regular a pressão arterial em níveis mais elevados do que o normal. Distúrbios na função renal contribuem de maneira importante para o desenvolvimento e a manutenção da hipertensão essencial. Deve-se lembrar que, na regulação a longo prazo, a pressão arterial pode estabilizar-se somente quando atingir um nível que mantenha iguais o débito urinário e o volume ingerido de líquido. Como mostrado pelo ponto N na Figura 29-6, essa pressão é de aproximadamente 100 mmHg em um indivíduo saudável. Todas as formas de hipertensão envolvem uma alteração em algum lugar na cadeia de eventos pelos quais mudanças na pressão arterial produzem alterações no débito urinário, de modo a deslocar a curva da função renal para a direita, como indicado na Figura 29-6. Uma *pressão arterial maior do que a normal é necessária para produzir um débito urinário normal em um indivíduo hipertenso.*

Um indivíduo hipertenso não tratado na Figura 29-6 poderia ter um débito urinário muito diminuído, com uma pressão arterial média normal de 100 mmHg. Com uma ingestão normal de líquidos, esse paciente hipertenso não tratado retém líquido para, em última análise, estabilizar-se no ponto A (a pressão arterial média = 150 mmHg). Os barorreceptores se adaptam dentro de dias, de modo que a frequência de descargas se torne normal, prevalecendo essa nova pressão arterial média. Então, uma vez que o hipertenso esteja no ponto A por uma semana ou mais, o mesmo mecanismo do barorreceptor será iniciado, respondendo a mudanças agudas a partir do nível de pressão de 150 mmHg. Em certos hipertensos, a dieta de **restrição de sal** produz uma redução substancial na pressão sanguínea, já que reduz a necessidade de retenção de água para o balanço osmótico devido à sobrecarga de sal. Esse efeito está ilustrado pela passagem do ponto A para o ponto B. A eficácia da diminuição da ingestão de sal para baixar a pressão arterial depende principalmente da inclinação da curva de função renal do hipertenso. A pressão arterial de um indivíduo normal, por exemplo, é afetada, parcialmente, pelas mudanças na ingestão de sal, visto que a curva da função renal normal é bastante íngreme. O segundo tratamento mais comum para a hipertensão é a **terapia com diuréticos** (ver Capítulos 44 e 46). O efeito resultante da terapia diurética é que, para uma dada pressão arterial, o débito urinário é aumentado, ou seja, a terapia diurética desloca a curva de função renal para cima. O resultado combinado da ingestão restrita de líquidos e da terapia com diuréticos para um indivíduo hipertenso da Figura 29-6 é ilustrado pelo ponto C.

Diversas intervenções farmacológicas anti-hipertensivas estão disponíveis, como **bloqueadores β-adrenérgicos, inibidores da enzima conversora de angiotensina, bloqueadores do receptor da angiotensina II** e **bloqueadores do canal de cálcio** (ver Seção 7). As alterações no estilo de vida, incluindo a redução do estresse, a diminuição na ingestão de calorias, a limitação na quantidade de gorduras saturadas na dieta e o estabelecimento de uma atividade física regular, podem também ajudar a reduzir a pressão arterial em certos indivíduos.

RESUMO DO CAPÍTULO

- A pressão arterial é estritamente regulada para manter um fluxo sanguíneo adequado aos tecidos.
- O barorreflexo é responsável pelo controle da pressão arterial a curto prazo a cada instante, segundo a segundo.
- O barorreflexo envolve os seguintes componentes: a pressão é detectada pela distensão das terminações nervosas barorreceptoras sensíveis ao estiramento, as quais se localizam na parede das artérias; o centro integrador neural no tronco encefálico, que ajusta uma resposta autonômica em função da variação da pressão detectada pelos barorreceptores; e respostas do coração e dos vasos a alterações autonômicas.
- Em geral, o barorreflexo opera de tal maneira que o aumento da pressão arterial leva a uma diminuição imediata e apropriada da atividade simpática e a um simultâneo aumento da atividade parassimpática (e vice-versa).
- O centro integrador do tronco encefálico também recebe impulsos nervosos dos barorreceptores não arteriais, que podem elevar ou baixar o ponto de ajuste para a regulação da pressão arterial a curto prazo.
- A longo prazo, a pressão arterial é regulada pelas alterações no volume sanguíneo, já que a pressão tem forte influência sobre o débito urinário renal.

QUESTÕES PARA ESTUDO

1. No funcionamento normal do barorreflexo arterial, um distúrbio cardiovascular que diminui a pressão arterial média evocará uma diminuição no (a):
   A) débito urinário
   B) atividade simpática
   C) frequência cardíaca
   D) resistência periférica total
   E) contratilidade cardíaca

2. Qual das seguintes alternativas resultará em um aumento da pressão arterial média depois que todos os ajustes reflexos foram feitos?
   A) Baixos níveis de dióxido de carbono no sangue arterial
   B) Aumento da pressão intracraniana
   C) Diminuição da pressão de enchimento cardíaco
   D) Diminuição do volume de sangue
   E) Taquicardia supraventricular

3. Um indivíduo tem uma pressão arterial média maior do que a normal e pulsação menor do que o normal. Qual das seguintes alternativas é a mais provável para causar tal combinação?
   A) Baixos níveis de oxigênio no sangue arterial
   B) Ansiedade
   C) Exercício
   D) Perda de sangue significativa
   E) Um fármaco que estimule seletivamente os receptores alfa-adrenérgicos

4. Qual das alternativas melhor descreve, primeiro, o efeito direto e imediato e, segundo, as consequências sobre o reflexo cardiovascular da administração de um bloqueador dos receptores $β_1$-adrenérgicos?
   A) Diminuição da frequência cardíaca, aumento da resistência periférica total
   B) Diminuição da fração de ejeção, diminuição da resistência periférica total
   C) Aumento da frequência cardíaca, aumento da produção de urina
   D) Aumento do débito cardíaco, diminuição da resistência periférica total
   E) Diminuição do volume sistólico final, aumento da frequência cardíaca

5. Um aumento na frequência de disparos dos barorreceptores arteriais resultará reflexamente em:
   A) um aumento na atividade vagal para o coração
   B) um aumento na atividade simpática para as arteríolas no encéfalo
   C) um aumento no fluxo sanguíneo renal
   D) um aumento na pressão arterial média
   E) um aumento na fração de ejeção cardíaca

CAPÍTULO 30

Respostas Cardiovasculares ao Estresse Fisiológico

Lois Jane Heller e David E. Mohrman

OBJETIVOS

- Identificar o(s) principal(is) distúrbio(s) que qualquer perturbação homeostática normal (como mudanças na posição corporal) impõe ao sistema cardiovascular.
- Listar as maneiras como qualquer distúrbio primário altera a influência sobre os centros cardiovasculares bulbares a partir (1) dos barorreceptores arteriais e (2) de outras fontes.
- Determinar quais alterações compensatórias reflexas imediatas ocorrerão nas atividades nervosas simpática e parassimpática como resultado de influências alteradas nos centros cardiovasculares bulbares.
- Indicar quais alterações compensatórias imediatas ocorrerão para influenciar a pressão arterial média em resposta a qualquer distúrbio principal, incluindo mudanças: na frequência cardíaca, na contratilidade cardíaca, no volume sistólico, no tônus arteriolar, no tônus venoso, na pressão venosa, na resistência periférica total, na resistência de qualquer grande órgão, no fluxo através de qualquer grande órgão, no fluxo sanguíneo cutâneo, no movimento transcapilar de líquidos e nos ajustes renais a longo prazo no débito urinário e no balanço total de líquido corporal.
- Afirmar como a gravidade influencia as pressões arterial, venosa e capilar em qualquer altura acima ou abaixo do coração em um indivíduo em pé.
- Descrever e explicar as mudanças na pressão venosa central e as mudanças no balanço de líquido transcapilar e volume venoso nas extremidades inferiores causadas pela postura em pé.
- Descrever a operação da "bomba muscular esquelética" e explicar como ela promove simultaneamente retorno venoso e diminui a pressão hidrostática capilar nos leitos vasculares musculares.
- Identificar os principais distúrbios e as respostas compensatórias evocadas por mudanças agudas na posição corporal.
- Descrever os efeitos crônicos do repouso a longo prazo no leito sobre as variáveis cardiovasculares.
- Listar as consequências cardiovasculares da atividade respiratória.
- Identificar os principais ajustes cardiovasculares maternos que ocorrem durante a gestação.
- Acompanhar a via do fluxo sanguíneo do coração fetal e descrever as mudanças que ocorrem no nascimento.
- Indicar as mudanças normais que ocorrem nas variáveis cardiovasculares durante a infância.
- Identificar as alterações dependentes da idade que ocorrem nas variáveis cardiovasculares.
- Descrever diferenças dependentes do gênero nas variáveis cardiovasculares.

RESPOSTAS CARDIOVASCULARES AOS ESTRESSES FISIOLÓGICOS

Uma ampla variedade de situações comuns do dia a dia pode perturbar a homeostasia dentro do sistema cardiovascular e evocar uma variedade igualmente ampla de respostas reflexas. O caminho para a compreensão dos ajustes cardiovasculares em cada situação é lembrar que o reflexo barorreceptor arterial e os mecanismos renais de balanço de líquido sempre atuam de modo a atenuar as mudanças na pressão arterial. O resultado geral é que *o adequado fluxo sanguíneo para o encéfalo e para o músculo cardíaco é mantido em qualquer circunstância.*

As alterações cardiovasculares no exemplo a seguir são produzidas pelos efeitos combinados (1) das influências originais diretas do distúrbio sobre as variáveis cardiovasculares e (2) dos ajustes reflexos compensatórios que são desencadeados pelos distúrbios originais. Como será visto nas seções subsequentes deste livro, o padrão geral do ajuste reflexo é similar em todas as situações. Mais do que tentar memorizar as alterações cardiovasculares que acompanham cada situação, o leitor deveria empenhar-se em entender cada resposta em termos de distúrbios primários e reações compensatórias reflexas envolvidas.

EFEITO DA GRAVIDADE

RESPOSTAS A MUDANÇAS NA POSIÇÃO CORPORAL

Ajustes cardiovasculares significativos acompanham mudanças na posição corporal, já que a gravidade exerce um efeito sobre as pressões dentro do sistema cardiovascular. Nos capítulos anteriores, a influência da gravidade foi ignorada e as diferenças de pressão entre vários pontos do sistema circulatório foram relacionadas apenas com o fluxo e a resistência vascular ($\Delta P = \dot{Q}R$). Como mostrado na Figura 30-1, isso pode ser aplicado para um indivíduo deitado. Na posição ortostática (em pé), diferenças adicionais de pressão cardiovascular existem entre o coração e as regiões que não estão no nível do coração. Isso é mais importante na porção inferior das pernas e dos pés de um indivíduo nessa posição. Como indicado na Figura 30-1B, as pressões intravasculares nos pés podem aumentar para 90 mmHg simplesmente pelo peso do sangue nas artérias e veias que chegam e partem dos pés. Deve-se notar, comparando as Figuras 30-1A e B, que a posição ortostática não altera por si só o fluxo nas extremidades inferiores, uma vez que a gravidade tem o mesmo efeito sobre as pressões arteriais e venosas e, assim, não muda a *diferença de pressão arteriovenosa* em qualquer nível acima ou abaixo do co-

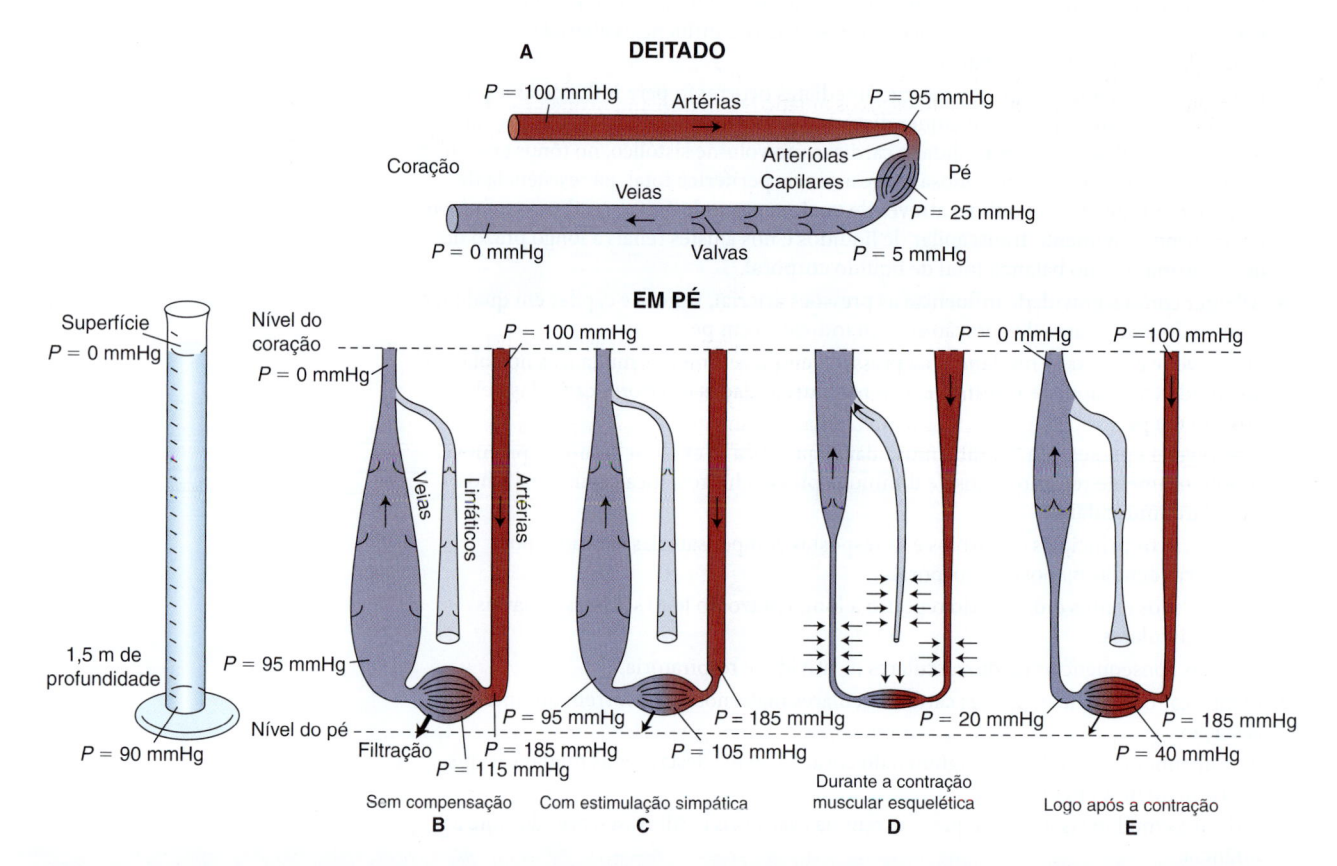

FIGURA 30-1 Efeito da gravidade sobre a pressão vascular (A e B) com influências compensatórias da estimulação simpática (C) e da bomba muscular esquelética (D e E). (Modificada com permissão de Mohrman DE, Heller LJ: *Cardiovascular Physiology*, 6th ed. New York: Lange Medical Books/McGraw-Hill, 2006.)

ração. Contudo, existem dois efeitos principais diretos da pressão aumentada nas extremidades inferiores que são mostrados na Figura 30-1B: (1) o aumento na pressão venosa transmural distende as veias periféricas complacentes e aumenta muito o volume venoso periférico em cerca de 500 mL em um adulto saudável, e (2) o aumento na pressão hidrostática capilar transmural leva a uma taxa de filtração transcapilar extremamente alta.

Por razões que serão descritas, a ativação reflexa dos nervos simpáticos acompanha a transição da posição deitada para a posição em pé. Contudo, a Figura 30-1C mostra como a vasoconstrição a partir da ativação simpática é apenas ligeiramente efetiva em melhorar os efeitos adversos da gravidade nas extremidades inferiores. A constrição arteriolar pode causar uma maior pressão nas arteríolas, mas isso tem apenas um efeito limitado na pressão capilar, porque a pressão venosa permanece extremamente elevada. Assim, a filtração continuará em uma taxa muito alta. De fato, os mecanismos reflexos cardiovasculares normais individualmente são incapazes de lidar com a postura ortostática sem a ajuda da **bomba muscular esquelética**. Uma pessoa que permaneceu em pé sem contração intermitente dos músculos esqueléticos das pernas poderia perder a consciência em 10 a 20 minutos devido ao reduzido fluxo sanguíneo cerebral que se originaria dos reduzidos volume sanguíneo central, do volume sistólico, do débito cardíaco e da pressão arterial.

A efetividade da bomba muscular cardíaca em neutralizar o acúmulo de sangue venoso e a formação de *edema* nas extremidades inferiores durante a posição ortostática está ilustrada nas Figuras 30-1D e E. A compressão dos vasos durante a contração muscular esquelética expulsa tanto o sangue venoso quanto o líquido linfático das extremidades inferiores (Figura 30-1D). Logo após a contração muscular esquelética, tanto as veias quanto os vasos linfáticos estão relativamente vazios, porque suas valvas unidirecionais previnem o fluxo retrógrado do líquido antes expulso (Figura 30-1E). Mais importante, o peso da coluna de líquidos venoso e linfático é temporariamente sustentado pelas cúspides das valvas unidirecionais fechadas. Por consequência, a pressão venosa é drasticamente reduzida logo após a contração do músculo esquelético e se eleva apenas de modo gradual quando as veias se enchem de sangue a partir dos capilares. Assim, a pressão capilar e a taxa de filtração do líquido transcapilar são significativamente reduzidas por algum período após uma contração muscular esquelética. A filtração transcapilar de um pouco de líquido ainda ocorre, mas o fluxo linfático aumentado resultante da bomba muscular esquelética é em geral suficiente para prevenir a formação de edema significativo nos pés.

As ações da bomba muscular esquelética, embora benéficas, não previnem completamente um aumento na pressão venosa média e um acúmulo de sangue nas extremidades inferiores na postura em pé. Assim, a posição ortostática perturba o sistema cardiovascular e desencadeia ajustes cardiovasculares reflexos, como mostrado na Figura 30-2.

Como em todas as respostas cardiovasculares, a chave para entender as alterações associadas à postura ortostática é a distinção entre os principais distúrbios a partir das respostas compensatórias. Como mostrado na parte superior da Figura 30-2, a consequência imediata da postura ortostática é um aumento nas pressões arterial e venosa nas extremidades inferiores. Isso causa uma redistribuição do volume de sangue para fora do reservatório venoso central. Pela cadeia de eventos mostrada, os distúrbios primários influenciam os centros cardiovasculares ao reduzirem as aferências normais a partir tanto dos barorreceptores arteriais quanto dos cardiopulmonares.

O resultado de uma reduzida aferência barorreceptora para os centros cardiovasculares será ajustes reflexos apropriados para aumentar a pressão arterial – isto é, diminuição da atividade nervosa parassimpática cardíaca e aumento da atividade dos nervos simpáticos cardiovasculares, como mostrado na parte inferior da Figura 30-2. A frequência e a contratilidade cardíacas irão aumentar com constrição arteriolar e venosa na maioria dos órgãos sistêmicos (exceto encéfalo e coração).

A frequência cardíaca e a resistência periférica total são maiores quando o indivíduo está em pé do que quando está deitado. Essas variáveis cardiovasculares particulares não são diretamente influenciadas pela postura ortostática, mas *são* alteradas pelas respostas compensatórias. O volume sistólico e o débito cardíaco, em contrapartida, estão em geral reduzidos a valores mais baixos quando o indivíduo está parado em pé do que quando está deitado (posição de decúbito), apesar dos ajustes reflexos que tendem a aumentar essas variáveis. Isso ocorre porque os ajustes reflexos não superam os distúrbios primários sobre essas variáveis causados pela postura ortostática. Isso está de acordo com a afirmação de que compensações cardiovasculares a curto prazo nunca corrigem por completo o distúrbio inicial.

A pressão arterial média está muitas vezes aumentada quando uma pessoa muda da posição deitada para a posição em pé. De início, isso parece uma violação a muitas regras de operação do sistema cardiovascular. Como uma compensação pode ser mais do que completa? Além disso, em primeiro lugar, como a atividade simpática aumentada é compatível com uma pressão arterial média maior do que o normal? No caso da postura ortostática, há muitas respostas para esses aparentes "quebra-cabeças". Primeiro, a descarga média dos barorreceptores arteriais pode diminuir apesar de um pequeno aumento na pressão arterial média, *se* houver, simultaneamente, uma redução grande o suficiente na pressão de pulso. Segundo, a influência sobre os centros cardiovasculares bulbares a partir dos **receptores cardiopulmonares** é interpretada como uma diminuição no volume sanguíneo e pode aumentar a pressão arterial por mecanismos que aumentam o ponto de ajuste. Terceiro, a **pressão arterial média** determinada pelo *esfigmomanômetro* no braço de um indivíduo em pé *superestima* a pressão arterial média real detectada pelos **barorreceptores** da região do seio carotídeo no pescoço devido aos efeitos gravitacionais.

Os rins são especialmente suscetíveis a mudanças na atividade nervosa simpática (como discutido na Seção 7). Por consequência, como mostrado na Figura 30-2, cada alteração reflexa na atividade simpática tem influências sobre o balanço de líquidos, o que se torna importante a longo prazo. A postura ortostática, que está associada a um aumento no tônus simpático, resulta no final em um aumento no volume de líquidos. O benefício final é que um aumento no volume de sangue em geral reduz a magnitude das alterações reflexas necessárias para se tolerar a postura em pé.

RESPOSTAS A LONGO PRAZO AO REPOUSO NO LEITO

O sistema cardiovascular de um indivíduo que foi submetido ao repouso a longo prazo no leito passa por uma série de mudanças adaptativas. A alteração imediata mais significativa que ocorre assumindo uma posição deitada é um desvio de líquidos das extremidades inferiores para as porções superiores do corpo. As consequências desse desvio incluem distensão das veias da cabeça

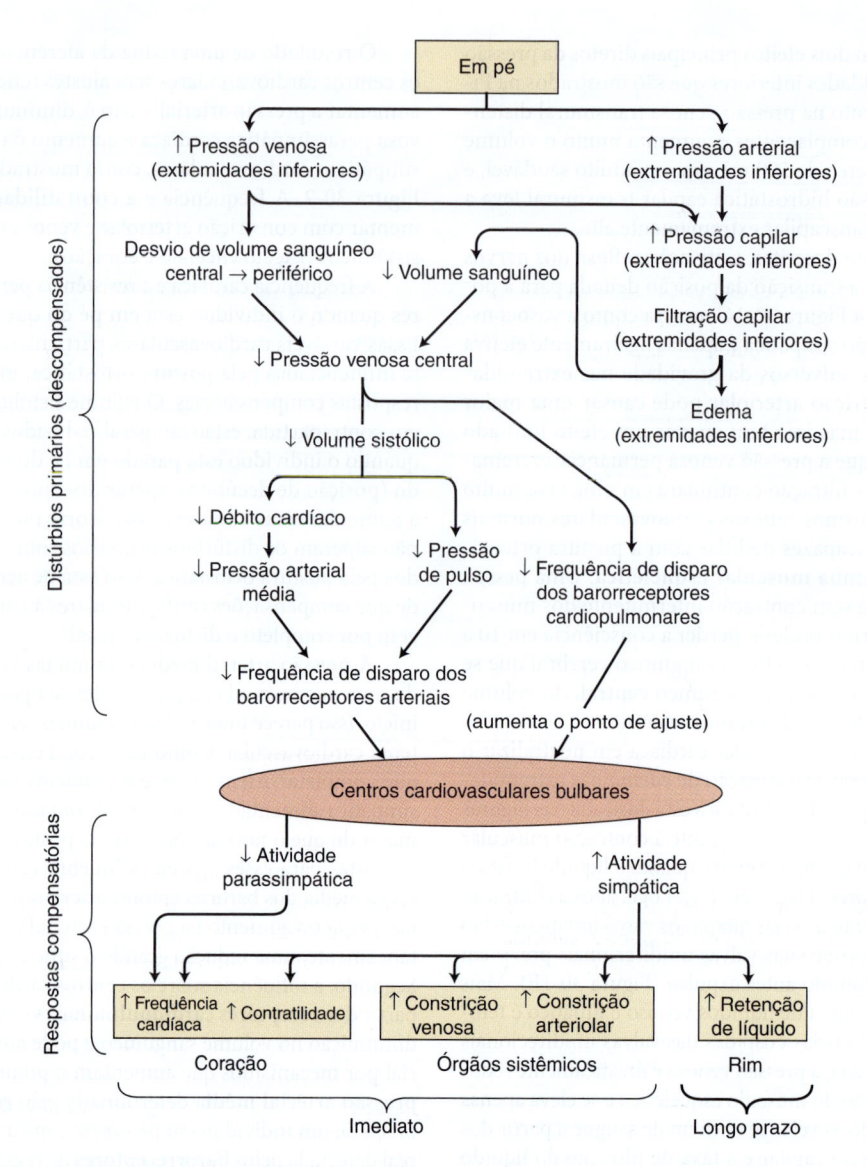

FIGURA 30-2 Mecanismos cardiovasculares envolvidos quando a posição muda de decúbito (deitado) para a ortostática (em pé). (Modificada com permissão de Mohrman DE, Heller LJ: *Cardiovascular Physiology*, 6th ed. New York: Lange Medical Books/McGraw-Hill, 2006.)

e do pescoço, edema facial, obstrução nasal e diminuição da circunferência da panturrilha e do volume da perna. Além disso, o aumento no volume de sangue central estimula os mecanorreceptores cardiopulmonares, que influenciam a função renal por vias neurais e hormonais para reduzir a descarga simpática e promover perda de líquido. O indivíduo começa a perder peso e, dentro de poucos dias, se torna **hipovolêmico**. Quando o paciente acamado tenta levantar, inicialmente as respostas normais à gravidade, como descrito na Figura 30-2, não são tão efetivas, sobretudo devido à diminuição substancial no volume de sangue circulante. Quando o paciente está em pé, o sangue desvia do reservatório venoso central para as veias periféricas, o volume sistólico diminui e o indivíduo muitas vezes fica tonto e pode desmaiar devido a uma redução drástica na pressão arterial. Esse fenômeno é conhecido como **hipotensão ortostática** ou **postural**. Uma vez que há outras mudanças cardiovasculares que podem acompanhar o repouso, a reversão completa dessa intolerância ortostática pode levar vários dias ou até semanas. Esforços feitos para diminuir as mudanças cardiovasculares em pacientes acamados podem incluir sentar repetidas vezes ou inclinar a cama para as pernas ficarem mais baixas para desencadear os mecanismos de retenção de líquido.

ADAPTAÇÕES CARDIOVASCULARES NORMAIS

RESPOSTAS À ATIVIDADE RESPIRATÓRIA

Os processos físicos associados à inalação e à exalação de ar dos pulmões exercem efeitos importantes sobre o retorno venoso e o débito cardíaco. A redução na pressão intratorácica na inspiração aumenta transitoriamente o gradiente de pressão entre os reservatórios venosos periférico e central e contribui para o retorno venoso a partir dos leitos vasculares sistêmicos para o lado direito do coração. Uma vez que as valvas unidirecionais das veias periféricas previnem o fluxo retrógrado durante a expiração, as mudanças na pressão torácica constituem uma **bomba respiratória** (também chamada de **bomba toracoabdominal**). Detalhes dos efeitos da bomba respiratória sobre o retorno venoso durante o exercício e os efeitos da pressão ventilatória positiva sobre o retorno venoso e o débito cardíaco são apresentados nos Capítulos 34 e 72. Uma série de sinais complexos a partir dos receptores cardiopulmonares durante o ciclo respiratório contribui para uma arritmia cardíaca devida à respiração que é mediada principalmente por mudanças na atividade dos eferentes vagais para o nodo SA.

Existem outras circunstâncias em que o efeito cardiovascular dos esforços respiratórios tem consequências fisiológicas (p. ex., bocejar, tossir, rir). Uma das situações mais importantes ocorre durante a **manobra de Valsalva**, que é uma expiração forçada contra a glote fechada. Essa manobra é normalmente realizada pelos indivíduos durante a defecação ("esforço para evacuar"), ou quando tentam levantar um objeto pesado. O aumento sustentado da pressão intratorácica leva a reduções no retorno venoso e na pressão arterial que evocam um reflexo compensatório de aumento da frequência cardíaca e de vasoconstrição periférica. (Durante esse período, a face vermelha e as veias periféricas distendidas são indicativos de altas pressões venosas periféricas.) Quando a manobra cessa, há uma redução abrupta na pressão por alguns batimentos cardíacos devido à redução da pressão intratorácica. O sangue venoso se move, então, rapidamente para o reservatório venoso central; o volume sistólico, o débito cardíaco e a pressão arterial aumentam rapidamente e ocorre uma bradicardia reflexa. A combinação de um episódio de alta pressão venosa periférica seguido de outro de altas pressões arterial e de pulso é particularmente perigosa para pessoas que são candidatas a *acidentes vasculares encefálicos* (derrames), porque essa combinação pode romper um vaso sanguíneo frágil.

ALTERAÇÕES CARDIOVASCULARES DURANTE A GESTAÇÃO

A **gestação** causa alterações na estrutura vascular e no fluxo sanguíneo para muitos órgãos maternos de modo a sustentar o crescimento do feto em desenvolvimento. Esses órgãos incluem não apenas o útero e a placenta em desenvolvimento, mas também os rins e os órgãos gastrintestinais. Contudo, uma das mudanças cardiovasculares mais notáveis da gestação é o aumento próximo de 50% no volume sanguíneo circulante. A **placenta**, por ser um órgão de baixa resistência associado em paralelo aos outros órgãos sistêmicos, reduz a resistência periférica total sistêmica em cerca de 40%. Sem o substancial aumento do volume sanguíneo circulante para ajudar no enchimento cardíaco, o aumento necessário no débito cardíaco para equilibrar a redução na resistência periférica total não seria possível e a gestação resultaria em uma redução substancial na pressão arterial média. No parto, a perda da placenta contribui para um aumento abrupto na resistência periférica total materna de volta aos valores normais.

CIRCULAÇÃO FETAL E MUDANÇAS NO NASCIMENTO

Durante o **desenvolvimento fetal**, a troca de nutrientes, gases e restos metabólicos entre os sangues fetal e materno ocorre na **placenta**. Essa troca ocorre por difusão entre os capilares fetais e maternos separados sem qualquer conexão direta entre as circulações fetal e materna. Do ponto de vista hemodinâmico, a placenta representa um grande órgão sistêmico adicional temporário tanto para o feto quanto para a mãe. O componente fetal da placenta tem uma baixa resistência vascular e recebe uma porção substancial do débito cardíaco fetal.

A circulação sanguínea no feto em desenvolvimento ignora quase completamente os pulmões fetais, que estão colapsados e cheios de líquido. Muito pouco sangue flui para as artérias pulmonares, porque a resistência vascular dos pulmões colapsados é muito alta. Pelos arranjos estruturais especiais mostrados na Figura 30-3, os corações fetais direito e esquerdo operam em paralelo para bombear sangue dos órgãos sistêmicos e da placenta. Como mostrado na Figura 30-3A, o sangue fetal que retorna dos órgãos sistêmicos e da placenta enche o coração esquerdo e o direito ao mesmo tempo devido a uma abertura no septo interatrial chamada de **forame oval**. Como indicado na Figura 30-3B, a maior parte do sangue bombeado pelo co-

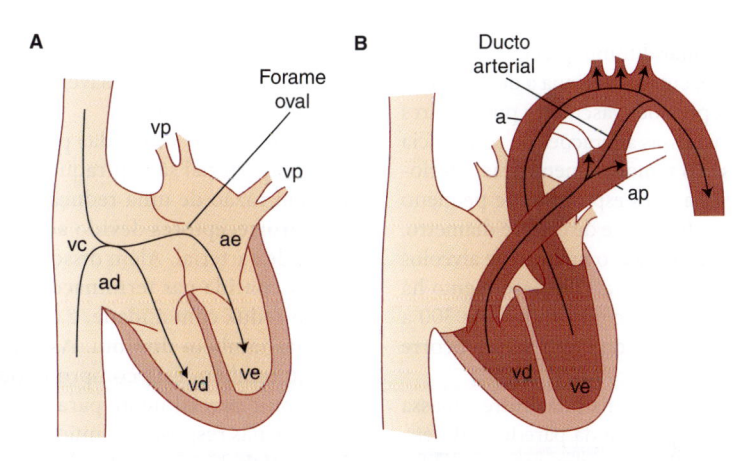

FIGURA 30-3 Circulação fetal (**A**) durante o enchimento cardíaco e (**B**) durante a ejeção cardíaca. vp, veias pulmonares; ae, átrio esquerdo; ve, ventrículo esquerdo; vd, ventrículo direito; ad, átrio direito; vc, veia cava; a, aorta; ap, artéria pulmonar. (Modificada com permissão de Mohrman DE, Heller LJ: *Cardiovascular Physiology*, 6th ed. New York: Lange Medical Books/McGraw-Hill, 2006.)

ração direito fetal não entra na circulação pulmonar constrita, mas é desviada preferencialmente para a aorta através de uma conexão vascular entre a artéria pulmonar e a aorta chamada de **ducto arterial**.

No **nascimento**, uma redução abrupta na resistência vascular pulmonar ocorre no recém-nascido com o início da ventilação pulmonar. Isso resulta parcialmente da introdução do oxigênio nas vias aéreas e da redução na vasoconstrição pulmonar hipóxica, como discutido no Capítulo 34. Isso permite que mais sangue flua para os pulmões a partir da artéria pulmonar e tende a reduzir a pressão arterial pulmonar. Enquanto isso, a resistência vascular sistêmica total do recém-nascido aumenta muito devido à interrupção do fluxo da placenta, causando um aumento na pressão aórtica. A combinação da reduzida pressão pulmonar com a elevada pressão arterial sistêmica retarda ou até mesmo reverte o fluxo do ducto arterial. Por meio de mecanismos que não são bem compreendidos, mas que estão claramente ligados ao aumento na tensão sanguínea de oxigênio, o ducto arterial se fecha por completo em poucas horas a poucos dias após o nascimento. As mudanças circulatórias que ocorrem no nascimento tendem simultaneamente a aumentar a pós-carga para o ventrículo esquerdo e a diminuir aquela do ventrículo direito. Isso causa indiretamente um aumento da pressão atrial esquerda acima da pressão atrial direita, de modo que o gradiente de pressão para o fluxo através do forame oval é revertido. Contudo, o fluxo reverso através do forame oval é evitado por uma valva semelhante a uma aba, que cobre a abertura do átrio esquerdo. Em geral, o forame oval é fechado permanentemente pelo crescimento de tecido fibroso.

CARACTERÍSTICAS CARDIOVASCULARES PEDIÁTRICAS

As variáveis cardiovasculares mudam de forma significativa durante a infância. O recém-nascido normal tem, em comparação aos padrões adultos, uma frequência cardíaca de repouso alta (média de 140 bpm) e uma baixa pressão arterial média (média 60/35 mmHg). Esses valores mudam rapidamente ao longo do primeiro ano (para 120 bpm e 100/65 mmHg, respectivamente). Quando a criança entra na adolescência, esses valores estão próximos aos níveis adultos.

A **resistência vascular pulmonar** diminui precipitadamente no nascimento, como já descrito e, então, continua a declinar durante o primeiro ano, quando as pressões vasculares pulmonares se assemelham aos níveis adultos. Essas alterações de resistência parecem dever-se a um progressivo remodelamento das arteríolas microvasculares de vasos de paredes espessas e de pequeno diâmetro para microvasos de paredes finas e de grande diâmetro. Além disso, à medida que o pulmão cresce, o número de alvéolos e, portanto, dos vasos pulmonares aumenta. (No nascimento há apenas cerca de 20 milhões de alvéolos, comparados aos 300 a 450 milhões nos adultos. A maior parte do crescimento ocorre nos primeiros 8 anos).

É importante destacar que diferenças distintas entre a massa ventricular direita e esquerda e a espessura da parede se desenvolvem apenas após o nascimento. Presumivelmente, essas diferenças surgem devido a uma resposta hipertrófica do ventrículo esquerdo à pós-carga aumentada assumida no nascimento. Portanto, o eletrocardiograma de crianças mostra uma dominância precoce do ventrículo direito (orientação do eixo elétrico) que se converte a uma dominância normal do ventrículo esquerdo durante a infância.

Os murmúrios cardíacos são também bastante comuns na infância, e sua presença foi relatada em cerca de 50% das crianças saudáveis. A maioria desses murmúrios cai na categoria de **murmúrios "inocentes"** resultantes de vibrações normais do tecido cardíaco e do alto fluxo das valvas e das paredes torácicas finas, que tornam os ruídos da vasculatura fáceis de ouvir. Menos de 1% deles resulta de defeitos cardíacos congênitos, que podem ser bastante diversificados.

O crescimento e o desenvolvimento do sistema vascular ocorrem em paralelo com o crescimento e o desenvolvimento do corpo, com a maioria dos mecanismos regulatórios locais e reflexos se tornando operacionais logo após o nascimento.

MUDANÇAS CARDIOVASCULARES COM O ENVELHECIMENTO NORMAL

Mudanças na função cardiovascular ocorrem ao longo da vida humana normal. Essas mudanças estão, em geral associadas a um retardo de alguns dos processos básicos e a uma redução da habilidade do sistema cardiovascular como um todo de responder a vários tipos de estresse. Detalhes do processo de envelhecimento são discutidos no Capítulo 73.

As alterações cardíacas dependentes da idade incluem: (1) redução no índice cardíaco máximo e em repouso, (2) redução na frequência cardíaca máxima, (3) aumento nos tempos de contração e relaxamento do músculo cardíaco, (4) aumento na rigidez miocárdica durante a diástole, (5) redução no número de cardiomiócitos funcionantes e (6) acúmulo de pigmento nas células miocárdicas. As mudanças vasculares dependentes da idade incluem: (1) redução na densidade capilar em alguns tecidos, (2) redução na complacência arterial e venosa e (3) aumento na resistência periférica total. Essas mudanças são combinadas para produzirem os aumentos da pressão arterial de pulso e da pressão arterial média dependente da idade que foram discutidos no Capítulo 26 (ver Figura 26-10). O aumento na pressão arterial impõe uma maior pós-carga para o coração, e isso pode ser parcialmente responsável pela redução no índice cardíaco dependente da idade.

As respostas induzidas pelos barorreceptores para alterar a pressão arterial são enfraquecidas com a idade. Isso, em parte, é em razão de uma redução na atividade aferente a partir dos barorreceptores devido ao aumento dependente da idade na rigidez arterial. Além disso, a quantidade total de **noradrenalina** contida nas terminações nervosas simpáticas do miocárdio reduz com a idade, e a resposta miocárdica às catecolaminas também diminui. Assim, o componente eferente do reflexo também está comprometido. Essas alterações podem contribuir parcialmente para a aparente lentidão dependente da idade nas respostas às mudanças posturais e na recuperação do exercício.

EFEITO DO GÊNERO

Há poucas diferenças bem documentadas no sistema cardiovascular **dependentes do gênero**. Em comparação a homens da mesma idade, mulheres no período anterior à menopausa têm uma menor relação da massa ventricular esquerda com a massa corporal, o que pode refletir uma menor pós-carga cardíaca. Isso pode ser resultado de menor pressão arterial, maior complacência aórtica e melhor capacidade de induzir mecanismos vasodilatadores (como a vasodilatação dependente do endotélio mediada por fluxo) das mulheres. Acredita-se que essas diferenças estejam relacionadas com os efeitos protetores do estrogênio e possam contribuir para o risco reduzido das mulheres de desenvolverem doença cardiovascular antes da menopausa. Após a **menopausa**, essas diferenças de gênero desaparecem. De fato, mulheres mais velhas com doença cardíaca isquêmica muitas vezes têm um pior prognóstico do que homens.

Há também diferenças dependentes do gênero nas propriedades elétricas cardíacas. As mulheres frequentemente têm menores frequências cardíacas intrínsecas e intervalos QT mais longos do que homens. Elas têm maior risco de desenvolver a síndrome do QT longo e *torsades de pointes*. As mulheres também apresentam duas vezes mais taquicardias de reentrada no nodo atrioventricular em comparação aos homens.

CORRELAÇÃO CLÍNICA

Um homem idoso foi caçar com alguns amigos quando atirou inadvertidamente em seu pé. Isso resultou em uma perda significativa de sangue. No momento em que foi levado ao hospital, o homem estava muito fraco e pálido, sua pele estava fria e pegajosa e ele estava meio confuso. Sua frequência cardíaca era de 105 bpm e a pressão arterial de 85/65 mmHg. Sua respiração estava rápida e superficial, e o pulso venoso jugular não era observado quando ele estava deitado. Um cateter intravenoso avançado a partir de uma veia periférica até seu átrio direito registrou uma pressão venosa central de 0 mmHg (normal: 2 a 6 mmHg). Uma amostra de sangue foi obtida e seu hematócrito era 34% (normal: 41 a 53%). O problema mais imediato determinado foi o **choque hemorrágico hipovolêmico**, sendo administrado um litro de sangue ao paciente. Depois de uma hora, sua frequência cardíaca era de 90 bpm e sua pressão arterial de 115/85 mmHg. Ele ainda estava fraco e pálido, mas mais alerta. Ele ainda não tinha urinado e estava com muita sede. Sangue adicional foi infundido e seus sinais vitais retornaram ao normal.

O *choque circulatório* existe sempre que há uma redução grave no suprimento sanguíneo para os tecidos corporais e as necessidades metabólicas dos tecidos não são atendidas. Mesmo com todos os mecanismos compensatórios cardiovasculares ativados, a pressão arterial é normalmente (embora nem sempre) baixa no choque. O estado de choque é precipitado por uma das duas seguintes condições: (1) função miocárdica gravemente reduzida ou (2) enchimento cardíaco grosseiramente inadequado devido à baixa pressão média de enchimento circulatório. A primeira situação é chamada de **choque cardiogênico**, e a segunda pode resultar de uma série de causas não cardíacas. Esses estados de choque são descritos na Tabela 30-1 junto com os distúrbios primários no sistema cardiovascular e as consequências na pressão de enchimento cardíaco. Os distúrbios primários comuns em todas as formas de choque levam à diminuída pressão arterial média e à diminuída descarga dos barorreceptores arteriais. Nos casos de choque **hipovolêmico, anafilático e séptico**, a reduzida atividade dos barorreceptores cardiopulmonares devido à diminuída pressão venosa central estimula a descarga simpática. No caso do choque cardiogênico, a pressão venosa central aumentará e, no caso do **choque neurogênico**, a pressão venosa central não pode

TABELA 30-1 Choque circulatório

Tipo de choque	Causas	Distúrbio primário	Efeito sobre a pressão venosa central
Cardiogênico	Infarto do miocárdio Arritmia grave Disfunção valvar abrupta	Débito cardíaco diminuído Desvio da curva de função cardíaca para a direita	PVC aumentada
Hipovolêmico	Hemorragia Queimaduras graves Vômito ou diarreia crônicos Desidratação	Volume sanguíneo circulante diminuído	PVC reduzida
Anafilático	Reação alérgica sistêmica grave associada a liberação de histamina, prostaglandinas, leucotrienos, bradicinina	Resistência periférica total diminuída, tônus venoso reduzido	PVC reduzida
Séptico	Agentes infecciosos circulantes liberando substâncias vasodilatadoras como endotoxinas (lipopolissacarídeos), induzindo a síntese de NO	Resistência periférica total diminuída, tônus venoso reduzido	PVC reduzida
Neurogênico	Reduzida atividade simpática e/ou aumentada atividade parassimpática (síncope vasovagal)	Débito cardíaco, resistência periférica total e tônus venoso diminuídos	Efeito variável sobre a PVC, porque tanto o débito cardíaco quanto o retorno venoso irão diminuir

ser predita, porque tanto o débito cardíaco quanto o retorno venoso podem estar diminuídos. Se a pressão arterial diminui abaixo da faixa autorregulatória para o fluxo sanguíneo cerebral (em geral abaixo de 60 mmHg), a perfusão do encéfalo começa a diminuir, provocando a resposta isquêmica cerebral que causa o mais intenso de todos os sinais para a ativação dos nervos simpáticos.

A menos que o distúrbio primário impeça essas respostas compensatórias, o aumento da atividade simpática (e redução na atividade parassimpática) irá levar a aumento no débito cardíaco (ao elevar a frequência cardíaca e a contratilidade cardíaca), aumento na resistência periférica total (por constrição arteriolar generalizada) e aumento no tônus venoso periférico (que irá deslocar sangue para o reservatório venoso central). Muitos dos sintomas comumente reconhecidos do choque (p. ex., palidez, pele fria e suada, frequência cardíaca rápida, fraqueza muscular, constrição venosa) são resultantes da atividade nervosa simpática muito aumentada. Quando os processos compensatórios imediatos são inadequados, o indivíduo pode também mostrar sinais de pressão arterial anormalmente baixa, como tontura, confusão ou perda da consciência.

Processos compensatórios adicionais durante um estado de choque incluem (1) respiração rápida e superficial, que promove retorno venoso para o coração por ação da bomba respiratória (ver Capítulo 72); (2) liberação de vários hormônios vasoconstritores poderosos, como a **adrenalina** (ver Capítulo 19), a **angiotensina II** e a **vasopressina** (ver Capítulo 45), os quais contribuem para o aumento da resistência periférica total; (3) desvio completo de líquido a partir do espaço intersticial para o espaço vascular devido à pressão hidrostática capilar muito baixa nas arteríolas vasoconstritoras; e (4) aumento na osmolaridade extracelular (como resultado da glicogenólise hepática aumentada induzida pela adrenalina e pela noradrenalina) que irá induzir um desvio de líquido do espaço intracelular para o extracelular (incluindo o espaço intravascular). Os últimos dois processos resultam em um tipo de **autotransfusão** que pode mover até um litro de líquido para o espaço vascular na primeira hora após o início do episódio de choque (ver Capítulo 26). Esse desvio de líquido contribui para a redução do hematócrito que é comumente observada no choque hemorrágico.

Além das respostas compensatórias imediatas descritas, os mecanismos de retenção de líquido são evocados, promovendo retenção renal de líquido e aumento no volume de sangue circulante. Esses processos são descritos em detalhes no Capítulo 45 e contribuem para a reposição do volume de líquido extracelular poucos dias após o episódio de choque.

Se os distúrbios primários não forem corrigidos logo, as fortes respostas compensatórias poderão diminuir a perfusão dos tecidos (exceto o coração e o encéfalo), apesar da pressão arterial quase normal. A intensa ativação simpática pode levar aos danos isquêmico renal, esplâncnico ou hepático. Se a isquemia for prolongada, mecanismos de descompensação autorreforçados (retroalimentação positiva descrita no Capítulo 1) irão levar a pressão arterial progressivamente para baixo e, a menos que medidas corretivas sejam tomadas rapidamente, o resultado será, em última instância, a morte do indivíduo.

RESUMO DO CAPÍTULO

- As respostas cardiovasculares aos estresses fisiológicos devem ser avaliadas em termos dos efeitos iniciais do *distúrbio primário* e dos efeitos subsequentes das *respostas reflexas compensatórias*.
- A gravidade e, por isso, a posição corporal, têm um efeito significativo sobre o sistema cardiovascular, e vários mecanismos reflexos compensatórios são necessários para superar o acúmulo de sangue venoso que acompanha a posição ortostática.
- O repouso prolongado no leito causa diminuição no volume de sangue circulante, o que contribui para a hipotensão ortostática.
- As características cardiovasculares são influenciadas por uma variedade de condições, incluindo atividade respiratória, gênero, gestação, crescimento e desenvolvimento desde o período fetal, nascimento, estágios pediátricos, vida adulta até a terceira idade.

QUESTÕES PARA ESTUDO

1. Todas as seguintes alternativas tendem a ocorrer quando uma pessoa deita. Qual delas é o distúrbio primário que causa todos os demais?
   A) Redução da frequência cardíaca
   B) Redução do volume sistólico
   C) Redução da atividade simpática
   D) Aumento da atividade parassimpática
   E) Aumento da pressão venosa central

2. Um homem de 35 anos teve um surto grave de gripe com vômitos e diarreia por vários dias. Espera-se que todas as seguintes condições estejam presentes nesse indivíduo, exceto:
   A) hipotensão ortostática
   B) pré-carga cardíaca aumentada
   C) fração de ejeção cardíaca aumentada
   D) hematócrito elevado
   E) resistência periférica vascular total aumentada

3. A resistência periférica vascular total de um bebê recém-nascido sofre um aumento abrupto e sustentado no nascimento. Isso ocorre porque:
   A) o volume de sangue circulante aumenta
   B) os pulmões, que anteriormente tinham uma alta resistência, inflam
   C) a circulação placentária de baixa resistência é removida
   D) a estimulação neural simpática é aumentada
   E) o débito cardíaco aumenta

4. A imersão vertical do peito em água morna produz diurese em muitos indivíduos. Que mecanismos podem contribuir para esse fenômeno?
   A) Aumento na atividade simpática para o rim
   B) Aumento na pressão arterial média
   C) Desvio de sangue do reservatório venoso central para o periférico
   D) Redução do disparo dos barorreceptores arteriais
   E) Disparo aumentado dos barorreceptores cardiopulmonares

5. Todas as seguintes alternativas ajudam a manter a circulação durante estados de choque hipovolêmico, exceto:
   A) aumento na frequência cardíaca
   B) esforço respiratório rápido para promover retorno venoso de sangue para o coração
   C) contribuições vasoconstritoras pelo aumento de adrenalina circulante
   D) autotransfusão de líquido intersticial para os leitos capilares
   E) filtração transcapilar do plasma para o espaço intersticial

SEÇÃO VI FISIOLOGIA PULMONAR

Estrutura e Função do Sistema Respiratório

CAPÍTULO 31

Michael Levitzky

OBJETIVOS

- Descrever as trocas de oxigênio e gás carbônico com a atmosfera e relacionar as trocas gasosas com o metabolismo dos tecidos corporais.
- Listar as funções dos pulmões.
- Descrever a estrutura e a função das vias aéreas de condução, da unidade alveolo-capilar e da parede torácica.
- Descrever o controle da respiração pelo sistema nervoso central e a inervação dos músculos respiratórios.

As principais funções do sistema respiratório são obter oxigênio do ambiente externo e fornecê-lo às células e remover do corpo o dióxido de carbono produzido pelo metabolismo celular.

O sistema respiratório é formado pelos **pulmões**, pelas **vias aéreas de condução**, pelas regiões do sistema nervoso central envolvidas com o controle dos **músculos respiratórios** e pela **parede torácica**. Esta consiste nos músculos respiratórios (**diafragma**, **músculos intercostais** e músculos abdominais) e no gradil costal.

FUNÇÕES DO SISTEMA RESPIRATÓRIO

As funções do sistema respiratório incluem as trocas gasosas, o equilíbrio ácido-base, a fonação, a defesa pulmonar e o metabolismo, além do manejo de materiais bioativos.

TROCAS GASOSAS

As trocas de dióxido de carbono e oxigênio ocorrem nos pulmões. Conforme mostrado na Figura 31-1, o ar fresco que contém oxigênio é transportado ao interior dos pulmões por meio das vias aéreas de condução. As forças necessárias para produzir o fluxo de ar são geradas pelos músculos respiratórios, os quais atuam de acordo com os comandos iniciados pelo sistema nervoso central. Ao mesmo tempo, o sangue venoso que retorna de vários tecidos do corpo é bombeado aos pulmões pelo ventrículo direito do coração. Este **sangue venoso misto** tem um alto conteúdo de dióxido de carbono e um baixo conteúdo de oxigênio. Nos capilares pulmonares, o dióxido de carbono é trocado pelo oxigênio. O sangue que deixa os pulmões, que agora tem um alto conteúdo de oxigênio e um baixo conteúdo de dióxido de carbono, é distribuído aos tecidos corporais pelo lado esquerdo do coração. Durante a expiração, o gás com alta concentração de dióxido de carbono é expelido do corpo.

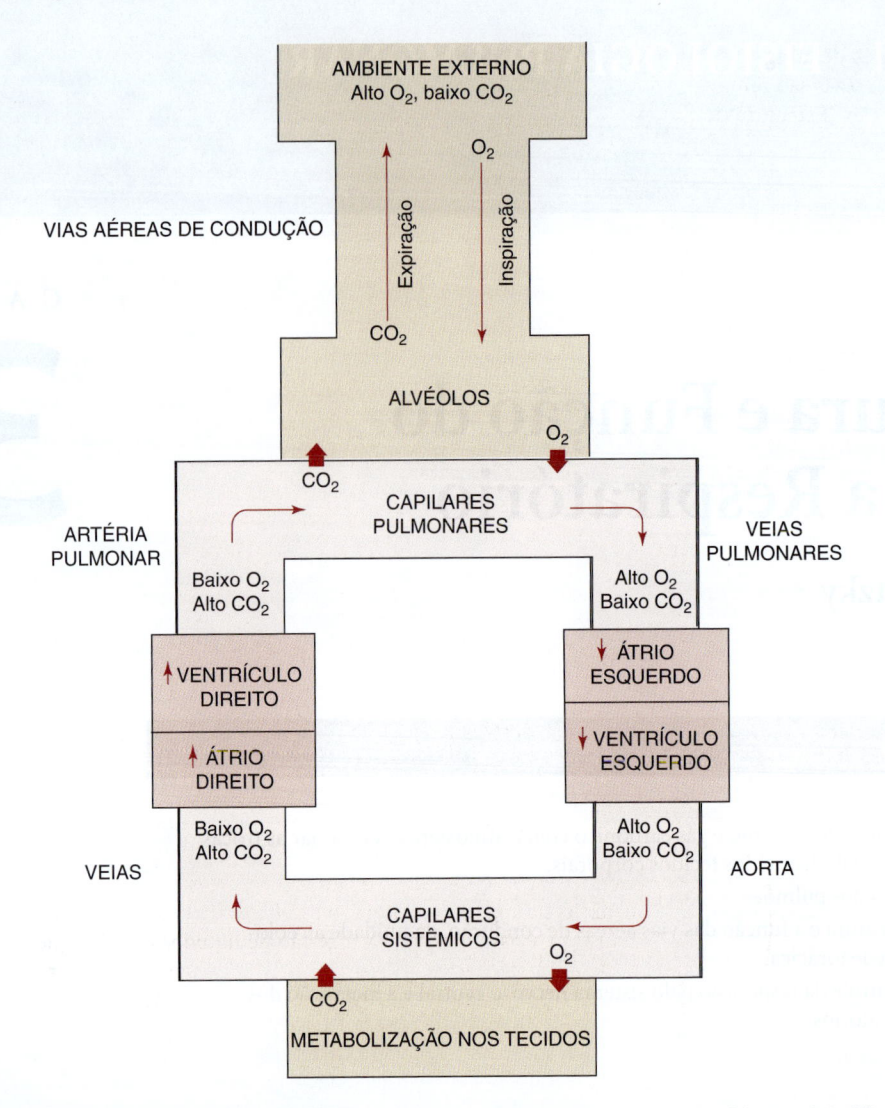

FIGURA 31-1 Representação esquemática das trocas gasosas entre os tecidos corporais e o ambiente. (Modificada com permissão de Levitzky MG: *Pulmonary Physiology*, 7th ed. New York: McGraw-Hill Medical, 2007.)

OUTRAS FUNÇÕES DO SISTEMA RESPIRATÓRIO

Equilíbrio ácido-base

As elevações teciduais de dióxido de carbono levam a um aumento nas concentrações de íons hidrogênio (e vice-versa) devido à seguinte reação:

$$CO_2 + H_2O \rightleftharpoons H_2CO_3 \rightleftharpoons H^+ + HCO_3^-$$

Portanto, o sistema respiratório pode participar do **equilíbrio ácido-base** ao remover o CO_2 do corpo. O sistema nervoso central possui sensores que detectam os níveis de CO_2 e de íons hidrogênio no sangue arterial e no líquido cerebrospinal. Esses sensores enviam as informações detectadas aos centros de controle da respiração. O equilíbrio ácido-base é discutido em mais detalhes no Capítulo 37, e o controle da respiração, no Capítulo 38.

Fonação

A **fonação** é a produção de sons provocada pelo movimento de ar através das pregas vocais. A fala, o canto e outros sons são produzidos pelas ações dos centros de controle do sistema nervoso central sobre os músculos da respiração, causando o fluxo de ar por meio das pregas vocais e da boca. A fisiologia da fala é discutida no Capítulo 21.

Mecanismos pulmonares de defesa

A cada respiração, ocorre a entrada de uma pequena amostra do ambiente atmosférico ao interior dos pulmões. Isso pode incluir microrganismos como bactérias ou, ainda, poeira, partículas de sílica ou asbestos, gases tóxicos, fumaça (cigarros e outros tipos) e outros poluentes. Além disso, a temperatura e a umidade da atmosfera local podem variar muito. Como será descrito a seguir, à medida que o ar passa pelas vias aéreas, ele é aquecido até a temperatura corporal e filtrado para a remoção de partículas. A maioria das partículas que são inspiradas a partir do ar atmosférico é removida antes de atingir os alvéolos. Os mecanismos pelos quais essas impurezas são removidas do trato respiratório serão descritos na seção "Estrutura do Sistema Respiratório", a seguir, neste capítulo.

Metabolismo pulmonar e manejo de materiais bioativos

As células dos pulmões devem metabolizar substratos para o suprimento de energia e de nutrientes para sua própria manutenção. Algumas células pulmonares especializadas também produzem substâncias necessárias à função pulmonar normal. Estas substâncias incluem o **surfactante pulmonar**, que é sintetizado pelas **células epiteliais alveolares do tipo II** (descritas a seguir) e liberado na superfície alveolar. O surfactante exerce um importante papel na redução da retração elástica alveolar devido à tensão superficial e, assim, na estabilização do alvéolo, como será discutido no Capítulo 32. **Histamina, enzimas lisossômicas, leucotrienos, fator de ativação plaquetária, fatores quimiotáticos para neutrófilos** e **eosinófilos** e **serotonina** podem ser liberados pelos **mastócitos** dos pulmões em resposta a condições como *embolia pulmonar* (ver Capítulo 34) e *anafilaxia* (uma reação alérgica aguda sistêmica que pode ameaçar a vida). Essas substâncias podem causar broncoconstrição ou resposta imunológica ou inflamatória, ou ainda podem iniciar reflexos cardiopulmonares. Muitas substâncias também são produzidas pelas células pulmonares e liberadas no interior dos alvéolos e das vias aéreas, incluindo **muco** e outras secreções traqueobrônquicas; enzimas de superfície, proteínas e outros fatores; e substâncias imunologicamente ativas. Essas substâncias são produzidas pelas **células caliciformes, células glandulares da submucosa, células de Clara** e pelos **macrófagos**. As substâncias produzidas pelas células pulmonares e liberadas no sangue em várias circunstâncias incluem **bradicinina, histamina, serotonina, heparina, prostaglandinas E_2 e $F_{2\alpha}$** e as **endoperoxidases (prostaglandinas G_2 e H_2)**.

Além disso, o endotélio capilar pulmonar contém um grande número de enzimas que podem produzir, metabolizar ou modificar substâncias vasoativas presentes normalmente. Por exemplo, as prostaglandinas E_1, E_2 e $F_{2\alpha}$ são removidas quase por completo em uma única passagem pelos pulmões. Por outro lado, as prostaglandinas A_1, A_2 e I_2 (prostaciclina) não são afetadas pela circulação pulmonar. De forma semelhante, cerca de 30% da noradrenalina no sangue venoso misto é removida pelos pulmões, mas a adrenalina não é afetada. Parece que algumas substâncias liberadas em leitos vasculares específicos para efeitos locais são inativadas ou removidas à medida que passam pelos pulmões, prevenindo sua entrada na circulação sistêmica; outras substâncias, aparentemente relacionadas a efeitos mais gerais, não são afetadas.

ESTRUTURA DO SISTEMA RESPIRATÓRIO

AS VIAS AÉREAS

O ar entra no sistema respiratório pelo nariz ou pela boca. O ar que entra pelo nariz é filtrado, aquecido à temperatura corporal e umidificado à medida que passa pelo nariz e pelas **conchas nasais**. As vias aéreas superiores (vias aéreas acima da traqueia) são mostradas na Figura 31-2. A mucosa do **nariz**, as conchas nasais, a **orofaringe** e a **nasofaringe** têm um rico suprimento sanguíneo e constituem uma ampla área de superfície. As conchas nasais, sozinhas, têm uma área de superfície de cerca de 160 cm². À medida que o ar inspirado passa por essas áreas e continua em direção à **árvore traqueobrônquica**, ele é aquecido e umidificado. Essa função protetora é mais efetiva quando a respiração ocorre pelo nariz do que pela boca.

Devido aos receptores olfativos estarem localizados na cavidade nasal posterior em vez de na traqueia ou nos alvéolos, uma pessoa pode *fungar* para tentar detectar gases potencialmente nocivos ou material perigoso no ar inspirado. Essa inspiração rápida e superficial possibilita o contato dos gases com os sensores olfativos sem que eles cheguem aos pulmões. O Capítulo 17 discute a fisiologia da **olfação** (o sentido do olfato).

O ar, então, passa pela glote e pela laringe e entra na árvore traqueobrônquica. Depois de passar através das vias aéreas de condução, o ar inspirado chega aos alvéolos, onde entra em contato com o sangue venoso misto nos capilares pulmonares.

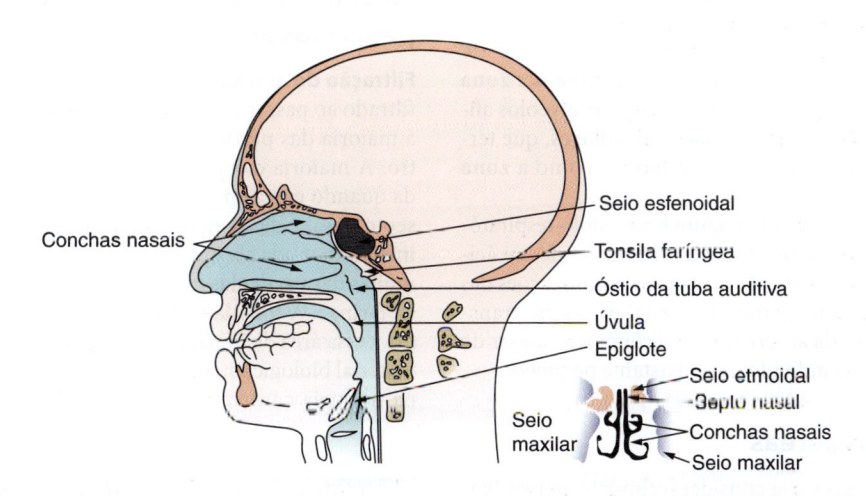

FIGURA 31-2 **Ilustração esquemática das vias aéreas superiores.** (Reproduzida com a permissão de Proctor DF. Physiology of the upper airway. In: Fenn WO, Rahn H, eds. *Handbook of Physiology, sec 3: Respiration*. Vol. 1. Washington, DC: American Physiological Society; 1964:309-345.)

Nome das ramificações		Número de tubos na ramificação
Zona de condução	Traqueia	1
	Brônquios	2
		4
		8
	Bronquíolos	16
		32
	Bronquíolos terminais	6×10^4
Zona respiratória	Bronquíolos respiratórios	5×10^5
	Ductos alveolares	
	Sacos alveolares	8×10^6

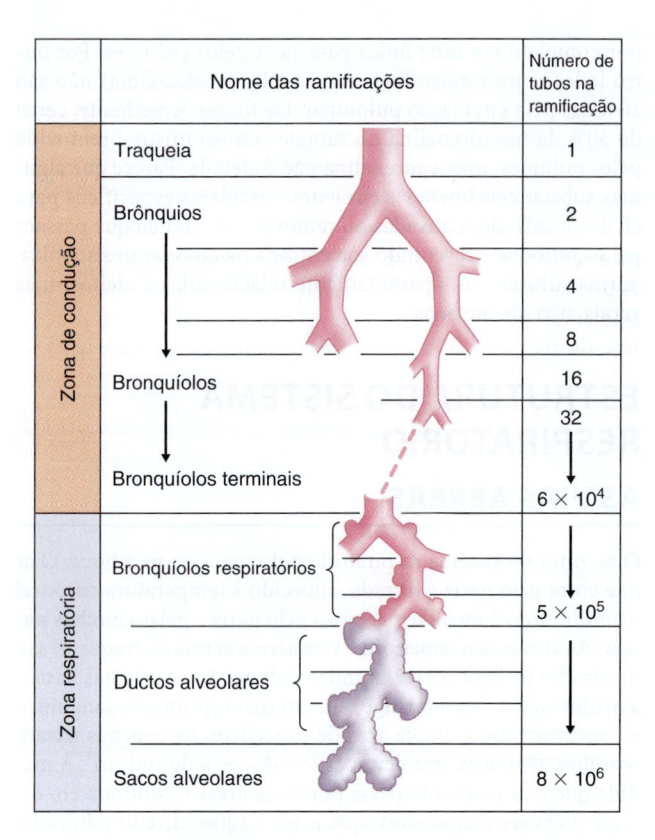

FIGURA 31-3 Representação esquemática das ramificações das vias aéreas nos pulmões humanos. (Reproduzida com permissão de Weibel ER. *Morphometry of the Human Lung*. Berlin; Springer, 1963.)

Começando com a traqueia, o ar pode passar por um número variável de ramificações, que pode ser de 10 ou até mesmo de 23 gerações ao longo do seu caminho até os alvéolos. As ramificações da árvore traqueobrônquica e sua nomenclatura são mostradas na Figura 31-3. As unidades de trocas gasosas alveolares são representadas por sacos em forma de U.

As primeiras 16 gerações das vias aéreas, a **zona de condução**, não contêm alvéolos e, portanto, são anatomicamente incapazes de realizar trocas gasosas com o sangue venoso. Elas constituem o **espaço morto anatômico**, que será discutido no Capítulo 33. Os alvéolos começam a aparecer entre a 17ª e a 19ª geração, nos bronquíolos respiratórios, que constituem a **zona de transição**. Da 20ª à 22ª geração, há a presença de alvéolos alinhados. Esses **ductos alveolares** e os **sacos alveolares**, que terminam a árvore traqueobrônquica, são referidos como a **zona respiratória**.

A porção dos pulmões suprida por um bronquíolo respiratório primário é chamada de **ácino**. Todas as vias aéreas de um ácino participam das trocas gasosas. As numerosas ramificações das vias aéreas resultam em uma grande área total de secção transversal das porções distais da árvore traqueobrônquica, apesar de o diâmetro das vias aéreas individuais ser bastante pequeno.

Estrutura das vias aéreas

A estrutura das vias aéreas varia consideravelmente, dependendo de sua localização na árvore traqueobrônquica. A traqueia é um tubo fibromuscular suportado ventrolateralmente por cartilagens em formato de C e completada dorsalmente por músculo liso. A cartilagem dos brônquios maiores é semicircular, assim como a da traqueia, mas à medida que os brônquios entram nos pulmões, os anéis de cartilagem desaparecem e são substituídos por placas de cartilagem com formato irregular. Elas cercam por completo os brônquios e conferem aos brônquios intrapulmonares seu formato cilíndrico. Essas placas, que ajudam no suporte das vias aéreas maiores, diminuem progressivamente nas vias aéreas distais e desaparecem nas vias aéreas com cerca de 1 mm de diâmetro. As vias aéreas que não possuem cartilagens são chamadas de **bronquíolos**. Em razão de os bronquíolos e sacos alveolares não possuírem cartilagens de suporte, eles podem colapsar quando comprimidos, como será discutido adiante neste capítulo. Esta tendência é parcialmente contraposta pela ligação dos **septos alveolares** nas suas paredes, os quais contêm tecido elástico, como pode ser visto na Figura 31-4, uma micrografia eletrônica de varredura da superfície alveolocapilar (também mostrada esquematicamente na Figura 32-18). À medida que as placas de cartilagem se tornam irregularmente distribuídas em torno das vias aéreas distais, a camada muscular cerca por completo essas vias aéreas. A camada muscular é entrelaçada com fibras elásticas. À medida que os bronquíolos avançam em direção aos alvéolos, a camada muscular torna-se mais fina. Porém, o músculo liso pode ser encontrado até mesmo nas paredes dos ductos alveolares. A camada mais externa da parede bronquiolar é cercada por tecido conectivo denso com muitas fibras elásticas.

Todo o trato respiratório – exceto parte da faringe, o terço anterior do nariz e as unidades respiratórias distais aos bronquíolos terminais – está revestido por células ciliadas intercaladas por células caliciformes que secretam muco e outras células secretoras. Nos bronquíolos, as células caliciformes tornam-se menos frequentes e são substituídas por outro tipo de célula secretora, a **célula de Clara**. O epitélio ciliado, junto com o muco secretado pelas glândulas ao longo das vias aéreas e também pelas células caliciformes e pelos produtos das células de Clara, constitui um importante mecanismo para a proteção dos pulmões, chamado de **escada rolante mucociliar** ou simplesmente de **transporte mucociliar**.

Filtração e remoção de partículas inspiradas pelas vias aéreas

Filtração do ar inspirado O ar que passa pelo nariz é primeiro filtrado ao passar entre os **pelos nasais** ou **vibrissas**. Isso remove a maioria das partículas maiores do que 10 a 15 μm de diâmetro. A maioria das partículas maiores do que 10 μm é removida quando entra em contato com a grande área de superfície do septo nasal e das conchas nasais (Figura 31-2). A corrente de ar inspirado muda abruptamente de direção na nasofaringe. Assim, muitas das partículas maiores impactam sobre a parede posterior da faringe. A **tonsila faríngea** (adenoide)* está localizada próxima a essa área de impacto, fornecendo defesa imunológica contra material biologicamente ativo filtrado neste ponto. O ar que entra na traqueia contém poucas partículas maiores que 10 μm, e a

---

* N. de R.T. Normalmente as tonsilas faríngeas são chamadas de adenoides. Porém, o termo adenoide refere-se mais especificamente à hiperplasia dessa tonsila.

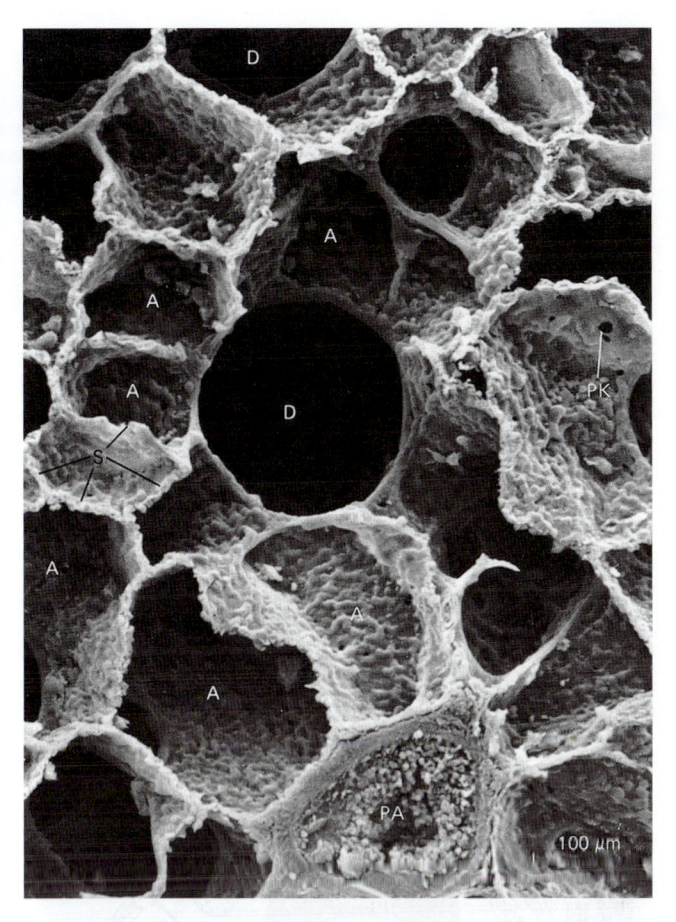

FIGURA 31-4 Micrografia eletrônica de varredura do parênquima pulmonar humano. A, alvéolo; S, septo alveolar; D, ducto alveolar; PK, poro de Kohn; PA, pequena ramificação da artéria pulmonar. (Reproduzida com permissão de Fishman AP, Elias JA: *Fishman's Pulmonary Diseases and Disorders*, 3rd ed. New York: McGraw-Hill, Health Professions Division, 1998.)

maioria dessas partículas irá impactar principalmente na carina* ou dentro dos brônquios.

A sedimentação da maioria das partículas entre 2 a 5 μm ocorre pela ação da gravidade nas vias aéreas menores, onde as taxas de fluxo aéreo são extremamente baixas. Portanto, a maioria das partículas entre 2 e 10 μm de diâmetro é removida pelo impacto ou pela sedimentação, tornando-se envolvida pelo muco que reveste as vias aéreas superiores, a traqueia, os brônquios e os bronquíolos. As partículas menores e todos os gases estranhos alcançam os ductos alveolares e os alvéolos. Algumas partículas menores (0,1 μm ou menores) são depositadas como resultado do movimento browniano devido ao seu impacto com as moléculas de gás. As outras partículas, entre 0,1 e 0,5 μm de diâmetro, permanecem principalmente suspensas como aerossóis, e cerca de 80% são exaladas.

Remoção do material filtrado O material filtrado ou aspirado e preso pelo muco que reveste o trato respiratório pode ser removido de várias maneiras. A estimulação mecânica ou química

---

* N. de R.T. A carina é a região mais distal da traqueia.

dos receptores no nariz, na traqueia, na laringe ou em qualquer outro local do sistema respiratório pode produzir broncoconstrição para prevenir a penetração profunda do irritante nas vias aéreas. Esses estímulos também podem produzir tosse ou espirro. Um espirro resulta da estimulação dos receptores no nariz e na nasofaringe; já a tosse resulta da estimulação de receptores na traqueia. Em qualquer desses casos, uma inspiração profunda é seguida por uma expiração forçada contra a glote fechada. A pressão na região torácica ao redor dos pulmões (pressão intrapleural) pode aumentar para mais de 100 mmHg durante essa fase do reflexo. A glote abre subitamente, e a pressão nas vias aéreas diminui rapidamente, resultando na compressão das vias aéreas e em uma expiração explosiva, com fluxo aéreo linear em uma velocidade que se aproxima da velocidade do som. Essas taxas de alto fluxo de ar através das estreitas vias aéreas são capazes de transportar o irritante, junto com muco, para fora do trato respiratório. No espirro, a expiração ocorre pelo nariz, e na tosse, pela boca. Os reflexos da tosse ou do espirro são também importantes para auxiliarem a remover o muco que reveste as vias aéreas em direção ao nariz ou à boca. O termo "tosse" não é empregado apenas para denominar esse reflexo respiratório completamente involuntário. A tosse pode ser iniciada por diversas causas, incluindo o gotejamento pós-nasal devido a alergias ou infecções virais, **asma**, **refluxo gastresofágico** (também como um efeito adverso dos **inibidores da enzima conversora de angiotensina**, os quais são frequentemente prescritos), produção de muco devido à bronquite crônica, infecções e outros distúrbios das vias aéreas. A tosse voluntária em geral não é tão pronunciada e violenta como o reflexo involuntário descrito acima.

As partículas presas pelo muco que reveste as vias aéreas podem ser removidas pela escada rolante mucociliar, que tem uma área de superfície total estimada em 0,5 m². O muco é um polímero complexo de mucopolissacarídeos. As glândulas mucosas são encontradas principalmente na camada submucosa, próximas das cartilagens de sustentação das vias aéreas maiores. Nos estados patológicos, como na **bronquite crônica**, o número de células caliciformes pode aumentar, e as glândulas mucosas podem hipertrofiar, resultando em elevação da secreção mucosa com aumento da viscosidade do muco.

Os cílios que revestem as vias aéreas movimentam-se de tal forma que o muco em sua superfície é sempre deslocado para cima, para longe dos alvéolos, em direção à faringe. A camada de muco parece também estar envolvida na ligação mecânica entre os cílios. Os cílios movimentam-se em frequências entre 600 e 900 bpm, e o muco move-se progressivamente mais rápido à medida que trafega a partir da periferia. Vários estudos têm demonstrado que a função ciliar é inibida ou prejudicada pela fumaça do cigarro.

O transporte mucociliar é um mecanismo especialmente importante para a remoção de partículas inaladas que se depositam sobre as vias aéreas. O material aderido ao muco é continuamente movido para cima, em direção à faringe. Este movimento pode ser bastante aumentado durante a tosse, como descrito previamente. O muco que alcança a faringe é em geral deglutido, expectorado ou pode ser removido quando a pessoa assoa o nariz. Pacientes incapazes de remover suas secreções traqueobrônquicas (p. ex., um paciente **entubado** ou outro que não pode tossir adequadamente) continuam a produzir secreções. Se estas não são removidas do paciente por aspiração ou outros meios, podem se desenvolver obstruções nas vias aéreas.

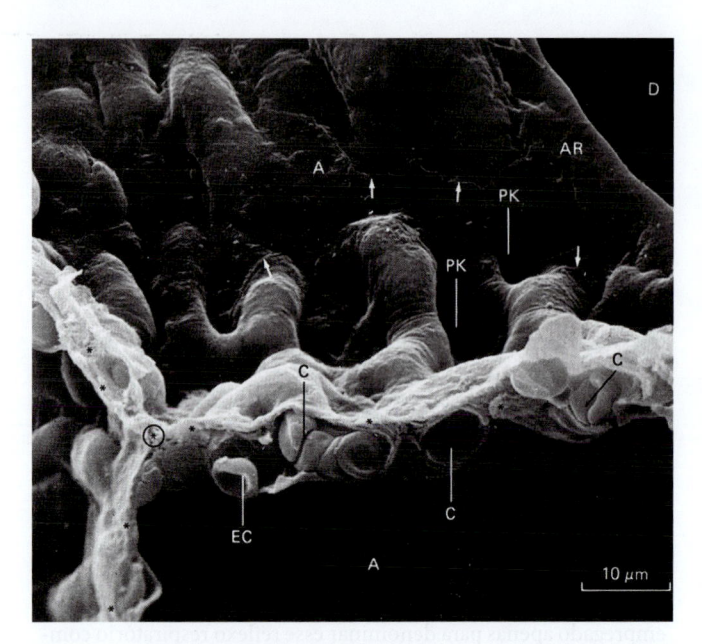

FIGURA 31-5 Micrografia eletrônica de varredura da superfície e da secção transversal de um septo alveolar. Em primeiro plano, podem ser observados capilares (C) seccionados, com hemácias (EC) em seu interior. A, alvéolo; D, ducto alveolar; PK, poro de Kohn; AR, entrada alveolar para o ducto; *, fibras do tecido conectivo. O asterisco circulado está na junção de três septos. (Reproduzida com permissão de Fishman AP, Elias JA: *Fishman's Pulmonary Diseases and Disorders*, 3rd ed. New York: McGraw-Hill, Health Professions Division, 1998.)

A UNIDADE ALVEOLOCAPILAR

A unidade **alveolocapilar** é o local das trocas gasosas nos pulmões. Os alvéolos, com um número tradicionalmente estimado em cerca de 300 milhões em adultos (um estudo mais recente calculou que o número médio de alvéolos é de 480 milhões), são quase completamente envolvidos pelos capilares pulmonares. O número destes pode ser de até 280 bilhões ou de aproximadamente 500 a 1.000 capilares pulmonares por alvéolo. O resultado do grande número de alvéolos e de capilares pulmonares é uma vasta área de contato entre essas estruturas – provavelmente de 50 a 100 m^2 de área de superfície disponíveis para as trocas gasosas, que ocorrem por difusão. Os alvéolos têm um diâmetro de aproximadamente 200 a 250 μm.

A Figura 31-5 mostra uma magnificação do local das trocas gasosas ainda maior do que a da Figura 31-4.

O septo alveolar parece ser quase inteiramente composto por capilares pulmonares. As hemácias (eritrócitos ou células vermelhas do sangue) podem ser vistas no interior dos capilares em um ponto da secção. Fibras elásticas e outras fibras do tecido conectivo, as quais não são visíveis na figura, são encontradas entre os capilares nos septos alveolares. Os **poros de Kohn**, que são comunicações interalveolares, também são mostrados nas figuras.

A superfície alveolar é composta principalmente por uma fina camada de células epiteliais pavimentosas, as **células alveolares do tipo I**. Intercaladas entre essas células encontram-se células cúbicas maiores, as células alveolares do tipo II, que produzem uma camada de líquido que reveste internamente os alvéolos. Embora existam cerca de duas vezes mais células do tipo II do que do tipo I no pulmão humano, as células do tipo I cobrem de 90 a 95% da superfície alveolar, pois elas têm uma área de superfície muito maior do que as células do tipo II. Um terceiro tipo celular, os **macrófagos alveolares**, que são células fagocíticas livres, são encontrados em número variável no revestimento extracelular da superfície alveolar. Essas células patrulham a superfície alveolar e fagocitam partículas inspiradas como as bactérias. As células epiteliais alveolares do tipo II também exercem um papel importante na resposta dos pulmões a lesões. Quando as células epiteliais alveolares do tipo I são lesadas, as células do tipo II proliferam para restabelecer uma superfície alveolar contínua. Estudos em animais têm mostrado que as células do tipo II podem desenvolver-se em células do tipo I após lesões.

Uma secção transversal de um capilar pulmonar é mostrada na micrografia eletrônica de transmissão, na Figura 31-6. Uma hemácia é vista em secção transversal no lúmen do capilar. Os capilares são formados por uma única camada de células epiteliais pavimentosas que são alinhadas para formar tubos. O núcleo de uma das células endoteliais capilares pode ser visto na micrografia.

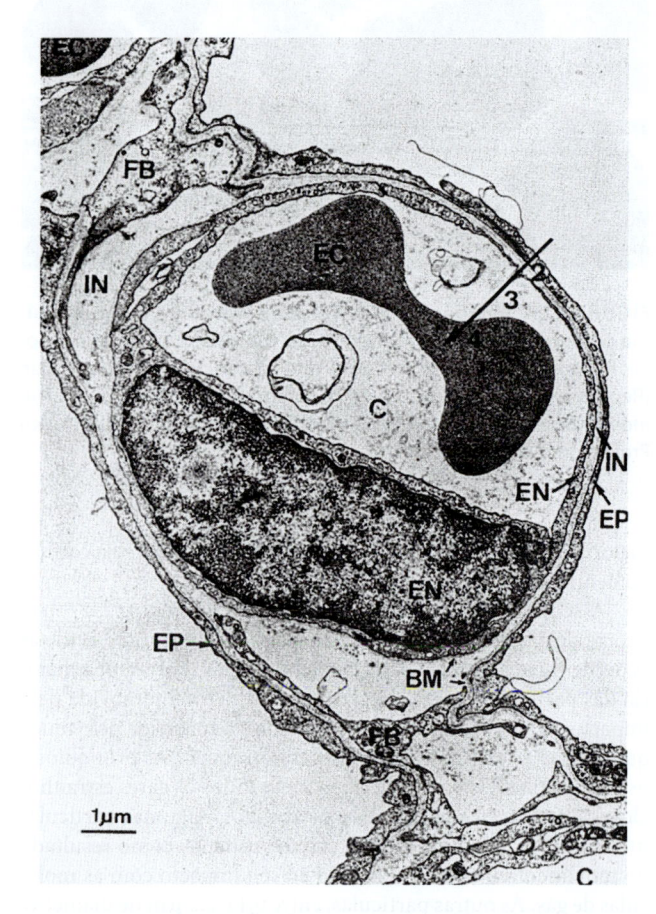

FIGURA 31-6 Micrografia eletrônica de transmissão de uma secção transversal de um capilar pulmonar. Uma hemácia (EC) é vista no interior do capilar. C, capilar; EN, célula endotelial capilar (observar seu grande núcleo); EP, célula epitelial alveolar; IN, espaço intersticial; BM, membrana basal; FB, processos de fibroblastos; 2, 3 e 4, via da difusão por meio da barreira alveolocapilar, do plasma e da hemácia, respectivamente. (Reproduzida com permissão de Weibel, E.R.: Morphometric estimation of pulmonary diffusion capacity, I. Model and method. *RespirPhysiol* 1970;11:54-75.)

A barreira para as trocas gasosas entre os alvéolos e os capilares pulmonares também pode ser vista na figura. Ela consiste no epitélio alveolar, no endotélio capilar e no espaço intersticial entre eles. Os gases devem passar pelo líquido que reveste a superfície alveolar (o qual não é visível na Figura 31-6) e pelo plasma nos capilares. A barreira para a difusão tem normalmente 0,2 a 0,5 μm de espessura. A troca gasosa por difusão será discutida no Capítulo 35.

Remoção de material da superfície alveolar

O material inspirado que alcança as vias aéreas terminais e os alvéolos pode ser removido de várias formas, incluindo ingestão pelos macrófagos alveolares, destruição enzimática, entrada para os vasos linfáticos e reações imunológicas. As partículas inaladas que são engolfadas pelos macrófagos alveolares podem ser destruídas pelos **lisossomos** (ver Capítulo 1). A maioria das bactérias é digerida dessa maneira. Contudo, alguns materiais ingeridos pelos macrófagos, como a sílica, não podem ser degradados por essas células e, por isso, podem ser tóxicos. Se os macrófagos que contêm tais materiais não forem removidos dos pulmões, o material será depositado novamente na superfície alveolar quando os macrófagos morrerem. Acredita-se que a duração média de vida dos macrófagos alveolares seja de 1 a 5 semanas. A principal rota de saída dos macrófagos que contêm material não digerido é a migração até o transporte mucociliar através dos poros de Kohn e a subsequente remoção por meio das vias aéreas. Os macrófagos que contêm partículas podem também migrar da superfície alveolar para o interstício septal, a partir do qual eles podem entrar no sistema linfático ou ser levados pelo transporte mucociliar. Tem sido demonstrado que a função dos macrófagos é inibida pela fumaça do cigarro. Os macrófagos alveolares também são importantes nas respostas imunológica e inflamatória nos pulmões. Eles secretam muitas enzimas, metabólitos do ácido araquidônico, componentes da resposta imunológica, fatores de crescimento, citocinas e outros mediadores que modulam a função de outras células, como os linfócitos.

Algumas partículas alcançam o transporte mucociliar porque o líquido alveolar de revestimento movimenta-se lentamente para cima, em direção aos bronquíolos respiratórios. Outras penetram no espaço intersticial ou entram na corrente sanguínea, onde são fagocitadas pelos macrófagos intersticiais ou fagócitos sanguíneos ou, ainda, entram nos vasos linfáticos. As partículas podem ser destruídas ou detoxificadas pelas enzimas de superfície e por fatores presentes no soro e nas secreções das vias aéreas.

OS MÚSCULOS RESPIRATÓRIOS E A PAREDE TORÁCICA

Os músculos da respiração e a parede torácica são componentes essenciais do sistema respiratório. Os pulmões não são capazes de insuflarem a si próprios – a força para essa insuflação deve ser fornecida pelos músculos respiratórios. A parede torácica deve estar intacta e ser capaz de expandir para o ar entrar nos alvéolos normalmente. As interações entre os músculos respiratórios, a parede torácica e os pulmões serão discutidas em detalhes no Capítulo 32.

Os componentes primários da parede torácica incluem o gradil costal; os músculos intercostais externos e internos e o diafragma, que são os principais músculos da respiração; e o revestimento da parede torácica e as pleuras visceral e parietal. Outros músculos respiratórios são os músculos abdominais, como o **reto do abdome**; a **parte intercondral dos músculos intercostais internos**; e os músculos **esternocleidomastóideo** e **escaleno**.

O SISTEMA NERVOSO CENTRAL E AS VIAS NEURAIS

Outro importante componente do sistema respiratório é o sistema nervoso central. Diferentemente do músculo cardíaco, os músculos da respiração não contraem de modo espontâneo. Cada respiração é iniciada no encéfalo, e essa mensagem é conduzida aos músculos respiratórios por meio da medula espinal e dos nervos que inervam esses músculos.

A respiração automática espontânea é gerada por grupos de neurônios localizados no bulbo (medula oblonga). Esse **centro respiratório bulbar** é também o ponto de integração final para influências provenientes de centros encefálicos superiores, de informações dos **quimiorreceptores** sobre o sangue e o líquido cerebrospinal e também de informações aferentes vindas de receptores neurais presentes nas vias aéreas, articulações, músculos, pele e de qualquer outra região do corpo. O controle da respiração será discutido no Capítulo 38.

RESUMO DO CAPÍTULO

- A principal função do sistema respiratório é a troca de oxigênio a partir da atmosfera pelo dióxido de carbono produzido pelas células do corpo.
- Outras funções do sistema respiratório incluem: participação no equilíbrio ácido-base do corpo, fonação, defesa pulmonar e metabolismo.

QUESTÕES PARA ESTUDO

1. As funções do sistema respiratório incluem:
   A) trocas gasosas
   B) equilíbrio ácido-base
   C) fonação
   D) defesa pulmonar e metabolismo
   E) manejo de materiais bioativos
   F) todas as alternativas anteriores

2. Partículas no ar inspirado que entram nas vias aéreas ou nos alvéolos podem ser removidas por:
   A) transporte mucociliar
   B) macrófagos alveolares
   C) enzimas de superfície
   D) sistema linfático
   E) todas as alternativas anteriores

CAPÍTULO 32

Mecânica do Sistema Respiratório

Michael Levitzky

OBJETIVOS

- Descrever a geração de um gradiente de pressão entre a atmosfera e os alvéolos.
- Descrever a expansão passiva e a retração dos alvéolos.
- Definir a interação mecânica dos pulmões com a parede torácica.
- Descrever as características da relação pressão-volume dos pulmões e da caixa torácica e predizer as mudanças na complacência dos pulmões e da parede torácica em diferentes condições fisiológicas e patológicas.
- Descrever os papéis do surfactante pulmonar e da interdependência alveolar na retração e na expansão dos pulmões.
- Definir a capacidade residual funcional (CRF) e predizer as mudanças na CRF em diferentes condições fisiológicas e patológicas.
- Definir o que é a resistência das vias aéreas e listar os fatores que contribuem para ou alteram a resistência ao fluxo de ar.
- Descrever a compressão dinâmica das vias aéreas durante a expiração forçada.
- Listar os fatores que contribuem com o trabalho respiratório.
- Predizer as alterações no trabalho respiratório em diferentes condições fisiológicas e patológicas.

O ar, assim como outros fluidos, move-se de regiões de alta pressão para regiões de baixa pressão. Portanto, para o ar ser movido para fora dos pulmões, deve ser estabelecida uma diferença de pressão entre a atmosfera e os alvéolos. Se não houver gradiente de pressão, não ocorrerá fluxo de ar.

Sob circunstâncias normais, a inspiração é realizada quando a pressão alveolar diminui abaixo da pressão atmosférica. Quando se discute a mecânica da respiração, a pressão atmosférica é convencionalmente referida como 0 cmH$_2$O. Por isso, a redução da pressão alveolar abaixo da pressão atmosférica é conhecida como **respiração com pressão negativa**. Quando um gradiente de pressão suficiente para superar a resistência ao fluxo de ar oferecida pelas vias aéreas de condução é estabelecido entre a atmosfera e os alvéolos, o ar flui para dentro dos pulmões. Também é possível causar fluxo de ar para o interior dos pulmões aumentando-se a pressão no nariz ou na boca acima da pressão alveolar. Essa **ventilação com pressão positiva** é em geral utilizada em pacientes incapazes de gerar um gradiente de pressão entre a atmosfera e os alvéolos pela respiração normal com pressão negativa. O ar flui para fora dos pulmões quando a pressão alveolar é suficientemente maior do que a pressão atmosférica, superando a resistência ao fluxo de ar oferecido pelas vias aéreas de condução.

GERAÇÃO DE UM GRADIENTE DE PRESSÃO ENTRE A ATMOSFERA E OS ALVÉOLOS

Durante a respiração normal com pressão negativa, a pressão alveolar é mantida inferior à pressão atmosférica. Isso é realizado pela contração dos músculos da inspiração, o que aumenta o volume dos alvéolos e, portanto, diminui a pressão alveolar de acordo com a **lei de Boyle**: em uma temperatura constante, o produto da pressão vezes o volume de um gás é constante.

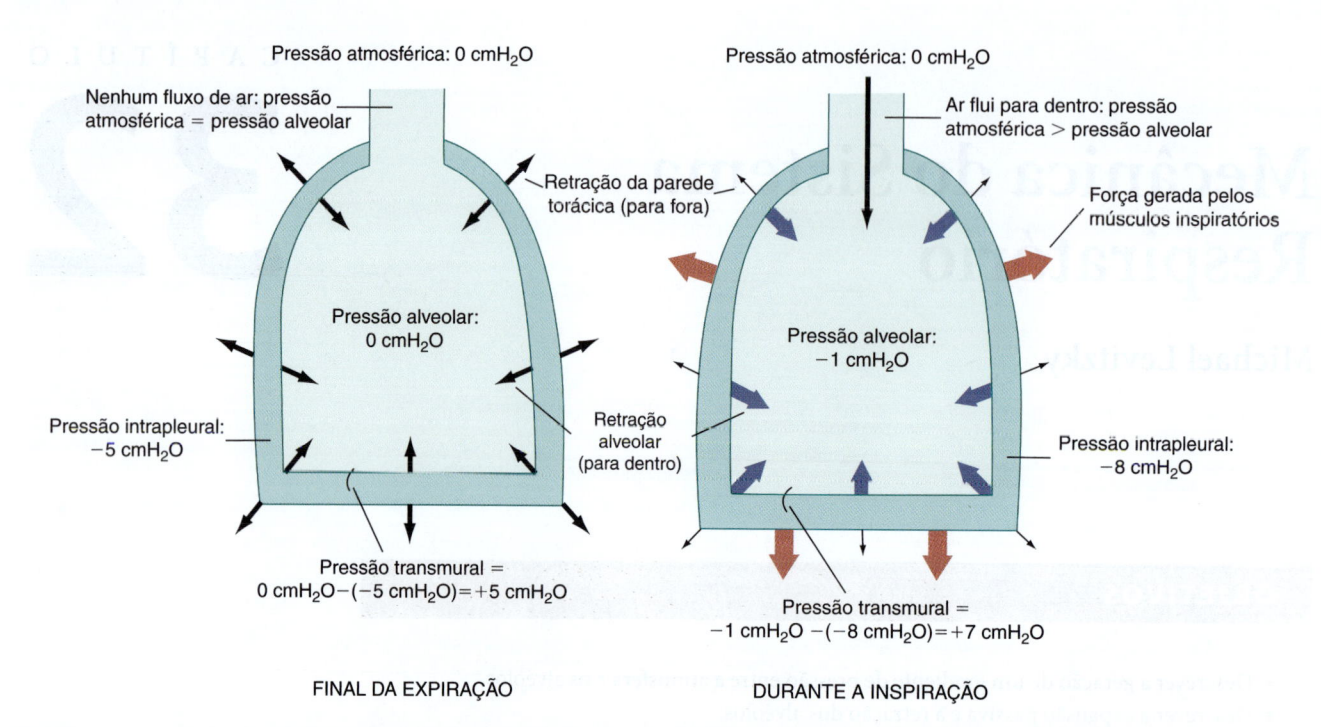

FIGURA 32-1 Representação da interação dos pulmões e da parede torácica. Esquerda: No final da expiração, os músculos respiratórios estão relaxados. A retração elástica (para dentro) dos pulmões é contrabalançada pela retração elástica (para fora) da parede torácica. A pressão intrapleural é −5 cmH$_2$O; a pressão alveolar é 0. O gradiente de pressão transmural através dos alvéolos é, portanto, 0 − (−5) cmH$_2$O, ou 5 cmH$_2$O. Já que a pressão alveolar é igual à pressão atmosférica, não ocorre fluxo de ar. **Direita:** Durante a inspiração, a contração dos músculos inspiratórios torna a pressão intrapleural mais negativa. O gradiente de pressão transmural aumenta e os alvéolos são distendidos, diminuindo a pressão alveolar abaixo da pressão atmosférica, o que causa o fluxo de ar para o interior dos alvéolos. (Modificada com permissão de Levitzky MG: *Pulmonary Physiology*, 7th ed. New York: McGraw-Hill Medical, 2007.)

Os alvéolos não são capazes de se expandir por conta própria. Eles expandem passivamente em resposta a aumentos da pressão de distensão através da parede alveolar. Esse **gradiente de pressão transmural** aumentado, gerado pelos músculos da inspiração, abre ainda mais os alvéolos altamente distensíveis e, assim, diminui a pressão alveolar. O gradiente de pressão transmural é convencionalmente calculado ao se subtrair a pressão externa (neste caso, a **pressão intrapleural**) da pressão interna (neste caso, a **pressão alveolar**).

A pressão no estreito espaço preenchido por líquido entre as pleuras visceral e parietal é normalmente um pouco *menor do que* a pressão atmosférica, mesmo quando os músculos inspiratórios não estão em contração. Essa pressão intrapleural negativa (às vezes também referida como uma pressão intratorácica negativa) de −3 a −5 cmH$_2$O é causada sobretudo pela interação mecânica entre os pulmões e a parede torácica. No final da expiração, quando todos os músculos respiratórios estão relaxados, os pulmões e a parede torácica estão agindo um sobre o outro em direções opostas. Os pulmões tendem a *diminuir* seu volume devido à **retração elástica** (para dentro) das paredes alveolares distendidas; a parede torácica tende a *aumentar* seu volume devido à retração elástica (para fora). Portanto, a parede torácica atua para manter os alvéolos abertos em oposição à sua retração elástica. De forma semelhante, devido a sua retração elástica, os pulmões tracionam a parede torácica para dentro. Devido a essa interação, a pressão é negativa na superfície do estreito espaço pleural preenchido por líquido (cerca de 10 a 30 μm de espessura em volumes pulmonares normais), como visto na parte esquerda da Figura 32-1. Em geral não há gás livre no espaço intrapleural, e os pulmões são mantidos contra a parede torácica pela fina camada de líquido intrapleural seroso, o qual se estima ter um volume total de cerca de 15 a 25 mL em um adulto de tamanho médio.

Inicialmente, antes de ocorrer qualquer fluxo de ar, a pressão no interior dos alvéolos é igual à pressão atmosférica − por convenção, 0 cmH$_2$O. A pressão alveolar é maior do que a pressão intrapleural, pois ela representa a soma da pressão intrapleural mais a pressão de retração elástica alveolar:

$$\text{Pressão alveolar} = \text{Pressão intrapleural} + \text{Pressão de retração elástica alveolar} \quad (1)$$

Os músculos da inspiração atuam para aumentar o volume da cavidade torácica. À medida que os músculos respiratórios contraem, o volume torácico expande, aumentando o estresse de distensão sobre os pulmões, e a pressão intrapleural torna-se mais negativa. Portanto, o gradiente de pressão transmural (também chamado de **pressão transpulmonar**) aumenta, tendendo a distender a parede alveolar, como mostrado na Figura 32-1, e, assim, os alvéolos expandem passivamente. O aumento do volume alveolar diminui a pressão alveolar e estabelece o gradiente de pressão para o fluxo de ar ao interior dos pulmões. Na realidade, apenas um pequeno percentual do número total de alvéolos está diretamente exposto à pressão intrapleural de superfície, e, portanto, de início é difícil ver como os alvéolos localizados centralmente nos pulmões poderiam ser expandidos por uma pressão intrapleural mais negativa. Entretanto, uma análise cuidadosa tem demonstrado que a pressão na superfície pleural é transmitida por meio das paredes alveolares para os alvéolos localizados mais centralmente factante que reveste a interface ar-líquido nos alvéolos (discutido adiante neste capítulo). Outra explicação é que alguns alvéolos ou pequenas vias aéreas podem abrir na inspiração ("recrutamento") e fechar na expiração ("desrecrutamento"), como já comentado. Alguns pesquisadores acreditam que o volume pulmonar muda primariamente pelo recrutamento e pelo desrecrutamento dos alvéolos e não pelas mudanças de volume de alvéolos individuais. Por fim, pode ser útil pensar que cada alvéolo tem sua própria curva pressão-volume, como aquela mostrada na figura.

Avaliação clínica da complacência dos pulmões e da parede torácica

A complacência dos pulmões e da parede torácica fornece dados muito úteis para a avaliação clínica do sistema respiratório de pacientes, pois muitas doenças ou estados patológicos afetam a complacência dos pulmões, da parede torácica ou de ambos. Os pulmões e a parede torácica estão dispostos fisicamente em série, e, portanto, suas complacências são somadas como recíprocas, conforme mostrado a seguir:

$$\frac{1}{\text{Complacência total}} = \frac{1}{\text{Complacência dos pulmões}} + \frac{1}{\text{Complacência da parede torácica}} \quad (2)$$

As complacências em paralelo são somadas diretamente. Portanto, os dois pulmões em conjunto são mais complacentes do que de forma isolada.

A curva de complacência para os pulmões pode ser gerada quando o paciente inspira muito profundamente e expira o ar em etapas, parando periodicamente para as determinações de pressão e volume. Durante essas determinações, não está ocorrendo nenhum fluxo de ar, portanto, a pressão alveolar iguala-se à pressão atmosférica, 0 cmH$_2$O. Medidas similares podem ser feitas quando o paciente inspira em etapas, a partir de um baixo volume para um alto volume pulmonar. Tais curvas são chamadas de curvas de **complacência estática**, porque todas as mensurações são feitas quando não está ocorrendo nenhum fluxo de ar. A complacência da parede torácica é em geral obtida determinando-se a complacência total do sistema e a complacência dos pulmões isoladamente. A partir disso, calcula-se a complacência da parede torácica, de acordo com a fórmula mencionada. A **complacência dinâmica** avalia as características pressão-volume durante a respiração.

Curvas representativas de complacência estática para os pulmões são mostradas na Figura 32-7. Essas curvas correspondem à curva expiratória da Figura 32-6. Muitos estados patológicos desviam a curva para a direita, ou seja, para qualquer aumento na pressão transpulmonar, ocorre um aumento menor no volume pulmonar. Uma proliferação de tecido conectivo chamada de **fibrose** pode ocorrer na **sarcoidose** ou depois de lesão química ou térmica aos pulmões. Isso tornará os pulmões menos complacentes, ou "mais rígidos", aumentando a retração elástica alveolar. De forma semelhante, o ingurgitamento vascular pulmonar ou as áreas com alvéolos colapsados (**atelectasia**) também tornam os pulmões menos complacentes. Outras condições que interferem na capacidade de expansão dos pulmões (como presença de ar, excesso de líquido ou sangue no espaço intrapleural) diminuem a complacência dos pulmões. O **enfisema** aumenta a complacência

$$\text{Complacência} = \frac{\Delta \text{ volume pulmonar}}{\Delta (P_{alv} - P_{ip})} = \frac{\Delta V}{\Delta P_{tp}}$$

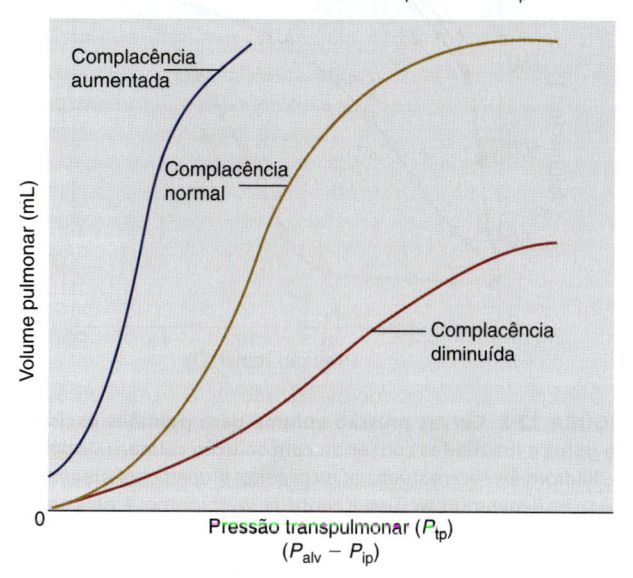

FIGURA 32-7 Curva representativa de complacência pulmonar estática para pulmões normais; pulmões com baixa complacência, por exemplo, pulmões com fibrose; e pulmões com alta complacência, por exemplo, pulmões com enfisema. (Reproduzida com permissão de Widmaier EP, Raff H, Strang KT: *Vander's Human Physiology*, 11th ed. McGraw-Hill, 2008.)

dos pulmões, pois destrói o tecido septal alveolar que normalmente se opõe à expansão pulmonar.

A complacência da parede torácica está diminuída nas pessoas obesas, pois o rebaixamento do diafragma e o movimento de elevação do gradil costal são mais difíceis. Distúrbios musculoesqueléticos que levam à redução da mobilidade do gradil costal, como a **cifoescoliose**, também diminuem a complacência da parede torácica.

Nesses casos, é necessária a geração de maiores pressões transpulmonares para respirar o mesmo volume de ar; assim, pessoas com diminuição da complacência dos pulmões devem realizar mais trabalho para inspirar do que aquelas com complacência pulmonar normal. De forma semelhante, quando a complacência da parede torácica está diminuída, também é necessária a realização de mais trabalho muscular.

RETRAÇÃO ELÁSTICA DOS PULMÕES

Até agora, a retração elástica dos pulmões foi discutida como se ocorresse apenas devido às propriedades elásticas do próprio parênquima pulmonar. Contudo, existe outro componente da retração elástica dos pulmões: a **tensão superficial** na interface ar-líquido nos alvéolos.

As forças de tensão superficial ocorrem em qualquer interface gás-líquido e são geradas pelas forças de coesão entre as moléculas do líquido. Essas forças coesivas equilibram umas às outras dentro da fase líquida, mas não se opõem na superfície do líquido. A tensão superficial faz a água formar gotas e um líquido "encolher" para formar a menor área de superfície possível.

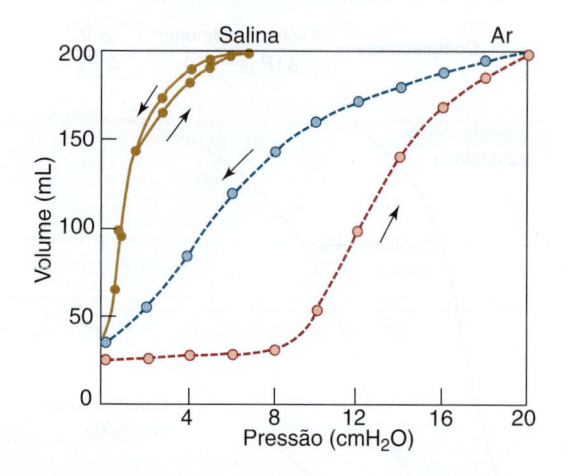

FIGURA 32-8 Curvas pressão-volume para pulmões excisados de gatos e insuflados com ar ou com solução salina. (Modificada de Radford EP. *Recent studies of mechanical properties of mammalian lungs*. In: Remington JW. Tissue Elasticity. Washington: American Physiological Society; 1957.)

O papel das forças da tensão superficial na retração elástica dos pulmões pode ser demonstrado no experimento da Figura 32-8.

Nesse experimento, primeiro uma curva pressão-volume para um pulmão excisado foi gerada com a insuflação de ar; a partir disso, uma interface ar-líquido foi estabelecida no pulmão, e as forças de tensão superficial contribuíram para a retração elástica alveolar. Em seguida, todo o gás foi removido dos pulmões, os quais foram insuflados novamente, mas dessa vez, com solução salina em vez de ar. Nessa situação, as forças de tensão superficial estavam ausentes, pois não havia a interface ar-líquido, e a retração elástica dos pulmões foi devida apenas ao próprio tecido pulmonar. Não há histerese quando o pulmão é insuflado com solução salina. Independentemente do que possa causar a histerese, isso parece estar relacionado com a tensão superficial no pulmão. Portanto, a curva à esquerda (insuflação com solução salina) representa a retração elástica que se deve apenas ao próprio tecido pulmonar; a curva à direita demonstra a retração elástica que se deve a ambos, o tecido pulmonar e as forças de tensão superficial. A diferença entre as duas curvas é a retração elástica devido às forças de tensão superficial.

A partir da demonstração do importante papel das forças de tensão superficial na pressão de retração do pulmão, foi questionado como a tensão superficial pode afetar os alvéolos. Uma forma tradicional de pensar sobre essa questão é considerar o alvéolo como uma esfera pendurada nas vias aéreas, como mostrado na Figura 32-9. A relação entre a pressão no interior do alvéolo e a tensão da parede do alvéolo seria então dada pela **lei de Laplace** (unidades entre parênteses)

$$\text{Pressão [din/cm}^2\text{]} = \frac{2 \times \text{tensão [din/cm]}}{\text{Raio [cm]}} \quad (3)$$

A fórmula pode ser rearranjada como segue:

$$T = \frac{Pr}{2} \quad (4)$$

em que T é a tensão da parede, P é a pressão no interior do alvéolo, e r é o raio do alvéolo.

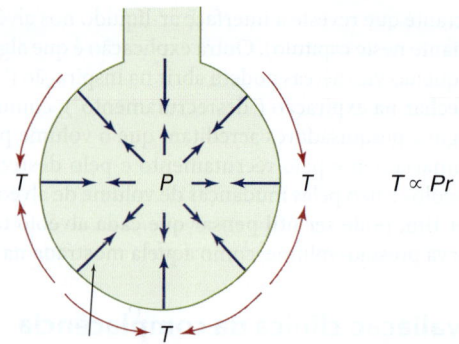

FIGURA 32-9 Relação entre a pressão no interior de uma esfera distensível, como um alvéolo, e a tensão da parede. (Modificada com permissão de Levitzky MG: *Pulmonary Physiology*, 7th ed. New York: McGraw-Hill Medical, 2007.)

A tensão superficial da maioria dos líquidos (como a água) é constante e não depende da área da interface ar-líquido. Se dois alvéolos de tamanhos diferentes estão conectados por uma via aérea comum (Figura 32-10) e a tensão superficial dos dois alvéolos é a mesma, então, de acordo com a lei de Laplace, a pressão no alvéolo pequeno é maior do que no alvéolo grande, e o alvéolo pequeno vai se esvaziar no alvéolo grande. Se a tensão superficial for independente da área de superfície, quanto menor o alvéolo da esquerda se tornar, maior será a pressão em seu interior.

Dessa forma, se um pulmão fosse composto por alvéolos interconectados de diferentes tamanhos (o que de fato acontece) com uma *tensão superficial constante* na interface ar-líquido, o órgão seria inerentemente instável, com uma tendência de os alvéolos menores colapsarem nos maiores. Felizmente, essa não é a situação normal, pois os alvéolos colapsados requerem pressões de distensão muito maiores para serem abertos novamente, o que ocorre parcialmente devido às forças coesivas na interface ar-líquido dos alvéolos colapsados. Pelo menos dois fatores tornam os alvéolos mais estáveis do que pode ser concluído a partir dessa

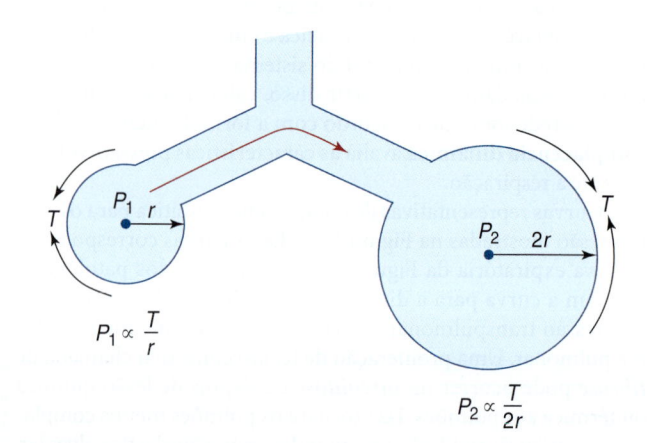

FIGURA 32-10 Representação esquemática de dois alvéolos de diferentes tamanhos conectados a uma via aérea comum. Se a tensão superficial for a mesma em ambos os alvéolos, então o alvéolo pequeno terá uma pressão mais alta e esvaziará no alvéolo grande. (Modificada com permissão de Levitzky MG: *Pulmonary Physiology*, 7th ed. New York: McGraw-Hill Medical, 2007.)

predição baseada na tensão superficial constante. O primeiro fator é uma substância chamada de **surfactante pulmonar**, que é produzida por células alveolares especializadas, e o segundo é a **interdependência estrutural dos alvéolos**.

Surfactante pulmonar

O surfactante pulmonar reduz a retração elástica causada pela tensão superficial, aumentando assim, a complacência dos pulmões acima do que seria predito para uma interface ar-água e diminuindo o trabalho inspiratório. O surfactante pulmonar exerce um segundo efeito importante: ele diminui a tensão superficial dos alvéolos menores. Isso ajuda a equilibrar as pressões alveolares nos pulmões (assim, a pressão expiratória final de todos os alvéolos é 0 cmH$_2$O e a situação ilustrada na Figura 32-10 não ocorre) e a estabilizar os alvéolos. O surfactante pulmonar é um complexo que consiste em cerca de 85 a 90% de lipídeos e 10 a 15% de proteínas. Cerca de 85% da porção lipídica é formada por fosfolipídeos, e aproximadamente 75% destes são representados pela **dipalmitoilfosfatidilcolina**. Esse complexo é produzido pelas células epiteliais alveolares do tipo II (já descritas). O surfactante pulmonar parece ser continuamente produzido pelos pulmões, mas ele também é continuamente eliminado deles. Um pouco do surfactante retorna às células do tipo II (recaptação), onde é reciclado e secretado mais uma vez ou é degradado e utilizado na síntese de outros fosfolipídeos. O surfactante é também eliminado dos alvéolos pelos macrófagos alveolares, por absorção pelos vasos linfáticos ou por migração para as pequenas vias aéreas e por meio do transporte mucociliar (discutido no Capítulo 31). As células epiteliais alveolares do tipo II também podem ajudar a remover o líquido da superfície alveolar ao bombearem ativamente sódio e água para o interstício.

As consequências clínicas da falta de surfactante pulmonar ocorrem em várias condições. O surfactante não é produzido pelos pulmões do feto até por volta do quarto mês de gestação, e pode não ser completamente funcional até o sétimo mês ou mais tarde. Recém-nascidos prematuros que não têm surfactante pulmonar funcional apresentam grande dificuldade para insuflar seus pulmões, sobretudo em suas primeiras respirações. Mesmo se seus alvéolos são insuflados com ventilação com pressão positiva, a tendência para o colapso espontâneo é grande, pois os alvéolos são muito menos estáveis na ausência do surfactante pulmonar. Portanto, a ausência de surfactante pulmonar funcional em um neonato nascido prematuramente pode ser um fator importante na **síndrome do desconforto respiratório do recém-nascido**. O surfactante pulmonar também pode ser importante para manter a estabilidade das menores vias aéreas.

A **hipoxia** alveolar ou a **hipoxemia** (baixa pressão parcial de oxigênio no sangue arterial), ou ambas, pode levar à diminuição da produção de surfactante ou a um aumento na sua destruição. Essa condição pode ser um fator contribuinte na **síndrome do desconforto respiratório agudo** (também conhecida como **síndrome do desconforto respiratório do adulto** ou "**pulmão de choque**") que pode ocorrer em pacientes após trauma ou cirurgia. Uma abordagem utilizada nos pacientes com síndrome do desconforto respiratório agudo ou do recém-nascido é ventilar seus pulmões com **ventiladores de pressão positiva** e manter suas pressões alveolares acima da pressão atmosférica durante a expiração (isso é conhecido como **pressão expiratória final positiva** [**PEEP**, do inglês *positive end-expiratory pressure*]). Esse processo se opõe à retração elástica aumentada dos alvéolos e à tendência para a ocorrência de atelectasias espontâneas devido à ausência do surfactante pulmonar. Hoje em dia, surfactante exógeno pode ser administrado diretamente nas vias aéreas dos neonatos com síndrome do desconforto respiratório do recém-nascido.

Em resumo, o surfactante pulmonar ajuda a diminuir o trabalho inspiratório ao reduzir a tensão superficial dos alvéolos, reduzindo assim, a retração elástica dos pulmões e tornando-os mais complacentes. O surfactante também ajuda a estabilizar os alvéolos ao diminuir ainda mais a tensão superficial dos alvéolos menores, equilibrando a pressão no interior de alvéolos de tamanhos diferentes.

Interdependência alveolar

Um segundo fator envolvido na estabilização dos alvéolos é sua interdependência mecânica, que foi discutida no começo deste capítulo. Os alvéolos não estão pendurados nas vias aéreas como "cachos de uva" (a tradução da palavra em latim *acinus*) e também não são esferas. Eles são polígonos mecanicamente interdependentes com paredes achatadas compartilhadas pelos alvéolos adjacentes. Os alvéolos são em geral mantidos abertos pela tração exercida pela parede torácica sobre a superfície externa dos pulmões, como mostrado na Figura 32-2. Se um alvéolo estivesse começando a colapsar, ocorreria um aumento do estresse sobre as paredes dos alvéolos adjacentes, o que tenderia a mantê-lo aberto. Esse processo seria contrário à tendência de colapso espontâneo de alvéolos isolados com falta de surfactante pulmonar. Inversamente, se toda uma subdivisão do pulmão (como um lobo, por exemplo) colapsar, logo após o primeiro alvéolo ser reinsuflado, ele ajuda a tracionar os outros alvéolos devido à interdependência mecânica entre eles. Portanto, tanto o surfactante pulmonar como a interdependência mecânica dos alvéolos ajudam a estabilizar os alvéolos e se opõem ao colapsamento alveolar (atelectasia).

INTERAÇÕES MECÂNICAS DOS PULMÕES E DA PAREDE TORÁCICA

A retração elástica dos pulmões "para dentro" normalmente se opõe à retração elástica da parede torácica "para fora", e *vice-versa*. Se a integridade do sistema pulmões-parede torácica é perturbada pelo rompimento do selamento da parede torácica (p. ex., devido a uma perfuração com uma faca), a retração elástica dos pulmões "para dentro" não é mais oposta pela retração elástica da parede torácica "para fora", e sua interdependência cessa. O volume pulmonar diminui, e os alvéolos têm uma tendência muito maior ao colapso, sobretudo se o ar mover-se por meio do ferimento (causando um **pneumotórax**) até igualar a pressão intrapleural com a pressão atmosférica, abolindo o gradiente de pressão transpulmonar. Nesse ponto, nada tende a manter os alvéolos abertos, e sua retração elástica leva-os ao colapso. De forma semelhante, a parede torácica tende a expandir-se em razão de sua retração "para fora" não ser mais oposta pela retração "para dentro" dos pulmões.

Quando o sistema pulmões-parede torácica está intacto e os músculos respiratórios estão relaxados, o volume de gás mantido nos pulmões é determinado pelo equilíbrio dessas duas forças. O volume de gás nos pulmões ao final de uma expiração normal, de repouso, quando nenhum músculo respiratório está em contração ativa, é conhecido como **capacidade residual funcional (CRF)**. A CRF será o volume pulmonar no qual a retração da parede torácica "para fora" é igual e oposta à retração dos pulmões "para dentro".

Se o volume pulmonar aumenta acima da CRF, a retração elástica dos pulmões aumentada excede a retração elástica da parede torácica diminuída. Em altos volumes (acima de 70% da **capacidade pulmonar total [CPT]**), a parede torácica também tem retração elástica "para dentro". Portanto, em altos volumes pulmonares, as retrações elásticas dos pulmões e da parede torácica são "para dentro". Em volumes abaixo da CRF, a retração da parede torácica "para fora" é maior do que a reduzida retração dos pulmões "para dentro".

Uma mudança da posição ereta para a posição supina diminui a CRF. A razão para essa redução de cerca de 30% é o efeito da gravidade sobre a mecânica da parede torácica, sobretudo do diafragma. Quando em pé ou sentado, os conteúdos do abdome estão sendo afastados do diafragma pela ação da gravidade. Quando deitado, os conteúdos abdominais são tracionados em direção ao diafragma relaxado. Isso diminui a retração total "para fora" da parede torácica e diminui o volume pulmonar no qual a retração da parede torácica é igual e oposta à retração dos pulmões.

RESISTÊNCIA DAS VIAS AÉREAS

Vários fatores além da retração elástica dos pulmões e da parede torácica devem ser superados para mover o ar para dentro e para fora dos pulmões. Esses fatores são primariamente a resistência friccional dos tecidos dos pulmões e da parede torácica e a resistência friccional das vias aéreas ao fluxo de ar. A **resistência do tecido pulmonar** é causada pela fricção encontrada à medida que os tecidos pulmonares deslocam-se uns contra os outros durante a expansão pulmonar. A **resistência das vias aéreas** somada à resistência do tecido pulmonar é muitas vezes referida como **resistência pulmonar**. A resistência do tecido pulmonar normalmente contribui com cerca de 20% da resistência pulmonar, e a resistência das vias aéreas com os outros 80%. A resistência do tecido pulmonar pode estar aumentada em condições como a *sarcoidose* e a *fibrose pulmonar*. Em razão de a resistência das vias aéreas ser o principal componente da resistência total, e também pelo fato de essa resistência poder estar bastante aumentada tanto em pessoas saudáveis como naquelas que sofrem de várias doenças, o restante deste capítulo enfocará a resistência das vias aéreas.

FLUXOS LAMINAR, TURBULENTO E TRANSICIONAL

Como discutido no Capítulo 22, a relação entre pressão, fluxo e resistência é:

$$\text{Diferença de pressão} = \text{Fluxo} \times \text{Resistência} \quad (5)$$

Portanto, tem-se:

$$\text{Resistência} = \frac{\text{Diferença de pressão [cmH}_2\text{O]}}{\text{Fluxo [L/s]}} \quad (6)$$

Isso significa que a resistência é um termo importante apenas durante o fluxo. Quando o fluxo de ar é considerado, as unidades de resistência são geralmente cmH$_2$O/[L/s].

A resistência ao fluxo de ar é análoga à resistência elétrica, em que resistências em *série* são somadas diretamente.

$$R_{tot} = R_1 + R_2 + \ldots \quad (7)$$

As resistências em *paralelo* são somadas como recíprocas:

$$\frac{1}{R_{tot}} = \frac{1}{R_1} + \frac{1}{R_2} + \ldots \quad (8)$$

O fluxo de ar, como o de outros fluidos, pode ser **laminar** ou **turbulento**, como discutido no Capítulo 26 (ver Figura 26-6). Quando um fluido como o ar apresenta um fluxo laminar ao longo de tubos ocos, rígidos e lisos, ele é governado pela **lei de Poiseuille**, como foi discutido no Capítulo 22.

O fluxo turbulento tende a ocorrer quando uma das seguintes condições, ou todas as três, estão presentes: elevado fluxo de ar, alta densidade do gás e raio grande no tubo. Um fluxo laminar verdadeiro provavelmente ocorre apenas nas pequenas vias aéreas, onde a velocidade linear do fluxo de ar é extremamente baixa. A velocidade linear (cm/s) é igual ao fluxo (cm^3/s) dividido pela área de secção transversal. A soma da área de secção transversal das pequenas vias aéreas é muito grande, assim, a velocidade linear do fluxo de ar é muito baixa. O fluxo de ar na traqueia e nas grandes vias aéreas é em geral turbulento ou é uma mistura de fluxo laminar e turbulento.

DISTRIBUIÇÃO DA RESISTÊNCIA DAS VIAS AÉREAS

Cerca de 25 a 40% da resistência total ao fluxo de ar está localizada nas vias aéreas superiores: nariz, conchas nasais, orofaringe, nasofaringe e laringe. A resistência é maior quando a respiração é pelo nariz do que quando ocorre pela boca.

As pregas vocais abrem levemente durante inspirações normais e fecham levemente durante as expirações. Durante inspirações profundas, elas abrem bastante. Os músculos da orofaringe também contraem durante a inspiração normal, o que dilata e estabiliza as vias aéreas superiores. Durante inspirações profundas, o desenvolvimento de uma pressão negativa poderia causar o tracionamento inferior das vias aéreas superiores e obstruir o fluxo de ar parcial ou completamente. Porém, a contração reflexa dos **músculos dilatadores da faringe** em geral mantém as vias aéreas abertas, evitando a obstrução do fluxo de ar.

Os componentes que apresentam a maior resistência individual da árvore traqueobrônquica são obviamente as pequenas vias aéreas, que apresentam menor diâmetro. Portanto, em razão de as pequenas vias aéreas estarem organizadas em paralelo, suas resistências são somadas como recíprocas. Assim, a resistência total ao fluxo de ar oferecida pelas numerosas pequenas vias aéreas é extremamente baixa durante a respiração normal de repouso. Dessa forma, a maior resistência ao fluxo de ar em geral está localizada nos brônquios de tamanho médio.

TABELA 32-2 Controle ativo das vias aéreas

Constrição
- Estimulação parassimpática
- Acetilcolina
- Histamina
- Leucotrienos
- Tromboxana A_2
- Serotonina
- Agonistas α-adrenérgicos
- P_{CO_2} diminuída nas pequenas vias aéreas

Dilatação
- Estimulação simpática (receptores β_2)
- Agonistas β_2 circulantes
- Óxido nítrico
- P_{CO_2} aumentada nas pequenas vias aéreas
- P_{CO_2} diminuída nas pequenas vias aéreas

CONTROLE DO MÚSCULO LISO DOS BRÔNQUIOS

O músculo liso das vias aéreas da traqueia até os ductos alveolares está sob o controle de fibras eferentes do sistema nervoso autônomo (ver Capítulo 19). A estimulação dos **nervos colinérgicos pós-ganglionares parassimpáticos** causa a contração do músculo liso bronquial, bem como um aumento na secreção glandular de muco. As fibras pré-ganglionares trafegam pelo nervo vago. A estimulação dos **nervos adrenérgicos simpáticos** causa a dilatação do músculo liso bronquial e bronquiolar, bem como a inibição da secreção glandular. Essa dilatação do músculo liso das vias aéreas é mediada pelos **receptores beta$_2$ (β_2)**, que predominam nas vias aéreas. A estimulação seletiva dos **receptores alfa (α)** com agentes farmacológicos causa broncoconstrição. Transmissores adrenérgicos transportados no sangue podem ser tão importantes para causar broncodilatação quanto aqueles liberados pelos nervos simpáticos. O músculo liso bronquial está normalmente sob maior tônus parassimpático do que simpático.

A inalação de irritantes químicos, fumaça ou poeira, a estimulação dos **quimiorreceptores arteriais** e substâncias como a **histamina** causam constrição das vias aéreas. A redução do CO_2 nas ramificações do sistema de condução do ar causa uma constrição local do músculo liso das vias aéreas mais próximas; o aumento no CO_2 ou a diminuição no O_2 causa uma dilatação local. Isso pode ajudar a equilibrar a ventilação e a perfusão (ver Capítulo 35). Muitas outras substâncias podem ter efeitos diretos ou indiretos sobre o músculo liso das vias aéreas (Tabela 32-2). Os **leucotrienos** e algumas prostaglandinas geralmente causam broncoconstrição.

VOLUME PULMONAR E RESISTÊNCIA DAS VIAS AÉREAS

A resistência das vias aéreas *diminui* com o aumento do volume pulmonar, como mostrado na Figura 32-11. Existem duas razões para essa relação, e ambas envolvem principalmente as pequenas vias aéreas que, como descrito neste capítulo, têm pouca ou nenhuma cartilagem de suporte. As pequenas vias aéreas são, portanto, mais distensíveis e também compressíveis. Dessa forma, o gradiente de pressão transmural através das paredes das pequenas vias aéreas é

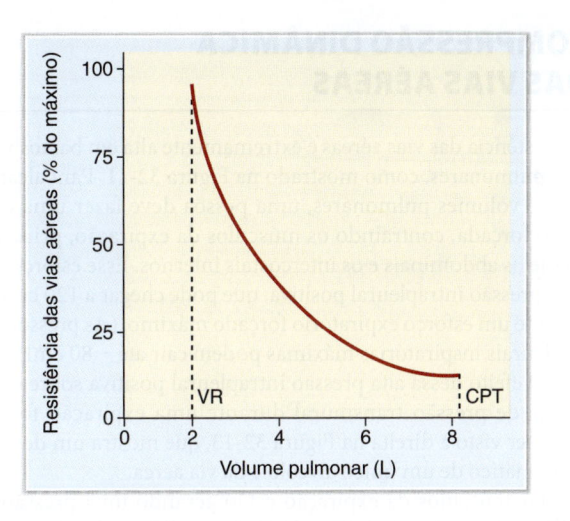

FIGURA 32-11 Relação entre o volume pulmonar e a resistência das vias aéreas. A capacidade pulmonar total (CPT) é mostrada à direita; o volume residual (VR) é mostrado à esquerda. (Reproduzida com permissão de Kibble J, Halsey CR: *The Big Picture, Medical Physiology*. New York: McGraw-Hill, 2009.)

um importante determinante do raio das vias aéreas: já que a resistência é inversamente proporcional à *quarta potência* do raio, variações no diâmetro das vias aéreas menores podem causar mudanças muito acentuadas na resistência das vias aéreas, mesmo considerando o grande número de ramificações paralelas do sistema. Para aumentar o volume pulmonar, uma pessoa respirando normalmente realiza uma "respiração profunda", ou seja, faz um forte esforço inspiratório. Esse esforço torna a pressão intrapleural muito mais negativa do que -7 ou -10 cmH$_2$O em uma respiração normal, em repouso. O gradiente de pressão transmural através da parede torna-se muito mais positivo, e as vias aéreas menores são distendidas.

A segunda razão para a reduzida resistência das pequenas vias aéreas em altos volumes pulmonares é que, nessa situação, a tração sobre elas aumenta. Como mostrado no desenho esquemático da Figura 32-12, as pequenas vias aéreas estão ligadas às paredes dos alvéolos por septos. Quando os alvéolos se expandem durante o curso de uma inspiração profunda, a retração elástica nas suas paredes aumenta, e essa retração elástica é transmitida às ligações com as vias aéreas, mantendo-as abertas.

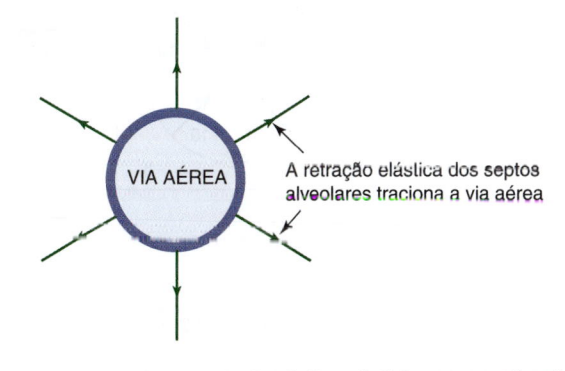

FIGURA 32-12 Representação da "tração" dos septos alveolares sobre uma pequena via aérea distensível. É interessante comparar esta figura com a imagem do ducto alveolar na Figura 31-4. (Modificada com permissão de Levitzky MG: *Pulmonary Physiology*, 7th ed. New York: McGraw-Hill Medical, 2007.)

COMPRESSÃO DINÂMICA DAS VIAS AÉREAS

A resistência das vias aéreas é extremamente alta em baixos volumes pulmonares, como mostrado na Figura 32-11. Para alcançar baixos volumes pulmonares, uma pessoa deve fazer uma expiração forçada, contraindo os músculos da expiração, principalmente os abdominais e os intercostais internos. Esse esforço gera uma pressão intrapleural positiva, que pode chegar a 120 cmH$_2$O durante um esforço expiratório forçado máximo. (As pressões intrapleurais inspiratórias máximas podem cair até −80 cmH$_2$O.)

O efeito dessa alta pressão intrapleural positiva sobre o gradiente de pressão transmural durante uma expiração forçada pode ser visto à direita na Figura 32-13, que mostra um desenho esquemático de um único alvéolo e da via aérea.

Os músculos da expiração estão gerando uma pressão intrapleural positiva de +25 cmH$_2$O. A pressão no alvéolo é maior do que a pressão intrapleural, porque a pressão de retração elástica alveolar de +10 cmH$_2$O, junto com a pressão intrapleural, fornece uma pressão alveolar de +35 cmH$_2$O. A pressão de retração elástica alveolar diminui em volumes pulmonares menores, pois o alvéolo não é tão distendido. Na figura, um gradiente foi estabelecido a partir da pressão alveolar de +35 cmH$_2$O em relação à pressão atmosférica de 0 cmH$_2$O. Se as vias aéreas fossem rígidas e incompressíveis, o elevado gradiente de pressão expiratória produziria taxas muito altas de fluxo de ar. Entretanto, as vias aéreas não são uniformemente rígidas, e as pequenas vias aéreas, que não têm cartilagens de sustentação e dependem da tração dos septos alveolares para ajudá-las a permanecerem abertas, podem ser comprimidas ou mesmo colapsar. O gradiente de pressão transmural através das paredes das pequenas vias aéreas determina se elas irão ou não colapsar.

A situação durante uma expiração normal, *passiva*, com o mesmo volume pulmonar (a pressão de retração elástica alveolar é a mesma) é mostrada na parte esquerda da Figura 32-13. O gradiente de pressão transmural por meio das pequenas vias aéreas é +1 − (−8) cmH$_2$O = +9 cmH$_2$O, tendendo a mantê-las abertas. Durante a expiração forçada, mostrada à direita, o gradiente de pressão transmural é 30 − 25 cmH$_2$O, ou apenas 5 cmH$_2$O, que mantém a via aérea aberta. A via aérea pode então ser levemente comprimida, e sua resistência ao fluxo de ar será ainda maior do que durante a expiração passiva. Essa resistência aumentada durante a expiração forçada é chamada de **compressão dinâmica** das vias aéreas.

Considerando o que ocorre durante uma expiração forçada máxima, à medida que o esforço expiratório é aumentado para obter um volume pulmonar mais baixo, a pressão intrapleural torna-se cada vez mais positiva, e irá ocorrer ainda mais compressão dinâmica. Além disso, à medida que o volume pulmonar diminuir, haverá uma menor pressão de retração elástica alveolar, e a diferença entre a pressão alveolar e a pressão intrapleural irá diminuir. Em um determinado instante durante uma expiração forçada, existe um ponto ao longo das vias aéreas em que a pressão no interior da via aérea é exatamente igual à pressão externa à via aérea. Nesse ponto (o "**ponto de igual pressão**"),

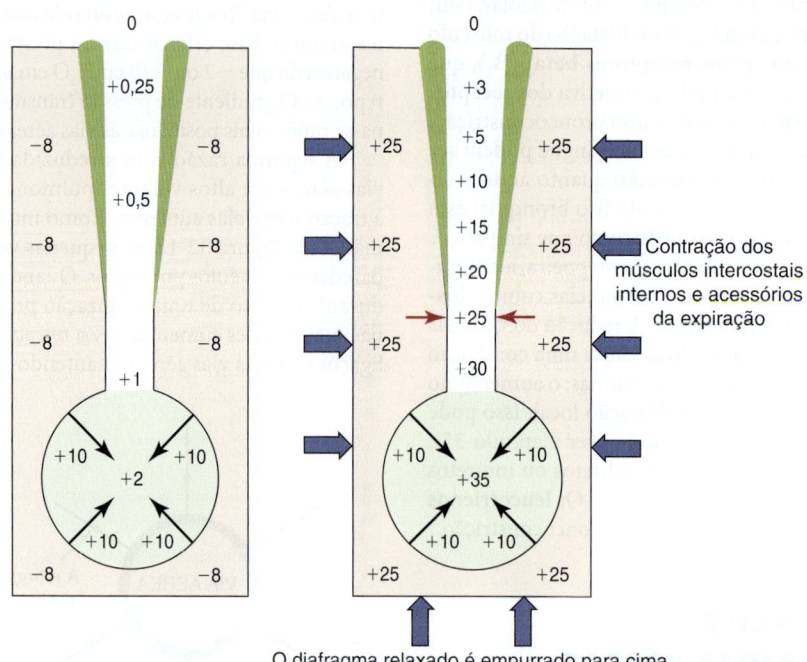

FIGURA 32-13 Diagrama esquemático ilustrando a compressão dinâmica das vias aéreas e a hipótese do ponto de igual pressão durante uma expiração forçada. **Esquerda**: Expiração passiva (eupneica). A pressão intrapleural é −8 cmH$_2$O, a pressão de retração elástica alveolar é +10 cmH$_2$O, e a pressão alveolar é +2 cmH$_2$O. **Direita**: Expiração forçada com o mesmo volume pulmonar. A pressão intrapleural é +25 cmH$_2$O, a pressão de retração elástica alveolar é +10 cmH$_2$O, e a pressão alveolar é +35 cmH$_2$O. (Modificada com permissão de Levitzky MG: *Pulmonary Physiology*, 7th ed. New York: McGraw-Hill Medical, 2007.)

o gradiente de pressão transmural é 0 (setas na Figura 32-13). Acima desse ponto, o gradiente de pressão transmural é *negativo*: a pressão externa à via aérea é maior do que a pressão interna, e a via aérea irá colapsar se o suporte cartilaginoso ou a tração dos septos alveolares for insuficiente para manter a via aérea aberta. À medida que a expiração forçada continua, é provável que o ponto de igual pressão *desloque-se inferiormente*, a partir das vias aéreas maiores para as menores. Esse movimento ocorre porque à medida que o esforço muscular aumenta, a pressão intrapleural aumenta, e também porque à medida que o volume pulmonar diminui, a pressão de retração elástica alveolar diminui. Conforme o ponto de igual pressão desloca-se inferiormente nas vias aéreas, a compressão dinâmica aumenta e as vias aéreas começam a colapsar. Esse fechamento das vias aéreas pode ser demonstrado apenas com volumes pulmonares especialmente baixos em indivíduos saudáveis, mas o **volume de fechamento** pode ocorrer com volumes pulmonares maiores em pacientes com alta complacência pulmonar, como no enfisema. O volume de fechamento será discutido no Capítulo 33.

Durante uma expiração passiva, o gradiente de pressão para o fluxo de ar (o ΔP, quando $\Delta P = \dot{V}R$) é simplesmente a pressão alveolar menos a pressão atmosférica. Porém, se a compressão dinâmica ocorrer, o gradiente de pressão efetivo será a *pressão alveolar menos a pressão intrapleural* (que se iguala à pressão de retração elástica alveolar), pois a pressão intrapleural é maior do que a pressão atmosférica e porque a pressão intrapleural pode exercer seus efeitos sobre as porções compressíveis das vias aéreas.

Portanto, durante uma expiração forçada, quando a pressão intrapleural torna-se positiva e a compressão dinâmica ocorre, a pressão efetiva que dirige o fluxo de ar a partir dos pulmões é a pressão de retração elástica alveolar. Esta é também importante para *se opor* à compressão dinâmica das vias aéreas, devido ao seu papel na tração dos septos alveolares sobre as pequenas vias aéreas, como mostrado na Figura 32-12. Os efeitos da retração elástica alveolar sobre o fluxo de ar durante uma expiração forçada são ilustrados na Figura 32-14.

AVALIAÇÃO DA RESISTÊNCIA DAS VIAS AÉREAS

A resistência ao fluxo de ar não pode ser medida diretamente, mas deve ser calculada a partir do gradiente de pressão e do fluxo de ar durante uma respiração:

$$R = \frac{\Delta P}{\dot{V}} \qquad (9)$$

A fórmula anterior é uma aproximação, pois ela presume que todo o fluxo de ar é laminar, o que não é verdade. Mas também há um segundo problema: como o gradiente de pressão pode ser determinado? Para conhecer o gradiente de pressão, a pressão alveolar – que também não pode ser medida diretamente – deve ser conhecida. A pressão alveolar pode ser calculada por meio de um **pletismógrafo corporal**, um equipamento sofisticado que será descrito no próximo capítulo, mas esse procedimento não é realizado com frequência. Em vez disso, a resistência das vias aéreas costuma ser avaliada de forma indireta. A avaliação da resistência das vias aéreas durante a expiração será enfatizada porque esse parâmetro é importante em pacientes com doenças pulmonares.

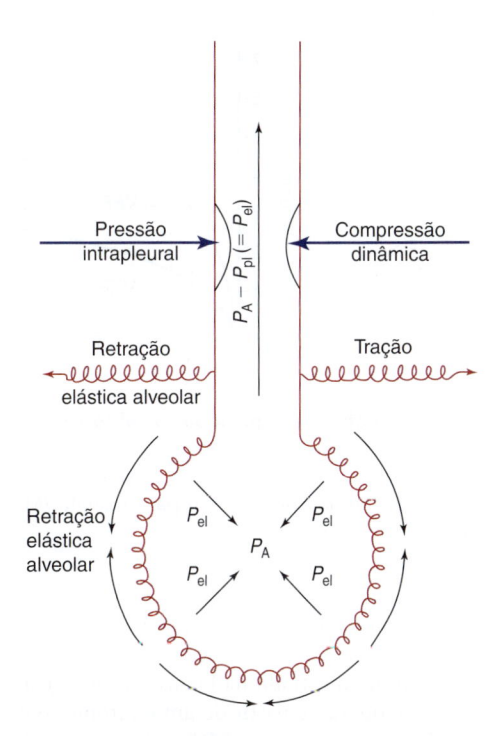

FIGURA 32-14 Representação dos efeitos da retração elástica alveolar sobre o fluxo de ar durante uma expiração forçada. A retração elástica alveolar ajuda a contrapor a compressão dinâmica devido à tração exercida sobre as pequenas vias aéreas. A pressão de retração elástica alveolar torna-se a pressão efetiva que controla o fluxo de ar a partir dos pulmões. P_A, pressão alveolar; P_{pl} pressão intrapleural; P_{el} pressão de retração elástica alveolar. (Modificada com permissão de Levitzky MG: *Pulmonary Physiology*, 7th ed. New York: McGraw-Hill Medical, 2007.)

Capacidade vital forçada

Uma forma de avaliar a resistência expiratória das vias aéreas é observar os resultados de uma expiração forçada, por meio de um espirômetro, como mostrado na Figura 32-15. Essa mensuração é chamada de **capacidade vital forçada** (**CVF**). A **capacidade vital** (**CV**) é o volume de ar que um indivíduo é capaz de expirar após uma inspiração máxima até a **CPT**. A mensuração da CVF significa que um esforço expiratório máximo foi realizado na manobra.

Em um teste de CVF, uma pessoa realiza uma inspiração máxima até a CPT. Após alguns instantes, o indivíduo realiza um esforço expiratório máximo, expelindo o máximo de ar possível. Nesse ponto, apenas o **volume residual** (**VR**) de ar ainda resta nos pulmões. (Os volumes pulmonares serão descritos em detalhes no próximo capítulo.) Esse procedimento é realizado em apenas alguns segundos, como pode ser visto na escala de tempo da Figura 32-15.

A parte da curva mais sensível às mudanças na resistência expiratória das vias aéreas é o primeiro segundo da expiração. O volume de ar expirado no primeiro segundo da expiração (o **volume expiratório forçado no primeiro segundo**, ou **VEF$_1$**), especialmente quando expresso como uma relação com a quantidade total de ar expirado durante a CVF, é um bom índice da resistência expiratória das vias aéreas. Em indivíduos normais, a relação **VEF$_1$/CVF** deve ser maior do que 0,80; ou seja, pelo menos

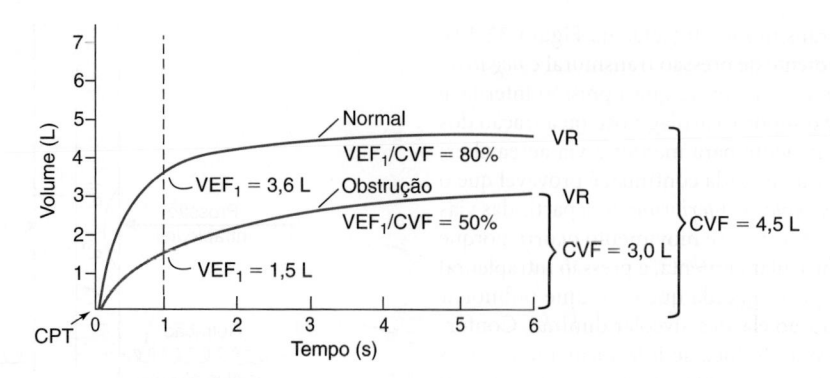

FIGURA 32-15 Manobra de capacidade vital forçada (CVF) utilizando-se um espirômetro de pistão. As CVFs de um indivíduo saudável e de um paciente com doença obstrutiva. VEF_1, volume expiratório forçado no primeiro segundo. A capacidade pulmonar total (CPT) encontra-se na base das curvas, e os volumes residuais (VRs) estão no topo; o volume refere-se à quantidade exalada no espirômetro na linha de base. A escala de tempo é da esquerda para a direita. (Modificada com permissão de Levitzky MG: *Pulmonary Physiology*, 7th ed. New York: McGraw-Hill Medical, 2007.)

80% da CVF é expirada no primeiro segundo. Em um paciente com obstrução nas vias aéreas, a relação VEF_1/CVF encontra-se abaixo de 0,80, como mostrado na Figura 32-16, que apresenta as curvas da CVF obtidas a partir de um espirômetro de pistão (*rolling seal*). Deve-se notar que a CPT está na parte inferior esquerda, e os VRs estão na parte superior direita do gráfico. A escala de tempo é da esquerda para direita. Observar também os cálculos da relação VEF_1/CVF para uma pessoa saudável e para uma pessoa com obstrução das vias aéreas.

A Figura 32-15 mostra claramente que uma elevada resistência das vias aéreas leva tempo para ser superada.

Curvas Fluxo-Volume

As **curvas fluxo-volume** também são utilizadas para avaliar a resistência das vias aéreas. Uma família de curvas fluxo-volume como a ilustrada na Figura 32-16 é obtida quando o indivíduo realiza repetidas manobras expiratórias com diferentes graus de esforço. As taxas de fluxo são plotadas contra o volume pulmonar para esforços expiratórios de diferentes intensidades. Existem dois pontos interessantes sobre essa família de curvas. Com altos volumes pulmonares, a taxa de fluxo de ar é **dependente do esforço**, o que pode ser visto na porção esquerda das curvas. À medida que o indivíduo exala com maior esforço, a taxa de fluxo aumenta. Com baixos volumes, porém, os esforços expiratórios de diferentes intensidades iniciais misturam-se na mesma curva **independente de esforço**, como visto na porção direita da curva. Essa diferença ocorre, pois, para a obtenção de volumes pulmonares muito baixos, são necessárias pressões intrapleurais elevadas, as quais causam compressão dinâmica das vias aéreas, independentemente do esforço expiratório inicial. Além disso, com baixos volumes pulmonares, ocorre menor retração elástica alveolar e, portanto, menor tração das mesmas vias aéreas e um menor gradiente de pressão para o fluxo de ar.

A curva fluxo-volume máximo é usada como uma ferramenta diagnóstica, como mostrado na Figura 32-17, pois ela ajuda a diferenciar entre duas classes principais de doenças pulmonares – doenças **obstrutivas** das vias aéreas e doenças **restritivas**, como a *fibrose*. Doenças obstrutivas interferem no fluxo de ar; doenças restritivas limitam a expansão dos pulmões.

A Figura 32-17 mostra que tanto obstrução como restrição podem causar uma diminuição na taxa máxima de fluxo que o paciente pode atingir, o *pico de fluxo expiratório* (**PFE**; mostrado na Figura 32-16). Entretanto, essa redução pode ocorrer por diferentes motivos. As doenças restritivas pulmonares, que em geral causam aumento da retração elástica alveolar, podem ter PFE diminuído, pois a CPT (e, portanto, a CV) está reduzida. A parte da curva independente de esforço é similar a de pulmões normais. De fato, a VEF_1/CVF é geralmente normal ou mesmo acima do normal, pois *ambos*, o VEF_1 e a CVF, estão diminuídos, já que os pulmões têm um baixo volume e a pressão de retração elástica alveolar pode estar aumentada. Por outro lado, nas doenças obstrutivas, tanto o PFE como a VEF_1/CVF estão diminuídos.

Doenças obstrutivas – como a ***asma***, a ***bronquite*** e o ***enfisema*** – estão com frequência associadas a altos volumes pulmonares, o que é útil, pois os altos volumes aumentam a pressão de retração elástica alveolar. O VR pode ser bastante aumentado se o fechamento das vias aéreas ocorrer com volumes pulmonares relativamente altos. Uma segunda característica importante da curva fluxo-volume de um paciente com doença obstrutiva é a porção independente de esforço da curva, que é declinada: as taxas de fluxo são baixas para qualquer volume relativo.

As curvas fluxo-volume são muito úteis na avaliação das obstruções das vias aéreas superiores e da traqueia. As alças fluxo-volume podem ajudar a distinguir entre ***obstruções fixas*** (aquelas que não são afetadas pelo esforço inspiratório ou expiratório) e ***obstruções variáveis*** (as mudanças no gradiente de pressão transmural causadas pelo esforço inspiratório ou expiratório resultam em mudanças na área de secção transversal da obstrução). Se a obstrução é variável, as alças fluxo-volume podem demonstrar se ela é extratorácica ou intratorácica (Figura 32-18). Uma obstrução fixa afeta tanto o fluxo expiratório como o inspiratório (Figura 32-18A). As curvas inspiratória e expiratória de fluxo-volume são truncadas, com picos de fluxo expiratório e inspiratório diminuídos. A alça fluxo-volume é incapaz de distinguir entre as obstruções fixas intratorácica e extratorácica, o que seria geralmente determinado por um broncoscópio. As obstruções fixas podem ser causadas por corpos estranhos ou por cicatrizes que tornam as vias aéreas muito rígidas para serem influenciadas pelo gradiente de pressão transmural.

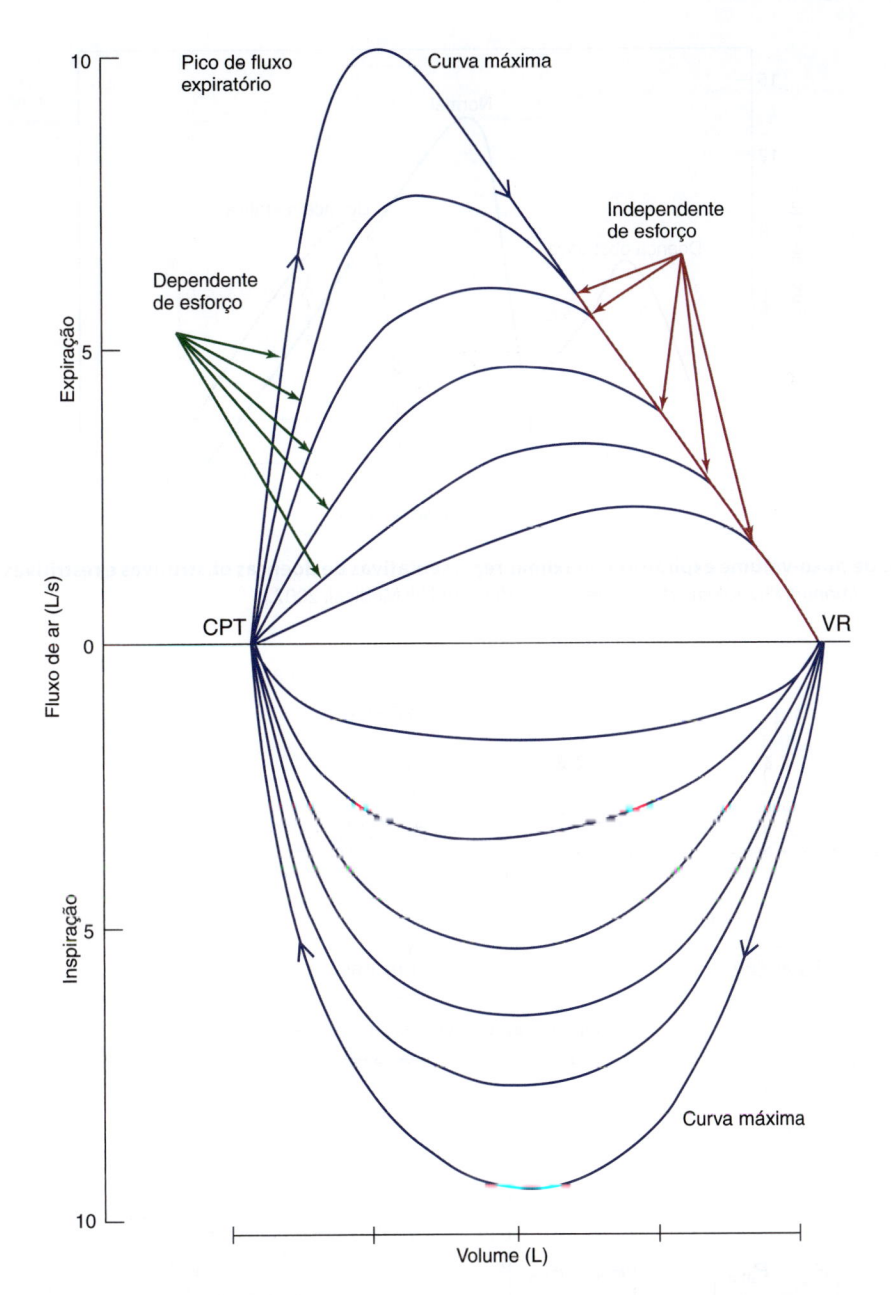

FIGURA 32-16 Curvas fluxo-volume de intensidades variadas, demonstrando dependência de esforço em altos volumes e independência de esforço em baixos volumes. Não há independência de esforço na inspiração. O pico de fluxo expiratório (PFE) é marcado pela curva expiratória máxima. CPT, capacidade pulmonar total; VR, volume residual. (Modificada com permissão de Levitzky MG: *Pulmonary Physiology*, 7th ed. New York: McGraw-Hill Medical, 2007.)

Durante uma expiração forçada, a área de secção transversal de uma obstrução extratorácica variável aumenta à medida que a pressão no interior das vias aéreas aumenta (Figura 32-18B). A curva expiratória fluxo-volume é, portanto, quase normal, ou não é afetada. Entretanto, durante uma inspiração forçada, a pressão no interior das vias aéreas superiores diminui abaixo da pressão atmosférica, e, a menos que a estabilidade das vias aéreas superiores seja mantida pela contração reflexa dos músculos da faringe ou por outras estruturas, a área de secção transversal das vias aéreas superiores irá diminuir. Portanto, a curva inspiratória fluxo-volume é truncada com obstruções extratorácicas variáveis, as quais podem ser causadas por tumores, depósitos de gordura, músculos da faringe enfraquecidos (como na ***apneia obstrutiva do sono***), pregas vocais paralisadas, linfonodos aumentados ou inflamação.

Durante uma expiração forçada, a pressão intrapleural positiva diminui o gradiente de pressão transmural através de uma obstrução intratorácica variável da traqueia, diminuindo sua área de secção transversal e diminuindo o PFE (Figura 32-18C). Durante uma inspiração forçada, quanto mais negativas as pressões intrapleurais, mais o gradiente de pressão transmural por meio da obstrução intratorácica variável e sua área de secção transver-

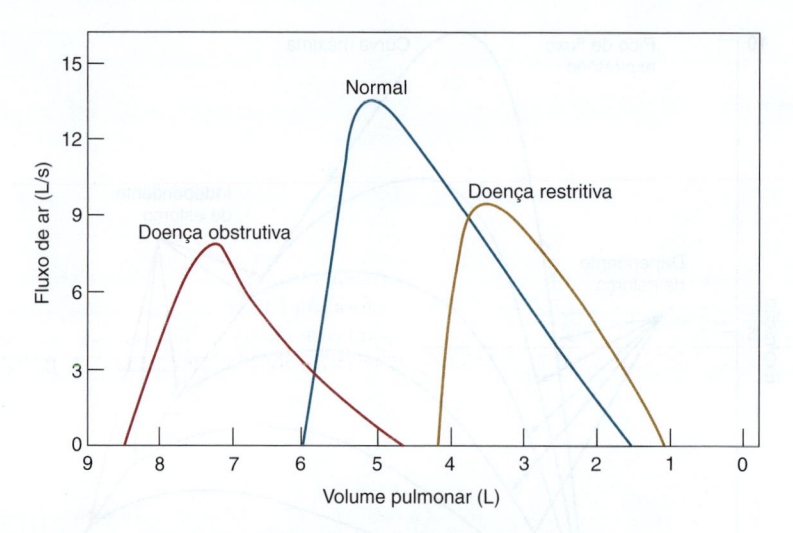

FIGURA 32-17 Curvas de fluxo-volume expiratórias máximas representativas de doenças obstrutivas e restritivas. (Modificada com permissão de Levitzky MG: *Pulmonary Physiology*, 7th ed. New York: McGraw-Hill Medical, 2007.)

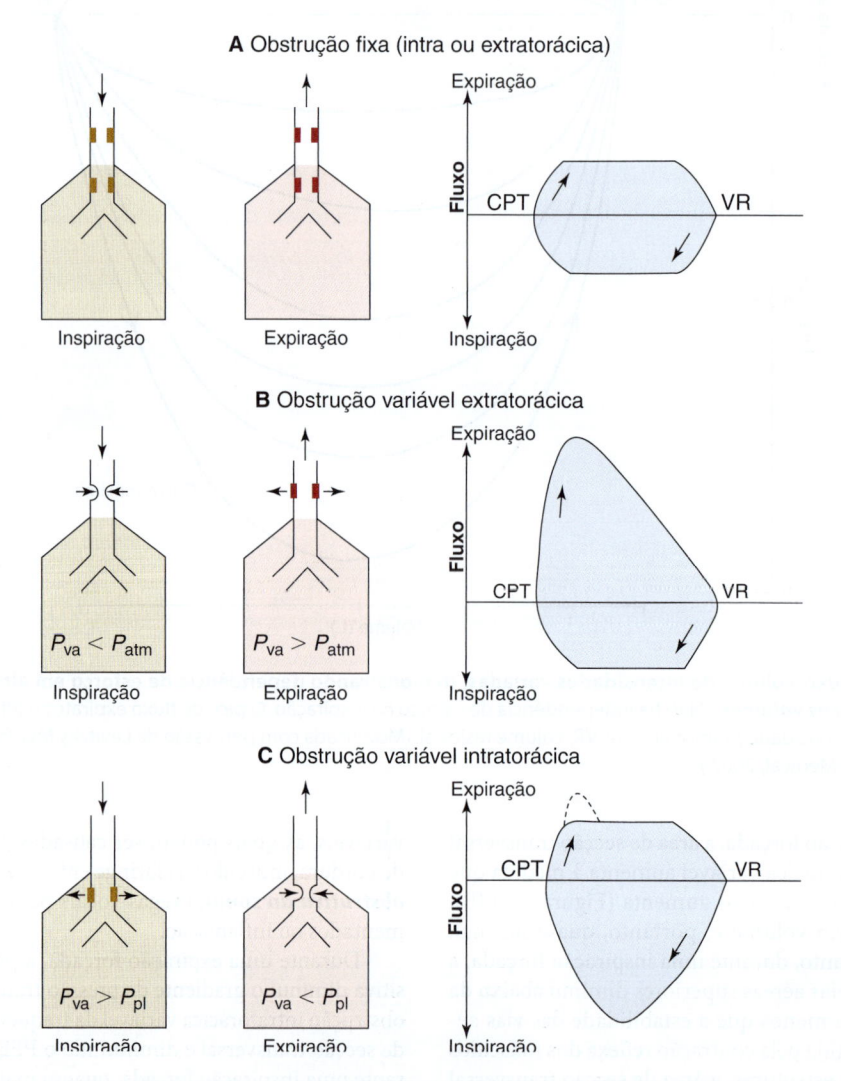

FIGURA 32-18 Curvas fluxo-volume inspiratórias e expiratórias representando os seguintes padrões: A) obstrução fixa intratorácica ou extratorácica; B) obstrução extratorácica variável; C) obstrução intratorácica variável. CPT, capacidade pulmonar total; VR, volume residual; P_{va}, pressão na via aérea; P_{atm}, pressão atmosférica; P_{pl}, pressão intrapleural. (Modificada com permissão de Burrows B, Knudson RJ, Quan SF, Kettel LJ: *Respiratory Disorders: A Pathophysiologic Approach*, 2nd ed. Copyright © 1983 by Year Book Medical Publishers, Chicago.)

sal aumentam. Portanto, a curva inspiratória fluxo-volume é quase normal ou não é afetada. Obstruções intratorácicas variáveis da traqueia são causadas principalmente por tumores.

CONSEQUÊNCIAS CLÍNICAS DO AUMENTO DA RESISTÊNCIA DAS VIAS AÉREAS E DA DIMINUIÇÃO DA COMPLACÊNCIA ALVEOLAR

Como discutido no início deste capítulo, os pulmões têm milhões de pequenas vias aéreas e centenas de milhões de alvéolos. Ao se pensar em um par de alvéolos hipotéticos supridos pela mesma via aérea, poderia-se considerar o curso de tempo das mudanças em seus volumes em resposta a um aumento abrupto na pressão da via aérea (um aumento por "etapas"). Se as resistências e as complacências das duas unidades fossem iguais, os dois alvéolos seriam preenchidos com volumes idênticos no mesmo período. Se a resistência fosse a mesma, mas a complacência de um fosse a metade do outro, então os dois alvéolos seriam preenchidos em tempos quase iguais, mas o menos complacente receberia apenas metade do volume que o outro receberia. Se as complacências das duas unidades fossem iguais, mas uma fosse suprida por uma via aérea com duas vezes mais resistência ao fluxo de ar, as duas unidades iriam, ao final, ser preenchidas com o mesmo volume. Entretanto, a unidade suprida pela via aérea com maior resistência seria preenchida mais lentamente do que a outra, devido à resistência elevada. Essa diferença significa que, em altas frequências respiratórias, a unidade preenchida mais rapidamente receberá um volume maior de ar a cada respiração, e a unidade preenchida mais lentamente será menos ventilada a cada respiração.

Agora extrapola-se essa situação hipotética com apenas duas unidades alveolares para os pulmões, que têm milhões de vias aéreas suprindo centenas de milhões de alvéolos. Em um paciente com uma doença das pequenas vias aéreas, muitos alvéolos podem ser supridos por vias aéreas com resistência ao fluxo de ar maior do que o normal. Esses alvéolos são às vezes referidos como "alvéolos lentos" ou alvéolos com longas "constantes de tempo". Quando o paciente aumentar sua frequência respiratória, os alvéolos mais lentos não terão tempo suficiente para serem preenchidos. À medida que a frequência aumentar, mais alvéolos lentos permanecerão sem serem preenchidos.

Isso pode ser um problema durante a ventilação com pressão positiva. Deve haver tempo suficiente para os alvéolos serem preenchidos, pois o ar é forçado pelo ventilador. Entretanto, devido à expiração ser passiva, pode não haver tempo suficiente para os alvéolos esvaziarem-se, resultando em hiperinsuflação, especialmente dos alvéolos mais complacentes, o que causa lesão pulmonar.

O TRABALHO DA RESPIRAÇÃO

Os principais pontos discutidos neste capítulo podem ser resumidos considerando-se o **trabalho da respiração**. O trabalho realizado na respiração é proporcional às mudanças na pressão multiplicado pelas mudanças no volume. As mudanças no volume referem-se ao ar movido para dentro e para fora dos pulmões – o **volume corrente**. As mudanças de pressão são as mudanças na pressão transpulmonar necessárias para superar o trabalho **elástico** e o trabalho **resistivo** da respiração. O trabalho elástico da respiração é o trabalho realizado para superar a retração elástica da parede torácica e do parênquima pulmonar e o trabalho realizado para superar a tensão superficial dos alvéolos. Nas doenças restritivas, o trabalho elástico respiratório está aumentado. Por exemplo, o trabalho respiratório está elevado em pacientes obesos (que têm redução na retração elástica "para fora" da parede torácica) e em pacientes com fibrose pulmonar ou com relativa falta de surfactante pulmonar (que têm retração elástica alveolar aumentada). O trabalho respiratório resistivo é realizado para superar a resistência tecidual e a resistência das vias aéreas. A resistência tecidual pode estar elevada em condições como **sarcoidose**, **asbestose** ou **silicose**. A resistência elevada das vias aéreas é muito mais comum e ocorre nas doenças obstrutivas, como na asma, bronquite e enfisema, obstrução das vias aéreas superiores e **aspiração** acidental de objetos estranhos. Normalmente, a maior parte do trabalho resistivo é realizada para superar a resistência das vias aéreas. O trabalho respiratório resistivo pode ser muito grande durante a *expiração forçada*, quando a compressão dinâmica ocorre. Isso é especialmente verdadeiro em pacientes que já apresentam elevada resistência das vias aéreas durante a respiração normal, de repouso. Por exemplo, em pacientes com enfisema, uma doença que ataca e oblitera as paredes alveolares, o trabalho respiratório pode ser extremamente grande devido à destruição do tecido elástico de sustentação das pequenas vias aéreas, permitindo a ocorrência de compressão dinâmica sem que exista qualquer oposição. Além disso, a redução na retração elástica alveolar leva à diminuição do gradiente de pressão para a expiração.

CORRELAÇÃO CLÍNICA

Um homem de 26 anos chega à emergência médica devido à **dispneia** súbita (sensação de dificuldade respiratória, também chamada de "respiração curta") e dor na parte superior do lado esquerdo do tórax. Ele não tem qualquer história de problemas médicos. Mede 1,83 m de altura e pesa cerca de 63,5 kg. Sua pressão arterial é de 125/80 mmHg, a frequência cardíaca é de 90 bpm e a frequência respiratória de 22 respirações/min (geralmente de 12 a 15 respirações/min em um adulto saudável). Não há sons respiratórios no lado esquerdo de seu tórax, que é **hiper-ressonante** (som mais alto e oco) à **percussão** (uma batida que o médico realiza com seus dedos no tórax do paciente).

O paciente tem um **pneumotórax**. O ar entra no espaço pleural do lado esquerdo do tórax do paciente, tornando-o incapaz de expandir seu pulmão esquerdo. Portanto, não há sons respiratórios no lado esquerdo de seu tórax, e ele é hiper-ressonante à percussão. Nesse caso, o pneumotórax é um **pneumotórax espontâneo primário**, porque ocorreu subitamente e não é atribuído a uma doença pulmonar subjacente (**pneumotórax espontâneo secundário**) ou trauma (**pneumotórax traumático**). A incapacidade de ventilar seu pulmão esquerdo, combinada com dor e ansiedade, explica sua alta frequência respiratória, como será discutido nos Capítulos 33 e 38.

O pneumotórax espontâneo primário é mais comum em homens altos, magros, entre 10 e 30 anos de idade, embora o motivo para isso seja desconhecido. Acredita-se que ocorre quando alvéolos hiperinsuflados se rompem (**vesículas enfisematosas subpleurais**, "*blebs*"), o que pode acontecer como resultado de tosse ou espirro.

Se o pneumotórax é moderado e o paciente não apresenta muita angústia, ele pode ser revertido sem qualquer tratamento, além de pura observação. Em casos mais graves, o pneumotórax é tratado inserindo-se um cateter ou dreno de tórax através da pele e dos músculos intercostais no espaço pleural para permitir a remoção do ar por sucção externa.

Um *pneumotórax de tensão* é um distúrbio que potencialmente ameaça a vida e que ocorre com mais frequência como resultado de trauma ou lesão pulmonar. O ar entra no espaço pleural na inspiração, mas não pode sair na expiração, aumentando progressivamente a pressão intrapleural acima da pressão atmosférica. Isso pode comprimir as estruturas no lado afetado do tórax (p. ex., vasos sanguíneos, coração, etc.) e eventualmente as estruturas do outro lado do tórax.

RESUMO DO CAPÍTULO

- Um gradiente de pressão entre a atmosfera e os alvéolos deve ser estabelecido para mover o ar para dentro e para fora dos alvéolos.
- Durante a inspiração, os alvéolos expandem passivamente em resposta a um gradiente de pressão transmural aumentado; durante a expiração normal, de repouso, a retração elástica dos alvéolos retorna-os ao seu volume original.
- O volume de gás nos pulmões no final de uma expiração normal, ao nível do volume corrente (a CRF) quando nenhum músculo respiratório está em contração ativa, é determinado pelo ponto de equilíbrio entre a retração dos pulmões "para dentro" e a retração da parede torácica "para fora".
- Na CRF, a pressão intrapleural é *negativa* porque o líquido pleural é submetido às forças de retração dos pulmões e da retração da parede torácica, que são opostas.
- Os alvéolos são mais complacentes (e apresentam menor retração elástica) em baixos volumes; os alvéolos são menos complacentes (e apresentam maior retração elástica) em altos volumes.
- O surfactante pulmonar aumenta a complacência alveolar e ajuda a prevenir atelectasias ao reduzir a tensão superficial alveolar.
- Durante a expiração forçada, quando a pressão intrapleural torna-se positiva, as pequenas vias aéreas são comprimidas (compressão dinâmica) e podem até colapsar.
- Os dois componentes principais do trabalho respiratório são a retração elástica dos pulmões e da parede torácica e a resistência ao fluxo de ar.

QUESTÕES PARA ESTUDO

1. Em um adulto saudável, na capacidade residual funcional
   A) a pressão alveolar é maior do que a pressão atmosférica
   B) a pressão alveolar é menor do que a pressão atmosférica
   C) a retração elástica dos pulmões é igual e oposta à retração da parede torácica
   D) a pressão intrapleural é positiva
   E) o gradiente de pressão transmural alveolar é negativo

2. Em qual das seguintes situações seria esperado ocorrer um aumento da complacência estática pulmonar (ou seja, desvio da curva de pressão-volume pulmonar para cima e para esquerda)?
   A) Relativa ausência de surfactante pulmonar funcional
   B) Fibrose alveolar intersticial difusa
   C) Congestão vascular pulmonar
   D) Enfisema
   E) Colapso alveolar difuso

3. A complacência dos pulmões está:
   A) maior em baixos volumes do que em altos volumes pulmonares
   B) em paralelo com a complacência da parede torácica
   C) aumentada em uma pessoa após a remoção cirúrgica de um lobo dos pulmões
   D) aumentada em uma pessoa com fibrose pulmonar intersticial
   E) menor do que a complacência de um único lobo de um dos pulmões

4. Durante uma expiração forçada, em nível do volume residual:
   A) a pressão intrapleural torna-se mais negativa
   B) a retração elástica alveolar está aumentando
   C) a retração da parede torácica está aumentando
   D) a pressão intrapleural é maior do que a pressão alveolar
   E) o fluxo de ar permanece dependente do esforço expiratório

5. Qual das seguintes alternativas provavelmente diminuirá o trabalho respiratório?
   A) Dobrar o volume corrente com a mesma frequência respiratória
   B) Respirar pela boca em vez de pelo nariz
   C) Dobrar a frequência respiratória com o mesmo volume corrente
   D) Respirar por meio de um tubo de 1 cm de diâmetro e 90 cm de comprimento
   E) Ganhar 45 kg de peso corporal

6. A resistência ao fluxo de ar em uma pessoa saudável seria maior:
   A) durante uma inspiração eupneica
   B) durante uma expiração eupneica
   C) durante uma inspiração forçada
   D) durante uma expiração forçada
   E) na capacidade residual funcional

CAPÍTULO

33

Ventilação Alveolar

Michael Levitzky

OBJETIVOS

- Definir o que é ventilação alveolar.
- Definir os volumes pulmonares.
- Predizer os efeitos das alterações na mecânica dos pulmões e da parede torácica sobre os volumes pulmonares em situações patológicas ou normais.
- Definir o que é espaço morto anatômico e relacionar este e o volume corrente com a ventilação alveolar.
- Calcular a ventilação alveolar.
- Definir e calcular o espaço morto fisiológico e o alveolar.
- Predizer os efeitos das alterações da ventilação alveolar sobre os níveis de dióxido de carbono e oxigênio.
- Descrever e explicar as diferenças regionais na ventilação alveolar encontradas nos pulmões normais.
- Definir o que é volume de fechamento.
- Predizer como as mudanças na mecânica pulmonar afetam o volume de fechamento.

A **ventilação alveolar** é a troca de gases entre os alvéolos e o ambiente externo. Este é o processo pelo qual o oxigênio é transportado aos pulmões a partir da atmosfera e pelo qual o dióxido de carbono levado aos pulmões pelo sangue venoso misto é eliminado do corpo. Embora a ventilação alveolar seja geralmente definida como o volume de ar fresco que entra nos alvéolos por minuto, um volume similar de ar alveolar que deixa o corpo por minuto está implícito nessa definição.

OS VOLUMES PULMONARES

O volume de gás nos pulmões em qualquer momento depende da mecânica dos pulmões e da parede torácica e da atividade dos músculos da inspiração e da expiração. O tamanho dos pulmões de uma pessoa depende da altura e do peso ou da área de superfície corporal, bem como da idade e do sexo do indivíduo. Portanto, os volumes pulmonares são em geral comparados aos volumes pulmonares "preditos" de acordo com a idade, o sexo e o tamanho corporal, e normalmente são expressos de acordo com a temperatura corporal e com a pressão barométrica ambiente saturada com vapor d'água (BTPS, do inglês *body temperature and pressure saturated*).

OS VOLUMES E AS CAPACIDADES PULMONARES

Existem quatro **volumes pulmonares** e quatro **capacidades pulmonares** padronizados, sendo que as capacidades consistem em dois ou mais volumes-padrão (Figura 33-1).

O volume corrente

O **volume corrente** (V_C) é o volume de ar que entra ou sai do nariz ou da boca a cada respiração. Durante a respiração normal, de repouso (**eupneia**), o V_C de um adulto de 70 kg é de cerca de 500 mL, mas esse volume pode aumentar substancialmente, por exemplo, durante o exercício.

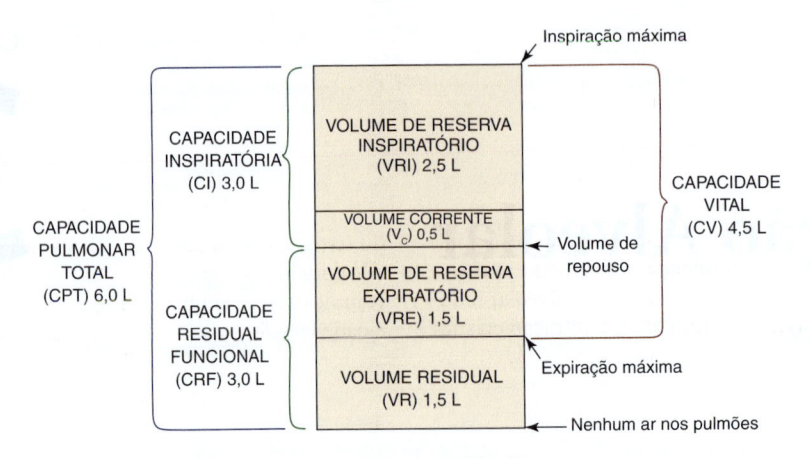

FIGURA 33-1 Os volumes e as capacidades pulmonares padronizados. São mostrados valores típicos para um adulto de 70 kg. (Modificada com permissão de Levitzky MG: *Pulmonary Physiology*, 7th ed. New York: McGraw-Hill Medical, 2007.)

O volume residual

O **volume residual** (**VR**) é o volume de gás que permanece nos pulmões após uma expiração máxima forçada. O VR é determinado pela força gerada pelos músculos da expiração e pela retração elástica dos pulmões oposta por retração elástica da parede torácica. A compressão dinâmica das vias aéreas durante a expiração forçada pode ser também um importante determinante do VR, devido ao aprisionamento de gás que ocorre no interior dos alvéolos quando as vias aéreas colapsam. O VR de um adulto saudável de 70 kg é de aproximadamente 1,5 L, mas pode ser maior no **enfisema**, uma doença pulmonar em que ocorre aumento da complacência e a **retração elástica** alveolar encontra-se diminuída, ocorrendo o colapso das vias aéreas e o aprisionamento de ar. O VR é importante para uma pessoa saudável porque previne o colapso pulmonar em volumes muito baixos. Tal colapso alveolar tornaria necessário um maior esforço inspiratório para a reinsuflação alveolar.

O volume de reserva expiratório

O **volume de reserva expiratório** (**VRE**) é o volume de gás exalado dos pulmões durante uma expiração máxima forçada que se inicia no final de uma expiração corrente normal. É, portanto, determinado pela diferença entre a **capacidade residual funcional** (**CRF**, ver a seguir) e o VR. O VRE é de cerca de 1,5 L em um adulto saudável de 70 kg.

O volume de reserva inspiratório

O **volume de reserva inspiratório** (**VRI**) é o volume de gás inspirado para os pulmões durante uma inspiração máxima, forçada, começando no final de uma inspiração corrente. O VRI é determinado pela força de contração dos músculos inspiratórios, pela retração elástica dos pulmões e da parede torácica e pelo ponto de partida, que é a CRF mais o V_C. O VRI de um adulto saudável de 70 kg é de aproximadamente 2,5 L.

A capacidade residual funcional

A **capacidade residual funcional** (**CRF**) é o volume de gás que permanece nos pulmões ao final de uma expiração corrente, de repouso. A CRF representa o ponto de equilíbrio entre a retração elástica dos pulmões "para dentro" e a retração elástica da parede torácica "para fora", como discutido no Capítulo 32.

Durante o exercício, a CRF pode ser mais baixa do que o volume de relaxamento, devido à contração ativa dos músculos expiratórios. A CRF, como visto na Figura 33-1, consiste no VR mais o VRE, e é portanto de cerca de 3 L em um adulto saudável de 70 kg.

A capacidade inspiratória

A **capacidade inspiratória** (**CI**) é o volume de ar inalado para os pulmões durante um esforço inspiratório máximo que começa no final de uma expiração corrente normal (a CRF). É, portanto, igual ao V_C mais o VRI, como mostrado na Figura 33-1. A CI de um adulto saudável de 70 kg é de aproximadamente 3 L.

A capacidade pulmonar total

A **capacidade pulmonar total** (**CPT**) é o volume de ar nos pulmões após um esforço inspiratório máximo. É determinada pela força de contração dos músculos inspiratórios e pela retração elástica dos pulmões e da parede torácica. A CPT é a soma de todos os quatro volumes pulmonares: o VR, o V_C, o VRI e o VRE. É de aproximadamente 6 L em um adulto saudável de 70 kg.

A capacidade vital

A **capacidade vital** (**CV**), discutida no Capítulo 32, é o volume de ar exalado dos pulmões durante uma expiração forçada, começando após uma inspiração máxima forçada. É, portanto, igual à CPT menos o VR, ou aproximadamente 4,5 L em um adulto saudável de 70 kg. A CV é também igual à soma do V_C, do VRI e do VRE. É determinada pelos fatores que interferem na CPT e no VR.

MENSURAÇÃO DOS VOLUMES PULMONARES

A mensuração dos volumes pulmonares é clinicamente importante, pois muitos estados patológicos podem alterar volumes pulmonares específicos ou suas inter-relações. Entretanto, os volumes pulmonares também podem ser modificados por motivos fisiológicos normais. Mudar da posição ortostática para a supina diminui a CRF, pois a ação da gravidade de empurrar o conteúdo abdominal para longe do diafragma deixa de ser exercida. Isto diminui a retração elástica da parede torácica, como foi ressaltado no Capítulo 32. A determinação dos volumes pulmonares pode ser útil no diagnóstico diferencial entre as duas principais classes de doenças pulmonares – as **doenças restritivas** e as **doenças obstrutivas**. Doenças restritivas como a fibrose alveolar reduzem a complacência dos pulmões, aumentam a retração elástica e causam a compressão dos volumes pulmonares (Figura 33-2). O V_C pode estar reduzido, com um aumento compensatório na frequência respiratória para minimizar o trabalho da respiração.

Doenças obstrutivas como o enfisema e a **bronquite crônica** causam aumento da resistência ao fluxo de ar. As vias aéreas tornam-se completamente obstruídas devido aos tampões de muco e à alta pressão intrapleural gerada para superar a resistência aumentada das vias aéreas durante a expiração forçada. Isso é um problema particularmente no enfisema, em que a destruição dos septos alveolares leva à redução na retração elástica dos alvéolos, ocasionando uma menor tração radial, o que normalmente ajuda a manter as pequenas vias aéreas abertas. Por essas razões, o VR, a CRF e a CPT podem estar bastante elevados nas doenças obstrutivas, como visto na Figura 33-2. A CV e o VRE costumam estar reduzidos. A frequência respiratória pode estar diminuída para reduzir o trabalho dispendido na superação da resistência das vias aéreas, ocorrendo um aumento compensatório no V_C.

Espirometria

O **espirômetro** é um aparelho simples para a mensuração dos volumes de gás. Quando a pessoa respira por meio de um bucal (um clipe nasal previne o fluxo de ar pelo nariz) e de um tubo conectado ao espirômetro, os volumes de gás que entram e saem do espirômetro podem ser determinados. O espirômetro pode, portanto, mensurar apenas os volumes pulmonares que o indivíduo pode trocar com o aparelho. Assim, como para muitos dos **testes de função pulmonar**, o indivíduo deve estar consciente, cooperativo e deve compreender as instruções para a realização do teste. A Figura 33-3 mostra que o V_C, o VRI, o VRE, a CI e a CV podem ser mensurados com um espirômetro (assim como o volume expiratório forçado no primeiro segundo [VEF_1], a capacidade vital forçada [CVF] e a relação VEF_1/CVF, como discutido no Capítulo 32). O VR, a CRF e a CPT, entretanto, não podem ser determinados por um espirômetro, pois o indivíduo não pode exalar todo o gás dos pulmões no espirômetro.

Mensuração dos volumes pulmonares não mensuráveis com um espirômetro

Os volumes pulmonares não mensuráveis pela espirometria podem ser determinados pelas **técnicas da remoção do nitrogênio**, **da diluição do hélio** e pela **pletismografia corporal**. Esses métodos geralmente determinam a CRF, e o VR (que é igual à CRF menos o VRE) e a CPT (que é igual à CV mais o VR) são, então, calculados a partir dos volumes obtidos pela espirometria.

Técnica da remoção do nitrogênio

Na técnica da remoção do nitrogênio, a pessoa respira 100% de oxigênio por meio de uma válvula unidirecional para remover todo o nitrogênio para fora dos alvéolos. O gás expirado é coletado, e o volume de nitrogênio removido dos pulmões do indivíduo é calculado. O volume total de nitrogênio nos pulmões, no início do teste,

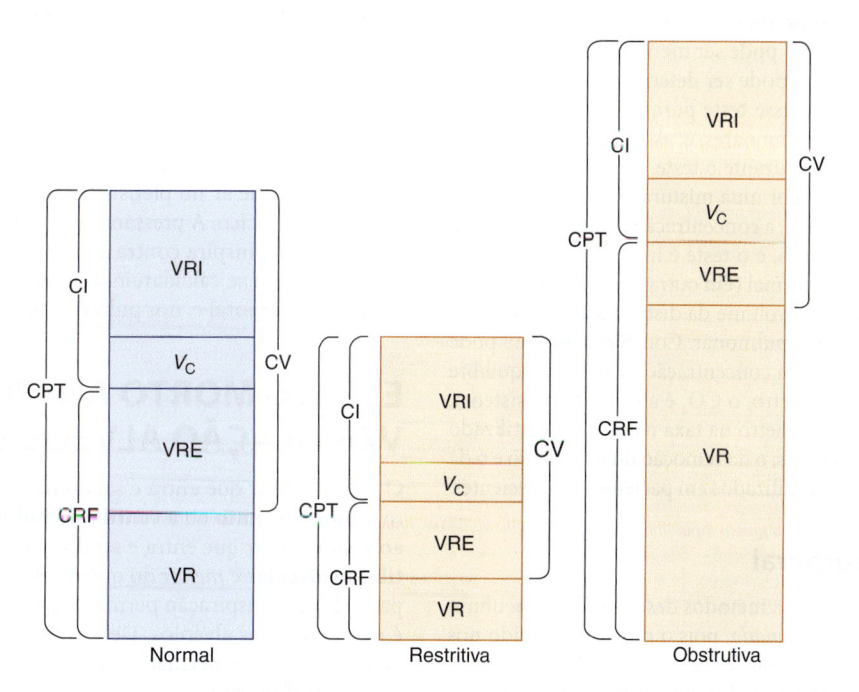

FIGURA 33-2 Ilustração das alterações típicas nos volumes e capacidades pulmonares, nas doenças restritivas e obstrutivas. O padrão mostrado para as doenças obstrutivas é mais característico do enfisema e da asma do que da bronquite crônica. CI, capacidade inspiratória; CPT, capacidade pulmonar total; CRF, capacidade residual funcional; VRI, volume de reserva inspiratório; V_C, volume corrente; VRE, volume de reserva expiratório; VR, volume residual; CV, capacidade vital. (Modificada com permissão de Levitzky MG: *Pulmonary Physiology*, 7th ed. New York: McGraw-Hill Medical, 2007.)

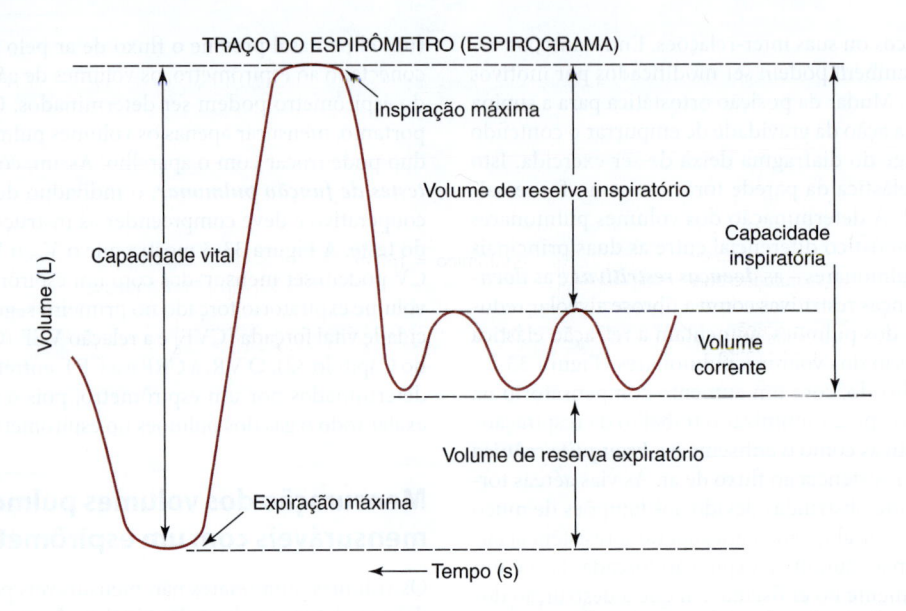

FIGURA 33-3 Determinação do volume corrente, da capacidade vital, da capacidade inspiratória, do volume de reserva inspiratório e do volume de reserva expiratório a partir do traço de um espirômetro. (Modificada com permissão de Levitzky MG: *Pulmonary Physiology*, 7th ed. New York: McGraw-Hill Medical, 2007.)

pode ser então determinado. O nitrogênio constitui cerca de 80% do volume pulmonar inicial da pessoa; assim, multiplicando-se o volume inicial de nitrogênio por 1,25, tem-se como resultado o volume pulmonar inicial do indivíduo. Se o teste começa no final de uma expiração corrente normal, o volume determinado é a CRF.

Técnica da diluição do hélio

A técnica da diluição do hélio baseia-se na seguinte relação: se a quantidade total de uma substância dissolvida em um volume é conhecida, e sua concentração pode ser mensurada, o volume no qual a substância é dissolvida pode ser determinado.

O hélio é utilizado para esse teste porque ele não é captado pelos capilares sanguíneos pulmonares, e, assim, a quantidade total de hélio usada não muda durante o teste. A pessoa respira em um espirômetro preenchido por uma mistura de hélio e oxigênio. Quando o equilíbrio é atingido, a concentração de hélio é a mesma nos pulmões e no espirômetro, e o teste é interrompido no final de uma expiração corrente normal (em outras palavras, na CRF).

O aumento calculado no volume da distribuição do hélio representa, portanto, o volume pulmonar. Considerando que pode levar vários minutos para que a concentração de hélio se equilibre entre os pulmões e o espirômetro, o CO_2 é absorvido do sistema, e o O_2 é adicionado ao espirômetro na taxa na qual ele é utilizado pela pessoa. Ambos os métodos, o da remoção do nitrogênio e o da diluição do hélio, podem ser utilizados em pacientes inconscientes.

Pletismografia corporal

Um problema comum nos dois métodos descritos é que nenhum deles pode medir o *gás aprisionado*, pois o nitrogênio retido nos alvéolos supridos pelas vias aéreas fechadas não pode ser eliminado, e o hélio não pode entrar nos alvéolos supridos pelas vias aéreas fechadas. Além disso, se os pulmões possuem muitos alvéolos supridos pelas vias aéreas com alta resistência ao fluxo aéreo (os "alvéolos lentos" discutidos no final do Capítulo 32), pode ser necessário um longo tempo para que todo o nitrogênio seja eliminado dos pulmões ou para que as concentrações de hélio inspiradas e expiradas se equilibrem. Em tais pacientes, a mensuração dos volumes pulmonares com um **pletismógrafo corporal** é muito mais acurada, pois estes apresentam aprisionamento de ar.

O pletismógrafo corporal faz uso da **lei de Boyle**: para um recipiente fechado em uma temperatura constante, a pressão multiplicada pelo volume de uma mistura de gases é constante. O pletismógrafo corporal é uma câmara hermética suficientemente grande, na qual o paciente senta em seu interior e respira por meio de um bucal ligado a um sistema de tubos. O paciente respira no bucal contra uma via aérea fechada por alguns instantes, e as pressões na boca e no pletismógrafo são monitoradas. À medida que o paciente inspira contra a via aérea fechada, o tórax expande, e a pressão mensurada no pletismógrafo aumenta, já que o volume de ar no pletismógrafo reduz devido ao aumento do volume torácico. A pressão medida na boca diminui à medida que o paciente inspira contra a via aérea fechada. A lei de Boyle é utilizada para se calcularem as mudanças nos volumes do pletismógrafo corporal e, nos pulmões, para se determinar a CRF.

ESPAÇO MORTO ANATÔMICO E VENTILAÇÃO ALVEOLAR

O volume de ar que entra e sai do nariz ou da boca por minuto (o **volume-minuto** ou a **ventilação pulmonar total**) não é igual ao volume de ar que entra e sai dos alvéolos por minuto. A **ventilação alveolar** é *menor* do que o volume-minuto, pois a última parte de cada inspiração permanece nas vias aéreas de condução e não alcança os alvéolos. De forma semelhante, a última parte de cada expiração permanece nas vias aéreas de condução e não é expelida do corpo.

O **espaço morto anatômico** é ilustrado na Figura 33-4. Quando uma pessoa respira um volume corrente de 500 mL, não é todo esse volume de ar que alcança os alvéolos: os últimos 150 mL do

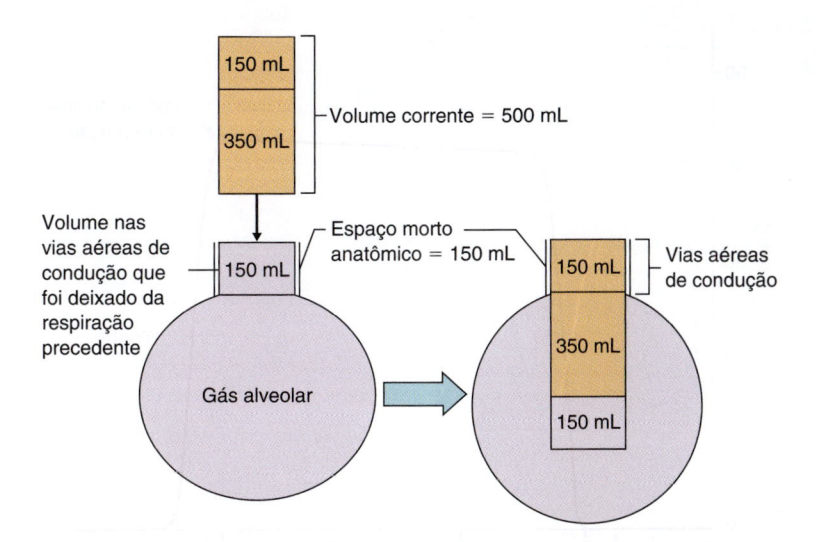

FIGURA 33-4 Ilustração do espaço morto anatômico. De um volume corrente de 500 mL, 150 mL permanecem nas vias aéreas de condução e não participam das trocas gasosas; apenas 350 mL chegam aos alvéolos. (Reproduzida com permissão de Widmaier EP, Raff H, Strang KT: *Vander's Human Physiology*, 11th ed. McGraw-Hill, 2008.)

ar inspirado permanecem nas vias aéreas de condução. O volume de gás que alcança os alvéolos é igual ao volume inspirado *menos* o volume do espaço morto anatômico (nesse caso, 500 a 150 mL ou 350 mL). Durante a expiração, o primeiro gás que é exalado é o ar inspirado previamente e que permaneceu no espaço morto anatômico; os últimos 150 mL são o gás alveolar que permanece no espaço morto anatômico. Portanto, para cada ciclo respiratório, nem todo o volume corrente alcança os alvéolos, pois a última parte de cada inspiração e de cada expiração permanece no espaço morto. A relação entre o V_C inspirado e expirado por meio do nariz ou da boca, o volume do espaço morto (V_{EM}) e o volume de gás que entra e sai dos alvéolos (V_A) a cada respiração é:

$$V_C = V_{EM} + V_A \quad (1)$$

ou

$$V_A = V_C - V_{EM} \quad (2)$$

A ventilação alveolar (por minuto) pode ser determinada multiplicando-se ambos os lados da equação anterior pela frequência respiratória (*f*), que é expressa em respirações por minuto:

$$f(V_A) = f(V_C) - f(V_{EM}) \quad (3)$$

Assim, para uma *f* = 12 respirações/min no exemplo anterior, temos:

$$4.200 \text{ [mL/min]} = 6.000 \text{ [mL/min]} - 1.800 \text{ [mL/min]} \quad (4)$$

A ventilação alveolar ($\dot{V}_A$) em litros por minuto é igual ao volume-minuto ($\dot{V}_C$) menos o volume retido no espaço morto por minuto ($\dot{V}_{EM}$):

$$\dot{V}_A = \dot{V}_C - \dot{V}_{EM} \quad (5)$$

O ponto sobre a letra V indica *por minuto*. O símbolo $\dot{V}_E$ também pode ser empregado no lugar de $\dot{V}_C$, porque em geral o gás expirado é coletado. Existe uma diferença entre o volume de gás inspirado e o volume de gás expirado, pois, à medida que o ar é inspirado, ele é aquecido à temperatura corporal e umidificado, e também porque normalmente a produção de dióxido de carbono é menor do que o consumo de oxigênio.

MENSURAÇÃO DA VENTILAÇÃO ALVEOLAR

A ventilação alveolar não pode ser mensurada diretamente, mas deve ser determinada a partir do V_C, da frequência respiratória e do volume no espaço morto, como destacado na seção anterior.

Estimativa do espaço morto anatômico

Para uma pessoa saudável, o espaço morto anatômico pode ser estimado usando-se uma tabela de valores padronizados de acordo com o sexo, a idade, a altura e o peso ou a área de superfície corporal. O espaço morto anatômico não é mensurado clinicamente; uma estimativa razoável do espaço morto anatômico é de 1 mL por cerca de 0,45 kg do peso corporal ideal.

Espaço morto fisiológico: a equação de Bohr

O ar no espaço morto anatômico pode não ser o único ar inspirado que não participa das trocas gasosas. O **espaço morto alveolar** é o volume de gás que entra em alvéolos *não perfundidos* a cada respiração. O espaço morto alveolar corresponde, portanto, aos alvéolos que são ventilados mas não são perfundidos pelos capilares sanguíneos pulmonares. As trocas gasosas não ocorrem nesses alvéolos por razões fisiológicas, e não anatômicas. Uma pessoa saudável tem pouco ou nenhum espaço morto alveolar, mas uma pessoa com baixo débito cardíaco pode ter um espaço morto alveolar significativo, por razões que serão explicadas no Capítulo 34.

A **equação de Bohr** permite a determinação da soma do espaço morto anatômico e do espaço morto alveolar. O espaço morto anatômico *mais* o espaço morto alveolar é conhecido como o **espaço morto fisiológico**:

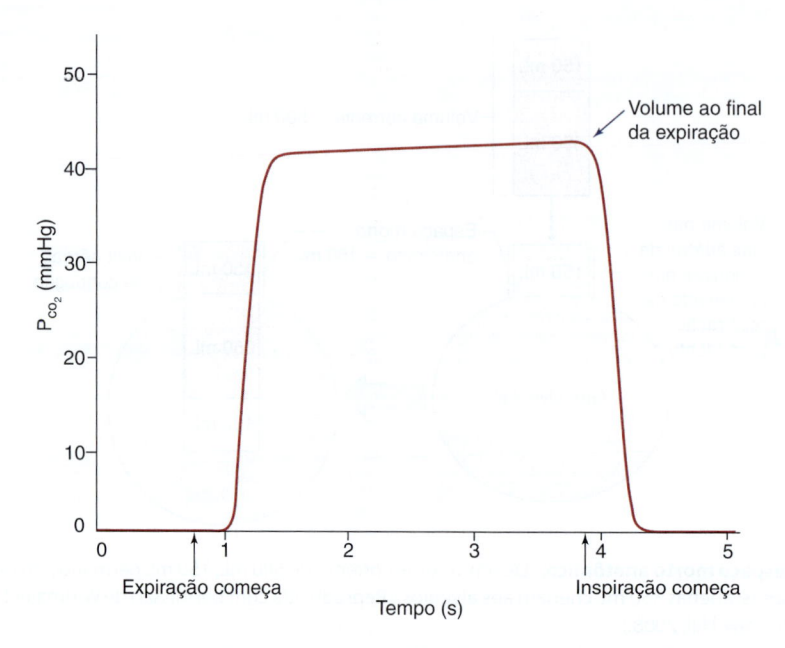

FIGURA 33-5 **Pressão parcial de dióxido de carbono na boca durante a respiração.** Durante a *inspiração*, a P_{CO_2} cai rapidamente a quase zero (0,3 mmHg). O primeiro gás expirado é proveniente do espaço morto anatômico e, portanto, tem uma P_{CO_2} de quase zero. Após a exalação de uma mistura de gás dos alvéolos e do espaço morto anatômico, o gás expirado é uma mistura do gás proveniente de todos os alvéolos ventilados. Em geral, a inclinação do platô alveolar aumenta levemente, pois a P_{CO_2} alveolar aumenta apenas alguns mmHg entre as inspirações. O último volume de gás alveolar expirado antes da inspiração é chamado de volume ao final da expiração (end-tidal). (Modificada com permissão de Levitzky MG: *Pulmonary Physiology*, 7th ed. New York: McGraw-Hill Medical, 2007.)

Espaço morto fisiológico =
Espaço morto anatômico + espaço morto alveolar   (6)

A equação de Bohr baseia-se em um conceito simples: qualquer volume mensurável de dióxido de carbono encontrado no gás misto expirado deve vir dos alvéolos que são ventilados e perfundidos, pois existe uma quantidade insignificante de dióxido de carbono no ar inspirado. O ar inspirado que permanece no espaço morto anatômico ou que entra nos alvéolos não perfundidos deixará o corpo como entrou (exceto por ter sido aquecido à temperatura corporal e umidificado), com pouco ou nenhum dióxido de carbono, como mostrado na equação de Bohr a seguir:

$$\frac{V_{EM_{CO_2}}}{V_C} = \frac{Pa_{CO_2} - PE_{CO_2}}{Pa_{CO_2}} \quad (7)$$

em que $V_{EM_{CO_2}}$ é o espaço morto para o CO_2 (o espaço morto fisiológico), V_C é o volume corrente, Pa_{CO_2} é a pressão parcial arterial de dióxido de carbono e PE_{CO_2} é a pressão parcial mista expirada de dióxido de carbono.

A P_{CO_2} arterial deve ser determinada a partir de uma amostra de sangue arterial; a P_{CO_2} do gás misto expirado coletado pode ser determinada por um medidor de CO_2. Após o espaço morto fisiológico ser calculado usando-se a equação de Bohr, o espaço morto anatômico estimado pode ser subtraído do valor obtido pela equação de Bohr para, então, se calcular o espaço morto alveolar.

O medidor de CO_2 também pode ser utilizado para estimar a P_{CO_2} alveolar média ao se analisar o gás expelido ao final de uma expiração corrente normal, que é a medida do "**CO_2 ao final da expiração**" ("***end-tidal CO_2***") –Figura 33-5. Contudo, em uma pessoa com um espaço morto alveolar significativo, a P_{CO_2} alveolar estimada obtida dessa forma pode não refletir a P_{CO_2} dos alvéolos que são ventilados e perfundidos, pois parte desse gás misto ao final da expiração é proveniente de alvéolos não perfundidos. Esse gás dilui o CO_2 proveniente dos alvéolos que são ventilados e perfundidos. Entretanto, existe um equilíbrio entre a P_{CO_2} dos alvéolos *perfundidos* e sua P_{CO_2} capilar terminal (ver Capítulo 35 para uma discussão detalhada). Assim, em pacientes sem significativo desvio (*shunt*) venoso-arterial, a P_{CO_2} arterial representa a P_{CO_2} média dos alvéolos perfundidos.

Se a P_{CO_2} arterial é maior do que a P_{CO_2} alveolar mista determinada pela amostra de CO_2 ao final da expiração, então o espaço morto fisiológico é provavelmente maior do que o espaço morto anatômico, ou seja, se existe uma grande **diferença arterioalveolar de CO_2**, significa que existe um espaço morto alveolar considerável; uma pessoa sem espaço morto alveolar tem uma diferença arterial-expiratória final de CO_2 de zero. Como já foi destacado, essa diferença é determinada a partir da P_{CO_2} obtida pela gasometria do sangue arterial e da medida do CO_2 ao final da expiração. Pessoas jovens saudáveis não apresentam espaço morto alveolar; portanto, seu espaço morto fisiológico é igual ao espaço morto anatômico. Situações nas quais os alvéolos são ventilados mas não são perfundidos podem ocorrer quando porções da vasculatura pulmonar são ocluídas por coágulos de sangue ou por outros materiais no sangue venoso (**embolia pulmonar**), quando existe um baixo retorno venoso que causa baixo débito ventricular direito (**hemorragia**) e quando a pressão alveolar é alta (**ventilação com pressão positiva com pressão expiratória final positiva**). Essas situações serão discutidas mais detalhadamente no Capítulo 34.

O espaço morto anatômico pode ser alterado por broncoconstrição, que diminui o V_{EM}; broncodilatação, que aumenta o V_{EM}; ou tração ou compressão das vias aéreas, que aumenta ou diminui o V_{EM}, respectivamente.

VENTILAÇÃO ALVEOLAR E NÍVEIS ALVEOLARES DE OXIGÊNIO E DE DIÓXIDO DE CARBONO

Os níveis de oxigênio e de dióxido de carbono no gás alveolar são determinados pela ventilação alveolar ($\dot{V}_A$), pelo **consumo de oxigênio** ($\dot{V}_{O_2}$) do corpo e pela **produção de CO_2** ($\dot{V}_{CO_2}$) pelo corpo.

PRESSÕES PARCIAIS DOS GASES RESPIRATÓRIOS

De acordo com a **lei de Dálton**, em uma mistura de gases, a pressão exercida por cada gás individual é independente das pressões dos outros gases na mistura. A pressão parcial de um gás em particular é igual a sua concentração fracional multiplicada pela pressão total de todos os gases na mistura. Portanto, para qualquer gás na mistura (gás$_1$), sua pressão parcial é obtida como mostrado a seguir:

$$P_{gás_1} = \text{Total do gás (\%)} \times P_{tot} \quad (8)$$

O oxigênio constitui 20,93% do **ar atmosférico seco**. Na pressão barométrica padronizada de 760 mmHg, tem-se:

$$P_{O_2} = 0{,}2093 \times 760 \text{ mmHg} = 159 \text{ mmHg} \quad (9)$$

O dióxido de carbono constitui apenas 0,04% do ar atmosférico seco, então tem-se:

$$P_{CO_2} = 0{,}0004 \times 760 \text{ mmHg} = 0{,}3 \text{ mmHg} \quad (10)$$

À medida que o ar é inspirado através das vias aéreas superiores, ele é aquecido e umidificado, como foi discutido no Capítulo 31. A pressão parcial do vapor d'água de 47 mmHg à temperatura corporal é relativamente constante; então, a umidificação de 1 L de gás seco *em um recipiente fechado* a 760 mmHg aumentaria sua pressão total para 760 + 47 mmHg = 807 mmHg. No corpo, o gás irá expandir de acordo com a lei de Boyle; sendo assim, 1 L de gás a 760 mmHg é *diluído* pelo vapor d'água adicionado. Assim, a P_{O_2} do **ar inspirado** ou P_{IO_2} (saturada com o vapor d'água na pressão barométrica padrão) é igual à concentração fracional do oxigênio inspirado (F_{IO_2}) multiplicada pela pressão barométrica menos a pressão do vapor d'água:

$$P_{IO_2} = F_{IO_2}(P_B - P_{H_2O}) \quad (11)$$

em que P_B é a pressão barométrica e P_{H_2O} é a pressão do vapor d'água. A partir disso, tem-se:

$$0{,}2093\,(760 - 47) \text{ mmHg} = 149 \text{ mmHg} \quad (12)$$

A P_{CO_2} do ar inspirado (P_{IO_2}) é igual a $F_{ICO_2}(P_B - P_{H_2O})$ ou 0,0004 (760 − 47) mmHg = 0,29 mmHg (arredondado para 0,3 mmHg).

O **gás alveolar** é composto por 2,5 a 3 L de gás já existente no pulmão na CRF e por aproximadamente 350 mL de gás que entra e sai dos alvéolos a cada respiração. Em repouso, cerca de 300 mL de oxigênio por minuto difundem-se continuamente a partir dos alvéolos para os capilares sanguíneos pulmonares, sendo em seguida repostos pela ventilação alveolar. De maneira semelhante, cerca de 250 mL de dióxido de carbono difundem-se a partir do sangue venoso misto dos capilares pulmonares para os alvéolos a cada minuto, sendo, após, removidos pela ventilação alveolar. (A P_{O_2} e a P_{CO_2} do sangue venoso misto são de cerca de 40 e 45 a 46 mmHg, respectivamente.) Portanto, as pressões parciais de oxigênio e de dióxido de carbono no ar alveolar são determinadas pela ventilação alveolar, pela perfusão capilar pulmonar, pelo consumo de oxigênio e pela produção de dióxido de carbono. A ventilação alveolar é normalmente ajustada pelos centros respiratórios no encéfalo para manter a P_{CO_2} arterial e alveolar em cerca de 40 mmHg (ver Capítulo 38). A P_{O_2} alveolar é de aproximadamente 104 mmHg (por conveniência, é em geral considerada como 100 mmHg).

A P_{O_2} alveolar aumenta em 2 a 4 mmHg em cada inspiração corrente normal e diminui lentamente até a próxima inspiração. De maneira semelhante, a P_{CO_2} alveolar diminui 2 a 4 mmHg em cada inspiração e aumenta lentamente até a próxima inspiração. O **ar expirado** é uma mistura de aproximadamente 350 mL de ar alveolar e de 150 mL de ar proveniente do espaço morto. Portanto, a P_{O_2} da mistura de ar expirado é maior do que a P_{O_2} alveolar e menor do que a P_{O_2} inspirada, ou de quase 120 mmHg. De modo similar, a P_{CO_2} do ar misto expirado é muito maior do que a P_{CO_2} inspirada, mas menor do que a P_{CO_2} alveolar, ou de cerca de 27 mmHg. As pressões parciais esperadas de oxigênio, de dióxido de carbono, de nitrogênio e de vapor d'água no ar seco, no ar inspirado, no ar alveolar e no ar expirado, à pressão atmosférica de 760 mmHg, são mostradas na Tabela 33-1.

TABELA 33-1 Pressões parciais em mmHg de oxigênio, dióxido de carbono, nitrogênio e vapor d'água no ar seco, no ar inspirado, no ar alveolar e no ar expirado, à pressão barométrica de 760 mmHg

	P_{O_2}	P_{CO_2}	P_{N_2}	P_{H_2O}
Ar seco	159	0,3	601	0
Ar inspirado	149	0,3	564	47
Ar alveolar	104	40	569	47
Ar expirado	120	27	566	47

VENTILAÇÃO ALVEOLAR E DIÓXIDO DE CARBONO

A concentração de dióxido de carbono no gás alveolar é, como já foi discutido, dependente da ventilação alveolar e da taxa de produção do dióxido de carbono pelo corpo (e da sua liberação para os pulmões pelo sangue venoso misto). O volume de dióxido de carbono expirado por unidade de tempo ($\dot{V}_{ECO_2}$) é igual à ventilação alveolar ($\dot{V}_A$) multiplicada pela concentração alveolar fracional de CO_2 (F_{ACO_2}). Nenhum dióxido de carbono é proveniente do espaço morto:

$$\dot{V}_{ECO_2} = \dot{V}_A F_{ACO_2} \quad (13)$$

De maneira semelhante, a concentração fracional de dióxido de carbono nos alvéolos é diretamente proporcional à produção de dióxido de carbono pelo corpo ($\dot{V}_{CO_2}$) e inversamente proporcional à ventilação alveolar:

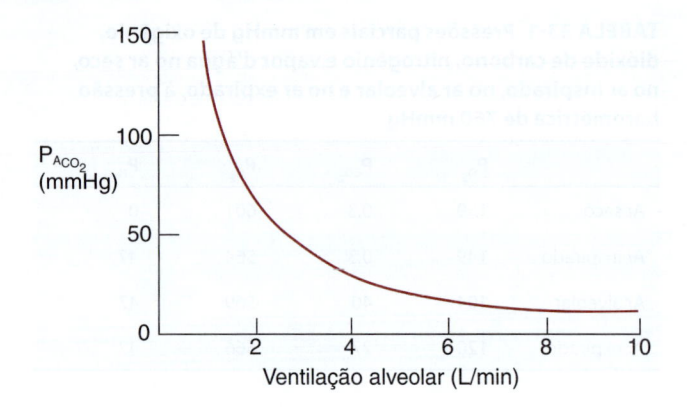

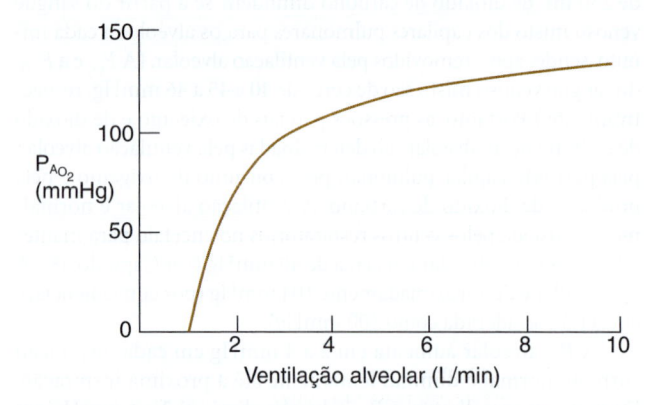

FIGURA 33-6 Tensão predita do gás alveolar em diferentes níveis de ventilação alveolar. (Modificada com permissão de Nunn JF: *Applied Respiratory Physiology*, 4th ed. 1993. Reimpresso com permissão de Elsevier Science Limited.)

$$F_{A_{CO_2}} \propto \frac{\dot{V}_{CO_2}}{\dot{V}_A} \quad (14)$$

Já que $F_{A_{CO_2}}(P_B - P_{H_2O}) = P_{A_{CO_2}}$, temos:

$$P_{A_{CO_2}} \propto \frac{\dot{V}_{CO_2}}{\dot{V}_A} \quad (15)$$

Em pessoas saudáveis, a P_{CO_2} alveolar está em equilíbrio com a P_{CO_2} arterial ($P_{a_{CO_2}}$). Portanto, se a ventilação alveolar é dobrada (e a produção de dióxido de carbono não muda), então as P_{CO_2} alveolar e arterial são reduzidas pela metade. Se a ventilação alveolar é cortada pela metade, então as P_{CO_2} alveolar e arterial dobram. Isso pode ser visto na parte superior da Figura 33-6.

VENTILAÇÃO ALVEOLAR E OXIGÊNIO

À medida que a ventilação alveolar aumenta, a P_{O_2} alveolar também aumentará. Entretanto, se a ventilação alveolar é dobrada, a $P_{A_{O_2}}$ não poderá dobrar em uma pessoa na qual a $P_{A_{O_2}}$ já é de 104 mmHg, pois a maior $P_{A_{O_2}}$ que poderá ser atingida é a P_{O_2} do ar inspirado, que é de aproximadamente 149 mmHg quando o indivíduo respira ao nível do mar. A P_{O_2} pode ser calculada utilizando-se a **equação do ar alveolar**:

$$P_{A_{O_2}} = P_{I_{O_2}} - \frac{P_{A_{CO_2}}}{R} + F \quad (16)$$

em que R é a razão de troca respiratória ou o quociente respiratório ($\frac{\dot{V}_{CO_2}}{\dot{V}_{O_2}}$) e F é um pequeno fator de correção.

Como já discutido, $P_{I_{O_2}} = F_{I_{O_2}}(P_B - P_{H_2O})$. F é geralmente ignorado. Portanto, tem-se:

$$P_{A_{O_2}} = F_{I_{O_2}}(P_B - P_{H_2O}) - \frac{P_{A_{CO_2}}}{R} \quad (17)$$

À medida que a ventilação alveolar aumenta, a P_{CO_2} alveolar diminui, aproximando a P_{O_2} alveolar da P_{O_2} inspirada, como pode ser visto na parte inferior da Figura 33-6. A P_{O_2} alveolar obtida usando-se a equação do ar alveolar representa uma P_{O_2} alveolar média calculada de forma idealizada. Isso representa o que a P_{O_2} alveolar *deveria ser*, mas não necessariamente o que ela é.

DISTRIBUIÇÃO REGIONAL DA VENTILAÇÃO ALVEOLAR

Como discutido previamente, uma pessoa de 70 kg tem cerca de 2,5 a 3 L de gás nos pulmões, na CRF. Cada respiração leva aproximadamente 350 mL de gás fresco para o interior dos alvéolos e remove cerca de 350 mL do ar alveolar a partir dos pulmões. Estudos realizados em indivíduos saudáveis em posição ortostática ou sentados em postura ereta têm demonstrado que os alvéolos nas regiões inferiores dos pulmões recebem mais ventilação por unidade de volume do que os alvéolos nas regiões mais superiores dos pulmões. As regiões inferiores dos pulmões são relativamente mais bem ventiladas do que as regiões superiores.

Se um estudo similar for realizado em um indivíduo deitado sobre seu lado esquerdo, as diferenças regionais na ventilação entre as regiões anatômicas superior, média e inferior dos pulmões desaparecerão, embora exista uma ventilação relativamente melhor no pulmão esquerdo do que no direito. As diferenças regionais na ventilação são, portanto, um resultado principalmente dos efeitos da gravidade, com as regiões inferiores do pulmão, no que diz respeito à gravidade (as regiões "**dependentes**"), relativamente mais bem ventiladas do que as regiões superiores (as regiões "**não dependentes**").

A explicação para essas diferenças regionais na ventilação são as diferenças regionais na pressão intrapleural. No Capítulo 32, a pressão intrapleural de superfície foi discutida como se ela fosse uniforme em todas as regiões do tórax, o que não é o caso. A pressão intrapleural de superfície é *menos negativa* nas regiões inferiores do tórax, dependentes da gravidade, do que nas regiões superiores, não dependentes. Existe um gradiente de pressão intrapleural de superfície, tal que, para cada centímetro de deslocamento vertical no sentido inferior (das regiões não dependentes para as dependentes), a pressão intrapleural de superfície aumenta em cerca de +0,2 a +0,5 cmH$_2$O. Esse gradiente é causado pela gravidade e pelas interações mecânicas entre os pulmões e a parede torácica.

A influência desse gradiente de pressão intrapleural de superfície sobre a ventilação alveolar regional pode ser explicada predizendo-se seus efeitos sobre os gradientes de pressão transpulmonar nas regiões superiores e inferiores dos pulmões. No lado esquerdo da Figura 33-7, assume-se que a pressão alveolar é zero em ambas as regiões dos pulmões na CRF, como discutido no Capítulo 32. Já que a pressão intrapleural é mais negativa nas regiões superiores dos pulmões do que nas inferiores, a pressão transpulmonar (pressão alveolar menos pressão intrapleural) é maior nas regiões superiores dos pulmões do que nas inferiores. Devido ao fato de os alvéolos nas regiões superiores dos pulmões estarem sujeitos a maiores pressões de distensão do que aqueles nas regiões mais dependentes, esses alvéolos têm maiores volumes do que os alvéolos nas regiões mais dependentes.

É essa diferença no volume que leva à diferença na ventilação entre os alvéolos localizados nas regiões dependentes e não dependentes dos pulmões. Isso pode ser visto na curva pressão-volume hipotética mostrada no lado direito da Figura 33-7. Essa curva é semelhante à curva pressão-volume de um pulmão inteiro mostrada na Figura 32-6, exceto pelo fato de que a curva da Figura 33-7 é desenhada considerando-se as características pressão-volume de um único alvéolo. A abscissa é a **pressão transpulmonar** (pressão alveolar menos pressão intrapleural). A ordenada é o volume do alvéolo expresso como percentual do seu máximo.

Devido à maior pressão transpulmonar, o alvéolo na região superior do pulmão tem um volume maior do que o alvéolo em uma região do pulmão mais dependente da gravidade. Na CRF, o alvéolo, na parte superior do pulmão, está em uma porção menos íngreme da curva de pressão-volume alveolar (i.e., é menos complacente) da Figura 33-7 do que o alvéolo mais complacente na região mais inferior do pulmão. Portanto, qualquer mudança na pressão transpulmonar durante um ciclo respiratório normal causará uma maior mudança no volume alveolar na região mais inferior, dependente da gravidade, do que no alvéolo da região não dependente do pulmão, como mostrado pelas setas na figura. Devido ao fato de os alvéolos nas regiões inferiores dos pulmões alterarem mais seus volumes durante a inspiração e a expiração, eles são mais bem ventilados do que os alvéolos nas regiões não dependentes (durante uma respiração eupneica a partir da CRF).

Um segundo efeito do gradiente de pressão intrapleural em uma pessoa sentada na posição ereta é sobre o volume regional estático pulmonar, o que se torna evidente a partir da discussão anterior. Na CRF, a maior parte do ar alveolar encontra-se nas regiões superiores dos pulmões, pois esses alvéolos têm maiores volumes. A maior parte do VRE também se encontra nas porções superiores dos pulmões. Por outro lado, a maior parte do VRI e da CI está nas regiões inferiores dos pulmões. Mesmo em baixos volumes pulmonares, os alvéolos superiores são maiores em volume do que os alvéolos inferiores, que são dependentes da gravidade. Eles, portanto, constituem a maior parte do VR.

Pacientes com enfisema têm retração elástica alveolar bastante reduzida, levando a altas CRFs, a VRs extremamente altos e ao fechamento das vias aéreas nas partes dependentes dos pulmões, mesmo com volumes pulmonares altos. Dessa forma, esses pacientes apresentam ventilação relativamente maior nos alvéolos não dependentes.

O VOLUME DE FECHAMENTO

Durante uma expiração forçada, o volume pulmonar no qual o fechamento das vias aéreas começa a ocorrer é chamado de **capacidade de fechamento**; o volume de ar exalado a partir do momento em que a primeira via aérea fecha até o momento em que o indivíduo alcança o VR e não pode mais exalar o ar é chamado de **volume de fechamento**. (Os termos são utilizados com frequência de forma alternada.) Os pacientes com enfisema apresentam redução na retração elástica alveolar, o que causa comprometimento no mecanismo de tração que normalmente ajuda a manter as vias aéreas abertas, possibilitando a saída de ar dos alvéolos durante uma expiração forçada. Por isso, esses pacientes têm capacidades de fechamento muito altas, ou seja, suas vias aéreas começam a fechar com altos volumes pulmonares, aprisionando ar nos alvéolos afetados. Contudo, eles aprendem a respirar com esses altos volumes para otimizar sua retração elástica. Como será discutido no Capítulo 73, até mesmo pessoas saudáveis perdem a retração elástica pulmonar à medida que envelhecem, resultando em capacidades de fechamento maiores.

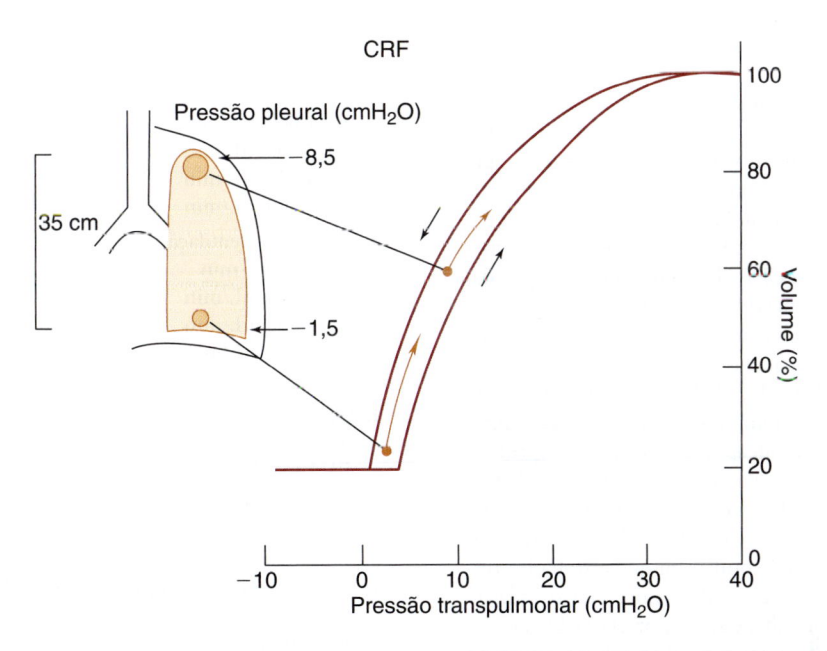

FIGURA 33-7 Efeito do gradiente de pressão pleural de superfície sobre a distribuição do gás inspirado na capacidade residual funcional (CRF). (Modificada com permissão de Milic-Emili J: Pulmonary statics. In: Widdicombe JG, ed. MTP *International Review of Sciences: Respiratory Physiology*. London, England: Butterworth; 1974:105–137.)

CORRELAÇÃO CLÍNICA

Um homem de 38 anos, com uma curvatura bastante evidente na coluna vertebral nos planos coronal e sagital, é atendido pelo pneumologista devido à dispneia que, segundo o paciente, tem piorado durante os últimos meses. Ele tem 1,63 m de altura e pesa 61,2 kg. Sua pressão arterial é de 135/95 mmHg, a frequência cardíaca é de 80 bpm, e a frequência respiratória é de 25 respirações/min (taquipneia). A força dos seus músculos respiratórios parece normal. O pneumologista solicita testes de função pulmonar e uma gasometria arterial, tendo os seguintes resultados (os valores de referência são mostrados entre parênteses):

CPT: 45% do previsto;
CV: 40% do previsto;
VR: 75% do previsto;
CRF: 50% do previsto;
VEF_1: 40% do previsto;
CVF: 40% do previsto;
VEF_1/CVF: 80% do previsto;
P_{O_2} arterial: 75 mmHg (80 a 100 mmHg);
P_{CO_2} arterial: 46 mmHg (35 a 45 mmHg);
pH arterial: 7,38 (7,35 a 7,45)

O paciente tem **cifoescoliose**, que é um aumento da curvatura da coluna vertebral nos planos coronal (**escoliose**) e sagital (**cifose**). A cifoescoliose pode ser congênita; secundária a muitos distúrbios como **distrofia muscular**, **poliomielite**, **espinha bífida** e **paralisia cerebral**; ou pode ser **idiopática** (de causa desconhecida). A cifoescoliose resulta em redução da complacência da caixa torácica com uma menor retração da parede torácica *"para fora"* em baixos volumes e uma maior retração *"para dentro"* em altos volumes. Por isso, essa condição é uma **doença restritiva**.

O paciente tem dificuldade em inspirar; assim, seu trabalho inspiratório está aumentado. Isso explica sua frequência respiratória de repouso aumentada (normalmente de 12 a 15 respirações/min), pois inspirar volumes correntes mais baixos com uma maior frequência respiratória diminui seu trabalho respiratório. Os efeitos das mudanças na mecânica de seu tórax podem ser vistos a partir dos volumes e capacidades pulmonares determinados nesse paciente (ver Figura 33-2). Sua CRF é baixa, pois, com menor retração elástica da parede torácica, o ponto de equilíbrio entre a retração da parede torácica e a retração dos pulmões ocorre com volumes pulmonares inferiores. Sua CPT é baixa porque sua capacidade de realizar inspirações máximas está gravemente prejudicada. Seu VR é também inferior ao previsto, mas nem tanto quanto a CPT, pois sua capacidade para expirar não está tão comprometida. Seus CV, CVF e VEF_1 estão todos abaixo do previsto, porque a CPT é muito baixa – ele não pode expirar volumes mais altos devido à incapacidade de inspirar profundamente. Por outro lado, esse paciente não apresenta obstrução ao fluxo de ar. Embora tanto o VEF_1 como a CVF estejam baixos, a VEF_1/CVF encontra-se dentro da faixa de normalidade. Os gases sanguíneos demonstram que o trabalho respiratório aumentado resultou em diminuição da ventilação alveolar. Sua P_{CO_2} arterial é alta, e sua P_{O_2} arterial é baixa.

O tratamento dos pacientes com cifoescoliose tem como objetivo melhorar a ventilação alveolar (p. ex., com ventilação mecânica não invasiva durante a noite). Uma cirurgia ortopédica para ajudar a corrigir o problema pode ser efetiva em alguns pacientes.

RESUMO DO CAPÍTULO

- A ventilação alveolar é inferior ao volume de ar que entra ou sai do nariz ou da boca por minuto (o volume-minuto), pois pelo menos uma parte do ar inspirado permanece nas vias aéreas de condução (o espaço morto anatômico).
- Os alvéolos que são ventilados mas não são perfundidos constituem o espaço morto alveolar.
- O espaço morto fisiológico é a soma do espaço morto anatômico e do espaço morto alveolar.
- Com uma produção constante de dióxido de carbono, a P_{CO_2} alveolar é inversamente proporcional, aproximadamente, à ventilação alveolar; a P_{O_2} alveolar é calculada por meio da equação do ar alveolar.
- Na CRF, ou próximo a ela, os alvéolos nas regiões inferiores dos pulmões são relativamente mais bem ventilados do que aqueles das regiões superiores, considerando-se os pulmões na posição vertical.

QUESTÕES PARA ESTUDO

1. Qual das seguintes condições é uma explicação razoável para uma capacidade residual funcional abaixo do previsto?
   A) Terceiro trimestre de gestação
   B) Fibrose pulmonar
   C) Obesidade
   D) Enfisema
   E) Todas as alternativas anteriores
   F) A, B e C estão corretas

Para responder às Questões 2 a 5:

Uma paciente inconsciente é mantida em ventilação com pressão positiva, com um volume corrente de 450 mL e frequência respiratória de 10 respirações/min. Ela pesa 45 kg. Sua P_{CO_2} arterial é de 42 mmHg, seu CO_2 medido ao final da expiração é de 35 mmHg, e sua P_{CO_2} do gás misto expirado é de 28 mmHg.

2. Qual é o volume-minuto da paciente?
   A) 350 mL/min
   B) 1.000 mL/min
   C) 3.500 mL/min
   D) 4.500 mL/min
   E) 5.500 mL/min

3. Qual é sua ventilação alveolar?
   A) 350 mL/min
   B) 1.000 mL/min
   C) 3.500 mL/min
   D) 4.500 mL/min
   E) 5.500 mL/min

4. Qual é o seu espaço morto fisiológico?
   A) 50 mL
   B) 100 mL
   C) 150 mL
   D) 200 mL
   E) 300 mL

5. Qual é o seu espaço morto alveolar?
   A) 50 mL
   B) 100 mL
   C) 150 mL
   D) 200 mL
   E) 300 mL

CAPÍTULO 34

Perfusão Pulmonar

Michael Levitzky

OBJETIVOS

- Comparar a circulação brônquica à circulação pulmonar.
- Descrever a anatomia da circulação pulmonar e explicar suas consequências fisiológicas.
- Comparar a circulação pulmonar à circulação sistêmica.
- Descrever e explicar os efeitos do volume pulmonar sobre a resistência vascular pulmonar.
- Descrever e explicar os efeitos de elevadas pressões intravasculares sobre a resistência vascular pulmonar.
- Listar os fatores neurais e humorais que influenciam a resistência vascular pulmonar.
- Descrever o efeito da gravidade sobre o fluxo sanguíneo pulmonar.
- Descrever as inter-relações das pressões alveolar, arterial pulmonar e venosa pulmonar e seus efeitos sobre a distribuição regional do fluxo sanguíneo pulmonar.
- Predizer os efeitos das alterações nas pressões alveolar, arterial pulmonar e venosa pulmonar em relação à posição corporal sobre a distribuição regional do fluxo sanguíneo pulmonar.
- Descrever a vasoconstrição pulmonar hipóxica e discutir seu papel na hipoxia alveolar localizada e difusa.
- Descrever as causas e as consequências do edema pulmonar.

Os pulmões recebem fluxo sanguíneo por meio das circulações brônquica e pulmonar. O **fluxo sanguíneo brônquico** constitui uma porção muito pequena do débito do ventrículo esquerdo e supre parte da árvore traqueobrônquica com sangue da circulação sistêmica. O **fluxo sanguíneo pulmonar** constitui o débito completo do ventrículo direito e supre os pulmões com sangue venoso misto proveniente de todos os tecidos do corpo. É esse sangue que participa das trocas gasosas com o ar alveolar nos capilares pulmonares. Em razão de os ventrículos direito e esquerdo estarem dispostos em série após o nascimento, o fluxo sanguíneo pulmonar é aproximadamente igual a 100% do débito do ventrículo esquerdo (o **débito cardíaco**).

Cerca de 280 bilhões de capilares pulmonares suprem aproximadamente 300 a 480 milhões de alvéolos, resultando em uma área de superfície potencial para as trocas gasosas estimada em 50 a 100 m². Conforme mostrado na Figura 31-5, os alvéolos são completamente cercados pelos capilares pulmonares.

A CIRCULAÇÃO BRÔNQUICA

As artérias brônquicas fornecem sangue arterial à árvore traqueobrônquica e a outras estruturas pulmonares distais aos bronquíolos terminais. Elas também fornecem fluxo sanguíneo a outras estruturas torácicas. Estruturas pulmonares distais aos bronquíolos terminais, incluindo os bronquíolos respiratórios, os ductos alveolares, os sacos alveolares e os alvéolos, recebem oxigênio por difusão diretamente do ar alveolar, e os nutrientes provêm do sangue venoso misto da circulação pulmonar. A circulação brônquica pode ser importante no "condicionamento" do ar inspirado (conforme foi discutido no Capítulo 31).

O fluxo sanguíneo na circulação brônquica constitui cerca de 2% do débito do ventrículo esquerdo. A pressão sanguínea nas artérias brônquicas é a mesma das outras artérias sistêmicas, ou seja, é muito superior do que a pressão sanguínea nas

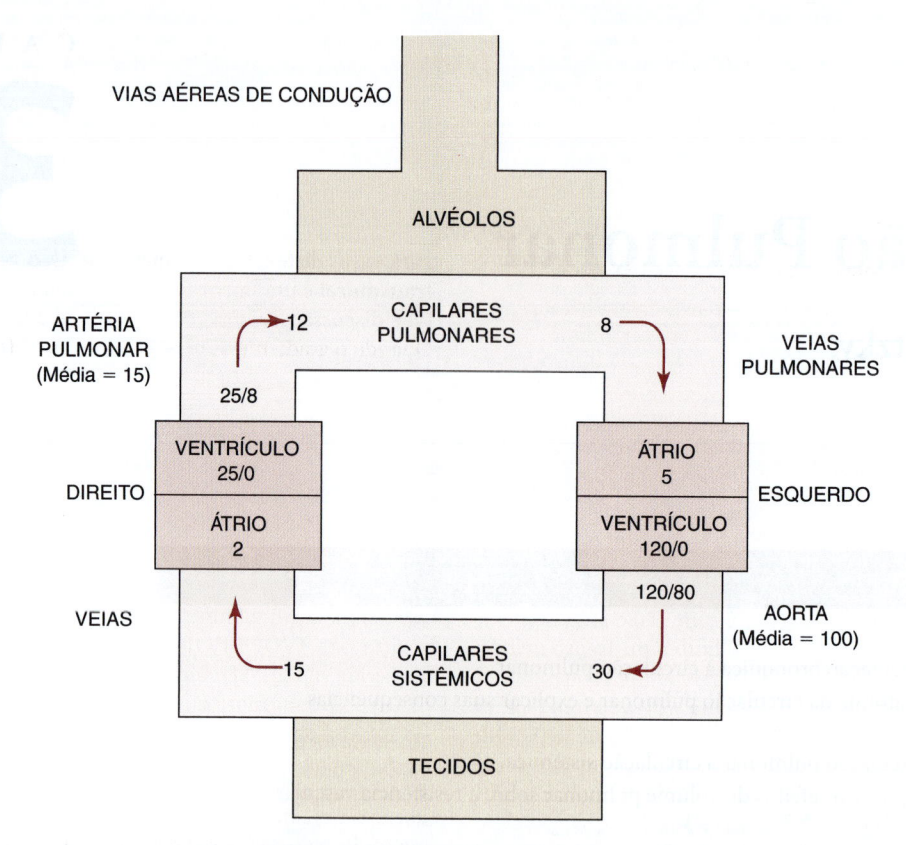

FIGURA 34-1 Pressões, expressas em mmHg, nas circulações sistêmica e pulmonar. (Modificada com permissão de Levitzky MG: *Pulmonary Physiology*, 7th ed. New York: McGraw-Hill Medical, 2007.)

artérias pulmonares (Figura 34-1). O retorno venoso da circulação brônquica é atípico. Embora uma pequena parte do sangue venoso brônquico seja drenada nas veias ázigo e hemiázigo, uma porção substancial é transportada pelas veias pulmonares. O sangue nas veias pulmonares já realizou as trocas gasosas com o ar alveolar – ou seja, as veias pulmonares contêm sangue "arterial". Portanto, o sangue venoso brônquico que é transportado pelas veias pulmonares faz parte do **desvio (*shunt*) anatômico direita-esquerda**, o qual será discutido no Capítulo 35.

A CIRCULAÇÃO PULMONAR

As paredes dos vasos da circulação pulmonar são muito mais finas do que as estruturas correspondentes à circulação sistêmica. Isso é particularmente verdadeiro para as artérias pulmonares principais e suas ramificações. A artéria pulmonar imediatamente subdivide-se em ramificações terminais que apresentam paredes mais finas e maior diâmetro interno do que as ramificações correspondentes à árvore arterial sistêmica. Existe muito menos músculo liso vascular nas paredes dos vasos da árvore arterial pulmonar, e não existem vasos com paredes musculares bem desenvolvidas que correspondam às arteríolas sistêmicas. A árvore arterial pulmonar subdivide-se após uma curta distância a partir da origem do vaso, ramificando-se em cerca de 280 bilhões de capilares pulmonares, onde ocorrem as trocas gasosas.

RESISTÊNCIA VASCULAR PULMONAR

As paredes finas e a pequena quantidade de músculo liso encontrada nas artérias pulmonares têm importantes consequências fisiológicas. Os vasos pulmonares oferecem muito menos resistência ao fluxo sanguíneo do que as artérias da circulação sistêmica. Eles são também muito mais *distensíveis* e *compressíveis* do que as artérias sistêmicas. Esses fatores levam a pressões intravasculares muito mais inferiores do que aquelas encontradas nas artérias sistêmicas. Os vasos pulmonares estão localizados no tórax e estão sujeitos às mudanças das pressões alveolar e intrapleural, as quais variam significativamente de -80 cmH$_2$O, durante um esforço inspiratório máximo, até acima de 100 cmH$_2$O, durante uma expiração máxima forçada. Portanto, outros fatores além do tônus do músculo liso vascular pulmonar podem exercem efeitos importantes sobre a **resistência vascular pulmonar** (RVP).

A RVP não pode ser medida diretamente, mas uma aproximação pode ser calculada utilizando-se a equação de Poiseuille, como foi discutido no Capítulo 22. Para a circulação pulmonar, a RVP é igual à pressão arterial pulmonar média (P_a, a pressão a montante – *upstream*) menos a pressão atrial esquerda média (a pressão a jusante – *downstream*), dividida pelo fluxo sanguíneo pulmonar (o débito cardíaco). Contudo, a pressão atrial esquerda média pode *não* ser uma pressão a jusante efetiva para o cálculo da RVP em todas as condições pulmonares (ver a seção sobre as zonas pulmonares adiante neste capítulo).

Devido ao fato de as circulações direita e esquerda estarem em série, os débitos dos ventrículos direito e esquerdo devem ser aproximadamente iguais. (Se não forem, sangue e fluido ficarão acumulados nos pulmões ou na periferia.) Se os dois débitos forem os mesmos, e as pressões medidas ao longo da circulação sistêmica e da circulação pulmonar forem de 98 e 10 mmHg, respectivamente (ver Figura 34-1), então a RVP deve ser cerca de um décimo da **resistência periférica total (RPT)**. A RPT é também chamada de resistência vascular sistêmica (RVS).

DISTRIBUIÇÃO DA RESISTÊNCIA VASCULAR PULMONAR

A distribuição da RVP pode ser estimada pela diminuição na pressão ao longo de cada um dos três principais componentes da vasculatura pulmonar: as artérias, os capilares e as veias pulmonares. Na Figura 34-1, a resistência é bem distribuída entre os três componentes. Em repouso, cerca de um terço da resistência ao fluxo sanguíneo está localizado nas artérias pulmonares, um terço nos capilares pulmonares e um terço nas veias pulmonares. Em contrapartida, na circulação sistêmica cerca de 70% da resistência ao fluxo sanguíneo está localizada no lado arterial, sobretudo nas arteríolas sistêmicas, que são altamente musculares.

CONSEQUÊNCIAS DAS DIFERENÇAS DE PRESSÃO ENTRE AS CIRCULAÇÕES SISTÊMICA E PULMONAR

O ventrículo esquerdo deve manter uma pressão arterial média relativamente alta, pois tal pressão é necessária para superar as forças hidrostáticas e bombear o sangue ao sistema arterial, em especial ao encéfalo. Os ápices dos pulmões estão a uma distância muito mais curta do ventrículo direito, por isso não são necessárias pressões tão elevadas. A alta pressão arterial na circulação sistêmica permite a redistribuição do débito ventricular esquerdo e controla o fluxo sanguíneo para diferentes tecidos. Na circulação pulmonar, a redistribuição do débito ventricular direito é, em geral, desnecessária, pois todas as unidades alveolocapilares que estão participando das trocas gasosas estão desenvolvendo a mesma função. A pressão é baixa, e a pequena quantidade de músculo liso nos vasos pulmonares (que é em grande parte responsável pela baixa pressão) torna essa redistribuição local improvável. Uma exceção para isso será descrita na seção "Vasoconstrição Pulmonar Hipóxica."

Outra consequência das diferenças de pressão entre as circulações sistêmica e pulmonar é a maior carga de trabalho e a maior demanda metabólica do ventrículo esquerdo em relação ao ventrículo direito. A diferença na espessura da parede dos ventrículos esquerdo e direito do adulto ilustra essa maior carga de trabalho do ventrículo esquerdo.

Devido à quantidade relativamente pequena de músculo liso vascular, às baixas pressões intravasculares e à alta distensibilidade da circulação pulmonar, os efeitos extravasculares (fatores passivos) sobre a RVP tornam-se mais importantes. A gravidade, a posição corporal, o volume pulmonar, as pressões alveolar e intrapleural, as pressões intravasculares e o débito do ventrículo direito podem todos exercer efeitos profundos sobre a RVP, sem qualquer alteração no tônus do músculo liso vascular pulmonar.

VOLUME PULMONAR E RESISTÊNCIA VASCULAR PULMONAR

Para vasos distensíveis e compressíveis, o **gradiente de pressão transmural** é um importante determinante do diâmetro do vaso (ver discussão da resistência das vias aéreas no Capítulo 32). Quando o gradiente de pressão transmural (que é igual à pressão interna menos a pressão externa) aumenta, o diâmetro do vaso aumenta e a resistência diminui; quando a pressão transmural diminui, o diâmetro do vaso diminui e a resistência aumenta. Gradientes de pressão transmural *negativos* levam à compressão ou mesmo ao colapso do vaso.

Quando os efeitos das mudanças de volume pulmonar sobre a RVP são analisados, devem ser considerados dois grupos diferentes de vasos pulmonares, os **vasos alveolares** e os **extra-alveolares** (Figura 34-2).

À medida que o volume pulmonar aumenta durante uma inspiração normal com pressão negativa, os alvéolos aumentam de volume. Enquanto os alvéolos expandem, os vasos entre eles, principalmente os capilares pulmonares, são distendidos. À medida que esses vasos são distendidos, seus diâmetros diminuem, da mesma forma que distender um tubo de borracha causa a redução do diâmetro do tubo. A resistência ao fluxo sanguíneo ao longo dos vasos alveolares aumenta quando os alvéolos expandem, pois os vasos são distendidos, e ocorre diminuição de seus diâmetros. Portanto, com altos volumes pulmonares, a resistência ao fluxo sanguíneo oferecida pelos vasos alveolares aumenta, e, com baixos volumes pulmonares, a resistência ao fluxo sanguíneo diminui.

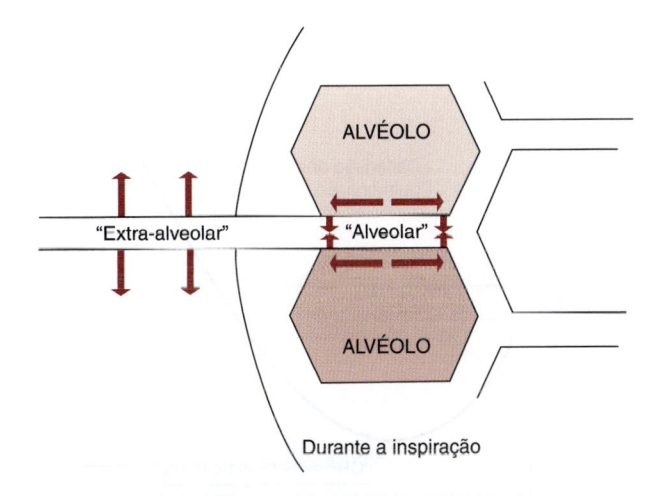

FIGURA 34-2 Ilustração dos vasos pulmonares alveolares e extra-alveolares durante a inspiração. Os vasos alveolares (capilares pulmonares) estão expostos aos alvéolos em expansão e são distendidos. Os vasos extra-alveolares, aqui mostrados expostos à pressão intrapleural, expandem à medida que a pressão intrapleural torna-se mais negativa e à medida que a tração radial aumenta durante a inspiração. (Modificada com permissão de Levitzky MG: *Pulmonary Physiology*, 7th ed. New York: McGraw-Hill Medical, 2007.)

Um grupo de vasos extra-alveolares, as artérias e veias maiores, está exposto à pressão intrapleural. À medida que a pressão intrapleural torna-se mais negativa e o volume pulmonar é aumentado, o gradiente de pressão transmural das artérias e veias maiores aumenta e elas distendem. Outro fator que tende a diminuir a resistência ao fluxo sanguíneo oferecida pelos vasos extra-alveolares nas situações de altos volumes pulmonares é a *tração radial* exercida pelo tecido conectivo e pelos septos alveolares. Essa tração radial mantém os grandes vasos posicionados nos pulmões. (Observar a pequena ramificação da artéria pulmonar na base da Figura 31-4.) Assim, com altos volumes pulmonares (atingidos pela respiração normal com pressão negativa), a resistência ao fluxo sanguíneo oferecida pelos vasos extra-alveolares diminui. Entretanto, durante uma expiração forçada que reduz os volumes pulmonares, a pressão intrapleural torna-se muito positiva. Os vasos extra-alveolares são comprimidos e, à medida que os alvéolos diminuem de tamanho, eles exercem menos tração radial sobre os vasos extra-alveolares. Portanto, nesse caso, a resistência ao fluxo sanguíneo oferecida pelos vasos extra-alveolares é aumentada (ver lado esquerdo da Figura 34-3).

Devido ao fato de os vasos alveolares e extra-alveolares constituírem dois grupos de resistências em série, as resistências desses vasos são somadas em qualquer volume pulmonar. Assim, os efeitos das mudanças no volume pulmonar sobre a RVP *total* resultam na curva em forma de U vista na Figura 34-3. A RVP é mais baixa próxima à capacidade residual funcional e aumenta com volumes mais altos ou mais baixos.

Deve-se observar também que na ventilação mecânica com pressão positiva, a pressão alveolar (P_A) e a pressão intrapleural são *positivas* durante a inspiração. Nesse caso, tanto os vasos alveolares como os extra-alveolares são comprimidos à medida que o volume pulmonar aumenta.

RECRUTAMENTO E DISTENSÃO

Durante o exercício, o débito cardíaco pode aumentar várias vezes sem um aumento correspondente na pressão arterial pulmonar média. O aumento da pressão arterial pulmonar média é de apenas alguns milímetros de mercúrio, mesmo se o débito cardíaco duplicar ou triplicar. A queda de pressão ao longo da circulação pulmonar é proporcional ao débito cardíaco multiplicado pela RVP (i.e., $\Delta P = \dot{Q} \times R$), indicando uma diminuição na RVP.

Assim como os efeitos do volume pulmonar sobre a RVP, essa diminuição parece ser *passiva* – ou seja, não é resultado de mudanças no tônus do músculo liso vascular pulmonar causado por mecanismos neurais ou agentes humorais. Uma redução na RVP em resposta ao fluxo sanguíneo aumentado ou mesmo por um aumento na pressão de perfusão pode ser demonstrada em um pulmão perfundido pelos vasos isolados, como aquele utilizado para se obter os dados resumidos na Figura 34-4. (O gráfico mostra o fluxo sanguíneo no eixo *x*; a pressão sanguínea exerce um efeito semelhante.) O aumento da pressão atrial esquerda também diminui a RVP.

Existem dois mecanismos diferentes que podem explicar essa diminuição na RVP em resposta ao fluxo sanguíneo elevado e à pressão de perfusão: o **recrutamento** e a **distensão** (Figura 34-5). Como indicado no diagrama, em débitos cardíacos de repouso, nem todos os capilares pulmonares são perfundidos. Muitos capilares provavelmente não são perfundidos de modo apropriado devido aos efeitos hidrostáticos, que serão discutidos adiante neste capítulo. Outros podem não ser perfundidos por apresentarem uma **pressão crítica de abertura** relativamente alta. Ou seja, devido ao alto tônus do músculo liso vascular ou a outros fatores como a pressão alveolar positiva, esses vasos requerem uma pressão de perfusão maior do que a necessária para superar as forças hidrostáticas. Sob circunstâncias normais, é improvável que as pressões críticas de abertura para os vasos

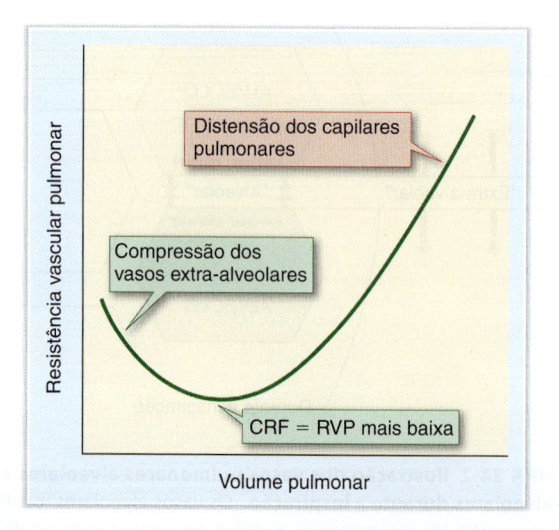

FIGURA 34-3 Os efeitos do volume pulmonar sobre a resistência vascular pulmonar (RVP). A RVP é mais baixa próximo da capacidade residual funcional (CRF) e aumenta em altos e baixos volumes pulmonares devido aos efeitos combinados sobre os vasos alveolares e extra-alveolares. (Reproduzida com permissão de Kibble J, Halsey CR: *The Big Picture, Medical Physiology*. New York: McGraw-Hill, 2009.)

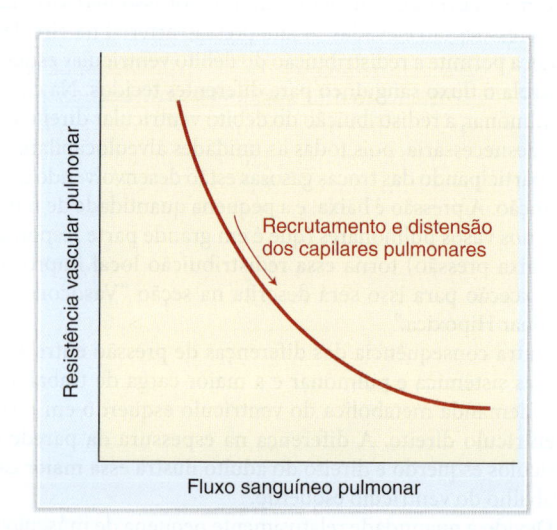

FIGURA 34-4 Os efeitos do fluxo sanguíneo pulmonar (ou da pressão sanguínea) sobre a resistência vascular pulmonar. O aumento da pressão arterial pulmonar ou do fluxo sanguíneo pulmonar diminui a resistência vascular pulmonar. (Reproduzida com a permissão de Kibble J, Halsey CR: *The Big Picture, Medical Physiology*. New York: McGraw-Hill, 2009.)

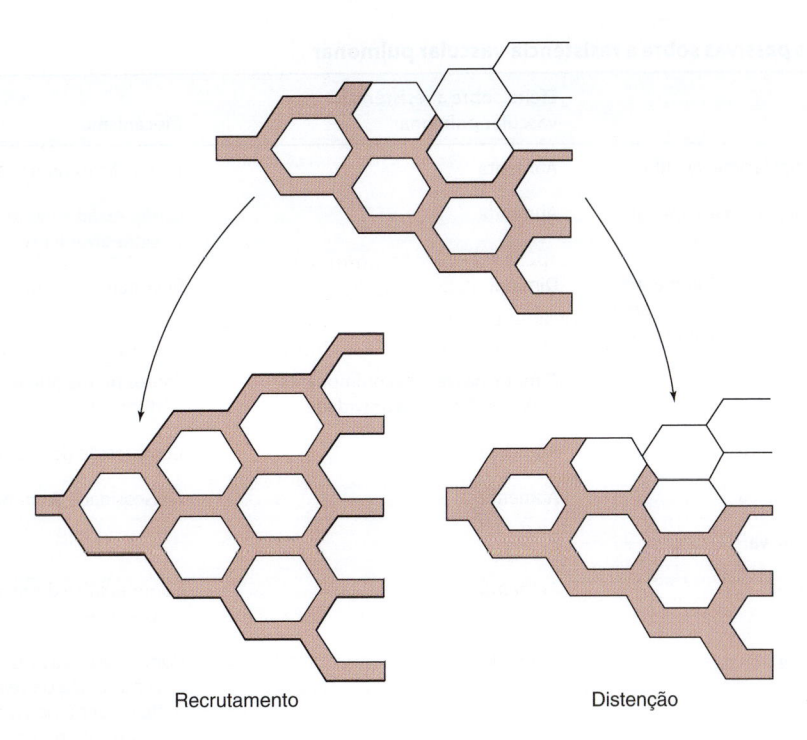

FIGURA 34-5 Ilustração dos mecanismos pelos quais o aumento da pressão arterial pulmonar média pode diminuir a resistência vascular pulmonar. A figura superior mostra um grupo de capilares pulmonares, alguns dos quais são perfundidos. À esquerda, os capilares previamente não perfundidos são recrutados (abertos) pela pressão de perfusão aumentada. À direita, a pressão de perfusão aumentada distendeu os vasos que já estavam abertos. (Modificada com a permissão de Levitzky MG: *Pulmonary Physiology*, 7th ed. New York: McGraw-Hill Medical, 2007.)

sanguíneos pulmonares sejam muito altas, uma vez que eles possuem muito pouco músculo liso. O aumento do fluxo sanguíneo aumenta a pressão arterial pulmonar média, a qual se opõe às forças hidrostáticas e excede a pressão crítica de abertura dos vasos previamente fechados. Essa série de eventos abre novas vias paralelas para o fluxo sanguíneo, diminuindo a RVP. Essa abertura de novas vias é chamada de recrutamento. Nota-se que a diminuição do débito cardíaco ou da pressão arterial pulmonar pode resultar em um **desrecrutamento** dos capilares pulmonares.

À medida que a pressão de perfusão eleva-se, o gradiente de pressão transmural dos vasos sanguíneos pulmonares aumenta, causando distensão dos vasos. Isso aumenta o diâmetro dos vasos e diminui sua resistência ao fluxo sanguíneo.

Tanto o recrutamento como a distensão causam diminuição da RVP com elevação da pressão de perfusão ou do fluxo sanguíneo. O recrutamento aumenta a área de superfície para as trocas gasosas e pode diminuir o espaço morto alveolar. O desrecrutamento, causado pelo baixo débito ventricular direito ou pelas altas pressões alveolares, diminui a área de superfície para as trocas gasosas e pode aumentar o espaço morto alveolar.

CONTROLE DO MÚSCULO LISO VASCULAR PULMONAR

O músculo liso vascular pulmonar é responsivo a influências neurais e humorais, as quais produzem alterações ativas na RVP, ao contrário dos fatores passivos discutidos na seção anterior. Um fator passivo final, a gravidade, será discutido posteriormente neste capítulo. Os principais fatores passivos e ativos que influenciam a RVP são resumidos nas Tabelas 34-1 e 34-2.

A vasculatura pulmonar é inervada por fibras simpáticas e parassimpáticas do **sistema nervoso autônomo**. A inervação dos vasos pulmonares é relativamente esparsa em comparação aos vasos da circulação sistêmica, e o sistema nervoso autônomo exerce uma influência muito menor sobre os vasos pulmonares. Existe uma inervação relativamente mais ampla nos vasos maiores, e os vasos menores e mais musculares são menos inervados. Parece não haver inervação nos vasos menores de 30 μm de diâmetro, com pouca inervação das veias e vênulas intrapulmonares.

A estimulação simpática da vasculatura pulmonar pode aumentar a RVP ou diminuir a distensibilidade dos vasos maiores. A estimulação parassimpática dos vasos pulmonares em geral causa vasodilatação.

As **catecolaminas adrenalina** e **noradrenalina** aumentam a RVP quando injetadas na circulação pulmonar. A **histamina**, encontrada nos mastócitos dos pulmões, é um vasoconstritor pulmonar. Certas prostaglandinas e substâncias relacionadas, como $PGF_{2\alpha}$, PGE_2 e **tromboxana**, são vasoconstritores pulmonares, assim como a **endotelina**. Hipoxia e **hipercapnia** alveolares também causam vasoconstrição pulmonar, como será descrito posteriormente neste capítulo. A **acetilcolina**, o agonista β-adrenérgico **isoproterenol**, o **óxido nítrico** (**NO**) e certas prostaglandinas, como PGE_1 e PGI_2 (**prostaciclina**), são vasodilatadores pulmonares.

TABELA 34-1 Influências passivas sobre a resistência vascular pulmonar

Causa	Efeito sobre a resistência vascular pulmonar	Mecanismo
Aumento do volume pulmonar (acima da CRF)	Aumenta	Distensão e compressão dos vasos alveolares
Diminuição do volume pulmonar (abaixo da CRF)	Aumenta	Compressão e menor tração sobre os vasos extra-alveolares
Aumento da pressão arterial pulmonar, aumento da pressão atrial esquerda, aumento do volume sanguíneo pulmonar, aumento do débito cardíaco	Diminui	Recrutamento e distensão
Gravidade, posição corporal	Diminui nas regiões pulmonares dependentes da gravidade	Efeitos hidrostáticos causam recrutamento e distensão
Aumento da pressão intersticial (mais positiva)	Aumenta	Compressão dos vasos
Aumento da viscosidade sanguínea	Aumenta	A viscosidade aumenta diretamente a resistência
Ventilação com pressão positiva		
Aumento da pressão alveolar	Aumenta	Compressão e desrecrutamento dos vasos alveolares
Pressão intrapleural positiva	Aumenta	Compressão dos vasos extra-alveolares; compressão da veia cava diminui o fluxo sanguíneo pulmonar e leva ao desrecrutamento

DISTRIBUIÇÃO REGIONAL DO FLUXO SANGUÍNEO PULMONAR: AS ZONAS PULMONARES

A gravidade é outro fator passivo importante que afeta a RVP local e a perfusão relativa de diferentes regiões pulmonares. As interações dos efeitos da gravidade e das pressões extravasculares podem exercer influências profundas sobre a perfusão relativa de diferentes áreas dos pulmões.

TABELA 34-2 Influências ativas sobre a resistência vascular pulmonar

Aumenta	Diminui
Estimulação da inervação simpática (pode ter um efeito maior ao diminuir a distensibilidade dos vasos maiores)	Estimulação da inervação parassimpática (se o tônus vascular já estiver elevado)
Noradrenalina, adrenalina	Acetilcolina
Agonistas α-adrenérgicos	Agonistas β-adrenérgicos
$PGF_{2\alpha}$, PGE_2	PGE_1
Tromboxana	Prostaciclina (PGI_2)
Endotelina	Óxido nítrico
Angiotensina	Bradicinina
Histamina (primariamente um venoconstritor pulmonar)	
Hipoxia alveolar	
Hipercapnia alveolar	
Baixo pH do sangue venoso misto	

A DISTRIBUIÇÃO REGIONAL DO FLUXO SANGUÍNEO PULMONAR

Se uma substância radioativa como o gás xenônio (Xe^{133}) é dissolvida em solução salina e infundida no sangue venoso, ela pode ser usada para determinar o fluxo sanguíneo pulmonar regional. Quanto maior a radioatividade medida ao longo de uma região específica, maior é o fluxo sanguíneo dessa região. Um padrão como esse é mostrado na Figura 34-6 e é observado em uma pessoa saudável na posição sentada ou em pé. Existe maior fluxo sanguíneo por unidade de volume (por alvéolo) nas regiões inferiores do que nas regiões superiores dos pulmões. O teste foi realizado com o volume correspondente à capacidade pulmonar total dos indivíduos.

Se o indivíduo deita, seu padrão de perfusão regional é alterado, e assim a perfusão para as porções anatomicamente superiores e inferiores dos pulmões tem uma distribuição mais uniforme, mas o fluxo sanguíneo por unidade de volume é ainda superior nas regiões pulmonares dependentes da gravidade. Por exemplo, se o indivíduo está deitado sobre seu lado esquerdo, o pulmão esquerdo recebe um maior fluxo sanguíneo por unidade de volume do que o pulmão direito. O exercício, que aumenta o débito cardíaco, aumenta o fluxo sanguíneo por unidade de volume para todas as regiões dos pulmões, mas o gradiente de perfusão persiste; assim, ainda existe um fluxo sanguíneo relativamente maior por unidade de volume nas regiões pulmonares dependentes da gravidade.

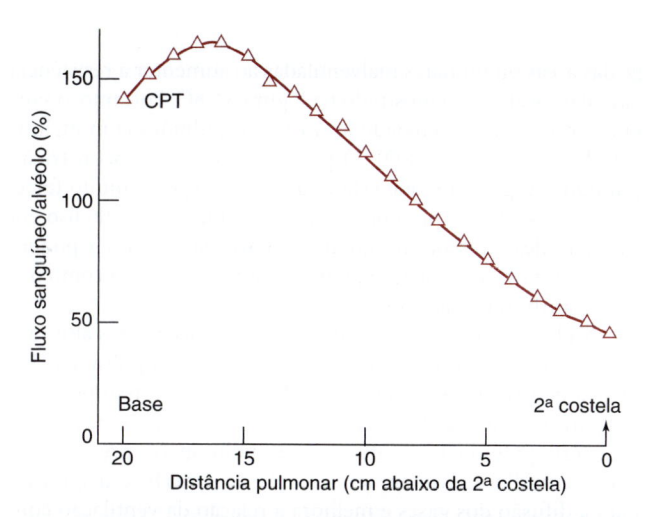

FIGURA 34-6 Fluxo sanguíneo relativo por alvéolo (100% = perfusão de cada alvéolo se todos fossem perfundidos igualmente) *versus* distância da base do pulmão em uma pessoa sentada na posição vertical. A mensuração do fluxo sanguíneo regional foi determinada utilizando-se uma injeção intravenosa de Xe^{133}. CPT, capacidade pulmonar total. (Modificada com permissão de Hughes JM, Glazier JB, Maloney JE, West JB. Effect of lung volume on the distribution of pulmonary blood flow in man. *Respir Physiol.* 1968;4(1):58-72.)

A razão para esse gradiente de perfusão regional dos pulmões é a gravidade. A pressão na base de uma coluna de líquido é proporcional à altura da coluna multiplicada pela densidade do líquido multiplicada pela gravidade; assim, as pressões intravasculares nas regiões pulmonares dependentes da gravidade são maiores do que nas regiões superiores. Em razão de as pressões serem maiores nas regiões pulmonares dependentes da gravidade, a resistência ao fluxo sanguíneo é menor nas regiões inferiores dos pulmões, permitindo maior recrutamento e distensão dos vasos nessas regiões. Portanto, não é apenas a gravidade, mas também as características da circulação pulmonar que causam o aumento do fluxo sanguíneo para as regiões pulmonares dependentes. Na verdade, os mesmos efeitos hidrostáticos ocorrem na circulação sistêmica, e ainda de forma mais acentuada; porém, as paredes espessas das artérias sistêmicas não são afetadas.

Existe também uma considerável heterogeneidade no fluxo sanguíneo pulmonar em qualquer distância vertical nos pulmões, isto é, podem haver variações significantes no fluxo sanguíneo pulmonar entre diferentes segmentos no plano horizontal dos pulmões. Essas variações são causadas por fatores locais e por estresse mecânico.

A INTERAÇÃO DA GRAVIDADE E DA PRESSÃO EXTRAVASCULAR: AS ZONAS PULMONARES

Quando a pressão na artéria pulmonar é baixa, as regiões mais superiores dos pulmões não recebem fluxo sanguíneo. A perfusão dos pulmões cessa no ponto em que a pressão alveolar (P_A) é igual à pressão na artéria pulmonar (P_a). Acima desse ponto, não há perfusão, porque a pressão alveolar excede a pressão da artéria pulmonar, e a pressão transmural através das paredes dos capilares é negativa. Abaixo desse ponto, a perfusão por unidade de volume aumenta consistentemente em direção às bases pulmonares.

Assim, sob circunstâncias nas quais a pressão alveolar é maior do que a pressão na artéria pulmonar nas partes superiores dos pulmões, não ocorre fluxo sanguíneo nessa região, a qual é referida como a zona 1, como mostrado na Figura 34-7. (Nessa figura o fluxo sanguíneo está no eixo *x*, e a distância no sentido superior do pulmão está no eixo *y*.) Portanto, a zona 1 é de alvéolos ventilados mas não perfundidos. Esse é o **espaço morto alveolar**. Felizmente, em uma pessoa com um débito cardíaco normal, durante a respiração normal, de repouso, a pressão da artéria pulmonar é maior do que a pressão alveolar, mesmo nas regiões mais superiores dos pulmões, não existindo, portanto, a zona 1.

A porção inferior do pulmão na Figura 34-7 é considerada como a zona 3. Nessa região, a pressão da artéria pulmonar e a pressão da veia pulmonar (P_v) são superiores à pressão alveolar. A pressão motriz (ΔP) para o fluxo sanguíneo através do pulmão nessa região é a pressão da artéria pulmonar menos a pressão da veia pulmonar. Essa pressão motriz permanece constante nas regiões inferiores do pulmão na zona 3, pois os efeitos da pressão hidrostática são os mesmos para as artérias e para as veias.

A porção média do pulmão na Figura 34-7 está na zona 2. Nesta, a pressão da artéria pulmonar é maior do que a pressão alveolar, ocorrendo assim, fluxo sanguíneo. Contudo, devido ao fato de a pressão alveolar ser maior do que a pressão da veia pulmonar, a pressão motriz *efetiva para o fluxo sanguíneo na zona 2 é a pressão da artéria pulmonar menos a pressão alveolar.* (Isso é análogo à situação descrita no Capítulo 32: durante uma expiração forçada, a pressão resultante para o fluxo de ar é igual à pressão alveolar menos a pressão intrapleural.) Deve-se notar que na zona 2 (à direita na Figura 34-7), o aumento do fluxo sanguíneo por distância em direção à base do pulmão é maior do que na zona 3. Isso ocorre porque a pressão motriz "para cima" (a pressão da artéria pulmonar) aumenta à medida que a pressão hidrostática aumenta, mas a pressão resultante "para baixo" (a pressão alveolar) é sempre constante ao longo do pulmão.

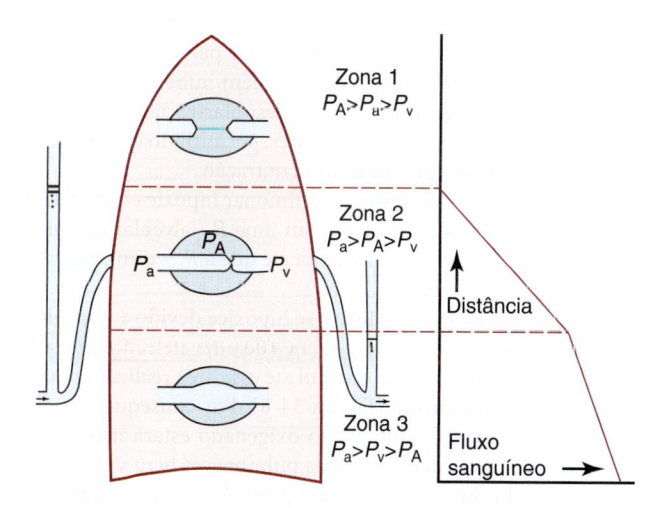

FIGURA 34-7 As zonas pulmonares. Os efeitos da gravidade e da pressão alveolar sobre a perfusão do pulmão. A figura está descrita no texto. (Modificada com permissão de West, J.B., Dollery, C.T., Naimark, A.: Distribution of blood flow in isolated lung: Relation to vascular and alveolar pressures. *J Appl Physiol* 1964;19:713-724.).

Resumindo: na **zona 1**, $P_A > P_a > P_v$, e não há fluxo sanguíneo; na **zona 2**, $P_a > P_A > P_v$, e a pressão resultante efetiva para o fluxo sanguíneo é $P_a - P_A$; na **zona 3**, $P_a > P_v > P_A$, e a pressão resultante para o fluxo sanguíneo é $P_a - P_v$.

É importante compreender que os limites entres as zonas dependem das condições fisiológicas – elas não representam referências anatômicas fixas. A pressão alveolar muda durante o curso de cada respiração. Durante a respiração eupneica, essas mudanças são de apenas alguns centímetros de água, mas podem ser muito maiores durante a fala, o exercício e outras condições. Um paciente em um ventilador com pressão positiva com **pressão expiratória final positiva** (**PEEP**) pode ter quantidades substanciais de zona 1, já que a pressão alveolar é sempre alta. Após uma hemorragia ou durante uma anestesia geral, o fluxo sanguíneo pulmonar e a pressão da artéria pulmonar são baixos, e as condições da zona 1 são prováveis. Durante o exercício, o débito cardíaco e a pressão da artéria pulmonar aumentam, e, caso exista alguma zona 1, esta será recrutada para zona 2. O limite entre as zonas 2 e 3 também será movido para cima. As mudanças no volume pulmonar também afetam a distribuição regional do fluxo sanguíneo pulmonar e também irão afetar os limites entre as zonas. Finalmente, as mudanças na posição corporal alteram a orientação das zonas com relação às localizações anatômicas nos pulmões, mas as mesmas relações permanecem no que diz respeito à gravidade e à pressão alveolar.

VASOCONSTRIÇÃO PULMONAR HIPÓXICA

Hipoxia alveolar (baixa P_{O_2} alveolar) ou **atelectasia** (colapso alveolar) causa uma vasoconstrição ativa na circulação pulmonar. O local da constrição da musculatura lisa vascular parece ser nos vasos arteriais (pré-capilares) próximos aos alvéolos.

O mecanismo da **vasoconstrição pulmonar hipóxica** não é bem compreendido. A resposta ocorre localmente, ou seja, apenas na área da hipoxia alveolar. Não são necessárias conexões com o sistema nervoso central. Ela também pode agir diretamente sobre o músculo liso vascular pulmonar para produzir vasoconstrição pulmonar hipóxica. Ela também inibe uma corrente de efluxo de potássio, o que leva à despolarização das células musculares lisas vasculares pulmonares, permitindo a entrada de cálcio nessas células e provocando a contração.

A resposta de vasoconstrição pulmonar hipóxica é gradativa – a constrição começa a ocorrer com uma P_{O_2} alveolar de aproximadamente 100 mmHg e aumenta até que a $P_{A_{O_2}}$ diminua para cerca de 20 a 30 mmHg.

Se uma área do pulmão torna-se hipóxica devido a uma obstrução das vias aéreas ou pela presença de uma atelectasia localizada, o sangue venoso misto que flui até essa área realizará pouca ou nenhuma troca gasosa (Figura 34-8). Por consequência, no átrio esquerdo, esse sangue pouco oxigenado estará misturado com o sangue proveniente de áreas pulmonares bem ventiladas. Essa mistura diminuirá a P_{O_2} arterial geral. A vasoconstrição pulmonar hipóxica desvia o fluxo de sangue venoso misto para longe das áreas pulmonares malventiladas ao aumentar a resistência vascular local, como mostrado na Figura 34-8C. Portanto, o sangue venoso misto é enviado às áreas dos pulmões com melhor ventilação (Figura 34-8D). O problema com a vasoconstrição pulmonar hipóxica é que esta não é uma resposta muito forte, já que a vasculatura pulmonar apresenta pouco músculo liso em suas paredes. Pressões muito altas na artéria pulmonar podem interferir na vasoconstrição pulmonar hipóxica, assim como outros distúrbios fisiológicos, como a alcalose.

Na hipoxia pulmonar total, como a que ocorre nas altitudes elevadas ou na hipoventilação, a vasoconstrição pulmonar hipóxica ocorre em todo o pulmão. Mesmo assim, isso pode ser útil para aumentar as trocas gasosas, já que a elevação na pressão da artéria pulmonar recruta capilares pulmonares previamente não perfundidos. Isso aumenta a área de superfície disponível para a difusão dos gases e melhora a relação da ventilação com a perfusão, como será descrito no próximo capítulo. Por outro lado, esse tipo de vasoconstrição pulmonar hipóxica em todo o pulmão aumenta a carga de trabalho sobre o ventrículo direito, e a alta pressão arterial pulmonar pode superar a vasoconstrição pulmonar hipóxica em algumas partes do pulmão, aumentando a pressão hidrostática capilar naqueles vasos e levando ao edema pulmonar (ver próxima seção deste capítulo).

A **hipercapnia alveolar** (dióxido de carbono aumentado) também causa vasoconstrição pulmonar. Deve-se observar que tanto a vasoconstrição pulmonar hipóxica como a hipercapneica são *opostas* ao que ocorre na circulação sistêmica.

EDEMA PULMONAR

Edema pulmonar é o acúmulo extravascular de líquido nos pulmões. Essa condição patológica pode ser causada por uma ou várias anormalidades fisiológicas, e o resultado é um prejuízo inevitável nas trocas gasosas. À medida que o edema se desenvolve, primeiro no interstício e depois nos alvéolos, a difusão de gases – particularmente de oxigênio – diminui.

O endotélio capilar é muito mais permeável à água e aos solutos do que o epitélio alveolar. Portanto, o fluido do edema acumula-se no interstício antes de acumular-se nos alvéolos.

Como discutido no Capítulo 26, a **equação de Starling** descreve o movimento de líquido por meio do endotélio capilar:

$$\dot{Q}_f = K_f [(P_c - P_i) - \sigma(\pi_{pl} - \pi_i)] \quad (1)$$

em que $\dot{Q}_f$ é o fluxo efetivo de líquido, K_f é o **coeficiente de filtração capilar** (descreve as características de permeabilidade da membrana aos fluidos), P_c é a **pressão hidrostática capilar**, P_i é a pressão hidrostática do líquido intersticial, σ é o **coeficiente de reflexão** (descreve a capacidade da membrana de prevenir o extravasamento das partículas de soluto), π_{pl} é a **pressão coloidosmótica (oncótica)** plasmática, e π_i é a pressão coloidosmótica do líquido intersticial.

Os componentes da equação de Starling são muito úteis para compreender as causas potenciais de edema pulmonar, embora apenas a pressão coloidosmótica plasmática (π_{pl}) possa ser medida clinicamente.

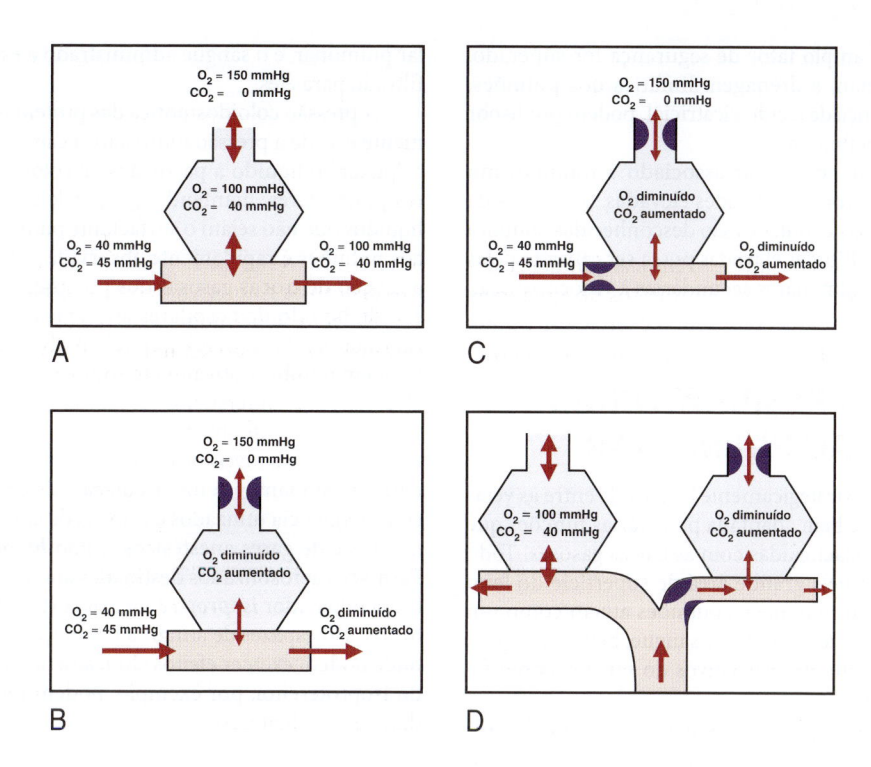

FIGURA 34-8 Ilustração da função fisiológica da vasoconstrição pulmonar hipóxica (VPH). **A)** Unidade alveolocapilar normal. **B)** Perfusão de um alvéolo hipoventilado resulta em P_{O_2} reduzida e P_{CO_2} aumentada no sangue que chega ao átrio esquerdo. **C)** VPH aumenta a resistência ao fluxo sanguíneo no alvéolo hipoventilado. **D)** Isso desvia o fluxo sanguíneo do alvéolo hipoventilado para alvéolos com melhor ventilação, ajudando a manter a relação $\dot{V}/\dot{Q}$. VPH, vasoconstrição pulmonar hipóxica; V/Q = relação ventilação-perfusão. (Modificada com permissão de Levitzky MG: *Pulmonary Physiology*, 7th ed. New York: McGraw-Hill Medical, 2007.)

CONDIÇÕES QUE PODEM CAUSAR EDEMA PULMONAR

Infecções, toxinas circulantes ou inaladas, toxicidade do oxigênio e outros fatores que destroem a integridade do endotélio capilar e aumentam sua permeabilidade levam ao edema pulmonar localizado ou generalizado.

A **pressão hidrostática capilar pulmonar** é de cerca de 10 mmHg sob condições normais. Se a pressão hidrostática capilar aumenta drasticamente, a filtração de líquido por meio do endotélio capilar também aumenta de forma acentuada, e a quantidade de líquido que deixa os capilares pode exceder a capacidade de drenagem linfática. A pressão hidrostática capilar pulmonar frequentemente aumenta como resultado de problemas no lado esquerdo da circulação, como infarto do ventrículo esquerdo, insuficiência ventricular esquerda ou estenose mitral. À medida que a pressão atrial esquerda e a pressão venosa pulmonar aumentam devido ao acúmulo de sangue, a pressão hidrostática capilar pulmonar também aumenta. Outras causas de pressão hidrostática capilar pulmonar aumentada incluem administração excessiva de líquidos intravenosos e doenças que ocluem as veias pulmonares.

A **pressão hidrostática intersticial** dos pulmões encontra-se na faixa de -5 a -7 mmHg em uma pessoa saudável ao nível da CRF. Condições que poderiam diminuir a pressão intersticial (ou seja, torná-la mais negativa) aumentam a tendência ao desenvolvimento de edema. Essas situações estão limitadas principalmente a ações realizadas por profissionais da saúde, como a rápida eliminação de líquidos do tórax ou o tratamento de um **pneumotórax**. Situações que aumentam a tensão superficial alveolar, por exemplo, quando a quantidade de surfactante presente é pequena, também podem tornar a pressão hidrostática intersticial mais negativa e aumentar a tendência à formação de edema pulmonar. À medida que o líquido acumula-se no interstício, a pressão hidrostática intersticial aumenta, o que ajuda a limitar o extravasamento adicional de líquido.

Qualquer situação que permita que mais soluto saia dos capilares, como uma diminuição do coeficiente de reflexão, causará mais movimento de líquido para fora do espaço vascular.

A diminuição da pressão coloidosmótica plasmática, que ajuda a reter líquido nos capilares, pode levar ao edema pulmonar. A pressão coloidosmótica plasmática, normalmente na faixa de 25 a 28 mmHg, diminui quando a concentração de proteínas plasmáticas é baixa ou ocorre uma administração exagerada de certas soluções intravenosas. Por outro lado, se a pressão coloidosmótica plasmática encontrar-se aumentada no interstício, ocorrerá extravasamento de líquido a partir dos capilares.

Qualquer líquido que trafegue no interstício pulmonar deve ser removido pela circulação linfática dos pulmões. O volume de fluxo linfático drenado do pulmão humano pode aumentar até 10 vezes em condições patológicas. O edema pulmonar poderá ocorrer apenas se esse amplo fator de segurança for superado. Condições que bloqueiam a drenagem linfática dos pulmões, como tumores ou presença de tecido cicatricial, podem predispor os pacientes ao edema pulmonar.

O edema pulmonar pode estar associado a traumatismo craniano, *overdose* de heroína e altitudes elevadas. As causas da formação de edema nessas condições são desconhecidas, embora o edema pulmonar das altitudes elevadas possa ser causado pelas altas pressões arteriais pulmonares secundárias à vasoconstrição pulmonar hipóxica.

FUNÇÕES NÃO RESPIRATÓRIAS DA CIRCULAÇÃO PULMONAR

A circulação pulmonar, estrategicamente localizada entre as veias e as artérias sistêmicas, é bem adaptada para várias funções que não estão diretamente relacionadas com as trocas gasosas. Todo o débito cardíaco passa pela grande área de superfície do leito capilar pulmonar, permitindo que os pulmões atuem como um local para filtração e armazenamento de sangue, bem como para o metabolismo de constituintes vasoativos do sangue, como foi discutido no Capítulo 31.

Um homem adulto em geral apresenta um volume de sangue pulmonar de 500 mL, o que permite que a circulação pulmonar atue como um reservatório para o ventrículo esquerdo. Se o débito ventricular esquerdo é transitoriamente maior do que o retorno venoso sistêmico, ele pode ser mantido por alguns batimentos devido à drenagem do sangue armazenado na circulação pulmonar.

Já que praticamente todo o sangue venoso misto deve passar pelos capilares pulmonares, a circulação pulmonar atua como um filtro, protegendo a circulação sistêmica de materiais que entram no sangue. As partículas filtradas, que podem entrar na circulação como resultado de processos naturais, trauma ou procedimentos terapêuticos, podem incluir pequenos coágulos de fibrina ou de sangue, células adiposas, medula óssea, células cancerosas, bolhas de gás, hemácias aglutinadas (sobretudo na **anemia falciforme**), massas de plaquetas ou leucócitos e debris do sangue armazenado ou de soluções intravenosas. Se essas partículas entram no lado arterial da circulação sistêmica, elas podem ocluir leitos vasculares que não possuem outra fonte de fluxo sanguíneo. Essa oclusão é particularmente perigosa se ocorre no suprimento sanguíneo do sistema nervoso central ou do coração.

Os pulmões podem desenvolver essa valiosa função porque existem muito mais capilares pulmonares presentes nos pulmões do que o necessário para as trocas gasosas em repouso: capilares previamente fechados podem ser recrutados. Obviamente, as trocas gasosas não podem ocorrer na região distal a uma obstrução capilar por alguma partícula, assim, esse mecanismo é limitado à capacidade dos pulmões em remover esse material filtrado. Se partículas são suspensas experimentalmente no sangue venoso e são então aprisionadas na circulação pulmonar, a **capacidade de difusão** (ver Capítulo 35) costuma diminuir por 4 a 5 dias, retornando ao normal após esse período. Os mecanismos para a remoção de material aprisionado no leito capilar pulmonar incluem a ação de enzimas do endotélio vascular, a ingestão pelos macrófagos e a entrada no sistema linfático. Pacientes com circulação extracorpórea não têm o benefício dessa filtração capilar pulmonar, e o sangue administrado a esses pacientes deve ser filtrado para eles.

A pressão coloidosmótica das proteínas plasmáticas normalmente excede a pressão hidrostática capilar pulmonar. Isso tende a "puxar" o líquido a partir dos alvéolos em direção aos capilares pulmonares, mantendo a superfície alveolar livre de outros líquidos que não sejam o surfactante pulmonar. A água que chega aos pulmões é rapidamente absorvida pelo sangue. Isso protege a função de trocas gasosas dos pulmões e contraria a transudação de líquido dos capilares aos alvéolos. Conforme mostrado no Capítulo 31, as células epiteliais alveolares do tipo II podem também bombear ativamente sódio e água a partir da superfície alveolar para o interstício.

Fármacos ou substâncias químicas que passam facilmente pela barreira alveolocapilar por difusão ou por outros meios entram rapidamente na circulação sistêmica. Os pulmões são com frequência utilizados como via de administração de medicamentos e de gases anestésicos, como **halotano** e **óxido nitroso**. Fármacos aerosolizados destinados apenas às vias aéreas, como o broncodilatador **isoproterenol** e os corticosteroides anti-inflamatórios, são capazes de atingir a circulação sistêmica rapidamente, onde podem exercer efeitos clinicamente significantes. Os efeitos do isoproterenol, por exemplo, podem incluir estimulação cardíaca e vasodilatação.

CORRELAÇÃO CLÍNICA

Um homem de 60 anos, que teve um *infarto do miocárdio* no ventrículo esquerdo há três meses, retorna ao cardiologista devido à *dispneia* durante os esforços, mas não em repouso, tosse com secreção espumosa após o exercício e *ortopneia* (quando a respiração é mais fácil na posição vertical do que em decúbito). Em repouso, sua frequência cardíaca é de 105 bpm, a pressão arterial é de 120/90 mmHg, e a frequência respiratória está aumentada, sendo de 20 respirações/min. Sua radiografia de tórax mostra evidências de edema nas regiões pulmonares dependentes da gravidade.

O paciente não tem dispneia em repouso (sensação de dificuldade respiratória ou "respiração curta") e sua pressão arterial está dentro da faixa de normalidade. Sua frequência cardíaca de repouso está levemente acima da faixa normal (50 a 100 bpm; *taquicardia*) e sua frequência respiratória está elevada (normalmente 12 a 15 respirações/min; *taquipneia*). Ele apresenta ortopneia.

Devido ao infarto do miocárdio ventricular esquerdo, o tecido muscular cardíaco danificado foi substituído por tecido cicatricial, que é incapaz de contração. Embora seu ventrículo esquerdo possa gerar um volume de ejeção suficiente em repouso, ele não pode acompanhar o débito ventricular direito aumentado durante o exercício, levando a um aumento na pressão atrial esquerda. Uma vez que não existem valvas entre o átrio esquerdo e as veias e capilares pulmonares, a pressão hidrostática capilar pulmonar aumenta. A filtração de líquido dos capilares para o interstício pulmonar aumenta o suficiente para exceder a capacidade da drenagem linfática em removê-lo, resultando em edema intersticial e, consequentemente, em edema alveolar.

A dispneia resulta de vários fatores. A *congestão vascular pulmonar* (excesso de sangue nos vasos sanguíneos pulmonares) diminui a complacência pulmonar. O edema intersticial e alveolar aumenta a barreira alveolocapilar para a difusão de gás. Isso é um problema sobretudo para a difusão de oxigênio, como será discutido no próximo capítulo. Os receptores de estiramento na circulação pulmonar, respondem à congestão vascular pulmonar, e os *quimiorreceptores arteriais* respondem à baixa P_{O_2} arterial, o que contribui para a sensação de dispneia, como será discutido no Capítulo 38. Ele respira mais facilmente na posição vertical, pois o líquido do edema fica acumulado nas regiões inferiores dos pulmões, permitindo melhor troca gasosa nas partes superiores dos pulmões.

RESUMO DO CAPÍTULO

- Comparadas às artérias sistêmicas, as artérias pulmonares têm muito menos músculo liso vascular em suas paredes e, portanto, oferecem menor resistência ao fluxo sanguíneo. As artérias pulmonares são mais distensíveis, e, devido ao fato de suas pressões intravasculares serem inferiores, elas são mais compressíveis do que as artérias sistêmicas. O gradiente de pressão transmural vascular é, portanto, um importante determinante da RVP.
- Embora o músculo liso vascular pulmonar possa contrair ativamente ou relaxar em resposta a influências neurais e humorais, fatores passivos exercem um papel mais importante na determinação da RVP do que na RVS.
- A RVP é geralmente mais baixa ao nível da capacidade residual funcional e aumenta com volumes pulmonares maiores ou menores.
- A RVP geralmente diminui com aumentos no fluxo sanguíneo pulmonar, na pressão arterial pulmonar, na pressão atrial esquerda ou no volume sanguíneo capilar pulmonar, devido à distensão dos vasos sanguíneos já abertos e/ou ao recrutamento dos vasos previamente ocluídos.
- Existe mais fluxo sanguíneo nas regiões inferiores dos pulmões do que nas regiões superiores. Os efeitos da pressão da artéria pulmonar, pressão da veia pulmonar e da pressão alveolar sobre o fluxo sanguíneo pulmonar são descritos como as zonas pulmonares.
- A hipoxia alveolar pode causar constrição dos vasos pulmonares pré-capilares, desviando o fluxo sanguíneo das regiões mal ventiladas ou dos alvéolos não ventilados.

QUESTÕES PARA ESTUDO

1. Comparada à circulação sistêmica, a circulação pulmonar apresenta:
   A) maior pressão arterial
   B) vasos menos distensíveis
   C) uma resistência vascular ao fluxo sanguíneo distribuída mais uniformemente entre artérias, capilares e veias
   D) maior controle da resistência vascular pelo sistema nervoso autônomo
   E) maior resistência vascular total

2. Qual das seguintes alternativas provavelmente aumentaria a resistência vascular pulmonar?
   A) Inspirar da CRF até a CPT
   B) Expirar da CRF até o VR
   C) Respirar 10% O_2 – 90% N_2 por 10 minutos
   D) Diminuir o débito cardíaco de 5 para 2,5 L/min
   E) Todas as alternativas anteriores

3. Na zona 2 dos pulmões:
   A) pressão alveolar > pressão arterial pulmonar > pressão venosa pulmonar
   B) pressão arterial pulmonar > pressão alveolar > pressão venosa pulmonar
   C) pressão arterial pulmonar > pressão venosa pulmonar > pressão alveolar
   D) o gradiente de pressão efetivo para o fluxo sanguíneo é a pressão arterial pulmonar menos a pressão venosa pulmonar
   E) não há fluxo sanguíneo

4. Comparada à circulação pulmonar, a circulação brônquica apresenta:
   A) maior fluxo sanguíneo total
   B) pressão arterial média mais elevada
   C) artérias mais distensíveis
   D) distribuição mais uniforme da resistência vascular entre artérias, capilares e veias
   E) P_{O_2} arterial mais baixa

5. Qual das seguintes alternativas apresenta uma situação com a menor probabilidade de causar edema pulmonar?
   A) Estenose mitral
   B) Administração rápida de dois litros de solução salina por via intravenosa
   C) Pressão atrial esquerda aumentada
   D) Administração rápida de pressão intrapleural muito negativa para aliviar um pneumotórax
   E) Ventilação com pressão positiva

QUESTÕES PARA ESTUDO

1. Comparada à circulação sistêmica, a circulação pulmonar apresenta:
   A) maior pressão arterial.
   B) vasos menos distensíveis.
   C) uma resistência vascular ao fluxo sanguíneo distribuída mais uniformemente entre artérias, capilares e veias.
   D) maior controle da resistência vascular pelo sistema nervoso autônomo.
   E) maior volume vascular total.

2. Qual das seguintes alternativas presumivelmente aumentaria a resistência vascular pulmonar?
   A) Inspirar da CRF até a CPT
   B) Expirar da CRF até o VR
   C) Respirar 10% O_2 – 90% N_2 por 10 minutos
   D) Diminuir o débito cardíaco de 5 para 2,5 L/min
   E) Todas as alternativas anteriores

3. Na zona 2 dos pulmões:
   A) pressão alveolar > pressão arterial pulmonar > pressão venosa pulmonar.
   B) pressão arterial pulmonar > pressão alveolar > pressão venosa pulmonar.
   C) pressão arterial pulmonar > pressão venosa pulmonar > pressão alveolar.
   D) o gradiente de pressão efetivo para o fluxo sanguíneo é a pressão arterial pulmonar menos a pressão venosa pulmonar.
   E) não há fluxo sanguíneo.

4. Comparada à circulação pulmonar, a circulação brônquica apresenta:
   A) maior fluxo sanguíneo total.
   B) pressão arterial média mais elevada.
   C) artérias mais distensíveis.
   D) distribuição mais uniforme da resistência vascular entre as artérias, capilares e veias.
   E) P_{O_2} arterial mais baixa.

5. Qual das seguintes alternativas apresenta uma situação comumente provocadora de causar edema pulmonar?
   A) Estenose mitral
   B) Administração rápida de dois litros de solução salina por via intravenosa
   C) Pressão atrial esquerda aumentada
   D) Administração rápida de pressão intrapleural muito negativa para aliviar um pneumotórax
   E) Ventilação com pressão positiva

CAPÍTULO 35

Relação Ventilação-Perfusão e Trocas Gasosas Respiratórias

Michael Levitzky

OBJETIVOS

- Predizer as consequências da disparidade entre ventilação e perfusão.
- Explicar as diferenças regionais na uniformidade entre ventilação e perfusão dos pulmões em condições normais na posição vertical.
- Predizer as consequências das diferenças regionais na ventilação e na perfusão dos pulmões em condições normais na posição vertical.
- Definir o que é difusão e diferenciá-la de fluxo em massa.
- Explicar a lei de Fick para a difusão.
- Diferenciar a limitação pela perfusão e a limitação pela difusão do transporte de gás nos pulmões.
- Descrever a difusão do oxigênio dos alvéolos para a corrente sanguínea e do dióxido de carbono da corrente sanguínea para os alvéolos.
- Definir a capacidade de difusão e discutir sua mensuração.

A ventilação alveolar e a perfusão pulmonar foram discutidas nos capítulos anteriores desta seção. Os gases respiratórios devem difundir-se ao longo da barreira alveolocapilar para a realização das trocas gasosas. Para uma difusão ideal, a ventilação alveolar deve estar em conformidade com a perfusão pulmonar.

RELAÇÃO VENTILAÇÃO-PERFUSÃO

A ventilação alveolar conduz o oxigênio para os pulmões e remove o dióxido de carbono. De modo semelhante, o sangue venoso misto conduz o dióxido de carbono aos pulmões e capta o oxigênio alveolar. Assim, a P_{O_2} e a P_{CO_2} alveolares são determinadas pela relação entre a ventilação e a perfusão alveolares. As alterações na relação entre a ventilação e a perfusão, chamada de $\dot{V}_A/\dot{Q}_C$ para a ventilação alveolar/fluxo sanguíneo capilar pulmonar (ou apenas $\dot{V}/\dot{Q}$), resultará em mudanças na P_{O_2} e na P_{CO_2} alveolares, bem como na distribuição de gás ou na sua remoção dos pulmões.

A ventilação alveolar é normalmente cerca de 4 a 6 L/min, e o fluxo sanguíneo pulmonar (que é igual ao débito cardíaco) encontra-se em uma faixa semelhante, portanto, a $\dot{V}/\dot{Q}$ para o pulmão inteiro encontra-se na faixa de 0,8 a 1,2. Contudo, a ventilação e a perfusão devem ser equivalentes nas regiões alveolocapilares para a ocorrência de trocas gasosas eficientes, e a $\dot{V}/\dot{Q}$ para o pulmão inteiro é útil apenas como uma aproximação da situação nas unidades alveolocapilares dos pulmões.

CONSEQUÊNCIAS DE UMA ALTA OU BAIXA RELAÇÃO VENTILAÇÃO-PERFUSÃO

O oxigênio é fornecido aos alvéolos pela ventilação alveolar e é removido dos mesmos à medida que se difunde para o sangue capilar pulmonar, sendo transportado ao restante do corpo pelo fluxo sanguíneo. De forma semelhante, o dióxido de carbono chega aos alvéolos pelo sangue venoso misto, difundindo-se a partir dos capilares pulmonares e sendo removido dos alvéolos pela ventilação alveolar. Como será discutido adiante neste capítulo, no débito cardíaco de repouso, a difusão de oxigênio e de dióxido de carbono é normalmente limitada pela perfusão pulmonar. As pressões parciais alveolares de oxigênio e de dióxido de carbono são, portanto, determinadas pela $\dot{V}/\dot{Q}$. Se a $\dot{V}/\dot{Q}$ em uma unidade

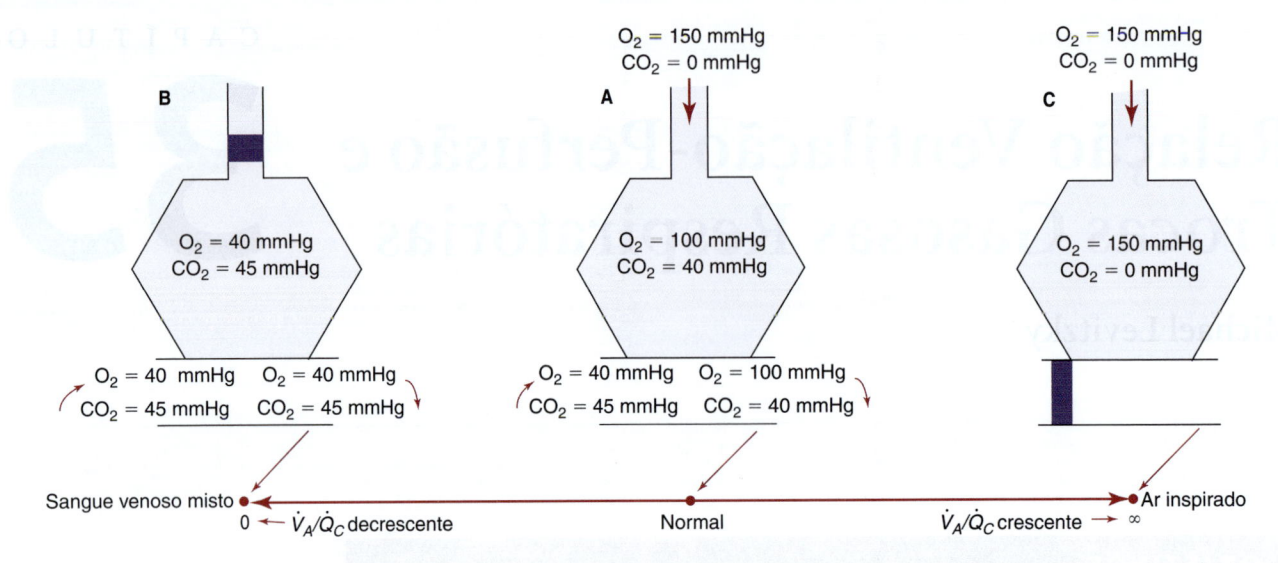

FIGURA 35-1 O efeito das mudanças na relação ventilação-perfusão sobre a P_{O_2} e a P_{CO_2} alveolares. **A)** $\dot{V}_A/\dot{Q}_C$ normal. **B)** $\dot{V}_A/\dot{Q}_C = 0$. **C)** $\dot{V}_A/\dot{Q}_C$ infinita. As setas curvas denotam a direção do fluxo sanguíneo. (Modificada com permissão de West JB. *Ventilation/Blood Flow and Gas Exchange*. 5th ed. Oxford: Blackwell; 1990.)

alveolocapilar *aumentar*, o fornecimento de oxigênio em relação a sua remoção irá aumentar, assim como também a remoção de dióxido de carbono em relação ao seu fornecimento. Portanto, a P_{O_2} alveolar aumentará, e a P_{CO_2} alveolar diminuirá. Se a $\dot{V}/\dot{Q}$ em uma unidade alveolocapilar *diminuir*, a remoção do oxigênio em relação ao seu fornecimento aumentará, e o fornecimento de dióxido de carbono em relação a sua remoção também aumentará. Portanto, a P_{O_2} alveolar diminuirá, e a P_{CO_2} alveolar aumentará.

A Figura 35-1 mostra as consequências das alterações na relação entre ventilação e perfusão em unidades alveolocapilares hipotéticas. A unidade A tem uma $\dot{V}/\dot{Q}$ normal. O ar inspirado chega ao alvéolo com uma P_{O_2} de cerca de 150 mmHg e uma P_{CO_2} de quase 0 mmHg. O sangue venoso misto entra nos capilares alveolares com uma P_{O_2} de cerca de 40 mmHg e uma P_{CO_2} de cerca de 45 mmHg. Isso resulta em uma P_{O_2} alveolar de aproximadamente 100 mmHg e uma P_{CO_2} alveolar de 40 mmHg. O gradiente de pressão parcial para a difusão do oxigênio do alvéolo aos capilares pulmonares é, portanto, de cerca de $100 - 40 = 60$, ou seja, 60 mmHg; o gradiente de pressão parcial para a difusão do CO_2 dos capilares pulmonares aos alvéolos é de cerca de $45 - 40 = 5$, ou seja, 5 mmHg.

A via aérea que supre a unidade B foi completamente ocluída. Sua $\dot{V}/\dot{Q}$ é zero. À medida que o tempo vai passando, o ar aprisionado no alvéolo equilibra-se por difusão com o gás dissolvido no sangue venoso misto que chega à unidade alveolocapilar. Não é possível a ocorrência de trocas gasosas, e qualquer sangue que perfundir esse alvéolo deixará a região exatamente como entrou. Portanto, a unidade B está agindo como um **shunt** (desvio) direita-esquerda.

O fluxo sanguíneo na unidade C encontra-se bloqueado por um *êmbolo pulmonar*, e, portanto, a unidade C está completamente sem perfusão. Ela tem uma $\dot{V}/\dot{Q}$ infinita. Já que o oxigênio não pode difundir-se do alvéolo ao sangue capilar pulmonar e o dióxido de carbono não pode entrar no alvéolo a partir do sangue, a P_{O_2} do alvéolo é de aproximadamente 150 mmHg e sua P_{CO_2} é zero; ou seja, a composição do gás desse alvéolo não perfundido é a mesma do ar inspirado. A unidade C representa o **espaço morto alveolar**. Se a unidade C não fosse perfundida, devido ao fato de sua pressão alveolar exceder sua pressão pré-capilar (em vez do êmbolo), ela então também corresponderia à parte da zona 1, como foi discutido no Capítulo 34.

As unidades B e C representam os dois extremos de um contínuo da relação ventilação-perfusão. A $\dot{V}/\dot{Q}$ de uma unidade alveolocapilar em particular pode cair em qualquer parte ao longo dessa linha, como mostrado na base da Figura 35-1. Portanto, a P_{O_2} e a P_{CO_2} alveolares de tais unidades cairão entre os dois extremos mostrados na figura: unidades com *baixa* $\dot{V}/\dot{Q}$ terão relativamente baixa P_{O_2} e alta P_{CO_2}; unidades com *alta* $\dot{V}/\dot{Q}$ terão relativamente alta P_{O_2} e baixa P_{CO_2}. Isso é demonstrado graficamente em um diagrama O_2-CO_2 como o da Figura 35-2. O diagrama

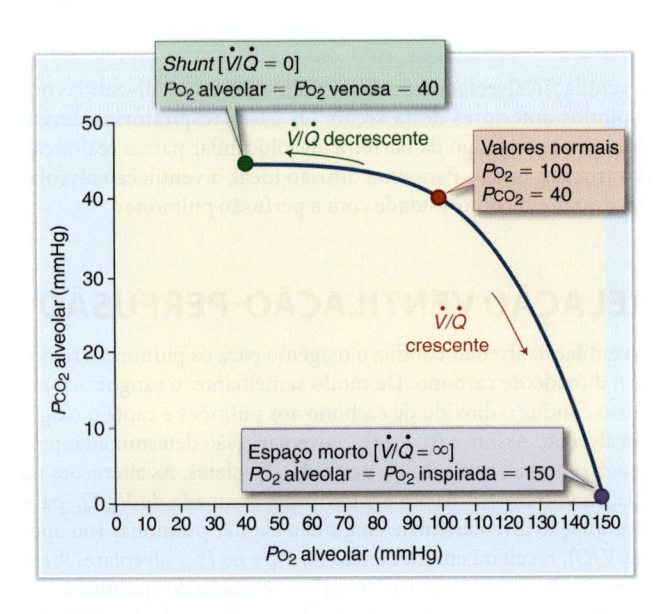

FIGURA 35-2 A linha da relação ventilação-perfusão sobre um diagrama O_2-CO_2. A unidade com uma $\dot{V}_A/\dot{Q}_C$ de zero tem a P_{O_2} e a P_{CO_2} do sangue venoso misto; a unidade com uma $\dot{V}_A/\dot{Q}_C$ infinita tem a P_{O_2} e a P_{CO_2} do ar inspirado. (Reproduzida com permissão de Kibble J, Halsey CR: *The Big Picture, Medical Physiology*. New York: McGraw-Hill, 2009.)

mostra os resultados de cálculos matemáticos da P_{O_2} e da P_{CO_2} para relações $\dot{V}/\dot{Q}$ entre zero (para o sangue venoso misto) e infinita (para o ar inspirado). A curva resultante é conhecida como a **linha da relação ventilação-perfusão**. Esse simples diagrama O_2-CO_2 pode ser modificado para incluir linhas de correção para outros fatores, como taxas de trocas respiratórias dos alvéolos e do sangue, ou o espaço morto. A posição da linha da $\dot{V}/\dot{Q}$ é alterada se as pressões parciais do gás inspirado ou do sangue venoso misto forem alteradas.

TESTANDO AS DISPARIDADES ENTRE A VENTILAÇÃO E A PERFUSÃO

Vários métodos podem demonstrar a presença ou a localização de áreas pulmonares com disparidades entre a ventilação e a perfusão. Esses métodos incluem os cálculos do *shunt* fisiológico* e do espaço morto fisiológico, as diferenças entre a P_{O_2} e a P_{CO_2} alveolares e arteriais, e a avaliação de imagens pulmonares após a inalação e administração intravenosa de Xe^{133} ou Tc^{99m}**.

Shunt fisiológico e a equação do *shunt*

Um ***shunt* direita-esquerda** ocorre quando o sangue venoso que não foi oxigenado (ou não foi totalmente oxigenado) é misturado com o sangue arterial. O ***shunt* fisiológico**, que corresponde ao espaço morto fisiológico, consiste nos ***shunts*** **anatômicos** mais os ***shunts*** **intrapulmonares**. Os *shunts* intrapulmonares podem ser ***shunts*** **absolutos** ou "**estados semelhantes aos *shunts***", que são áreas com baixa relação ventilação-perfusão nas quais os alvéolos são malventilados e/ou muito perfundidos. Os *shunts* anatômicos consistem em sangue venoso sistêmico que chega ao ventrículo esquerdo sem ter passado pela vasculatura pulmonar. Em um indivíduo adulto saudável, cerca de 2 a 5% do débito cardíaco, incluindo o sangue venoso das veias brônquicas, das veias cardíacas mínimas (veias de Tebésio), e das veias pleurais, entra no lado esquerdo da circulação diretamente, sem passar pelos capilares pulmonares. Também podem ocorrer ***shunts*** **anatômicos patológicos**, como, por exemplo, os *shunts* intracardíacos direita-esquerda.

O sangue venoso misto que perfunde os capilares pulmonares, associado a alvéolos totalmente não ventilados ou colapsados, constitui um *shunt* absoluto (como os *shunts* anatômicos), pois não ocorrem trocas gasosas à medida que o sangue passa pelos pulmões. As unidades alveolocapilares com baixa $\dot{V}_A/\dot{Q}_C$ também ajudam na diminuição do conteúdo arterial de oxigênio, pois o sangue que passa por essas unidades tem uma P_{O_2} inferior ao sangue das unidades com boa relação ventilação-perfusão. O aumento da **fração inspirada de oxigênio** ($F_{I_{O_2}}$) não causa um aumento significativo na P_{O_2} arterial de pacientes com *shunts* intrapulmonares absolutos ou com "áreas semelhantes ao *shunt*", pois o sangue capilar pulmonar que flui aos alvéolos não ventilados ou pouco ventilados não é exposto ao ar alveolar.

---

* N. de R.T. A tradução de *shunt* para o português é desvio, contudo, ao longo do texto será mantida a palavra em inglês, pois trata-se de um termo consagrado na fisiologia respiratória.

** N. de T. O Tc^{99m} é um radioisótopo metaestável do metal de transição tecnécio. O Xe^{133} e o Tc^{99m} são utilizados na técnica de cintilografia pulmonar, que possibilita a identificação de áreas malperfundidas ou malventiladas.

A **equação do *shunt*** conceitualmente divide todas as unidades alveolocapilares em dois grupos: aquelas com boa uniformidade entre ventilação e perfusão e aquelas com relação ventilação-perfusão zero. Portanto, a equação do *shunt* combina as áreas de *shunt* absoluto (incluindo os *shunts* anatômicos) e as áreas semelhantes ao *shunt* em um grupo conceitual separado. A razão resultante entre o fluxo desviado e o débito cardíaco, com frequência referida como **mistura venosa**, é a parte do débito cardíaco que estaria perfundindo alvéolos absolutamente não ventilados e reproduz o conteúdo de oxigênio no sangue arterial sistêmico de um paciente. Do mesmo modo, se um percentual muito maior do débito cardíaco estivesse perfundindo demasiadamente alvéolos pouco ventilados, a razão resultante seria a mesma:

$$\frac{\dot{Q}_s}{\dot{Q}_T} = \frac{C_{c'O_2}-C_{aO_2}}{C_{c'O_2}-C_{\bar{v}O_2}} \quad (1)$$

em que $\dot{Q}_T$ representa o **fluxo sanguíneo pulmonar** total por minuto (ou seja, o débito cardíaco), $\dot{Q}_s$ representa a quantidade de fluxo sanguíneo por minuto que entra no sangue arterial sistêmico sem receber qualquer oxigênio (o "**fluxo desviado**"), Ca_{O_2} é igual ao **conteúdo de oxigênio do sangue arterial** (ver Capítulo 36) em mililitros de oxigênio por 100 mL de sangue, e $C_{\bar{v}O_2}$ e $C_{c'O_2}$ são iguais ao **conteúdo de oxigênio do sangue venoso misto** e ao **conteúdo de oxigênio na extremidade distal do capilar** (o conteúdo de oxigênio no sangue no final dos capilares pulmonares ventilados e perfundidos), respectivamente.

A **fração de *shunt*** é em geral multiplicada por 100%, portanto, o fluxo desviado é expresso como um percentual do débito cardíaco.

Os conteúdos de oxigênio do sangue arterial e do sangue venoso misto podem ser determinados pela obtenção de amostras sanguíneas de uma artéria sistêmica e da artéria pulmonar (para o sangue venoso misto), mas o conteúdo de oxigênio do sangue na extremidade dos capilares pulmonares com ventilação e perfusão uniformes é, obviamente, impossível de ser medido diretamente. Isso deve ser calculado a partir da **equação do ar alveolar** e da concentração de hemoglobina do paciente.

Espaço morto fisiológico

O uso da **equação de Bohr** para determinar o espaço morto fisiológico foi discutido no Capítulo 33. Se o espaço morto anatômico é subtraído do espaço morto fisiológico, o resultado (se existir uma diferença) é o espaço morto alveolar, ou áreas de $\dot{V}/\dot{Q}$ infinita. O espaço morto alveolar também resulta em uma **diferença arterioalveolar de CO_2** (ou **diferença arterial-expiratória final de CO_2**), ou seja, a P_{CO_2} ao final da expiração (*end-tidal* P_{CO_2}) é normalmente igual à P_{CO_2} arterial. Uma P_{CO_2} arterial maior do que a P_{CO_2} ao final da expiração geralmente indica a presença de espaço morto alveolar.

DIFERENÇA ALVEOLOARTERIAL DE OXIGÊNIO

As P_{O_2} alveolar e arterial são frequentemente tratadas como se fossem iguais. Contudo, a P_{O_2} arterial costuma ser alguns mmHg inferior à P_{O_2} alveolar. Essa **diferença alveoloarterial de oxigênio**, ou $(A-a)D_{O_2}$, é normal. Ela é causada pelo *shunt* anatômico

TABELA 35-1 Causas do aumento da diferença alveoloarterial de oxigênio

Aumento do *shunt* direita-esquerda
    Anatômico
    Intrapulmonar

Aumento da disparidade ventilação-perfusão
Difusão comprometida
Aumento na pressão parcial de oxigênio inspirado
Diminuição da pressão parcial de oxigênio no sangue venoso misto
Desvio da curva de dissociação da oxi-hemoglobina

Adaptada com permissão de Marshall BE, Wyche MQ, Jr. Hypoxemia during and after anesthesia. *Anesthesiology*. 1972;37(2):178-209.

normal, já que existe algum grau de **disparidade ventilação-perfusão** (ver posteriormente neste capítulo), e pela limitação da difusão em algumas partes dos pulmões. A disparidade $\dot{V}/\dot{Q}$ é geralmente a mais importante, com uma pequena contribuição dos *shunts* e muito pouca da limitação da difusão. Diferenças maiores do que o normal entre a P_{O_2} alveolar e a arterial podem indicar uma disparidade ventilação-perfusão significante. Entretanto, um aumento na diferença alveoloarterial de oxigênio (Tabela 35-1) pode também ser causado pelos *shunts* anatômico e intrapulmonar, por bloqueio na difusão, por baixa P_{O_2} venosa mista, por respiração de concentrações de oxigênio maiores do que o normal, ou ainda, por desvios da curva de dissociação da oxi-hemoglobina (ver também Tabela 37-7).

A diferença alveoloarterial da P_{O_2} é normalmente de cerca de 5 a 15 mmHg em uma pessoa jovem saudável respirando o ar ambiente ao nível do mar. Essa diferença aumenta com a idade devido à progressiva diminuição na P_{O_2} arterial que ocorre com o envelhecimento (ver Capítulo 73). O aumento da diferença alveoloarterial da P_{O_2} para aproximadamente 20 mmHg entre as idades de 20 e 70 anos é considerado normal.

A P_{O_2} "alveolar" utilizada na determinação da diferença alveoloarterial de oxigênio é a $P_{A_{O_2}}$, a qual é calculada utilizando-se a equação do ar alveolar. Conforme ressaltado no Capítulo 33, ela é uma média idealizada da P_{O_2} alveolar e representa o que a P_{O_2} alveolar deve ser, não necessariamente o que ela realmente é.

DIFERENÇAS REGIONAIS NA RELAÇÃO VENTILAÇÃO-PERFUSÃO E SUAS CONSEQUÊNCIAS

As variações regionais na ventilação em um pulmão normal na posição vertical foram discutidas no Capítulo 33. Elas estão resumidas no lado esquerdo da Figura 35-3. O lado direito da Figura 35-3 mostra que as regiões pulmonares mais dependentes da gravidade também recebem mais fluxo sanguíneo por unidade de volume do que as regiões mais superiores, como foi discutido no Capítulo 34.

DIFERENÇAS REGIONAIS NA RELAÇÃO VENTILAÇÃO-PERFUSÃO NOS PULMÕES NA POSIÇÃO VERTICAL

A Figura 35-4 mostra gráficos simplificados dos gradientes de ventilação e perfusão, plotados sobre os mesmos eixos, da base ao

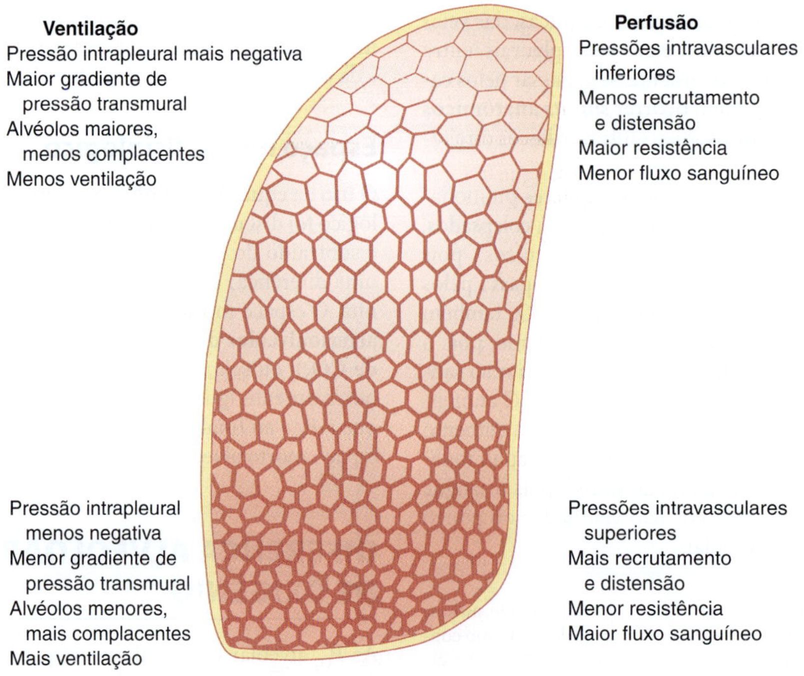

Ventilação
Pressão intrapleural mais negativa
Maior gradiente de pressão transmural
Alvéolos maiores, menos complacentes
Menos ventilação

Perfusão
Pressões intravasculares inferiores
Menos recrutamento e distensão
Maior resistência
Menor fluxo sanguíneo

Pressão intrapleural menos negativa
Menor gradiente de pressão transmural
Alvéolos menores, mais complacentes
Mais ventilação

Pressões intravasculares superiores
Mais recrutamento e distensão
Menor resistência
Maior fluxo sanguíneo

FIGURA 35-3 Resumo das diferenças regionais na ventilação (esquerda) e na perfusão (direita) em um pulmão normal na posição vertical. (Modificada com permissão de Levitzky MG: *Pulmonary Physiology*, 7th ed. New York: McGraw-Hill Medical, 2007.)

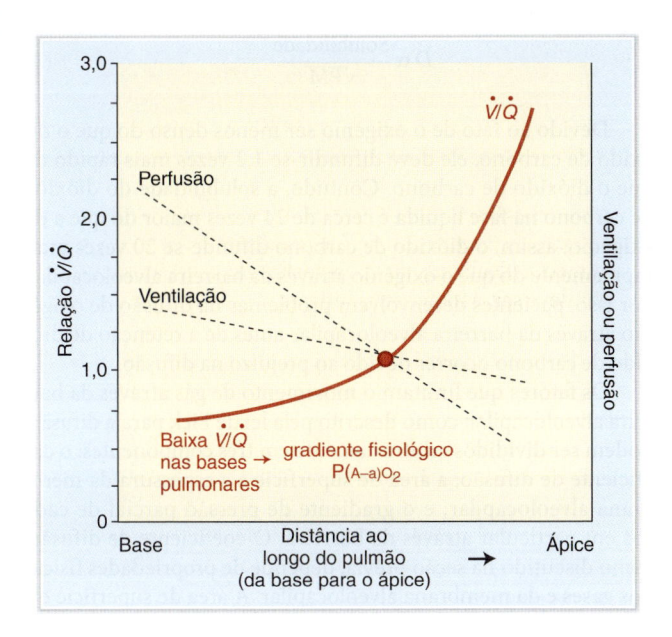

FIGURA 35-4 Distribuição da ventilação e da perfusão e relação ventilação-perfusão nos pulmões na posição vertical. (Reproduzida com permissão de Kibble J, Halsey CR: *The Big Picture, Medical Physiology*. New York: McGraw Hill, 2009.)

ápice de pulmões normais na posição vertical. A relação ventilação-perfusão foi então calculada para várias regiões.

A Figura 35-4 mostra que, embora as regiões mais inferiores dos pulmões recebam melhor ventilação e melhor perfusão do que as porções mais superiores, o gradiente de perfusão da base ao ápice é maior do que o gradiente de ventilação. Devido a isso, a relação ventilação-perfusão é relativamente baixa em regiões pulmonares mais dependentes da gravidade e mais alta nas regiões pulmonares superiores. Os efeitos das diferenças regionais na $\dot{V}/\dot{Q}$ sobre a P_{O_2} e a P_{CO_2} alveolares podem ser preditos a partir da Figura 35-2: as regiões superiores devem ter uma relativamente alta P_{O_2} e uma baixa P_{CO_2}; as regiões inferiores devem ter uma relativamente baixa P_{O_2} e uma alta P_{CO_2}.

Isso significa que o conteúdo de oxigênio do sangue que sai das regiões superiores é maior, e o conteúdo de dióxido de carbono é menor do que o do sangue que sai das regiões inferiores. Entretanto, esses conteúdos são baseados em mililitros de sangue (ver Capítulo 36), e existe muito menos fluxo sanguíneo para as secções mais superiores do que para as secções inferiores. Portanto, embora as secções mais superiores tenham $\dot{V}/\dot{Q}$ e P_{O_2} mais elevadas e P_{CO_2} mais baixa, existem mais trocas gasosas nas secções mais próximas da base.

DIFUSÃO DE GASES

A difusão de um gás ocorre quando existe um movimento efetivo de moléculas de uma área na qual esse *gás em particular* exerce uma alta pressão parcial a uma área na qual ele exerce uma menor pressão parcial. Portanto, o movimento de um gás por difusão é diferente do movimento de gases ao longo das vias aéreas de condução, que ocorre por "**fluxo em massa**" (**movimento em massa** ou **convecção**). No fluxo em massa, o movimento de gás resulta das diferenças na pressão total, e moléculas de gases diferentes movem-se em conjunto ao longo do gradiente de pressão total. Na difusão, cada um dos diferentes gases move-se de acordo com seu próprio gradiente de pressão parcial individual. A transferência de gases durante a difusão ocorre por movimento molecular aleatório. Portanto, a temperatura é um dos fatores determinantes para o movimento molecular, o qual aumenta em temperaturas elevadas. Os gases movem-se em ambas as direções durante a difusão, mas a área de maior pressão parcial, devido ao seu maior número de moléculas por unidade de volume, tem proporcionalmente mais "saídas" aleatórias. Assim, o movimento *líquido* de gás é dependente da diferença de pressão parcial entre as duas áreas. Em uma situação estática, a difusão continua até que nenhuma diferença de pressão parcial exista para qualquer um dos gases nas duas áreas; nos pulmões, o oxigênio e o dióxido de carbono continuamente entram e saem dos alvéolos; assim, tal equilíbrio não ocorre de fato.

LEI DE FICK PARA A DIFUSÃO

O oxigênio é levado aos alvéolos pelo fluxo em massa ao longo das vias aéreas de condução. Quando o ar flui pelas vias aéreas de condução durante a inspiração, a velocidade linear do fluxo em massa diminui à medida que o ar aproxima-se dos alvéolos. Isso ocorre devido ao aumento acentuado da área de secção transversal total nas porções distais da árvore traqueobrônquica. Quando o ar alcança os alvéolos, o fluxo em massa provavelmente cessa, e o movimento adicional de gás ocorre por difusão. O oxigênio move-se então através da fase gasosa nos alvéolos, de acordo com seu próprio gradiente de pressão parcial. A distância dos ductos alveolares até a interface alveolocapilar é geralmente menor que 1 mm. O oxigênio difunde-se então através da interface alveolocapilar. Portanto, ele deve mover-se primeiro a partir da fase gasosa em direção à fase líquida, de acordo com a **lei de Henry**, a qual diz que a quantidade de um gás dissolvido em um líquido com o qual ele não se combina quimicamente é diretamente proporcional à pressão parcial do gás ao qual o líquido é exposto e à solubilidade do gás no líquido. O oxigênio deve dissolver-se e difundir-se através da fina camada de surfactante pulmonar, do epitélio alveolar, do interstício e do endotélio capilar, como foi mostrado na Figura 31-6 (número 2, próximo à seta). Ele deve então difundir-se através do plasma (número 3), onde algum oxigênio permanece dissolvido e a maioria entra na hemácia e combina-se com a hemoglobina (número 4). O sangue então transporta o oxigênio para fora dos pulmões por fluxo em massa e distribui o gás aos outros tecidos do corpo, como foi mostrado na Figura 31-1. Nos tecidos, o oxigênio difunde-se a partir da hemácia através do plasma, do endotélio capilar, do interstício, da membrana das células do tecido, pelo interior celular e para o interior da membrana mitocondrial. O processo é quase inteiramente reverso para o dióxido de carbono.

Os fatores que determinam a taxa de difusão de um gás através da barreira alveolocapilar são descritos pela **lei de Fick para a difusão**, a qual é mostrada a seguir em uma forma simplificada:

$$\dot{V}_{gás} = \frac{AD(P_1 - P_2)}{T} \quad (2)$$

em que $\dot{V}_{gás}$ é o volume de gás que se difunde através da barreira tecidual por minuto (mL/min), A é a área de superfície da barreira disponível para a difusão, D é o coeficiente de difusão, ou difusibilidade, de um gás em particular na barreira, T é a espessura da barreira ou a distância de difusão, e $P_1 - P_2$ é a diferença de pressão parcial do gás através da barreira.

Ou seja, o volume do gás por unidade de tempo movendo-se através da barreira alveolocapilar é diretamente proporcional à área da barreira, à difusibilidade e à diferença de concentração entre os dois lados, mas é inversamente proporcional à espessura da barreira.

Acredita-se que a área de superfície da barreira sangue-gás seja de pelo menos 70 m² em um adulto saudável de tamanho mediano e em repouso. Ou seja, cerca de 70 m² de área de superfície *potencial* são ventilados e perfundidos em repouso. Se mais capilares são recrutados, como no exercício, a área de superfície disponível para a difusão aumenta; se o retorno venoso diminui devido a uma hemorragia, por exemplo, ou se a pressão alveolar é aumentada por ventilação com pressão positiva, então os capilares podem ser desrecrutados e a área de superfície disponível para a difusão pode diminuir.

A espessura da barreira de difusão alveolocapilar é de apenas cerca de 0,2 a 0,5 μm. A espessura da barreira pode aumentar na fibrose intersticial ou no edema intersticial, interferindo, portanto, na difusão. A difusão provavelmente aumenta com volumes pulmonares mais elevados, pois, à medida que os alvéolos são distendidos, a distância para a difusão diminui levemente (e também porque as pequenas vias aéreas submetidas ao fechamento podem ser abertas com altos volumes pulmonares).

A difusibilidade, ou constante de difusão, para um gás é diretamente proporcional à solubilidade do gás na barreira de difusão e é inversamente proporcional à raiz quadrada do peso molecular (PM) do gás:

$$D \alpha \frac{\text{Solubilidade}}{\sqrt{PM}} \quad (3)$$

Devido ao fato de o oxigênio ser menos denso do que o dióxido de carbono, ele deve difundir-se 1,2 vezes mais rápido do que o dióxido de carbono. Contudo, a solubilidade do dióxido de carbono na fase líquida é cerca de 24 vezes maior do que a do oxigênio; assim, o dióxido de carbono difunde-se 20 vezes mais rapidamente do que o oxigênio através da barreira alveolocapilar. Por isso, pacientes desenvolvem problemas na difusão de oxigênio através da barreira alveolocapilar antes de a retenção de dióxido de carbono ocorrer devido ao prejuízo na difusão.

Os fatores que limitam o movimento de gás através da barreira alveolocapilar, como descrito pela lei de Fick para a difusão, podem ser divididos arbitrariamente em três componentes: o coeficiente de difusão; a área de superfície e a espessura da membrana alveolocapilar; e o gradiente de pressão parcial de cada gás em particular através da barreira. O coeficiente de difusão, como discutido na seção prévia, depende de propriedades físicas dos gases e da membrana alveolocapilar. A área de superfície e a espessura da membrana são propriedades físicas da barreira, as quais podem ser alteradas por mudanças no volume sanguíneo capilar pulmonar, pelo débito cardíaco ou pela pressão arterial pulmonar, ou, ainda, por mudanças nos volumes pulmonares. O gradiente de pressão parcial de um gás (através da barreira) é o principal determinante final de sua taxa de difusão. A pressão parcial de um gás no sangue venoso misto e nos capilares pulmonares é tão importante na determinação de sua taxa de difusão quanto sua pressão parcial alveolar.

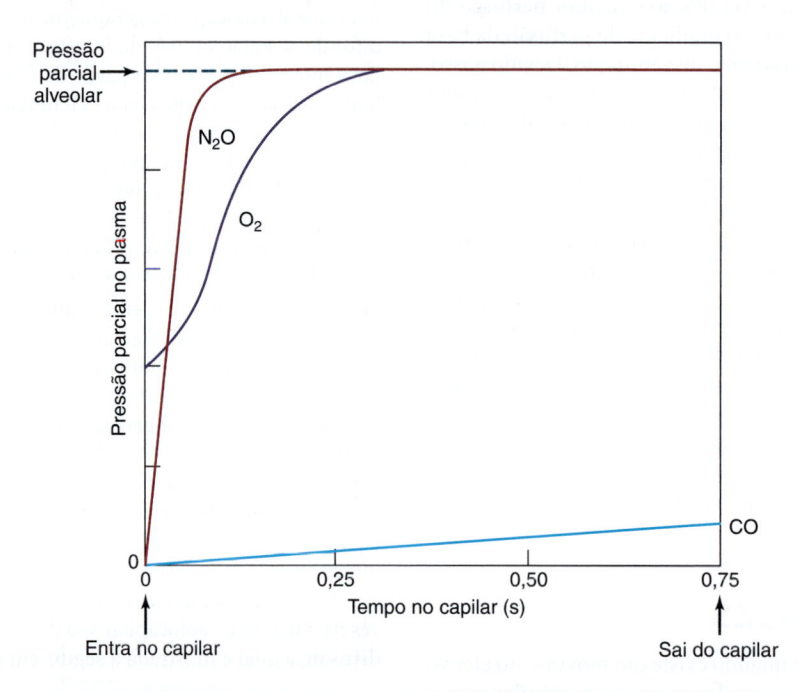

FIGURA 35-5 Valores calculados das mudanças nas pressões parciais de monóxido de carbono, óxido nitroso e oxigênio no sangue durante a passagem ao longo dos capilares pulmonares funcionais. Não existem unidades no eixo das ordenadas, pois a escala é diferente para cada um dos três gases, dependendo da pressão parcial alveolar de cada gás. A abscissa é mostrada em segundos, indicando o tempo em que o sangue permaneceu nos capilares. No débito cardíaco de repouso, o sangue permanece em média 0,75 segundo em um capilar pulmonar. A pressão parcial alveolar de cada gás é indicada pela linha pontilhada. As pressões parciais do óxido nitroso e do oxigênio equilibram-se rapidamente com a pressão parcial alveolar. (Modificada com permissão de Comroe JH: *The Lung; Clinical Physiology and Pulmonary Function Tests*, 2nd ed. Chicago: Year Book Medical Publishers, 1962.)

Limitação pela difusão

Uma hemácia e o plasma ao seu redor gastam em média 0,75 a 1,2 segundos dentro dos capilares pulmonares no débito cardíaco de repouso. A Figura 35-5 mostra os valores calculados para as alterações ao longo do tempo nas pressões parciais no sangue de três gases: o oxigênio, o monóxido de carbono e o óxido nitroso. Esses valores são mostrados em comparação às pressões parciais alveolares para cada gás, como indicado pela linha pontilhada. Essa pressão parcial alveolar é diferente para cada um dos três gases e depende da concentração do gás em questão na mistura de gás inspirado e, ainda, de quão rapidamente o gás é removido pelo sangue capilar pulmonar. O esquema é desenhado como se todos os três gases fossem administrados ao mesmo tempo, mas esse não é necessariamente o caso. Deve-se considerar cada gás como se ele estivesse atuando independentemente dos demais.

A pressão parcial do monóxido de carbono no sangue capilar pulmonar aumenta muito lentamente comparada aos demais gases mostrados na figura. Isso é verdadeiro, se uma baixa concentração inspirada de monóxido de carbono é usada por um curto período. Entretanto, se o *conteúdo* de monóxido de carbono (em mililitros de monóxido de carbono por mililitro de sangue) fosse medido simultaneamente, ele aumentaria muito rápido. A razão para esse aumento rápido é que o monóxido de carbono combina-se quimicamente com a hemoglobina nas hemácias. A afinidade do monóxido de carbono pela hemoglobina é cerca de 210 vezes maior do que a do oxigênio. O monóxido de carbono que está quimicamente ligado com a hemoglobina não contribui para a pressão parcial de monóxido de carbono no sangue, pois ele não está mais *fisicamente dissolvido* no sangue. Portanto, a pressão parcial de monóxido de carbono no sangue capilar pulmonar não se aproxima da pressão parcial de monóxido de carbono nos alvéolos durante o período no qual o sangue é exposto ao monóxido de carbono alveolar. Assim, o gradiente de pressão parcial para o monóxido de carbono através da barreira alveolocapilar é mantido durante todo o tempo em que um determinado volume de sangue permanece nos capilares pulmonares. Dessa forma, a difusão do monóxido de carbono é limitada apenas por sua difusibilidade na barreira e pela área de superfície e espessura da barreira. O transporte de monóxido de carbono do alvéolo para o sangue capilar pulmonar é referido como **limitado pela difusão**, em vez de ser **limitado pela perfusão**.

Limitação pela perfusão

A pressão parcial de óxido nitroso no sangue capilar pulmonar equilibra-se muito rapidamente com a pressão parcial desse gás nos alvéolos, pois o óxido nitroso desloca-se com mais facilidade através da barreira alveolocapilar e porque ele não se combina quimicamente com a hemoglobina nas hemácias. Depois de apenas cerca de 0,1 segundo de exposição do sangue capilar pulmonar ao óxido nitroso alveolar, o gradiente de pressão parcial através da barreira alveolocapilar é abolido. A partir desse ponto, não ocorre movimento adicional de óxido nitroso dos alvéolos para o sangue nos capilares que já alcançaram o equilíbrio com a pressão parcial alveolar do gás. Durante o período seguinte, que dura de 0,6 a 0,7 segundo, não ocorre difusão efetiva de óxido nitroso entre o alvéolo e o sangue que trafega pelos capilares pulmonares. O sangue que está *recém entrando* nos capilares na extremidade arterial não estará equilibrado com a pressão parcial alveolar de óxido nitroso; assim, esse gás pode difundir-se para o sangue na extremidade arterial.

Portanto, o transporte de óxido nitroso é **limitado pela perfusão**. O transporte de óxido nitroso de um alvéolo em particular para um de seus capilares pulmonares pode ser aumentado pela elevação no débito cardíaco, que causa uma redução na quantidade de tempo em que o sangue permanece nos capilares pulmonares após entrar em equilíbrio com a pressão parcial alveolar de óxido nitroso. (Devido ao aumento no débito cardíaco, capilares previamente não perfundidos podem ser recrutados, e a difusão total para o monóxido de carbono e para o óxido nitroso pode aumentar, já que ocorre um aumento na área de superfície para a difusão.)

Difusão do oxigênio

Como pode ser visto na Figura 35-5, o período para o transporte de oxigênio cair fica entre aqueles para o monóxido de carbono e o óxido nitroso. A pressão parcial de oxigênio aumenta muito rapidamente (começa com a P_{O_2} do sangue venoso misto, de cerca de 40 mmHg, e não no zero), e o equilíbrio com a P_{O_2} alveolar de aproximadamente 100 mmHg ocorre dentro de cerca de 0,25 segundo, ou cerca de um terço do tempo em que o sangue está nos capilares pulmonares, considerando um débito cardíaco típico de repouso. O oxigênio move-se com facilidade através da barreira alveolocapilar e para o interior das hemácias, onde se combina quimicamente com a hemoglobina. A pressão parcial de oxigênio aumenta com mais rapidez do que a pressão parcial de monóxido de carbono. Não obstante, o oxigênio quimicamente ligado com a hemoglobina (e, portanto, que não está mais fisicamente dissolvido) não exerce pressão parcial; assim, o gradiente de pressão parcial da membrana alveolocapilar é de início mantido e o transporte de oxigênio continua. Contudo, a combinação química do oxigênio com a hemoglobina ocorre rapidamente (em centésimos de segundo), e, com uma pressão parcial alveolar de oxigênio normal, a hemoglobina torna-se quase saturada com o oxigênio muito com rapidez, como será discutido no próximo capítulo. Quando isso acontece, a pressão parcial de oxigênio no sangue aumenta com rapidez, alcançando a mesma pressão parcial alveolar, e a partir desse ponto, não poderá ocorrer transporte adicional de oxigênio dos alvéolos para o sangue, pois o equilíbrio já foi atingido. Portanto, sob condições de P_{O_2} alveolar normal e com débito cardíaco de repouso, o transporte de oxigênio dos alvéolos para os capilares pulmonares é **limitado pela perfusão**.

Durante o exercício, o sangue move-se ao longo dos capilares pulmonares muito mais rapidamente do que durante o repouso. Na verdade, o sangue pode permanecer nos capilares pulmonares por cerca de 0,25 segundo em média, durante um exercício extenuante. O transporte de oxigênio para o sangue será bastante aumentado por unidade de tempo, pois há pouca ou nenhuma limitação pela perfusão. (A parte de sangue que permanece nos capilares por um período inferior ao tempo médio pode ser submetida à limitação pela difusão de transporte de oxigênio.) Obviamente, o transporte total de oxigênio também é aumentado durante o exercício devido ao recrutamento de capilares previamente não perfundidos, o que aumenta a área de superfície para a difusão, e também pela melhor uniformidade entre a ventilação e a perfusão. Uma pessoa com uma barreira alveolocapilar anormal, devido a um espessamento fibrótico ou a um edema intersticial, pode alcançar a limitação pela difusão do transporte de oxigênio durante a realização de um exercício extenuante. Uma pessoa com uma barreira alveolocapilar extremamente anormal pode apresentar limitação pela difusão do transporte de oxigênio até mesmo em repouso.

Difusão do dióxido de carbono

O equilíbrio da pressão parcial de dióxido de carbono no sangue capilar pulmonar com os alvéolos em uma pessoa saudável, com pressão parcial venosa mista de dióxido de carbono de 45 mmHg e pressão parcial alveolar de 40 mmHg, ocorre em aproximadamente 0,25 segundo, ou seja, quase o mesmo do oxigênio. Isso pode parecer surpreendente, considerando que a difusibilidade do dióxido de carbono é cerca de 20 vezes maior do que a do oxigênio, mas o gradiente de pressão parcial é normalmente de apenas 5 mmHg para o dióxido de carbono, enquanto o do oxigênio é de cerca de 60 mmHg. Portanto, o transporte de dióxido de carbono também é normalmente **limitado pela perfusão**, embora ele possa ser limitado pela difusão em uma pessoa com alguma alteração na barreira alveolocapilar.

MENSURAÇÃO DA CAPACIDADE DE DIFUSÃO

Em geral, é interessante determinar as características de difusão dos pulmões de um paciente durante sua avaliação no laboratório de função pulmonar. Pode ser particularmente importante determinar se um prejuízo aparente na difusão é resultado de limitação pela perfusão ou pela difusão.

A **capacidade de difusão** é a taxa na qual o oxigênio ou o monóxido de carbono é absorvido a partir do gás alveolar para os capilares pulmonares (em mililitros por minuto) por unidade de gradiente de pressão parcial (em milímetros de mercúrio). Essa capacidade é em geral mensurada com concentrações muito baixas de monóxido de carbono, porque o seu transporte a partir dos alvéolos em direção aos capilares é *limitado pela difusão*, como foi discutido previamente neste capítulo.

A pressão parcial média de oxigênio ou de monóxido de carbono é afetada pelas suas reações químicas com a hemoglobina, como já foi discutido, bem como pelo seu transporte através da barreira alveolocapilar. Por essa razão, a capacidade de difusão dos pulmões é influenciada por ambos, pela capacidade de difusão da membrana e pelas reações com a hemoglobina. A quantidade de hemoglobina nos pulmões depende da concentração de hemoglobina no sangue e da quantidade de sangue nos capilares pulmonares – o **volume sanguíneo capilar pulmonar**. A difusão através dos alvéolos costuma ser muito rápida e geralmente pode ser desconsiderada, embora possa ser um fator importante em uma pessoa com *edema pulmonar*.

Vários métodos diferentes são utilizados clinicamente para mensurar a capacidade de difusão do monóxido de carbono (a **DL$_{CO}$**). Essas técnicas envolvem uma única inalação, ou podem ser de equilíbrio dinâmico (*steady-state*), e às vezes utilizadas durante o exercício.

A DL$_{CO}$ encontra-se reduzida em doenças associadas a fibrose intersticial ou alveolar, como na **sarcoidose, esclerodermia** e **asbestose**, ou a condições que causam edema intersticial ou alveolar pulmonar, como indicado na Tabela 35-2. Também é diminuída em condições que causam uma redução na área de superfície disponível para difusão, como no enfisema, nos tumores, quando o débito cardíaco é baixo, ou quando o volume sanguíneo capilar pulmonar é reduzido, bem como em condições que causam disparidade na ventilação-perfusão, o que efetivamente diminui a área de superfície disponível para difusão.

TABELA 35-2 Condições que diminuem a capacidade de difusão

Espessamento da barreira
Edema intersticial ou alveolar
Fibrose intersticial ou alveolar
Sarcoidose
Esclerodermia
Diminuição da área de superfície
Enfisema
Tumores
Baixo débito cardíaco
Baixo volume sanguíneo capilar pulmonar
Captação reduzida pelas hemácias
Anemia
Baixo volume sanguíneo capilar pulmonar
Disparidade ventilação-perfusão

Reproduzida com permissão de Levitzky MG: *Pulmonary Physiology*, 7th ed. New York: McGraw-Hill Medical, 2007.

A determinação da capacidade de difusão do monóxido de carbono pode ser muito útil na avaliação de pacientes com **doença pulmonar obstrutiva crônica** (**DPOC**). Uma baixa DL$_{CO}$ distingue pacientes nos quais o distúrbio é primariamente o *enfisema* daqueles nos quais o distúrbio é primariamente a *bronquite crônica*. A DL$_{CO}$ pode também ser útil na avaliação de pacientes com doenças restritivas.

CORRELAÇÃO CLÍNICA

Um homem de 40 anos sofreu um acidente de esqui e quebrou a perna, a qual encontra-se imobilizada em uma tala gessada. Ele não tem história de problemas respiratórios, mas subitamente apresenta dificuldade respiratória e queixas de dor torácica. Ele é levado ao hospital, e, na emergência, observa-se que sua respiração é rápida e superficial. Sua frequência cardíaca é de 120 bpm e sua pressão arterial é de 80/60 mmHg. Sua frequência respiratória é de 25 respirações/min. Um raio X de tórax e um eletrocardiograma (ECG) são realizados nesse paciente para ajudar a determinar a causa da dor torácica e da dispneia. O ECG não mostra nenhuma anormalidade indicativa de *isquemia do miocárdio* (insuficiência de fluxo sanguíneo para o músculo cardíaco) ou de *infarto do miocárdio* (lesão do músculo cardíaco), como por exemplo, anormalidades no segmento ST ou na onda T (ver Capítulo 23). No raio X de tórax, não são encontradas anormalidades indicativas de *pneumonia*, *atelectasia* (colapso alveolar) ou *pneumotórax* (ar entre o interior da caixa torácica e o exterior dos pulmões). Uma amostra sanguínea foi obtida do paciente enquanto ele estava respirando o ar ambiente para a determinação de seus gases sanguíneos arteriais (P_{O_2}, P_{CO_2} e pH arteriais). Os valores obtidos foram os seguintes: P_{O_2} arterial de 70 mmHg (normal > 90); P_{CO_2} arterial de 30 mmHg (a faixa normal é de 35 a 45); pH 7,5 (a faixa normal é de 7,35 a 7,45).

É constatado que o paciente tem um *êmbolo pulmonar*, provavelmente devido a um coágulo sanguíneo proveniente da perna imobilizada. O fluxo de sangue venoso na perna quebrada encontra-se prejudicado pela tala e pela ausência de contração muscular para melhorar o retorno venoso da perna ao coração. **Estase sanguínea** (fluxo baixo ou ausente) frequentemente leva à formação de coágulos (**trombose**). Quando a trombose ocorre nas veias profundas, como as das pernas, é chamada de **trombose venosa profunda** (**TVP**). O trombo pode soltar-se e ser transportado para o lado direito do coração e, então, entrar na árvore arterial pulmonar, onde pode bloquear o fluxo sanguíneo a uma parte dos pulmões. Isso é chamado de êmbolo pulmonar; nesse caso, ocorreu um **tromboembolismo**. Os êmbolos pulmonares podem ameaçar a vida se eles ocluem um percentual significativo do leito vascular pulmonar. A região dos pulmões com o fluxo sanguíneo ocluído cria um **espaço morto alveolar** (região ventilada, mas que não é perfundida), que não contribui com as trocas gasosas. A P_{CO_2} ao final da expiração (*end-tidal* P_{CO_2}) do paciente diminui, porque contém ar proveniente de alvéolos não perfundidos, os quais não contribuem com o dióxido de carbono do ar expirado. Portanto, a P_{CO_2} arterial é maior do que a P_{CO_2} ao final da expiração ("alveolar"). A capacidade de difusão do paciente encontra-se reduzida devido à diminuição da área de superfície para as trocas gasosas. A oclusão dos vasos pulmonares provavelmente aumenta a resistência vascular pulmonar, a pressão arterial pulmonar e o trabalho ventricular direito. O fluxo sanguíneo para o lado esquerdo do coração do paciente diminui, o que explica sua baixa pressão arterial sistêmica. A **taquicardia** é provavelmente uma resposta do reflexo barorreceptor devido à baixa pressão arterial, e também pela dor e ansiedade que ele está sentindo. A **taquipneia** pode ser explicada pela influência dos receptores pulmonares (que serão descritos no Capítulo 38) e também por dor e ansiedade. A taquipneia resultou em **hiperventilação**, fazendo com que a P_{CO_2} arterial do paciente diminuísse abaixo da faixa normal (ver a discussão da **alcalose respiratória descompensada** no Capítulo 37). Sua baixa P_{O_2} arterial é um resultado da oclusão dos vasos pulmonares, que desloca o fluxo sanguíneo para alvéolos malventilados.

O tratamento dos pacientes com êmbolos pulmonares (também chamado de **embolismo pulmonar**) depende da gravidade da situação. **Anticoagulantes** são utilizados para prevenir a formação adicional de coágulos, **fármacos tromboembolíticos** são empregadas para dissolver os coágulos, cateteres intravenosos com filtros especiais também podem ser usados para a remoção dos êmbolos, e os êmbolos maiores que podem causar risco à vida podem ser removidos cirurgicamente (**embolectomia**).

RESUMO DO CAPÍTULO

- A ventilação e a perfusão devem ser uniformes em nível alveolocapilar para que as trocas gasosas ocorram com máxima eficiência.
- A relação ventilação-perfusão próxima a 1,0 resulta em P_{O_2} alveolar de aproximadamente 100 mmHg e P_{CO_2} próxima a 40 mmHg; relações ventilação-perfusão maiores que 1,0 aumentam a P_{O_2} e diminuem a P_{CO_2}; relações ventilação-perfusão menores que 1,0 diminuem a P_{O_2} e aumentam a P_{CO_2}.
- O espaço morto alveolar e o *shunt* intrapulmonar representam os dois extremos da relação ventilação-perfusão, infinito e zero, respectivamente.
- A relação ventilação-perfusão nas regiões mais inferiores dos pulmões normais na posição vertical é menor que 1,0, resultando em baixa P_{O_2} e alta P_{CO_2}; a relação ventilação-perfusão nas regiões superiores dos pulmões é maior que 1,0, resultando em alta P_{O_2} e baixa P_{CO_2}; apesar disso, normalmente ocorrem mais trocas gasosas nas regiões mais inferiores dos pulmões, pois o fluxo sanguíneo é maior.
- O volume de gás por unidade de tempo que se move através da barreira alveolocapilar é diretamente proporcional à área da barreira, à difusibilidade do gás na barreira e à diferença na concentração do gás entre os dois lados da barreira, mas é inversamente proporcional à espessura dela.
- Se a pressão parcial plasmática de um gás é equilibrada com a pressão parcial alveolar do gás dentro do período em que o sangue permanece nos capilares pulmonares, seu transporte é limitado pela perfusão; se o equilíbrio não ocorre enquanto o sangue permanece nos capilares, seu transporte é limitado pela difusão.

QUESTÕES PARA ESTUDO

1. Uma pessoa sem problemas de saúde prévios é levada à emergência médica depois de ter aspirado acidentalmente um corpo estranho que entrou no brônquio principal *direito*, ocluindo-o parcialmente. Qual das seguintes situações pode ocorrer?
   A) A P_{O_2} alveolar do pulmão direito será inferior e sua P_{CO_2} alveolar será superior do que no pulmão esquerdo
   B) A fração calculada de *shunt* aumentará
   C) O fluxo sanguíneo para o pulmão direito diminuirá
   D) A P_{O_2} arterial diminuirá
   E) Todas as alternativas anteriores estão corretas

2. Uma pessoa saudável deita sobre seu lado direito e respira normalmente. Espera-se que seu pulmão direito, em comparação com o esquerdo, apresente:
   A) menor P_{O_2} alveolar e maior P_{CO_2} alveolar
   B) menor fluxo sanguíneo por unidade de volume
   C) menor ventilação por unidade de volume
   D) relação ventilação-perfusão mais alta
   E) alvéolos maiores

3. Qual das seguintes condições ou circunstâncias pode *aumentar* a capacidade de difusão dos pulmões (D_P)?
   A) Mudança da posição supina para a posição vertical
   B) Exercício
   C) Enfisema
   D) Anemia
   E) Baixo débito cardíaco devido à perda de sangue
   F) Fibrose intersticial difusa dos pulmões

4. Se a pressão parcial capilar pulmonar de um gás entra em equilíbrio com aquela dos alvéolos antes que o sangue deixe os capilares (assumindo que o gás está se difundindo dos alvéolos para os capilares pulmonares):
   A) seu transporte é considerado como limitado pela perfusão
   B) seu transporte é considerado como limitado pela difusão
   C) o aumento do débito cardíaco não aumentará a quantidade de gás a ser difundida através da barreira alveolocapilar
   D) o aumento da pressão parcial alveolar do gás não aumentará a quantidade a ser difundida através da barreira alveolocapilar
   E) o recrutamento de capilares pulmonares adicionais não aumentará a quantidade de gás a ser difundida através da barreira alveolocapilar

Transporte de Oxigênio e de Dióxido de Carbono

CAPÍTULO 36

Michael Levitzky

OBJETIVOS

- Descrever a relação entre a pressão parcial de oxigênio no sangue e a quantidade de oxigênio fisicamente dissolvido no sangue.
- Descrever a ligação química do oxigênio com a hemoglobina e a curva de dissociação da oxi-hemoglobina.
- Definir a saturação da hemoglobina, a capacidade de transporte de oxigênio e o conteúdo de oxigênio.
- Descrever as consequências fisiológicas do formato da curva de dissociação da oxi-hemoglobina.
- Listar os fatores fisiológicos que podem influenciar a curva de dissociação da oxi-hemoglobina e predizer seus efeitos sobre o transporte de oxigênio no sangue.
- Descrever a relação entre a pressão parcial de dióxido de carbono no sangue e a quantidade de dióxido de carbono fisicamente dissolvido no sangue.
- Descrever o transporte de dióxido de carbono como compostos carbamínicos com as proteínas sanguíneas.
- Explicar de que maneira a maior parte do dióxido de carbono no sangue é transportada como bicarbonato.
- Descrever a curva de dissociação do dióxido de carbono para o sangue total.

TRANSPORTE DE OXIGÊNIO NO SANGUE

O oxigênio é transportado fisicamente dissolvido no sangue e quimicamente combinado com a hemoglobina nas hemácias. Uma quantidade muito maior de oxigênio é normalmente transportada ligada à hemoglobina do que dissolvida no sangue. Sem a hemoglobina, o sistema cardiovascular não poderia suprir os tecidos com oxigênio suficiente para satisfazer as demandas metabólicas.

OXIGÊNIO DISSOLVIDO FISICAMENTE

À temperatura de 37°C, 1 mL de plasma contém 0,00003 mL O_2/(mmHg P_{O_2}). O sangue total* contém uma quantidade similar de oxigênio dissolvido por mililitro, pois quase a mesma quantidade de oxigênio dissolve-se no líquido das hemácias. Portanto, o sangue arterial normal com uma P_{O_2} de aproximadamente 100 mmHg contém apenas cerca de 0,003 mL O_2/mL de sangue ou 0,3 mL O_2/100 mL de sangue. (O **conteúdo de oxigênio** no sangue é convencionalmente expresso em mililitros de oxigênio por 100 mL de sangue, também chamado de **volume percentual** ou **vol %**.) Portanto, o oxigênio fisicamente dissolvido no sangue não é suficiente para satisfazer as demandas metabólicas, mesmo durante o repouso.

---

* N. de R. T. O termo "sangue total" refere-se ao sangue com todos os seus componentes: plasma e elementos figurados (células sanguíneas e plaquetas).

OXIGÊNIO QUIMICAMENTE LIGADO À HEMOGLOBINA

A estrutura da hemoglobina

A **hemoglobina** é uma molécula complexa com uma estrutura tetramérica consistindo em quatro cadeias polipeptídicas ligadas (globinas), das quais cada uma está acoplada a um grupo protoporfirina (heme). Cada grupamento heme possui um átomo de ferro no estado ferroso (Fe^{2+}) no seu centro e pode ligar-se a uma molécula de oxigênio (ou de **monóxido de carbono**). Dessa forma, a molécula tetramérica da hemoglobina pode ligar-se quimicamente a quatro moléculas de oxigênio (ou oito átomos de oxigênio). Variações nas sequências de aminoácidos das quatro subunidades globinas podem ter importantes consequências fisiológicas. A hemoglobina normal no adulto (HbA) consiste em duas cadeias alfa (α), cada uma com 141 aminoácidos, e duas cadeias beta (β), cada uma com 146 aminoácidos. A **hemoglobina fetal** (**HbF**), que consiste em duas cadeias α e duas cadeias gama (γ), tem maior afinidade pelo oxigênio do que a HbA. A síntese de cadeias β normalmente começa cerca de seis semanas antes do nascimento, e a HbA em geral substitui quase toda a HbF quando a criança tem 4 meses de idade. Além disso, moléculas anormais de hemoglobina podem ser produzidas por substituição genética de um único aminoácido em uma cadeia α ou β, ou (raramente) por alterações na estrutura dos grupamentos heme. Essas alterações podem produzir mudanças na afinidade da hemoglobina pelo oxigênio, nas propriedades físicas da hemoglobina ou, ainda, na interação da hemoglobina com outras substâncias que afetam sua combinação com o oxigênio, como o de **2,3-bifosfoglicerato**, que também é chamado de **2,3-difosfoglicerato** (**2,3-DPG**)– discutido posteriormente neste capítulo. Mais de 120 variantes anormais da HbA normal já foram demonstradas em pacientes. A mais conhecida delas, a **hemoglobina S**, está presente na *anemia falciforme*. A hemoglobina S tende a polimerizar-se e cristalizar-se no citosol da hemácia quando ela não está combinada com o oxigênio. Essa polimerização e essa cristalização diminuem a solubilidade da hemoglobina S dentro da hemácia e mudam a forma normal da célula de um disco bicôncavo para uma forma de "foice". Uma célula com formato de foice é mais frágil do que as células normais, o que aumenta a viscosidade do sangue e também favorece a ocorrência de trombose ou bloqueio dos vasos sanguíneos.

Reações químicas entre o oxigênio e a hemoglobina

A hemoglobina combina-se de forma rápida e reversível com o oxigênio. É a reversibilidade da reação que permite ao oxigênio ser liberado aos tecidos; se a reação não ocorresse facilmente em ambas as direções, a hemoglobina seria de pouca utilidade à liberação de oxigênio para satisfazer as necessidades metabólicas. A reação é muito rápida, com uma meia-vida de um centésimo de segundo ou menos. Cada grama de hemoglobina é capaz de combinar-se com cerca de 1,39 mL de oxigênio sob condições ótimas, mas em circunstâncias normais, certa quantidade de hemoglobina existe em formas como a **meta-hemoglobina** (na qual o átomo de ferro está no estado férrico) ou em combinação com o monóxido de carbono. Nesses casos, o oxigênio não pode ligar-se à hemoglobina. Por isso, a capacidade de transporte de oxigênio pela hemoglobina, chamada de **capacidade de oxigênio**, é convencionalmente considerada de 1,34 mL O_2/(g Hb), ou seja, cada grama de hemoglobina, quando totalmente saturada com oxigênio, liga 1,34 mL de oxigênio. Portanto, uma pessoa com 15 g Hb/100 mL de sangue tem uma capacidade de oxigênio de 20,1 mL O_2/100 mL de sangue:

$$\frac{15 \text{ g Hb}}{100 \text{ mL de sangue}} \times \frac{1,34 \text{ mL } O_2}{\text{g Hb}} = \frac{20,1 \text{ mL } O_2}{100 \text{ mL de sangue}} \quad (1)$$

A reação da hemoglobina com o oxigênio é convencionalmente escrita como segue:

$$\underset{\text{Desoxi-hemoglobina}}{Hb + O_2} \rightleftharpoons \underset{\text{Oxi-hemoglobina}}{HbO_2} \quad (2)$$

HEMOGLOBINA E AS IMPLICAÇÕES FISIOLÓGICAS DA CURVA DE DISSOCIAÇÃO DA OXI-HEMOGLOBINA

O ponto de equilíbrio da reação reversível da hemoglobina com o oxigênio depende da quantidade de oxigênio à qual a hemoglobina sanguínea está exposta. Isso corresponde diretamente à **pressão parcial de oxigênio** (P_{O_2}) no plasma sob as condições corporais. Dessa forma, a P_{O_2} do plasma *determina* a quantidade de oxigênio que se ligará à hemoglobina nas hemácias.

A CURVA DE DISSOCIAÇÃO DA OXI-HEMOGLOBINA

A proporção de oxigênio ligado à hemoglobina é expressa como **percentual de saturação**. Esse percentual corresponde ao **conteúdo de oxigênio no sangue** (à exceção do oxigênio fisicamente dissolvido) dividido pela **capacidade de oxigênio** da hemoglobina no sangue multiplicado por 100%:

$$\% \text{ de saturação da Hb} = \frac{O_2 \text{ ligado à Hb}}{\text{capacidade de } O_2 \text{ da Hb}} \times 100\% \quad (3)$$

A capacidade de oxigênio de um indivíduo depende da quantidade de hemoglobina no sangue. O conteúdo de oxigênio no sangue também depende da quantidade de hemoglobina presente (bem como da P_{O_2}). Tanto o conteúdo como a capacidade de oxigênio são expressos em mililitros de oxigênio por 100 mL de sangue. Por outro lado, o percentual de saturação da hemoglobina expressa apenas um percentual, e não uma quantidade ou volume de oxigênio, ou seja, o "percentual de saturação" não é o mesmo que o "conteúdo de oxigênio". Por exemplo, dois pacientes podem ter o mesmo percentual de saturação da hemoglobina, mas, se um deles tiver uma menor concentração de hemoglobina no sangue devido a uma anemia, ele terá um menor conteúdo de oxigênio no sangue.

A relação entre a P_{O_2} do plasma e o percentual de saturação da hemoglobina pode ser expressa graficamente como a **curva de dis-**

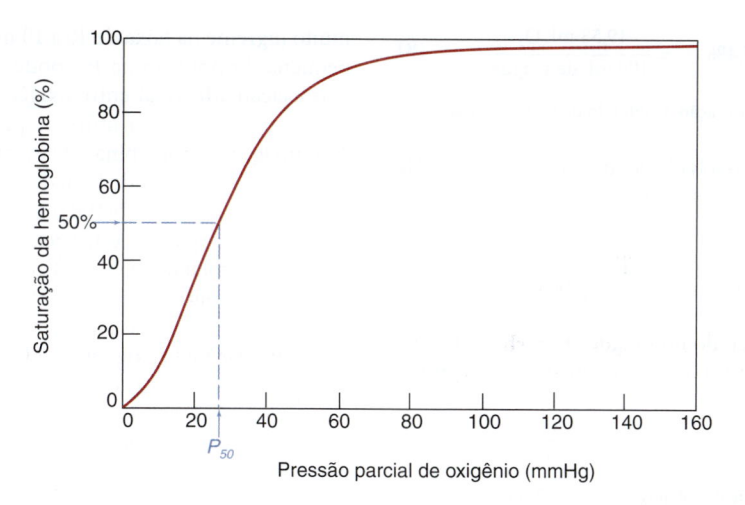

FIGURA 36-1 Uma típica curva "normal" de dissociação da oxi-hemoglobina de um adulto saudável, considerando o sangue com temperatura de 37°C, pH 7,40 e P_{CO_2} de 40 mmHg. P_{50} é a pressão parcial de oxigênio na qual a hemoglobina está 50% saturada com o oxigênio. (Modificada com permissão de Levitzky MG: *Pulmonary Physiology*, 7th ed. New York: McGraw-Hill Medical, 2007.)

sociação da oxi-hemoglobina. Uma curva de dissociação da oxi-hemoglobina para o sangue normal é mostrada na Figura 36-1.

A curva de dissociação da oxi-hemoglobina mostra realmente como a disponibilidade de um dos reagentes, o oxigênio (expresso como a P_{O_2} do plasma), afeta sua reação química reversível com a hemoglobina. O produto, a oxi-hemoglobina, é expresso como percentual de saturação – um verdadeiro percentual do máximo para qualquer quantidade determinada de hemoglobina.

Como pode ser visto na Figura 36-1, a relação entre P_{O_2} e a HbO_2 não é linear, mas, sim, uma curva sigmoide (em forma de S), que é mais íngreme quando a P_{O_2} é menor e quase horizontal quando a P_{O_2} se encontra acima de 70 mmHg. Esse formato em S é responsável por várias propriedades fisiológicas importantes da reação do oxigênio com a hemoglobina. O motivo de a curva apresentar esse formato em vez de ser linear é que, na verdade, esse gráfico representa quatro reações em vez de uma única, ou seja, cada uma das quatro subunidades da hemoglobina pode ligar-se a uma molécula de oxigênio.

As reações das quatro subunidades da hemoglobina com o oxigênio não ocorrem simultaneamente. Em vez disso, elas ocorrem sequencialmente em quatro etapas, sendo que as subunidades interagem de tal modo que, durante as suas sucessivas ligações ao oxigênio, cada ligação facilita a seguinte. De maneira semelhante, a dissociação do oxigênio das subunidades da hemoglobina facilita as dissociações subsequentes. A curva de dissociação para um único monômero de hemoglobina é muito diferente da que ocorre para o tetrâmero (ver Figura 36-4C).

Captando oxigênio nos pulmões

O sangue venoso misto que entra nos capilares pulmonares normalmente tem uma P_{O_2} de 40 mmHg. Nessa P_{O_2}, a hemoglobina está cerca de 75% saturada com o oxigênio, como pode ser visto na Figura 36-1. Considerando uma concentração de hemoglobina sanguínea de 15 g Hb/100 mL de sangue, cerca de 15,08 mL O_2/100 mL de sangue estão ligados à hemoglobina e mais 0,12 mL O_2/100 mL de sangue está fisicamente dissolvido, resultando em um conteúdo total de oxigênio de aproximadamente 15,2 mL O_2/100 mL de sangue.

A capacidade de oxigênio é determinada como mostrado a seguir:

$$\frac{15 \text{ g Hg}}{100 \text{ mL de sangue}} \times \frac{1{,}34 \text{ mL } O_2}{\text{g Hb}} = \frac{20{,}1 \text{ mL } O_2}{100 \text{ mL de sangue}} \quad (4)$$

O oxigênio ligado à hemoglobina em uma P_{O_2} de 40 mmHg (37°C, pH 7,4) é determinado como mostrado a seguir:

$$\underbrace{\frac{20{,}1 \text{ mL } O_2}{100 \text{ mL de sangue}}}_{\text{Capacidade de } O_2} \times \underbrace{75\%}_{\text{\% de saturação}} = \underbrace{\frac{15{,}08 \text{ mL } O_2}{100 \text{ mL de sangue}}}_{\text{Conteúdo de } O_2 \text{ no sangue}} \quad (5)$$

O oxigênio fisicamente dissolvido em uma P_{O_2} de 40 mmHg é determinado como mostrado a seguir:

$$\frac{0{,}003 \text{ mL } O_2}{100 \text{ mL de sangue} \cdot P_{O_2} (\text{em mmHg})} \times 40 \text{ mmHg} = \frac{0{,}12 \text{ mL } O_2}{100 \text{ mL de sangue}} \quad (6)$$

O conteúdo total de oxigênio no sangue em uma P_{O_2} de 40 mmHg (37°C, pH 7,4) é determinado como mostrado a seguir:

$$\underbrace{\frac{15{,}08 \text{ mL } O_2}{100 \text{ mL de sangue}}}_{\text{Ligado à Hb}} + \underbrace{\frac{0{,}12 \text{ mL } O_2}{100 \text{ mL de sangue}}}_{\text{Fisicamente dissolvido}} = \underbrace{\frac{15{,}2 \text{ mL } O_2}{100 \text{ mL de sangue}}}_{\text{Total}} \quad (7)$$

À medida que o sangue passa pelos capilares pulmonares, ele se equilibra com a P_{O_2} alveolar, que é de cerca de 100 mmHg. Em uma P_{O_2} de 100 mmHg, a hemoglobina está aproximadamente 97,4% saturada com o oxigênio, como visto na Figura 36-1. Isso corresponde a 19,58 mL O_2/100 mL de sangue ligado à hemoglobina mais 0,3 mL O_2/100 mL de sangue fisicamente dissolvido, ou um conteúdo total de oxigênio de 19,88 mL O_2/100 mL de sangue.

O oxigênio ligado à hemoglobina em uma P_{O_2} de 100 mmHg (37°C, pH 7,4) é determinado como mostrado a seguir:

$$\underset{\text{Capacidade de O}_2}{\frac{20{,}1 \text{ mL O}_2}{100 \text{ mL de sangue}}} \times \underset{\text{\% de saturação}}{97{,}4\%} = \underset{\text{Conteúdo de O}_2 \text{ no sangue}}{\frac{19{,}58 \text{ mL O}_2}{100 \text{ mL de sangue}}} \quad (8)$$

O oxigênio fisicamente dissolvido em uma P_{O_2} de 100 mmHg é determinado como mostrado a seguir:

$$\frac{0{,}003 \text{ mL O}_2}{100 \text{ mL de sangue} \cdot P_{O_2}(\text{em mmHg})} \times 100 \text{ mmHg} = \frac{0{,}3 \text{ mL O}_2}{100 \text{ mL de sangue}} \quad (9)$$

O conteúdo total de oxigênio no sangue em uma P_{O_2} de 100 mmHg (37°C, pH 7,4) é determinado como mostrado a seguir:

$$\underset{\text{Ligado à Hb}}{\frac{19{,}58 \text{ mL O}_2}{100 \text{ mL de sangue}}} + \underset{\text{Fisicamente dissolvido}}{\frac{0{,}3 \text{ mL O}_2}{100 \text{ mL de sangue}}} = \underset{\text{Total}}{\frac{19{,}88 \text{ mL O}_2}{100 \text{ mL de sangue}}} \quad (10)$$

Portanto, cada 100 mL de sangue que passa pelos pulmões capta (19,88 − 15,20)mL O$_2$ ou 4,68 mL O$_2$. Isso significa que aproximadamente 234 mL O$_2$ são captados para o sangue por minuto, considerando-se um débito cardíaco de 5 L/min:

$$\frac{5 \text{ L de sangue}}{\text{min}} \times \frac{46{,}8 \text{ mL O}_2}{\text{litro de sangue}} = \frac{234 \text{ mL O}_2}{\text{min}} \quad (11)$$

A curva de dissociação da oxi-hemoglobina é relativamente horizontal quando a P_{O_2} é maior do que 70 mmHg. Isso é muito importante fisiologicamente, pois significa que existe apenas uma pequena redução no *conteúdo de oxigênio* do sangue equilibrado com uma P_{O_2} de 70 mmHg, em vez de 100 mmHg. De fato, a curva mostra que, com uma P_{O_2} de 70 mmHg, a hemoglobina ainda está aproximadamente 94,1% saturada com o oxigênio. Isso constitui um importante fator de segurança, pois um paciente com uma P_{O_2} alveolar ou arterial de 70 mmHg, que é relativamente baixa (devido à **hipoventilação** ou *shunt* **intrapulmonar**, por exemplo), ainda é capaz de captar uma quantidade adequada de oxigênio no sangue. Um cálculo rápido mostra que com 70 mmHg, o conteúdo total de oxigênio é de aproximadamente 19,12 mL O$_2$/100 mL de sangue, comparado a 19,88 mL O$_2$/100 mL de sangue com uma P_{O_2} de 100 mmHg. Esses cálculos mostram que a P_{O_2} costuma ser um indicador diagnóstico mais sensível da condição do sistema respiratório do paciente do que o conteúdo de oxigênio arterial. Obviamente, o conteúdo de oxigênio é mais importante fisiologicamente para o paciente.

Já que a hemoglobina está aproximadamente 97,4% saturada em uma P_{O_2} de 100 mmHg, o aumento da P_{O_2} alveolar acima de 100 mmHg acrescenta pouco oxigênio para a hemoglobina (apenas cerca de 0,52 mL O$_2$/100 mL de sangue com uma concentração de hemoglobina de 15 g/100 mL de sangue). A hemoglobina encontra-se totalmente saturada com o oxigênio com uma P_{O_2} de cerca de 250 mmHg.

Liberando o oxigênio nos tecidos

À medida que o sangue passa das artérias para os capilares sistêmicos, ele é exposto a uma menor P_{O_2}, e o oxigênio é liberado da hemoglobina. A P_{O_2} nos capilares varia de tecido para tecido, sendo muito baixa em alguns (p. ex., no miocárdio) e relativamente mais alta em outros (p. ex., no córtex renal). Como pode ser visto na Figura 36-1, a curva de dissociação da oxi-hemoglobina é muito íngreme na faixa de 40 a 10 mmHg. Isso significa que uma pequena diminuição na P_{O_2} pode resultar em uma substancial dissociação adicional entre oxigênio e hemoglobina, liberando mais oxigênio para ser utilizado pelos tecidos. Com uma P_{O_2} de 40 mmHg, a hemoglobina está cerca de 75% saturada com o oxigênio, com um conteúdo total de oxigênio de 15,2 mL O$_2$/100 mL de sangue (com 15 g Hb/100 mL de sangue). Com uma P_{O_2} de 20 mmHg, a hemoglobina está apenas 32% saturada com o oxigênio. O conteúdo total de oxigênio é de apenas 6,49 mL O$_2$/100 mL de sangue, uma diminuição de 8,71 mL O$_2$/100 mL de sangue para uma redução de apenas 20 mmHg na P_{O_2}.

A liberação de oxigênio aos tecidos é também facilitada por outros fatores fisiológicos que podem *alterar a forma e a posição* da curva de dissociação da oxi-hemoglobina. Eles incluem o pH, a P_{CO_2}, a temperatura do sangue e a concentração de 2,3-DPG nas hemácias.

INFLUÊNCIAS SOBRE A CURVA DE DISSOCIAÇÃO DA OXI-HEMOGLOBINA

A Figura 36-2 mostra a influência de alterações na temperatura, no pH, na P_{CO_2} e no 2,3-DPG sobre a curva de dissociação da oxi-hemoglobina. Altas temperaturas, baixo pH, alta P_{CO_2} e níveis elevados de 2,3-DPG desviam a curva de dissociação da oxi-hemoglobina para a direita; ou seja, para qualquer P_{O_2}, existe menos oxigênio ligado quimicamente com a hemoglobina em altas temperaturas, baixo pH, alta P_{CO_2} e níveis elevados de 2,3-DPG. O desvio para a direita representa uma diminuição da afinidade da hemoglobina pelo oxigênio.

Os efeitos do pH sanguíneo e da P_{CO_2} sobre a curva de dissociação da oxi-hemoglobina são mostrados na Figura 36-2A e B. Baixo pH e alta P_{CO_2} desviam a curva para a direita. Alto pH e baixa P_{CO_2} desviam a curva para a esquerda. Esses dois efeitos (do pH e da P_{CO_2}) ocorrem frequentemente ao mesmo tempo. A influência do pH (e da P_{CO_2}) sobre a curva de dissociação da oxi-hemoglobina é referida como **efeito Bohr**. O efeito Bohr será discutido em mais detalhes no final deste capítulo.

A Figura 36-2C mostra os efeitos da temperatura do sangue sobre a curva de dissociação da oxi-hemoglobina. Altas temperaturas desviam a curva para a direita; baixas temperaturas desviam a curva para a esquerda. Em temperaturas muito baixas, a hemoglobina tem grande afinidade pelo oxigênio, o que impossibilita sua liberação, mesmo com uma P_{O_2} muito baixa. O 2,3-DPG é produzido pelas hemácias regularmente durante a glicólise e está presente em altas concentrações dentro das células sanguíneas vermelhas (cerca de 15 mmol/(g de Hb)). O 2,3-DPG liga-se à hemoglobina nas hemácias, o que diminui a afinidade da hemoglobina pelo oxigênio. Portanto, altas concentrações de 2,3-DPG desviam a curva de dissociação da oxi-hemoglobina para a direita, como mostrado na Figura 36-2D. Tem sido demonstrado que a produção de 2,3-DPG aumenta durante condições hipóxicas crônicas, desviando a curva de dissociação para a direita e permitindo que mais oxigênio seja liberado da hemoglobina em uma determinada P_{O_2}. Níveis muito baixos de 2,3-DPG desviam a curva para a esquerda, como mostrado na figura. Isso significa que a diminuição de 2,3-DPG no sangue dificulta a liberação de oxigênio. O sangue armazenado em bancos de sangue, mesmo por curtos períodos, como uma semana, por exemplo, apresenta níveis muito baixos de 2,3-DPG. O uso de sangue procedente

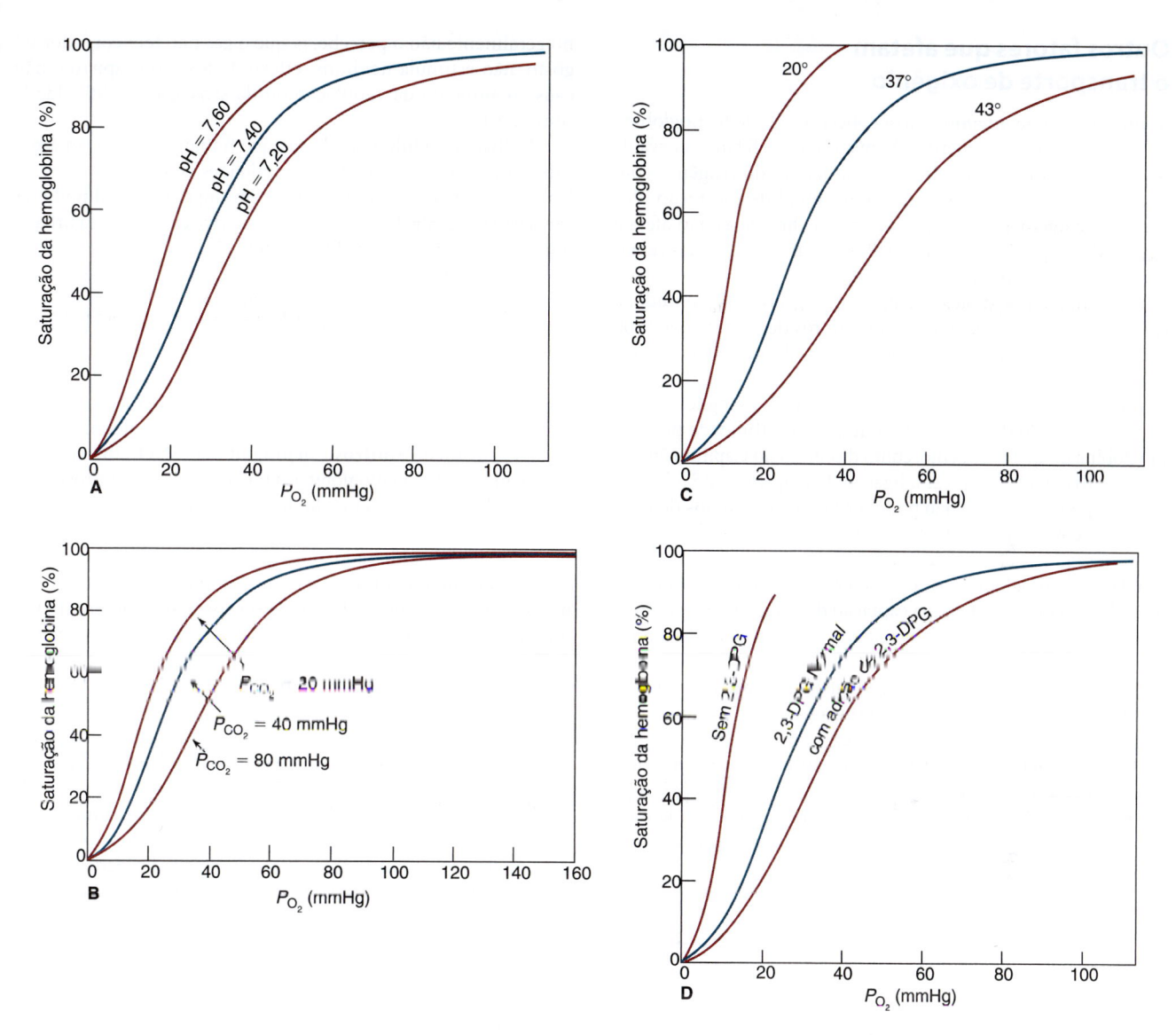

FIGURA 36-2 **Os efeitos do pH (A), da P_{CO_2} (B), da temperatura (C) e do 2,3-DPG (D) sobre a curva de dissociação da oxi-hemoglobina.** (Modificada com permissão de Levitzky MG: *Pulmonary Physiology*, 7th ed. New York: McGraw-Hill Medical, 2007.)

de bancos de sangue em pacientes pode causar a diminuição na liberação de oxigênio aos tecidos, a menos que algumas etapas necessárias à restauração de níveis normais de 2,3-DPG sejam realizadas.

À medida que o sangue atinge tecidos metabolicamente ativos, ele é exposto a um ambiente diferente daquele encontrado na árvore arterial. A P_{CO_2} é mais elevada, o pH é mais baixo e, ainda, a temperatura é superior à do sangue arterial. A curva mostrada na Figura 36-1 refere-se ao sangue com temperatura de 37°C, pH de 7,4 e P_{CO_2} de 40 mmHg. O sangue nos tecidos metabolicamente ativos e, portanto, o sangue venoso que é drenado a partir desses tecidos não estão submetidos a essas condições, pois eles foram expostos a um ambiente diferente. Devido ao baixo pH, à alta P_{CO_2}, ao 2,3-DPG aumentado e à temperatura mais elevada, a curva de dissociação da oxi-hemoglobina é desviada para a direita, o que ajuda na liberação de oxigênio aos tecidos. Por outro lado, à medida que o sangue venoso retorna aos pulmões e o CO_2 deixa o sangue (o que aumenta o pH), a afinidade da hemoglobina pelo oxigênio aumenta, à medida que a curva desvia novamente para a esquerda, como mostrado na Figura 36-3. Os efeitos do pH, da P_{CO_2} e da temperatura mostrados na Figura 36-2 exercem um efeito mais profundo em aumentar a liberação de oxigênio aos tecidos do que em interferir com sua captação nos pulmões.

Uma forma conveniente de se discutir os desvios na curva de dissociação da oxi-hemoglobina é a **P_{50}**, mostrada nas Figuras 36-1 e 36-3. A P_{50} é a P_{O_2} na qual 50% da hemoglobina presente no sangue se encontra em seu estado de desoxi-hemoglobina, e 50% no estado de oxi-hemoglobina. À temperatura de 37°C, pH de 7,4 e P_{CO_2} de 40 mmHg, o sangue normal humano tem uma P_{50} de 26 ou 27 mmHg. Se a curva de dissociação da oxi-hemoglobina é desviada para a direita, a P_{50} aumenta. Se ela é desviada para a esquerda, a P_{50} diminui.

Outros fatores que afetam o transporte de oxigênio

Muitas formas de *anemia* (baixa concentração de hemoglobina no sangue ou baixo número de hemácias) não afetam a curva de dissociação da oxi-hemoglobina se a ligação do oxigênio com a hemoglobina é expressa como percentual de saturação. Por exemplo, a anemia secundária à perda de hemácias não afeta a ligação do oxigênio com a hemoglobina para as hemácias remanescentes. É a *quantidade* de hemoglobina que diminui, não o seu percentual de saturação ou mesmo a P_{O_2} arterial. Contudo, o *conteúdo* arterial de oxigênio, em mililitros de oxigênio por 100 mL de sangue, é diminuído, como mostrado na Figura 36-4A, pois uma menor quantidade de hemoglobina por 100 mL de sangue diminui a *capacidade* de transporte de O_2 no sangue.

O monóxido de carbono tem uma maior afinidade pela hemoglobina do que o oxigênio, como discutido no Capítulo 35. Ele pode efetivamente bloquear a ligação do oxigênio com a hemoglobina, pois o oxigênio não pode ser ligado aos átomos de ferro já ligados com o monóxido de carbono. O monóxido de carbono tem um segundo efeito deletério: ele desvia a curva de dissociação da oxi-hemoglobina para a esquerda. Portanto, o monóxido de carbono pode interferir na captação de oxigênio nos pulmões e também pode interferir na sua liberação nos tecidos. Isso pode ser visto na Figura 36-4A.

O monóxido de carbono é particularmente perigoso por vários motivos. Uma pessoa respirando concentrações muito baixas de monóxido de carbono pode alcançar, lentamente, níveis de **carboxi-hemoglobina (HbCO)** no sangue que ameaçam a vida, devido à alta afinidade da hemoglobina com o monóxido de carbono. O efeito é cumulativo. A situação torna-se ainda mais grave, pois uma pessoa que está respirando monóxido de carbono geralmente não o percebe, já que o gás não tem cor, odor ou gosto, não estimula nenhum reflexo de tosse ou espirro e não causa o aumento da ventilação ou da sensação de dificuldade respiratória.

Indivíduos adultos saudáveis que fumam e vivem em áreas urbanas apresentam pequenas quantidades de HbCO no sangue. Uma pessoa não fumante que vive em uma área rural pode ter cerca de 1% de HbCO; um fumante que vive em uma área urbana pode ter de 5 a 8% de HbCO no sangue.

No interior das hemácias, a hemoglobina pode "sequestrar" (*scavenge*) rapidamente o **óxido nítrico (NO)**. O NO reage com a oxi-hemoglobina para formar a meta-hemoglobina e nitrar ou reagir com a desoxi-hemoglobina, formando o complexo hemoglobina-NO. Além disso, a hemoglobina pode atuar como um carreador para o NO, na forma de um S-nitrositiol, em que o NO se liga aos resíduos de cisteína da cadeia β da globina, sendo então chamado de **S-nitroso-hemoglobina (SNO-Hb)**. Quando o oxigênio se liga à hemoglobina, a formação desse S-nitrositiol é aumentada; quando a hemoglobina libera o oxigênio, o NO pode também ser liberado. Dessa forma, o NO, que é um potente vasodilatador, pode ser liberado nas regiões onde a P_{O_2} é baixa.

A meta-hemoglobina é a hemoglobina que possui o ferro no estado férrico (Fe^{3+}). Ela pode ser formada pelo envenenamento com nitritos ou por outras reações tóxicas com agentes oxidantes ou pode ser encontrada congenitamente em pacientes com a **hemoglobina M**. Os átomos de ferro no estado Fe^{3+} não se ligarão ao oxigênio.

Como já discutido neste capítulo, variantes da HbA normal podem ter diferentes afinidades com o oxigênio. A **HbF** nas hemácias tem uma curva de dissociação à esquerda da curva da HbA, como mostrado na Figura 36-4B. A P_{O_2} fetal é muito inferior à do adulto. Porém, a curva está localizada apropriadamente para operar nessa faixa. Além disso, a maior afinidade da HbF com o oxigênio em relação à hemoglobina materna promove o transporte de oxigênio através da placenta, ao manter o gradiente de difusão. A forma da curva da HbF no sangue parece resultar do fato de que o 2,3-DPG tem pouco efeito sobre a afinidade da HbF pelo oxigênio.

A **mioglobina (Mb)**, uma proteína heme que existe normalmente nas células musculares, consiste em uma única cadeia polipeptídica ligada a um grupo heme. Portanto, ela pode ligar-se quimicamente a uma única molécula de oxigênio e é estruturalmente similar a uma única subunidade da hemoglobina. Como pode ser visto na Figura 36-4C, a curva de dissociação hiperbólica da Mb (que é similar à curva de uma única subunidade da hemoglobina) está bem à esquerda da HbA normal, ou seja, em uma baixa P_{O_2}, muito mais oxigênio permanece ligado à Mb. Portanto, a Mb pode armazenar oxigênio no músculo esquelético. À medida que o sangue passa pelo músculo, o oxigênio deixa a hemoglobina e se liga à Mb. O oxigênio pode ser liberado da Mb em condições que causam a diminuição da P_{O_2} no interior do músculo.

A *cianose* não é realmente uma influência sobre o transporte de oxigênio, mas, em vez disso, um sinal de transporte deficiente de oxigênio. Isso ocorre quando mais de 5 g Hb/100 mL de sangue arterial se encontram no estado desoxi. É uma descoloração roxa-azulada da pele, unhas e membranas mucosas, e sua presença é um indicativo de uma concentração anormalmente alta de desoxi-hemoglobina no sangue arterial. Contudo, sua ausência não exclui a hipoxemia, pois um paciente anêmico com hipoxemia pode não ter hemoglobina suficiente para parecer cianótico.

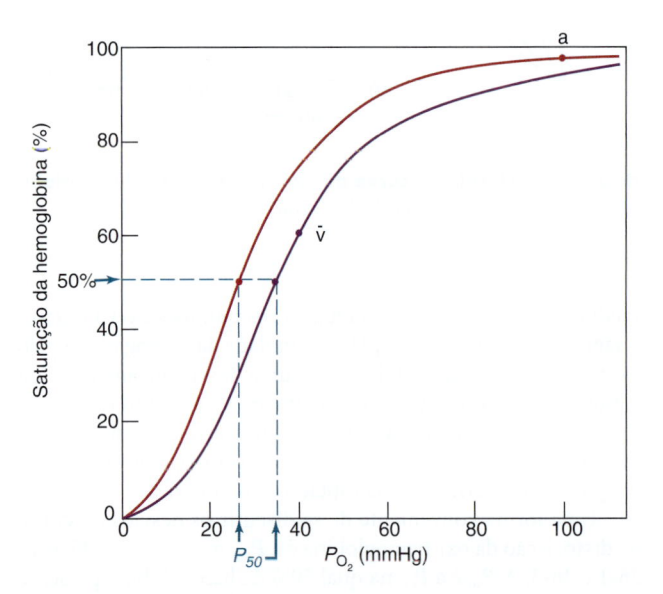

FIGURA 36-3 As curvas de dissociação da oxi-hemoglobina para os sangues arterial e venoso. A curva para o sangue venoso é desviada à direita, pois o pH é inferior e a P_{CO_2} (e possivelmente a temperatura) é superior. Os desvios para a direita resultam em maior P_{50} ao sangue venoso. a, ponto arterial (P_{O_2} = 100 mmHg); v̄, ponto venoso misto (P_{O_2} = 40 mmHg). (Modificada com permissão de Levitzky MG: *Pulmonary Physiology*, 7th ed. New York: McGraw-Hill Medical, 2007.)

TRANSPORTE DE DIÓXIDO DE CARBONO NO SANGUE

O dióxido de carbono é transportado no sangue sob as seguintes formas: dissolvido, quimicamente ligado a aminoácidos nas proteínas sanguíneas e como íons bicarbonato. Cerca de 200 a 250 mL de dióxido de carbono são produzidos pelo metabolismo tecidual a cada minuto em uma pessoa de 70 kg em repouso, e essa quantidade de dióxido de carbono deve ser transportada pelo sangue venoso aos pulmões para ser removida do corpo. Com um débito cardíaco de 5 L/min, cada 100 mL de sangue que passa pelos pulmões devem liberar, portanto, 4 a 5 mL de dióxido de carbono.

FISICAMENTE DISSOLVIDO

O dióxido de carbono é cerca de 20 vezes mais solúvel no plasma (e no interior das hemácias), comparado ao oxigênio. Consequentemente, cerca de 5 a 10% do total de dióxido de carbono no sangue são transportados em solução.

Cerca de 0,0006 mL de $CO_2/(mmHg\ P_{CO_2})$ será dissolvido em 1 mL de plasma à temperatura de 37°C. Portanto, 100 mililitros de plasma ou de sangue total com uma P_{CO_2} de 40 mmHg contêm cerca de 2,4 mL de CO_2 dissolvidos. A Figura 36-5 mostra que o conteúdo total de CO_2 para o sangue total é de aproximadamente 48 mL CO_2/100 mL de sangue em uma P_{CO_2} de 40 mmHg. Assim,

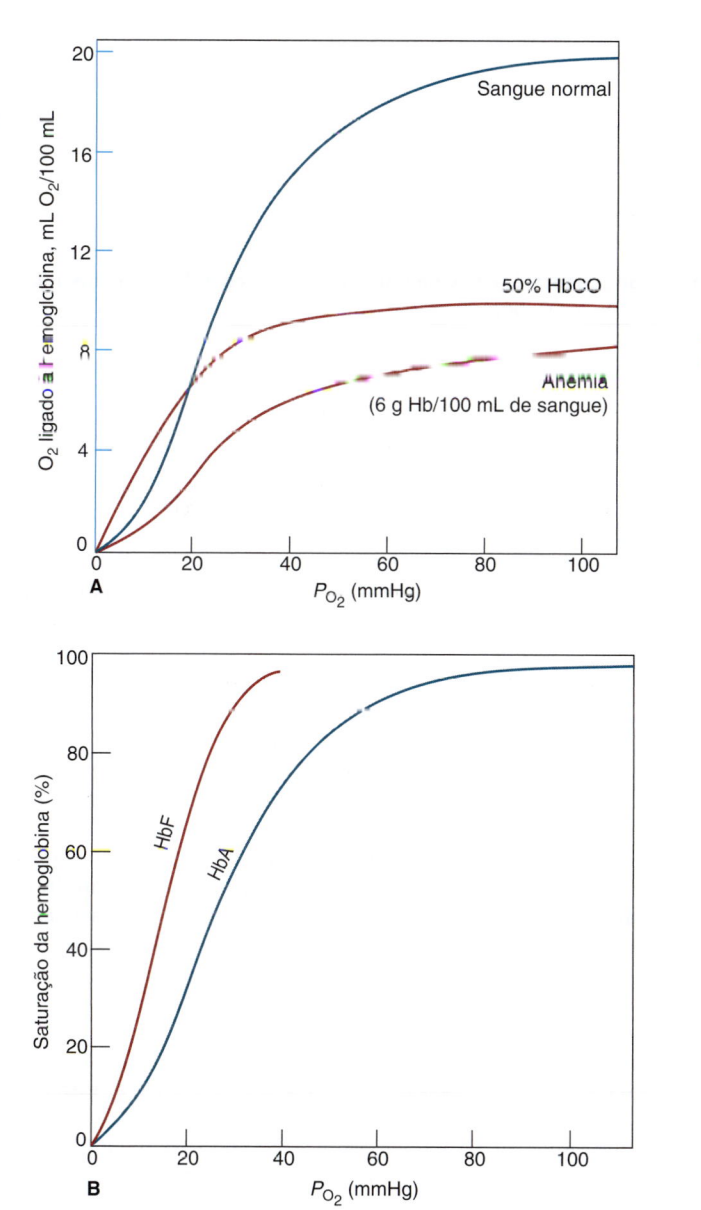

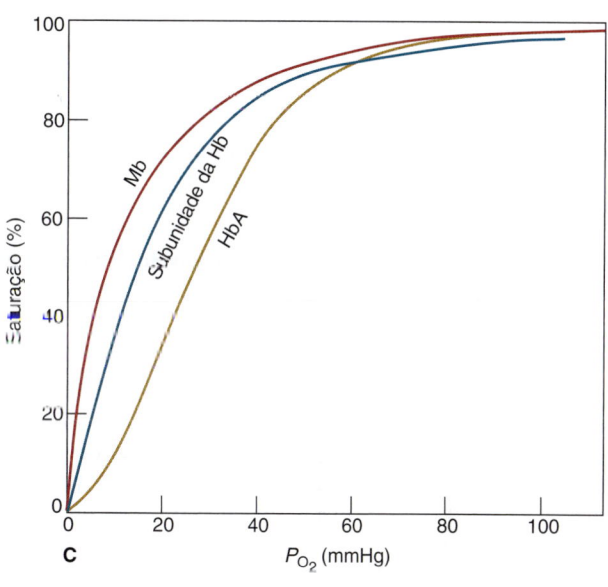

FIGURA 36-4 Outros fatores fisiológicos que influenciam no transporte e no armazenamento de oxigênio. A) Os efeitos do monóxido de carbono e da anemia sobre o transporte de oxigênio pela hemoglobina. A ordenada é expressa como o *volume* de oxigênio ligado à hemoglobina em mililitros de oxigênio por 100 mL de sangue. **B)** Uma comparação entre as curvas de dissociação da oxi-hemoglobina da hemoglobina normal do adulto (HbA) e da hemoglobina fetal (HbF). **C)** As curvas de dissociação para a HbA normal, para uma única subunidade monomérica da hemoglobina (subunidade Hb) e para a mioglobina (Mb). (Modificada com permissão de Levitzky MG: *PulmonaryPhysiology*, 7th ed. New York: McGraw-Hill Medical, 2007.)

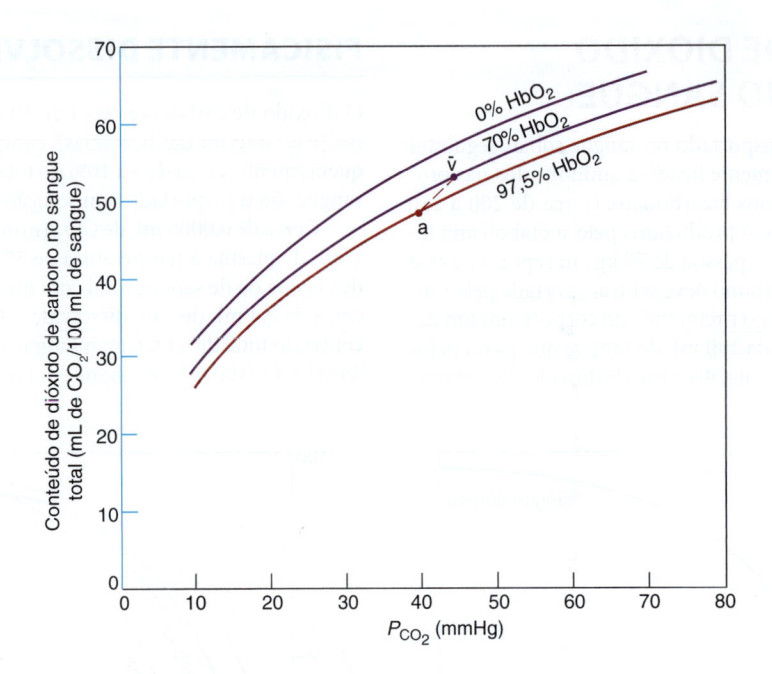

FIGURA 36-5 As curvas de dissociação do dióxido de carbono para o sangue total (37°C) com diferentes saturações da oxi-hemoglobina. Observar que a ordenada é o conteúdo de CO_2 no sangue total em mililitros de CO_2 por 100 mL de sangue. a, ponto arterial; $\bar{v}$, ponto venoso misto. (Modificada com permissão de Levitzky MG:*Pulmonary Physiology*, 7th ed. New York: McGraw-Hill Medical, 2007.)

aproximadamente 5% do dióxido de carbono transportado no sangue arterial está em *solução física* ou dissolvido. De forma semelhante, multiplicando-se 0,06 mL de CO_2/100 mL de sangue/ (mmHg P_{CO_2}) pela P_{CO_2} venosa de 45 mmHg, demonstra-se que cerca de 2,7 mL de CO_2 estão fisicamente dissolvidos no sangue venoso misto. O conteúdo total de dióxido de carbono do sangue venoso é de cerca de 52,5 mL de CO_2/100 mL de sangue, ou seja, pouco mais de 5% do conteúdo total de dióxido de carbono do sangue venoso está em solução física.

COMPOSTOS CARBAMÍNICOS

O dióxido de carbono pode combinar-se quimicamente com os grupos aminoterminal das proteínas sanguíneas, formando os **compostos carbamínicos**. A reação ocorre rapidamente, não sendo necessárias enzimas. Deve-se notar que o íon hidrogênio é liberado quando o composto carbamínico é formado:

$$R-NH_2 + CO_2 \rightleftharpoons R-NH-COO^- + H^+$$

Grupo amino terminal → Composto carbamínico

Uma vez que a proteína encontrada em maior concentração no sangue é a globina da hemoglobina, a maior parte do dióxido de carbono transportado desta maneira encontra-se ligada aos aminoácidos da hemoglobina. A desoxi-hemoglobina pode ligar mais dióxido de carbono como grupos carbamínicos do que a oxi-hemoglobina. Portanto, à medida que a desoxi-hemoglobina no sangue venoso entra nos pulmões e se combina com o oxigênio, ela libera dióxido de carbono de seus grupos aminoterminal.

Aproximadamente 5 a 10% do conteúdo total de dióxido de carbono encontra-se na forma de compostos carbamínicos.

ÍONS BICARBONATO

Os demais 80 a 90% do dióxido de carbono transportado pelo sangue são transportados como íons bicarbonato. Isso é possível devido à seguinte reação:

$$CO_2 + H_2O \xrightleftharpoons[]{\text{Anidrase carbônica}} H_2CO_3 \rightleftharpoons H^+ + HCO_3^- \quad (12)$$

O dióxido de carbono pode combinar-se com a água para formar ácido carbônico, o qual se dissocia em íon hidrogênio e íon bicarbonato.

Muito pouco ácido carbônico é formado pela ligação entre a água e o dióxido de carbono sem a presença da enzima **anidrase carbônica**, pois, nesse caso, a reação ocorre muito lentamente. A anidrase carbônica, que está presente em altas concentrações nas hemácias (mas não no plasma), faz a reação ocorrer cerca de 13 mil vezes mais rapidamente. (Observar que o produto da reação da anidrase carbônica não é de fato o ácido carbônico, mas sim um íon bicarbonato e um próton – ver Capítulo 47.) A hemoglobina também exerce um papel importante no transporte de dióxido de carbono, pois ela pode aceitar o íon hidrogênio liberado pela dissociação do ácido carbônico, permitindo, assim, que a reação continue. Isso será discutido em detalhes na última seção deste capítulo.

A CURVA DE DISSOCIAÇÃO DO DIÓXIDO DE CARBONO

A curva de dissociação do dióxido de carbono para o sangue total é mostrada na Figura 36-5. Dentro da faixa fisiológica normal da

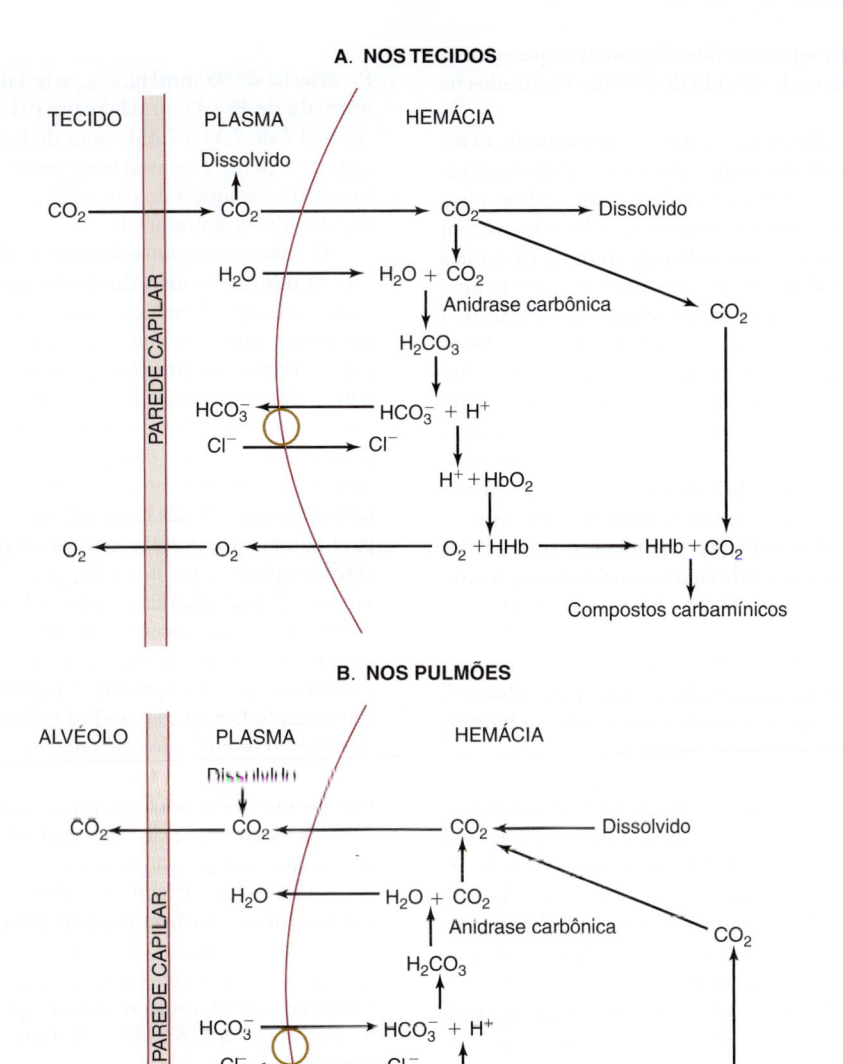

FIGURA 36-6 Representação esquemática da captação e liberação do dióxido de carbono e do oxigênio nos tecidos (A) e nos pulmões (B). Deve-se observar que pequenas quantidades de dióxido de carbono podem formar compostos carbamínicos com outras proteínas sanguíneas além da hemoglobina e podem também ser hidratadas em pequenas quantidades no plasma para formar ácido carbônico e, então, bicarbonato (não mostrado no diagrama). Os círculos representam a proteína trocadora bicarbonato-cloreto. (Modificada com permissão de Levitzky MG: *Pulmonary Physiology*, 7th ed. New York: McGraw-Hill Medical, 2007.)

P_{CO_2}, a curva é quase uma linha reta, sem porções íngremes ou achatadas. A curva de dissociação do dióxido de carbono para o sangue total é desviada para a direita com níveis mais elevados de oxi-hemoglobina e desviada para a esquerda com níveis mais elevados de desoxi-hemoglobina. Isso é conhecido como **efeito Haldane**. O efeito Haldane permite ao sangue captar mais dióxido de carbono dos tecidos, onde existe mais desoxi-hemoglobina, e liberar mais dióxido de carbono nos pulmões, onde existe mais oxi-hemoglobina.

Os efeitos Bohr e Haldane são explicados pelo fato de que a *desoxi-hemoglobina é um ácido mais fraco do que a oxi-hemoglobina*; ou seja, a desoxi-hemoglobina aceita mais prontamente o íon hidrogênio liberado pela dissociação do ácido carbônico, permitindo então que mais dióxido de carbono seja transportado na forma de íon bicarbonato. Isto é referido como o **desvio iso-hídrico**. Da mesma forma, a associação dos íons hidrogênio com os aminoácidos da hemoglobina diminui a afinidade da hemoglobina pelo oxigênio, desviando a curva de dissociação da oxi-hemoglobina para a direita em condições de baixo pH ou de alta P_{CO_2}. Portanto, a seguinte relação pode ser descrita:

$$H^+Hb + O_2 \rightleftharpoons H^+ + HbO_2 \tag{13}$$

Esses efeitos podem ser vistos nos diagramas esquemáticos do transporte de oxigênio e de dióxido de carbono mostrados na Figura 36-6.

Nos tecidos, a P_{O_2} é diminuída, e a P_{CO_2} é aumentada. O dióxido de carbono é dissolvido no plasma, e parte dele dissolve-se no interior da hemácia. Parte desse dióxido de carbono fica dissolvida no citosol, parte forma compostos carbamínicos com a hemoglobina, e um pouco é hidratado pela anidrase carbônica para formar o ácido carbônico. Com uma baixa P_{O_2}, existe uma quantidade substancial de desoxi-hemoglobina nas hemácias, a qual é capaz de aceitar os íons hidrogênio liberados pela dissociação do ácido carbônico e pela formação dos compostos carbamínicos. Os íons hidrogênio liberados pela dissociação do ácido carbônico e pela formação de compostos carbamínicos ligam-se a resíduos de aminoácidos específicos nas cadeias da globina e facilitam a liberação de oxigênio da hemoglobina (o efeito Bohr). Os íons bicarbonato difundem-se para fora da hemácia através da membrana plasmática muito mais prontamente do que os íons hidrogênio. Para que a neutralidade elétrica seja mantida, ocorre a troca dos íons cloreto por íons bicarbonato por meio da proteína trocadora bicarbonato-cloreto, pois mais íons bicarbonato do que íons hidrogênio deixam a hemácia. Essa troca de íons cloreto por íons bicarbonato é chamada de "**desvio de cloreto**". Pequenas quantidades de água também são movidas ao interior da célula para manter-se o equilíbrio osmótico.

Nos pulmões, a P_{O_2} é aumentada, e a P_{CO_2} é diminuída. À medida que o oxigênio se combina com a hemoglobina, os íons hidrogênio que foram captados quando a hemoglobina estava em seu estado desoxi são liberados. Eles combinam-se com os íons bicarbonato, formando o ácido carbônico, que é dissociado em dióxido de carbono e água. Ao mesmo tempo, o dióxido de carbono também é liberado dos compostos carbamínicos. O dióxido de carbono, então, difunde-se para fora das hemácias e do plasma e vai para dentro dos alvéolos. Um desvio de cloreto na direção oposta à dos tecidos também ocorre para manter-se a neutralidade elétrica.

> ### CORRELAÇÃO CLÍNICA
>
> Um rapaz de 18 anos é levado por uma ambulância à emergência médica cerca de 35 minutos após ter levado um tiro na perna. Ele está consciente, embora desorientado, com dor e muito pálido. Sua frequência cardíaca é de 150 bpm, e sua pressão arterial é de 80/60 mmHg. Ele está respirando espontaneamente com uma alta frequência respiratória de 26 respirações/min. No caminho ao hospital, a ferida foi estabilizada, e ele recebeu 2 L de **solução salina normal** (NaCl 0,9% em água) por via intravenosa.
>
> Na emergência, ele continua a perder sangue enquanto os médicos tentam parar a **hemorragia**. Como sua pressão arterial continua a cair para 60/45 mmHg, ele recebe mais 2 L de solução salina. Seu **hematócrito** diminui para 21% (a faixa normal é de 40 a 50%), correspondendo a uma concentração de hemoglobina de 7 g/100 mL de sangue (a faixa normal é de 13 a 18 g/100 mL de sangue). Sua frequência respiratória aumenta para 40 respirações/min.
>
> Os resultados da análise dos gases sanguíneos (ver Capítulo 37) de uma amostra de sangue arterial mostram uma P_{O_2} arterial de 95 mmHg, P_{CO_2} arterial de 28 mmHg (a faixa normal é de 35 a 45 mmHg) e um pH arterial de 7,30 (a faixa normal é de 7,35 a 7,45), além da hipocapnia. Ele torna-se agitado e perde a consciência, sendo **entubado** (um tubo é inserido na traqueia do paciente) e ventilado mecanicamente pelo tubo endotraqueal.
>
> O volume sanguíneo diminuído do paciente causa redução do retorno venoso, do débito cardíaco e da pressão arterial sistêmica. A redução do disparo dos **barorreceptores** nos seios carotídeos e no arco aórtico diminui a estimulação parassimpática do coração e aumenta a sua estimulação simpática, das arteríolas e das veias. Isso resulta em frequência cardíaca e contratilidade miocárdica aumentadas; tônus arteriolar aumentado e complacência venosa diminuída para aumentar o retorno venoso, o débito cardíaco e a pressão arterial. Contudo, todas essas respostas não foram suficientes para aumentar a pressão arterial do paciente ou seu débito cardíaco para níveis normais, pois ele continuou a perder sangue. O débito cardíaco diminuído e a resistência vascular aumentada para a maioria dos leitos vasculares resultaram em perfusão tecidual diminuída (incluindo sua pele, o que explica sua aparência pálida). A *isquemia* resultou na produção de ácido láctico, causando a estimulação dos **quimiorreceptores arteriais** pelos íons hidrogênio (ver Capítulos 37 e 38), o que explica sua **taquipneia** (alta frequência respiratória). Ele estava fazendo uma **hiperventilação** compensatória, como demonstrado pela **hipocapnia**. Como continuou a perder sangue, sua pressão arterial não foi mais suficiente para fornecer um fluxo sanguíneo cerebral adequado, e ele perdeu a consciência e mostrou sinais de *choque circulatório*.
>
> A administração de solução salina normal aumentou temporariamente o volume sanguíneo, mas diluiu suas hemácias, diminuindo o hematócrito, a concentração de hemoglobina, a capacidade de transporte de oxigênio e o conteúdo de oxigênio arterial do paciente, mesmo se suas pressões parciais de oxigênio alveolar e arterial estivessem normais. A P_{O_2} venosa mista diminuiria à medida que os tecidos extraíssem o máximo possível de oxigênio do sangue arterial. Também ocorreriam respostas renal e endócrina à hemorragia, como será discutido nas Seções 7 e 9.
>
> Na emergência, seu tratamento teria o objetivo de parar a perda de sangue e restaurar o débito cardíaco e a pressão arterial com uma transfusão compatível de **concentrado de eritrócitos** (células sanguíneas vermelhas após a maior parte do plasma e das outras células sanguíneas serem removidas do sangue total) para restaurar sua capacidade de transporte de oxigênio.

RESUMO DO CAPÍTULO

- O sangue normalmente transporta uma pequena quantidade de oxigênio fisicamente dissolvido no plasma e uma grande quantidade quimicamente combinada à hemoglobina: apenas o oxigênio fisicamente dissolvido contribui para sua pressão parcial, mas a pressão parcial de oxigênio determina o quanto se combina com a hemoglobina.
- A curva de dissociação da oxi-hemoglobina descreve a reação *reversível* do oxigênio com a hemoglobina para formar a oxi-hemo-

globina; a curva é relativamente horizontal em uma P_{O_2} aproximadamente acima de 70 mmHg e é muito íngreme em uma P_{O_2} na faixa de 20 a 40 mmHg.

- A redução no pH e o aumento na P_{CO_2}, na temperatura e na concentração de 2,3-DPG do sangue desviam a curva de dissociação da oxi-hemoglobina para a direita.
- O sangue normalmente transporta pequenas quantidades de dióxido de carbono fisicamente dissolvido no plasma e quimicamente combinado às proteínas sanguíneas, como compostos carbamínicos, e uma grande quantidade na forma de íons bicarbonato.
- A desoxi-hemoglobina favorece a formação de compostos carbamínicos e promove o transporte de dióxido de carbono, como íons bicarbonato, ao tamponar os íons hidrogênio formados pela dissociação do ácido carbônico.

QUESTÕES PARA ESTUDO

1. Uma pessoa outrora saudável teve uma perda sanguínea suficiente para causar a diminuição na concentração de hemoglobina de 15 para 12 g/100 mL de sangue. Qual das seguintes alternativas apresenta um parâmetro que estaria diminuído nessa condição?
   A) A P_{O_2} arterial
   B) A capacidade sanguínea de transporte de oxigênio
   C) A saturação da hemoglobina arterial
   D) O conteúdo de oxigênio arterial
   E) As alternativas B e D estão corretas

2. A concentração de hemoglobina em uma mulher é de 10 g por 100 mL de sangue. Se a hemoglobina dessa mulher está 90% saturada com o oxigênio em uma P_{O_2} arterial de 80 mmHg, qual é o seu *conteúdo* total de oxigênio arterial, incluindo o oxigênio fisicamente dissolvido?
   A) 10,72 mL O_2/100 mL de sangue
   B) 10,96 mL O_2/100 mL de sangue
   C) 12,06 mL O_2/100 mL de sangue
   D) 12,30 mL O_2/100 mL de sangue
   E) 13,40 mL O_2/100 mL de sangue

3. Qual das seguintes alternativas deveria aumentar a P_{50} da curva de dissociação da oxi-hemoglobina?
   A) Hipercapnia
   B) Acidose
   C) Níveis sanguíneos aumentados de 2,3-DPG
   D) Aumento da temperatura corporal
   E) Todas as alternativas anteriores

4. A maior parte do dióxido de carbono no sangue é transportada:
   A) como bicarbonato
   B) como compostos carbamínicos
   C) fisicamente dissolvida no plasma
   D) fisicamente dissolvida no interior das hemácias

CAPÍTULO 37

Regulação Ácido-Base e Causas de Hipoxia

Michael Levitzky

OBJETIVOS

- Definir ácidos, bases e tampões.
- Listar os sistemas de tampões disponíveis no corpo humano.
- Dizer quais são as variações normais de pH, P_{CO_2} e concentração de bicarbonato arteriais e definir alcalose e acidose.
- Listar as causas potenciais de acidose e alcalose respiratórias e acidose e alcalose metabólicas.
- Discutir os mecanismos respiratórios que ajudam na compensação da acidose e da alcalose
- Avaliar os dados da gasometria arterial para determinar o estado ácido-base.
- Classificar e explicar as causas de hipoxia tecidual.

Os sistemas respiratório e renal são responsáveis por manter o equilíbrio dos ácidos e das bases no corpo. Este capítulo introduzirá os conceitos principais sobre a contribuição do sistema respiratório para o equilíbrio ácido-base; o Capítulo 47 aborda a contribuição do sistema renal para o equilíbrio ácido-base e inclui uma discussão mais detalhada da química básica da fisiologia ácido-base, dos tampões e da química do sistema CO_2-bicarbonato.

INTRODUÇÃO À QUÍMICA ÁCIDO-BASE

Um **ácido** pode ser definido simplesmente como uma substância que pode doar um íon hidrogênio (um próton) para outra substância, e uma **base** como uma substância que pode aceitar um íon hidrogênio de outra substância. Um **ácido forte** é uma substância que é completamente (ou quase) dissociada em um íon hidrogênio e o seu correspondente, ou base **conjugada**, em uma solução aquosa diluída. Já um **ácido fraco** é apenas levemente ionizado em uma solução aquosa. Em geral, um ácido forte tem uma base conjugada fraca, e um ácido fraco tem uma base conjugada forte. A força de um ácido ou de uma base não deve ser confundida com sua concentração.

Um **tampão** é uma mistura de substâncias em uma solução aquosa (geralmente uma combinação de um ácido fraco e sua base conjugada) que pode resistir às mudanças na concentração do íon hidrogênio quando ácidos fortes ou bases são adicionados, ou seja, as mudanças na concentração do íon hidrogênio que ocorrem quando um ácido forte ou uma base é adicionada a um sistema tampão são muito menores do que aquelas que ocorreriam se a mesma quantidade de ácido ou base fosse acrescentada à água pura ou a outra solução que não fosse um tampão.

A atividade dos íons hidrogênio da água pura é de cerca de 1×10^{-7} mol/L. Por convenção, as soluções com atividade dos íons hidrogênio acima de 10^{-7} mol/L são consideradas ácidas; aquelas com atividade dos íons hidrogênio abaixo de 10^{-7} são alcalinas. A faixa de concentração ou atividade dos íons hidrogênio no corpo varia normalmente de cerca de 10^{-1} para o ácido gástrico para cerca de 10^{-8} para a secreção pancreática mais alcalina. A ampla faixa de atividade dos íons hidrogênio torna necessário o uso da escala de pH, que é mais conveniente. O pH de uma solução é o logaritmo negativo da atividade dos íons hidrogênio dessa solução. À exceção do ácido gástrico, que é altamente concentrado, na maioria das circunstâncias, a atividade dos íons hidrogênio no corpo é quase igual a sua concentração.

O pH do sangue arterial encontra-se normalmente próximo a 7,4, sendo considerados normais valores dentro da faixa de

TABELA 37-1 A escala de pH

pH	Concentração (nmol/L)
6,90	126
7,00	100
7,10	79
7,20	63
7,30	50
7,40	40
7,50	32
7,60	25
7,70	20
7,80	16

Reproduzida com permissão de Levitzky MG: *Pulmonary Physiology*, 7th ed. New York: McGraw-Hill Medical, 2007.

7,35 a 7,45. Um pH arterial (pHa) menor que 7,35 é considerado uma *acidemia*; um pHa maior do que 7,45 é considerado uma *alcalemia*. A condição básica caracterizada pela retenção de íons hidrogênio ou pela perda de bicarbonato ou outras bases é referida como *acidose*; a condição básica caracterizada pela perda de íons hidrogênio ou pela retenção de bases é referida como *alcalose*. Em condições patológicas, observa-se que os extremos do pH do sangue arterial podem variar de 7,8 até 6,9. Esses valores correspondem às concentrações de íons hidrogênio mostradas na Tabela 37-1 (as concentrações de íons hidrogênio são expressas em *nanomoles* [10^{-9} mol/L] por conveniência).

A escala de pH é "invertida" pelo sinal negativo, e é também logarítmica, de acordo com sua definição. Um *aumento* no pH representa uma *diminuição* na concentração de íons hidrogênio. Na verdade, um aumento de apenas 0,3 unidade de pH indica que a concentração de íons hidrogênio caiu pela metade.

Os íons hidrogênio são os cátions mais reativos dos líquidos corporais e interagem com regiões negativamente carregadas de outras moléculas, como as proteínas corporais. As interações dos íons hidrogênio com os grupos funcionais negativamente carregados das proteínas podem causar alterações marcantes na conformação estrutural das proteínas, resultando em alterações no comportamento dessas. Um exemplo disso já foi visto no Capítulo 36, onde foi ressaltado que a hemoglobina combina-se com menos oxigênio quando o pH é mais baixo (o **efeito Bohr**). Alterações na conformação estrutural e nas cargas das proteínas enzimáticas também afetam sua atividade, alterando por consequência, as funções dos tecidos corporais. Mudanças extremas na concentração dos íons hidrogênio do corpo podem resultar em perda da função do órgão, podendo até mesmo ser fatais.

Em circunstâncias normais, o metabolismo celular é a principal fonte de ácidos do corpo. Esses ácidos são os produtos residuais de substâncias ingeridas como alimentos. A maior fonte de íons hidrogênio é o dióxido de carbono produzido como um dos produtos finais da oxidação da glicose e dos ácidos graxos durante o metabolismo aeróbio. A hidratação do dióxido de carbono resulta na formação de ácido carbônico, que então se dissocia em um íon hidrogênio e um íon bicarbonato, como foi discutido no Capítulo 36. Esse processo é revertido nos capilares pulmonares, e o CO_2 então se difunde através da barreira alveolocapilar para os alvéolos, a partir dos quais é removido pela ventilação alveolar. Portanto, o ácido carbônico é considerado um **ácido volátil**, pois ele pode ser convertido em um gás e então ser removido de um sistema aberto como o corpo. Quantidades muito grandes de dióxido de carbono podem ser removidas dos pulmões pela ventilação alveolar: em circunstâncias normais, cerca de 15.000 a 25.000 mmol de dióxido de carbono são removidos pelos pulmões diariamente.

Uma quantidade muito menor de ácidos **fixos** ou **não voláteis** também é produzida normalmente durante a metabolização dos alimentos. Os ácidos fixos produzidos pelo corpo incluem o ácido sulfúrico, que é originado pela oxidação de aminoácidos que contêm enxofre, como a cisteína; o ácido fosfórico formado pela oxidação de fosfolipídeos e fosfoproteínas; o ácido clorídrico, produzido durante à conversão do cloreto de amônio ingerido em ureia, e também por outras reações; e o ácido láctico, produzido a partir do metabolismo anaeróbio da glicose. Outros ácidos fixos podem ser ingeridos acidentalmente ou produzidos em quantidades anormalmente altas por processos patológicos, como os ácidos acetoacético e beta-hidroxibutírico formados durante a *cetoacidose diabética* (ver Capítulo 66). Em geral, cerca de 70 mEq de ácidos fixos são removidos do corpo a cada dia (cerca de 1 mEq/kg/peso corporal por dia); a faixa de variação é de 50 a 100 mEq. Uma dieta vegetariana pode produzir significativamente menos ácidos fixos e pode até mesmo resultar em produção líquida nula desses ácidos. A remoção dos ácidos fixos é realizada principalmente pelos rins, como será discutido no Capítulo 47. Parte dos ácidos fixos também pode ser removida pelo trato gastrintestinal. Os ácidos fixos em geral representam apenas cerca de 0,2% da produção total de ácidos pelo corpo.

O corpo contém uma grande variedade de substâncias que podem agir como tampões dentro da faixa fisiológica do pH. Essas substâncias incluem o bicarbonato, o fosfato e as proteínas do sangue, do líquido intersticial e do interior das células (isso será discutido em detalhes no Capítulo 47). O **princípio iso-hídrico** afirma que todos os pares tampão em uma solução homogênea estão em equilíbrio com a mesma concentração de íons hidrogênio. Por essa razão, todos os pares tampão no plasma comportam-se de forma semelhante; assim, a análise detalhada de um único par tampão, como o sistema tampão bicarbonato, pode revelar muito sobre a química de todos os tampões no plasma.

Os principais tampões do sangue são o bicarbonato, o fosfato e as proteínas. O sistema tampão bicarbonato consiste no par tampão do ácido fraco, o ácido carbônico, e sua base conjugada, o bicarbonato. A capacidade do sistema bicarbonato de atuar como um tampão de ácidos fixos no corpo se deve muito à capacidade dos pulmões de remover o dióxido de carbono do corpo. Em um sistema fechado, o bicarbonato não seria tão eficaz.

À uma temperatura de 37°C, cerca de 0,03 mmol de dióxido de carbono por mmHg de P_{CO_2} irá dissolver-se em um litro de plasma. (A solubilidade do CO_2 foi expressa em mililitros de CO_2 por 100 mL de plasma no Capítulo 36.) Portanto, o dióxido de carbono *dissolvido* no plasma, expresso em milimoles por litro, é igual a $0,03 \times P_{CO_2}$. À temperatura corporal, o equilíbrio da reação no plasma é tal que existe cerca de mil vezes mais dióxido de carbono fisicamente dissolvido no plasma do que na forma de ácido carbônico. No entanto, o dióxido de carbono dissolvido está em equilíbrio com o ácido carbônico, assim, o dióxido de carbono dissolvido e o ácido carbônico são considerados o HA não dissociado da **equação de Henderson-Hasselbalch** (ver Capítulo 47) para o **sistema tampão bicarbonato**:

$$pH = pK + \log \frac{[HCO_3^-]_p}{[CO_2 + H_2CO_3]} \quad (1)$$

em que $[HCO_3^-]_p$ refere-se à concentração de bicarbonato no plasma. A concentração de ácido carbônico é negligível, portanto, tem-se:

$$pH = pK' + \log \frac{[HCO_3^-]_p}{0,03\, P_{CO_2}} \quad (2)$$

em que pK' é a pK do sistema HCO_3^--CO_2 no sangue.

A pK' desse sistema em valores fisiológicos de pH e à 37 °C é 6,1. Portanto, em um pHa de 7,4 e uma P_{CO_2} arterial de 40 mmHg, tem-se:

$$7,4 = 6,1 + \log \frac{[HCO_3^-]_p}{1,2\ \text{mmol/L}} \quad (3)$$

Portanto, a concentração de bicarbonato no plasma do sangue arterial é de cerca de 24 mmol/L (a faixa normal é 23 a 28 mmol/L), pois o logaritmo de 20 é igual a 1,3.

O termo **CO₂ total** refere-se ao dióxido de carbono dissolvido (incluindo o ácido carbônico) mais o dióxido de carbono presente como bicarbonato.

Uma forma útil de apresentar as inter-relações entre as variáveis pH, P_{CO_2} e concentração de bicarbonato do plasma, como expresso pela equação de Henderson-Hasselbalch, é o diagrama pH-bicarbonato mostrado na Figura 37-1.

Como pode ser visto na Figura 37-1, o pH está na abscissa do diagrama pH-bicarbonato, e a concentração de bicarbonato no plasma em milimoles por litro encontra-se na ordenada. Para cada valor de pH e concentração do íon bicarbonato, há uma única P_{CO_2} correspondente no gráfico. Da mesma forma, para cada pH e P_{CO_2} em particular, apenas uma concentração do íon bicarbonato irá satisfazer a equação de Henderson-Hasselbalch. Se a P_{CO_2} permanecer constante, por exemplo, em 40 mmHg, uma *linha isóbara* pode ser construída, conectando os pontos resultantes à medida que o pH varia. As isóbaras representativas mostradas na Figura 37-1 fornecem um indicativo das alterações potenciais do estado ácido-base quando a ventilação alveolar é aumentada ou diminuída. Se o restante permanecer constante, a hipoventilação levará à acidose, e a hiperventilação levará à alcalose.

O sistema tampão bicarbonato é um tampão fraco para o ácido carbônico. A presença de **hemoglobina** torna o sangue um tampão muito melhor. O valor de tampão do plasma na presença da hemoglobina é de quatro a cinco vezes maior do que o do plasma separado das hemácias. Portanto, a inclinação normal da linha tampão *in vivo* mostrada na Figura 37-1 é determinada principalmente pelos tampões não bicarbonato presentes no corpo. O sistema tampão fosfato consiste principalmente no par tampão dos ânions di-hidrogenofosfato ($H_2PO_4^-$) e o mono-hidrogenofosfato (HPO_4^{2-}).

Embora vários grupos tamponantes potenciais sejam encontrados nas proteínas, apenas um grande grupo tem uma pK dentro da faixa de pH encontrada no sangue. O grupo imidazol, presente nos resíduos histidina das cadeias peptídicas, apresenta essa característica. A proteína presente em maior quantidade no sangue é a hemoglobina. Como já foi ressaltado, a desoxi-hemoglobina é um ácido mais fraco do que a oxi-hemoglobina. Portanto, quando o oxigênio deixa a hemoglobina nos capilares teciduais, o grupo imidazol remove os íons hidrogênio do interior das hemácias, permitindo que mais dióxido de carbono seja transportado como bicarbonato. Esse processo é revertido nos pulmões.

O sistema tampão bicarbonato é o principal tampão encontrado no líquido intersticial, incluindo a linfa. O par tampão fosfato é também encontrado no líquido intersticial. O volume do compartimento intersticial é muito maior do que o do plasma; assim, o líquido intersticial pode exercer um papel importante no tamponamento.

A porção extracelular dos ossos contém depósitos muito grandes de sais de cálcio e de sais de fosfato, principalmente na forma de **hidroxiapatita**. Em um indivíduo adulto outrora saudável, em que o crescimento e a reabsorção ósseas estão em equilíbrio dinâmico (*steady state*), os sais ósseos podem tamponar os íons hidrogênio em uma situação de acidose crônica. O tamponamento crônico dos íons hidrogênio pelos sais ósseos pode, portanto, levar à desmineralização do osso.

As proteínas intracelulares e os fosfatos orgânicos da maioria das células podem atuar para tamponar tanto ácidos fixos como o ácido carbônico. Obviamente, o tamponamento pela hemoglobina nas hemácias é intracelular.

ACIDOSE E ALCALOSE

As disfunções ácido-base podem ser divididas em quatro categorias principais: acidose respiratória, alcalose respiratória, acidose metabólica e alcalose metabólica. Essas disfunções primárias podem ocorrem isoladamente ("simples") ou em combinação ("mistas"), ou podem ser alteradas por mecanismos compensatórios.

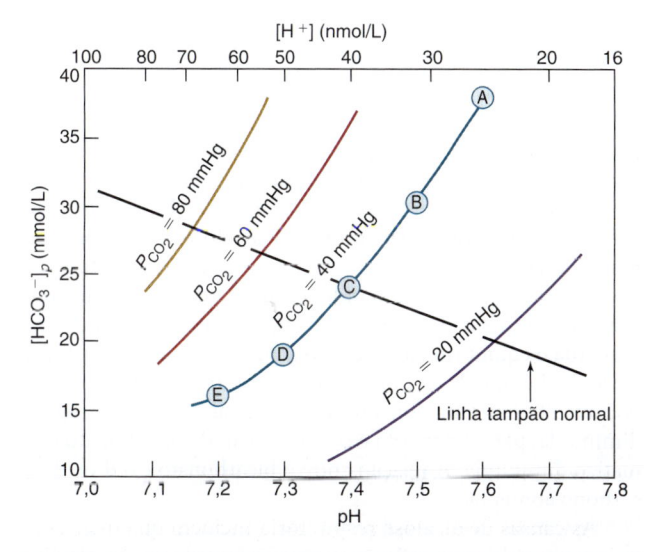

FIGURA 37-1 O diagrama pH-bicarbonato com as isóbaras da P_{CO_2}. Deve-se observar que a concentração de íons hidrogênio em nanomoles por litro no topo da figura corresponde aos valores de pH na abscissa. Os pontos A e E correspondem a diferentes valores de pH e concentrações de bicarbonato que caem na mesma isóbara da P_{CO_2}. (Modificada com permissão da University of Chicago Press from Davenport HW: *The ABC of Acid–Base Chemistry*, 6th ed. 1974.)

ACIDOSE RESPIRATÓRIA

A P_{CO_2} arterial é normalmente mantida em 40 mmHg, ou próxima a esse valor (a faixa normal é de 35 a 45 mmHg), por mecanismos que regulam a respiração. Sensores expostos ao sangue arterial e ao líquido cerebrospinal fornecem aos controladores centrais da respiração a informação necessária para regular a P_{CO_2} arterial na faixa dos 40 mmHg (ver Capítulo 38). Qualquer alteração a curto prazo (p. ex., aquelas que ocorrem sem compensação renal) na ventilação alveolar que resulte em aumento da P_{CO_2} alveolar, e, consequentemente, da P_{CO_2} arterial, tende a reduzir o pHa, resultando em **acidose respiratória**. Isso pode ser observado pelas isóbaras da P_{CO_2} = 60 e 80 mmHg na Figura 37-1. O pH em qualquer Pa_{CO_2} depende do bicarbonato ou de outros tampões presentes no sangue. As mudanças puras na P_{CO_2} arterial causadas por mudanças na ventilação acompanham a linha tampão normal *in vivo* (Figuras 37-1 e 37-2). Uma situação de acidose respiratória pura descompensada corresponderia ao ponto C na Figura 37-2 (na intersecção entre a isóbara de elevada P_{CO_2} e a linha tampão normal).

Na acidose respiratória, a *relação* entre o bicarbonato e o CO_2 diminui. Como também pode ser visto no ponto C da Figura 37-2, na acidose respiratória primária (simples) descompensada, a concentração absoluta de bicarbonato no plasma aumenta um pouco devido ao tamponamento de parte dos íons hidrogênio pela dissociação do ácido carbônico pelos tampões não bicarbonato.

Qualquer prejuízo na ventilação alveolar pode causar acidose respiratória. Como mostrado na Tabela 37-2, a depressão dos centros respiratórios no bulbo (ver Capítulo 38) por agentes anestésicos, narcóticos, hipoxia, doenças ou trauma no sistema nervoso central, ou mesmo a própria elevação muito acentuada da Pa_{CO_2}, resulta em **hipoventilação** e acidose respiratória. A interferência na transmissão neural aos músculos respiratórios por processos patológicos, fármacos ou toxinas, ou disfunções ou deformidades dos músculos respiratórios ou da parede torácica podem causar acidose respiratória. Doenças restritivas, obstrutivas e obliterativas dos pulmões também podem gerar acidose respiratória.

TABELA 37-2 Causas comuns de acidose respiratória

Depressão dos centros de controle respiratório
Anestésicos
Sedativos
Opioides
Lesão ou doença cerebral
Hipercapnia grave, hipoxia
Doenças neuromusculares
Lesão medular
Lesão do nervo frênico
Poliomielite, síndrome de Guillain-Barré, etc.
Botulismo, tétano
Miastenia gravis
Administração de substâncias semelhantes ao curare
Doenças que afetam os músculos respiratórios
Restrição da parede torácica
Cifoescoliose
Obesidade extrema
Restrição pulmonar
Fibrose pulmonar
Sarcoidose
Pneumotórax, efusão pleural, etc.
Doenças do parênquima pulmonar
Pneumonia, etc.
Edema pulmonar
Obstrução das vias aéreas
Doença pulmonar obstrutiva crônica
Obstrução das vias aéreas superiores

Reproduzida com permissão de Levitzky MG: *Pulmonary Physiology*, 7th ed. New York: McGraw-Hill Medical, 2007.

ALCALOSE RESPIRATÓRIA

A ventilação alveolar acima do nível necessário para acompanhar a produção do dióxido de carbono corporal resulta em P_{CO_2} alveolar e arterial abaixo de 35 mmHg. Essa **hiperventilação** leva a uma **alcalose respiratória**. A alcalose respiratória primária descompensada resulta em um deslocamento inferior da isóbara da P_{CO_2}, acompanhando a linha tampão normal, como visto no ponto B na Figura 37-2. A Pa_{CO_2} diminuída desvia para a esquerda o equilíbrio da série de reações que descrevem a hidratação do dióxido de carbono e a dissociação do ácido carbônico. Isso resulta em uma concentração arterial de íons hidrogênio diminuída, pH aumentado e concentração de bicarbonato plasmático diminuída. A relação entre o bicarbonato e o dióxido de carbono aumenta.

As causas de alcalose respiratória incluem qualquer evento que leve à hiperventilação. Como mostrado na Tabela 37-3, a *síndrome da hiperventilação*, uma disfunção psicológica de causa desconhecida, resulta em episódios crônicos ou recorrentes de hiperventilação e alcalose respiratória. A alcalose respiratória pode ser causada por fármacos, hormônios (como a **progesterona**), substâncias tóxicas, doenças do sistema nervoso central, **bacteriemias**, febre, hiperventilação por ventiladores

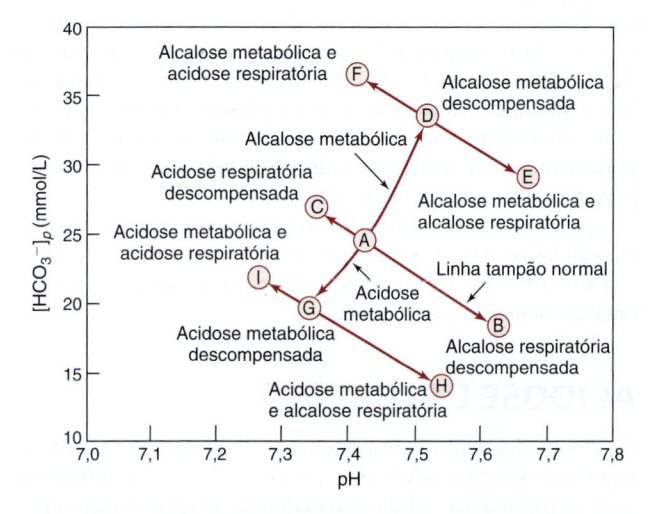

FIGURA 37-2 Alterações ácido-base *in vivo*. (Modificada com permissão de University of Chicago Press from Davenport HW: *The ABC of Acid–Base Chemistry*, 6th ed. 1974.)

TABELA 37-3 Causas comuns de alcalose respiratória

Sistema nervoso central
    Ansiedade
    Síndrome da hiperventilação
    Inflamação (encefalite, meningite)
    Doença cerebrovascular
    Tumores

Fármacos ou hormônios
    Salicilatos
    Progesterona

Bacteriemias, febre

Doenças pulmonares
    Asma aguda
    Doenças vasculares pulmonares (embolismo pulmonar)

Hiperventilação com ventiladores mecânicos

Hipoxia; altitudes elevadas

Reproduzida com permissão de Levitzky MG: *Pulmonary Physiology*, 7th ed. New York: McGraw-Hill Medical, 2007.

TABELA 37-4 Causas comuns de acidose metabólica

Ingestão de fármacos ou substâncias tóxicas
    Metanol
    Etanol
    Salicilatos
    Etilenoglicol
    Cloreto de amônio

Perda de íons bicarbonato
    Diarreia
    Fístulas pancreáticas
    Disfunção renal

Acidose láctica
    Hipoxemia
    Anemia, monóxido de carbono
    Choque (hipovolêmico, cardiogênico, séptico, etc.)
    Exercício intenso
    Síndrome do desconforto respiratório agudo (SDRA)

Cetoacidose
    Diabetes melito
    Alcoolismo
    Jejum prolongado

Incapacidade de excretar íons hidrogênio
    Disfunção renal

Reproduzida com permissão de Levitzky MG: *Pulmonary Physiology*, 7th ed. New York: McGraw-Hill Medical, 2007.

mecânicos (ou por algum procedimento realizado por profissionais da saúde) ou subida para regiões de altitude elevada.

ACIDOSE METABÓLICA

A **acidose metabólica** pode ser considerada como uma **acidose não respiratória**. Pode ser causada por ingestão, infusão ou produção de um ácido fixo; diminuição da excreção renal de íons hidrogênio; movimento de íons hidrogênio do compartimento intracelular para o extracelular; ou pela perda de bicarbonato ou de outras bases a partir do compartimento extracelular. Como pode ser visto na Figura 37-2, a acidose metabólica primária descompensada resulta em um deslocamento ao longo da isóbara da P_{CO_2} = 40 mmHg em direção ao ponto G, ou seja, uma perda líquida de tampão estabelece uma nova linha tampão do sangue, a qual é inferior e paralela à linha tampão normal do sangue. A P_{CO_2} não é alterada, a concentração de íons hidrogênio é aumentada e a relação entre a concentração de bicarbonato e CO_2 é diminuída.

Como apresentado na Tabela 37-4, a ingestão de metanol ou salicilatos pode causar acidose metabólica por aumentar os ácidos fixos no sangue. (Intoxicação por salicilatos, por exemplo, ao se ingerir uma quantidade exagerada de ácido acetilsalicílico, causa acidose metabólica e posteriormente alcalose respiratória.) *Diarreia* pode causar perda excessiva de bicarbonato, resultando em acidose metabólica. Uma disfunção renal pode levar à incapacidade de excretar íons hidrogênio, bem como incapacidade de reabsorver íons bicarbonato, como será discutido na próxima seção. Uma "acidose metabólica verdadeira" pode ser causada pelo acúmulo de ácido láctico na **hipoxemia** grave ou no **choque**, e por **cetoacidose diabética**.

ALCALOSE METABÓLICA

A **alcalose metabólica**, ou não respiratória, ocorre quando existe uma perda excessiva de ácidos fixos pelo corpo, ou também pode ocorrer como uma consequência da ingestão, infusão ou reabsorção renal excessiva de bases como o bicarbonato. A Figura 37-2 mostra que a alcalose metabólica primária descompensada resulta em um deslocamento ao longo da isóbara da P_{CO_2} = 40 mmHg em direção ao ponto D, ou seja, um ganho líquido de tampão estabelece uma nova linha tampão do sangue, a qual é superior e paralela à linha tampão normal do sangue. A P_{CO_2} não é alterada, a concentração de íons hidrogênio é diminuída, e a relação entre a concentração de bicarbonato e dióxido de carbono é aumentada.

Como visto na Tabela 37-5, a perda de suco gástrico por **vômito** resulta em uma perda de íons hidrogênio e pode causar alcalose metabólica. A ingestão excessiva de bicarbonato ou outras bases (p. ex., antiácidos estomacais) ou infusão excessiva de bicarbonato por um profissional de saúde pode causar alcalose metabólica. Além disso, terapia com diuréticos, tratamento com esteroides (ou a produção aumentada de esteroides endógenos) e condições que levem a uma depleção grave de potássio também podem causar alcalose metabólica.

TABELA 37-5 Causas comuns de alcalose metabólica

Perda de íons hidrogênio
    Vômito
    Fístulas gástricas
    Terapia com diuréticos

Tratamento com esteroides ou aumento na sua produção
    (aldosterona ou outros mineralocorticoides)

Ingestão ou administração de excesso de bicarbonato ou outras bases
    Bicarbonato intravenoso
    Ingestão de bicarbonato ou outras bases (p. ex., antiácidos)

Reproduzida com permissão de Levitzky MG: *Pulmonary Physiology*, 7th ed. New York: McGraw-Hill Medical, 2007.

MECANISMOS COMPENSATÓRIOS

Distúrbios ácido-base primários descompensados, como os indicados pelos pontos B a D e G na Figura 37-2, ocorrem raramente, pois os mecanismos compensatórios respiratório e renal são ativados para corrigir esses distúrbios. Os dois principais mecanismos compensatórios são funções dos sistemas respiratório e renal.

MECANISMOS COMPENSATÓRIOS RESPIRATÓRIOS

O sistema respiratório pode compensar a acidose ou a alcalose metabólicas alterando a ventilação alveolar. Como discutido no Capítulo 33, se a produção de dióxido de carbono é constante, a P_{CO_2} alveolar é inversamente proporcional à ventilação alveolar. Na acidose metabólica, a concentração aumentada de íons hidrogênio estimula os **quimiorreceptores**, o que leva a um aumento da ventilação alveolar, diminuindo, assim, a P_{CO_2} arterial. Isso causa um aumento no pHa, retornando-o ao normal. (Os mecanismos pelos quais a ventilação é regulada são discutidos em detalhes no Capítulo 38.) Esses eventos podem ser mais bem compreendidos pela análise da Figura 37-2. O ponto indicado pela letra G representa uma acidose metabólica descompensada. Quando a compensação respiratória para a acidose metabólica ocorre, sob a forma de um aumento na ventilação, a P_{CO_2} arterial diminui. O ponto representando o pHa, a Pa_{CO_2} e a concentração de bicarbonato seria deslocado por uma curta distância ao longo da linha tampão abaixo do normal (do ponto indicado por G para o ponto indicado por H) até que uma nova Pa_{CO_2} mais baixa fosse atingida. Isso retorna o pHa *em direção* ao normal, pois a compensação completa não ocorre. A compensação respiratória para a acidose metabólica ocorre quase simultaneamente ao desenvolvimento da acidose. Na realidade, o ponto para o pH sanguíneo, a P_{CO_2} e a concentração de bicarbonato não se move primeiro do normal (ponto A) para o ponto G e em seguida por uma curta distância ao longo da linha GH. Em vez disso, a compensação começa a ocorrer à medida que a acidose é desenvolvida; assim, o ponto segue um trajeto intermediário entre as duas linhas.

A compensação respiratória para a alcalose metabólica é diminuir a ventilação alveolar, aumentando assim a Pa_{CO_2}. Isso diminui o pHa em direção ao normal, como pode ser visto na Figura 37-2. O ponto D representa uma alcalose metabólica descompensada. A compensação respiratória deslocaria o ponto que representa o pHa sanguíneo, a Pa_{CO_2} e a concentração de bicarbonato por uma curta distância ao longo da nova linha tampão do sangue acima do normal em direção ao ponto F. Novamente, a compensação ocorre à medida que a alcalose é desenvolvida, com o ponto movendo-se ao longo de uma distância intermediária.

Na maioria das circunstâncias, a *causa* da acidose ou da alcalose respiratórias é uma disfunção nos mecanismos de controle ventilatório ou do sistema respiratório propriamente dito. Portanto, a compensação para a acidose ou a alcalose nessas condições deve partir de fora do sistema respiratório. O mecanismo de compensação respiratória pode atuar com muita rapidez (dentro de minutos) para corrigir parcialmente a acidose ou a alcalose metabólicas.

MECANISMOS COMPENSATÓRIOS RENAIS

Os rins podem compensar a acidose respiratória e a acidose metabólica de origem não renal ao excretarem ácidos fixos e ao reterem o bicarbonato filtrado. Eles podem também compensar a alcalose respiratória e a alcalose metabólica de origem não renal ao diminuírem a excreção de íons hidrogênio e a retenção do bicarbonato filtrado. Esses mecanismos são discutidos no Capítulo 47. Os mecanismos compensatórios renais para os distúrbios ácido-base atuam muito mais lentamente do que os mecanismos de compensação respiratórios. Por exemplo, as respostas compensatórias renais para uma acidose ou alcalose respiratórias sustentadas podem levar de 3 a 6 dias.

Os rins ajudam a regular o equilíbrio ácido-base ao alterarem a excreção de ácidos fixos e a retenção do bicarbonato filtrado; o sistema respiratório ajuda a regular o equilíbrio ácido-base ao ajustar a ventilação alveolar para alterar a P_{CO_2} alveolar. Por isso, a equação de Henderson-Hasselbalch é, na realidade,

$$\text{pH} = \text{Constante} + \frac{\text{Rins}}{\text{Pulmões}} \quad (4)$$

INTERPRETAÇÃO CLÍNICA DA GASOMETRIA ARTERIAL

Amostras de sangue arterial são em geral analisadas clinicamente para a determinação da "**gasometria arterial**", que determina a P_{O_2}, a P_{CO_2} e o pH arteriais. O bicarbonato plasmático pode então ser calculado a partir do pH e da P_{CO_2} por meio da equação de Henderson-Hasselbalch. Isso pode ser feito diretamente utilizando-se um nomograma ou análises gráficas, como o diagrama pH-bicarbonato (o "diagrama de Davenport", em homenagem ao seu divulgador), pelo diagrama pH-P_{CO_2} (o diagrama "Siggaard-Anderson"), ou pelo diagrama ácido-base composto. Os equipamentos analisadores de gases sanguíneos realizam esses cálculos automaticamente.

A Tabela 37-6 resume as mudanças no pHa, na Pa_{CO_2} e na concentração plasmática de bicarbonato que ocorrem nos distúrbios ácido-base simples, mistos e parcialmente compensados. A tabela contém a mesma informação da Figura 37-2, mas a apresentada de forma diferente. A compreensão completa dos padrões mostrados na Tabela 37-6 associada ao conhecimento da P_{CO_2} de um paciente e de outros achados clínicos pode revelar muitas informações sobre o processo fisiopatológico subjacente que está em progressão.

Uma abordagem simples para a interpretação de uma gasometria é olhar primeiro o pH para determinar se o problema predominante é acidose ou alcalose. (Deve-se observar que uma acidemia pode representar mais de uma causa de acidose, uma acidose levemente compensada ou mesmo uma acidose *e* uma alcalose subjacente separada. De maneira semelhante, uma alcalemia pode representar mais de uma causa de alcalose, uma alcalose levemente compensada ou, até mesmo, uma alcalose e uma acidose subjacente separada.) Após a avaliação do pH, deve-se observar a P_{CO_2} arterial para ver se está de acordo com o pH. Por exemplo, se o pH está baixo e a P_{CO_2} está aumentada, então o problema primário é a acidose respiratória. Se o pH está baixo e a P_{CO_2} está próxima de 40 mmHg, então o problema primário

TABELA 37-6 Distúrbios ácido-base

	pH	P_{CO_2}	HCO_3^-
Acidose respiratória descompensada	↓↓	↑↑	↑
Alcalose respiratória descompensada	↑↑	↓↓	↓
Acidose metabólica descompensada	↓↓	↔	↓↓
Alcalose metabólica descompensada	↑↑	↔	↑↑
Acidose respiratória parcialmente compensada	↓	↑↑	↑↑
Alcalose respiratória parcialmente compensada	↑	↓↓	↓↓
Acidose metabólica parcialmente compensada	↓	↓↓	↓↓
Alcalose metabólica parcialmente compensada	↑	↑↑	↑↑
Acidose respiratória e metabólica	↓↓	↑↑	↓
Alcalose respiratória e metabólica	↑↑	↓↓	↑

Reproduzida com permissão de Levitzky MG: *Pulmonary Physiology*, 7th ed. New York: McGraw-Hill Medical, 2007.

é a acidose metabólica com pouca ou nenhuma compensação. Se ambos, o pH e a P_{CO_2}, estão baixos, existe acidose metabólica com compensação respiratória. Então, deve-se observar a concentração de bicarbonato para confirmar o diagnóstico, a qual deve estar levemente aumentada em uma acidose respiratória descompensada, alta em uma acidose respiratória parcialmente compensada e baixa em uma acidose metabólica.

Se o pH é alto e a P_{CO_2} é baixa, então o problema primário é uma alcalose respiratória. Se o pH é alto e a P_{CO_2} encontra-se próxima a 40 mmHg, então o problema é uma alcalose metabólica descompensada. Se ambos, o pH e a P_{CO_2}, estão altos, então existe uma alcalose metabólica parcialmente compensada. O bicarbonato deve estar pouco diminuído em uma alcalose respiratória, diminuído em uma alcalose respiratória parcialmente compensada e aumentado em uma alcalose metabólica.

EXCESSO DE BASE

O cálculo do **excesso de base** ou o **déficit de base** pode ser muito útil na determinação das medidas terapêuticas a serem administradas a um paciente. O excesso ou o déficit de base é o número de miliequivalentes de ácido ou base necessários para titular 1 L de sangue a um pH 7,4 a 37°C com a Pa_{CO_2} mantida constante (em 40 mmHg). Portanto, o excesso de base não se refere apenas à diferença entre a concentração de bicarbonato no plasma da amostra em questão e a concentração normal de bicarbonato plasmático, pois os ajustes respiratórios também causam uma mudança na concentração de bicarbonato. Nesse caso, a P_{CO_2} arterial deve ser considerada, embora em muitos casos o desvio vertical do nível de bicarbonato acima ou abaixo da linha tampão do sangue no diagrama de Davenport com o pH da amostra seja uma estimativa razoável. O excesso de base pode ser determinado a partir da titulação de uma amostra ou por meio de um nomograma, por um diagrama ou programa de cálculo. A maior parte dos analisadores de gases sanguíneos calcula o excesso de base automaticamente. O excesso de base é expresso em miliequivalentes por litro acima ou abaixo da faixa do tampão normal base. Portanto, o excesso de base apresenta um valor normal de 0 ± 2 mEq/L. Um déficit de base pode também ser chamado de **excesso de base negativo**.

O déficit de base pode ser utilizado para estimar quanto bicarbonato de sódio (em mEq) deve ser administrado a um paciente ao se multiplicar o déficit de base (em mEq/L) pelo líquido extracelular (LEC) estimado (em litros) do paciente, que é o espaço de distribuição para o bicarbonato. O LEC é geralmente estimado em 0,3 vezes a massa magra corporal em quilogramas.

DIFERENÇA DE ÂNIONS (*ANION GAP*)

O cálculo da **diferença de ânions** (*anion gap*) pode ser útil na determinação da causa de acidose metabólica de um paciente. Sua determinação é realizada subtraindo-se a soma das concentrações de cloreto e bicarbonato (em mEq/L) de um paciente pela sua concentração de sódio plasmático:

$$\text{Diferença de ânions} = [Na^+] - ([Cl^-] + [HCO_3^-]) \quad (5)$$

A diferença de ânions normalmente é de 12 ± 4 mEq/L.

A soma de todos os cátions do plasma deve ser igual à soma de todos os ânions; assim, a diferença de ânions existe apenas porque nem todos os cátions e ânions plasmáticos são mensurados quando uma análise sanguínea padrão é realizada. As concentrações de sódio, cloreto e bicarbonato são quase sempre relatadas. A diferença normal de ânions é um resultado da presença de mais ânions do que cátions não mensurados no sangue normal:

$$[Na^+] + [\text{Cátions não mensurados}] = \\ [Cl^-] + [HCO_3^-] + [\text{Ânions não mensurados}] \quad (6)$$

$$[Na^+] - ([Cl^-] + [HCO_3^-]) = \\ [\text{Ânions não mensurados}] - [\text{Cátions não mensurados}] \quad (7)$$

Portanto, a diferença de ânions é a diferença entre os ânions não mensurados e os cátions não mensurados.

As cargas negativas das proteínas plasmáticas provavelmente compensam grande parte da diferença normal de ânions, pois as cargas totais dos outros cátions plasmáticos (K^+, Ca^{2+}, Mg^{2+}) são aproximadamente iguais ao total das cargas dos outros ânions (PO_4^{3-}, SO_4^{2-}, ânions orgânicos).

Uma diferença de ânions aumentada geralmente indica um número aumentado de ânions não mensurados (além do Cl^- e HCO_3^-) ou um número reduzido de cátions não mensurados (K^+, Ca^{2+} ou Mg^{2+}), ou ambos. Isso é mais provável de acontecer quando os ânions medidos, [HCO_3^-] ou [Cl^-], são perdidos e repostos por ânions não mensurados. Por exemplo, o tamponamento do H^+ proveniente de ácidos ingeridos ou produzidos metabolicamente, que é realizado pelo HCO_3^-, causa um aumento da diferença de ânions.

Portanto, a acidose metabólica com uma diferença de ânions anormalmente elevada (i.e., maior do que 16 mEq/L) é causada provavelmente por **acidose láctica** ou **cetoacidose**; ingestão de ânions orgânicos como o salicilato, metanol e etilenoglicol; ou retenção renal de ânions como sulfato, fosfato e urato.

AS CAUSAS DE HIPOXIA

Até agora, apenas duas das três variáveis referidas na análise da gasometria arterial, a P_{CO_2} arterial e o pH, foram discutidas. Muitas condições anormais ou doenças podem causar baixa P_{O_2} arterial. Elas são enfatizadas na próxima seção sobre as causas de hipoxia tecidual, na discussão da **hipoxia hipóxica**.

As causas de hipoxia tecidual podem ser classificadas (em alguns casos arbitrariamente) em quatro ou cinco grupos principais (Tabela 37-7). Os aspectos fisiológicos relacionados com a maioria desses tipos de hipoxia já foram discutidos neste capítulo ou nos anteriores.

HIPOXIA HIPÓXICA

A **hipoxia hipóxica** refere-se às condições nas quais a P_{O_2} arterial encontra-se anormalmente baixa. Devido à quantidade de oxigênio que irá combinar-se com a hemoglobina determinada principalmente pela P_{O_2}, tais condições podem levar a uma redução na liberação de oxigênio para os tecidos, no caso de reflexos ou outras respostas não serem capazes de aumentar adequadamente o débito cardíaco ou a concentração de hemoglobina no sangue.

Baixa P_{O_2} alveolar

Condições que causam baixa P_{O_2} alveolar inevitavelmente levam a uma redução na P_{O_2} arterial e no conteúdo de oxigênio, pois a P_{O_2} alveolar determina o limite superior da P_{O_2} arterial. A **hipoventilação** causa tanto hipoxia alveolar como hipercapnia (CO_2 aumentado), como discutido no Capítulo 33. A hipoventilação pode ser causada por depressão ou lesão dos centros respiratórios do encéfalo (discutido no Capítulo 38); interferência nos nervos que suprem os músculos respiratórios, como em uma lesão da medula espinal ou doenças da junção neuromuscular, como por exemplo, a *miastenia gravis*; alteração da mecânica dos pulmões ou da parede torácica, como na perda de complacência devido à sarcoidose ou pela redução na mobilidade da parede torácica devido à cifoescoliose ou obesidade; e ainda, obstrução das vias aéreas. Subir até **altitudes elevadas** causa hipoxia alveolar devido à reduzida pressão barométrica total encontrada acima do nível do mar. Uma $F_{I_{O_2}}$ (fração inspirada de oxigênio) reduzida causa um efeito semelhante. O dióxido de carbono alveolar é diminuído devido a um aumento reflexo na ventilação causado pela estimulação hipóxica, como será discutido no Capítulo 71. A hipoventilação e a ascensão a altitudes elevadas causam uma diminuição da P_{O_2} venosa e do conteúdo de oxigênio à medida que o oxigênio é extraído do sangue arterial hipóxico. A administração de concentrações elevadas de oxigênio no gás inspirado pode aliviar a hipoxia arterial e alveolar na hipoventilação e nas subidas a altitudes elevadas, mas não pode reverter a hipercapnia da hipoventilação. Na verdade, a administração de uma $F_{I_{O_2}}$ aumentada a pacientes que estão hipoventilando devido a uma redução da resposta central ao dióxido de carbono, mas respirando espontaneamente (ver Capítulo 38), pode deprimir ainda mais a ventilação.

Prejuízos na difusão

A difusão alveolocapilar é discutida com detalhes no Capítulo 35. Condições como a **fibrose intersticial** e o **edema intersticial** ou **alveolar** podem levar a uma redução na P_{O_2} arterial, mas a P_{O_2} alveolar permanece normal ou até mesmo elevada. Uma alta $F_{I_{O_2}}$ capaz de elevar a P_{O_2} alveolar pode aumentar a P_{O_2} arterial ao elevar o gradiente de pressão parcial para a difusão de oxigênio.

Shunts

Um verdadeiro **shunt** (**desvio**) direita-esquerda, como os *shunts* intrapulmonares anatômico e absoluto, pode diminuir a P_{O_2} arterial, mas a P_{O_2} alveolar permanece normal ou até mesmo elevada. Pacientes com *shunts* intrapulmonares têm baixa P_{O_2} arterial, mas

TABELA 37-7 Classificação das causas de hipoxia

Classificação	$P_{A_{O_2}}$	$P_{a_{O_2}}$	$C_{a_{O_2}}$	$P_{\bar{v}_{O_2}}$	$C_{\bar{v}_{O_2}}$	O aumento da $F_{I_{O_2}}$ é útil?
Hipoxia hipóxica						
Baixa P_{O_2} alveolar	Baixa	Baixa	Baixa	Baixa	Baixa	Sim
Prejuízo na difusão	N	Baixa	Baixa	Baixa	Baixa	Sim
Shunts direita-esquerda	N	Baixa	Baixa	Baixa	Baixa	Não
Disparidade $\dot{V}/\dot{Q}$	N	Baixa	Baixa	Baixa	Baixa	Sim
Anemia hipóxica	N	N	Baixa	Baixa	Baixa	Não
Intoxicação com CO	N	N	Baixa	Baixa	Baixa	Possivelmente
Hipoperfusão hipóxica	N	N	N	Baixa	Baixa	Não
Hipoxia histotóxica	N	N	N	Alta	Alta	Não

N, normal.
Reproduzida com permissão de Levitzky MG: *Pulmonary Physiology*, 7th ed. New York: McGraw-Hill Medical, 2007.

podem não ter uma P_{CO_2} significativamente aumentada se forem capazes de aumentar a ventilação alveolar ou se estiverem sendo ventilados mecanicamente. Isso é resultado das diferentes formas da curva de dissociação da oxi-hemoglobina (ver Figura 36-1) e da curva de dissociação do dióxido de carbono (ver Figura 36-5). A curva de dissociação do dióxido de carbono é quase linear na faixa normal de P_{CO_2} arterial, e a P_{CO_2} arterial é finamente regulada pelo sistema de controle respiratório (ver Capítulo 38). O dióxido de carbono retido no sangue desviado (*shunted blood*) estimula o aumento da ventilação, e, devido ao fato de a curva de dissociação do dióxido de carbono ser quase linear, o aumento da ventilação permitirá que mais dióxido de carbono difunda-se do sangue não desviado para os alvéolos bem ventilados, onde esse gás pode ser exalado. Por outro lado, a ventilação alveolar aumentada não poderá adicionar oxigênio para o sangue desviado e, devido à forma da curva de dissociação da oxi-hemoglobina, o sangue não desviado receberá muito pouco oxigênio adicional. Isso ocorre porque a hemoglobina dos alvéolos bem ventilados e perfundidos está quase saturada com o oxigênio, e muito pouco oxigênio adicional irá dissolver-se no plasma. De maneira semelhante, uma hipoxemia arterial causada por *shunts* verdadeiros não é aliviada por alta $F_{I_{O_2}}$, pois o sangue desviado não entra em contato com os altos níveis de oxigênio. A hemoglobina do sangue *não desviado* está quase completamente saturada com o oxigênio em uma $F_{I_{O_2}}$ de 0,21, e o pequeno volume adicional de oxigênio dissolvido no sangue com uma alta $F_{I_{O_2}}$ não pode compensar a baixa saturação da hemoglobina do sangue desviado.

DISPARIDADE VENTILAÇÃO-PERFUSÃO

As unidades alveolocapilares com baixa relação ventilação-perfusão ($\dot{V}/\dot{Q}$) contribuem com a hipoxia arterial, como já foi discutido. Obviamente, as unidades com alta $\dot{V}/\dot{Q}$ não causam hipoxia diretamente, mas grandes áreas pulmonares que são malperfundidas estão em geral associadas à perfusão aumentada de outras unidades ou a baixo débito cardíaco (ver seção "Hipoperfusão Hipóxica"). A vasoconstrição pulmonar hipóxica (discutida no Capítulo 34) e as respostas locais das vias aéreas (discutidas no Capítulo 32) normalmente ajudam a minimizar a disparidade $\dot{V}/\dot{Q}$.

Deve-se observar que o prejuízo na difusão, os *shunts* e a disparidade $\dot{V}/\dot{Q}$ aumentam a **diferença alveoloarterial da P_{O_2}** (ver Tabela 35-1 e as primeiras duas colunas da Tabela 37-7).

ANEMIA HIPÓXICA

A *anemia hipóxica* é causada por um prejuízo da capacidade de funcionamento da hemoglobina, que pode ser resultado de diminuição na produção de hemoglobina ou de hemácias, produção de hemoglobina ou de hemácias anormais, destruição patológica de hemácias, ou interferência na combinação química do oxigênio com a hemoglobina. **Intoxicação com monóxido de carbono**, por exemplo, ocorre pela maior afinidade da hemoglobina pelo monóxido de carbono do que pelo oxigênio. A **meta-hemoglobinemia** é uma condição na qual o ferro na hemoglobina foi alterado do estado Fe^{2+} para Fe^{3+}, o qual não se combina com o oxigênio.

A anemia hipóxica resulta em um conteúdo de oxigênio diminuído quando a P_{O_2} alveolar e arterial estão normais. Portanto, a análise-padrão da gasometria arterial poderia mostrar valores normais, a menos que o conteúdo de oxigênio fosse mensurado independentemente. A P_{O_2} venosa e o conteúdo de oxigênio estão diminuídos. A administração de uma alta $F_{I_{O_2}}$ não é efetiva em aumentar de modo significativo o conteúdo arterial de oxigênio (exceto, provavelmente, na intoxicação com monóxido de carbono).

HIPOPERFUSÃO HIPÓXICA

A *hipoperfusão hipóxica* (também chamada de **hipoxia estagnante**) resulta de baixo fluxo sanguíneo. Pode ocorrer localmente, em um leito vascular em particular, ou sistemicamente, no caso de um baixo débito cardíaco. A P_{O_2} alveolar e arterial e o conteúdo de oxigênio podem ser normais, mas a diminuição na liberação de oxigênio para os tecidos pode resultar em hipoxia tecidual. A P_{O_2} venosa e o conteúdo de oxigênio são baixos. O aumento da $F_{I_{O_2}}$ não beneficia muito nos casos de hipoperfusão hipóxica (a menos que a perfusão seja diretamente aumentada), pois o sangue que flui aos tecidos já é oxigenado normalmente.

HIPOXIA HISTOTÓXICA

A *hipoxia histotóxica* refere-se a uma intoxicação da maquinaria celular que usa o oxigênio para produzir energia. O **cianeto**, por exemplo, liga-se à citocromo-oxidase na cadeia respiratória e efetivamente bloqueia a fosforilação oxidativa. A P_{O_2} alveolar e arterial e o conteúdo de oxigênio podem ser normais (ou mesmo aumentados, pois baixas doses de cianeto aumentam a ventilação ao estimularem os quimiorreceptores arteriais). A P_{O_2} venosa e o conteúdo de oxigênio são aumentados, pois o oxigênio não é utilizado nos tecidos.

OS EFEITOS DA HIPOXIA

A hipoxia pode resultar em lesão tecidual irreversível ou mesmo em morte tecidual. O resultado final de um episódio hipóxico depende de se a hipoxia tecidual é generalizada ou localizada, de qual é o seu grau de gravidade, da sua taxa de desenvolvimento (ver Capítulo 71), e da sua duração. Diferentes tipos celulares apresentam diferente suscetibilidade à hipoxia; infelizmente, as células nervosas e as cardíacas são as mais suscetíveis.

CORRELAÇÃO CLÍNICA

Um adolescente de 15 anos chegou à emergência médica com **dispneia** (respiração curta), sensação de aperto no peito, chiado, tosse e ansiedade. Seus leitos ungueais e lábios estavam azuis (**cianose**).

Ele tem apresentado episódios frequentes de dispneia e chiado no peito por vários anos, sobretudo na primavera, e o seu diagnóstico foi de **asma**. Os testes de função pulmonar realizados na época do diagnóstico mostraram que o volume expiratório forçado no primeiro segundo (VEF_1), a capacidade vital forçada (CVF), a relação VEF_1/CVF e o pico de fluxo expiratório (PFE) estavam abaixo dos valores previstos. Após a inalação de broncodilatador, houve melhora de todos esses parâmetros.

Uma gasometria arterial foi obtida para ajudar a determinar a gravidade do episódio. Os resultados obtidos foram: P_{O_2} arterial 55 mmHg, P_{CO_2} arterial 32 mmHg, pH arterial 7,52 e bicarbonato 25 mEq/L, indicando **hipoxemia e alcalose respiratória descompensada**.

A asma é uma doença obstrutiva episódica. É razoável assumir que durante as crises asmáticas ocorre retenção de CO_2 e, portanto, acidose respiratória. Isso é verdadeiro nas crises muito graves, porém, a maioria das crises resulta em hipocapnia e alcalose respiratória. Quando uma crise asmática ocorre, o espasmo no músculo liso bronquial e a secreção de muco obstruem a ventilação em alguns alvéolos. Embora possa ocorrer uma **vasoconstrição pulmonar hipóxica**, isso não é o suficiente para desviar todo o fluxo de sangue venoso misto para longe dos alvéolos malventilados. Isso resulta em um *shunt* direita-esquerda ou um estado semelhante ao *shunt* (Capítulo 35), que causaria, portanto, uma diminuição da P_{O_2} arterial e um aumento da P_{CO_2} arterial. Contudo, a P_{CO_2} **diminui**, pois o paciente aumenta a ventilação alveolar, se ele for capaz de fazê-lo.

Receptores de substâncias irritantes nas vias aéreas são estimulados pelo muco e por mediadores químicos liberados durante a crise. A hipoxia causada pelo *shunt* estimula os quimiorreceptores arteriais; o paciente também tem a sensação de dispneia (muitas crises asmáticas têm um componente emocional). Todos esses fatores causam o aumento da respiração e, portanto, ventilação alveolar aumentada.

O aumento da ventilação removerá mais CO_2 do sangue que perfunde os alvéolos ventilados (e, portanto, remove o CO_2 para fora do corpo), mas não aumentará a captação de oxigênio para os alvéolos supridos pelas vias aéreas obstruídas, nem aumentará a captação de oxigênio para o sangue dos alvéolos que não estão obstruídos devido ao formato da curva de dissociação da oxi-hemoglobina. Deve-se lembrar que a hemoglobina já está quase 97,4% saturada com o oxigênio e apenas uma pequena quantidade adicional será dissolvida no plasma. Portanto, durante a crise, o paciente tem hipoxemia, **hipocapnia** e alcalose respiratória. Apenas quando a crise é tão grave que o paciente não pode realizar trabalho respiratório adicional é que a hipercapnia e a acidose respiratória ocorrem.

O tratamento agudo da asma tem o objetivo de dilatar as vias aéreas com um broncodilatador, como um **agonista β_2-adrenérgico**, e aliviar a hipoxemia com oxigênio. A ventilação mecânica pode ser utilizada em casos mais graves. O tratamento crônico inclui o uso de broncodilatadores como os agonistas β_2-adrenérgicos; **anticolinérgicos**, para bloquear a constrição e a produção de muco mediadas pelo sistema nervoso parassimpático; fármacos **antileucotrienos** e **corticosteroides** inaláveis, para prevenir a inflamação; e a inibição de mastócitos para prevenir a liberação de **citocinas**.

RESUMO DO CAPÍTULO

- A hipoventilação causa acidose respiratória; a compensação da acidose respiratória ocorre pela retenção renal de bases e excreção de íons hidrogênio.
- A hiperventilação causa alcalose respiratória; a compensação da alcalose respiratória ocorre pela excreção renal de bases e retenção de íons hidrogênio.
- A ingestão, a infusão, a produção aumentada ou a excreção renal diminuída de íons hidrogênio, ou a perda de íons bicarbonato, podem causar acidose metabólica; a compensação da acidose metabólica é o aumento da ventilação alveolar.
- A ingestão, a infusão, a reabsorção renal excessiva de bases ou a perda de íons hidrogênio podem causar alcalose metabólica; a compensação da alcalose metabólica é a diminuição da ventilação alveolar.
- A acidose metabólica com uma diferença de ânions anormalmente elevada indica uma elevação na concentração plasmática de outros ânions, além do cloreto e do bicarbonato, ou uma concentração plasmática diminuída dos íons potássio, cálcio ou magnésio.
- A hipoxia tecidual pode ser um resultado de baixa P_{O_2} alveolar, prejuízo na difusão, *shunts* direita-esquerda, ou disparidade ventilação-perfusão (hipoxia hipóxica), diminuição de hemoglobina funcional (anemia hipóxica), baixo fluxo sanguíneo (hipoperfusão hipóxica), ou uma incapacidade da mitocôndria de usar oxigênio (hipoxia histotóxica).

QUESTÕES PARA ESTUDO

1 a 4. Relacionar cada um dos seguintes conjuntos de dados de gasometria arterial a um dos problemas subjacentes listados a seguir. Deve-se assumir que a temperatura corporal é 37ºC e a concentração de hemoglobina é 15 g de Hb/100 mL de sangue. A F_IO_2 é de 0,21 (ar ambiente).
   A) Ingestão aguda de metanol
   B) Diarreia
   C) Hipoventilação acidental de um paciente em um ventilador mecânico por 10 minutos
   D) Doença pulmonar obstrutiva crônica

1. pHa = 7,25, Pa_{CO_2} = 50 mmHg, $[HCO_3^-]$ = 26 mEq/L, Pa_{O_2} = 70 mmHg, diferença de ânions = 11 mEq/L.
2. pHa = 7,34, Pa_{CO_2} = 65 mmHg, $[HCO_3^-]$ = 40 mEq/L, Pa_{O_2} = 65 mmHg, diferença de ânions = 11 mEq/L.
3. pHa = 7,25, Pa_{CO_2} = 30 mmHg, $[HCO_3^-]$ = 15 mEq/L, Pa_{O_2} = 95 mmHg, diferença de ânions = 10 mEq/L.
4. pHa = 7,25, Pa_{CO_2} = 30 mmHg, $[HCO_3^-]$ = 15 mEq/L, Pa_{O_2} = 95 mmHg, diferença de ânions = 25 mEq/L.

CAPÍTULO 38

Controle da Respiração

Michael Levitzky

OBJETIVOS

- Descrever a organização geral do sistema de controle da respiração.
- Localizar os centros que geram o ritmo espontâneo da respiração.
- Descrever os grupos de neurônios que controlam a inspiração e a expiração.
- Descrever os outros centros no tronco encefálico que podem influenciar o ritmo espontâneo da respiração.
- Listar os reflexos cardiopulmonares e outros reflexos que influenciam o padrão respiratório.
- Explicar como o controle proveniente do córtex cerebral é capaz de sobrepor-se ao padrão normal da inspiração e da expiração temporariamente.
- Descrever os efeitos das alterações nos níveis de oxigênio, dióxido de carbono e íons hidrogênio no corpo sobre o controle da respiração.
- Descrever os sensores do sistema respiratório para a detecção do oxigênio, do dióxido de carbono e da concentração de íons hidrogênio.

ORGANIZAÇÃO DO SISTEMA DE CONTROLE RESPIRATÓRIO

A respiração é iniciada espontaneamente no sistema nervoso central. Um ciclo de inspiração e expiração é gerado automaticamente por neurônios localizados no tronco encefálico. Em geral, a respiração ocorre sem iniciação consciente da inspiração e da expiração.

Esse ciclo de inspiração e expiração gerado de modo espontâneo pode ser modificado, alterado ou mesmo temporariamente suprimido por vários mecanismos. Como mostrado na Figura 38-1, esses mecanismos incluem reflexos originados nos pulmões, nas vias aéreas e no sistema cardiovascular; informação de receptores que estão em contato com o líquido cerebrospinal (LCS); e comandos de centros cerebrais superiores, como o **hipotálamo**, os centros da fala e outras áreas do **córtex cerebral**. Os centros responsáveis pela geração do ritmo espontâneo da inspiração e expiração são, portanto, capazes de alterar sua atividade para satisfazer a demanda metabólica aumentada sobre o sistema respiratório durante o exercício. Esses centros podem até mesmo ser temporariamente substituídos ou suprimidos durante a fala e quando se prende a respiração.

Os centros de controle respiratório no tronco encefálico afetam o ritmo automático da respiração pela via final comum que consiste na **medula espinal**, na inervação dos músculos respiratórios, como os **nervos frênicos**, e nos próprios músculos da respiração. Portanto, a ventilação alveolar é determinada pelo intervalo entre as descargas sucessivas dos grupos dos neurônios respiratórios e a inervação dos músculos respiratórios, o que determina a **frequência respiratória**; e pela frequência de descargas neurais transmitidas pelas fibras nervosas individuais para suas unidades motoras, a duração dessas descargas e o número de unidades motoras ativadas durante cada inspiração ou expiração, o que determina a *profundidade* da respiração ou o **volume corrente**. Algumas vias do córtex cerebral para os músculos respiratórios, como aqueles envolvidos na respiração voluntária, não passam pelo **centro respiratório bulbar** descrito a seguir e trafegam diretamente para os neurônios motores-α da medula espinal. Essas vias estão representadas pelas linhas pontilhadas na Figura 38-1.

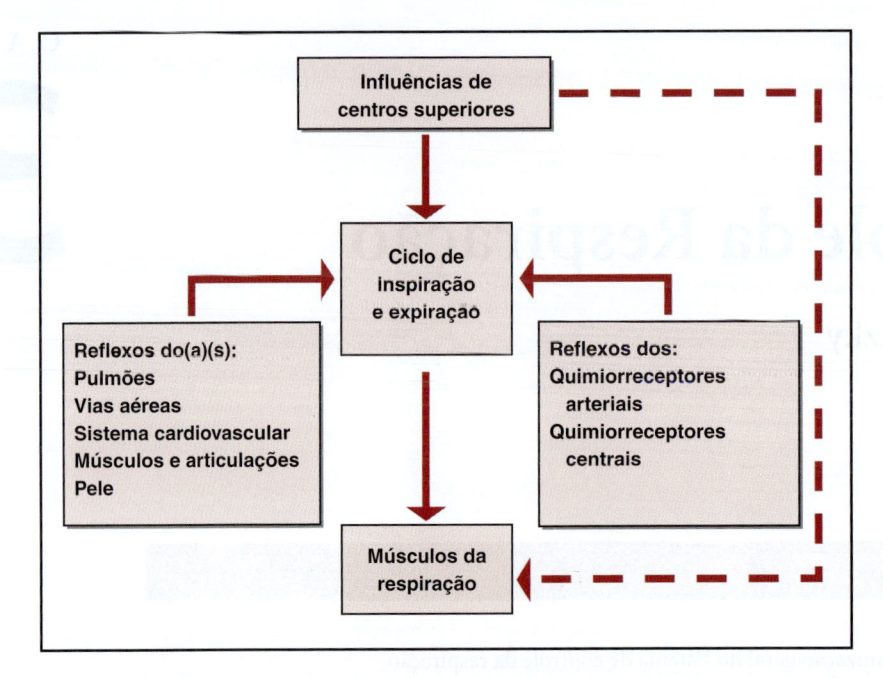

FIGURA 38-1 Representação esquemática da organização do sistema de controle respiratório. Um ciclo de inspiração e expiração é estabelecido automaticamente no centro respiratório bulbar. Sua eferência representa a via final comum para os músculos respiratórios, exceto por algumas vias voluntárias que podem ir diretamente de centros superiores para os músculos respiratórios (linha pontilhada). As respostas reflexas dos quimiorreceptores e outros sensores podem modificar o ciclo de inspiração e expiração estabelecido pelo centro respiratório bulbar. (Modificada com permissão de Levitzky MG: *Pulmonary Physiology*, 7th ed. New York: McGraw-Hill Medical, 2007.)

A GERAÇÃO DA RITMICIDADE ESPONTÂNEA

Os centros que iniciam a respiração estão localizados na **formação reticular** do bulbo, abaixo do soalho do quarto ventrículo. Essa área, conhecida como centro respiratório bulbar, consiste em **neurônios inspiratórios**, que disparam durante a inspiração para estimular a contração dos músculos inspiratórios, e nos **neurônios expiratórios**, que disparam para estimular a contração dos músculos expiratórios. Uma vez que a expiração é um processo passivo na respiração normal, de repouso, os neurônios expiratórios podem permanecer inativos, a menos que a expiração seja ativa.

Existem dois grupos de neurônios respiratórios dispostos bilateralmente no centro respiratório bulbar, conhecidos como o **grupo respiratório dorsal (GRD)** e o **grupo respiratório ventral (GRV)** (Figura 38-2). Os neurônios inspiratórios e expiratórios estão anatomicamente interligados dentro dessas áreas em maior ou menor grau. Os grupos respiratórios dorsais estão localizados bilateralmente no **núcleo do trato solitário (NTS)**. Eles consistem, sobretudo, em neurônios inspiratórios que se projetam para a medula espinal contralateral. Eles atuam como os principais iniciadores da atividade dos nervos frênicos e mantêm a atividade do **diafragma**. Os neurônios do grupo respiratório dorsal enviam muitas fibras colaterais para o grupo respiratório ventral, mas o grupo respiratório ventral envia apenas alguns colaterais para o grupo respiratório dorsal. O NTS recebe fibras aferentes viscerais do 9º nervo craniano (o **glossofaríngeo**) e do 10º nervo craniano (o **vago**). Esses nervos conduzem informações sobre a P_{O_2}, a P_{CO_2} e o pH arteriais provenientes dos **quimiorreceptores aórticos** e **carotídeos** (Figura 38-3) e também informações sobre a pressão arterial sistêmica oriunda dos barorreceptores carotídeos e aórticos (ver Capítulo 29). Além disso, o nervo vago conduz informações provenientes de **receptores de estiramento** e outros sensores localizados nos pulmões, que também podem exercer influências profundas sobre o controle da respiração. Os efeitos da informação proveniente desses sensores sobre o controle da respiração serão discutidos adiante neste capítulo. A localização do GRD dentro do NTS sugere que este pode ser o local de integração de várias aferências que podem alterar reflexamente o padrão espontâneo da inspiração e da expiração.

Os grupos respiratórios ventrais são localizados bilateralmente no núcleo **retrofacial**, no **núcleo ambíguo**, no **núcleo para-ambíguo** e no **núcleo retroambíguo**. Eles consistem em neurônios inspiratórios e expiratórios. Os neurônios do núcleo ambíguo são primariamente neurônios motores vagais que inervam os **músculos laríngeos**, **faríngeos** e **da língua** ipsilaterais envolvidos na respiração e na manutenção das vias aéreas superiores abertas. Eles são tanto inspiratórios como expiratórios. Outros neurônios dos grupos respiratórios ventrais projetam-se principalmente para inervar músculos inspiratórios e expiratórios contralaterais. O núcleo retrofacial, localizado mais rostralmente nos grupos respiratórios ventrais, contém, sobretudo, neurônios expiratórios em um grupo de células chamado de **complexo Bötzinger**. Os neurônios na área chamada de **complexo pré-Bötzinger** foram identificados como os marca-passos do ritmo respiratório – o **gerador do ritmo respiratório**.

Uma área na **ponte** (a parte do tronco encefálico imediatamente rostral ao bulbo) chamada de **centro apnêustico** parece ser um local de integração para a informação aferente que pode finalizar a inspiração. O grupo específico de neurônios que atuam como o centro apnêustico ainda não foi identificado.

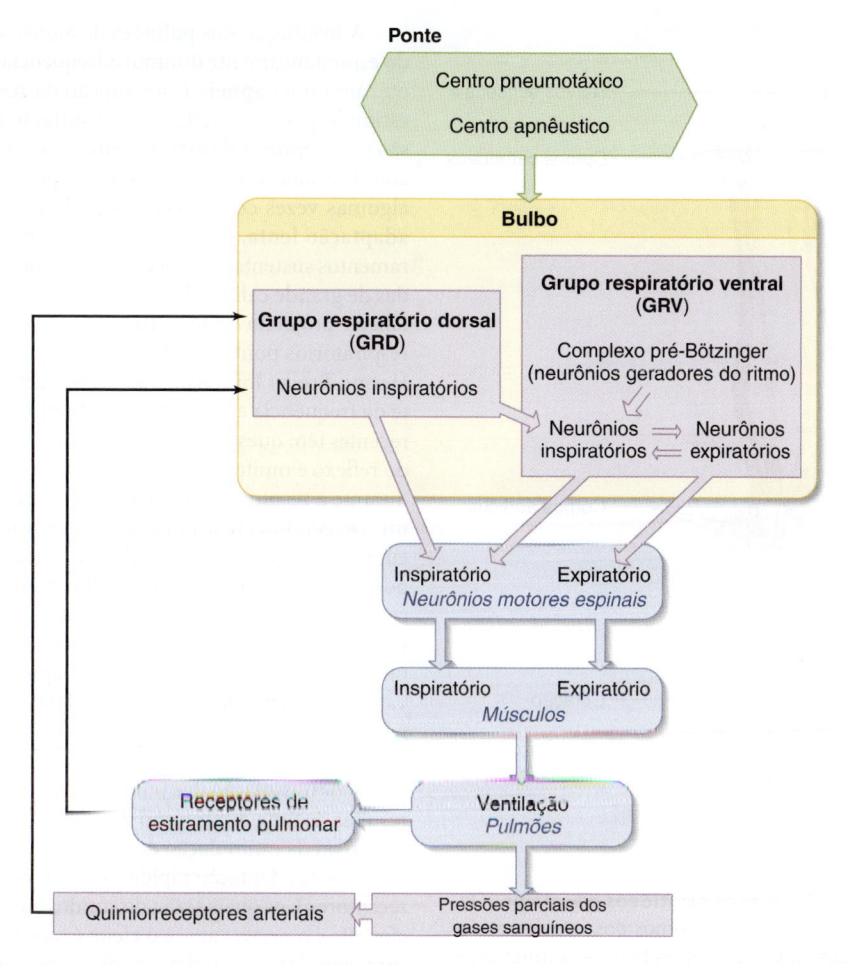

FIGURA 38-2 Centros de controle respiratório do tronco encefálico responsáveis pela geração do ritmo respiratório, ativação de neurônios e músculos inspiratórios e expiratórios e monitoramento da insuflação pulmonar por meio dos receptores de estiramento pulmonar e da ventilação alveolar pelas mudanças nas pressões parciais dos gases arteriais. As aferências dos quimiorreceptores centrais foram omitidas para que a figura ficasse mais clara. (Reproduzida com permissão de Widmaier EP, Raff H, Strang KT: *Vander's Human Physiology*, 11th ed. McGraw-Hill, 2008.)

Um grupo de neurônios respiratórios rostrais ao centro apnêustico, conhecido como **grupo respiratório pontino** (também chamado de **centro pneumotáxico**, como na Figura 38-2), atua para modular a atividade do centro apnêustico. Essas células localizadas na região superior da ponte no **núcleo parabraquial medial** e no **núcleo de Kölliker-Fuse** provavelmente atuam no "ajuste fino" do padrão respiratório e suavizam a transição entre a inspiração e a expiração. Os grupos respiratórios pontinos podem também modular a resposta do sistema de controle da respiração a estímulos como insuflação pulmonar, hipercapnia e hipoxia.

Na medula espinal, os axônios que se projetam do GRD, do GRV, do córtex e de outras regiões superiores descendem na substância branca espinal para influenciar o diafragma e os músculos intercostais e abdominais envolvidos na respiração, como já foi discutido. Existe integração das influências descendentes, bem como a presença de reflexos espinais locais que podem afetar esses neurônios motores. Os axônios descendentes com atividade inspiratória estimulam o nervo frênico e os neurônios motores dos intercostais externos e também inibem os neurônios motores dos intercostais internos ao estimularem interneurônios inibitórios espinais. Esses axônios são ativamente inibidos durante a fase expiratória do ciclo respiratório.

Vias ascendentes na medula espinal, que conduzem as informações dos receptores de dor, tato e temperatura, bem como dos **proprioceptores**, também podem influenciar a respiração, como será descrito na próxima seção. As fibras inspiratórias e expiratórias parecem estar separadas na medula espinal.

A ritmicidade espontânea gerada no centro respiratório bulbar pode ser completamente substituída (pelo menos temporariamente) por influências de centros encefálicos superiores. Na verdade, as maiores ventilações-minuto obtidas de pessoas saudáveis conscientes podem ser realizadas **voluntariamente**, excedendo aquelas obtidas com os estímulos do exercício intenso, da hipercapnia ou da hipoxia. Esse conceito está relacionado com o *teste de ventilação voluntária máxima* (VVM), com frequência utilizado para avaliar a função respiratória. Por outro lado, o ritmo respiratório pode ser suprimido por completo por vários minutos prendendo-se a respiração voluntariamente, até que o comando (*drive*) químico da respiração (alta P_{CO_2} e baixos P_{O_2} e pH) substitua a supressão voluntária da respiração no **ponto de ruptura** (*breakpoint*). Durante a fala, o canto ou quando se toca

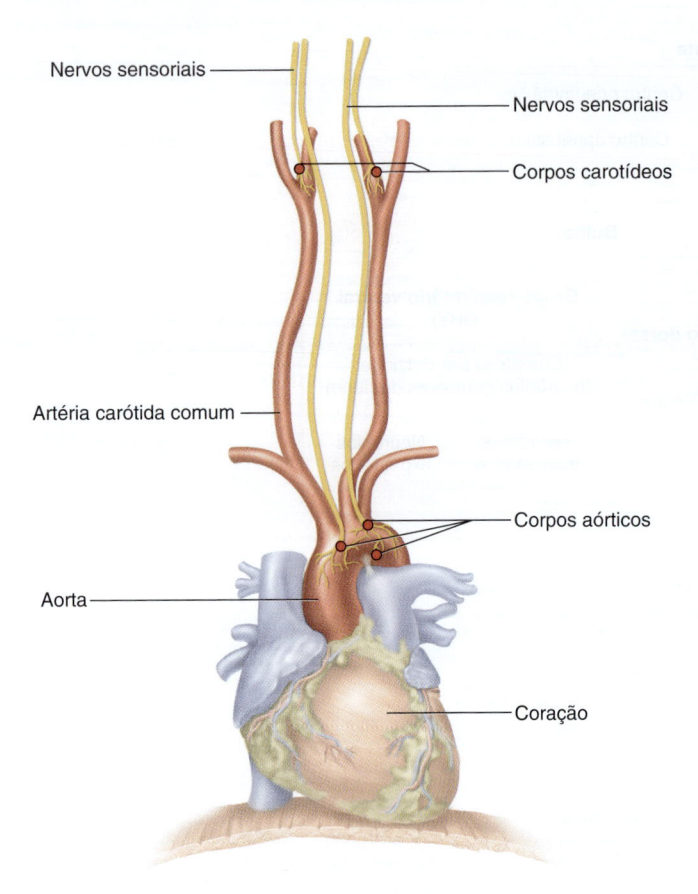

FIGURA 38-3 Localização dos corpos carotídeos e aórticos. Observar que os corpos carotídeos estão próximos dos seios carotídeos, região onde estão localizados os principais barorreceptores arteriais. (Reproduzida com permissão de Widmaier EP, Raff H, Strang KT: *Vander's Human Physiology*, 11th ed. McGraw-Hill, 2008.)

um instrumento de sopro, o ciclo normal da inspiração e expiração é automaticamente modificado pelos centros encefálicos superiores. Em certos estados emocionais, uma hiperventilação crônica grave pode causar alcalose respiratória.

REFLEXOS RESPIRATÓRIOS

Um grande número de sensores localizados nos pulmões, no sistema cardiovascular, nos músculos e tendões, na pele e nas vísceras pode gerar reflexos que interferem no controle da respiração. Esses sensores estão resumidos na Tabela 38-1, que lista o estímulo, o receptor, a via aferente e os efeitos de cada reflexo.

RECEPTORES DE ESTIRAMENTO PULMONAR

Três reflexos respiratórios podem ser gerados pela atividade dos receptores de estiramento pulmonar: o **reflexo de insuflação de Hering-Breuer**, o **reflexo de desinsuflação de Hering-Breuer** e o **reflexo "paradoxal"**.

A insuflação dos pulmões de animais anestesiados respirando espontaneamente diminui a frequência do esforço inspiratório ou causa uma **apneia** (interrupção da respiração) transitória. O estímulo para esse reflexo é a insuflação pulmonar. Os sensores são os **receptores de estiramento** localizados no interior do músculo liso das vias aéreas grandes e pequenas. Eles são referidos algumas vezes como **receptores de estiramento pulmonar de adaptação lenta**, pois sua atividade é mantida mesmo com estiramentos sustentados. A via aferente consiste em fibras mielinizadas de grande calibre do nervo vago, que entram no tronco encefálico e projetam-se aos GRDs, ao centro apnêustico e aos grupos respiratórios pontinos. Originalmente, o reflexo de insuflação de Hering-Breuer foi considerado como um importante determinante da frequência e da profundidade da ventilação, porém, estudos recentes têm questionado essa conclusão, pois o limiar de ativação do reflexo é muito mais elevado do que o volume corrente normal durante a respiração eupneica. Volumes correntes de 800 a 1.500 mL são geralmente necessários para ativar esse reflexo em adultos eupneicos conscientes. O reflexo de insuflação de Hering-Breuer pode ajudar a minimizar o trabalho respiratório ao inibir volumes correntes muito elevados, bem como prevenir a distensão excessiva dos alvéolos. Também pode ser importante no controle da respiração em neonatos. Os neonatos apresentam limiares para ativação do reflexo de insuflação de Hering-Breuer dentro da faixa normal de volume corrente, e o reflexo pode ser uma influência importante sobre seu volume corrente e a frequência respiratória.

A desinsuflação dos pulmões aumenta a ventilação. Isso pode resultar de uma diminuição da atividade dos receptores de estiramento ou da estimulação de outros receptores pulmonares, ou receptores de adaptação rápida, como os receptores de irritação e os receptores J, os quais serão discutidos adiante neste capítulo. A via aferente é o nervo vago, e o efeito é o aumento do volume-minuto (**hiperpneia**). Esse reflexo pode ser responsável pelo aumento da ventilação que ocorre quando os pulmões são desinsuflados anormalmente, como em um pneumotórax, ou pode também exercer um papel nas respirações profundas espontâneas periódicas (**suspiros**) que ajudam a prevenir **atelectasias**. Esses suspiros ocorrem ocasional e irregularmente durante o curso de uma respiração espontânea normal, de repouso. Eles consistem em uma inspiração profunda e lenta (maior do que o volume corrente normal) seguida por uma expiração profunda e lenta. Essa resposta parece ser muito importante, pois pacientes mantidos em ventiladores mecânicos devem receber grandes volumes correntes ou respirações profundas periódicas ou eles desenvolverão atelectasias difusas, que podem levar à hipoxemia arterial.

O reflexo de desinsuflação de Hering-Breuer pode ser muito importante em ajudar a manter ativamente as capacidades residuais funcionais (CRFs) em crianças. É muito improvável que as CRFs de crianças sejam determinadas passivamente como as dos adultos, pois a retração dos pulmões "para dentro" é consideravelmente maior do que a retração "para fora" das paredes torácicas das crianças, as quais são muito complacentes.

Em baixas temperaturas, o nervo vago é parcialmente bloqueado, e a insuflação pulmonar causa uma inspiração adicional em vez da apneia que é esperada quando o nervo vago não está completamente funcional. Os receptores para esse **reflexo paradoxal** estão localizados nos pulmões, mas sua localização precisa é desconhecida. A informação aferente trafega pelo nervo vago; o efeito são inspirações muito profundas. Esse reflexo também pode estar envolvido na resposta do suspiro, ou na geração da

TABELA 38-1 Reflexos respiratórios

Estímulo	Nome do reflexo	Receptor	Via aferente	Efeitos
Insuflação pulmonar	Reflexo de insuflação de Hering-Breuer	Receptores de estiramento no interior do músculo liso das vias aéreas grandes e pequenas	Vagal	Respiratório Interrupção do esforço inspiratório, apneia, ou diminuição da frequência respiratória; broncodilatação Cardiovascular Aumento da frequência cardíaca, leve vasoconstrição
Desinsuflação pulmonar	Reflexo de desinsuflação de Hering-Breuer	Possivelmente receptores J e receptores de irritação nos pulmões, ou receptores de estiramento nas vias aéreas	Vagal	Respiratório Hiperpneia
Insuflação pulmonar	Reflexo paradoxal	Receptores de estiramento nos pulmões	Vagal	Respiratório Inspiração
Pressão negativa nas vias aéreas superiores	Reflexo dilatador da faringe	Receptores no nariz, na boca e nas vias aéreas superiores	Trigeminal, laringeal e glossofaringeal	Respiratório Contração dos músculos dilatadores da faringe
Irritação mecânica ou química das vias aéreas	Tosse	Receptores nas vias aéreas superiores e na árvore traqueobrônquica	Vagal	Respiratório Tosse; broncoconstrição
	Espirro	Receptores na mucosa nasal	Trigeminal, olfatória	Espirro; broncoconstrição Cardiovascular Aumento da pressão arterial
Imersão da face[a]	Reflexo do mergulho	Receptores na mucosa nasal e na face	Trigeminal	Respiratório Apneia Cardiovascular Diminuição da frequência cardíaca; vasoconstrição
Embolismo pulmonar		Receptores J nos vasos pulmonares	Vagal	Respiratório Apneia ou taquipneia
Congestão vascular pulmonar		Receptores J nos vasos pulmonares	Vagal	Respiratório Taquipneia, possivelmente sensação de dispneia
Substâncias químicas específicas na circulação pulmonar	Quimiorreflexo pulmonar	Receptores J nos vasos pulmonares	Vagal	Respiratório Apneia ou taquipneia; broncoconstrição
Baixa Pa_{O_2}, alta Pa_{CO_2}, baixo pHa	Reflexo quimiorreceptor arterial	Corpos carotídeos, corpos aórticos	Glossofaringeal, vagal	Respiratório Hiperpneia; broncoconstrição, dilatação das vias aéreas superiores Cardiovascular Diminuição da frequência cardíaca (efeito direto); vasoconstrição
Aumento da pressão arterial sistêmica	Reflexo barorreceptor arterial	Receptores de estiramento no seio carotídeo Receptores de estiramento no arco aórtico	Glossofaringeal, vagal	Respiratório Apneia, broncodilatação Cardiovascular Diminuição da frequência cardíaca, vasodilatação, etc.
Estiramento dos músculos e tendões, movimento das articulações		Fusos musculares, órgãos tendinosos de Golgi, proprioceptores	Várias vias espinais	Respiratório Retroalimenta os centros de controle respiratório fornecendo informações sobre o trabalho respiratório; estimulação de proprioceptores nas articulações causa hiperpneia
Dor somática		Receptores para dor	Várias vias espinais	Respiratório Hiperpneia Cardiovascular Aumento da frequência cardíaca, vasoconstrição, etc.

[a]Discutida no Capítulo 71.
Reproduzida com permissão de Levitzky MG: *Pulmonary Physiology*, 7th ed. New York: McGraw-Hill Medical, 2007.

primeira respiração no recém-nascido, em que esforços inspiratórios muito grandes devem ser produzidos para insuflar os pulmões até então preenchidos com líquido.

RECEPTORES NAS VIAS AÉREAS E NOS PULMÕES

A pressão negativa nas vias aéreas causa uma contração reflexa dos músculos dilatadores da faringe. Os receptores para o **reflexo dilatador da faringe** parecem estar localizados no nariz, na boca e nas vias aéreas superiores; as vias aferentes parecem ser os nervos trigêmeo, laríngeo e glossofaríngeo. Esse reflexo pode ser muito importante para manter as vias aéreas abertas durante fortes esforços inspiratórios e durante o sono.

Irritação química ou mecânica das vias aéreas (e possivelmente dos alvéolos) pode gerar um reflexo de **tosse** ou **espirro** ou também pode causar hiperpneia, broncoconstrição e aumento da pressão sanguínea. Os receptores estão localizados na mucosa nasal, nas vias aéreas superiores, na árvore traqueobrônquica e possivelmente nos próprios alvéolos. Os receptores nas vias aéreas grandes da árvore traqueobrônquica que também respondem ao estiramento podem ser chamados de **receptores de estiramento pulmonar de adaptação rápida**, pois sua atividade diminui rapidamente durante um estímulo sustentado. As vias aferentes envolvem os nervos vagos para todos esses receptores, mas os receptores localizados na mucosa nasal enviam informações ao sistema nervoso central pelos tratos trigeminal e olfatório. Os reflexos da tosse e do espirro foram discutidos no Capítulo 32.

RECEPTORES VASCULARES PULMONARES (RECEPTORES J)

O *embolismo pulmonar* causa uma respiração rápida e superficial (*taquipneia*) ou apneia; a congestão vascular pulmonar também causa taquipneia. Os receptores responsáveis por iniciarem essas respostas estão localizados nas paredes dos capilares pulmonares ou no interstício; portanto, eles são chamados de **receptores J** (de justacapilares pulmonares). Esses receptores podem também ser responsáveis pela ***dispneia*** (sensação de dificuldade respiratória) encontrada durante a congestão vascular pulmonar e o edema secundário à insuficiência ventricular esquerda, ou mesmo a dispneia que as pessoas saudáveis sentem no início do exercício. A via aferente desses reflexos são as fibras vagais não mielinizadas de condução lenta. Outros receptores que podem contribuir para a sensação de dispneia incluem os quimiorreceptores arteriais, os receptores de estiramento no coração e nos vasos sanguíneos e os receptores nos músculos respiratórios.

OUTROS RECEPTORES CARDIOVASCULARES

Os **quimiorreceptores arteriais** estão localizados bilateralmente nos corpos carotídeos, que estão situados próximos da bifurcação das artérias carótidas comuns, e nos corpos aórticos, que estão localizados no arco da aorta como mostrado na Figura 38-3. Eles respondem à baixa P_{O_2} arterial, à alta P_{CO_2} arterial e ao baixo pH arterial (como será discutido adiante neste capítulo), sendo que os corpos carotídeos geralmente são capazes de uma resposta maior do que os corpos aórticos. A via aferente a partir dos corpos carotídeos é o nervo de Hering, uma ramificação do nervo glossofaríngeo; a via aferente a partir dos corpos aórticos é o vago. Os efeitos do reflexo gerado pela estimulação dos quimiorreceptores arteriais são hiperpneia, broncoconstrição, dilatação das vias aéreas superiores e aumento da pressão arterial. O efeito *direto* da estimulação dos quimiorreceptores arteriais é a diminuição da frequência cardíaca; contudo, isso geralmente é mascarado por um aumento na frequência cardíaca secundário ao aumento na insuflação pulmonar. Os **barorreceptores arteriais** exercem uma influência muito menor sobre o controle da ventilação. Baixa pressão sanguínea pode estimular a respiração.

OUTROS RECEPTORES EM MÚSCULOS, TENDÕES, PELE E VÍSCERAS

A estimulação de receptores localizados em músculos, tendões e articulações pode aumentar a ventilação. Os receptores incluídos nessas respostas são aqueles localizados nos músculos da respiração (p. ex., os fusos musculares) e na caixa torácica, bem como em outros músculos esqueléticos, articulações e tendões. Esses receptores podem exercer um papel importante no ajuste do esforço ventilatório para cargas de trabalho elevadas e podem ajudar a minimizar o trabalho da respiração. Eles também podem participar na iniciação e na manutenção da ventilação aumentada que ocorre durante o exercício, como será discutido no Capítulo 72. A dor somática em geral causa hiperpneia; a dor visceral costuma causar apneia ou diminuição da ventilação.

A RESPOSTA AO DIÓXIDO DE CARBONO

O sistema de controle respiratório normalmente reage de maneira eficiente às alterações no ambiente "químico" interno do corpo. Mudanças na P_{CO_2}, no pH e na P_{O_2} resultam em alterações na ventilação alveolar, com o objetivo de retornar essas variáveis aos seus valores normais. Os **quimiorreceptores** alteram sua atividade quando ocorre uma modificação no ambiente químico local, podendo, portanto, suprir o centro respiratório com a informação aferente necessária à realização de ajustes apropriados na ventilação alveolar para mudar a P_{CO_2}, o pH e a P_{O_2} de todo o corpo. Portanto, o sistema de controle respiratório atua como um **sistema de retroalimentação negativa** (*negative-feedback system*), como discutido no Capítulo 1.

As pressões parciais de dióxido de carbono no sangue arterial e no LCS são provavelmente as aferências mais importantes para o sistema de controle ventilatório no estabelecimento da frequência respiratória e dos níveis de volume corrente a cada respiração. (Obviamente, as mudanças no dióxido de carbono causam mudanças na concentração dos íons hidrogênio, assim, os efeitos desses dois estímulos são complementares.) Um aumento no dióxido de carbono é um estímulo muito significativo para a ventilação: apenas a hiperventilação voluntária e a hiperpneia do exercício podem ultrapassar o volume-minuto obtido com a

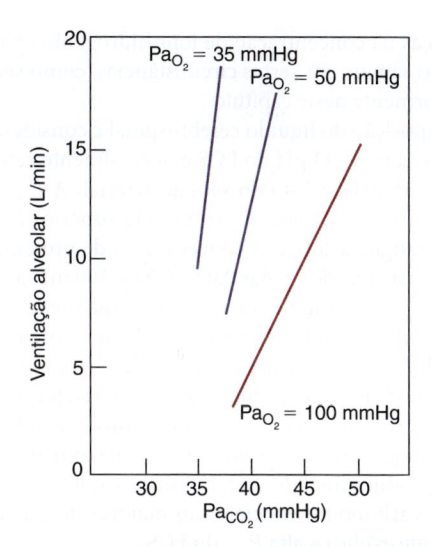

FIGURA 38-4 Curvas de resposta ventilatória ao dióxido de carbono em três níveis diferentes de P_{O_2} arterial. (Modificada com permissão de Levitzky MG: *Pulmonary Physiology*, 7th ed. New York: McGraw-Hill Medical, 2007.)

hipercapnia. Entretanto, a P_{CO_2} arterial é tão precisamente controlada que ela muda muito pouco (< 1 mmHg) mesmo durante um exercício intenso, o suficiente para aumentar a produção metabólica de dióxido de carbono em 10 vezes.

O aumento agudo nos níveis de dióxido de carbono no ar inspirado (a $F_{I_{CO_2}}$) aumenta o volume-minuto. O efeito é mais pronunciado com uma $F_{I_{CO_2}}$ na faixa de 0,05 a 0,10 (5 a 10% de CO_2 no gás inspirado), que produz uma P_{CO_2} alveolar entre 40 e 70 mmHg. Acima de 10 a 15% de CO_2 no ar inspirado, existe um pequeno aumento na ventilação alveolar: uma P_{CO_2} arterial muito alta (> 70 a 80 mmHg) pode produzir diretamente depressão respiratória. (Uma P_{CO_2} arterial muito baixa causada por hiperventilação pode causar temporariamente apneia, devido ao comando ventilatório diminuído. A produção de dióxido de carbono a partir do metabolismo irá restaurar a respiração.)

A resposta ventilatória de uma pessoa normal consciente aos níveis fisiológicos de dióxido de carbono é mostrada na Figura 38-4. Uma P_{CO_2} alveolar (e arterial) na faixa de 38 a 50 mmHg aumenta a ventilação alveolar linearmente. A inclinação da linha é bastante íngreme e varia de pessoa para pessoa. Essa inclinação também diminui com a idade.

A figura também mostra que a **hipoxia** potencializa a resposta ventilatória ao dióxido de carbono. A uma baixa P_{O_2} arterial (p. ex., 35 e 50 mmHg), a curva de resposta é desviada para a esquerda, e a inclinação é mais íngreme, ou seja, para cada P_{CO_2} arterial, a resposta ventilatória é maior com uma P_{O_2} arterial menor. Isso pode ser causado pelos efeitos da hipoxia no próprio quimiorreceptor ou em centros superiores de integração; mudanças no estado ácido-base secundárias à hipoxia também podem contribuir para uma resposta aumentada.

Outras influências sobre a curva de resposta ao dióxido de carbono são ilustradas na Figura 38-5. O sono desvia a curva levemente para a direita. A P_{CO_2} arterial em geral aumenta durante o sono de ondas lentas, aumentando até 5 a 6 mmHg durante o sono profundo. Devido a esse desvio para a direita na curva de resposta ao CO_2 durante o sono não REM, é possível que exista um componente do comando respiratório relacionado com a "vigília". Uma resposta deprimida ao dióxido de carbono durante o sono pode estar envolvida na **apneia central do sono**, uma condição caracterizada por períodos anormalmente longos (1 a 2 minutos) entre as respirações durante o sono. Essa ausência de comando respiratório central é uma condição potencialmente perigosa tanto em adultos como em crianças. (Na **apneia obstrutiva do sono**, o controlador central respiratório emite o comando para respirar, mas as vias aéreas superiores estão obstruídas devido ao fato de os músculos da faringe não se contraírem apropriadamente, por existir muita gordura ao redor da faringe, ou porque a língua bloqueia a via aérea.) Narcóticos e anestésicos podem deprimir profundamente a resposta ventilatória ao dióxido de carbono. Além disso, a depressão respiratória é a causa

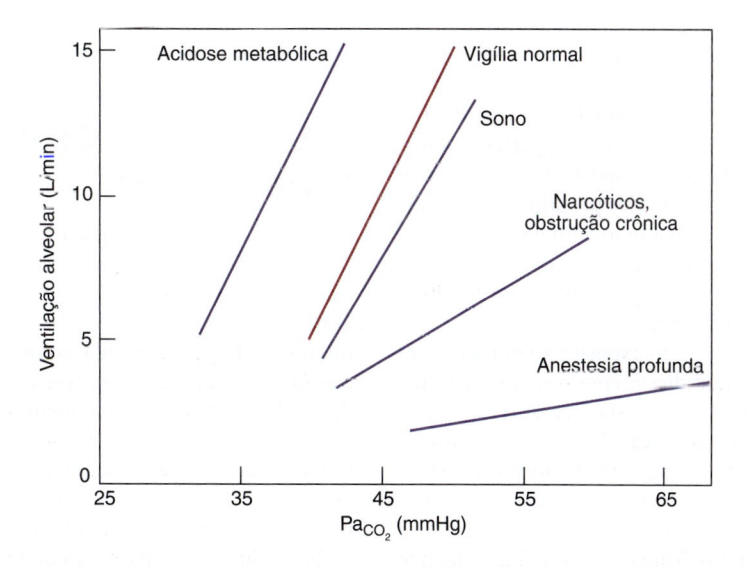

FIGURA 38-5 Os efeitos do sono, dos narcóticos, da doença pulmonar obstrutiva crônica, da anestesia profunda e da acidose metabólica sobre a resposta ventilatória ao dióxido de carbono. (Modificada com permissão de Levitzky MG: *Pulmonary Physiology*, 7th ed. New York: McGraw-Hill Medical, 2007.)

mais comum de morte nos casos de *overdose* de alcaloides opioides e seus derivados, barbitúricos e a maioria dos anestésicos. A **doença pulmonar obstrutiva crônica** (**DPOC**) deprime a resposta ventilatória à hipercapnia, em parte devido à depressão do comando ventilatório secundária às mudanças ácido-base centrais, e também devido ao fato de o trabalho da respiração já estar tão aumentado que a ventilação não pode ser elevada normalmente. A acidose metabólica desloca a curva de resposta ao dióxido de carbono para a esquerda, indicando que para cada Pa_{CO_2}, a ventilação é aumentada durante a acidose metabólica devido à estimulação dos quimiorreceptores arteriais pelos íons hidrogênio.

Como já foi discutido, o sistema de controle da respiração constitui um sistema de retroalimentação negativa. Isso pode ser exemplificado pela resposta ao dióxido de carbono. A produção metabólica aumentada de dióxido de carbono aumenta o seu transporte aos pulmões. Se a ventilação alveolar permanecesse constante, a P_{CO_2} alveolar aumentaria, assim como a P_{CO_2} arterial e a cerebrospinal. Isso estimula a ventilação alveolar por estimular os **quimiorreceptores centrais** (descritos posteriormente neste capítulo). A ventilação alveolar aumentada diminui a P_{CO_2} alveolar e arterial, como foi discutido no Capítulo 33, retornando a P_{CO_2} ao seu valor original.

À P_{CO_2}, o pH e a P_{O_2} são as principais variáveis reguladas pelo sistema de controle da respiração. Para constituir um sistema de retroalimentação negativa, o controlador respiratório deve receber informações sobre os níveis das variáveis controladas a partir dos sensores do sistema. Os sensores são os **quimiorreceptores arteriais** (**quimiorreceptores periféricos**) e os **quimiorreceptores centrais**, os quais estão localizados bilateralmente próximos da superfície ventrolateral do bulbo no tronco encefálico e em outras áreas. Os quimiorreceptores arteriais são expostos ao sangue arterial; os quimiorreceptores centrais são expostos ao LCS. Portanto, os quimiorreceptores centrais estão no lado encefálico da barreira hematoencefálica. Tanto os quimiorreceptores periféricos como os centrais respondem ao aumento da pressão parcial de dióxido de carbono, embora a resposta possa estar relacionada com o aumento local na concentração de íons hidrogênio que ocorre com uma P_{CO_2} aumentada; ou seja, os sensores podem estar respondendo à concentração aumentada de dióxido de carbono, ao aumento subsequente na concentração de íons hidrogênio ou a ambos.

Os quimiorreceptores arteriais aumentam sua taxa de disparos em resposta à P_{CO_2} arterial aumentada, à P_{O_2} arterial diminuída, ou ao pH arterial diminuído. A resposta dos receptores é rápida e sensível o suficiente para que eles possam conduzir informação sobre alterações momento a momento na composição do sangue arterial para o centro respiratório bulbar. A resposta dos quimiorreceptores arteriais muda quase linearmente com a P_{CO_2} arterial na faixa de 20 a 60 mmHg.

Os quimiorreceptores centrais são expostos ao líquido cerebrospinal e não estão em contato direto com o sangue arterial. Como mostrado na Figura 38-6, o LCS está separado do sangue arterial pela **barreira hematoencefálica**. O dióxido de carbono pode difundir-se facilmente através da barreira hematoencefálica, mas os íons hidrogênio e os íons bicarbonato não podem. Por isso, as alterações na P_{CO_2} arterial são rapidamente transmitidas ao LCS, em cerca de 60 segundos. Mudanças no pH arterial que não são causadas pelas mudanças na P_{CO_2} levam muito mais tempo para influenciar o líquido cerebrospinal; de fato, o LCS pode ter mudanças na concentração de íons hidrogênio *opostas* àquelas vistas no sangue em certas circunstâncias, como será discutido posteriormente neste capítulo.

A composição do líquido cerebrospinal é consideravelmente diferente do sangue. O pH do LCS é normalmente cerca de 7,32, comparado ao pH de 7,40 do sangue arterial. A P_{CO_2} do LCS é cerca de 50 mmHg – cerca de 10 mmHg superior à P_{CO_2} de 40 mmHg do sangue arterial. A concentração de proteínas no LCS encontra-se na faixa de apenas 0,02 a 0,05 g/100 mL, ao passo que a concentração de proteínas no plasma normalmente varia de 6,6 a 8,6 g/100 mL. No líquido cerebrospinal não existe nem mesmo a hemoglobina das hemácias. Assim, o bicarbonato é o principal tampão no LCS. Portanto, a hipercapnia arterial levará a mudanças mais acentuadas na concentração de íons hidrogênio no LCS do que no sangue arterial. O encéfalo produz dióxido de carbono como um produto final do metabolismo, sendo que os níveis de dióxido de carbono no encéfalo são maiores do que no sangue arterial, o que explica a alta P_{CO_2} do LCS.

Os quimiorreceptores centrais respondem ao aumento local na concentração de íons hidrogênio ou na P_{CO_2}, ou a ambos. Eles não respondem à hipoxia.

No estado de equilíbrio, aproximadamente 80 a 90% da resposta normal ao aumento das concentrações de dióxido de carbono inspirado deve-se aos quimiorreceptores centrais; os quimiorreceptores arteriais contribuem apenas com 10 a 20% da resposta. Contudo, a resposta depende dos quimiorreceptores arteriais quando ocorrem mudanças rápidas na P_{CO_2} arterial, ou seja, os quimiorreceptores centrais são responsáveis principalmente por estabelecer o nível ventilatório de repouso, mas os quimiorreceptores arteriais são mais importantes em respostas transitórias de curto prazo ao dióxido de carbono. É provável que tanto os quimiorreceptores arteriais como os centrais respondam à concentração de íons hidrogênio, e não à P_{CO_2}. Obviamente, esses parâmetros estão intimamente interligados no corpo, assim, é difícil distinguir seus efeitos.

Podem existir outros sensores para o dióxido de carbono no corpo capazes de influenciar o controle da ventilação. Tem sido proposta a existência de quimiorreceptores no interior da circulação pulmonar ou nas vias aéreas; porém, a localização desses sensores ainda não foi comprovada.

A RESPOSTA AOS ÍONS HIDRÔGENIO

A ventilação aumenta quase linearmente com mudanças na concentração de íons hidrogênio na faixa de 20 a 60 nEq/L (nmol/L), como mostrado na Figura 38-7. Uma acidose metabólica de origem não encefálica resulta em hiperpneia causada inteiramente pela estimulação dos quimiorreceptores periféricos. Os íons hidrogênio atravessam a barreira hematoencefálica de modo muito lento para afetarem os quimiorreceptores centrais inicialmente. A estimulação dos quimiorreceptores periféricos pela acidose aumenta a ventilação alveolar, diminuindo assim, a P_{CO_2} arterial. Uma vez que a P_{CO_2} do líquido cerebrospinal está em equilíbrio dinâmico com a P_{CO_2} arterial, o dióxido de carbono difunde-se para fora do LCS, o que provoca o *aumento* do pH, diminuindo, assim, a estimulação dos quimiorreceptores centrais. Se a situação continua por um período prolongado

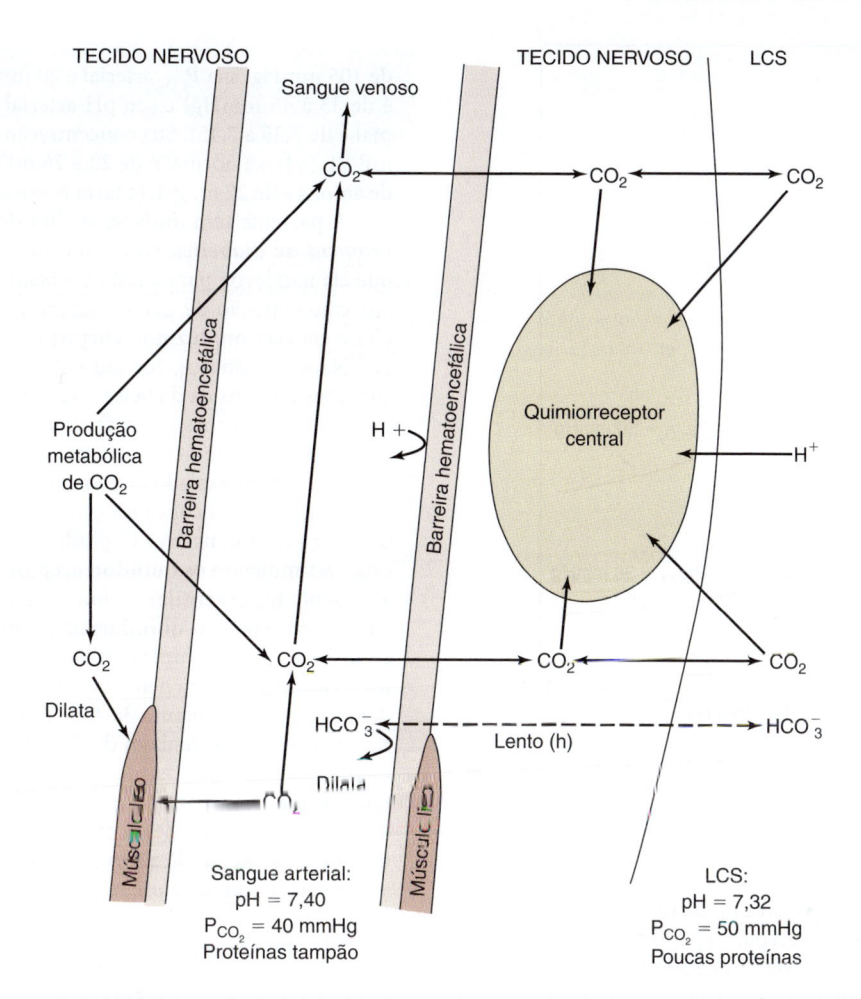

FIGURA 38-6 Representação dos quimiorreceptores centrais mostrando sua relação com o dióxido de carbono (CO_2) e os íons hidrogênio (H^+) e bicarbonato (HCO_3^-) no sangue arterial e no líquido cerebrospinal (LCS). O CO_2 cruza a barreira hematoencefálica facilmente; os íons H^+ e HCO_3^-, não. (Modificada com permissão de Levitzky MG: *Pulmonary Physiology*, 7th ed. New York: McGraw Hill Medical, 2007.)

(horas a dias), a concentração de bicarbonato no LCS diminui lentamente, retornando o seu pH em direção ao valor normal de 7,32. O mecanismo pelo qual isso ocorre não é bem conhecido. Pode representar a lenta difusão dos íons bicarbonato através da barreira hematoencefálica, o transporte ativo de íons bicarbonato para fora do LCS, ou formação diminuída de íons bicarbonato pela anidrase carbônica enquanto o LCS está sendo produzido.

Mecanismos similares devem alterar a concentração de bicarbonato no LCS na acidose respiratória crônica que ocorre nas doenças pulmonares obstrutivas crônicas, pois o pH do LCS é quase normal. Nesse caso, a concentração de bicarbonato no LCS aumenta quase proporcionalmente ao aumento na concentração de dióxido de carbono.

AS RESPOSTAS À HIPOXIA

As respostas ventilatórias à hipoxia são geradas apenas pelos quimiorreceptores periféricos. Os corpos carotídeos são muito mais importantes nessa resposta do que os corpos aórticos. Na ausência de quimiorreceptores periféricos, níveis crescentes de hipoxia

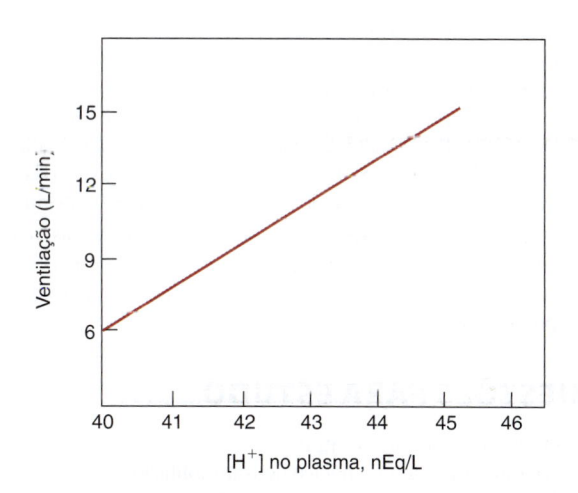

FIGURA 38-7 As respostas ventilatórias ao aumento da concentração de íons hidrogênio no plasma. (Modificada com permissão de Levitzky MG: *Pulmonary Physiology*, 7th ed. New York: McGraw Hill Medical, 2007.)

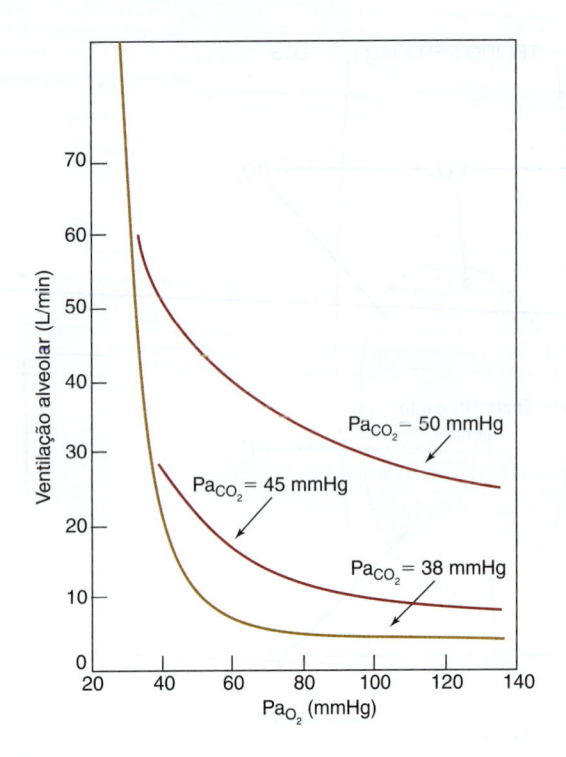

FIGURA 38-8 As respostas ventilatórias à hipoxia em três níveis diferentes de P_{CO_2} arterial. (Modificada com permissão de Levitzky MG: *Pulmonary Physiology*, 7th ed. New York: McGraw Hill Medical, 2007.)

causam uma depressão progressiva direta do centro respiratório. Portanto, quando os quimiorreceptores periféricos estão intactos, suas influências excitatórias sobre o centro respiratório devem interromper o efeito depressor direto da hipoxia. A resposta do sistema respiratório à hipoxia é apresentada na Figura 38-8. A figura mostra que em uma P_{CO_2} arterial normal de cerca de 38 a 40 mmHg, há um aumento muito sutil na ventilação, até que a P_{O_2} arterial diminua abaixo de 50 a 60 mmHg. As respostas à hipoxia são potencializadas em P_{CO_2} arteriais mais elevadas. Experimentos têm demonstrado que a resposta respiratória à hipoxia está mais relacionada com as mudanças na P_{O_2} do que com as mudanças no **conteúdo de oxigênio**. A hipoxia isoladamente, por estimular a ventilação alveolar, causa uma diminuição na P_{CO_2}, o que pode levar a uma alcalose respiratória. Isso será discutido no Capítulo 71.

CORRELAÇÃO CLÍNICA

Uma menina de 14 anos esqueceu-se de levar seus medicamentos para uma festa do pijama durante o final de semana na casa de uma amiga. Ela chega à emergência médica letárgica, confusa e desorientada. Ela vomitou duas vezes e diz sentir sede e dor no estômago. Os sintomas desenvolveram-se gradualmente durante a noite. Sua frequência cardíaca é 110 bpm, sua pressão arterial é 95/75 mmHg e sua frequência respiratória é de 22 respirações/min com volumes correntes nitidamente elevados. Sua glicose sanguínea está muito alta, 450 mg/dL, sua P_{O_2} está levemente aumentada, sendo de 105 mmHg, sua P_{CO_2} arterial é 20 mmHg (a faixa normal é de 35 a 45 mmHg) e seu pH arterial é 7,15 (a faixa normal é de 7,35 a 7,45). Sua concentração de bicarbonato é 15 mEq/L (a faixa normal é de 22 a 26 mEq/L) e sua diferença de ânions é de 22 mEq/L (a faixa normal é de 8 a 16 mEq/L).

A paciente tem **diabetes melito do tipo 1**; ela está em **cetoacidose diabética** (ver Capítulo 66). O medicamento que ela não levou para a festa é a **insulina**; como resultado, sua concentração de glicose sanguínea encontra-se muito alta e ela está produzindo **corpos cetônicos** (ver Capítulo 66). Náuseas, vômitos, dor abdominal e confusão mental são sintomas comuns da diabetes melito não tratada, como será discutido nas Seções 7 e 9. Os íons hidrogênio dos corpos cetônicos, que são ácidos, foram tamponados pelo bicarbonato e foram exalados na forma de dióxido de carbono, explicando a baixa concentração de bicarbonato e a elevada diferença de ânions (ver Capítulo 37). Os íons hidrogênio estão estimulando os **quimiorreceptores arteriais**, fazendo a paciente **hiperventilar**, como demonstrado pela sua baixa P_{CO_2} arterial. Seus **quimiorreceptores centrais** não estão contribuindo para a hiperventilação, pois os íons hidrogênio não cruzam a barreira hematoencefálica e, portanto, não podem estimulá-los (Figura 38-6); é provável que os quimiorreceptores centrais tenham diminuído sua atividade, pois à medida que ela hiperventila, a P_{CO_2} do seu líquido cerebrospinal diminui e o pH do líquido cerebrospinal aumenta. A disfunção ácido-base dessa paciente pode ser descrita como uma **acidose metabólica primária** com diferença de ânions aumentada e com **alcalose respiratória secundária**.

RESUMO DO CAPÍTULO

- Um ciclo de inspiração e expiração é automaticamente gerado por neurônios no bulbo; esse ciclo pode ser modificado ou temporariamente suprimido por reflexos ou influências de centros encefálicos superiores.
- O sistema de controle da respiração atua como um sistema de retroalimentação negativa; P_{O_2}, P_{CO_2} e pH arteriais e P_{CO_2} e pH do líquido cerebrospinal são as variáveis reguláveis do sistema.
- O aumento na ventilação alveolar em resposta ao aumento na P_{CO_2} arterial e à concentração de íons hidrogênio é quase linear dentro de suas faixas de normalidade; o aumento na ventilação alveolar em resposta à diminuição na P_{O_2} arterial é pequeno próximo da faixa normal e muito grande quando a P_{O_2} cai abaixo de 50 a 60 mmHg.
- Os quimiorreceptores arteriais respondem rapidamente às mudanças na P_{O_2}, P_{CO_2} e no pH arteriais; os quimiorreceptores centrais estão localizados no lado encefálico da barreira hematoencefálica e respondem às mudanças na P_{CO_2} e no pH do líquido cerebrospinal.

QUESTÕES PARA ESTUDO

1. O grupo respiratório ventral:
   A) está localizado no núcleo do trato solitário
   B) inclui o marca-passo da respiração
   C) consiste apenas em neurônios inspiratórios
   D) consiste apenas em neurônios expiratórios
   E) todas as alternativas acima estão corretas

2. Qual das seguintes condições estimula os quimiorreceptores centrais?
   A) Anemia moderada
   B) Exercício intenso
   C) Hipoxia devido à ascensão a altitudes elevadas
   D) Obstrução aguda das vias aéreas
   E) Todas as alternativas anteriores estão corretas

3. A estimulação de quais dos seguintes receptores resulta em diminuição da ventilação?
   A) Quimiorreceptores aórticos
   B) Quimiorreceptores carotídeos
   C) Quimiorreceptores centrais
   D) Receptores de Hering-Breuer (de estiramento)
   E) Todas as alternativas anteriores estão corretas

4. Qual das seguintes alternativas mostra uma situação ou medicação que aumenta a resposta ventilatória ao dióxido de carbono, desviando a curva de resposta do CO_2 para a esquerda?
   A) Barbitúricos
   B) Hipoxia
   C) Sono de ondas lentas
   D) Anestesia profunda
   E) Todas as alternativas anteriores estão corretas

SEÇÃO VII   FISIOLOGIA RENAL

CAPÍTULO
39

Funções Renais, Processos Básicos e Anatomia

Douglas C. Eaton e John P. Pooler

OBJETIVOS

- Apontar as sete principais funções dos rins.
- Definir o conceito de equilíbrio.
- Definir as estruturas macroscópicas e suas inter-relações: pelve renal, cálices, pirâmides renais, medula renal (zonas interna e externa), córtex renal e papila.
- Definir os componentes dos néfrons e do sistema de ductos coletores e suas inter-relações: corpúsculo renal, glomérulo, túbulos e ductos coletores.
- Descrever a relação entre o glomérulo, a cápsula de Bowman e o túbulo contorcido proximal.
- Definir o aparelho justaglomerular e descrever seus três tipos celulares; referir a função das células granulares.
- Listar os segmentos tubulares individuais em ordem; referir os segmentos que compreendem o túbulo proximal, a alça de Henle e o sistema de ductos coletores; definir células principais e células intercalares.
- Definir os processos renais básicos: filtração glomerular, reabsorção tubular e secreção tubular.
- Definir o que é metabolismo renal de uma substância e citar exemplos.

FUNÇÕES

Os rins desenvolvem diversas funções essenciais que vão além de seu bem conhecido papel na eliminação de restos. Este capítulo descreve essas funções e apresenta uma visão geral de como os rins são capazes de desenvolvê-las. Os capítulos subsequentes descreverão mais detalhadamente os mecanismos envolvidos.

FUNÇÃO 1: REGULAÇÃO DO EQUILÍBRIO HÍDRICO E ELETROLÍTICO

O **conceito de equilíbrio** afirma que o corpo está *em equilíbrio* para qualquer substância quando os ganhos e as perdas desta são equivalentes (ver Figura 1-4). Os rins modificam a perda de água e de um conjunto de eletrólitos e outras substâncias de acordo com seus ganhos, mantendo, portanto, o conteúdo corporal dessas substâncias praticamente constante, ou seja, em equilíbrio. Por exemplo, o ganho de água de um ser humano é altamente variável e apenas algumas vezes determinado pelas necessidades corporais. Bebe-se água quando se está com sede, mas também porque a água é um componente de outras bebidas consumidas por outras razões, e não apenas para hidratação. Além disso, alimentos sólidos com frequência contêm grandes quantidades de água. Os rins respondem ao modificar as perdas de água pela urina, mantendo o balanço de água (ou seja, o conteúdo total de água corporal é constante). De maneira semelhante, eletrólitos como o sódio, o potássio e o magnésio são componentes de diversos alimentos e em geral estão presentes além das necessidades corporais. Assim como para a água, os rins excretam eletrólitos em uma taxa altamente variável, a qual deve ser equivalente aos seus ganhos. Uma das características mais surpreendentes dos rins é sua capacidade de regular cada mineral *independentemente* (ou seja, é possível ter uma dieta rica em sódio e pobre em potássio ou pobre em sódio e rica em potássio, e os rins ajustam a excreção de cada uma dessas substâncias apropriadamente). O leitor deve atentar para o fato de que estar em equilíbrio não implica diretamente um estado normal ou boa saúde. Uma pessoa pode ter excesso ou deficiência de uma substância e mesmo assim estar em equilíbrio enquanto as saídas são equivalentes às entradas. Em geral, esse é o caso nas disfunções crônicas dos rins ou do metabolismo.

FUNÇÃO 2: REGULAÇÃO DO EQUILÍBRIO ÁCIDO-BASE

Ácidos e bases entram nos fluidos corporais devido à ingestão ou a partir de processos metabólicos. O corpo deve excretar ácidos e bases para manter o equilíbrio, assim como deve regular a concentração de íons hidrogênio livres (pH) dentro de uma faixa estreita. Os rins cumprem ambas as tarefas por uma combinação de eliminação e síntese. Essas tarefas inter-relacionadas estão entre os aspectos mais complicados da função renal e serão explorados minuciosamente no Capítulo 47.

FUNÇÃO 3: EXCREÇÃO DE PRODUTOS METABÓLICOS E SUBSTÂNCIAS BIOATIVAS

O corpo humano gera continuamente produtos residuais a partir dos processos metabólicos, os quais, na maioria das vezes, não têm nenhuma função e são nocivos em altas concentrações; portanto, devem ser excretados na mesma taxa em que são produzidos. Tais produtos incluem a ureia (a partir das proteínas), o ácido úrico (a partir de ácidos nucleicos), a creatinina (a partir da creatina muscular) e os provenientes da quebra da hemoglobina (que dá à urina sua coloração). Além disso, os rins participam com o fígado na remoção de fármacos, hormônios e substâncias estranhas. Os médicos devem considerar a rapidez com que os medicamentos são excretados para prescrever uma dose que alcance níveis apropriados no corpo.

FUNÇÃO 4: REGULAÇÃO DA PRESSÃO ARTERIAL

Embora a maioria das pessoas saiba que os rins excretam substâncias residuais como a ureia (por isso o nome urina) e sais, poucos percebem o papel fundamental dos rins no controle da pressão arterial (**PA**). A PA depende, em última instância, do volume sanguíneo, e a manutenção do equilíbrio de sódio e água pelos rins interfere na regulação desse volume. Portanto, por meio do controle do volume sanguíneo, os rins participam do controle da PA. Também participam da regulação direta da PA por intermédio da produção de substâncias vasoativas que regulam o músculo liso da vasculatura periférica.

FUNÇÃO 5: REGULAÇÃO DA PRODUÇÃO DE HEMÁCIAS

A **eritropoietina** é um hormônio peptídico envolvido no controle da produção das hemácias (eritrócitos ou células vermelhas do sangue) pela medula óssea. Sua principal fonte são os rins, embora o fígado também secrete pequenas quantidades desse hormônio. A eritropoietina é secretada por um grupo particular de células no interstício renal. O estímulo para sua secreção é a redução na pressão parcial de oxigênio nos rins, como ocorre, por exemplo, na anemia, na hipoxia arterial (ver Capítulo 71) e quando o fluxo sanguíneo renal é inadequado. A eritropoietina estimula o aumento da produção de hemácias pela medula óssea. Doenças renais podem resultar em diminuição da secreção de eritropoietina, e a redução subsequente na atividade da medula óssea é um importante fator causal da anemia da doença renal crônica.

FUNÇÃO 6: REGULAÇÃO DA PRODUÇÃO DE VITAMINA D

A **vitamina D** com frequência é associada à luz solar ou a um aditivo do leite. A síntese de vitamina D *in vivo* envolve uma série de transformações bioquímicas, e as reações finais ocorrem nos rins. A forma *ativa* da vitamina D (**1,25 di-hidroxicolecalciferol**) é na verdade produzida nos rins, e sua taxa de síntese é regulada por hormônios que controlam o equilíbrio do cálcio e do fosfato, discutidos no Capítulo 64.

FUNÇÃO 7: GLICONEOGÊNESE

Independentemente de se ter permanecido em jejum durante uma semana ou de recém ter ingerido grande quantidade de açúcar, o sistema nervoso central fará uso obrigatório da glicose sanguínea. Sempre que a ingestão de carboidratos é interrompida por um período maior do que meio dia, o corpo começa a sintetizar novas moléculas de glicose (o processo chamado de **gliconeogênese**) a partir de outras fontes que não sejam carboidratos (os aminoácidos das proteínas e o glicerol dos triglicerídeos). A maior parte da gliconeogênese ocorre no fígado (ver Capítulos 66 e 69), mas um percentual substancial ocorre nos rins, particularmente durante um jejum prolongado.

VISÃO GERAL DOS PROCESSOS RENAIS

A maior parte das funções executadas pelos rins é, pelo menos conceitualmente, bastante simples. Cerca de um quinto do

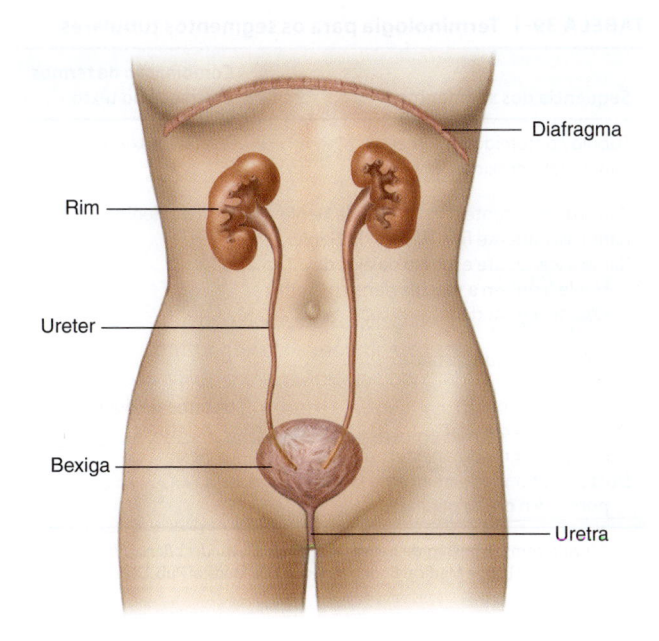

FIGURA 39-1 Sistema urinário de uma mulher, indicando a localização dos rins abaixo do diafragma e bem acima da bexiga, a qual está conectada aos rins pelos ureteres. (Reproduzida com permissão de Widmaier EP, Raff H, Strang KT: *Vander's Human Physiology*, 11th ed. McGraw-Hill, 2008.)

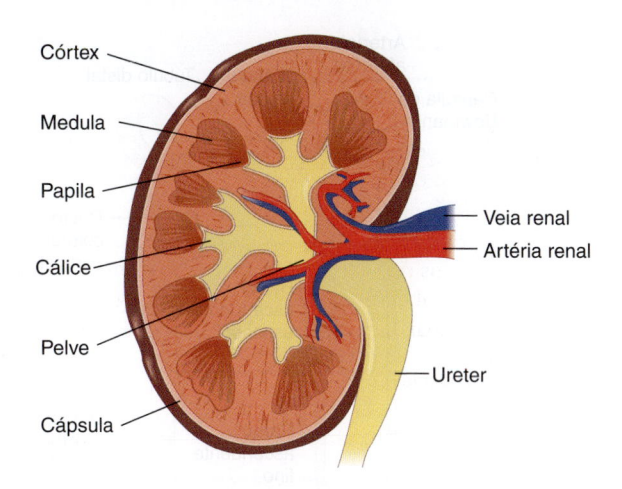

FIGURA 39-2 Principais componentes estruturais do rim. (Reproduzida com permissão de Kibble J, Halsey CR: *The Big Picture, Medical Physiology*. New York: McGraw-Hill, 2009.)

considerável volume de plasma que entra nos rins a cada minuto é transferido (por filtração) para os túbulos renais, com exceção das proteínas maiores. Parte desse líquido é então seletivamente reabsorvido, e um percentual variável retorna para a corrente sanguínea. O volume não reabsorvido permanece no interior dos túbulos para excreção posterior. Em alguns casos, moléculas adicionais são acrescentadas aos túbulos renais por secreção ou síntese. Basicamente, os túbulos renais atuam como uma linha de montagem; recebem o líquido filtrado ou secretado, realizam alguma modificação desse líquido de acordo com o segmento tubular por onde ele esteja passando e o enviam para o próximo segmento.

ANATOMIA DOS RINS E DO SISTEMA URINÁRIO

Os rins situam-se logo abaixo da caixa torácica, em posição lateral à coluna vertebral, posterior à cavidade peritoneal e anterior aos músculos principais do dorso (Figura 39-1). Cada rim tem formato de um grão de feijão, com o tamanho aproximado do punho. Sua superfície arredondada e convexa está voltada para a lateral do corpo, e a superfície côncava, chamada de **hilo**, para a coluna vertebral. Cada hilo é penetrado por vasos sanguíneos, nervos e um **ureter**, que conduz a urina dos rins em direção à **bexiga**. Cada ureter é formado a partir de estruturas semelhantes a funis, chamadas de **cálices** maiores, os quais são constituídos a partir de cálices menores (Figura 39-2). Os cálices menores estão em contato com as **pirâmides** renais, que têm formato de cone. A extremidade de cada pirâmide é chamada de **papila** e projeta-se em direção ao cálice menor. Os cálices atuam como taças coletoras para a urina formada pelo tecido renal nas pirâmides. As pirâmides estão dispostas radialmente ao redor do hilo, com as papilas apontando em direção ao hilo, e as bases das pirâmides, as regiões mais amplas, estão voltadas para as faces lateral, superior e inferior dos rins. As pirâmides constituem a **medula** renal. Externamente ao tecido medular, encontra-se o **córtex** renal. Cobrindo o tecido cortical, sobre a superfície mais externa do rim, situa-se uma fina cápsula de tecido conectivo.

A massa de tecido funcional do córtex e da medula é formada quase inteiramente por néfrons (inclusive os túbulos coletores) e vasos sanguíneos (a maioria capilares e vasos semelhantes a capilares). No córtex, os túbulos e os vasos sanguíneos estão entrelaçados aleatoriamente, lembrando um prato de espaguete. Na medula, estão organizados em conjuntos paralelos semelhantes a feixes de galhos secos. Em ambos os casos, os vasos sanguíneos e os túbulos estão sempre próximos uns aos outros. Entre os túbulos e os vasos sanguíneos situa-se o **interstício**, que compreende menos de 10% do volume renal. O interstício contém uma pequena quantidade de líquido e células intersticiais esparsas (fibroblastos e outras) que sintetizam uma matriz de colágeno extracelular, proteoglicanos e glicoproteínas.

É importante ressaltar que o córtex e a medula têm propriedades muito diferentes tanto estrutural quanto funcionalmente. Em uma análise cuidadosa, podemos ver que (1) o córtex tem uma aparência bastante granular, o que não ocorre na medula, e (2) cada pirâmide medular é dividida em uma zona externa (adjacente ao córtex) e uma zona interna, que inclui a papila. Essas diferenças refletem a organização distinta dos vários túbulos e vasos sanguíneos nas diferentes regiões dos rins.

O NÉFRON

Cada rim contém cerca de 1 milhão de **néfrons**, um dos quais está representado diagramaticamente na Figura 39-3. Cada néfron começa com um componente esférico relacionado com a filtração, chamado de **corpúsculo renal**, seguido por um longo sistema de túbulos formado a partir do corpúsculo e que se estende até o ponto onde esse sistema une-se com os túbulos de outros néfrons para formar os **ductos coletores**, que são lon-

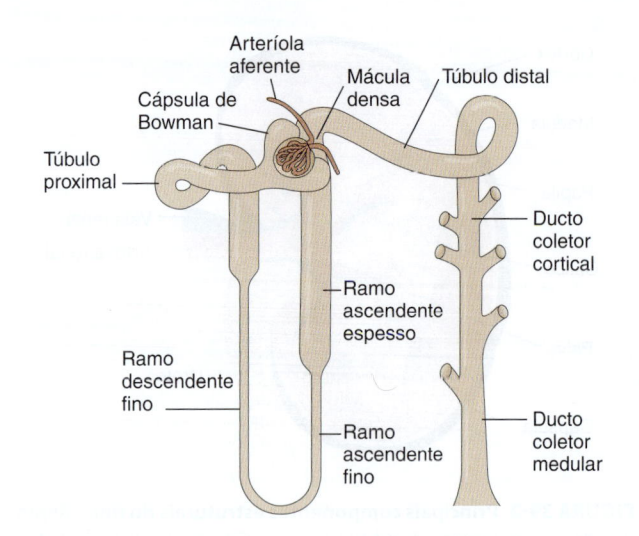

FIGURA 39-3 Componentes do néfron. (Reproduzida com permissão de Kibble J, Halsey CR: *The Big Picture, Medical Physiology*. New York: McGraw-Hill, 2009.)

TABELA 39-1 Terminologia para os segmentos tubulares

Sequência dos segmentos	Combinação de termos utilizados no texto
Túbulo contorcido proximal Túbulo reto proximal	Túbulo proximal
Ramo descendente fino da alça de Henle Ramo ascendente fino da alça de Henle Ramo ascendente espesso da alça de Henle (contém a mácula densa próximo de sua extremidade)	Alça de Henle
Túbulo contorcido distal	
Túbulo conector Ducto coletor cortical Ducto coletor medular externo Ducto coletor medular interno (sua última porção é o ducto papilar)	Sistema de ductos coletores

Reproduzida com permissão de Eaton DC, Pooler JP: *Vander's Renal Physiology*, 7th ed. New York, NY: Lange Medical Books/McGraw-Hill, Medical Pub. Division, 2009.

gos tubos. Diferentes ductos coletores finalmente unem-se na papila renal para drenar o líquido tubular em direção ao ureter, o qual é responsável pelo transporte da urina até a bexiga (Figura 39-3).

O CORPÚSCULO RENAL

O corpúsculo renal pode ser comparado a uma esfera oca (**cápsula de Bowman**) preenchida com um emaranhado compacto de alças capilares interconectadas, o **glomérulo** (Figura 39-4A). O sangue entra nos capilares no interior da cápsula de Bowman pela **arteríola aferente**, a qual penetra a superfície da cápsula em um lado, chamado de polo vascular. O sangue deixa os capilares pela **arteríola eferente** no mesmo polo. O espaço dentro da cápsula de Bowman não ocupado pelo glomérulo é chamado de **espaço de Bowman** e nele o líquido é filtrado a partir dos capilares glomerulares antes de fluir para a primeira porção do sistema tubular, localizada na região oposta ao polo vascular.

A estrutura e as propriedades da barreira de filtração que separa o plasma nos capilares glomerulares do líquido no espaço de Bowman são fundamentais para a função renal e serão descritas detalhadamente no próximo capítulo. Por enquanto, deve-se observar apenas que funcionalmente a barreira de filtração permite a filtração de grandes volumes de líquido a partir dos capilares para o espaço de Bowman, mas restringe a filtração de proteínas plasmáticas grandes, como a albumina.

Outro tipo celular – a **célula mesangial** – também é encontrado em íntima associação com as alças capilares do glomérulo. As células mesangiais glomerulares atuam como fagócitos e removem o material aprisionado na membrana basal. Elas também contêm um grande número de miofilamentos e podem contrair em resposta a diferentes estímulos de forma semelhante às células musculares lisas. O papel dessa contração para a filtração realizada nos corpúsculos renais é discutido nos Capítulos 40 e 45.

O SISTEMA TUBULAR

Ao longo de seu trajeto, o sistema tubular, que começa na cápsula de Bowman, é formado por uma única camada de células epiteliais que repousam sobre uma membrana basal e são conectadas por junções oclusivas (*tight junctions*), as quais mantêm as células fisicamente unidas (como um pacote plástico que mantém unidas seis garrafas de refrigerante). A Tabela 39-1 lista os nomes e a sequência dos vários segmentos tubulares, como ilustrado na Figura 39-5. Fisiologistas e anatomistas costumam agrupar dois ou mais segmentos tubulares contíguos com o propósito de referência, mas a terminologia varia consideravelmente. A Tabela 39-1 também apresenta a combinação de termos usados no texto.

O **túbulo proximal**, que recebe o líquido proveniente da cápsula de Bowman, consiste em um segmento contorcido – o **túbulo contorcido proximal** –; seguido por um segmento reto – o **túbulo reto proximal** – que desce em direção à medula, perpendicularmente à superfície cortical do rim.

O próximo segmento é o **ramo descendente fino** da **alça de Henle** (ou apenas ramo descendente fino). Os ramos descendentes finos de diferentes néfrons entram na medula em profundidades variáveis e então revertem abruptamente sua direção, como a volta de um grampo de cabelo, e iniciam a porção ascendente da alça de Henle paralela à descendente. Nas alças longas (ilustradas no lado esquerdo da Figura 39-5), o epitélio da primeira porção do ramo ascendente permanece fino, embora funcionalmente diferente do ramo descendente. Esse segmento é chamado de ramo ascendente fino da alça de Henle, ou apenas **ramo ascendente fino** (ver Figura 39-5). Na região subsequente da porção ascendente, o epitélio torna-se mais espesso, e esse segmento é chamado de ramo ascendente espesso da alça de Henle, ou **ramo ascendente espesso**. Em alças mais curtas (ilustradas no lado direito da Figura 39-5) não existe porção ascendente fina, e a porção ascendente espessa começa logo após a volta do grampo de cabelo. O ramo ascendente espesso sobe de volta para o córtex em direção à mesma cápsula de Bowman da qual aquele sistema tubular foi originado. Lá, ele passa diretamente entre as arterío-

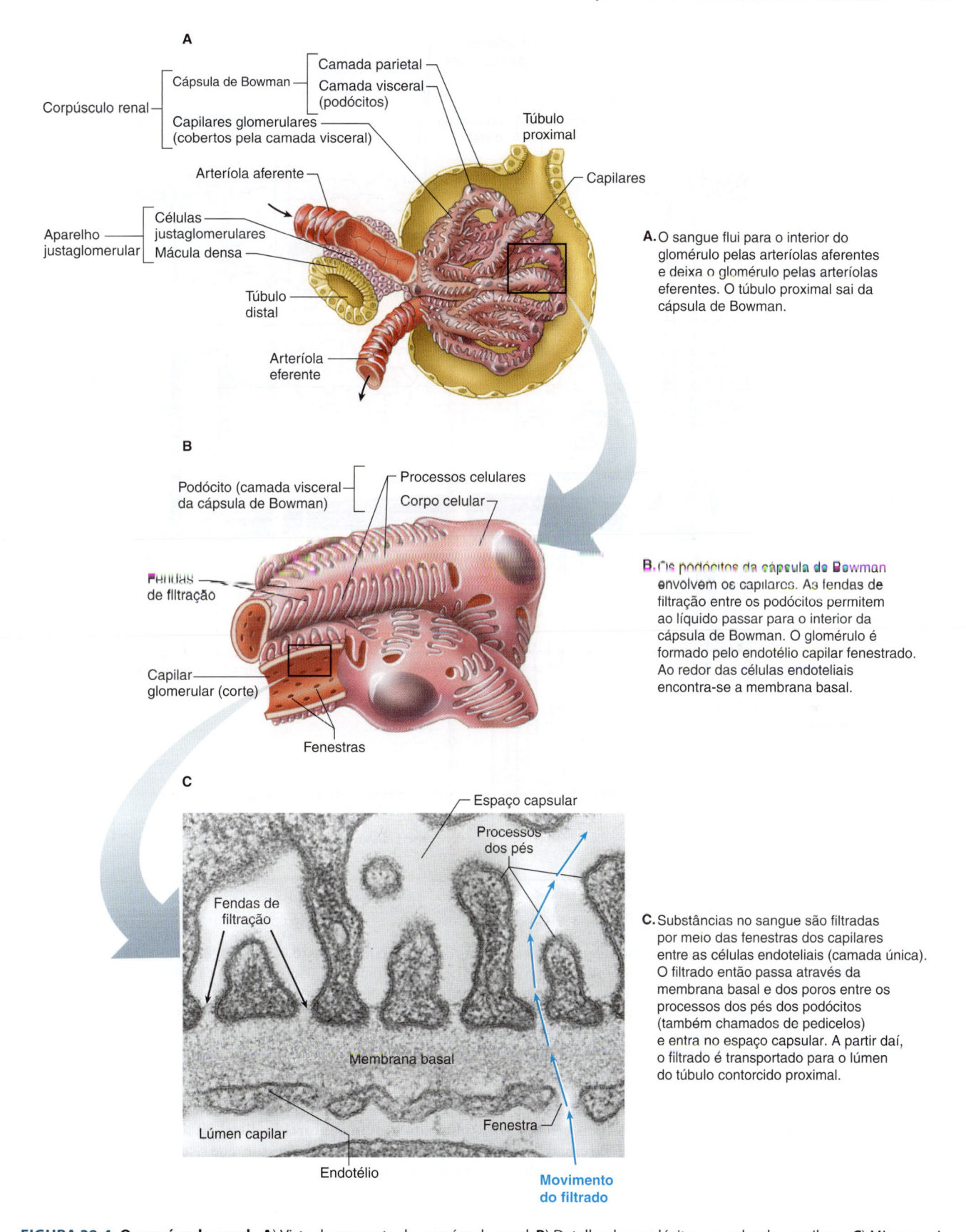

CAPÍTULO 39: Funções Renais, Processos Básicos e Anatomia **401**

FIGURA 39-4 **O corpúsculo renal. A)** Vista de um corte do corpúsculo renal. **B)** Detalhe dos podócitos ao redor dos capilares. **C)** Microscopia eletrônica de transmissão da barreira de filtração. (Reproduzida com permissão de Daniel Friend e William Bloom e Don Fawcett, *Textbook of Histology*, 10th ed. W.B. Saunders Co. 1975.)

A. O sangue flui para o interior do glomérulo pelas arteríolas aferentes e deixa o glomérulo pelas arteríolas eferentes. O túbulo proximal sai da cápsula de Bowman.

B. Os podócitos da cápsula de Bowman envolvem os capilares. As fendas de filtração entre os podócitos permitem ao líquido passar para o interior da cápsula de Bowman. O glomérulo é formado pelo endotélio capilar fenestrado. Ao redor das células endoteliais encontra-se a membrana basal.

C. Substâncias no sangue são filtradas por meio das fenestras dos capilares entre as células endoteliais (camada única). O filtrado então passa através da membrana basal e dos poros entre os processos dos pés dos podócitos (também chamados de pedicelos) e entra no espaço capsular. A partir daí, o filtrado é transportado para o lúmen do túbulo contorcido proximal.

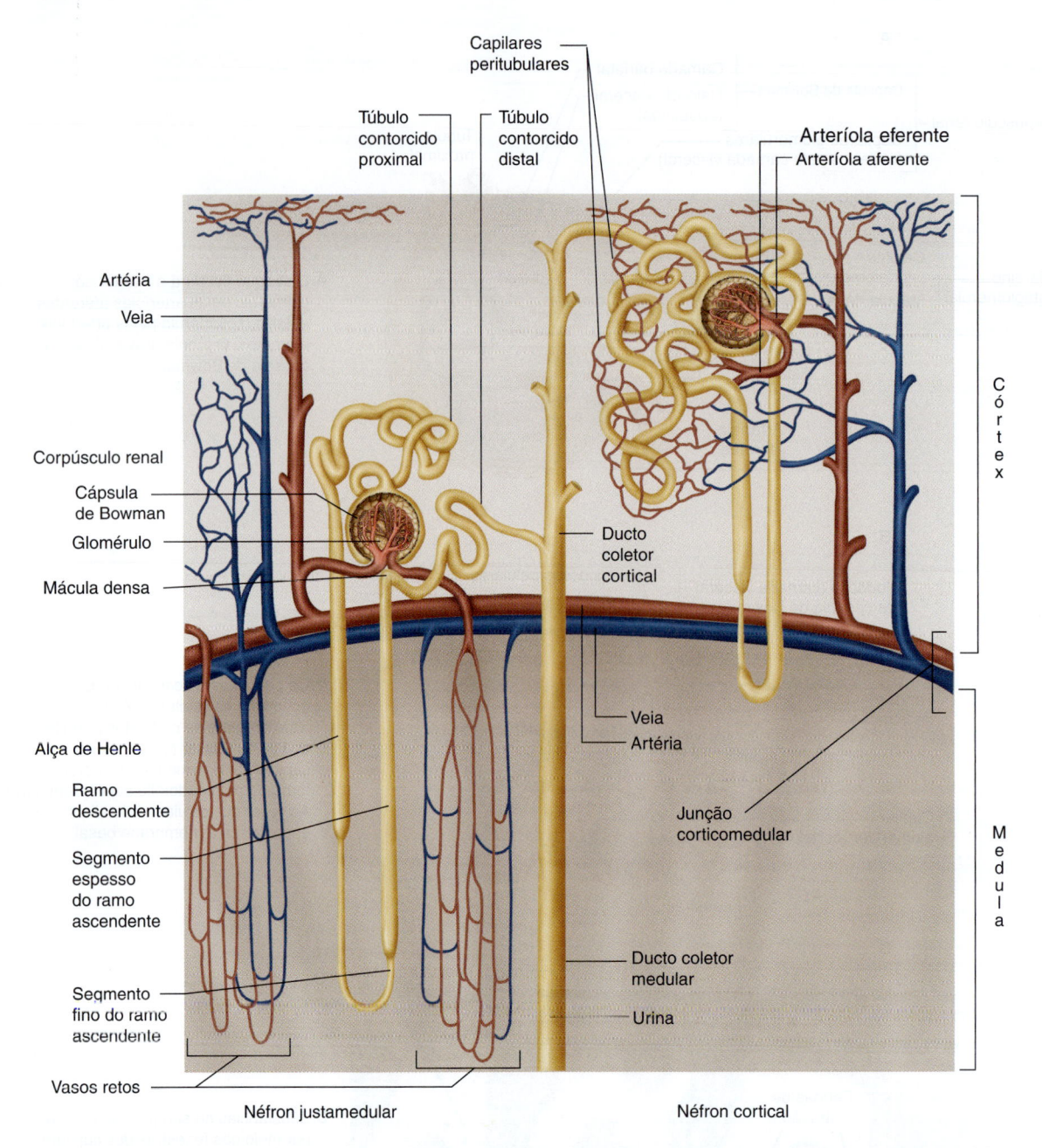

FIGURA 39-5 Estrutura básica dos néfrons e dos elementos vasculares como descrito no texto. O leitor deve observar a diferença entre um néfron justamedular com seu corpúsculo renal localizado logo acima da borda corticomedular (lado esquerdo da figura) e um néfron cortical com seu corpúsculo renal na região mais superior do córtex (lado direito da figura). Os néfrons corticais possuem arteríolas eferentes que dão origem aos capilares peritubulares e também apresentam alças de Henle mais curtas. Por outro lado, os néfrons justamedulares possuem arteríolas eferentes que descendem na medula para formar os vasos retos, e esses néfrons apresentam alças de Henle mais longas. (Reproduzida com permissão de Widmaier EP, Raff H, Strang KT: *Vander's Human Physiology*, 11th ed. McGraw-Hill, 2008.)

las aferente e eferente no ponto onde elas entram e saem do corpúsculo renal no polo vascular (ver Figura 39-4A). As células no ramo ascendente espesso próximas à cápsula de Bowman (entre as arteríolas aferente e eferente) constituem um grupo de células especializadas conhecido como **mácula densa*** (ver Figura 39-6).

A mácula densa demarca o final do ramo ascendente espesso e o início do **túbulo contorcido distal**. O túbulo contorcido distal é seguido pelo **túbulo conector**, que se dirige para o túbulo coletor cortical, o qual é chamado de túbulo coletor inicial na sua primeira porção.

Da cápsula de Bowman até túbulo proximal, alça de Henle, túbulo distal e túbulo coletor inicial, cada néfron está completamente separado em relação aos demais. Entretanto, os túbulos

---

* N. de T. Muitos autores afirmam que as células da mácula densa estão localizadas na região inicial do túbulo contorcido distal.

cular, consideradas específicas para aquela porção e nomeadas de acordo com sua localização: células do túbulo contorcido distal, células dos túbulos conectores e células dos ductos coletores, as últimas conhecidas comumente como **células principais**. Dispersas entre as células específicas, existe um segundo tipo celular em cada um desses segmentos: são as chamadas **células intercalares**. A última porção do ducto coletor medular não contém células principais ou intercalares, mas é formada inteiramente por um tipo celular distinto: são as chamadas **células dos ductos coletores medulares internos**.

O APARELHO JUSTAGLOMERULAR

A mácula densa já foi referida neste capítulo. Ela é formada por células da porção final do ramo ascendente espesso localizadas no ponto onde esse segmento passa entre as arteríolas aferente e eferente, no polo vascular do mesmo corpúsculo renal a partir do qual o túbulo originou-se. Essa região é conhecida como **aparelho justaglomerular (JG)** (ver Figura 39-6), responsável pelo desempenho de uma função de sinalização muito importante, como descrito posteriormente. (Não deve-se confundir o **JG** com **néfron justamedular**, que se refere aos néfrons localizados próximos à borda corticomedular.) Cada aparelho JG é formado pelos seguintes tipos de células: (1) granulares (chamadas justaglomerulares na Figura 39-6), que são células musculares lisas diferenciadas nas paredes das arteríolas aferentes; (2) **mesangiais extraglomerulares**; e (3) a **mácula densa**, que são células epiteliais especializadas do ramo ascendente espesso.

As células granulares são assim denominadas porque contêm vesículas secretórias com aspecto granular nas micrografias ópticas. Esses grânulos contêm o hormônio **renina**. Como será descrito no Capítulo 45, a renina é uma substância essencial para o controle da função renal e da PA sistêmica. As células mesangiais extraglomerulares são morfologicamente semelhantes e contínuas às células mesangiais glomerulares, mas localizam-se externamente à cápsula de Bowman. As células da mácula densa detectam a composição do líquido dentro do néfron na região final do ramo ascendente espesso e contribuem com o controle da **taxa de filtração glomerular** (TFG – ver a seguir) e da secreção de renina.

PROCESSOS RENAIS BÁSICOS

As estruturas funcionais dos rins são os néfrons e os túbulos coletores, os quais recebem o líquido proveniente dos néfrons. A Figura 39-7 ilustra o significado de vários termos-chave utilizados para descrever o funcionamento dos rins. É essencial que qualquer estudante entenda o significado de tais termos.

A **filtração** é o processo pelo qual a água e os solutos no sangue deixam o sistema vascular por meio da barreira de filtração e entram no espaço de Bowman (um espaço topologicamente localizado fora do corpo). A **secreção** é o processo pelo qual substâncias são transportadas para o lúmen tubular a partir do citosol das células epiteliais que formam as paredes do néfron. As substâncias secretadas podem ser sintetizadas no interior das células epiteliais ou, com mais frequência, cruzam a camada epitelial a partir do interstício renal adjacente. A **reabsorção** é o processo pelo qual substâncias são transportadas do lúmen para o inters-

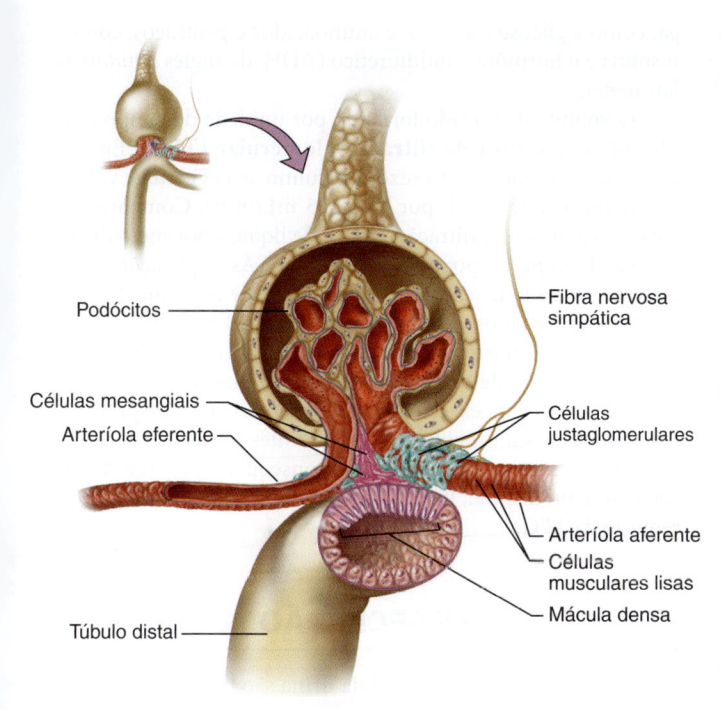

FIGURA 39-6 Componentes do aparelho justaglomerular (JG). Ele é formado pelas seguintes células: (1) justaglomerulares (granulares) – células musculares lisas especializadas que envolvem a arteríola aferente, (2) mesangiais extraglomerulares; e (3) da mácula densa, que são parte da parede do túbulo. A proximidade desses componentes permite que mediadores químicos liberados de uma célula difundam-se facilmente até os outros componentes. Importante observar que fibras nervosas simpáticas inervam as células granulares. (Reproduzida com permissão de Widmaier EP, Raff H, Strang KT: *Vander's Human Physiology*, 11th ed. McGraw-Hill, 2008.)

conectores de vários néfrons drenam nos túbulos coletores corticais, e diversos túbulos coletores iniciais então unem-se lado a lado para formar os ductos coletores corticais maiores. Todos os ductos coletores corticais dirigem-se inferiormente para entrar na medula, onde tornam-se ductos coletores medulares externos e, após, ductos coletores medulares internos. Esses últimos unem-se para formar várias centenas de ductos maiores; a última porção destes é chamada de ductos coletores papilares, que esvaziam nos cálices renais. Os cálices renais são contínuos à pelve renal, a qual é contínua ao ureter, que por sua vez drena na bexiga, onde a urina é temporariamente armazenada e a partir da qual é periodicamente eliminada. A composição da urina não é alterada depois que chega nos cálices. A partir desse ponto, a composição do líquido tubular estabelecido nos rins é mantida ao longo do restante do sistema urinário.

Até o túbulo contorcido distal, as células epiteliais que formam as paredes de um néfron são homogêneas dentro de cada segmento e distintas entre os diferentes segmentos. Por exemplo, o ramo ascendente espesso contém apenas células do ramo ascendente espesso. Contudo, no início da segunda metade do túbulo contorcido distal, dois tipos celulares são encontrados entremeados na maioria dos segmentos subsequentes. Um desses dois tipos constitui a maioria das células naquele segmento em parti-

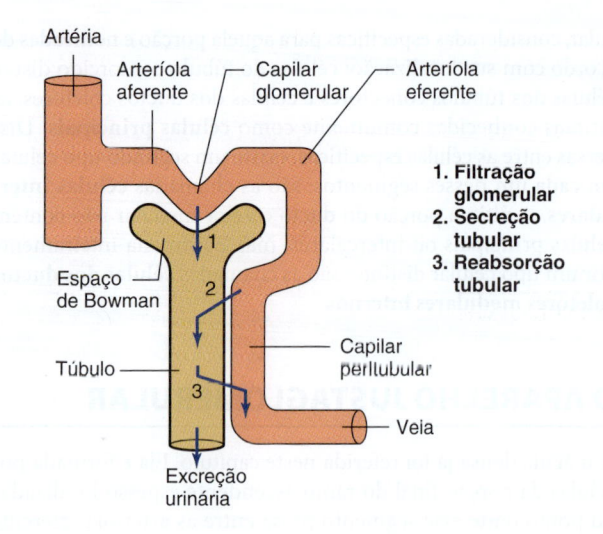

FIGURA 39-7 Processos fundamentais da função renal – filtração glomerular, secreção tubular e reabsorção tubular – e a associação entre os túbulos e a vasculatura no córtex. (Reproduzida com permissão de Widmaier EP, Raff H, Strang KT: *Vander's Human Physiology*, 11th ed. McGraw-Hill, 2008.)

tício adjacente através da camada epitelial. Na maioria das vezes, as substâncias reabsorvidas são transportadas para os vasos sanguíneos adjacentes, assim, o termo "reabsorção" implica um processo de duas etapas, que envolve a remoção a partir do lúmen seguida pelo transporte para a corrente sanguínea. A **excreção** consiste na saída da substância para fora do corpo (i.e., a substância está presente na urina final produzida pelos rins). **Síntese** significa que uma substância é produzida a partir de precursores moleculares, e **catabolismo** significa que a substância é quebrada em componentes moleculares menores. O manejo renal de qualquer substância consiste em uma combinação desses processos.

FILTRAÇÃO GLOMERULAR

A formação da urina começa com a filtração glomerular, que é o fluxo em massa de líquido dos capilares glomerulares para o interior da cápsula de Bowman. O filtrado glomerular (ou seja, o líquido dentro da cápsula de Bowman) assemelha-se muito ao plasma sanguíneo, mas contém uma quantidade bem menor de proteínas, pois as grandes proteínas plasmáticas, como a albumina e as globulinas, praticamente não atravessam a barreira de filtração. As proteínas menores, como muitos dos hormônios peptídicos, estão presentes no filtrado, mas sua massa total é minúscula em comparação com a massa das proteínas plasmáticas maiores no sangue. O filtrado contém principalmente íons inorgânicos e solutos orgânicos de baixo peso molecular em concentrações quase iguais às do plasma. As substâncias presentes no filtrado nas mesmas concentrações em que encontradas no plasma são consideradas *livremente filtradas*. (*Livremente* filtradas não significa *completamente* filtradas, apenas indica que a quantidade filtrada tem a mesma proporção da fração do volume plasmático filtrado.) Muitos componentes de baixo peso molecular do sangue são livremente filtrados. Entre as substâncias mais comuns incluídas na categoria das livremente filtradas estão os íons sódio, potássio, cloreto e bicarbonato; as moléculas orgânicas sem car-

ga, como a glicose e a ureia; e aminoácidos e peptídeos, como a insulina e o hormônio antidiurético (ADH, do inglês *antidiuretic hormone*).

O volume de filtrado formado por unidade de tempo é conhecido como **taxa de filtração glomerular** (**TFG**). Em um adulto jovem saudável do sexo masculino, a TFG atinge valores inacreditáveis de 180 L por dia (125 mL/min). Comparando-se esse valor com a filtração efetiva de líquido por meio de outros capilares no corpo: quase 4 L por dia. As implicações dessa enorme TFG são de extrema importância. Se o volume total de plasma em humanos é de aproximadamente 3 L, significa que o volume total de plasma é filtrado pelos rins cerca de 60 vezes por dia. A possibilidade de filtrar volumes de plasma tão elevados garante que os rins excretem grandes quantidades de produtos residuais e possam regular os constituintes do meio interno de maneira bastante precisa. Uma das consequências gerais do envelhecimento normal, bem como de muitas doenças renais, é a redução da TFG.

REABSORÇÃO E SECREÇÃO TUBULARES

O volume e a composição final da urina são bastante diferentes do filtrado glomerular. Obviamente, quase todo o volume filtrado deve ser reabsorvido; senão, com uma taxa de filtração de 180 L por dia, um homem iria urinar até ficar desidratado rapidamente. À medida que o filtrado flui da cápsula de Bowman ao longo das várias porções do sistema tubular, sua composição é alterada, sobretudo pela remoção de material (reabsorção tubular), mas também pela adição de material (secreção tubular). Como descrito antes, o sistema tubular está, em todas as partes, bastante associado com a vasculatura, uma relação que permite a transferência rápida de materiais entre o plasma dos capilares e o lúmen do sistema tubular através do espaço intersticial.

A maior parte do transporte tubular consiste em reabsorção em vez de secreção tubular. Uma ideia da magnitude e da importância da reabsorção tubular pode ser observada na Tabela 39-2, que resume os dados de alguns componentes plasmáticos reabsorvidos. Os valores na Tabela 39-2 são típicos para uma pessoa saudável com uma dieta balanceada. Pelo menos três generalizações importantes devem ser feitas a partir das informações dessa tabela:

1. Devido à elevadíssima TFG, a quantidade filtrada por dia é enorme, em geral maior do que as quantidade das substâncias no corpo. Por exemplo, o corpo contém cerca de 40 L de água, mas o volume de água filtrada por dia pode chegar a 180 L.
2. A reabsorção de produtos residuais, como a ureia, é parcial; assim, grandes frações da ureia filtrada podem ser excretadas na urina.
3. A reabsorção da maioria dos componentes plasmáticos "úteis" (p. ex., água, eletrólitos e glicose) é completa (p. ex., glicose) ou quase completa (p. ex., água e a maioria dos eletrólitos), assim pouco ou nada do que é filtrado desses componentes é excretado pela urina.

Para cada substância plasmática, existe uma determinada combinação de filtração, reabsorção e secreção. As proporções relativas desses processos determinam a quantidade excretada de cada substância. Um ponto crítico é que as taxas desses pro-

TABELA 39-2 Valores médios para várias substâncias manejadas por filtração e reabsorção

Substância	Quantidade filtrada por dia	Quantidade excretada	Percentual reabsorvido (%)
Água (L)	180	1,8	99
Sódio (g)	630	3,2	99,5
Glicose (g)	180	0	100
Ureia (g)	56	28	50

Reproduzida com permissão de Eaton DC, Pooler JP: *Vander's Renal Physiology*, 7th ed. New York, NY: Lange Medical Books/McGraw-Hill, Medical Pub. Division, 2009.

cessos estão sujeitas ao controle fisiológico. Quando o conteúdo corporal de uma substância fica acima ou abaixo do normal, mudanças nas taxas de filtração, reabsorção ou secreção regulam a excreção da substância para manter o corpo em equilíbrio. Por exemplo, considerando o que acontece quando alguém bebe uma grande quantidade de água: dentro de 1 a 2 horas, todo o excesso de água terá sido excretado, em parte devido ao aumento da TFG, mas principalmente devido à diminuição da reabsorção tubular de água. O corpo é mantido em equilíbrio quanto à água ao aumentar sua excreção. Por manter o corpo em equilíbrio, os rins atuam para manter a concentração da água corporal dentro de limites estreitos.

FUNÇÕES METABÓLICAS DOS TÚBULOS

Embora os fisiologistas renais tradicionalmente listem a filtração glomerular e a reabsorção e a secreção tubulares como os três processos renais básicos, não podem ser ignoradas as funções metabólicas das células tubulares. As células tubulares extraem nutrientes orgânicos do filtrado glomerular ou dos capilares peritubulares e metabolizam esses nutrientes de acordo com as necessidades das próprias células. Assim, as células renais não se comportam de forma diferente de qualquer outra célula no corpo. Além disso, existem outras transformações metabólicas realizadas pelos rins que são direcionadas para alterar a composição da urina e do plasma. As mais importantes dessas transformações são a **gliconeogênese**, a síntese de íon amônio e a produção de bicarbonato a partir de glutamina, ambas descritas no Capítulo 47.

REGULAÇÃO DA FUNÇÃO RENAL

Certamente a característica mais complexa da fisiologia renal é a *regulação* dos processos renais, a qual será detalhada nos próximos capítulos. Sinais neurais, hormonais e mensageiros químicos intrarrenais atuam em conjunto para regular os processos descritos e ajudar os rins a atenderem as necessidades corporais. Sinais neurais originam-se no **plexo celíaco simpático** (ver Capítulo 19). Esses sinais simpáticos exercem um controle importante sobre o fluxo sanguíneo renal, sobre a filtração glomerular e sobre a liberação de substâncias vasoativas que afetam tanto os rins quanto a vasculatura periférica. Os sinais hormonais originam-se nas glândulas suprarrenal e hipófise e também no coração. O córtex da suprarrenal secreta os hormônios esteroides **aldosterona** e **cortisol**, e a medula da suprarrenal, as catecolaminas **adrenalina** e **noradrenalina**. Todos esses hormônios, sobretudo a aldosterona, são reguladores da excreção de sódio e potássio pelos rins. A glândula neuro-hipófise secreta o hormônio **arginina vasopressina** (também chamado de **hormônio antidiurético [ADH]**). O ADH é o principal regulador da excreção de água, e, devido a sua influência sobre a vasculatura renal e possivelmente sobre as células principais dos ductos coletores, é provável que também seja um importante regulador da excreção de sódio. O coração secreta hormônios – **peptídeos natriuréticos** – que aumentam a excreção de sódio pelos rins. O aspecto menos compreendido da regulação renal envolve os mensageiros químicos **intrarrenais** (ou seja, mensageiros que se originam em uma parte do rim e agem em outra). É evidente que diversas substâncias (p. ex., óxido nítrico, agonistas purinérgicos, superóxido e eicosanoides) influenciam os processos renais básicos, mas as funções específicas da maioria dessas substâncias não são bem compreendidas.

VISÃO GERAL DA FUNÇÃO REGIONAL

Este capítulo é concluído com uma visão geral das tarefas desempenhadas pelos segmentos individuais do néfron. A seguir, será examinada a função renal em relação a cada substância e será visto como as tarefas realizadas nas diferentes regiões são combinadas para produzir um resultado final útil ao corpo.

O **glomérulo** é o local da filtração – cerca de 180 L de volume por dia e quantidades proporcionais de solutos livremente filtrados, o que é o caso da maioria dos solutos (as grandes proteínas plasmáticas consistem em uma exceção). A maior massa de substâncias excretadas entra no néfron pelo glomérulo. O **túbulo proximal** (as porções contorcida e reta) reabsorve cerca de dois terços da água, do sódio e do cloreto filtrados. O **túbulo contorcido proximal** reabsorve todas as moléculas orgânicas que são importantes e devem ser conservadas pelo corpo (p. ex., glicose e aminoácidos). Essa porção do néfron reabsorve frações significantes de muitos íons relevantes, como o potássio, o fosfato, o cálcio e o bicarbonato, porém a reabsorção não é completa. Trata-se do local da secreção de muitas substâncias orgânicas que são produtos residuais do metabolismo (p. ex., ácido úrico, creatinina) ou fármacos (p. ex., penicilina) que os médicos devem administrar apropriadamente para compensar a excreção renal.

A **alça de Henle** contém diferentes segmentos que desenvolvem diferentes funções, mas as funções-chave ocorrem no **ramo ascendente espesso**. Como um todo, a alça de Henle reabsorve cerca de 20% do sódio e do cloreto filtrados e 10% da água filtrada. Uma consequência fundamental dessas diferentes proporções é que, por reabsorver relativamente mais sal do que água, o líquido luminal torna-se *diluído* em relação ao plasma normal e ao interstício adjacente. Durante períodos em que os rins excretam urina diluída, o papel da alça de Henle em diluir o líquido luminal é crítico.

O final da alça de Henle contém as células da **mácula densa**, que detectam o conteúdo de sódio e de cloreto do lúmen e geram sinais que influenciam outros aspectos da função renal, especificamente o **sistema renina-angiotensina** (discutido no Capítulo 45). O **túbulo distal** e o **túbulo conector** reabsorvem juntos uma quantidade adicional de sal e água, talvez cerca de 5% a mais para cada um. O **túbulo coletor cortical** é o local onde vários túbulos conectores (6 a 10) unem-se para formar um único túbulo. As células do túbulo coletor cortical são bastante responsivas e também reguladas pelos hormônios aldosterona e ADH. A aldosterona aumenta a reabsorção de sódio e a secreção de potássio nesse segmento, e o ADH, a reabsorção de água. O grau de estímulo ou não de tais processos exerce um papel fundamental sobre a quantidade de solutos e água presentes na urina. Com grandes quantidades de ADH, a maior parte da água remanescente no lúmen é reabsorvida, levando à formação de um baixo volume de urina concentrada. Com a presença de pouco ADH, a maior parte da água passa para a urina final, produzindo um grande volume de urina diluída.

O **túbulo coletor medular** continua a desempenhar as funções do túbulo coletor cortical na reabsorção de sal e água. Além disso, exerce um papel importante na regulação da reabsorção de ureia e no equilíbrio ácido-base (secreção de prótons ou de bicarbonato).

CORRELAÇÃO CLÍNICA

Uma mulher de 57 anos com ***diabetes melito do tipo 2*** tem controlado sua condição muito bem com cuidados na dieta e, assim, mantido uma boa saúde. Contudo, ultimamente ela tem se sentido cada vez mais fatigada, por isso agendou uma consulta médica. Nenhum sinal físico importante foi observado, exceto o fato de que sua PA encontra-se elevada em 137/92 mmHg. A análise de uma amostra do sangue da paciente mostra que a glicemia sanguínea em jejum está levemente aumentada para 117 mg/dL, e o hematócrito está baixo, em 36%, o que ainda pode ser considerado normal. A médica relembra a paciente para ser bastante cuidadosa com sua dieta em termos de sal e açúcar, e sugere suplemento de ferro para manter níveis adequados de hemoglobina. É agendado o retorno em seis meses.

A fadiga piora ao longo dos seis meses, e a mulher sofre uma fratura óssea após uma queda aparentemente leve. Na consulta, sua glicose sanguínea em jejum é de 121 mg/dL, e o hematócrito diminuiu para 29%. A PA é de 135/95 mmHg. A médica solicita testes sanguíneos adicionais e uma densitometria óssea para verificar a possibilidade de perda mineral óssea (osteoporose). Os resultados dos novos testes sanguíneos revelam níveis aumentados de vários produtos residuais do metabolismo, o que indica uma diminuição da TFG.

As evidências apontam fortemente para insuficiência renal crônica, e a mulher é encaminhada a um nefrologista para avaliação e tratamento. A insuficiência renal crônica que alcança o ponto de disfunção renal significativa é chamada de **insuficiência renal crônica terminal** (**IRCT**). Trata-se de uma consequência de perda importante de massa de tecido funcional (néfrons e tecido intersticial). Uma das causas comuns de IRCT é o diabetes melito. A ***hiperglicemia*** crônica causa a formação de proteínas glicosiladas que se depositam no aparelho de filtração glomerular. Isso interfere na função de filtração e leva ao comprometimento das células glomerulares. A hipertensão pode ser tanto causa quanto consequência da IRCT. Os dois rins normais têm uma capacidade de reserva considerável. Pacientes podem viver perfeitamente bem com apenas um rim, e a IRCT pode progredir a um grau considerável antes de os sintomas aparecerem. Quando um número suficiente de néfrons é perdido, a função declina, embora algumas funções sejam mais bem preservadas do que outras; assim, os sintomas não se desenvolvem uniformemente. Outro problema na IRCT é a queda na produção de eritropoietina, resultando em redução na produção de hemácias e hematócrito baixo. A ***anemia*** e o possível acúmulo de substâncias tóxicas devido à baixa TFG podem ser responsáveis pela fadiga. Um problema mais complexo na IRCT envolve fósforo, cálcio e ossos. À medida que a função renal é perdida, a capacidade de excretar fosfato diminui, e o fosfato plasmático aumenta, causando perda excessiva de cálcio. O corpo não restaura essa perda, em parte devido à redução da produção renal de 1,25 di-hidroxicolecalciferol.

O tratamento para a IRCT inclui a possibilidade de diálise para compensar a perda da função excretória, transplante renal e vários cuidados na alimentação, inclusive a adição de quelantes de fosfato à dieta para prevenir o acúmulo de fosfato no sangue.

RESUMO DO CAPÍTULO

- O papel dos rins no corpo inclui muitas funções que vão além da simples excreção de produtos residuais.
- Uma das funções fundamentais dos rins é regular a excreção de substâncias em uma taxa que, em média, se equilibra com os ganhos e, portanto, mantém o conteúdo apropriado de muitas substâncias.
- Outra função relevante dos rins é regular o volume sanguíneo e a resistência vascular, portanto auxiliando na manutenção da PA.
- A estrutura dos rins reflete a organização dos túbulos e a proximidade com os vasos sanguíneos.
- Cada unidade funcional renal é composta por um componente de filtração (glomérulo) e por um componente transportador (o sistema tubular e o ducto coletor).
- O sistema tubular é formado por múltiplos segmentos com funções distintas.
- Os mecanismos renais básicos consistem em filtração de um grande volume, reabsorção da maior parte desse volume, adição de substâncias por secreção e, em alguns casos, síntese de moléculas.

QUESTÕES PARA ESTUDO

1. Os corpúsculos renais estão localizados:
   A) ao longo do limite corticomedular
   B) em todo o córtex
   C) em todo o córtex e na medula externa
   D) em todas as regiões dos rins

2. Em relação ao número de glomérulos, quantas alças de Henle e ductos coletores estão presentes?
   A) Mesmo número de alças de Henle, mesmo número de ductos coletores
   B) Menos alças de Henle, menos ductos coletores
   C) Mesmo número de alças de Henle, menos ductos coletores
   D) Mesmo número de alças de Henle, mais ductos coletores

3. Qual das seguintes alternativas apresenta apenas substâncias que são sintetizadas nos rins e liberadas no sangue?
   A) Insulina, renina e glicose
   B) Hemácias, vitamina D ativa e albumina
   C) Renina, 1,25-di-hidroxicolecalciferol e eritropoietina
   D) Glicose, ureia e eritropoietina

4. A mácula densa é um grupo de células localizadas nas paredes:
   A) da cápsula de Bowman
   B) da arteríola aferente
   C) da parte final do ramo ascendente espesso
   D) dos capilares glomerulares

5. O volume de ultrafiltrado do plasma que entra nos túbulos por filtração glomerular em 1 dia costuma ser:
   A) cerca de três vezes o volume renal
   B) aproximadamente o mesmo volume filtrado por todos os capilares no resto do corpo
   C) aproximadamente igual ao volume plasmático circulante
   D) maior do que o volume total de líquidos corporais

6. Uma substância conhecida por ser livremente filtrada tem uma certa concentração na arteríola aferente. O que se pode prever sobre sua concentração na arteríola eferente?
   A) Quase zero
   B) Próxima do valor da arteríola aferente
   C) Cerca de 20% menor do que o valor na arteríola aferente
   D) Não se pode fazer uma previsão sem saber o que acontece nos túbulos

CAPÍTULO 40

Fluxo Sanguíneo Renal e Filtração Glomerular

Douglas C. Eaton e John P. Pooler

OBJETIVOS

- Definir fluxo sanguíneo renal, fluxo plasmático renal, taxa de filtração glomerular e fração de filtração, bem como indicar os valores normais.
- Referir a fórmula que relaciona fluxo, pressão e resistência em um órgão.
- Identificar os sucessivos vasos sanguíneos pelos quais o sangue flui após passar pela artéria renal.
- Descrever as resistências relativas das arteríolas aferente e eferente.
- Descrever os efeitos das modificações das resistências das arteríolas aferente e eferente sobre o fluxo sanguíneo renal.
- Descrever as três camadas da barreira de filtração glomerular, e definir podócito, pedicelos e diafragma da fenda de filtração.
- Descrever como o tamanho molecular e as cargas elétricas determinam a permeabilidade dos solutos plasmáticos; indicar como a ligação de proteínas a substâncias de baixo peso molecular influencia sua permeabilidade.
- Referir a fórmula para os determinantes da taxa de filtração glomerular, e explicitar, em termos qualitativos, por que a pressão efetiva de filtração é positiva.
- Apontar o motivo de a taxa de filtração glomerular ser tão grande em relação à filtração realizada por outros capilares no corpo.
- Descrever como a pressão arterial, a resistência arteriolar aferente e a resistência arteriolar eferente influenciam a pressão capilar glomerular.
- Descrever como as mudanças no fluxo plasmático renal influenciam a pressão oncótica média dos capilares glomerulares.
- Definir a autorregulação do fluxo sanguíneo renal e da taxa de filtração glomerular.

FLUXO SANGUÍNEO RENAL

O **fluxo sanguíneo renal** (FSR) é imenso em relação à massa dos rins – cerca de 1 L/min ou 20% do débito cardíaco de repouso. Considerando que o volume de cada rim é menor do que 150 cm³, significa que cada rim é perfundido com aproximadamente três vezes seu volume total a cada minuto. Todo esse sangue é direcionado para o córtex renal. Uma pequena fração do fluxo sanguíneo cortical é então direcionada para a medula renal. O sangue entra em cada rim no hilo através da **artéria renal**. Após várias divisões em artérias menores, o sangue alcança as **artérias arqueadas**, que cursam pelas bases das pirâmides, entre o córtex e a medula. A partir delas, as **artérias interlobulares (artérias corticais radiais)*** projetam-se superiormente em direção à superfície do rim, originando uma série de **arteríolas aferentes**, das quais cada uma se dirige para o glomérulo no interior da cápsula de Bowman (ver Figura 39-5). Essas artérias e os glomérulos são encontrados *apenas* no córtex, nunca na medula. Em muitos órgãos, os capilares unem-se para formar o início do sistema venoso, mas os capilares glomerulares unem-se para formar outro conjunto de arteríolas, as **arteríolas eferentes**. Essas arteríolas subdividem-se imediatamente em um segundo leito capilar, formando os **capila-**

---

* N. de T. Em inglês, essas artérias são frequentemente referidas como artérias corticais radiais (*cortical radial arteries*), porém, na nomenclatura em português, esses vasos são chamados de artérias interlobulares.

res peritubulares, profusamente distribuídos ao longo do córtex. Os capilares peritubulares, então, unem-se mais uma vez para formarem as veias pelas quais o sangue finalmente deixa o rim.

O fluxo sanguíneo para a medula é muito inferior ao do córtex, cerca de 0,1 L/min, e deriva das arteríolas eferentes dos glomérulos situados imediatamente acima da borda corticomedular (glomérulos justamedulares). Essas arteríolas eferentes não se ramificam em capilares peritubulares, mas, em vez disso, descendem em direção à medula, onde se dividem muitas vezes para formarem feixes de vasos paralelos, chamados de **vasos retos** (do latim, *vasa recta*). Esses feixes de vasos retos descendentes penetram profundamente na medula (ver Figura 40-1). Os vasos retos mais superficiais dos feixes vasculares "desprendem-se" e dão origem aos plexos capilares entre os feixes vasculares que cercam as alças de Henle e os ductos coletores na zona externa da medula. Apenas os vasos retos em localização mais central nos feixes vasculares irão formar o suprimento capilar para a zona interna da medula; assim, pouco sangue flui para a papila. Os capilares formados a partir da zona interna da medula agrupam-se novamente em vasos retos ascendentes, os quais estão dispostos em íntima associação com os vasos retos descendentes dentro dos feixes vasculares. As propriedades estruturais e funcionais dos vasos retos são complexas e serão discutidas no Capítulo 44.

O significado das diferenças quantitativas entre o fluxo sanguíneo cortical e medular é o seguinte: o alto fluxo sanguíneo nos capilares peritubulares corticais mantém o ambiente intersticial dos túbulos renais corticais muito próximo da composição do plasma sanguíneo ao longo do corpo; já o baixo fluxo sanguíneo na medula permite que o ambiente intersticial seja muito diferente do plasma sanguíneo. Como será descrito no Capítulo 44, o ambiente intersticial na medula exerce um papel fundamental na regulação da excreção de água.

FLUXO, RESISTÊNCIA E PRESSÃO SANGUÍNEA NOS RINS

O fluxo sanguíneo nos rins obedece aos princípios hemodinâmicos básicos descritos no Capítulo 22. A equação básica para o fluxo sanguíneo ao longo de qualquer órgão é a seguinte:

$$Q = \frac{\Delta P}{R} \quad (1)$$

em que Q é o fluxo sanguíneo do órgão, ΔP é a pressão média na artéria que supre o órgão menos a pressão média na veia que faz o retorno venoso do órgão, e R é a resistência vascular total do órgão. O elevado FSR pode ser explicado pela baixa resistência vascular renal total. A resistência é baixa porque existem muitas vias paralelas, isto é, um número muito grande de glomérulos e vasos associados.

As resistências das arteríolas aferente e eferente são quase iguais na maioria das circunstâncias e são as principais responsáveis pela resistência vascular renal total. As resistências nas artérias que precedem as arteríolas aferentes (p. ex., as artérias interlobulares) e nos capilares também possuem alguma importância, porém o foco aqui será nas arteríolas, porque as resistências arteriolares são variáveis e consistem nos locais de regulação. Uma mudança na resistência da arteríola aferente ou da eferente produz o mesmo efeito sobre o FSR, pois esses vasos estão dispostos em série. Quando ambas as resistências são modificadas na mesma direção (o caso mais comum), seus efeitos sobre o FSR

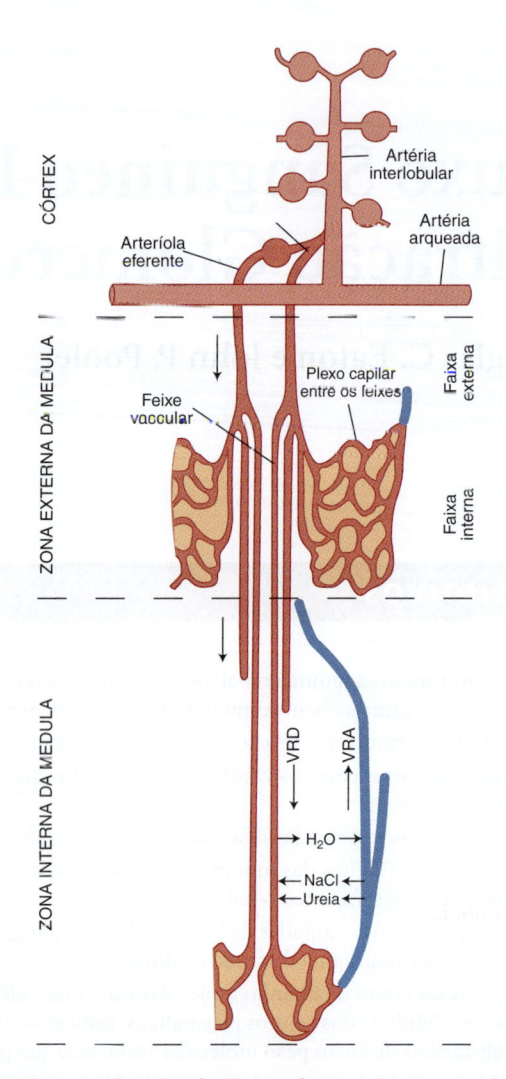

FIGURA 40-1 A microcirculação renal. As artérias arqueadas distribuem-se imediatamente acima da borda corticomedular, paralelas à superfície, e originam as artérias interlobulares (artérias corticais radiais) que correm em direção à superfície. As arteríolas aferentes originam-se a partir das artérias interlobulares em um ângulo que varia de acordo com a localização cortical. O sangue é fornecido aos capilares peritubulares do córtex a partir do fluxo eferente dos glomérulos superficiais. O suprimento sanguíneo para a medula é realizado pelo fluxo eferente dos glomérulos justamedulares. As arteríolas eferentes dos glomérulos justamedulares originam feixes de vasos retos descendentes na faixa externa da medula. Na faixa interna da zona externa da medula, vasos retos descendentes e ascendentes que retornam da zona interna da medula correm lado a lado em feixes vasculares, permitindo a troca de água e solutos, como será descrito no Capítulo 44. Os vasos retos descendentes da periferia dos feixes fornecem suprimento sanguíneo aos plexos capilares entre os feixes da faixa interna, ao passo que os do centro são responsáveis pelo suprimento de sangue aos capilares da zona interna da medula. Pericitos contráteis nas paredes dos vasos retos descendentes regulam o fluxo sanguíneo. VRD, vasos retos descendentes; VRA, vasos retos ascendentes. (Modificada com permissão de Pallone TL, Zhang Z, Rhinehart K: Physiology of the renal medullary microcirculation. *Am J Physiol Renal Physiol* 2003;284(2):F253–F266.)

são aditivos. Quando mudam em direções diferentes – aumento da resistência em uma das arteríolas e redução na outra –, as alterações anulam-se mutuamente.

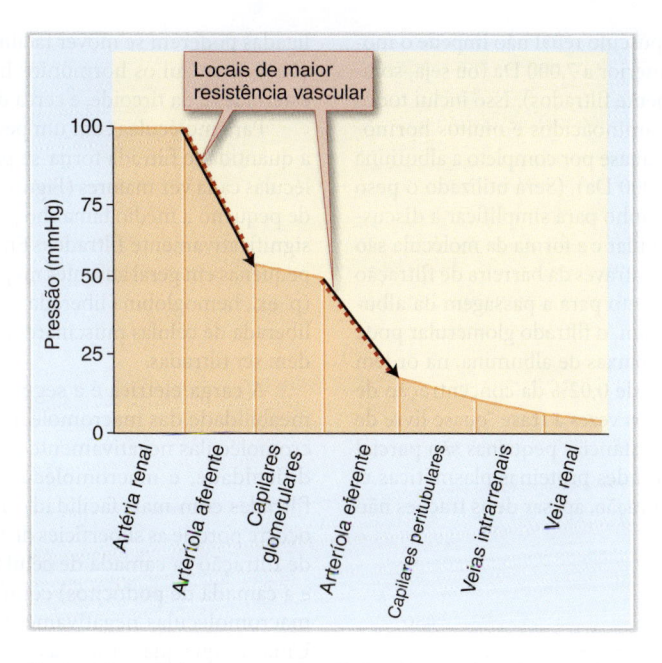

FIGURA 40-2 **A pressão sanguínea diminui à medida que o sangue flui ao longo da rede vascular renal.** As maiores quedas ocorrem nos locais de maior resistência – as arteríolas aferente e eferente. A localização dos capilares glomerulares, entre os locais de alta resistência, resulta em uma pressão maior nesses capilares do que nos peritubulares. (Reproduzida com permissão de Kibble J, Halsey CR: *The Big Picture, Medical Physiology*. New York: McGraw-Hill, 2009.)

As pressões vasculares (i.e., as pressões hidrostáticas ou hidráulicas) são muito maiores nos capilares glomerulares do que nos peritubulares. À medida que o sangue flui por qualquer resistência vascular, a pressão diminui progressivamente. A pressão no início de uma determinada arteríola aferente é próxima da pressão arterial média sistêmica (cerca de 100 mmHg) e diminui para cerca de 60 mmHg no ponto onde o glomérulo é formado. Por existirem tantos capilares glomerulares em paralelo, a pressão diminui pouquíssimo à medida que o sangue flui ao longo desses capilares; assim, a pressão capilar glomerular permanece próxima de 60 mmHg. Então, a pressão diminui novamente, para cerca de 20 mmHg, quando o sangue passa pela arteríola eferente no ponto onde ela forma os capilares peritubulares (ver Figura 40-2). A alta pressão glomerular de cerca de 60 mmHg é necessária para comandar a filtração glomerular, ao passo que a baixa pressão capilar peritubular de 20 mmHg é igualmente necessária para permitir a reabsorção de líquido.

FILTRAÇÃO GLOMERULAR
FORMAÇÃO DO FILTRADO GLOMERULAR

O filtrado glomerular contém a maior parte dos íons inorgânicos e solutos orgânicos de baixo peso molecular em concentrações quase iguais às do plasma. Também contém pequenos peptídeos plasmáticos e uma quantidade muito limitada de albumina (ver Capítulo 43). O líquido filtrado deve passar pelas três camadas da barreira de filtração glomerular. A primeira camada, as células endoteliais dos capilares, é perfurada por muitas **fenestras** ("aberturas") grandes, como uma fatia de queijo suíço, que ocupam cerca de 10% da área de superfície das células endoteliais.

São livremente permeáveis a todos os componentes do sangue, exceto às células e às plaquetas. A camada intermediária, a membrana basal capilar, é uma malha acelular, semelhante a um gel, formada por glicoproteínas e proteoglicanos, como uma esponja de cozinha. A terceira camada consiste em células epiteliais (**podócitos**) que cercam os capilares e repousam sobre a membrana basal. Os podócitos têm uma estrutura incomum, similar à de um polvo. Pequenos "dedos", chamados de **pedicelos** (ou pés), estendem-se de cada braço do podócito e estão embebidos na membrana basal (ver Figura 39-4C). Os pedicelos de um determinado podócito se interdigitam com os pedicelos de podócitos adjacentes. Os espaços entre pedicelos adjacentes constituem uma via através da qual o filtrado, após passar pelas células endoteliais e pela membrana basal, trafega em direção ao espaço de Bowman. Os pés dos podócitos são revestidos por uma camada espessa de material extracelular que oclui parcialmente as fendas. Processos bastante finos chamados de **diafragmas das fendas de filtração** (*slit diaphragms*) unem as fendas entre os pedicelos. Os diafragmas das fendas são versões ampliadas das junções oclusivas e de adesão que mantêm todas as células endoteliais contíguas unidas e são semelhantes a escadas em miniatura. Os pedicelos formam os lados da escada, e os diafragmas das fendas são os degraus.

Tanto os diafragmas das fendas quanto a membrana basal são compostos por um conjunto de proteínas. Enquanto a membrana basal pode contribuir para a seletividade da barreira de filtração, a integridade do diafragma das fendas é essencial para prevenir o vazamento excessivo de proteínas plasmáticas (principalmente a albumina). Algumas doenças associadas à desnutrição proteica estão relacionadas com uma estrutura anormal do diafragma das fendas. A seletividade da barreira para a filtração de solutos fundamenta-se no *tamanho molecular* e nas *cargas elétricas* da substância a ser filtrada. Primeiramente será examinado o tamanho molecular.

A barreira de filtração do corpúsculo renal não impede o movimento de moléculas com peso inferior a 7.000 Da (ou seja, solutos tão pequenos assim são livremente filtrados). Isso inclui todos os íons pequenos, glicose, ureia, aminoácidos e muitos hormônios. A barreira de filtração exclui quase por completo a albumina plasmática (peso molecular de 66.000 Da). (Será utilizado o peso molecular como referência de tamanho para simplificar a discussão, mas, na realidade, o raio molecular e a forma da molécula são mais críticos para a permeabilidade através da barreira de filtração glomerular.) Contudo, o impedimento para a passagem da albumina plasmática não é de 100%; assim, o filtrado glomerular pode conter quantidades extremamente baixas de albumina, na ordem de 10 mg/L ou menos. Isso é cerca de 0,02% da concentração de albumina no plasma, por isso muitas vezes a frase "quase livre de proteínas" é utilizada. Algumas substâncias pequenas são parcial ou quase totalmente ligadas às grandes proteínas plasmáticas e, portanto, não estão livres para a filtração, apesar de as frações não ligadas poderem se mover facilmente através da barreira de filtração. Isso inclui os hormônios hidrofóbicos, como os hormônios esteroides e da tireoide, e cerca de 40% do cálcio no sangue.

Para moléculas com um peso que varia de 7.000 a 70.000 Da, a quantidade filtrada torna-se progressivamente menor para moléculas cada vez maiores (Figura 40-3). Portanto, muitos peptídeos de pequeno a médio tamanho presentes no plasma são na verdade significativamente filtrados. Entretanto, quando certas proteínas pequenas em geral ausentes no plasma aparecem devido a doenças (p. ex., hemoglobina liberada a partir de hemácias ou mioglobina liberada de células musculares danificadas), essas substâncias podem ser filtradas.

A carga elétrica é a segunda variável que determina a permeabilidade das macromoléculas. Seja qual for o tamanho, macromoléculas negativamente carregadas são filtradas com maior dificuldade, e macromoléculas positivamente carregadas são filtradas com mais facilidade do que as moléculas neutras. Isso ocorre porque as superfícies de todos os componentes da barreira de filtração (a camada de células endoteliais, a membrana basal e a camada de podócitos) contêm poliânions fixos, que repelem macromoléculas negativamente carregadas durante a filtração. Uma vez que quase todas as proteínas plasmáticas contêm cargas líquidas negativas, essa repulsão elétrica exerce um papel restritivo muito importante, aumentando a limitação da permeabilidade baseada apenas no tamanho. Em outras palavras, se a albumina ou a barreira de filtração não fossem carregadas, até mesmo a albumina seria filtrada em um grau considerável (ver Figura 40-3). Em certas doenças, os capilares glomerulares tornam-se "vazantes" para as proteínas, pois as cargas negativas são eliminadas das membranas de filtração.

É importante ressaltar que as cargas negativas nas membranas de filtração atuam como um impedimento apenas para a filtração de macromoléculas, e não para ânions minerais ou ânions orgânicos de baixo peso molecular. Assim, os íons cloreto e bicarbonato, apesar de sua carga negativa, são livremente filtrados.

DETERMINANTES DIRETOS DA TFG

A variação na **taxa de filtração glomerular** (**TFG**) é um determinante fundamental da função renal, pois, se todo o restante permanecer igual, uma TFG mais elevada significará maior excreção de sal e água. A regulação da TFG é simples em termos dos princípios físicos relacionados, mas muito complexa funcionalmente, pois existem diversas variáveis reguláveis. A taxa de filtração em todos os capilares, inclusive os glomérulos, é determinada pela permeabilidade hidráulica dos capilares, pela sua área de superfície e pela **pressão efetiva de filtração** (**PEF**) que age através dos capilares, como demonstrado a seguir:

$$\text{Taxa de filtração} = \text{Permeabilidade hidráulica} \times \text{Área de superfície} \times \text{PEF} \quad (2)$$

Já que é difícil estimar a área de um leito capilar, um parâmetro chamado de **coeficiente de filtração** (K_f) é usado para representar o produto da permeabilidade hidráulica e a área.

A PEF é a soma algébrica das pressões hidrostáticas e osmóticas exercidas pelas proteínas – as **pressões oncóticas** ou **coloidosmóticas** – sobre os dois lados da parede capilar. Dessa forma, existem quatro pressões a serem consideradas: duas hidrostáticas

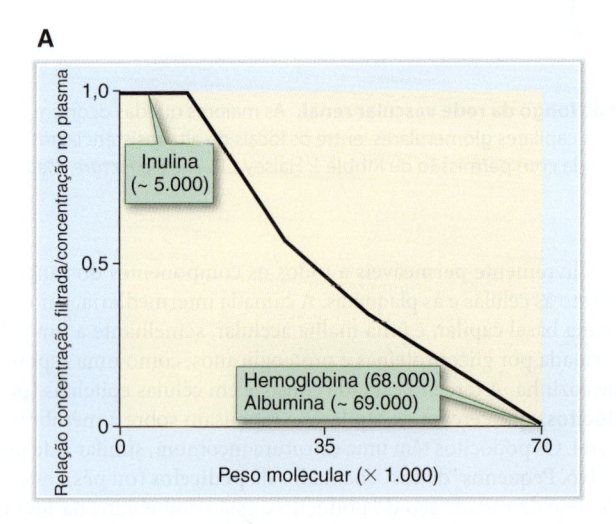

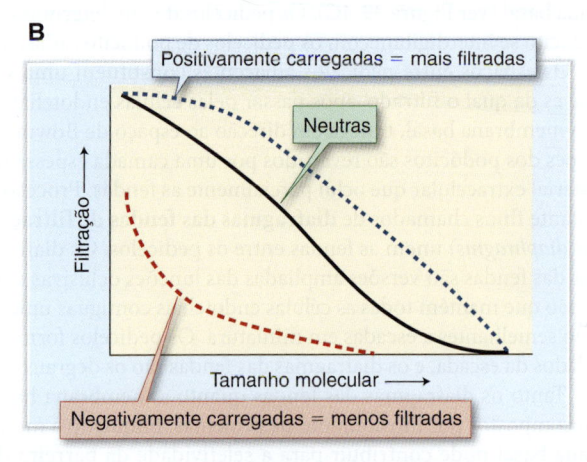

FIGURA 40-3 A) À medida que o peso molecular (e portanto o tamanho) aumenta, a permeabilidade diminui, portanto proteínas com um peso molecular acima de 70.000 Da dificilmente são filtradas. **B)** Para qualquer tamanho molecular, a filtração de moléculas negativamente carregadas é mais restrita do que a de moléculas neutras, enquanto a filtração de moléculas positivamente carregadas é menos restrita. (Reproduzida com permissão de Kibble J, Halsey CR: *The Big Picture, Medical Physiology*. New York: McGraw-Hill, 2009.)

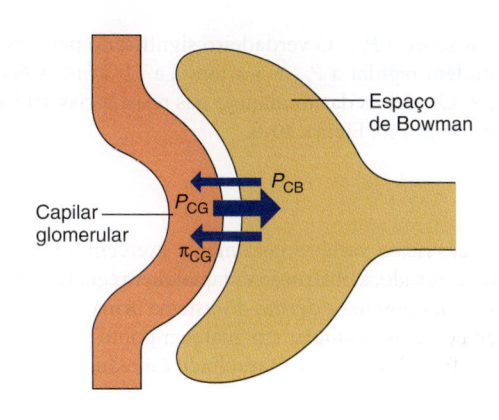

Forças	mmHg
A favor da filtração:	
Pressão sanguínea capilar glomerular (P_{CG})	60
Opostas à filtração:	
Pressão do líquido na cápsula de Bowman (P_{CB})	15
Força osmótica devido às proteínas no plasma (π_{CG})	29
Pressão efetiva de filtração glomerular = $P_{CG} - P_{CB} - \pi_{CG}$	16

FIGURA 40-4 Forças envolvidas na filtração glomerular, como descrito no texto. (Reproduzida com permissão de Widmaier EP, Raff H, Strang KT: *Vander's Human Physiology*, 11th ed. McGraw-Hill, 2008.)

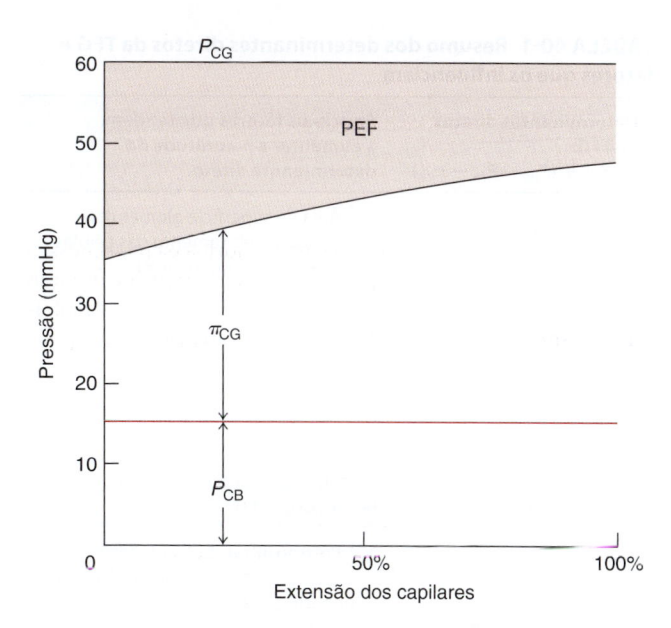

FIGURA 40-5 Forças que afetam a filtração glomerular ao longo da extensão dos capilares glomerulares. A pressão oncótica dentro dos capilares (π_{CG}) aumenta devido à perda de água; consequentemente, a pressão efetiva de filtração (região sombreada) diminui. (Reproduzida com permissão de Eaton DC, Pooler JP, *Vander's Renal Physiology*, 7th ed. New York, NY: Lange Medical Books/McGraw-Hill, Medical Pub. Division, 2009.)

e duas oncóticas. Essas são as **forças de Starling**, descritas anteriormente, no Capítulo 26. Aplicando esse mesmo princípio para os capilares glomerulares, tem-se:

$$\text{PEF} = (P_{CG} - P_{CB}) - (\pi_{CG} - \pi_{CB}) \quad (3)$$

em que P_{CG} é a **pressão hidrostática capilar glomerular**; π_{CB}, a **pressão oncótica do líquido na cápsula de Bowman**; P_{CB}, a **pressão hidrostática na cápsula de Bowman**; e π_{CG}, a **pressão oncótica no plasma capilar glomerular**, mostrada esquematicamente na Figura 40-4, junto com os valores médios típicos.

Já que em geral existe pouca proteína total na cápsula de Bowman, a π_{CB} pode ser atribuída como zero e não é considerada nessa análise. De acordo com isso, a equação geral da TFG torna-se a seguinte:

$$\text{TFG} = K_f(P_{CG} - P_{CB} - \pi_{CG}) \quad (4)$$

A Figura 40-5 mostra que a pressão hidrostática muda apenas levemente ao longo dos glomérulos. Isso ocorre porque existem muitos glomérulos em paralelo, que em conjunto fornecem apenas uma pequena resistência ao fluxo sanguíneo; porém, a pressão *oncótica* nos capilares glomerulares *muda* substancialmente ao longo da extensão dos glomérulos. A água move-se para fora do espaço vascular e deixa as proteínas para trás, portanto aumentando a concentração de proteínas e, assim, a pressão oncótica do plasma não filtrado que permanece nos capilares glomerulares. Devido principalmente a esse grande aumento na pressão oncótica, a PEF diminui do início ao fim dos capilares glomerulares. A PEF quando estimada em todo o comprimento do glomérulo é cerca de 16 mmHg. Essa PEF média é maior do que a encontrada na maioria dos leitos capilares fora dos rins. Associada ao elevado

K_f, a PEF é responsável pelo impressionante volume de filtração de 180 L por dia (comparado com cerca de 3 L por dia em todos os outros leitos capilares combinados).

A TFG não é fixa, mas mostra oscilações marcantes em diferentes estados fisiológicos e nas doenças. Para compreender essa situação, é essencial observar como uma mudança em qualquer outro fator pode afetar a TFG, presumindo que todos os outros fatores sejam mantidos constantes.

A Tabela 40-1 apresenta um resumo desses fatores. Ela fornece uma lista para ser revisada quando se estuda a influência de doenças ou de substâncias químicas vasoativas e fármacos sobre a TFG. Deve ser observado que a principal causa de redução da TFG na doença renal não é uma mudança nos parâmetros listados dentro de néfrons individuais, mas sim a simples redução no número de néfrons funcionais, o que reduz o K_f.

K_f

Mudanças no K_f são frequentemente causadas por doenças glomerulares, mas também pelo controle fisiológico normal. Mensageiros químicos liberados dentro dos rins causam contração das células glomerulares mesangiais, porém os mecanismos relacionados com esse tipo de regulação ainda não são conhecidos por completo. Essa contração pode restringir o fluxo através de algumas alças capilares, o que efetivamente reduz a área disponível para filtração, o K_f e, portanto, a TFG.

P_{CG}

A pressão hidrostática nos capilares glomerulares (P_{CG}) é influenciada por muitos fatores. Essa situação pode ser ilustrada usando-se a analogia da mangueira de jardim furada. Se a pressão da

TABELA 40-1 Resumo dos determinantes diretos da TFG e fatores que os influenciam

Determinantes diretos da TFG: TFG = $K_f(P_{CG} - P_{CB} - \pi_{CG})$	Principais fatores que tendem a aumentar a magnitude do determinante direto
K_f	1. ↑ Área de superfície glomerular (devido ao relaxamento das células mesangiais glomerulares) Resultado: ↑ TFG
P_{CG}	1. ↑ Pressão arterial renal
	2. ↓ Resistência arteriolar aferente (dilatação da arteríola aferente)
	3. ↑ Resistência arteriolar eferente (constrição da arteríola eferente) Resultado: ↑ TFG
P_{CB}	1. ↑ Pressão intratubular em razão da obstrução do túbulo ou do sistema urinário extrarrenal. Resultado: ↓ TFG
π_{CG}	1. ↑ Pressão oncótica plasmática sistêmica (determina a π_{CG} no início dos capilares glomerulares)
	2. ↓ Fluxo plasmático renal (causa um aumento da π_{CG} ao longo dos capilares glomerulares) Resultado: ↓ TFG

TFG, taxa de filtração glomerular; K_f, coeficiente de filtração; P_{CG}, pressão hidrostática capilar glomerular; P_{CB}, pressão hidrostática na cápsula de Bowman; π_{CG}, pressão oncótica capilar glomerular. A inversão de todas as setas da tabela causará a diminuição nas magnitudes de K_f, da P_{CG}, da P_{CB} e da π_{CG}.
Reproduzida com permissão de Eaton DC, Pooler JP: *Vander's Renal Physiology*, 7th ed. New York, NY: Lange Medical Books/McGraw-Hill, Medical Pub. Division, 2009.

água que passa pela mangueira muda, a taxa de vazamento da água pelos furos será alterada. As resistências na mangueira também afetam o vazamento. Se a mangueira for dobrada em algum ponto antes do vazamento, a pressão na região do vazamento diminuirá, e menos água vazará. Entretanto, se a mangueira for dobrada depois do vazamento, a pressão irá *aumentar* nessa região, o que aumentará a vazão de água. Esse mesmo princípio pode ser aplicado à P_{CG} e à TFG. Primeiro, uma mudança na pressão arterial renal causa uma mudança na P_{CG} na mesma direção. Se as resistências permanecem constantes, a P_{CG} aumenta e diminui quando a pressão arterial renal aumenta e diminui. Esse é um ponto crucial, já que a pressão sanguínea arterial é a principal influência sobre a função renal. Segundo, mudanças na resistência das arteríolas aferente e eferente têm efeitos *opostos* sobre a P_{CG}. Um aumento na resistência arteriolar aferente, que se situa *antes* do glomérulo, assemelha-se à situação da mangueira sendo dobrada em um ponto antes do vazamento (o que diminui a P_{CG}), ao passo que um aumento na resistência arteriolar eferente que se encontra após o glomérulo é como a situação da mangueira sendo dobrada em um ponto situado *após* o local do vazamento (o que aumenta a P_{CG}). Obviamente, a dilatação da arteríola aferente eleva a P_{CG} e, portanto, a TFG; já a dilatação da arteríola eferente diminui a P_{CG} e a TFG. Deve ficar claro que, quando as resistências arteriolar aferente e eferente mudam na mesma direção (ou seja, ambas aumentam ou diminuem), exercem efeitos opostos sobre a P_{CG}. O verdadeiro significado para isso é que os rins podem regular a P_{CG} e, portanto, a TFG *independentemente* do FSR. Os efeitos das mudanças nas resistências arteriolares estão resumidos na Figura 40-6.

P_{CB}

Mudanças nessa variável geralmente exercem uma importância menor. Contudo, a obstrução em qualquer região ao longo dos túbulos ou nas porções externas do sistema urinário (p. ex., o ureter) aumenta a pressão tubular em qualquer ponto proximal à oclusão, até a cápsula de Bowman. O resultado é a redução na TFG.

π_{CG}

A pressão oncótica no plasma no início dos capilares glomerulares é simplesmente a pressão oncótica do plasma arterial sistêmico. Por isso, a diminuição na concentração de proteínas no plasma arterial, como ocorre em doenças hepáticas, por exemplo, diminui a pressão oncótica arterial e tende a aumentar a TFG, ao passo que uma pressão arterial oncótica aumentada tende a reduzir a TFG.

Entretanto, é importante lembrar que a π_{CG} é a mesma pressão oncótica arterial apenas no início dos capilares glomerulares; a π_{CG} aumenta progressivamente ao longo dos capilares glomerulares à medida que ocorre a filtração de líquido sem proteína para fora dos capilares e as proteínas que permanecem nos capilares ficam mais concentradas. Isso significa que a PEF e, portanto, a filtração diminuem progressivamente ao longo do comprimento dos capilares. Dessa forma, qualquer fator que cause um aumento mais acentuado na π_{CG} tende a reduzir a PEF média e, portanto, a TFG.

Esse aumento acentuado na pressão oncótica ocorre quando o FSR é muito baixo. Já que o sangue é formado por células e plasma, um baixo FSR significa que o **fluxo plasmático renal (FPR)** também é baixo. Quando o FPR é baixo, qualquer taxa de filtração remove uma fração maior do plasma, deixando um volume plasmático menor de plasma nos glomérulos e a mesma concentração de proteínas plasmáticas. Isso faz com que a π_{CG} alcance um valor final maior do que o normal no fim dos capilares glomerulares. O aumento na π_{CG} média ao longo dos capilares diminui a PEF média e, portanto, a TFG. Em contrapartida, um FPR elevado quando todos os outros fatores permanecem constantes causa um aumento menos acentuado na π_{CG}, a qual alcança um valor final menor do que o normal no fim dos capilares, o que aumenta a TFG.

Esses conceitos podem ser expressos como a **fração de filtração**: a relação TFG/FPR, que normalmente é de 20%. O aumento na π_{CG} ao longo dos capilares glomerulares é diretamente proporcional à fração de filtração (ou seja, quanto maior o percentual do volume filtrado a partir do plasma, maior é o aumento na π_{CG}). Portanto, a alteração na fração de filtração sempre é acompanhada de alteração proporcional na π_{CG}, causando alteração também na TFG.

CARGA FILTRADA

O termo **carga filtrada** foi utilizado nos outros capítulos e refere-se à quantidade filtrada de uma determinada substância por unidade de tempo. Para as substâncias livremente filtradas, a carga filtrada é apenas a TFG multiplicada pela concentração plasmática da substância. Como exemplo, o sódio: sua concentração

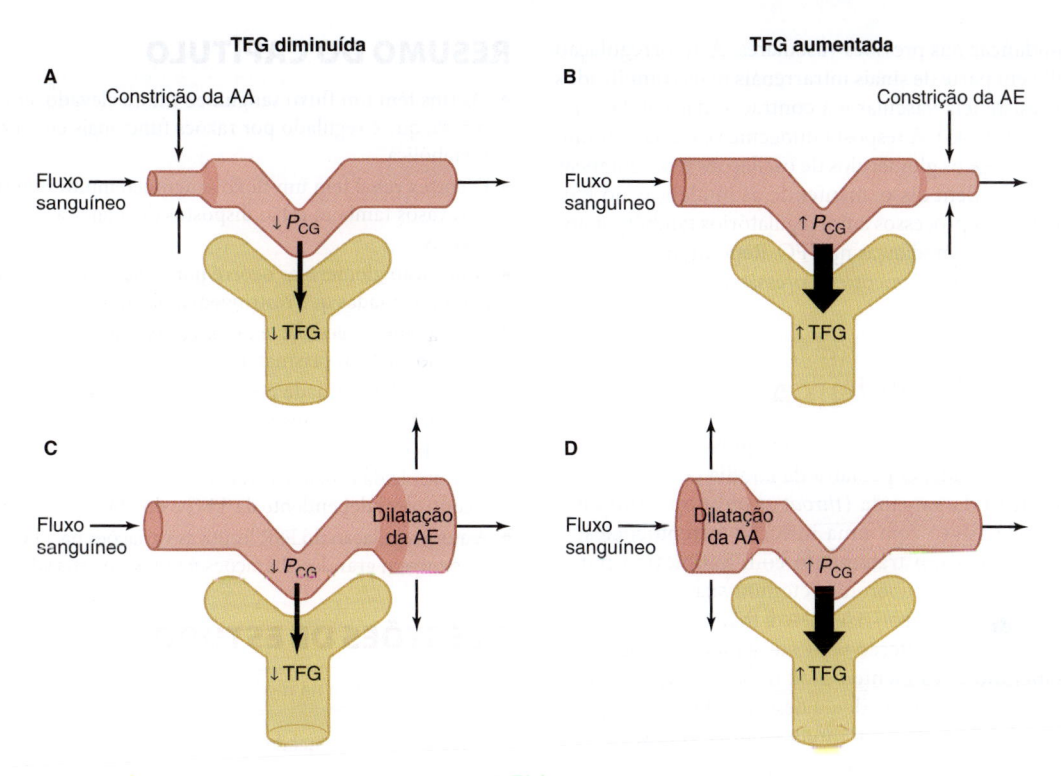

FIGURA 40-6 Efeito das alterações na resistência sobre a TFG. A-D) A constrição da arteríola aferente (AA) ou a dilatação da arteríola eferente (AE) causa uma redução na TFG, enquanto a dilatação da AA ou a constrição da AE causa um aumento na TFG. (Reproduzida com permissão de Widmaier EP, Raff H, Strang KT: *Vander's Human Physiology*, 11th ed. McGraw-Hill, 2008.)

normal é de 140 mEq/L, ou 0,14 mEq/mL. A TFG normal em um homem adulto jovem e saudável é 125 mL/min, assim a carga filtrada de sódio é 0,14 mEq/mL × 125 mL/min = 17,5 mEq/min. O mesmo cálculo pode ser feito para qualquer outra substância, tomando-se o cuidado de observar a unidade de medida na qual a concentração é expressa em cada caso. A carga filtrada refere-se ao que chega às demais porções do néfron, onde ocorrerão os outros processos renais. A carga filtrada varia de acordo com a concentração plasmática e a TFG. O aumento na TFG, considerando uma concentração plasmática constante, aumenta a carga filtrada, assim como o aumento na concentração plasmática com uma TFG constante também aumenta a carga filtrada.

AUTORREGULAÇÃO

A excreção de sal e água é muito influenciada pela TFG, por isso é de extrema importância para os rins mantê-la em níveis apropriados ao corpo. A TFG é bastante influenciada pela pressão arterial renal. O efeito é tão potente, que excursões diárias da pressão arterial poderiam variar amplamente a excreção urinária. Além disso, a pressão vascular nos capilares glomerulares é maior do que nos capilares de qualquer outra parte do corpo; portanto, se essa pressão estiver muito alta, isso causará um dano hipertensivo.

Para proteger os capilares glomerulares do dano hipertensivo e preservar uma TFG saudável com diferentes valores de pressão arterial, mudanças na TFG e no FSR são minimizadas por vários mecanismos coletivamente chamados de **autorregulação**. Um aumento na pressão na artéria renal é compensado por um aumento na resistência vascular, que *quase* impede o aumento na pressão. A palavra "quase" é fundamental aqui. Elevadas pressões realmente causam um aumento no fluxo sanguíneo e na TFG, porém isso não ocorre proporcionalmente. Considere-se a Figura 40-7. Dentro da faixa normal da pressão arterial média (pressão de perfusão renal), o FSR varia apenas modestamente quando esta muda. Isso resulta em parte da **resposta miogênica**, que é a contração ou o relaxamento do músculo liso arteriolar em

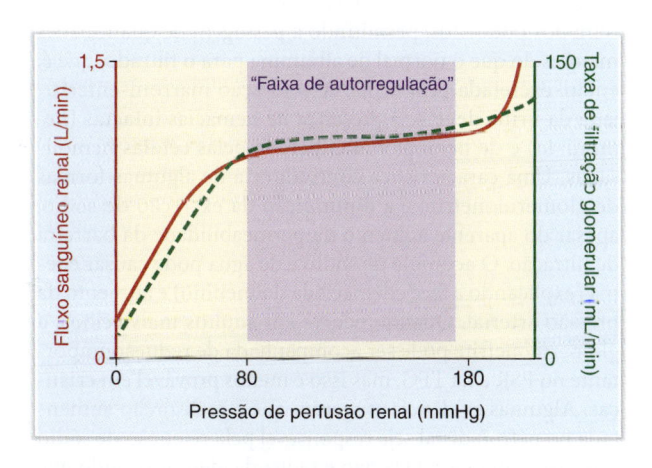

FIGURA 40-7 Autorregulação do FSR e da TFG. Ao longo das mudanças da pressão de perfusão renal (pressão na artéria renal menos a pressão na veia renal) de 80 para 170 mmHg, o FSR e a TFG aumentam apenas modestamente enquanto a pressão de perfusão renal aumenta. Entretanto, fora dessa faixa, as mudanças são muito maiores. (Reproduzida com permissão de Kibble J, Halsey CR: *The Big Picture, Medical Physiology*. New York: McGraw-Hill, 2009.)

resposta às mudanças nas pressões vasculares. A autorregulação também resulta em parte de sinais intrarrenais mais complicados que afetam a resistência vascular e a contração das células mesangiais (ver Capítulo 45). A resposta miogênica é iniciada muito rapidamente e protege os glomérulos de oscilações momentâneas da pressão arterial. Além disso, mantendo as mudanças no FSR bastante pequenas, os processos autorregulatórios também mantêm muito pequenas as mudanças na TFG. Repetindo: a TFG *aumenta* levemente com um aumento na pressão arterial.

CORRELAÇÃO CLÍNICA

Um menino de 10 anos apresentou uma grave dor de garganta e febre moderada. O pediatra da família coletou uma amostra de muco da garganta (*throat swab*) do menino e concluiu que ele estava com uma infecção estreptocócica; por isso, prescreveu um tratamento com antibiótico por 10 dias. O menino se recuperou e retomou suas atividades normais. Uma semana depois, ele disse à mãe que sua urina estava "mais escura". Na micção seguinte, a mãe foi observar a urina do menino e realmente notou uma coloração marrom-enferrujada. Quando ela deu a descarga, percebeu que a água do vaso sanitário formou muita espuma. A mãe ficou bastante preocupada com essas observações e então levou o filho ao pediatra novamente, e este realizou um uroteste com tira reativa. O teste revelou a presença de proteínas na urina (responsáveis pela urina espumosa). Além disso, a pressão arterial do menino estava um pouco elevada, e o pediatra observou que a face estava um pouco edemaciada. Testes adicionais confirmaram que o menino tinha **glomerulonefrite** (inflamação dos glomérulos) pós-estreptocócica.

Na glomerulonefrite, as células mesangiais e endoteliais proliferam dentro da cápsula de Bowman, com deposição de **complexos antígeno-anticorpo** entre as várias células do glomérulo. A doença manifesta-se de várias formas. Neste caso, a glomerulonefrite foi resultado da resposta imune aos estreptococos. Esses eventos comprometem a função de barreira dos podócitos, permitindo a passagem de quantidades maiores do que o normal de albumina para o filtrado, que é, então, excretada pela urina. A coloração marrom-enferrujada da urina deve-se à presença de hemácias intactas (**hematúria**) e de hemoglobina liberada pelas células hemolisadas. Uma característica contraditória de algumas formas de glomerulonefrite é a diminuição da excreção de sódio, apesar do aparente aumento da permeabilidade da barreira de filtração. O acúmulo de sódio e de água pode causar edema (explicando a face edemaciada do menino) e aumento da pressão arterial. Quando ocorre em adultos mais velhos, a glomerulonefrite pode ser acompanhada de redução importante no FSR e na TFG, mas isso é menos provável em crianças. Algumas evidências sugerem que a reabsorção aumentada no néfron distal seja responsável pela retenção de sódio nos casos em que a TFG não é reduzida, demonstrando que a doença não se limita à cápsula de Bowman. Nos casos de glomerulonefrite pós-estreptocócica, não há necessidade de nenhum tratamento específico, pois a função renal retorna ao normal ao longo do tempo.

RESUMO DO CAPÍTULO

- Os rins têm um fluxo sanguíneo muito elevado, em relação a sua massa, que é regulado por razões funcionais em vez de demanda metabólica.
- O córtex renal tem um fluxo sanguíneo muito superior à medula, e os vasos também estão dispostos de maneira diferente nas duas regiões.
- A filtração glomerular ocorre por meio de uma barreira que possui três camadas que restringem a filtração de macromoléculas.
- O tamanho molecular e as cargas elétricas afetam a permeabilidade dos solutos plasmáticos.
- A TFG é determinada pelas mesmas forças de Starling que determinam a filtração nos vasos sanguíneos em qualquer outra parte do corpo.
- O controle da resistência das arteríolas aferente e eferente permite o controle independente da TFG e do FSR.
- A autorregulação do FSR limita as variações na TFG mesmo quando ocorrem grandes alterações na pressão arterial.

QUESTÕES DE ESTUDO

1. O sangue entra na medula após passar imediatamente por quais vasos?
   A) Artérias arqueadas
   B) Capilares peritubulares
   C) Arteríolas aferentes
   D) Arteríolas eferentes

2. Que tipo celular é o principal determinante da permeabilidade dos solutos plasmáticos?
   A) Células mesangiais
   B) Podócitos
   C) Células endoteliais
   D) Células musculares lisas vasculares

3. Qual das seguintes situações não está sujeita ao controle fisiológico momento a momento?
   A) Pressão hidrostática nos capilares glomerulares
   B) Seletividade da barreira de filtração
   C) Coeficiente de filtração
   D) Resistência das arteríolas eferentes

4. Se a autorregulação é efetiva, qual das seguintes condições é mantida constante?
   A) Pressão na artéria renal
   B) Resistência vascular renal total
   C) Carga filtrada de água e pequenos íons
   D) Estado contrátil do músculo liso na arteríola aferente

5. Apesar de uma diminuição de 20% na pressão arterial, a TFG diminui em apenas 2%. Qual dos seguintes fatos é responsável por isso?
   A) As resistências das arteríolas aferente e eferente diminuem igualmente
   B) As células mesangiais glomerulares contraem
   C) A resistência arteriolar eferente aumenta
   D) A resistência arteriolar aferente aumenta

CAPÍTULO 41

Depuração

Douglas C. Eaton e John P. Pooler

OBJETIVOS

- Definir os termos "depuração" e "taxa de depuração metabólica", bem como diferenciar depuração geral de depuração renal específica.
- Listar as informações necessárias ao cálculo da depuração.
- Referir os critérios que uma substância deve satisfazer para que sua depuração possa ser utilizada como uma medida da taxa de filtração glomerular; referir quais substâncias são utilizadas para medir a taxa de filtração glomerular e o fluxo plasmático renal efetivo.
- Calcular a depuração de qualquer substância excretada com base nos dados fornecidos.
- Predizer se uma substância sofre reabsorção efetiva ou secreção efetiva, comparando sua depuração com a da inulina ou sua taxa de filtração com sua taxa de excreção.
- Calcular a taxa de reabsorção ou de secreção efetivas para qualquer substância com base nos dados fornecidos.
- Calcular a excreção fracional de qualquer substância com base nos dados fornecidos.
- Descrever como estimar a taxa de filtração glomerular a partir da depuração da creatinina; descrever as limitações dessa estimativa.
- Descrever como utilizar as concentrações plasmáticas de ureia e de creatinina como indicadores de alterações na taxa de filtração glomerular.

VISÃO GERAL

Substâncias ingeridas e produtos finais do metabolismo são constantemente removidos do corpo (depurados) de várias formas, incluindo eliminação pela urina ou pelas fezes, transformação bioquímica no fígado e, para o caso de substâncias voláteis, exalação. A taxa de remoção pode ser expressa de diversas maneiras, como por intermédio da meia-vida plasmática, ou pela **depuração**, que consiste no *volume do plasma por unidade de tempo a partir do qual uma substância específica é totalmente removida*. No contexto biomédico, a depuração tem um significado geral e um significado específico para os rins. Na depuração geral, uma substância é simplesmente removida do corpo por qualquer um dos mecanismos mencionados (ver Figura 1-4). Sua medida quantitativa é chamada de **taxa de depuração metabólica**. Na **depuração renal**, por outro lado, a substância é removida do sangue e *excretada na urina*. A avaliação da depuração renal costuma ser utilizada clinicamente como uma avaliação geral da saúde dos rins. Avaliações repetidas por um período podem indicar se a função renal permanece estável ou se está em deterioração.

UNIDADES DE DEPURAÇÃO

As unidades de depuração com frequência parecem confusas quando se estuda este assunto pela primeira vez, portanto é importante compreender bem o seu significado. Primeiro, as unidades são *volume por tempo* (e não quantidade de uma substância por tempo). A maneira mais fácil de pensar sobre isso é perguntar qual volume de plasma supre a quantidade excretada em um determinado período. Por exemplo, se cada litro de plasma contém 1 mg da substância X e 0,5 mg de X é excretado em 1 hora, então meio litro de plasma supre a quantidade excretada, ou seja, a depuração é 0,5 L/h. Deve ficar claro que a remoção de toda a substância de um pequeno volume de plasma equivale à remoção de um pouco dessa substância a partir de um volume maior, que é realmente a forma como os rins atuam. Por exemplo, se a substância X é removida por completo de 0,5 L, isto equivale a remover metade da substância de 1 L, ou um quarto dessa substância a partir de 2 L, etc. A depuração continua sendo 0,5 L/min em todas essas situações.

O significado da depuração geral e da depuração renal específica pode ser ilustrado pela comparação de como o corpo manipula duas substâncias com nomes parecidos, mas com propriedades muito diferentes: **inulina** e **insulina**. A insulina é o conhecido hormônio pancreático envolvido na regulação da glicose sanguínea. Trata-se de uma proteína com peso molecular de 5,8 kDa, pequena o bastante para ser livremente filtrada pelo glomérulo. Uma vez no espaço de Bowman, a insulina move-se junto com qualquer outra substância filtrada no túbulo contorcido proximal, onde é captada por endocitose e degradada em seus aminoácidos constituintes. Pouquíssima insulina escapa dessa captação, e muito pouco da insulina filtrada é eliminado pela urina. Assim, os rins participam da depuração da insulina a partir do sangue, mas, como pouca insulina aparece na urina, a depuração *renal* específica é muito baixa (< 1 mL/min). Contudo, o corpo realiza mecanismos adicionais para a depuração da insulina, e sua taxa de depuração *metabólica* é bastante alta (meia-vida inferior a 10 minutos). A inulina, por sua vez, é um polissacarídeo do amido com peso molecular de cerca de 5 kDa, em geral não encontrada no corpo. Como a insulina, a inulina também é livremente filtrada pelo glomérulo, porém não é reabsorvida ou secretada pelo néfron. Toda a inulina filtrada flui ao longo do néfron e é eliminada pela urina. Portanto, a depuração *renal* da inulina é relativamente grande. A inulina sanguínea não é captada por outros tecidos, e os rins fornecem sua única rota de excreção. Como será visto adiante, isso torna a inulina uma substância muito especial quanto à avaliação da função renal.

QUANTIFICAÇÃO DA DEPURAÇÃO

Considerando novamente uma substância X que é excretada na urina, como pode-se calcular realmente sua depuração em unidades apropriadas? A quantidade da substância X removida de um determinado volume de plasma é igual à quantidade excretada na urina. A *quantidade* depurada do plasma em um determinado período é o produto do volume de plasma depurado por unidade de tempo (Dx) e a concentração plasmática (Px), ou seja, quantidade depurada/tempo = Dx × Px. Essa mesma quantidade que agora aparece na urina durante tal período é o produto da taxa de fluxo urinário (V) e a concentração de X na urina (Ux), ou seja, quantidade na urina/tempo = V × Ux. Essa igualdade é mostrada nas equações (1) e (2) na Figura 41-1. Finalmente, por derivação das equações, pode-se calcular a depuração (Dx) como mostrado na equação (3). Portanto, considera-se a quantidade removida do plasma em relação ao que aparece na urina; por derivação, chega-se à depuração com as unidades apropriadas – *volume* por tempo. Importante observar que, para se chegar ao cálculo da depuração, o produto da taxa de fluxo urinário e a concentração da substância X na urina (numerador do lado direito da equação (3)) é a taxa de excreção. Dessa forma, também pode-se dizer que *a depuração de uma substância X é a taxa de excreção dividida pela concentração plasmática*. O processo de depuração e a derivação da fórmula da depuração estão ilustrados na Figura 41-1.

A depuração de várias substâncias importantes para a função renal será analisada, começando com a inulina. Como descrito previamente, a inulina é um polissacarídeo livremente filtrado, mas não reabsorvido ou secretado. Assim, uma vez filtrada, ela deve fluir ao longo do néfron para ser eliminada pela urina (Figura 41-2). O volume de plasma depurado de inulina é o volume filtrado, ou seja, a depuração da inulina é igual à **taxa de filtração glomerular** (**TFG**). A depuração da inulina é de fato um importante método experimental para se medir a TFG.

Alguma substância pode ter uma depuração *maior* do que a TFG? Na realidade, sim. Uma substância com essa característica é o **para-amino-hipurato** (**PAH**). O PAH é um pequeno ânion orgânico (peso molecular de 194 Da) solúvel em água, em geral não encontrado no corpo, mas usado experimentalmente. Ele é

$$\text{Quantidade no plasma} = D_x \times P_x$$

Plasma antes da depuração — Urina antes da depuração

Plasma durante a depuração — Urina durante a depuração

Plasma depois da depuração — Urina depois da depuração

$$\text{Quantidade na urina} = V \times P_x$$

$$\text{Quantidade no plasma} = \text{quantidade na urina} \quad (1)$$

$$D_x \times P_x = V \times U_x \quad (2)$$

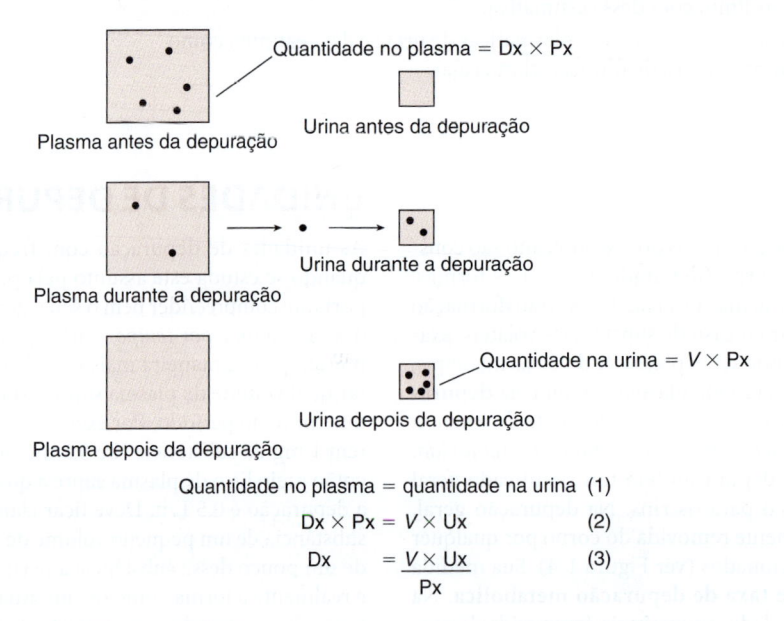

$$D_x = \frac{V \times U_x}{P_x} \quad (3)$$

FIGURA 41-1 Derivação da fórmula básica da depuração. Ao longo do tempo, uma substância X (pontos) é removida do plasma (caixas grandes), entra na urina (caixas pequenas) e é excretada. A quantidade de X removida do plasma durante esse período (Dx × Px) deve ser igual à quantidade excretada (V × Ux) naquele período como mostrado nas equações (1) e (2). Por derivação (equação (3)), pode-se determinar a depuração da substância X.

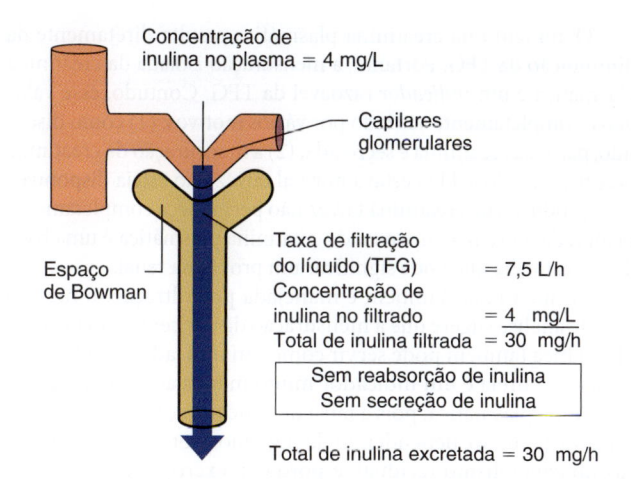

FIGURA 41-2 Manejo renal da inulina. Toda a inulina filtrada é excretada. Já que o volume de plasma depurado de inulina é o volume filtrado, a depuração da inulina é igual à TFG. (Modificada com permissão de Widmaier EP, Raff H, Strang KT: *Vander's Human Physiology*, 11th ed. McGraw-Hill, 2008.)

filtrado de forma livre e também avidamente secretado pelo epitélio do túbulo proximal (por meio da rota transcelular). A taxa de secreção é saturável, isto é, existe uma taxa máxima de secreção tubular do PAH. Esse **transporte máximo** (T_m) é comum nos sistemas de transporte (ver Capítulo 42). Contudo, em baixas concentrações plasmáticas, quase todo o PAH que entra nos rins é removido do plasma e excretado pela urina. Cerca de 20% do PAH excretado é filtrado, e o restante é por secreção. Portanto, sua depuração é quase tão elevada quanto o fluxo plasmático renal. De fato, a depuração do PAH pode ser usada experimentalmente como uma medida do fluxo plasmático renal, em geral chamada de **fluxo plasmático renal efetivo** para indicar que seu valor é levemente inferior ao fluxo plasmático renal verdadeiro.

O que a depuração de qualquer substância livremente filtrada pode informar? Uma vez que se a TFG (medida a partir da depuração da inulina) e a depuração da substância, então qualquer diferença entre a depuração e a TFG representa secreção ou reabsorção efetivas (ou, em raros casos, síntese renal). Se a depuração de uma substância é exatamente igual à TFG, então não houve reabsorção ou secreção *efetivas*. Se a depuração é maior do que a TFG, deve ter havido secreção efetiva. Finalmente, se a depuração é menor do que a TFG, deve ter havido reabsorção efetiva. A palavra *efetiva* é importante nessa descrição. Como será visto nos capítulos subsequentes, diversas substâncias são reabsorvidas em certas regiões e secretadas em outras do néfron. O resultado efetivo desses processos é a soma de tudo o que acontece ao longo do néfron. Obviamente, se uma substância *não* é livremente filtrada, uma baixa depuração pode indicar apenas que um pouco da substância entrou no sistema tubular.

UM MÉTODO PRÁTICO DE MENSURAÇÃO DA TFG: A DEPURAÇÃO DA CREATININA

O padrão-ouro para a mensuração da TFG é a depuração da inulina, método com frequência utilizado em pesquisas científicas. Entretanto, esse método não é muito conveniente, pois a inulina deve ser administrada em uma taxa suficiente para manter sua concentração plasmática constante durante o período da formação da urina e sua coleta, ou devem ser coletadas múltiplas amostras e ser realizada uma análise de regressão complexa. Existe um método muito mais simples para a avaliação de rotina da TFG em pacientes: a **depuração da creatinina**. A creatinina é um produto final do metabolismo da creatina, a qual é exportada para o sangue continuamente a partir dos músculos esqueléticos. A taxa é proporcional à massa muscular esquelética, e se a massa muscular permanecer constante em um determinado indivíduo, sua produção de creatinina será constante. A creatinina é livremente filtrada e não reabsorvida. Entretanto, uma pequena quantidade é secretada pelo túbulo proximal. Portanto, a creatinina que aparece na urina representa o componente filtrado (principalmente) e o componente secretado, que é a menor parte. Devido à secreção, a depuração da creatinina é levemente superior à TFG, em geral cerca de 10 a 20%. Para a avaliação de rotina da TFG, esse grau de erro é aceitável. Como a depuração de creatinina pode ser medida? Em geral, coleta-se a urina do paciente durante 24 horas, e obtém-se uma amostra sanguínea durante o período da coleta. As concentrações de creatinina no sangue e na urina são avaliadas, e a fórmula da depuração pode ser aplicada (Figura 41-1, equação (3)) para se obter a depuração da creatinina.

Para um paciente com TFG muito baixa, o componente secretado é uma fração relativamente maior da quantidade total excretada; portanto, a depuração da creatinina superestima mais gravemente a TFG em pacientes com baixa taxa do que naqueles com taxa mais elevada. Entretanto, devido ao baixo custo e à conveniência do exame, a depuração da creatinina continua sendo o método mais comum para a avaliação de rotina da TFG e da integridade da filtração renal de um paciente.

CONCENTRAÇÕES PLASMÁTICAS DE CREATININA E DE UREIA COMO INDICADORES DE ALTERAÇÕES NA TFG

Embora a depuração da creatinina seja um determinante clínico valioso da TFG, na prática clínica é muito mais comum a mensuração da **creatinina plasmática** isoladamente e sua utilização como um *indicador* da TFG. Se a pequena quantidade secretada for ignorada, deve existir uma excelente correlação inversa entre a concentração da creatinina plasmática e a TFG (Figura 41-3).

A concentração de creatinina plasmática em um indivíduo saudável é cerca de 1 mg/dL. Isso permanece estável, pois a cada dia a quantidade de creatinina excretada é igual à quantidade de creatinina produzida. Supondo-se que em um dia 50% da TFG diminua subitamente devido a uma obstrução da artéria renal. Nesse dia, a pessoa filtra apenas 50% da quantidade normal de creatinina filtrada; portanto, a excreção de creatinina também é reduzida em 50%. (Ignora-se a pequena quantidade de creatinina que é secretada.) Assumindo que a produção de creatinina não mudou, o indivíduo entra transitoriamente em um balanço positivo de creatinina, e a creatinina plasmática aumenta. Contudo, apesar da persistente redução em 50% da TFG, a creatinina plasmática não continua a aumentar indefinidamente; em vez disso, é estabilizada em 2 mg/dL (i.e., após ter duplicado sua concen-

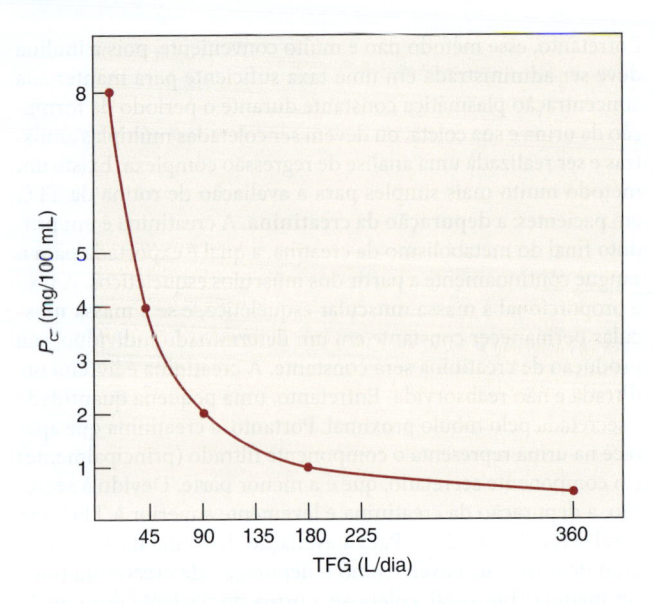

FIGURA 41-3 Relação do equilíbrio dinâmico entre a creatinina plasmática e a TFG para uma pessoa com produção normal de creatinina. Quando a TFG é baixa, a creatinina plasmática aumenta para níveis elevados, tornando esta um indicador conveniente da TFG. (Modificada com permissão de Eaton DC, Pooler JP: *Vander's Renal Physiology*, 7th ed. New York, NY: Lange Medical Books/McGraw-Hill, Medical Pub. Division, 2009.)

O aumento na creatinina plasmática resulta diretamente da diminuição da TFG. Portanto, a mensuração isolada da creatinina plasmática é um *indicador* razoável da TFG. Contudo, esse valor não é completamente acurado por vários motivos: (1) como discutido, parte da creatinina é secretada; (2) a mensuração da creatinina original quando a TFG estava normal talvez não esteja disponível; (3) a produção de creatinina talvez não permaneça completamente inalterada. Porém, o *aumento* da creatinina plasmática é uma bandeira vermelha que pode significar um problema renal.

Como a *ureia* também é manejada por filtração, o mesmo tipo de análise sugere que a mensuração da concentração de ureia plasmática também pode servir como um indicador da TFG. Entretanto, a ureia é um indicador muito menos acurado do que a creatinina plasmática, pois a faixa de concentração plasmática de ureia varia muito, dependendo da ingestão proteica e de mudanças no catabolismo tecidual, e porque a excreção da ureia está parcialmente sob regulação hormonal.

tração). Nesse ponto, o indivíduo volta a ser capaz de excretar creatinina a uma taxa normal e, assim, retorna ao equilíbrio com o nível plasmático estável. A redução em 50% da TFG é interrompida quando a concentração plasmática de creatinina dobra, restaurando a carga filtrada de creatinina ao normal. Para compreender esse ponto, pode-se considerar um volume diário de filtração de 180 L (1.800 dL).

A condição normal original é determinada por:

$$\text{Creatinina filtrada} = 1 \text{ mg/dL} \times 1.800 \text{ dL por dia}$$
$$= 1.800 \text{ mg por dia} \quad (4)$$

O novo estado de equilíbrio é determinado por:

$$\text{Creatinina filtrada} = 2 \text{ mg/dL} \times 900 \text{ dL por dia}$$
$$= 1.800 \text{ mg por dia} \quad (5)$$

No novo estado de equilíbrio, a *excreção* da creatinina é normal, embora a concentração plasmática tenha duplicado (a pessoa *mantém o balanço*). Em outras palavras, a excreção de creatinina fica abaixo do normal apenas *transitoriamente* até que a creatinina plasmática tenha aumentado proporcionalmente à redução da TFG.

E se a TFG diminuísse para 300 dL por dia? Novamente, a retenção de creatinina ocorreria até que um novo equilíbrio dinâmico fosse estabelecido (i.e., até que a pessoa voltasse a filtrar 1.800 mg por dia). Nesse caso, como seria a nova concentração de creatinina plasmática?

$$1.800 \text{ mg por dia} = P_{cr} \times 300 \text{ dL por dia} \quad (6)$$

$$P_{cr} = 6 \text{ mg/dL} \quad (7)$$

CORRELAÇÃO CLÍNICA

Uma mulher de 72 anos bastante magra e fraca tem apresentado surtos de *fibrilação atrial*. Seus eletrólitos séricos estão todos dentro dos limites normais, sua creatinina é de 1,1 mg/dL (valor limítrofe superior), e não há indicação de disfunção renal importante. Ela pesa 47 kg. O médico prescreveu **digoxina** devido a sua eficácia antiarrítmica, mas está preocupado com superdosagem, pois essa medicação pode causar toxicidade digitálica. A escolha de uma dosagem apropriada (quantidade e frequência) é difícil de ser estabelecida, particularmente para fármacos como a digoxina, que apresentam efeitos colaterais consideráveis. O objetivo é encontrar uma "janela terapêutica" na qual os níveis corporais do medicamento mantenham-se altos o suficiente para que o mesmo seja efetivo, mas baixos o suficiente para que não cause efeitos colaterais. Para fármacos cuja principal rota de excreção são os rins, entre as quais se inclui a digoxina, com frequência é necessário realizar ajustes da dosagem com base na TFG do paciente. Isso é particularmente apropriado em pacientes que têm sua função renal prejudicada devido a doenças ou ao declínio natural da função que ocorre no envelhecimento. Em consultórios médicos comuns, não é possível medir a depuração da inulina ou mesmo medir a depuração da creatinina pela coleta de urina durante 24 horas em pacientes não hospitalizados. Eis a questão: como fazer uma estimativa da TFG?

Um método comum é estimar a depuração da creatinina usando-se a fórmula conhecida como de Cockcroft-Gault (mostrada a seguir), que inclui a creatinina plasmática, a idade, o peso corporal e o gênero. O emprego dessa fórmula, ou de qualquer uma de várias outras que foram derivadas ao longo dos anos, está sujeito a erro. Entretanto, é ainda útil como guia para a escolha da dosagem de medicamentos quando um valor preciso de depuração não é realmente necessário:

Depuração da creatinina [mL/min] =

$$\frac{(140-\text{idade}) \times \text{peso corporal [kg]} \times 0{,}85 \text{ [para mulheres]}}{72 \times \text{creatina sérica [mg/dL]}} \quad (8)$$

O valor obtido foi de 34,3 mL/min nessa paciente. (Para comparação, a depuração da creatinina estimada usando-se a fórmula de Cockcroft-Gault para um homem de 21 anos com 70 kg com creatinina sérica de 1,0 mg/dL é de 116 mL/min.) A TFG da paciente, estimada pela depuração da creatinina, é baixa em relação aos valores normais de adultos jovens, mas suficiente para permitir uma função excretória adequada. Entretanto, devido à relativa lentidão da depuração da digoxina, provavelmente serão prescritas à paciente doses mais baixas, ou um maior intervalo de tempo entre as doses, do que no caso de um paciente mais jovem.

RESUMO DO CAPÍTULO

- Depuração geral consiste na perda de material a partir do corpo, e depuração renal específica envolve a capacidade dos rins de remover as substâncias do sangue.
- A depuração é sempre expressa em unidades de volume por tempo.
- A depuração renal de qualquer substância é quantificada utilizando-se uma fórmula geral que relaciona o fluxo urinário com as concentrações da substância na urina e no plasma.
- A depuração da inulina pode ser usada para mensurar a TFG, pois a inulina é livremente filtrada, mas não secretada ou reabsorvida.
- A depuração do PAH pode ser usada como uma estimativa do fluxo plasmático renal.
- A depuração da creatinina é usada como uma estimativa mais conveniente da TFG.
- A concentração plasmática de creatinina é usada clinicamente como um indicador da TFG.

QUESTÕES PARA ESTUDO

1. Pode-se calcular a depuração renal de qualquer substância se forem conhecidos quais valores?
   A) Taxa de fluxo urinário e concentração da substância na urina
   B) Concentração da substância no plasma e na urina
   C) TFG e taxa de excreção urinária
   D) Concentração plasmática e taxa de excreção urinária

2. Um medicamento X tem uma meia-vida plasmática curta e deve ser administrado com frequência para manter os níveis terapêuticos. A concentração urinária de X é muito maior do que sua concentração no plasma. Uma quantidade substancial de X também aparece nas fezes. O que pode-se dizer sobre a depuração renal de X em comparação com a sua taxa de depuração metabólica?
   A) A taxa de depuração metabólica é maior do que a depuração renal
   B) A depuração renal é maior do que a taxa de depuração metabólica
   C) As duas depurações são as mesmas
   D) As informações fornecidas são insuficientes para responder essa questão

3. A depuração da inulina é medida duas vezes: na primeira vez, com uma baixa taxa de infusão de inulina; na segunda, com uma taxa de infusão mais elevada, que resulta em uma concentração plasmática mais alta de inulina durante o teste. Considerando que os rins se comportam da mesma forma em ambos os casos, que medida fornecerá uma depuração mais alta de inulina?
   A) A primeira
   B) A segunda
   C) Ambas as medidas são as mesmas
   D) As informações fornecidas são insuficientes para responder essa questão

4. Qual das seguintes alternativas indica uma comparação correta em relação à depuração renal?
   A) A depuração da glicose é maior do que a depuração da ureia
   B) A depuração do PAH é maior do que a depuração da inulina
   C) A depuração da ureia é maior do que a depuração do PAH
   D) A depuração da creatinina é maior do que a depuração do PAH

5. Um episódio agudo de toxicidade destrói 80% dos néfrons de um paciente. Se a concentração plasmática de ureia previamente ao episódio era de 5 mmol/L, e considerando que as proteínas provenientes da dieta permanecem no mesmo nível, qual é o valor esperado de ureia plasmática agora?
   A) 5 mmol/L
   B) 6,25 mmol/L
   C) 25 mmol/L
   D) Em elevação contínua

CAPÍTULO 42

Mecanismos de Transporte Tubular

Douglas C. Eaton e John P. Pooler

OBJETIVOS

- Identificar os principais componentes morfológicos de um tecido epitelial, incluindo o lúmen, o interstício, as membranas apical e basolateral e as junções oclusivas.
- Descrever como os mecanismos de transporte são combinados para a realização de reabsorção transcelular nos tecidos epiteliais.
- Definir transporte isosmótico.
- Definir transporte paracelular e diferenciá-lo do transporte transcelular.
- Descrever quantitativamente as forças que determinam o movimento do líquido reabsorvido do interstício em direção aos capilares peritubulares.
- Explicar por que o volume de reabsorção no túbulo proximal depende da atividade da bomba Na^+-K^+-ATPase.
- Comparar as forças de Starling que determinam a filtração glomerular com as forças que determinam a absorção nos capilares peritubulares.
- Comparar e diferenciar os conceitos de transporte máximo (T_m) e de transporte limitado pelo gradiente.
- Diferenciar epitélio "impermeável" de epitélio "permeável".

REABSORÇÃO NO TÚBULO PROXIMAL

Quase todo o volume de 180 L de água e vários quilos de sal e outros solutos filtrados diariamente para o espaço de Bowman são reabsorvidos, junto com grandes quantidades de muitas outras substâncias. Quantitativamente, a maior parte dessa reabsorção ocorre no túbulo proximal, um processo quase **isosmótico**, o que significa que água e solutos são reabsorvidos nas mesmas proporções. Deve-se lembrar que a filtração no glomérulo também é isosmótica. Quase todos os solutos são filtrados (exceto as proteínas plasmáticas maiores) do plasma para o espaço de Bowman na mesma proporção que a água; assim, suas concentrações no filtrado glomerular são iguais às do plasma. No final do **túbulo proximal**, cerca de dois terços de água e dois terços de solutos já foram reabsorvidos. Nas últimas porções do néfron, a reabsorção em geral não é isosmótica, o que é fundamental para a capacidade de regular independentemente o balanço de solutos e de água.

A maior parte dos solutos reabsorvidos no túbulo proximal é constituída por sódio e ânions (principalmente cloreto e bicarbonato) que devem acompanhar o sódio para se manter a neutralidade elétrica. Esses solutos são removidos do lúmen tubular e movem-se para o interstício por uma combinação de processos que serão descritos a seguir. A grande quantidade de solutos transferidos do lúmen para o interstício determina um gradiente osmótico que favorece o movimento paralelo de água. O epitélio do túbulo proximal é muito permeável à água, a qual segue os solutos nas mesmas proporções. Portanto, tanto o líquido removido do lúmen quanto o líquido que lá permanece são essencialmente isosmóticos em relação ao filtrado original. O termo "essencialmente" é usado, porque deve haver *alguma* diferença na osmolaridade para induzir o movimento de água, mas, em uma barreira epitelial como o túbulo proximal, que é muito permeável à água, uma diferença menor do que 1 mOsm/kg é suficiente para conduzir a reabsorção de água. A diferença de osmolaridade de 1 mOsm/kg gera a mesma força motriz que a pressão hidrostática de 19 mmHg. Uma vez no interstício, os solutos e a água

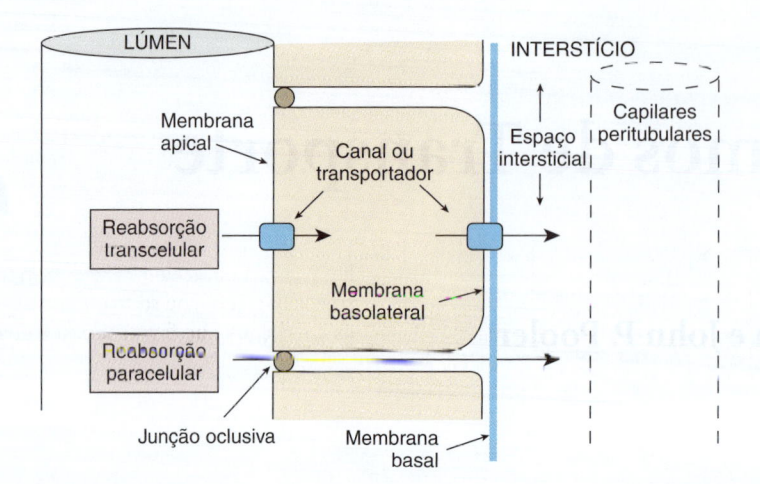

FIGURA 42-1 Reabsorção transcelular e paracelular. A reabsorção transcelular é um processo de duas etapas, envolvendo influxo e efluxo por meio de transportadores e canais. A reabsorção paracelular é sempre um processo passivo por intermédio das junções oclusivas. (Modificada com permissão de Eaton DC, Pooler JP: *Vander's Renal Physiology*, 7th ed. New York, NY: Lange Medical Books/McGraw-Hill, Medical Pub. Division, 2009.)

movem-se para os capilares peritubulares e retornam à circulação sistêmica.

A reabsorção pelo epitélio tubular pode acontecer através das células (via **transcelular**) ou entre as células (via **paracelular**), ou seja, por meio da matriz das junções oclusivas que unem cada célula epitelial com a sua vizinha. A via transcelular é um processo de duas etapas: transporte para o interior das células através da **membrana apical**, que está voltada para o lúmen tubular, e transporte para fora das células através da **membrana basolateral**, a qual está voltada para o interstício. Essas estruturas e as vias são ilustradas na Figura 42-1.

As substâncias atravessam as membranas das células epiteliais por vários mecanismos. Esses mecanismos não são diferentes dos sistemas de transporte de substâncias através das membranas celulares em qualquer outra parte do corpo, como descrito no Capítulo 3. Pode-se comparar esses mecanismos a

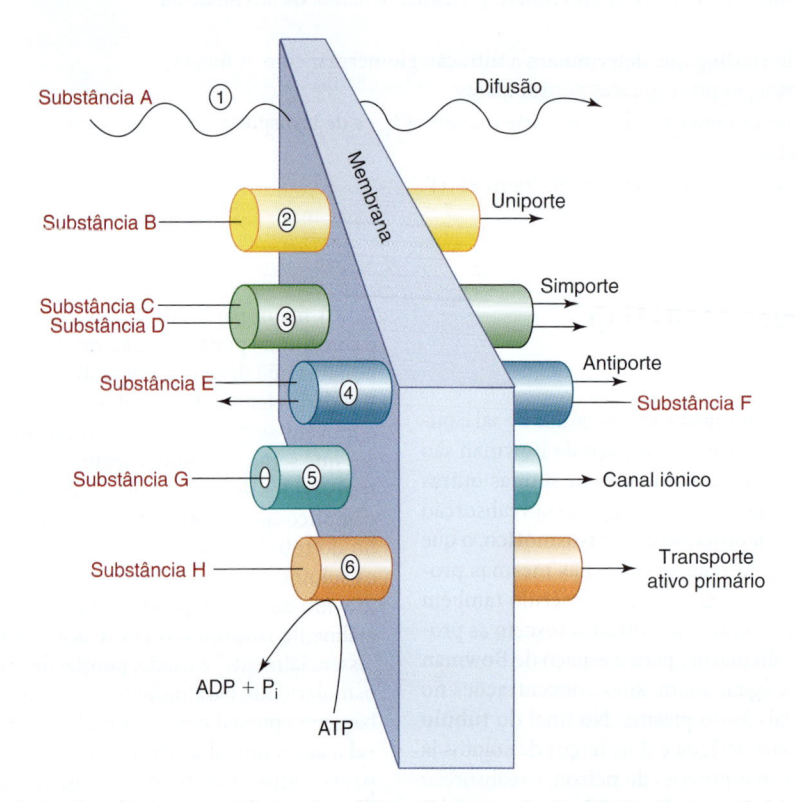

FIGURA 42-2 Mecanismos de transporte transmembrana de solutos. Com exceção da difusão simples pela bicamada lipídica, todo o transporte tubular envolve canais e transportadores regulados por vias de sinalização. (Modificada com permissão de Eaton DC, Pooler JP: *Vander's Renal Physiology*, 7th ed. New York, NY: Lange Medical Books/McGraw-Hill, Medical Pub. Division, 2009.)

CAPÍTULO 42: Mecanismos de Transporte Tubular   **425**

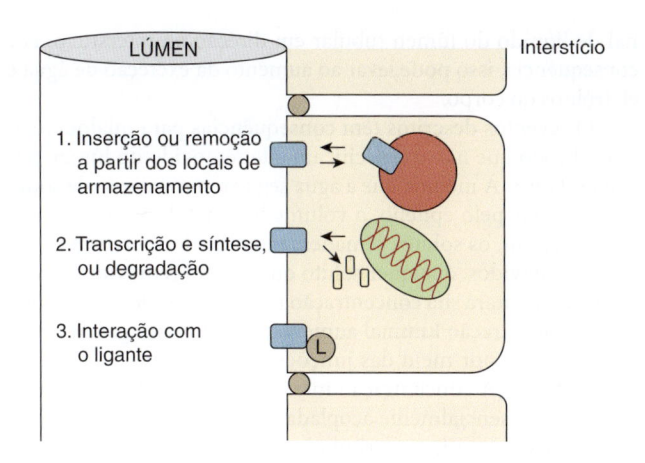

FIGURA 42-3 Mecanismos comuns que regulam a atividade de canais e transportadores. 1) Proteínas de transporte são adicionadas e removidas da superfície da membrana onde atuam normalmente, e os locais de armazenamento intracelular são as bases das microvilosidades ou vesículas intracelulares. **2)** Proteínas de transporte são sintetizadas e inseridas na membrana ou removidas e degradadas. **3)** Proteínas de transporte são ativadas ou inibidas pela ligação covalente (p. ex., fosforilação) ou reversível (p. ex., ATP) de ligantes.

uma caixa de ferramentas fisiológicas. As células renais utilizam qualquer uma das ferramentas mais apropriadas à tarefa. Esses mecanismos incluem difusão simples pela bicamada, movimento por meio de **canais** ou de **transportadores** de vários tipos. Essa diversidade é ilustrada na Figura 42-2. Exceto para a difusão simples, todos esses processos são regulados por vias de sinalização. É por intermédio da regulação de transportadores e de canais que os rins controlam a excreção de várias substâncias. A Figura 42-3 ilustra algumas das formas de regulação do fluxo. Isso inclui o tráfego de canais e de transportadores entre a superfície da membrana e locais inativos dentro da célula; alteração da expressão gênica de novas proteínas; degradação de proteínas existentes; e

ação de ligantes que podem alterar diretamente a função de alguma proteína ou atuar sobre a proteína envolvida com o tráfego de canais ou de transportadores. Proteínas transportadoras ou canais não são aberturas permanentes da membrana; em vez disso, são constantemente deslocadas entre a membrana e os locais de inatividade ou degradação, e essas proteínas permanecem na membrana geralmente por apenas algumas horas.

Enquanto algumas substâncias atravessam a barreira epitelial pela via paracelular, é o transporte transcelular que controla o processo geral, ou seja, os processos transcelulares determinam as condições que favorecem o transporte paracelular. Para que tudo isso aconteça, é necessária uma **polarização** das células epiteliais: as proteínas de transporte presentes na membrana apical são diferentes das que se localizam na membrana basolateral. No túbulo proximal, o movimento de sódio pelas células, do lúmen em direção ao interstício, é o processo-chave que resulta dessa distribuição polarizada de proteínas de transporte. O transporte de quase todas as substâncias depende do movimento de sódio. A Figura 42-4 mostra a morfologia generalizada do epitélio do túbulo proximal, no qual o transporte de sal e água pode ser visto como um processo que envolve várias etapas.

A etapa 1 é o transporte ativo de sódio da célula epitelial em direção ao interstício pela membrana basolateral. A etapa 2 consiste no transporte passivo de sódio do lúmen tubular através da membrana apical para o interior da célula, repondo assim o sódio removido na etapa 1. A etapa 3 é o movimento paralelo de ânions que devem acompanhar o sódio para preservar a neutralidade elétrica. A etapa 4 consiste no fluxo osmótico de água do lúmen tubular para o interstício. Por último, a etapa 5 é o fluxo em massa de água e solutos do interstício para o interior dos capilares tubulares. Essas etapas serão estudadas mais detalhadamente.

O transporte ativo de sódio na etapa 1 ocorre pela bomba Na^+-K^+-**ATPase**, que é o principal consumidor de energia na célula. A ação da Na^+-K^+-ATPase tem várias consequências, sendo a principal a manutenção de uma baixa concentração de sódio no interior da célula, suficiente para favorecer a entrada passiva de sódio do lúmen para a célula em todos os processos da etapa 2.

1. O sódio é transportado ativamente para o interstício.
2. O sódio entra passivamente a partir do lúmen tubular.
3. Os ânions seguem o movimento do sódio.
4. A água segue o movimento dos solutos.
5. A água e os solutos movem-se por fluxo em massa para os capilares peritubulares.

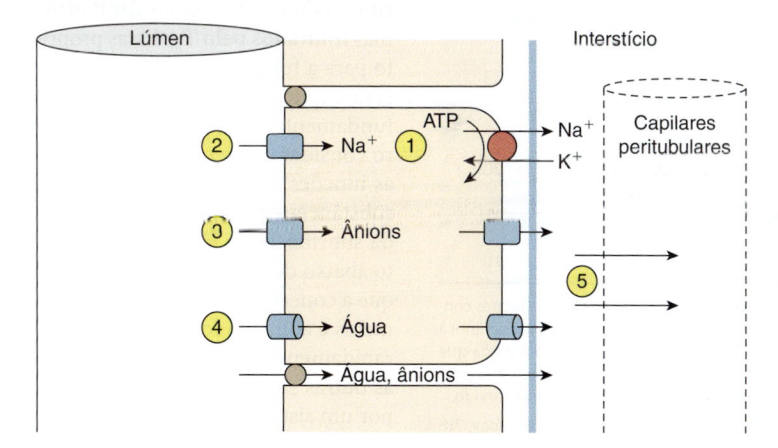

FIGURA 42-4 Reabsorção epitelial de água e sal. Ver o texto para a explicação de cada etapa individual.

A entrada de sódio para o interior da célula na etapa 2 ocorre por múltiplas vias. Quantitativamente, a maior parte do sódio entra nas células utilizando o transportador **sódio-próton** (isoforma **NHE3**), que realiza um **antiporte**. Como será visto, a regulação desse transportador é essencial no controle da excreção de sódio.

A etapa 3, que descreve o movimento de ânions, é a mais complexa, pois envolve dois íons (cloreto e bicarbonato) e diversos processos transcelulares e paracelulares. Os detalhes serão estudados nos Capítulos 44 e 47; por enquanto, enfatiza-se que o movimento de sódio, que é um cátion, deve ser acompanhado quantitativamente pelo movimento igual de ânions.

A etapa 4 é o movimento osmótico de água. As células tubulares possuem **aquaporinas** (canais de água) nas membranas apical e basolateral, e as junções oclusivas entre essas células também são permeáveis à água. Portanto, à medida que diminui a concentração osmótica local luminal nas etapas 1 a 3, mesmo que por poucos miliosmóis por litro, a água flui osmoticamente do lúmen para o interstício.

O movimento de água para o interstício na etapa 4 promove a etapa 5. Esse é o fluxo em massa de líquido do interstício para os capilares peritubulares determinado pelas **forças de Starling** (os gradientes de pressão hidrostática e oncótica). A pressão hidrostática capilar opõe-se à absorção do líquido intersticial, mas seu valor de 15 a 20 mmHg é muito menor do que os 60 mmHg dos capilares glomerulares, onde ocorre filtração efetiva. Entretanto, a pressão oncótica plasmática é aumentada para mais de 30 mmHg, pois a perda de água pela filtração nos capilares glomerulares concentra as grandes proteínas plasmáticas. Existe ainda uma pequena, mas significante, pressão intersticial (Tabela 42-1). A soma dessas forças de Starling gera uma pressão absortiva efetiva que comanda o movimento de líquido para os capilares peritubulares. É importante ressaltar que, se as forças de Starling corticais são anormais (p. ex., por uma baixa pressão oncótica plasmática, como ocorre devido a doenças hepáticas que impedem a produção normal da albumina sérica), a absorção de líquido do interstício cortical pode se tornar mais lenta, fazendo com que esse volume acumulado impeça o movimento adicional de líquido do lúmen tubular em direção ao interstício. Por consequência, isso pode levar ao aumento da excreção de água e eletrólitos do corpo.

Os eventos descritos têm consequências para qualquer soluto filtrado que não é especificamente removido do lúmen nas etapas 2 ou 3. À medida que a água segue o movimento de sódio e dos ânions pelo epitélio, o volume luminal diminui, concentrando, assim, os solutos remanescentes. Se dois terços de água forem removidos, qualquer soluto que não foi removido previamente aumentará sua concentração por um fator de 3. À medida que a concentração luminal aumenta, é gerado um gradiente de concentração por meio das junções oclusivas entre o lúmen e o interstício. (A concentração intersticial de substâncias transportadas é essencialmente acoplada ao valor plasmático, devido ao alto fluxo sanguíneo peritubular e à alta permeabilidade dos capilares fenestrados.) Se as junções oclusivas são permeáveis à substância em questão ("vazantes"), essa substância irá difundir-se do lúmen para o interstício e então para os capilares peritubulares junto com sódio e água. Isso é exatamente o que acontece com vários solutos (p. ex., ureia, potássio, cloreto, cálcio e magnésio) no túbulo proximal. As frações exatas reabsorvidas dependem da permeabilidade das junções oclusivas, mas em geral ficam na faixa de metade a dois terços. (Uma substância que *não* se move pela via paracelular é a glicose, pois as junções oclusivas são impermeáveis a ela. O destino da glicose filtrada será descrito no Capítulo 43.)

Em resumo, o transporte ativo de sódio pela bomba Na^+-K^+-ATPase é um processo fundamental, necessário não apenas à reabsorção de sódio, mas também à criação das condições que comandam a reabsorção de água e de qualquer outro soluto.

LIMITES SOBRE A TAXA DE TRANSPORTE: T_m E SISTEMAS LIMITADOS PELO GRADIENTE

Embora seja enorme, a capacidade de transporte do córtex renal não é infinita. Existem limites superiores para a taxa na qual o sódio ou qualquer outro soluto pode ser reabsorvido ou secretado. Em muitas situações, esses limites são alcançados e, por consequência, quantidades maiores do que o normal da carga filtrada não são reabsorvidas. Geralmente, os mecanismos de transporte podem ser classificados pelas propriedades de seus limites superiores como (1) sistemas **limitados pelo gradiente** ou (2) sistemas **limitados pelo T_m**. Essas propriedades são significativas tanto para a função normal quanto em situações patológicas, como será explicado nos capítulos subsequentes. Essa classificação fundamenta-se na permeabilidade das junções oclusivas. Primeiro consideram-se os sistemas limitados pelo gradiente. Quando as junções oclusivas são muito permeáveis a uma determinada substância – por exemplo, o sódio –, é impossível que a remoção da substância do lúmen reduza sua concentração luminal muito abaixo da concentração do interstício cortical, pois, à medida que a concentração luminal diminui, o gradiente entre esses dois meios é aumentado, fazendo a substância retornar ao lúmen tão rapidamente quanto é removida. Portanto, para o sódio e todas as outras substâncias para as quais a reabsorção é caracterizada por um sistema limitado pelo gradiente, a concentração luminal permanece próxima da intersticial. Contudo, a existência de um

TABELA 42-1 Forças estimadas envolvidas no movimento de líquido do interstício para os capilares peritubulares*

Forças	mmHg
1. À favor da absorção	
(a) Pressão hidrostática intersticial, P_{Int}	3
(b) Pressão oncótica nos capilares peritubulares, π_{CP}	33
2. Opostas à absorção	
(a) Pressão hidrostática nos capilares peritubulares, P_{CP}	20
(b) Pressão oncótica intersticial, π_{Int}	6
3. Pressão efetiva para a absorção (1–2)	10

*Os valores para as pressões hidrostática e oncótica dos capilares peritubulares consideram as porções iniciais dos capilares. Obviamente, a pressão oncótica diminui à medida que o líquido livre de proteínas entra nos capilares (ou seja, à medida que ocorre a absorção), mas não diminuiria abaixo de 25 mmHg (o valor do plasma arterial) mesmo se todo o líquido originalmente filtrado no glomérulo fosse absorvido.

Reproduzida com permissão de Eaton DC, Pooler JP: *Vander's Renal Physiology*, 7th ed. New York, NY: Lange Medical Books/McGraw-Hill, Medical Pub. Division, 2009.

limite não impede a reabsorção em circunstâncias normais, pois a água está sendo reabsorvida simultaneamente; assim, a concentração luminal *não* diminui muito, permitindo que grandes quantidades de substâncias sejam removidas. Por outro lado, se condições osmóticas incomuns retardam a reabsorção de água, então a remoção da substância ocorre sem uma quantidade correspondente de água. Por consequência, sua concentração diminui, e o gradiente limitante é alcançado, resultando em quantidades anormalmente elevadas da substância, que permanece no lúmen tubular junto com o grande volume de água não reabsorvida.

Já nos sistemas limitados pelo T_m, as junções oclusivas são *impermeáveis* aos solutos em questão. Não existe retorno da substância absorvida ou limite da diferença de concentração entre o lúmen e o interstício. Em vez disso, o limite sobre a taxa de transporte depende da capacidade dos transportadores de remover a substância (as propriedades cinéticas inerentes das proteínas de transporte e sua densidade na membrana). À medida que a carga filtrada aumenta, quantidades maiores da substância filtrada são reabsorvidas, até o ponto em que os transportadores são saturados. Nenhum aumento adicional na carga filtrada acima do ponto de saturação aumenta a taxa de transporte da substância para fora do lúmen; portanto, uma quantidade cada vez maior dessa substância permanece no lúmen tubular. Na maioria dos casos, a quantidade não reabsorvida é excretada.

Para muitas substâncias governadas por um sistema de T_m, suas cargas filtradas geralmente ficam bem abaixo de seu T_m, e o sistema tubular não tem problemas em reabsorver quase tudo o que é filtrado. Esse é o caso da glicose e de muitas outras substâncias orgânicas que, em circunstâncias normais, são completamente reabsorvidas ao final do túbulo proximal. Entretanto, solutos manejados por sistemas limitados por gradiente nunca são completamente reabsorvidos, pois uma concentração intersticial finita garante que a concentração tubular também seja finita; logo, uma quantidade substancial chega ao segmento seguinte do néfron. Isso é verdadeiro no caso do sódio. As consequências dessas diferenças serão discutidas nos Capítulos 43 e 45.

CORRELAÇÃO CLÍNICA

Um homem de 42 anos trabalha há 5 em uma usina de reciclagem de metais, onde foi exposto a metais pesados tóxicos, inclusive cádmio. Embora tenha histórico como fumante, apresentava boa saúde. Contudo, ao longo do último ano, esse homem tem observado uma irritação pulmonar acompanhada de aumento gradual da tosse e, ainda, de um pouco de dificuldade respiratória. Ele também relata fraqueza muscular e dor nas pernas. Além disso, tem sentido aumento da sede e da frequência urinária, bem como um grande apetite por comidas salgadas, como picles e batatas fritas. Seu exame físico não apresenta alterações importantes, exceto pela frequência respiratória um pouco elevada (*taquipneia*) de 21 respirações/min. O uroteste realizado com uma tira reativa revelou *proteinúria* (presença de proteínas na urina) moderada, e amostras de sangue e de urina foram enviadas para o laboratório a fim de se obter uma análise mais cuidadosa.

Os resultados revelaram várias anormalidades. A urina do paciente contém mais do que as quantidades-traço normais de glicose e de aminoácidos, altas quantidades de fosfato e potássio e baixo pH (5,5). A análise sanguínea indica baixo bicarbonato (17 mEq/L), baixo potássio (3,1 mEq/L) e baixo fosfato (1,7 mg/dL).

O diagnóstico é de dano às células do túbulo proximal induzido por metais pesados, os quais produzem uma série de problemas renais chamada de *síndrome de Fanconi*. A patologia-chave na síndrome de Fanconi é o dano mitocondrial, que reduz a atividade da bomba Na^+-K^+-ATPase no túbulo proximal. Isso causa a diminuição da reabsorção de sódio e de muitas substâncias que são direta ou indiretamente acopladas à reabsorção de sódio. Entre elas destacam-se o bicarbonato, o fosfato, o potássio e, é claro, a água. A presença de glicose e aminoácidos na urina fornece pistas diagnósticas, mas essas perdas não são graves. O baixo bicarbonato do paciente é consistente com uma **acidose tubular renal**, o componente primário da síndrome de Fanconi. Seu sistema respiratório tenta compensar a acidez plasmática aumentando a frequência respiratória. (O desconforto respiratório do paciente poderia também estar relacionado com o fumo ou a toxicidade dos metais pesados.) A baixa concentração de potássio plasmático resulta de secreção excessiva de potássio no néfron distal estimulada pela grande quantidade de sódio tubular não reabsorvido, e isso é responsável pela sensação de fraqueza muscular. A excreção elevada de fosfato e a acidose causaram efeitos complexos sobre os ossos, inclusive perda de massa mineral que pode levar a fraturas espontâneas. O tratamento nesse caso consiste em suplementação dos eletrólitos e de vitamina D para promover a saúde óssea, e qualquer medida que resulte na redução ou eliminação da exposição ao cádmio.

RESUMO DO CAPÍTULO

- A reabsorção no túbulo proximal é isosmótica.
- O fluxo de substâncias do lúmen para o interstício pode ser transcelular, que ocorre por etapas separadas de transporte nas membranas apical e basolateral, ou paracelular, que ocorre por meio das junções oclusivas localizadas entre as células tubulares.
- Os rins regulam a excreção pela regulação de canais e transportadores nas membranas das células epiteliais.
- A reabsorção de água e de quase todos os solutos está acoplada direta ou indiretamente à atividade das bombas Na^+-K^+-ATPase nas membranas basolaterais.
- A alta permeabilidade à água no epitélio do túbulo proximal garante que a reabsorção de água esteja intimamente acoplada com a reabsorção de solutos.
- O volume de reabsorção é um processo que envolve múltiplas etapas através das membranas epiteliais do lúmen para o interstício, e fluxo em massa do interstício para os capilares peritubulares, determinado pelas forças de Starling.
- A taxa de todos os processos reabsortivos é limitada, devido à saturação dos transportadores (sistemas de T_m) ou devido ao escape de substâncias que retornam ao lúmen tubular (sistemas limitados pelo gradiente).

QUESTÕES PARA ESTUDO

1. Um paciente saudável apresenta osmolaridade plasmática normal (próxima a 300 mOsm/kg). Se 100 mmol de solutos são reabsorvidos isosmoticamente do túbulo proximal, aproximadamente quanto se reabsorve de água junto com os solutos? (1 mmol de soluto ≅ 1 mOsm, e 1 g de H_2O ≅ 1 mL)
   - A) 100 mL
   - B) 300 mL
   - C) 333 mL
   - D) 1.000 mL

2. Quantitativamente, a maior parte do sódio entra nas células do túbulo proximal por:
   - A) difusão paracelular
   - B) difusão transcelular
   - C) bomba Na^+-K^+-ATPase
   - D) antiporte com os íons hidrogênio

3. As junções oclusivas que ligam as células do túbulo proximal permitem difusão passiva de:
   - A) glicose
   - B) sódio
   - C) todos os solutos filtrados
   - D) nenhum soluto filtrado

4. No túbulo proximal, a água pode mover-se por meio:
   - A) das membranas apicais das células do túbulo proximal
   - B) das membranas basolaterais das células do túbulo proximal
   - C) das junções oclusivas
   - D) todas as alternativas anteriores

5. Uma substância X é secretada no túbulo proximal por um sistema limitado pelo T_m. Isso implica que:
   - A) a substância X não pode difundir-se facilmente pela via paracelular
   - B) toda a quantidade da substância X que entra na vasculatura renal será secretada
   - C) a taxa de secreção de X é independente da concentração plasmática
   - D) a substância X não é filtrada no glomérulo

CAPÍTULO 43

Manejo Renal de Substâncias Orgânicas

Douglas C. Eaton e John P. Pooler

OBJETIVOS

- Explicar a importância fisiológica da excreção e da reabsorção de solutos orgânicos.
- Referir as características gerais dos sistemas tubulares proximais para reabsorção ou secreção ativas de nutrientes orgânicos.
- Descrever o manejo renal da glicose e citar as condições nas quais a ocorrência de glicosúria é provável.
- Descrever o manejo renal de proteínas e peptídeos pequenos.
- Descrever a secreção de para-amino-hipurato.
- Delinear o manejo de urato.
- Descrever a secreção dos cátions orgânicos.
- Descrever como o pH tubular afeta a excreção e a reabsorção de ácidos e bases fracos.
- Descrever o manejo renal de ureia, inclusive de sua reciclagem medular a partir dos ductos coletores para a alça de Henle.

VISÃO GERAL

Como destacado no Capítulo 39, uma das principais funções dos rins é a excreção de produtos orgânicos residuais, produtos químicos exógenos e seus metabólitos. Além disso, os rins filtram grandes quantidades de substâncias orgânicas que *não* excretam; portanto, os processos reabsortivos são fundamentais para impedir a perda inapropriada de nutrientes orgânicos importantes. Como o sangue contém muitas moléculas pequenas que acabam sendo filtradas, os rins devem manejar todas elas. Uma análise do manejo renal de cada uma dessas substâncias orgânicas seria exagerada, por isso serão discutidos alguns dos principais solutos e citadas características gerais sobre os demais. Basicamente, os rins realizam uma espécie de triagem. (1) Reabsorvem metabólitos orgânicos que não devem ser perdidos, (2) eliminam produtos residuais e substâncias orgânicas exógenas indesejadas ao não reabsorvê-las ou ao secretá-las e (3) reabsorvem outras substâncias parcialmente.

Uma substância orgânica, a **ureia**, é única nesse sentido. A ureia é um produto residual que deve ser excretado para prevenir seu acúmulo. Entretanto, ela também exerce papel fundamental na regulação renal do balanço hídrico. O manejo renal da ureia será brevemente discutido neste capítulo e depois no capítulo seguinte, quando for estudado o manejo renal de água.

REABSORÇÃO PROXIMAL DE NUTRIENTES ORGÂNICOS: GLICOSE E AMINOÁCIDOS

A maioria dos nutrientes celulares principais presentes no plasma é filtrada livremente, porém os rins devem impedir que sejam perdidos na urina, por isso, a reabsorção deve ser quase completa. Esses nutrientes incluem glicose, aminoácidos, intermediários do ciclo de Krebs, algumas vitaminas hidrossolúveis, lactato, acetoacetato, β-hidroxibutirato e muitos outros. O **túbulo proximal** é o principal local para a reabsorção de grandes quantidades desses nutrientes orgânicos filtrados diariamente pelos corpúsculos renais. Pode-se fazer as seguintes generalizações sobre a reabsorção desses solutos:

1. São transportados ativamente (ou seja, são reabsorvidos contra seus respectivos gradientes eletroquímicos) por proteínas de transporte específicas para a cada substância individual ou

apenas alguns poucos solutos. Duas ou mais substâncias muito semelhantes podem usar o mesmo transportador. Os transportadores de aminoácidos, por exemplo, são diferentes dos transportadores de glicose, mas não existem 20 tipos diferentes de transportadores de aminoácidos. Em vez disso, existe um único transportador para arginina, lisina e ornitina; outro, para glutamato e aspartato, e assim para os demais aminoácidos. Na maioria dos casos, a reabsorção é quase completa.

2. A etapa "morro acima" (*uphill*) ocorre na membrana apical, em geral por meio de simporte com o sódio.

3. O transporte de muitos solutos pode ser caracterizado como um sistema limitado pelo transporte máximo (T_m) – há um limite superior para a taxa possível de transporte. Esses limites ficam em geral bem acima da quantidade normalmente filtrada. Por isso, os rins não têm problema em devolver para o plasma tudo o que é filtrado. Entretanto, já que nada é excretado, os rins não ajudam a *regular* os níveis desses solutos no corpo; eles apenas removem essas substâncias do líquido tubular. Contudo, também é verdadeiro que, em condições anormais, a concentração plasmática dessas substâncias pode aumentar tanto, que a **carga filtrada** excede o T_m reabsortivo. Nesse caso, grandes quantidades são excretadas pela urina. Exemplos de moléculas que podem atingir o T_m em condições patológicas incluem a glicose, o acetoacetato e o β-hidroxibutirato em pacientes com diabetes melito grave não controlado.

4. Os transportadores podem ser inibidos por diversos fármacos. Além disso, várias doenças monogenéticas estão associadas à perda da função em um ou mais desses sistemas de reabsorção proximal. Em alguns casos, a deficiência pode ser altamente específica (p. ex., envolvendo apenas um aminoácido), enquanto em outros, múltiplos sistemas podem ser envolvidos (p. ex., glicose e muitos aminoácidos). Esses defeitos também ocorrem quando a deficiência é devida à ingestão de uma toxina (p. ex., toxicidade por metais pesados).

GLICOSE

Em circunstâncias normais, seria deletério perder glicose pela urina, sobretudo em condições de jejum prolongado. Dessa forma, os rins normalmente reabsorvem toda a glicose filtrada. O nível de glicose plasmática é de cerca de 90 mg/dL (5 mmol/L). Esse nível aumenta transitoriamente para bem acima de 100 mg/dL após as refeições e diminui um pouco durante o jejum. Em geral, toda a glicose é reabsorvida no túbulo proximal. Isso envolve a captação de glicose do lúmen tubular junto com o sódio (por simporte) por meio do **cotransportador de sódio-glicose (SGLT)** na membrana apical das células epiteliais do túbulo contorcido proximal, seguido pelo seu transporte (uniporte) através da membrana basolateral em direção ao interstício utilizando um **transportador de glicose (GLUT)**. Diferente do caso do sódio e de muitos outros solutos, as junções oclusivas não são significativamente permeáveis à glicose. Portanto, à medida que a glicose é removida do lúmen e sua concentração luminal diminui, não há retorno da glicose, resultando em uma reabsorção quase completa.

Como a reabsorção de glicose ocorre por um sistema de T_m, cargas filtradas anormalmente altas sobrecarregam a capacidade reabsortiva (excedem o T_m; Figura 43-1). Isso ocorre quando

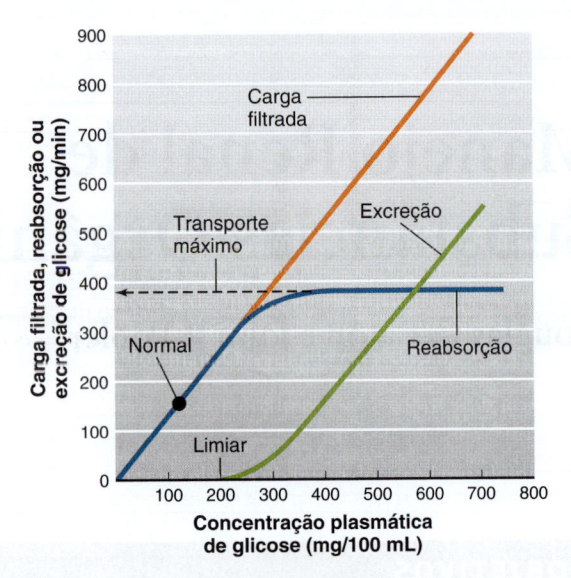

FIGURA 43-1 Manejo de glicose pelos rins. A carga filtrada, a quantidade reabsorvida e a quantidade excretada são plotadas em função da concentração de glicose plasmática. Em uma determinada TFG, a carga filtrada é quase exatamente proporcional à concentração plasmática. Em níveis normais de glicose, a carga filtrada permanece bem abaixo do T_m; portanto, toda a glicose filtrada é reabsorvida, e não ocorre excreção de glicose. Contudo, à medida que a glicose plasmática aumenta, atingindo a faixa hiperglicêmica, o T_m é alcançado, e qualquer glicose filtrada além do T_m é excretada. (Reproduzida com permissão de Widmaier EP, Raff H, Strang KT: *Vander's Human Physiology*, 11th ed. McGraw-Hill, 2008.)

a glicose plasmática aumenta acima de aproximadamente 300 mg/dL, situação com frequência encontrada no **diabetes melito** não tratado. Em casos muito graves, a glicose sanguínea pode exceder 1.000 mg/dL, ou 55 mmol/L, levando a uma perda significativa de glicose. Considera-se que o T_m da glicose é 375 mg/min (um valor típico). Com uma **taxa de filtração glomerular** (TFG) de 125 mL/min (1,25 dL/min) e uma concentração de glicose plasmática normal de 90 mg/dL, a carga filtrada é 1,25 dL/min × 90 mg/dL = 112,5 mg/min, muito menor do que o T_m de 375 mg/min. Portanto, os rins reabsorvem facilmente toda a carga filtrada. Quando a glicose plasmática alcança 300 mg/dL, a carga filtrada passa a ser 1,25 dL/min × 300 mg/dL = 375 mg/min. Nesse ponto, o túbulo contorcido proximal alcança o limite superior do que pode ser reabsorvido, e um pouco de glicose começa a ser perdida na urina. Um aumento adicional na glicose sanguínea acima de 300 mg/dL leva a perdas renais progressivamente maiores. Isso leva a uma **diurese** indesejada (alto volume de urina), que será discutida posteriormente, mas pode-se adiantar que, quando a glicose não é reabsorvida, há um aumento na osmolaridade tubular que repercute na reabsorção de água.

PROTEÍNAS E PEPTÍDEOS

Embora seja dito algumas vezes que o filtrado glomerular é livre de proteínas, essa afirmação não é totalmente verdadeira; o filtrado glomerular tem apenas um conteúdo total de proteínas muito inferior ao plasma. Primeiro, peptídeos e proteínas pequenas (como, por exemplo, a angiotensina e a insulina), embora presentes em baixas concentrações no sangue, são filtradas em quantidades consideráveis. Segundo, enquanto o movimento das proteínas plasmáticas maiores por meio da barreira de filtração glomerular é extremamente limitado, uma pequena quantidade alcança de fato o espaço de Bowman. Para a albumina, a proteína plasmática de maior concentração no sangue, a concentração no filtrado é em geral cerca de 1 mg/dL, ou apenas 0,02% da concentração de albumina plasmática (5 g/dL). Devido ao imenso volume de líquido filtrado por dia, a quantidade total de proteínas filtradas não é desprezível. Normalmente todos esses peptídeos e proteínas são reabsorvidos por completo, embora isso não ocorra da maneira convencional. Essas substâncias são degradadas enzimaticamente em seus aminoácidos constituintes, os quais retornam ao sangue.

Para as proteínas maiores, a etapa inicial da reabsorção é a endocitose na membrana apical. Esse processo requer gasto energético e é iniciado pela ligação das proteínas filtradas com receptores específicos na membrana apical. A taxa de endocitose aumenta proporcionalmente à concentração de proteínas no filtrado glomerular até que a taxa máxima de formação vesicular e, portanto, o T_m, para a captação de proteínas seja alcançada. As vesículas intracelulares resultantes da endocitose unem-se com lisossomos, cujas enzimas degradam a proteína em fragmentos de baixo peso molecular, principalmente aminoácidos individuais. Esses produtos finais deixam a célula através da membrana basolateral, alcançando o líquido intersticial, a partir do qual entram nos capilares peritubulares.

Para compreender o problema em potencial associado à incapacidade de captação das proteínas filtradas, deve-se lembrar que para um adulto jovem saudável:

Proteínas totais filtradas
= TFG × concentração de proteínas no filtrado
= 180 L por dia × 10 mg/L = 1,8 g por dia (1)

Se essas proteínas não fossem removidas do lúmen tubular, 1,8 g de proteínas seriam perdidas pela urina. Na realidade, a maioria das proteínas filtradas é endocitada e degradada; dessa forma, a excreção normal de proteínas pela urina é de apenas 100 mg por dia. Os mecanismos endocíticos de captação de proteínas são facilmente saturáveis, portanto um aumento importante na quantidade de proteínas filtradas resultante de um aumento na permeabilidade glomerular leva à excreção de grandes quantidades de proteínas.

As discussões do manejo renal de proteínas tendem a enfocar a albumina, pois esta é de longe a proteína plasmática mais abundante. Obviamente, existem muitas outras proteínas plasmáticas, que, embora presentes em níveis inferiores aos da albumina, são menores e, portanto, filtradas de maneira mais fácil. O hormônio do crescimento (peso molecular de 22.000 Da), por exemplo, é aproximadamente 60% filtrável, e a insulina, 100% filtrável. A massa total desses hormônios filtrados é insignificante; porém, devido ao fato de que mesmo níveis plasmáticos muito baixos desses hormônios exercem importantes efeitos na sinalização ao longo do corpo, a filtração renal torna-se uma influência muito importante sobre suas concentrações no sangue. Frações relativamente maiores dessas pequenas proteínas plasmáticas são filtradas e então degradadas nas células tubulares. Os rins são locais importantes de catabolismo de muitas proteínas plasmáticas, inclusive dos hormônios polipeptídicos. Nas doenças renais, a diminuição nas taxas de degradação pode resultar em elevação das concentrações plasmáticas desses hormônios.

Peptídeos muito pequenos, como a angiotensina II, são catabolisados em aminoácidos, dipeptídeos ou tripeptídeos no interior do lúmen tubular proximal por peptidases localizadas na superfície apical da membrana plasmática. Esses produtos são então reabsorvidos pelos mesmos transportadores que normalmente reabsorvem os aminoácidos filtrados.

Por fim, em certos tipos de lesão renal, as proteínas liberadas pelas células tubulares danificadas, mais do que as proteínas filtradas nos corpúsculos renais, podem aparecer na urina, o que fornece uma importante informação diagnóstica.

SECREÇÃO PROXIMAL DE ÂNIONS ORGÂNICOS

Até agora, foi descrita a reabsorção de substâncias orgânicas úteis que o corpo não excreta normalmente. É óbvio que também existem muitos ânions orgânicos, tanto endógenos quanto exógenos, que são excretados (ver Tabela 43-1 para uma lista parcial). Muitos desses ânions orgânicos são filtrados nos corpúsculos renais e também secretados no túbulo proximal. Entretanto, alguns outros estão ligados a proteínas plasmáticas, e por isso sua filtração glomerular é muito limitada; assim, a secreção tubular constitui o único mecanismo significativo para a excreção dessas substâncias.

A via secretória ativa para os ânions orgânicos no túbulo proximal é oposta à reabsorção de solutos orgânicos: existem transportadores ativos para os ânions na membrana basolateral das células epiteliais tubulares que constituem a etapa limitante da taxa de transporte geral. O transporte a partir da membrana apical para o lúmen tubular usa uma grande diversidade de cotransportadores ou trocadores dependentes de sódio mais específicos. Em razão de a membrana basolateral das células epiteliais do túbulo contorcido proximal conter todos esses diferentes transportadores, o túbulo proximal tem a capacidade de secretar todos os ânions orgânicos listados na

TABELA 43-1 Alguns ânions orgânicos secretados ativamente pelo túbulo proximal

Substâncias endógenas	Fármacos
Sais biliares	Acetazolamida
Ácidos graxos	Clorotiazida
Hipuratos	Etacrinato
Hidroxibenzoatos	Furosemida
Oxalato	Penicilina
Prostaglandinas	Probenecida
Urato	Sacarina
	Salicilatos
	Sulfonamidas

Reproduzida com permissão de Eaton DC, Pooler JP: *Vander's Renal Physiology*, 7th ed. New York, NY: Lange Medical Books/McGraw-Hill, Medical Pub. Division, 2009.

Tabela 43-1 e muitos outros. Como para a glicose, as junções oclusivas ou os lipídeos das membranas não são significativamente permeáveis aos ânions orgânicos, portanto esse transporte também é caracterizado por um T_m. Se a concentração sanguínea de um ânion orgânico for muito alta, ele não será removido do sangue de maneira eficiente pelos rins. A natureza relativamente indiscriminável desse conjunto de transportadores é responsável por sua capacidade de eliminar do corpo muitos fármacos e outras substâncias químicas ambientais. Para isso, as transformações metabólicas do fígado são muito importantes. No fígado, muitas substâncias exógenas (e endógenas) são conjugadas com glicuronato ou sulfato. A adição desses grupos torna a molécula muito mais hidrossolúvel. Esses dois tipos de conjugados são transportados ativamente pela via secretora de ânions orgânicos.

O ânion orgânico mais estudado secretado por essa via é o **para-amino-hipurato (PAH)**, substância usada para a mensuração do fluxo plasmático renal efetivo (ver Capítulo 41). A secreção de PAH envolve um par de trocadores que realizam antiporte, um em cada membrana. Na membrana basolateral, o PAH é captado em troca da forma aniônica (base) do ácido dicarboxílico. O PAH é transportado para o lúmen tubular por meio de outro trocador na membrana apical.

À medida que a concentração plasmática de um ânion secretado por esse sistema aumenta, a taxa de secreção também aumenta (até que o T_m para aquela substância seja alcançado). Isso fornece um mecanismo para a regulação de ânions orgânicos endógenos manejados pelo sistema, e para o aumento da velocidade da excreção de ânions orgânicos exógenos.

O PAH apresenta outra característica típica de muitos ânions orgânicos secretados no túbulo proximal: ele não é transportado de maneira significativa em nenhuma outra parte do néfron. Por outro lado, alguns ânions orgânicos secretados pelo túbulo proximal também podem ser transportados de outras maneiras no túbulo proximal, assim como em segmentos mais distais. Nesses casos, a forma mais importante de transporte é a reabsorção ou secreção tubular passiva, descrita posteriormente.

URATO

O **urato** (a forma básica do **ácido úrico**) fornece um exemplo impressionante do manejo renal de ânions orgânicos, que é particularmente importante para a medicina clínica e ajuda a ilustrar a patologia renal. Um aumento na concentração plasmática de urato pode causar *gota*; portanto, sua remoção do sangue é importante. Entretanto, quando se estuda os processos renais envolvidos no manejo renal de urato, pode-se ter a impressão de que os rins não sabem o que fazer com esse ânion orgânico. O urato não é ligado a proteínas, portanto é livremente filtrado. Quase todo o urato filtrado é reabsorvido no início do túbulo proximal; contudo, mais adiante no túbulo proximal, o urato sofre secreção tubular ativa. Então, na porção reta do túbulo proximal, um pouco do urato é novamente reabsorvido. A taxa total de reabsorção tubular é em geral muito maior do que a taxa de secreção tubular; assim a massa de urato excretado por unidade de tempo é apenas uma pequena fração da massa filtrada. A maior parte desse transporte envolve trocadores que permutam urato por outro ânion orgânico.

Embora a reabsorção de urato seja maior do que sua secreção, o processo secretório é controlado para manter a constância relativa do urato plasmático. Em outras palavras, se o urato plasmático começa a aumentar devido a sua maior produção, a secreção ativa proximal é estimulada, aumentando assim a excreção de urato.

Devido a esses mecanismos do manejo renal de urato, o leitor deve estar apto a deduzir as três formas pelas quais a função renal alterada pode levar à diminuição da excreção de urato e, portanto, ao aumento do urato plasmático, como na gota: (1) filtração diminuída de urato secundária à diminuição da TFG, (2) reabsorção excessiva de urato, (3) secreção diminuída de urato.

SECREÇÃO PROXIMAL DE CÁTIONS ORGÂNICOS

Os túbulos proximais possuem vários sistemas de transporte para cátions orgânicos, os quais estão intimamente relacionados. Muitos desses sistemas são análogos aos dos ânions orgânicos. Devido à grande diversidade de transportadores, uma quantidade substancial de cátions orgânicos exógenos e endógenos é transportada (Tabela 43-2). Os cátions competem uns com os outros pelo transporte, e os transportadores apresentam limitação do T_m. Os cátions orgânicos atravessam a membrana basolateral por um dos vários cotransportadores (uniporte) membros da família **OCT** (**transportador de cátion orgânico**, do inglês *organic cation transporter*) e chegam ao lúmen tubular por um trocador (antiporte), que permuta um próton pelo cátion orgânico.

A secreção proximal de cátions orgânicos é particularmente crítica para a excreção desses cátions que estão ligados a proteínas plasmáticas e não são filtrados no corpúsculo renal, o que também ocorre para os ânions orgânicos. Entretanto, de novo de modo semelhante aos ânions orgânicos, muitos dos cátions orgânicos secretados pelos túbulos proximais não estão ligados a proteínas e, portanto, sofrem filtração glomerular e secreção tubular, como a creatinina.

TABELA 43-2 Alguns cátions orgânicos secretados ativamente pelo túbulo proximal

Substâncias endógenas	Fármacos
Acetilcolina	Atropina
Colina	Isoproterenol
Creatinina	Cimetidina
Dopamina	Meperidina
Adrenalina	Morfina
Guanidina	Procaína
Histamina	Quinina
Serotonina	Tetraetilamônio
Noradrenalina	
Tiamina	

Reproduzida com permissão de Eaton DC, Pooler JP: *Vander's Renal Physiology*, 7th ed. New York, NY: Lange Medical Books/McGraw-Hill, Medical Pub. Division, 2009.

Por fim, mais uma vez em analogia aos ânions orgânicos, alguns cátions não apenas são secretados ativamente pelos túbulos proximais, mas também podem sofrer outras formas de manejo tubular, sobretudo reabsorção ou secreção passiva.

INFLUÊNCIA DO pH NA REABSORÇÃO OU SECREÇÃO PASSIVA

Muitas substâncias manejadas pelos rins são ácidos ou bases fracos. Em um determinado pH, algumas estão em sua forma neutra, e outras, na forma ionizada. O estado de ionização afeta tanto a solubilidade aquosa quanto a permeabilidade das substâncias na membrana. Na maior parte dos casos, as formas neutras dos ácidos e bases orgânicos são mais permeáveis nas membranas lipídicas do que as formas ionizadas. As formas neutras, sendo permeáveis, podem equilibrar-se com os níveis intersticiais, ao passo que as formas ionizadas, uma vez no lúmen, são efetivamente aprisionadas no interior tubular. Muitos ácidos fracos são predominantemente neutros em um baixo pH (forma ácida) e dissociados em um ânion e um próton em pH mais alto. Quanto menor o pH, maior a quantidade do ácido em sua forma neutra. Pode-se pensar em uma situação na qual o líquido tubular torna-se acidificado em relação ao plasma, o que ocorre com uma dieta ocidental típica. Mais ácidos fracos serão convertidos para sua forma neutra no líquido tubular, os quais se tornarão mais permeáveis. Isso favorece a difusão para fora do lúmen (reabsorção). Portanto, quando o líquido tubular está muito ácido (baixo pH), há uma tendência ao aumento da reabsorção passiva de ácidos fracos (promovendo menor excreção). Para muitas *bases* fracas, a influência do pH é exatamente oposta. Em baixos pHs, as bases fracas são cátions protonados (aprisionados no lúmen). À medida que o líquido tubular torna-se mais acidificado, mais bases são convertidas à forma carregada – que é menos permeável –, ficando, portanto, aprisionadas no lúmen. Por consequência, menos bases serão reabsorvidas passivamente, e a excreção será maior.

Afinal, quais são as repercussões de tais relações? Como muitos medicamentos importantes são ácidos ou bases orgânicos fracos, todos esses fatores têm implicações clínicas. Por exemplo, se o objetivo é aumentar a excreção de um fármaco que é um ácido fraco, a urina deve ser alcalinizada (pois isso faz a forma iônica ficar aprisionada no lúmen). Por outro lado, para prevenir a excreção do fármaco, a acidificação da urina é desejável. Obviamente, o oposto é aplicado às bases orgânicas fracas. Em qualquer pH de líquido luminal, o aumento do fluxo urinário aumenta a excreção de ácidos e bases fracos (Figura 43-2). Por fim, a excreção pode ser reduzida pela administração de outro medicamento que interfira com alguma via de secreção proximal ativa para a substância.

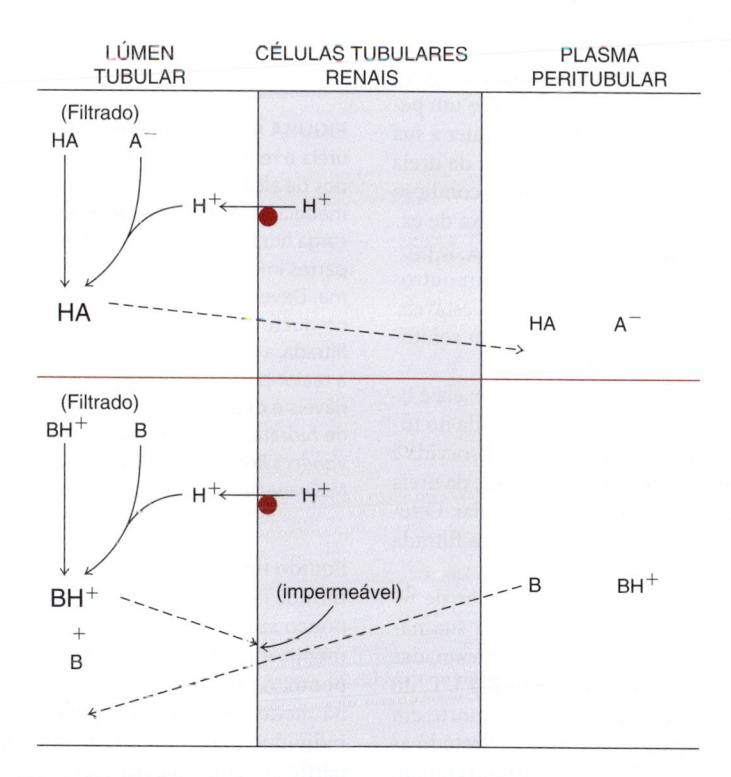

FIGURA 43-2 A influência do pH sobre a reabsorção ou secreção passiva. A acidificação da urina favorece a reabsorção e, portanto, a retenção de ácidos fracos, pois as formas neutras, protonadas, podem difundir-se passivamente para fora dos túbulos (linha pontilhada no topo). Ao mesmo tempo, a acidificação favorece a secreção (e, portanto, a perda) de bases fracas, pois as formas protonadas, com carga, são aprisionadas no lúmen, e as formas neutras, não protonadas, podem difundir-se passivamente para o interior do túbulo (linha pontilhada na base). Os processos que acidificam a urina são descritos no Capítulo 47. (Reproduzida com permissão de Eaton DC, Pooler JP: *Vander's Renal Physiology*, 7th ed. New York, NY: Lange Medical Books/McGraw-Hill, Medical Pub. Division, 2009.)

UREIA

A ureia é uma substância muito especial para os rins. É um produto final do metabolismo das proteínas, um resíduo a ser excretado, e também atua como uma ferramenta útil para a regulação da excreção de água.

As proteínas excedentes da dieta não necessárias à síntese de tecidos são oxidadas ou convertidas em gordura e armazenadas para posterior oxidação. Durante o jejum, o corpo utiliza lipídeos e proteínas como substratos energéticos, o que significa dizer que o organismo consome a si próprio para a produção de energia. Quando as proteínas são utilizadas como combustíveis, primeiro, são degradadas em seus aminoácidos constituintes. Os aminoácidos são então separados em duas porções: nitrogênio (íons amônio) e carboidratos. Os carboidratos continuam sendo processados, mas os íons amônio não podem ser oxidados adicionalmente e consistem em um produto residual. O problema é que os íons amônio são tóxicos para muitos tecidos (exceto para o interstício medular), por isso o fígado logo converte a maioria dos íons amônio em ureia e em uma pequena, mas fundamental, quantidade em glutamina. (O destino dessa glutamina será estudado no Capítulo 47.) Independentemente de a pessoa estar bem alimentada ou em jejum, a produção de ureia é contínua. De fato, ela constitui cerca da metade do conteúdo de solutos da urina; portanto, a ureia tem um papel essencial nas considerações osmóticas.

O nível normal de ureia no sangue é muito variável (3 a 9 mmol/L) e reflete as variações na ingestão de proteínas e no manejo renal de ureia. (Para facilitar a conversão para osmolaridade, a concentração de urcia é expressa em mmol/L em vez de **nitrogênio ureico sanguíneo** [**BUN**, do inglês *blood urea nitrogen*], que é a unidade usada na prática médica.) Considerando um período de dias a semanas, a excreção de ureia deve equivaler a sua produção hepática; do contrário, os níveis plasmáticos de ureia aumentariam para uma faixa patológica, causando uma condição chamada de **uremia**. A curto prazo (horas a dias), a taxa de excreção de ureia pode não equivaler exatamente a sua taxa de produção, pois a excreção de ureia também é regulada com outros propósitos além da manutenção de níveis plasmáticos estáveis. Como será discutido no próximo capítulo, a ureia é um soluto-chave envolvido na regulação da excreção de água.

A ideia geral do manejo renal de ureia é a seguinte: ela é livremente filtrada. Cerca de metade da ureia é reabsorvida no túbulo proximal. Então, uma quantidade igual a que é reabsorvida é secretada na **alça de Henle**. Finalmente, cerca de metade da ureia é reabsorvida pela segunda vez no **ducto coletor** medular. O resultado líquido é a excreção de cerca da metade da carga filtrada (Figura 43-3).

A ureia é uma molécula pequena (peso molecular de 60 Da), hidrossolúvel e livremente filtrada. Em razão de sua natureza altamente polar, a ureia não é permeável nas bicamadas lipídicas, mas um conjunto de transportadores (**família UT**, do inglês *urea transporters*) é responsável pelo seu transporte em vários locais dos rins e em outras partes do corpo (sobretudo as hemácias). Como a ureia é livremente filtrada, o filtrado contém ureia em uma concentração idêntica à concentração plasmática. Considerando um nível plasmático normal (5 mmol/L), quase metade da carga filtrada é reabsorvida no túbulo proximal. Isso ocorre primariamente pela via paracelular. À medida que a água é reabsorvida, a concentração de ureia aumenta, determinando sua difusão através das junções oclusivas permeáveis. Quando o líquido tubular entra na alça de Henle, cerca de metade da ureia filtrada já foi reabsorvida, mas sua concentração encontra-se um pouco superior à concentração no filtrado, pois, proporcionalmente, a reabsorção de água foi maior do que a de ureia. Nesse ponto, o processo torna-se complicado. Primeiro, as condições na medula são muito dependentes do estado de hidratação do indivíduo. Segundo, existe uma diferença entre os néfrons superficiais, com alças de Henle mais curtas que penetram apenas na medula externa, e os néfrons justamedulares, com alças de Henle longas que alcançam toda a profundidade da papila. Serão considerados todos os néfrons em conjunto para simplificar a discussão.

O interstício medular tem uma concentração consideravelmente maior de ureia do que o plasma. A concentração aumenta

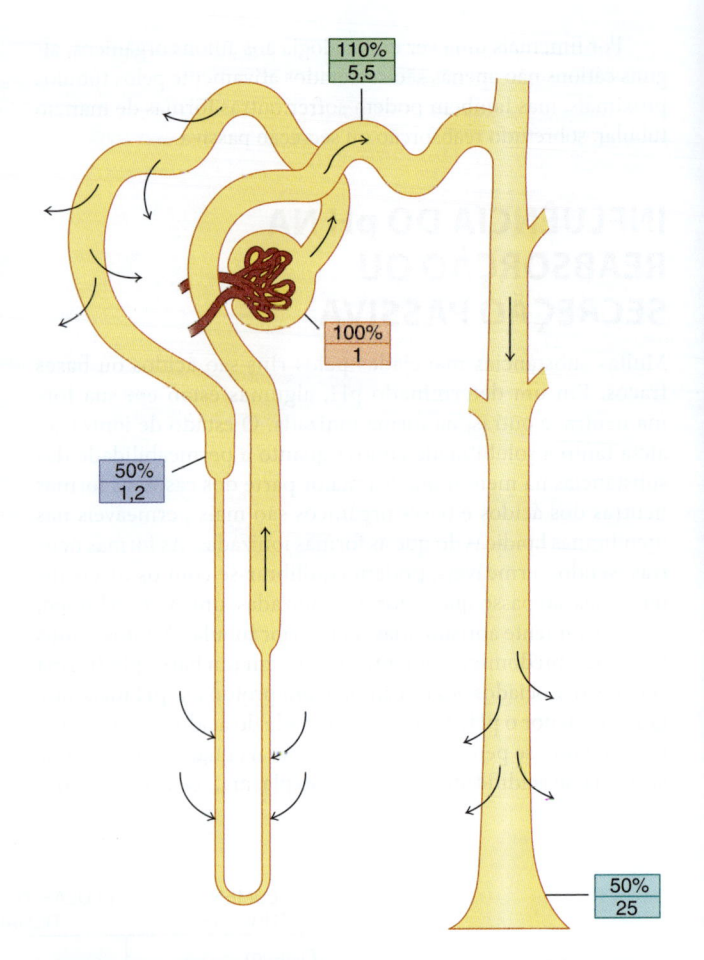

FIGURA 43-3 Manejo de ureia pelos rins. As setas indicam que a ureia é reabsorvida no túbulo proximal, secretada nos ramos delgados da alça de Henle e novamente reabsorvida nos ductos coletores medulares. As partes superiores dos quadros indicam o percentual da carga filtrada que permanece no sistema tubular em cada região, e as partes inferiores indicam a concentração tubular em relação ao plasma. Deve-se observar que, enquanto a quantidade que permanece no ducto coletor (e portanto é excretada) é metade da quantidade filtrada, a *concentração* de ureia é muito maior do que no plasma, pois a maior parte da água foi reabsorvida. Esses números são muito variáveis e dependem de inúmeros fatores, particularmente do estado de hidratação. (Reproduzida com permissão de Eaton DC, Pooler JP: *Vander's Renal Physiology*, 7th ed. New York, NY: Lange Medical Books/McGraw-Hill, Medical Pub. Division, 2009.)

na faixa externa da medula interna (região do chamado gradiente osmótico medular, que será descrito no próximo capítulo). Já que a concentração da ureia intersticial medular é maior do que no líquido tubular que entra na alça de Henle, existe um gradiente de concentração que favorece a *secreção* para o lúmen. As junções oclusivas da alça de Henle não são permeáveis (como são no córtex), mas as membranas das células epiteliais dos ramos *delgados* das alças de Henle expressam transportadores de ureia, membros da família UT. Isso permite a secreção de ureia para o interior tubular. Na verdade, a ureia secretada do interstício medular para os ramos delgados da alça de Henle repõe a ureia previamente reabsorvida no túbulo proximal. Portanto, quando o líquido tubular entra no ramo ascendente espesso da alça de Henle, a quantidade de ureia no lúmen é pelo menos igual à carga filtrada (a alça de Henle basicamente reverte o que foi realizado no túbulo proximal). Contudo, como 80% da água filtrada já foi reabsorvida nesse ponto, a *concentração* de ureia luminal é agora muitas vezes maior do que a concentração plasmática. Do ramo ascendente *espesso* até os ductos coletores medulares (passando pelo túbulo distal e pelos ductos coletores corticais), a permeabilidade da membrana apical à ureia (e a permeabilidade das junções oclusivas) é praticamente nula. Portanto, uma quantidade de ureia quase igual à carga filtrada permanece dentro do lúmen tubular e flui dos ductos coletores corticais para os medulares.

Durante o trajeto pelos ductos coletores corticais, ocorre a reabsorção de quantidades variáveis de água, concentrando ainda mais a ureia. A concentração luminal de ureia pode facilmente superar a concentração plasmática em até 50 vezes. Os fatores que determinam a magnitude dessa diferença de concentração serão discutidos no próximo capítulo. Foi indicado anteriormente que a concentração de ureia no interstício medular é maior do que a plasmática, mas a concentração luminal nos ductos coletores medulares é ainda maior; assim, na medula interna, o gradiente favorece a reabsorção, e a ureia é reabsorvida pela segunda vez. É essa ureia reabsorvida que gera a alta concentração do interstício medular, a qual comanda a secreção de ureia para os ramos delgados da alça de Henle. Na realidade, um pouco da ureia é *reciclada*, ou seja, é reabsorvida dos ductos coletores medulares e secretada para o interior dos ramos delgados da alça de Henle, de onde ela trafega dos túbulos para os ductos coletores mais uma vez para repetir o processo. O resultado geral desses eventos é que metade da quantidade original da ureia filtrada passa para a urina final, quantia que, a longo prazo, deve equivaler a sua produção hepática se o corpo permanecer em balanço para a ureia. A concentração de ureia na urina final pode ser 50 vezes maior do que a concentração plasmática, dependendo da quantidade de água reabsorvida. Esses processos são resumidos na Figura 43-3.

direito. A paciente recebeu grandes quantidades de líquidos e **anti-inflamatórios não esteroides** (AINEs) para aliviar a dor. Depois de várias horas a dor diminuiu, e ela foi mandada para casa com instruções para coletar a urina e filtrá-la. A fim de confirmar o diagnóstico, a mulher levou o cálculo que foi filtrado na urina ao médico para a realização de uma análise laboratorial. Ela nunca havia tido cálculos renais. Ela é moderadamente obesa e levemente hipertensa. Exames laboratoriais prévios mostraram que essa mulher apresenta elevação dos triglicerídeos plasmáticos. Ela pode estar desenvolvendo diabetes. Para evitar os carboidratos, ela come uma grande quantidade de frutos do mar e frango, mas não muitos vegetais. Foi confirmado que o cálculo era uma pedra de ácido úrico, responsável por cerca de 7% de todos os cálculos renais. O que predispõe o desenvolvimento dos cálculos renais?

O ácido úrico tem uma pK de 5,75. No plasma e nos demais fluidos, exceto na urina muito ácida, a maior parte do ácido úrico existe como ânion urato, que é a forma reconhecida pelos transportadores renais. O ácido neutro tem uma solubilidade menor do que o ânion urato. Portanto, o conteúdo aumentado de urato na urina, e particularmente um baixo pH urinário, no qual a conversão de urato em ácido úrico é maior, resulta em maior quantidade de ácido úrico na urina e maior probabilidade de formação de cálculos. A dieta da paciente com peixes e frango tem alto conteúdo de purinas, os precursores do ácido úrico. Dessa forma, devido à alta produção metabólica e ao baixo pH urinário, a urina da paciente contém grandes quantidades de ácido úrico insolúvel. Para complicar este quadro, seu perfil enquadra-se no de uma pessoa com **síndrome metabólica**, um conjunto de condições que incluem obesidade abdominal, hipertensão, hiperlipidemia e resistência à insulina, que serão discutidas no Capítulo 69. Por motivos que ainda não são bem compreendidos, pacientes com síndrome metabólica frequentemente apresentam diminuição de íons amônio na urina. Já que os íons amônio constituem o principal tampão a partir do qual os íons hidrogênio são excretados (ver Capítulo 47), a baixa produção de íons amônio associada a uma carga ácida normal é responsável pelo pH urinário diminuído. O pH urinário da paciente de fato estava muito baixo. A formação dos cálculos baseia-se primariamente nesse baixo pH urinário, já que em todos os valores de pH inferiores a 5,75, a maioria do urato é convertido em ácido úrico, que é menos solúvel. A paciente foi aconselhada a incluir mais vegetais na sua dieta e a consumir mais água. Essas medidas devem aumentar o pH urinário da paciente e diminuir a concentração de urato, reduzindo a concentração de ácido úrico.

CORRELAÇÃO CLÍNICA

Uma mulher de 41 anos, mãe de cinco filhos, chega à emergência médica com uma dor forte no flanco direito. A dor era constante e aumentava em ondas. Uma amostra de urina foi coletada, a qual tinha uma coloração rosada e pH de 5,1. A equipe médica suspeitou de **cálculo renal** (popularmente conhecido como "pedras nos rins") localizada no ureter

RESUMO DO CAPÍTULO

- Importantes metabólitos orgânicos são quase completamente reabsorvidos (salvos), enquanto a maior parte dos produtos residuais é excretada.
- A maior parte dos solutos orgânicos é transportada por via transcelular por um grande número e variedade de transportadores saturáveis (sistemas de T_m).

- Cargas filtradas normais de glicose são completamente reabsorvidas, mas em condições de hiperglicemia patológica o transporte torna-se saturado, levando ao aparecimento de glicose na urina.
- A ureia é reabsorvida no túbulo proximal e reciclada entre os ductos coletores e a alça de Henle na medula, resultando em excreção efetiva de cerca da metade da carga filtrada.

QUESTÕES PARA ESTUDO

1. Quando a glicose plasmática alcança altos níveis, fazendo com que quantidades substanciais de glicose apareçam na urina (glicosúria).
   A) a glicose retorna ao sistema tubular através das junções oclusivas
   B) não existe sódio luminal suficiente para transportar a glicose por simporte
   C) todos os transportadores de glicose estão trabalhando em sua taxa máxima
   D) os transportadores de glicose estão sendo inibidos pelos altos níveis de glicose

2. Pequenos metabólitos orgânicos úteis que não devem ser excretados:
   A) geralmente não são filtrados
   B) são reabsorvidos por via paracelular
   C) são captados por endocitose e degradados
   D) são reabsorvidos por via transcelular

3. A secreção de ânions orgânicos:
   A) envolve uma etapa de influxo ativo através da membrana basolateral
   B) é passiva e paracelular
   C) ocorre por difusão simples através das membranas tubulares
   D) utiliza os mesmos transportadores de membrana envolvidos com a secreção de cátions orgânicos

4. Um alto pH urinário favorece:
   A) baixa excreção de substâncias que são ácidos fracos
   B) reabsorção ativa de substâncias que são bases fracas
   C) baixa excreção de substâncias que são bases fracas
   D) alta permeabilidade passiva de substâncias que são ácidos fracos

5. A concentração tubular de ureia:
   A) excede a concentração plasmática nas regiões mais profundas da alça de Henle
   B) diminui abaixo da concentração plasmática no final da alça de Henle
   C) diminui abaixo da concentração plasmática no final do túbulo proximal
   D) alcança seu valor mais elevado no ducto coletor cortical

6. A ureia é secretada para o lúmen tubular:
   A) nos túbulos proximais
   B) na alça de Henle
   C) nos ductos coletores medulares
   D) em qualquer um dos locais acima, dependendo do estado de hidratação

Processos Renais Básicos em Relação a Sódio, Cloreto e Água

CAPÍTULO 44

Douglas C. Eaton e John P. Pooler

OBJETIVOS

- Listar os percentuais aproximados de sódio reabsorvido nos principais segmentos tubulares.
- Listar os percentuais aproximados de água reabsorvida nos principais segmentos tubulares.
- Descrever a reabsorção de sódio no túbulo proximal, inclusive as funções dos mecanismos de entrada de sódio pela membrana apical e da bomba Na^+-K^+-ATPase na membrana basolateral.
- Explicar por que a reabsorção de cloreto está acoplada à reabsorção de sódio, bem como listar as principais vias de reabsorção de cloreto no túbulo proximal.
- Referir os valores máximo e mínimo da osmolalidade da urina.
- Definir diurese osmótica e diurese hídrica.
- Explicar por que sempre existe uma perda obrigatória de água.
- Descrever o manejo de sódio pelos ramos descendente e ascendente da alça de Henle, túbulo distal e ductos coletores.
- Descrever o papel dos cotransportadores sódio-potássio-2 cloretos no ramo ascendente espesso da alça de Henle.
- Descrever o manejo de água pelos ramos descendente e ascendente da alça de Henle, túbulo distal e ductos coletores.
- Descrever o processo de "separação de sal e água" e discutir por que isso é necessário para formar urina concentrada ou diluída.
- Descrever como o hormônio antidiurético afeta a reabsorção de água.
- Descrever as características do gradiente osmótico medular.
- Explicar o papel do ramo ascendente espesso da alça de Henle, da reciclagem da ureia e do fluxo sanguíneo medular na geração do gradiente osmótico medular.
- Explicar por que o gradiente osmótico medular é parcialmente "desfeito" durante a diurese hídrica.

VISÃO GERAL

COMPARTIMENTOS LÍQUIDOS CORPORAIS

A água corporal (cerca de 60% do peso corporal) está distribuída em vários espaços aquosos de modo proporcional ao conteúdo osmótico. O volume total de todas as células do corpo é chamado de **líquido intracelular** (LIC). Nesse espaço estão contidos quase dois terços do conteúdo osmótico corporal e, portanto, dois terços de água. O terço remanescente de conteúdo osmótico e água é chamado de **líquido extracelular** (LEC). É constituído principalmente pelo líquido intersticial e pelo plasma sanguíneo. Devido à facilidade com que a água atravessa as membranas celulares (ver Capítulo 3), o LEC e o

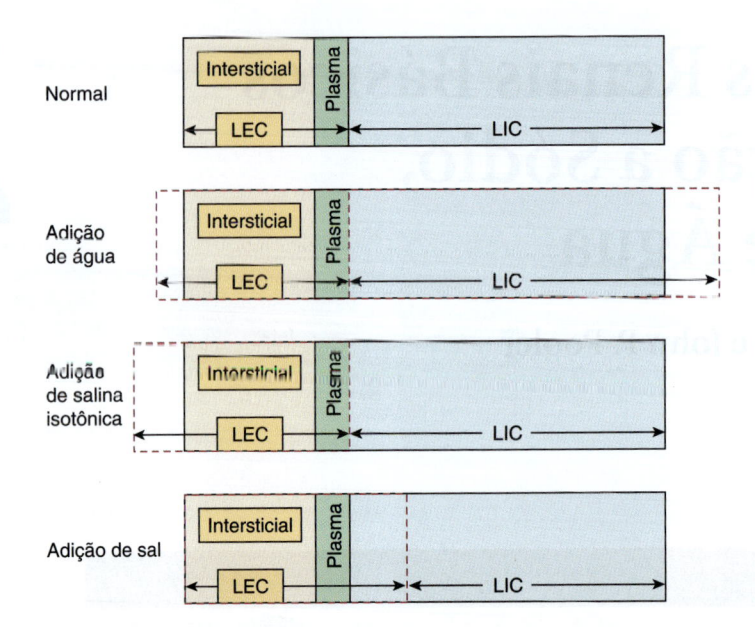

FIGURA 44-1 Distribuição do conteúdo total de água corporal nos compartimentos intracelular (LIC) e extracelular (LEC). Como explicado no texto, a adição de água, sal ou ambos altera os volumes dos compartimentos. Volumes expandidos são indicados pelas linhas pontilhadas.

LIC estão em equilíbrio osmótico. Mudanças na água corporal afetam o volume de um ou de ambos os compartimentos, dependendo da quantidade e do tipo de soluto que acompanha a água. Por sua vez, adições ou perdas de sódio corporal são quase exclusivamente para ou a partir do LEC, pois a ação da bomba Na^+-K^+-ATPase mantém o sódio intracelular praticamente constante. Os efeitos da adição de sódio e água são ilustrados na Figura 44-1. A adição apenas de água expande ambos os compartimentos, o LIC e o LEC (indicados pelas linhas pontilhadas). A adição de cloreto de sódio isotônico expande apenas o LEC, pois os osmóis adicionados permanecem no LEC. A adição de cloreto de sódio sem água não muda o volume total, mas causa um desvio da água do LIC para o LEC com o objetivo de restaurar a igualdade de osmolalidade entre os dois compartimentos.

O transporte de água pelos túbulos renais é simples – "a água segue os osmóis" –, assim muito da descrição do transporte de água realmente corresponde à descrição do transporte de soluto, apesar de, em algumas regiões dos rins, a baixa permeabilidade à água limitar a quantidade de água que segue os osmóis. O transporte de cloreto é mais complicado, mas, devido às restrições da neutralidade elétrica, está acoplado ao transporte de sódio. O transporte de sódio é um ponto fundamental, pois o transporte de cloreto, água e muitas outras substâncias está ligado ao transporte de sódio.

As taxas de excreção de sódio, cloreto e água variam ao longo de uma faixa bastante ampla, dependendo da dieta. Por exemplo, algumas pessoas podem ingerir de 20 a 25 g de sódio por dia, ao passo que uma pessoa com uma dieta pobre em sal pode ingerir apenas 0,05 g. Os rins saudáveis alteram prontamente a excreção de sal ao longo dessa faixa. De forma semelhante, a excreção de água pela urina varia fisiologicamente de cerca de 0,4 a 25 L por dia, conforme a ingestão de água do indivíduo, por exemplo, perdido no deserto ou que bebe água em excesso.

TABELA 44-1 Vias normais de ingestão e perda de sódio

Via	Quantidade (g/dia)
Ingestão	
Alimentos	10,5
Perda	
Suor	0,25
Fezes	0,25
Urina	10
Perda total	10,5

Reproduzida com permissão de Eaton DC, Pooler JP: *Vander's Renal Physiology*, 7th ed. New York, NY: Lange Medical Books/McGraw-Hill, Medical Pub. Division, 2009.

REABSORÇÃO DE SÓDIO

A Tabela 44-1 é uma planilha do balanço do cloreto de sódio. Sob circunstâncias normais, a principal rota de excreção de sal do corpo é pelos rins. A grande quantidade excretada não deve ocultar o fato de que quase toda a carga filtrada de sódio e cloreto é reabsorvida. A Tabela 44-2 resume a quantidade aproximada da contribuição de cada segmento tubular para a reabsorção de sódio. Em um indivíduo com uma ingestão mediana de sal, o **túbulo proximal** reabsorve 65% do sódio filtrado; os ramos ascendentes delgado e espesso da **alça de Henle**, 25%; o **túbulo contorcido distal** e os **ductos coletores**, a maior parte dos 10% restantes. Assim, a urina final contém menos de 1% do sódio total filtrado. Como será discutido no Capítulo 45, a reabsorção em várias dessas regiões tubulares está sob controle fisiológico por sinais neurais, hormonais e parácrinos, e a quantidade exata de sódio excretada pode ser regulada. Como a quantidade filtrada de sódio é muito grande, mesmo uma pequena mudança percentual na reabsorção resulta em uma mudança relativamente grande na excreção.

TABELA 44-2 Comparação da reabsorção de sódio e água ao longo do sistema tubular

Segmento tubular	Carga filtrada reabsorvida (%)	
	Sódio	Água
Túbulo proximal	65	65
Ramo descendente delgado da alça de Henle	–	10
Ramos ascendentes delgado e espesso da alça de Henle	25	–
Túbulo contorcido distal	5	–
Ductos coletores	4 a 5	5 (durante sobrecarga hídrica) >24 (durante desidratação)

Reproduzida com permissão de Eaton DC, Pooler JP: *Vander's Renal Physiology*, 7th ed. New York, NY: Lange Medical Books/McGraw-Hill, Medical Pub. Division, 2009.

TABELA 44-3 Vias normais de ganho e perda de água em adultos

Via	Quantidade (mL/dia)
Ingestão	
Bebidas	1.200
Alimentos	1.000
Produzida metabolicamente	350
Total	2.550
Perda	
Perda imperceptível	900
Suor	50
Fezes	100
Urina	1.500
Total	2.550

Reproduzida com permissão de Eaton DC, Pooler JP: *Vander's Renal Physiology*, 7th ed. New York, NY: Lange Medical Books/McGraw-Hill, Medical Pub. Division, 2009

Em todos os segmentos do néfron, o evento essencial é o transporte ativo primário de sódio da célula para o líquido intersticial, pelas **bombas Na^+-K^+-ATPases** na membrana basolateral. Essas bombas mantêm a concentração de sódio intracelular inferior ao meio circundante. Devido ao interior da célula ser negativamente carregado em relação ao lúmen, os íons sódio luminais entram passivamente na célula, seguindo o gradiente eletroquímico. A vias de entrada são muito mais numerosas do que as de saída. Essas vias de entrada serão estudadas com mais detalhes à medida que for analisado o processo em cada segmento tubular.

REABSORÇÃO DE CLORETO

Como a reabsorção de cloreto depende da reabsorção de sódio, as regiões tubulares que reabsorvem cloreto e os percentuais reabsorvidos pelos diferentes segmentos tubulares são similares aos do sódio (ver Tabela 44-2). Quando se analisa a reabsorção de cloreto, é importante lembrar a restrição absoluta da neutralidade elétrica: qualquer volume finito de líquido reabsorvido deve conter quantidades iguais de ânions e cátions equivalentes. Será feito um cálculo estimativo: um litro de filtrado normal contém 140 mEq de sódio; portanto, deve conter cerca de 140 mEq de ânions, principalmente cloreto (110 mEq) e bicarbonato (24 mEq). (Diz-se "cerca de" porque existem outros cátions [p. ex., potássio e cálcio] e ânions [p. ex., sulfato e fosfato] que devem afetar o cálculo para a aquisição de um balanço exato, mas suas contribuições são muito menores do que as de sódio, cloreto e bicarbonato.) Se 65% de sódio filtrado é reabsorvido no túbulo proximal, então tem-se $0{,}65 \times 140 = 91$ mEq de sódio em cada litro de filtrado reabsorvido. Logo, 91 mEq de qualquer combinação de cloreto e bicarbonato devem também ser reabsorvidos para acompanhar o sódio. Como será descrito no Capítulo 47, cerca de 90% do bicarbonato filtrado é reabsorvido no túbulo proximal ($0{,}9 \times 24 \approx 22$). Assim, $91 - 22 = 69$ mEq de cloreto devem ser reabsorvidos no túbulo proximal. Isso representa mais de 60% dos 110 mEq de cloreto filtrado e é quase tão elevado quanto a reabsorção fracional de sódio e água. Os segmentos seguintes reabsorvem quase todo o percentual remanescente de 40%.

REABSORÇÃO DE ÁGUA

A Tabela 44-3 apresenta uma planilha com o conteúdo total de água corporal. Esses são valores médios, sujeitos a variações consideráveis. As duas fontes de água corporal são a água produzida metabolicamente, que resulta da oxidação de carboidratos, e a água ingerida, obtida principalmente de líquidos, mas também da chamada comida sólida (p. ex., um bife suculento é formado por cerca de 70% de água). Existem vários locais a partir dos quais a água é sempre perdida para o ambiente externo, como a pele, os pulmões, o trato grastrintestinal e os rins. O fluxo menstrual e o leite, no caso das mulheres no período da amamentação, constituem duas outras fontes potenciais de perda de água.

A perda de água por evaporação a partir das células da pele e do revestimento das vias respiratórias é um processo contínuo, com frequência referido como **perda imperceptível**, pois as pessoas não percebem sua ocorrência. Água adicional evapora da pele durante a produção do suor. A perda de água fecal normalmente é muito pequena, mas pode ser grave na diarreia. A perda pelo trato gastrintestinal pode também ser grande durante crises de vômito. Sob condições de hidratação normal, os rins são, obviamente, a principal via de perda de água.

Com uma grande carga de água, a resposta renal é produzir um grande volume de urina bastante diluída (com osmolalidade muito menor do que a do plasma sanguíneo). Por outro lado, durante um estado de desidratação, o volume de urina é baixo e muito concentrado (i.e., a osmolalidade da urina é bem maior do que a do plasma sanguíneo). Essas variações da osmolalidade da urina demonstram um aspecto fundamental da função renal. Os animais terrestres devem ser capazes de controlar independentemente a excreção de sal e água, pois sua ingestão e perda nem sempre estão interligadas (ver Tabelas 44-1 e 44-3). Para excretar a água em uma situação de excesso de sal ou vice-versa (ou seja, produzir uma faixa de variação da osmolalidade da urina), os rins devem ser capazes de separar a reabsorção de soluto da reabsorção de água, ou seja, "separar o sal da água". Como os rins fazem isso? Independentemente do estado de hidratação, o túbulo proximal reabsorve água e soluto em proporções iguais (reabsorção isosmótica), mas a alça de Henle reabsorve proporcionalmente mais soluto do que água. Trata-se de uma etapa fundamental no processo de separação/reabsorção de soluto, sendo a água mantida no sistema tubular. Quando o líquido tubular deixa a alça de Henle e entra no túbulo distal, a perda de soluto diminui a osmolalidade para cerca de 110 mOsm/kgH$_2$O. Se o indivíduo encontra-se sob uma condição de sobrecarga hídrica e, portanto, requer excreção máxima de água, a maior parte desse líquido diluído simplesmente passa pelos ductos coletores para aparecer na urina, sendo a reabsorção adicional de água muito limitada. Por outro lado, quando um indivíduo está desidratado, a maior parte da água diluída é reabsorvida nos ductos coletores, restando um baixo volume de urina final concentrada.

A capacidade dos rins de produzir baixo volume de urina hiperosmótica é um determinante principal da habilidade das pessoas de sobreviver sem água, o que, na maioria dos casos, pode ser por um período de vários dias ou mais se as condições forem adequadas. Os rins humanos podem produzir uma concentração urinária máxima de 1.400 mOsm/kg na desidratação extrema. Isso é quase cinco vezes a osmolalidade do plasma. A soma de ureia, sulfato, fosfato e outros produtos de excreção e, ainda, uma pequena quantidade de íons, que não são produtos residuais, são excretados diariamente, gerando uma osmolalidade da urina de cerca de 600 mOsm por dia. Esses solutos continuam a ser excretados mesmo na desidratação grave; portanto, o volume mínimo de água no qual essa massa de solutos pode ser dissolvida é cerca de 600 mOsm/1.400 mOsm/L = 0,43 L por dia.

Esse volume de urina é conhecido como **perda obrigatória de água**. Não se trata de um volume absolutamente fixo, mas muda de acordo com os diferentes estados fisiológicos. Por exemplo, o aumento do catabolismo tecidual, como durante jejum ou trauma, causa a liberação excessiva de solutos e o consequente aumento da perda obrigatória de água. A perda obrigatória de água contribui para a desidratação quando a pessoa é privada da ingestão de água. A perda obrigatória de solutos também explica por que um marinheiro com sede não pode beber a água do mar para hidratação. Para a excreção de todo o sal da água do mar mais os solutos obrigatórios, seria necessário um volume maior de água a ser perdida na urina do que o volume contido na água do mar consumida.

SEGMENTOS TUBULARES INDIVIDUAIS

Os princípios importantes acerca dos diferentes segmentos tubulares envolvem a maneira como a reabsorção de sódio, cloreto e água estão inter-relacionadas e a maneira como a quantidade de reabsorção varia quantitativamente entre os diferentes segmentos.

TÚBULO PROXIMAL

Como mostrado na Figura 44-2, várias vias de entrada na membrana apical estão envolvidas na reabsorção transcelular ativa de sódio no túbulo proximal. Nas porções iniciais, uma grande fração do sódio filtrado entra na célula pela membrana apical por

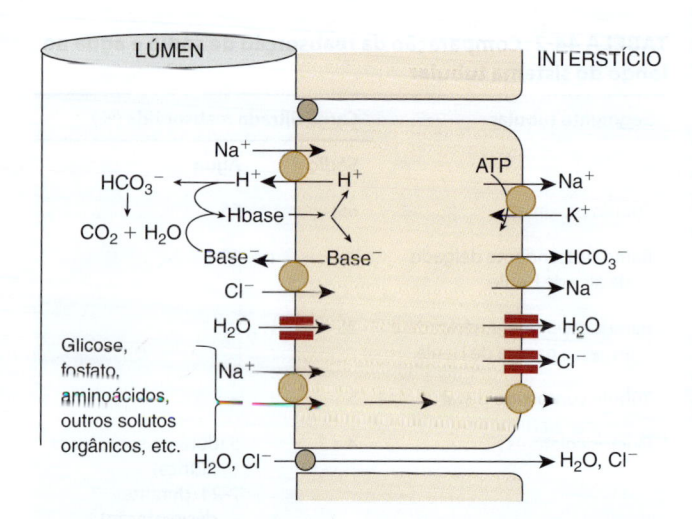

FIGURA 44-2 Principais vias para a reabsorção de sódio, cloreto e água no túbulo proximal. Todo o túbulo proximal é um local importante na reabsorção de sal e água. A entrada de sódio está acoplada à secreção ou captação de diversas substâncias, principalmente íons hidrogênio, os quais são secretados em troca de sódio por meio do trocador NHE3. Esses íons hidrogênio, uma vez no lúmen, combinam-se com o bicarbonato filtrado e com as bases orgânicas secretadas (ver texto e Capítulo 47 para uma explicação mais detalhada). O sódio adicional entra na membrana apical por simporte com a glicose, aminoácidos e fosfato. O sódio é transportado para o interstício principalmente pela bomba Na$^+$-K$^+$-ATPase na membrana basolateral, mas também por simporte com o bicarbonato. (O acoplamento entre o sódio e o bicarbonato é descrito com detalhes no Capítulo 47.) O cloreto que atravessa a membrana apical por antiporte com bases orgânicas deixa a célula pela membrana basolateral principalmente através de canais iônicos. Além disso, uma quantidade substancial de cloreto é reabsorvida pela via paracelular. A água move-se pela via paracelular ou transcelular por aquaporinas. (Modificada com permissão de Eaton DC, Pooler JP: *Vander's Renal Physiology*, 7th ed. New York, NY: Lange Medical Books/McGraw-Hill, Medical Pub. Division, 2009.)

meio de antiporte com prótons. Como será descrito no Capítulo 47, esses prótons, que são liberados quando o dióxido de carbono combina-se com a água, causam a reabsorção ativa secundária do bicarbonato filtrado. Portanto, no túbulo proximal inicial, o bicarbonato é o principal ânion reabsorvido com o sódio, o que diminui de forma marcante a concentração luminal de bicarbonato (Figura 44-3). Nutrientes orgânicos e fosfato também são absorvidos com o sódio, e suas concentrações luminais também diminuem rapidamente.

Um grande percentual da reabsorção de cloreto no túbulo proximal ocorre por meio de difusão paracelular. A concentração de cloreto na cápsula de Bowman é essencialmente a mesma do plasma (cerca de 110 mEq/L). Ao longo do túbulo proximal inicial, a reabsorção de água aumenta a concentração de cloreto no lúmen tubular, a qual pode ficar acima da concentração de cloreto nos capilares peritubulares (ver Figura 44-3). Então, à medida que o líquido flui pelas porções média e terminal do túbulo proximal, esse gradiente de concentração, mantido pela reabsorção contínua de água, fornece a força motriz para a reabsorção paracelular de cloreto por difusão.

Existe também um importante componente do transporte *ativo* de cloreto do lúmen para as células na porção terminal do túbulo proximal. Como ilustrado na Figura 44-2, esse transporte

FIGURA 44-3 Mudanças na composição do líquido tubular ao longo do túbulo contorcido proximal, expressas como a concentração do soluto no filtrado tubular (FT) em relação à concentração plasmática (P). Valores acima de 1,0 indicam que a reabsorção da substância foi relativamente menor do que a reabsorção da água; logo, a concentração dessa substância aumenta. Valores abaixo de 1,0 indicam que a reabsorção da substância foi relativamente maior do que a reabsorção da água. Fosfato inorgânico, bicarbonato, glicose e lactato são reabsorvidos preferencialmente com o sódio no início do túbulo proximal, e suas concentrações caem com rapidez. Por outro lado, a concentração do cloreto aumenta um pouco, pois sua reabsorção é inferior à do sódio e, portanto, à de água no início do túbulo proximal. A concentração de sódio e a concentração total de íons ou solutos (osmolalidade) permanecem quase iguais às do plasma. (Modificada com permissão de Rector FC. Sodium, bicarbonate, and chloride absorption by the proximal tubule. *Am J Physiol*. 1983;244(5):F461–F471.)

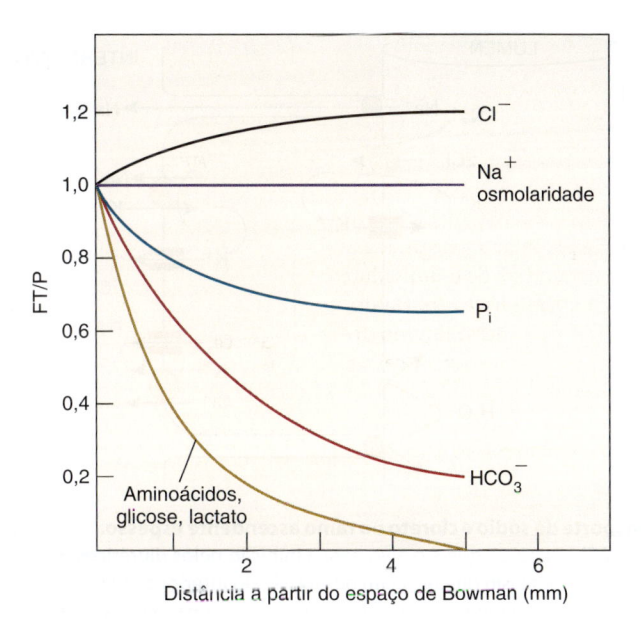

envolve paralelamente trocadores Na^+-H^+ e Cl^--base. O cloreto é ativamente transportado para a célula em troca do movimento morro abaixo (secreção) de pequenas bases orgânicas aniônicas (antiporte). Esses solutos incluem formato e oxalato, que são continuamente gerados nas células por dissociação de seus respectivos ácidos sem carga em um próton e uma base. Ao mesmo tempo, os prótons liberados dentro das células pela dissociação dos ácidos são ativamente transportados para o interior do lúmen por **trocadores Na^+-H^+**. No lúmen, os prótons e as bases orgânicas recombinam-se para formar ácidos neutros, que então difundem-se através da membrana apical de volta ao interior da célula, onde todo o processo é repetido. Ambos, os prótons e as bases orgânicas, são *reciclados* infinitamente, deslocando-se para o interior das células onde são pareados como uma molécula neutra; então, deslocam-se para fora da célula por transportadores separados, depois que o próton é dissociado. A ação paralela dos trocadores Na^+-H^+ e Cl^--base causa o mesmo resultado que seria obtido se o Cl^- e o Na^+ fossem simplesmente cotransportados para o interior celular. É importante destacar que, devido à reciclagem de prótons e bases, a maioria dos prótons não torna o lúmen mais ácido, pois esses solutos estão simplesmente combinando-se com as bases e deslocando-se de volta ao interior celular. Também deve ser reconhecido que no final tudo depende da ação da bomba Na^+-K^+-ATPase para o estabelecimento de um gradiente para o sódio, o qual impulsiona o trocador Na^+-H^+ na membrana apical.

A respeito da reabsorção de água, o túbulo proximal, como mencionado, tem uma permeabilidade muito grande à água, permitindo que diferenças muito pequenas na osmolaridade (menores que 1 mOsm/L) resultem na reabsorção de grandes quantidades de água, normalmente cerca de 65% da água filtrada. Essa diferença de osmolaridade é criada pela reabsorção de sódio e de vários solutos ligados direta ou indiretamente ao sódio (Tabela 44-4).

Se esse acoplamento entre a reabsorção proximal de sódio e água é desfeito, ocorre o fenômeno conhecido como **diurese osmótica**. O termo "diurese" significa apenas um aumento no fluxo urinário, e a diurese osmótica é a situação na qual o fluxo urinário aumentado deve-se a uma quantidade anormalmente alta de qualquer substância no filtrado glomerular que é reabsorvida incompletamente ou não é reabsorvida pelo túbulo proximal (p. ex., o

TABELA 44-4 Resumo dos mecanismos de reabsorção de sódio que comandam a reabsorção de outras substâncias no túbulo proximal

Reabsorção de sódio
1. Cria uma diferença de osmolalidade transtubular que favorece a reabsorção de água por osmose; por sua vez, a reabsorção de água concentra muitos solutos luminais (p. ex., cloreto e ureia), favorecendo a reabsorção desses solutos por difusão
2. Possibilita a reabsorção de muitos nutrientes orgânicos, fosfato e sulfato por cotransporte através da membrana luminal
3. Possibilita a secreção de íons hidrogênio por antiporte através da membrana luminal; esses íons hidrogênio são necessários para a reabsorção de bicarbonato (como descrito no Capítulo 47)
4. Possibilita a reabsorção de cloreto por cotransporte indireto através da membrana luminal (devido à presença dos trocadores Na^+-H^+ e Cl^-/base$^-$ que se localizam paralelamente)

Reproduzida com permissão de Eaton DC, Pooler JP: *Vander's Renal Physiology*, 7th ed. New York, NY: Lange Medical Books/McGraw-Hill, Medical Pub. Division, 2009.

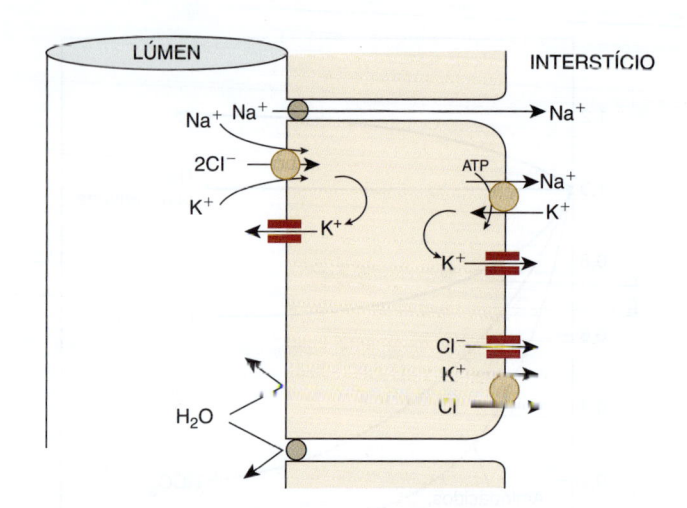

FIGURA 44-4 Principais vias de transporte de sódio e cloreto no ramo ascendente espesso. O principal transportador no ramo ascendente espesso é o cotransportador $1Na^+$-$1K^+$-$2Cl^-$ (NKCC2), que é o alvo para a inibição pelos diuréticos de alça como a furosemida e a bumetanida. Além do NKCC2, as células contêm canais de potássio que reciclam o potássio do interior celular para o lúmen e para o interstício (ver Capítulo 46). Além das via transcelular, um pouco do sódio também é transportado pela via paracelular em resposta ao potencial luminal positivo. As membranas apicais e as junções oclusivas do ramo ascendente espesso têm uma permeabilidade muito baixa à água, que não é reabsorvida neste segmento. Em razão de as células reabsorverem mais sal, mas não água, o ramo ascendente espesso é o ponto no néfron no qual o sal é separado da água. Como resultado, as excreções de água e de sal podem ser controladas independentemente. (Modificada com permissão de Eaton DC, Pooler JP: *Vander's Renal Physiology*, 7th ed. New York, NY: Lange Medical Books/McGraw-Hill, Medical Pub. Division, 2009.)

manitol, um monossacarídeo que não é transportado pelo epitélio tubular). À medida que a água é reabsorvida no túbulo proximal, ocorre um aumento da concentração de qualquer soluto incomum não reabsorvido, e sua presença osmótica retarda a reabsorção adicional de água (no próprio túbulo proximal e também nas regiões seguintes). A incapacidade da água de seguir o sódio que está sendo removido do lúmen significa que a concentração de sódio no lúmen do túbulo proximal diminui levemente em relação a sua concentração no líquido intersticial. Essa diferença de concentração, embora pequena, impulsiona a difusão passiva de sódio por meio do epitélio (principalmente através das junções oclusivas) de volta para o lúmen, ou seja, o transporte de sódio alcança o limite pelo gradiente descrito no Capítulo 42. Como resultado, uma quantidade de *sódio* acima do normal não é reabsorvida, assim como o soluto incomum, e ambos são direcionados para a alça de Henle. Portanto, os diuréticos osmóticos inibem a reabsorção de água e sódio (bem como de outros íons). A diurese osmótica pode ocorrer em pessoas com **diabetes melito** descontrolada; a carga filtrada de glicose excede o seu transporte máximo (T_m), e, então, a glicose não reabsorvida atua como um diurético osmótico.

ALÇA DE HENLE

A alça de Henle reabsorve sal e água, mas, de forma geral, reabsorve uma quantidade maior de sal (cerca de 25% da carga filtrada) do que água (10% da carga filtrada). (Ver a Tabela 44-2). Essa é uma diferença importante em relação ao túbulo proximal, que reabsorve água e sódio em proporções praticamente iguais.

Assim como mostrado na Tabela 44-2, a reabsorção de sal e a de água ocorrem em partes diferentes da alça de Henle. O ramo *descendente* reabsorve água, mas não sódio ou cloreto. A porção *ascendente* (tanto o ramo delgado quanto o espesso) reabsorve sódio e cloreto, mas pouca água. Como um todo, a alça de Henle reabsorve um pouco de água e uma quantidade maior de sal, tornando o líquido luminal diluído. As diferenças entre os dois ramos demonstram que as células que revestem as regiões descendente e ascendente possuem diferentes propriedades de permeabilidade. As membranas basolaterais de todas as células renais são bastante permeáveis à água devido à presença de **aquaporinas**. Por isso, a osmolalidade citosólica é sempre próxima ao interstício circundante. Contudo, as membranas *apicais* nem sempre contêm aquaporinas. Os ramos descendentes contêm aquaporinas, assim a água é reabsorvida neste segmento, impulsionada pelo aumento da osmolalidade do interstício medular. Os ramos ascendentes *não* expressam aquaporinas nas membranas apicais, e as junções oclusivas não são permeáveis à água. Portanto, embora exista um gradiente osmótico entre o lúmen (diluído) e o interstício (concentrado), a água não é deslocada em direção ao gradiente, e aquela que flui ao longo do ramo ascendente permanece no lúmen e chega no túbulo distal.

Quais são os mecanismos da reabsorção de sódio e cloreto nos ramos ascendentes? No ramo ascendente delgado, esses processos são principalmente passivos; no ramo ascendente espesso, ativos. A reabsorção de água no ramo descendente concentra um pouco o sódio luminal. Assim, o líquido luminal que alcança o epitélio do ramo *ascendente* delgado contém uma concentração maior de sódio, e esse gradiente impulsiona a reabsorção, provavelmente pela via paracelular. À medida que o líquido tubular chega ao ramo ascendente *espesso*, as propriedades de transporte do epitélio mudam novamente, e o processo ativo torna-se dominante. Como mostrado na Figura 44-4, a principal etapa para a entrada de sódio e cloreto na membrana apical no ramo ascendente espesso é por meio dos **cotransportadores** $1Na^+$-$1K^+$-$2Cl^-$ (isoforma **NKCC2**). (O cotransportador $1Na^+$-$1K^+$-$2Cl^-$ requer que quantidades iguais de potássio e sódio sejam transportadas, tópico que será discutido no Capítulo 46.) O cotransportador $1Na^+$-$1K^+$-$2Cl^-$ é o alvo de uma das principais classes de diuréticos coletivamente conhecidos como **diuréticos de alça**, que incluem os fármacos ***furosemida***

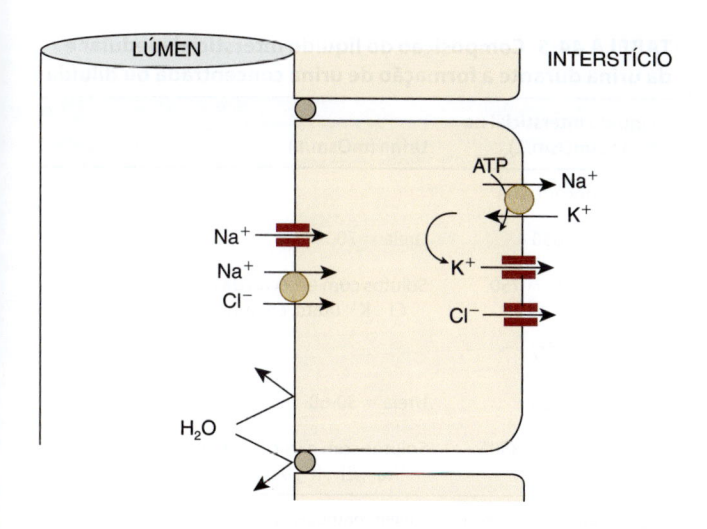

FIGURA 44-5 Principais vias de transporte de sódio e cloreto no túbulo contorcido distal. A membrana apical contém o cotransportador Na^+-Cl^- (NCC), que é inibido pelos diuréticos tiazídicos. No túbulo contorcido distal, também ocorre reabsorção de sódio por canais de sódio apicais. A membrana apical e as junções oclusivas apresentam baixa permeabilidade à água. (Modificada com permissão de Eaton DC, Pooler JP: *Vander's Renal Physiology*, 7th ed. New York, NY: Lange Medical Books/McGraw-Hill, Medical Pub. Division, 2009.)

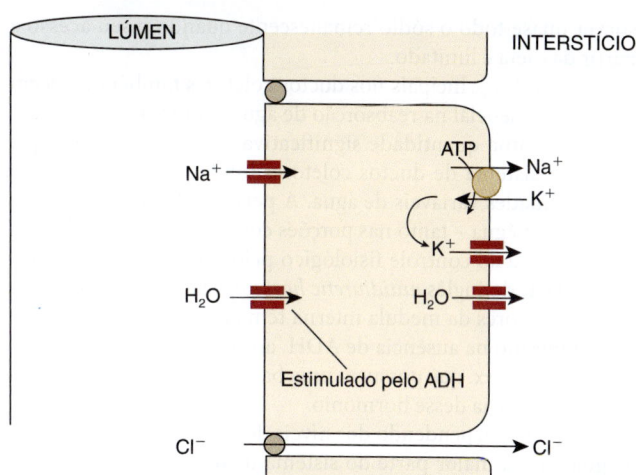

FIGURA 44-6 Principais vias de transporte de sódio, cloreto e água nas células principais do ducto coletor cortical. A reabsorção de sódio ocorre pelos canais de sódio na membrana apical. A atividade desses canais é controlada pelo hormônio aldosterona (ver Capítulo 45). A reabsorção de cloreto é passiva e ocorre pela via paracelular. A reabsorção de água ocorre por meio de aquaporinas, as quais são controladas pelo hormônio antidiurético (ADH). (Modificada com permissão de Eaton DC, Pooler JP: *Vander's Renal Physiology*, 7th ed. New York, NY: Lange Medical Books/McGraw-Hill, Medical Pub. Division, 2009.)

(*Lasix*) e *bumetanida*. A membrana apical desse segmento também possui uma isoforma do trocador Na^+-H^+, que, assim como a isoforma do túbulo proximal, fornece outro mecanismo para o movimento de sódio para o interior celular.

Além da reabsorção transcelular ativa de sódio, um grande percentual (quase 50%) da reabsorção total de sódio nesse segmento ocorre por difusão paracelular. Existe uma alta condutância paracelular de sódio no ramo ascendente espesso, e o potencial luminal nesse segmento é positivo, o que representa uma força motriz para os cátions. (Nos capítulos subsequentes será visto que essa via paracelular também permite reabsorção substancial de potássio e cálcio.) Contudo, nada disso poderia funcionar apropriadamente sem a atividade contínua da bomba Na^+-K^+-ATPase na membrana basolateral.

Para resumir as principais características da alça de Henle, o ramo descendente reabsorve água, mas não cloreto de sódio, ao passo que o ramo ascendente reabsorve cloreto de sódio, porém não a água. Os eventos fundamentais ocorrem no ramo ascendente *espesso*. A reabsorção de sal, mas não de água, garante que o resultado líquido na alça de Henle como um todo consiste na maior reabsorção de sal do que de água. O ramo ascendente é chamado de **segmento diluidor** (pois dilui o líquido tubular), e o líquido que sai da alça de Henle e entra no túbulo contorcido distal é hiposmótico (mais diluído) se comparado ao plasma.

TÚBULO CONTORCIDO DISTAL

O túbulo distal continua a reabsorver sódio e cloreto, sendo o **cotransportador Na^+-Cl^-** o principal transportador apical desse segmento (Figura 44-5). Esse transportador difere significativamente do cotransportador Na^+-K^+-$2Cl^-$ do ramo ascendente espesso e é sensível a diferentes substâncias. Em particular, o cotransportador Na^+-Cl^- é bloqueado pelos ***diuréticos tiazídicos***.

Os canais de sódio também permitem a entrada de sódio no túbulo contorcido proximal. Como o ramo ascendente da alça de Henle, o túbulo distal não é permeável à água, assim, o líquido tubular é diluído ainda mais neste segmento.*

SISTEMA DE DUCTOS COLETORES

Nos ductos coletores, existe uma divisão de trabalho entre os vários tipos celulares. A reabsorção de sódio e água é realizada pelas **células principais** (assim chamadas porque constituem aproximadamente 70% das células; Figura 44-6). A reabsorção de cloreto ocorre em parte pela via paracelular, mas a reabsorção ativa é também associada a outra classe de células dos ductos coletores, as células intercalares (ver Figura 47-3).

As células principais reabsorvem sódio por meio de **canais de sódio epiteliais** localizados na membrana apical. A regulação da etapa de entrada de sódio nas células tubulares é muito importante para o controle da excreção de sódio, o que será discutido com mais detalhe no Capítulo 45.

Alguma parte da reabsorção do cloreto de sódio continua nos ductos coletores medulares, provavelmente por meio de algum tipo de canal de sódio epitelial. Embora as dietas da atualidade contenham excesso de sódio e normalmente exista uma quantidade substancial de sódio na urina final, é possível reab-

---

* N. de T. Neste livro, os autores consideram o túbulo conector como parte do sistema de ductos coletores; entretanto, essa região, por ser uma área de transição, também é considerada por outros autores como parte do chamado túbulo distal final. O túbulo conector ou distal final apresenta permeabilidade à água na presença do hormônio antidiurético, diferentemente das porções mais proximais do túbulo distal.

sorver quase todo o sódio remanescente quando o seu acesso a partir da dieta é limitado.

As células principais nos ductos coletores também exercem um papel essencial na reabsorção de água. Como indicado, existe sempre uma quantidade significativa de líquido diluído que chega ao sistema de ductos coletores, onde ocorre reabsorção de quantidades variáveis de água. A permeabilidade das células principais à água – tanto nas porções corticais quanto medulares – está sujeita ao controle fisiológico pelo **hormônio antidiurético** (**ADH**, do inglês *antidiuretic hormone*; ver Figura 44-6). Os ductos coletores da medula interna têm alguma permeabilidade à água mesmo na ausência de ADH, ao contrário da medula externa e do córtex, que possuem uma baixíssima permeabilidade à água na ausência desse hormônio.

Portanto, dependendo dos níveis de ADH, a permeabilidade à água para a maior parte do sistema de ductos coletores pode variar de muito baixa até muito alta. Quando a permeabilidade à água é muito baixa (na ausência de ADH), o líquido hiposmótico que entra nos ductos coletores a partir do túbulo contorcido distal permanece hiposmótico à medida que flui pelos ductos. Quando esse líquido alcança a porção medular dos ductos coletores, existe um altíssimo gradiente osmótico que favorece a reabsorção, que ocorre mesmo de forma limitada. Assim, embora exista pouca reabsorção *cortical* de água na ausência de ADH, ocorre alguma reabsorção medular devido ao enorme gradiente osmótico. Entretanto, como grande parte da água *não* é reabsorvida no córtex, a maior porção da água que entra nos ductos coletores medulares flui em direção ao ureter. Isso resulta na excreção de um grande volume de urina hiposmótica (diluída), ou **diurese hídrica**.

O que acontece quando a permeabilidade do sistema de ductos coletores à água é muito alta (grandes quantidades de ADH)? À medida que o líquido hiposmótico que entra no sistema de ductos coletores a partir do túbulo contorcido distal flui pelos ductos coletores corticais, a maior parte da água é rapidamente reabsorvida. Isso ocorre devido à grande diferença de osmolalidade entre o líquido luminal hiposmótico e o líquido intersticial isosmótico (285 mOsm/kg) do córtex. Em essência, os ductos coletores corticais reabsorvem o grande volume de água que não acompanhou a reabsorção de soluto nos ramos ascendentes da alça de Henle e no túbulo contorcido distal. Em outras palavras, o ducto coletor cortical *reverte* a diluição realizada pelos demais segmentos. Quando a osmolalidade do líquido luminal alcança a osmolalidade do líquido intersticial, o ducto coletor cortical passa a comportar-se de forma análoga ao túbulo proximal, reabsorvendo proporções aproximadamente iguais de soluto (sobretudo cloreto de sódio) e água. Como resultado, o líquido tubular que deixa o ducto coletor cortical para entrar no ducto coletor medular é isosmótico com o plasma cortical, mas seu volume é bastante reduzido se comparado à quantidade que entra a partir do túbulo distal.

No ducto coletor medular, a reabsorção de soluto continua, mas, na presença de ADH, a reabsorção de água é proporcionalmente ainda maior. Isso ocorre devido à ação do ADH no epitélio do ducto coletor medular, que aumenta a permeabilidade à água, e porque o interstício medular é hiperosmótico em relação ao plasma (por motivos que serão discutidos adiante). Dessa maneira, o líquido tubular torna-se cada vez mais hiperosmótico e com volume reduzido.

Como o ADH converte a permeabilidade à água de muito baixa para muito alta? Um nome alternativo para o ADH é **arginina vasopressina** (devido ao fato de o hormônio também estimular a constrição das arteríolas e, portanto, aumentar a pressão

TABELA 44-5 Composição do líquido intersticial medular e da urina durante a formação de urina concentrada ou diluída

Líquido intersticial na papila (mOsm/L)	Urina (mOsm/L)
Urina concentrada	
Ureia = 650	Ureia = 700
$Na^+ + Cl^- = 750^a$	Solutos com exceção da ureia = 700 (Na^+, Cl^-, K^+, urato, creatinina, etc.)
Urina diluída	
Ureia = 300	Ureia = 30-60
$Na^+ + Cl^- = 350^a$	Solutos com exceção da ureia = 10 a 40 (Na^+, Cl^-, K^+, urato, creatinina, etc.)[b]

[a]Alguns outros íons (p. ex., K^+) também contribuem para essa osmolaridade, mas de forma menos significativa.
[b]Dependendo do balanço do sódio, a presença desse íon na urina pode variar de indetectável a elevada; neste último caso, o sódio pode ser o principal osmólito na urina.
Reproduzida com permissão de Eaton DC, Pooler JP: *Vander's Renal Physiology*, 7th ed. New York, NY: Lange Medical Books/McGraw-Hill, Medical Pub. Division, 2009.

arterial), mas o principal efeito renal do ADH é a inibição da diurese, ou seja, o hormônio é "contrário a um grande volume de urina" (ver Capítulo 61). O ADH atua nas células principais dos ductos coletores, as mesmas células que reabsorvem sódio, recrutando para a membrana luminal vesículas que contêm aquaporinas. Na ausência de ADH, as aquaporinas são retiradas da membrana apical por endocitose. (Como mencionado, a permeabilidade à água das membranas *basolaterais* das células epiteliais renais é sempre alta, devido à presença constitutiva de isoformas de aquaporinas; assim, a permeabilidade da membrana luminal limita a taxa de reabsorção de água.)

CONCENTRAÇÃO DA URINA: O GRADIENTE OSMÓTICO MEDULAR

Após o que foi exposto, pode-se compreender o processo de produção de urina hiposmótica: os túbulos (em particular o ramo ascendente espesso da alça de Henle) reabsorvem relativamente mais soluto do que água, e o líquido diluído que permanece no lúmen é excretado. A produção de urina hiperosmótica também é facilmente compreensível, pois a reabsorção de água do lúmen em direção ao interstício hiperosmótico concentra o líquido luminal, tornando concentrada a urina a ser excretada. A questão é: como os rins geram o interstício medular hiperosmótico? Não apenas o interstício medular é hiperosmótico, mas existe um *gradiente* de osmolalidade, que vai desde um valor quase isosmótico na borda corticomedular até um valor máximo que pode ser maior do que 1.200 mOsm/kg na papila. Esse pico de osmolalidade não é constante e muda de acordo com as condições. Ele é maior durante períodos de privação de água e desidratação, quando a excreção pela urina é menor, mas pode mudar para cerca da metade desse valor durante um excesso de hidratação e quando a excreção pela urina é elevada (ver Tabela 44-5).

Os principais componentes do sistema que desenvolvem o gradiente osmótico medular são: (1) a adição de sódio ao interstício medular pelo ramo ascendente espesso; (2) a vasculatura que minimiza a remoção desse sódio devido a uma organização incomum dos componentes descendentes que estão em íntima aposição com os componentes ascendentes e também ao baixo fluxo sanguíneo e (3) a reciclagem da ureia entre os ductos coletores medulares e as porções mais profundas da alça de Henle (ver Figura 43-3). Alguns aspectos desse processo são ainda incertos. Entretanto, os pontos essenciais são claros, e serão tratados a seguir.

De início será vista a condição na qual não existe gradiente de modo a acompanhar o estabelecimento desse gradiente. Considera-se que o plasma que entra na medula e o interstício medular têm uma concentração normal de sódio (140 mEq/L), e que o interstício medular é isosmótico com o plasma normal. A reabsorção de sódio e cloreto pelos ramos ascendentes espessos na medula externa é a primeira etapa. À medida que o sódio é depositado no interstício, a concentração de sódio intersticial começa a aumentar acima de 140 mEq/L. Isso impulsiona a difusão de sódio para os vasos sanguíneos vizinhos. Nas porções do ramo ascendente espesso do *córtex*, o sódio reabsorvido simplesmente mistura-se com o material reabsorvido pelos túbulos contorcidos proximais adjacentes. Em razão de o córtex conter muitos capilares peritubulares e um alto fluxo sanguíneo, o material reabsorvido imediatamente alcança a vasculatura e retorna à circulação sistêmica. Entretanto, na medula, a anatomia vascular e o fluxo sanguíneo são muito diferentes, e o sódio reabsorvido depositado no interstício medular externo não é imediatamente removido, ficando, portanto, acumulado. O grau de acúmulo de sódio está relacionado com a organização dos vasos retos, com suas propriedades de permeabilidade e com o volume de sangue que flui dentro deles.

VASOS RETOS

Como descrito no Capítulo 40, o sangue entra e sai da medula externa por feixes paralelos de vasos retos descendentes e ascendentes. Esses vasos são permeáveis ao sódio e inicialmente captam a maior parte do sódio que está sendo transportado pelos ramos ascendentes espessos para o interstício da medula externa. Os vasos ascendentes retornam o sódio para a circulação sistêmica, mas os descendentes o conduzem para a medula interna, onde se difunde pelo endotélio dos **vasos retos** e dos capilares entre os feixes, aumentando a concentração de sódio (e a osmolalidade) ao longo da medula. É nessa região que a anatomia da vasculatura torna-se particularmente importante. Se o sangue na medula interna que contém uma concentração de sódio um pouco elevada simplesmente fluísse para um sistema de drenagem venosa, ocorreria um aumento adicional muito pequeno na concentração de sódio intersticial. Contudo, os capilares entre os feixes drenam para os vasos retos ascendentes que estão situados logo após os vasos retos descendentes. As paredes dos vasos retos ascendentes são fenestradas, permitindo o equilíbrio rápido e completo de água e pequenos solutos entre o plasma e o interstício. À medida que o conteúdo total de sódio na medula aumenta, o sangue nos vasos ascendentes adquire uma concentração de sódio cada vez maior. Entretanto, o sangue que entra na medula tem uma concentração de sódio de cerca de 140 mEq/L. Portanto, existe um gradiente de concentração entre os vasos ascendentes e os descendentes vizinhos. Assim, um pouco do sódio medular começa a recircular, difundindo-se para fora dos vasos ascendentes (que contêm uma concentração elevada de sódio), e entra novamente nos vasos descendentes adjacentes (que contêm uma concentração normal de sódio). Esse processo de troca entre os vasos ascendentes e descendentes é chamado de **multiplicador contracorrente**. Ao longo do tempo, o conteúdo de sódio nos vasos ascendentes e no interstício medular aumenta até que o equilíbrio dinâmico seja atingido, no qual a quantidade desse "novo" sódio bombeado para a medula externa a partir dos ramos ascendentes espessos equilibra-se com a quantidade adicional de sódio que retorna à circulação sistêmica pelos vasos retos ascendentes. A concentração de sódio na medula interna pode alcançar o valor de pico de 300 mEq/L, que é mais do que o dobro do valor da circulação sistêmica. Já que o deslocamento de sódio é acompanhado por um ânion, principalmente o cloreto, a contribuição de sal para a osmolalidade medular é de cerca de 600 mOsm/kg.

O que acontece com a água na medula durante esse período? Embora o acúmulo de solutos não cause necessariamente um efeito importante sobre o volume renal, a quantidade de água no interstício medular deve permanecer relativamente constante; do contrário, a medula poderia murchar ou inchar de forma significativa. As células endoteliais dos vasos retos descendentes, embora não tão permeáveis quanto o endotélio fenestrado dos vasos retos ascendentes, contêm aquaporinas, permitindo que a água seja arrastada a partir do plasma ao interstício medular bastante hiperosmótico, de forma semelhante à água que é arrastada para fora do sistema tubular. Essa perda de água a partir dos vasos retos descendentes diminui o volume plasmático do sangue que penetra profundamente na medula e aumenta sua osmolalidade, reduzindo a tendência a diluir o interstício medular interno. A água que deixa os vasos descendentes move-se por fluxo em massa aos vasos retos ascendentes adjacentes e é removida da medula; portanto, não há acúmulo de água. Assim como existe troca de solutos pelo sistema contracorrente entre os vasos descendentes e ascendentes, existe também troca de água por contracorrente. Nos vasos descendentes, a água sai, e os solutos entram; nos vasos ascendentes, a água entra, e os solutos saem (ver Figuras 44-7 e 40-1). A reabsorção de água e sal nas regiões delgadas da alça de Henle também influencia o gradiente osmótico. Apesar de sua contribuição quantitativa ser desconhecida, certamente é inferior à dos ramos ascendentes espessos e vasos retos.

A *magnitude* do fluxo sanguíneo nos vasos retos é uma variável fundamental. Se o fluxo sanguíneo é relativamente alto, a água do plasma isosmótico entra na medula nos vasos retos descendentes e dilui o interstício hiperosmótico, o que ocorre em algum grau durante a diurese hídrica. Contudo, o fluxo sanguíneo medular é mais baixo em condições nas quais a osmolalidade medular é mais elevada. Portanto, o efeito diluidor da água que se difunde a partir dos vasos retos descendentes não é tão grande durante períodos de fluxo sanguíneo reduzido.

UREIA

Existe mais um componente importante envolvido no desenvolvimento do gradiente osmótico medular – a **ureia**. Como indicado, o pico de osmolalidade na papila renal chega a ser de 1.200 mOsm/kg. O sódio e o cloreto são responsáveis por cerca de metade desse valor, e a ureia é responsável por quase todo o restante (500 a 600 mOsm/kg). Para gerar essa alta concentração de ureia (lembrando que a concentração plasmática normal é de cerca de 5 mmol/L), deve haver um processo de reciclagem, que envolve o sistema tubular e os vasos retos.

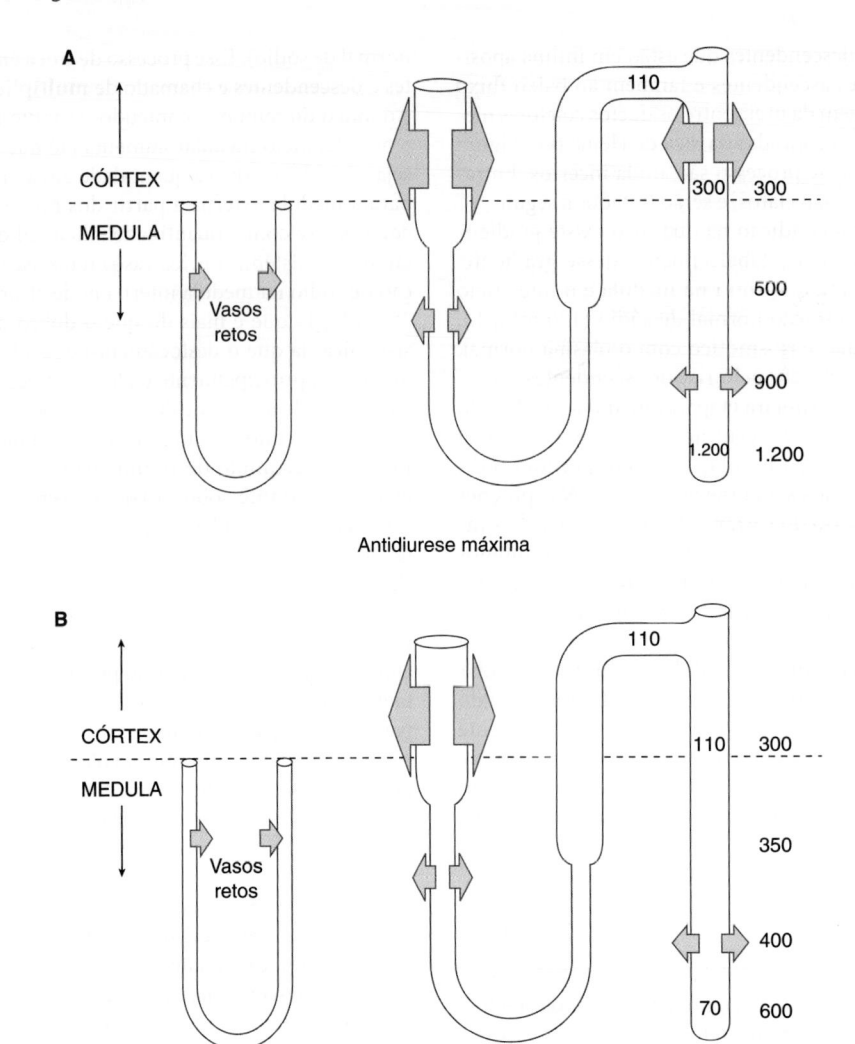

FIGURA 44-7 Manejo renal de água em estados de antidiurese e diurese máxima. Os números à direita indicam a osmolalidade intersticial; os números nos túbulos indicam a osmolalidade luminal. A linha pontilhada indica a borda corticomedular. As setas indicam os locais de deslocamento da água. Na antidiurese e na diurese, a maior parte (65%) da água filtrada é reabsorvida no túbulo proximal, e 10% no ramo descendente da alça de Henle. A maior reabsorção de soluto em relação à água que ocorre na alça de Henle como um todo e no túbulo distal resulta em um líquido luminal muito diluído (110 mOsm) no início dos ductos coletores. Na antidiurese (**A**), a maior parte da água remanescente é reabsorvida no ducto coletor cortical, o que é estimulado pela ação do ADH, com alguma reabsorção adicional no ducto coletor medular. O equilíbrio do líquido tubular com a alta osmolalidade medular resulta em um líquido final hiperosmótico (1.200 mOsm). Na diurese (**B**), não ocorre reabsorção de água no ducto coletor cortical, mas há alguma reabsorção no ducto coletor medular interno. Apesar da reabsorção medular de água, a reabsorção medular contínua de soluto causa uma redução relativamente maior do conteúdo de soluto do que do conteúdo de água, e a urina final é muito diluída (70 mOsm). Nos vasos retos paralelos, ocorre troca considerável de soluto e água, tanto que a osmolalidade plasmática e as concentrações de soluto equilibram-se com o interstício circundante. Por fim, os vasos retos ascendentes removem todo o soluto e a água reabsorvidos na medula. Já que sempre existe alguma reabsorção efetiva de volume na medula, o fluxo de plasma dos vasos retos para fora da medula sempre excede o fluxo de plasma para o interior da medula. (Modificada com permissão de Eaton DC, Pooler JP: *Vander's Renal Physiology*, 7th ed. New York, NY: Lange Medical Books/McGraw-Hill, Medical Pub. Division, 2009.)

Esse processo de reciclagem foi descrito no Capítulo 43, e os pontos principais serão revisados aqui. A ureia é livremente filtrada, e cerca de metade desta é reabsorvida no túbulo proximal. Ela é secretada na alça de Henle (regiões delgadas), impulsionada pela alta concentração de ureia do interstício medular, restaurando, assim, a quantidade de ureia tubular de volta à carga filtrada. A partir do final dos ramos delgados até os ductos coletores medulares internos, ocorre pouco transporte de ureia. Em virtude de a maior parte da água ser reabsorvida antes dos ductos coletores medulares internos (pelos ductos coletores corticais e medulares externos), a *concentração* de ureia luminal aumenta em até 50 vezes em relação ao valor plasmático (i.e., 500 mmol/L ou mais). Nos ductos coletores medulares internos, isso impulsiona a reabsorção de ureia por transportadores especializados sensíveis ao ADH, aumentando a concentração intersticial medular para um valor elevado, próximo ao do lúmen tubular. A ureia concentrada remanescente nos ductos coletores, em geral cerca da metade da carga filtrada, é excretada. A combinação de

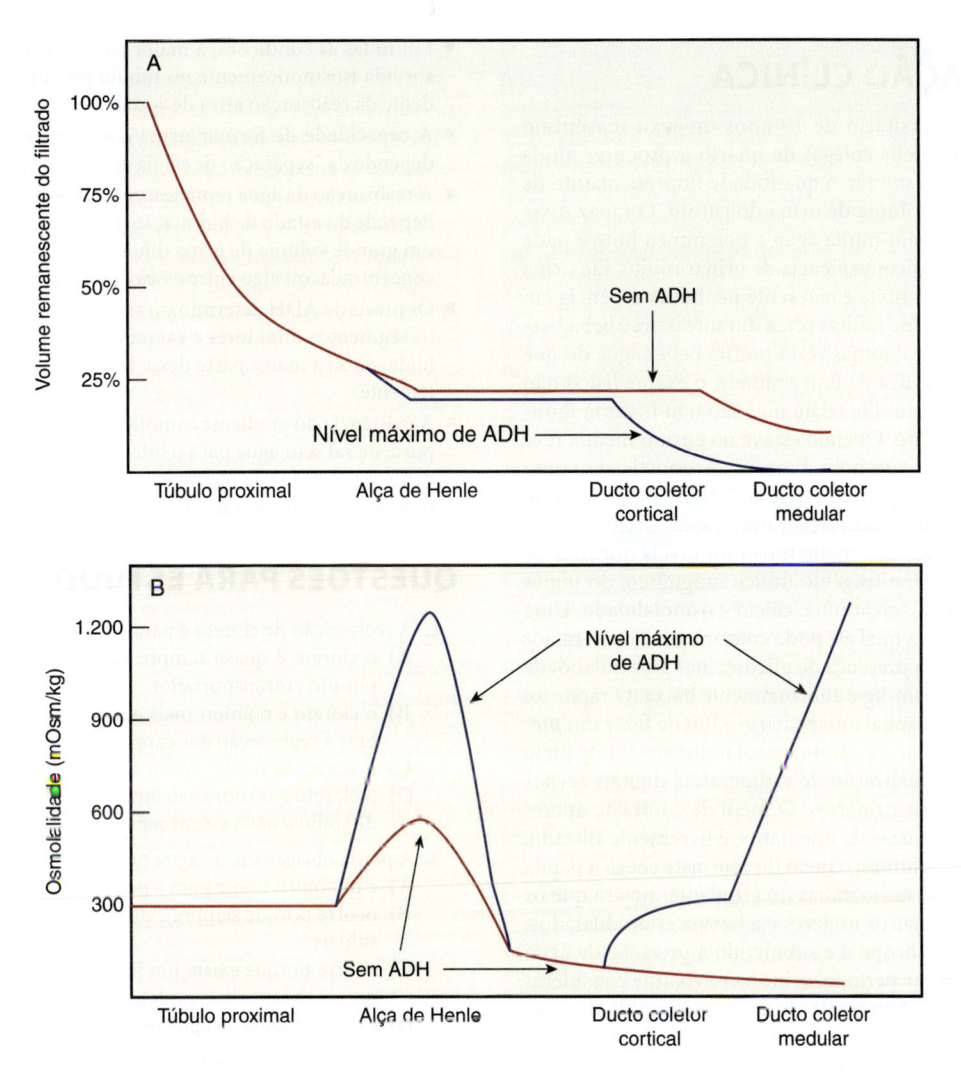

FIGURA 44-8 Volume remanescente do filtrado (A) e osmolalidade tubular (B) em diferentes locais ao longo do sistema tubular na presença de níveis máximos de ADH ou na ausência de ADH. Sob todas as condições, a maior parte do volume filtrado é reabsorvida no túbulo proximal. A reabsorção adicional ocorre nos ramos delgados da alça de Henle, e a quantidade exata depende de ADH, pois a osmolalidade intersticial varia de acordo com os níveis de ADH. Na ausência de ADH, não ocorre reabsorção adicional até a medula interna; com níveis máximos de ADH, a maior parte do volume remanescente é reabsorvido nos ductos coletores corticais. A osmolalidade da urina final é fortemente dependente de ADH, assim como a osmolalidade máxima na alça de Henle, pois o pico de osmolalidade intersticial medular também varia de acordo com os níveis de ADH.

uma alta concentração de ureia com o sódio e o cloreto elevados faz a osmolalidade medular retornar a um valor que excede 1.200 mOsm/kg H_2O. A importância da ureia para a geração do gradiente osmótico medular é enfatizada na situação de baixa ingestão de proteínas, que resulta em uma produção metabólica de ureia bastante reduzida. Nessa condição, a capacidade dos rins de produzir uma urina bastante concentrada é reduzida.

Para resumir, quanto à geração do gradiente osmótico renal, o sal (sem água) é depositado no interstício da medula externa pelos ramos ascendentes espessos. Esse sal entra nos vasos retos descendentes e é distribuído na medula interna. Ele acumula-se no interstício medular devido à combinação do baixo fluxo sanguíneo e da troca contracorrente entre os vasos retos ascendentes e descendentes, que minimizam sua remoção. A ureia reciclada a partir dos ductos coletores medulares internos para os ramos delgados da alça de Henle é somada à osmolalidade da medula.

A ureia também participa da troca contracorrente entre os vasos retos ascendentes e descendentes pelos mesmos motivos que o sal. A magnitude do gradiente osmótico é variável, sendo maior durante estados de desidratação e menor durante a diurese hídrica (ver Figura 44-8). Os principais fatores controladores são os níveis de ADH e a magnitude do fluxo sanguíneo medular.

Para concluir, levanta-se uma questão comum entre os estudantes: em condições com altos níveis de ADH, por que a água reabsorvida dos ductos coletores medulares não dilui o interstício medular e destrói o gradiente osmótico? Primeiro, com altos níveis de ADH, a maior parte da água total reabsorvida a partir dos túbulos ocorre no *córtex*, e simplesmente não há muita água restante para ser reabsorvida na medula. Segundo, o ramo ascendente espesso continua adicionando solutos à medula. Proporcionalmente, mais sódio é acrescentado a partir do ramo ascendente espesso do que água a partir dos ductos coletores medulares internos.

CORRELAÇÃO CLÍNICA

Um calouro universitário de 19 anos do sexo masculino é convencido por seus colegas de quarto a procurar ajuda médica após terem notado a quantidade impressionante de água ingerida e o volume de urina do garoto. O rapaz disse que sempre consumiu muita água e que nunca houve nada de errado além da inconveniência de urinar muito. Ele urina apenas uma vez por noite e não sente nenhuma urgência em especial, embora urine muitas vezes durante o dia e beba bastante água gelada, e algumas vezes prefira beber água do que se alimentar. Na clínica da universidade, o exame físico não revela nada incomum. Ele relata que não tem história familiar de diabetes melito. Quando estava no ensino médio, teve uma crise grave de vômito e diarreia, diagnosticada como gastrinterite, na qual perdeu cerca de 5 kg de peso corporal e mostrou sinais de desidratação, mas depois disso recuperou-se bem. Exames de sangue mostram níveis normais de glicose, ureia (BUN, nitrogênio ureico sanguíneo, do inglês *blood urea nitrogen*), creatinina, cálcio e osmolalidade. Uma amostra de urina, na qual ele pode coletar um volume maior que 1 L, não mostra presença de glicose, mas a osmolalidade da urina de 62 mOsm/kg é anormalmente baixa. O rapaz foi encaminhado ao hospital universitário a fim de fazer um *pielograma*, que consiste na administração intravenosa de meio de contraste e na realização de radiografias digitais seriais dos rins e dos tratos urinários. O meio de contraste aparece no córtex renal quase de imediato e é livremente filtrado. Nos 10 minutos seguintes, o meio de contraste chega à papila renal. A análise das radiografias do estudante mostra que os rins são normais, mas os ureteres e a bexiga estão dilatados. Ele foi mantido no hospital e submetido à privação de água durante a noite; neste período, urinou um volume considerável e perdeu 2,5 kg. A privação de água foi mantida durante a manhã, e ele continuou a produzir urina. A pressão arterial do garoto estava normal quando se mantinha sentado, mas diminuía consideravelmente quando ficava em pé (**hipotensão ortostática**). Uma amostra de urina foi coletada nesse momento, demonstrando uma osmolalidade de 279 mOsm/kg, e sua osmolalidade plasmática era de 301 mOsm/kg.

Os médicos tiveram fortes suspeitas de que o garoto apresenta **diabetes insípido**. O fato de a perda de água ter continuado até um estado de desidratação descartou a possibilidade de causas não osmóticas (p. ex., **polidipsia psicogênica**) para o volume urinário excessivo. Assim, foi administrada uma injeção intravenosa de ADH. Mensurações seriadas da urina mostraram que a osmolalidade da urina aumentou para um valor de pico acima de 500 mOsm/kg, demonstrando que os rins responderam bem ao ADH. Dessa forma, trata-se de um caso de diabetes insípido devido à insuficiência de secreção adequada de ADH pela **neuro-hipófise**. Nesse caso, a causa da diminuição da função da neuro-hipófise do paciente não pode ser determinada a partir de sua história médica. Para mais informações sobre o diabetes insípido, ver Capítulo 61.

RESUMO DO CAPÍTULO

- A reabsorção da maior parte da água e dos ânions filtrados e o conteúdo osmótico estão ligados à reabsorção ativa de sódio.
- Em todas as condições, a maior parte do volume filtrado é reabsorvida isosmoticamente no túbulo proximal de maneira dependente da reabsorção ativa de sódio.
- A capacidade de formar urina com uma osmolalidade variável depende da "separação de sal da água" nos segmentos diluidores.
- A reabsorção da água remanescente no lúmen após a alça de Henle depende do estado de hidratação, permitindo que os rins excretem um grande volume de urina diluída ou um baixo volume de urina concentrada, ou algo entre esses dois extremos.
- Os níveis de ADH determinam se o líquido hiposmótico que deixa os segmentos diluidores é excretado amplamente como urina diluída, ou se a maior parte desse líquido é reabsorvida subsequentemente.
- A existência do gradiente osmótico medular depende (1) do transporte de sal sem água para o interstício medular pelo ramo ascendente espesso, (2) da reciclagem de ureia e (3) do baixo volume de fluxo sanguíneo contracorrente nos vasos retos.

QUESTÕES PARA ESTUDO

1. A reabsorção de cloreto é paralela à reabsorção de sódio, pois:
   A) o cloreto é quase sempre transportado junto com o sódio por um cotransportador
   B) o cloreto é o ânion mais abundante disponível para equilibrar a reabsorção das cargas positivas do sódio
   C) o cloreto tem uma permeabilidade passiva muito alta
   D) o cloreto e o sódio são ambos parte da molécula de cloreto de sódio e não podem ser separados

2. A perda obrigatória de água nos rins:
   A) é um outro nome para a perda imperceptível de água
   B) ocorre porque sempre existe alguma excreção de solutos residuais
   C) ocorre porque existe um limite superior da velocidade com que as aquaporinas podem reabsorver água
   D) é a quantidade de água que acompanha a excreção de sal

3. Que região dos túbulos secreta água?
   A) O ramo descendente delgado
   B) O ducto coletor cortical
   C) O ducto coletor medular (quando o ADH está ausente)
   D) Nenhuma região secreta água

4. Se o ramo ascendente espesso parasse de reabsorver sódio, então a urina final seria:
   A) isosmótica com o plasma em todas as condições
   B) diluída, dependendo do ADH
   C) concentrada, dependendo do ADH
   D) diluída ou concentrada, dependendo do ADH

5. Se uma pessoa jovem saudável bebe uma grande quantidade de água, qual das seguintes situações é improvável que aconteça?
   A) Um aumento no fluxo sanguíneo medular
   B) Um aumento na permeabilidade à água nos ductos coletores medulares
   C) Uma diminuição da osmolalidade intersticial na extremidade da papila renal
   D) Uma diminuição na concentração de ureia na urina final

6. Uma pessoa jovem saudável bebe uma grande quantidade de água. Nas próximas horas, a maior parte da água que entra no filtrado glomerular é:
   A) excretada
   B) reabsorvida nos ductos coletores corticais
   C) reabsorvida no túbulo proximal
   D) reabsorvida na alça de Henle

CAPÍTULO 45

Regulação da Excreção de Sódio e Água

Douglas C. Eaton e John P. Pooler

OBJETIVOS

- Descrever a relação entre a renina e a angiotensina II.
- Descrever os sensores que regulam a secreção de renina.
- Definir natriurese e diurese por pressão.
- Definir retroalimentação tubuloglomerular e descrever os mecanismos envolvidos nesse processo e na autorregulação da taxa de filtração glomerular.
- Listar os principais fatores que regulam a excreção de sódio.
- Indicar o tecido de origem da aldosterona, seu local de ação renal e seus efeitos sobre a reabsorção de sódio.
- Apontar a origem dos peptídeos atriais natriuréticos, o estímulo para sua secreção e seu efeito sobre a reabsorção de sódio e sobre a taxa de filtração glomerular.
- Descrever a origem do hormônio antidiurético e os dois principais reflexos que controlam sua secreção.
- Diferenciar as mudanças reflexas que ocorrem quando um indivíduo sofre perda de líquido isosmótico devido à diarreia e quando ocorre perda de água pura (i.e., perda de água com solutos e perda de água pura).
- Montar um diagrama apresentando as vias de excreção de sódio e água que são alteradas em resposta a suor, diarreia, hemorragia, dieta rica em sal e dieta pobre em sal.
- Descrever o controle da sede.

FINALIDADES

A excreção de sódio e água é regulada por diversos sinais. Alguns deles originam-se dentro dos próprios rins (sinais intrarrenais), e alguns, em outras partes do corpo. Os processos regulatórios são complexos, e é fundamental entender os objetivos desta regulação para que os mecanismos individuais sejam bem compreendidos. Um *conceito-chave* é que os rins trabalham em conjunto com o sistema cardiovascular. Juntos, esses dois sistemas garantem que (1) exista um volume sanguíneo suficiente para preencher a árvore vascular, (2) a pressão seja suficiente para impulsionar o fluxo sanguíneo pelos tecidos periféricos e (3) o sangue, e portanto as células de todo o corpo, tenham uma osmolalidade adequada. De uma maneira ou de outra, todos os mecanismos regulatórios que controlam a excreção de sódio e água visam atender a esses objetivos. Existe um objetivo indireto, mas que também

está relacionado. Variações no **fluxo sanguíneo renal** (**FSR**) e na **taxa de filtração glomerular** (**TFG**) são formas importantes de regulação da excreção de sódio. Contudo, os rins não podem permitir níveis extremamente elevados de fluxo sanguíneo e filtração a ponto de comprometer a saúde metabólica ou de interferir na excreção de outras substâncias além do sódio. Portanto, outro objetivo é limitar as alterações no FSR e na TFG relacionadas com o sódio que possam atingir níveis deletérios.

EXCREÇÃO DE SÓDIO: A CONEXÃO CARDIOVASCULAR

Os rins exercem um papel direto na manutenção do débito cardíaco, ao garantirem um fluxo sanguíneo suficiente para que o coração seja preenchido por sangue quando está relaxado e ao

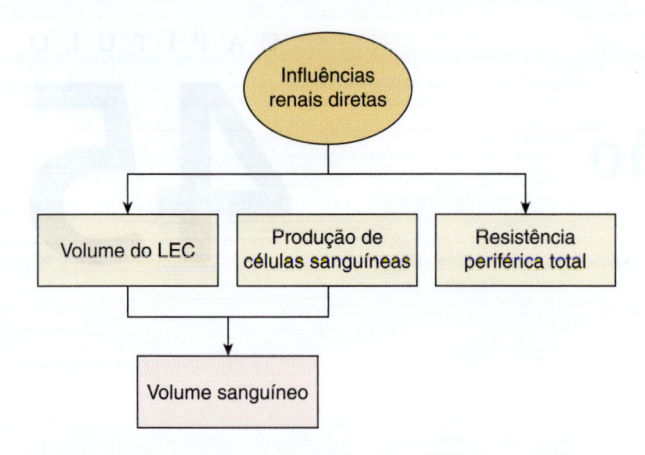

FIGURA 45-1 Influência dos rins sobre o sistema cardiovascular. Os rins afetam o volume sanguíneo devido à produção de eritropoietina, que estimula a produção de hemácias, e ao controle exercido sobre a excreção de sal e água. Os rins também influenciam a resistência periférica total por suas ações sobre a angiotensina II (ver texto para mais detalhes).

contribuírem para o controle da resistência periférica total (ver Figura 45-1). Será analisada a participação renal nessas funções, começando com o volume sanguíneo.

O sangue é composto primariamente por hemácias (cerca de 45%) e plasma (cerca de 55%). Os rins são essenciais para ambas as partes, pois secretam o hormônio **eritropoietina**, que estimula a produção de hemácias, e regulam o **volume do líquido extracelular** (**LEC**), sendo que o plasma sanguíneo constitui uma parte significativa do LEC. Embora não seja exata, existe uma proporcionalidade aproximada entre o volume sanguíneo e o volume total do LEC. O volume sanguíneo tende a aumentar ou diminuir à medida que o volume do LEC aumenta ou diminui devido às variações na quantidade de líquido entre o plasma e o

espaço intersticial. Portanto, a manutenção do volume sanguíneo está amplamente interligada com a manutenção do volume do LEC. A importância da água para o volume do LEC é óbvia, mas por que o sódio é tão importante? A resposta fundamenta-se em dois fatos: primeiro, a osmolalidade do LEC é regulada; segundo, o conteúdo osmótico do LEC depende muito do conteúdo de sódio. A osmolalidade aproximada do LEC pode ser determinada como apresentado a seguir:

$$\text{Osmolalidade do LEC} = \frac{\text{conteúdo de solutos no LEC}}{\text{volume do LEC}} \quad (1)$$

Rearranjando a equacao acima, tem-se:

$$\text{Volume do LEC} = \frac{\text{conteúdo de solutos no LEC}}{\text{osmolalidade do LEC}} \quad (2)$$

Além disso, já que quase todos os solutos no LEC são representados por sódio e uma quantidade equivalente de ânions (sobretudo cloreto e bicarbonato), a quantidade de solutos no LEC é aproximadamente duas vezes o conteúdo de sódio. Assim, pode-se escrever a expressão anterior como demonstrado a seguir:

$$\text{Volume do LEC} = \frac{2 \times \text{conteúdo de sódio no LEC}}{\text{osmolalidade do LEC}} \quad (3)$$

Portanto, devido à osmolalidade bem controlada do LEC, o volume do LEC varia diretamente de acordo com o conteúdo de sódio.

Isso levanta a seguinte questão: como os rins sabem a quantidade de sódio que está presente no LEC? Não existe um mecanismo para o corpo avaliar o conteúdo de sódio propriamente dito. A detecção do conteúdo de sódio é indireta, e baseia-se principalmente nas pressões vasculares. Ou seja, as variações nas pressões vasculares são interpretadas pelo corpo como variações no conteúdo de sódio. As pressões vasculares são avaliadas por **barorreceptores** – células que são deformadas em resposta às

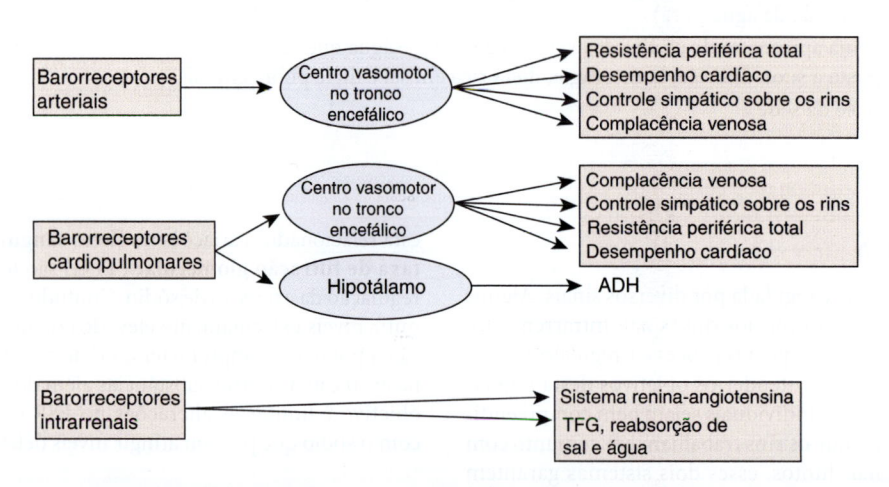

FIGURA 45-2 Os barorreceptores e os principais processos por eles influenciados. Os barorreceptores arteriais detectam as pressões nas artérias aorta e carótidas e enviam a informação aferente ao centro vasomotor no tronco encefálico, que então regula os processos cardiovasculares e renais por meio de eferentes do sistema nervoso autônomo. Os barorreceptores cardiopulmonares detectam a pressão nos átrios cardíacos e nas artérias pulmonares, sendo responsivos ao preenchimento da árvore vascular. Eles enviam a informação aferente paralelamente aos barorreceptores arteriais. Enquanto existe sobreposição entre as influências desses dois conjuntos, os barorreceptores cardiopulmonares exercem uma influência particular sobre o hipotálamo, que regula a secreção de ADH. Os barorreceptores intrarrenais têm um papel fundamental no controle do sistema renina-angiotensina (ver texto para mais detalhes). (Modificada com permissão de Eaton DC, Pooler JP: *Vander's Renal Physiology*, 7th ed. New York, NY: Lange Medical Books/McGraw-Hill, Medical Pub. Division, 2009.)

mudanças na pressão intravascular local. Três conjuntos de barorreceptores são importantes para o controle da excreção de sódio (ver Figura 45-2). Dois já foram descritos no Capítulo 29. São eles: (1) os barorreceptores arteriais, células nervosas que medeiam o reflexo barorreceptor clássico, e (2) os barorreceptores pulmonares, células nervosas que atuam paralelamente aos barorreceptores arteriais. O terceiro conjunto consiste nos **barorreceptores intrarrenais**, que não são células nervosas. Seu funcionamento será explicado brevemente, mas primeiro é preciso revisar como os barorreceptores neurais atuam.

Os centros cardiovasculares bulbares estimulam o tônus vascular (vasoconstrição) ao longo do corpo por meio do sistema nervoso simpático. Nas arteríolas da vasculatura periférica, o tônus simpático mantém a resistência periférica total; no sistema venoso periférico, esse tônus mantém a pressão venosa central por meio de sua influência sobre a complacência das veias de maior calibre. Os barorreceptores arteriais exercem uma inibição tônica dos centros cardiovasculares bulbares, resultando em um freio sobre o comando simpático. O aumento na pressão arterial causa um maior disparo dos barorreceptores, o que aumenta a inibição do sistema simpático, resultando, portanto, em uma menor ativação simpática para a periferia, enquanto a diminuição na pressão arterial reduz a taxa de disparos dos barorreceptores, o que reduz a inibição sobre o sistema simpático, permitindo, portanto, uma maior ativação simpática. As alterações resultantes no tônus vascular alteram a resistência periférica total e ajudam a estabilizar a pressão arterial. Os barorreceptores cardiopulmonares atuam da mesma forma, mas não respondem à pressão arterial; em vez disso, respondem às pressões nos átrios cardíacos e nos vasos pulmonares. Os centros cardiovasculares bulbares também enviam sinais estimulatórios simpáticos e inibitórios parassimpáticos para o coração em resposta às variações nas aferências dos barorreceptores.

Os rins, sendo parte da vasculatura periférica, respondem às mudanças na ativação simpática e contribuem para as alterações na resistência periférica total. Contudo, como será descrito adiante, mudanças na excreção de sódio em resposta à ativação simpática são ainda mais importantes do que a contribuição renal para a resistência periférica total.

CONTROLE RENAL DA RESISTÊNCIA VASCULAR

Se as variações na pressão arterial são sustentadas, os rins são capazes de reforçar significativamente os efeitos dos centros vasomotores sobre a resistência vascular. Como isso acontece? Os principais *sensores* envolvidos na capacidade dos rins de regular a resistência vascular são os barorreceptores neurais já descritos e os barorreceptores intrarrenais. Os barorreceptores intrarrenais detectam a pressão arteriolar aferente renal. Anatomicamente, essas estruturas não são células nervosas e não enviam sinais para o centro vasomotor no tronco encefálico; em vez disso, são especializações das células da arteríola aferente, as **células granulares** (também chamadas de **células justaglomerulares**), que formam parte do **aparelho justaglomerular** descrito no Capítulo 40. Essas células atuam totalmente no interior dos rins. Embora as células granulares que atuam como barorreceptores intrarrenais não enviem sinais ao sistema nervoso central, sinais neurais originados dos centros vasomotores (gerados em resposta aos barorreceptores *neurais*) alcançam as células granulares pelos nervos simpáticos renais. Portanto, a atividade das células granulares é afetada pela detecção direta da pressão nas arteríolas renais e também pelas pressões detectadas pelos barorreceptores neurais de qualquer parte do corpo.

Em resposta às mudanças nas pressões detectadas pelos barorreceptores, diversos eventos renais são ativados, os quais exercem efeitos potentes sobre a resistência periférica total e, como será visto posteriormente, sobre a excreção de sódio. Esses eventos críticos fazem parte da via de sinalização conhecida como **sistema renina-angiotensina** (SRA).

SISTEMAS RENINA-ANGIOTENSINA

Um importante hormônio no controle da excreção de sódio e da pressão arterial é a **angiotensina II**. Esse hormônio é um potente vasoconstritor e um mediador de múltiplas ações nos rins que afetam a excreção de sódio. Portanto, a angiotensina II afeta a pressão arterial diretamente, por ser um vasoconstritor, e indiretamente, pela regulação da excreção de sódio, interferindo, portanto, no volume sanguíneo.

Existem muitos SRAs *locais* nos tecidos individuais, incluindo os rins, o encéfalo e o coração. Existe ainda um SRA global ou sistêmico. Todos os SRAs, global ou locais, consistem em uma grande proteína substrato, chamada de **angiotensinogênio**, várias enzimas e diversos produtos. O produto-chave é a angiotensina II. Quando se liga nos receptores de superfície celular, a angiotensina II inicia ações que afetam a pressão arterial e a excreção de sódio. A primeira enzima-chave em todos os SRAs é a **renina**. Ela atua sobre o angiotensinogênio para produzir um pequeno produto (10 aminoácidos) chamado de **angiotensina I**. A angiotensina I sofre a ação de outra enzima, a **enzima conversora de angiotensina** (ECA), que produz um peptídeo de oito aminoácidos altamente ativo, a angiotensina II. No SRA global, a fonte de angiotensinogênio circulante no sangue é o fígado. A fonte de renina circulante são as células granulares dos rins. A renina é secretada para o interstício renal e também para o lúmen das arteríolas aferentes, onde atua sobre o angiotensinogênio circulante para produzir angiotensina I circulante. A ECA, que é expressa na superfície luminal das células endoteliais em muitas partes da vasculatura, realiza a conversão de angiotensina I em angiotensina II (ver Figura 45-3).

A principal fonte de angiotensina II que afeta os rins é produzida pelo SRA local dentro dos próprios rins. Portanto, os rins são regulados tanto pelo SRA global quanto pelo SRA local.

O nível circulante de angiotensinogênio no SRA global é normalmente alto e não limita a taxa de produção de angiotensina II. Além disso, a atividade da ECA em geral converte a maior parte da angiotensina I em angiotensina II. Dessa forma, o principal controlador da produção de angiotensina II é a quantidade de angiotensina I produzida pela ação da renina. Por consequência, a compreensão de como ocorre a produção de angiotensina II requer um entendimento da regulação da secreção de renina. Dois reguladores primários da secreção de renina têm sido descritos. Os primeiros reguladores são os barorreceptores neurais, os quais influenciam a atividade dos nervos simpáticos renais que estimulam a produção de renina pelas células granulares, ao mesmo tempo que estimulam a vasoconstrição. Isso ocorre pela ativação de **receptores β₁-adrenérgicos dependentes de proteína cinase A**. Os segundos reguladores da secreção de renina são os barorreceptores intrarrenais, ou seja, as mesmas células granulares que respondem à estimulação adrenérgica também são

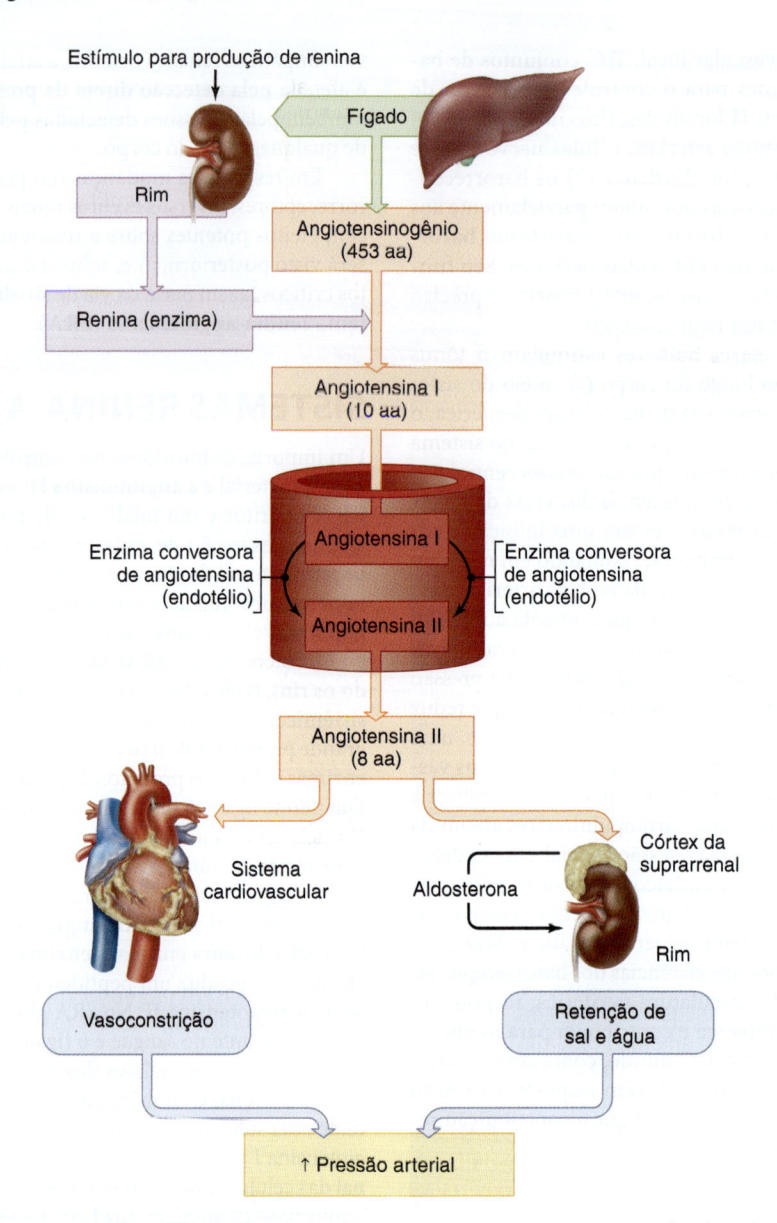

FIGURA 45-3 Principais componentes do SRA global. A angiotensina II atua sobre o sistema vascular como um vasoconstritor e estimula a produção de aldosterona pelas suprarrenais. Ela também atua nos rins para promover a reabsorção de sódio (embora a principal fonte de angiotensina II renal seja o SRA intrarrenal). (Reproduzida com permissão de Widmaier EP, Raff H, Strang KT: *Vander's Human Physiology*, 11th ed. McGraw-Hill, 2008.)

deformadas em resposta às mudanças na pressão arteriolar aferente; quando a pressão diminui, a produção de renina aumenta. Portanto, as células granulares atuam como sensores (da pressão arteriolar renal) e geradores de sinal (liberando a renina), em resposta às mudanças na pressão e à atividade simpática. Os sinais a partir do sistema vasomotor para as células granulares produtoras de renina garantem que exista uma íntima coordenação entre a atividade rápida do reflexo barorreceptor sistêmico e o SRA que age mais lentamente. Entretanto, a detecção da pressão intrarrenal pode ocorrer mesmo na ausência de inervação renal (p. ex., após a realização de um transplante renal).

Existe também um terceiro mecanismo de detecção que regula a liberação de renina. Esse mecanismo está relacionado com um outro componente do aparelho justaglomerular (Figura 45-4), o qual monitora a quantidade de cloreto de sódio tubular que banha diretamente as células da **mácula densa**. Essa quantidade de cloreto de sódio depende da TFG e da taxa de reabsorção de sódio em todos os elementos do néfron que precedem a mácula densa. Quando a liberação de cloreto de sódio para a superfície apical das células da mácula densa aumenta, a produção de renina *diminui*, ou seja, elevadas cargas tubulares de sódio inibem a produção de renina. A utilidade dessa detecção da carga tubular para o controle da secreção de renina fica clara em situações nas quais o corpo contém excesso de sódio e por isso o excreta rapidamente. Nesses casos, é vantajoso *não* produzir quantidades muito altas de angiotensina II.

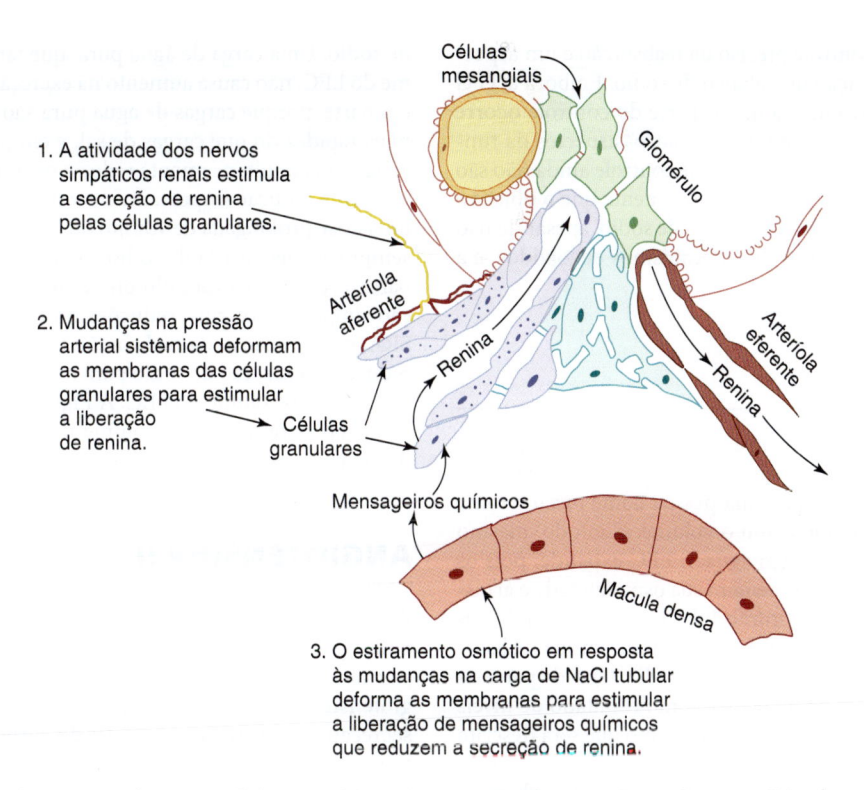

FIGURA 45-4 Controle da secreção de renina. Três mecanismos primários regulam a secreção de renina. Primeiro, a estimulação dos nervos simpáticos renais ativa os receptores β_1 adrenérgicos das células granulares da arteríola aferente para estimularem a secreção de renina. Segundo, as células granulares também atuam como barorreceptores intrarrenais, respondendo às modificações da pressão no interior da arteríola aferente, que, com exceção dos casos de estenose arterial renal, reflete as mudanças na pressão arterial sistêmica. A deformação das células granulares altera a secreção de renina: quando ocorre uma queda na pressão, a produção de renina aumenta. Terceiro, as células da mácula densa no ramo ascendente espesso detectam a carga de cloreto de sódio, causando a liberação de mensageiros químicos que alteram a secreção de renina pelas células granulares: quando a quantidade de cloreto de sódio aumenta, a produção de renina diminui. (Modificada com permissão de Eaton DC, Pooler JP: *Vander's Renal Physiology*, 7th ed. New York, NY: Lange Medical Books/McGraw-Hill, Medical Pub. Division, 2009.)

Revisando: três mecanismos separados regulam a secreção de renina (sinais neurais, pressão arteriolar aferente e quantidade de NaCl na mácula densa). Esses múltiplos controles refletem a importância do SRA e da angiotensina II, em particular, no controle cardiovascular. Uma ação significativa da angiotensina II circulante produzida pelo SRA global é a vasoconstrição arteriolar sistêmica. Essa vasoconstrição atua paralelamente com os sinais neurais mediados pelo sistema simpático para aumentar a resistência periférica total, aumentando, portanto, a pressão arterial. A importância desse sistema torna o SRA um alvo natural para a intervenção farmacológica que tem como objetivo a redução da hipertensão arterial. Diversos agentes farmacológicos que reduzem a pressão arterial atuam sobre os componentes dos SRAs, incluindo os **inibidores da ECA** e os **bloqueadores dos receptores de angiotensina II** (BRAs).

CONTROLE DA EXCREÇÃO DE SÓDIO

TAXA DE FILTRAÇÃO GLOMERULAR

Muitos fatores influenciam a excreção de sódio. Em meio a toda essa complexidade, deve-se lembrar de um princípio simples: a quantidade de sódio excretado é a diferença entre a carga filtrada e a quantidade reabsorvida. Portanto, um controle fundamental sobre a excreção do sódio baseia-se na regulação da carga filtrada por meio da regulação da TFG.

Como detalhado no Capítulo 40, a TFG depende da pressão arteriolar aferente (refletindo a pressão arterial sistêmica) e das resistências das arteríolas aferente e eferente. Alterações na resistência são produzidas por mudanças na atividade dos nervos simpáticos renais e nos níveis de angiotensina II. Quando a pressão arterial diminui, a TFG diminui diretamente, ocorrendo ainda uma redução adicional devido ao aumento na atividade dos nervos simpáticos renais que são parte do reflexo barorreceptor neural. Todas essas ações diminuem a excreção de sódio. Se a pressão reduzida persiste, grandes quantidades de renina são liberadas, e as ações subsequentes da angiotensina II reforçam essas ações. Tudo isso tem um sentido óbvio: em situações de baixa pressão arterial, os rins conservam sódio. Por outro lado, se o conteúdo de sódio do corpo aumenta significativamente e o volume plasmático é aumentado, ou se existe um aumento inapropriado na pressão arterial, a atividade simpática vasoconstritora é reduzida, o FSR e a TFG aumentam, e a excreção de sódio também aumenta.

A carga de sódio filtrada sempre é muito grande, e é imperativo que os rins reabsorvam a maior parte dessa carga em qualquer condição. Mesmo uma pequena mudança fracional na reabsorção resulta em uma grande alteração na quantidade absoluta excretada; por isso, o controle preciso da reabsorção é um aspecto essencial na manutenção do balanço de sódio. Embora a TFG seja uma variável importante, a maior parte do controle ocorre sobre a reabsorção. Assim como muitos outros aspectos da função renal, certos detalhes desse sistema de controle ainda não são compreendidos. Portanto, enfatiza-se novamente que o objetivo mais importante da regulação do balanço de sódio, apesar de não se conhecer os detalhes exatos dos mecanismos envolvidos, é a regulação do volume do LEC.

VOLUME DO LEC

As cargas de sódio da dieta sempre expandem o LEC. Na maioria das circunstâncias, a carga de sódio é acompanhada pela carga de água, como no caso em que uma pessoa come *pizza* e toma alguma bebida, aumentando assim o volume. Contudo, mesmo na situação incomum de sal sem água, o LEC expande, pois os osmóis adicionados ao LEC aumentam sua osmolalidade e arrastam a água a partir do espaço intracelular (ver Figura 44-1). Os rins respondem a essa carga de sódio ao diminuírem sua reabsorção, permitindo assim a excreção de mais sódio. Grande parte da redução na reabsorção de sódio ocorre como resultado de níveis mais baixos de angiotensina II, pelo mecanismo que será descrito na próxima seção. Pelo menos uma parte da sinalização ocorre por meio dos barorreceptores cardiopulmonares, que inibem os centros vasomotores e diminuem o comando simpático, o que por sua vez causa uma menor produção de angiotensina II. Como resposta, os rins permitem a excreção de uma grande quantidade de sódio. Uma carga de água pura, que também expande o volume do LEC, não causa aumento na excreção de sódio. Isso ocorre, em parte, porque cargas de água pura são excretadas com muito mais rapidez do que cargas de sal, e em parte porque a carga de água pura simultaneamente reduz a osmolalidade plasmática.

Uma redução importante no volume do LEC, como durante uma crise prolongada de vômito ou diarreia, ou uma hemorragia, sempre envolve perda de sódio. O baixo volume detectado pelos barorreceptores cardiopulmonares leva a uma potente estimulação simpática dos rins, reduções no FSR e na TFG, ativação do SRA, e estimulação da reabsorção tubular de sódio. Essas ações reduzem a excreção de sódio para níveis mais baixos, o que ajuda a preservar o volume do LEC. A Figura 45-5 resume as múltiplas respostas para um baixo volume de LEC, dentre as quais a redução na excreção de sódio representa uma parcela significativa.

ANGIOTENSINA II

A angiotensina II é muito importante para a resistência vascular, porém este hormônio exerce um papel ainda mais importante na regulação da reabsorção de sódio nos rins. A angiotensina II atua diretamente nos túbulos renais e estimula a secreção de **aldosterona** a partir do córtex da suprarrenal, outro hormônio fundamental na conexão entre a excreção de sódio e o sistema cardiovascular (ver Figura 45-3 e Capítulo 65). Por fim, a angiotensina II atua como uma alça de retroalimentação negativa para inibir a produção de renina ao agir diretamente sobre as células granulares.

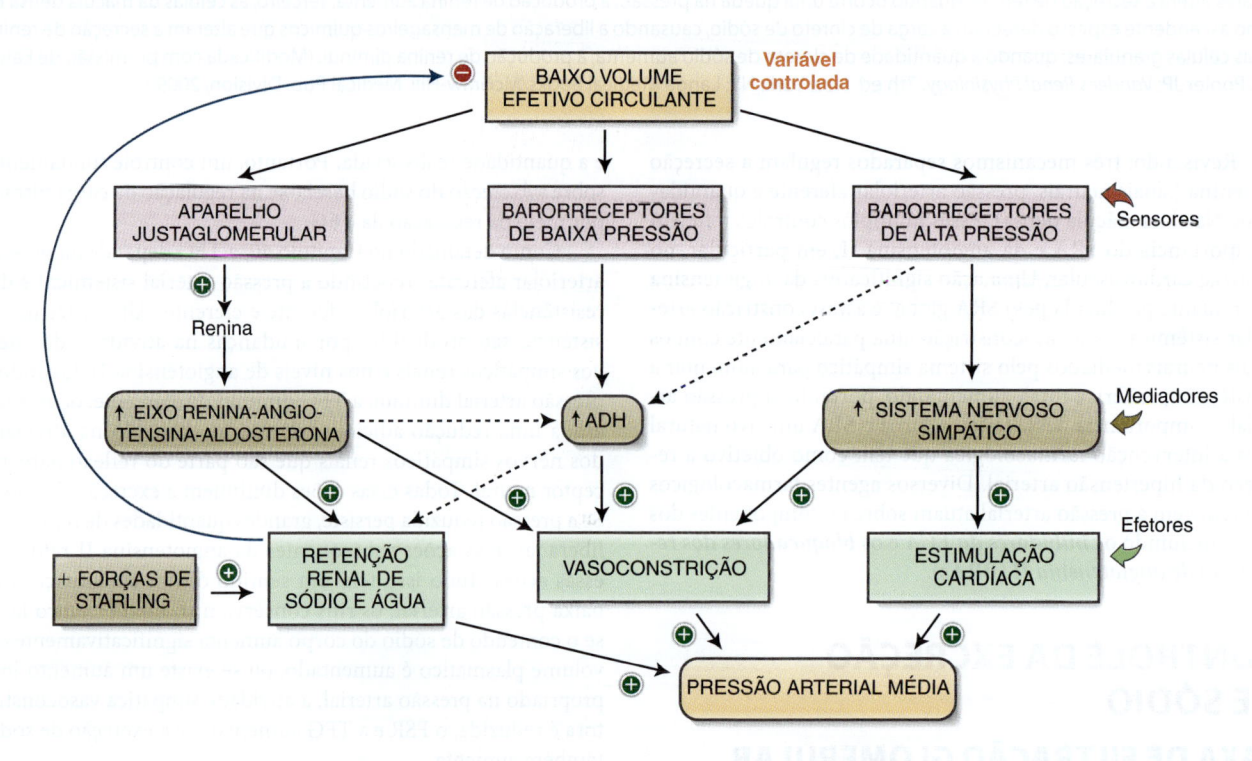

FIGURA 45-5 Respostas a um baixo volume vascular. Devido à importância do volume vascular para a manutenção a longo prazo da pressão arterial, a perda de volume, como ocorre na diarreia, vômito ou hemorragia, causa múltiplas respostas compensatórias. Nesses casos, ocorre uma rápida estimulação do coração e da resistência periférica, seguida pela estimulação dos rins no sentido da redução da excreção de sódio e água, preservando, portanto, o volume existente. (Reproduzida com permissão de Kibble J, Halsey CR: *The Big Picture, Medical Physiology*. New York: McGraw-Hill, 2009.)

A angiotensina II afeta a pressão arterial ao alterar a resistência vascular periférica. Nos rins, esse hormônio exerce ações importantes na retenção de sódio, as quais são iniciadas pela ligação a receptores acoplados a proteína G e por ativação de cascatas de sinalização intracelular, causando: (1) vasoconstrição das arteríolas renais (como nas demais arteríolas de qualquer outra parte do corpo), reduzindo assim o FSR e a TFG; (2) constrição das células mesangiais glomerulares, o que também reduz a TFG; e (3) aumento na reabsorção de sódio no túbulo proximal. Todas essas ações reduzem a excreção de sódio. O número de trocadores Na^+-H^+ nas membranas apicais das células do túbulo proximal é muito influenciado pela angiotensina II. Essas proteínas podem deslocar-se entre as regiões onde são mais necessárias e onde estão inativas. Quando a angiotensina II está presente, os trocadores Na^+-H^+ deslocam-se para a membrana apical, onde realizam o transporte dos íons, aumentando, portanto, a reabsorção de sódio. Por outro lado, quando os níveis de angiotensina II diminuem, os trocadores Na^+-H^+ são removidos para locais onde permanecem inativos. Isso ocorre concomitantemente com uma redução na atividade da bomba Na^+-K^+-ATPase basolateral, resultando em uma reabsorção de sódio muito menor. Portanto, a variação nos níveis de angiotensina II constitui um sistema de resposta bidirecional muito potente. Quando os níveis de angiotensina II são altos, os rins filtram menos e reabsorvem mais sódio, reduzindo assim a quantidade excretada. Por outro lado, quando existe pouca angiotensina II, grandes quantidades de sódio permanecem no sistema tubular e são excretadas.

DIURESE E NATRIURESE POR PRESSÃO

Assim como o volume do LEC controla a excreção de sódio, a pressão arterial também o faz. O aumento da pressão na artéria renal aumenta a excreção de sódio pelos rins. Esse fenômeno é chamado de **natriurese por pressão** (já que a natriurese tende a aumentar a excreção de água, esse fenômeno pode ser apropriadamente chamado de diurese e natriurese por pressão). É um fenômeno completamente intrarrenal, ou seja, não é ativado por sinais externos (embora, como será visto adiante, ele pode ser atenuado significativamente ou mesmo prevenido por sinais externos). A diurese e a natriurese por pressão servem como um sistema de segurança, ativado quando os sistemas neurais reflexos rapidamente ativados para a regulação da pressão arterial falham em corrigir por completo aumentos relevantes da pressão arterial.

O mecanismo da natriurese por pressão envolve uma interação fascinante entre a hemodinâmica renal e intrincadas cascatas de sinalização. Esse mecanismo é ativado quando uma pressão aumentada na artéria renal impulsiona um maior fluxo sanguíneo para a medula. A medula tem uma autorregulação relativamente fraca (comparada com a autorregulação altamente efetiva no córtex); de acordo com isso, o fluxo sanguíneo medular tende a variar em íntima associação com a pressão na artéria renal. O fluxo sanguíneo medular mais elevado causa um aumento na pressão intersticial que é transmitida ao longo de todo o rim. Por sua vez, a pressão intersticial mais elevada ativa sinais intrarrenais (**metabólitos do ácido araquidônico**), que influenciam as células do túbulo proximal a reduzirem sua capacidade de transporte. Isso acontece pela remoção dos **trocadores Na^+-H^+** (de modo similar ao que ocorre quando os níveis de angiotensina II caem) e pela redução na atividade da bomba Na^+-K^+-ATPase.

Em conjunto, esses eventos reduzem a reabsorção de sódio e aumentam sua excreção. Uma pressão intersticial mais elevada também pode aumentar o vazamento a partir do interstício para porções mais distais do sistema tubular, reduzindo ainda mais a reabsorção. Se o aumento de pressão for sustentado, o SRA é suprimido, e a produção de angiotensina II, reduzida, o que aumenta e sustenta a remoção dos trocadores Na^+-H^+.

Embora a natriurese por pressão seja um processo renal, ela pode ser suprimida por sinais externos. Quando o volume do LEC é normal ou elevado e a pressão na artéria renal aumenta, a diurese e a natriurese por pressão são muito efetivas em aumentar a excreção de sódio e água e reduzir o volume sanguíneo. Por outro lado, se o volume do LEC é baixo e a pressão na artéria renal aumenta, a perda de sal e água é muito menor. Na verdade, é mais importante prevenir a perda adicional de volume do que corrigir a pressão arterial aumentada. Outro exemplo de supressão da natriurese por pressão ocorre no exercício. A pressão arterial aumenta, mas a excreção de sódio diminui.

É uma suposição implícita sobre todos os processos que controlam a excreção de sódio a existência de movimento paralelo de água e, portanto, de volume. Isso é absolutamente verdadeiro, pois, como já foi dito, a manutenção do volume do LEC é a razão mais importante para a regulação da excreção de sódio. Durante a *maior* parte do tempo é apropriado que a água acompanhe o movimento do sódio, porém isso nem sempre é verdadeiro (pois existem situações em que a ingestão de sal e a de água não são paralelas). Portanto, os rins possuem meios de controlar *independentemente* a excreção de sódio e água. Esses controles independentes são exercidos em regiões do néfron além do túbulo proximal e da alça de Henle, ou seja, nos túbulos e ductos coletores. Como descrito na próxima seção, o principal hormônio envolvido com o controle independente da excreção de sódio é a aldosterona.

CONTROLE A LONGO PRAZO: REGULAÇÃO DO BALANÇO DE SÓDIO PELA ALDOSTERONA

A aldosterona é o principal estimulador da reabsorção de sódio no néfron distal, ou seja, as regiões do néfron além do túbulo proximal e da alça de Henle. A retenção de sódio estimulada pela aldosterona é um sistema efetor vital para corrigir reduções prolongadas no sódio corporal, na pressão arterial e no volume. O fator fisiológico mais importante no controle da secreção de aldosterona é o nível circulante de angiotensina II, que estimula o córtex da suprarrenal a produzir aldosterona. A aldosterona atua no néfron distal para aumentar a reabsorção de sódio e, portanto, aumentar o sódio total corporal e o volume sanguíneo, produzindo uma correção a longo prazo no conteúdo de sódio total corporal e na pressão arterial média.

A aldosterona estimula a reabsorção de sódio sobretudo pelas células principais do túbulo conector cortical e do ducto coletor cortical. A ação dessa última porção do néfron está relacionada com o ajuste fino da perda de sódio, uma vez que mais de 90% do sódio filtrado já foi reabsorvido quando o filtrado alcança o sistema de ductos coletores.

O percentual de reabsorção de sódio que depende da influência da aldosterona é de aproximadamente 2% da carga filtrada. Assim, com todos os outros fatores permanecendo constantes, na completa ausência de aldosterona, um indivíduo poderia excretar 2% do sódio filtrado, ao passo que na presença de altas concentrações plasmáticas de aldosterona quase não haveria excreção de sódio. Dois por cento do sódio filtrado pode parecer trivial, mas é, na verdade, uma porção significativa devido à grande quantidade de sódio filtrada:

$$\text{Total de Na}^+ \text{ filtrado por dia} = \text{TFG} \times [\text{Na}^+]_{plasma} = \\ 180 \text{ L por dia} \times 145 \text{ mmol/L} = 26.100 \text{ mmol por dia} \quad (4)$$

Assim, a aldosterona controla a reabsorção de $0,02 \times 26.100$ mmol por dia = 522 mmol por dia. Em termos de cloreto de sódio, a forma sob a qual o sódio é ingerido, isso equivale a aproximadamente 30 g de NaCl por dia, que representa consideravelmente mais do que o consumo médio entre os indivíduos. Portanto, controlando a concentração plasmática de aldosterona, a excreção de sódio pode ser finamente ajustada em relação à ingestão; dessa forma, o sódio total corporal permanece constante. Deve ser enfatizado que a aldosterona exerce um controle sobre o sódio, mas não sobre a água. Mudanças na excreção de água *podem* acompanhar as mudanças na excreção de sódio mediadas pela aldosterona, mas este não é sempre o caso.

A aldosterona também estimula o transporte de sódio por outros epitélios no corpo, como nos ductos das glândulas salivares e sudoríparas e no intestino. O efeito resultante é o mesmo exercido sobre os rins: movimento de sódio do lúmen em direção ao sangue. Portanto, a aldosterona é um estimulador da retenção de sódio em todos os casos.

Nos rins, a aldosterona atua como muitos outros hormônios esteroides para aumentar a expressão gênica de proteínas-chave (ver Capítulo 65). A ação dessas proteínas é aumentar a atividade ou o número de canais de sódio na membrana apical e de bombas $\text{Na}^+\text{-K}^+\text{-ATPase}$ na membrana basolateral, para com isso promover o aumento na reabsorção do sódio (Figura 45-6).

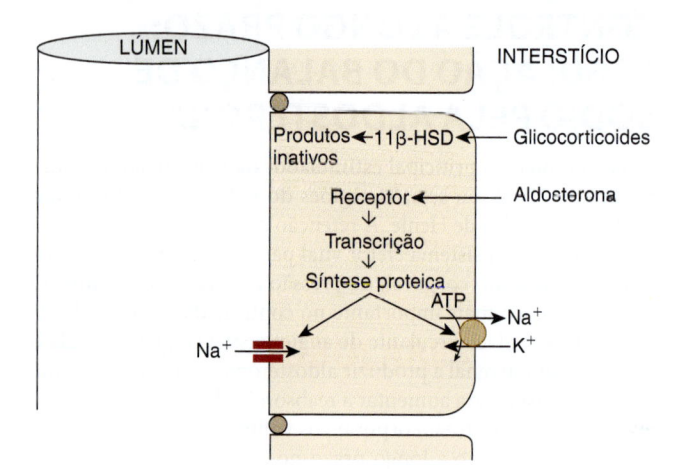

FIGURA 45-6 Mecanismo de ação da aldosterona. A aldosterona entra nas células principais e interage com os receptores citosólicos de aldosterona. A aldosterona ligada aos receptores interage com o DNA nuclear para promover a expressão gênica. Os produtos gênicos induzidos pela aldosterona ativam canais de sódio na membrana apical e bombas de sódio na membrana basolateral, aumentando a reabsorção de sódio. Os glicocorticoides também podem ligar-se ao receptor de aldosterona. Entretanto, são inativados pela 11β-hidroxiesteroide desidrogenase (11β-HSD). (Modificada com permissão de Eaton DC, Pooler JP: *Vander's Renal Physiology*, 7th ed. New York, NY: Lange Medical Books/McGraw-Hill, Medical Pub. Division, 2009.)

A angiotensina II produzida pelo SRA global é o principal estimulador da secreção de aldosterona, embora existam outros, inclusive a elevação na concentração plasmática de potássio, como descrito no Capítulo 46 no contexto do manejo renal de potássio. Os fatores natriuréticos atriais (discutidos adiante) inibem a secreção de aldosterona. Uma vez que os níveis de angiotensina II são controlados pela renina, enfatiza-se mais uma vez a importância do SRA global. Tanto a renina quanto a aldosterona têm uma meia-vida plasmática relativamente curta (~15 minutos), enquanto a meia-vida da angiotensina II é muito curta (< 1 minuto). Portanto, a estimulação prolongada da aldosterona requer a estimulação contínua da secreção de renina. A Figura 45-7 mostra como a redução no volume plasmático, por meio do SRA-aldosterona, leva à redução no volume de excreção.

AUTORREGULAÇÃO REVISITADA

O controle da excreção de sódio é mediado, em parte, por mudanças no FSR e na TFG. Entretanto, se as mudanças resultantes desses processos são muito amplas, as consequências são negativas. Na realidade, o corpo não pode permitir que o controle sobre a excreção de sódio predomine nos rins em detrimento de outras substâncias ou da saúde metabólica renal. Reduções substanciais no FSR comprometem bastante regiões renais pouco oxigenadas, como a medula. Aumentos substanciais nas pressões capilares glomerulares provavelmente danificam os glomérulos. Além disso, a capacidade dos rins de regular a excreção de água e de muitas substâncias além do sódio depende da manutenção do fluxo tubular (i.e., a TFG) dentro de uma determinada faixa. Esses objetivos são atingidos devido a vários processos que resultam coletivamente na autorregulação do FSR e da TFG (ver Figura 40-7). Esses processos afetam a regulação da excreção de sódio.

A autorregulação envolve as respostas miogênicas descritas no Capítulo 40 e um sistema de sinalização renal mais complicado chamado de **retroalimentação tubuloglomerular**. Esse sistema de retroalimentação (dos túbulos para o glomérulo) está associado à detecção da carga de cloreto de sódio pela mácula densa (ver Figura 45-4). Anteriormente neste capítulo, as ações da mácula densa foram descritas no contexto do controle da secreção de renina, em que, nas situações de elevada TFG e de filtração de uma grande quantidade de sódio, a liberação de renina é inibida. Assim, como será detalhado a seguir, a mácula densa também reduz a TFG e o FSR.

As células da mácula densa no final do ramo ascendente espesso possuem cotransportadores $1\text{Na}^+\text{-}1\text{K}^+\text{-}2\text{Cl}^-$ que captam avidamente Na^+, Cl^- e K^+ quando a TFG, e portanto a quantidade de NaCl tubular, é alta. O sódio também entra na mácula densa através do trocador $\text{Na}^+\text{-H}^+$. As ações desse trocador fazem com que as células percam um íon hidrogênio para cada sódio que entra, aumentando o pH intracelular. A combinação de mudança no volume celular, aumento do cloreto intracelular e pH elevado inicia um processo de sinalização intracelular que leva à liberação de ATP a partir da superfície basolateral das células localizadas próximas às células mesangiais glomerulares (ver Figura 39-6). O ATP estimula **receptores purinérgicos P2** nas células mesangiais e nas células musculares lisas da arteríola aferente. A estimulação dos receptores P2 aumenta o cálcio nessas células e promove sua contração. A contração das células mesangiais diminui a área efetiva de filtração, o que diminui a TFG.

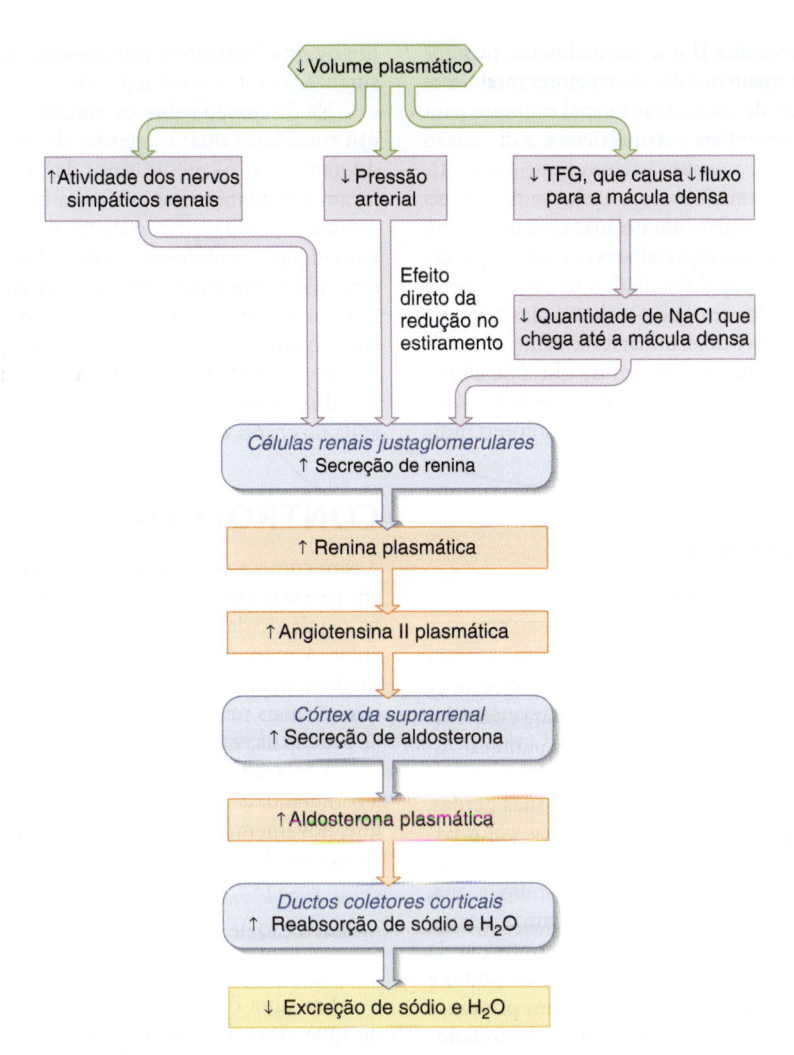

FIGURA 45-7 Vias pelas quais um baixo volume plasmático leva ao aumento da secreção de aldosterona e subsequente redução na excreção de sal e água. (Reproduzida com permissão de Widmaier EP, Raff H, Strang KT: *Vander's Human Physiology*, 11th ed. McGraw-Hill, 2008.)

A contração das células musculares lisas da arteríola aferente aumenta a resistência aferente e diminui o FSR e a TFG. Além disso, é o aumento do cálcio nas células da arteríola aferente que reduz a secreção de renina. O ATP também é metabolizado em **adenosina**, a qual pode estimular os receptores de adenosina a produzirem a mesma resposta dos receptores P2 (ao contrário das ações vasodilatadoras da adenosina na maioria dos outros tecidos). Além dos agonistas purinérgicos que medeiam a retroalimentação tubuloglomerular, existem outros sistemas de sinalização intrarrenais, que incluem especificamente o óxido nítrico e os metabólitos do ácido araquidônico, os quais participam da modulação da intensidade das ações vasoconstritoras.

A detecção da carga de cloreto de sódio e a retroalimentação tubuloglomerular são mecanismos bastante complicados e, por isso, estão resumidos a seguir. Um alto conteúdo de sal no ramo ascendente espesso de um néfron gera sinais que reduzem o fluxo sanguíneo glomerular e a filtração naquele néfron, o que atenua (mas não elimina) o aumento na excreção de sódio iniciado por outros processos em condições (p. ex., expansão de volume) nas quais a resposta *geral* apropriada é o aumento na excreção de sódio. Os mesmos sinais que reduzem a filtração também reduzem a secreção de renina.

OUTROS MECANISMOS PARA O CONTROLE DO BALANÇO DE SÓDIO: OS PEPTÍDEOS NATRIURÉTICOS

Embora existam vários outros mecanismos renais para o controle do balanço de sódio independentemente do balanço de água, em circunstâncias fisiológicas, nenhum deles é tão importante quanto a aldosterona. Apenas em certas condições fisiopatológicas esses outros mecanismos contribuem de modo significativo para a regulação do balanço de sódio. Dentre eles destaca-se uma família de hormônios chamados de **peptídeos natriuréticos**, assim nomeados por promoverem a excreção de sódio pela urina. Os principais são o **peptídeo natriurético atrial** (**PNA**) e o **peptídeo natriurético cerebral** (**PNC**; assim chamado por ter sido descoberto primeiramente no cérebro). A principal fonte de ambos os peptídeos natriuréticos é o coração. Os peptídeos natriuréticos exercem efeitos nos vasos e nos túbulos renais; promovem o relaxamento da arteríola aferente e o aumento da filtração, bem como atuam em vários locais nos túbulos; inibem a liberação de renina e as ações da angiotensina II que normalmente promovem reabsorção de sódio, e atuam nos ductos coletores medulares também inibindo a absorção de sódio. O principal estímulo para a secreção aumentada de peptídeos natriuréticos é a distensão dos átrios, que ocorre durante a expansão de volume plasmático. Esse provavelmente é o estímulo para a elevação dos níveis de peptídeos natriuréticos que ocorre em pessoas com uma dieta rica em sal. Embora a maioria dos especialistas considere que esses peptídeos exercem algum papel fisiológico na regulação da excreção de sódio em situações em que o volume plasmático é expandido, ainda não é possível determinar precisamente a sua contribuição, embora sem dúvida seja menor do que a da aldosterona. Os níveis desses peptídeos são bastante aumentados em pacientes com insuficiência cardíaca e podem servir como indicadores diagnósticos.

RESUMO DO CONTROLE DA EXCREÇÃO DE SÓDIO

Um conjunto de sinais, alguns originados nos barorreceptores localizados fora dos rins e outros no interior dos rins, alteram as resistências vasculares e o transporte de proteínas para controlar a excreção de sódio, com os principais objetivos de manter o volume do LEC de forma aguda e a pressão arterial a longo prazo (ver Figura 45-8). Em resposta à carga de sódio e as suas perdas, as mudanças consequentes na pressão são detectadas pelos barorreceptores neurais e intrarrenais que direta ou indiretamente sinalizam aos rins que modifiquem a excreção de sódio, a qual pode ser aumentada ou evitada. A TFG, que determina a carga filtrada de sódio, depende da pressão arterial e da contração da musculatura lisa das arteríolas renais. A reabsorção de sódio é controlada por uma combinação de sinais que afetam proteínas de transporte nos túbulos renais. Os principais sinais controladores originam-se dos nervos simpáticos renais e do sistema hormonal do SRA-aldosterona. Esse último é ativado pelos nervos simpáticos e pela baixa pressão nos barorreceptores intrarrenais. O aumento da pressão arterial também exerce efeitos diretos sobre os rins (natriurese por pressão) por meio de um sistema de sinalização intrarrenal separado.

Na discussão sobre os mecanismos de excreção de sódio, é útil considerar duas categorias de mecanismos conceitualmente diferentes: (1) os mecanismos da TFG e do túbulo proximal que levam a mudanças conjuntas na excreção de sódio e água e (2) os efeitos sobre o néfron distal, onde o sódio pode ser reabsorvido independentemente da água. Os mecanismos proximais são primariamente envolvidos na excreção do excesso de volume do LEC, ao passo que os mecanismos distais alteram a excreção de sódio quando a sua ingestão não está equilibrada com a de água. Ambos os tipos de mecanismos podem alterar a pressão arterial devido à íntima relação entre a quantidade total de sódio e de água no corpo, o volume sanguíneo e a pressão arterial.

CONTROLE DA EXCREÇÃO DE ÁGUA

Assim como a excreção de sódio, a excreção de água é regulada em parceria com o sistema cardiovascular. Um objetivo central na regulação da excreção de sal e água é preservar o volume vascular. A manutenção da osmolalidade plasmática em um nível saudável para as células é fundamental. Portanto, não surpreende que os sinais relacionados com a osmolalidade e o volume sejam os principais reguladores da excreção de água.

A relação entre a excreção urinária de água e de solutos e a osmolalidade da urina é mostrada na seguinte expressão (em que, novamente, a osmolalidade é estimada apenas como o total de osmóis dividido pelo volume):

$$\text{Excreção de água na urina} = \frac{\text{Excreção de solutos na urina}}{\text{Osmolalidade da urina}} \quad (5)$$

Em uma determinada osmolalidade da urina, a excreção de água varia diretamente com a excreção de solutos na urina. Quanto maior a excreção de solutos (devido, por exemplo, a uma maior TFG ou à reabsorção reduzida de sódio), maior será a excreção de água (pois a "água segue os osmóis"). Esse é o princípio básico da maioria dos diuréticos, que promovem excreção de sódio e, portanto, de água. Contudo, nos rins também pode variar a quantidade de água que acompanha o soluto excretado. Isso ocorre pela regulação da quantidade de água reabsorvida nos ductos coletores. Como já sabe-se, os rins formam inicialmente um líquido tubular hiposmótico na alça de Henle. Então, à medida que o líquido flui subsequentemente pelo sistema de ductos coletores, quantidades variáveis de água são reabsorvidas para permitir que o líquido tubular equilibre-se em graus variáveis com o interstício circundante. A osmolalidade final, logo o volume final, depende do pico de osmolalidade medular e de quanto a osmolalidade tubular aproxima-se desse valor. Também sabe-se que o equilíbrio com o interstício depende da permeabilidade da água nos ductos coletores pelas **aquaporinas**, as quais estão sob o controle do hormônio ADH. Portanto, a regulação da excreção de água que é *independente* da excreção de soluto está sob o controle da secreção de ADH.

O **hormônio antidiurético** (**ADH**, do inglês *antidiuretic hormone*, também chamado de **arginina vasopressina** [**AVP**] em humanos) é um pequeno peptídeo (nove aminoácidos) produzido por neurônios do hipotálamo. Os corpos celulares desses neurônios estão localizados nos **núcleos supraópticos** e **paraventriculares** do **hipotálamo**, e seus axônios estendem-se infe-

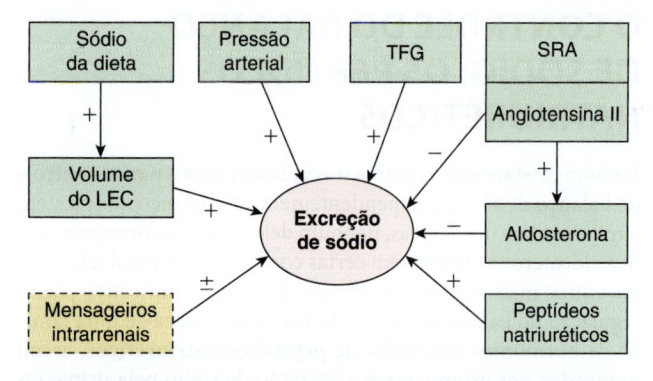

FIGURA 45-8 Variáveis importantes que afetam a excreção de sódio. O aumento de sódio na dieta leva ao aumento da sua excreção, particularmente pelo aumento consequente no volume do LEC. O aumento da pressão arterial e da TFG e as ações dos peptídeos natriuréticos também aumentam a excreção de sódio. A ativação do SRA diminui a excreção de sódio pelas ações da angiotensina II e da aldosterona. Mensageiros intrarrenais também podem aumentar ou diminuir a excreção de sódio, de acordo com o mensageiro envolvido.

riormente em direção à **neuro-hipófise**, a partir da qual o ADH é liberado para o sangue (para mais detalhes, ver Capítulo 61). Normalmente existe uma taxa moderada de secreção de ADH, permitindo uma considerável reabsorção de água nos ductos coletores renais e resultando em urina mais concentrada que o plasma. A secreção de ADH pode aumentar ou diminuir a partir desse nível, o que fornece ao sistema de controle uma responsividade bidirecional. Os ductos coletores são muito sensíveis ao ADH, o que permite ao corpo controlar a excreção de água ao longo de uma ampla faixa. Existem muitas fontes de aferências sinápticas para os neurônios que secretam ADH. Os sinais mais importantes originam-se nos osmorreceptores e nos barorreceptores cardiovasculares.

CONTROLE DA SECREÇÃO DE ADH PELOS OSMORRECEPTORES

A osmolalidade plasmática é uma das variáveis mais intimamente reguladas do organismo. É estabelecida sobretudo pela relação do sódio no LEC (junto com seus ânions associados) pela água. Outros solutos (p. ex., glicose e potássio) também contribuem, mas estes são regulados por outras razões além da sua osmolalidade. Portanto, exceto em circunstâncias incomuns, as variações na osmolalidade plasmática refletem as variações na concentração de sódio. Se o corpo mantém a ingestão e a perda de sódio e água equivalentes, a osmolalidade permanece constante. Entretanto, em geral a ingestão *não* é equivalente. O principal efeito do ganho ou da perda de água ou sal sem que essas mudanças sejam correspondentes é a alteração na osmolalidade dos líquidos corporais. Quando a osmolalidade é alterada, reflexos potentes são ativados para modificar a secreção de ADH e, portanto, mudar a excreção de água. Os principais receptores que iniciam os reflexos que controlam a secreção de ADH são os **osmorreceptores**: neurônios que respondem a mudanças na osmolalidade. A maioria dos osmorreceptores esta localizada nos tecidos ao redor do terceiro ventrículo no encéfalo. Esses tecidos contêm capilares fenestrados que permitem o rápido ajuste da composição intersticial quando a composição do plasma é alterada. As células hipotalâmicas que secretam ADH recebem aferências sinápticas dos osmorreceptores. Devido a essas conexões, o aumento na osmolalidade aumenta a taxa de secreção de ADH. Isso, por sua vez, aumenta a permeabilidade dos ductos coletores à água, e sua reabsorção é máxima; assim, um volume muito baixo de urina altamente concentrada (hiperosmótica) é excretado. Isso significa que uma quantidade relativamente menor de água é excretada em comparação aos solutos, o que diminui a osmolalidade dos líquidos corporais em direção ao normal. Por outro lado, a osmolalidade reduzida inibe a secreção de ADH. Por exemplo, quando uma pessoa bebe água pura, o excesso de água diminui a osmolalidade dos líquidos corporais, o que inibe a secreção de ADH pelos osmorreceptores hipotalâmicos. Como resultado, a permeabilidade dos ductos coletores à água torna-se muito baixa, e pouca água é reabsorvida a partir desses segmentos; assim, um grande volume de urina extremamente diluída (hiposmótica) é excretado. Dessa forma, o excesso de água é logo eliminado, e a osmolalidade plasmática, aumentada (ver Figura 45-9).

O sistema osmorreceptor-ADH é muito sensível, respondendo a uma mudança de osmolalidade de apenas 1 ou 2 mOsm/kg. Entretanto, perturbações comuns são com frequência maiores do

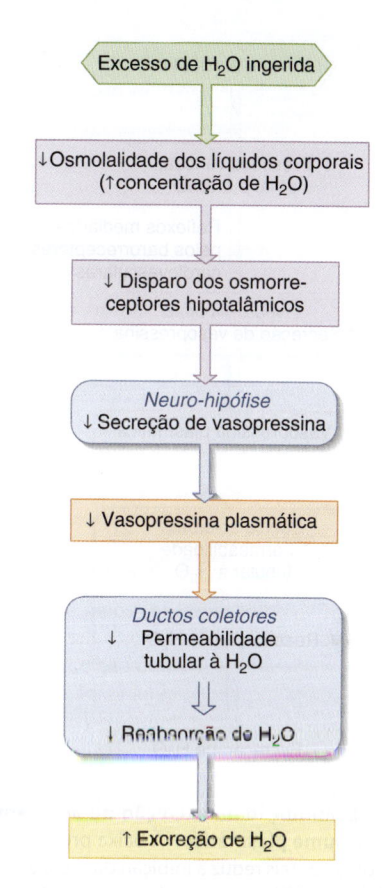

FIGURA 45-9 **Mecanismos para o aumento da excreção de água em resposta a uma carga de água pura.** A reduzida osmolalidade plasmática leva, através dos osmorreceptores, a uma diminuição da secreção de ADH (vasopressina), que por sua vez causa a redução na reabsorção de água nos ductos coletores e maior excreção de água. (Reproduzida com permissão de Widmaier EP, Raff H, Strang KT: *Vander's Human Physiology*, 11th ed. McGraw-Hill, 2008.)

que isso. Por exemplo, se uma pessoa de 70 kg consome 1 L de água pura, a osmolalidade do LEC é reduzida cerca de 7 mOsm/kg. Além disso, a realização de exercícios físicos por várias horas em um dia quente pode aumentar a osmolalidade do LEC em 10 mOsm/kg ou mais. Essas perturbações cotidianas resultam em intensas respostas do ADH que permanecem ativas até que a osmolalidade retorne ao valor prévio. O ADH tem meia-vida plasmática de apenas poucos minutos; assim, a estimulação prolongada da permeabilidade dos rins à água requer a estimulação contínua dos neurônios que secretam ADH.

CONTROLE DA SECREÇÃO DE ADH PELOS BARORRECEPTORES

Existe uma segunda influência importante sobre a secreção de ADH que é originada nos barorreceptores sistêmicos (os mesmos que influenciam o controle simpático sobre os rins). Um reduzido volume extracelular ou uma redução importante na pressão arterial ativa reflexamente o aumento da secreção de ADH. A resposta é mediada pelas vias neurais que se originam nos baror-

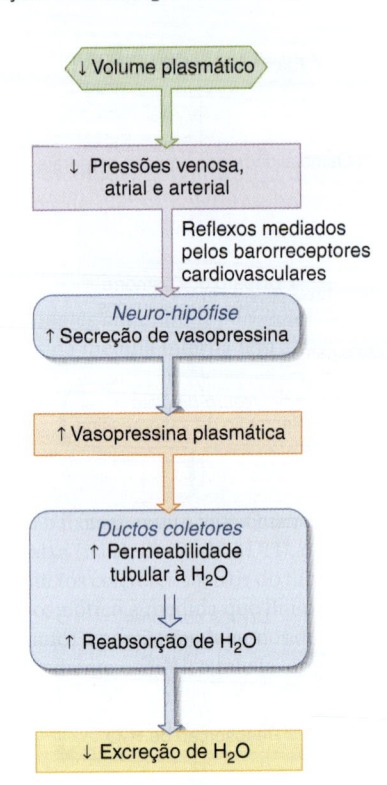

FIGURA 45-10 Diminuição na excreção de água em resposta à diminuição do volume plasmático. A baixa pressão detectada pelos barorreceptores neurais reduz a inibição das células hipotalâmicas cujos axônios liberam ADH (vasopressina) a partir da neuro-hipófise. O aumento subsequente no ADH aumenta a reabsorção de água nos ductos coletores e ajuda a preservar o volume existente. (Reproduzida com permissão de Widmaier EP, Raff H, Strang KT: *Vander's Human Physiology*, 11th ed. McGraw-Hill, 2008.)

receptores cardiopulmonares e, se a pressão arterial diminui, nos barorreceptores arteriais (ver Figura 45-10).

Baixas pressões cardiovasculares diminuem a taxa de disparo dos barorreceptores, o que reduz a inibição das vias estimulatórias e resulta em maior secreção de ADH. De fato, as baixas pressões cardiovasculares são interpretadas como baixo volume, e o consequente aumento do ADH atua para minimizar apropriadamente a perda de água (i.e., o volume). Por outro lado, os barorreceptores são estimulados por pressões cardiovasculares aumentadas, as quais são interpretadas como excesso de volume, o que causa a inibição da secreção de ADH. A diminuição no ADH resulta em redução na reabsorção de água nos ductos coletores e maior excreção. O valor adaptativo desses reflexos barorreceptores é ajudar a estabilizar o volume do LEC e, portanto, a pressão arterial.

Existe um segundo valor adaptativo para esse reflexo: maior redução no volume plasmático, como pode ocorrer após uma grande hemorragia, leva a concentrações muito altas de ADH – maiores do que a necessária para produzir máxima inibição da diurese. Nesses casos, o hormônio é capaz de exercer efeitos vasoconstritores diretos sobre o músculo liso arteriolar. O resultado é o aumento da resistência periférica total, que ajuda a restaurar a pressão arterial independentemente da restauração mais lenta do volume dos líquidos corporais. As arteríolas renais e as células mesangiais também participam dessa resposta constritora; assim, uma alta concentração plasmática de ADH, além de seu efeito sobre a permeabilidade tubular à água, pode promover retenção de sódio e água ao diminuir a TFG.

Foram descritas duas vias aferentes principais de controle das células hipotalâmicas que secretam ADH: uma a partir dos barorreceptores e outra a partir dos osmorreceptores. Essas células hipotalâmicas são, portanto, verdadeiros integradores, cuja atividade é determinada pelas aferências sinápticas totais que chegam até elas. Assim, o aumento simultâneo no volume plasmático e a redução da osmolalidade dos líquidos corporais causam forte inibição da secreção de ADH. Por sua vez, a diminuição simultânea no volume plasmático e o aumento na osmolalidade produzem uma grande estimulação da secreção de ADH. Contudo, o que acontece quando as aferências aos barorreceptores e aos osmorreceptores são opostas entre si (p. ex., se tanto o volume plasmático quanto a osmolalidade estão diminuídos)? Em geral, devido à alta sensibilidade dos osmorreceptores, sua influência predomina sobre os barorreceptores quando mudanças na osmolalidade e no volume plasmático são pequenas a moderadas. Entretanto, uma redução maior no volume plasmático exercerá uma maior influência sobre a secreção de ADH do que a diminuição da osmolalidade dos líquidos corporais; em tais condições, a água é retida apesar do excesso de soluto, mesmo que os líquidos corporais tornem-se hiposmóticos (pela mesma razão, a concentração plasmática de sódio diminui). Essencialmente, quando o volume sanguíneo alcança um nível muito baixo que ameace a vida, é mais importante para o corpo preservar o volume vascular e garantir um débito cardíaco adequado do que preservar a osmolalidade normal.

As células que secretam ADH também recebem aferências sinápticas de muitas outras áreas do encéfalo. Assim, a secreção de ADH e, portanto, o fluxo urinário podem ser alterados por dor, medo e uma variedade de outros fatores, inclusive substâncias como o álcool, que inibe a liberação de ADH. Entretanto, essa complexidade não deve obscurecer a generalização de que a secreção de ADH é determinada a longo prazo primariamente pelos estados da osmolalidade dos líquidos corporais e do volume plasmático.

A Figura 45-11 sintetiza os principais fatores conhecidos que controlam a excreção renal de sódio e água em resposta à sudorese intensa. O **suor** é uma solução hiposmótica que contém principalmente água, sódio e cloreto. Portanto, a sudorese causa tanto uma diminuição no volume do LEC quanto um aumento da osmolalidade dos líquidos corporais. A retenção renal de água e sódio ajuda a preservar a água e o sal existentes, os quais são depletados pelo suor.

SEDE E APETITE POR SAL

Grandes deficiências de sal e água podem ser apenas parcialmente compensadas pela conservação renal dessas substâncias, e a ingestão é o mecanismo compensatório definitivo. Os centros que medeiam a **sede** estão localizados no hipotálamo (muito próximos às áreas que produzem ADH). A sensação subjetiva de sede, que impulsiona um indivíduo a obter e a ingerir água, é estimulada tanto pela redução no volume plasmático quanto pelo aumento da osmolalidade dos líquidos corporais. O significado adaptativo de ambos é evidente. Essas são exatamente as mesmas mudanças que estimulam a produção de ADH, e os receptores

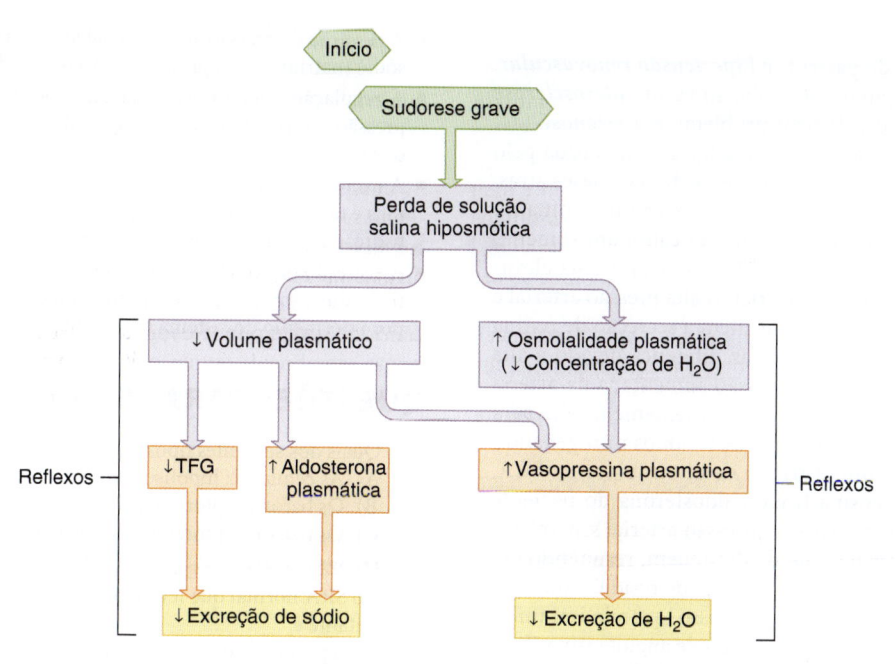

FIGURA 45-11 Respostas coordenadas durante a sudorese grave. Uma combinação de diminuição do volume do LEC e aumento da osmolalidade plasmática ativa reflexos que preservam sal e água. (Reproduzida com permissão de Widmaier EP, Raff H, Strang KT: *Vander's Human Physiology*, 11th ed. McGraw-Hill, 2008.)

– os osmorreceptores e as células nervosas que respondem aos barorreceptores cardiovasculares – que iniciam os reflexos que controlam o ADH estão próximos daqueles que iniciam a sede. A resposta de sede, entretanto, é significativamente menos sensível do que a resposta do ADH.

Existem também outras vias de controle da sede. Por exemplo, boca e garganta secas causam sede profunda, que é aliviada simplesmente pela hidratação. Além disso, quando animais como o camelo (e humanos, em menor grau) tornam-se muito desidratados, irão logo beber água suficiente para reporem sua perda prévia e então parar. O impressionante é que quando param de beber, a água ainda não foi absorvida pelo trato gastrintestinal para o sangue. O que ocorre é algum tipo de medição da ingestão de água pelo trato gastrintestinal, mas sua natureza permanece um mistério. Aferentes neurais a partir da faringe e do trato gastrintestinal superior estão provavelmente envolvidos.

A angiotensina II é outro fator que estimula a sede por seu efeito direto sobre o encéfalo. Esse hormônio constitui uma das vias de estímulo da sede quando o volume do LEC está diminuído.

O **apetite por sal**, análogo à sede, também é um componente extremamente importante da homeostasia do sódio na maioria dos mamíferos. É evidente que o apetite por sal nessas espécies é inato e consiste em dois componentes: (1) apetite hedonístico e (2) apetite regulatório. Em outras palavras, (1) animais gostam de sal e por isso o ingerem independentemente de uma deficiência dessa substância, e (2) o comando para obter sal é bastante aumentado na presença de uma deficiência.

Contudo, esses estudos com animais não têm significado claro para os humanos. O desejo por sal parece ocorrer em humanos que sofrem depleção grave de sal, mas a contribuição de tal apetite regulatório por sal para a homeostasia cotidiana do sódio em pessoas saudáveis é provavelmente leve. Por outro lado, os humanos parecem ter um forte apetite hedonístico por sal, como manifestado pela grande ingestão de sódio que é quase universal, independente de seu custo ou disponibilidade. O consumo médio de sal nos EUA é de 10 a 15 g/dia por pessoa, embora os humanos possam sobreviver normalmente com menos de 0,5 g/dia. Como apontado previamente, uma grande ingestão de sal pode ser um contribuinte para a patogênese da hipertensão em indivíduos suscetíveis.

CORRELAÇÃO CLÍNICA

Um homem de 57 anos apresenta uma longa história de tabagismo e hipertensão, mas anteriormente recusou o uso de qualquer medicação como tratamento. Há seis meses, ele sofreu uma queda de um trator e lesionou as costas no lado direito. Recuperou-se bem, mas há duas semanas sua pressão arterial era de 147/102, e o médico finalmente convenceu-o a iniciar o tratamento com um *inibidor da ECA*. Na consulta seguinte, a pressão arterial do paciente estava apenas moderamente aumentada, mas ele sentia-se muito cansado e agitado, sem qualquer sintoma específico. Uma análise sanguínea laboratorial revelou *azotemia* (altos níveis de creatinina e ureia), e o paciente foi encaminhado a um nefrologista. Depois de retiradas todas as medicações, exames adicionais mostraram uma ativação do SRA. Quando o paciente voltou a usar o inibidor da ECA, seus níveis de renina aumentaram muito, o que não ocorreu com a aldosterona. A partir disso, foi solicitada a realização de um *angiograma renal*, que indicou um bloqueio moderado na artéria renal esquerda e um bloqueio importante na artéria renal direita.

O diagnóstico do paciente é **hipertensão renovascular**, causada pela ativação do SRA. Ele apresenta **aterosclerose** generalizada, mas o principal problema é a **estenose** (estreitamento) da artéria renal direita, talvez exacerbada pelo trauma que ocorreu durante o acidente de seis meses atrás. A redução na perfusão renal ativa a secreção de renina no rim direito do paciente, que por sua vez causa um aumento na angiotensina II e na aldosterona. Isso causa uma elevação significativa na pressão arterial. A alta pressão arterial e os níveis de angiotensina II suprimem a secreção de renina do rim esquerdo, mas isso não faz diferença devido à alta secreção pelo rim direito. A pressão aumentada na artéria renal esquerda mantém uma TFG suficientemente alta para fornecer uma adequada excreção de resíduos nitrogenados. Entretanto, após a administração de um inibidor da ECA, os níveis de angiotensina II e de aldosterona do paciente diminuem. Por consequência, a pressão arterial sistêmica e a pressão arterial renal esquerda diminuem, resultando em uma diminuição na TFG e na excreção de resíduos nitrogenados, causando a azotemia. Além disso, quando um inibidor de ECA é administrado e os níveis de angiotensina II diminuem, o efeito supressor dos altos níveis de angiotensina II sobre o rim esquerdo é removido, e a secreção de renina a partir desse rim aumenta significativamente. A **estenose arterial renal** é as vezes tratada por meio de uma angioplastia da artéria renal e pela colocação de um *stent* para manter a patência dessa artéria.

RESUMO DO CAPÍTULO

- A excreção de sódio e água é regulada primariamente a fim de satisfazer as necessidades do sistema cardiovascular para a preservação do volume vascular, da pressão arterial e da osmolalidade plasmática.
- Os barorreceptores localizados em várias regiões informam os rins sobre as pressões vasculares e as condições de volume.
- A angiotensina II, produzida pelo SRA local ou global, é um regulador fundamental da excreção de sódio e da pressão arterial por meio de suas ações nos rins, na vasculatura periférica e nas glândulas suprarrenais.
- A excreção de sódio é regulada pela TFG e pela taxa de reabsorção.
- O volume do LEC é o determinante principal da excreção de sódio.
- A principal ação da angiotensina II é estimular a reabsorção de sódio por meio da atividade do trocador Na^+-H^+ no túbulo proximal.
- A elevação da pressão arterial renal leva ao aumento da excreção de sódio (natriurese por pressão) sem a necessidade de sinais externos.
- A regulação a longo prazo da excreção de sódio e, portanto, da pressão arterial depende das ações da aldosterona sobre o néfron distal.
- A excreção de água tende a ser paralela com a excreção de soluto, mas é também regulada independentemente pelo controle da reabsorção de água nos ductos coletores.
- A secreção de ADH é regulada pela osmolalidade plasmática, por meio dos osmorreceptores hipotalâmicos, e pela pressão arterial, por intermédio do sistema barorreceptor-centro vasomotor.

QUESTÕES PARA ESTUDO

1. Quais dos seguintes tipos celulares não são células nervosas?
   A) As células da hipófise que secretam ADH
   B) Os barorreceptores localizados nos vasos pulmonares
   C) Os barorreceptores localizados no arco da aorta
   D) Os barorreceptores intrarrenais

2. No SRA normal que leva à produção de aldosterona, a etapa limitante é:
   A) a produção de angiotensina I
   B) a produção de angiotensinogênio
   C) a atividade da ECA
   D) a responsividade da glândula suprarrenal à angiotensina II

3. Uma pessoa come uma embalagem grande de salgadinhos sem ingerir nenhuma bebida. Qual será a resposta mais provável nessa circunstância?
   A) Movimento de aquaporinas para as membranas das células principais dos ductos coletores corticais
   B) Aumento da atividade dos trocadores Na^+-H^+ no túbulo proximal
   C) Aumento da atividade da bomba Na^+-K^+-ATPase nas células principais dos ductos coletores
   D) Diminuição nos níveis dos peptídeos natriuréticos no sangue

4. Em resposta a uma hemorragia intensa:
   A) a TFG aumenta
   B) a secreção de ADH é reduzida
   C) as células granulares (justaglomerulares) são estimuladas por aferências neurais
   D) a taxa de disparo dos barorreceptores aumenta

5. A retroalimentação tubuloglomerular contribui para a regulação da:
   A) TFG
   B) atividade nervosa simpática
   C) secreção de ADH
   D) atividade da ECA

CAPÍTULO 46

Regulação do Balanço do Potássio

Douglas C. Eaton e John P. Pooler

OBJETIVOS

- Indicar o balanço normal e a distribuição de potássio entre as células e o líquido extracelular.
- Descrever como o potássio é transportado entre as células e o líquido extracelular e como esse transporte protege o líquido extracelular de grandes mudanças a curto prazo na concentração de potássio.
- Descrever como os níveis plasmáticos de potássio nem sempre refletem a situação do potássio corporal total.
- Descrever como a insulina e a adrenalina influenciam a captação celular de potássio, e identificar as situações nas quais essas influências hormonais são mais importantes.
- Relatar as quantidades relativas de potássio reabsorvido pelo túbulo proximal e pelo ramo ascendente espesso da alça de Henle independentemente da ingestão de potássio.
- Descrever como os segmentos do néfron além do ramo ascendente espesso podem apresentar secreção ou reabsorção efetivas; descrever o papel das células principais e intercalares nesses processos.
- Listar os fatores que controlam a taxa de secreção de potássio pelo néfron distal.
- Descrever as ações dos canais de potássio da medula renal externa e dos canais BK em condições de excreção de potássio diminuída, aumentada ou normal.
- Descrever como as mudanças no potássio plasmático influenciam a secreção de aldosterona.
- Indicar os efeitos da maioria dos fármacos diuréticos e diuréticos osmóticos sobre a excreção de potássio.
- Descrever a associação entre as perturbações do estado ácido-base e o nível de potássio plasmático.

REGULAÇÃO DO POTÁSSIO ENTRE OS COMPARTIMENTOS INTRACELULAR E EXTRACELULAR

O potássio, assim como todos os outros íons, é distribuído entre o líquido intracelular e o líquido extracelular (LEC) do corpo. A maior parte do potássio é intracelular, e apenas cerca de 2% do potássio corporal total encontra-se no LEC. Entretanto, essa pequena fração é fundamental para as funções corporais, e a concentração de potássio no LEC é muito bem regulada. Aumentos e quedas importantes (chamados de *hipercalemia* e *hipocalemia*) a partir dos valores plasmáticos normais de 3,5 a 5 mEq/L são motivos de intervenção médica. A importância de manter essa concentração relativamente constante baseia-se primariamente no papel do potássio sobre a excitabilidade de nervos e músculos, sobretudo o cardíaco (ver Capítulos 4 e 23).

Em razão de a maior parte do potássio corporal estar contido nas células, a concentração de potássio extracelular depende essencialmente (1) da quantidade do potássio corporal total e (2) da *distribuição* desse potássio entre o líquido dos compartimentos intracelular e extracelular. O potássio corporal total é determinado pelo balanço entre a ingestão e a excreção de potássio. Indivíduos saudáveis mantêm o balanço de potássio, assim como o de sódio, ao excretarem pela urina uma quantidade de potássio igual à ingerida menos as pequenas quantidades eliminadas pelas fezes e pelo suor. Em geral, as perdas de potássio pelo suor e pelo trato gastrintestinal (GI) são pequenas, mas grandes quantidades podem ser perdidas pelo trato digestório durante o vômito e a diarreia. O controle do manejo renal de potássio é o principal mecanismo de manutenção do balanço do potássio corporal total.

O fato de a maior parte do potássio corporal ser intracelular deve-se estritamente ao tamanho e às propriedades dos compartimentos intracelular e extracelular. Cerca de dois terços dos líquidos corporais são intracelulares (o volume citosólico coletivo de todas as células do corpo), e as concentrações citosólicas típicas de potássio são cerca de 140 a 150 mEq/L. Um terço dos líquidos corporais são extracelulares, e a concentração de potássio é cerca de 4 mEq/L. Clinicamente, apenas a concentração extracelular pode ser medida (o potássio intracelular está, de certa forma, escondido atrás da membrana celular). Além disso, o valor extracelular não reflete necessariamente o potássio corporal total. Um paciente pode, por exemplo, estar hipercalêmico e ao mesmo tempo ter o potássio corporal total reduzido.

O alto nível de potássio dentro das células é mantido pela operação coletiva das bombas **Na$^+$-K$^+$-ATPases** nas membranas plasmáticas, que transportam ativamente o potássio ao interior das células. Em razão de a quantidade de potássio no compartimento extracelular ser muito pequena (total de 40 a 60 mEq), mesmo mudanças muito sutis do potássio no interior ou no exterior celular produzem mudanças significativas na concentração de potássio extracelular. De forma semelhante, uma refeição rica em potássio (p.ex., carne, batata e espinafre) poderia facilmente duplicar a concentração extracelular de potássio se a maior parte deste não fosse transferida do sangue ao compartimento intracelular. Portanto, é fundamental que as cargas da dieta sejam captadas pelo compartimento intracelular rapidamente para a prevenção de mudanças importantes na concentração do potássio plasmático. O tecido que contribui para a maior parte da captação do potássio é o músculo esquelético, simplesmente porque esse tecido contém o maior volume intracelular coletivo. O músculo efetivamente tampona o potássio extracelular ao captar ou liberar potássio, mantendo sua concentração plasmática próxima do normal. Isso é o que protege o LEC de variações amplas na concentração de potássio a todo o instante. Fatores importantes envolvidos nesses processos homeostáticos incluem a **insulina** e a **adrenalina**, os quais aumentam a captação de potássio pelo músculo (e por algumas outras células) por meio da estimulação das bombas Na$^+$-K$^+$-ATPases da membrana plasmática. Outra influência é o trato GI, que contém uma elaborada rede neural (o "encéfalo intestinal") responsável por enviar sinais ao sistema nervoso central. Além disso, o trato GI contém **células enteroendócrinas** que liberam diversos hormônios peptídicos. Em conjunto, esses sinais neurais e hormonais afetam muitos órgãos-alvo, inclusive os rins (ver discussão posterior) em resposta à ingestão dietética.

O aumento na concentração de insulina plasmática após uma refeição é um fator essencial para mover o potássio ingerido e absorvido ao interior das células em vez de permitir que o potássio acumule-se no LEC. Então, esse novo potássio é lentamente liberado das células entre as refeições para ser excretado. Portanto, o grande aumento na concentração de potássio plasmático facilita a secreção de insulina em qualquer momento, e a insulina adicional induz uma maior captação de potássio pelas células, um sistema de retroalimentação negativa que se opõe a elevações agudas na concentração de potássio plasmático. Na ordem natural dos eventos, a insulina também estimula a captação de glicose e o metabolismo celular: uma fonte necessária de energia para impulsionar a bomba Na$^+$-K$^+$-ATPase ativada pela insulina, a qual é responsável por transportar o potássio ao interior das células.

O efeito da adrenalina sobre a captação celular de potássio é provavelmente de maior importância fisiológica durante o exercício, quando o potássio move-se para fora das células musculares que estão disparando potenciais de ação com rapidez. De fato, o exercício intermitente muito intenso pode dobrar transitoriamente o potássio plasmático. Contudo, ao mesmo tempo, o exercício aumenta a secreção de adrenalina pela medula da suprarrenal, que estimula a captação de potássio pelo músculo e por outras células. De forma semelhante, um trauma causa perda de potássio a partir das células danificadas, e a adrenalina liberada devido ao estresse estimula outras células a captarem o potássio plasmático.

Outra influência sobre a distribuição de potássio entre o líquido intracelular e o LEC é a concentração de íons hidrogênio no LEC: um aumento na concentração de íons hidrogênio no LEC (*acidemia*; ver Capítulo 47) é com frequência associado ao movimento efetivo de potássio para fora das células, ao passo que uma diminuição na concentração de íons hidrogênio no LEC (*alcalemia*) causa um movimento efetivo de potássio ao interior celular. É como se o potássio e os íons hidrogênio fossem trocados através das membranas plasmáticas (i.e., os íons hidrogênio movem-se para o interior celular durante a acidemia e para o exterior durante a alcalemia, e o potássio desloca-se exatamente na direção oposta), porém os mecanismos precisos relacionados com essas "trocas" ainda não foram esclarecidos. Entretanto, assim como o efeito da insulina, nas alterações ácido-base provavelmente existe inibição (acidemia) ou ativação (alcalemia) da bomba Na$^+$-K$^+$-ATPase.

MANEJO RENAL DE POTÁSSIO
VISÃO GERAL

Embora outros tecidos exerçam um papel importante no controle da concentração de potássio plasmático a cada instante, em última análise, são os rins que determinam o conteúdo total de potássio. Portanto, a compreensão do manejo renal de potássio é a chave para a compreensão do balanço do potássio. O potássio é livremente filtrado no **espaço de Bowman**. Em todas as condições, quase toda a carga filtrada (~90%) é reabsorvida pelo **túbulo proximal** e pelo ramo ascendente espesso da **alça de Henle**. Então, quando o objetivo é conservar potássio, a maior parte do potássio restante é reabsorvida no néfron distal e nos **ductos coletores** medulares, restando quase nada de potássio na urina. Por outro lado, se o objetivo é remover o potássio do corpo, uma grande quantidade é secretada no néfron distal, resultando em grande excreção. Nas situações em que a secreção ocorre em taxas elevadas, a quantidade excretada pode exceder a carga filtrada. A principal forma de regulação fundamenta-se no controle da

TABELA 46-1 Resumo do transporte tubular de potássio

Transporte	Dieta normal ou rica em potássio	Dieta pobre em potássio ou depleção de potássio
Túbulo proximal	Reabsorção (60 a 80%)	Reabsorção (55%)
Ramo ascendente espesso	Reabsorção (5 a 25%)	Reabsorção (30%)
Túbulo contorcido distal	Secreção	Reabsorção
Células principais, túbulo conector e ducto coletor cortical	Secreção substancial (>15%)	Pouca secreção
Células intercalares que possuem H^+-K^+-ATPase, ducto coletor cortical	Reabsorção (10%)	Reabsorção (10%)
Células que possuem H^+-K^+-ATPase, ducto coletor medular	Reabsorção (5%)	Reabsorção (5%)

Os percentuais referem-se à carga filtrada de potássio. H^+, hidrogênio; K^+, potássio; ATPase, adenosina trifosfatase.
Reproduzida com permissão de Eaton DC, Pooler JP: *Vander's Renal Physiology*, 7th ed. New York, NY: Lange Medical Books/McGraw-Hill, Medical Pub. Division, 2009.

secreção nas partes do néfron além da alça de Henle. De início, será analisado o manejo de potássio por vários segmentos do néfron e então será focada a questão do controle.

Como o potássio é livremente filtrado, um nível plasmático normal de 4 mEq/L e uma TFG de 150 L por dia ou mais resultam em uma carga filtrada diária de cerca de 600 mEq por dia. Os eventos subsequentes nos vários segmentos tubulares estão resumidos na Tabela 46-1. No túbulo proximal, cerca de 65% da carga filtrada é reabsorvida, principalmente pela via paracelular. Grande parte desse fluxo é impulsionada pelo gradiente de concentração estabelecido quando a água é reabsorvida (concentrando, portanto, todos os solutos remanescentes no lúmen tubular). Parte do fluxo também pode ocorrer pelo movimento com a água rapidamente reabsorvida (arrasto por solvente [solvent drag]). De qualquer forma, a reabsorção no túbulo proximal ocorre de maneira não regulada. Na alça de Henle, ocorre reabsorção adicional. Os principais eventos ocorrem no ramo ascendente espesso, onde os **cotransportadores $1Na^+$-$1K^+$-$2Cl^-$** localizados na membrana apical reabsorvem potássio (ver Figura 44-3). Um pouco do potássio retorna ao lúmen através da membrana apical pelos canais de potássio, e o restante deixa a célula através da membrana basolateral por uma combinação de fluxo passivo através de canais e por meio de cotransporte com o cloreto, resultando em reabsorção transcelular efetiva. Nesse segmento, um pouco de potássio também é reabsorvido pela via paracelular, conduzido pela voltagem positiva do lúmen tubular. Em geral, cerca de 25% da carga filtrada é reabsorvida no ramo ascendente espesso; assim, apenas cerca de 10% chega ao néfron distal.

No néfron distal, ocorre reabsorção contínua quando as cargas dietéticas são muito pequenas, mas ocorre uma importante secreção que pode exceder a quantidade reabsorvida quando as cargas dietéticas são elevadas. É nesses segmentos distais que ocorre a maior parte da regulação da excreção de potássio. O néfron distal é composto por vários segmentos, incluindo o túbulo contorcido distal, o túbulo conector, o túbulo coletor inicial e o ducto coletor cortical, ou seja, todos os segmentos tubulares entre o final do ramo ascendente espesso e o ducto coletor medular. Não é possível diferenciar esses segmentos precisamente em termos de função, embora o túbulo conector seja de particular importância no manejo do potássio devido ao seu rico sistema de elementos de transporte. Parece que a maior parte da secreção de potássio ocorre nos segmentos anteriores aos quais a maior quantidade de água é absorvida (ducto coletor cortical). Por fim, os ductos coletores *medulares* reabsorvem pequenas quantidades de potássio em qualquer condição. Quando a soma de todos os processos que já ocorreram nos segmentos anteriores possibilitou a reabsorção de quase todo o potássio, os ductos coletores medulares permitem a presença de um pequeno percentual da carga filtrada de potássio na urina final, a qual é de cerca de 10 a 15 mEq por dia. Se os segmentos prévios secretam avidamente, a modesta reabsorção nos ductos coletores medulares não é intensa o bastante para prevenir uma excreção substancial, que pode alcançar 1.000 mEq/dia. As Figuras 46-1A e B ilustram uma visão geral do manejo renal de potássio em diferentes regiões tubulares em condições de alta e baixa excreção de potássio.

O fato de o transporte ativo de potássio ser sempre acoplado ao transporte ativo de outro soluto é uma complicação no manejo renal do potássio em todas as regiões, incluindo especificamente o túbulo proximal e o ramo ascendente espesso. O influxo ativo de potássio através da membrana basolateral pela onipresente bomba **Na^+-K^+-ATPase** está acoplado ao efluxo de sódio, ao passo que o influxo de potássio através das membranas apicais pelos **trocadores H^+-K^+** é acompanhado pelo efluxo de prótons. Portanto, para a descrição do manejo renal do potássio em vários segmentos, é preciso sempre ter em mente o destino desses outros solutos. No túbulo proximal, a bomba Na^+-K^+-ATPase na membrana basolateral é muito ativa para mover o sódio a partir da célula ao interstício, necessitando que o potássio seja simultaneamente captado a partir do interstício. Como sabe-se que o potássio está sendo deslocado *para* o interstício ao redor do túbulo proximal, esse potássio bombeado deve ser reciclado de volta ao interstício pelo fluxo passivo através de canais na membrana basolateral.

No ramo ascendente espesso, a interação com o sódio é ainda mais complicada. Como mencionado, o potássio é ativamente transportado para o interior das células através de ambas as membranas e deixa-as passivamente também através de ambas as membranas. O potássio é bombeado para as células epiteliais a partir do lúmen tubular junto com o sódio, por meio dos cotransportadores $1Na^+$-$1K^+$-$2Cl^-$, e a partir do interstício através da bomba Na^+-K^+-ATPase. Como existe muito menos potássio do que sódio no lúmen tubular, o potássio deve ser reciclado de volta ao lúmen por fluxo passivo através de canais para manter o suprimento de potássio disponível, a fim de que seja realizado o cotransporte com o sódio. Em contrapartida, a reabsorção de sódio seria limitada apenas à quantidade de potássio presente no líquido tubular. Quantitativamente, a soma de todos os processos transcelulares e paracelulares é a reabsorção efetiva de quase 25% da carga filtrada.

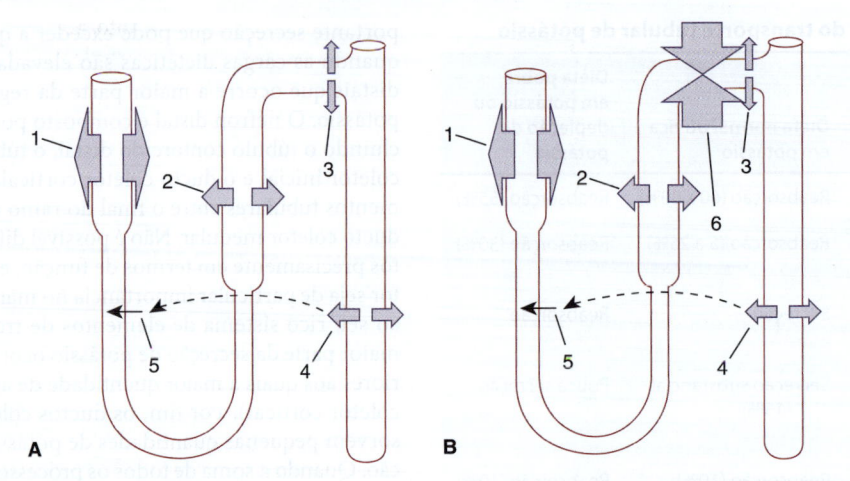

FIGURA 46-1 Transporte de potássio em diferentes regiões do sistema tubular em condições de excreção reduzida ou aumentada. Em uma situação de excreção reduzida (**A**), a maior parte do potássio filtrado é reabsorvida no túbulo proximal, principalmente pela via paracelular (1). No ramo ascendente espesso (2), a maioria do potássio restante é reabsorvida principalmente pela via transcelular. Nos ductos coletores cortical (3) e medular (4) ocorre alguma reabsorção adicional por meio das células intercalares. Um pouco do potássio reabsorvido para o interstício medular é reciclado de volta aos ramos delgados da alça de Henle (5). Em uma situação de excreção aumentada (**B**), os eventos na maioria das regiões do sistema tubular são iguais à situação de excreção reduzida de potássio, mas no néfron distal, particularmente no túbulo conector, ocorre maior secreção (6), a qual, algumas vezes, é superior à soma dos processos reabsortivos. (Modificada com permissão de Eaton DC, Pooler JP: *Vander's Renal Physiology*, 7th ed. New York, NY: Lange Medical Books/McGraw-Hill, Medical Pub. Division, 2009.)

SECREÇÃO NO NÉFRON DISTAL E SUA REGULAÇÃO

Existem dois tipos de células no epitélio do néfron distal: as **principais** (aproximadamente 70% das células) e as **intercalares**. As células intercalares são ainda subdivididas em tipo A (mais numerosas) e tipo B (mais esparsas). As células principais secretam potássio, em taxas bastante variáveis, enquanto as células intercalares do tipo A reabsorvem potássio. Os princípios que governam a secreção e a reabsorção são bem simples. A secreção de potássio pelas células principais envolve a captação de potássio a partir do interstício pela bomba Na^+-K^+-ATPase e secreção para o lúmen tubular através de canais (Figura 46-2). As células intercalares do tipo A reabsorvem potássio por meio da bomba H^+-K^+-ATPase na membrana apical, que capta ativamente potássio a partir do lúmen. Essas células também permitem que o potássio entre no interstício através de canais de potássio na membrana basolateral.

A regulação da excreção de potássio envolve múltiplos controles sobre os processos secretórios no néfron distal, algo como um micro-ônibus cheio de passageiros em que todos possuem um acelerador e um pedal de freio. Assim como ocorre com a regulação da excreção de sódio, não pode-se predizer exatamente como esses controles operam em cada situação. Felizmente, tanto com o potássio quanto com o sódio, os rins saudáveis realizam um trabalho notável de aumentar a excreção em resposta às elevadas cargas provenientes da dieta, e reduzi-la nas dietas restritivas. Grande parte dessa regulação envolve o controle da atividade dos canais de potássio. Os rins e outros órgãos do corpo expressam diversos tipos de canais de potássio, e, como uma simplificação, em geral esses tipos não são diferenciados. Contudo, nas células principais do néfron distal, dois tipos de canais destacam-se por estarem envolvidos na secreção de potássio de forma controlada: os canais do tipo **ROMK** (do inglês "*renal outer medula K^+*", canais de K^+ da medula renal externa) e os canais do tipo **BK** (do inglês "*big K^+*", por possuírem uma grande capacidade de secreção de potássio; também são chamados de máxi K). Embora conduzam o potássio, esses dois tipos de canais, ROMK e BK, exercem papéis distintos e são regulados por mecanismos muito diferentes. Com baixas cargas de potássio na dieta, quase não há secreção através de nenhum dos dois tipos de canais. Os canais do tipo ROMK são sequestrados em vesículas

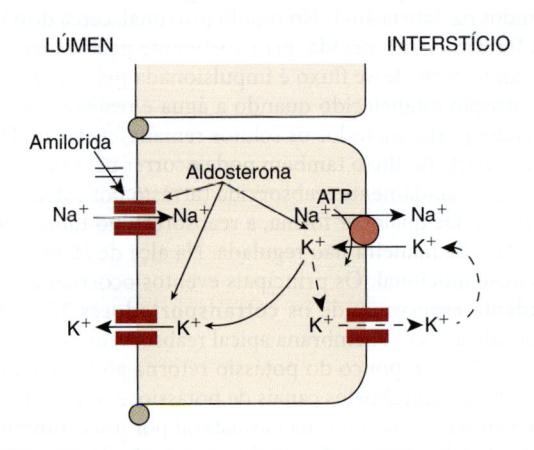

FIGURA 46-2 Via generalizada da secreção de potássio pelas células principais. A secreção de potássio está acoplada à reabsorção de sódio pela bomba Na^+-K^+-ATPase. O fármaco amilorida inibe a entrada de sódio e, portanto, a secreção de potássio. A aldosterona estimula tanto a reabsorção de sódio quanto a secreção de potássio em diversos locais. (Modificada com permissão de Eaton DC, Pooler JP: *Vander's Renal Physiology*, 7th ed. New York, NY: Lange Medical Books/McGraw-Hill, Medical Pub. Division, 2009.)

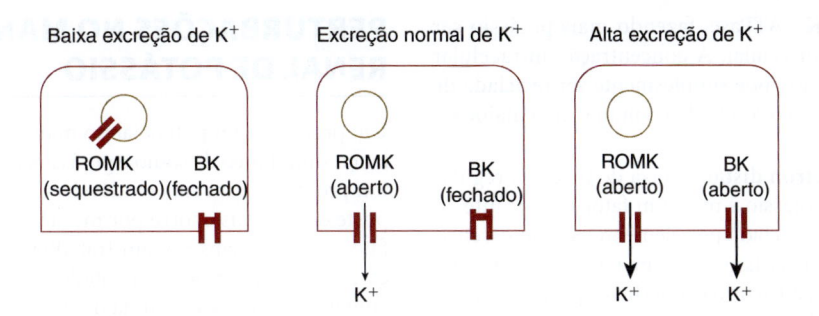

FIGURA 46-3 Atividade dos canais de potássio do tipo ROMK e BK nas células principais em diferentes condições. Quando o corpo conserva potássio e sua excreção é pequena, a maioria dos canais do tipo ROMK é sequestrada em vesículas intracelulares, e os canais BK são fechados; portanto, quase não existe secreção. Com pequenas cargas de potássio (condições normais), os canais do tipo ROMK secretam potássio, enquanto os canais BK permanecem fechados. Quando a excreção de potássio é muito alta, como em uma dieta rica nessa substância, a atividade dos canais do tipo ROMK é maximizada, e os canais BK são abertos, permitindo secreção substancial. (Reproduzida com permissão de Eaton DC, Pooler JP: *Vander's Renal Physiology*, 7th ed. New York, NY: Lange Medical Books/McGraw-Hill, Medical Pub. Division, 2009.)

intracelulares, e os canais BK são fechados. Com cargas normais de potássio, os canais do tipo ROMK são movidos para a membrana apical e secretam potássio. Nessa situação, os canais do tipo BK ainda permanecem fechados, mantidos como reserva e prontos para responderem aos sinais apropriados quando necessário. Com taxas elevadas de excreção, ambos os tipos de canais estão presentes na membrana luminal e secretam potássio avidamente (Figura 46-3).

A Figura 46-4 mostra fatores conhecidos que influenciam a secreção e, portanto, a excreção resultante de potássio. A seguir, é apresentada uma breve descrição de como fatores específicos afetam a excreção de potássio:

1. **Potássio plasmático.** O papel do potássio plasmático é a influência mais compreensível. Primeiro, a carga filtrada é diretamente proporcional à concentração plasmática. Segundo, o ambiente das células principais, ou seja, o interstício cortical, tem uma concentração de potássio que é quase a mesma do plasma. A bomba Na^+-K^+-ATPase, a qual capta potássio, é altamente sensível a sua concentração nesse espaço, variando sua taxa de bombeamento de acordo com a elevação ou a queda dos níveis de potássio. Assim, a concentração de potássio plasmático influencia a excreção desse íon, mas não é o fator dominante em condições normais.

2. **Aldosterona.** No Capítulo 45, foi discutido o papel da aldosterona sobre a regulação da excreção de sódio. Neste capítulo, é descrito seu papel na excreção de potássio. Um estimulador da secreção de aldosterona é o aumento na concentração do potássio plasmático. Essa é uma ação direta do potássio sobre o córtex da suprarrenal e não envolve o sistema renina-angiotensina. A aldosterona, que também aumenta a expressão da bomba Na^+-K^+-ATPase, estimula ainda a expressão dos canais do tipo ROMK no néfron distal. Ambas as ações têm o efeito de aumentar a secreção de potássio. O maior bombeamento pela Na^+-K^+-ATPase aumenta o suprimento de potássio a partir do interstício para o citosol das células principais, e um número maior de canais do tipo ROMK fornece vias adicionais para secreção.

3. **Liberação de sódio para o néfron distal.** Qualquer mudança no manejo de sódio antes do néfron distal determina o quanto é enviado a partir do ramo ascendente espesso, ou seja, liberado para o néfron distal. Mudanças a montante (*upstream*) no manejo de sódio incluem alterações na carga filtrada e na reabsorção nos segmentos anteriores. A liberação de sódio influencia a secreção de potássio, pois, quanto maior a liberação de sódio, maior será a captação do íon pelas células principais e, portanto, maior o bombeamento

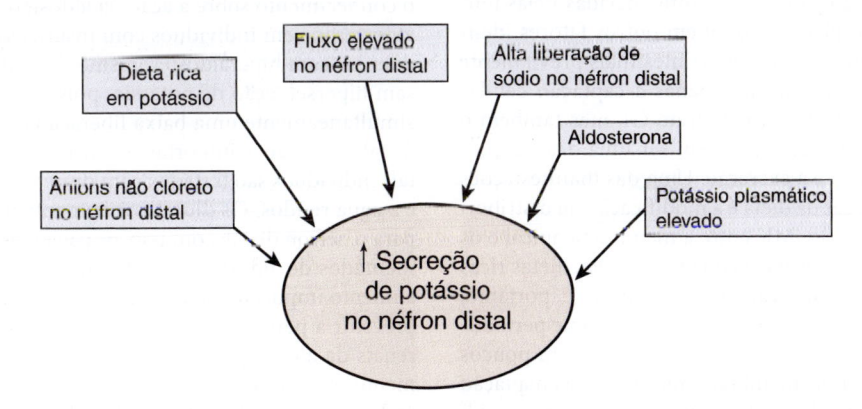

FIGURA 46-4 Fatores que aumentam a secreção de potássio pelas células principais, conforme descrito no texto. (Modificada com permissão de Eaton DC, Pooler JP: *Vander's Renal Physiology*, 7th ed. New York, NY: Lange Medical Books/McGraw-Hill, Medical Pub. Division, 2009.)

de sódio pela Na^+-K^+-ATPase, fazendo mais potássio ser bombeado ao interior celular. A concentração intracelular aumentada de potássio pode simplesmente ser reciclada de volta ao interstício, mas o resultado comum é uma maior secreção de potássio.

4. **Taxa de fluxo do néfron distal**. A taxa de fluxo na regulação da secreção de potássio é mais um fator importante. O aumento do fluxo é detectado por elementos mecanossensíveis das células principais. Isso inclui uma inclinação do cílio central que se projeta a partir da superfície apical para o interior do lúmen tubular. A inclinação do cílio central inicia a liberação intracelular de cálcio e a ativação de canais do tipo BK. Na maioria das condições, a liberação aumentada de sódio é a principal causa do fluxo aumentado, pois o sódio é acompanhado de água. Portanto, o aumento na liberação de sódio implica aumento do fluxo. O fluxo aumentado tem outro efeito. Ao remover o potássio que alcança o túbulo por secreção, a concentração luminal de potássio é mantida baixa o suficiente para preservar um gradiente de concentração favorável à secreção.

5. **Concentração de ânions não cloreto**. Para que as células principais possam secretar potássio, deve existir uma via de passagem (canais abertos ou transportadores funcionais) e uma força motriz (gradiente eletroquímico). A maior parte da secreção ocorre através dos canais de potássio, e uma menor porção, através do simporte potássio-cloreto. Em condições nas quais a concentração luminal de cloreto é baixa devido à substituição do cloreto luminal com ânions que geralmente não estão em alta concentração, o efeito é o aumento do gradiente eletroquímico para a secreção de cloreto. Isso, por sua vez, aumenta a secreção normalmente modesta de potássio por meio do simporte potássio-cloreto.

6. **Potássio da dieta**. A influência do potássio da dieta sobre a função renal é o regulador mais óbvio da excreção de potássio e o menos compreendido. A principal tarefa dos rins é manter o balanço de potássio ao aumentar ou diminuir sua excreção paralelamente à carga proveniente da dieta. Rins saudáveis realizam muito bem essa função. Entretanto, a sinalização relacionada não é bem compreendida; então, como os rins sabem quanto potássio uma pessoa consumiu? Enquanto cargas muito grandes de potássio podem aumentar um pouco o potássio plasmático, as mudanças na excreção associada à dieta não parecem ser influenciadas pelas mudanças no potássio plasmático ou em outros fatores identificados. Entretanto, os sinais gastrintestinais previamente mencionados influenciam não apenas a captação celular de potássio absorvido a partir do trato GI, mas também o manejo renal de potássio, e parecem ser uma das ligações entre a carga da dieta e a excreção. Uma das manifestações da alteração das cargas da dieta é a modificação na distribuição de canais do tipo ROMK entre a membrana apical e os locais intracelulares de armazenamento, ou seja, dietas ricas em potássio causam a inserção de canais apicais e, portanto, maior secreção de potássio. Por outro lado, durante períodos prolongados de baixa ingestão de potássio, existem poucos canais do tipo ROMK na membrana apical. Outra adaptação aos períodos prolongados de baixa ingestão de potássio é o aumento na atividade da bomba H^+-K^+-ATPase nas células intercalares, resultando em uma reabsorção ainda mais eficiente do potássio filtrado.

PERTURBAÇÕES NO MANEJO RENAL DE POTÁSSIO

Um problema em potencial no manejo renal de potássio é o balanço simultâneo de sódio e potássio, porém isso *não* consiste em um problema para rins saudáveis. Como a maior parte do transporte desses íons ocorre por mecanismos acoplados, é notável o fato de que os rins podem trabalhar com cada combinação da carga dietética: ambos aumentados, ambos diminuídos, um deles aumentado, etc. Isso é ainda mais impressionante quando considera-se que a aldosterona é um regulador de ambos os íons. Se um indivíduo consome pouco sódio ou potássio, espera-se que os níveis de aldosterona sejam elevados o bastante para estimular a reabsorção ávida de sódio, preservando, assim, os estoques corporais deste. Entretanto, isso também pode levar à secreção ávida de potássio, a qual é uma ação indesejada, pois o corpo também tenta conservar potássio. A solução para esse problema é simplesmente impedir a secreção de potássio, o que não pode ser feito caso existam canais apicais abertos. Se as ações das cascatas de sinalização intracelular tiverem causado o sequestro da maioria dos canais do tipo ROMK para as vesículas intracelulares, então o potássio captado a partir do interstício por meio da bomba Na^+-K^+-ATPase é reciclado pelos canais basolaterais de volta ao interstício, e não secretado.

Efeitos dos diuréticos

Diuréticos são agentes que aumentam o fluxo urinário e reduzem o volume do LEC, em geral ao aumentarem a excreção renal de sódio. A maioria dos diuréticos apresenta o efeito colateral indesejado de aumentar simultaneamente a excreção de potássio pelos rins. A excreção de potássio é quase sempre aumentada em indivíduos que apresentam **diurese osmótica** (alta filtração de soluto não reabsorvido) ou que realizam tratamento com diuréticos bloqueadores da reabsorção de sódio no túbulo proximal, alça de Henle ou túbulo contorcido distal (ou seja, locais a montante das células principais). Todos esses eventos aumentam a taxa de fluxo que passa pelas células principais que secretam potássio. O aumento da taxa de fluxo é um estimulador importante da secreção de potássio. A perda de potássio pode causar uma depleção grave de potássio (ver Figura 46-5).

Pode-se integrar essa informação sobre os diuréticos com o conhecimento sobre a ação da aldosterona. Níveis elevados de aldosterona em indivíduos com insuficiência cardíaca ou outras doenças com hiperaldosteronismo secundário em geral não causam hipersecreção de potássio, pois esses pacientes apresentam simultaneamente uma baixa liberação de líquido para o néfron distal. Contudo, é importante considerar o que acontece quando tais indivíduos são tratados com diuréticos para eliminar o sódio e a água retidos. Os diuréticos aumentam a liberação de líquido para o néfron distal; com isso, os pacientes apresentam níveis aumentados de aldosterona e de fluxo. Tal combinação causa um aumento importante na secreção e na excreção de potássio. Para prevenir a perda de potássio, fármacos que bloqueiam as ações renais da aldosterona devem ser administrados; esses medicamentos são diuréticos fracos, pois bloqueiam apenas a fração da reabsorção de sódio estimulada pela aldosterona, junto com sua pequena quantidade associada de reabsorção de água. Entretanto, diferentes da maioria dos diuréticos comuns, são "poupadores de potássio", pois bloqueiam simultaneamente a estimulação da

```
┌─────────────────────────────────────────┐
│ Diuréticos que afetam o túbulo proximal,│
│ a alça de Henle ou o túbulo contorcido distal │
└─────────────────────────────────────────┘
        │                          │
        ▼                          ▼
Inibição da reabsorção de sódio    Inibição da reabsorção de potássio
        │
        ▼
Inibição da reabsorção de água
        │
        ▼
↑ Taxa de liberação de líquido
para o ducto coletor cortical
        │
        ▼
Secreção de potássio
        │
        ▼
↑ Excreção de potássio  ◄─────────────┘
        │
        ▼
Depleção de potássio
```

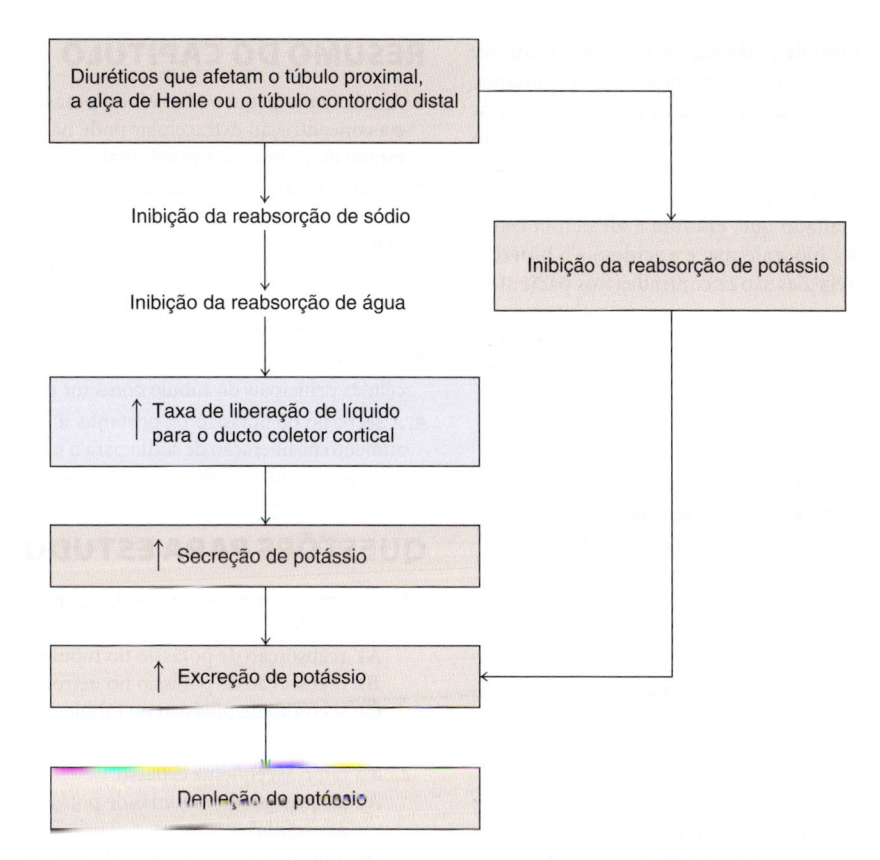

FIGURA 46-5 Via pela qual os diuréticos causam depleção de potássio ao afetarem o túbulo proximal, a alça de Henle ou o túbulo contorcido distal. A diminuição na reabsorção é um fator menos importante como causador da excreção aumentada de potássio do que a secreção aumentada pelas células principais dos ductos coletores corticais. (Modificada com permissão de Eaton DC, Pooler JP: *Vander's Renal Physiology*, 7th ed. New York, NY: Lange Medical Books/McGraw-Hill, Medical Pub. Division, 2009.)

secreção de potássio pela aldosterona. Outra classe de diuréticos "poupadores de potássio" bloqueia canais de sódio nas células principais dos ductos coletores corticais, prevenindo a entrada de sódio na célula a partir do lúmen. Portanto, a captação de potássio em troca de sódio pelas bombas Na^+-K^+-ATPases na membrana basolateral é mais lenta; assim, a secreção de potássio através da membrana apical também se torna mais lenta.

Recapitulando os efeitos dos diuréticos: o aumento da liberação de sódio resultante da filtração de diuréticos osmóticos ou do bloqueio da absorção de sódio a montante (*upstream*) do néfron distal aumenta a secreção de potássio; entretanto, o bloqueio na reabsorção de sódio *no* néfron distal não aumenta a secreção do potássio.

Efeitos das alterações ácido-base

Distúrbios ácido-base primários são a principal causa de desequilíbrios secundários no potássio (como será discutido no Capítulo 47, desequilíbrios no potássio corporal podem perturbar o estado ácido-base). A existência de um pH plasmático aumentado (alcalemia) está com frequência (mas não sempre) associada à hipocalemia. De maneira semelhante, um baixo pH plasmático (acidemia) geralmente está associado à hipercalemia. A ocorrência de tais relações entre o estado ácido-base e o potássio em um determinado paciente depende de muitos fatores, inclusive da causa do distúrbio ácido-base.

Existem duas razões conhecidas para os efeitos do estado ácido-base sobre o potássio. Primeiro, mudanças na concentração extracelular de íons hidrogênio levam a uma troca real desses íons com os cátions celulares, dos quais o potássio é o mais importante. Durante uma alcalemia, por exemplo, a baixa concentração extracelular de íons hidrogênio induz o efluxo desses íons, que normalmente estão ligados aos tampões intracelulares. A perda de íons hidrogênio positivamente carregados é contrabalançada pela captação de outros cátions, neste caso o potássio. Portanto, a alcalemia (na qual os íons hidrogênio deixam as células teciduais para restabelecer a perda a partir do LEC) induz a captação de potássio pelas células, causando hipocalemia. Por outro lado, o baixo pH com uma captação celular concomitante de íons hidrogênio ("tamponamento celular") com frequência leva as células a removerem potássio, causando hipercalemia.

Além dessas trocas de potássio por íons hidrogênio, existe um efeito do pH intracelular sobre a atividade da bomba Na^+-K^+-ATPase celular e dos canais de potássio. O baixo pH intracelular inibe a atividade das bombas de forma generalizada, permitindo que o potássio escape das células (sobretudo as células musculares), aumentando a concentração plasmática de potássio. Geralmente, o aumento no potássio plasmático estimularia a captação de potássio pela bomba Na^+-K^+-ATPase nas células principais, porém o baixo pH intracelular também inibe as bombas dessas células, bem como os canais de potássio de membrana no lúmen. Portanto, as células principais respondem de maneira inapropriada e não secretam efetivamente o excesso de potássio plasmático (**retenção paradoxal de potássio**). Um alto pH intracelular reverte esses efeitos e ameniza essa inibição (estimulando efetivamente a bomba e os canais de potássio). A alcalemia promove perda de potássio e contribui para a produção de hipocalemia. Portanto, um paciente que apresenta alcalemia (induzida, por exemplo, por excesso de entrada de bases) irá manifestar aumento da excreção de potássio pela urina apenas como resultado da alcalemia e irá tornar-se, portanto, deficiente em potássio.

Por fim, deve ser ressaltado que, embora a alcalemia esteja com frequência associada à hipocalemia, e a acidemia à hipercalemia, nem sempre essas relações são encontradas nos pacientes.

CORRELAÇÃO CLÍNICA

Uma mulher de 60 anos, negra, apresenta história de **hipertensão** há várias décadas. Os medicamentos utilizados pela paciente para regular a pressão arterial têm sido efetivos no seu controle, e ela em geral apresenta boa saúde. Entretanto, nas últimas semanas a paciente vem se sentindo cansada e tem apresentado problemas ocasionais de constipação. Além disso, as medicações para a pressão arterial não têm sido efetivas. Mais recentemente, ela tem apresentado falta de ar (**dispneia**) em várias ocasiões. Em uma consulta médica, sua pressão arterial era de 142/101. Exames laboratoriais mostraram uma concentração plasmática normal de sódio de 144 mEq/L e baixa de potássio de 2,9 mEq/L (certamente ela estava hipocalêmica). Suspeitou-se de uma disfunção da secreção de aldosterona, e análises da aldosterona e da renina plasmáticas foram solicitadas. Enquanto isso, foi indicado à paciente um **bloqueador do receptor de angiotensina** e o diurético **amilorida**, poupador de potássio. As análises laboratoriais revelaram um aumento na aldosterona plasmática e baixos níveis de renina.

As razões para a hipertensão de longa data são desconhecidas, e os novos sintomas ainda são muito vagos para permitirem um diagnóstico definitivo. Entretanto, devido à hipocalemia claramente identificada, os sintomas são consistentes com problemas musculares criados pelas baixas concentrações de potássio plasmático. Essa informação, combinada com a hipertensão refratária, aponta para um aumento na produção de aldosterona. A aldosterona comanda a secreção excessiva de potássio no néfron distal, sendo responsável pela hipocalemia, e a reabsorção excessiva de sódio leva ao aumento da pressão arterial. A combinação de alta aldosterona e baixa renina identifica a condição da paciente como **hiperaldosteronismo primário** (altos níveis de aldosterona apesar de baixos níveis de renina plasmática; ver Capítulo 65). O tratamento inicial, realizado por precaução, com o bloqueador do receptor de angiotensina não corrigiu a elevação na concentração de aldosterona, indicando que a alta secreção está sendo controlada por outro fator que não a angiotensina II. A amilorida é útil, pois promove a excreção de sódio ao bloquear canais de sódio no néfron distal sem um aumento simultâneo na excreção de potássio. Exames subsequentes identificaram hipersecreção de aldosterona pela glândula suprarrenal esquerda devido a um tumor benigno (**adenoma**). O tratamento é a remoção cirúrgica da glândula.

RESUMO DO CAPÍTULO

- Apenas uma pequena fração do potássio corporal é extracelular, e a concentração extracelular pode não ser um bom indicador do estado do potássio corporal total.
- A curto prazo, a captação e a liberação de potássio pelas células teciduais previnem grandes variações na concentração de potássio extracelular.
- O manejo renal global é acompanhado pela reabsorção de quase todo o potássio filtrado e por secreção de uma quantidade de potássio que mantém o balanço entre a ingestão e a excreção.
- As taxas de secreção de potássio são alteradas especialmente pelas células principais do túbulo conector e do ducto coletor cortical.
- A secreção de potássio (e, portanto, a excreção) é aumentada pelo aumento na liberação de sódio para o néfron distal, particularmente quando causado por diuréticos que atuam a montante (*upstream*).

QUESTÕES PARA ESTUDO

1. A excreção de potássio é regulada principalmente pelo controle da taxa de:
   A) reabsorção de potássio no túbulo proximal
   B) reabsorção de potássio no néfron distal
   C) secreção de potássio no túbulo proximal
   D) secreção de potássio no néfron distal

2. No ramo ascendente espesso:
   A) as quantidades líquidas de potássio e sódio reabsorvidos são as mesmas
   B) a principal via para o transporte de potássio a partir do lúmen para as células é a bomba Na^+-K^+-ATPase
   C) a maior parte do potássio absorvido para as células retorna ao interior do lúmen através de canais de potássio
   D) a principal via para o transporte de potássio das células para o interstício é o cotransportador $1Na^+$-$1K^+$-$2Cl^-$

3. Para qual das substâncias abaixo é possível que a excreção seja maior do que a filtração?
   A) Sódio
   B) Potássio
   C) Cloreto
   D) Não é possível excretar qualquer um dos íons acima em quantidades maiores do que as cargas filtradas

4. Após uma refeição rica em potássio, a principal ação da insulina que previne um grande aumento no potássio plasmático é:
   A) diminuir a absorção de potássio a partir do trato GI
   B) aumentar a captação de potássio pelas células teciduais
   C) aumentar a carga filtrada de potássio
   D) aumentar a secreção tubular de potássio

5. Um papel-chave dos canais de potássio do tipo BK nos rins é:
   A) reabsorver potássio quando este é depletado do corpo
   B) reciclar o potássio no ramo ascendente espesso
   C) secretar potássio quando o fluxo no néfron distal é muito baixo
   D) auxiliar o corpo a excretar potássio em resposta a cargas muito grandes desse íon

Regulação do Equilíbrio Ácido-Base

CAPÍTULO 47

Douglas C. Eaton e John P. Pooler

OBJETIVOS

- Descrever a equação de Henderson-Hasselbalch para o sistema tampão dióxido de carbono-bicarbonato.
- Citar as principais fontes de entrada de ácidos e bases fixos no corpo, incluindo os processos metabólicos e a atividade do trato gastrintestinal.
- Descrever como a entrada de ácidos e bases fixos afeta os níveis corporais de bicarbonato.
- Explicar por que os níveis corporais de dióxido de carbono geralmente não são alterados pela entrada de ácidos e bases fixos.
- Explicar por que alguns líquidos com baixo pH alcalinizam o sangue depois de serem metabolizados.
- Descrever a reabsorção pelo túbulo proximal do bicarbonato filtrado.
- Descrever como o bicarbonato é excretado em resposta à carga alcalina.
- Descrever como a excreção de ácidos e a geração de novo bicarbonato estão relacionadas.
- Descrever como a titulação de tampões filtrados é uma forma de excretar ácido.
- Descrever como a conversão de glutamina a amônio e a subsequente excreção deste cumpre o objetivo de excretar ácido.
- Descrever como os rins manejam o amônio que é secretado no túbulo proximal.
- Indicar como a excreção total de ácidos se relaciona com a acidez titulável e com a excreção de amônio.
- Definir as quatro categorias de distúrbios ácido-base e o significado de compensação.
- Descrever a resposta renal aos distúrbios ácido-base respiratórios.
- Identificar problemas extrarrenais que podem fazer os rins gerarem uma alcalose metabólica.

VISÃO GERAL

A regulação do equilíbrio ácido-base é uma tarefa fundamental do corpo, e as perturbações de tal equilíbrio estão entre os problemas mais importantes confrontados pelos profissionais da saúde em nível hospitalar. A regulação dos níveis sanguíneos de ácidos e bases é realizada pela ação conjunta dos rins e do sistema respiratório (ver Capítulo 37).

A regulação da concentração de prótons livres (íons hidrogênio) no líquido extracelular (LEC) é essencial para o corpo. Enquanto as substâncias reguladas pelos processos renais estão, na maioria, presentes em níveis plasmáticos dentro de uma faixa milimolar ou superior, a concentração normal de íons hidrogênio é aparentemente minúscula, de 40 nmol/L (1 nmol é *um milionésimo* de um milimol). Embora muito pequeno, esse nível é fundamental para as funções corporais. Como os grupos funcionais sobre as proteínas de membrana são protonados ou deprotonados, a mudança resultante na carga afeta a forma e, portanto, o comportamento dessas proteínas. Os níveis plasmáticos dos íons hidrogênio são constantemente alterados por diversos processos, incluindo (1) a metabolização dos alimentos ingeridos, (2) as secreções do trato gastrintestinal (GI), (3) a geração *de novo* de ácidos e bases a partir do metabolismo dos estoques de gordura e de glicogênio e (4) mudanças na produção de dióxido de carbono.

A resposta fisiológica a essas mudanças baseia-se em dois processos: (1) o balanço entre a *excreção* de equivalentes ácido-base de acordo com sua entrada, ou seja, a manutenção do equilíbrio, e (2) a regulação da *relação* entre os ácidos fracos e suas bases conjugadas nos sistemas tampão. Os sistemas tampão limitam as alterações do pH a uma faixa estreita. Os dois processos, excreção de ácidos e bases e regulação das concentrações dos tampões fisiológicos, estão intimamente relacionados, mas não são idênticos. É possível que esses processos permaneçam em equilíbrio mesmo quando as proporções de tampão são inapropriadas.

PRINCÍPIOS ÁCIDO-BASE

Um ácido, quando dissolvido em solução, dissocia-se em um íon hidrogênio e na base conjugada desse ácido, aumentando, portanto, a concentração de íons hidrogênio livres (diminuindo o pH). Uma base, quando dissolvida em solução, associa-se aos íons hidrogênio livres, o que diminui a concentração desses íons (aumenta o pH). Tais processos são demonstrados na equação (1). A adição de ácidos desvia a equação para a direita; a adição de bases desvia a equação para a esquerda. Ácidos fortes, como o clorídrico, liberam todos os seus íons hidrogênio, ao passo que ácidos fracos, como o acético, mantêm a maioria dos íons hidrogênio ligados e liberam apenas uma pequena fração deles. Entretanto, ácidos fracos afetam muito os níveis plasmáticos de íons hidrogênio livres. Um ácido fraco presente em uma concentração milimolar, mesmo que liberasse apenas um pequeno percentual de seus íons hidrogênio, sobrecarregaria completamente o nível nanomolar existente de íons hidrogênio livres se os sistemas tamponantes não intervissem:

$$\text{Ácido} \rightleftarrows \text{Base conjugada} + H^+ \quad (1)$$

Um **sistema tampão** consiste na mistura de um ácido fraco e sua base conjugada. Esse sistema limita a mudança no pH quando são adicionados outros ácidos ou bases. Quando outro ácido é adicionado, a maioria dos íons hidrogênio liberados por esse ácido combina-se com a base do sistema tampão, limitando bastante o aumento nos íons hidrogênio livres. De maneira semelhante, quando outra base é adicionada, a maioria dos íons hidrogênio livres removidos por ela é substituída pelos íons hidrogênio que se dissociam a partir do ácido do sistema tampão. Em qualquer sistema tampão, a *relação* do ácido com sua base conjugada corrige a concentração aquosa de íons hidrogênio livres (que é apenas uma pequena fração da concentração do ácido e da base), como na equação (2), ou na forma mais familiar de pH (a **equação de Henderson-Hasselbalch**), como na equação (3):

$$[H^+] = K \frac{[\text{Ácido}]}{[\text{Base}]} \quad (2)$$

$$pH = pK + \log \frac{[\text{Base}]}{[\text{Ácido}]} \quad (3)$$

Deve ser enfatizado que os tampões não *eliminam* os ácidos adicionados ou as bases equivalentes, mas apenas limitam o efeito dos equivalentes sobre o pH sanguíneo. Devido ao desequilíbrio persistente entre a entrada e a saída, o componente ácido ou base do tampão tem sua concentração gradualmente reduzida à medida que é convertido em outro componente. Os ácidos ou bases equivalentes adicionados ao corpo, embora transitoriamente associados a tampões do sangue, ao final devem ser excretados pelos rins para a manutenção do balanço.

Os tampões estão presentes nos líquidos extracelular (LEC) e intracelular (o citosol das várias células no corpo), bem como na matriz óssea. Embora estejam em diferentes compartimentos, esses tampões comunicam-se uns com os outros. O **fosfato** e a **albumina** são importantes tampões no LEC. A **hemoglobina** nas hemácias é um importante tampão intracelular, pois mudanças no pH plasmático levam à captação ou liberação de prótons a partir das hemácias. Por várias razões, o sistema tampão mais importante do corpo é o **dióxido de carbono-bicarbonato**. Felizmente, pode-se entender o equilíbrio ácido-base ao se analisar apenas esse sistema tampão e ignorar os demais, pois todos os sistemas tampão devem ter relações entre os ácidos fracos e as bases conjugadas que resultam no mesmo pH.

Uma propriedade que diferencia o sistema tampão dióxido de carbono-bicarbonato dos demais sistemas tampão é que as concentrações de dióxido de carbono e de bicarbonato são reguladas independentemente. Como a concentração de ambos os componentes é regulada, a *relação* de suas concentrações também o é. Portanto, é isso que regula o pH.

No sistema tampão dióxido de carbono-bicarbonato, o CO_2 não é um ácido fraco *per se*, mas *atua como* tal, pois combina-se prontamente com a água para formar **ácido carbônico**. (O dióxido de carbono é com frequência chamado de ácido volátil, porque pode evaporar. Todos os outros ácidos, por exemplo, sulfúrico e láctico, são chamados de ácidos *fixos*.) O ácido carbônico dissocia-se como qualquer outro ácido fraco em um próton e em sua base conjugada, que é o bicarbonato [equação (4a)]. Considerando esses aspectos, e devido à ampla presença da água no corpo, o dióxido de carbono é efetivamente um ácido.

A concentração de ácido carbônico no corpo é pequena (cerca de 3 μmol/L), e em uma primeira impressão pode parecer que esse sistema tem uma capacidade efetiva de tamponamento pequena. Contudo, o suprimento de dióxido de carbono é infinito, pois está sendo produzido continuamente (acima de 10 mol/dia). Qualquer ácido carbônico consumido na reação é de imediato restabelecido devido à formação a partir do dióxido de carbono existente:

$$CO_2 + H_2O \rightleftarrows H_2CO_3 \rightleftarrows HCO_3^- + H^+ \quad (4a)$$

$$\text{(anidrase carbônica)}$$
$$CO_2 + H_2O \rightleftarrows HCO_3^- + H^+ \quad (4b)$$

A reação do lado esquerdo da equação (4a) para a formação de ácido carbônico é lenta, mas a maioria dos tecidos expressa uma ou várias isoformas da enzima **anidrase carbônica**, no meio intracelular, extracelular ou em ambos. Essa enzima aumenta muito a reação entre o dióxido de carbono e a água para formar bicarbonato e um íon hidrogênio. Ao fazer isso, a etapa de formação de ácido carbônico é na realidade pulada, como mostrado na equação (4b). Entretanto, como todas as reações catalisadas por enzimas, a enzima aumenta a *velocidade* da reação, mas não equilibra as concentrações dos reagentes e produtos.

Diferentemente dos outros sistemas tampão no corpo, nos quais a adição ou a perda de íons hidrogênio muda a concentração do ácido fraco, no sistema tampão dióxido de carbono-bicarbonato, a concentração do ácido fraco (CO_2) é mantida essencialmente constante. Isso ocorre por que a **pressão parcial arterial de CO_2** (**Pa_{CO_2}**) é regulada pelo sistema respiratório para ser cerca de 40 mm Hg (ver Capítulos 37 e 38). Essa pressão parcial corresponde a uma concentração de CO_2 no sangue de 1,2 mmol/L. Qualquer mudança na P_{CO_2} resultante da adição ou da perda de íons hidrogênio ou mudança no metabolismo é detectada pelos **quimiorreceptores arteriais e centrais** no tronco encefálico (ver Capítulo 38), que alteram a taxa de ventilação para restaurar a concentração desses íons. Algumas vezes a P_{CO_2} difere de 40 mmHg, mas isso reflete mudanças na atividade do sistema respiratório, e não uma mudança na P_{CO_2} em resposta à adição ou perda de íons hidrogênio.

Embora a adição ou a remoção de íons hidrogênio a partir de outra fonte além do dióxido de carbono não mude a P_{CO_2}, essas mudanças *alteram* a concentração de *bicarbonato*. A adição de íons hidrogênio desvia a reação nas equações (4a) e (4b) para a esquerda, reduzindo o bicarbonato praticamente mol a mol. Diz-se *praticamente* os outros tampões também captam um pouco porque dessa carga aumentada. A remoção dos íons hidrogênio desvia a reação para a direita e aumenta o bicarbonato da mesma forma. Existem muitos modos de adicionar ou remover íons hidrogênio, mas, independentemente do processo, o resultado é a alteração da concentração de bicarbonato.

Deve-se lembrar que, do ponto de vista ácido-base, qualquer reação ou processo metabólico que produza íons hidrogênio é idêntico ao processo que remove bicarbonato, pois em ambos os casos o resultado final é a perda de bicarbonato. A mesma lógica aplica-se aos processos que removem íons hidrogênio. Uma reação na qual um íon hidrogênio é um reagente equivale a uma reação na qual o bicarbonato é um produto, ou seja, em ambos os casos o resultado final é um aumento no bicarbonato.

A partir do exposto, pode-se concluir que a tarefa de manter o balanço dos íons hidrogênio envolve diretamente a manutenção do balanço do bicarbonato (assumindo que o sistema respiratório mantém a P_{CO_2} constante). Quando íons hidrogênio são adicionados (ou o bicarbonato é removido), o corpo deve gerar novo bicarbonato para substituir o que foi perdido. De maneira análoga, a remoção dos íons hidrogênio (ou a adição de bases) aumenta o bicarbonato, e o bicarbonato adicional deve ser excretado. A excreção e a geração do novo bicarbonato é responsabilidade dos rins.

Antes de prosseguir, deve-se esclarecer um engano comum. Os estudantes às vezes têm a impressão de que, de alguma forma, os ácidos fixos equivalentes podem ser convertidos a dióxido de carbono e excretados pela expiração, ou que o dióxido de carbono pode ser convertido a ácidos excretados pela urina. Nada disso ocorre: os ácidos fixos equivalentes podem ser excretados apenas pelos rins, e o dióxido de carbono pode ser removido do corpo apenas pelos pulmões. Os ácidos fixos consomem bicarbonato e geram dióxido de carbono, mas a expiração isoladamente não restaura o bicarbonato que desapareceu quando o ácido foi adicionado. Sem excreção renal verdadeira desses equivalentes, a entrada contínua de ácidos logo reduziria o bicarbonato plasmático a zero. De forma semelhante, apenas alguns milimóis de dióxido de carbono são dissolvidos na urina, e existe uma quantidade ainda menor de ácido carbônico. Se, de alguma forma, os rins pudessem converter os ácidos equivalentes de dióxido de carbono a ácidos fixos e excretar esses ácidos equivalentes, seria necessário excretar acima de 10.000 mmol de ácidos fixos por dia, o que é obviamente impossível.

FONTES DE ÁCIDOS E BASES

METABOLISMO DAS PROTEÍNAS DA DIETA

Embora o metabolismo oxidativo da maioria dos alimentos seja neutro do ponto de vista ácido-base, as proteínas contêm alguns aminoácidos que contribuem com ácidos ou bases. Quando aminoácidos que contêm enxofre e aqueles com cadeias laterais catiônicas são metabolizados a dióxido de carbono, água e ureia, o resultado final é a adição de ácidos fixos. As proteínas fosforiladas também contribuem para a carga ácida. De forma semelhante, o metabolismo oxidativo de aminoácidos com cadeias laterais aniônicas adiciona bases (consome íons hidrogênio). De acordo com a dieta de uma pessoa, se é rica em carnes ou em frutas e vegetais, a entrada resultante pode ser de ácidos ou bases. As dietas típicas nos EUA são em geral caracterizadas pela entrada acidificante.

METABOLISMO DOS ÁCIDOS FRACOS DA DIETA

Frutas e vegetais, sobretudo as frutas cítricas, contêm muitos ácidos fracos e sais desses ácidos (p. ex., a base conjugada mais um cátion, em geral o potássio). Sabe-se que um suco cítrico é acidificante, e alguns desses sucos têm pH abaixo de 4,0. De maneira interessante, o metabolismo dessas substâncias acidificantes *alcaliniza* o sangue, o que às vezes é chamado de paradoxo do suco de fruta. A oxidação completa da forma protonada de um ácido orgânico (p. ex., o ácido cítrico) em dióxido de carbono e água é neutra do ponto de vista ácido-base, seguindo o mesmo princípio da oxidação da glicose. Entretanto, a oxidação completa da forma básica adiciona bicarbonato ao corpo, ou seja, ânions orgânicos são precursores de bicarbonato. Pode-se dizer que esse processo metabólico retira um íon hidrogênio dos líquidos corporais para protonar uma base, convertendo-a em um ácido, o qual é, então, oxidado. A perda de íons hidrogênio, como enfatizado, adiciona bicarbonato. Frutas ácidas e vegetais contêm uma mistura de ácidos orgânicos na forma protonada e na básica. Embora o pH seja baixo, existe muito mais base do que íons hidrogênio livres. Antes da oxidação, a mistura é acidificante, mas, após a completa oxidação até dióxido de carbono e água, o resultado é a adição de bases.

SECREÇÕES GASTRINTESTINAIS

O trato GI, desde as glândulas salivares até o colo, é revestido por um epitélio e contém glândulas que secretam íons hidrogênio, bicarbonato ou uma combinação desses elementos. Além disso, as principais secreções exócrinas do pâncreas e do fígado que fluem para o interior do duodeno contêm grandes quantidades de bicarbonato. Para cumprir essas tarefas, o trato GI (e os rins, como será discutido posteriormente) utiliza o sistema tampão dióxido de carbono-bicarbonato de maneira engenhosa. Quando gera-se bicarbonato e prótons a partir de dióxido de carbono e água em um determinado meio, como no sangue ou nas células, o resultado é sempre a acidificação, pois a concentração de prótons aumenta. Entretanto, as células do trato GI *separam* os prótons do bicarbonato. Elas transportam os prótons para fora das células em direção a um meio (p. ex., o lúmen do trato GI) e o bicarbonato para o outro (o interstício que banha a superfície basolateral das células). Portanto, o lúmen torna-se acidificado, e as regiões circundantes (portanto, o sangue que deixa o tecido) tornam-se alcalinizadas (ver Figura 47-1). Em outras regiões do trato GI, as células revertem a direção desses processos, ou seja, transportam bicarbonato ao lúmen (alcalinizando-o) e prótons às áreas circundantes. Portanto, diferentes regiões do trato GI acidificam e alcalinizam o sangue. Normalmente, a soma das secreções do trato GI é quase neutra do ponto de vista ácido-base (ou seja, a secreção de ácidos em uma região, por exemplo, o estômago, é equilibrada pela secreção de bicarbonato em outra região, como, o pâncreas). Em geral, existe uma pequena secreção líquida de bicarbonato para o lúmen do trato GI, resultando em adição de prótons para o sangue. Entretanto, em condições como vômito ou diarreia, um tipo de secreção pode exceder muito o outro tipo, resultando em perda importante de ácido ou base para o exterior do corpo e maior retenção de base ou ácido no sangue.

METABOLISMO ANAERÓBIO DE CARBOIDRATOS E LIPÍDEOS

O metabolismo oxidativo normal de carboidratos e lipídeos é neutro do ponto de vista ácido-base. Carboidratos (glicose) e triglicerídeos são oxidados a dióxido de carbono e água. Embora existam intermediários no metabolismo (p. ex., o piruvato) que são ácidos ou bases, a soma de todas as reações é neutra. Contudo, algumas condições levam à produção de ácidos fixos. O metabolismo anaeróbio de carboidratos produz um ácido fixo (o **ácido láctico**). Em condições de perfusão tecidual deficiente, isso pode ser um fator acidificante importante. O metabolismo dos triglicerídeos que forma β-hidroxibutirato e acetoacetato também adiciona ácidos fixos (**corpos cetônicos**). Normalmente, esses processos não aumentam muito a carga ácida, mas podem aumentar de forma significativa em condições metabólicas incomuns (p. ex., *diabetes melito* grave não controlada).

SOLUÇÕES INTRAVENOSAS: RINGER LACTATO

Outra maneira de as cargas ácido-base entrarem no corpo é por meio das soluções intravenosas. Pacientes hospitalizados recebem diversas soluções intravenosas, sendo comum a *solução de Ringer lactato*, uma mistura de sais que contém lactato em uma concentração de 28 mEq/L. O pH dessa solução é cerca de 6,5. Entretanto, trata-se de uma solução *alcalinizante* pelo mesmo motivo descrito anteriormente para o paradoxo do suco de frutas. O lactato é a base conjugada do ácido láctico; quando oxidado a dióxido de carbono e água, um íon hidrogênio é removido dos líquidos corporais, produzindo, portanto, bicarbonato. O Ringer lactato não deve ser confundido com a **acidose láctica** associada ao exercício extenuante ou a certas formas de choque. Nessas situações, o corpo produz um número igual de íons hidrogênio e lactato, e o resultado é a acidificação dos líquidos corporais.

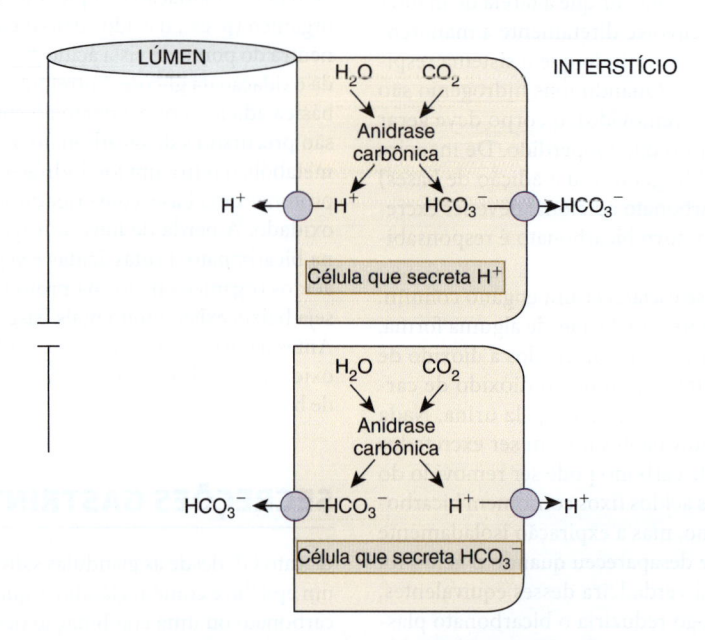

FIGURA 47-1 Modelo genérico da secreção de íons hidrogênio (célula de cima) e bicarbonato (célula de baixo). As fontes dos íons secretados são o dióxido de carbono e a água. Cada íon hidrogênio deslocado para fora da célula através da membrana deve ser acompanhado pelo transporte de um íon bicarbonato para fora da célula através da outra membrana. (Modificada com permissão de Eaton DC, Pooler JP: *Vander's Renal Physiology*, 7th ed. New York, NY: Lange Medical Books/McGraw-Hill, Medical Pub. Division, 2009.)

CAPÍTULO 47: Regulação do Equilíbrio Ácido-Base

TABELA 47-1 Contribuições normais dos segmentos tubulares para o balanço renal dos íons hidrogênio

Túbulo proximal
Reabsorve a maioria do bicarbonato filtrado (normalmente cerca de 80%)[a]
Produz e secreta amônio
Ramo ascendente espesso da alça de Henle
Reabsorve a segunda maior fração de bicarbonato filtrado (normalmente 10 a 15%)[a]
Túbulo contorcido distal e sistema de ductos coletores
Reabsorve praticamente todo o bicarbonato filtrado remanescente, bem como qualquer bicarbonato secretado (células intercalares do tipo A)[a]
Produz ácido titulável (células intercalares do tipo A)[a]
Secreta bicarbonato (células intercalares do tipo B)

[a] Processos realizados pela secreção de íon hidrogênio.
Reproduzida com permissão de Eaton DC, Pooler JP: *Vander's Renal Physiology*, 7th ed. New York, NY: Lange Medical Books/McGraw-Hill, Medical Pub. Division, 2009.

MANEJO RENAL DE ÁCIDOS E BASES

Uma visão simplificada do processamento renal de ácidos e bases é a seguinte. Os rins reabsorvem a maior parte do bicarbonato filtrado no túbulo proximal, conservando assim o bicarbonato plasmático. O túbulo proximal também secreta quantidades limitadas de bases orgânicas ou ácidos orgânicos fracos e equivalentes ácidos. Portanto, no néfron distal (principalmente nos túbulos coletores), os rins secretam prótons ou bicarbonato para equilibrar a entrada corporal resultante (resumida na Tabela 47-1).

A primeira tarefa é reabsorver a maior parte do bicarbonato filtrado. O bicarbonato é livremente filtrado nos corpúsculos renais. A reabsorção consiste em um processo ativo, mas não é realizada da maneira convencional por meio da importação de bicarbonato pela membrana apical e da exportação através da membrana basolateral. Em vez disso, o mecanismo envolve a secreção tubular de íons hidrogênio. No túbulo proximal, ocorre uma grande secreção de íons hidrogênio, com secreção adicional no ramo ascendente espesso da alça de Henle e no sistema de ductos coletores. O padrão básico é ilustrado na parte superior da Figura 47-1 sem a indicação de transportadores específicos. Dentro das células, os íons hidrogênio e bicarbonato são gerados a partir de dióxido de carbono e água, sendo a reação catalisada pela anidrase carbônica. Os íons hidrogênio são ativamente secretados ao lúmen tubular, onde se combinam com o bicarbonato *filtrado* para formar água e dióxido de carbono; assim, o bicarbonato filtrado "desaparece". Ao mesmo tempo, o bicarbonato *celular* é transportado através da membrana basolateral ao líquido intersticial e, então, ao sangue no interior dos capilares peritubulares. Como resultado geral, o bicarbonato filtrado a partir do sangue no corpúsculo renal é convertido em dióxido de carbono e água, substituído pelo bicarbonato produzido no interior das células. Portanto, não ocorre nenhuma mudança efetiva na concentração plasmática de bicarbonato. É também importante observar que os íons hidrogênio secretados no lúmen não são excretados na urina. Esses íons são incorporados como água. Um íon hidrogênio secretado que se combina com bicarbonato no lúmen não contribui para a excreção de íons hidrogênio pela urina, mas apenas para a conservação de bicarbonato.

Transportadores específicos são necessários para esses movimentos transmembrana de íons hidrogênio e de bicarbonato. Primeiro, como descrito no Capítulo 44 e mostrado na Figura 47-2, o **trocador Na^+-H^+** (**NHE3**) é particularmente proeminente na membrana apical no túbulo proximal. Esse transportador é a principal forma não apenas de secreção de íons hidrogênio, mas também de captação de sódio a partir do lúmen do túbulo proximal. O mesmo trocador NHE3 também medeia a secreção de íons hidrogênio no ramo ascendente espesso. Segundo, uma H^+-ATPase ativa primária existe em todos os segmentos tubulares distais que secretam íons hidrogênio. As **células intercalares do tipo A** do sistema de ductos coletores possuem esse transpor-

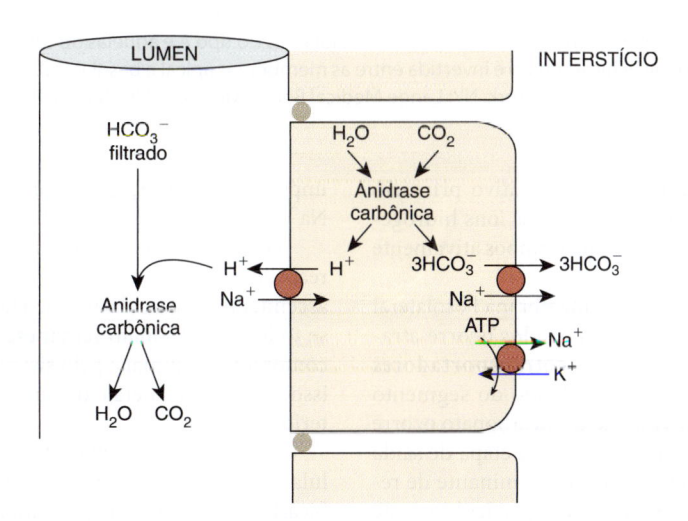

FIGURA 47-2 Mecanismo predominante para a reabsorção de bicarbonato no túbulo proximal. Os íons hidrogênio e o bicarbonato são produzidos no meio intracelular. Os íons hidrogênio são secretados por meio do trocador Na^+-H^+ (membro da família NHE), enquanto o bicarbonato é transportado para o interstício através do cotransportador Na^+-$3HCO_3^-$ (membro da família NBC). Como mais sódio entra na célula por meio do trocador Na^+-H^+ do que sai através do cotransportador Na^+-$3HCO_3^-$, o sódio adicional é removido pela Na^+-K^+-ATPase. (Modificada com permissão de Eaton DC, Pooler JP: *Vander's Renal Physiology*, 7th ed. New York, NY: Lange Medical Books/McGraw-Hill, Medical Pub. Division, 2009.)

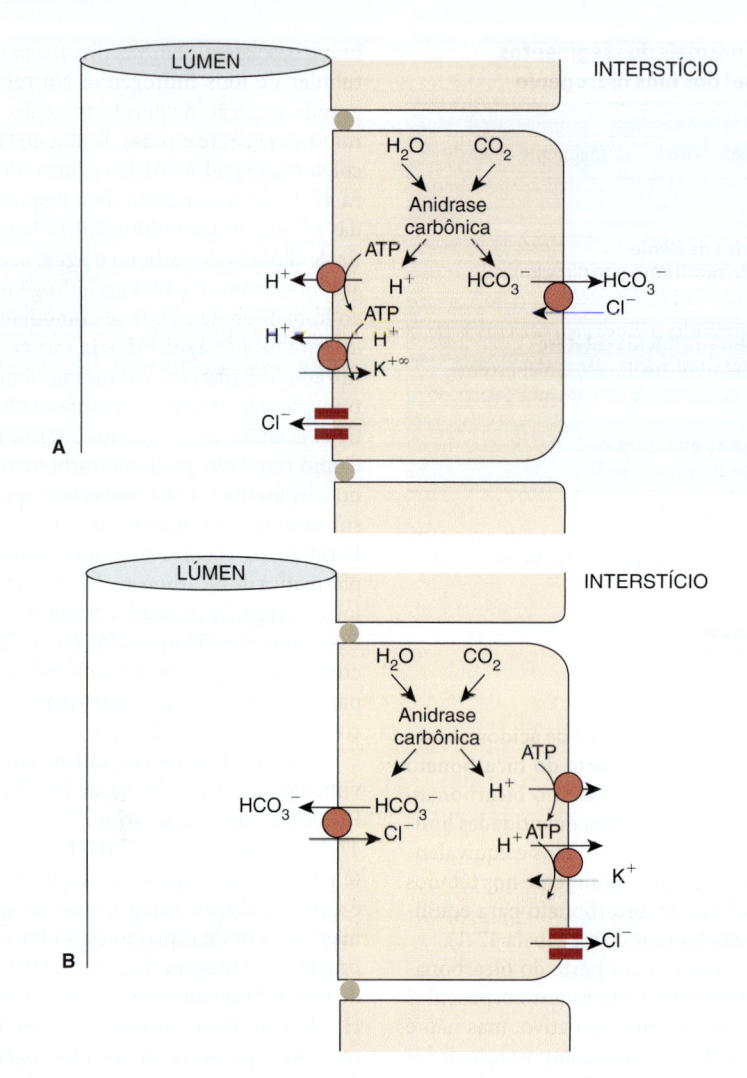

FIGURA 47-3 Células intercalares dos tipos A e B. A) Mecanismo predominante nas células intercalares do tipo A do túbulo coletor para a secreção de íons hidrogênio, a qual resulta na formação de acidez titulável. A membrana apical contém H^+-ATPases e H^+-K^+-ATPases, que transportam os íons hidrogênio isolados ou em troca de potássio. **B)** As células intercalares do tipo B secretam bicarbonato e transportam simultaneamente íons hidrogênio para o interstício. A diferença entre esse tipo de célula e as do tipo A e aquelas do túbulo proximal é que a localização dos transportadores para os íons hidrogênio e bicarbonato é invertida entre as membranas apical e basolateral. (Modificada com permissão de Eaton DC, Pooler JP: *Vander's Renal Physiology*, 7th ed. New York, NY: Lange Medical Books/McGraw-Hill, Medical Pub. Division, 2009.)

tador H^+-**ATPase**, bem como o transportador ativo primário H^+-K^+-**ATPase**, que desloca simultaneamente os íons hidrogênio ao lúmen e o potássio ao interior da célula, ambos ativamente (Figura 47-3).

A etapa de saída do bicarbonato pela membrana basolateral gerada quando os íons hidrogênio são secretados ocorre através dos **trocadores Cl^--HCO_3^-** ou pelos **cotransportadores Na^+-HCO_3^-** (Figuras 47-2 e 47-3), dependendo do segmento tubular. Em ambos os casos, o movimento de bicarbonato ocorre no sentido do gradiente eletroquímico (ou seja, a etapa de saída é passiva). O simporte com o sódio é a forma dominante de remover o bicarbonato do túbulo proximal e é particularmente interessante, pois o efluxo de sódio ocorre *contra* seu gradiente eletroquímico. Esse é um caso raro de transporte ativo de sódio que não utiliza o ATP como fonte de energia, mas sim o gradiente de outro íon. (Entretanto, esse processo pode ocorrer apenas se a Na^+-K^+-ATPase estabelecer o gradiente para o Na^+, o qual impulsiona a remoção dos íons hidrogênio através do antiporte Na^+-H^+ na membrana apical.)

Por meio da secreção de íons hidrogênio, o túbulo proximal reabsorve de 80 a 90% da carga de bicarbonato filtrado. O ramo ascendente espesso da alça de Henle reabsorve mais 10%, e quase todo o bicarbonato remanescente é reabsorvido pelo túbulo contorcido proximal e pelo sistema de ductos coletores (embora isso dependa da dieta e de outras condições; ver discussão posterior).

Ao longo do sistema tubular, a anidrase carbônica intracelular está envolvida nas reações que geram íons hidrogênio e bicarbonato. No túbulo proximal, a anidrase carbônica também está localizada na superfície voltada para o lúmen das membranas celulares apicais e catalisa a geração intraluminal de dióxido de carbono e água a partir de grandes quantidades de íons hidrogênio secretados, os quais se combinam com o bicarbonato filtrado.

EXCREÇÃO RENAL DE ÁCIDOS E BASES

Ácidos e bases gerados a partir dos processos descritos resultam em mudanças no bicarbonato plasmático. Essencialmente, uma carga ácida ou básica, seja qual for a fonte de origem, é convertida em excesso ou deficiência de bicarbonato. Em resposta às cargas básicas, o processo é relativamente simples: a maior parte do bicarbonato filtrado é reabsorvida, mas apenas o suficiente para equilibrar a entrada é excretado pela urina. Os rins fazem isso de duas formas: (1) permitem que *um pouco* do bicarbonato filtrado seja excretado pela urina e (2) secretam bicarbonato através das **células intercalares do tipo B**. As células intercalares do tipo B, encontradas sobretudo no ducto coletor cortical, *secretam* bicarbonato. Basicamente, são células intercalares do tipo A "invertidas" (Figura 47-3B). No interior do citosol, os íons hidrogênio e bicarbonato são gerados pela anidrase carbônica. Entretanto, a bomba H^+-ATPase está localizada na membrana basolateral, e o trocador $Cl^- - HCO_3^-$ está na membrana apical. Assim, o bicarbonato desloca-se para o lúmen tubular, e os íons hidrogênio são ativamente transportados para fora da célula através da membrana basolateral, entrando a seguir no sangue, onde esses íons combinam-se com o íon bicarbonato, o que reduz o bicarbonato plasmático. Portanto, o processo geral é responsável pela eliminação do excesso de bicarbonato plasmático e pela excreção de bicarbonato pela urina.

Como os rins excretam uma carga *ácida*, a qual sempre gera uma deficiência de bicarbonato? Primeiro, eles reabsorvem todo o bicarbonato filtrado. Então, secretam íons hidrogênio adicionais que se ligam a outros tampões no líquido tubular, *além do* bicarbonato. O tampão, agora protonado, é excretado. Enquanto isso, o bicarbonato gerado na célula é transportado para o sangue, substituindo o bicarbonato perdido quando a carga ácida entrou no corpo. É importante perceber que ambas as partes desse processo devem ocorrer, ou seja, a formação de novo bicarbonato e a excreção de íons hidrogênio nos tampões. Se não existisse esse novo bicarbonato, os níveis plasmáticos não seriam restaurados; se os íons hidrogênio não fossem excretados, reagiriam com o bicarbonato recém-formado, removendo-o.

EXCREÇÃO DE ÍONS HIDROGÊNIO POR MEIO DE TAMPÕES URINÁRIOS

Pode-se observar que processos idênticos de transporte de secreção de íons hidrogênio proporcionam reabsorção de bicarbonato (sem formação de novo bicarbonato) e excreção ácida, *com* a adição de novo bicarbonato no sangue. Em uma análise inicial, isso parece contraditório: como o mesmo processo pode produzir dois resultados finais diferentes? A resposta baseia-se no destino dos íons hidrogênio, uma vez que estes chegam ao lúmen. Para os íons hidrogênio secretados que se combinam com o bicarbonato, simplesmente substitui-se o bicarbonato que seria eliminado do corpo. Por outro lado, quando os íons hidrogênio secretados combinam-se com um tampão *não bicarbonato* no lúmen, os íons hidrogênio são excretados, e o bicarbonato produzido na célula, que é transportado através da membrana basolateral, é o *novo* bicarbonato, e não um substituto para o bicarbonato filtrado.

Existem duas fontes de tampões não bicarbonato: filtração e síntese. Normalmente, o tampão filtrado mais importante é o fosfato, ao passo que a **amônia** é o tampão sintetizado mais importante. A produção de amônia é essencial para a excreção ácida renal, pois sua taxa pode ser bastante aumentada de acordo com grandes cargas ácidas; já a disponibilidade de tampões filtrados, embora variável, não é regulada com tal propósito. A Figura 47-4 ilustra a sequência de eventos que realizam a excreção de íons hidrogênio pelo fosfato filtrado e a adição de novo bicarbonato ao sangue. Também deve ser enfatizado que nem a *filtração* propriamente dita nem a excreção de íons hidrogênio *livres* contribui de maneira significativa para a excreção dos íons hidrogênio. Primeiro, a carga filtrada de íons hidrogênio livres, quando o pH plasmático é 7,4 (40 nmol/L/H^+), é menor que 0,1 mmol por dia.

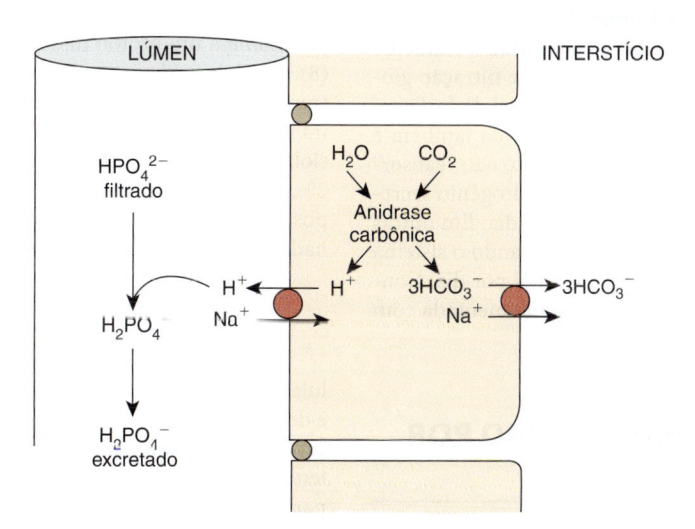

FIGURA 47-4 Excreção de íons hidrogênio por meio do fosfato filtrado. O fosfato divalente (forma básica) filtrado e que não é reabsorvido alcança o túbulo coletor, onde se combina com os íons hidrogênio secretados para formar fosfato monovalente (forma ácida), o qual é então excretado pela urina. O bicarbonato que entra no sangue é o novo bicarbonato, e não meramente uma substituição do bicarbonato filtrado. (Modificada com permissão de Eaton DC, Pooler JP: *Vander's Renal Physiology*, 7th ed. New York, NY: Lange Medical Books/McGraw-Hill, Medical Pub. Division, 2009.)

Segundo, existe um pH urinário mínimo – aproximadamente 4,4 – que pode ser atingido. Isso corresponde a uma concentração de íons hidrogênio livres de 0,04 mmol/L. Com uma saída urinária diária típica de 1,5 L, a excreção de íons hidrogênio *livres* é de apenas 0,06 mmol por dia, o que corresponde a uma pequena fração dentro dos 50 a 100 mmol de íons hidrogênio ingeridos ou produzidos a cada dia. Para excretar essas quantidades adicionais de prótons, estes devem associar-se a tampões tubulares.

FOSFATO E ÁCIDOS ORGÂNICOS COMO TAMPÕES URINÁRIOS

O fosfato plasmático livre existe como uma mistura das formas monovalente (ácida) e divalente (básica). Na equação a seguir, o fosfato monovalente (à esquerda) é um ácido fraco, e o fosfato divalente (à direita), sua base conjugada:

$$H_2PO_4^- \rightleftarrows HPO_4^{2-} + H^+ \tag{5}$$

Pode-se escrever a equação acima na forma de Henderson-Hasselbalch:

$$pH = 6,8 + \log \frac{[HPO_4^{2-}]}{[H_2PO_4^-]} \tag{6}$$

No pH plasmático normal de 7,4, cerca de 80% do fosfato plasmático (e filtrado) encontra-se na forma básica (divalente), e 20%, na forma ácida (monovalente). À medida que o líquido tubular é acidificado nos ductos coletores, a maior parte da forma básica combina-se com os íons hidrogênio secretados. Dependendo do pH da urina final, a maioria das bases (HPO_4^{2-}) é protonada a ácido ($H_2PO_4^-$). Os íons hidrogênio secretados que se combinam com a forma básica são excretados, e o bicarbonato que foi gerado no meio intracelular entra no sangue. Quanto fosfato está disponível para esse processo? A quantidade é muito variável e depende de vários fatores (ver Capítulo 48), mas uma concentração plasmática típica é de cerca de 1 mmol/L, dos quais cerca de 90% encontram-se na forma livre, estando o restante fracamente ligado às proteínas plasmáticas. Com uma taxa de filtração glomerular (TFG) diária de 180 L, a carga filtrada total de fosfato é de cerca de 160 mmol por dia. A fração reabsorvida também é variável: de 75 a 90%. Portanto, o fosfato divalente não reabsorvido disponível para combinar-se com os íons hidrogênio secretados equivale a aproximadamente 40 mmol por dia. Em outras palavras, os rins podem excretar cargas ácidas usando o sistema tampão fosfato em uma taxa de cerca de 40 mmol por dia. Contudo, a disponibilidade de fosfato não pode ser aumentada com facilidade para intensificar a excreção ácida.

EXCREÇÃO DE ÍONS HIDROGÊNIO POR MEIO DE AMÔNIO

Em geral, a excreção de íons hidrogênio associada ao fosfato e outros tampões filtrados não é suficiente para equilibrar a produção normal de íons hidrogênio de 50 a 100 mmol por dia, nem para atender a qualquer produção anormalmente alta de cargas ácidas (em geral, patológica). Para excretar o restante dos íons hidrogênio e atingir o balanço, há também a formação de amônio e a consequente excreção dos íons hidrogênio como amônio. Quantitativamente, muito mais íons hidrogênio podem ser excretados por meio de amônio do que através dos tampões filtrados. Existem muitos detalhes sobre a excreção de íons hidrogênio pelo amônio, mas os conceitos básicos são simples.

Como descrito no Capítulo 43, o catabolismo das proteínas e a oxidação dos aminoácidos constituintes pelo fígado geram dióxido de carbono, água, ureia e um pouco de **glutamina**. Embora o metabolismo das cadeias laterais dos aminoácidos possa causar a adição de ácidos ou bases, o processamento da porção principal de um aminoácido – os grupos carboxila e amino – é neutro do ponto de vista ácido-base. Após muitas etapas intermediárias, o processamento do grupo carboxila dos aminoácidos produz bicarbonato, e o processamento do grupo amino produz amônio. Contudo, o processamento prossegue, pois o amônio é muito tóxico e deve ser mantido em níveis muito baixos. O amônio é processado subsequentemente pelo fígado à ureia ou glutamina. Em ambos os casos, cada amônio consumido também consome um bicarbonato. Portanto, o bicarbonato produzido a partir do grupo carboxila é apenas um intermediário, consumido tão rapidamente quanto produzido, e o processo como um todo é neutro do ponto de vista ácido-base. Pode-se escrever esse processo como segue:

$$2 \text{ aminoácidos} (+ \text{ oxigênio}) \rightarrow 2NH_4^+ + 2HCO_3^-$$
$$\rightarrow \text{Ureia ou glutamina} (+ CO_2 \text{ e água}) \tag{7}$$

Quando a ureia (ou glutamina) é excretada, o corpo finaliza o catabolismo proteico de maneira a promover o balanço de nitrogênio corporal total, o qual é neutro do ponto de vista ácido-base.

O manejo renal de ureia é um pouco mais complicado do ponto de vista osmótico, como descrito nos capítulos anteriores, mas é ácido-base neutro. A glutamina, entretanto, é diferente. Embora a produção de glutamina pelo fígado seja neutra do ponto de vista ácido-base, pode-se considerar que esse composto contém dois componentes: um básico (bicarbonato) e um ácido (amônio). O amônio é a forma protonada da amônia. É um ácido, pois contém um próton dissociável, como mostrado na equação (8). A pK do amônio é próxima de 9,2, tornando-o um ácido extremamente *fraco* (ou seja, apenas em um pH elevado o amônio irá liberar seu próton), mas mesmo assim é um ácido. No pH fisiológico, mais de 98% do total existe como amônio, e menos de 2%, como amônia. Para os propósitos ácido-base renais, isso é positivo, pois quase toda a amônia excretada está na forma protonada e leva um íon hidrogênio consigo:

$$NH_4^+ \rightleftarrows H^+ + NH_3 \tag{8}$$

A glutamina liberada a partir do fígado é captada pelas células do túbulo proximal, a partir do lúmen (glutamina filtrada) e do interstício renal. As células do túbulo proximal então convertem a glutamina mais uma vez a bicarbonato e NH_4^+, revertendo basicamente o que o fígado realizou. O NH_4^+ é secretado para o lúmen do túbulo proximal, e o bicarbonato vai para o interstício e, então, para o sangue (Figura 47-5A). Esse é um *novo* bicarbonato, assim como o novo bicarbonato gerado pela titulação de tampões não bicarbonato. O processamento adicional do NH_4^+ é complicado, mas, ao final, ocorre a excreção do amônio (Figura 47-5C).

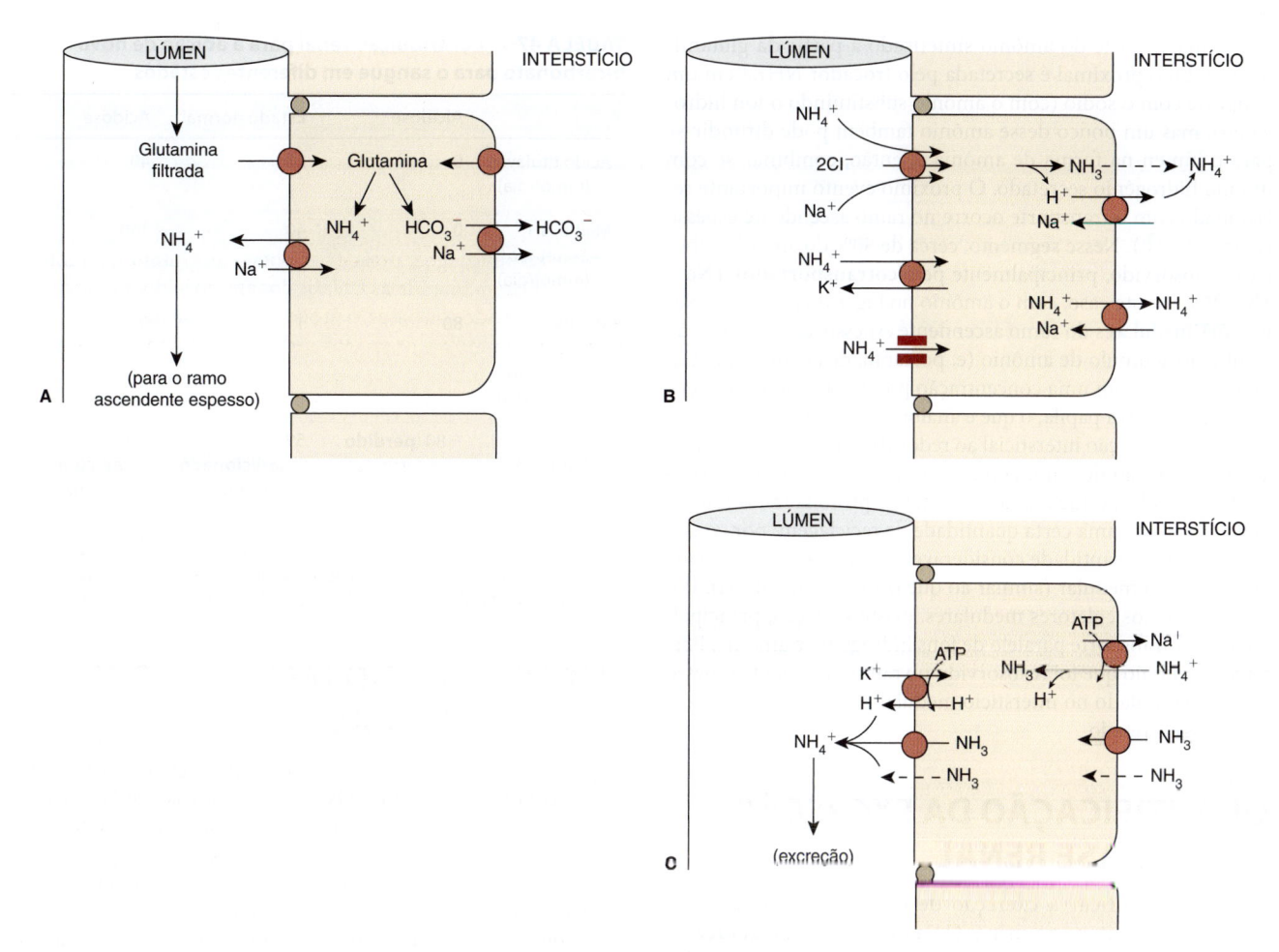

FIGURA 47-5 Formação e excreção de amônio. A) Produção de amônio a partir da glutamina. A glutamina é originalmente sintetizada no fígado a partir de NH_4^+ e bicarbonato. Quando alcança as células do túbulo proximal, a glutamina é convertida por meio de várias etapas intermediárias (não mostrado) mais uma vez a NH_4^+ e bicarbonato. **B)** Reabsorção de amônio no ramo ascendente espesso. O amônio alcança o ramo ascendente espesso a partir de duas fontes. A maior parte resulta da secreção no túbulo proximal. Um pouco do amônio também entra nos ramos delgados a partir do interstício medular na forma de amônia neutra e é reprotonado no lúmen (reciclagem do amônio). O amônio é reabsorvido no ramo ascendente espesso por vários mecanismos, predominantemente através do cotransportador NKCC (onde o amônio substitui o potássio). **C)** Secreção de amônio na medula interna. Vários mecanismos estão envolvidos. Um importante mecanismo envolve a captação e secreção de amônia neutra por meio de transportadores específicos paralelamente à secreção de íons hidrogênio, o que resulta na formação de amônio no lúmen mais uma vez. Nas regiões mais internas da medula, a alta concentração intersticial de amônio permite que este substitua o potássio na bomba Na^+-K^+-ATPase. (Modificada com permissão de Eaton DC, Pooler JP: *Vander's Renal Physiology*, 7th ed. New York, NY: Lange Medical Books/McGraw-Hill, Medical Pub. Division, 2009.)

Os íons amônio possuem propriedades químicas interessantes, pois podem estar presentes mascarados como outros íons, em alguns casos como íons hidrogênio ou potássio. Isso ocorre porque alguns transportadores e canais não são tão seletivos quanto às espécies que geralmente transportam, permitindo a passagem de amônio. À medida que sua concentração aumenta, o amônio tende a substituir esses outros íons e "deslocar-se" através das membranas.

Além disso, sempre que o amônio está presente nos líquidos corporais, uma pequena fração (2% no pH fisiológico) está presente como amônia, pois a dissociação, embora limitada, é quase instantânea. O amônio, sendo um pequeno íon hidratado, é essencialmente impermeável nas bicamadas lipídicas e deve ser manejado por canais ou transportadores para atravessar as membranas, mas a amônia neutra tem uma permeabilidade finita. Em termos de manejo celular, as células transportam às vezes amônio propriamente dito, às vezes amônia e um próton em paralelo, porém o resultado final é o mesmo em ambos os casos.

Isso "faria sentido" se o amônio secretado para o túbulo proximal simplesmente permanecesse no lúmen e fosse excretado, mas os rins têm uma maneira mais complicada de realizar tal função. Um conjunto de canais e transportadores participa do deslocamento do amônio ou da amônia para dentro ou para fora dos túbulos em vários segmentos. Quando todo o amônio produzido a partir da glutamina e secretado no túbulo proximal acaba sendo excretado, o processo cumpre o objetivo de excretar ácido, mesmo se o amônio é transportado como tal em alguns locais, ou movido como H^+ e NH_3 separadamente em outras regiões. Contudo, se o amônio retorna para a circulação, é metabolizado pelo fígado mais uma vez à ureia, consumindo bicarbonato no processo, o que, portanto, anula a geração renal de bicarbonato.

A maior parte do amônio sintetizado a partir da glutamina no túbulo proximal é secretada pelo trocador NHE3 em um antiporte com o sódio (com o amônio substituindo o íon hidrogênio), mas um pouco desse amônio também pode difundir-se para o lúmen na forma de amônia e, então, combinar-se com um íon hidrogênio secretado. O próximo evento importante relacionado com o transporte ocorre no ramo ascendente espesso (Figura 47-5B). Nesse segmento, cerca de 80% do amônio tubular é reabsorvido, principalmente pelo **cotransportador $1Na^+$-$1K^+$-$2Cl^-$** (neste caso, com o amônio no lugar do potássio). Nas porções medulares do ramo ascendente espesso, essa reabsorção resulta no acúmulo de amônio (e, portanto, de alguma amônia) no interstício, com uma concentração progressivamente aumentada em direção à papila, o que é análogo ao gradiente osmótico. A alta concentração intersticial ao redor das alças de Henle causa alguma secreção de amônia para o interior dos ramos descendentes delgados, onde a amônia torna-se protonada no lúmen. Portanto, existe uma certa quantidade de reciclagem; por consequência, uma quantidade considerável de amônio é aprisionada no interstício medular (similar ao que ocorre com a ureia). Por fim, nos ductos coletores medulares, existe secreção, principalmente por transporte paralelo de íons hidrogênio e amônia. Portanto, o amônio que foi reabsorvido no ramo ascendente espesso e ficou acumulado no interstício medular é agora devolvido aos túbulos e excretado.

QUANTIFICAÇÃO DA EXCREÇÃO ÁCIDO-BASE RENAL

Pode-se quantificar a excreção de equivalentes ácido-base analisando três itens na urina: (1) a quantidade de **acidez titulável**, (2) a quantidade de amônio e (3) a quantidade de bicarbonato, se houver. A acidez titulável pode ser medida pela titulação da urina com uma base forte (NaOH) até um pH de 7,4. (A quantidade necessária de NaOH para aumentar o pH de volta para 7,4 deve ser igual à quantidade de íons hidrogênio secretada e combinada com tampão de fosfato e tampões orgânicos.) A quantidade de amônio é igual ao volume urinário multiplicado pela concentração de amônio na urina. (O amônio não contribui com a acidez titulável, pois com uma pK de 9,2 poucos íons hidrogênio são removidos pela titulação até um pH de 7,4.) Da mesma forma, a quantidade de bicarbonato é igual ao volume urinário multiplicado pela concentração de bicarbonato na urina.

Portanto, pode-se escrever a excreção ácida resultante como:

Excreção ácida resultante = Ácido titulável excretado
+ NH_4^+ excretado − HCO_3^- excretado   (9)

Os íons hidrogênio livres na urina não são considerados, pois, mesmo na urina com um pH mínimo de 4,4, o número desses íons é muito pequeno.

A Tabela 47-2 mostra valores típicos na urina das quantidades de bicarbonato no sangue formadas pelos rins em três estados ácido-base potenciais. Em resposta à acidose, como enfatizado previamente, a produção e a excreção aumentada de NH_4^+ são quantitativamente muito mais importantes do que a formação aumentada de ácido titulável.

TABELA 47-2 Contribuição renal para a adição de novo bicarbonato para o sangue em diferentes estados

	Alcalose	Estado normal	Acidose
Ácido titulável (mmol/dia)	0	20	40
Mais o NH_4^+ excretado (mmol/dia)	0	40	160
Menos o HCO_3^- excretado (mmol/dia)	80	1	0
Total (mmol/dia)	−80 (**perdido** a partir do corpo)	59 (**adicionado** ao corpo)	200 (**adicionado** ao corpo)
pH da urina	8,0	6,0	4,6

Reproduzida com permissão de Eaton DC, Pooler JP: *Vander's Renal Physiology*, 7th ed. New York, NY: Lange Medical Books/McGraw-Hill, Medical Pub. Division, 2009.

REGULAÇÃO DO MANEJO RENAL DE ÁCIDOS E BASES

O processamento renal ácido-base é regulado em resposta a diferentes condições corporais. Os principais sinais regulatórios são a concentração de íons hidrogênio livres e de dióxido de carbono nos líquidos aos quais os vários elementos de transporte estão expostos, ou seja, o pH e a P_{CO_2} do interstício e do citosol das células renais. Não existem sinais neurais ou hormonais conhecidos que conduzam informações aos rins sobre o estado ácido-base. Na realidade, os rins atuam como "medidores de pH" e sensores da P_{CO_2}, ajustando seu transporte de íons hidrogênio e excreção de amônio de acordo com isso. O transporte de íons hidrogênio também é estimulado independentemente pela **aldosterona**.

O aumento na P_{CO_2}, como ocorre durante a acidose respiratória devido à **hipoventilação**, produz uma redução no pH plasmático e, portanto, sinaliza para que ocorra um aumento na secreção tubular de íons hidrogênio. A diminuição na P_{CO_2}, como ocorre durante a alcalose respiratória devido à hiperventilação, causa uma diminuição na secreção. Em razão de as membranas tubulares serem muito permeáveis ao dióxido de carbono, a P_{CO_2} arterial alterada causa uma mudança equivalente na P_{CO_2} dentro das células tubulares. Isso ocasiona uma alteração na concentração intracelular de íons hidrogênio ao desviar as reações mostradas nas equações (4a) e (4b) para a direita ou para a esquerda. Essa mudança no pH intracelular, junto com os sinais gerados em resposta à P_{CO_2} alterada na superfície basolateral, ajusta a taxa de secreção dos íons hidrogênio.

Pode-se ver que essas respostas renais são apropriadas. Se a P_{CO_2} é alta (causando uma diminuição no pH plasmático), a secreção aumentada de íons hidrogênio aumenta o bicarbonato plasmático, aumentando, portanto, o pH plasmático para próximo do normal (apesar de a P_{CO_2} permanecer alta). Da mesma forma, se o pH está baixo devido à baixa concentração de bicarbonato, o novo bicarbonato corrige essa baixa concentração (e portanto, o pH) em direção ao normal.

TABELA 47-3 Resumo dos processos que acidificam ou alcalinizam o sangue

Mecanismos não renais de acidificação do sangue
Consumo e metabolismo de proteínas (carne) que contêm aminoácidos acídicos ou sulfurados
Consumo de fármacos acídicos
Metabolismo de substratos sem oxidação completa (lipídeos a cetonas e carboidratos a ácido láctico)
Secreção de bicarbonato pelo trato GI (adiciona ácido ao sangue)

Mecanismos não renais de alcalinização do sangue
Consumo e metabolismo de frutas e vegetais que contêm aminoácidos básicos ou sais de ácidos fracos
Consumo de antiácidos
Infusão de solução de Ringer lactato
Secreção de ácidos pelo trato GI (adiciona bicarbonato ao sangue)

Mecanismos renais de acidificação do sangue
Excreção de um pouco do bicarbonato filtrado na urina
Secreção de bicarbonato (células intercalares do tipo B)

Meios renais de alcalinização do sangue
Secreção de prótons que formam a acidez titulável da urina (células intercalares do tipo A)
Excreção de NH_4^+ sintetizado a partir da glutamina

GI, gastrintestinal.
Reproduzida com permissão de Eaton DC, Pooler JP: *Vander's Renal Physiology*, 7th ed. New York, NY: Lange Medical Books/McGraw-Hill, Medical Pub. Division, 2009.

CONTROLE DO METABOLISMO RENAL DA GLUTAMINA E DA EXCREÇÃO DE AMÔNIO

Além da regulação da secreção de íons hidrogênio propriamente dita, existem vários controles homeostáticos sobre a produção e o manejo tubular de NH_4^+. Primeiro, a geração de glutamina pelo fígado é aumentada quando o pH plasmático é baixo. Nesse caso, o fígado desvia um pouco do íon amônio que seria utilizado para a formação de ureia e, em vez disso, forma glutamina. Segundo, o metabolismo renal da glutamina também está sujeito ao controle pelo pH extracelular. Uma diminuição no pH extracelular estimula a oxidação da glutamina renal no túbulo proximal, ao passo que um aumento faz o oposto. Portanto, a acidose que diminui o pH plasmático, ao estimular a oxidação da glutamina renal, faz os rins contribuírem com formação adicional de bicarbonato que será direcionado ao sangue, compensando, assim, a acidose. Essa responsividade ao pH aumenta ao longo dos primeiros dias de uma acidose e permite que o mecanismo glutamina-NH_4^+ para a geração de novo bicarbonato torne-se o processo renal predominante para a compensação da acidose. Por outro lado, a alcalose inibe o mecanismo da glutamina, resultando em pouca ou nenhuma formação renal de novo bicarbonato por meio dessa via.

A Tabela 47-3 fornece um resumo dos processos de adição de ácidos e bases aos líquidos corporais. O princípio unificador, e portanto simplificador, é que todos os processos de adição de ácidos ou bases são resumidos pela adição ou perda de bicarbonato. Todos os processos que acidificam o sangue acabam removendo bicarbonato; todos os processos que alcalinizam o sangue acabam adicionando bicarbonato.

DISTÚRBIOS ÁCIDO-BASE E SUA COMPENSAÇÃO

Nesta seção, o tópico dos distúrbios ácido-base no contexto dos rins será focado brevemente. Esse tópico é abordado com mais detalhes no contexto do sistema respiratório, no Capítulo 37.

Os distúrbios ácido-base desenvolvem-se quando as faixas normais da P_{CO_2} ou do bicarbonato arteriais, ou de ambos, são desviadas. Os profissionais da área médica classificam os distúrbios ácido-base dentro das quatro seguintes categorias: (1) alta P_{CO_2} corresponde a uma **acidose respiratória**; (2) baixa P_{CO_2} é uma **alcalose respiratória**; (3) baixo bicarbonato indica uma **acidose metabólica**; (4) alto bicarbonato está presente em uma **alcalose metabólica**:

$$pH = 6,1 + \log \frac{[\text{bicarbonato}]}{0,03\, P_{CO_2}} \quad (10)$$

A partir da equação de Henderson-Hasselbalch (equação (10)) para o sistema tampão dióxido de carbono-bicarbonato, deve ficar claro que a alteração da P_{CO_2} ou da concentração de bicarbonato aumenta ou diminui o pH. Se apenas uma dessas variáveis muda, a condição é chamada de **distúrbio primário descompensado**. Na maioria dos casos, a situação é mais complicada, pois existe pelo menos alguma, e geralmente considerável, **compensação**. A compensação existe quando a P_{CO_2} ou os níveis de bicarbonato permanecem alterados por um tempo e o corpo altera a outra variável na mesma direção. Por exemplo, se a P_{CO_2} está anormalmente baixa, a compensação renal consiste em reduzir o bicarbonato plasmático. Da mesma forma, se o bicarbonato encontra-se anormalmente baixo, a compensação respiratória consiste em reduzir a P_{CO_2} arterial. As mudanças compensatórias fazem a relação entre o bicarbonato e a P_{CO_2} ficar próxima de um valor normal; portanto, minimizam a mudança no pH. Entretanto, a compensação de uma disfunção ácido-base não é a *correção*, pois, mesmo que a compensação retorne o pH à faixa normal, os valores da P_{CO_2} e do bicarbonato ainda serão anormais. Considera-se um caso em que a P_{CO_2} encontra-se muito elevada (acidose respiratória) devido à hipoventilação (ver Capítulo 37). O corpo compensa essa situação aumentando o bicarbonato. Se o bicarbonato é suficientemente aumentado, o pH é restaurado à faixa normal; contudo, isso não corrige o problema respiratório original que resultou na P_{CO_2} aumentada. A mesma lógica aplica-se a qualquer outra disfunção ácido-base.

O leitor atento pode reconhecer um problema potencial na interpretação dos distúrbios ácido-base. Quando qualquer disfunção ácido-base é **bem compensada**, isto é, o grau de compensação é tal que o pH encontra-se na faixa normal, ambos, a P_{CO_2} e o bicarbonato, estão aumentados ou diminuídos na mesma direção. Supõe-se que a P_{CO_2} e o bicarbonato estejam elevados. Isso é uma acidose respiratória com compensação renal, ou é uma alcalose metabólica com compensação respiratória? Felizmente, na prática clínica, outras informações estão disponíveis. Por exemplo, a alta P_{CO_2} do paciente com **bronquite crônica** é, provavelmente, uma acidose respiratória resultante de prejuízo na ventilação, e não uma compensação para a alcalose metabólica. Entretanto, na vida real existem disfunções ácido-base mistas que realmente apresentam desafios na medicina.

RESPOSTA RENAL À ACIDOSE E À ALCALOSE RESPIRATÓRIAS

Na acidose respiratória, a baixa **ventilação alveolar** provoca um aumento na P_{CO_2}, que causa a diminuição no pH. O pH seria restaurado ao normal se o bicarbonato fosse aumentado no mesmo grau da Pa_{CO_2}. Os rins normais respondem ao aumento da P_{CO_2} ao contribuirem com a disponibilização de novo bicarbonato ao sangue, da maneira descrita previamente.

A compensação renal em resposta à alcalose respiratória é exatamente o contrário. A alcalose respiratória resulta de hiperventilação, como ocorre nas altitudes elevadas (ver Capítulo 71), onde a pessoa transitoriamente elimina o dióxido de carbono com mais rapidez do que é produzido, desse modo diminuindo, a P_{CO_2} e aumentando o pH. A P_{CO_2} diminuída e o pH extracelular elevado sinalizam a redução da secreção tubular de íons hidrogênio e o aumento da secreção de bicarbonato. O bicarbonato é perdido a partir do corpo, e essa perda resulta em diminuição do bicarbonato plasmático e retorno do pH plasmático em direção ao normal. Na urina, não há ácido titulável (a urina é alcalina nessas condições), e há pouco ou nenhum NH_4^+, pois a alcalose inibe a produção e a excreção de NH_4^+.

RESPOSTA RENAL À ACIDOSE METABÓLICA

Existem muitas causas possíveis de acidose metabólica, inclusive os rins propriamente ditos. Essas causas podem ser (1) aumento da entrada de ácidos devido à ingestão, infusão ou produção; (2) diminuição da produção renal de bicarbonato, como na insuficiência renal; (3) perda direta de bicarbonato a partir do corpo, como na diarreia. O resultado é o mesmo, independentemente de haver perda de bicarbonato ou adição de íons hidrogênio, isto é, uma menor concentração de bicarbonato e um pH plasmático mais baixo. A resposta renal (caso os rins não sejam a causa do problema) é produzir mais bicarbonato, retornando, portanto, o pH em direção ao normal. (Deve-se observar que essa é uma resposta, e não a compensação, pois o problema primário não constitui uma mudança respiratória na P_{CO_2}.) Para fazer isso, os rins devem reabsorver todo o bicarbonato filtrado e contribuir com uma maior disponibilidade de novo bicarbonato por meio do aumento da formação e excreção de NH_4^+ e ácido titulável. É exatamente isso que os rins saudáveis fazem no caso de qualquer carga ácida, mas se essa carga for muito grande ou se o problema existente tiver origem renal, a concentração de bicarbonato continuará baixa.

FATORES QUE FAZEM OS RINS GERAREM OU MANTEREM UMA ALCALOSE METABÓLICA

Os rins normais são capazes de excretar grandes quantidades de bicarbonato. Contudo, em algumas situações, os rins não são capazes de desempenhar essa função; portanto, geram uma alcalose metabólica ou mantêm uma alcalose metabólica que se origina de outra causa. É importante lembrar que a secreção de íons hidrogênio, após todo o bicarbonato filtrado ter sido reabsorvido, gera novo bicarbonato. Também deve-se lembrar que a secreção de íons hidrogênio está acoplada à reabsorção de sódio no túbulo proximal e no ramo ascendente espesso, e que parte dessa secreção também está acoplada à reabsorção de potássio no néfron distal. Algumas condições que sinalizam intensa reabsorção de íons sódio ou potássio são acompanhadas do efeito indesejável de causar a secreção de muitos íons hidrogênio. Eis as situações mais importantes nas quais isso ocorre: (1) uma redução de volume, (2) a depleção de cloreto e (3) a combinação do excesso de aldosterona com depleção de potássio.

Por definição, em qualquer alcalose metabólica, a concentração de bicarbonato plasmático está elevada. Esse problema não é um defeito na habilidade dos rins de excretarem bicarbonato; se uma pessoa ingere uma grande carga de bicarbonato, os rins podem excretar essa carga, evitando um aumento significativo nos níveis de bicarbonato. O problema parece estar na regulação da excreção de bicarbonato. O evento-chave em todas essas situações é a secreção aumentada de íons hidrogênio (e algumas vezes de NH_4^+ também), o que gera uma alcalose metabólica ou a incapacidade de responder normalmente a uma alcalose metabólica existente.

INFLUÊNCIA DA REDUÇÃO DO VOLUME EXTRACELULAR

A diminuição do volume corporal total devido à perda de sal estimula a reabsorção de sódio e a secreção de íons hidrogênio, pois o transporte desses íons está ligado por meio dos trocadores Na^+-H^+ no túbulo proximal. Além disso, o **sistema renina-angiotensina (SRA)** é geralmente ativado, resultando na estimulação da secreção de aldosterona. Além de estimular a reabsorção de sódio, a aldosterona estimula a secreção de íons hidrogênio pelas células intercalares do tipo A. O resultado final é a reabsorção de todo o bicarbonato filtrado, de modo que o bicarbonato plasmático que já estava elevado devido à alcalose metabólica preexistente permanece retido, e o pH plasmático continua alto. A urina, em vez de estar alcalina, como deveria ficar quando os rins respondem normalmente à alcalose metabólica, encontra-se um pouco ácida. A geração ou manutenção de uma alcalose metabólica na redução de volume pode ocorrer também quando o volume é normal ou alto mas o corpo "pensa" que o volume é baixo, e isso ocorre especificamente na insuficiência cardíaca congestiva e na cirrose hepática avançada.

INFLUÊNCIA DA DEPLEÇÃO DE CLORETO

Fez-se referência à perda de volume extracelular sem distinguir-se a causa entre perda de sódio ou de cloreto, pois a perda de qualquer um desses íons causa a redução do volume extracelular. Entretanto, enfatizou-se que a depleção específica de cloreto, de maneira independente, além da redução do volume extracelular, ajuda a manter a alcalose metabólica ao estimular a secreção de íons hidrogênio. Os motivos mais comuns para a depleção de cloreto são o vômito crônico e o uso intenso de diuréticos. Como resultado, a excreção de bicarbonato permanece essencialmente zero, e a alcalose metabólica não é corrigida.

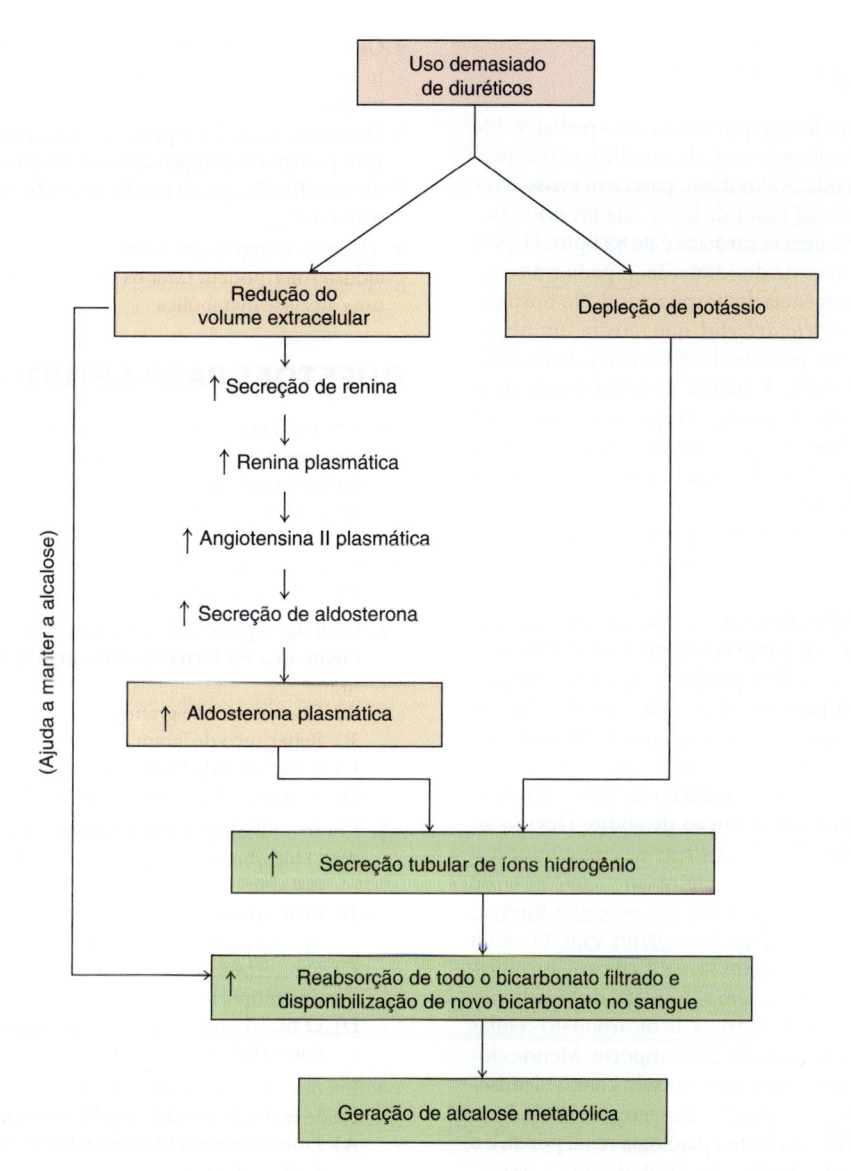

CAPÍTULO 47: Regulação do Equilíbrio Ácido-Base

FIGURA 47-6 Vias pelas quais o uso exagerado de diuréticos causa uma alcalose metabólica. A produção e a excreção de NH_4^+ estão aumentadas pela presença da aldosterona elevada e da depleção de potássio. A redução do volume extracelular, causada pela aldosterona e por outros mecanismos ainda não identificados, ajuda a manter a alcalose, uma vez que essa condição foi gerada. Se os diuréticos também causaram depleção de cloreto, isso também irá contribuir para a manutenção da alcalose metabólica (não mostrado). (Modificada com permissão de Eaton DC, Pooler JP: *Vander's Renal Physiology*, 7th ed. New York, NY: Lange Medical Books/McGraw-Hill, Medical Pub. Division, 2009.)

INFLUÊNCIA DO EXCESSO DE ALDOSTERONA E DA DEPLEÇÃO SIMULTÂNEA DE POTÁSSIO

Como já destacado, a aldosterona estimula a secreção de íons hidrogênio. A depleção de potássio por si só também estimula levemente a secreção tubular de íons hidrogênio e a produção de NH_4^+. Entretanto, a combinação da depleção de potássio, mesmo em grau moderado, e altos níveis de aldosterona estimula de forma acentuada a secreção tubular de íons hidrogênio (a produção de NH_4^+ também aumenta de forma significativa). Como resultado, os túbulos renais não apenas reabsorvem todo o bicarbonato filtrado, mas também contribuem inapropriadamente com a disponibilização de grandes quantidades de novo bicarbonato para o corpo, causando assim alcalose metabólica. De início, pode não haver nada de errado com o equilíbrio ácido-base: a alcalose é na verdade gerada pelos próprios rins. Obviamente, se a alcalose já estava presente, a combinação de aldosterona elevada e depleção de potássio não apenas impediria os rins de responderem de maneira apropriada, mas tornaria a alcalose ainda mais grave. Esse fenômeno é importante porque a combinação de aldosterona acentuadamente elevada e depleção de potássio ocorre em diversas situações clínicas, sendo a mais comum o uso demasiado de fármacos diuréticos (o uso inapropriado e continuado de diuréticos para perda de peso, por exemplo), podendo gerar uma alcalose metabólica (Figura 47-6).

CORRELAÇÃO CLÍNICA

Um menino de 7 anos é levado por sua mãe ao pediatra. Ele apresenta crises de vômito por mais de um dia e não consegue comer ou beber nada. Além disso, parece nervoso e reclama de formigamento ao redor da boca. Sua pressão arterial é de 107/77, e a frequência cardíaca é de 89 bpm. Depois de ter observado os sinais de desidratação, o pediatra encaminha o menino à emergência do hospital local. No hospital, é realizada uma **gasometria arterial**, que mostra um pH de 7,52 e P_{CO_2} de 45 mmHg, para um bicarbonato calculado de 36 mEq/L, o que é elevado. A análise da urina do menino, que é escassa, demonstra uma concentração de cloreto de 17 mEq/L, que é baixa. Administra-se por via intravenosa uma solução salina normal (NaCl 0,9%) e um antiemético para reduzir as crises de vômito.

O menino perdeu uma grande quantidade de íons hidrogênio, cloreto e água, resultando em **hipovolemia** e alcalose metabólica. O desenvolvimento relativamente rápido da alcalose causa uma **hipocalcemia** transitória (ver Capítulo 48), que leva, por sua vez, à hiperexcitabilidade dos neurônios periféricos, o que tende a produzir espasmos musculares e formigamento perioral. A P_{CO_2} levemente elevada representa a compensação parcial da alcalemia. O corpo do menino responde à depleção de volume diminuindo a excreção de sal e água por meio de redução da TFG e ativação do SRA, o que estimula a reabsorção de sódio. Devido ao bicarbonato plasmático elevado, os rins devem começar a excretá-lo, mas é difícil fazer isso, em razão da depleção de volume. Primeiro, a aldosterona estimula as células intercalares do tipo A a secretarem íons hidrogênio, exatamente o oposto do que é necessário. Segundo, é difícil para as células intercalares do tipo B aumentarem a excreção de bicarbonato, processo acompanhado pela troca de bicarbonato celular pelo cloreto luminal por meio de um antiporte. Menos cloreto luminal está disponível para ser trocado com o bicarbonato, devido à reabsorção ocorrida nos segmentos tubulares prévios. Já que não existe nenhuma patologia renal por si, e o vômito é transitório, este caso pode ser tratado com a restauração do líquido e do cloreto perdidos.

RESUMO DO CAPÍTULO

- O pH plasmático é regulado pelo controle das concentrações de dióxido de carbono (P_{CO_2}) e de bicarbonato.
- Cargas de ácidos ou bases fixos são convertidas em excesso ou deficiência de bicarbonato no corpo.
- Ácidos ou bases fixos podem entrar no corpo pelos processos GI, pelo metabolismo, por infusões intravenosas e por processos renais.
- Em qualquer condição, os rins devem recuperar quase todo o bicarbonato filtrado.
- Os rins excretam ácido por meio dos tampões urinários filtrados ou sintetizados.
- O fosfato é o tampão urinário filtrado mais importante.
- Os rins excretam ácido ao converterem glutamina em bicarbonato e amônio, excretando amônio e retornando o bicarbonato ao sangue.
- Distúrbios ácido-base primários que alteram a P_{CO_2} ou o bicarbonato podem ser compensados ao modificarem a outra variável na mesma direção, preservando, portanto, a relação entre o bicarbonato e a P_{CO_2}.
- Algumas situações, inclusive a redução no volume e o excesso de aldosterona, podem fazer os rins excretarem muito ácido, gerando uma alcalose metabólica.

QUESTÕES PARA ESTUDO

1. Um paciente excreta 2 L de urina alcalina (pH 7,6) com uma concentração de bicarbonato de 28 mmol/L. O que sabe-se sobre a excreção de ácido titulável?
   A) É de 56 mmol
   B) Existe acidez titulável negativa
   C) O ácido titulável mais o amônio somam 56 mmol
   D) Não é possível determinar sem os dados de amônio e fosfato

2. Qual das seguintes alternativas indica uma carga ácida propriamente dita ou torna-se uma carga ácida devido ao metabolismo?
   A) Comer um bife grande
   B) Beber suco de laranja sem açúcar
   C) Beber suco de laranja com açúcar
   D) Realizar infusão intravenosa de lactato de sódio

3. Como o túbulo proximal maneja o bicarbonato filtrado?
   A) O bicarbonato é captado pelas células tubulares por meio de um simporte com o sódio
   B) O bicarbonato é captado pelas células tubulares por meio de um antiporte com pequenos ânions básicos (p. ex., formato)
   C) O bicarbonato é captado pelas células tubulares por meio de um antiporte com o cloreto
   D) O bicarbonato combina-se com um próton no lúmen e é convertido a dióxido de carbono e água

4. Em que situação(ões) você esperaria ver a diminuição ou ausência de excreção renal de equivalentes ácidos?
   A) Durante uma acidose metabólica importante, como na cetoacidose diabética
   B) Quando o pâncreas está secretando uma grande quantidade de líquido rico em bicarbonato no trato GI
   C) Em resposta ao consumo de um grande número de tabletes antiácidos
   D) Em todas as situações anteriores

5. Qual é o destino do amônio secretado no túbulo proximal?
   A) Flui em direção à urina
   B) A maior parte é reabsorvida nos ductos coletores
   C) A maior parte é reabsorvida no ramo ascendente espesso e secretada novamente nos ductos coletores
   D) A maior parte é reabsorvida no ramo ascendente espesso e combina-se com o bicarbonato para formar ureia

6. Uma pessoa desenvolve uma diminuição da P_{CO_2} arterial devido à hiperventilação. Se essa condição persistisse, que tipo de resposta renal seria esperada?
   A) Maior acidez titulável na urina
   B) Mais bicarbonato na urina
   C) Mais amônio na urina
   D) Uma diminuição do pH da urina

Regulação do Balanço de Cálcio e Fosfato

CAPÍTULO 48

Douglas C. Eaton e John P. Pooler

OBJETIVOS

- Indicar a concentração plasmática normal de cálcio total e a fração livre.
- Descrever a distribuição do cálcio entre os ossos e o líquido extracelular, bem como o papel dos ossos na regulação do cálcio extracelular.
- Descrever e comparar os papéis do trato gastrintestinal e dos rins no balanço de cálcio.
- Descrever e comparar o remodelamento ósseo e o tamponamento de cálcio pelos ossos.
- Descrever o papel da vitamina D no balanço de cálcio.
- Descrever como a síntese da forma ativa da vitamina D (calcitriol) é regulada.
- Descrever a regulação da secreção do paratormônio e indicar suas principais ações.
- Descrever o manejo renal de fosfato.
- Descrever como o paratormônio modifica a excreção renal de fosfato.

VISÃO GERAL

O cálcio exerce papéis fundamentais em diversos processos fisiológicos. Portanto, a regulação da quantidade total de cálcio no corpo e de sua concentração plasmática é essencial. Essa regulação é acompanhada pelo esforço cooperado de vários sistemas, incluindo o trato gastrintestinal (GI) (Capítulo 52), o sistema endócrino (Capítulo 64) e os rins. A importância do cálcio deve-se ao fato de ele ser (1) um componente estrutural dos ossos, (2) um intermediário nas cascatas de sinalização intracelular e (3) um regulador da conformação de proteínas de membrana. Essas funções derivam amplamente das propriedades químicas do cátion de cálcio. Diferente do sódio, do potássio e do magnésio, o cálcio é "pegajoso", o que significa que se liga com facilidade aos sítios aniônicos das proteínas e forma rapidamente complexos com pequenos ânions, como o fosfato e o citrato. Essas associações têm consequências para a função fisiológica. Quando o cálcio se liga e desliga de proteínas de membrana, isso altera a carga resultante e, portanto, a conformação de tais proteínas. No caso dos **canais dependentes de voltagem**, isso afeta a excitabilidade da membrana (ver Capítulo 2). A propensão em formar complexos com o fosfato é um aspecto-chave da formação normal e da manutenção da estrutura óssea. Além disso, quando níveis de cálcio e/ou de pequenos ânions como o fosfato estão aumentados, o limite da solubilidade dos complexos é alcançado, levando a patologias, como a formação de *cálculos* no trato urinário, e à deposição de complexos de cálcio nos tecidos moles. Por essas razões, o corpo possui uma maneira muito elaborada de regular o cálcio plasmático.

Enquanto o cálcio obedece aos princípios do balanço entre as entradas e saídas, assim como as outras substâncias já discutidas, sua regulação é fundamentalmente diferente. Primeiro, o **balanço do cálcio** corporal total é regulado sobretudo pelas entradas, mais do que pelas saídas. O controle das entradas a partir do trato GI é um determinante essencial do cálcio corporal total. A saída pelos rins exerce um papel importante, porém secundário.

Segundo, a regulação minuto a minuto do cálcio plasmático é obtida ao se desviar o cálcio para o interior e para fora dos ossos. Os estoques de cálcio nos ossos são importantes sistemas de tamponamento que mantêm o cálcio plasmático quase constante, independentemente do balanço corporal total. Portanto, variações comuns na ingestão e na excreção exercem pouco efeito sobre os níveis plasmáticos devido a esse potente tamponamento. A regulação a longo prazo do cálcio total nos ossos é, evidentemente, importante para o crescimento ósseo durante a infância e para a integridade óssea na vida adulta. Os rins também exercem um papel considerável, porém indireto, pois (1) excretam cálcio pela urina e (2) estão envolvidos na constituição da forma ativa da **vitamina D**, que é o principal controlador da entrada de cálcio pelo trato GI.

Os níveis plasmáticos normais de cálcio são cerca de 10 mg/dL (2,5 mmol/L ou 5 mEq/L). Esse cálcio existe em três formas gerais. Primeiro, quase metade encontra-se na forma livre ionizada (Ca^{2+}). Essa é a única forma biologicamente ativa nos órgãos-alvo. Segundo, cerca de 15% constituem complexos com ânions de peso molecular relativamente baixo, como o citrato e o fosfato. Terceiro, os 40% remanescentes encontram-se reversivelmente ligados a proteínas plasmáticas.

LOCAIS EFETORES PARA O BALANÇO DO CÁLCIO

TRATO GI

A maior parte do cálcio proveniente da dieta simplesmente passa ao longo do trato GI e é eliminada por meio das fezes. A quantidade absorvida depende de muitos fatores, inclusive da quantidade de cálcio na dieta. Um pouco do cálcio absorvido move-se por um processo transcelular ativo regulado no duodeno, enquanto a maior parte é absorvida por difusão paracelular não regulada no restante do intestino delgado. No sistema de transporte ativo, o cálcio entra nas células duodenais de forma passiva por meio de canais seletivos para o cálcio, liga-se reversivelmente com proteínas citosólicas ligantes de cálcio (chamadas de **calbindinas**) e é ativamente transportado pela superfície basolateral das células pela **Ca^{2+}-ATPase** e em menor grau pelo **trocador Na^+-Ca^{2+}**. As calbindinas contêm múltiplos sítios de ligação para o cálcio e são livres para difundirem-se através do citosol. Atuam como balsas, permitindo que grandes quantidades de cálcio movam-se de uma região para outra dentro da célula (neste caso, da membrana apical para a basolateral) mantendo o cálcio *livre* em níveis baixos o tempo todo (ver Figura 48-1).

RINS

Os rins manejam o cálcio por filtração e reabsorção. O componente livre do cálcio plasmático é livremente filtrável. A maior parte do cálcio filtrado é reabsorvida no túbulo proximal (cerca de 60% da carga filtrada), e a remanescente, no ramo ascendente espesso da alça de Henle, no túbulo contorcido distal e no sistema de ductos coletores. A reabsorção geral costuma ser de 97 a 99%, deixando apenas um pequeno percentual da carga filtrada para ser excretada.

A reabsorção de cálcio no túbulo proximal e no ramo ascendente espesso da alça de Henle é passiva e paracelular, e as forças eletroquímicas que impulsionam este transporte dependem direta ou indiretamente da reabsorção de sódio, como ocorre com muitas outras substâncias. Já a reabsorção de cálcio nos segmentos mais distais é ativa e transcelular. Nessas regiões, é utilizado o mesmo mecanismo geral do trato GI, ou seja, entrada por meio de canais de cálcio, difusão ligada às calbindinas e transporte ativo através da membrana basolateral pela combinação da atividade da Ca^{2+}-ATPase e do trocador Na^+-Ca^{2+} (Figura 48-2). O controle endócrino do manejo renal de cálcio é exercido no túbulo distal.

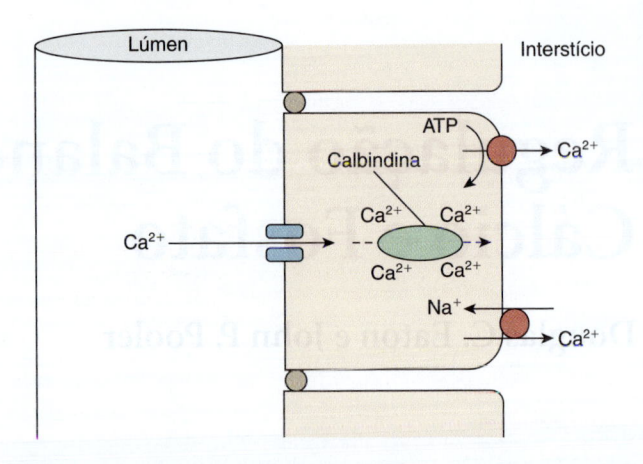

FIGURA 48-1 Método genérico para o transporte transcelular de cálcio no trato GI e nos rins. Em todas as células do corpo, a concentração de cálcio livre intracelular deve ser mantida em níveis muito baixos para prevenir a formação de complexos insolúveis e a ativação de vias de sinalização deletérias, apesar de as concentrações de cálcio nas duas superfícies externas das células serem milhares de vezes superiores. As células epiteliais fazem isso devido à presença de calbindinas difusíveis. Quando o cálcio entra nas células por meio dos canais na superfície luminal, a concentração de cálcio no microambiente próximo desses canais é levemente aumentada, promovendo, portanto, a ligação de cálcio com as calbindinas. Na superfície basolateral, a extrusão ativa de cálcio pelas ATPases e pelos trocadores Na^+-Ca^{2+} diminui a concentração de cálcio no microambiente local, promovendo a dissociação do cálcio ligado às calbindinas.

A quantidade de cálcio excretado pela urina, considerando uma média ao longo do tempo, é igual à adição efetiva de novo cálcio para o corpo através do trato GI; assim, os rins ajudam a manter estável o balanço do cálcio corporal total. Contudo, as mudanças na excreção renal em resposta a mudanças nas entradas a partir da dieta são muito menores do que as respostas equivalentes ao sódio, à água ou ao potássio oriundos da dieta. Por exemplo, apenas cerca de 5% de um aumento na ingestão de cálcio a partir da dieta aparece na urina, ao passo que quase toda a ingestão aumentada de água ou de sódio é vista rapidamente na urina. Isso ocorre porque a maior parte do aumento proveniente da dieta nunca entra na corrente sanguínea, pois não há absorção pelo trato GI. Em contrapartida, quando a entrada de cálcio a partir da dieta é reduzida a níveis extremamente baixos, ocorre uma redução lenta no cálcio urinário, mas um pouco continua a aparecer na urina por algumas semanas.

O que determina a excreção de cálcio renal? Primeiro, o cálcio não é secretado. Segundo, enquanto a carga filtrada é bastante variável, determinada pelo produto do cálcio plasmático livre e da taxa de filtração glomerular (TFG), a TFG é regulada principalmente para satisfazer as necessidades do balanço de sódio, e não de cálcio. Na verdade, um aumento na excreção de cálcio na urina pode ser induzido simplesmente pela administração de sal. Essa característica é utilizada na prática médica como um procedimento de emergência quando os níveis de cálcio no sangue tornam-se assustadoramente elevados. O tratamento consiste na administração de grandes quantidades de salina e, por consequência, grandes quantidades de líquido contendo cálcio passam pelos rins para serem eliminados pela urina. Portanto, mudanças

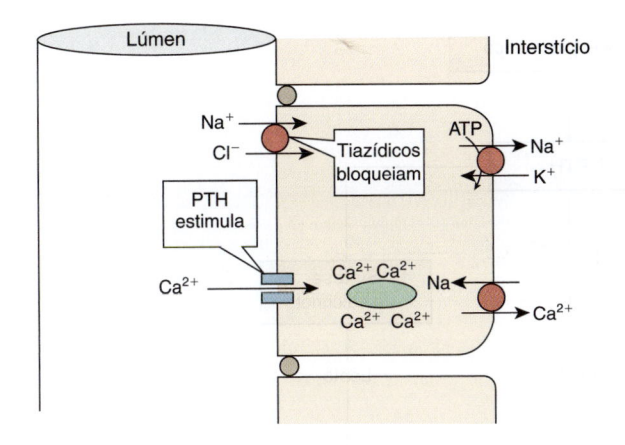

FIGURA 48-2 Mecanismo de reabsorção de cálcio no túbulo contorcido distal, que é o principal local para a reabsorção regulada. O Ca^{2+} entra nas células pelos canais de Ca^{2+} apicais sob o controle do PTH e é ativamente transportado através da membrana basolateral pelo trocador Na^+-Ca^{2+} e pela Ca^{2+}-ATPase. A membrana apical também contém cotransportador Na^+-Cl^- (NCC), que é o principal alvo de inibição pelos diuréticos tiazídicos. É interessante observar que a inibição do NCC pelos diuréticos tiazídicos promove a reabsorção de cálcio (provavelmente ao aumentar o gradiente de sódio basolateral, aumentando a troca Na^+-Ca^{2+}). Portanto, os tiazídicos podem reduzir a perda de cálcio associada à osteoporose. (Modificada com permissão de Eaton DC, Pooler JP: *Vander's Renal Physiology*, 7th ed. New York, NY: Lange Medical Books/McGraw-Hill, Medical Pub. Division, 2009.)

na reabsorção ativa no néfron distal são possíveis, assegurando um modo de exercer um controle *independente* da excreção de cálcio. Esse controle será descrito brevemente.

OSSOS

Os ossos atuam como um poderoso sistema de tamponamento a curto prazo que previne grandes variações no cálcio plasmático. Cerca de 0,5 g de cálcio é deslocado diariamente entre os ossos e o plasma sanguíneo. Os ossos também são os repositórios de cálcio, mantendo o seu suprimento sanguíneo durante períodos de balanço de cálcio corporal total negativo.

Nos ossos, o cálcio existe sob a forma de cristais de **hidroxiapatita** (ver Capítulo 64). O cálcio pode deslocar-se entre o sangue e os cristais de hidroxiapatita nos recessos internos dos ossos por meio de uma rede celular interconectada de **osteócitos**.

O equilíbrio entre os cristais de hidroxiapatita e seus componentes dissolvidos é bastante lábil e depende das concentrações de cálcio, fosfato, íons hidrogênio e proteínas não colagenosas específicas do ambiente imediato. A formação e a dissolução de hidroxiapatita protege o plasma sanguíneo de variações a curto prazo na concentração de cálcio. Esse processo não requer sinais hormonais. Contudo, o ponto de ajuste para a concentração plasmática de cálcio, mantido pelo movimento rápido de cálcio para dentro e para fora dos ossos, é regulado de forma crítica por controle hormonal, como será discutido posteriormente.

O lento processo de remodelamento ósseo descrito no Capítulo 64 é importante para a integridade óssea e para os estoques de cálcio a longo prazo, porém essa ação exerce pouco efeito sobre os níveis de cálcio plasmático.

CONTROLE HORMONAL DOS LOCAIS EFETORES

A regulação do cálcio é realizada principalmente pelas ações de dois hormônios: a forma ativa da vitamina D (**1,25 di-hidroxicolecalciferol** ou **calcitriol**) e o **paratormônio** (**PTH**). As características químicas e a forma de produção desses hormônios são descritas no Capítulo 64, junto com as ações da **calcitonina**, que exerce um papel muito menor, ou nenhum, sobre a regulação do cálcio. Resumidamente, o calcitriol é sintetizado por meio de diversas etapas, começando com o colesterol e culminando com uma etapa fundamental de hidroxilação, que ocorre nos rins, para a sua conversão na forma ativa. O PTH é um pequeno peptídeo sintetizado pelas glândulas paratireoides, as quais se localizam posteriormente à glândula tireoide. De maneira simplificada, a forma ativa da vitamina D regula a entrada de cálcio no corpo, e o PTH, sua concentração no LEC.

VITAMINA D

A principal ação do calcitriol é aumentar a absorção ativa de cálcio e fosfato pelo duodeno. Um mecanismo-chave para isso é a estimulação da síntese das proteínas envolvidas nas etapas descritas anteriormente. Além disso, a vitamina D tem algumas ações independentes sobre os ossos que não estão bem esclarecidas. A vitamina D também estimula a reabsorção tubular renal de cálcio e fosfato, novamente ao aumentar a síntese das proteínas envolvidas nas vias de transporte. A influência da vitamina D sobre os ossos e sobre os rins é muito menos importante do que suas ações sobre o trato GI para estimular a absorção de cálcio e fosfato.

PTH

A secreção de PTH é regulada agudamente pelos níveis de cálcio livre no plasma de maneira recíproca – a diminuição do cálcio plasmático estimula a secreção, e o aumento a inibe. O fosfato também afeta a secreção de PTH: o aumento do fosfato plasmático estimula a secreção de PTH ao estimular a capacidade das glândulas paratireoides de sintetizar esse hormônio; assim, níveis cronicamente elevados de fosfato causam aumento do PTH.

O PTH exerce pelo menos quatro efeitos distintos sobre a homeostasia do cálcio (resumidos na Figura 48-3, que mostra a resposta à **hipocalcemia**, e discutidos em detalhes no Capítulo 64):

1. As ações do PTH sobre os ossos normalmente aumentam o movimento de cálcio a partir do osso para o LEC. Isso ocorre pela facilitação da dissolução da hidroxiapatita em seus componentes.

2. O PTH estimula a ativação de uma forma intermediária da vitamina D em calcitriol. O principal ponto de controle é

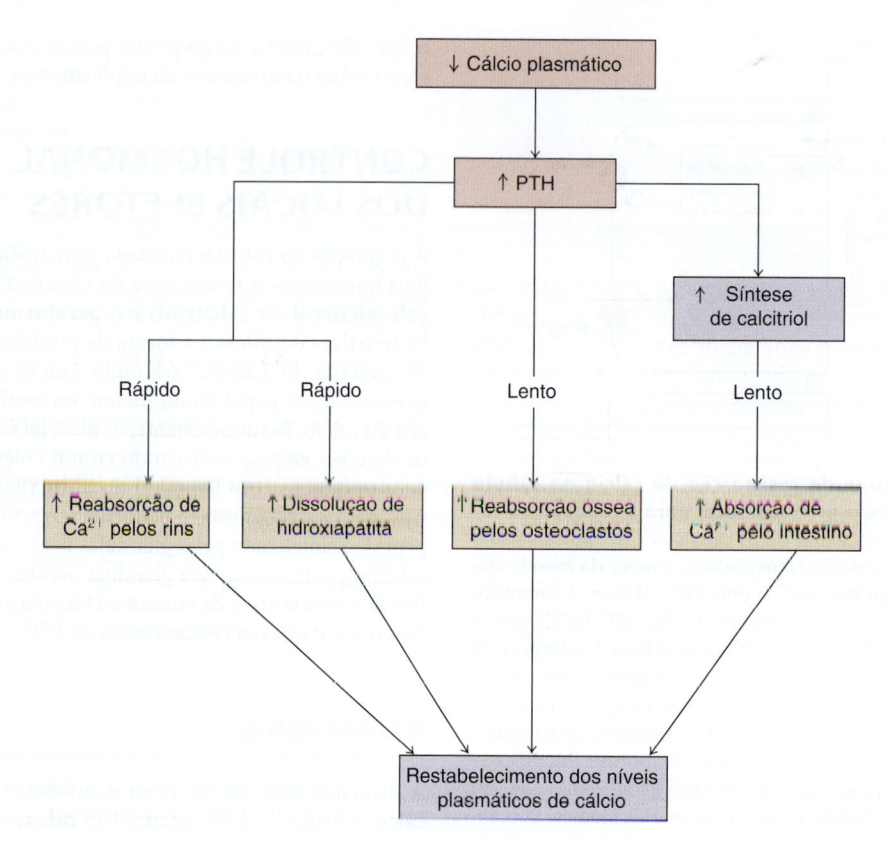

FIGURA 48-3 Respostas fisiológicas à diminuição da concentração plasmática de cálcio. A redução do cálcio plasmático estimula a secreção de PTH. Como resposta, a matriz óssea libera imediatamente o cálcio a partir da hidroxiapatita para o LEC. O PTH também estimula a reabsorção renal de cálcio. A longo prazo, o PTH estimula a reabsorção óssea pelos osteoclastos e o aumento na síntese de calcitriol (vitamina D) nos rins, levando ao aumento da absorção de cálcio proveniente da dieta pelo trato GI.

a segunda etapa de hidroxilação que ocorre nos rins. Essa etapa é estimulada pelo PTH. Se o cálcio plasmático diminui muito, o aumento subsequente no PTH imediatamente estimula a liberação de cálcio a partir dos ossos, restaurando, portanto, os níveis plasmáticos deste. Além disso, o PTH também estimula a captação de cálcio a partir do trato GI ao estimular a síntese de calcitriol. Essas ações garantem que novo cálcio entre na corrente sanguínea para repor o cálcio "emprestado" dos ossos.

3. O PTH aumenta a reabsorção renal tubular de cálcio, sobretudo, por uma ação sobre o túbulo contorcido distal e sobre o túbulo conector. Nesses locais, o PTH atua rapidamente por meio da ativação de cinases que fosforilam proteínas regulatórias a curto prazo. O PTH também atua mais lentamente para aumentar a síntese de todos os componentes da via de transporte. A captação aumentada de cálcio a partir do lúmen tubular estimula a extrusão basolateral (por uma combinação da atividade da Ca^{2+}-ATPase e do trocador Na^+-Ca^{2+}) e, portanto, diminui a excreção de cálcio pela urina.

4. O PTH *reduz* a reabsorção tubular proximal de fosfato, aumentando assim a excreção de fosfato pela urina e diminuindo a concentração de fosfato extracelular.

O valor adaptativo desses primeiros três efeitos resulta em uma elevação da concentração extracelular de cálcio e, portanto,

compensa a sua baixa concentração, o que originalmente estimulou a secreção de PTH. Em relação ao quarto efeito, quando o PTH atua sobre os ossos, tanto cálcio quanto fosfato são liberados para a corrente sanguínea. De maneira semelhante, o calcitriol aumenta a absorção intestinal de cálcio e fosfato, de modo que os processos de restauração de cálcio a seus níveis normais atuam simultaneamente para aumentar o fosfato plasmático acima do normal. Entretanto, essa é uma ação indesejada devido à tendência da formação de precipitados insolúveis de fosfato de cálcio. Na verdade, sob a influência do PTH, o fosfato plasmático não aumenta, em razão da *inibição* da reabsorção tubular de fosfato. Esse efeito é tão potente que o fosfato plasmático pode, na verdade, diminuir quando os níveis de PTH são altos.

Todas as ações descritas mostram os efeitos de um aumento no PTH induzido pela diminuição do cálcio plasmático. O aumento na concentração extracelular de cálcio reduz a secreção de PTH, produzindo, portanto, perda de cálcio pela urina e pelas fezes e movimento efetivo de cálcio a partir do LEC para os ossos.

Existem nuances das ações do PTH que têm implicações clínicas importantes. A resposta dos ossos ao PTH depende do padrão de sua concentração plasmática ao longo do tempo. O PTH pode promover **reabsorção** de hidroxiapatita (sua ação normal) ou, se administrado intermitentemente, **deposição**. O *hiperparatireoidismo primário*, resultante de um defeito primário nas glândulas paratireoides (em geral um tumor hipersecretor), gera excesso contínuo dos níveis do hormônio e causa aumento na reabsorção óssea. Isso ocasiona desgaste ósseo e formação de áreas com completa ausência de cálcio ou cistos. Nessa condição, o cálcio plasmático em geral aumenta, e o fosfato plasmático diminui. O aumento na excreção urinária de fosfato causa essa diminuição em seus níveis plasmáticos. Um aparente paradoxo é que a excreção urinária de cálcio *aumenta* apesar de a reabsorção tubular de cálcio ser elevada pelo PTH. Isso ocorre porque a concentração aumentada de cálcio plasmático induzida pelos efeitos do PTH causa a elevação da carga filtrada de cálcio, o que é superior ao aumento da taxa de reabsorção. Devido a essa elevada carga filtrada, existe também uma grande quantidade *não* reabsorvida (ou seja, excretada). Esse efeito ilustra muito bem a necessidade de analisar tanto a filtração quanto a reabsorção (e a secreção, caso seja relevante) quando avaliadas as mudanças na excreção de qualquer substância. Além disso, como mencionado, o alto conteúdo de cálcio na urina promove a formação de cálculos.

Ao contrário do que acontece na presença contínua de níveis elevados de PTH, o qual acelera a reabsorção óssea e a liberação de cálcio, o aumento *intermitente* do hormônio (produzido por injeções uma vez ao dia) na realidade *aumenta* a deposição de cálcio nos ossos. Injeções intermitentes de PTH são usadas terapeuticamente para aumentar a densidade óssea em pacientes com osteoporose.

VISÃO GERAL DO MANEJO RENAL DE FOSFATO

Em geral, cerca de 75% do fosfato filtrado é ativamente reabsorvido, quase todo no túbulo proximal por meio de simporte com o sódio. A reabsorção é um sistema limitado por transporte máximo (T_m), e a carga filtrada normal é apenas um pouco superior ao T_m. Portanto, enquanto a maior parte do fosfato filtrado é reabsorvido, uma pequena parte sempre é perdida na urina. (É importante lembrar que esse fosfato é responsável por aceitar íons hidrogênio nos ductos coletores e é o íon primário responsável pela acidez titulável.) Como a capacidade reabsortiva é saturada com cargas filtradas normais, qualquer aumento na carga filtrada simplesmente é adicionado à quantidade excretada. Isso ocorre quando a concentração plasmática de fosfato aumenta por qualquer motivo, como no aumento da ingestão de fosfato a partir da dieta ou da liberação de fosfato pelos ossos. A acidose sistêmica promove a liberação de cálcio e fosfato a partir dos ossos. O aumento no fosfato plasmático e o consequente aumento na carga filtrada de fosfato fornece mais tampão titulável nos túbulos coletores, o que ajuda a remover o excesso de íons hidrogênio que promoveu a liberação de fosfato.

Grande parte do que foi descrito sobre a fisiologia é ilustrado nos casos de **insuficiência renal crônica**, em que uma baixa taxa de filtração glomerular limita a capacidade dos rins de excretar várias substâncias, incluindo especificamente o fosfato. Uma complicação quase universal da insuficiência renal crônica é o aumento no fosfato plasmático (**hiperfosfatemia**). Outro achado comum são os níveis aumentados de PTH, devido em parte ao elevado fosfato plasmático. O PTH estimula a reabsorção óssea excessiva, levando à osteoporose. Esse é um exemplo de **hiperparatireoidismo secundário** (pois a patologia não é na glândula propriamente dita, mas nos sinais que a controlam). O tratamento da hiperfosfatemia associada à insuficiência renal crônica visa a redução da absorção de fosfato a partir do trato GI. Obtém-se isso pela ingestão de altas doses de cálcio. O cálcio forma complexos com o fosfato no trato GI, reduzindo a disponibilidade de fosfato absorvível. Os altos níveis de PTH em um paciente saudável *deveriam* sinalizar aos rins para que formassem mais calcitriol, mas na insuficiência renal crônica a diminuição de tal capacidade é uma complicação adicional. Outra intervenção clínica nesse caso é fornecer calcitriol exógeno. Esse hormônio suprime a expressão do gene do PTH na glândula paratireoide. O calcitriol aumenta a absorção GI de fosfato, efeito este que deve ser inibido, mas sua capacidade de diminuir a síntese de PTH é a ação mais importante. Assim, reduz-se a reabsorção óssea excessiva estimulada pelo PTH. Portanto, a administração de vitamina D ou de seu metabólito ativo, o calcitriol, é uma ferramenta clínica útil.

CORRELAÇÃO CLÍNICA

Um homem negro de 53 anos é hospitalizado com vômito intenso, diarreia, desidratação e confusão mental, e os médicos não conseguem obter uma história clínica. A frequência cardíaca do paciente é de 84 batimentos por minuto, e a pressão arterial, 122/63 mmHg. A temperatura é 36,5°C. Os testes sanguíneos estão normais, exceto pelo cálcio e fosfato. O cálcio está alto (15 mg/dL), e o fosfato, baixo (1,6 mg/dL). Administra-se ao paciente solução salina intravenosa para repor a perda líquida e, então, uma solução salina adicional e um **diurético de alça** para induzir a excreção de cálcio. Após um dia, esse procedimento reduziu o cálcio sérico para 11,5 mg/dL (que ainda é alto). Os médicos suspeitam de **hiperparatireoidismo primário**, geralmente causado por um adenoma de paratireoide, o qual produz PTH em excesso, ocasionando elevação do cálcio e redução do fosfato. Entretanto, a dosagem do PTH plasmático mostra uma concentração suprimida do PTH intacto. Se as glândulas paratireoides estivessem normais e a hipercalcemia fosse decorrente de alguma outra causa, a produção do PTH intacto seria muito baixa, pois a secreção deveria ser suprimida pelo cálcio sanguíneo elevado. Por outro lado, se o paciente apresentasse hiperparatireoidismo primário, os níveis de PTH deveriam ser muito superiores ao que foi encontrado. Os médicos não estão certos do diagnóstico e procuram por outras causas além do hiperparatireoidismo primário.

Os médicos percebem que o paciente apresenta algo que está atuando como o PTH intacto e que se liga ao receptor do PTH ao longo do corpo, porém possui uma sequência de aminoácidos diferente o suficiente para não ser detectado no exame clínico de PTH verdadeiro produzido pelas glândulas paratireoides. Investigações adicionais finalmente revelam um **carcinoma** do rim direito como a fonte desse agonista do receptor do PTH, o qual é chamado de **peptídeo relacionado ao PTH (PTHrP)**. Além disso, o carcinoma é uma causa comum de **hipercalcemia humoral maligna**, que é o problema apresentado pelo paciente. O rim direito foi removido cirurgicamente. No terceiro dia pós-operatório, o cálcio sérico e o fosfato retornaram à faixa de normalidade.

RESUMO DO CAPÍTULO

- A regulação minuto a minuto do cálcio plasmático envolve primariamente o fluxo de cálcio entre os ossos e o plasma.
- O cálcio tem uma forte tendência a associar-se com pequenos ânions e sítios aniônicos das proteínas.
- A ação mais importante da vitamina D é garantir a absorção adequada de cálcio a partir do trato GI.
- O PTH é essencial para manter o fluxo de cálcio apropriado entre os ossos e o plasma, bem como níveis adequados de vitamina D.
- A manutenção dos níveis de fosfato dentro da faixa de normalidade permite a mobilização normal de cálcio a partir dos ossos.

QUESTÕES PARA ESTUDO

1. A ação mais importante do calcitriol é estimular:
   A) a deposição de cálcio nos ossos
   B) a reabsorção de cálcio dos ossos
   C) a absorção de cálcio a partir do trato GI
   D) a reabsorção de cálcio a partir dos túbulos renais

2. Por que o excesso de PTH por um período prolongado causa elevação nos níveis de cálcio na urina?
   A) O PTH inibe a reabsorção de cálcio no túbulo proximal, permitindo que mais cálcio seja excretado
   B) O PTH estimula a reabsorção de cálcio a partir dos ossos, o que aumenta o cálcio plasmático e a carga filtrada
   C) O PTH inibe a reabsorção renal de cálcio no néfron distal, permitindo que mais cálcio seja excretado
   D) O PTH estimula a secreção renal de cálcio no néfron distal

3. Em resposta a uma diminuição súbita no cálcio plasmático, qual é a fonte da maior parte do cálcio que restaura os níveis plasmáticos?
   A) Os ossos
   B) O trato GI
   C) Os túbulos renais
   D) As organelas celulares

4. Comparado com outros cátions plasmáticos, como o magnésio e o potássio, o cálcio é diferente porque tende a:
   A) formar complexos com ânions pequenos e grupos negativos das proteínas
   B) formar precipitados de metais elementares
   C) substituir outros íons nos transportadores
   D) difundir-se passivamente através das bicamadas lipídicas

5. Em um caso de hipercalcemia aguda, pode-se diminuir rapidamente o cálcio plasmático e aumentar a excreção urinária de cálcio por:
   A) administrar grandes quantidades de fosfato
   B) reter o fosfato proveniente da dieta
   C) injetar PTH
   D) administrar grandes quantidades de solução salina

6. Qual(is) condição(ões) aumentaria(m) direta ou indiretamente a excreção urinária de fosfato?
   A) As ações do PTH nos ossos
   B) As ações dos osteoclastos nos ossos
   C) As ações do PTH nos rins
   D) Todas as condições acima aumentariam a excreção urinária de fosfato

SEÇÃO VIII   FISIOLOGIA GASTRINTESTINAL

Visão Geral do Sistema Gastrintestinal: Anatomia Funcional e Regulação

CAPÍTULO 49

Kim E. Barrett

OBJETIVOS

- Entender as funções básicas do sistema gastrintestinal e suas características essenciais.
- Descrever as camadas funcionais do trato gastrintestinal e as especializações que contribuem com a função.
- Identificar os segmentos do trato gastrintestinal e as funções especializadas atribuídas a cada um deles.
- Entender as características circulatórias do intestino e as variações que ocorrem após as refeições.
- Entender a resposta integrada a uma refeição e a importância dos mecanismos que regulam a função do trato gastrintestinal como um todo.
- Descrever as formas de comunicação no trato gastrintestinal.
- Entender os princípios da regulação endócrina.
- Entender o modelo do sistema nervoso entérico e a regulação neurócrina.
- Descrever as vias regulatórias imunológica e parácrina.

VISÃO GERAL DO SISTEMA GASTRINTESTINAL E DE SUAS FUNÇÕES

DIGESTÃO E ABSORÇÃO

O sistema gastrintestinal (GI) existe principalmente para fornecer água e nutrientes aos organismos multicelulares. A maioria dos nutrientes em uma dieta humana normal é formada por macromoléculas, portanto eles não atravessam prontamente as membranas celulares. Do mesmo modo, em geral, os nutrientes não são ingeridos predominantemente na forma de soluções, mas, na maior parte das vezes, como alimento sólido. Assim, além de captar o alimento ingerido, o intestino serve para reduzir fisicamente a refeição a uma suspensão de partículas pequenas, misturadas com os nutrientes em solução. Estes são, então, quimicamente alterados, resultando em moléculas capazes de atravessar o revestimento interno gastrintestinal. Esses processos são referidos como **digestão** e envolvem a **motilidade** gastrintestinal, bem como influências das alterações no pH, detergentes biológicos e enzimas.

A fase final de assimilação de uma refeição envolve o movimento dos nutrientes digeridos, a partir dos conteúdos intestinais, em direção ao revestimento interno intestinal e para dentro do suprimento sanguíneo do intestino ou ao sistema linfático, para então serem transferidos a locais mais distantes do corpo. Coletivamente, esse movimento direcionado dos nutrientes é referido como **absorção**. A eficiência da absorção pode variar de maneira ampla para as diferentes moléculas da dieta, assim como para aquelas administradas por via oral com intenção terapêutica, como os fármacos. As barreiras para a absorção, encontradas por um determinado nutriente, dependerão muito de suas características físico-químicas, e, particularmente, se ele é hidrofílico (como produtos da digestão de proteínas e de carboidratos) ou hidrofóbico (como os lipídeos da dieta). Em geral, o trato gastrintestinal não conta apenas com a difusão para proporcionar a absorção, mas principalmente com mecanismos desenvolvidos de transporte ativo que captam solutos específicos com alta eficiência. Existe também uma capacidade excessiva significante no sistema, tanto para a digestão quanto para a absorção de uma refeição, incluindo um excesso de enzimas e outros produtos secretados, bem como um excesso de área de superfície disponível para a absorção em indivíduos saudáveis. Portanto, a assimilação dos nutrientes é bastante eficiente, contanto que quantidades adequadas estejam presentes no lúmen.

EXCREÇÃO

O sistema gastrintestinal também atua como um importante órgão para a expulsão de substâncias do corpo. Essa função excretória estende-se não apenas aos resíduos não absorvíveis da refeição, mas também a classes específicas de substâncias que não podem sair do corpo por outras vias. Portanto, em contrapartida ao sistema renal, que manipula predominantemente produtos residuais hidrossolúveis, o intestino trabalha junto com o sistema biliar para excretar moléculas hidrofóbicas, como o colesterol, os esteroides e os metabólitos dos fármacos.

DEFESA DO HOSPEDEIRO

A superfície interna no trato gastrintestinal existe em continuidade com o exterior do corpo. Isso, é claro, é essencial para suas funções de transportar nutrientes do ambiente para o corpo; entretanto, isso também implica que o intestino, assim como a pele e o sistema respiratório, representa uma potencial porta de entrada de substâncias indesejadas para o corpo. De fato, essa propriedade é explorada para se administrar fármacos por via oral. Além disso, o intestino é potencialmente vulnerável aos microrganismos infecciosos que podem entrar no sistema com a ingestão de alimento e água. Para proteger a si mesmo e ao corpo, o intestino desenvolveu um sofisticado esquema de defesas imunológicas. O **sistema imunológico gastrintestinal** é caracterizado por capacidades funcionais específicas, notadamente por ser capaz de distinguir entre o "amigo" e o "adversário", montando defesas imunológicas contra os patógenos, ao mesmo tempo em que é tolerante com os antígenos da dieta e com **bactérias comensais** benéficas.

CONSIDERAÇÕES MECÂNICAS

Devido às funções do sistema gastrintestinal discutidas anteriormente, serão agora discutidas as características anatômicas necessárias para suportar essas funções. Nesta discussão, o sistema gastrintestinal pode ser visto como uma máquina (Figura 49-1) na qual porções distintas conduzem os vários processos necessários para a assimilação de uma refeição, sem captar quantidades significativas de substâncias nocivas ou microrganismos.

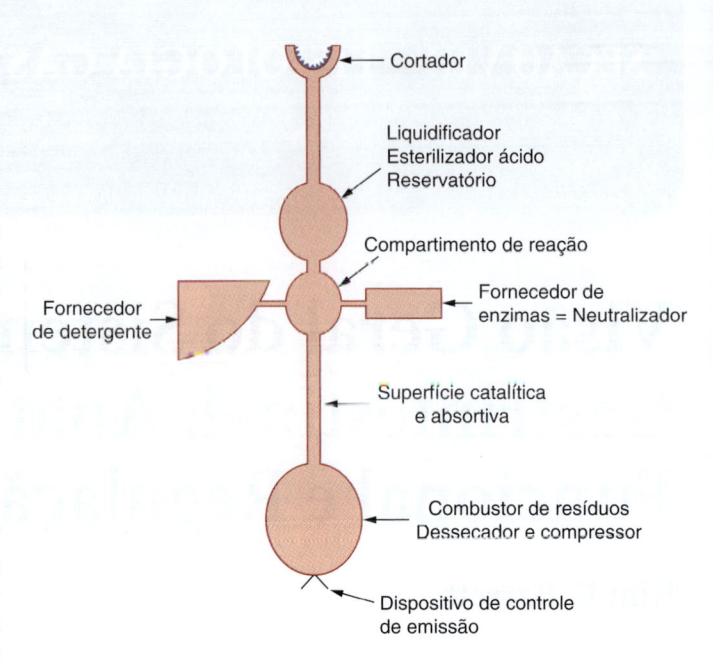

FIGURA 49-1 O sistema gastrintestinal como uma máquina que realiza funções digestivas, absortivas, imunológicas e excretórias. (Modificada com permissão de Barrett KE, Barman SM, Boitano S, Brooks H: *Ganong's Review of Medical Physiology*, 23rd ed. McGraw-Hill Medical, 2009.)

PADRÃO DOS ÓRGÃOS OCOS

O trato gastrintestinal é um tubo muscular longo que se estende da boca ao ânus. Dentro do revestimento desse tubo, estruturas glandulares de fundo cego invaginam-se na parede das vísceras e esvaziam suas secreções dentro do **lúmen**, definido como a cavidade interna da víscera. Em vários pontos ao longo do trato gastrintestinal, órgãos glandulares mais elaborados também se conectam ao intestino por meio de ductos, permitindo que as secreções sejam drenadas para o interior do intestino, onde podem ser misturadas com os conteúdos intestinais. Como exemplos de tais órgãos, podem ser citados o **pâncreas** e as **glândulas salivares**. As glândulas, de uma maneira geral, podem ser consideradas como estruturas que convertem a matéria bruta em secreções fisiologicamente úteis, como soluções ácidas e enzimáticas.

Em geral, as glândulas possuem uma estrutura comum. Células secretoras especializadas formam estruturas de fundo cego, conhecidas como **ácinos**, onde uma secreção primária é produzida. Agrupamentos desses ácinos, que são semelhantes a cacho de uvas, esvaziam-se então em estruturas tubulares em forma de ducto, com os ductos maiores coletando as secreções de um grupo dos ductos pequenos, até que um ducto coletor principal seja alcançado, e este se conecta diretamente ao lúmen intestinal. O fígado, que é considerado nesta seção como um participante crítico da função gastrintestinal geral, tem uma estrutura altamente especializada que será discutida em detalhes no Capítulo 55. Por enquanto, é suficiente dizer que o fígado é projetado não apenas para secretar substâncias dentro do lúmen gastrintestinal via sistema biliar, mas também para receber substâncias absorvidas do intestino, que viajam primeiro para o fígado via **circulação porta**, antes de serem distribuídas ao corpo como um todo.

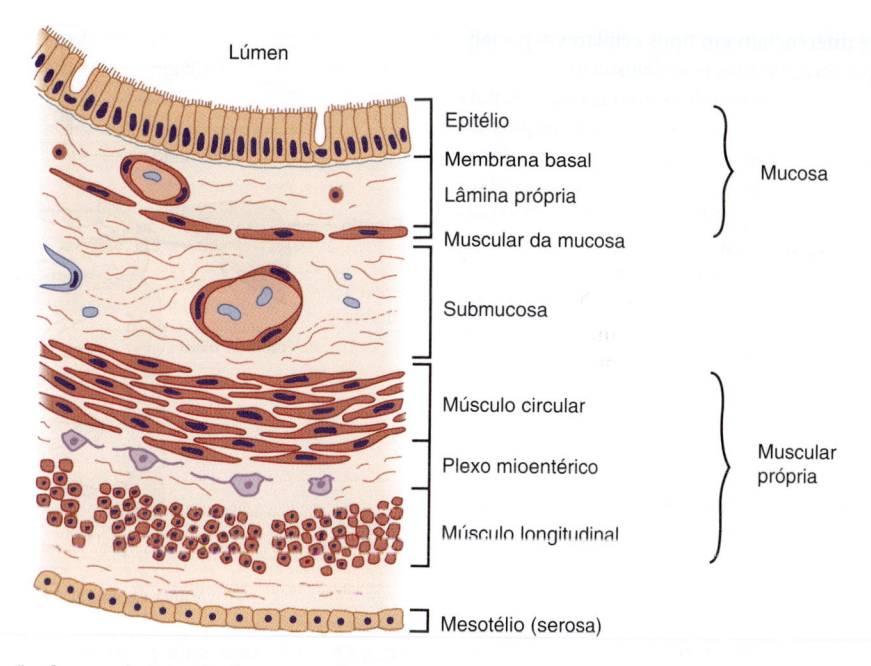

FIGURA 49-2 **Organização da parede intestinal em camadas funcionais.** (Adaptada com permissão de Madara J. e Anderson J.: *Textbook of Gastroenterology*, 4th ed., pp. 151 – 165. Copyright Lippincott Wiliiams and Wilkins, Philadelphia, 2003.)

ESPECIALIZAÇÃO CELULAR

O tubo que integra o trato gastrintestinal é constituído de camadas funcionais, compostas por tipos celulares especializados (Figura 49-2). A primeira camada encontrada por um nutriente ingerido é o **epitélio**, o qual forma um revestimento contínuo em todo trato GI, assim como reveste as glândulas e os órgãos que drenam para o tubo. O epitélio deve proporcionar a captação seletiva de nutrientes, eletrólitos e água, enquanto rejeita os solutos nocivos. A área de superfície do epitélio intestinal é amplificada por estar arranjada em **cripta**s e **vilosidades** (Figura 49-3). As primeiras são semelhantes às glândulas discutidas anteriormente, ao passo que as vilosidades são projeções em forma de dedos, que protruem em direção ao lúmen intestinal e são cobertas por células epiteliais. No intestino grosso, são encontradas apenas criptas, intercaladas com o epitélio de superfície entre as suas aberturas.

A maior parte do epitélio gastrintestinal é colunar por natureza, e uma camada simples de células altas e cilíndricas separa a luz dos órgãos das camadas profundas da parede. A estrutura do epitélio colunar pode ser comparada a uma embalagem com seis latas de refrigerante, em que latas representam as células, e o suporte plástico que as une representa uma série de junções intercelulares, as quais fornecem uma barreira ao movimento passivo de solutos em torno das células. Entretanto, na primeira parte do tubo gastrintestinal, conhecida como **esôfago**, o revestimento epitelial é um **epitélio escamoso estratificado**. Nesse local, o epitélio possui múltiplas camadas que lembram a estrutura da pele, com células migrando em direção ao lúmen a partir da camada germinativa basal.

O epitélio do tubo digestório como um todo está sujeito a uma renovação constante, diferentemente do que ocorre na maioria dos tecidos do corpo adulto. As células epiteliais gastrintestinais renovam-se a cada três dias nos humanos, portanto são sujeitas a um ciclo de divisão e diferenciação antes da **morte celular programada** (ou **apoptose**), para então serem expelidas ao lúmen ou envolvidas por células vizinhas. As células epiteliais originam-se de células-tronco que estão ancoradas permanentemente em posições específicas no revestimento visceral, localizadas na base das criptas do intestino e no meio das glândulas gástricas da região do fundo do estômago. Após vários ciclos de divisão, as célu-

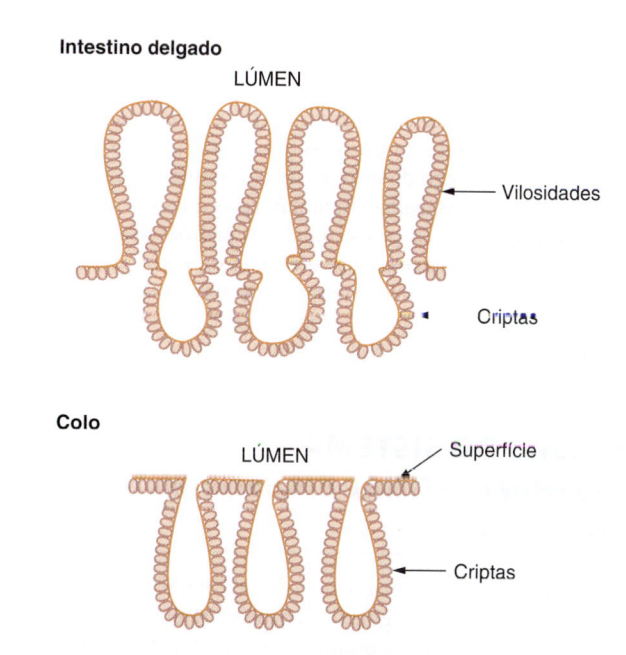

FIGURA 49-3 **Comparação da morfologia das camadas epiteliais do intestino delgado e colo.** (Modificada com permissão de Barrett KE: *Gastrointestinal Physiology*. New York: Lange Medical Books/McGraw-Hill, Medical Pub. Division, 2006.)

las epiteliais também se diferenciam em tipos celulares especializados, com funções específicas no processo digestório.

No estômago, algumas células epiteliais migram para as partes profundas das glândulas e tornam-se **células principais** ou **células parietais**, as quais contribuem com produtos específicos do suco gástrico, ou tornam-se células endócrinas, que regulam a função das células secretórias específicas. As células epiteliais gástricas remanescentes migram para cima a fim de se tornarem células capazes de secretar muco e íons bicarbonato.

No intestino, algumas células tronco originam as **células de Paneth**, que permanecem na base das criptas e secretam peptídeos antimicrobianos. A maioria das células-filhas que se originaram da divisão das células-tronco migra para cima em direção às vilosidades (ou epitélio superficial do colo), e destas, a maioria está destinada a diferenciar-se em células epiteliais absortivas, com a capacidade para os passos finais de digestão e absorção dos nutrientes. Poucas células, entretanto, diferenciam-se em **células caliciformes**, que produzem muco, ou em **células enteroendócrinas**, que respondem às condições luminais e regulam as funções de outros tipos de células epiteliais, bem como de órgãos mais distantes.

Abaixo do epitélio está uma **membrana basal**, a qual compõe uma camada de tecido conectivo frouxo conhecida como **lâmina própria**. Essa camada contém terminações nervosas e vasos sanguíneos, assim como uma rica variedade de células imunológicas e inflamatórias. Juntos, o epitélio e a lâmina própria constituem a **mucosa**. A mucosa também contém uma camada fina de músculo liso conhecida como **muscular da mucosa**. Abaixo desta, existe um plexo de corpos celulares neurais conhecido como **plexo submucoso**, organizado para transmitir informações para a mucosa, bem como desta para outros locais, incluindo as células epiteliais. Em seguida, abaixo da mucosa, existem as camadas musculares lisas que proporcionam a completa motilidade gastrintestinal. Essas camadas estão arranjadas circunferencialmente ao redor do lado externo do tubo gastrintestinal.

A camada de **músculo circular** encontra-se bem próxima à mucosa, tendo como função reduzir o diâmetro da luz gastrintestinal ao contrair-se. No lado externo do trato gastrintestinal, uma camada de músculo liso, na qual as fibras estão arranjadas longitudinalmente ao longo do eixo do tubo, proporciona o encurtamento dos órgãos. Trabalhando juntas, essas duas camadas musculares são responsáveis pelos complexos padrões de motilidade que desempenham funções gastrintestinais específicas, conforme será descrito posteriormente com mais detalhes. Interposto entre as camadas musculares circular e longitudinal, encontra-se o **plexo nervoso mioentérico**, que regula a função muscular.

DIVISÃO DO SISTEMA GASTRINTESTINAL EM SEGMENTOS FUNCIONAIS

O movimento de uma refeição ao longo da extensão do tubo digestório é um processo regulado e envolve a retenção seletiva em locais específicos, a fim de promover ótimas digestão e absorção. Ele é realizado por estruturas musculares lisas especializadas, conhecidas como **esfíncteres**, cujas funções também são coordenadas com aquelas do sistema como um todo (Figura 49-4). Por exemplo, o **piloro**, que controla o efluxo do estômago, retém a refeição no lúmen gástrico e libera-a lentamente, para adequar

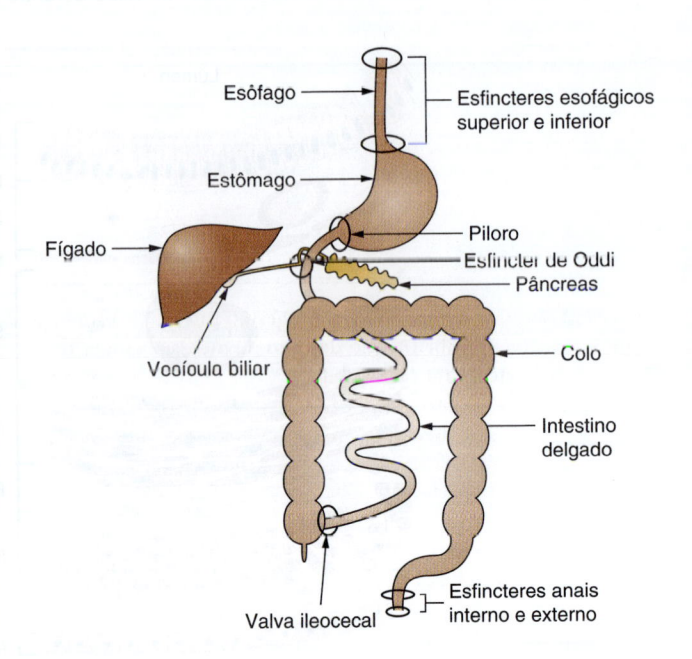

FIGURA 49-4 Anatomia geral do sistema gastrintestinal e divisão do trato GI em segmentos funcionais por esfíncteres e valvas. (Modificada com permissão de Barrett KE: *Gastrointestinal Physiology*. New York: Lange Medical Books/McGraw-Hill, Medical Pub. Division, 2006.)

a disponibilidade dos nutrientes com a capacidade das enzimas necessárias para a digestão e com a área de superfície absortiva. De forma semelhante, a **valva ileocecal** retém a maior parte da flora gastrintestinal dentro do colo, abrindo-se apenas de forma intermitente para permitir que os resíduos da refeição digerida, juntamente com água e restos celulares, entrem no intestino grosso. Finalmente, o **esfíncter de Oddi** relaxa durante uma refeição, permitindo o efluxo das secreções biliar e pancreática para o lúmen intestinal.

A maioria dos esfíncteres gastrintestinais está sob controle involuntário, realizando seus ciclos normais de relaxamento e contração sem a participação de impulsos conscientes. Muitos também podem funcionar de forma independente em relação ao sistema nervoso central (SNC), sendo controlados pelo **sistema nervoso entérico**. Por outro lado, o **esfíncter anal externo** pode ser controlado voluntariamente, uma habilidade aprendida durante o treinamento do toalete na infância, e os esfíncteres esofágicos são regulados pelo SNC.

ÓRGÃOS E SISTEMAS ENVOLVIDOS NA RESPOSTA A UMA REFEIÇÃO

Vários tecidos gastrintestinais e extragastrintestinais cooperam para responder de forma apropriada à ingestão de uma refeição. Coletivamente, esses tecidos podem captar, sinalizar e responder à ingestão de uma refeição, por meio da alteração de funções. Além disso, os tecidos e suas funções são interativos e altamente eficientes, existindo redundância entre a maioria dos mecanismos regulatórios gastrintestinais. Nesta seção, serão introduzidas as funções de cada segmento do trato GI, bem como suas características estruturais. Discussões mais detalhadas serão fornecidas nos capítulos subsequentes. As características específicas dos sistemas circulatórios projetados para transportar os nutrientes absorvidos a partir do intestino, bem como o sistema neuromuscular que proporciona a motilidade e regulação também serão considerados.

CAVIDADE ORAL E ESÔFAGO

A **cavidade oral** relaciona-se com a ingestão inicial do alimento e com a formação e lubrificação do bolo de materiais ingeridos, de forma que este possa ser deglutido. Os dentes reduzem porções grandes de alimento a tamanhos adequados para a passagem pelo esôfago. As **glândulas salivares**, que drenam para a cavidade oral, fornecem um ambiente aquoso e o muco que cobre a superfície do bolo alimentar, auxiliando na deglutição. O ambiente aquoso também permite a difusão de moléculas gustativas aos receptores específicos da língua, os quais transmitem informações centrais sobre o sabor da refeição. As secreções salivares também reduzem a contaminação microbiana da cavidade oral. Por fim, as estruturas da cavidade oral também estão intimamente envolvidas na deglutição. O esôfago transfere o bolo alimentar da boca ao estômago. Seu terço superior é envolvido pelo músculo estriado, coberto por uma espessa rede submucosa elástica e colagenosa. O músculo, então, muda para músculo liso, que trabalha juntamente com o reflexo da deglutição para impulsionar o bolo alimentar em direção ao estômago.

Em direção à porção mais inferior do esôfago, o músculo liso gradualmente fica mais espesso e interage com fatores hormonais e neurogênicos, além do diafragma, e funcionalmente atua como o **esfíncter esofágico inferior**. A alta pressão nesse segmento impede o retorno, ou **refluxo**, dos conteúdos gástricos para o lúmen esofágico. Uma falha nesse processo leva à *doença do refluxo gastresofágico* (**DRGE**), em que os conteúdos refluídos do estômago podem causar danos ao epitélio esofágico. A DRGE é um dos distúrbios gastrintestinais mais comuns.

ESTÔMAGO

O **estômago** é um saco muscular cuja função principal é de reservatório, controlando a taxa de distribuição do alimento para os segmentos mais distais do trato gastrintestinal. Anatomicamente, ele divide-se em três regiões: a cárdia (que se sobrepõe ao esfíncter esofágico inferior), o fundo e o antro, cada um com estruturas distintas que desempenham funções específicas (Figura 49-5).*

A **cárdia** inicia-se onde o epitélio escamoso do esôfago torna-se o epitélio colunar do restante do trato gastrintestinal. Essa região atua principalmente secretando muco e bicarbonato para proteger a superfície luminal dos conteúdos gástricos corrosivos. Em nível microscópico, a área de superfície do estômago é amplificada por fossetas, as quais representam as entradas para as **glândulas gástricas** profundas. As estruturas específicas dessas glândulas diferem-se nas três regiões do estômago; elas são mais

---

* Além das três regiões citadas (cárdia, fundo e antro), muitos autores consideram a existência de duas outras regiões: o corpo e o canal pilórico. O corpo é a região intermediária localizada entre o fundo e o antro, e o canal pilórico situa-se entre o antro e o esfíncter pilórico. Contudo, a maior parte das características funcionais do fundo são comuns às do corpo, e o antro apresenta similaridade funcional com o canal pilórico.

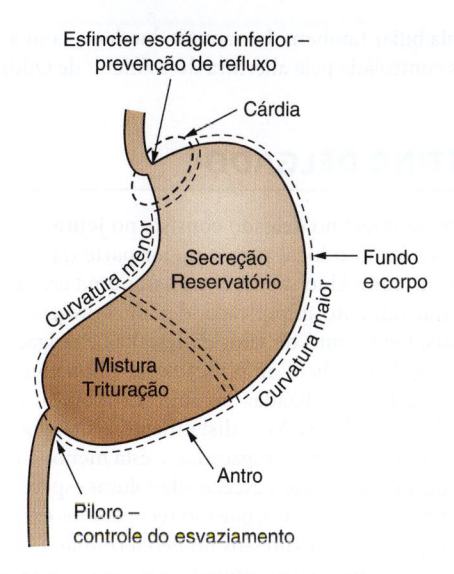

FIGURA 49-5 Regiões funcionais do estômago. (Modificada com permissão de Barrett KE: *Gastrointestinal Physiology*. New York: Lange Medical Books/McGraw-Hill, Medical Pub. Division, 2006.)

rasas na cárdia, intermediárias (embora com fossas profundas) no antro e mais profundas no fundo.

As glândulas fúndicas (ou gástricas) contêm células secretoras específicas que produzem os componentes característicos do suco gástrico – ácido e pepsina, que são produtos das células parietais e principais, respectivamente. Assim, o fundo é uma região secretória. Por outro lado, o antro (também referido como zona pilórica) é responsável por diversos padrões de motilidade, misturando os conteúdos gástricos, além de triturar e peneirar as partículas ingeridas. Por fim, a refeição é gradualmente esvaziada para o intestino delgado por meio do piloro.

O estômago também realiza o **relaxamento receptivo**. A musculatura gástrica relaxa à medida que é estirada durante o enchimento, garantindo que a pressão no estômago não aumente significativamente enquanto seu volume se expande. Essa resposta assegura que a refeição não seja forçada de volta ao esôfago e está integrada com a função de reservatório do estômago. Um indivíduo que tenha falta de uma porção significativa de seu estômago não pode tolerar grandes refeições devido à perda de sua função de reservatório, tornando, assim, a restrição gástrica um tratamento para a obesidade.

UNIDADE DUODENAL

O primeiro segmento do intestino delgado, imediatamente distal ao piloro, com cerca de 30 cm de comprimento, é referido como o **duodeno**. Junto com o pâncreas e o sistema biliar, o duodeno forma a **unidade duodenal**. Esse segmento do sistema gastrintestinal atua como um regulador crítico da digestão e da absorção. As células endócrinas dentro da parede do duodeno, assim como as terminações nervosas quimio e mecanossensíveis, monitoram as características dos conteúdos luminais e emitem sinais que coordenam a função de regiões mais distantes do trato gastrintestinal, a fim de prepará-las para a chegada da refeição, ou para retardar o fluxo de conteúdos a partir do estômago. O pâncreas exócrino e a vesícula biliar também drenam no duodeno, com a saída das secreções controlada pela abertura do esfíncter de Oddi.

INTESTINO DELGADO

O restante do intestino delgado consiste no **jejuno** e no **íleo**. O jejuno serve como o local para a maior parte da absorção dos nutrientes no indivíduo saudável e possui uma área de superfície significativamente amplificada, devido à presença de pregas superficiais, bem como de vilosidades altas e delgadas. A área do jejuno também é bem amplificada por uma abundância de microvilosidades, localizadas na superfície apical das células epiteliais das vilosidades. Mais distalmente, o íleo possui poucas pregas, vilosidades curtas e espaçadas, e está menos envolvido na absorção de nutrientes, com exceção de solutos específicos, como os ácidos biliares conjugados, que são recuperados exclusivamente por transportadores expressos no íleo terminal. Entretanto, se a absorção no jejuno estiver prejudicada, o íleo representa uma reserva anatômica que pode realizar a absorção. Como resultado, o intestino delgado possui uma capacidade excessiva tanto para a digestão, quanto para a absorção, o que torna a má absorção um problema relativamente raro.

COLO

O **colo**, ou intestino grosso, serve como um reservatório para o armazenamento de resíduos e materiais indigeríveis antes de sua eliminação pela **defecação**. Em geral, as células epiteliais colônicas (ou **colonócitos**) não expressam transportadores absortivos para os nutrientes convencionais, como monossacarídeos, peptídeos, aminoácidos e vitaminas, mas podem estar ativamente envolvidas na captação de outros constituintes luminais. Como o seu nome indica, o intestino grosso possui um diâmetro consideravelmente maior do que o do intestino delgado, com uma parede espessa e dobras conhecidas como **haustrações**.

O colo é dividido em várias regiões: ascendente, transverso, descendente e sigmoide, as quais são definidas anatomicamente, mas também podem ser responsáveis por funções diferenciadas (Figura 49-6). Por exemplo, nos colos ascendente e transverso, há uma ênfase no aproveitamento de líquidos, assim como na recuperação de outros subprodutos dietéticos, como a absorção de ácidos graxos de cadeia curta produzidos pela fermentação bacteriana a partir de fibras da dieta. O músculo liso do colo, sob a influência do sistema nervoso entérico, produz padrões de motilidade de mistura que maximizam o tempo para a reabsorção de líquido e outros solutos úteis. Outros solutos luminais, como os ácidos biliares e a bilirrubina, também são modificados no colo pelo metabolismo bacteriano. De fato, o colo saudável contém um ecossistema abundante, composto principalmente por bactérias anaeróbias, e esses simbiontes contribuem de maneira significativa para a condição nutricional do corpo como um todo.

O colo descendente atua sobretudo como um reservatório de armazenamento para os restos fecais. Quando esses são impulsionados pelo colo sigmoide em direção ao reto, receptores de estiramento iniciam um reflexo de relaxamento do esfíncter anal interno, além de enviarem impulsos ao SNC indicando a necessidade de defecar. Entretanto, a defecação pode ser adiada para um momento conveniente pela contração do esfíncter anal externo e dos músculos elevadores do ânus, os quais estão sob controle voluntário. Em comparação a outros segmentos do trato gastrintestinal, a motilidade propulsiva do colo é relativamente lenta, até a ocorrência de um reflexo suficiente para desencadear a peristalse em massa e a defecação, e, por isso, os conteúdos podem permanecer no colo por vários dias.

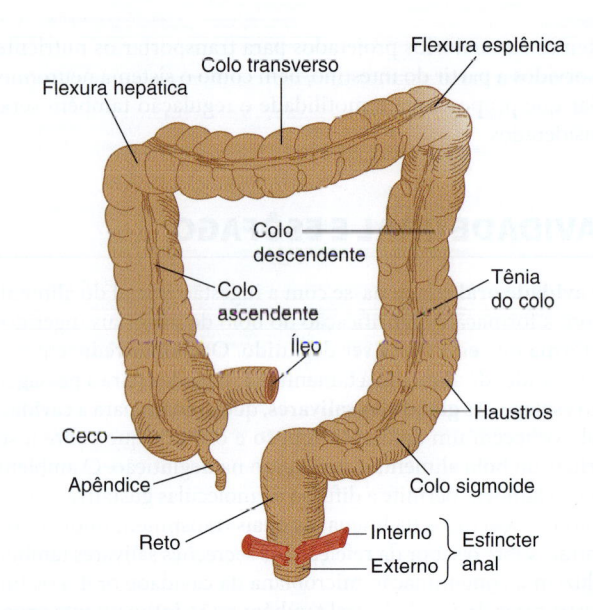

FIGURA 49-6 Anatomia do intestino grosso composto por ceco, colo, reto e ânus. (Reproduzida com permissão de Barrett KE, Barman SM, Boitano S, Brooks H: *Ganong's Review of Medical Physiology*, 23rd ed. McGraw-Hill Medical, 2009.)

CIRCULAÇÃO ESPLÂNCNICA E LINFÁTICOS

O suprimento sanguíneo dos intestinos é de vital importância para o transporte dos nutrientes absorvidos, particularmente daqueles que são solúveis em água, para os locais de utilização em qualquer parte do corpo. Da mesma maneira, a maioria dos lipídeos é captada inicialmente pela drenagem linfática do intestino, pois são empacotados em partículas (quilomícrons) grandes demais para passar através dos poros entre as células endoteliais capilares. O líquido linfático (a linfa) contendo os lipídeos absorvidos esvazia-se na corrente sanguínea por meio do ducto torácico.

A circulação do trato gastrintestinal é única, devido a sua anatomia (Figura 49-7). Diferentemente do sangue venoso que drena a partir de outros órgãos do corpo e retorna direto ao coração, o fluxo sanguíneo do intestino flui primeiro para o fígado, por meio da veia porta. De maneira recíproca, o fígado costuma receber uma parte considerável de seu suprimento sanguíneo não como sangue arterial, mas como sangue que inicialmente perfundiu o intestino. Esse arranjo anatômico garante que substâncias absorvidas no intestino fluam inicialmente aos **hepatócitos**, onde elas podem ser destoxificadas, se necessário. O fluxo sanguíneo gastrintestinal também é notável pela amplitude de sua

CAPÍTULO 49: Visão Geral do Sistema Gastrintestinal: Anatomia Funcional e Regulação   **497**

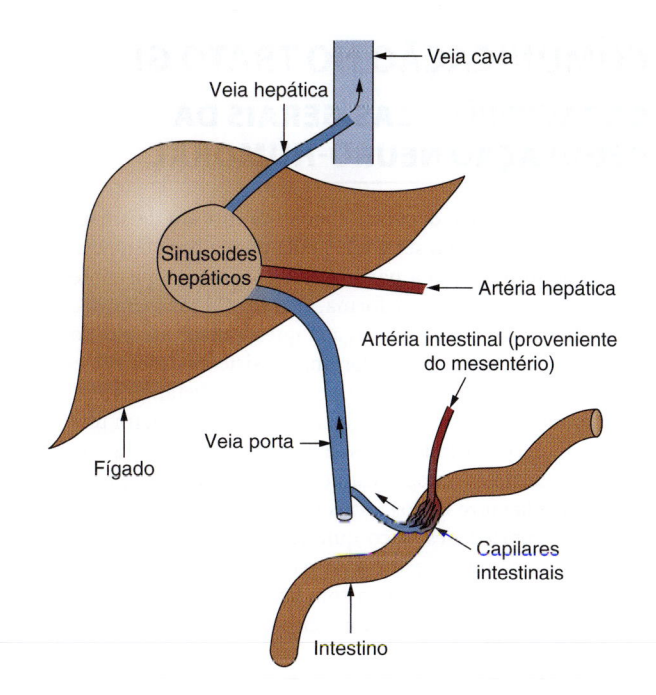

FIGURA 49-7 Anatomia esquemática da circulação esplâncnica. (Modificada com permissão de Barrett KE: *Gastrointestinal Physiology*. New York: Lange Medical Books/McGraw-Hill, Medical Pub. Division, 2006.)

nervosas pré-ganglionares que fazem sinapse com corpos celulares no plexo mioentérico. Muitas dessas fibras estão contidas no nervo vago, o qual segue os vasos sanguíneos para inervar o estômago, o intestino delgado, o ceco e os colos ascendente e transverso. O colo remanescente recebe inervação parassimpática via nervo pélvico.

O aspecto mais marcante da neurofisiologia gastrintestinal é o **sistema nervoso entérico** (**SNE**), contido inteiramente dentro da parede gastrintestinal. Esse sistema consiste em neurônios com seus corpos celulares localizados nos plexos submucoso e mioentérico. A anatomia do SNE, bem como sua relação com outras estruturas gastrintestinais, é demonstrada na Figura 49-8.

O sistema nervoso entérico serve como uma estação de retransmissão para conduzir e interpretar as informações fornecidas pelos eferentes extrínsecos do sistema nervoso autônomo, que transmitem impulsos originados centralmente, e também para transmitir a informação dos aferentes sensoriais que possuem suas terminações no epitélio ou no músculo liso. Dessa forma, o sistema nervoso entérico pode causar alterações nos comportamentos de motilidade e/ou secreção em resposta a sinais mediados centralmente. O sistema nervoso entérico também pode funcionar de modo independente, além de mediar reflexos que não envolvem o SNC.

regulação dinâmica. Mesmo no estado de jejum, a circulação esplâncnica recebe um fluxo sanguíneo (25% do débito cardíaco) desproporcional à massa dos órgãos perfundidos (5%). Sob essas circunstâncias, o fígado recebe aproximadamente 65% de seu fluxo sanguíneo via sistema porta. No período pós-prandial, o sangue é desviado dos músculos esqueléticos e de outros sistemas do corpo, e o fluxo pelos vasos do sistema digestório pode aumentar mais do que cinco vezes. Assim, o fígado recebe mais de 85% de seu suprimento sanguíneo via sistema porta. Essas grandes alterações na distribuição sanguínea são produzidas por estímulos hormonais e neurais, que ocorrem secundariamente à ingestão de uma refeição.

SISTEMA NEUROMUSCULAR

As funções de motilidade do trato gastrintestinal são essenciais para impulsionar os nutrientes ingeridos ao longo do canal alimentar e também para controlar a quantidade de tempo disponível para a digestão e a absorção. Os padrões de motilidade do intestino ocorrem pelo controle integrado de contração e relaxamento das camadas musculares circular e longitudinal. A inervação extrínseca do trato gastrintestinal ocorre tanto por vias simpáticas como parassimpáticas (mais proeminentemente). A inervação simpática envolve em especial os nervos adrenérgicos pós-ganglionares que se originam nos gânglios pré-vertebrais. Esses nervos fazem sinapse principalmente com outros nervos do sistema nervoso entérico, os quais serão discutidos adiante, mas alguns podem inervar diretamente células secretoras das várias glândulas (sobretudo as glândulas salivares), ou as células musculares lisas dos vasos sanguíneos, causando vasoconstrição. A inervação parassimpática, por outro lado, é fornecida por fibras

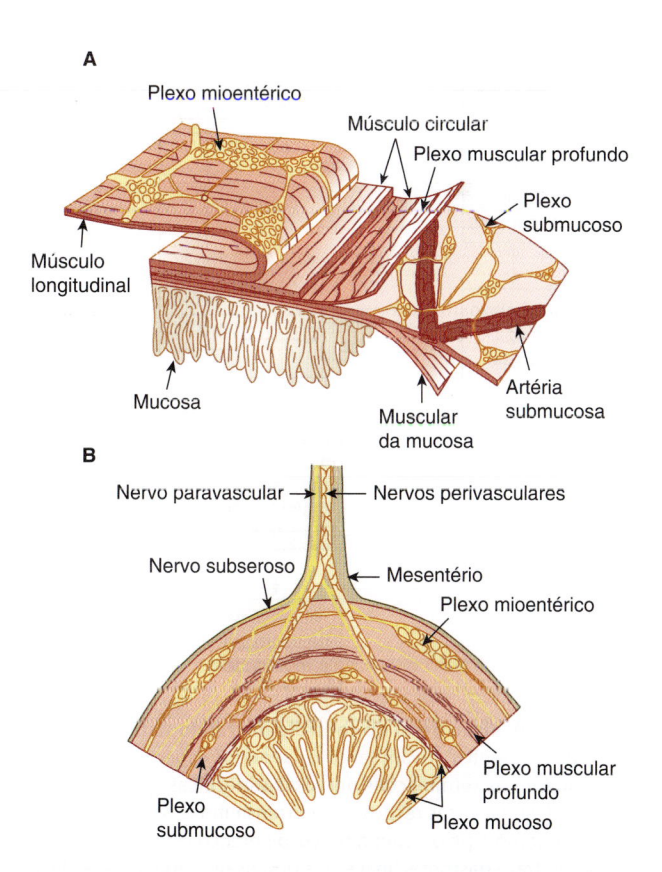

FIGURA 49-8 Plexos do sistema nervoso entérico e sua relação com outras camadas funcionais da parede gastrintestinal. O Painel A demonstra o tecido intacto, enquanto o Painel B representa uma secção transversal. (Adaptada com permissão de Furness J. e Costa M. *Neuroscience* 1980; 5:1-20. Copyright Pergamon Press.)

REGULAÇÃO DA FUNÇÃO GASTRINTESTINAL

Para que a assimilação dos nutrientes ocorra, tecidos e regiões específicos do sistema gastrintestinal devem captar, sinalizar e responder à ingestão de uma refeição (Figura 49-9). Para manter a função do sistema gastrintestinal mais eficiente, vários segmentos do sistema também precisam se comunicar. Dessa forma, as atividades do trato gastrintestinal e dos órgãos que drenam para ele são coordenadas temporariamente, por meio de uma série de mediadores químicos, sendo estes eventos chamados coletivamente de **regulação neuro-humoral**, implicando a ação combinada de vias solúveis e neurais. A regulação integrada da função gastrintestinal baseia-se na eficiência do sistema e a sua capacidade de realizar a absorção efetiva de nutrientes mesmo quando eles são fornecidos em pequena quantidade.

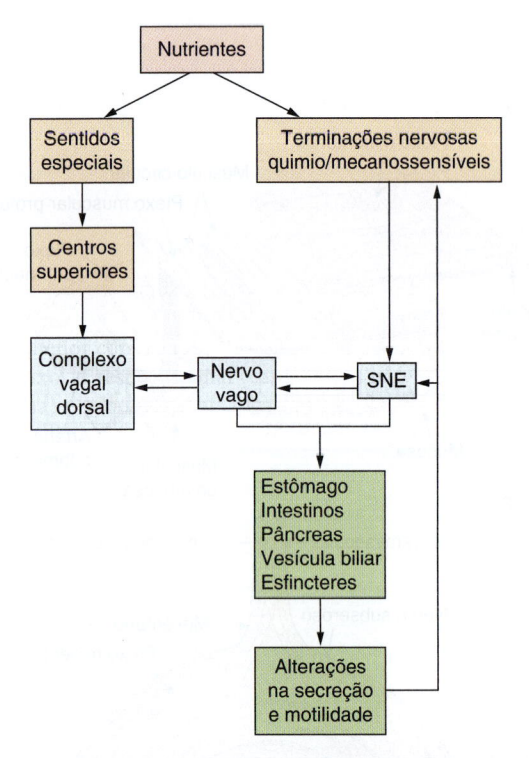

FIGURA 49-9 Visão geral do controle neural do sistema gastrintestinal. Nutrientes ativam tanto os sentidos especiais (olfato, paladar) quanto as terminações nervosas específicas que existem na parede intestinal. Essas respostas são transmitidas pelo sistema nervoso autônomo e pelo sistema nervoso entérico (SNE) para alterar a função do trato gastrintestinal e dos órgãos que drenam até ele, resultando em mudanças na secreção e na motilidade. Essas alterações funcionais podem retroalimentar adicionalmente o controle neural para permitir a homeostasia adequada do sistema. (Modificada com permissão de Barrett KE: *Gastrointestinal Physiology*. New York: Lange Medical Books/McGraw-Hill, Medical Pub. Division, 2006.)

COMUNICAÇÃO NO TRATO GI

CARACTERÍSTICAS GERAIS DA REGULAÇÃO NEURO-HUMORAL

A comunicação que depende apenas da difusão de sinais, liberados localmente, não seria adequada para a transferência apropriada de informação a partir de um segmento gastrintestinal para o outro. Da mesma forma, o trato GI também necessita comunicar seu estado aos órgãos que drenam até ele, como o pâncreas e a vesícula biliar. Portanto, o sistema desenvolveu mecanismos para a comunicação por meio de distâncias significativas, embora os mensageiros locais também possuam um papel na distribuição controlada das informações ou, em alguns casos, na amplificação ou antagonização destas. Em geral, a informação é transmitida entre vários locais por mensageiros químicos que possuem propriedades físico-químicas específicas. Outro princípio geral da comunicação é o da redundância funcional. Vários mediadores diferentes podem com frequência produzir a mesma resposta fisiológica, e mediadores simples podem alterar a função de mais de um sistema.

CARACTERÍSTICAS DOS SINAIS QUÍMICOS

A regulação neuro-humoral é efetuada por várias classes de mensageiros químicos, incluindo peptídeos, derivados de aminoácidos, pequenas moléculas de neurotransmissores e mediadores lipídicos. Os mensageiros gastrintestinais que desempenham papéis fisiológicos definidos estão listados na Tabela 49-1.

MODOS ESPECÍFICOS DE COMUNICAÇÃO

Quatro modos de comunicação são reconhecidos dentro do sistema gastrintestinal – regulação endócrina, neurócrina, parácrina (do qual o autócrino é um caso especial) e justácrina, mais comumente relacionada com as células do sistema imunológico. Uma representação diagramática de cada um desses modos de comunicação é fornecida na Figura 49-10.

COMUNICAÇÃO ENDÓCRINA

Devido a sua habilidade em regular múltiplos locais de maneira essencialmente simultânea, a regulação endócrina é crítica para a função integrada do sistema gastrintestinal em resposta a uma refeição. O trato GI está muito bem suprido com tipos celulares contendo mediadores endócrinos (**hormônios**). De fato, se todas as células endócrinas do sistema digestório fossem reunidas em uma estrutura simples, elas formariam o maior órgão endócrino do corpo.

Os hormônios endócrinos são empacotados dentro de grânulos secretórios e liberados em resposta à atividade nervosa, bem como em resposta aos sinais químicos e mecânicos coincidentes com a ingestão alimentar. As células endócrinas do sistema digestório têm sido identificadas com letras para descrever seus conteúdos hormo-

TABELA 49-1 Principais reguladores fisiológicos neuro-humorais da função gastrintestinal

Endócrinos	Neurócrinos	Parácrinos	Imunológicos/Justácrinos
Gastrina	Acetilcolina	Histamina	Histamina
Colecistocinina	Polipeptídeo intestinal vasoativo	Prostaglandinas	Citocinas
Motilina	Substância P	Somatostatina	Espécies reativas de oxigênio
Secretina	Óxido nítrico	5-Hidroxitriptamina	Adenosina
Peptídeo insulinotrópico dependente de glicose	Colecistocinina		
	5-Hidroxitriptamina		
	Somatostatina		
	Peptídeo relacionado com o gene da calcitonina		

nais; a **gastrina**, a **secretina**, a **colecistocinina (CCK)** e o **peptídeo insulinotrófico dependente de glicose** (também conhecido como **peptídeo inibidor gástrico**, ou **GIP**, do inglês *gastric inhibitory peptide*) são armazenados nas células G, S, I e K, respectivamente. As células que contêm motilina não foram nominadas, e, na verdade, ainda existe algum debate sobre o local de armazenamento deste peptídeo, se em células endócrinas ou terminações nervosas.

Algumas células endócrinas podem ter processos que fazem contato com os conteúdos luminais, e são ativadas para liberar seus mediadores em resposta a características específicas da composição luminal, como a acidez, a osmolaridade ou a presença de nutrientes como aminoácidos ou ácidos graxos livres. Em outros casos, a liberação hormonal, em resposta às alterações na composição luminal, pode também ser ativada por um arco reflexo, que inicialmente envolve a ativação de uma terminação nervosa sensorial entérica, com a subsequente liberação de neurotransmissores específicos próximos à superfície da célula endócrina para estimular a exocitose. Além disso, outras células endócrinas são designadas para responder a condições existentes no interstício. Os hormônios liberados das células endócrinas difundem-se para a lâmina própria e depois para o interior da circulação porta. A partir desse local, eles viajam aos órgãos-alvo e modificam a secreção, a motilidade e o crescimento celular. Todos os hormônios atualmente conhecidos são peptídeos, mas nem todos os peptídeos isolados a partir do trato GI são hormônios.

Os hormônios gastrintestinais são sintetizados em vários segmentos do trato GI (Figura 49-11), mas apenas a gastrina parece estar presente no estômago de indivíduos saudáveis. Os demais hormônios estão presentes em grandes quantidades no duodeno e no jejuno, sendo que a expressão de CCK e secretina é pequena no íleo. Entretanto, sob condições normais, a maior parte da liberação de gastrina ocorre no estômago, e de outros hormônios no duodeno e em alguma extensão no jejuno. Portanto, a expressão ileal de alguns hormônios representa outro exemplo da "capacidade de reserva" do trato GI, que pode ser acionada para regular a função digestiva quando necessário. Além disso, em condições saudáveis, parece existir pouca, ou nenhuma, expressão de hormônios gastrintestinais no colo.

REGULAÇÃO NEUROENDÓCRINA

A regulação neuroendócrina é mediada por terminações nervosas específicas de ambos os sistemas nervosos, entérico e central. Os neurotransmissores armazenados nessas terminações nervosas são liberados ao receberem um sinal elétrico e difundem-se por meio das fendas sinápticas para alterar a função secretomotora do sistema gastrintestinal. Dessa forma, esses neurotransmissores proporcionam a troca de informação de uma maneira espacialmente específica, e, devido à relativa instabilidade desses neurotransmissores, existe muito pouco vazamento da informação transmitida até mesmo para locais adjacentes. Alguns media-

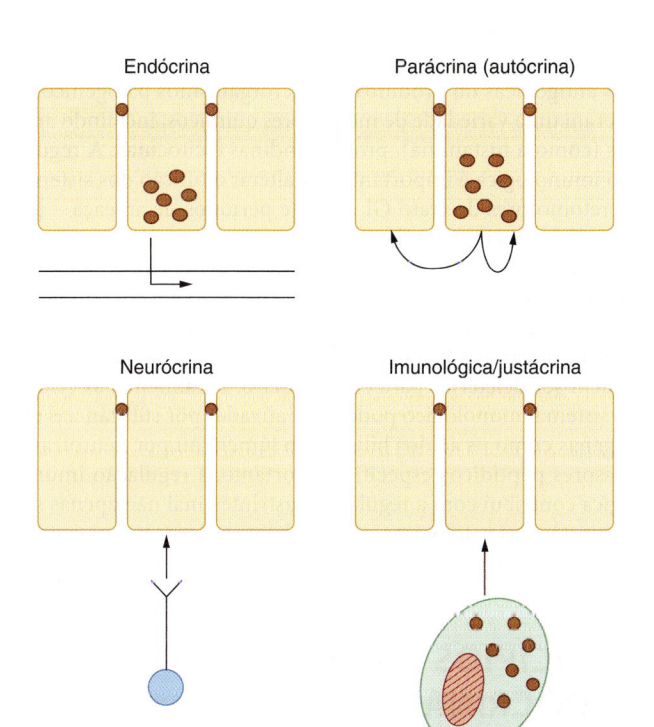

FIGURA 49-10 Modos de comunicação no sistema gastrintestinal. A informação é transmitida por vias endócrina, neurócrina, parácrina e imunológica/justácrina. A regulação autócrina é uma classe especial da regulação parácrina. (Modificada com permissão de Barrett KE: *Gastrointestinal Physiology*. New York: Lange Medical Books/McGraw-Hill, Medical Pub. Division, 2006.)

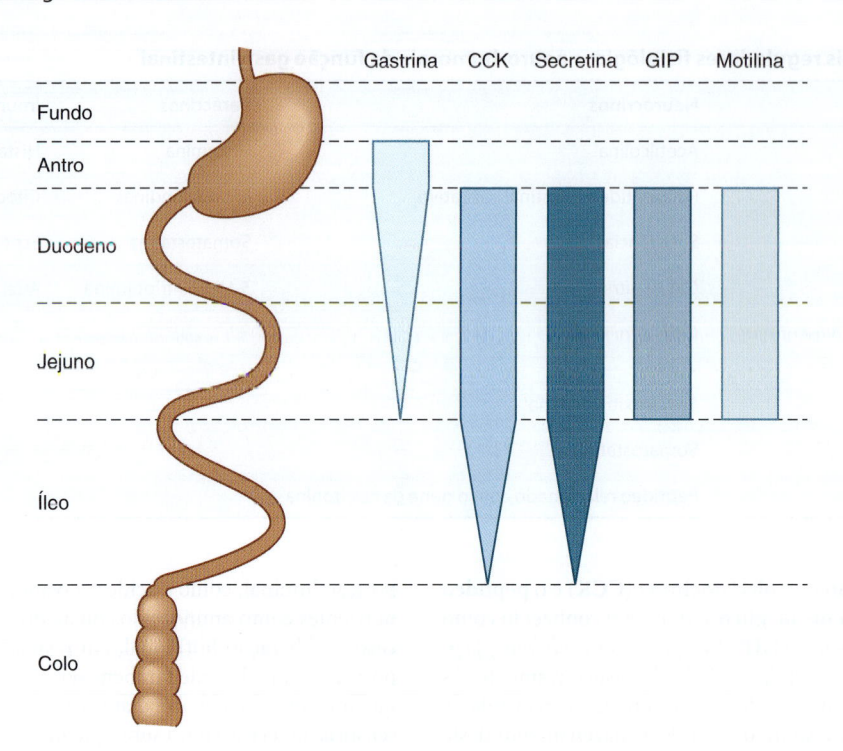

FIGURA 49-11 Locais de produção dos cinco hormônios gastrintestinais ao longo do trato gastrintestinal. A largura das barras reflete a abundância relativa em cada local. (Reproduzida com permissão de Barrett KE, Barman SM, Boitano S, Brooks H: *Ganong's Review of Medical Physiology*, 23rd ed. McGraw-Hill Medical, 2009.)

dores endócrinos também podem transmitir informações entre as várias partes do sistema gastrintestinal por meio da ativação de terminações nervosas, além de sua capacidade de circular até locais distantes. O exemplo mais clássico desse modo de comunicação é mediado pela CCK, para a qual existem receptores nas terminações nervosas sensoriais da mucosa do intestino delgado.

COMUNICAÇÃO PARÁCRINA

Algumas substâncias são encarregadas de exercer ações apenas na área imediata a sua liberação e são liberadas a partir de diferentes tipos celulares de neurônios. Essa comunicação **parácrina** fornece um elemento importante de controle adicional para a função secretomotora gastrintestinal, particularmente em resposta às alterações nas condições locais. Os reguladores parácrinos, assim como os neurotransmissores, são prontamente metabolizados ou recaptados para limitar a duração de suas atividades. Um caso especial de regulação parácrina é chamado de autócrina, e envolve a liberação de uma substância que age na própria célula de origem. As células epiteliais intestinais podem envolver-se na regulação autócrina, pois são capazes de liberar fatores de crescimento que influenciam sua proliferação e/ou migração ao longo do eixo cripta-vilosidade.

COMUNICAÇÃO IMUNOLÓGICA

Uma classe final de comunicação no sistema gastrintestinal é mediada pela liberação de substâncias por células do sistema imunológico da mucosa. Essas células são ativadas por substâncias antigênicas ou produtos de microrganismos patogênicos, e liberam uma variedade de mediadores químicos, incluindo aminas (como a histamina), prostaglandinas e citocinas. A regulação imunológica é importante por alterar a função dos sistemas secretomotores do trato GI durante períodos de ameaça – por exemplo, uma invasão da mucosa por patógenos. Os mediadores imunológicos também podem ser responsáveis pela disfunção intestinal em um ambiente de inflamação, ou em condições como alergias alimentares, nas quais respostas imunológicas inapropriadas às substâncias que normalmente seriam inócuas podem ser deletérias para o hospedeiro. Finalmente, as células do sistema imunológico podem ser ativadas por substâncias endógenas como os ácidos biliares no lúmen, ou por neurotransmissores peptídicos específicos. Portanto, a regulação imunológica contribui com a regulação gastrintestinal não apenas sob circunstâncias patológicas, mas também em resposta aos eventos fisiológicos normais.

PRINCÍPIOS DA REGULAÇÃO ENDÓCRINA

HORMÔNIOS GI ESTABELECIDOS

Conforme relatado anteriormente, cinco peptídeos gastrintestinais preenchem os critérios para serem nomeados como hormônios (Tabela 49-2). Eles são divididos em três grupos de acordo com suas similaridades estruturais e sinalizadoras.

TABELA 49-2 Fatores que influenciam a liberação dos hormônios gastrintestinais

	Gastrina	CCK	Secretina	GIP	Motilina
Proteínas/aminoácidos	↑	↑	↔	↔	↓[a]
Ácidos graxos	↔	↑	↑	↑	↓[a]
Glicose	↔	↔	↔	↔	↓[a]
Ácido	↓	↔	↑	↔	↔
Estimulação nervosa	↑	↑	↔	↔	↑
Estiramento	↑	↔	↔	↔	↔
Fatores liberadores de peptídeos	↔	↑	↔	↔	↔

[a]A liberação de motilina é reduzida pela alimentação, mas o mecanismo preciso não é conhecido.

FAMÍLIA DA GASTRINA E DA CCK

A **gastrina** e a **CCK** ocorrem no sistema gastrintestinal de várias formas e são peptídeos estruturalmente relacionados, que também se ligam a receptores semelhantes conhecidos como CCK-A e CCK-B. A CCK e a gastrina compartilham um pentapeptídeo C-terminal, o qual sofre amidação na etapa final do processamento nas células I e G, respectivamente. Acredita-se que a amidação aumente a estabilidade desses hormônios por bloquear a atividade carboxipeptidase.

As principais formas biologicamente ativas da gastrina são peptídeos de 17 e 34 aminoácidos, que podem ou não ser sulfatados. Essa modificação pós-traducional não possui função conhecida. A CCK também ocorre como uma família de peptídeos de tamanhos decrescentes (CCK-58, CCK-39, CCK-33 e CCK-8), mas, diferentemente da gastrina, todos esses peptídeos são sulfatados. A sulfatação dos peptídeos da CCK parece ser essencial para a interação de alta afinidade com seu receptor (CCK-A).

A CCK foi nomeada devido a sua habilidade para contrair (-cinina) a vesícula biliar (colecisto-), mas ela também afeta a função de vários outros tecidos e tipos celulares e pode ser considerada a reguladora mestra da unidade duodenal. Também foi demonstrado que ela sinaliza ao SNC para indicar saciedade ou plenitude. A CCK também pode cooperar com um dos principais reguladores sistêmicos da ingestão alimentar, a **leptina**, que é liberada por adipócitos para sinalizar a condição dos armazenamentos de lipídeos ao longo do corpo.

Os receptores CCK-A e CCK-B são receptores ligados à proteína G que sinalizam por meio do aumento do cálcio citoplasmático. A especificidade da CCK e da gastrina por esses receptores é definida por suas estruturas. A gastrina é altamente específica para o CCK-B, ao passo que a CCK liga-se tanto ao CCK-A (com menor afinidade), quanto ao CCK-B, proporcionando assim uma atividade mais ampla, que em alguns casos pode sobrepor-se às ações da gastrina.

FAMÍLIA DA SECRETINA

A família de peptídeos gastrintestinais da secretina inclui não apenas os hormônios **secretina** e **GIP**, mas também um hormônio sistêmico, o glucagon, assim como um neuropeptídeo, o **polipeptídeo intestinal vasoativo** (VIP, do inglês *vasoactive intestinal polypeptide*). Embora exista certa homologia entre as sequências de aminoácidos desses peptídeos, acredita-se que cada um possa ligar-se a receptores distintos nas células-alvo. Portanto, todos os receptores dos membros dessa família compartilham a propriedade comum de sinalização predominante por meio de proteínas G associadas à classe G_s e, assim, atuam aumentando os níveis intracelulares de AMPc.

A própria secretina é um peptídeo de 27 aminoácidos sintetizado pelas células S localizadas predominantemente na mucosa duodenal, e é liberada em resposta a um baixo pH intraluminal. Isso está de acordo com a principal ação biológica conhecida da secretina, que é estimular a secreção de bicarbonato por células que revestem os ductos pancreáticos e biliares, assim como pelas próprias células duodenais. Até 80% da resposta secretória de bicarbonato, que ocorre no curso da digestão e absorção de uma refeição, provavelmente se deve à influência direta da secretina.

O GIP, ou peptídeo insulinotrófico dependente de glicose (inicialmente conhecido como peptídeo inibidor gástrico, que casualmente possui as mesmas iniciais), é liberado por células intestinais K em resposta a todos os principais componentes de uma refeição – carboidratos, proteínas e lipídeos. Suas principais ações fisiológicas são inibir a secreção gástrica e amplificar a liberação (estimulada pela glicose) de insulina a partir do pâncreas endócrino, o que o torna uma **incretina**. A primeira ação representa um exemplo de um evento de retroalimentação regulatória, que contribui para o término da função secretória gástrica, uma vez que a grande massa de uma refeição tenha deslocado-se para o intestino delgado. A última ação representa um sinal de anteroalimentação (*feedforward*) a partir do intestino para as células secretoras de insulina do pâncreas endócrino, de forma que a resposta da insulina à absorção de glicose seja amplificada (ver Capítulo 66).

MOTILINA

A motilina humana é um peptídeo linear de 22 aminoácidos que é liberado ciclicamente a partir do intestino no estado de jejum. Esse peptídeo é responsável por estimular um padrão específico de motilidade gastrintestinal conhecido como complexo motor migratório, que será discutido em detalhes no Capítulo 54. Um peptídeo relacionado, a **grelina**, é produzido predominantemente no estômago, e suas concentrações plasmáticas são aumentadas pelo jejum e reduzidas pela alimentação. A grelina pode ser um importante mediador da sinalização entre o intestino e o hipotálamo, a fim de aumentar a eficiência metabólica em momentos nos quais o suprimento de nutrientes é limitado.

CANDIDATOS A HORMÔNIOS GI

Conforme mencionado anteriormente, o trato gastrintestinal constitui uma fonte rica de peptídeos armazenados, e vários destes têm recebido atenção devido aos seus potenciais papéis fisiológicos. A evidência mais convincente concentra-se em três peptídeos – **enteroglucagon, polipeptídeo pancreático** e **peptídeo YY** (**tirosina-tirosina**). O enteroglucagon é um membro da família da secretina, enquanto os outros dois peptídeos estão relacionados um com o outro, porém com nenhuma outra família de hormônios já discutida. Apesar de nenhum desses peptídeos ter preenchido todos os critérios para ser classificado como um hormônio, é possível que isso aconteça no futuro.

As células intestinais do tipo L produzem peptídeos que estão intimamente relacionados com o glucagon pancreático e originam-se a partir de um processamento diferencial do mesmo gene. Um desses peptídeos, o **peptídeo semelhante ao glucagon 1**, é um peptídeo de 30 aminoácidos que inibe a secreção e o esvaziamento gástricos, além de aumentar potencialmente a secreção de insulina em resposta à glicose (tornando-o outra incretina). Os enteroglucagons são liberados em resposta aos açúcares luminais e, portanto, podem contribuir com o eixo pelo qual as concentrações de glicose circulante são reguladas durante o período de absorção da glicose após uma refeição, coordenando assim as atividades do intestino com o pâncreas endócrino. Dessa forma, esses supostos enteroglucagons atuam em conjunto com o GIP.

As células das ilhotas pancreáticas sintetizam o polipeptídeo pancreático como um peptídeo linear de 36 aminoácidos e o liberam em resposta à ingestão de uma refeição, embora os sinais entre o intestino e o pâncreas não estejam bem definidos. Da mesma forma, apesar de ter sido demonstrado que o peptídeo pode inibir a secreção pancreática enzimática e de bicarbonato, o significado fisiológico dessa ação é incerto, visto que a infusão de um anticorpo para neutralizar as ações do polipeptídeo pancreático durante a digestão e a absorção alimentar não exerceu nenhum efeito sobre a quantidade de secreção pancreática. Portanto, o papel preciso desse peptídeo permanece indefinido.

Finalmente, o peptídeo YY é sintetizado e liberado por células enteroendócrinas do intestino delgado distal e do colo, em resposta à presença de lipídeos no lúmen ileal. Suas ações são bastante inibitórias, reduzindo tanto a motilidade gastrintestinal quanto a secreção ácida gástrica e a secreção de cloreto pelo epitélio intestinal. Alguns autores propuseram que o peptídeo YY deveria ser considerado um **freio ileal**, ou seja, uma substância que age para lentificar a motilidade propulsiva e reduzir a fluidez luminal caso os nutrientes ainda não tenham sido absorvidos no momento em que a refeição atinge o íleo, dessa forma maximizando o tempo de contato e a capacidade de absorver os nutrientes.

PRINCÍPIOS DA REGULAÇÃO NEUROENDÓCRINA

MODELO DO "PEQUENO ENCÉFALO" DO SISTEMA NERVOSO ENTÉRICO

O sistema nervoso entérico é frequentemente referido como o "pequeno encéfalo" (oposto ao "grande encéfalo" do SNC), uma vez que muitas de suas respostas são independentes dos estímulos centrais. O sistema gastrintestinal é ímpar por ser o único sistema de órgãos fora do SNC com tamanha extensão de circuitos neurais intrínsecos. Os vários neurônios do SNE podem desempenhar funções em duas áreas primárias (Figura 49-12). Primeiro, circuitos programados recebem estímulos sobre as condições fisiológicas do sistema digestório, transformando-os em alterações apropriadas na função. Segundo, circuitos de integração retransmitem tais informações ao SNC e integram a informação derivada do SNC àquela proveniente dos circuitos intrínsecos, a fim de modificar os resultados funcionais.

Conforme discutido anteriormente, os nervos intrínsecos do sistema gastrintestinal estão arranjados em dois plexos – mioentérico e submucoso. Dentro desses plexos, os neurônios podem ser subdivididos de acordo com suas funções (Tabela 49-3). No plexo mioentérico, nervos inibitórios e excitatórios controlam a função das camadas musculares circular e longitudinal. Há também interneurônios ascendentes e descendentes que retransmitem informações por meio do plexo mioentérico ao longo do trato GI. No plexo submucoso, os neurônios secretomotores, dos quais alguns também inervam os vasos sanguíneos para promover vasodilatação, regulam

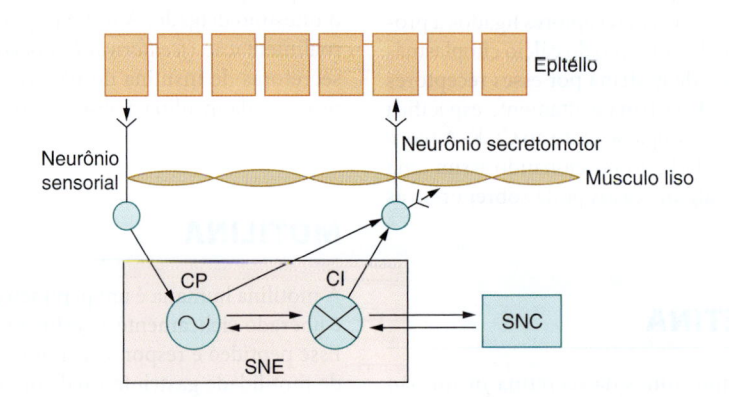

FIGURA 49-12 Diagrama esquemático do sistema nervoso entérico (SNE) e suas interações com o sistema nervoso central (SNC). CP, circuito de programa; CI, circuito de integração. (Reproduzida com permissão de Barrett KE: *Gastrointestinal Physiology*. New York: Lange Medical Books/McGraw-Hill, Medical Pub. Division, 2006.)

TABELA 49-3 Classificação dos nervos entéricos

Tipo	Neurotransmissores primários
Neurônios mioentéricos	
Neurônios motores estimulatórios	Acetilcolina
Neurônios motores inibitórios	Óxido nítrico
Interneurônios ascendentes e descendentes	Acetilcolina, 5-hidroxitriptamina
Neurônios sensoriais	Substância P
Neurônios submucosos	
Neurônios secretomotores não colinérgicos	Polipeptídeo intestinal vasoativo
Neurônios secretomotores colinérgicos	Acetilcolina
Neurônios sensoriais	Substância P

a secreção de líquidos e eletrólitos e as contrações da muscular da mucosa. Os plexos também contêm corpos celulares dos neurônios aferentes primários com projeções à mucosa, os quais são responsáveis em captar estímulos do ambiente fisiológico.

NEUROTRANSMISSORES ENTÉRICOS

A maioria dos neurônios entéricos, se não todos, armazena múltiplos neurotransmissores, mas nem todos os transmissores de um determinado nervo podem ser igualmente importantes em termos de transferência de informação. Dessa forma, os nervos excitatórios dependem muito da neurotransmissão colinérgica. As ações da acetilcolina nas vias estimulatórias muscarínicas, tanto para as funções de contração muscular quanto para as de secreção, podem ser amplificadas pela coliberação de **taquicininas** como a **substância P** e a **neurocinina A**. A acetilcolina também serve para transmitir informação da divisão parassimpática do sistema nervoso autônomo, principalmente por meio do nervo vago, aos neurônios entéricos, embora nesse caso ela atue via receptores nicotínicos.

Os neurônios inibitórios no plexo mioentérico, por outro lado, exercem suas funções predominantemente por meio da liberação de óxido nítrico, embora vários outros neurotransmissores possam ter papéis diversos, dependendo das espécies e do segmento do sistema digestório que está sendo considerado. Esses neurotransmissores inibitórios adicionais incluem o VIP, o ATP e o **peptídeo ativador da adenilato-ciclase hipofisária** (**PACAP**, do inglês *pituitary adenylate cyclase activating peptide*). O VIP é também um neurotransmissor crítico para os neurônios não colinérgicos do plexo submucoso que estimulam a função secretomotora e a vasodilatação.

Os interneurônios do plexo mioentérico utilizam vários neurotransmissores para transmitir informações ao longo do eixo vertical, mas um transmissor comum nesses neurônios é a **serotonina** (**5-hidroxitriptamina [5-HT]**). Outros interneurônios contendo acetilcolina e **somatostatina** têm sido implicados na geração do padrão de motilidade conhecido como complexo motor migratório (ver Capítulo 54). Finalmente, os aferentes primários intrínsecos, que transmitem informação aos circuitos entéricos de programação e integração, utilizam as taquicininas para a transmissão sensorial. Esses neurônios, por fim, controlam os movimentos gastrintestinais, o fluxo sanguíneo e a secreção em resposta à distensão, ao ambiente químico luminal e à deformação mecânica da superfície da mucosa. Por outro lado, as sensações dolorosas são conduzidas pelos aferentes espinais que passam através do gânglio da raiz dorsal.

A comunicação vagal é amplamente mediada por meio do sistema nervoso entérico e envolve a transmissão colinérgica. Os impulsos vagais parassimpáticos e os reflexos vagovagais possuem um papel crítico na regulação de várias funções gastrintestinais, sobretudo durante as fases iniciais da resposta a uma refeição. O nervo pélvico desempenha um papel semelhante no colo distal e no reto. Por outro lado, a inervação simpática ao sistema digestório, mediada pela noradrenalina, é relativamente limitada em termos de extensão e implicações sob circunstâncias fisiológicas. De fato, acredita-se que a regulação simpática é acionada para sobrepor-se ao controle normal da função gastrintestinal, por meio de lentificação da motilidade e inibição das secreções, como um mecanismo de defesa durante momentos de ameaça à homeostasia do corpo como um todo.

REGULAÇÃO PARÁCRINA E IMUNOLÓGICA

MEDIADORES IMPORTANTES

A regulação parácrina e imunológica da função gastrintestinal envolve a liberação de substâncias a partir de tipos celulares não excitáveis, incluindo as **células enteroendócrinas**, as **enterocromafins** e as **células semelhantes às enterocromafins** (**ECL**, do inglês *enterochromaffin-like cells*), além de elementos imunológicos da lâmina própria, os quais agem em células vizinhas no ambiente imediato. Importantes mediadores parácrinos/imunológicos estão resumidos, juntamente com suas principais fontes de origem, na Tabela 49-4.

TABELA 49-4 Importantes mediadores parácrinos e imunológicos no trato gastrintestinal

Mediador	Principais fontes	Funções seletivas
Histamina	1. Células ECL 2. Mastócitos	1. Secreção ácida gástrica 2. Secreção de cloreto intestinal
5-Hidroxitriptamina	Células enterocromafins	Resposta aos nutrientes luminais
Somatostatina	Células D	Vários efeitos inibitórios no trato GI
Prostaglandinas	Miofibroblastos subepiteliais	Secreção intestinal; regulação vascular
Adenosina	Vários tipos celulares	Secreção intestinal; regulação vascular

É importante observar que algumas substâncias parácrinas também são armazenadas em neurônios e, assim, desempenham um papel duplo na sinalização gastrintestinal. Por exemplo, a somatostatina, um importante peptídeo inibitório intestinal, é tanto sintetizada por células D enteroendócrinas como é armazenada em interneurônios do sistema nervoso entérico. Outros mediadores parácrinos também podem originar-se de fontes celulares múltiplas. Dessa forma, a histamina é liberada das células ECL nas glândulas gástricas, como um mediador parácrino clássico, mas também pode ser liberada de mastócitos da mucosa, em resposta à estimulação antigênica, onde atua como um mediador imunológico.

MECANISMOS DE ATIVAÇÃO

Os reguladores parácrinos e imunológicos são responsáveis principalmente pelas respostas fisiológicas de ajuste fino, as quais são acionadas pela regulação hormonal e neural, e, portanto, são geralmente liberados em resposta aos estímulos que atuam no ambiente imediato. Dessa forma, tanto as células endócrinas quanto as imunológicas, que liberam essas substâncias, podem ser consideradas como o equivalente intestinal dos botões gustativos da língua, os quais captam vários componentes do alimento ingerido e enviam informações sobre o seu gosto. Portanto, mais distalmente, as células enteroendócrinas são ativadas em resposta aos componentes específicos da refeição, ou por solutos luminais potencialmente lesivos, no caso das células imunológicas.

Em alguns casos, as células responsáveis pela liberação de efetores parácrinos e/ou imunológicos também recebem estímulos nervosos e/ou são sensíveis às ações dos hormônios gastrintestinais circulantes. A célula ECL na região do fundo do estômago é um excelente exemplo disso, liberando histamina em resposta tanto à acetilcolina liberada por terminações nervosas entéricas, como à gastrina que circula na corrente sanguínea do antro gástrico.

INTEGRAÇÃO DOS SISTEMAS REGULADORES

Existe uma considerável comunicação entre os sistemas reguladores discutidos neste capítulo, assim como uma redundância funcional. Além disso, a comunicação mediada por um modo, por exemplo, o endócrino, pode secundariamente ativar outros modos de comunicação para amplificar as eventuais respostas fisiológicas nos órgãos-alvo. Um exemplo disso pode ser observado pelo hormônio gastrintestinal CCK. Ao ser liberada pela mucosa gastrintestinal, a CCK não apenas viaja pela corrente sanguínea para ativar respostas motoras e secretoras em outros locais, como também se liga a receptores nas terminações nervosas aferentes primárias dentro da parede intestinal, as quais podem transmitir reflexos vagovagais para propagar sinalização adicional. Inversamente, um mensageiro neurócrino, o **peptídeo liberador de gastrina**, atua nas células G para liberar um hormônio que pode então distribuir o sinal de forma mais ampla.

Por fim, a existência de múltiplas aferências aos vários tipos celulares envolvidos na resposta integrada a uma refeição não apenas fornece redundância funcional, destacando a importância da função gastrintestinal para a homeostasia geral do corpo, mas também possibilita o sinergismo, ou respostas potencializadas, no nível da célula-alvo. O sinergismo, ou uma resposta aditiva maior do que a resposta fisiológica, ocorre quando os dois (ou mais) mensageiros em questão ativam sua célula-alvo por meio de diferentes cascatas de sinalização intracelular.

A integração das respostas intestinais também envolve a transmissão de sinais negativos ou inibitórios. Essa retroalimentação negativa controla a taxa de distribuição dos nutrientes de acordo com a capacidade digestiva e secretora do sistema. Mecanismos de retroalimentação negativa também finalizam as respostas secretoras intestinais quando elas não são mais necessárias para assimilar uma refeição, a fim de conservar recursos e, em alguns casos, minimizar possíveis consequências adversas da exposição excessiva prolongada às secreções gastrintestinais.

RESUMO DO CAPÍTULO

- O sistema GI realiza as funções de digestão, absorção, excreção e defesa do hospedeiro.
- O sistema GI representa uma rede complexa e cooperativa de vários órgãos.
- A especialização celular está relacionada com as diversas respostas funcionais necessárias do sistema GI.
- O sistema GI é altamente eficiente, interativo e redundante.
- As características circulatórias do trato GI e do fígado os mantêm separados dos outros órgãos.
- A comunicação entre os vários segmentos do trato GI, assim como com os órgãos que drenam até ele, é fundamental para a resposta integrada a uma refeição.
- A comunicação é obtida por meio de mediadores endócrinos, neurócrinos, parácrinos e imunológicos que atuam localmente e em regiões distantes do local da estimulação.
- O sistema nervoso entérico regula a motilidade e as respostas secretoras do trato gastrintestinal e também integra essa regulação com as informações do SNC.
- Nervos estimulatórios e inibitórios e neurotransmissores estão envolvidos na comunicação e regulação das informações.
- Mensageiros parácrinos e imunológicos atuam localmente para modular a sinalização endócrina e neurócrina.

QUESTÕES PARA ESTUDO

1. Um paciente realizando quimioterapia devido a um tumor de próstata desenvolve dor abdominal intensa e diarreia. Após o tratamento, seus sintomas gastrintestinais melhoram. A resolução de seus sintomas reflete principalmente o reparo de qual dos seguintes tipos celulares?
    A) Células epiteliais
    B) Células musculares lisas
    C) Linfócitos
    D) Nervos entéricos
    E) Células de Paneth

2. Um cientista farmacêutico, tentando desenvolver um novo fármaco para hipertensão, administra em ratos um composto candidato por via oral. Ele observa que o fármaco é adequadamente absorvido no intestino, mas os níveis na circulação sistêmica permanecem abaixo da taxa terapêutica. O fármaco possui maior probabilidade de ser metabolizado por qual órgão?
   A) Intestino delgado
   B) Rins
   C) Pulmões
   D) Fígado
   E) Baço

3. Um camundongo é geneticamente modificado para não possuir receptores CCK-B. Espera-se que nesse animal ocorra um aumento nos níveis circulantes de qual dos seguintes hormônios?
   A) Gastrina
   B) Motilina
   C) Secretina
   D) CCK
   E) Insulina

4. Foi realizado um experimento no qual um balão foi inflado no interior do estômago de um voluntário humano, e as pressões gástricas foram medidas. Apesar do aumento do volume gástrico, as pressões gástricas permaneceram relativamente constantes. Essa marcante relação pressão-volume poderia ser abolida por qual dos seguintes agentes farmacológicos?
   A) Agonista adrenérgico
   B) Inibidor da enzima responsável pela síntese de óxido nítrico
   C) Agonista colinérgico
   D) CCK
   E) Um anticorpo para a gastrina

5. Em um estudo sobre a secreção dos hormônios gastrintestinais, suas concentrações na veia porta são medidas durante a perfusão luminal do intestino delgado com soluções de níveis variados de pH. Qual hormônio irá aumentar no plasma da veia porta durante a perfusão com uma solução tampão de pH 3?
   A) CCK
   B) Gastrina
   C) GIP
   D) Motilina
   E) Secretina

CAPÍTULO 50

Secreção Gástrica

Kim E. Barrett

OBJETIVOS

- Entender o papel fisiológico da secreção ácida gástrica, assim como o de outros produtos secretórios do estômago.
- Identificar as regiões do estômago e os tipos celulares a partir dos quais são originadas as várias secreções gástricas.
- Compreender como a secreção gástrica é iniciada antecipadamente a uma refeição, e como a secreção gástrica é amplificada após a ingestão dos alimentos.
- Definir as fases cefálica, gástrica e intestinal da resposta secretória.
- Descrever como ocorre o término da secreção quando a refeição deixa o estômago.
- Definir a base celular para a secreção ácida e as alterações morfológicas que acontecem nas células parietais para que isto ocorra.

PRINCÍPIOS BÁSICOS DA SECREÇÃO ÁCIDA

PAPEL E SIGNIFICADO

O estômago é um reservatório muscular onde a refeição entra após ser deglutida. Enquanto uma digestão limitada pode iniciar-se na cavidade oral como resultado das enzimas contidas na saliva, os sucos gástricos representam a primeira fonte significativa de capacidade digestiva. Entretanto, as funções digestivas do estômago não são necessárias para a assimilação de uma refeição mista, e, de fato, a remoção cirúrgica da maior parte do estômago costuma permitir uma nutrição adequada. Contudo, algum grau de função secretória gástrica é necessário para a absorção de uma vitamina essencial, a B_{12}, e o ácido gástrico também pode ser importante na absorção do ferro não heme da dieta. As secreções gástricas também servem para esterilizar a refeição.

PRODUTOS SECRETÓRIOS GÁSTRICOS

As funções destacadas na seção anterior são proporcionadas por uma série de produtos secretados pelo estômago (Tabela 50-1). O produto secretado mais característico é o ácido clorídrico. A acidez das secreções gástricas inicia o processo digestivo por meio da hidrólise simples e é também antimicrobiana. A digestão enzimática dos alimentos ingeridos também ocorre como resultado das secreções gástricas. Uma enzima proteolítica, a **pepsina**, é secretada como um precursor inativo, o **pepsinogênio**, que é autocataliticamente clivado no baixo pH existente no lúmen do estômago. A pepsina é especializada para seu papel de mediar a digestão proteica no estômago, pois exibe atividade ideal em baixo pH. O suco gástrico também contém o **fator intrínseco**, que é sintetizado pelas células parietais, e a **lipase**, que contribui para a digestão inicial de triglicerídeos. O fator intrínseco liga-se à **vitamina B_{12}**, também conhecida como **cobalamina**, e é necessário para a absorção dessa vitamina mais distalmente no intestino. O estômago também secreta produtos importantes para proteger a mucosa dos efeitos nocivos da mistura luminal de ácidos e enzimas. Ao longo do estômago, as células superficiais são cobertas por uma camada de muco. O muco consiste em uma mistura das glicoproteínas mucina, fosfolipídeos de superfície, que apresentam propriedades hidrofóbicas na camada superficial de muco, e água. A estabilidade dessa camada é intensificada ainda mais pela atividade de pequenos peptídeos, conhecidos como **fatores *trefoil***, que interagem com as cadeias laterais dos carboidratos das moléculas de mucina. Os íons bicarbonato também são secretados na base da camada de muco, protegendo a superfície gástrica do pH excessivamente baixo e lesivo, por meio de simples neu-

TABELA 50-1 Importantes produtos da secreção gástrica

Produto	Fonte	Funções
Ácido clorídrico	Célula parietal	Hidrólise; esterilização da refeição
Fator intrínseco	Célula parietal	Absorção da vitamina B_{12}
Pepsinogênio	Célula principal	Digestão proteica
Muco, bicarbonato	Células mucosas superficiais	Proteção gástrica
Fatores *trefoil*	Células mucosas superficiais	Proteção gástrica
Histamina	Células ECL	Regulação da secreção gástrica
Gastrina	Células G	Regulação da secreção gástrica
Peptídeo liberador de gastrina	Nervos	Regulação da secreção gástrica
Acetilcolina (ACh)	Nervos	Regulação da secreção gástrica
Somatostatina	Células D	Regulação da secreção gástrica

tralização. Finalmente, o estômago secreta numerosos produtos na mucosa, os quais possuem papéis fundamentais nas funções de secreção e de motilidade do estômago, incluindo a gastrina, a histamina e as prostaglandinas. Os papéis desses fatores serão discutidos posteriormente com mais detalhes.

CONSIDERAÇÕES ANATÔMICAS
REGIÕES FUNCIONAIS DO ESTÔMAGO

O estômago situa-se entre o esôfago e o duodeno e está delimitado pelo **esfíncter esofágico inferior** e pelo **piloro**, respectivamente (Figura 49-5). A parede do estômago contém pregas espessas conhecidas como **rugas**, e o epitélio superficial é invaginado com uma série de **fossetas gástricas**. Cada fosseta abre-se para quatro a cinco **glândulas gástricas** de fundo cego. O estômago também pode ser dividido em três regiões principais, de acordo com suas estruturas e funções. A parte mais proximal é a **cárdia**, que representa cerca de 5% da área de superfície gástrica, e é uma zona transicional onde o epitélio escamoso estratificado do esôfago torna-se um epitélio colunar, o qual reveste o restante do estômago e o trato intestinal. O **fundo** e o **corpo** do estômago contêm aproximadamente 75% das glândulas gástricas, e, nessa região, as **glândulas oxínticas** consistem em tipos celulares especializados, a partir dos quais são originadas as secreções características do estômago (Figura 50-1). Por fim, o **antro** do estômago, imediatamente proximal ao piloro, é responsável pela secreção de **gastrina**, o regulador primário da secreção gástrica pós-prandial. O antro também desempenha funções importantes de motilidade, que serão descritas no Capítulo 54.

TIPOS CELULARES GÁSTRICOS

As **glândulas** oxínticas, ou **parietais**, encontradas no fundo e no corpo gástricos, contêm uma variedade de tipos celulares específicos (Figura 50-1). Esses tipos celulares incluem as **células parietais**, especializadas em secretar ácido e fator intrínseco, e as **células principais**, que armazenam pepsinogênio em grânu-

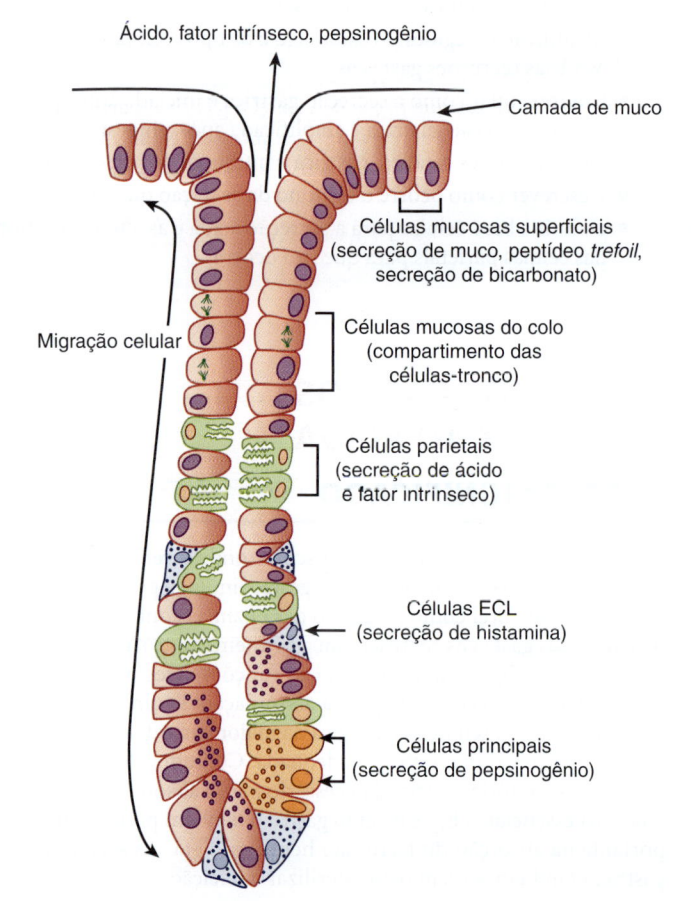

FIGURA 50-1 Estrutura de uma glândula gástrica do fundo e do corpo do estômago. Essas glândulas produtoras de ácido – e pepsinogênio – são conhecidas como glândulas "oxínticas" em algumas fontes. Deve-se observar as figuras mitóticas em várias células mucosas do colo, indicando uma rápida renovação celular. (Adaptada com permissão de Barrett KE: *Gastrointestinal Physiology*. New York: Lange Medical Books/McGraw-Hill, Medical Pub. Division, 2006.)

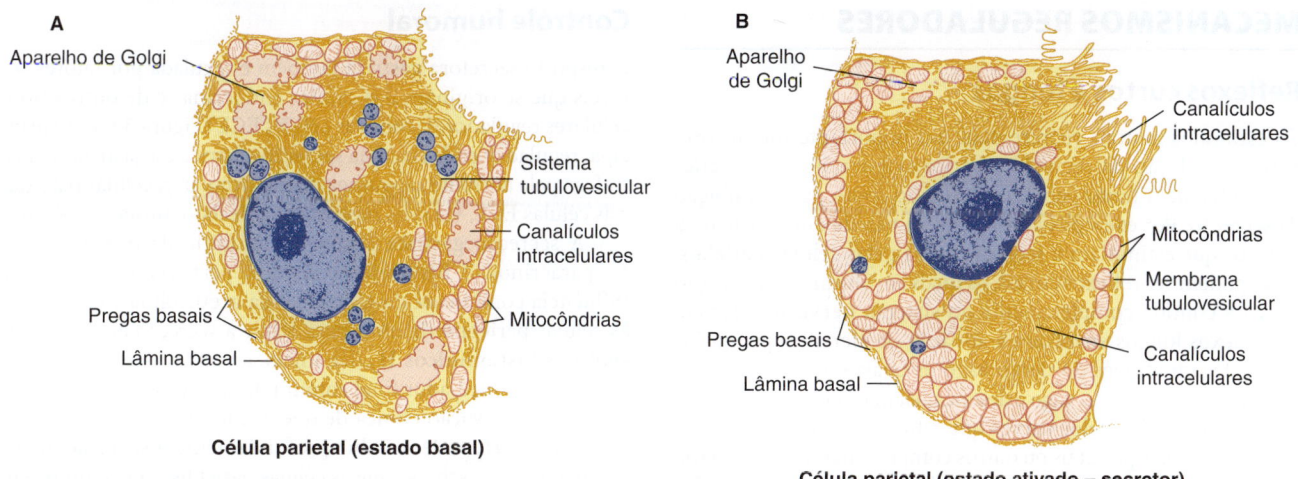

FIGURA 50-2 A) Aspecto ultraestrutural de uma célula parietal no estado basal. Nota-se o elaborado sistema de membranas intracelulares e o grande número de mitocôndrias. **B)** Aspecto ultraestrutural de uma célula parietal durante a secreção ativa. A membrana apical é significativamente amplificada pela fusão do sistema tubulovesicular com os canalículos secretores. (Modificada com permissão de Ito S: Functional gastric morphology. In: *Physiology of Gastrointestinal Tract, 2nd ed.* Johnson LR (editor). New York: Raven Press, 1987.)

los apicais que podem liberar seu conteúdo por exocitose. As glândulas também contêm células endócrinas responsáveis pela liberação de produtos que regulam a função gástrica, particularmente as **células semelhantes às enterocromafins (ECL)**, que sintetizam histamina. Em direção ao topo da glândula, onde ela une-se com a fosseta gástrica, e em direção à superfície gástrica, a glândula contém **células mucosas superficiais** que secretam muco. Na região do istmo e do colo da glândula encontram-se as células mucosas do colo, precursoras para todos os outros tipos celulares diferenciados da glândula. Essas células-tronco ancoradas originam as células-filhas, que migram inferiormente para tornarem-se células parietais, principais ou endócrinas, ou migram superiormente para tornarem-se células mucosas superficiais. As células mucosas superficiais renovam-se a cada 1 a 3 dias em humanos adultos.

As células parietais são marcantes por sua capacidade secretora e suas necessidades energéticas. Essas células secretam ácido contra um gradiente de concentração de mais de 2,5 milhões de vezes, partindo de um pH citoplasmático de 7,2 para um pH luminal de menos de 1, quando a secreção está totalmente ativada. Para sustentar tais taxas massivas de secreção, as células parietais possuem muitas mitocôndrias, as quais ocupam cerca de 30 a 40% do volume celular. A célula parietal no estado basal também contém numerosos compartimentos membranosos, conhecidos como **sistema tubulovesicular**, assim como um **canalículo** central, que invagina profundamente a membrana apical (Figura 50-2A). Essa morfologia é alterada de modo significativo durante a estimulação celular (Figura 50-2B), conforme será descrito com mais detalhes a seguir.

Na mucosa antral, as glândulas não contêm células parietais ou principais, mas são compostas tanto por células secretoras de muco como por células enteroendócrinas que regulam a função gástrica. Particularmente, as glândulas contêm as **células G**, que sintetizam e liberam gastrina através de seus polos basolaterais, e possuem comunicação funcional significativa com o lúmen gástrico. As **células D**, que secretam **somatostatina**, também estão presentes.

INERVAÇÃO

O estômago é amplamente inervado pelo **nervo vago**, o qual é parassimpático, e seus neurônios conduzem informações eferente e aferente. Os eferentes vagais transmitem a informação do complexo dorsal do vago, a qual é integrada com as informações de centros cerebrais superiores, como o hipotálamo, para estabelecer o nível geral da atividade secretora em um determinado momento. As aferências viscerais também contribuem para a regulação gástrica. Notavelmente, os estímulos dos receptores gustativos trafegam para uma região encefálica denominada **núcleo do trato solitário**, onde essa informação é novamente traduzida em sinais que regulam a secreção e outras funções gástricas. Os plexos nervosos entéricos do trato gastrintestinal também envolvem as paredes do estômago. Isso permite certo grau de independência funcional, além das respostas geradas pela estimulação central.

O **complexo dorsal do vago** representa um importante local onde as várias influências que podem alterar a secreção gástrica são integradas. Dessa forma, o complexo dorsal do vago recebe aferências centrais do hipotálamo, assim como aferências viscerais do núcleo do trato solitário.

REGULAÇÃO DA SECREÇÃO GÁSTRICA

O controle da secreção dos produtos característicos dos tipos celulares que revestem o estômago representa um paradigma para o controle da função gastrintestinal como um todo. Assim, a capacidade secretora do estômago está intimamente integrada aos sinais coincidentes com a ingestão de uma refeição, e é modulada à medida que o alimento se move ao longo do trato gastrintestinal, otimizando assim a digestão. Portanto, existem vários mecanismos pelos quais a função do estômago é controlada.

MECANISMOS REGULADORES

Reflexos curtos e longos

Os estímulos neurais representam um importante mecanismo para a regulação da secreção gástrica (Figura 50-3). Os reflexos contribuem tanto para a estimulação como para a inibição da secreção. Por exemplo, a distensão da parede estomacal ativa reflexos que estimulam a secreção ácida pelas células parietais. Estes podem ser reflexos curtos, os quais envolvem a transmissão nervosa contida completamente no **sistema nervoso entérico**. Os reflexos longos envolvem a ativação de aferentes primários que trafegam através do nervo vago os quais são interpretados no complexo dorsal do vago e desencadeiam impulsos vagais eferentes, conduzidos pelos nervos que retornam ao estômago, que ativam as células parietais ou outros componentes da maquinaria secretora. Esses reflexos longos também são chamados de **reflexos vagovagais**. A **acetilcolina** (**ACh**, do inglês *acetylcholine*) é um mediador importante de ambos os reflexos, curtos e longos, no estômago. Ela participa da estimulação das células parietais, principais e ECL, assim como das sinapses do sistema nervoso entérico. Além disso, um segundo neurotransmissor gástrico importante é o **peptídeo liberador de gastrina** (**GRP**, do inglês *gastrin-releasing peptide*). O GRP é liberado pelos nervos entéricos nas proximidades das células G que contêm gastrina, localizadas no antro gástrico.

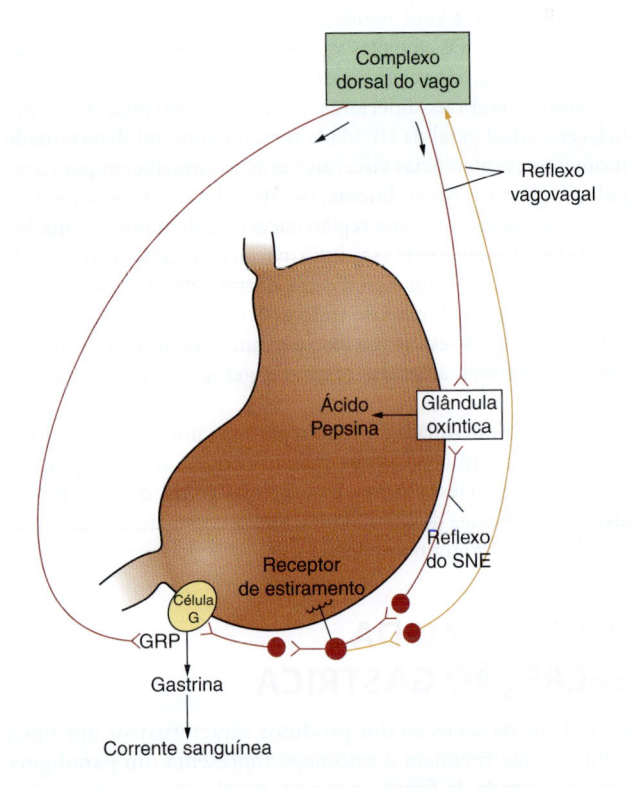

FIGURA 50-3 Regulação neural da secreção gástrica em resposta à distensão do estômago. O estiramento da parede estomacal aumenta a secreção ácida tanto por reflexos intrínsecos como por reflexos vagovagais. SNE: sistema nervoso entérico; GRP: peptídeo liberador de gastrina. (Modificada com permissão de Barrett KE: *Gastrointestinal Physiology*. New York: Lange Medical Books/McGraw-Hill, Medical Pub. Division, 2006.)

Controle humoral

A resposta secretora gástrica também é regulada por fatores solúveis que se originam das células endócrinas e de outros tipos celulares reguladores, como as células ECL (Figura 50-4). O principal regulador endócrino da secreção gástrica é a gastrina, a qual trafega pela corrente sanguínea para estimular as células parietais e as células ECL, via seus **receptores colecistocinina** (**CCK**)-**B**.

A secreção gástrica também é modificada por mediadores parácrinos. A **histamina** é liberada pelas células ECL sob a influência combinada da gastrina e da acetilcolina e difunde-se às células parietais vizinhas para ativar a secreção ácida, via **receptores histamínicos H$_2$**. De início, acreditava-se que a histamina fosse o mediador final comum da secreção ácida, em parte devido à observação clínica de que os ***antagonistas do receptor histamínico H$_2$*** podem inibir profundamente a secreção ácida. Entretanto, hoje sabe-se que as células parietais expressam receptores não apenas para a histamina, mas também para a acetilcolina (**muscarínicos M$_3$**) e para a gastrina (CCK-B) (Figura 50-5). Devido ao fato de os receptores histamínicos H$_2$ estarem ligados predominantemente às vias de sinalização que envolvem o AMPc, enquanto a ACh e a gastrina sinalizam através do cálcio, ocorre um efeito potencializado ou sinérgico na secreção ácida, quando a célula parietal está atuando sob ação simultânea dos três estímulos. A implicação fisiológica dessa potenciação, ou sinergismo, é que um nível maior de secreção ácida pode ser produzido com aumentos relativamente pequenos em cada um dos três estímulos. O significado farmacológico disso é que a simples interferência na ação de um dos três estímulos pode inibir muito a secreção ácida. De fato, o sinergismo é um tema comum no controle de muitas funções diferentes do sistema gastrintestinal.

A secreção ácida também está sujeita à regulação negativa por mediadores específicos. A somatostatina é liberada pelas **células D** da mucosa antral quando o pH luminal fica abaixo de 3, e sua ação é inibir a liberação de gastrina a partir das células G. Em qualquer região do estômago, a somatostatina pode exercer influências inibitórias sobre as células ECL, parietais e principais.

Reguladores luminais

Constituintes luminais específicos também modulam a secreção gástrica indiretamente. O exemplo do pH foi descrito antes, mas a produção de ácido é aumentada também, em parte, por componentes da refeição. Peptídeos curtos e aminoácidos, derivados das proteínas da dieta, são capazes de ativar a liberação de gastrina pelas células G.

REGULAÇÃO DA SECREÇÃO NA FASE INTERDIGESTIVA

Entre as refeições, o estômago secreta ácido e outros produtos em um nível baixo, talvez com o objetivo de auxiliar na manutenção de um ambiente gástrico estéril. Entretanto, como não há alimento presente e, assim, nenhuma capacidade de tamponamento dos conteúdos gástricos, o baixo volume das secreções produzidas ainda apresenta um pH baixo – geralmente em torno de 3,0. A produção basal de ácido no humano saudável gira em torno de 0 a 11 mEq/h, e esta parece refletir as influências combinadas da histamina e da ACh, liberadas a partir das células ECL e das ter-

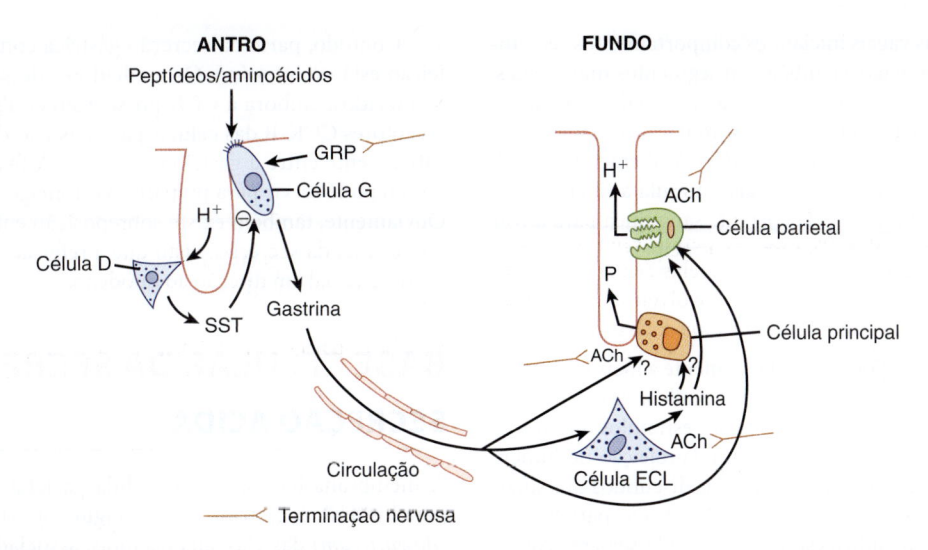

FIGURA 50-4 Regulação da secreção de ácido gástrico e de pepsina (P) por mediadores solúveis e por estímulos nervosos. A gastrina é liberada a partir das células G do antro e trafega pela circulação para influenciar a atividade das células ECL e das células parietais. Os agonistas específicos das células principais não são bem conhecidos. A liberação de gastrina é regulada negativamente pela acidez luminal via liberação de somatostatina a partir das células D antrais. SST; somatostatina. (Adaptada com permissão de Barrett KE: *Gastrointestinal Physiology*. New York: Lange Medical Books/McGraw-Hill, Medical Pub. Division, 2006.)

minações nervosas, respectivamente. Por outro lado, a secreção de gastrina durante o período interdigestivo é mínima. Isso ocorre porque a liberação de gastrina é suprimida por um pH luminal igual ou inferior a 3,0.

REGULAÇÃO DA SECREÇÃO PÓS-PRANDIAL

Em conjunto com uma refeição, a secreção ácida gástrica ocorre em três fases – cefálica, gástrica e intestinal – e aumenta para 10 a 63 mEq/h. A maior parte da secreção ocorre durante a fase gástrica, quando a refeição está realmente presente no estômago. A secreção dos outros produtos gástricos em geral ocorre de forma concomitante com a do ácido.

Fase cefálica

Mesmo antes de a refeição ser ingerida, o estômago está preparado para recebê-la, devido à **fase cefálica** da secreção. De fato, durante a fase cefálica, vários sistemas gastrintestinais, além do estômago, tornam-se ativados, incluindo o pâncreas e a vesícula biliar. Centros cerebrais superiores respondem à visão, ao cheiro, ao gosto e, até mesmo, ao pensamento sobre o alimento e transmitem informações para o complexo dorsal do vago. Por

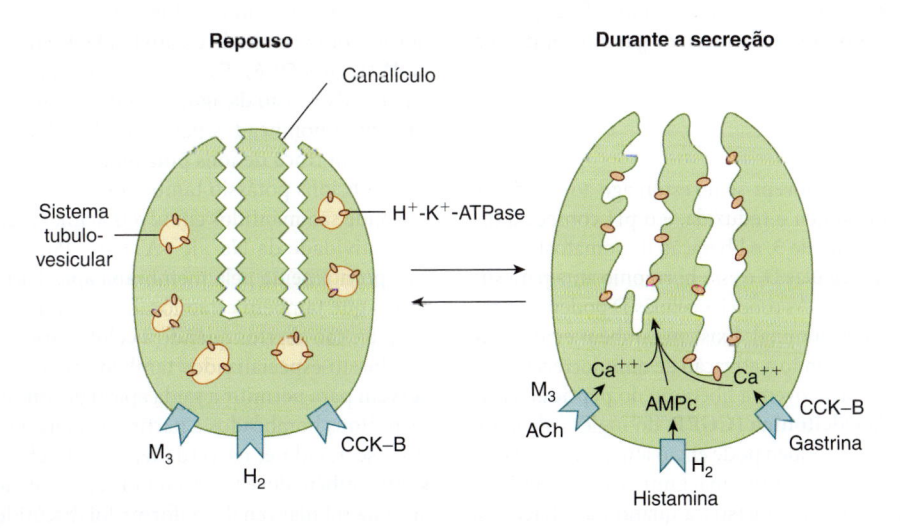

FIGURA 50-5 Receptores da célula parietal e representação esquemática das alterações morfológicas ilustradas na Figura 50-2. A ampliação da área de superfície apical é acompanhada por um aumento local na densidade da H^+-K^+-ATPase. Observa-se que a acetilcolina (ACh) e a gastrina sinalizam através do cálcio; já a sinalização da histamina ocorre via AMPc. (Adaptada com permissão de Barrett KE: *Gastrointestinal Physiology*. New York: Lange Medical Books/McGraw-Hill, Medical Pub. Division, 2006.)

sua vez, as eferências vagais iniciam os comportamentos secretores e motores no estômago e também em segmentos mais distais. A secreção gástrica que ocorre durante a fase cefálica prepara o estômago para receber a refeição. A estimulação vagal ativa os nervos entéricos, que liberam GRP e ACh. A liberação de GRP nas proximidades das células G antrais estimula a liberação de gastrina, a qual é conduzida pela corrente sanguínea para ativar de forma endócrina as células parietais e principais.

Fase gástrica

A **fase gástrica** da secreção é quantitativamente a mais importante. Além das influências vagais iniciadas desde a fase cefálica, a secreção é agora ainda mais amplificada por estímulos mecânicos e químicos que se originam pela presença da refeição no lúmen. Esses estímulos incluem os sinais luminais já discutidos e os sinais a partir dos receptores de estiramento localizados na parede estomacal. Dessa forma, quando o estômago distende-se para acomodar o volume da refeição, esses receptores iniciam reflexos curtos e longos a fim de intensificar as respostas secretoras, tanto de forma direta, pela liberação de acetilcolina nas proximidades das células parietais, como de forma indireta, pela ativação das células ECL ou das células G. A fase gástrica também envolve alterações na motilidade, sendo acompanhada por um aumento significativo no fluxo sanguíneo gástrico, o qual atende às necessidades metabólicas dos tipos celulares secretores ativos.

Devido à influência combinada dos sinais neurócrinos e endócrinos, ainda amplificados pela liberação de histamina a partir das células ECL, as células secretoras do estômago são muito ativas durante a fase gástrica. Além disso, o pepsinogênio liberado das células principais é rapidamente clivado em pepsina, em uma reação autocatalítica que ocorre principalmente em um pH de 2. A pepsina então atua sobre as proteínas ingeridas para liberar pequenos peptídeos e aminoácidos, os quais intensificam ainda mais a liberação de gastrina. Além disso, muitas substâncias da dieta, incluindo as proteínas, são tampões altamente efetivos. Dessa forma, enquanto as taxas secretoras permanecem altas, o pH efetivo na massa do lúmen pode aumentar para um pH de 5. Isso assegura que a taxa de secreção ácida durante a fase gástrica não seja atenuada pela inibição da liberação de gastrina, induzida pela somatostatina.

Fase intestinal

À medida que os conteúdos movem-se do estômago ao duodeno, a capacidade tampão do lúmen é reduzida, e o pH começa a diminuir. Em um pH em torno de 3, a liberação de somatostatina é desencadeada a partir das células D, e esse hormônio atua para suprimir a liberação de gastrina. As próprias células D podem ser capazes de responder à acidez luminal. Existem também evidências sobre uma via neural, envolvendo a ativação de quimiorreceptores sensíveis ao pH, os quais promovem a liberação do **peptídeo relacionado com o gene da calcitonina** (**CGRP**, do inglês *calcitonin gene-related peptide*). Esse peptídeo pode então atuar nas células D para induzir a liberação de somatostatina. Outros sinais também limitam a quantidade de secreção gástrica quando a refeição se move para o intestino delgado. Por exemplo, a presença de lipídeos no intestino delgado está associada a uma redução na secreção gástrica. Esta resposta de retroalimentação parece envolver uma série de fatores endócrinos e parácrinos, incluindo o GIP.

Contudo, parte da secreção gástrica continua quando a refeição está no intestino. Os mediadores dessa resposta são desconhecidos, embora a CCK possa exercer algum papel, pois os receptores CCK-B das células parietais não diferenciam significativamente entre a gastrina e a CCK. A **fase intestinal** da secreção pode servir para preparar o estômago à próxima refeição. Obviamente, também existe sobreposição entre as fases gástrica e intestinal da secreção, visto que a refeição move-se apenas de modo gradual em direção ao duodeno.

BASE CELULAR DA SECREÇÃO
SECREÇÃO ÁCIDA

A membrana basolateral da célula parietal contém receptores para histamina, gastrina e ACh (Figura 50-5). Os alvos a jusante (*downstream*) das vias sinalizadoras, associados à ocupação dos receptores, provavelmente incluem elementos do citoesqueleto, canais iônicos e os próprios receptores, estes últimos representando um mecanismo de retroalimentação negativa. A reorganização do citoesqueleto está implicada nas marcantes alterações morfológicas que ocorrem quando as células parietais sofrem transição do estado basal para o secretor. No repouso, o citoplasma dessas células está preenchido com o **sistema tubulovesicular** e com os **canalículos** intracelulares. Quando a célula parietal é estimulada, os canalículos fundem-se com a membrana plasmática apical (Figura 50-5). O sistema tubulovesicular intracelular, por sua vez, funde-se com os canalículos, amplificando significativamente a área de superfície da membrana apical, que está em contato com o lúmen glandular em cerca de 5 a 10 vezes. No repouso, o sistema tubulovesicular é o local de armazenamento da maior parte de um transportador de membrana, a H^+-K^+-**ATPase**, ou **bomba de prótons**, o que a mantém sequestrada do lúmen. Após a fusão do sistema tubulovesicular com os canalículos, a densidade das bombas de prótons no polo apical da célula aumenta significativamente (Figura 50-5). Essas bombas são responsáveis pelo bombeamento ativo de prótons para dentro do lúmen gástrico.

Os prótons são gerados nas regiões adjacentes à membrana apical, como resultado da atividade da enzima **anidrase carbônica II** (Figura 50-6). Essa enzima gera prótons e íons bicarbonato a partir da reação da água com o dióxido de carbono. Os prótons são então bombeados para fora da célula através da membrana apical, em troca de íons potássio, com o consumo de energia celular. Os íons potássio também se originam do citoplasma celular, onde são mantidos em níveis acima de seu equilíbrio químico pela atividade da Na^+-K^+-ATPase. Portanto, esses íons podem sair prontamente pela membrana apical através de canais de potássio que também estão localizados no sistema tubulovesicular, os quais são abertos quando a célula parietal é estimulada. Canais de cloreto especializados também estão presentes nesse local, e servem para permitir a saída apical de íons cloreto para equilibrar os prótons bombeados a partir da célula. Dessa forma, o produto final secretado é, na verdade, o ácido clorídrico. O mecanismo geral também deve fazer lembrar da absorção de bicarbonato pelo sistema tubular renal, conforme foi discutido no Capítulo 47.

Um íon bicarbonato é gerado para cada próton que é secretado, e, caso esses íons bicarbonato fossem acumulados no citoplasma, poderiam ocorrer efeitos deletérios no metabolismo celular, devido ao aumento do pH. Dessa forma, quando os pró-

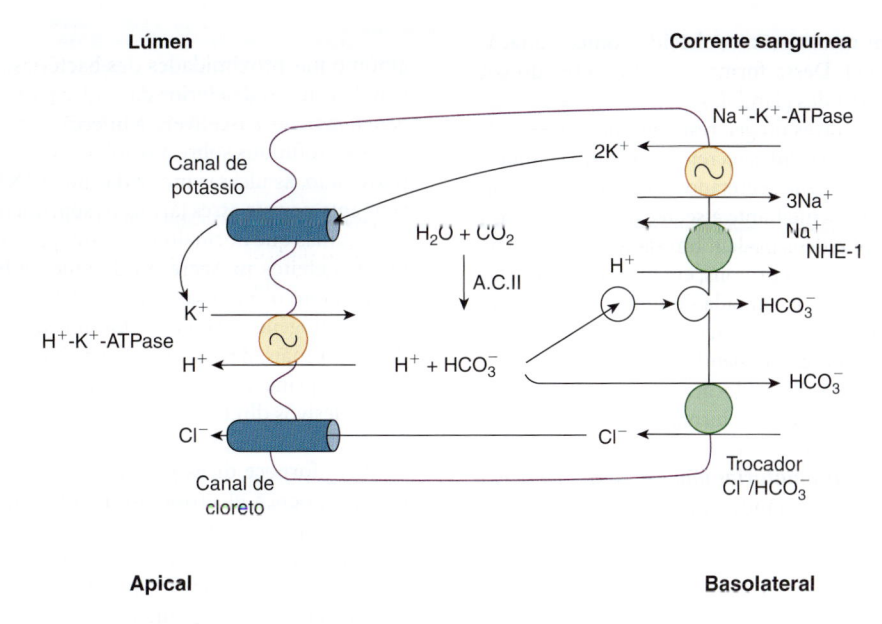

FIGURA 50-6 Proteínas de transporte iônico das células parietais. Os prótons são gerados no citoplasma pela ação da anidrase carbônica II (A.C.II). Os íons bicarbonato são exportados do polo basolateral da célula pela fusão vesicular, ou pelo trocador cloreto/bicarbonato. NHE-1, trocador sódio-hidrogênio. (Adaptada com permissão de Barrett KE: *Gastrointestinal Physiology.* New York: Lange Medical Books/McGraw-Hill, Medical Pub. Division, 2006.)

tons são secretados pela membrana apical, as células parietais também transportam os íons bicarbonato através da membrana basolateral, mantendo assim o pH citoplasmático dentro de uma faixa limitada. Pelo menos uma parte desse transporte de bicarbonato ocorre em troca de íons cloreto, que são necessários para a secreção apical; esse processo ocorre por meio de um trocador cloreto-bicarbonato. Algum bicarbonato provavelmente também é perdido secundariamente ao bombeamento para o interior de vesículas intracelulares (diferentes do sistema tubulovesicular), que então se deslocam para a membrana basolateral, fundindo-se a ela e liberando seus conteúdos. O bicarbonato que deixa a célula é então captado pela corrente sanguínea. O arranjo da microvasculatura da mucosa gástrica permite o transporte de uma parte desse bicarbonato até o polo basolateral das células epiteliais superficiais, as quais secretam bicarbonato para defenderem-se dos efeitos potencialmente lesivos do ácido e da pepsina. Esse movimento de bicarbonato para a corrente sanguínea durante a secreção gástrica é conhecido como **maré alcalina**.

Os mecanismos de transporte das células parietais estão ilustrados na Figura 50-6. Além daqueles já mencionados anteriormente, a membrana basolateral contém um **trocador sódio-hidrogênio NHE-1**, o qual secreta prótons a partir da célula em troca por íons sódio, um processo impulsionado secundariamente pela baixa concentração intracelular de sódio, estabelecida pela Na^+-K^+-ATPase. De início, isso parece contraditório, pois presumivelmente o fluxo basolateral de prótons deveria ser oposto à secreção normal de ácido através da membrana apical. Entretanto, o papel do trocador NHE-1 não é de participar da secreção ácida, mas sim desempenhar funções de "faxina", principalmente por permitir o efluxo de prótons gerados nas células em repouso pela contínua atividade metabólica. Um canal de potássio basolateral também foi identificado nas células parietais, o qual provavelmente desempenha um papel homeostático similar.

OUTROS PRODUTOS

O estômago também secreta uma série de produtos adicionais que são importantes na fisiologia gastrintestinal. Aqui, será revisto brevemente como a secreção desses produtos é controlada em nível celular; porém, deve ser ressaltado que existem muito menos informações sobre esse tópico, quando comparado com a secreção ácida.

O **fator intrínseco** é sintetizado e liberado pelas células parietais, provavelmente por exocitose, e é ativado pelos mesmos secretagogos que iniciam a secreção ácida. Entretanto, enquanto o fator intrínseco é geralmente secretado em paralelo com o ácido, esses processos não dependem um do outro. Dessa forma, inibidores da bomba de prótons não exercem efeito inibitório sobre a secreção do fator intrínseco. O pepsinogênio é secretado pelas células principais por meio de um processo clássico de exocitose composta*, sendo em seguida ativado para sua forma catalítica na presença de um baixo pH. A enzima ativa é inativada se o pH aumentar para 5 (i.e., logo após a refeição mover-se ao intestino, em indivíduos saudáveis). Assim como para os outros tipos celulares que liberam seus produtos via exocitose, o cálcio é um mediador intracelular essencial para efetuar essa resposta secretora, e a ACh e o GRP, ambos agentes que elevam o cálcio intracelular, são conhecidos como importantes secretagogos das células principais. Por outro lado, os papéis precisos da gastrina e da histamina permanecem controversos. Outro secretagogo que também pode ser importante é a secretina, especialmente durante a fase intestinal da secreção gástrica. As células epiteliais superficiais distribuídas por todo o estômago secretam muco e bicarbonato. A viscosidade do muco pode limitar a difusão do ácido através

---

* N. de R.T. A exocitose composta é uma forma especializada de secreção, na qual as vesículas fusionam-se entre si e subsequentemente com a membrana plasmática.

do plano de gel por um mecanismo conhecido como digitação viscosa (*viscous fingering*). Dessa forma, o ácido secretado sob pressão hidrostática a partir das glândulas gástricas pode emergir como um fluxo discreto através do gel, restringindo o acesso do ácido à superfície gástrica. As células secretoras de muco também empacotam fosfolipídeos que são secretados concomitantemente com as mucinas, de forma semelhante à secreção de surfactante nos pulmões. Esses fosfolipídeos podem limitar a difusão retrógrada de solutos apicais, como os prótons, em direção ao epitélio. A secreção dos componentes da camada de muco é aumentada por uma variedade de secretagogos, e acredita-se que esteja sob o controle de vias de sinalização dependentes de acetilcolina e de gastrina, assim como de reflexos locais que podem envolver o CGRP e as taquicininas. Da mesma forma, as prostaglandinas são potentes secretagogos de muco, o que explica parcialmente porque os fármacos **anti-inflamatórios não esteroides** (AINEs), que inibem a síntese de prostaglandina, predispõem a mucosa gástrica à lesão e ulceração.

CORRELAÇÃO CLÍNICA

Um homem de 55 anos é encaminhado a um gastrenterologista para avaliação de uma sensação persistente de queimação em seu abdome superior, que tem ocorrido de forma intermitente por vários meses. A dor inicia 2 a 3 horas após a alimentação, frequentemente o acorda durante a noite e é reduzida pela refeição. Sua história revela que ele fuma um maço de cigarros por dia e ingere metade de uma garrafa de vinho tinto toda noite com o jantar. De início, antiácidos tradicionais reduziam moderadamente seus sintomas, mas recentemente ele tem obtido pouco ou nenhum alívio. O médico encaminha o paciente para um procedimento de endoscopia digestiva alta, o qual demonstra várias áreas de erosão na mucosa duodenal. Um teste para infecção por ***Helicobacter pylori*** também fornece um resultado positivo. O diagnóstico de **doença ulcerosa péptica** é estabelecido, e o paciente inicia um tratamento com dois antibióticos e um **inibidor de bomba de prótons**. O médico também aconselhou o paciente a parar de fumar e a reduzir a ingestão de álcool, e, após dois meses, os sintomas do paciente melhoraram e não retornaram.

A *doença ulcerosa péptica*, assim chamada porque sua patogênese está relacionada com os efeitos lesivos do ácido gástrico e da pepsina, caracteriza-se por erosões através do revestimento epitelial do estômago ou do duodeno, o que pode levar ao sangramento a partir dos vasos sanguíneos da mucosa. Nas úlceras duodenais, o defeito patogênico provavelmente está relacionado com uma deficiência nos mecanismos de defesa da mucosa. Existem duas causas exógenas principais das úlceras gástricas e duodenais: a colonização gástrica por bactérias gram-negativas em forma de espiral, conhecidas como *H. pylori*, e a ingestão de AINEs. Na ausência do uso de AINEs, a grande maioria dos pacientes com úlcera está infectada com *H. pylori*, a qual é especializada em colonizar o nicho gástrico, pois secreta grandes quantidades da enzima urease. Esse produto converte a ureia em íons amônio nas proximidades das bactérias, protegendo-as assim dos efeitos deletérios da acidez gástrica. Em indivíduos geneticamente suscetíveis, a infecção com *H. pylori* pode ter efeitos profundos sobre a fisiologia gástrica e duodenal. Por outro lado, as úlceras induzidas por AINEs ocorrem provavelmente porque esses fármacos suprimem a síntese de prostaglandinas que normalmente protegem a mucosa, por meio de seus efeitos na secreção de muco e bicarbonato, assim como sobre o fluxo sanguíneo. O ácido também contribui para a patogênese da úlcera, mesmo se secretado em quantidades normais, devido ao seu papel na sustentação da ativação da pepsina, e, no caso das úlceras duodenais, devido aos efeitos lesivos diretos dos prótons nas células epiteliais deste local. De fato, um provérbio clínico, "sem ácido, sem úlcera", também fornece dicas para possíveis tratamentos. Pacientes com doença ulcerosa são tratados em geral com fármacos que suprimem a secreção ácida, proporcionando assim oportunidade para que a mucosa possa curar-se. No passado, isso era realizado principalmente com anti-histamínicos H_2. Entretanto, recentemente, a profunda supressão ácida – essencialmente total – tem sido obtida com inibidores da bomba de prótons. Além da supressão ácida, pacientes com úlcera nos quais a infecção com *H. pylori* foi demonstrada em geral recebem antibióticos para erradicar o microrganismo, um tratamento que reduz de forma significativa o risco de alguma recidiva.

RESUMO DO CAPÍTULO

- A secreção gástrica desempenha papéis importantes na digestão, absorção de nutrientes específicos e defesa do hospedeiro.
- A secreção ácida ocorre em fases que correspondem temporalmente à ingestão de uma refeição.
- A regulação da secreção ácida envolve componentes neurócrinos, parácrinos e endócrinos.
- O estômago secreta outros produtos importantes, como o pepsinogênio, o fator intrínseco, muco, bicarbonato e os peptídeos *trefoil*.
- Vários estados de doenças podem resultar de ou estão associados a uma função secretora gástrica anormal.

QUESTÕES PARA ESTUDO

1. Um homem de 40 anos vai ao seu médico queixando-se de dor epigástrica. Uma endoscopia digestiva alta revela erosões duodenais, e um teste da função secretora gástrica revela níveis significativamente elevados de secreção ácida basal, a qual aumenta apenas modestamente pela infusão intravenosa de um análogo da gastrina. Qual é o diagnóstico mais provável?
    A) Síndrome de Zollinger-Ellison (um tumor secretor de gastrina)
    B) Infecção com *H. pylori*
    C) Doença de refluxo gastresofágico
    D) Gastroparesia (motilidade gástrica reduzida)
    E) Acalasia (insuficiência do esfíncter esofágico inferior para relaxar)

2. Em um experimento, são administrados em coelhos um agonista colinérgico, pentagastrina ou histamina por via intravenosa, e a secreção ácida gástrica é mensurada. Com que tratamento, quando coadministrado com cada um desses agentes, espera-se o bloqueio da secreção ácida gástrica produzida por qualquer um dos estímulos?
   A) Antagonista histamínico H_2
   B) Anticorpos para a gastrina
   C) Fármaco anticolinérgico
   D) Antagonista histamínico H_1
   E) Inibidor da bomba de prótons

3. Um paciente com anemia procura o seu médico queixando-se de surtos frequentes de gastrenterite. Um teste de sangue revela anticorpos circulantes direcionados contra as células parietais gástricas. Sua anemia é atribuída à hipossecreção de qual dos seguintes produtos gástricos secretados?
   A) Histamina
   B) Gastrina
   C) Pepsinogênio
   D) Ácido clorídrico
   E) Fator intrínseco

4. Dois estudantes de medicina preparando-se para sua prova final de fisiologia decidem parar e comer um hambúrguer no almoço. Antes de chegar à cafeteria, impulsos neurais do complexo dorsal do vago irão iniciar a secreção ácida gástrica, desencadeando a liberação de qual neurotransmissor do sistema nervoso entérico?
   A) Noradrenalina
   B) Polipeptídeo intestinal vasoativo
   C) Substância P
   D) GRP
   E) Óxido nítrico

5. Comparada com a fase cefálica, a fase gástrica da secreção ácida é caracterizada por qual dos seguintes padrões?

Secreção de ácido	Secreção de gastrina	Secreção de somatostatina
A) Aumentada	Aumentada	Aumentada
B) Aumentada	Aumentada	Diminuída
C) Sem alteração	Aumentada	Sem alteração
D) Diminuída	Diminuída	Aumentada
E) Diminuída	Diminuída	Diminuída
F) Sem alteração	Diminuída	Sem alteração

6. Uma paciente que está sendo tratada para osteoartrite crônica com um AINE está ingerindo também um fármaco que inibe a secreção ácida, a fim de reduzir a toxicidade do seu tratamento com o AINE. Ela vai ao seu médico queixando-se de surtos recorrentes de diarreia durante uma série de viagens de negócios à Guatemala. O aumento aparente em sua sensibilidade às infecções adquiridas pela via oral, provavelmente, é devido à redução na função secretora de qual dos seguintes?
   A) Estômago
   B) Pâncreas
   C) Vesícula biliar
   D) Glândulas salivares
   E) Linfócitos

CAPÍTULO 51

Secreção Pancreática e Salivar

Kim E. Barrett

OBJETIVOS

- Entender o papel desempenhado pelo pâncreas na digestão e na absorção de uma refeição mista.
- Compreender a estrutura do pâncreas exócrino e os tipos celulares que originam os componentes proteicos e aquoso do suco pancreático.
- Identificar os constituintes principais do suco pancreático e as enzimas que são secretadas na forma inativa.
- Descrever os fatores que regulam a liberação de secretina e o papel desse hormônio na secreção pancreática a partir dos ductos.
- Entender o papel da CCK e de outros fatores na regulação das células acinares pancreáticas.
- Identificar os eventos sinalizadores ativados nas células acinares pancreáticas pelos secretagogos.
- Comparar e contrastar a estrutura das glândulas salivares àquela do pâncreas exócrino.
- Identificar as funções da saliva e de seus constituintes.
- Definir as vias de transporte iônico que modificam a composição salivar.
- Definir as vias regulatórias para produção de saliva.

PRINCÍPIOS BÁSICOS DA SECREÇÃO PANCREÁTICA

PAPEL E IMPORTÂNCIA

O **pâncreas exócrino** constitui a fonte da maioria das enzimas necessárias para a digestão de uma refeição mista (i.e., carboidratos, proteína e lipídeos). As enzimas pancreáticas são produzidas em grande excesso, o que destaca sua importância no processo digestivo. Entretanto, diferentemente das enzimas digestivas produzidas pelo estômago e das presentes na saliva, algum nível de função pancreática é necessário para a adequada digestão e absorção. Em geral, a nutrição é prejudicada se a produção das enzimas pancreáticas diminuir abaixo de 10% dos níveis normais ou se o efluxo de suco pancreático para o intestino estiver fisicamente obstruído.

PRODUTOS SECRETÓRIOS PANCREÁTICOS

O pâncreas exócrino é principalmente um local de síntese e de secreção de enzimas. Essas enzimas estão classificadas em quatro grupos principais – **proteases, enzimas amilolíticas, lipases** e **nucleases** –, conforme apresentado na Tabela 51-1. Além disso, também são produzidas outras proteínas que modulam a função dos produtos secretórios pancreáticos, como a **colipase** e os **inibidores da tripsina**. Finalmente, o pâncreas secreta o **peptídeo monitor**, o que representa um importante mecanismo de retroalimentação que associa a capacidade secretória pancreática às necessidades do intestino para a digestão. Quase 80% (p/p) das proteínas secretadas pelo pâncreas exócrino são proteases. Dentre elas, o **tripsinogênio**, o precursor inativo da **tripsina**, é o mais abundante. Isso provavelmente reflete o papel central da tripsina em iniciar a digestão de proteínas, o que será discutido no Capítulo 58.

TABELA 51-1 Produtos secretados pelas células acinares pancreáticas

Proteases	Enzimas amilolíticas	Lipases	Nucleases	Outras
Tripsinogênio[a]	Amilase	Lipase	Desoxirribonuclease	Procolipase[a]
Quimiotripsinogênio[a]		Esterase não específica	Ribonuclease	Inibidores da tripsina
Proelastase[a]		Fosfolipase A_2[a]		Peptídeo monitor
Procarboxipeptidase A[a]				
Procarboxipeptidase B[a]				

[a]Armazenadas e secretadas em formas inativas.

Assim como o pepsinogênio no estômago, as proteases pancreáticas são empacotadas e armazenadas como precursores inativos. Isso também ocorre com pelo menos uma enzima lipolítica, a **fosfolipase A_2**. A necessidade de se armazenar essas enzimas em suas formas inativas está relacionada com a toxicidade dos produtos ativos para o pâncreas. Portanto, em circunstâncias normais, o pâncreas não sofre autodigestão.

CONSIDERAÇÕES ANATÔMICAS SOBRE O PÂNCREAS

As funções endócrinas do pâncreas estão restritas às células localizadas nas **ilhotas de Langerhans** ou **pancreáticas**, as quais estão espalhadas pelo parênquima pancreático (ver Capítulo 66). As funções exócrinas, por outro lado, são conduzidas por uma série de ductos de fundo cego, que terminam em estruturas conhecidas como **ácinos** (Figura 51-1). Muitos desses ácinos, arranjados como cachos de uva, expelem seus produtos dentro de um sistema de ductos ramificado, que se esvazia em ductos coletores cada vez maiores, finalmente atingindo o **ducto pancreático principal** ou **ducto de Wirsung**. Uma porção menor do pâncreas é drenada por um ducto coletor acessório, conhecido como **ducto de Santorini**. O suco pancreático, misturado com a bile do fígado (ver Capítulo 56), entra no duodeno a uma curta distância do piloro, sob o controle do **esfíncter de Oddi**. Tanto as células acinares como as células dos ductos contribuem com produtos distintos para o suco pancreático, e ambas são reguladas durante o curso de uma resposta à refeição.

CÉLULAS ACINARES

As **células acinares pancreáticas** são a fonte da maioria dos componentes proteicos do suco pancreático. Suas membranas basolaterais, voltadas para a corrente sanguínea, possuem receptores para uma variedade de agentes neuro-humorais responsáveis pela regulação da secreção pancreática. O polo apical da célula, por outro lado, encontra-se em repouso com muitos **grânulos de zimogênio** empacotados, os quais contêm as enzimas digestivas e outros fatores reguladores. Quando a célula é estimulada pelos secretagogos, os grânulos sofrem o processo de exocitose composta, promovendo a fusão dos grânulos entre si e com a membrana apical, o que possibilita a liberação de seus conteúdos no interior do lúmen.

CÉLULAS DOS DUCTOS

As células que revestem os ductos intercalares do pâncreas também possuem um papel importante, modificando a composição do suco pancreático. Elas são células epiteliais colunares clássicas, comparáveis àquelas que revestem o próprio intestino. Quando estimuladas, essas células transportam íons bicarbonato para o suco pancreático, com a água seguindo-os pela via paracelular. Dessa forma, o efeito das células dos ductos é diluir o suco pancreático e torná-lo alcalino.

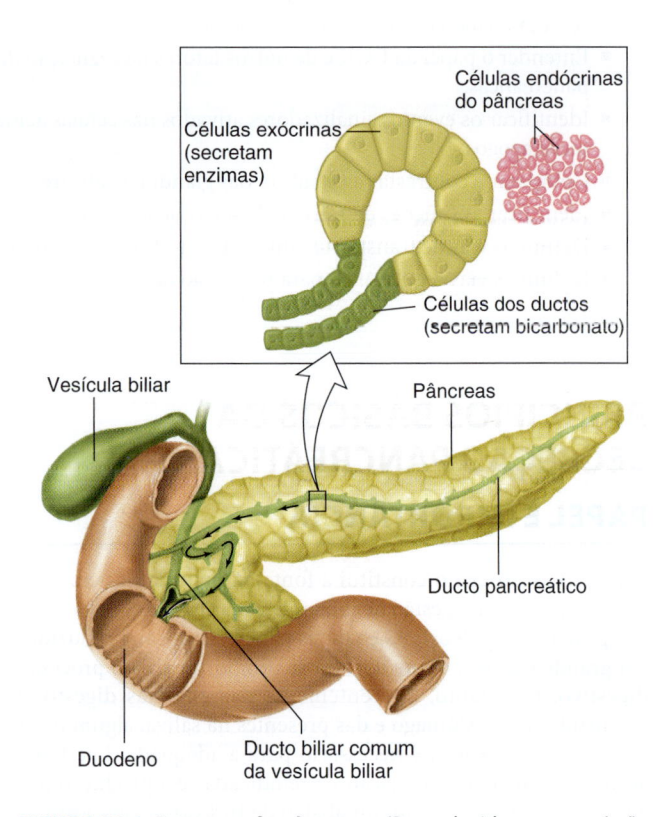

FIGURA 51-1 Estrutura do pâncreas. (Reproduzida com permissão de Widmaier EP, Raff H, Strang KT: *Vander's Human Physiology*, 11th ed. McGraw-Hill, 2008.)

REGULAÇÃO DA SECREÇÃO PANCREÁTICA

FASES DA SECREÇÃO

A atividade secretora pancreática relacionada com a ingestão alimentar ocorre em fases. A maior parte da resposta secretora (aproximadamente 60 a 70%) ocorre durante a **fase intestinal**, mas também existem contribuições significativas das **fases cefálica** (20 a 25%) e **gástrica** (10%). Durante as fases cefálica e gástrica, as secreções possuem baixo volume e altas concentrações de enzimas digestivas, refletindo a estimulação principalmente das células acinares. Essa estimulação origina-se de estímulos vagais colinérgicos durante a fase cefálica, bem como de reflexos vagovagais ativados pela distensão gástrica durante a fase gástrica. Por outro lado, durante a fase intestinal, a secreção das células dos ductos é fortemente ativada, resultando na produção de altos volumes de suco pancreático com concentrações diminuídas de proteína, embora a quantidade total de enzimas secretadas nesta fase esteja aumentada de forma significativa. A secreção das células dos ductos durante a fase intestinal é estimulada principalmente pela ação endócrina da **secretina**, que atua sobre receptores localizados no polo basolateral das células epiteliais dos ductos. Os estímulos para as células acinares durante a fase intestinal consistem na **colecistocinina (CCK)**, bem como nos neurotransmissores acetilcolina (ACh) e no **peptídeo liberador de gastrina (GRP)**. A grande magnitude da fase intestinal também é atribuída aos chamados reflexos enteropancreáticos, transmitidos via sistema nervoso entérico.

PAPEL DA CCK

A CCK pode ser considerada uma reguladora mestra da **unidade duodenal**, especialmente do pâncreas (Figura 51-2). Ela é um potente estímulo para a secreção acinar, atuando tanto diretamente nos receptores CCK-A localizados nas membranas basolaterais das células acinares como pela estimulação de aferentes vagais, provo-

cando reflexos vagovagais que estimulam a secreção celular acinar através de neurotransmissores colinérgicos e não colinérgicos. A CCK também pode modular de forma sinérgica a atividade de outros reguladores neuro-humorais do pâncreas. Enquanto, isoladamente a CCK, é um agonista fraco da secreção de bicarbonato pelos ductos pancreáticos, ela potencializa significativamente o efeito da secretina nesse mecanismo de transporte. Portanto, durante a resposta integrada a uma refeição, é provável que a capacidade da secretina de provocar a secreção de bicarbonato pancreático seja amplificada pela ação concomitante da CCK. Contudo, esta afeta predominantemente a secreção celular acinar. Dessa forma, durante a resposta inicial a uma refeição (i.e., durante as fases cefálica e gástrica), as secreções pancreáticas são baixas em volume, mas com uma alta concentração de enzimas e de precursores enzimáticos. O efluxo de enzimas pancreáticas, mas não o de bicarbonato, que ocorre em resposta a uma refeição, pode ser essencialmente reproduzido pela administração intravenosa de concentrações pós-prandiais de CCK. Essa situação deve ser contrastada com os fluxos secretórios que ocorrem na fase intestinal, em que a secretina possui um papel importante, conforme será discutido posteriormente.

Fatores que causam a liberação de CCK

A CCK é sintetizada e armazenada pelas **células "I"**, células endócrinas localizadas predominantemente no duodeno (Figura 51-3). O controle da liberação de CCK é cuidadosamente regulado para corresponder às necessidades da bioatividade da CCK. Em parte, isso é realizado pela atividade de dois fatores liberadores de CCK, os quais são pequenos peptídeos ativos no interior do lúmen. Um deles é derivado do duodeno e chama-se **peptídeo liberador de CCK (CCK-RP**, do inglês *CCK-releasing peptide*). Ele é liberado em resposta a ácidos graxos e aminoácidos aromáticos. O outro peptídeo luminal que controla a secreção de CCK é o **peptídeo monitor**, um produto das células acinares pancreáticas. A liberação do peptídeo monitor pode ser mediada por via neural, incluindo a liberação de ACh e GRP durante a fase cefálica, além de ser mediada pelos reflexos vagovagais subsequentes durante as fases gástrica e intestinal da resposta a uma refeição. Da mesma forma, uma vez que a liberação de CCK tenha sido estimulada pelo CCK-RP, este também pode causar a liberação do peptídeo monitor.

A importância dos fatores que regulam a liberação de CCK depende de suas capacidades de adequar a secreção pancreática de enzimas proteolíticas à necessidade por essas enzimas. Quando proteínas e peptídeos de uma refeição estão presentes no lúmen em grandes quantidades, ocorre competição pela ação da tripsina e de outras enzimas proteolíticas, isto é, o CCK-RP e o peptídeo monitor são degradados lentamente. Dessa forma, a liberação de CCK é mantida, causando mais secreção de suco pancreático. Por outro lado, uma vez que a refeição tenha sido completamente digerida e absorvida, o CCK-RP e o peptídeo monitor serão degradados pelas proteases pancreáticas, levando ao término da liberação de CCK e, assim, à redução significativa na secreção das enzimas pancreáticas.

PAPEL DA SECRETINA

O outro regulador principal da secreção pancreática é a **secretina**, liberada pelas **células S** duodenais. Quando a refeição entra no intestino delgado, o volume das secreções pancreáticas aumenta rapidamente, mudando de um líquido de baixo volume e

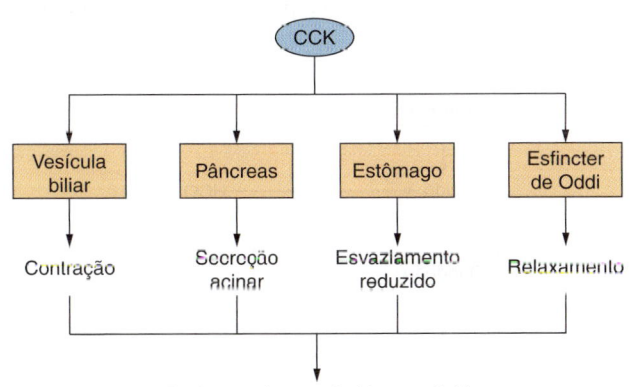

- Digestão e absorção de proteínas, carboidratos e lipídeos
- Adequação da distribuição de nutrientes à capacidade digestiva e absortiva

FIGURA 51-2 Efeitos múltiplos da colecistocinina (CCK) na unidade duodenal. A CCK atua para coordenar a distribuição de nutrientes, adequando-a à capacidade intestinal. (Reproduzida com permissão de Barrett KE: *Gastrointestinal Physiology*. New York: Lange Medical Books/McGraw-Hill, Medical Pub. Division, 2006.)

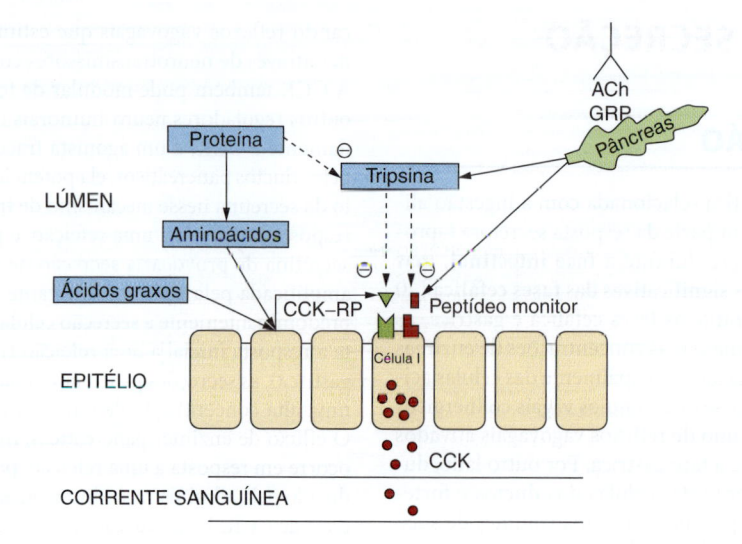

FIGURA 51-3 Mecanismos responsáveis pelo controle da liberação de colecistocinina (CCK) a partir das células I duodenais. CCK-RP, peptídeo liberador de CCK; ACh, acetilcolina; GRP, peptídeo liberador de gastrina. As setas contínuas representam os efeitos estimulatórios, e as setas tracejadas indicam inibição. (Reproduzida com permissão de Barrett KE: *Gastrointestinal Physiology*. New York: Lange Medical Books/McGraw-Hill, Medical Pub. Division, 2006.)

rico em proteínas para uma secreção de alto volume. Quando a taxa secretória se eleva, o pH e a concentração de bicarbonato no suco pancreático aumentam, com uma diminuição recíproca na concentração de cloreto (Figura 51-4). Esses últimos efeitos sobre a composição do suco pancreático são mediados predominantemente pelo mediador endócrino secretina.

Fatores que causam a liberação de secretina

As células S agem funcionalmente de forma semelhante aos aparelhos medidores de pH, detectando a acidez dos conteúdos luminais (Figura 51-5). Quando o pH diminui, devido à entrada do ácido gástrico, a secretina é liberada no sangue e se liga a receptores nas células dos ductos pancreáticos. Essas células, por sua vez, secretam bicarbonato, provocando, assim, um aumento no pH, o que irá finalmente interromper a liberação de secretina. O limiar para a liberação de secretina parece ser um pH luminal menor que 4,5. O mecanismo pelo qual as células S detectam a alteração na acidez luminal ainda não está claro. Contudo, indivíduos que são incapazes de secretar ácido gástrico também não conseguem liberar secretina no período pós-prandial, independentemente do tipo de refeição ingerida.

BASES CELULARES DA SECREÇÃO PANCREÁTICA

CÉLULAS ACINARES

As células acinares pancreáticas sintetizam os componentes proteicos do suco pancreático, empacotando-os em grânulos de

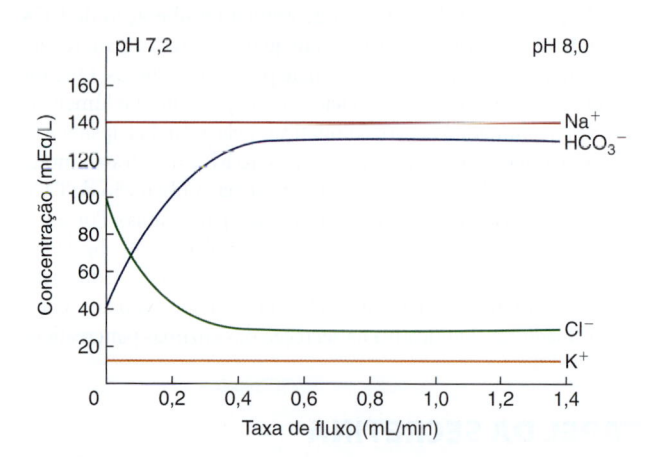

FIGURA 51-4 Composição iônica do suco pancreático em função da taxa de fluxo. Observa-se que o suco pancreático se torna alcalino em altas taxas de secreção. (Reproduzida com permissão de Barrett KE: *Gastrointestinal Physiology*. New York: Lange Medical Books/McGraw-Hill, Medical Pub. Division, 2006.)

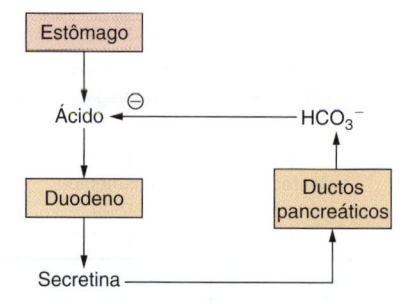

FIGURA 51-5 Função da secretina. A secretina é liberada a partir do duodeno em resposta ao pH reduzido e circula através da corrente sanguínea para causar a secreção de bicarbonato pelos ductos pancreáticos (assim como pelos ductos biliares e pela mucosa duodenal, não mostrados), neutralizando, assim, o ácido gástrico no lúmen duodenal. (Modificada com permissão de Barrett KE: *Gastrointestinal Physiology*. New York: Lange Medical Books/McGraw-Hill, Medical Pub. Division, 2006.)

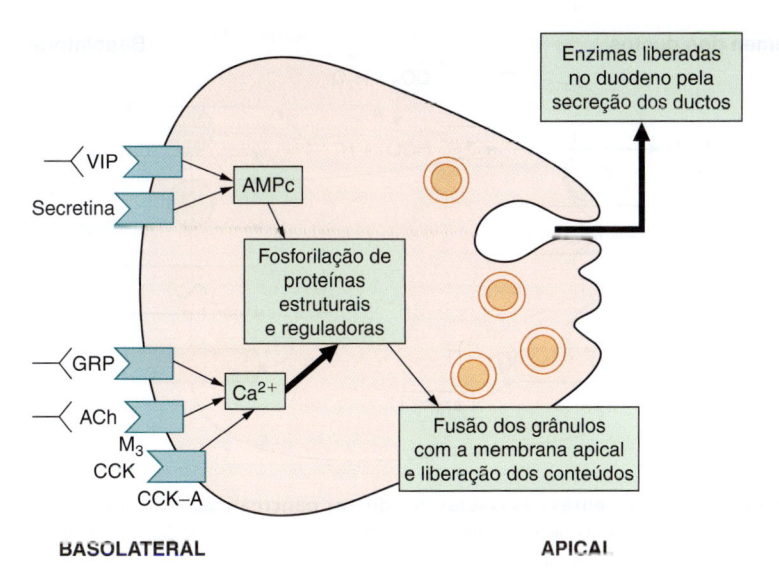

FIGURA 51-6 Receptores das células acinares pancreáticas e a regulação da secreção. A seta espessa indica que as vias sinalizadoras dependentes de cálcio possuem o papel mais proeminente na secreção enzimática. VIP, polipeptídeo intestinal vasoativo; GRP, peptídeo liberador de gastrina; ACh, acetilcolina; CCK, colecistocinina. (Reproduzida com permissão de Barrett KE: *Gastrointestinal Physiology*. New York: Lange Medical Books/McGraw-Hill, Medical Pub. Division, 2006.)

zimogênio, que são armazenados no polo apical da célula. Os conteúdos desses grânulos são liberados no lúmen do ácino pelo processo de exocitose composta. As enzimas pancreáticas são, então, rapidamente sintetizadas e reempacotadas nos grânulos. Esse processo leva menos de uma hora, o que mantém a célula pronta para responder à próxima refeição. Existem evidências de que o processo de síntese é regulado pela CCK e por outros hormônios, como a insulina. Além disso, a longo prazo, a taxa de síntese de classes específicas de enzimas pode ser regulada em resposta às alterações da dieta. Por exemplo, um aumento de carboidratos resultará em uma expressão elevada de amilase proporcionalmente ao total das enzimas pancreáticas. Alterações correspondentes ocorrem nas enzimas hidrolíticas responsáveis pela digestão de cada uma das principais classes de nutrientes (carboidratos, lipídeos e proteínas) em resposta à ingestão aumentada ou diminuída.

Em suas membranas basolaterais, as células acinares expressam receptores para a CCK e para os reguladores neurais da secreção, incluindo ACh, GRP e **polipeptídeo intestinal vasoativo (VIP)** – Figura 51-6. Todos os receptores são **receptores acoplados à proteína G** e ligam-se a vários efetores a jusante (*downstream*), como a fosfolipase C e a adenilato-ciclase. Em geral, a via dependente de fosfolipase C, que é utilizada pelos receptores para CCK, ACh e GRP e que resulta em um aumento no cálcio citoplasmático, representa a via quantitativamente mais significativa para a secreção acinar, com a sinalização dependente de AMPc apresentando um papel secundário.

CÉLULAS DOS DUCTOS

Em contrapartida às células acinares que secretam seus produtos via exocitose, as células dos ductos são células epiteliais polarizadas clássicas, que realizam transporte iônico vetorial.

Conforme observado em qualquer parte do trato gastrointestinal, enquanto a secreção exocítica envolve predominantemente a sinalização dependente de cálcio, com o AMPc tendo um papel modulador, os eventos de transporte da membrana que ocorrem na secreção dos ductos são impulsionados predominantemente pelo AMPc, com o cálcio apresentando um papel secundário.

O principal estímulo para a secreção das células dos ductos é a secretina, a qual se liga ao receptor basolateral, associado à adenilato-ciclase. O alvo principal é a proteína cinase A, que fosforila o canal de cloreto **regulador de condutância transmembrana da fibrose cística** (**CFTR**, do inglês *cystic fibrosis transmembrane conductance regulator*), localizado na membrana apical da célula. Esse canal permite o efluxo de íons cloreto, os quais podem ser trocados por bicarbonato através de um trocador apical cloreto/bicarbonato, para promover o movimento de íons bicarbonato ao interior do lúmen dos ductos (Figura 51-7). A água e os íons sódio seguem por via paracelular. O próprio CFTR também pode ser permeável aos íons bicarbonato sob certas circunstâncias. O bicarbonato necessário ao mecanismo de transporte é derivado de duas fontes. Uma delas é a geração no interior das células pela atividade da anidrase carbônica. Outros íons bicarbonato são captados da corrente sanguínea por um **cotransportador sódio-bicarbonato** (**NBC**, do inglês Na^+-*bicarbonate cotransporter*) basolateral. O bicarbonato circulante é derivado da "maré alcalina", que é um subproduto da secreção ácida gástrica.

O bicarbonato transportado pelas células dos ductos, juntamente com a secreção fluida estimulada por esse mecanismo de transporte, é importante para arrastar os componentes proteicos do suco gástrico em direção ao lúmen intestinal. Além disso, a natureza alcalina dessa secreção é criticamente importante para neutralizar o ácido gástrico. A ativação otimizada das enzimas digestivas pancreáticas ocorre em pH neutro, diferentemente da pepsina gástrica, cujo pH ótimo é ácido.

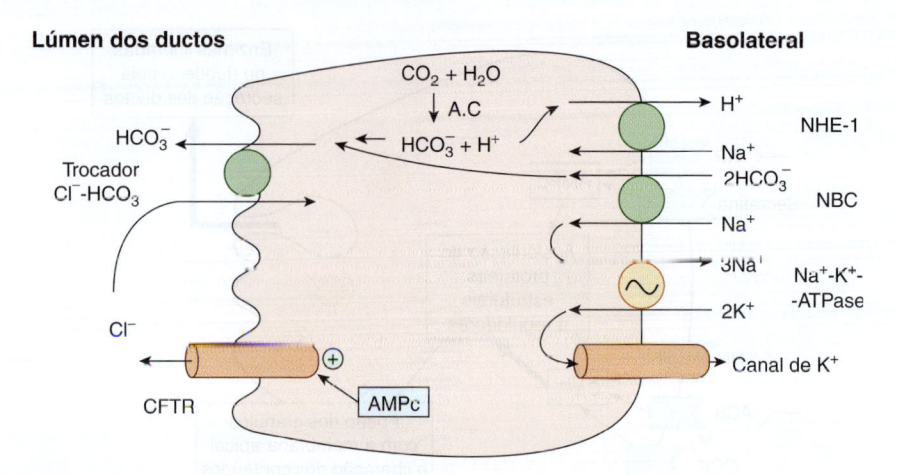

FIGURA 51-7 Vias de transporte iônico presentes nas células dos ductos pancreáticos. A.C., anidrase carbônica; NHE-1, trocador sódio-hidrogênio do tipo 1; NBC, cotransportador sódio-bicarbonato. (Adaptada com permissão de Barrett KE: *Gastrointestinal Physiology*. New York: Lange Medical Books/McGraw-Hill, Medical Pub. Division, 2006.)

FISIOPATOLOGIA PANCREÁTICA

As enzimas hidrolíticas secretadas pelo pâncreas são produzidas em excesso em relação ao que é necessário para a digestão com base na ingestão normal de nutrientes. Estima-se que o efluxo de enzimas pancreáticas deva diminuir abaixo de 10% a partir dos níveis normais para serem observados efeitos sobre a absorção de nutrientes. Dessa forma, isso pode ocorrer sob condições específicas, manifestando-se como má digestão e *má absorção*. A absorção de lipídeos em geral é a primeira afetada por alterações no efluxo pancreático de enzimas e bicarbonato, talvez pelo suprimento relativamente limitado de lipase e porque a lipase pancreática é a mais sensível à inativação por baixo pH. Portanto, a *esteatorreia*, ou presença de lipídeos nas fezes, pode ser um sinal precoce de disfunção pancreática.

PRINCÍPIOS BÁSICOS DA SECREÇÃO SALIVAR

A secreção salivar será considerada aqui devido às analogias entre esse processo e àquele da secreção pancreática (Figura 51-8). Dessa forma, uma secreção salivar primária origina-se nos ácinos e modifica-se à medida que flui através dos ductos. Portanto, torna-se instrutivo comparar e diferenciar esses dois processos, pois o entendimento de um permite o entendimento do outro.

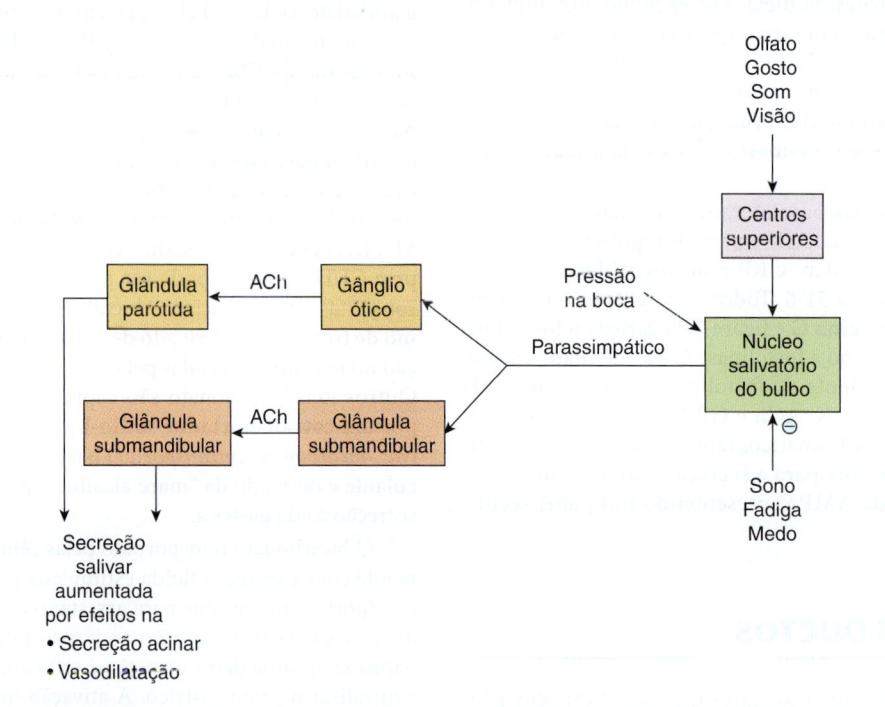

FIGURA 51-8 Regulação da secreção salivar pelo sistema nervoso parassimpático. ACh, acetilcolina. (Adaptada com permissão de Barrett KE: *Gastrointestinal Physiology*. New York: Lange Medical Books/McGraw-Hill, Medical Pub. Division, 2006.)

TABELA 51-2 Constituintes da saliva e suas funções

Constituinte	Funções
Água	Facilita o paladar e a dissolução dos nutrientes; auxilia na deglutição e na fala
Bicarbonato	Neutraliza o ácido gástrico refluído
Mucinas	Lubrificação
Amilase	Digestão do amido
Lisozima, lactoferrina, IgA	Proteção imunológica inata e adquirida
Fatores de crescimento neural e epidérmico	Contribuem com o crescimento e a proteção da mucosa

PAPEL E IMPORTÂNCIA

A saliva desempenha vários papéis na fisiologia gastrintestinal (Tabela 51-2). Sua principal função é lubrificar o alimento ingerido, permitindo assim a formação de uma porção lisa e arredondada (conhecida como **bolo alimentar**), que é adequada para a deglutição. Entretanto, a saliva também desempenha outras funções. Por exemplo, a capacidade da saliva de solubilizar moléculas da refeição permite que elas difundam-se aos botões gustativos da língua, afetando o apetite e a ingestão alimentar. A secreção salivar também pode iniciar o processo digestivo, além de desempenhar papéis importantes na defesa do hospedeiro. Ela contém uma variedade de substâncias antibacterianas que servem para proteger a cavidade oral da colonização microbiana. A saliva também é levemente alcalina. Essa propriedade é importante na depuração de qualquer refluxo gástrico ácido no esôfago, prevenindo assim lesões e erosões esofágicas. Além disso, a saliva também auxilia na fala.

PRODUTOS SECRETÓRIOS SALIVARES

Os componentes proteicos da saliva incluem enzimas digestivas. A saliva inicia a digestão dos carboidratos pela ação da **amilase salivar**. Essa enzima não é necessária para a digestão adequada do amido em indivíduos saudáveis, mas pode assumir uma importância maior em neonatos, nos quais há um atraso no desenvolvimento da expressão da amilase pancreática. As enzimas salivares são "reservas" necessárias apenas se outras fontes estiverem reduzidas. Em pacientes com insuficiência pancreática, por exemplo, a síntese enzimática salivar pode estar modestamente aumentada.

A lisozima salivar e outros peptídeos antibacterianos limitam a colonização da cavidade oral por micróbios. A **lactoferrina** sequestra ferro, inibindo assim o crescimento de bactérias que necessitam dessa substância. A saliva também contém quantidades significativas de IgA secretória, a qual contribui para a defesa imunológica.

Em termos de funções lubrificantes e solubilizantes da saliva, os constituintes mais importantes são as **mucinas** e a água. As moléculas de mucina são grandes glicoproteínas com propriedades viscoelásticas. A água é o principal componente da saliva e é secretada em taxas muito altas. Em taxas máximas de secreção, os volumes produzidos pelas glândulas salivares podem exceder 1 mL/min/g de tecido glandular, sendo necessárias altas taxas de fluxo sanguíneo para suprir esse fluido. Em um adulto, cerca de 500 mL de saliva são produzidos diariamente.

A saliva também contém uma variedade de solutos inorgânicos, incluindo cálcio e fosfato, que são importantes para a formação e manutenção dos dentes. A secreção primária dos ácinos salivares possui uma composição iônica comparável ao plasma. Entretanto, quando a secreção se move ao longo dos ductos, a composição se modifica por processos de transporte ativo, conforme será descrito posteriormente.

ANATOMIA DAS GLÂNDULAS SALIVARES

Assim como o pâncreas, as **glândulas salivares** são constituídas por ácinos semelhantes a cachos de uva, os quais drenam em um sistema de ductos intercalares e intralobulares (estriados) e, finalmente, em ductos interlobulares que drenam para o interior da cavidade oral. Os ácinos individuais e os ductos associados também são envolvidos por uma bainha de **miofibroblastos**, que são células contráteis importantes, as quais fornecem uma força hidrostática que expele a saliva da glândula, contribuindo assim para as altas taxas de secreção. As glândulas salivares também recebem extensas inervações simpática e parassimpática. Os eferentes simpáticos originam-se no **centro salivatório** adjacente ao complexo dorsal do vago, ao passo que os parassimpáticos partem dos **núcleos salivatórios**.

CÉLULAS ACINARES

As glândulas salivares são heterogêneas em sua estrutura e funções específicas. Os ácinos das **glândulas parótidas**, que drenam na parte superior da boca pelo ducto parotídeo, consistem inteiramente em células serosas e, portanto, são responsáveis pelo fornecimento dos constituintes proteicos da saliva. A **glândula sublingual**, localizada abaixo da língua, possui predominantemente ácinos mucosos, responsáveis pela secreção de muco e água, mas também possui alguns ácinos serosos. A **glândula submandibular**, situada abaixo da mandíbula, possui uma mistura de ácinos serosos e mucosos.

CÉLULAS DOS DUCTOS

Quando a saliva segue seu caminho para fora dos ácinos, ela passa através de um sistema de ductos. Os **ductos intercalares**, conectados diretamente aos ácinos, servem para conduzir a saliva para fora do ácino e impedir o seu refluxo. As células dos **ductos intralobulares** estriados, por outro lado, são células epiteliais polarizadas com funções especializadas de transporte. Além disso, as células epiteliais dos ductos intralobulares possuem junções oclusivas intercelulares bem desenvolvidas, as quais limitam significativamente a permeabilidade desse segmento da glândula em relação aos ácinos permeáveis.

REGULAÇÃO DA SECREÇÃO SALIVAR

REGULAÇÃO NEURAL

As glândulas salivares são únicas no sistema gastrintestinal pelo fato de a regulação destas ser mediada exclusivamente por vias neurócrinas, e não por hormônios gastrintestinais, ao menos a curto prazo. As glândulas salivares também são caracterizadas por serem positivamente reguladas tanto pelos ramos simpáticos como pelos parassimpáticos do **sistema nervoso autônomo**. Entretanto, quantitativamente, a regulação predominante da taxa secretória e da composição da saliva ocorre por vias parassimpáticas, com os eferentes simpáticos desempenhando apenas um papel modificador.

Regulações parassimpática e simpática

O **sistema nervoso parassimpático** inicia a secreção salivar e pode sustentar altas taxas de secreção. Os nervos originam-se no núcleo salivatório do bulbo e recebem estímulos de centros superiores, interpretando a necessidade de alterações na secreção salivar tanto em condições fisiológicas como patológicas. Os reflexos condicionados, como olfato e o paladar, assim como os reflexos de pressão transmitidos da cavidade oral, estimulam significativamente o efluxo parassimpático, ao passo que a fadiga, o sono, o medo e a desidratação suprimem a neurotransmissão. A náusea também estimula a salivação, provavelmente para proteger a cavidade oral e o esôfago dos efeitos lesivos do ácido gástrico vomitado e de outros conteúdos intestinais. O estímulo parassimpático para as glândulas salivares é mediado pela ACh atuando em **receptores muscarínicos**. Além dos efeitos sobre as células acinares e as células dos ductos das glândulas, a inervação parassimpática causa dilatação dos vasos sanguíneos que suprem as glândulas, suprindo as necessidades de líquidos e substâncias metabólicas para manter as altas taxas da secreção.

Os eferentes do **sistema nervoso simpático**, que passam através do gânglio cervical superior, também terminam nas glândulas salivares. Acredita-se que esses nervos não sejam capazes de, independentemente, iniciar e sustentar a secreção, mas podem potencializar os efeitos da regulação parassimpática por meio da liberação de noradrenalina que atua nos receptores beta-adrenérgicos.

BASE CELULAR DA SECREÇÃO SALIVAR

CÉLULAS ACINARES

As células acinares liberam seus conteúdos proteicos e mucosos por um processo de exocitose, análogo ao da liberação enzimática nos ácinos pancreáticos. Essas respostas envolvem a mobilização do cálcio intracelular após a ativação dos receptores muscarínicos pela ACh. As células acinares também secretam ativamente os íons cloreto, bicarbonato e potássio para a secreção salivar primária. Como os ácinos são relativamente permeáveis, o sódio e a água seguem paracelularmente pelas junções oclusivas, e a secreção inicial possui uma composição iônica semelhante à do plasma.

CÉLULAS DOS DUCTOS

Assim como no pâncreas, as células dos ductos nas glândulas salivares modificam a composição da saliva à medida que essa passa pelas células. A composição iônica da saliva altera-se quando a taxa de fluxo aumenta (Figura 51-9). Em baixas taxas de secreção, a saliva é hipotônica em relação ao plasma e possui concentrações maiores de potássio do que de sódio, o que representa uma situação oposta à observada no plasma. A concentração de cloreto também é muito inferior à do plasma. Essas alterações no conteúdo iônico acontecem por eventos de transporte ativo que ocorrem nas células dos ductos (Figura 51-10). O sódio e o cloreto são reabsorvidos através da membrana apical, em troca de prótons e bicarbonato, respectivamente. Os prótons são reciclados para transferir potássio ao lúmen dos ductos. Na membrana basolateral, a força que impulsiona a captação de sódio é fornecida por uma sódio-potássio-ATPase, e um canal de potássio fornece o potássio para a secreção na saliva. Como o epitélio dos ductos possui uma baixa permeabilidade passiva, a água não pode atravessar rapidamente as junções oclusivas com taxas moderadas de secreção salivar, não acompanhando o ritmo da reabsorção ativa de sódio e cloreto, e por isso a saliva torna-se hipotônica. Além disso, devido à secreção de bicarbonato no lúmen, sem um próton acompanhante, o pH da saliva aumenta progressivamente até cerca de 8, quando ela entra na boca.

Em taxas muito altas de secreção salivar, as concentrações de sódio e potássio assemelham-se mais àquelas do plasma. A concentração de cloreto também aumenta quando a taxa de fluxo salivar se eleva. Essas alterações na composição devem-se ao fato de que o tempo de permanência da saliva nos ductos é muito curto para as células serem capazes de modificar significativamente a composição salivar.

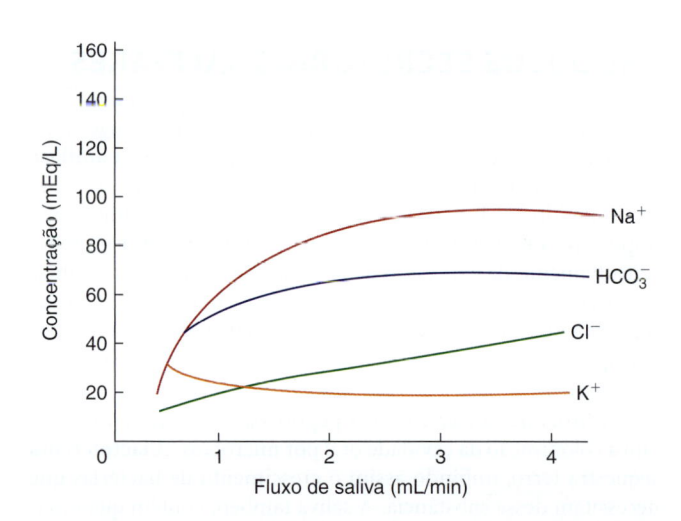

FIGURA 51-9 Composição da saliva em função da sua taxa de fluxo. Observa-se que a saliva se torna menos hipotônica quando a taxa de fluxo aumenta. (Reproduzida com permissão de Barrett KE: *Gastrointestinal Physiology*. New York: Lange Medical Books/McGraw-Hill, Medical Pub. Division, 2006.)

FIGURA 51-10 Vias de transporte iônico nas células epiteliais dos ductos salivares. NHE, trocador-sódio-hidrogênio. (Reproduzida com permissão de Barrett KE: *Gastrointestinal Physiology*. New York: Lange Medical Books/McGraw-Hill, Medical Pub. Division, 2006.)

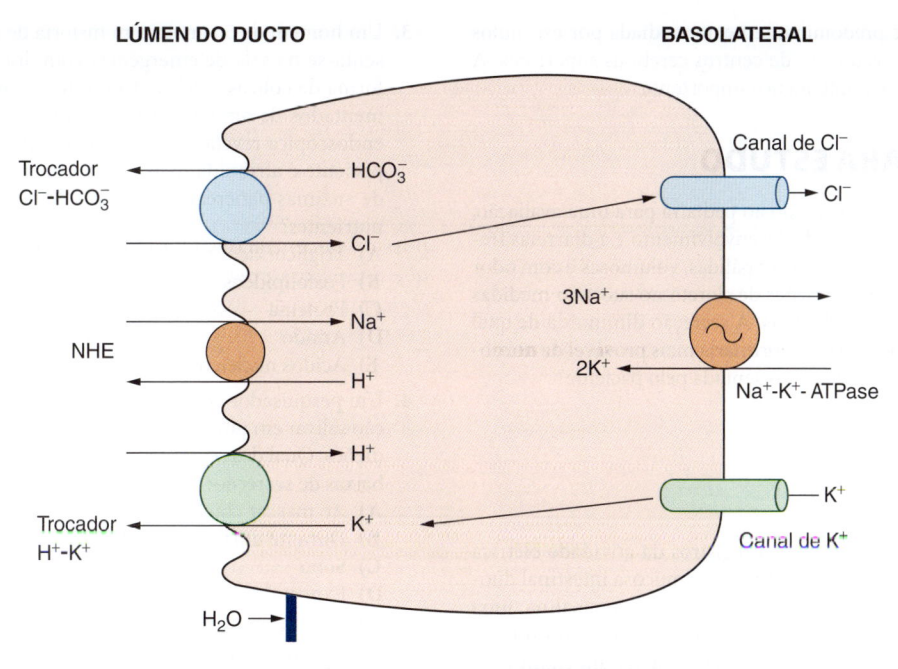

CORRELAÇÃO CLÍNICA

Um casal de caucasianos leva seu filho de dois meses ao pediatra para uma consulta. É observado que o bebê apresenta baixo peso, e sua mãe relata que ele frequentemente tosse, vomita algumas vezes após a alimentação e possui um gosto salgado na pele. Após a administração do agonista muscarínico *pilocarpina*, para estimular a secreção das glândulas sudoríparas, as concentrações de cloreto no suor encontram-se significativamente elevadas. Testes genéticos posteriores revelam que os dois pais são heterozigotos para uma mutação que resulta na deleção do resíduo de fenilalanina na posição 508 do CFTR, o que estabelece um diagnóstico de *fibrose cística*. A condição da criança melhora com a suplementação da dieta com uma preparação oral de enzimas pancreáticas, assim como pela fisioterapia destinada a deslocar as secreções respiratórias espessas; porém, infecções pulmonares recorrentes frequentemente requerem tratamento com antibióticos.

As complicações respiratórias, devido à insuficiência em limpar o muco espesso das vias aéreas, são em geral as causas mais significativas da morbidade e da mortalidade na fibrose cística. A função pancreática também pode ser alterada no distúrbio genético da fibrose cística, em que mutações levam à função anormal do canal de cloreto CFTR. Na realidade, a doença foi nomeada por anormalidades histológicas císticas características, observadas no pâncreas dos pacientes afetados. Embora a síntese e a secreção das enzimas pancreáticas sejam normais em pacientes com fibrose cística, a incapacidade relativa dos ductos de secretar bicarbonato e água faz as enzimas não poderem ser apropriadamente expelidas do órgão, e apenas quantidades limitadas alcançam o lúmen intestinal. Além disso, as enzimas que atingem o lúmen são inativadas, devido à insuficiência em neutralizar o ácido gástrico. Esses achados destacam o papel das células dos ductos na função pancreática normal. De fato, em pacientes com mutações graves no CFTR, que causam uma redução significativa na função do canal, o pâncreas exócrino pode ser amplamente destruído durante a vida fetal, devido à ação das enzimas proteolíticas retidas, que se tornam inapropriadamente ativadas e lesionam o tecido. Tais pacientes possuem *insuficiência pancreática* e são tratados com suplementos orais de enzimas pancreáticas, junto com antiácidos, para permitir uma nutrição adequada. Os pacientes com mutações brandas podem possuir certo grau de função pancreática, pelo menos na fase inicial da vida, mas estão sob maior risco de desenvolvimento de inflamação do pâncreas (*pancreatite*) com o envelhecimento.

RESUMO DO CAPÍTULO

- A secreção pancreática proporciona a digestão das refeições.
- Os ácinos pancreáticos fornecem enzimas, enquanto os ductos fornecem o líquido; os principais reguladores de cada tipo celular são a CCK e a secretina, respectivamente.
- A secreção pancreática é iniciada durante a fase cefálica, mas é mais proeminente quando a refeição está no duodeno.
- O pâncreas tem várias linhas de defesa para proteger-se da autodigestão. Quando essas linhas falham, ocorre a pancreatite.
- A secreção salivar compartilha várias semelhanças com a secreção pancreática.

- A secreção salivar é predominantemente mediada por estímulos parassimpáticos, provenientes de centros cerebrais superiores. A regulação hormonal é muito menos importante.

QUESTÕES PARA ESTUDO

1. Um menino de 4 anos é levado ao pediatra para uma avaliação, devido a uma deficiência de desenvolvimento e a diarreias frequentes, caracterizadas por fezes pálidas, volumosas e com odor desagradável. As concentrações de cloreto no suor são medidas e observa-se que estão elevadas. A secreção diminuída de qual produto pancreático é a causa primária mais provável da má absorção aparente de lipídeos apresentada pelo paciente?
   A) Lipase
   B) Procolipase
   C) Peptídeo monitor
   D) Colecistocinina
   E) Bicarbonato

2. Em um experimento, são feitos registros da atividade elétrica em nervos aferentes que se originam na mucosa intestinal duodenal durante a perfusão luminal sequencial com salina, uma solução de proteína hidrolisada, e uma solução com proteína intacta. As taxas de disparo neuronal aumentaram significativamente no período em que a proteína intacta foi infundida, comparando-se com as outras duas soluções. O disparo nesses nervos foi maior provavelmente por um aumento na concentração mucosa de qual dos seguintes?
   A) Gastrina
   B) Secretina
   C) Somatostatina
   D) ACh
   E) Colecistocinina

3. Um homem de 50 anos, com história de abuso de álcool, apresenta-se na sala de emergência com dor abdominal grave, em forma de cólicas, e febre. Um teste de sangue revela níveis aumentados de amilase sérica, e um procedimento de imagem endoscópica revela um ducto pancreático estreito. A dor nesse paciente é atribuída mais provavelmente à ativação prematura de enzimas pancreáticas capazes de digerir qual dos seguintes nutrientes?
   A) Triglicerídeo
   B) Fosfolipídeos
   C) Proteína
   D) Amido
   E) Ácidos nucleicos

4. Um pesquisador conduz um estudo sobre a regulação da secreção salivar em um grupo de voluntários normais sob várias condições. Qual das seguintes condições foi associada às taxas mais baixas de secreção?
   A) Ao mascar chiclete
   B) Durante uma consulta dentária
   C) Sono
   D) Exposição a um odor nauseante
   E) Condições de repouso

5. Uma paciente do sexo feminino com 50 anos, que sofre há vários anos de ressecamento grave dos olhos devido à produção inadequada de lágrimas, foi encaminhada ao gastrenterologista para a avaliação de azia crônica. Um exame endoscópico revela erosões e outras lesões no esôfago distal, logo acima do esfíncter esofágico inferior. A produção reduzida de qual dos seguintes componentes salivares deve ter contribuído mais para a lesão tecidual?
   A) Lactoferrina
   B) Muco
   C) IgA
   D) Bicarbonato
   E) Amilase

Absorção e Secreção de Água e Eletrólitos

CAPÍTULO 52

Kim E. Barrett

OBJETIVOS

- Entender o significado fisiológico da regulação do conteúdo de água luminal e o equilíbrio diário de líquidos.
- Descrever a anatomia funcional do epitélio intestinal que permite sua função como regulador do movimento de líquidos.
- Definir as vias pelas quais os eletrólitos podem ser transferidos através das barreiras epiteliais.
- Descrever como um conjunto limitado de vias de transporte de membrana é organizado para estabelecer os mecanismos de transporte transepitelial.
- Identificar as principais vias de transporte de eletrólitos dos intestinos delgado e grosso, bem como seus mecanismos intracelulares de regulação.
- Identificar como os elementos subepiteliais e outros sistemas reguladores interferem na função de transporte epitelial.
- Compreender como a função de transporte epitelial é integrada à motilidade intestinal.
- Definir as principais alterações patológicas do transporte intestinal de eletrólitos e suas consequências.

PRINCÍPIOS BÁSICOS DO TRANSPORTE INTESTINAL DE LÍQUIDOS

PAPEL E SIGNIFICADO

O controle da quantidade de líquidos no lúmen intestinal é fundamental para a função intestinal normal. Esse ambiente líquido permite o contato das enzimas digestivas com as partículas de alimento, bem como a difusão dos nutrientes digeridos aos seus locais finais de absorção. A fluidez dos conteúdos intestinais também possibilita o trânsito ao longo do trato gastrintestinal sem lesão ao epitélio de revestimento.

Grandes volumes de líquidos são manipulados pelo intestino durante a digestão e a absorção dos alimentos. A maior parte desse líquido é fornecida pelo intestino e pelos órgãos que drenam até ele. A carga diária de líquidos aproxima-se de 9 L em adultos (Figura 52-1). Em condições de saúde, esse grande volume é posteriormente recuperado pelo intestino para evitar a desidratação. Tanto o intestino delgado como o grosso possuem também uma grande capacidade reserva de absorção, e é apenas quando esta é excedida que ocorre a perda excessiva de água pelas fezes, observada clinicamente como diarreia.

ELETRÓLITOS ENVOLVIDOS

As células epiteliais expressam várias propriedades especializadas que as permitem controlar o movimento de líquidos. As mais importantes são as junções oclusivas intracelulares, que restringem o fluxo passivo de solutos e o refluxo destes uma vez que tenham sido secretados ou absorvidos. A água é transportada passivamente através do epitélio intestinal, em resposta aos gradientes osmóticos estabelecidos pelo transporte ativo de eletrólitos e outros solutos. Assim como em outros epitélios transportadores, como no néfron, as vias de transporte ativo de eletrólitos compartilham certas características definidas (Tabela 52-1). Essas vias de trans-

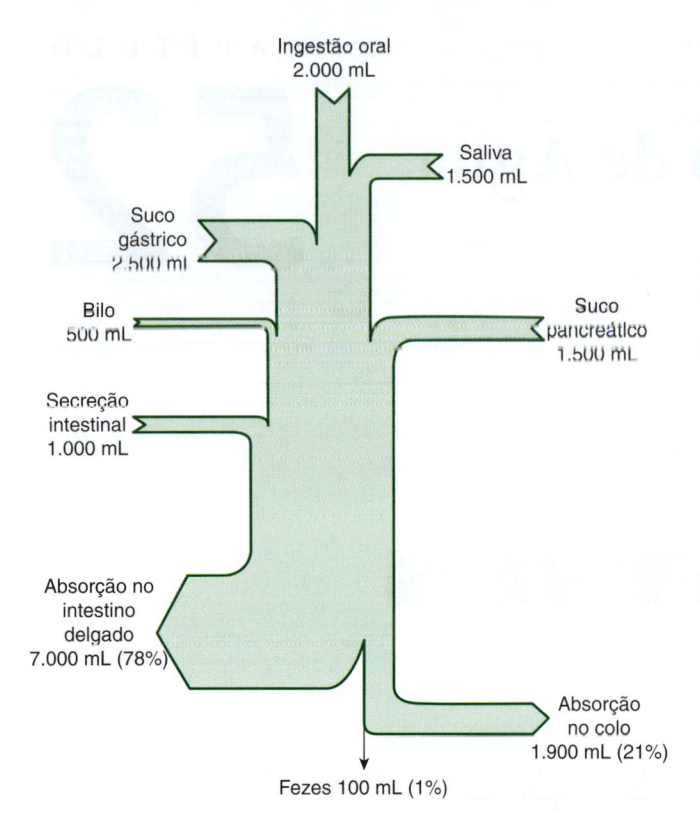

FIGURA 52-1 Balanço hídrico diário no trato gastrintestinal de um humano adulto saudável. A quantidade de ingestão oral varia entre os indivíduos, dependendo dos tipos de refeições. Deve-se observar que mesmo em condições de saúde, existe um fluxo secretório significativo de líquidos a partir do intestino. (Modificada com permissão de Barrett KE. e Dharmsathaphorn K: Transport of water and electrolytes in the gastrointestinal tract: physiological mechanisms, regulation and methods for study. In: *Maxwell and Kleeman's Clinical Disorders of Fluid and Electrolyte Metabolism*, 5th ed. Narins RG [editor]. McGraw-Hill, New York, 1994.)

porte movimentam um soluto através de apenas uma membrana em uma célula epitelial polarizada. Os mecanismos de transporte transepitelial, por sua vez, movimentam solutos através de todo o epitélio. Além disso, tanto a absorção como a secreção podem ocorrer simultaneamente em um dado segmento do trato gastrintestinal. Isso ocorre principalmente porque a maioria das células das vilosidades (ou células superficiais no colo) é do tipo absortivo, ao passo que as células epiteliais das criptas são secretoras. Em geral, os mecanismos absortivos para os líquidos estão centrados no movimento ativo de sódio, enquanto os fluxos secretórios de líquido no intestino são impulsionados pelo movimento eletrogênico de íons cloreto, embora a secreção de bicarbonato também seja significativa em determinados segmentos. Além disso, os mecanismos de transporte que são expressos no intestino delgado e grosso diferem, devido à relativa escassez de nutrientes no último segmento (Tabelas 52-2 e 52-3).

TABELA 52-1 Características das vias de transporte ativo através da membrana

Medeia o transporte ladeira acima (*uphill*) contra um gradiente eletroquímico
Efetivo em baixas concentrações luminais
Demonstra cinética saturável
Necessita de energia celular
Demonstra alta especificidade iônica

TABELA 52-2 Mecanismos de transporte iônico no intestino delgado

Secreção de bicarbonato
Absorção de nutrientes acoplada ao sódio
Absorção de nutrientes acoplada a prótons
Absorção eletricamente neutra de NaCl
Secreção de cloreto
Absorção de ácido biliar acoplada ao sódio
Absorção de cálcio e ferro[a]

[a]Não são os principais determinantes do transporte de líquidos.

CONSIDERAÇÕES ANATÔMICAS

AMPLIFICAÇÃO DA ÁREA DE SUPERFÍCIE INTESTINAL

A capacidade do intestino para o transporte de grandes volumes de água relaciona-se com sua área de superfície, que é significativamente amplificada. De fato, a área de superfície de um intestino delgado adulto excede àquela de uma quadra de tênis. O intestino não é um simples cilindro, mas em vez disso, é amplificado inicialmente por pregas da mucosa, depois pela presença de criptas e vilosidades, e finalmente pela presença de microvilosidades nos polos apicais das células epiteliais individuais. Em geral, a área de superfície é aumentada 600 vezes por essas estruturas físicas. Essa amplificação da área de superfície não apenas permite a manipulação de grandes volumes de líquidos, necessários para o funcionamento normal do intestino, mas também fornece a capacidade de reserva para a absorção de líquidos em casos de disfunções. Entretanto, a amplificação da superfície, particularmente nas criptas, também confere uma capacidade de reserva correspondente para a secreção de líquido intestinal. Se tal secreção for extensa e prolongada, ela pode levar rapidamente à desidratação grave, caso não seja tratada.

TABELA 52-3 Mecanismos de transporte iônico no colo

Absorção eletrogênica de sódio
Absorção eletricamente neutra de NaCl
Absorção de ácidos graxos de cadeia curta
Secreção de cloreto
Absorção/secreção de potássio[a]

[a]Não é o principal determinante do transporte de líquidos.

INERVAÇÃO E CÉLULAS REGULATÓRIAS

Conforme visto nos capítulos anteriores, o epitélio intestinal repousa sobre uma **lâmina própria**, que é uma fonte rica de potenciais fatores reguladores. Além dos reguladores endócrinos, o transporte epitelial de eletrólitos é controlado por mediadores parácrinos fornecidos por células enteroendócrinas locais, mediadores imunes e neurócrinos liberados a partir dos nervos eferentes secretomotores, os quais se originam predominantemente no plexo submucoso do **sistema nervoso entérico**. As próprias células epiteliais também podem produzir fatores autócrinos que regulam suas funções de transporte.

Os sistemas regulatórios que medeiam alterações no transporte epitelial não agem isoladamente. Na verdade, ocorre uma significativa interação entre as várias formas de comunicação. Por exemplo, alguns mediadores imunológicos podem exercer efeitos diretos sobre as células epiteliais e também outros efeitos que são mediados secundariamente pela ativação dos nervos entéricos. As interações entre os vários sistemas regulatórios também proporcionam a regulação coordenada das funções de transporte e motilidade.

REGULAÇÃO DO TRANSPORTE DE ÁGUA E DE ELETRÓLITOS

NÍVEIS DE REGULAÇÃO

Muito do conhecimento sobre o controle do movimento intestinal de líquidos provém de estudos sobre os fatores que regulam a secreção de líquidos, a qual é impulsionada principalmente pela secreção de íons cloreto. A absorção de líquidos, particularmente no período pós-prandial, consiste mais em uma resposta passiva impulsionada pela presença de nutrientes e não está muito sujeita à regulação por mecanismos intra e intercelulares. Por outro lado, na ausência de nutrientes, o intestino absorve líquidos para equilibrar as vias secretórias por meio da absorção de íons sódio e cloreto. Essas vias independentes de nutrientes para absorção de líquidos estão sujeitas à regulação intra e intercelular. Em geral, as vias regulatórias que estimulam a secreção de cloreto inibem a absorção de cloreto de sódio, e vice-versa. Entretanto, isso não se aplica à absorção acoplada aos nutrientes, que pode continuar sem oposição até mesmo sob circunstâncias que levam à estimulação da secreção de cloreto. Esse último ponto destaca a eficiência das chamadas **soluções de reidratação oral**, que são utilizadas para tratar a desidratação que acompanha doenças com diarreia grave, como a **cólera**, em que líquidos intravenosos não estão disponíveis.

Reflexos curtos e longos

O transporte epitelial intestinal é regulado por neurotransmissores originados das terminações nervosas do **sistema nervoso entérico**. Os efetores mais potentes neste caso incluem a **acetilcolina (ACh)** e o **polipeptídeo intestinal vasoativo (VIP)**, os quais podem estimular diretamente as células epiteliais a secretarem cloreto. Parte do estímulo neural para o controle do transporte epitelial origina-se quase certamente no sistema nervoso central, e esse estímulo é então interpretado e integrado com a informação local, para finalmente afetar a atividade dos neurônios secretomotores. De forma semelhante, os **reflexos vagovagais** provavelmente ajustam a função de transporte epitelial às condições resultantes do estado físico dos conteúdos luminais, como no caso da ativação dos receptores de estiramento. Contudo, além desses reflexos "longos", reflexos "curtos" ou locais podem ser iniciados pela pressão exercida sobre a mucosa, a qual modela a passagem local do bolo alimentar. Por sua vez, isso causa a liberação de **5-hidroxitriptamina** a partir das **células enterocromafins** locais, seguindo-se a ativação de eferentes colinérgicos que estimulam a liberação correspondente de cloreto e, assim, a secreção de líquidos. Esse reflexo pode ser importante na proteção do epitélio contra danos físicos induzidos pela passagem dos componentes da refeição.

Controle humoral

Embora seja atribuído um papel relativamente limitado para os hormônios endócrinos clássicos em relação à mediação de alterações na função de transporte intestinal, pelo menos a curto prazo, outros efetores solúveis possuem efeitos claros e são derivados de fontes parácrinas ou imunológicas. Por exemplo, a produção local de **prostaglandinas**, talvez predominantemente por **miofibroblastos** subepiteliais, desempenha um papel importante na estimulação da secreção de cloreto e bicarbonato. De forma semelhante, a **histamina**, liberada pelos mastócitos que residem na lâmina própria, tem demonstrado ser um secretagogo efetivo de cloreto, embora seu efeito seja transitório. De fato, as células imunológicas efetoras que liberam substâncias capazes de regular o epitélio podem ser consideradas células "sensoriais" especializadas, que alteram a função de transporte em resposta às condições específicas do lúmen, como a presença de substâncias alimentares para as quais um indivíduo é alérgico. Esses e outros supostos reguladores humorais da secreção e/ou absorção intestinal estão listados na Tabela 52-4.

Os reguladores humorais do transporte intestinal ligam-se aos receptores localizados no polo basolateral das células epiteliais intestinais. Entretanto, deve ser enfatizado que tais efetores podem alterar a função epitelial não apenas por meio da ligação direta, mas também pela ativação secundária de outros elementos subepiteliais. Dessa forma, a função intestinal secretória e/ou absortiva pode ser mais bem integrada com outras funções fisiológicas do intestino, como a motilidade e o fluxo sanguíneo. Por sua vez, agonistas que alteram essas últimas funções podem ter efeitos indiretos sobre a secreção e a absorção intestinais. A taxa efetiva de movimento de uma determinada substância através do epitélio intestinal refletirá não apenas o

TABELA 52-4 Principais reguladores endógenos do transporte iônico intestinal

Dependente de nucleotídeos cíclicos	Dependente de cálcio
Polipeptídeo intestinal vasoativo (VIP)	Acetilcolina (ACh)
Prostaglandinas	Histamina
Guanilina (GMPc)	5-Hidroxitriptamina
5'AMP/adenosina	Ácidos biliares

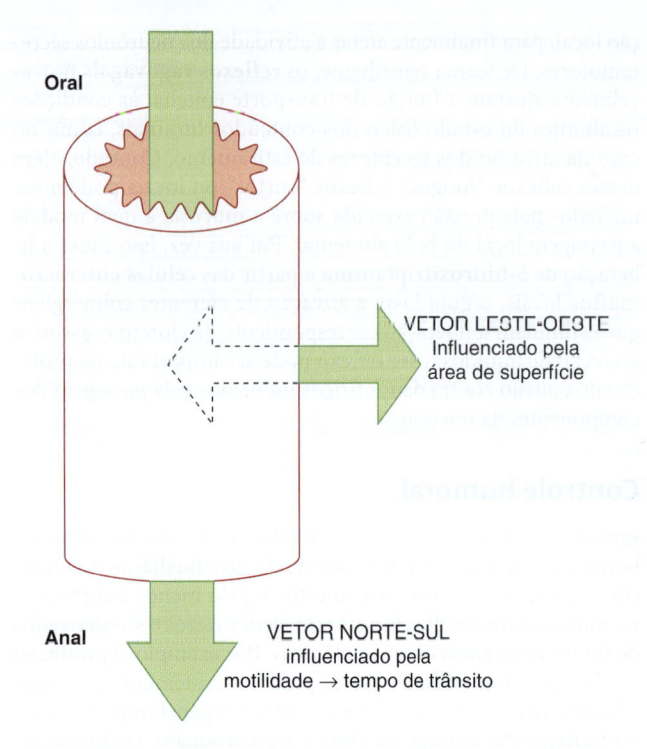

FIGURA 52-2 Integração das influências sobre o movimento de líquidos no intestino. O fluxo geral de líquidos depende da área de superfície disponível para o transporte iônico e do tempo de permanência no lúmen. (Modificada com permissão de Barrett KE: *Gastrointestinal Physiology*. New York: Lange Medical Books/McGraw-Hill, Medical Pub. Division, 2006.)

vetor "leste-oeste" de absorção/secreção, mas também o vetor "norte-sul" do movimento ao longo do trato gastrintestinal (Figura 52-2). Assim, se a motilidade aumentar, apressando o trânsito das substâncias ao longo do intestino, haverá menos tempo para que a absorção ocorra (ou, inversamente, para a secreção ativa contribuir com as cargas de líquido luminal). Se o trânsito for reduzido, a absorção pode captar melhor o volume de líquido presente. Esse último princípio destaca a eficácia de várias medicações antidiarreicas e particularmente de fármacos opioides, como o **loperamida**.

Reguladores luminais

O epitélio também está posicionado para responder às substâncias presentes no lúmen intestinal e expressa vários receptores apicais para tais agentes. A **guanilina** é um peptídeo regulador da secreção epitelial de cloreto, sintetizado pelas células enteroendócrinas e liberado no lúmen. O papel fisiológico dessa substância pode ser a coordenação da manipulação do sal pelos intestinos delgado e grosso, ajustando-a com a dos rins. Os **ácidos biliares**, que são sintetizados pelo fígado para auxiliar na digestão e na absorção de lipídeos, também constituem estímulos apicais para a secreção de cloreto no colo. Entretanto, em circunstâncias normais, os ácidos biliares são reabsorvidos no íleo terminal, quando eles não são mais necessários para solubilizar os produtos da digestão lipídica, e dessa forma, a chamada diarreia induzida por ácidos biliares é observada apenas no curso de alguma doença.

REGULAÇÃO AGUDA

A regulação aguda do transporte de líquidos e eletrólitos intestinais ocorre para atender às necessidades de fluidez luminal a cada instante. O transporte intestinal alterado também pode ocorrer independentemente da presença de uma refeição no lúmen gastrintestinal, notavelmente quando estimulado pelo sistema nervoso central em períodos de ameaça ou estresse. Nesses casos, enquanto ambos os processos de secreção e de absorção ocorrem simultaneamente, em condições de saúde, o vetor absortivo normalmente predomina, sendo que a maior parte do líquido utilizado para a digestão e absorção é reciclada (Figura 52-3).

Os neurotransmissores liberados dos neurônios secretomotores entéricos, assim como os efetores parácrinos de células enteroendócrinas locais ou de outros elementos subepiteliais, alteram a capacidade funcional das células epiteliais transportadoras de realizar o transporte através de suas membranas apical e basolateral. De forma aguda, as vias de segundos mensageiros

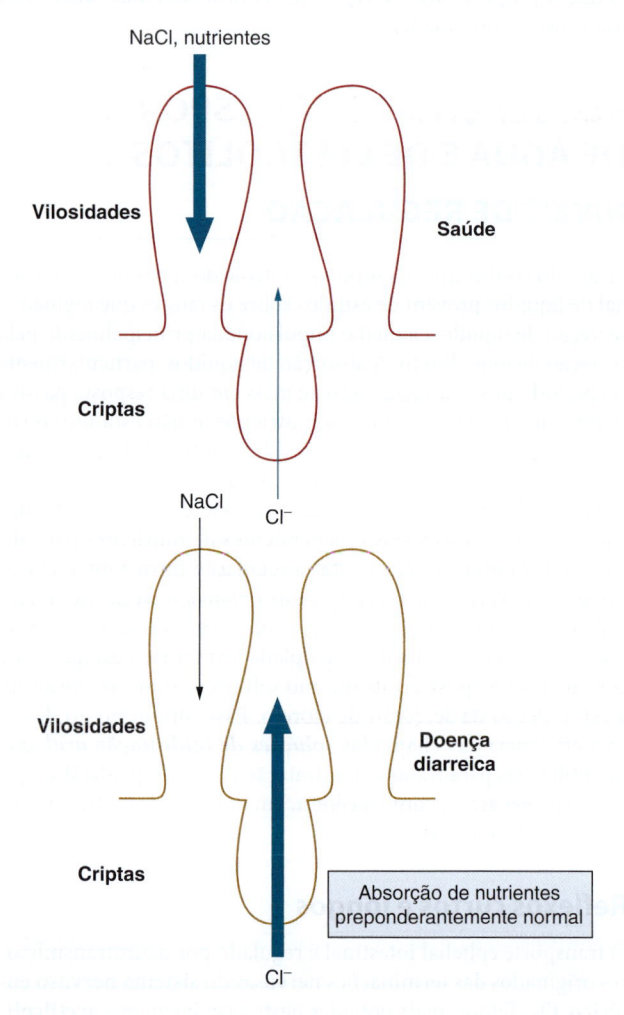

FIGURA 52-3 Equilíbrio entre absorção e secreção em condições de saúde e na doença diarreica secretora. Observa-se que a absorção de nutrientes no intestino delgado é preponderantemente normal no curso da diarreia secretora. (Modificada com permissão de Barrett KE: *Gastrointestinal Physiology*. New York: Lange Medical Books/McGraw-Hill, Medical Pub. Division, 2006.)

ativadas pelos reguladores neuro-humorais alteram a condição de ativação dos transportadores e/ou redistribuem os transportadores no interior das próprias células epiteliais. A distribuição de transportadores adicionais pré-formados à membrana aumentará a capacidade de transporte, ao passo que a recuperação endocítica a reduzirá.

ADAPTAÇÃO CRÔNICA

O intestino também é capaz de alterar sua capacidade de conduzir água e de transportar eletrólitos de uma forma crônica (por dias ou semanas), a fim de adaptar-se às alterações nas condições eletrolíticas do corpo como um todo.

O hormônio **aldosterona** constitui um importante regulador do transporte de sódio no intestino, em adição ao seu papel similar no sistema renal (ver Capítulos 45 e 65). Quando a dieta possui pouco sal, a aldosterona é liberada e aumenta a expressão dos transportadores necessários para a absorção de sódio no colo. O efeito resultante é a retenção ativa de sódio pelo colo. Processos semelhantes permitem o aumento ou a diminuição da retenção de outros eletrólitos importantes. Por exemplo, uma diminuição do cálcio plasmático aumenta os níveis de **1,25 di-hidroxicolecalciferol**, o qual estimula a expressão de proteínas necessárias à absorção de cálcio no intestino delgado. De forma inversa, os níveis de transportadores envolvidos na absorção intestinal de ferro estão diminuídos em pacientes que sofrem da doença **hemocromatose**, que está associada à sobrecarga dos depósitos corporais de ferro.

BASE CELULAR DO TRANSPORTE
MECANISMOS ABSORTIVOS

Os mecanismos absortivos expressos no intestino delgado e no colo estão resumidos nas Tabelas 52-2 e 52-3. Ao longo do intestino delgado, o sódio é captado juntamente com diversos nutrientes, como exemplificado pela absorção de sódio acoplado à glicose (Figura 52-4). Esse e outros mecanismos de transporte relacionados, como aqueles impulsionados por aminoácidos específicos, dependem da baixa concentração de sódio estabelecida pela bomba Na^+-K^+-**ATPase** basolateral. A captação apical de sódio e glicose (ou galactose) é um processo acoplado que ocorre por um cotransportador, o **SGLT-1**. Associando-se o movimento da glicose ao sódio, a glicose pode mover-se contra seu gradiente de concentração, mesmo quando as concentrações luminais desse nutriente são baixas. A glicose assim absorvida é então utilizada pelo enterócito ou transportada para a corrente sanguínea por difusão facilitada (por meio do **GLUT2**). Os ânions (principalmente o cloreto) e a água seguem passivamente através das junções oclusivas. O transporte acoplado ao sódio também permite a captação ativa de ácidos biliares conjugados, embora nesse caso o mecanismo de transporte esteja restrito ao íleo terminal. No colo, onde a glicose luminal está ausente, um mecanismo similar permite a captação eletrogênica de sódio por meio da substituição do SGLT-1 pelo **canal epitelial de sódio** (**ENaC**, do inglês *epithelial Na^+ channel*) – Figura 52-5.

Pequenos peptídeos, que são produtos da digestão de proteínas da dieta, são absorvidos por um transportador apical conhecido como **PepT1**, acoplado à captação de prótons. O PepT1 é um transportador caracterizado por sua capacidade de acomodar uma grande variação de substratos, incluindo dipeptídeos, tripeptídeos e talvez até tetrapeptídeos, constituídos das várias combinações dos 20 aminoácidos que existem naturalmente. Conforme será visto no Capítulo 58, alguns aminoácidos, incluindo os essenciais que não podem ser sintetizados pelo organismo, são absorvidos de maneira eficiente apenas na forma peptídica, devido à falta relativa de transportadores relevantes de aminoácidos.

Entre as refeições, quando os nutrientes não estão disponíveis no lúmen, a absorção de líquidos ainda pode continuar por meio de um mecanismo que envolve a absorção acoplada de sódio e cloreto (Figura 52-6). Trocadores iônicos acoplados na membrana apical transportam o sódio e o cloreto para dentro da célula, em troca de prótons e íons bicarbonato, respectivamente, e ambos os processos de troca necessitam da atividade mútua

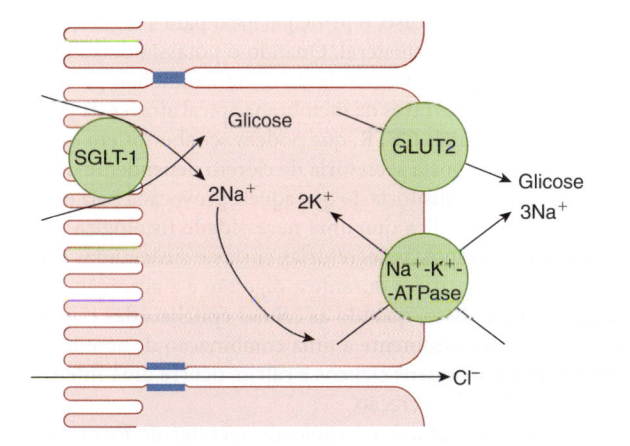

FIGURA 52-4 Absorção de nutrientes acoplada ao sódio exemplificada pela captação de glicose a partir do lúmen intestinal. (Utilizada com permissão de Montrose M.H. et al: Secretion and absorption: small intestine and colon. In: *Textbook of Gastroenterology*, 4th ed. Yamada T, Alpers DH, Kaplowitz N, Laine L, Owyang C, Powell DW [editores]. Philadelphia, PA: Lippincott Williams and Wilkins; 2003.)

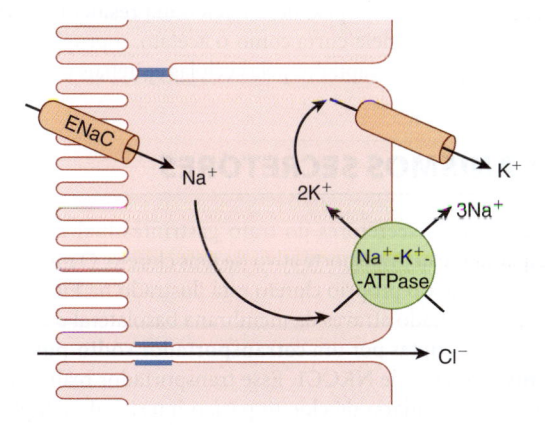

FIGURA 52-5 Absorção eletrogênica de sódio no colo. O sódio entra nas células epiteliais através dos canais epiteliais de sódio (ENaC). (Reproduzida com permissão de Barrett KE, Barman SM, Boitano S, Brooks H: *Ganong's Review of Medical Physiology*, 23rd ed. McGraw-Hill Medical, 2009.)

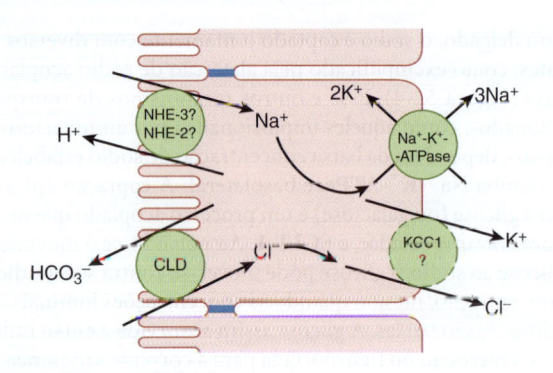

FIGURA 52-6 Absorção eletricamente neutra de NaCl no intestino delgado e no colo. O NaCl entra através da membrana apical pela atividade acoplada do trocador sódio-hidrogênio (NHE) e do trocador cloreto-bicarbonato (CLD). A via de saída basolateral do cloreto permanece especulativa. (Reproduzida com permissão de Barrett KE, Barman SM, Boitano S, Brooks H: *Ganong's Review of Medical Physiology*, 23rd ed. McGraw-Hill Medical, 2009.)

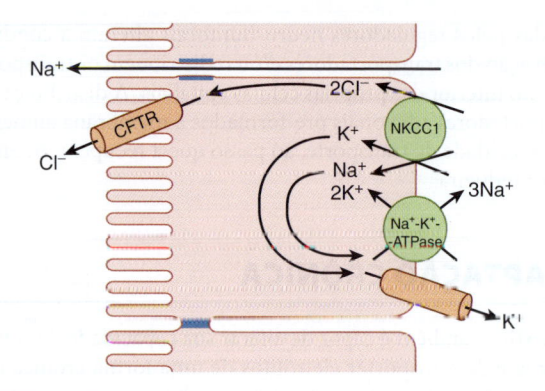

FIGURA 52-7 Secreção de cloreto no intestino delgado e no colo. A captação de cloreto ocorre pelo transportador NKCC1. A saída de cloreto ocorre pelo canal de cloreto regulador de condutância transmembrana da fibrose cística (CFTR) ou talvez pelos canais de cloreto adicionais (não mostrados). (Reproduzida com permissão de Barrett KE, Barman SM, Boitano S, Brooks H: *Ganong's Review of Medical Physiology*, 23rd ed. McGraw-Hill Medical, 2009.)

desses trocadores. Notavelmente, a isoforma **NH3** do **trocador sódio-hidrogênio**, que participa desse mecanismo de transporte, é inibida pelo AMPc; portanto, o processo geral de transporte provavelmente pode ser inibido por este segundo mensageiro.

O intestino delgado também absorve íons ferro e cálcio nas suas formas iônicas, embora as pequenas quantidades desses íons não contribuam de forma significativa para a manipulação dos líquidos. A absorção de cálcio é possível ao longo do intestino delgado de acordo com a demanda geral do organismo, ao passo que a maior parte da absorção de ferro ocorre no intestino delgado proximal, devido à expressão específica de transportadores de membrana necessários para facilitar o movimento de ferro. O ferro da dieta também é manipulado de forma diferenciada, dependendo de ele estar na sua forma heme (derivada da carne), da qual ele é liberado por enzimas lisossômicas após a captação da molécula de heme intacta, ou na sua forma ionizada.

O colo também realiza um processo de transporte absortivo adicional, que recupera um importante subproduto residual do metabolismo. A fibra dietética e outros carboidratos complexos, que não podem ser digeridos pelas enzimas dos mamíferos, são degradados no colo pela flora bacteriana residente e geram ácidos graxos de cadeia curta como o acetato, o propionato e o butirato, os quais são captados pelas células epiteliais colônicas.

MECANISMOS SECRETORES

Os mecanismos secretores do trato gastrintestinal dependem principalmente do transporte ativo de íons cloreto. O mecanismo para a secreção do próprio cloreto está ilustrado na Figura 52-7. O cloreto é captado através da membrana basolateral das células epiteliais das criptas por um **cotransportador sódio-potássio-2 cloretos** chamado de **NKCC1**. Esse transportador realiza a captação ativa secundária de cloreto para o interior do citoplasma celular, aproveitando o gradiente favorável para o movimento de sódio, estabelecido pela Na^+-K^+-ATPase basolateral. O potássio que é cotransportado é reciclado através da membrana basolateral por canais que podem ser ativados tanto pelo AMPc como pelo cálcio. O cloreto acumula-se assim no citoplasma, pronto para sair da célula através da membrana apical, quando os canais de cloreto são abertos em resposta às vias de segundos mensageiros. A via quantitativamente mais significativa para a saída de cloreto é o **canal CFTR**; existem algumas evidências que também sugerem um papel acessório desempenhado por canais de cloreto adicionais. O efeito resultante é o movimento eletrogênico de cloreto da corrente sanguínea para o lúmen; a água e o sódio seguem passivamente através das junções oclusivas para manter a neutralidade. Em resposta a agonistas como o VIP ou as prostaglandinas, os níveis de AMPc aumentam no citoplasma das células das criptas, o que por sua vez resulta na ativação da PKA. Essa enzima pode fosforilar e abrir o canal de cloreto CFTR, resultando em um surto inicial de secreção de cloreto (Figura 52-8). Os agonistas dependentes de AMPc para esse processo são ainda notáveis pelo fato de poderem provocar respostas secretórias sustentadas. Por outro lado, agonistas como a ACh, a histamina e provavelmente os ácidos biliares provocam a secreção de cloreto pelo aumento nas concentrações de cálcio citoplasmático. Nesse caso, o principal local para a regulação é um canal de potássio basolateral. Quando o potássio deixa a célula, a força que impulsiona a saída de cloreto aumenta, permitindo que o cloreto flua através da membrana apical através da pequena proporção de canais CFTR, que podem ser abertos em qualquer momento. A resposta secretória de cloreto dependente de cálcio é menor e mais transitória do que aquela provocada pela elevação no AMPc. Isso indica que uma necessidade fisiológica é capaz de acionar as respostas secretórias curtas e sustentadas sob circunstâncias específicas durante a digestão e a absorção de uma refeição. Além disso, quando as células epiteliais das criptas são expostas simultaneamente a uma combinação de agonistas que atuam via nucleotídeos cíclicos e cálcio, ocorre uma intensificação sinergística da secreção.

O intestino também é capaz de secretar de forma ativa o bicarbonato (Figura 52-9). Esse mecanismo é particularmente proeminente no duodeno proximal, o qual deve-se defender dos potenciais efeitos lesivos do suco gástrico ácido. Esse mecanismo é semelhante à secreção pancreática de bicarbonato, conforme discutido no capítulo anterior. Assim como a secreção de cloreto, o processo geral de secreção de bicarbonato pode ser estimulado

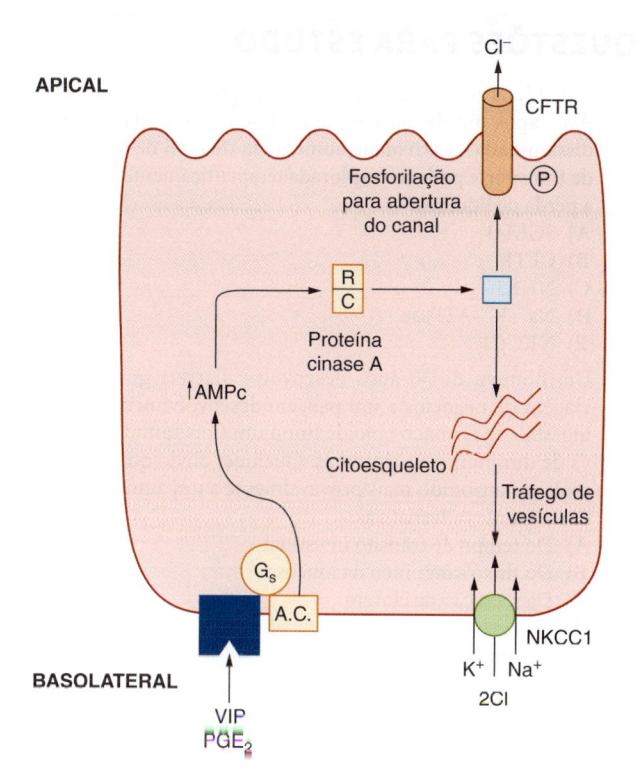

FIGURA 52-8 Regulação da secreção de cloreto pelos agonistas dependentes de AMPc, como o polipeptídeo intestinal vasoativo (VIP) e as prostaglandinas. Esses agonistas ativam a adenilato ciclase (A.C.) via uma proteína G estimulatória (G_s), levando a um aumento no AMPc intracelular. Isso, por sua vez, ativa a proteína cinase dependente de AMPc (proteína cinase A), causando a dissociação de suas subunidades catalíticas (C) das subunidades regulatórias (R). Portanto, as subunidades catalíticas são liberadas para fosforilar o CFTR, causando a abertura do canal, além de estimular a inserção de moléculas adicionais do cotransportador NKCC1 na membrana basolateral. (Reproduzida com permissão de Barrett KE: *Gastrointestinal Physiology*. New York: Lange Medical Books/McGraw-Hill, Medical Pub. Division, 2006.)

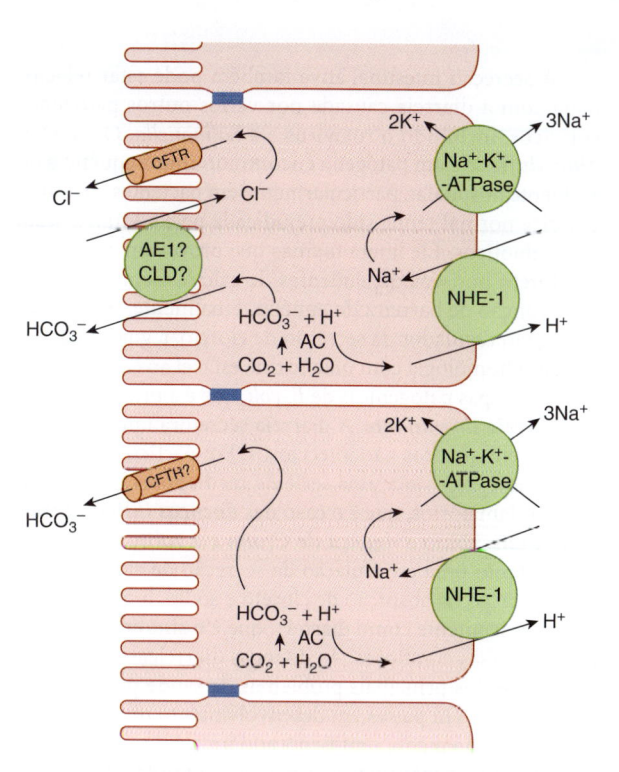

FIGURA 52-9 Secreção de bicarbonato no duodeno. Os dois modelos ilustrados diferem na via para a saída de bicarbonato através da membrana apical. Provavelmente, os dois modelos são importantes, embora o trocador iônico envolvido no mecanismo ilustrado acima não tenha sido completamente identificado. AC, anidrase carbônica; AE1/CLD, trocadores aniônicos; NHE-1, trocador sódio-hidrogênio do tipo 1. (Utilizada com permissão de Montrose et al: Secretion and absorption: small intestine and colon. In: *Textbook of Gastroenterology*, 4th ed. Yamada T, Alpers DH, Kaplowitz N, Laine L, Owyang C, Powell DW [editores]. Philadelphia, PA: Lippincott Williams and Wilkins; 2003.)

pelo aumento intracelular de AMPc, GMPc ou de cálcio, com as prostaglandinas, a guanilina e a ACh representando os secretagogos fisiologicamente importantes que utilizam cada um de seus respectivos segundos mensageiros. O principal estímulo fisiológico para a secreção duodenal de bicarbonato parece ser a presença de um pH ácido no lúmen.

que recebem soluções orais de glicose e cloreto de sódio, em volumes equivalentes às perdas fecais, melhoram da diarreia aguda e sobrevivem. Análises microbiológicas posteriores revelam que as amostras de fezes contêm grandes quantidades de patógenos bacterianos.

A **diarreia** pode ocorrer quando a secreção intestinal de cloreto é excessivamente estimulada e a carga resultante de líquidos luminais excede a capacidade absortiva dos intestinos delgado e grosso (Figura 52-3). A doença relacionada a isso é a **cólera**, na qual a bactéria *Vibrio cholerae* secreta uma toxina no lúmen intestinal. A subunidade ativa dessa toxina sofre translocação para a membrana basolateral das células epiteliais intestinais, onde ela inibe, de forma irreversível, a **proteína G** estimulatória G_s, resultando em um acúmulo massivo de AMPc e uma estimulação das vias de sinalização a jusante (*downstream*). Isso produz uma secreção não controlada e sustentada de cloreto, bem como a inibição da absorção eletricamente neutra de NaCl e o transbordamento de líquidos para o interior do lúmen. Volumes de fezes de até 20 L por dia não são incomuns nesse distúrbio, o qual pode levar rapidamente à morte devido às complicações da desidratação, se não tratada.

CORRELAÇÃO CLÍNICA

Após um desastre por *tsunami*, no qual o suprimento de água limpa para beber foi prejudicado, centenas de adultos e crianças são levadas aos serviços de emergência médica sofrendo de intensa diarreia aquosa. As crianças, em particular, mostram sinais de desidratação grave. Em razão das condições locais e da falta de pessoal treinado, não é possível tratar os pacientes com líquidos intravenosos. Em vez disso, os pacientes são colocados em leitos que permitem a mensuração contínua da perda fecal de líquidos. Muitos pacientes

A secreção intestinal ativa também pode estar relacionada com a diarreia causada por vários outros patógenos entéricos, incluindo o rotavírus e a *Salmonella*. O ***Clostridium difficile*** é um patógeno encontrado com frequência no ambiente hospitalar, particularmente em pacientes cuja flora entérica normal tenha sido prejudicada pela administração de antibióticos. Ele libera toxinas que provocam a secreção de cloreto por vias dependentes de cálcio, além de danificar a função de barreira do epitélio. Finalmente, o peptídeo endógeno regulador da secreção de cloreto, a guanilina, demonstra homologia com uma toxina estável ao calor, produzida por cepas patogênicas de *E. coli*, que é a principal causa da **diarreia do viajante**. A diarreia secretora também pode ocorrer em quadros não infecciosos. Em particular, quando o epitélio é exposto a uma série de mediadores imunológicos e inflamatórios, que é o caso das **doenças inflamatórias intestinais**, como a **doença de Crohn** e a **colite ulcerativa**, ocorre tanto uma estimulação da secreção de cloreto como uma inibição da absorção de cloreto e sódio, o que é observado clinicamente como diarreia, que é o sintoma mais frequente dessas condições. As doenças diarreicas continuam sendo um dos principais problemas de saúde pública, particularmente em países em desenvolvimento onde o saneamento é inadequado, representando uma causa importante de mortalidade infantil nesses países, perdendo apenas para as infecções respiratórias. As doenças diarreicas também possuem um grande impacto nos países desenvolvidos, embora mais frequentemente em termos de desconforto, inconveniência e perda de produtividade do que em relação à mortalidade. Apesar disso, milhares de mortes por doenças diarreicas ocorrem a cada ano nos EUA, e muitas destas ocorrem mesmo após os pacientes terem chegado a um serviço de saúde, devido à subestimação da velocidade com que a diarreia pode causar desidratação e distúrbios metabólicos.

RESUMO DO CAPÍTULO

- O intestino manipula grandes volumes de líquidos no desempenho de suas funções fisiológicas.
- A disfunção pode afetar rapidamente a homeostasia de eletrólitos do organismo como um todo.
- A água move-se passivamente em resposta ao transporte ativo de eletrólitos.
- Os mecanismos de transporte são heterogêneos ao longo do intestino e entre as células das criptas e das vilosidades.
- Os mecanismos de transporte consistem no arranjo assimétrico de um número limitado de vias de transporte de eletrólitos.
- Certos patógenos podem causar doenças diarreicas pela interferência nas vias normais de sinalização intracelular.
- A doença diarreica ainda constitui um grande problema de saúde tanto em países desenvolvidos como em países em desenvolvimento.

QUESTÕES PARA ESTUDO

1. Indivíduos acomodados em um acampamento no Sudoeste da Ásia, após um desastre natural, desenvolvem diarreia aquosa disseminada. A atividade aumentada de qual destas proteínas de transporte pode ser explorada terapeuticamente para reduzir a perda de líquidos?
   A) SGLT-1
   B) CFTR
   C) NHE3
   D) Na^+-K^+-ATPase
   E) NKCC1

2. Um homem de 50 anos desenvolve diarreia grave, em uma viagem de negócios a um país em desenvolvimento, e inicia a ingestão do fármaco opioide Imodium (loperamida) na tentativa de diminuir seus sintomas. Qualquer alívio que ele obtenha pode ser atribuído mais provavelmente a um aumento em qual das seguintes alternativas?
   A) Do tempo de trânsito intestinal
   B) Do fluxo sanguíneo da mucosa
   C) Da secreção de cloreto
   D) Da peristalse
   E) Da proliferação epitelial

3. Uma mulher de 30 anos, com doença de Crohn, submete-se à ressecção cirúrgica de seu íleo terminal. Após recuperar-se da cirurgia, ela desenvolve diarreia crônica, com uma produção diária de fezes dez vezes acima do normal. Qual das seguintes substâncias é a principal responsável por seus sintomas?
   A) Prostaglandinas
   B) Citocinas inflamatórias
   C) VIP
   D) Ácidos biliares
   E) Ácidos graxos de cadeia curta

4. Uma criança desenvolve diarreia crônica e crescimento insuficiente. Testes revelam glicosúria (glicose aumentada na urina). Outros estudos demonstram que a excreção urinária de um dissacarídeo não digerível administrado por via oral, assim como a captação de alanina oral, está comparável ao observado em uma criança normal, enquanto a absorção de galactose oral está significativamente prejudicada. A diarreia nessa criança ocorre mais provavelmente devido a uma mutação em qual das seguintes proteínas?
   A) CFTR
   B) ENaC
   C) NHE3
   D) PepT1
   E) SGLT-1

5. Em um adulto saudável, o volume de líquidos que chega diariamente aos intestinos é de cerca de 8 L. Considerando uma dieta normal, a reabsorção da maioria desse líquido no intestino delgado é impulsionada por qual das seguintes alternativas?
   A) Absorção eletrogênica de sódio acoplada ao nutriente
   B) Absorção eletricamente neutra de NaCl
   C) Absorção de próton acoplada ao nutriente
   D) Absorção de potássio
   E) Absorção eletrogênica de sódio pelos canais ENaC

Imunologia e Ecologia da Mucosa Intestinal

CAPÍTULO 53

Kim E. Barrett

OBJETIVOS

- Entender o papel fisiológico do sistema imunológico da mucosa, que protege o hospedeiro de infecções adquiridas por via oral, ao mesmo tempo em que não responde aos antígenos inócuos.
- Identificar as populações celulares que contribuem com a imunidade no intestino e onde elas estão localizadas.
- Descrever as respostas imunológicas que ocorrem aos antígenos encontrados no intestino.
- Entender as origens, a composição e a importância fisiológica das populações microbianas que existem normalmente no intestino.
- Definir as consequências das respostas imunológicas anormais no intestino.

PRINCÍPIOS BÁSICOS DA IMUNOLOGIA DA MUCOSA

CONCEITO DE UM SISTEMA IMUNOLÓGICO DA MUCOSA

A superfície do trato gastrintestinal representa uma grande fronteira, que pode servir como uma potencial porta de entrada para o interior do organismo. Na verdade, o intestino é desafiado para distinguir entre microrganismos potencialmente lesivos, contra os quais ele precisa defender-se, e os antígenos inócuos que existem nos alimentos. Essa constante exposição levou ao desenvolvimento de um ramo altamente especializado do sistema imunológico, conhecido como **sistema imunológico da mucosa**, o qual abrange os **tecidos linfoides associados à mucosa**, ou **MALT** (do inglês, *mucosa-associated lymphoid tissues*). De fato, o intestino representa o maior compartimento imunológico do corpo e também desenvolveu barreiras não imunológicas contra a invasão por patógenos.

CARACTERÍSTICAS ESPECIAIS DO SISTEMA IMUNOLÓGICO DO INTESTINO

Os linfócitos que transitam nos locais da mucosa encontram antígenos de maneira controlada. Isso é realizado pela limitação da captação de antígenos particulados predominantemente aos locais específicos dentro da monocamada epitelial, por meio de células epiteliais especializadas conhecidas como **células M**. As células M formam agregados linfoides organizados conhecidos como **placas de Peyer**. Os linfócitos nessas estruturas são imunologicamente virgens (*naive*)* e representam o braço aferente do sistema imunológico da mucosa. Após terem sido estimulados por seus antígenos cognatos, eles transitam de volta para a lâmina própria. Durante essa migração, os linfócitos sofrem maturação e diferenciação e, dessa forma, passam a representar o braço eferente do sistema, capazes de exercer funções efetoras na mucosa. Além das **células T**, os aspectos humorais da imunidade da mucosa são predominantemente fornecidos por moléculas de **imunoglobulina secretória** (**IgA**), e pode-se considerar que a mucosa intestinal está em uma situação de inflamação "fisiológica" constante, mesmo quando saudável. Provavelmente isso

---

* N. de R.T. Os linfócitos virgens ou *naive* são células que ainda não foram ativadas pelo contato com antígenos.

reflete a constante estimulação que o sistema recebe, mantendo o intestino preparado para responder rapidamente em momentos de ameaça por patógenos.

ANATOMIA FUNCIONAL DO SISTEMA IMUNOLÓGICO DA MUCOSA

MEDIADORES CELULARES DA IMUNIDADE INATA

O braço inato do sistema imunológico da mucosa é projetado para elaborar respostas rápidas aos patógenos, por meio da expressão de receptores de reconhecimento de padrões, que identificam moléculas importantes para amplas classes de micróbios patogênicos. Esses receptores são expressos principalmente em macrófagos, bem como em células que classicamente não são consideradas células imunológicas efetoras, como aquelas do epitélio. Os receptores de reconhecimento padrão incluem os **receptores do tipo Toll** (*Toll-like receptors*) e proteínas que podem responder às moléculas dos patógenos apresentadas intracelularmente, como a **Nod2**. Em geral, a ativação da resposta imunológica inata gera moléculas quimiotáticas que estimulam o influxo e a ativação de mais células inflamatórias, incluindo monócitos e neutrófilos. Coletivamente, essas células podem efetuar a destruição de micróbios.

MEDIADORES CELULARES DA IMUNIDADE ADAPTATIVA

A imunidade adaptativa envolve o reconhecimento específico de literalmente milhares de discretas sequências antigênicas, por meio de receptores específicos expressos nas células T e nas **células B**. As células T reconhecem peptídeos derivados das sequências antigênicas por meio do **receptor de células T**, o qual é um receptor de superfície celular heterodimérico composto por cadeias proteicas com sequência variável. Os peptídeos são apresentados ligados às moléculas do **complexo principal de histocompatibilidade** (**MHC**, do inglês *major histocompatibility complex*) nas células apresentadoras de antígenos. A ligação do antígeno a um receptor de célula T específico promove, então, a expansão (proliferação) de um clone de células expressando esse receptor. Algumas dessas células diferenciam-se em células T efetoras; outras permanecem como células de memória, aptas a desencadearem prontamente uma resposta imunológica adaptativa se o mesmo antígeno for encontrado mais uma vez. As células T do sistema imunológico da mucosa podem ser subdivididas naquelas que expressam o marcador de diferenciação **CD4** e naquelas que expressam o marcador **CD8**. A primeira população celular reconhece antígenos extracelulares expostos na superfície das células apresentadoras de antígenos, incluindo provavelmente componentes de microrganismos patogênicos. Por outro lado, as células T CD8 positivas reconhecem proteínas intracelulares anormais e fornecem proteção importante contra eventos intracelulares potencialmente lesivos, como uma infecção viral ou

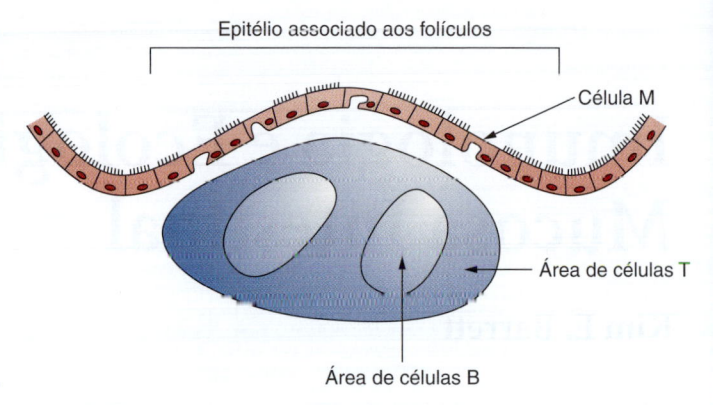

FIGURA 53-1 Estrutura de uma placa de Peyer na mucosa do intestino delgado. O epitélio associado aos folículos contém células M (células com micropregas), que possuem uma bolsa subapical na qual os antígenos podem ser apresentados às células imunológicas. Os linfócitos estão agregados abaixo do epitélio, com linfócitos T e B restritos a áreas distintas. As placas de Peyer também contêm células dendríticas (não mostradas) que podem apresentar antígenos aos linfócitos. (Reproduzida com permissão de Barrett KE: *Gastrointestinal Physiology*. New York: Lange Medical Books/McGraw-Hill, Medical Pub. Division, 2006.)

uma transformação maligna. A imunidade adaptativa também é mediada pelas células B, as quais secretam anticorpos específicos para um determinado antígeno, sob a influência de citocinas derivadas das células T.

ORGANIZAÇÃO DOS TECIDOS LINFOIDES

Também é importante compreender como os tecidos linfoides estão organizados no intestino. Conforme mencionado anteriormente, no intestino delgado, o braço aferente do sistema (i.e., o braço que responde inicialmente à ameaça) está nas placas de Peyer, como demonstrado por um diagrama na Figura 53-1. No colo, esses agregados de linfócitos estão menos organizados, mas funcionam de forma semelhante. As células T e B virgens (*naive*) da corrente sanguínea são direcionadas para as placas de Peyer, porque reconhecem um tipo específico de célula endotelial que é encontrada nessas estruturas linfoides. Os outros componentes importantes das placas de Peyer incluem a célula M, as **células dendríticas** e os **macrófagos**, os quais processam e apresentam antígenos às células T e B. Uma vez estimuladas, as células T e B migram para fora do folículo linfoide e finalmente voltam para a lâmina própria.

Uma outra classe de células linfoides organizadas no intestino consiste em linfócitos ancorados à camada epitelial, por meio de moléculas de adesão específicas. Esses são chamados de **linfócitos intraepiteliais** e parecem consistir predominantemente em células T de memória, capazes de responder apenas a um subtipo de antígenos luminais. É provável que eles atuem para secretar citocinas envolvidas na regulação do epitélio, e podem também participar da vigilância imunológica contra malignidades emergentes.

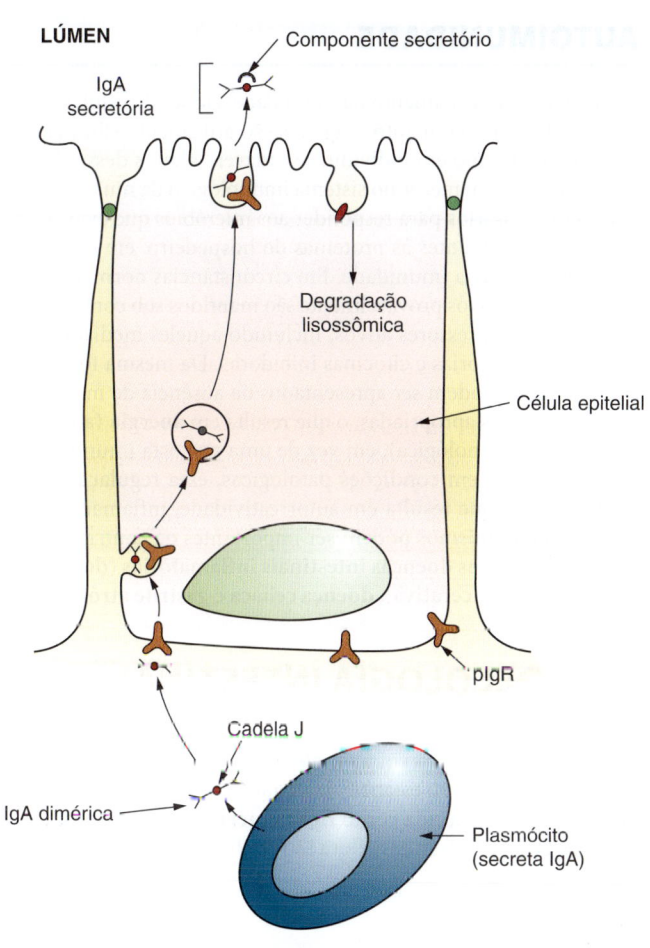

FIGURA 53-2 Secreção de IgA através do epitélio intestinal. A IgA é secretada por plasmócitos na lâmina própria como um dímero, com duas moléculas de IgA unidas por uma cadeia J, ou de junção. A cadeia J é reconhecida pelo receptor de imunoglobulina polimérica (pIgR) expresso na membrana basolateral das células epiteliais, e, uma vez ligado, o complexo é internalizado e trafega através do citosol até a membrana apical. Proteases apicais clivam a porção extracelular do pIgR, o qual permanece associado ao dímero IgA como o componente secretório. O restante do pIgR é internalizado e degradado. (Reproduzida com permissão de Barrett KE: *Gastrointestinal Physiology.* New York: Lange Medical Books/McGraw-Hill, Medical Pub. Division, 2006.)

SISTEMA IgA SECRETÓRIA

Cerca de 70 a 90% das células B na lâmina própria intestinal secretam IgA, com o restante produzindo principalmente IgM, e poucas células produzindo **IgE**. Pouquíssimas células na lâmina própria produzem **IgG**. De fato, devido ao grande número de linfócitos que reside normalmente no intestino, a síntese diária de IgA excede a síntese de todas as outras imunoglobulinas.

ASPECTOS ESTRUTURAIS DA IgA

Os plasmócitos produtores de IgA na lâmina própria secretam duas moléculas de IgA, as quais são ligadas por uma pequena sequência polipeptídica conhecida como cadeia J (do inglês *joining*, que significa união ou junção). A **cadeia J** também é um componente de outras imunoglobulinas poliméricas, como a IgM. O outro componente essencial da IgA secretória, encontrado no lúmen intestinal, deriva das células epiteliais intestinais (Figura 53-2). Dessa forma, os dímeros de IgA e a cadeia J são captados na superfície basolateral do epitélio, por meio da ligação a uma estrutura conhecida como **receptor de imunoglobulina polimérica (pIgR)**. O complexo IgA mais o pIgR são internalizados e transportados através da célula epitelial. Na membrana apical, o dímero IgA é liberado no lúmen ligado a uma porção clivada do pIgR, conhecida como componente secretório. O componente secretório estabiliza o dímero IgA contra a degradação proteolítica induzida tanto pelos sucos digestivos como pelas proteases bacterianas.

MECANISMOS DOS EFEITOS PROTETORES

A IgA secretória exerce efeitos protetores no intestino por meio de vários mecanismos. No lúmen, ela pode ligar-se a antígenos microbianos, antígenos alimentares e vírus, impedindo assim a captação destes pelas células epiteliais intestinais. Também existem evidências sobre uma segunda linha de defesa que ocorre dentro das próprias células epiteliais. Dessa forma, se quaisquer antígenos são internalizados por essas células, eles encontram vesículas contendo IgA ligada ao pIgR, as quais são destinadas à membrana apical. A IgA nessas vesículas pode ligar-se ao antígeno invasor e transportá-lo de volta à membrana apical, resultando assim em sua eliminação. Finalmente, algumas moléculas de IgA podem sequestrar antígenos capazes de penetrar na lâmina própria.

A IgA possui uma especialização adicional em relação a outras classes de anticorpos, o que a faz funcionar apropriadamente no intestino. Por isso, o anticorpo não é capaz de fixar o complemento por meio da via clássica, tornando-o relativamente não inflamatório quando ocorre a ligação ao antígeno. Essa é uma consideração provavelmente importante, devido à grande carga antigênica que é apresentada ao intestino, representando as influências combinadas de proteínas alimentares potencialmente antigênicas junto com os produtos microbianos.

FUNÇÕES FISIOLÓGICAS

A resposta da IgA secretora protege o corpo das substâncias potencialmente lesivas, as quais poderiam de outra forma estimular uma reação imunológica/inflamatória mais generalizada na periferia. Deve-se notar que o sistema IgA não está bem desenvolvido em neonatos. Durante a amamentação, a proteção pode ser obtida por meio dos anticorpos IgA presentes no leite materno. Esse é um benefício do sistema imunológico comum da mucosa, discutido anteriormente, onde linfócitos ativados por antígenos encontrados no intestino também transitam para outros locais da mucosa, incluindo as glândulas mamárias. O sistema IgA torna-se maduro na criança com cerca de 5 a 6 meses de idade.

RESPOSTA IMUNOLÓGICA AOS ANTÍGENOS ENTÉRICOS

Existem três resultados potenciais quando o sistema imunológico adaptativo encontra um antígeno no intestino. O resultado específico depende, em parte, do tipo de antígeno encontrado e de sua quantidade. Pode ocorrer uma resposta localizada, como a estimulação da produção de IgA antígeno-específica. O antígeno também pode, pelo menos teoricamente, estimular uma resposta imunológica sistêmica com a produção de anticorpos circulantes, junto com a expansão (proliferação) de células T antígeno-específicas. Entretanto, é claro que isso seria um resultado indesejável em circunstâncias normais, devido ao número de antígenos encontrados pelo intestino diariamente e devido às consequências deletérias das reações sistêmicas a estes. Portanto, uma resposta adicional aos antígenos de procedência oral também foi desenvolvida no sistema imunológico da mucosa, a qual limita essas consequências adversas no sistema imunológico sistêmico. Essa resposta especializada denomina-se **tolerância oral**.

TOLERÂNCIA ORAL

A tolerância oral refere-se a uma resposta imunológica da mucosa, onde a IgA local é produzida, ainda que não exista uma resposta imunológica detectável na periferia. A tolerância oral é o mecanismo mais comum para os antígenos supostamente inócuos, como aqueles provenientes do alimento. A determinação se a tolerância oral irá ocorrer depende do tipo de antígeno, de sua quantidade, da frequência de exposição e de fatores relacionados com o hospedeiro, incluindo a idade do indivíduo. A falta de resposta na periferia aparentemente requer mecanismos supressores ativos e é altamente específica, envolvendo apenas a substância que foi ingerida e não os outros antígenos. O fenômeno de tolerância oral vem sendo explorado para o tratamento experimental de algumas doenças autoimunes sistêmicas.

RESPONSIVIDADE IMUNE

Em diferentes circunstâncias, pode ser apropriado para o intestino responder a um antígeno e, em adição a essa resposta, propagar o efeito para a periferia. Esse é particularmente o caso para as respostas imunológicas aos patógenos. Respostas imunológicas generalizadas aos antígenos que de outra forma seriam inócuos também podem ser obtidas pela administração destes na presença de um *adjuvante*. Essa abordagem pode ser útil na exploração da via oral para vacinação de pessoas contra antígenos relacionados com as doenças.

Respostas imunológicas generalizadas também podem ser deletérias ao hospedeiro, sob circunstâncias específicas. Por exemplo, se a função de barreira do epitélio estiver comprometida, será possível gerar respostas imunológicas tanto locais como sistêmicas à flora comensal normal do intestino, o que por sua vez poderia levar à lesão tecidual.

AUTOIMUNIDADE

Durante o desenvolvimento da imunidade, clones de células T e B capazes de reagir com autoantígenos são ativamente eliminados. Entretanto, mesmo em indivíduos saudáveis, alguns desses linfócitos podem permanecer no sistema imunológico da mucosa e podem ser necessários para responder aos micróbios que expressam antígenos semelhantes às proteínas do hospedeiro, em uma tentativa de "burlar" a imunidade. Em circunstâncias normais, esses clones autorreativos provavelmente são mantidos sob controle por mecanismos supressores ativos, incluindo aqueles mediados por células T regulatórias e citocinas inibidoras. Da mesma forma, os autoantígenos podem ser apresentados na ausência de moléculas coestimuladoras apropriadas, o que resulta em **anergia** (a falta de uma reação imunológica), em vez de uma resposta imunológica. Por outro lado, em condições patológicas, essa regulação pode ser perdida, o que resulta em autorreatividade, inflamação e lesão. Esses mecanismos podem ser importantes na contribuição a doenças, como nas **doenças intestinais inflamatórias** (**doença de Crohn** e **colite ulcerativa**), **doença celíaca** e **gastrite atrófica**.

MICROECOLOGIA INTESTINAL

O trato gastrintestinal também representa um compartimento único do organismo, no que se refere à relação benéfica, recíproca e de longa duração estabelecida com a comunidade microbiana residente, conhecida como **flora entérica** ou **microbiota**. As espécies que compõem essa flora são conhecidas como microrganismos comensais.

DESENVOLVIMENTO DA MICROBIOTA INTESTINAL

No nascimento, o trato intestinal é estéril. Entretanto, por volta de 1 mês, a criança adquire uma flora rica, derivada do ambiente, em uma direção oral para anal.

Populações nativas

Todo o trato gastrintestinal pode ser colonizado por bactérias, porém os tipos e a quantidade de bactérias variam ao longo desse sistema. O estômago e a maior parte do intestino delgado contêm relativamente poucas bactérias, não sendo nenhuma destas

TABELA 53-1 Populações de bactérias entéricas

	Estômago	Jejuno	Íleo	Ceco/Colo
Bactérias totais/g	$0 - 10^3$	$0 - 10^4$	$10^4 - 10^8$	$10^{10} - 10^{12}$
Aeróbias e anaeróbias facultativas/g	$0 - 10^3$	$0 - 10^4$	$10^4 - 10^5$	$10^2 - 10^9$
Anaeróbias/g	0	0	$10^3 - 10^8$	$10^{10} - 10^{12}$
pH	3	6-7	7,5	6,8 - 7,3

anaeróbias. Por outro lado, a partir do intestino delgado distal, o número de bactérias aumenta de modo significativo, e bactérias anaeróbias também aparecem. Certamente, o maior número de bactérias existe no colo, onde as anaeróbias superam bastante as bactérias aeróbias (Tabela 53-1).

A flora do colo é complexa, contendo provavelmente pelo menos 400 espécies bacterianas diferentes. Entretanto, as proporções precisas de cada espécie tendem a ser diferentes entre os indivíduos, enquanto mantêm-se relativamente constantes em um determinado indivíduo, ao longo do tempo, na ausência de eventos que alteram a flora (ver a seguir). Isso levou ao conceito de que a flora bacteriana de um determinado sujeito é essencialmente equivalente a uma "impressão digital", representando a interação entre o hospedeiro e os fatores bacterianos. As principais espécies anaeróbias incluem *Bacteroides*, bifidobactéria, clostrídios, *Eubacteria* e estreptococos anaeróbios. Da mesma forma, importantes bactérias aeróbias incluem as enterobactérias, como a *E. coli*, os estreptococos e os estafilococos.

Fatores controladores da microbiota

A colonização bacteriana do trato gastrintestinal superior é controlada por vários fatores físicos e humorais. Muitas secreções gastrintestinais contêm substâncias que são tóxicas para as bactérias, incluindo o ácido gástrico, os ácidos biliares, pequenos peptídeos antimicrobianos conhecidos como **defensinas** e a lisozima. Além disso, no intestino delgado, a quantidade total de bactérias é controlada pelas influências combinadas da motilidade (especialmente a peristalse) e da secreção de líquidos e eletrólitos que podem remover as bactérias para fora do lúmen. A secreção de IgA também pode limitar o crescimento de alguns microrganismos comensais.

No colo, por outro lado, a motilidade relativamente lenta permite o crescimento de uma grande quantidade de bactérias. Essas bactérias são retidas no intestino grosso pela ação da valva ileocecal. Podem ser encontradas mais de 10^{12} bactérias por grama de conteúdo luminal colônico, e a maior parte da massa de fezes, depois da água, consiste em bactérias mortas. De fato, o número de bactérias colônicas em uma pessoa, em média, é maior do que o número total de células do corpo humano. A composição da flora colônica é relativamente insensível à dieta, embora uma dieta rica em fibras, as quais constituem um combustível para as bactérias anaeróbias, possa resultar em um aumento no número total de bactérias. Inversamente, a colonização intestinal pode estar muito reduzida em pacientes utilizando antibióticos de amplo espectro. Nessa situação, algumas vezes também ocorre crescimento excessivo de bactérias lesivas que podem causar doenças, como a *Clostridium difficile*, comumente adquirida em hospitais, visto que nestes casos existem poucas bactérias comensais para competir por nutrientes com as bactérias lesivas.

FUNÇÕES FISIOLÓGICAS DA MICROBIOTA

Experimentos em animais revelam que a microflora intestinal não é essencial à vida. Portanto, animais mantidos em um ambiente estéril desde o nascimento são aparentemente saudáveis e reproduzem-se normalmente. Apesar disso, a flora possui efeitos mensuráveis sobre o hospedeiro. Primeiro, em animais livres de germes, o sistema imunológico da mucosa é pouco desenvolvido, ilustrando o papel essencial dos estímulos luminais no desenvolvimento e na maturação das populações linfoides intestinais. Segundo, a proliferação e a diferenciação epiteliais são mais lentas nesses animais.

As bactérias colônicas, em particular, também desempenham funções metabólicas únicas, divididas em efeitos sobre substâncias endógenas e sobre aquelas substâncias que originam-se fora do corpo. As bactérias colônicas convertem a **bilirrubina**, um produto do metabolismo do heme que é secretado na bile, em **urobilinogênio**. Esse composto sofre alguma absorção passiva através da parede do colo e aparece na urina. Desidroxilases bacterianas também agem nos ácidos biliares primários para gerarem os ácidos biliares secundários, os quais entram na

TABELA 53-2 Efeitos metabólicos das bactérias entéricas

Substrato	Enzimas	Produtos	Disposição
Substratos endógenos			
Ureia	Urease	Amônia	Absorção passiva ou excreção como NH_4^+
Bilirrubina	Redutases	Urobilinogênio, estercobilinas	Reabsorção passiva Excretada
Ácidos biliares primários	Desidroxilases	Ácidos biliares secundários	Reabsorção passiva
Ácidos biliares conjugados	Desconjugases	Ácidos biliares desconjugados	Reabsorção passiva
Substratos exógenos			
Carboidratos (fibra)	Glicosidases	AGCCs[a] H_2, CO_2, CH_4	Absorção ativa Expirados na respiração ou excretados no flato
Aminoácidos	Descarboxilases e desaminases	Amônia, HCO_3^-	Reabsorvidos ou excretados (pela amônia) como NH_4^+
Cisteína, metionina	Sulfatases	Sulfeto de hidrogênio	Excretados no flato

[a] AGCCs, ácidos graxos de cadeia curta.

540 SEÇÃO VIII Fisiologia Gastrintestinal

TABELA 53-3 Patógenos intestinais importantes e seus mecanismos fisiopatológicos

Patógenos luminais (toxigênicos)	Patógenos aderentes	Patógenos invasivos	Patógenos virais
V. cholerae	Giardia	Salmonella spp.	Rotavírus
E. coli enterotoxigênica	E. coli enteropatogênica	Shigella	Vírus Norwalk
	H. pylori	Campylobacter	
		Listeria	

circulação êntero-hepática, e as enzimas bacterianas também são responsáveis pela desconjugação de quaisquer ácidos biliares que não tenham sido reabsorvidos ativamente no íleo terminal, permitindo assim sua recaptação passiva através da mucosa colônica (Tabela 53-2).

As enzimas bacterianas também recuperam nutrientes que não podem ser degradados pelas enzimas pancreáticas ou outras enzimas digestivas (Tabela 53-2). Isso é particularmente importante para a **fibra dietética**, uma forma de carboidrato resistente à degradação pela amilase. A degradação da fibra ocorre por meio de um processo metabólico conhecido como **fermentação**, e necessita de um ambiente estritamente anaeróbio. A fermentação também pode degradar quaisquer carboidratos que escapam da digestão e da absorção no intestino delgado. Os produtos da fermentação são ácidos graxos de cadeia curta, os quais podem ser absorvidos pelas células epiteliais colônicas e utilizados como combustível. A fermentação também produz energia para as bactérias, além dos gases hidrogênio, dióxido de carbono e metano. As bactérias também podem agir em outros componentes da dieta para produzir subprodutos, embora, em geral, estes sejam quantitativamente menos significativos do que os produtos da fermentação de carboidratos. Um papel final da microflora, e provavelmente essencial, consiste no aumento da resistência da mucosa intestinal à colonização por microrganismos patogênicos (Tabela 53-3). Animais livres de germes são muito sensíveis aos patógenos entéricos, sucumbindo a uma infecção nos casos em que um pequeno número de bactérias patogênicas é apresentado oralmente, quando comparados com os milhões necessários para causar uma doença em um animal normal. Da mesma forma, a flora entérica protege o hospedeiro do crescimento excessivo de bactérias que são inócuas quando presentes em número reduzido, mas que podem causar doença se for permitido que dominem a flora.

GERAÇÃO DE GÁS NO INTESTINO

A flora intestinal também representa a fonte da maior parte do gás que se origina no trato gastrintestinal. Enquanto grandes volumes de ar podem ser deglutidos com as refeições, a maior parte desse é expulsa do estômago pela eructação (arroto). O volume de gás que permanece é suplementado pelo dióxido de carbono gerado quando o ácido gástrico é neutralizado pelo bicarbonato; a maior parte do dióxido de carbono pode difundir-se pela parede intestinal e é excretado pelos pulmões. O gás que permanece no intestino move-se para trás e para frente pelos padrões de motilidade, resultando em sons intestinais – **borborigmos** – que podem ser escutados por meio de um estetoscópio, e algumas vezes até mesmo sem ele, como um "estômago roncando". A ausência de tais sons intestinais é um indicador fidedigno de que a motilidade intestinal foi inibida, o que é comum (e acontece normalmente de forma reversível) após uma cirurgia abdominal. Mais distalmente, a fermentação e outras vias metabólicas, promovidas por enzimas bacterianas do colo, resultam na formação diária de grandes volumes de gás, mesmo em indivíduos normais. O volume de gás produzido por um indivíduo saudável é em torno de 1 L por dia. Entretanto, existe uma grande variação entre os indivíduos, sendo que a quantidade de gás também depende da quantidade de resíduos fermentáveis, os quais dependem, por sua vez, da dieta.

A maior parte dos gases presentes no flato é inodora, com a maioria consistindo em nitrogênio e hidrogênio (Figura 53-3). A quantidade de metano produzida varia consideravelmente entre os indivíduos. Por outro lado, os gases responsáveis pelo odor do flato estão presentes em quantidades muito pequenas, ou traço. Entre eles são encontrados sulfeto de hidrogênio, indol e escatol.

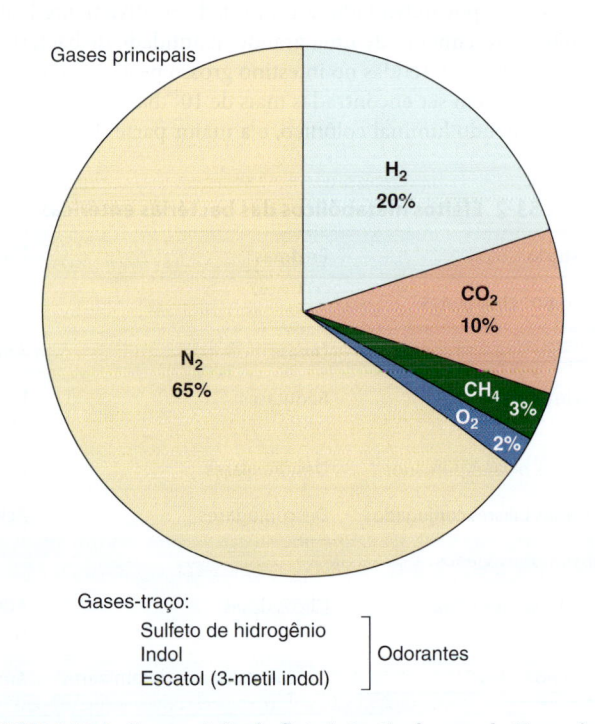

Gases principais:
- H_2 20%
- CO_2 10%
- N_2 65%
- CH_4 3%
- O_2 2%

Gases-traço:
- Sulfeto de hidrogênio
- Indol
- Escatol (3-metil indol)

Odorantes

FIGURA 53-3 Composição do flato intestinal normal. (Reproduzida com permissão de Barrett KE: *Gastrointestinal Physiology.* New York: Lange Medical Books/McGraw-Hill, Medical Pub. Division, 2006.)

CORRELAÇÃO CLÍNICA

Uma mulher de 30 anos sai para jantar com os amigos, quando de repente percebe uma sensação de formigamento na boca e ao redor dos lábios. Inicialmente, ela ignora os sintomas, mas quando sua face começa a inchar e ela começa a sentir-se tonta, seus amigos a levam para um atendimento de emergência. Na chegada, ela apresenta-se hipotensa, com uma erupção avermelhada que coça, e edema laríngeo grave, que está começando a prejudicar sua respiração. O médico imediatamente administra adrenalina, bem como um anti-histamínico, e os sintomas começam a desaparecer. Quando começa a recuperar-se, ela fala ao médico que não podia comer amendoim quando criança, mas achava que o problema tinha desaparecido. Um de seus amigos então relata que um dos pratos que ela provou continha amendoins no molho. O médico a libera com uma prescrição para um autoaplicador de adrenalina, e aconselha-a a agendar uma consulta com um alergista para fazer outros testes, além de cuidar-se e evitar ingerir amendoins no futuro.

Em certos indivíduos, provavelmente como resultado de uma predisposição genética, o sistema imunológico intestinal inapropriadamente gera anticorpos IgE para as proteínas alimentares ou outros componentes da dieta, como os ácidos nucleicos. Esses anticorpos ligam-se aos mastócitos que residem na lâmina própria, os quais são então "sensibilizados". O processo de **sensibilização** também resulta em aumento da expressão (*upregulation*) das vias que permitem a transferência da proteína afetada através das células epiteliais intestinais. O resultado final é que, na próxima vez que a pessoa comer a proteína em questão, ela será transferida rapidamente através do epitélio, ligando-se aos anticorpos IgE na superfície dos mastócitos, causando sua ativação e a liberação de potentes mediadores químicos do hospedeiro. Esses mediadores podem aumentar a secreção intestinal de cloreto e alterar a motilidade, o que pode ser observado clinicamente como diarreia. A estimulação das terminações nervosas entéricas pelos mediadores dos mastócitos pode amplificar ainda mais essas respostas. Em um indivíduo seriamente alérgico, o antígeno também pode entrar na circulação, de onde ele pode desencadear reações em locais extraintestinais, como a pele e as vias aéreas, ou pode causar a reação alérgica generalizada conhecida como **anafilaxia sistêmica**. Alergias alimentares podem ser ameaçadoras à vida.

Certos alimentos são mais propensos a desencadear respostas alérgicas, talvez refletindo a relativa estabilidade dos componentes proteicos durante o processo digestivo. Tais alimentos incluem algumas frutas, amendoins, ovos e frutos do mar. A menos que um indivíduo seja alérgico a múltiplos alimentos, o melhor tratamento para a alergia alimentar é evitar o alimento em questão, sobretudo se ocorrerem reações alérgicas muito graves. Entretanto, evitar um determinado alimento nem sempre é uma questão simples, ainda mais fora de casa, e, por esta razão, aqueles que são seriamente afetados por alergias alimentares são normalmente aconselhados a transportar um autoaplicador contendo adrenalina, a qual pode conter sintomas sérios.

RESUMO DO CAPÍTULO

- O sistema imunológico da mucosa é especializado em proteger a ampla interface entre o hospedeiro e o ambiente, representada pelo trato GI.
- As respostas imunológicas da mucosa são compartilhadas entre vários locais da mucosa ao longo do intestino.
- O intestino pode ser considerado como "fisiologicamente inflamado", mesmo quando saudável, permitindo-o responder prontamente aos invasores.
- A IgA secretória proporciona proteção humoral importante contra as infecções no intestino.
- A apresentação de antígenos pela via oral leva frequentemente a uma resposta conhecida como tolerância oral, em que uma resposta imunológica local ocorre mesmo diante da falta de responsividade sistêmica.
- A tolerância oral pode proteger de reações inapropriadas aos antígenos alimentares. Essa resposta também pode ser explorada para benefício terapêutico nas doenças autoimunes.
- O intestino mantém uma relação duradoura e reciprocamente benéfica com a complexa microflora que está contida predominantemente no colo.
- As bactérias colônicas desempenham funções metabólicas, especialmente a fermentação, e contribuem para a produção de gás intestinal.
- As bactérias comensais podem fornecer uma proteção importante contra a colonização por patógenos.
- Desarranjos na fisiologia intestinal ocorrem quando as respostas imunológicas são inapropriadamente estimuladas no intestino ou quando as defesas falham em proteger contra infecções por patógenos.

QUESTÕES PARA ESTUDO

1. Um cientista interessado na ecologia intestinal estuda as respostas intestinais em camundongos livres de germes. Comparados aos animais que vivem no ambiente normal, qual combinação de achados seria esperada no lúmen colônico desses camundongos?

	IgAs	Ácidos biliares secundários	Ácidos graxos de cadeia curta
A)	Aumentadas	Aumentados	Diminuídos
B)	Diminuídas	Diminuídos	Diminuídos
C)	Aumentadas	Diminuídos	Aumentados
D)	Diminuídas	Aumentados	Aumentados
E)	Aumentadas	Aumentados	Aumentados

2. Uma companhia de biotecnologia tenta desenvolver uma vacina oral para uso em países em desenvolvimento, por meio da expressão de uma proteína viral em bananas transgênicas. Entretanto, ensaios clínicos revelam que o consumo de bananas falha em proporcionar imunidade protetora contra a infecção viral. Qual resposta imunológica provavelmente é responsável por essa deficiência?
   A) Secreção de IgA
   B) Captação fagocítica
   C) Tolerância oral
   D) Sensibilização de células T
   E) Ativação de receptores do tipo Toll

3. Em um teste diagnóstico conduzido em um paciente com suspeita de infecção por *Giardia*, amostras fecais são analisadas para verificar a presença de anticorpos reativos com antígenos específicos. Assumindo que tais anticorpos são encontrados, qual a sua provável classe?
   A) IgG monomérica
   B) IgA monomérica
   C) IgA dimérica
   D) IgM monomérica
   E) IgM pentamérica

4. Uma paciente com infecção pulmonar grave é tratada com um antibiótico de amplo espectro. Logo após o início de seu tratamento, ela desenvolve diarreia grave. Amostras de fezes provavelmente revelam evidências de crescimento excessivo de qual dos seguintes organismos?
   A) *Shigella dysenteriae*
   B) *Vibrio cholerae*
   C) *Lactobacillus acidophilus*
   D) *Campylobacter jejuni*
   E) *C. difficile*

5. Uma cientista trabalhando para desenvolver um novo teste diagnóstico administra uma solução de lactulose (um dissacarídeo que não é digerível por enzimas do hospedeiro, mas que pode ser degradado por enzimas bacterianas) por via oral em um grupo de voluntários, assim como em um paciente com sintomas de má absorção. Ela então mede a concentração de hidrogênio no ar expirado de cada grupo. O hidrogênio está presente em quantidades insignificantes em ambos os grupos, antes da administração da lactulose, e aumenta no grupo-controle apenas após um período de intervalo de 1 a 2 horas. Entretanto, no paciente, os níveis de hidrogênio expirados começam a aumentar quase imediatamente. Qual é a causa mais provável desse rápido aparecimento?
   A) Doença celíaca
   B) Fibrose cística
   C) Doença de Crohn
   D) Crescimento bacteriano excessivo no intestino delgado
   E) Infecção por *H. pylori*

CAPÍTULO 54

Motilidade Gastrintestinal

Kim E. Barrett

OBJETIVOS

- Entender como as funções de motilidade do esôfago, do estômago e dos intestinos contribuem para a resposta integrada a uma refeição.
- Descrever a anatomia funcional e a inervação do esôfago, do estômago, dos intestinos e de estruturas relacionadas.
- Entender os papéis desempenhados pela cavidade oral, pelas estruturas faríngeas, pelo esôfago e pelos esfíncteres esofágicos na condução do alimento da boca até o estômago, durante a deglutição.
- Descrever o relaxamento receptivo e os padrões de motilidade de mistura/trituração e suas regulações.
- Entender como o estômago esvazia-se, e como isso é coordenado com as funções dos segmentos subsequentes.
- Definir os padrões de motilidade que caracterizam os movimentos dos intestinos delgado e grosso, no estado alimentado e no jejum, bem como seus mecanismos de controle.
- Diferenciar os padrões de mistura e aqueles que propelem os conteúdos ao longo do intestino.
- Descrever os reflexos que coordenam as funções de motilidade do intestino delgado e do colo com a função do estômago.
- Entender o processo pelo qual resíduos não digeríveis da refeição são eliminados do corpo.

Este capítulo revisa o processo que move a refeição ao longo do trato gastrintestinal (GI), promovendo sua dispersão, bem como a mistura com as secreções digestivas. Como existem diferenças segmentares nos tipos e nas funções dos processos de motilidade do trato alimentar, serão considerados, assim, a motilidade do esôfago, do estômago, do intestino delgado e do colo. Cada segmento possui um papel específico a desempenhar na manipulação da refeição, mas todos dependem das propriedades das camadas musculares lisas que envolvem a mucosa. Torna-se, portanto, útil revisar as propriedades básicas do músculo liso, conforme explicado no Capítulo 11.

PRINCÍPIOS BÁSICOS DA MOTILIDADE ESOFÁGICA

PAPEL E IMPORTÂNCIA

O **esôfago** é um tubo muscular que transfere o alimento da boca até o estômago. Sob circunstâncias normais, o alimento fica no esôfago por apenas poucos segundos. Os movimentos do esôfago e das estruturas orais e faríngeas relacionadas também devem ser cuidadosamente regulados, a fim de evitar a entrada de alimentos no trato respiratório, bem como a entrada de ar inspirado no sistema digestório. No repouso, o esôfago é uma estrutura relaxada, que

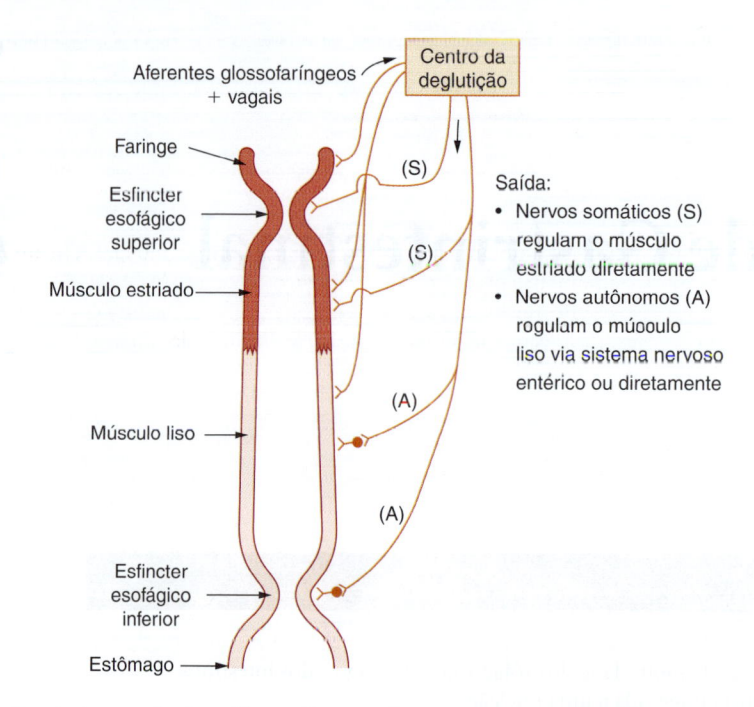

FIGURA 54-1 Anatomia funcional e inervação do esôfago. Deve-se observar que a inervação difere entre as porções do esôfago constituídas de músculo liso *versus* músculo estriado. (Reproduzida com permissão de Barrett KE: *Gastrointestinal Physiology*. New York: Lange Medical Books/McGraw-Hill, Medical Pub. Division, 2006.)

está fechada em suas duas extremidades por esfincteres – o **esfincter esofágico superior** e o **esfincter esofágico inferior** (EEI). Esses esfincteres não apenas cooperam no ato de engolir, ou **deglutição**, mas também impedem o refluxo de conteúdos gástricos ao lúmen esofágico ou à cavidade oral. Entretanto, sob circunstâncias específicas, o esôfago pode permitir algum movimento retrógrado. Isso ocorre normalmente com o ar deglutido com a refeição, no processo de eructação, ou anormalmente durante o vômito. Durante o movimento retrógrado em humanos e na maioria dos outros mamíferos, o esôfago, por si só, é um conduto passivo, ou seja, não há funções de motilidade específicas que propelem o vômito ou o ar ao longo da extensão do tubo. A deglutição pode ser iniciada voluntariamente, mas em seguida ocorre por um reflexo automático que envolve, sequencialmente, impulsos do tronco encefálico, processamento desta informação nos centros vagais no sistema nervoso central, efeitos diretos dos eferentes vagais parassimpáticos sobre as camadas musculares esofágicas e retransmissão de informação através do sistema nervoso entérico (Figura 54-1). O movimento de materiais ao longo do esôfago é auxiliado pela gravidade, mas depende predominantemente de uma série coordenada de contrações e relaxamentos musculares, que produzem o padrão de motilidade propulsivo conhecido como **peristalse**.

ANATOMIA FUNCIONAL DA MUSCULATURA ESOFÁGICA

CAMADAS MUSCULARES

O esôfago possui de 18 a 25 cm de comprimento nos humanos adultos. Assim como o restante do trato GI, o esôfago é envolvido por duas camadas musculares: a interna (i.e., próxima ao lúmen) orientada de forma circular, e a externa orientada longitudinalmente. Entretanto, em contrapartida à ocorrência exclusiva de músculo liso em todos os segmentos mais distais do trato GI, o esôfago contém músculo estriado (ou esquelético) em seu terço superior, ambos os músculos estriado e liso em seu terço médio e exclusivamente músculo liso em seu terço mais distal. A distinção entre os tipos musculares corresponde aos diferentes tipos de controle neural, conforme discutido adiante.

Outras estruturas associadas ao esôfago são importantes para a deglutição e para a função esofágica normal. Já foram mencionados o esfincter esofágico superior e o EEI, os quais ocluem ambas as extremidades do esôfago no repouso. O esôfago está situado no interior do tórax e tem uma baixa pressão, e, portanto, a presença desses esfincteres é importante para impedir a entrada de ar e de conteúdos gástricos. A **faringe**, que conecta o nariz e a boca ao esôfago e à traqueia, também está criticamente envolvida na deglutição. Ela separa o alimento e o ar quando estes passam por essa região.

INERVAÇÃO

A função da faringe é controlada pelo sistema nervoso central, por meio de impulsos de uma região conhecida como **centro da deglutição** (Figura 54-1). A faringe, portanto, permite a complexa coordenação da deglutição voluntária com funções como a respiração e a fala. Impulsos centrais também controlam a função contrátil do terço superior do esôfago. Os nervos somáticos que inervam essas estruturas possuem placas motoras terminais que inervam diretamente as fibras musculares estriadas. Eles originam-se em regiões encefálicas do bulbo como o **núcleo retrofacial** e o **núcleo ambíguo** e liberam **acetilcolina** (ACh), que atua via **receptores nicotínicos**.

O músculo liso do esôfago é inervado predominantemente pelo **nervo vago**. Os eferentes vagais fazem sinapse com os neurônios mioentéricos liberando ACh e com o músculo liso diretamente liberando ACh e **substância P**. Da mesma forma, aferentes sensoriais localizados no esôfago projetam-se através do vago até o bulbo no **núcleo do trato solitário** localizado no **complexo dorsal do vago**. Os corpos celulares dessa região também se projetam para os neurônios motores do núcleo ambíguo, que controlam o gerador de padrão para os componentes orais e faríngeos da deglutição. Esse circuito neural garante que o controle dos grupos musculares envolvidos na deglutição esteja ligado à função de regiões mais distais do esôfago, assim como à regulação da abertura do EEI.

O esôfago também é ricamente inervado por neurônios entéricos. Isso contribui tanto para a detecção da presença e da natureza dos conteúdos esofágicos como para a coordenação de reflexos locais que suplementam o controle central da deglutição e da peristalse esofágica. Essa rede de neurônios entéricos pode produzir a peristalse secundária da porção de músculo liso do esôfago, mesmo na ausência de impulsos vagais.

CARACTERÍSTICAS DA MOTILIDADE ESOFÁGICA

As funções de motilidade consistem em movimentos sequenciais do alimento a partir da boca em direção ao próprio esôfago, propulsão ao longo do esôfago via peristalse e relaxamento do EEI para permitir a entrada do bolo alimentar no estômago. Em condições de saúde, esses componentes da deglutição estão intimamente integrados, mas, para simplificação, aqui eles serão considerados um de cada vez.

DEGLUTIÇÃO

Embora o termo deglutição possa referir-se a todo o processo necessário para mover o alimento da boca até o estômago, aqui ele será considerado como incluindo apenas os eventos que movem o bolo alimentar além do esfíncter esofágico superior, assim como seus controles reguladores. Conforme notado antes, a deglutição inicia-se ao se sentir que as partículas de alimento na boca foram reduzidas em tamanho suficiente para permitir sua passagem ao esôfago. Enquanto considera-se isso como uma resposta voluntária, durante o seu curso, ela de fato torna-se um reflexo involuntário, envolvendo impulsos significativos de um centro de reconhecimento de padrão no tronco encefálico. Esse centro reconhece que um bolo alimentar está adequado para a deglutição e gera a resposta neuromuscular necessária. Entretanto, é possível sobrepujar voluntariamente esse sistema de reconhecimento, como no caso da deglutição de uma pílula ou cápsula. Em ambos os casos, os eventos subsequentes que contribuem para a deglutição são completamente involuntários.

De início, a língua forma e lubrifica o bolo alimentar, movendo-o para a região posterior da boca. Subsequentemente, ocorre uma série rápida de efeitos faríngeos, iniciada pelos mecanorreceptores da mucosa da faringe que ativam os nervos aferentes, com os impulsos percorrendo o nervo glossofaríngeo em direção ao centro da deglutição. Por sua vez, os nervos motores eferentes trafegam através do vago para controlar o estado contrátil dos músculos faríngeos. Esses eventos ocorrem quase simultaneamente, o que contrasta com as lentas alterações na motilidade que ocorrem mais distalmente no esôfago, conforme será discutido adiante. Primeiro, a laringe e o palato mole movem-se para cima, fechando a via aérea e a nasofaringe, respectivamente. Depois, a contração de vários músculos da região anterior da faringe causa o deslocamento para frente da laringe e da faringe, assim como também auxilia na abertura do esfíncter esofágico superior. A abertura do esfíncter também depende do relaxamento do **músculo cricofaríngeo** que envolve essa região. Isso é realizado pela supressão de impulsos que normalmente estimulam essa região, coordenada pelo centro da deglutição, via núcleo ambíguo. Contrações longitudinais da faringe também trazem o esfíncter esofágico superior para próximo da base da língua, onde um gradiente de pressão desenvolvido pela língua e pelos músculos faríngeos atua para forçar o bolo alimentar através do esfíncter. Finalmente, a parede posterior da faringe contrai de forma transversal para limpar a área de quaisquer resíduos alimentares remanescentes. Essas contrações transversais são propagadas aboralmente (ou seja, para longe da boca) e podem ser consideradas o prenúncio da onda peristáltica que depois irá transportar o bolo alimentar ao longo do esôfago e para baixo em direção ao estômago. A sequência dos eventos envolvidos na deglutição normal é apresentada por um diagrama na Figura 54-2.

PERISTALSE

Uma vez que o bolo alimentar tenha sido movido através do esfíncter esofágico superior em direção ao lúmen esofágico, ele é deslocado ao longo do tubo pela **peristalse** (Figura 54-3). A sequência e a direção desse processo propulsivo parecem estar programadas, com a contração dos segmentos mais distais ocorrendo com latências maiores após a deglutição, quando comparada com as regiões mais próximas da faringe. A região de músculo estriado contrai dentro de 1 a 2 segundos após a deglutição, o terço médio do esôfago dentro de 3 a 5 segundos e o terço inferior em de 5 a 8 segundos. Isso significa que a capacidade do corpo de transferir o alimento da boca ao estômago é amplamente independente da orientação corporal – uma pessoa pode engolir alimento mesmo se estiver pendurada de cabeça para baixo. Apesar disso, a gravidade influencia a taxa de trânsito, particularmente para os líquidos. A onda peristáltica requer até 10 segundos, em média, para varrer os conteúdos esofágicos sólidos ao longo da extensão do esôfago. Essa transferência relativamente lenta deve ser contrastada com os eventos rápidos da própria deglutição.

A peristalse no esôfago é estimulada por sua distensão. Mecanorreceptores de aferentes sensoriais transmitem impulsos ao complexo dorsal do vago, que por sua vez ativa os eferentes somáticos e vagais que terminam diretamente no músculo estriado do terço superior do esôfago ou em nervos do sistema nervoso entérico, respectivamente. O último ativa nervos entéricos que liberam ACh (para induzir a contração) acima da localização da distensão induzida pelo bolo alimentar, ou **óxido nítrico** (para induzir o relaxamento) abaixo do bolo alimentar (Figura 54-4). O efeito resultante das contrações e dos relaxamentos sequenciais é mover o bolo alimentar aboralmente. A onda primária de peristalse ao longo do esôfago também pode

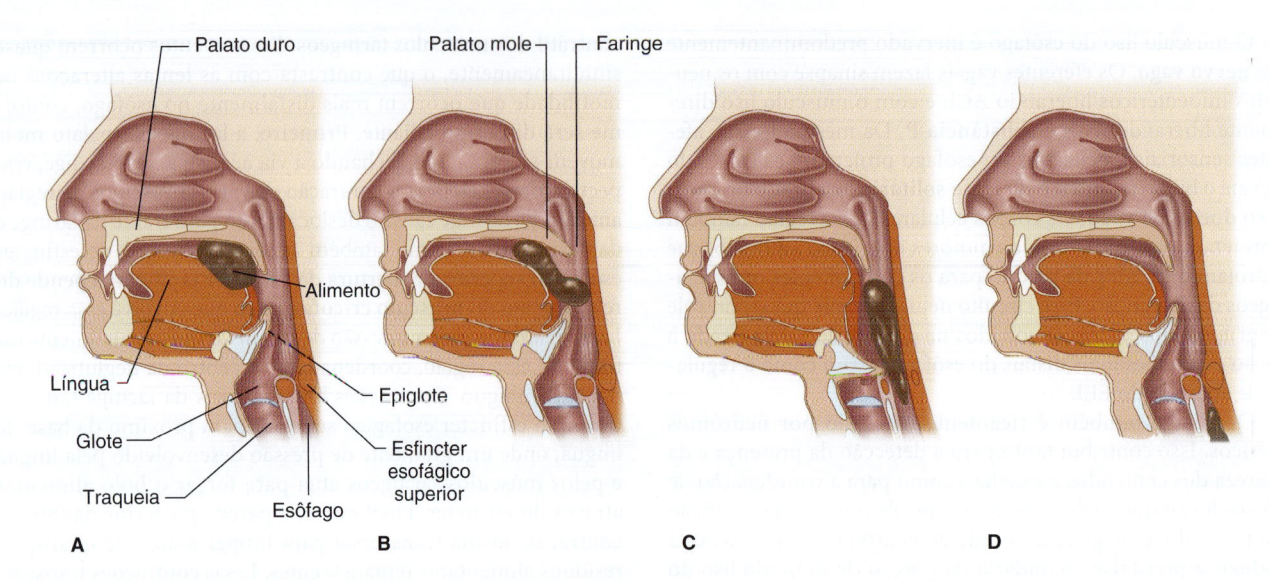

FIGURA 54-2 Movimento do alimento através da faringe e do esôfago superior durante a deglutição. A) A língua empurra o bolo alimentar para trás da boca. B) O palato mole eleva-se para impedir a entrada de alimento na cavidade nasal. C) a epiglote cobre a glote para impedir que o alimento entre na traqueia, e o esfincter esofágico superior relaxa. D) O alimento desce para o esôfago. (Reproduzida com permissão de Widmaier EP, Raff H, Strang KT: *Vander's Human Physiology*, 11th ed. McGraw-Hill, 2008.)

ser seguida por uma onda secundária restrita a uma porção de músculo liso (Figura 54-5). A **peristalse secundária** pode remover uma parte do bolo alimentar que não foi completamente expelido do esôfago durante a onda primária, além de remover quaisquer conteúdos gástricos que refluam para o esôfago inferior. A resposta é desencadeada pela distensão e envolve tanto reflexos locais dentro do sistema nervoso entérico como reflexos vagovagais (Figura 54-6). Estudos sugerem que apenas a presença de ácido dentro do esôfago distal, na ausência de distensão significativa, já pode ser suficiente para gerar uma resposta peristáltica secundária.

O esôfago também transmite informações sobre os seus conteúdos de volta aos segmentos mais proximais. Dessa forma, a presença de água no esôfago, ou de ácido, de forma mais potente, pode aumentar a pressão do esfincter esofágico superior. Essa resposta depende, pelo menos em parte, da sinalização vagovagal. Por outro lado, na presença de ar no esôfago, ocorre a

FIGURA 54-3 Peristalse primária no esôfago desencadeada pela deglutição. Deve-se observar que a onda de pressão que se move inferiormente no esôfago é coordenada com a abertura do esfincter esofágico inferior. s, segundos. (Adaptada com permissão de Biancani P. et al: Esophageal motor function. In: *Textbook of Gastroenterology*, 4th ed. Yamada T, Alpers DH, Kaplowitz N, Laine L, Owyang C, Powell DW (editors). Philadelphia, PA: Lippincott Williams and Wilkins; 2003.)

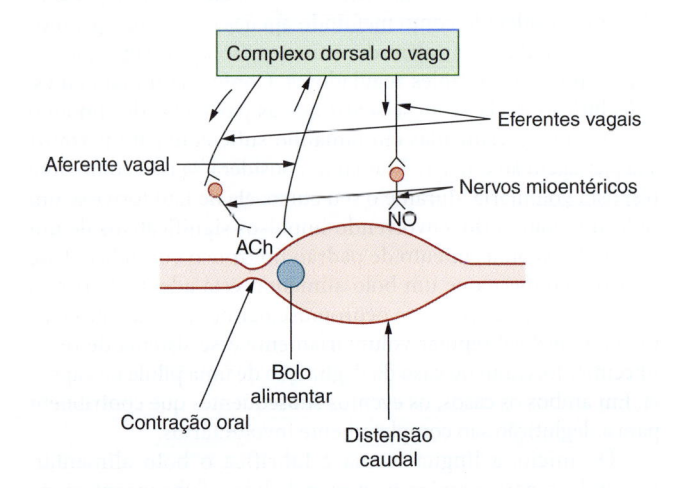

FIGURA 54-4 Controle da peristalse por reflexos vagovagais na região inferior do esôfago. ACh, acetilcolina; NO, óxido nítrico. (Reproduzida com permissão de Barrett KE: *Gastrointestinal Physiology*. New York: Lange Medical Books/McGraw-Hill, Medical Pub. Division, 2006.)

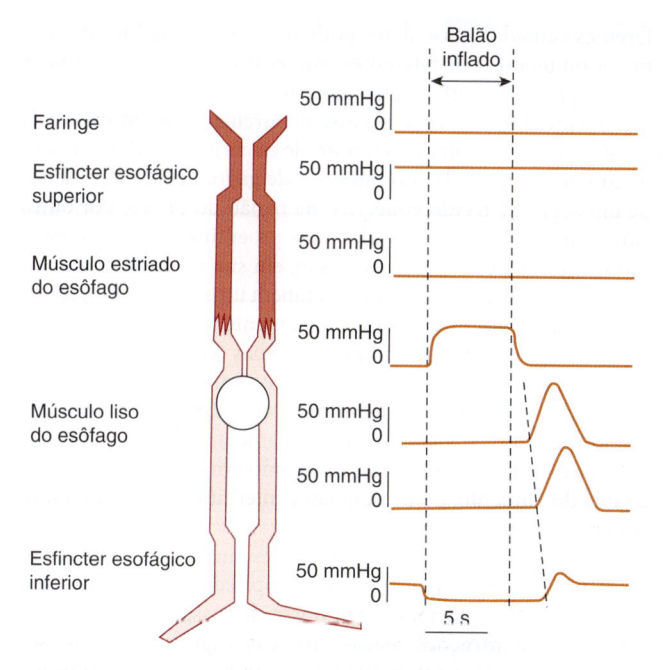

FIGURA 54-5 Peristalse secundária desencadeada pela distensão da porção de músculo liso do esôfago. A contração oral em resposta ao bolo alimentar é seguida por uma onda de pressão descendente que é coordenada com a abertura do esfíncter esofágico inferior, segundos. (Adaptada com permissão de Biancani P. et al. Esophageal motor function. In: *Textbook of Gastroenterology*, 4th ed. Yamada T, Alpers DH, Kaplowitz N, Laine L, Owyang C, Powell DW [editors]. Philadelphia, PA: Lippincott Williams and Wilkins; 2003.)

abertura do esfíncter esofágico superior, o que é essencial para a eructação, ou o movimento retrógrado do ar que foi deglutido junto com o alimento.

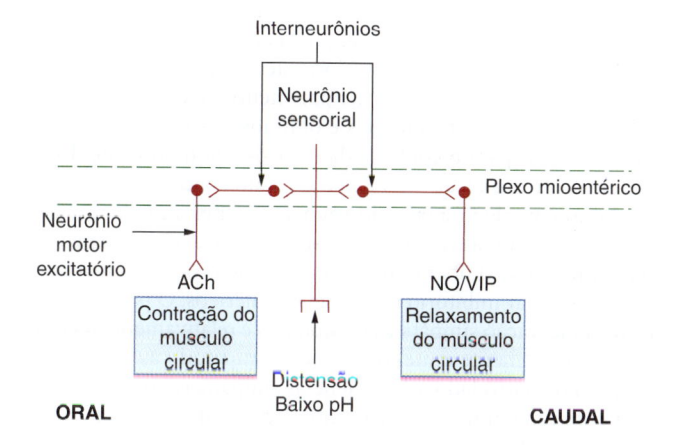

FIGURA 54-6 Controle da peristalse pelo sistema nervoso entérico. A peristalse pode ser desencadeada quando um nervo sensorial detecta a distensão ou a acidez luminal. Interneurônios transmitem o sinal aos nervos excitatórios e inibitórios acima e abaixo do local de estimulação, respectivamente. ACh, acetilcolina; NO, óxido nítrico; VIP, polipeptídeo intestinal vasoativo. (Reproduzida com permissão de Barrett KE: *Gastrointestinal Physiology*. New York: Lange Medical Books/McGraw-Hill, Medical Pub. Division, 2006.)

RELAXAMENTO DO EEI

O componente final da motilidade esofágica é o relaxamento do EEI, permitindo que o bolo alimentar mova-se em direção ao estômago. Em condições de repouso, o EEI está tonicamente contraído. Existem evidências sugerindo que essa contração tônica ocorre por um mecanismo **miogênico** – isto é, o estado contrátil do músculo é independente de um impulso neural, e aumenta intrinsecamente à medida que o músculo é estirado. Além disso, o tônus do esfíncter também pode ser aumentado por agentes neuro-humorais liberados junto com a ingestão de uma refeição, incluindo a ACh e a **gastrina**. O tônus basal do esfíncter é essencial para proteger a porção inferior do esôfago dos efeitos corrosivos dos conteúdos gástricos. Quando o bolo alimentar é deglutido, o relaxamento do EEI é intimamente coordenado com os eventos precedentes de motilidade, de forma que o relaxamento ocorre assim que a onda peristáltica alcança o final do esôfago (Figuras 54-3 e 54-5). A integração cuidadosa da peristalse com o relaxamento do esfíncter depende da atividade combinada do nervo vago e do sistema nervoso entérico e é mediada pela liberação de óxido nítrico a partir de nervos inibitórios, cujos corpos celulares encontram-se no plexo mioentérico. O **polipeptídeo intestinal vasoativo** (**VIP**) nesses nervos também pode contribuir para o relaxamento do EEI. Em geral, o estado contrátil do EEI em um determinado momento reflete uma soma de ambos os impulsos, positivos e negativos. Mesmo em indivíduos saudáveis, o EEI relaxa transitoriamente de tempo em tempo, independentemente da deglutição ou da peristalse secundária. Tal relaxamento pode ser necessário para facilitar a eructação do ar deglutido. Entretanto, em indivíduos com a **doença do refluxo gastresofágico**, esses relaxamentos transitórios ocorrem com mais frequência e permitem o refluxo de conteúdos gástricos para o esôfago distal.

PRINCÍPIOS BÁSICOS DA MOTILIDADE GÁSTRICA

PAPEL E IMPORTÂNCIA

Conforme visto nos capítulos anteriores, o **estômago** é um segmento do trato gastrintestinal em que aspectos importantes da digestão e da função secretora são iniciados. Entretanto, além dessas funções, que são amplamente dependentes da secreção gástrica, o estômago também desempenha funções críticas que dependem de suas propriedades de motilidade.

Primeiro, o estômago pode ser considerado um homogeneizador, que degrada mecanicamente o alimento ingerido em uma emulsão de partículas pequenas, com uma área de superfície muito aumentada, amplificando, portanto, os efeitos da digestão. Segundo, o estômago ajusta a liberação do alimento com a capacidade digestiva e absortiva dos segmentos mais distais do intestino. Em circunstâncias normais, o estômago permite a liberação de aproximadamente 200 kcal/h para o intestino delgado. Para realizar sua função de reservatório, o estômago exibe características notáveis de pressão/volume, que acomodam o volume de uma refeição sem permitir o refluxo significativo dos conteúdos gástricos para o esôfago e sem forçá-los prematuramente em direção ao duodeno. A distensão do estômago também transmite informações importantes aos segmentos subsequentes do trato

GI, assim como também contribui para a sinalização da saciedade. Por fim, o estômago processa funções distintas de motilidade durante o estado de jejum. O **complexo motor migratório** (**CMM**), um padrão de motilidade de "faxina", varre materiais indigeríveis ou objetos estranhos ingeridos ao longo de todo o trato gastrintestinal, iniciando no estômago.

ANATOMIA FUNCIONAL DA MUSCULATURA GÁSTRICA

O estômago é um saco muscular altamente distensível, com um calibre maior do que qualquer segmento intestinal. Ele pode ser dividido em duas regiões funcionais para as considerações de motilidade (Figura 54-7). O estômago proximal, consistindo na **cárdia**, no **fundo** e na porção proximal do **corpo** do estômago, atua principalmente como reservatório e para mover os conteúdos gástricos ao estômago distal. Contrações tônicas do estômago proximal também são importantes para o esvaziamento gástrico. O estômago distal, por outro lado, consistindo na porção distal do corpo e no **antro**, atua predominantemente para moer e pulverizar a refeição. Finalmente, o **piloro** atua como um esfíncter que controla a quantidade e o tamanho das partículas de alimento que podem sair do estômago no estado alimentado. Inversamente, o relaxamento completo do piloro é essencial durante o CMM de faxina.

CAMADAS MUSCULARES

Assim como em qualquer local do trato gastrintestinal, as camadas musculares do estômago consistem em uma camada circular de músculo liso arranjada circunferencialmente e próxima ao lúmen e em uma camada longitudinal que está orientada ao longo do comprimento do órgão. Entretanto, como o estômago possui uma forma de saco, em vez de um tubo simples, essas diferentes camadas musculares podem assumir uma importância maior ou menor, nas diferentes regiões funcionais do estômago, o que é provavelmente importante para os padrões específicos de motilidade. Dessa forma, o músculo circular é proeminente ao longo de todo o estômago, embora ele esteja isolado eletricamente do músculo circular do intestino delgado, devido à presença de um septo de tecido conectivo na região do piloro. Por outro lado, o músculo longitudinal é mais proeminente no estômago distal, e essas fibras musculares são, em sua maioria, contínuas com aquelas do duodeno. Existe também uma pequena região de fibras musculares orientadas obliquamente na curvatura menor do estômago, sendo essas fibras contínuas com a junção gastresofágica e restritas à região da cárdia. Por fim, o piloro representa uma região especializada de músculo circular no ponto em que o calibre do lúmen gástrico é marcadamente reduzido, antes da entrada do duodeno. O piloro atua como uma barreira mecânica à saída do alimento, o que também é intensificado por uma mucosa pregueada e abundante.

As células musculares lisas das diferentes regiões funcionais do estômago também apresentam propriedades contráteis distintas. O mais importante para nossa discussão é a diferenciação entre as **contrações fásicas** e **tônicas**. Alguns músculos lisos contraem e relaxam em questão de segundos, o que é conhecido como contração fásica, que é proeminente no estômago distal. As contrações tônicas, por outro lado, são contrações sustentadas, proeminentes no estômago proximal e que podem persistir por vários minutos. Cada tipo de contração é importante na mediação de propriedades específicas de motilidade, que são necessárias para a função de cada região do estômago.

INERVAÇÃO

O estômago é ricamente influenciado por estímulos neurais intrínsecos ou extrínsecos. As principais vias extrínsecas são parassimpáticas e estão relacionadas com o nervo vago. Os principais eferentes vagais que terminam no estômago são nervos colinérgicos estimulatórios, embora alguns nervos com limiares mais altos de ativação sejam inibitórios; estes últimos liberam VIP e óxido nítrico como seus principais neurotransmissores. Aferentes vagais mecanossensíveis e quimiossensíveis também são fundamentais para o controle das funções de motilidade. Esses aferentes ativam locais no núcleo do trato solitário que está situado no complexo dorsal do vago. De maneira mais limitada, a inervação simpática chega ao estômago através do **nervo esplâncnico**, o qual libera noradrenalina como neurotransmissor pós-ganglionar inibitório nos gânglios entéricos. O papel fisiológico da inervação simpática ao estômago é relativamente incerto, mas provavelmente é menor quando comparado às influências vagais. Por outro lado, as influências simpáticas podem contribuir com uma diminuição da motilidade gástrica durante situações ameaçadoras.

A inervação intrínseca via sistema nervoso entérico também tem importância crítica para a completa expressão das respostas de motilidade gástrica. De fato, muitas das respostas estereotipadas de motilidade do estômago são amplamente, se não completamente, independentes de estímulos centrais. Os neurônios mioentéricos do estômago também proporcionam a coordenação das funções de motilidade gástrica com aquelas dos segmentos

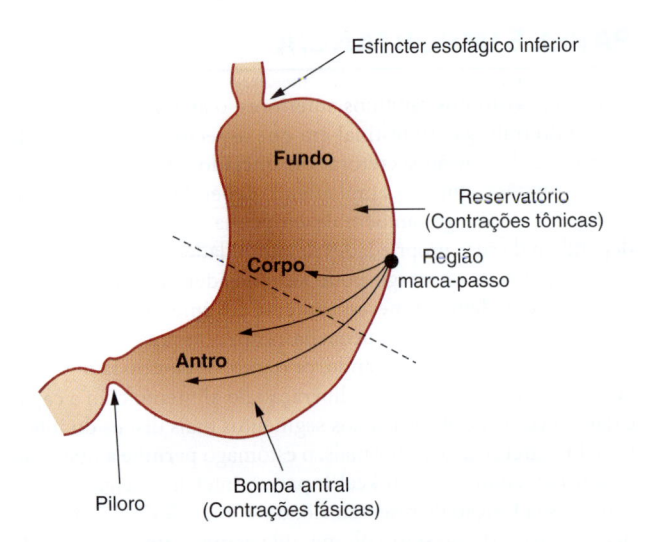

FIGURA 54-7 Regiões do estômago envolvidas nas respostas de motilidade, e localização do marca-passo gástrico. (Reproduzida com permissão de Barrett KE: *Gastrointestinal Physiology*. New York: Lange Medical Books/McGraw-Hill, Medical Pub. Division, 2006.)

mais distais do intestino, em particular durante períodos de jejum. Esses nervos também se comunicam com as células marca-passo do intestino, conhecidas como **células intersticiais de Cajal**, localizadas no interior das camadas musculares circulares do estômago e do intestino proximal. Essa comunicação estabelece a taxa máxima na qual as contrações do tecido podem ocorrer se um sinal excitatório adicional também for recebido, o que é conhecido como **ritmo elétrico basal** (REB).

CARACTERÍSTICAS DA MOTILIDADE GÁSTRICA

RITMO ELÉTRICO BASAL (REB)

O REB refere-se às ondas de despolarizações rítmicas das células musculares lisas do intestino, as quais se originam em um ponto específico e depois se propagam ao longo do trato GI. Os potenciais marca-passo originados nessa região determinam os parâmetros contráteis do estômago como um todo, isto é, a frequência máxima das contrações, sua velocidade de propagação e a direção na qual elas se propagam. No estômago, as ondas aparentemente iniciam em um ponto do corpo ao longo da curvatura maior e então se dirigem ao piloro (Figura 54-7). Também deve ser enfatizado que o REB representa apenas a taxa máxima de contração do estômago ou, na verdade, de qualquer segmento do trato GI. As ondas de despolarização que ocorrem em resposta à atividade marca-passo da rede de células intersticiais de Cajal não são de magnitude suficiente para iniciar potenciais de ação no músculo liso. Em vez disso, o potencial de ação ocorre apenas quando a liberação de neurotransmissores excitatórios a partir das terminações nervosas entéricas se sobrepõe às ondas de despolarização, levando então à contração do músculo liso (Figura 54-8). Assim, vários padrões de motilidade podem ser realizados, dependendo se o estômago está preenchido com uma refeição ou se está em estado de jejum.

O REB difere nos vários segmentos gastrintestinais. Por exemplo, no estômago, o REB é de aproximadamente 3 ciclos/min (cpm), enquanto no duodeno é de 12 cpm. Isso provavelmente reflete a presença de marca-passos dominantes e separados em cada segmento distinto, que então retransmitem a informação elétrica através do segmento que eles controlam pela rede de células intersticiais de Cajal.

RELAXAMENTO RECEPTIVO

A capacidade do estômago de relaxar quando o seu volume aumenta é essencial para sua função de reservatório. O **relaxamento receptivo** resulta em uma queda na pressão gástrica imediatamente após a alimentação, a qual persiste até que todos os sólidos tenham sido removidos do estômago. Esse processo envolve estímulos vagais coincidentes com a ingestão alimentar, reflexos vagovagais e reflexos intrínsecos completamente mediados no interior da parede do estômago (Figura 54-9). Os reflexos intrínsecos e vagovagais são desencadeados pela ativação de terminações nervosas mecanossensíveis no interior da parede do estômago. Por sua vez, a ACh liberada por vias vagais atua pré-sinapticamente para estimular a liberação de neurotransmissores adicionais, que relaxam ativamente as camadas de músculo liso gástrico, sobretudo na região proximal do estômago. VIP e óxido nítrico estão implicados nessa resposta.

O tônus gástrico também pode ser afetado por sinais de retroalimentação a partir de segmentos mais distais do trato GI. Por exemplo, a distensão do duodeno ou do colo, ou um aumento dos lipídeos ou de proteína no duodeno ou no íleo, resulta em uma diminuição do tônus do fundo gástrico. Dessa forma, o esvaziamento gástrico é retardado até que o duodeno seja capaz de processar nutrientes adicionais. Essa resposta envolve reflexos do sistema nervoso entérico, assim como a CCK, por meio da ligação aos **receptores CCK-A** expressos nos aferentes sensoriais vagais. Além disso, a distensão gástrica sinaliza aos segmentos mais distais, preparando-os para a chegada do alimento. Provavelmente o reflexo mais conhecido relacionado com essa sinalização seja o **reflexo gastrocólico**, que pode induzir a necessidade de defecar logo após a ingestão de uma refeição.

MISTURA E TRITURAÇÃO

O padrão de motilidade primário da porção distal do estômago durante o estado alimentado consiste em contrações fásicas rápidas, que ocorrem circunferencialmente e que podem até mesmo ocluir o lúmen (Figura 54-10). As contrações procedem da região do marca-passo gástrico e movem-se em direção ao piloro, em um padrão peristáltico. Quando essas ondas de contração iniciam, elas forçam o conteúdo gástrico em direção à saída do estômago. Entretanto, quando a velocidade da onda peristáltica aumenta, ape-

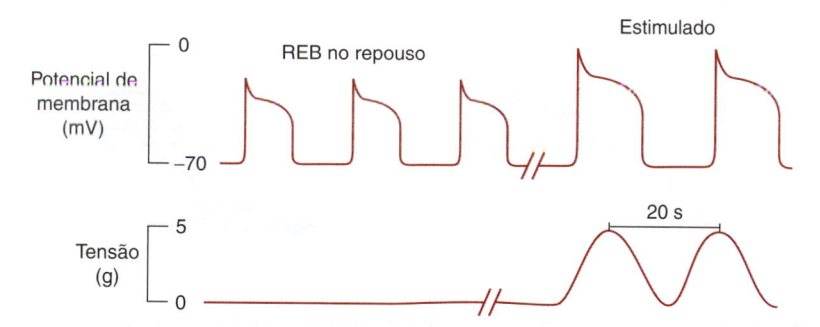

FIGURA 54-8 Ritmo elétrico básico estabelecido pelo marca-passo gástrico. Observa-se que as ondas de despolarização iniciadas pelo marca-passo são insuficientes para desencadear contrações, a menos que estas sejam sobrepostas com um estímulo para contração. (Modificada com permissão de Barrett KE: *Gastrointestinal Physiology*. New York: Lange Medical Books/McGraw-Hill, Medical Pub. Division, 2006.)

nas as pequenas partículas são expulsas do lúmen gástrico, e assim a maior parte da refeição é forçada para trás (**retropulsão**), misturando os conteúdos gástricos com o suco gástrico e reduzindo mecanicamente o tamanho das partículas do alimento.

ESVAZIAMENTO GÁSTRICO E O PAPEL DO PILORO

Quando o estômago está preenchido com uma refeição, o piloro permanece fechado por longos períodos, com apenas aberturas intermitentes que permitem a passagem de pequenas partículas de alimento (menores que 1 a 2 mm) que entram no duodeno. O piloro é regulado por vias vagais excitatórias e inibitórias, assim como por reflexos intrínsecos ascendentes e descendentes, e sua função é regulada independentemente das contrações dos segmentos do tubo digestório. O óxido nítrico tem sido identificado como um mediador-chave do relaxamento pilórico, sendo oriundo tanto de vias vagais como de vias intrínsecas, ao passo que os opioides liberados dos eferentes vagais e a CCK têm sido implicados na contração. A presença de nutrientes ou de ácido no duodeno, bem como a hipertonicidade, também causam o fechamento do piloro. A ACh e a **5-hidroxitriptamina** (5-HT) foram identificadas como mediadores dessa resposta.

O esvaziamento do estômago envolve tanto contrações tônicas na região proximal como contrações fásicas na região distal. A inervação extrínseca, trabalhando junto com o sistema nervoso entérico, é vital para o esvaziamento normal, sendo a 5-hidroxitriptamina identificada como um mediador-chave. Os **receptores 5-HT$_1$** têm sido implicados no atraso do esvaziamento gástrico, enquanto os **receptores 5-HT$_3$** aumentam o esvaziamento. A CCK também retarda esse esvaziamento. A taxa de esvaziamento gástrico também depende tanto do estado físico

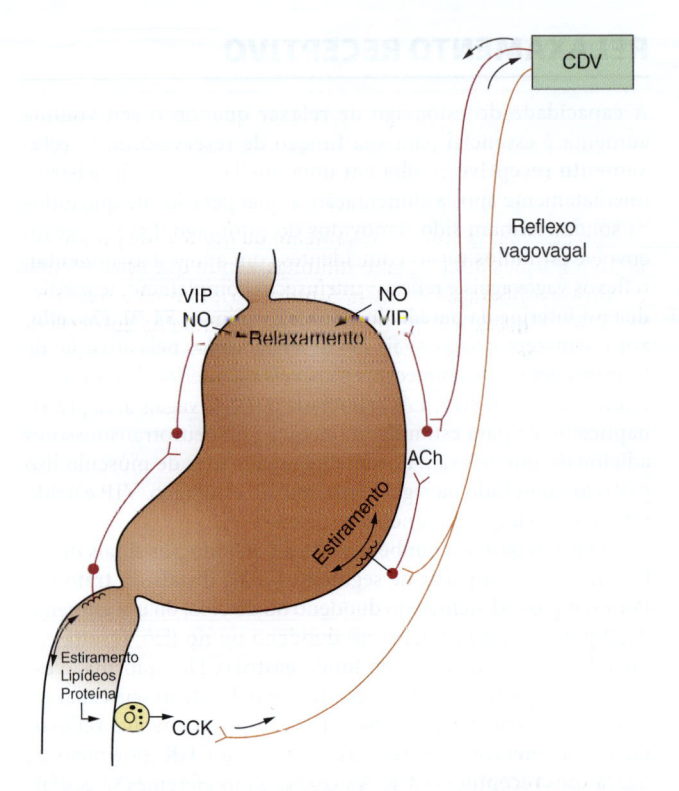

FIGURA 54-9 Reflexos intrínsecos e vagovagais envolvidos no relaxamento receptivo do estômago. A figura indica que sinais desencadeados por nutrientes no lúmen duodenal, ou a distensão duodenal, também resultam em relaxamento do fundo gástrico. ACh, acetilcolina; NO, óxido nítrico; VIP, polipeptídeo intestinal vasoativo; CCK, colecistocinina; CDV, complexo dorsal do vago. (Reproduzida com permissão de Barrett KE: *Gastrointestinal Physiology*. New York: Lange Medical Books/McGraw-Hill, Medical Pub. Division, 2006.)

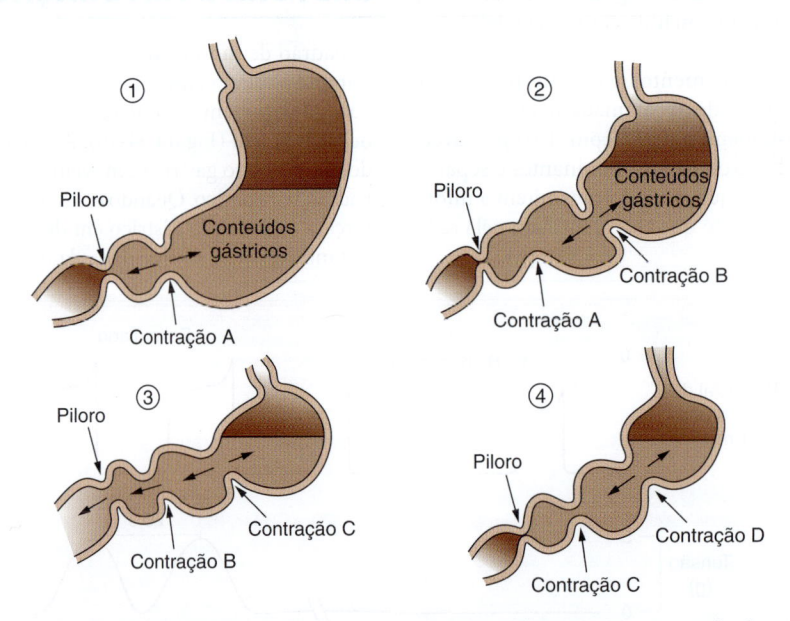

FIGURA 54-10 Padrões de motilidade gástrica que contribuem com a mistura, a trituração e a separação dos conteúdos gástricos. 1) Uma contração circunferencial, A, em direção ao piloro, resultando em propulsão anterógrada e retrógrada do material. **2)** Quando a contração A diminui, uma segunda contração, B, mistura ainda mais os conteúdos. **3)** A contração B é suficiente para causar o trânsito e a abertura parcial do piloro, permitindo que partículas com menos de 1 mm deixem o estômago. Partículas maiores são propelidas de volta ao estômago para serem mais dispersadas pela contração C. **4)** Mais ciclos de contração contra o piloro fechado continuam a mistura e a trituração até que toda a refeição seja esvaziada do estômago. (Reproduzida com permissão de Barrett KE: *Gastrointestinal Physiology*. New York: Lange Medical Books/McGraw-Hill, Medical Pub. Division, 2006.)

dos conteúdos como de suas características químicas. Líquidos inertes são esvaziados mais rapidamente. Se o líquido tiver nutrientes, uma fase inicial rápida será seguida por uma saída lenta, aparentemente refletindo a retroalimentação a partir do intestino delgado. A taxa de esvaziamento também depende da densidade calórica e da osmolaridade dos conteúdos. O esvaziamento gástrico de sólidos é ainda mais lento, com um tempo médio de cerca de 1 a 2 horas. Além disso, o esvaziamento de sólidos do estômago não é iniciado imediatamente, mas ocorre apenas após uma fase de atraso de até 1 hora, durante a qual ocorrem a retropulsão e a mistura.

MOTILIDADE GÁSTRICA DURANTE O JEJUM

No período entre as refeições, o estômago, da mesma forma que os segmentos mais distais do trato GI, apresenta um padrão estereotipado de motilidade conhecido como CMM. Na ausência de alimento, ciclos de motilidade durando aproximadamente 100 min e consistindo em três fases iniciam-se no estômago e se propagam aboralmente (Figura 54-11). A fase I é caracterizada pela quiescência. Durante a fase II, a atividade contrátil aumenta, mas com contrações irregulares que falham em propelir os conteúdos luminais. Finalmente, a fase III envolve um período de 5 a 10 minutos de contrações oclusivas luminais intensas, que se dirigem do corpo do estômago ao piloro e deste ao duodeno. Durante esse período, o piloro abre-se completamente em sujeitos normais, permitindo que quaisquer resíduos indigeríveis sejam removidos. Essa função de faxina é importante para a saúde intestinal, visto que, em sua ausência, grandes quantidades de materiais indigeríveis chamados de **bezoares** podem ser acumuladas e até causar uma obstrução do lúmen, particularmente no estômago.

Alguns aspectos do controle neuro-humoral do CMM são compreendidos. Por exemplo, o início da atividade de fase III é independente de estímulos parassimpáticos ou simpáticos, mas está correlacionado com os níveis plasmáticos de **motilina** (Figura 54-11). Entretanto, o desencadeador da liberação cíclica desse hormônio a partir da mucosa duodenal não é conhecido, embora saiba-se que a liberação de motilina é suprimida pela alimentação. Apesar disso, ocorre um aumento da motilidade propulsiva tanto por ações diretas como indiretas, sendo que estas últimas envolvem a liberação de ACh, 5-hidroxitriptamina e óxido nítrico. Além disso, mesmo que a fase III ocorrera na ausência de estímulos vagais, esses impulsos podem amplificar a resposta. De maneira semelhante, a fase II do CMM é abolida pela vagotomia. O CMM também é reduzido durante o sono e é desacelerado pelo estresse.

VÔMITO

O **vômito** resulta principalmente da evacuação dos conteúdos gástricos e reflete a interação coordenada de fenômenos neurais, humorais e musculares. O vômito pode ser desencadeado tanto por estímulos centrais como por estímulos periféricos (Figura 54-12), mas requer principalmente o envolvimento de regiões encefálicas centrais para coordenar as respostas necessárias. Uma **zona quimiorreceptora de disparo**, localizada na **área postrema** do bulbo, recebe estímulos de aferentes corticais, orais, vestibulares e periféricos. Além disso, a barreira hematoencefálica nessa região é relativamente permeável. Isso significa que a zona quimiorreceptora de disparo pode detectar os constituintes químicos tanto do sangue quanto do líquido cerebrospinal. Vários estímulos podem levar à **náusea** (sensação de que o vômito é iminente) e ao próprio vômito, como alterações endócrinas na ges-

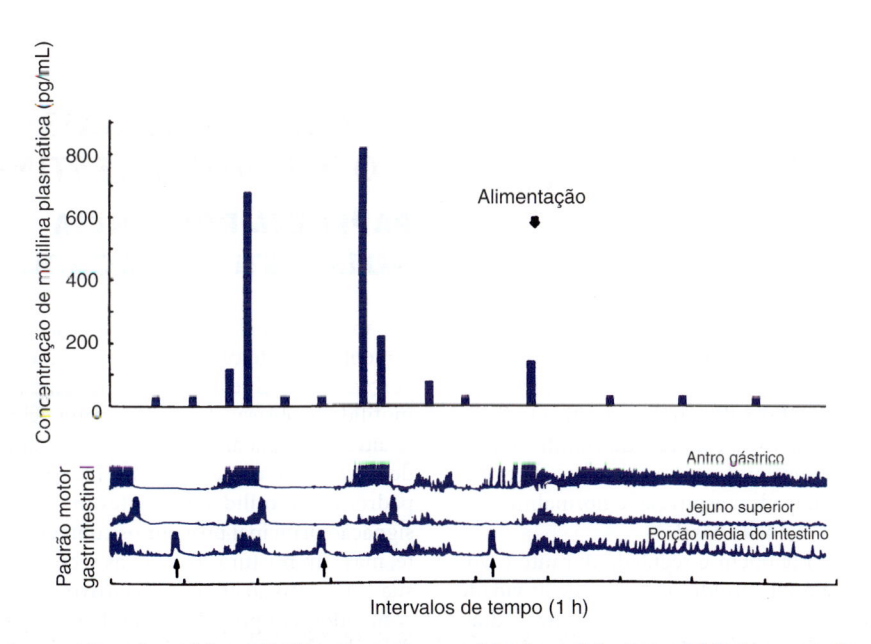

FIGURA 54-11 O complexo motor migratório avaliado em um cão, seguido do padrão de motilidade no estado alimentado. Cada complexo de fase III antral é acompanhado por um aumento na motilina plasmática, ao passo que a liberação de motilina é suprimida após a alimentação. (Adaptada de Itoh Z, et AL. Changes in plasma motilin concentration and gastrointestinal contractile activity in conscious dogs. *Am J Dig Dis.* 1978; 23(10):929-935.)

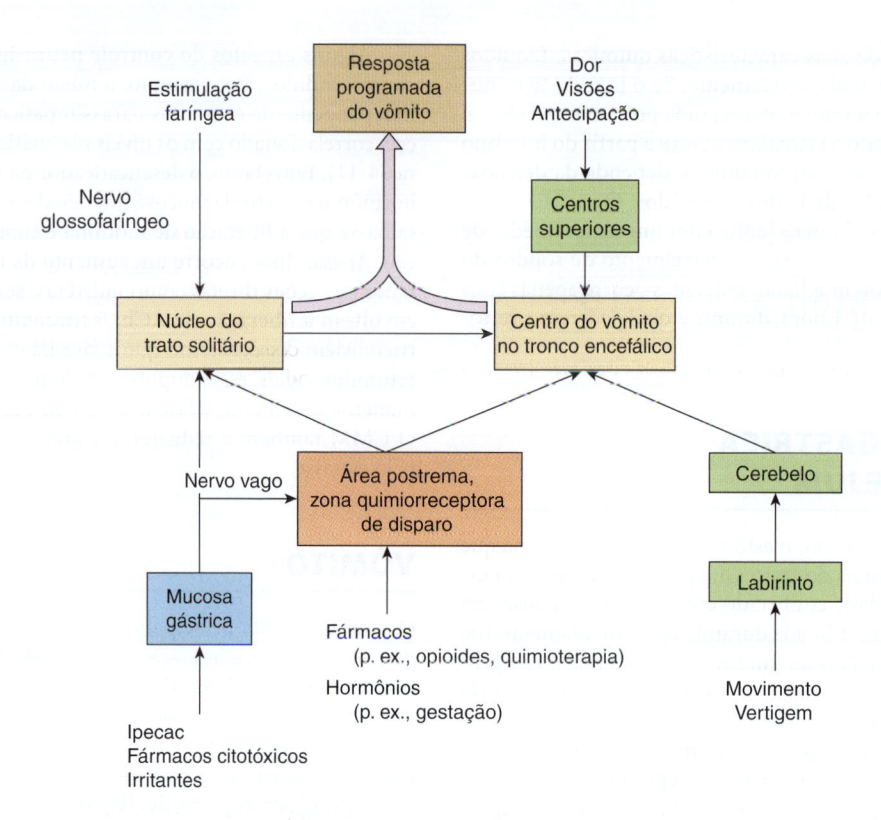

FIGURA 54-12 Vias neurais que levam ao início do vômito em resposta a vários estímulos. (Reproduzida com permissão de Barrett KE, Barman SM, Boitano S, Brooks H: *Ganong´s Review of Medical Physiology*, 23rd Ed. McGraw-Hill, 2009.)

tação, odores nocivos, estímulos visuais, dor somática ou sabores desagradáveis. Aferentes periféricos também podem desencadear a resposta de vômito, como quando irritantes estão presentes no lúmen gástrico, ou se o intestino está obstruído. Alguns aferentes vagais do estômago, os quais estão provavelmente associados aos quimiorreceptores, projetam-se para a área postrema.

Uma segunda área encefálica, o núcleo do trato solitário, também contribui para a cascata emética, sobretudo após a ativação vagal (Figura 54-12). Essa região recebe estímulos da área postrema, do vago abdominal e do labirinto, e por sua vez coordena as respostas motoras necessárias, as quais são representadas por um programa estereotipado de ações musculares somáticas. De início, o diafragma e os músculos torácicos e abdominais contraem concomitantemente contra a glote fechada, resultando no fenômeno de ânsia de vômito. A pressão intra-abdominal positiva também força os conteúdos gástricos para o esôfago. O encéfalo então coordena a contração sincrônica dos músculos inspiratórios e expiratórios, resultando em uma reversão do gradiente de pressão torácica. Essa alta pressão positiva torácica atua, por sua vez, para impulsionar a expulsão do vômito. Simultaneamente, a respiração é suprimida, e o movimento de estruturas laríngeas e faríngeas impede a aspiração e normalmente a passagem do vômito para a cavidade nasal.

A motilidade intestinal também é regulada durante o vômito. O REB é suspenso e é substituído por picos de atividade elétrica que se propagam oralmente. Isso resulta em um padrão de motilidade conhecido como **contração retrógrada gigante**, ou complexo contrátil retroperistáltico, que move os conteúdos gástricos para cima e para fora do esôfago. Apesar da autonomia do sistema nervoso entérico em produzir os padrões normais de motilidade gástrica e esofágica, a propulsão retrógrada vista durante a **êmese** é completamente dependente de estímulos dos nervos extrínsecos, coordenados pelos centros encefálicos que também regulam as funções dos músculos somáticos que proporcionam o vômito, conforme já descrito.

PRÍNCIPIOS BÁSICOS DA MOTILIDADE INTESTINAL

PAPEL E IMPORTÂNCIA NO INTESTINO DELGADO

O papel principal do intestino delgado é digerir os vários componentes da refeição e absorver os nutrientes resultantes para a corrente sanguínea ou para o sistema linfático. Os padrões de motilidade observados no intestino delgado são profundamente alterados pela alimentação, com a duração de tais alterações dependendo da carga calórica. Durante o estado alimentado, os padrões de motilidade no intestino delgado não tem como designação principal propelir os conteúdos intestinais aboralmente, mas sim misturá-los com as secreções digestivas e prolongar sua exposição ao epitélio absortivo. A velocidade com a qual os conteúdos são propelidos também varia ao longo do intestino delgado. O movimento é mais rápido no duodeno e no jejuno, proporcionando uma rápida mistura e propulsão dos conteúdos tanto oral como aboralmente. A motilidade então se torna mais lenta no íleo, proporcionando tempo adicional para a absorção de nutrientes que são digeridos mais lentamente, em particular os lipídeos. Dessa forma, uma vez que a refeição tenha sido digerida e absorvida, o intestino delgado converte seu padrão de motilidade para o CMM, a fim de expelir os resíduos indigeríveis através do intestino delgado e em direção ao colo.

PAPEL E IMPORTÂNCIA NO COLO

As funções do colo são muito distintas daquelas do intestino delgado, servindo principalmente para extrair e recuperar água dos conteúdos intestinais e processar as fezes para eliminação. Como resultado, mesmo no estado de jejum, as funções de motilidade do colo são mais propensas a misturar os conteúdos, retendo-os por longos períodos, e o colo não participa do CMM. Por outro lado, periodicamente, grandes contrações propulsivas se propagam através do colo, transferindo os conteúdos ao reto e finalmente promovendo a urgência para defecar.

ANATOMIA FUNCIONAL
CAMADAS MUSCULARES

A camada de músculo circular encontrada próxima à mucosa, sobreposta por uma camada muscular longitudinal, produz os padrões estereotipados de motilidade do intestino delgado. Uma camada fina de músculo situada entre a mucosa e a submucosa, a **muscular da mucosa**, também confere funções específicas de motilidade para as estruturas da mucosa, como as vilosidades.

As funções das camadas musculares circular e longitudinal são integradas pelo acoplamento elétrico via junções comunicantes e também pela atividade das células intersticiais de Cajal. Essas últimas células marca-passo sofrem ciclos rítmicos de despolarização, e ditam o REB, ou ondas lentas, que controlam a taxa e os locais das contrações fásicas do músculo liso.

O intestino grosso também contém ambas as camadas musculares circular e longitudinal que regulam sua motilidade, mas o arranjo anatômico dessas camadas difere daquele observado no intestino delgado. No colo ascendente, no colo transverso e no colo descendente, a camada muscular circular é sobreposta por três bandas longas não sobrepostas de músculo longitudinal, orientadas a 120° entre cada uma, conhecidas como **tênias do colo**. O acoplamento elétrico entre o músculo circular e as tênias do colo é menos efetivo do que aquele entre as camadas musculares correspondentes do intestino delgado, o que provavelmente contribui para uma motilidade propulsiva menos efetiva no colo. A camada muscular circular também se contrai de forma intermitente para dividir o colo em segmentos funcionais conhecidos como **haustros**. Contudo, observa-se que os segmentos haustrais não são estruturas permanentes, e dessa forma eles podem ser eliminados para permitir a propulsão dos conteúdos colônicos.

No colo sigmoide e no reto, o intestino torna-se completamente envolvido pelo músculo longitudinal, o que é importante para as funções especializadas dessas regiões, que incluem a atuação como um reservatório e a participação na defecação. O lúmen do reto também é parcialmente ocluído por pregas transversas, novamente formadas por contração muscular, que atuam como obstáculos para retardar a passagem do material fecal (Figura 54-13). Finalmente, a porção mais distal do trato GI, o canal anal, constitui uma região especializada que contém ambos os tipos de músculos, liso e estriado, em suas paredes.

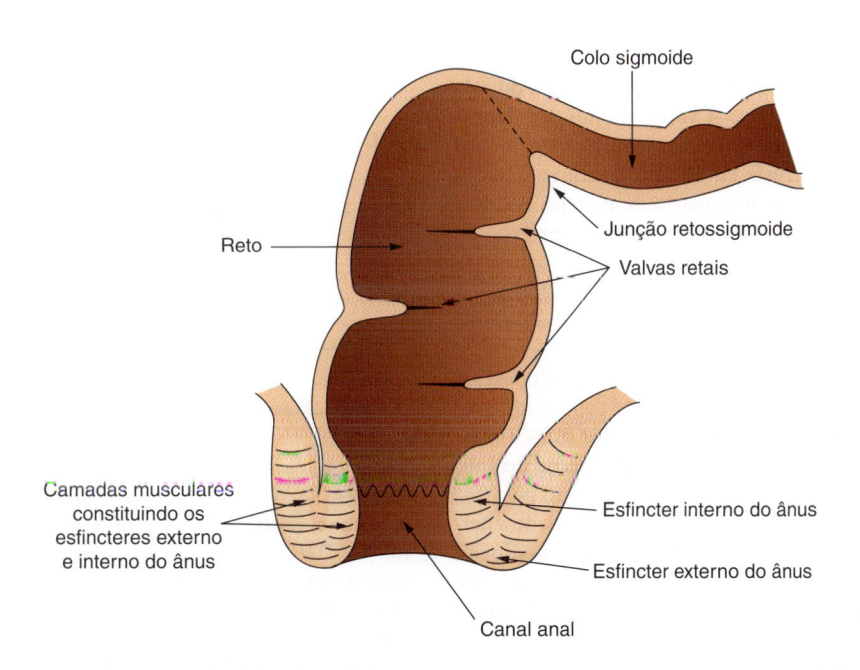

FIGURA 54-13 Anatomia do reto e do canal anal. (Reproduzida com permissão de Barrett KE: *Gastrointestinal Physiology.* New York: Lange Medical Books/McGraw-Hill, Medical Pub. Division, 2006.)

SISTEMA NERVOSO ENTÉRICO

O principal determinante da função de motilidade em ambos os segmentos intestinais, delgado e grosso, deriva-se da atividade de circuitos neurais intrínsecos. O número de nervos intrínsecos excede bastante o dos estímulos extrínsecos, e o papel destes últimos normalmente restringe-se principalmente à modulação dos padrões de motilidade estabelecidos pelo "pequeno cérebro" do sistema nervoso entérico. Os nervos entéricos são responsáveis tanto pela contração como pelo relaxamento. Os principais neurotransmissores excitatórios incluem a ACh, a **neurocinina A** e a **substância P**, ao passo que os nervos inibitórios expressam VIP e também produzem óxido nítrico quando ativados. Existe também um suprimento abundante de aferentes sensoriais que respondem às características físico-químicas dos conteúdos luminais.

As influências modulatórias dos nervos extrínsecos provêm de diversas fontes, dependendo do segmento intestinal em questão. Os nervos vago (parassimpático) e esplâncnico (simpático) inervam o intestino delgado, a valva ileocecal e o colo proximal. Os **nervos pélvicos**, por outro lado, são os condutores de estímulos extrínsecos ao restante do colo e ao esfíncter anal interno. Finalmente, os **nervos pudendos** fornecem estímulos da região sacral da medula espinal ao esfíncter externo do ânus e às camadas musculares do soalho pélvico. De fato, diferentemente das outras regiões gastrintestinais discutidas antes, os estímulos voluntários a essas estruturas são vitais para suas funções. A capacidade de contrair o esfíncter externo do ânus e os músculos do soalho pélvico, um comportamento aprendido durante o treinamento do toalete, permite o adiamento da defecação até o momento em que for socialmente conveniente.

ESFINCTERES

A passagem de conteúdos ao longo do intestino delgado e do colo também é regulada por esfíncteres. A **valva**, ou junção, **ileocecal** reflete a atividade da camada muscular circular. A principal função da valva ileocecal consiste em limitar o refluxo de conteúdos colônicos para o íleo. A eliminação de matéria residual do colo está sob o controle dos esfíncteres interno e externo do ânus. O **esfincter interno do ânus** consiste em uma banda espessa de músculo circular gastrintestinal (Figura 54-13). Esse esfíncter fornece cerca de 70 a 80% do tônus do canal anal durante o repouso, e sua regulação é totalmente autônoma. Se o reto for subitamente distendido, o esfíncter relaxa, contribuindo, assim, com apenas 40% do tônus anal, sendo o restante controlado pelo **esfíncter externo do ânus** (o qual é composto por músculo estriado). Ao mesmo tempo, a pressão do esfíncter externo do ânus é aumentada. Esse **reflexo inibitório retoanal**, iniciado pela distensão retal, permite, assim, a defecação eficiente e impede a perda fecal acidental. Entretanto, após um curto período, o esfíncter interno do ânus se acomoda ao novo volume retal e recupera o seu tônus, a menos que a defecação possa ser convenientemente completada.

CARACTERÍSTICAS DA MOTILIDADE INTESTINAL

PADRÕES DE MOTILIDADE NO ESTADO ALIMENTADO E NO JEJUM

Para o intestino delgado, existe uma distinção marcante entre a motilidade observada no período pós-prandial e no jejum. Entretanto, a motilidade colônica tem uma associação bem menos temporal com a ingestão de uma refeição. Essas diferenças são refletidas pelos tempos necessários para os conteúdos luminais transitarem por esses dois segmentos intestinais. No intestino delgado, as substâncias movem-se da boca até a valva ileocecal em cerca de 2 horas, em média, nos adultos saudáveis, com o trânsito ocorrendo mais rapidamente na região proximal. O trânsito é reduzido em proporção ao número de calorias apresentadas ao intestino. No colo, por outro lado, o trânsito do ceco até o reto pode levar de 1 a 2 dias, em média, com uma considerável variabilidade entre os indivíduos.

Durante o jejum, o intestino delgado exibe o CMM. Quando a refeição foi esvaziada do intestino delgado, o CMM recomeça com suas três fases características (Figura 54-14). Assim como no estômago, o objetivo do CMM, e da fase III em particular, parece ser o de manter o intestino limpo de quaisquer resíduos da refeição. O CMM pode adicionalmente desempenhar um papel na limitação do refluxo dos conteúdos colônicos para o íleo, visto que, em humanos, ele não se propaga ao colo.

Após uma refeição ser ingerida, os eventos de motilidade no intestino delgado se tornam mais frequentes. O padrão de motilidade no estado alimentado baseia-se no REB, gerado pelo marca-passo intestinal e propagado para as células musculares lisas vizinhas. Contudo, assim como no estômago, o ritmo basal controla apenas os locais em que as contrações podem ocorrer em um determinado momento, visto que as alterações rítmicas

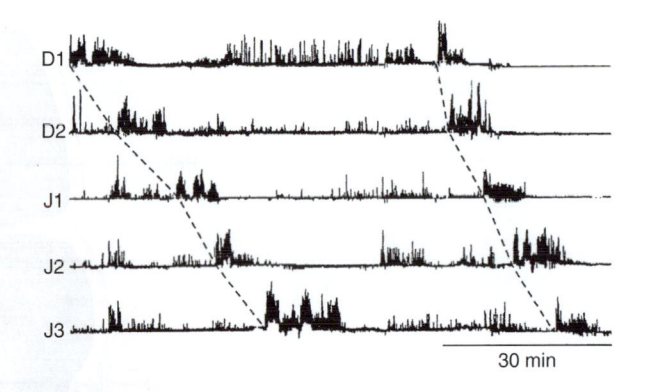

FIGURA 54-14 Complexos motores migratórios no duodeno e no jejuno, registrados a partir de manometria em um ser humano. D1, D2, J1, J2 e J3 indicam os pontos de registro ao longo do duodeno e do jejuno. Deve-se observar as contrações intensas ocorrendo ritmicamente durante a fase III, propagando-se aboralmente. (Reproduzida com permissão de Soffer EE et al: Prolonged ambulatory duodeno-jejunal manometry in humans: normal values and gender effect. *Am J Gastroenterol* 1998;93:1318-1323. Copyright American College of Gastroenterology.)

do potencial de membrana induzidas nas células musculares são insuficientes para causar contração. Em vez disso, apenas quando os efeitos dos neurotransmissores são sobrepostos a esse ritmo é que os potenciais de ação podem ocorrer. O resultado é uma série de contrações fásicas intermitentes, que ocorrem ao longo do intestino delgado, atingindo um pico cerca de 10 a 20 minutos após a alimentação. A ACh do sistema nervoso entérico é um mediador fundamental desses efeitos, e qualquer papel dos mediadores hormonais é muito menos claro.

MISTURA E SEGMENTAÇÃO

Durante o estado alimentado, os principais eventos de motilidade servem para misturar os conteúdos, propelindo-os lentamente. Uma contração isolada, na ausência de outras contrações proximais ou distais, terá o efeito de misturar os conteúdos do lúmen na região da contração (Figura 54-15). Outro padrão comum é conhecido como **segmentação**. As contrações segmentares servem para mover os conteúdos intestinais para trás e para frente dentro de um curto segmento do intestino. Os complexos padrões de motilidade do intestino delgado após uma refeição são o resultado dos efeitos autônomos da circuitaria neural entérica e provavelmente refletem uma resposta "programada" estereotipada para um determinado conjunto de condições fisiológicas.

PERISTALSE

A peristalse produz a propulsão aboral tanto no intestino delgado como no colo. É uma resposta de motilidade que ocorre devido à deformação da mucosa, pelos efeitos mecânicos da passagem do bolo alimentar ao longo da parede do tubo digestório, ou secundariamente à distensão intestinal. O rápido estiramento do intestino é o estímulo mais efetivo para desencadear a peristalse.

Assim como no esôfago, onde a peristalse é importante para mover o bolo alimentar da boca ao estômago, a peristalse intestinal envolve as influências tanto da contração proximal como do relaxamento distal (Figura 54-15). A ativação de mecanorreceptores de estiramento, e possivelmente de outros receptores da mucosa, induz secundariamente à liberação de 5-HT e do **peptídeo relacionado ao gene da calcitonina**. Na região proximal ao bolo alimentar, o músculo circular encurta, e o músculo longitudinal relaxa, empurrando o bolo alimentar para frente. Essas respostas têm sido atribuídas à ação da ACh e da substância P liberadas a partir das terminações nervosas entéricas. Na região distal, o bolo alimentar é recebido por um segmento do intestino de calibre aumentado, devido ao encurtamento do músculo longitudinal e ao relaxamento do músculo circular. Essas respostas estão relacionadas com as atividades do VIP e do óxido nítrico.

MOTILIDADE DO COLO

Os padrões de motilidade do colo estão envolvidos principalmente na mistura dos conteúdos, bem como em sua retenção por um período suficiente para permitir a ótima recuperação dos líquidos utilizados durante o processo digestivo. O colo tem a capacidade de reabsorver até mesmo quantidades inesperadamente elevadas de líquidos, desde que ocorra um tempo adequado de contato desses líquidos com a mucosa. Entretanto, periodicamente o colo também se envolve em um padrão de motilidade propulsivo que essencialmente move a maioria dos conteúdos colônicos para o reto. Por sua vez, isso induz a necessidade de defecar, que será abordada adiante.

Durante a mistura, o colo lança os conteúdos para trás e para frente entre seus haustros e progressivamente propele os conteúdos de um haustro para o próximo, em um padrão de motilidade conhecido como propulsão segmentar. Esses padrões são realizados por dois tipos de contração que têm sido caracterizados no colo, as contrações de curta e de longa duração. As contrações de curta duração originam-se no músculo circular e representam ondas de pressão estacionárias que duram cerca de oito segundos, em média, com o efeito local de mistura. As contrações de longa duração, por outro lado, duram cerca de 20 a 60 segundos, podem ser estacionárias ou podem propagar-se por uma curta distância e são atribuídas à contração dos músculos longitudinais das tênias do colo. As contrações que são propagadas são responsáveis pela propulsão segmentar.

As **contrações de propagação de alta amplitude** são distintas dos padrões de motilidade recém descritos. Elas se propagam exclusivamente no sentido aboral e proporcionam o movimento de massa das fezes por longas distâncias. Essas contrações precedem a urgência em defecar e, na verdade, ocorrem cerca de 10 vezes por dia, estando associadas ao levantar pela manhã e à alimentação. Essas contrações originam-se no ceco e propagam-se ao longo do colo ao reto, resultando também no relaxamento do esfíncter interno do ânus. A propagação dessas contrações é provavelmente mediada pela via colinérgica e pela via dependente de neurocinina.

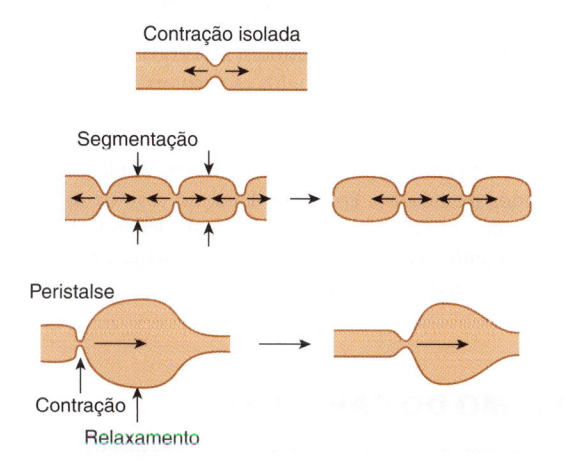

FIGURA 54-15 Padrões de mistura e de propulsão intestinais. Uma **contração isolada** move os conteúdos tanto oral como aboralmente. A **segmentação** mistura os conteúdos por uma curta extensão do intestino, conforme indicado pela sequência de tempo da esquerda para a direita. No diagrama da esquerda, as setas verticais indicam os pontos nos quais a próxima série de contrações será iniciada. Finalmente, a **peristalse**, que envolve tanto a contração como o relaxamento, propele os conteúdos luminais aboralmente. (Reproduzida com permissão de Barrett KE, Barman SM, Boitano S, Brooks H: *Ganong's Review of Medical Physiology*, 23rd Ed. McGraw-Hill, 2009.)

DEFECAÇÃO

A **defecação** é o processo de eliminação de restos sólidos pelo trato GI e envolve várias estruturas no interior e ao redor do reto e do ânus. O preenchimento do reto causa o relaxamento do esfincter interno do ânus por meio da liberação de VIP e de óxido nítrico, a partir de nervos intrínsecos, devido ao reflexo inibitório retoanal; contudo, esta resposta é contrabalançada por uma ação simultânea para aumentar o tônus do esfincter externo do ânus. Em forma geral, esse reflexo permite a defecação eficiente ao mesmo tempo em que impede o vazamento de fezes. A porção dos conteúdos retais que entra no canal anal também é identificada como gasosa, sólida ou líquida, dessa forma iniciando a atividade apropriada do esfincter externo do ânus para reter cada um desses conteúdos, ou para permitir a expulsão voluntária.

Por outro lado, quando a defecação é desejada, a postura sentada ou agachada altera a orientação relativa do intestino e das estruturas musculares adjacentes, favorecendo a via para a saída fecal. Isso também é auxiliado pelo relaxamento do **músculo puborretal**, o que resulta em um ângulo retoanal menos agudo. A contração retal então produz a força propulsiva para mover as fezes para fora do corpo. A evacuação é intensificada pela contração simultânea do **reto abdominal**, do diafragma e do **músculo elevador do ânus**, os quais aumentam a pressão intra-abdominal. Todos esses eventos ocorrem se fezes sólidas (na saúde) ou líquidas (em doenças) são expelidas, embora obviamente seja necessária menos força para expelir fezes líquidas. Por outro lado, a expulsão voluntária do flato envolve as funções contráteis listadas, mas o músculo puborretal não relaxa e não há alteração no ângulo retoanal. Isso permite que o gás do flato seja forçado a passar pelo ângulo agudo da junção retoanal, sem que ocorra perda simultânea de fezes.

CORRELAÇÃO CLÍNICA

Um homem enfermo acamado de 90 anos, vivendo em um asilo, recebe suas medicações diárias por via oral (pílulas). Mais tarde, ele regurgita seu lanche noturno e reclama estar sentindo que a pílula "não desceu", sendo, por isso, levado à emergência médica. No exame físico, observa-se que ele apresenta baixo peso, encontra-se agitado e claramente estressado. Ele também apresenta tosse e ânsia de vômito. O auxiliar que o acompanha relata que essa situação já ocorreu previamente. Um gastrenterologista é chamado e realiza uma **endoscopia digestiva alta**, por meio da qual a pílula pode ser vista alojada na porção média do esôfago. Ela é removida pelo esôfago e os sintomas do paciente lentamente melhoram. O gastrenterologista informa ao auxiliar de enfermagem que o paciente deve receber apenas alimentos semissólidos no futuro, e que todas as pílulas necessárias devem ser esmagadas e misturadas com molho de maçã para serem administradas a ele. Apesar dessas medidas, os problemas do paciente pioraram, e ele foi admitido no hospital sofrendo de **pneumonia**.

A dificuldade de deglutição é conhecida como **disfagia** e pode resultar de anomalias em qualquer um dos componentes do reflexo da deglutição, ou em qualquer uma das estruturas anatômicas envolvidas. Por exemplo, anormalidades da língua podem resultar em disfagia, porque o bolo alimentar não pode ser propelido para trás em direção à faringe com a força suficiente. Em geral, a disfagia origina-se da orofaringe e da região muscular estriada do esôfago, ou então da porção muscular lisa do esôfago, correspondendo à diferente inervação e aos mecanismos de sensação e controle dessas duas áreas. Da mesma forma, a disfagia pode resultar tanto de causa estruturais como funcionais. A disfagia é um problema médico comum, especialmente frequente nos idosos, e está em geral associada a muito desconforto, assim como ao risco de aspiração, engasgo e má nutrição. Estima-se que até 13% dos pacientes hospitalizados e cerca de 60% dos residentes em asilos tenham problemas de alimentação, sendo a maioria resultante de **disfagia orofaríngea**. Todos os pacientes com disfagia irão experimentar problemas com alimentos sólidos e podem ter graus variados de dificuldade em deglutir líquidos, também dependendo da gravidade da causa subjacente. Causas estruturais de disfagia devem-se aos **divertículos**, ou evaginações semelhantes a bolsas na parede faríngea ou esofágica, nas quais o alimento pode ficar retido, ou a várias formas de obstrução. Essas últimas incluem anéis mucosos ou musculares que ocluem circunferencialmente uma porção do lúmen esofágico. Isso pode ocorrer em resposta à lesão tecidual de longa duração secundária à **doença de refluxo gastresofágico** (**DRGE**), em que a inflamação finalmente pode levar à cicatrização e à fibrose que podem ocluir o lúmen. Tumores esofágicos também podem impedir a passagem dos conteúdos esofágicos. As causas funcionais de disfagia relacionam-se com o controle neurológico da fase orofaríngea da deglutição, da peristalse e do relaxamento do esfincter esofágico ou com defeitos nas próprias camadas musculares. O tratamento da disfagia depende da causa subjacente. Quando existem anormalidades estruturais, a cirurgia para reparar divertículos, o corte dos músculos espessos excessivos ou a remoção de um tumor obstrutor podem frequentemente trazer algum alívio. A dilatação mecânica de uma **constrição** (estreitamento anormal) também pode ser realizada, com graus variados de sucesso. Por outro lado, no caso de distúrbios funcionais, a terapia efetiva normalmente depende de se existe tratamento disponível para o distúrbio subjacente, e nesses casos, a cirurgia é bem menos útil.

RESUMO DO CAPÍTULO

- A regulação da deglutição envolve a neurotransmissão somática no terço superior do esôfago, que é composto por músculo estriado, e a regulação autônoma pelo nervo vago e o sistema nervoso entérico nos dois terços inferiores, compostos por músculo liso. A deglutição inicia-se voluntariamente, mas em seguida reflete uma complexa integração de influências reguladoras, coordenadas pelo centro da deglutição no encéfalo.
- Dois esfincteres, normalmente fechados, regulam o movimento do bolo alimentar para dentro e para fora do esôfago. O esfincter esofágico superior abre-se em conjunto com a motilidade faríngea. O EEI abre para permitir que o bolo alimentar entre no estômago, coordenado com a motilidade esofágica.

- O estômago serve para receber a refeição do esôfago e desempenha funções de motilidade que iniciam o processo de digestão e controlam a entrega de nutrientes aos segmentos mais distais.
- O relaxamento receptivo do estômago proximal permite ao estômago funcionar como um reservatório e assegura que a pressão em seu interior mude pouco quando o seu volume é expandido para receber a refeição.
- O estômago distal realiza contrações fásicas para moer a refeição, movendo apenas as menores partículas ao piloro.
- O esvaziamento do estômago envolve contrações tônicas das porções proximais e depende das características físicas e químicas da refeição. Os líquidos esvaziam-se mais rapidamente; os sólidos esvaziam-se apenas após uma fase de atraso. Os nutrientes e a osmolaridade da refeição fornecem a retroalimentação para retardar o esvaziamento gástrico, por meio de mecanismos neurais e humorais, uma vez que eles tenham alcançado o intestino delgado.
- A fase III do CMM resulta em grandes contrações que se propagam aboralmente, enquanto o piloro sofre relaxamento máximo, permitindo a saída de eventuais partículas maiores. Essa fase do CMM está relacionada com a liberação do hormônio GI motilina.
- Os padrões de motilidade dos intestinos delgado e grosso não servem apenas para propelir os conteúdos intestinais, mas também para misturá-los com as enzimas e outros sucos digestivos, bem como para retê-los em um dado segmento pelo tempo suficiente para que ocorra uma ótima absorção.
- O colo desempenha principalmente funções de recuperação e reservatório, com trânsito lento de conteúdos ao longo de sua extensão e significativa desidratação dos conteúdos luminais.
- O movimento dos conteúdos colônicos para fora do corpo é controlado pelos esfíncteres interno e externo do ânus, sob controle involuntário e voluntário, respectivamente.
- Periodicamente, grandes contrações propulsivas são propagadas ao longo do colo e precedem a urgência em defecar.

QUESTÕES PARA ESTUDO

1. Em um estudo do controle da motilidade esofágica, um cientista instila uma pequena quantidade de ácido clorídrico diluído no terço superior do esôfago de um voluntário humano, utilizando um endoscópio. É mais provável que esse tratamento produza qual das seguintes respostas?
   A) Peristalse
   B) Retroperistalse
   C) Espasmo esofágico
   D) Relaxamento do esfíncter esofágico superior
   E) Nenhuma resposta

2. Um homem de 50 anos, que está significativamente acima do peso, procura o seu médico reclamando que sofre de uma sensação de queimação em seu peito à noite, ao se recolher, tendo essa sensação piorada se ele faz um lanche próximo da hora de se deitar. Qual das alternativas seguintes seria o tratamento mais apropriado para esse paciente, se os seus sintomas não fossem resolvidos pela perda de peso e pela eliminação das refeições noturnas?
   A) Agonista colinérgico
   B) Relaxante do músculo liso
   C) Doador de óxido nítrico
   D) Agonista nicotínico
   E) Inibidor da bomba de prótons

3. Em um experimento, um balão é inserido dentro do estômago de um voluntário humano e é gradualmente inflado enquanto a pressão intraluminal é monitorada. Embora o volume do balão aumente consideravelmente, as pressões mantêm-se relativamente constantes. Essa marcante relação pressão-volume envolve a liberação de qual dos seguintes padrões de neurotransmissores?

	Acetilcolina	Polipeptídeo intestinal vasoativo	Óxido nítrico
A)	Sim	Sim	Sim
B)	Sim	Sim	Não
C)	Não	Sim	Sim
D)	Não	Sim	Não
E)	Sim	Não	Sim

4. Uma mãe leva seu filho de 2 anos ao serviço de emergência. Ela está estressada porque ele engoliu uma moeda enquanto a família estava jantando em um restaurante. O médico garante que a moeda, que podia ser claramente vista no estômago por fluoroscopia, irá passar nas fezes. Qual condição fisiológica será necessária para permitir a saída da moeda do estômago?
   A) Relaxamento receptivo
   B) Jejum
   C) Ingestão de outra refeição
   D) A mistura e trituração pelo estômago
   E) O relaxamento do EEI

5) Quatro alunos de medicina, estudando para sua prova final de fisiologia, desenvolveram dores de cabeça e ingeriram ácido acetilsalicílico regular ou ácido acetilsalicílico revestido, com leite ou água (as pílulas revestidas não irão dissolver-se até que o pH esteja neutro). Assumindo que o alívio da dor de cabeça seja proporcional às concentrações sanguíneas de ácido acetilsalicílico, deve-se organizar as seguintes condições em ordem de alívio da dor de cabeça (da mais rápida a mais lenta):
   1. ácido acetilsalicílico regular com água;
   2. ácido acetilsalicílico revestido com água;
   3. ácido acetilsalicílico regular com leite;
   4. ácido acetilsalicílico revestido com leite.
   A) 1>2>3>4
   B) 4>3>2>1
   C) 1>3>2>4
   D) 2>4>1>3
   E) 2>4>3>1

6. Qual das seguintes substâncias não está envolvida na mediação do padrão de motilidade intestinal no estado alimentado?
   A) ACh
   B) VIP
   C) 5-hidroxitriptamina (serotonina)
   D) Óxido nítrico
   E) Motilina

CAPÍTULO 55

Anatomia Funcional do Fígado e do Sistema Biliar

Kim E. Barrett

OBJETIVOS

- Entender o papel do fígado na homeostasia geral do organismo e as características funcionais que favorecem suas funções.
- Entender as funções da secreção biliar e a anatomia do sistema biliar.
- Descrever as características circulatórias incomuns do fígado e a relação do fluxo sanguíneo com o fluxo biliar.
- Identificar os tipos de células parenquimatosas e não parenquimatosas do fígado, suas relações anatômicas e suas respectivas funções.

VISÃO GERAL DO FÍGADO, DOS SISTEMAS BILIARES E DE SUAS FUNÇÕES

O **fígado** é o maior órgão do corpo e desempenha uma miríade de funções metabólicas e excretoras vitais. Além disso, em virtude de sua relação circulatória com a superfície absortiva do trato gastrintestinal (GI), o fígado é o local inicial onde a maioria dos nutrientes ingeridos, bem como outras substâncias que entram no trato GI, são processadas pelo organismo. Dessa forma, o fígado representa um guardião que pode processar substâncias úteis enquanto destoxifica substâncias ingeridas que são potencialmente lesivas.

METABOLISMO E DESTOXIFICAÇÃO

O fígado contribui de forma fundamental para o estado bioquímico do corpo como um todo. Está além dos objetivos deste texto fornecer uma análise ampla de todas as funções metabólicas do fígado. Em vez disso, a discussão terá foco nas principais categorias das **funções metabólicas do fígado** que são relevantes para a função do sistema GI ou que são particularmente importantes para a homeostasia geral do organismo.

Inicialmente, o fígado desempenha quatro funções específicas no metabolismo dos carboidratos: armazenamento de glicogênio, conversão de galactose e frutose em glicose, **gliconeogênese** e formação de vários compostos bioquímicos importantes a partir de produtos intermediários do metabolismo dos carboidratos. Muitos dos substratos dessas reações são derivados dos produtos da digestão e da absorção dos carboidratos, que são direcionados diretamente para o fígado a partir do intestino, conforme será descrito com mais detalhes no Capítulo 58. Por consequência, o fígado desempenha um papel fundamental na manutenção das concentrações sanguíneas de glicose dentro dos limites normais, sobretudo no período pós-prandial (ver Capítulo 69). O fígado remove o excesso de glicose do sangue, devolvendo-a conforme necessário, em um processo conhecido como **sistema de tamponamento da glicose**. O fígado também contribui de uma forma significativa para o metabolismo dos lipídeos. Enquanto vários aspectos da bioquímica lipídica são comuns a várias células do corpo, outros são concentrados no fígado. Especificamente, o fígado sustenta uma taxa bastante alta de oxidação de ácidos graxos a fim de fornecer energia para outras funções do organismo. Da mesma forma, o fígado converte aminoácidos e fragmentos de dois carbonos derivados de carboidratos em lipídeos, que podem ser transportadas ao tecido adiposo para armazenamento. Por fim, o fígado sintetiza a maioria das lipoproteínas necessárias para o corpo, assim como grandes quantidades de colesterol e de fosfolipídeos. O fígado também é importante para destoxificar o sangue de substâncias que se originam no intestino ou em qualquer lugar do corpo. Ele é altamente ativo na remoção de partículas do sangue portal, como um pequeno número de bactérias colônicas que atravessam a parede intestinal em circunstâncias normais. A maior parte dessa "limpeza do sangue" é proporcionada por células especializadas relacionadas com os macrófagos sanguíneos, conhecidas como **células de Kupffer**. Essas células são fagócitos muito efetivos, estrategicamente localizados de forma a estarem expostos à maior parte do fluxo sanguíneo que se origina do intestino. Outras funções de destoxificação do fígado são bioquímicas por natureza. Os hepatócitos expressam um grande número de citocromo P450 e outras enzimas que podem converter **xenobióticos** (substâncias químicas estranhas) em metabólitos inativos e menos lipofílicos, os quais podem subsequentemente ser excretados na bile, sendo assim eliminados do corpo. Além do metabolismo dos xenobióticos, o fígado é responsável pelo metabolismo e pela excreção de uma ampla variedade de hormônios e outros reguladores endógenos que circulam na corrente sanguínea. Em particular, o fígado é responsável pelo metabolismo dos hormônios esteroides.

SÍNTESE E METABOLISMO DE PROTEÍNAS

O fígado também é fundamental para o metabolismo proteico, e o organismo não pode dispensar a contribuição do fígado no processamento proteico por mais do que poucos dias. O fígado contribui para os seguintes aspectos importantes do metabolismo proteico: desaminação de aminoácidos, formação de ureia como meio de descartar a amônia sanguínea, formação de proteínas plasmáticas e interconversão de vários aminoácidos, assim como conversão de aminoácidos em outros intermediários importantes para o organismo. Da mesma forma, o fígado pode sintetizar todos os **aminoácidos não essenciais** que não precisam ser fornecidos pela dieta em suas formas naturais (conforme será discutido com mais detalhes no Capítulo 58).

O fígado também sintetiza proteínas essenciais para o sistema circulatório. Com exceção das imunoglobulinas produzidas pelas células do sistema imunológico, o fígado produz a maioria das proteínas plasmáticas. Da mesma forma, o fígado também é o principal local de síntese de proteínas que contribuem para a coagulação sanguínea.

EXCREÇÃO DE PRODUTOS RESIDUAIS LIPOSSOLÚVEIS

O fígado manipula a excreção de moléculas lipofílicas que não são filtradas nos rins e excreta-as na bile. Por sua vez, o sistema biliar é designado a transportar essas substâncias para fora do fígado e para o lúmen intestinal, onde elas passam por pouca ou nenhuma reabsorção, podendo assim ser eliminadas do corpo pelas fezes.

CONSIDERAÇÕES ESTRUTURAIS
SUPRIMENTO SANGUÍNEO

Macrocirculação e microcirculação hepáticas

O fígado é especial por receber a maior parte de seu suprimento sanguíneo na forma de sangue venoso, principalmente no período pós-prandial. Mesmo no repouso, o fluxo sanguíneo ao fígado

pela **veia porta** tem uma taxa de 1.300 mL/min, comparado com apenas 500 mL/min fornecidos pela **artéria hepática**. Além disso, a proporção de fluxo sanguíneo fornecida ao fígado pela veia porta pode aumentar quase 90% no período imediatamente após uma refeição. Um diagrama esquemático da circulação esplâncnica é fornecido na Figura 55-1. Em um nível microscópico, o sangue perfunde o fígado por uma série de **sinusoides**, que são cavidades de baixa resistência que recebem suprimento sanguíneo tanto dos ramos da veia porta como da artéria hepática. No repouso, muitos desses sinusoides estão colapsados, ao passo que o fluxo sanguíneo portal ao fígado aumenta coincidentemente com a ingestão e a absorção de uma refeição, visto que os sinusoides são gradualmente recrutados para permitirem a perfusão do fígado com um volume muito maior por unidade de tempo, mas com apenas um aumento mínimo de pressão. O fígado também possui uma organização morfológica distinta que sustenta suas funções. Essa organização baseia-se na chamada **tríade hepática** dos ramos da veia porta, da artéria hepática e dos ductos biliares. O sangue flui por um ramo da veia porta no centro das áreas portais, as quais são ligadas por cordões anastomosados de hepatócitos cúbicos a uma vênula central que, por sua vez, drena na veia hepática. Da mesma forma, ramos da artéria hepática trafegam próximos aos ductos

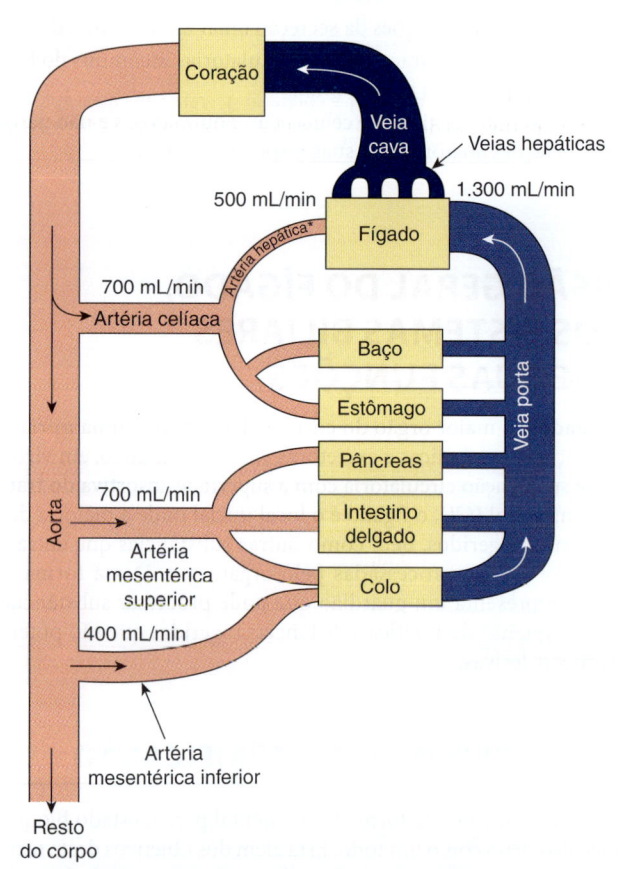

FIGURA 55-1 Esquema da circulação esplâncnica em condições de jejum. Observa-se que, mesmo durante o jejum, o fígado recebe a maioria do seu suprimento sanguíneo pela veia porta. (Reproduzida com permissão de Barrett KE, Barman SM, Boitano S, Brooks H: *Ganong´s Review of Medical Physiology*, 23rd Ed. McGraw-Hill, 2009.)

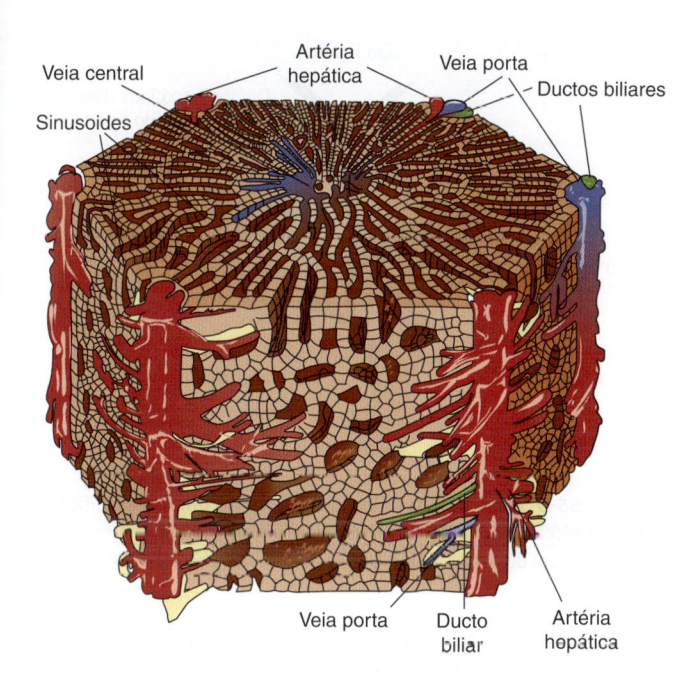

FIGURA 55-2 Arranjo dos vasos sanguíneos, ductos biliares e hepatócitos para formar o lóbulo hepático. Ramos da veia porta e da artéria hepática correm paralelos aos ductos biliares nas chamadas tríades portais. O sangue flui pelos sinusoides arranjados entre os hepatócitos, para ser finalmente coletado na veia central. (Reproduzida com permissão de Ross MH, Reith EJ: *Histology. A text and atlas*. New York Harper and Row, 1985.)

biliares e provavelmente desempenham um papel importante no suprimento de energia e nutrientes às células epiteliais do ducto biliar, sustentando assim suas funções de transporte. Um diagrama demonstrando as inter-relações dos vários tipos celulares que constituem o fígado está ilustrado na Figura 55-2.

Circulação êntero-hepática

As características circulatórias do fígado também são notáveis pelo fato de que algumas substâncias circulam continuamente entre o fígado e o intestino, na **circulação êntero-hepática**. Isso envolve a passagem de solutos através de três ambientes diferentes – a veia porta e os **sinusoides** nos quais ela se esvazia, o **sistema biliar** e o lúmen intestinal (Figura 55-3). De forma mais notável, isso ocorre com os **ácidos biliares** utilizados durante a digestão e a absorção intestinal de lipídeos. A importância fisiológica desse circuito é que ele permite que a taxa de secreção exceda bastante a síntese ou a taxa de entrada.

PARÊNQUIMA HEPÁTICO E SINUSOIDES

O tipo celular mais prevalente no fígado é o **hepatócito** (80% das células totais, aproximadamente 100 bilhões em um fígado humano adulto), ao passo que os tipos celulares não parenquimatosos incluem as **células estreladas**, as **células endoteliais sinusoidais** e as células de Kupffer já mencionadas. Nesta seção, será revisado como as propriedades dessas células contribuem para as funções fisiológicas do fígado.

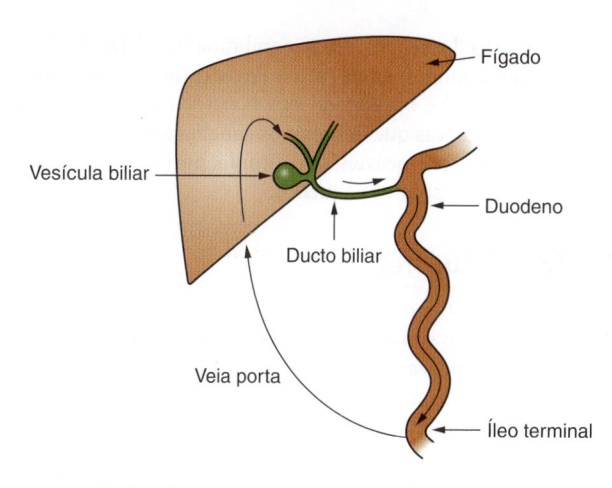

FIGURA 55-3 Esquema da circulação êntero-hepática dos ácidos biliares conjugados. Os ácidos biliares secretados pelos hepatócitos entram na bile e fluem através do sistema biliar até o duodeno. Ácidos biliares conjugados são seletivamente reabsorvidos no íleo terminal e fluem pela veia porta de volta ao fígado para serem reabsorvidos pelos hepatócitos e secretados novamente. (Reproduzida com permissão de Barrett KE: *Gastrointestinal Physiology*. New York: Lange Medical Books/McGraw-Hill, Medical Pub. Division, 2006.)

Hepatócitos

Os hepatócitos são as "fábricas" metabólicas do fígado e são responsáveis pela maioria das suas funções características. Eles são células epiteliais polarizadas altamente especializadas. Suas membranas apicais formam fendas entre células adjacentes, conhecidas como **canalículos** (Figura 55-4). Os canalículos formam uma rede contínua que finalmente drena nos dúctulos biliares.

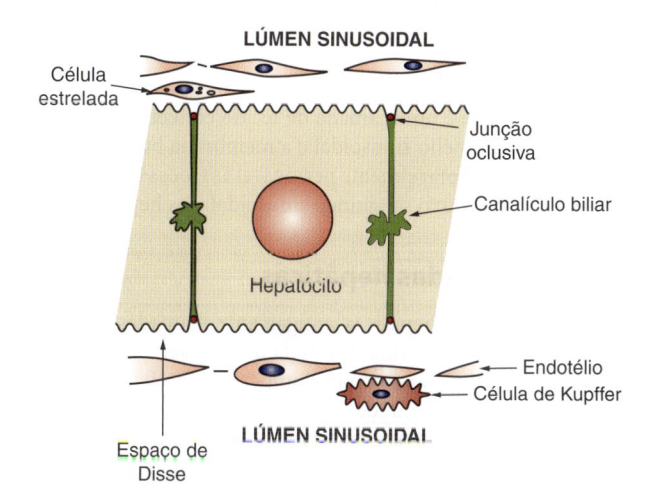

FIGURA 55-4 Inter-relações dos principais tipos celulares constituintes do fígado. Os hepatócitos são arranjados em placas unidas por junções oclusivas, e suas membranas apicais formam os canalículos biliares. Eles são segregados dos sinusoides, preenchidos com sangue por células endoteliais fenestradas sem uma membrana basal e por um tecido conectivo frouxo conhecido como espaço de Disse. As células de Kupffer residem no lúmen sinusoidal, ao passo que as células estreladas são encontradas no espaço de Disse. (Reproduzida com permissão de Barrett KE: *Gastrointestinal Physiology*. New York: Lange Medical Books/McGraw-Hill, Medical Pub. Division, 2006.)

No polo oposto do hepatócito, a membrana basolateral volta-se para a corrente sanguínea na forma de sinusoides hepáticos. As membranas apical e basolateral dos hepatócitos são separadas por junções oclusivas que definem os canalículos. Essas junções são relativamente permeáveis, permitindo, portanto, a passagem de glicose e outros solutos pequenos.

Células de Kupffer

As células de Kupffer originam-se da linhagem dos macrófagos e revestem o epitélio sinusoidal no lado da corrente sanguínea (Figura 55-4). Elas provavelmente desempenham um papel principal na defesa do hospedeiro. Sua localização permite que estejam expostas a praticamente todo o fluxo sanguíneo portal. As células de Kupffer também expressam receptores de superfície celular para proteínas alteradas, como os receptores de imunoglobulina Fc, que podem ser usados para internalizar proteínas estranhas ou microrganismos que tenham sido envolvidos por anticorpos do hospedeiro.

Endotélio sinusoidal

As **células endoteliais** que revestem os sinusoides hepáticos possuem duas propriedades características que as distinguem das células endoteliais de outros órgãos do corpo. Primeiro, elas são perfuradas por amplos poros intracelulares conhecidos como **fenestras**, as quais possuem 100 a 200 nm de diâmetro. Elas são designadas para permitirem a passagem de até mesmo grandes macromoléculas para fora do sangue, incluindo albumina com ligantes associados. Segundo, as células endoteliais sinusoidais no fígado saudável não possuem uma membrana basal. No geral, portanto, o endotélio sinusoidal praticamente não apresenta nenhuma barreira para o efluxo de albumina e outras moléculas de tamanho similar a partir do espaço vascular.

Espaço de Disse

O **espaço de Disse** é uma camada de tecido conectivo frouxo situada entre o endotélio sinusoidal e a membrana basolateral dos hepatócitos. Ele é notavelmente permeável às trocas bidirecionais de solutos entre o fluxo sanguíneo sinusoidal e os hepatócitos.

Células estreladas hepáticas

As **células estreladas hepáticas**, antigamente chamadas de **células de Ito**, são células em forma de estrela que residem no espaço de Disse. Elas desempenham um papel importante no fígado normal, por armazenarem uma grande diversidade de lipídeos. Além disso, essas células são contráteis e podem estar envolvidas na regulação do diâmetro sinusoidal. As células estreladas também desempenham um papel fundamental na lesão hepática, por meio da produção de materiais da matriz extracelular, como o colágeno. Esse colágeno é depositado no espaço de Disse e prejudica a função hepática.

TRATO BILIAR E VESÍCULA BILIAR

A terceira divisão funcional do fígado está relacionada com a produção e o transporte de bile para fora do fígado, em direção ao lúmen gastrintestinal. A anatomia funcional do sistema biliar está

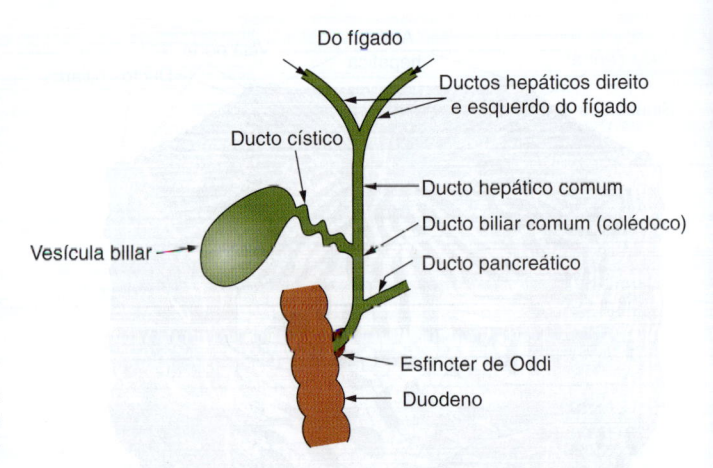

FIGURA 55-5 Anatomia funcional do sistema biliar. (Modificada com permissão de Barrett KE: *Gastrointestinal Physiology*. New York: Lange Medical Books/McGraw-Hill, Medical Pub. Division, 2006.)

ilustrada na Figura 55-5. A bile drena do fígado pelos **ductos hepáticos** direito e esquerdo, que se unem para formar o **ducto hepático comum**. O **ducto cístico** desvia a bile para ser armazenada na vesícula biliar. A anastomose do ducto hepático comum com o ducto cístico forma o **ducto biliar comum** (ou **ducto colédoco**), o qual transporta a bile ao **esfíncter de Oddi**. Em um nível funcional, o sistema biliar pode ser dividido em quatro componentes. Primeiro, os canalículos, compostos pelas membranas apicais adjacentes dos pares de hepatócitos, formam a secreção biliar inicial. Essa secreção é então modificada à medida que flui ao longo dos **dúctulos biliares**, os quais são semelhantes aos ductos pancreáticos. Os dúctulos são formados por células epiteliais colunares (**colangiócitos**) e tanto absorvem como secretam várias substâncias para dentro ou fora da bile. Os dúctulos são perfundidos por uma rede de capilares que se origina da artéria hepática, em vez de serem perfundidos pelos sinusoides. A maior parte desse plexo capilar periductular drena nos sinusoides. O fluxo no plexo capilar periductular tem direção oposta ao fluxo biliar. Os maiores dúctulos biliares diluem e alcalinizam a bile, novamente, de forma semelhante às funções dos ductos pancreáticos.

Os **ductos biliares** servem simplesmente como condutos para a bile, sem modificarem sua constituição de forma significativa, a não ser pela adição de muco. A secreção de muco provavelmente serve para proteger o epitélio ductular dos efeitos emulsificantes potencialmente lesivos da própria bile. Por fim, a bile é armazenada entre as refeições, na **vesícula biliar**, a qual constitui um saco cego revestido por células epiteliais bastante absortivas, ligadas por junções oclusivas bem desenvolvidas. A vesícula biliar não serve apenas para armazenar a bile, mas também para concentrá-la. Entretanto, a vesícula biliar não é essencial para a vida, e pode ser removida sem comprometer a nutrição.

CORRELAÇÃO CLÍNICA

Um militar aposentado de 70 anos é atendido na clínica de cuidados primários em um hospital militar. Ele reclama que sua barriga tem aumentado nos últimos meses, apesar das tentativas de perder peso. Seus tornozelos também se apresentam edemaciados. Sua história é notável por serviços na Coreia, onde ele relata que foi diagnosticado com "doença hepática" aguda, a qual subsequentemente melhorou. Uma agulha é inserida em sua **cavidade peritoneal** e vários litros de um líquido de cor escura são drenados. Um teste de sangue revela exposição passada ao *vírus da hepatite C*. Ele inicia uma *terapia com interferon*, e lhe é solicitado retornar à clínica GI em 6 semanas para acompanhamento; porém, após 4 semanas, ele aparece na sala de emergência vomitando sangue vermelho-brilhante. Um exame endoscópico de emergência revela um vaso sanguíneo rompido, com sangramento para o interior do esôfago. A **hemostasia** é obtida pela colocação de uma fita ao redor do vaso sangrante.

Hipertensão portal refere-se às condições em que a resistência ao fluxo sanguíneo através do fígado está aumentada, o que pode ter várias causas e resulta em diversos problemas. Como já discutido, o fígado possui uma vasculatura de muito baixa resistência em condições de saúde, e as pressões aumentam pouco quando o fluxo aumenta, visto que sinusoides adicionais podem ser recrutados. Entretanto, em muitas doenças hepáticas, respostas inflamatórias estimulam as células estreladas hepáticas a aumentarem a produção de colágeno, reduzindo a permeabilidade por meio do endotélio sinusoidal e no espaço de Disse, perturbando assim a função hepática devido à fibrose associada. O endurecimento do fígado impede o fluxo sanguíneo pelos sinusoides. Partes dos sinusoides e do parênquima hepático também podem ser destruídas e substituídas por tecido fibroso, prejudicando ainda mais a função hepática. A consequência clínica mais óbvia da hipertensão portal é uma condição conhecida como *ascite*. Devido ao fato de os sinusoides hepáticos e o espaço de Disse serem muito permeáveis e permitirem a passagem de albumina, grandes quantidades de linfa são produzidas pelo fígado, mesmo quando saudável, e são coletadas por uma série de ductos linfáticos que finalmente retornam o líquido para o sangue via ducto torácico. Contudo, quando a hipertensão portal se desenvolve, a transudação plasmática aumenta, sobrecarregando a função dos linfáticos hepáticos, os quais também podem estar comprometidos pela fibrose hepática. O líquido resultante, o qual contém tanta albumina quanto o plasma, drena da superfície do fígado e acumula-se na cavidade peritoneal. Na doença hepática avançada, vários litros de líquido podem ser encontrados. Outra consequência da hipertensão portal é o desenvolvimento de vasos sanguíneos colaterais às estruturas circunjacentes. Esses vasos são formados na tentativa de se desviar o bloqueio do fluxo portal imposto pelo fígado endurecido, reconectando-o à circulação sistêmica. Quando os vasos colaterais ligam-se ao esôfago, eles são referidos como *varizes esofágicas* e são vulneráveis à erosão e à ruptura, particularmente se suas pressões internas são altas. A ruptura de tais varizes representa uma grande emergência médica, devido aos desafios envolvidos no restabelecimento da hemostasia. Varizes rompidas também estão sob alto risco de sangrar novamente. As pressões nas varizes podem ser reduzidas pela construção de um desvio cirúrgico entre a veia porta e a circulação sistêmica, embora isso provoque o desvio do sangue portal de qualquer parênquima hepático funcional restante, o que aumenta as complicações associadas à perda das funções de destoxificação dos hepatócitos.

RESUMO DO CAPÍTULO

- As funções do fígado e do sistema biliar incluem o armazenamento e a liberação de glicose, síntese proteica, destoxificação de xenobióticos e amônia, metabolismo de hormônios endógenos, manipulação inicial de substâncias absorvidas no intestino, e excreção de moléculas lipofílicas e metais pesados na bile.
- As funções do fígado são facilitadas por suas características circulatórias únicas. O sangue chega ao fígado por duas rotas: a veia porta, que drena sangue do intestino, e a artéria hepática.
- O sangue flui pelo fígado por um sistema de sinusoides de baixa resistência, o que maximiza a exposição dos hepatócitos aos conteúdos sanguíneos.
- As funções do fígado também são proporcionadas por tipos celulares específicos que assumem relações geométricas específicas. Os hepatócitos realizam a maior parte das funções metabólicas do fígado e produzem a secreção biliar inicial.
- As células de Kupffer revestem os sinusoides e limpam o sangue de particulados como bactérias.
- As células endoteliais possuem grandes fenestrações que permitem a saída de pequenas proteínas e outras moléculas da circulação, mas retêm células sanguíneas e quilomícrons intactos.
- As células estreladas hepáticas são contráteis e provavelmente regulam o calibre sinusoidal. Na doença, elas possuem um papel importante na geração da fibrose.
- A insuficiência hepática devido à lesão das células hepáticas ou do sistema biliar, assim como o bloqueio da drenagem biliar, resulta em uma série de problemas sistêmicos.

QUESTÕES PARA ESTUDO

1. Em um paciente com doença hepática terminal, qual das seguintes combinações de achados seria esperada no plasma deste indivíduo?

	Albumina	Glicose	Amônia
A)	Aumentada	Aumentada	Aumentada
B)	Diminuída	Diminuída	Diminuída
C)	Aumentada	Diminuída	Aumentada
D)	Diminuída	Aumentada	Diminuída
E)	Diminuída	Diminuída	Aumentada

2. Um homem de 60 anos procura seu médico reclamando de um aumento progressivo em sua cintura nos últimos meses, apesar de tentativas de dieta. Ele está sofrendo de icterícia (pele e esclera amarelas) e também reclama de náusea e mal-estar. Quando uma grande agulha é inserida em seu abdome, vários litros de um líquido escuro são drenados. Um aumento em qual dos seguintes não está relacionado com esse acúmulo de líquido?
   A) Pressão portal
   B) Colágeno hepático
   C) Albumina plasmática
   D) Atividade da célula estrelada
   E) Transudação plasmática

3. O fígado é responsável pela remoção de pequeno número de bactérias que entram na circulação portal a partir dos intestinos. Qual tipo celular realiza essa função?
   A) Células epiteliais sinusoidais
   B) Colangiócitos
   C) Hepatócitos
   D) Células de Kupffer
   E) Células estreladas

4. Em qual dos seguintes locais a presença de um cálculo irá causar um aumento do fluxo de ácido biliar pelos hepatócitos apenas do lado esquerdo do fígado?
   A) Ducto cístico
   B) Ducto hepático comum
   C) Ducto hepático direito
   D) Ducto hepático esquerdo
   E) Ducto biliar comum (colédoco)

5. Qual estrutura no fígado permite que produtos metabólicos ligados a proteínas acessem as membranas basolaterais dos hepatócitos?
   A) Canalículos
   B) Fenestras sinusoidais
   C) Células de Kupffer
   D) Ductos biliares
   E) Junções oclusivas

Formação, Secreção e Armazenamento da Bile

Kim E. Barrett

CAPÍTULO 56

OBJETIVOS

- Entender as funções fisiológicas da bile como uma via para excreção e auxílio na digestão e na absorção dos lipídeos da dieta.
- Entender como os ácidos biliares são formados a partir do colesterol, como eles são modificados durante sua passagem intestinal e qual seu papel no estímulo à secreção biliar.
- Descrever os principais lipídeos biliares e como eles são transportados para o interior dos canalículos.
- Descrever como a composição da bile é modificada à medida que ela é drenada através dos dúctulos biliares.
- Entender o papel da vesícula biliar na concentração da bile e na coordenação de sua secreção com a ingestão de uma refeição e como a contração da vesícula biliar é regulada.
- Explicar por que a vesícula biliar é vulnerável à formação de cálculos de colesterol.

PRINCÍPIOS BÁSICOS DA SECREÇÃO E DA EXCREÇÃO BILIAR

PAPEL E IMPORTÂNCIA

O fígado desempenha sua função excretora por meio da produção da **bile**, uma solução rica em lipídeos designada a promover a eliminação de solutos hidrofóbicos. A bile consiste em uma solução micelar na qual os ácidos biliares, metabólitos do colesterol produzidos pelos hepatócitos, formam **micelas mistas** com fosfatidilcolina. Essas micelas mistas solubilizam moléculas que de outra forma teriam mínima solubilidade aquosa, como o próprio colesterol e uma variedade de xenobióticos. A bile também desempenha um papel importante na digestão e na absorção dos lipídeos da dieta. Os ácidos biliares não são essenciais para a captação da maioria dos ácidos graxos, os quais possuem uma apreciável solubilidade aquosa, mas aumentam significativamente a eficiência desse processo. Por outro lado, os lipídeos insolúveis da dieta, como os ácidos graxos saturados de cadeia longa e as vitaminas lipossolúveis, são quase completamente dependentes da solubilização micelar para a absorção.

METABOLISMO DOS ÁCIDOS BILIARES

A secreção biliar no fígado é impulsionada pelo efluxo ativo e dependente de ATP dos ácidos biliares conjugados que saem do hepatócito para o interior dos canalículos. Nesta seção, serão consideradas a maneira como os ácidos biliares são sintetizados e as modificações subsequentes na sua estrutura que possibilitam seu papel como detergentes biológicos.

FORMAÇÃO DOS ÁCIDOS BILIARES A PARTIR DO COLESTEROL

Os **ácidos biliares** são produtos finais anfipáticos do metabolismo do colesterol. O termo **anfipático** refere-se ao fato de que os ácidos biliares possuem tanto uma face hidrofóbica como uma hidrofílica e formam, assim, micelas. A síntese dos ácidos biliares a partir do colesterol ocorre no **hepatócito**. Alterações no núcleo esteroide do colesterol e em sua cadeia lateral alquila são necessárias para converter o altamente insolúvel colesterol no ácido biliar solúvel em água. A etapa inicial e limitante da velocidade na formação do ácido biliar é a hidroxilação do colesterol na posição 7 do núcleo esteroide por meio da enzima **colesterol 7α-hidroxilase** (Figura 56-1). Observa-se que o colesterol já possui um grupo hidroxila na posição 3, o qual permanece em todos os ácidos biliares. Entretanto, o grupo hidroxila no colesterol está na orientação β, sendo convertido para a orientação α por um processo conhecido como **epimerização**. Após essas reações iniciais, vias subsequentes divergem para produzir os dois **ácidos biliares primários** dos humanos, o **ácido quenodesoxicólico** e o **ácido cólico**. Deve-se observar que todos os grupos hidroxila nos ácidos biliares maduros estão na forma de α epímeros, estando assim orientados para o mesmo lado da molécula. O **colesterol** é uma molécula plana, insolúvel, e um dos principais constituintes das membranas. Em contrapartida, os ácidos biliares são moléculas torcidas altamente solúveis em água quando ionizadas. A síntese dos ácidos biliares em humanos saudáveis apresenta uma taxa de quase 200 a 400 mg por dia. A síntese está sujeita à inibição por retroalimentação no nível da enzima 7α-hidroxilase.

ÁCIDOS BILIARES PRIMÁRIOS E SECUNDÁRIOS

Quando os ácidos biliares primários entram no intestino delgado distal ou no colo, eles podem sofrer a ação de enzimas bacterianas para produzirem os **ácidos biliares secundários**. A conversão mais importante é a desidroxilação da posição 7 do núcleo esteroide para produzir o **ácido litocólico**, a partir do ácido quenodesoxicólico, e o **ácido desoxicólico**, a partir do ácido cólico. Quantidades-traço de um terceiro ácido biliar secundário, o **ácido ursodesoxicólico** (assim chamado por ser um ácido biliar proeminente em ursos), também são geradas em humanos pela epimerização do grupo 7α hidroxila. Embora apenas muito pouco ácido ursodesoxicólico seja formado em humanos, é importante conhecer esse composto, pois ele é usado terapeuticamente. Os ácidos biliares secundários são menos hidrossolúveis do que os ácidos biliares primários. O ácido litocólico, em particular, é citotóxico se presente em altas concentrações, e mecanismos fisiológicos foram desenvolvidos para limitar sua toxicidade.

CONJUGAÇÃO DOS ÁCIDOS BILIARES

Tanto os ácidos biliares primários como os secundários são ainda modificados no hepatócito pela conjugação destes ao grupo amino da glicina ou da taurina em uma ligação amida estável (Figura 56-2). Esses **ácidos biliares conjugados** são os substratos para o transporte ativo através da membrana canalicular. A conjugação também torna os ácidos biliares mais hidrossolúveis, além de alterar outras propriedades físico-químicas.

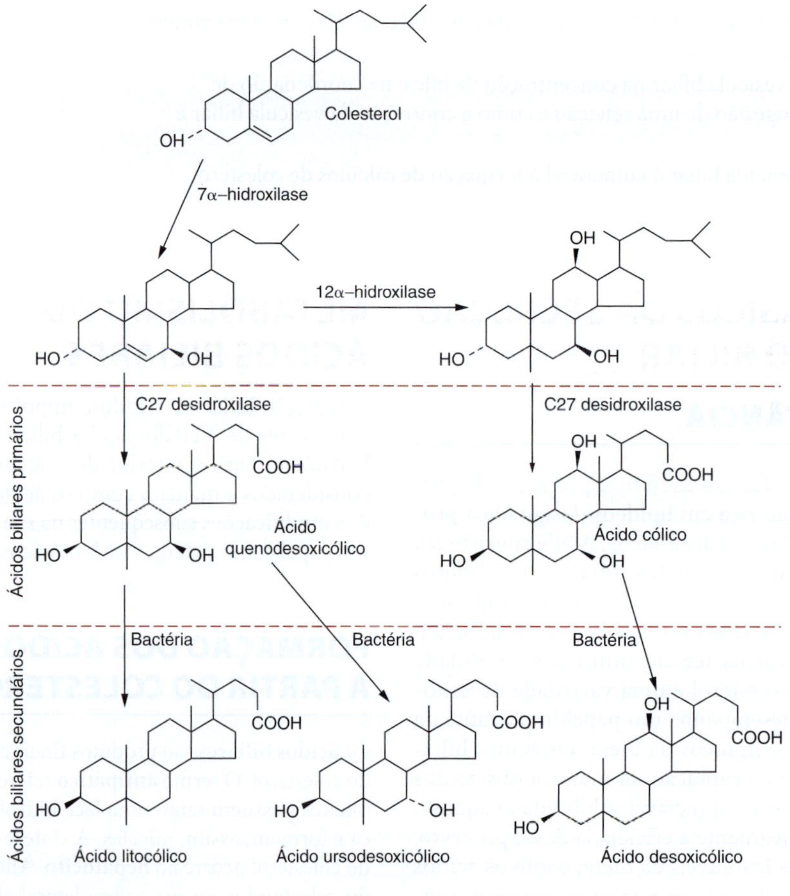

FIGURA 56-1 Estruturas dos ácidos biliares primários e secundários e seus precursores. Os ácidos biliares primários são sintetizados no fígado, ao passo que os ácidos biliares secundários são produzidos no colo por enzimas bacterianas. (Modificada com permissão de Barrett KE: *Gastrointestinal Physiology*. New York: Lange Medical Books/McGraw-Hill, Medical Pub. Division, 2006.)

FIGURA 56-2 A conjugação dos ácidos biliares com glicina ou taurina reduz o pK_a. (Modificada com permissão de Barrett KE: *Gastrointestinal Physiology*. New York: Lange Medical Books/McGraw-Hill, Medical Pub. Division, 2006.)

Além da conversão bacteriana dos ácidos biliares primários em secundários, as bactérias podem desconjugar ambos os ácidos biliares primários e secundários, tornando-os mais lipofílicos. Os ácidos biliares desconjugados podem ser absorvidos passivamente através da parede do intestino. Eles são então conduzidos pela veia porta de volta ao fígado, onde são reconjugados no hepatócito. Dessa forma, todos os ácidos biliares secretados pelo hepatócito estão em suas formas conjugadas.

Uma manipulação especial aplica-se ao ácido biliar potencialmente tóxico, o ácido litocólico. Além da conjugação com a glicina ou com a taurina, o ácido litocólico pode ser sulfatado, sobretudo se presente em concentrações anormalmente altas. Isso aumenta a hidrofilicidade da molécula e reduz seus efeitos citotóxicos. Além disso, os conjugados sulfatados do ácido litocólico não podem ser absorvidos pelo intestino, o que resulta na sua eliminação a partir dos ácidos biliares transportados pela circulação êntero-hepática.

PROPRIEDADES FÍSICO-QUÍMICAS DOS ÁCIDOS BILIARES

A natureza anfipática dos ácidos biliares é vital para a função fisiológica dessas moléculas. Acima de certa concentração, chamada de **concentração micelar crítica (CMC)**, as moléculas de ácidos biliares são espontaneamente autoassociadas em estruturas conhecidas como micelas, nas quais as partes hidrofóbicas são protegidas do ambiente aquoso envolvente (Figura 56-3). Entretanto, micelas simples, compostas apenas pelos ácidos biliares, não existem na bile ou no conteúdo intestinal. Na bile, os ácidos biliares formam **micelas mistas** com fosfatidilcolina. Por sua vez, essas micelas mistas podem atuar como um "solvente" para produtos residuais hidrofóbicos.

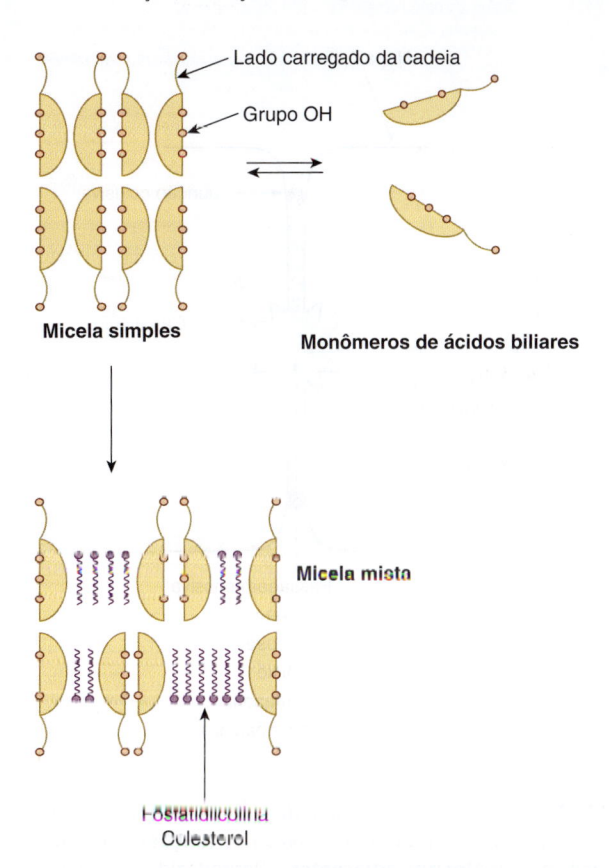

FIGURA 56-3 Formas físicas adotadas pelos ácidos biliares em solução. As micelas são demonstradas em secção transversal e, na verdade, acredita-se que elas possuam uma forma cilíndrica. As micelas mistas de ácidos biliares presentes na bile hepática também incorporam colesterol e fosfatidilcolina. (Adaptada com permissão de Barrett KE: *Gastrointestinal Physiology*. New York: Lange Medical Books/McGraw-Hill, Medical Pub. Division, 2006.)

Os ácidos biliares conjugados estão presentes na bile e nos conteúdos intestinais na forma de ânions, visto que eles possuem um pK_a mais baixo do que as formas desconjugadas. Devido a essa carga, os ácidos biliares conjugados são incapazes de atravessar as membranas celulares de forma passiva, necessitando de um mecanismo de transporte ativo para sua secreção e captação (Figura 56-4). Isso permite que a circulação êntero-hepática dos ácidos biliares seja coordenada com o período em que eles são necessários para auxiliar na digestão da refeição.

COMPOSIÇÃO DA BILE

BILE CANALICULAR

A secreção da bile é iniciada quando os ácidos biliares são ativamente secretados através da membrana canalicular. Como os ácidos biliares são osmoticamente ativos, a **bile canalicular** é transitoriamente hiperosmótica. Entretanto, as junções oclusivas canaliculares são relativamente permeáveis, e, assim, a água é atraída para dentro dos canalículos em busca do equilíbrio, junto com cátions plasmáticos, a fim de manter a neutralidade elétrica. Outros solutos secundários também entram na bile passivamente

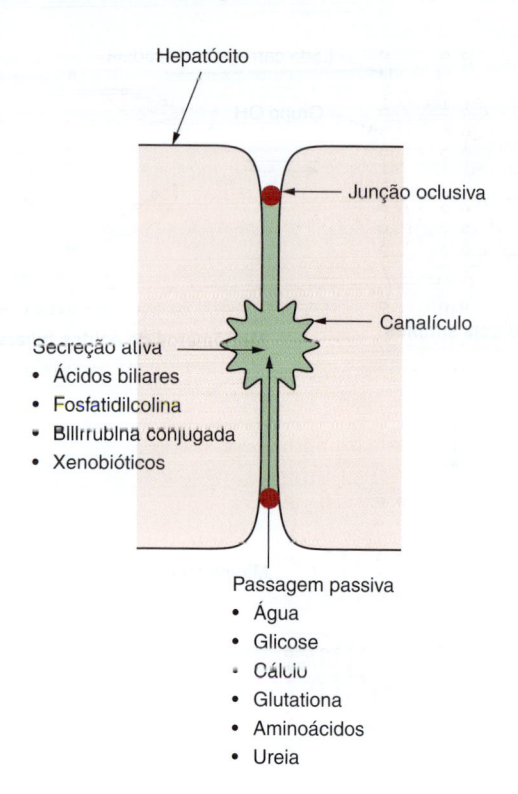

FIGURA 56-4 Vias para entrada de solutos na bile por secreção ativa ou passagem passiva através das junções oclusivas que unem os hepatócitos adjacentes. (Reproduzida com permissão de Barrett KE: *Gastrointestinal Physiology*. New York: Lange Medical Books/McGraw-Hill, Medical Pub. Division, 2006.)

a partir do plasma, incluindo glutationa, glicose, aminoácidos e ureia.

A composição da bile canalicular também é modificada pela secreção ativa de fatores adicionais a partir dos hepatócitos. A fosfatidilcolina, um componente da membrana do hepatócito, entra na bile e forma micelas mistas com os ácidos biliares. A proporção de fosfatidilcolina para os ácidos biliares é de aproximadamente 0,3. Embora a fosfatidilcolina seja apenas um dos fosfolipídeos presentes na membrana plasmática do hepatócito, ela é seletivamente secretada para a bile. Isso é mediado pela **proteína de resistência a múltiplos fármacos (MDR3**, do inglês *multidrug resistance protein 3*), a qual "vira" as moléculas de fosfatidilcolina de suas posições normais no folheto interno da membrana canalicular e as ejeta para o interior do lúmen canalicular como vesículas. Essas vesículas são, então, fusionadas com os ácidos biliares secretados para formar as micelas mistas. O colesterol também é secretado para a bile, em particular em humanos, em uma proporção de cerca de 0,3 em relação à quantidade de fosfatidilcolina (ou um décimo da quantidade de ácidos biliares). Essa secreção parece ser mediada por um heterodímero dos transportadores **ABC5** e **ABC8**. Em condições de saúde, a bile canalicular também contém bilirrubina conjugada, a qual fornece a cor marrom característica da bile, assim como contém uma variedade de outros ânions orgânicos e cátions que se originam da biotransformação de xenobióticos e de hormônios endógenos. Os transportadores de membrana que permitem a entrada dessas várias moléculas na bile estão listados na Tabela 56-1.

BILE DUCTULAR

Quando a bile se move para fora dos canalículos, ela é transferida para os menores dúctulos biliares através de estruturas conhecidas como **canais de Hering**. Os dúctulos biliares são revestidos por **colangiócitos**, que são células epiteliais colunares especializadas em modificar a composição biliar. As junções oclusivas que unem os colangiócitos são muito menos permeáveis do que aquelas que unem os hepatócitos. Elas são livremente permeáveis à água, mas são apenas seletivamente permeáveis aos eletrólitos e impermeáveis aos solutos maiores. Devido a essa permeabilidade à água, a bile rapidamente torna-se isotônica. Os dúctulos também servem para recuperar solutos que foram filtrados para a bile nos canalículos permeáveis. Em particular, a glicose é ativamente reabsorvida. Da mesma forma, a glutationa é hidrolisada em seus aminoácidos constituintes pela enzima localizada na membrana apical, **gama-glutamil-transpeptidase (GGT)**. A função dos dúctulos biliares também é coordenada com a ingestão de uma refeição. Em particular, os colangiócitos secretam bicarbonato em resposta à **secretina**, por meio de um processo envolvendo a atividade acoplada do **canal de cloreto CFTR** e do trocador cloreto/bicarbonato na membrana apical. Os íons sódio seguem pela via paracelular para manterem a neutralidade elétrica, o que por sua vez atrai

TABELA 56-1 Transportadores dos hepatócitos

Nome	Localização	Substrato/Função
Polipeptídeo cotransportador sódio-taurocolato (NTCP)	Membrana basolateral	Captação de ácidos biliares conjugados do sangue
Polipeptídeo transportador de ânions orgânicos (OATP)	Membrana basolateral	Captação de ácidos biliares e xenobióticos do sangue
Bomba de exportação de sais biliares (BSEP)	Membrana canalicular	Secreção de ácidos biliares na bile
Proteína de resistência a múltiplos fármacos 3 (MDR3)	Membrana canalicular	"Flipase" que adiciona fosfatidilcolina na bile
Proteína de resistência a múltiplos fármacos 1 (MDR1)	Membrana canalicular	Secreção de fármacos catiônicos hidrofóbicos na bile
ABC5/ABC8	Membrana canalicular	Secreção de colesterol na bile
Proteína transportadora de múltiplos ânions orgânicos (cMOAT, MRP2)	Membrana canalicular	Secreção de ácido litocólico sulfatado e bilirrubina conjugada na bile

mais água para a bile, aumentando, assim, seu volume e fluxo. Dessa forma, a bile torna-se levemente alcalina. Por fim, os dúctulos secretam moléculas de **IgA** na bile, o que contribui para a defesa do hospedeiro.

BILE HEPÁTICA

A **bile hepática** emerge do fígado pelo ducto hepático comum, antes de ser modificada pelo armazenamento na vesícula biliar. Os grandes ductos biliares provavelmente possuem pouca capacidade de modificar a composição biliar, a não ser pela adição de muco. A bile hepática é isosmótica em relação ao plasma, levemente alcalina e contém quantidades significativas de IgA, mas essencialmente nenhuma glicose ou aminoácidos.

CIRCULAÇÃO ÊNTERO-HEPÁTICA DOS ÁCIDOS BILIARES

Diferentemente das enzimas digestivas originadas no pâncreas, as quais contribuem para a digestão catalítica de nutrientes, os ácidos biliares contribuem para a digestão e a absorção lipídica por um processo em massa. Isso significa que quantidades consideráveis de ácidos biliares são necessárias para solubilizar as quantidades de produtos da digestão de lipídeos derivados de uma dieta típica diariamente. O fígado sintetiza 200 a 400 mg de ácidos biliares por dia. Entretanto, a concentração de ácidos biliares no lúmen do intestino delgado durante a digestão é muito maior do que seria previsto, uma vez que a secreção de ácido biliar com uma refeição é de cerca de 2.000 a 3.000 mg/h. Isso ocorre pela reciclagem da maioria dos ácidos biliares secretados durante uma refeição, de forma que grande parte dessas moléculas (cerca de 2.000 mg) esteja constantemente circulando entre o intestino e o fígado (Figura 56-5).

MECANISMOS DE ABSORÇÃO INTESTINAL

Os ácidos biliares secretados no lúmen intestinal estão inicialmente em suas formas conjugadas. Uma vez que esses ácidos biliares estão ionizados, eles não podem atravessar a parede intestinal de forma passiva. Em vez disso, existe um transportador específico, acoplado ao sódio, conhecido como **transportador apical de sais biliares dependente de sódio** (**ASBT**, do inglês *apical sodium-dependent bile acid transporter*), que reconhece os conjugados de ácidos biliares e os reabsorve. A expressão de ASBT no intestino é limitada às células epiteliais do íleo terminal. Assim, os ácidos biliares conjugados permanecem com a refeição no lúmen até que os nutrientes sejam absorvidos, quando então são recuperados do lúmen intestinal e entram na circulação portal por meio de um segundo transportador de ácido biliar, **OST** (do inglês *organic solute transporter*), para serem retornados ao fígado. Apenas uma pequena parcela dos ácidos biliares segue para o interior do colo em condições fisiológicas. Além disso, os ácidos biliares conjugados que entram no colo são desconjugados pelas bactérias residentes. Os ácidos biliares desconjugados são amplamente não ionizados e podem ser absorvidos de forma passiva. No estado de equilíbrio, a quantidade de ácidos biliares encontrada nas fezes equivale a sua síntese diária (Figura 56-5).

MECANISMOS DE TRANSPORTE DO HEPATÓCITO

Os ácidos biliares retornam ao fígado ligados à albumina, deixam a circulação portal nos sinusoides e, então, são especificamente e de maneira eficiente captados através da membrana basolateral dos hepatócitos por meio de diversos transportadores específicos (Tabela 56-1). Provavelmente o mais bem caracterizado seja o **polipeptídeo cotransportador sódio-taurocolato** (**NTCP**, do inglês Na^+-*taurocholate cotransporting polypeptide*), um transportador acoplado ao sódio para o conjugado taurina do ácido cólico, que apresenta homologia com o ASBT. Outros ácidos biliares parecem ser transportados por membros da família do **polipeptídeo transportador de ânions orgânicos** (**OATP**, do inglês *organic anion transporting polypeptide*), os quais são independentes do sódio.

Os ácidos biliares não conjugados são reconjugados com taurina ou glicina, e, em geral, os ácidos biliares reciclados são manejados da mesma forma que os novos ácidos biliares sintetizados, sendo ativamente transportados para o canalículo biliar através da **bomba de exportação de sais biliares** (**BSEP**, do inglês *bile salt export pump*). A única exceção aplica-se à secreção das formas sulfatadas do ácido litocólico conjugado, que entra na bile através do **transportador de múltiplos ânions orgânicos** (**MOAT**), também conhecido como **MRP2** (do inglês *multidrug resistance-associated protein 2*).

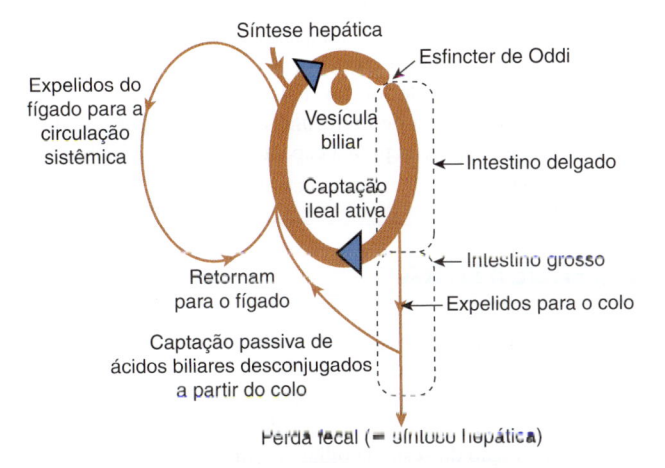

FIGURA 56-5 Aspectos quantitativos da circulação de ácidos biliares. A maior parte do *pool* de ácidos biliares circula entre o intestino delgado e o fígado. Uma menor parte do *pool* de ácidos biliares está na circulação sistêmica (devido à captação incompleta pelos hepatócitos a partir do sangue portal) ou é expelida para o colo e perdida nas fezes. No estado de equilíbrio, a perda fecal é equivalente à síntese hepática de ácidos biliares. (Adaptada com permissão de Barrett KE: *Gastrointestinal Physiology*. New York: Lange Medical Books/McGraw-Hill, Medical Pub. Division, 2006.)

REGULAÇÃO DA SÍNTESE E DO TRANSPORTE DE ÁCIDOS BILIARES

A circulação êntero-hepática dos ácidos biliares também controla a taxa pela qual eles são sintetizados e transportados. Os ácidos biliares exercem inibição por retroalimentação na colesterol 7α-hidroxilase, de forma que, quando a reciclagem de ácidos biliares a partir do intestino aumentar, a síntese de novos ácidos biliares primários será reduzida. Inversamente, a interrupção da circulação êntero-hepática de ácidos biliares por qualquer razão diminuirá essa inibição por retroalimentação, aumentando a taxa pela qual o colesterol é convertido em ácidos biliares. As taxas normais de síntese de ácidos biliares podem aumentar de 10 a 20 vezes nessas condições. Esta taxa aumentada de síntese pode ou não ser suficiente para manter a quantidade de ácidos biliares circulantes, dependendo das perdas fecais.

A síntese de ácidos biliares também deve ser considerada no contexto do metabolismo do colesterol do organismo como um todo (Figura 56-6). Os diferentes *pools* de colesterol refletem as sínteses hepática e extra-hepática (assim como um pequeno componente derivado do colesterol da dieta). No estado de equilíbrio, a entrada de colesterol deve ser equiparada a sua eliminação. O colesterol é perdido do corpo sob duas formas, sendo secretado intacto na bile ou após a conversão em ácidos biliares. Em ambos os casos, a única via excretora é a bile, uma vez que nenhum colesterol ou ácido biliar é excretado na urina em indivíduos saudáveis. Uma vez que é possível aumentar a síntese de ácidos biliares pela interrupção da circulação êntero-hepática, isto representa uma abordagem farmacêutica para intensificar a eliminação de colesterol.

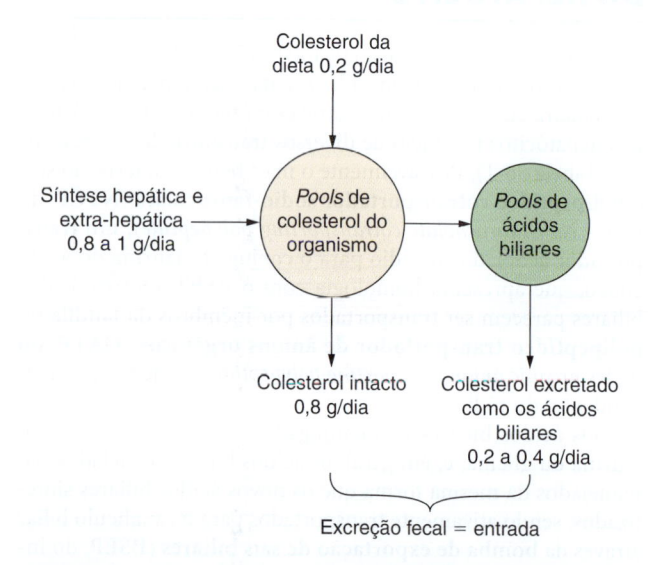

FIGURA 56-6 Relação do *pool* de ácidos biliares com o colesterol total do organismo em condições fisiológicas. A excreção fecal combinada de colesterol e ácidos biliares é equivalente à entrada de colesterol pela dieta mais a síntese endógena de colesterol. (Modificada com permissão do Undergraduate Teaching Project of the American Gastroenterological Association, Unit 11. Copyright 2002.)

PRINCÍPIOS BÁSICOS DA FUNÇÃO DA VESÍCULA BILIAR

PAPEL E IMPORTÂNCIA

A **vesícula biliar** serve para armazenar e concentrar a bile proveniente do fígado, no período entre as refeições. A função da vesícula biliar permite, assim, a coordenação da secreção de um bolo de bile concentrada com a entrada dos lipídeos da dieta no intestino delgado. A vesícula biliar não é essencial para a digestão e a absorção normal de uma refeição. Na ausência de uma vesícula biliar funcional, o *pool* de ácidos biliares continua a circular através da circulação êntero-hepática, e a maior parte do *pool* de ácidos biliares é armazenada no intestino delgado.

ANATOMIA FUNCIONAL DA VESÍCULA BILIAR

A vesícula biliar é um saco muscular com uma capacidade de aproximadamente 50 mL em humanos adultos. Ela está ligada ao sistema biliar pelo **ducto cístico**, um conduto para o fluxo biliar bidirecional. Durante os períodos de jejum, a bile secretada pelo fígado é dirigida à vesícula biliar. Por outro lado, quando esta recebe sinais neuro-humorais indicando a presença de lipídeos no duodeno, ela se contrai, e a bile flui para fora da vesícula biliar em direção ao intestino.

EPITÉLIO

A vesícula biliar tem duas camadas funcionais. A camada interna, voltada para a bile, é constituída por um epitélio colunar que participa ativamente da concentração biliar. As junções oclusivas que unem as células epiteliais adjacentes estão entre as mais desenvolvidas do organismo, o que torna o epitélio altamente resistente ao fluxo passivo de solutos. Este epitélio bastante oclusivo impede a perda passiva de moléculas de ácidos biliares e, dessa forma, torna-se essencial para a capacidade da vesícula biliar de concentrar a bile.

MUSCULATURA

As camadas epiteliais são apoiadas por músculo liso, o qual pode alterar o calibre do lúmen da vesícula. As células musculares recebem estímulos colinérgicos do nervo vago. Essas células também expressam receptores para a CCK. A CCK ativa adicionalmente a inervação da vesícula biliar (Figura 56-7).

ARMAZENAMENTO DA BILE NA VESÍCULA BILIAR

EFEITOS SOBRE A COMPOSIÇÃO

A bile hepática é isotônica em relação ao plasma, com o sódio sendo seu principal cátion, e o cloreto, seu principal ânion. Após

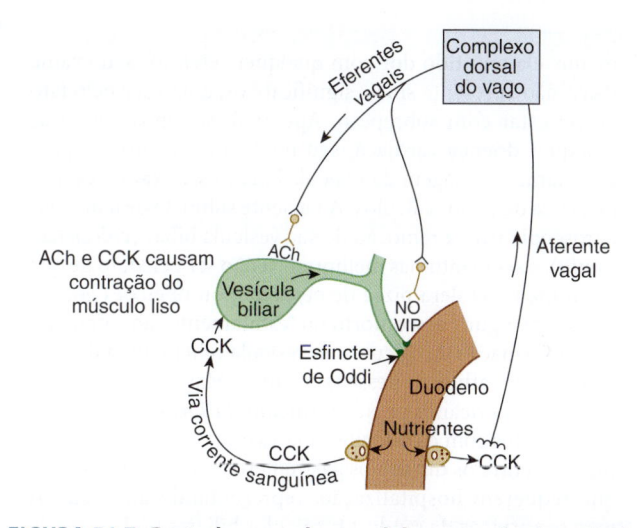

FIGURA 56-7 Controle neuro-humoral da contração da vesícula biliar e da secreção biliar. Nutrientes no duodeno levam à liberação de colecistocinina (CCK), a qual age por meio de vias endócrinas e neurócrinas para ativar a contração da vesícula biliar e relaxar o esfincter de Oddi, resultando na secreção de um bolo de bile concentrada no lúmen duodenal. Neurotransmissores secundários liberados pelo sistema nervoso entérico em resposta a um reflexo vagovagal incluem o neurotransmissor excitatório acetilcolina (ACh) e os neurotransmissores inibitórios polipeptídeo intestinal vasoativo (VIP) e óxido nítrico (NO). (Reproduzida com permissão de Barrett KE, Barman SM, Boitano S, Brooks H: *Ganong's Review of Medical Physiology*, 23rd ed. McGraw-Hill, 2009.)

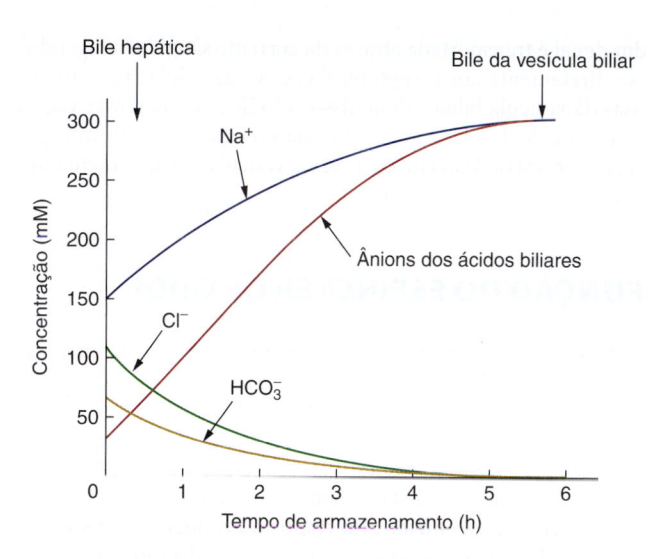

FIGURA 56-8 Alterações na composição da bile durante o armazenamento na vesícula biliar. (Reproduzida com permissão de Barrett KE: *Gastrointestinal Physiology*. New York: Lange Medical Books/McGraw-Hill, Medical Pub. Division, 2006.)

o armazenamento na vesícula biliar, a água é removida do lúmen, e a concentração de ácidos biliares é aumentada cerca de dez vezes, enquanto as concentrações de cloreto e bicarbonato diminuem. Por outro lado, as concentrações de todos os cátions na bile aumentam, embora em um grau menor do que aquele dos ácidos biliares, indicando que os cátions também estão sujeitos à absorção efetiva pelo epitélio da vesícula biliar. Uma comparação das composições da bile hepática e da vesícula biliar é mostrada na Figura 56-8.

Apesar do grande aumento na soma de ânions e cátions durante o armazenamento da bile na vesícula, a bile permanece isotônica. Como isso é possível? A resposta se deve ao fato de que a maior parte das moléculas de ácidos biliares se encontra fisicamente na forma de micelas mistas, que também contêm colesterol e fosfatidilcolina. Uma vez que a CMC é atingida, as concentrações monoméricas de ácidos biliares não são alteradas. Qualquer molécula adicional de ácido biliar será imediatamente incorporada às micelas existentes. Cada partícula em solução contribui com a mesma força osmótica, seja ela uma molécula, um íon ou uma micela. Isso permite que a osmolaridade da bile permaneça constante apesar de sua concentração. A bile também muda de sua característica levemente alcalina (resultado da secreção de bicarbonato nos dúctulos) para levemente ácida.

A solubilidade do colesterol na bile depende de sua concentração relativa em relação aos ácidos biliares e à fosfatidilcolina. À medida que a bile é concentrada, os ácidos biliares não podem deixar a vesícula, pois eles são muito grandes para passar pelas junções oclusivas que unem as células epiteliais adjacentes e eles também não são transportados ativamente pelo epitélio vesicular. Dessa forma, a proporção de ácidos biliares em relação ao colesterol e a fosfatidilcolina não se altera ou mesmo aumenta levemente, pois a vesícula biliar pode absorver o colesterol. Como resultado, a bile torna-se um pouco menos saturada de colesterol quando é armazenada. Apesar disso, a **litíase biliar** (*cálculos biliares*) tem alta prevalência em humanos, visto que são secretadas concentrações relativamente altas de colesterol na bile hepática.

MECANISMO DA CONCENTRAÇÃO DA BILE

A bile é concentrada na vesícula biliar por meio do transporte ativo de íons através do epitélio oclusivo da vesícula biliar (Figura 56-9). O sódio na bile é trocado por prótons por meio de membros da família NHE de trocadores, os quais são encontrados no trato GI. Os prótons que são secretados na bile armazenada reagem com os íons bicarbonato, produzindo CO_2 e água. O CO_2 difunde-se passivamente para fora do lúmen vesicular, e a água pode ser reabsorvida. Além da absorção de sódio, o cloreto também é ativamente absorvido pelo epitélio da vesícula biliar. Por fim, a água move-se através do epitélio vesicular para seguir o efeito osmótico do cloreto de sódio absorvido.

FUNÇÕES MOTORAS DA VESÍCULA BILIAR E DO SISTEMA BILIAR

CONTRAÇÃO DA VESÍCULA BILIAR

A contração pós-prandial da vesícula biliar coincide com o esvaziamento gástrico. A entrada da refeição no duodeno desencadeia a liberação de uma série de mensageiros neuro-humorais que aumentam o tônus da vesícula biliar (Figura 56-7). A **colecistocinina** (**CCK**) liberada das células de revestimento do lúmen duodenal é transportada através da corrente sanguínea, ligando-se diretamente aos receptores CCK-A nas células musculares lisas da vesícula biliar. Além disso, a CCK ativa aferentes vagais na parede do duodeno, o que por sua vez inicia um reflexo vagovagal que libera ACh em sinapses na vesícula biliar, aumentando ainda mais a atividade contrátil.

FUNÇÃO DO ESFINCTER DE ODDI

Mesmo que a vesícula biliar contraia por completo, isso não garante a secreção biliar para o duodeno se a pressão do esfincter de Oddi permanecer elevada. Portanto, o relaxamento do esfincter é normalmente coordenado com a contração da vesícula biliar. Uma redução no tônus do esfincter de Oddi é provocada principalmente pela CCK. Esta ativa predominantemente um mecanismo neural para iniciar essa resposta fisiológica, transmitida ao longo do sistema nervoso entérico. Os mediadores finais que atuam no músculo liso do esfincter são o VIP e o óxido nítrico, liberados dos gânglios nervosos do esfincter de Oddi.

CORRELAÇÃO CLÍNICA

Uma mulher de 43 anos, mãe de três filhos, procura o seu médico queixando-se de uma dor abdominal intensa, em forma de cólica, em geral quando ela ingere uma pizza de *pepperoni* ou outras refeições muito gordurosas. Recentemente, ela tem tido dor com qualquer refeição. Seu exame físico não apresenta sinais significativos, a não ser pelo fato de ela estar com sobrepeso. Apesar disso, após descartar qualquer doença cardíaca, seu médico a encaminha para um exame de imagem da vesícula biliar. Esse exame revela a presença de vários cálculos. A paciente submete-se a uma laparoscopia para a remoção de sua vesícula biliar (*colecistectomia*), e seus sintomas melhoram, a não ser pelo fato de que ela ainda não tolera pizza de *pepperoni* ou refeições gordurosas sem algum desconforto ou "estufamento" abdominal.

A formação de cálculos na vesícula biliar é uma doença comum que aflige as pessoas há anos. Mais de 20 milhões de norte-americanos possuem **cálculos biliares**. Os sintomas relacionados com os cálculos biliares e suas complicações situam-se entre os distúrbios gastrenterológicos mais comuns que requerem hospitalização, representando altos custos para os serviços de saúde. Os cálculos biliares podem ser de dois tipos, relacionados com deposição de colesterol (***cálculos de colesterol***) ou de bilirrubina (***cálculos pigmentares***). Os cálculos de colesterol representam a maioria dos cálculos encontrados nos países ocidentais.

A bile humana é muito rica em colesterol. Na doença do cálculo biliar de colesterol, o equilíbrio entre as proporções normais de colesterol em relação aos outros lipídeos biliares está prejudicado devido a uma hipersecreção de colesterol ou a uma hipossecreção de ácidos biliares ou fosfolipídeos ou, ainda, devido a uma combinação desses fatores. A obesidade, o uso de contraceptivos orais, o estrogênio, a idade avançada, a perda súbita de peso, bem como fatores gené-

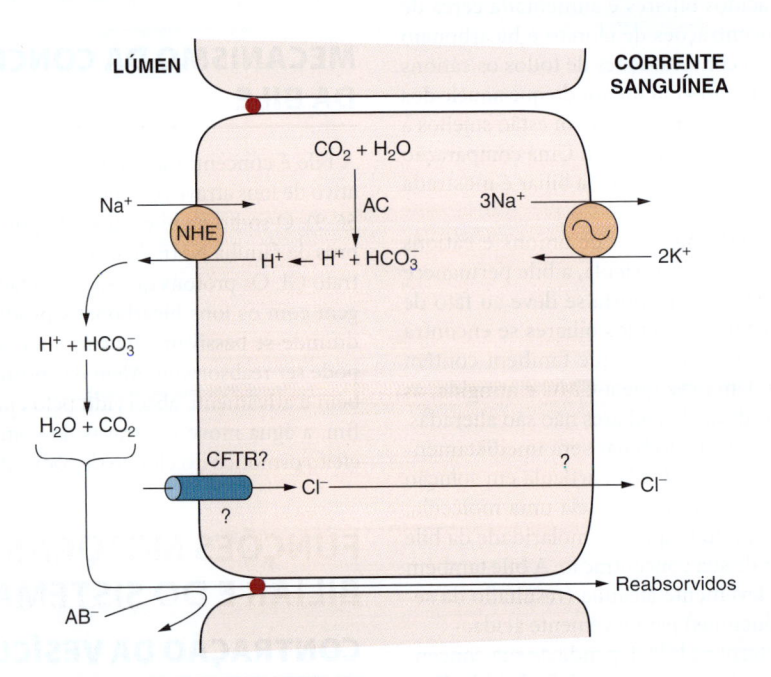

FIGURA 56-9 Mecanismo de concentração da bile pelas células epiteliais da vesícula biliar. O sódio é reabsorvido através de um trocador sódio-hidrogênio na membrana apical (NHE) em troca de prótons gerados intracelularmente pela anidrase carbônica (AC). A via para a absorção de cloreto não é tão bem caracterizada, mas pode envolver o canal de cloreto regulador de condutância transmembrana da fibrose cística (CFTR) e/ou um trocador cloreto-bicarbonato (não mostrado). As junções oclusivas da vesícula biliar possuem uma permeabilidade extremamente baixa e resistem à passagem dos ácidos biliares aniônicos (AB⁻) para fora do lúmen. (Reproduzida com permissão de Barrett KE: *Gastrointestinal Physiology*. New York: Lange Medical Books/McGraw-Hill, Medical Pub. Division, 2006.)

ticos podem levar a uma hipersecreção de colesterol. Inversamente, uma diminuição no *pool* de ácidos biliares pode ocorrer se a circulação êntero-hepática estiver interrompida. Em ambos os casos, os pacientes estão sob risco de supersaturação do colesterol, o que favorece o desenvolvimento dos cálculos biliares. Entretanto, a supersaturação não é necessariamente suficiente para a formação do cálculo, visto que a **nucleação** também deve ocorrer. Alguns pacientes podem apresentar predisposição genética para secretar proteínas que agem como agentes nucleantes, ao passo que outras proteínas na bile podem retardar a nucleação. Dois terços dos pacientes com cálculos biliares não terão sintomas associados. Outros apresentam dor episódica na região epigástrica. Na maioria dos pacientes, a dor é a **cólica biliar**, que provavelmente reflete um espasmo tônico resultante da obstrução transitória do ducto cístico por um cálculo e, algumas vezes, é precipitada pela ingestão de uma grande refeição. A cólica biliar, quando grave, geralmente diminui após algumas horas, o que é útil para diferenciá-la da **colecistite aguda**, em que a obstrução do ducto cístico leva à inflamação da vesícula biliar. Em alguns pacientes, a inflamação aguda pode progredir para a **colecistite crônica**, resultando em uma vesícula biliar mais espessa e fibrótica. O tratamento definitivo para os cálculos biliares sintomáticos é a colecistectomia, a qual em geral é simples, segura e curativa, particularmente com o advento das abordagens laparoscópicas.

RESUMO DO CAPÍTULO

- A bile é secretada pelo fígado como um veículo para excretar produtos residuais lipossolúveis do metabolismo, assim como xenobióticos, além de contribuir para a digestão e a absorção dos lipídeos.
- Os principais solutos que estimulam a secreção primária da bile são os ácidos biliares, os quais são moléculas anfipáticas sintetizadas a partir do colesterol nos hepatócitos.
- Os ácidos biliares são ativamente secretados em suas formas conjugadas nos canalículos biliares através de um transportador dependente de energia.
- A bile também contém colesterol e fosfatidilcolina, os quais são ativamente transportados para a secreção primária, além de conter solutos filtrados do plasma, como o cálcio e a glicose.
- Os ácidos biliares são reciclados várias vezes diariamente, a partir do intestino, em direção ao fígado, através da circulação êntero-hepática; em suas formas conjugadas, eles são ativamente reabsorvidos no íleo terminal, gerando, assim, um *pool* reciclável de ácidos biliares.
- A vesícula biliar serve para armazenar a bile entre as refeições, bem como para coordenar a liberação de um bolo concentrado de bile quando a refeição está presente no duodeno.
- O armazenamento da bile na vesícula biliar resulta em alterações na sua composição, como, por exemplo, os ácidos biliares tornando-se os ânions dominantes.
- A bile permanece isotônica durante esse processo, visto que os monômeros de ácidos biliares são rapidamente incorporados nas micelas mistas.
- A concentração de bile resulta de um processo de transporte ativo que ocorre nas células epiteliais de revestimento.

QUESTÕES PARA ESTUDO

1. Uma paciente com doença de Crohn submete-se à ressecção cirúrgica de seu íleo terminal. Após recuperar-se da cirurgia, ela passa a apresentar esteatorreia moderada. Qual nível de síntese de ácidos biliares pelos hepatócitos do paciente seria esperado em relação a um indivíduo normal?
   A) Dez vezes maior
   B) 10% maior
   C) Inalterado
   D) 10% menor
   E) Dez vezes menor

2. A composição da bile é modificada à medida que flui através dos dúctulos biliares. Qual dos seguintes terá sua concentração aumentada durante esse trânsito?
   A) Glicose
   B) Monômeros de ácidos biliares
   C) Alanina
   D) Glutationa
   E) IgA

3. Um cientista estudando a circulação êntero-hepática mede a concentração portal de ácidos biliares conjugados em ratos tratados com vários fármacos. Um inibidor de qual das seguintes proteínas de transporte iônico poderia reduzir a captação de taurocolato de sódio a partir do lúmen do intestino delgado?
   A) Na^+-K^+-ATPase
   B) CFTR
   C) Canal de sódio epitelial (ENaC)
   D) NKCC1
   E) Trocador cloreto/bicarbonato

4. Comparada à bile hepática, a bile que foi armazenada na vesícula biliar por muitas horas irá apresentar quais das seguintes alterações de concentração?

	Colesterol	Bases equivalentes	Cálcio
A)	Aumentado	Aumentadas	Aumentado
B)	Diminuído	Diminuídas	Diminuído
C)	Aumentado	Diminuídas	Aumentado
D)	Diminuído	Aumentadas	Diminuído
E)	Diminuído	Diminuídas	Aumentado
F)	Aumentado	Aumentadas	Diminuído

5. O relaxamento do esfíncter de Oddi é normalmente coordenado com a contração da vesícula biliar para permitir o efluxo de bile ao duodeno. Qual dos seguintes mediadores circula pela corrente sanguínea para mediar essa coordenação quando a refeição está no duodeno?
   A) Gastrina
   B) Motilina
   C) Acetilcolina
   D) Colecistocinina
   E) Óxido nítrico

CAPÍTULO 57

Manejo de Bilirrubina e Amônia pelo Fígado

Kim E. Barrett

OBJETIVOS

- Entender as origens da bilirrubina plasmática, a necessidade de excretar essa substância e como ela é transportada pelo corpo.
- Descrever a via de manejo da bilirrubina, bem como as modificações metabólicas adicionais que ocorrem.
- Definir os contribuintes para o nível de amônia na circulação e explicar por que é necessário um mecanismo de eliminação desse metabólito.
- Descrever as etapas metabólicas envolvidas na conversão da amônia em ureia no hepatócito.
- Compreender as rotas para a eliminação da ureia.

PRINCÍPIOS BÁSICOS DO METABOLISMO DA BILIRRUBINA

A **bilirrubina** é um metabólito do heme, um composto que serve para associar o ferro a várias proteínas. Recentemente, foi demonstrado que a bilirrubina possui funções importantes, como a de antioxidante, mas ela também serve como um meio para excretar o heme desnecessário, o qual deriva de várias proteínas que o contêm (proteínas heme), como a hemoglobina, a mioglobina e várias enzimas P450. A bilirrubina e seus metabólitos também são notáveis pelo fato de fornecerem a cor da bile e das fezes, assim como, em menor grau, da urina.

PAPEL E IMPORTÂNCIA

É importante para o corpo ser capaz de excretar bilirrubina, uma vez que ela é potencialmente tóxica. Níveis excessivos de bilirrubina na corrente sanguínea podem levar ao seu acúmulo no encéfalo, devido a sua habilidade de cruzar a barreira hematoencefálica, caracterizando uma condição conhecida como **kernicterus** (que significa "núcleo ictérico")*. O desenvolvimento dessa condição prejudica a função encefálica e pode ser fatal se não for tratada. A bilirrubina também é caracterizada por sua coloração amarela. O acúmulo dessa substância no sangue é a base para a *icterícia*, ou uma descoloração amarela da pele e dos olhos, que é um sinal comum de doenças hepáticas. Dessa forma, a mensuração da bilirrubina no plasma pode ser um marcador útil de tais condições.

VIAS DA SÍNTESE E DO METABOLISMO DA BILIRRUBINA

A bilirrubina é derivada de duas fontes principais. A maior parte da bilirrubina formada no corpo (80%) origina-se do heme liberado a partir de hemácias senescentes. O restante origina-se de várias proteínas que contêm heme, as quais são encontradas em outros tecidos, principalmente no fígado e nos músculos.

METABOLISMO CELULAR DO HEME

A bilirrubina é produzida por uma reação de duas etapas que ocorre nas células do **sistema reticuloendotelial**, incluindo os fagócitos, como as **células de Kupffer** do fígado, e células do **baço** e da **medula óssea**. O heme é captado por essas células, onde sofre a ação da **heme-oxigenase**, que libera o ferro quelado da estru-

---
* N. de R.T. Essa condição também é conhecida como encefalopatia bilirrubínica.

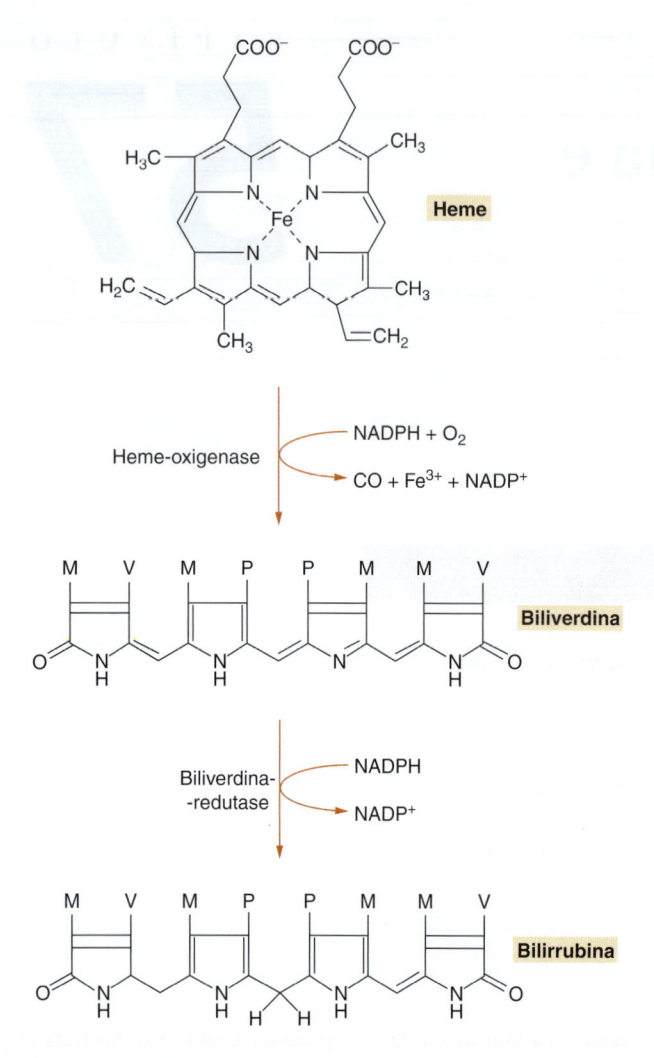

FIGURA 57-1 A conversão do heme em bilirrubina é uma reação de duas etapas catalisada pela heme-oxigenase e pela biliverdina-redutase. M, metil; P, proprionato; V, vinil. (Modificada com permissão de Barrett KE: *Gastrointestinal Physiology*. New York: Lange Medical Books/McGraw-Hill, Medical Pub. Division, 2006.)

MECANISMOS DE TRANSPORTE HEPÁTICO

Acredita-se que o transportador responsável pela captação da bilirrubina para o interior do hepatócito seja um membro da família do **polipeptídeo transportador de ânions orgânicos** (**OATP**, do inglês *organic anion transporting polypeptide*) (Figura 57-2). Uma vez no interior do hepatócito, a bilirrubina requer um manejo especial para a manutenção adequada de sua solubilidade e transporte. Dessa forma, acredita-se que ela se ligue a uma variedade de proteínas intracelulares, incluindo proteínas de ligação a ácidos graxos, que direcionam a molécula ao compartimento microssomal para conjugação. Provavelmente essas proteínas também sejam responsáveis pelo transporte vetorial da bilirrubina conjugada à membrana canalicular para o transporte até a bile.

Após sua conjugação, a bilirrubina sai do hepatócito para a bile por meio de uma proteína de transporte de membrana, conhecida como **MRP2** (do inglês *multidrug resistance-associated protein 2*). Apesar de esse transportador possuir uma especificidade relativamente ampla, transportando produtos metabólicos adicionais e outros conjugados de fármacos, seu principal substrato fisiológico parece ser a bilirrubina conjugada. Achados sobre o papel e a importância desse transportador foram obtidos a partir de um distúrbio genético conhecido como **síndrome de Dubin-Johnson**, em que mutações no gene MRP2 levam à ausência do transportador. Entretanto, mesmo em condições fisiológicas, o transporte tanto da bilirrubina não conjugada como da bilirrubina conjugada, através do citosol do hepatócito, não é totalmente eficiente, e um pouco de bilirrubina escapa de volta para o plasma, onde se liga novamente à albumina e pode ser transportada pelo corpo. Por outro lado, apenas a bilirrubina conjugada é capaz de entrar na bile pelo MRP2. Ela está presente principalmente na fração aquosa da bile e não parece associar-se significativamente às micelas mistas formadas pelos lipídeos biliares. Além disso, a bilirrubina conjugada não é mais metabolizada ou absorvida durante sua passagem ao longo da árvore biliar.

CONJUGAÇÃO NO HEPATÓCITO

O hepatócito desempenha um papel importante no manejo da bilirrubina, por conjugar essa molécula ao ácido glicurônico. Essa reação é catalisada pela **UDP-glicuroniltransferase** (**UGT**) e resulta na esterificação sequencial de duas frações de glicuronida às cadeias laterais de ácido propiônico da bilirrubina (Figura 57-2). Em condições normais, a maior parte das moléculas de bilirrubina é modificada com dois grupos glicuronida, formando **diglicuronídeo de bilirrubina**. A conjugação tem vários efeitos importantes sobre as propriedades físico-químicas da bilirrubina. Primeiro, ela aumenta significativamente sua solubilidade aquosa, permitindo que seja transportada na bile sem um transportador proteico. Segundo, como resultado dessa hidrofilicidade, bem como do tamanho molecular aumentado, a bilirrubina conjugada não pode ser reabsorvida passivamente a partir do lúmen intestinal. Além disso, não existem transportadores específicos para a captação da bilirrubina conjugada no intestino. Dessa forma, a conjugação serve para promover a eliminação desse produto residual metabólico. Por fim, a conjugação reduz modestamente a afinidade da bilirrubina pela albumina. Os níveis normais de bilirrubina sérica total são, aproximadamente, de

tura heme, produzindo uma quantidade equimolar de monóxido de carbono que é eliminada pelos pulmões. A reação produz um pigmento verde conhecido como **biliverdina** (Figura 57-1). Esta sofre, então, a ação da enzima **biliverdina-redutase**, que produz a bilirrubina amarela.

A bilirrubina é quase insolúvel em soluções aquosas no pH neutro. Portanto, após sua liberação no plasma, ela é captada pela albumina e transportada ao longo do corpo. A afinidade da ligação da bilirrubina não conjugada com a albumina é extremamente alta; em geral, existe muito pouca bilirrubina não conjugada livre no plasma. Quando a albumina carregada com bilirrubina alcança o fígado, a alta permeabilidade da microcirculação hepática, conforme discutido no Capítulo 55, permite que o complexo entre no **espaço de Disse** e encontre o aspecto basolateral dos hepatócitos. Nesse local, a bilirrubina é captada por um mecanismo de transporte específico para entrada no hepatócito. Entretanto, esse processo é relativamente ineficiente, com a depuração de bilirrubina na primeira passagem sendo de apenas cerca de 20%.

CAPÍTULO 57: Manejo de Bilirrubina e Amônia pelo Fígado **577**

1 a 1,5 mg/dL em humanos adultos, consistindo em cerca de 90% de bilirrubina não conjugada e 10% de bilirrubina conjugada. As proporções relativas de bilirrubina conjugada e não conjugada em estados de doença fornecem pistas importantes sobre o nível de qualquer disfunção na via de exportação da bilirrubina.

HOMEOSTASIA DA BILIRRUBINA
METABOLISMO BACTERIANO

No intestino delgado, parece haver pouca desconjugação ou metabolismo adicional da bilirrubina no intestino saudável. Entretanto, quando a bilirrubina conjugada entra no colo, ela pode ser rapidamente desconjugada pela flora entérica, que a liberou para ser metabolizada por bactérias anaeróbias (Figura 57-3). A bilirrubina é extensivamente metabolizada nesse local, produzindo moléculas conhecidas como **urobilinogênios e estercobilinogênios**. Esses compostos são ainda metabolizados em **urobilinas** e **estercobilinas**, os quais fornecem a cor das fezes. O urobilinogênio, que é capaz de atravessar o epitélio colônico passivamente, também entra na circulação êntero-hepática. Por sua vez, ele pode ser conjugado pelo hepatócito e secretado na bile.

ELIMINAÇÃO URINÁRIA

Mesmo em condições de hiperbilirrubinemia, pouca ou nenhuma bilirrubina não conjugada é capaz de entrar na urina, devido a sua forte ligação com a albumina. O urobilinogênio, por outro

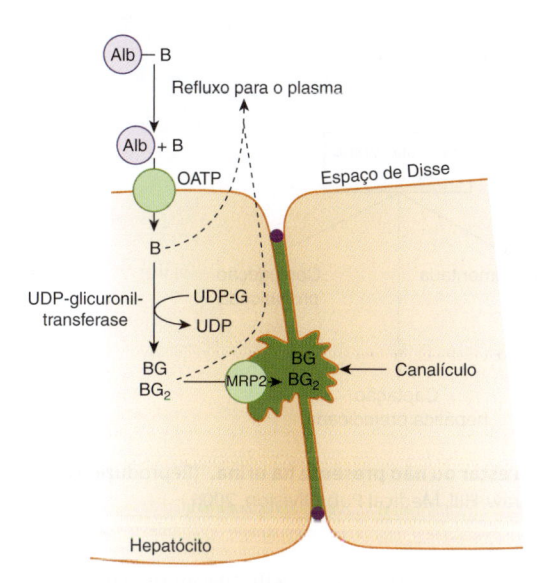

FIGURA 57-2 Manejo da bilirrubina pelos hepatócitos. A bilirrubina (B) ligada à albumina (Alb) entra no espaço de Disse, e a bilirrubina é seletivamente transportada ao hepatócito, onde é monoconjugada ou diconjugada com o ácido glicurônico (G). Os conjugados são secretados para a bile através da proteína de resistência a múltiplos fármacos 2 (MRP2). Um pouco da bilirrubina não conjugada e da conjugada também pode refluir para o plasma. OATP, polipeptídeo transportador de ânions orgânicos. (Reproduzida com permissão de Barrett KE, Barman SM, Boitano S, Brooks H: *Ganong´s Review of Medical Physiology*, 23rd ed. McGraw-Hill, 2009.)

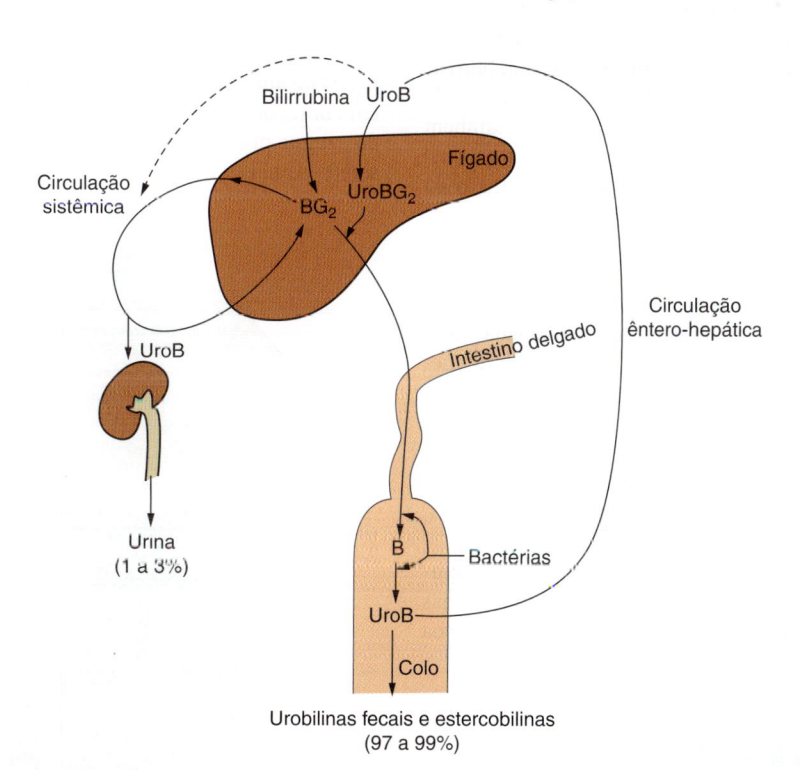

FIGURA 57-3 Ciclagem da bilirrubina e seus produtos através de fígado, intestino, circulações portal e sistêmica e rins. B, bilirrubina; UroB, urobilinogênio; G, glicuronida. A maioria do UroB reabsorvido no colo é captada pelo fígado, mas uma pequena porção (indicada pela seta pontilhada) vai para a circulação sistêmica, de onde pode ser excretada pelos rins. (Adaptada com permissão de Barrett KE: *Gastrointestinal Physiology.* New York: Lange Medical Books/McGraw-Hill, Medical Pub. Division, 2006.)

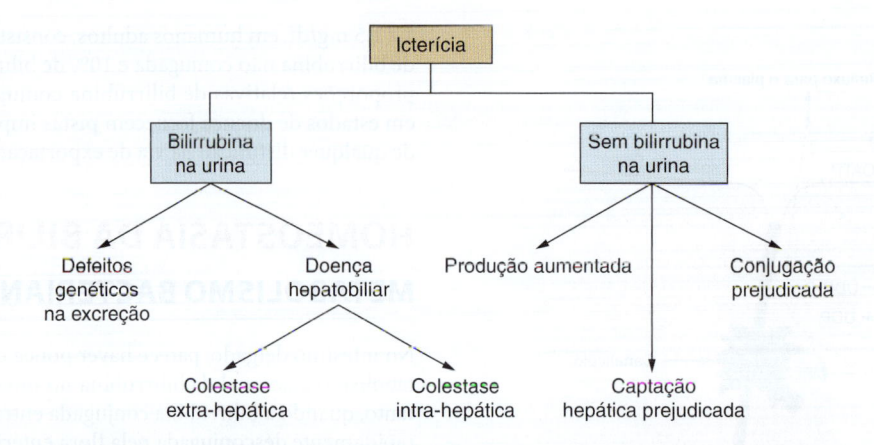

FIGURA 57-4 Diagnóstico diferencial de icterícia dependendo de a bilirrubina estar ou não presente na urina. (Reproduzida com permissão de Barrett KE: *Gastrointestinal Physiology*. New York: Lange Medical Books/McGraw-Hill, Medical Pub. Division, 2006.)

lado, possui uma grande solubilidade aquosa, e uma pequena fração (normalmente menos de 5% do *pool* de urobilinogênio) é perdida pela urina por dia; acredita-se que isso contribua para a cor da urina.

HIPERBILIRRUBINEMIA

Hiperbilirrubinemia refere-se simplesmente aos níveis excessivos de bilirrubina no sangue. Ela pode ser detectada durante o exame clínico, por meio da coloração amarelada da pele (icterícia), e é um importante marcador de vários estados de doença, alguns dos quais estão centrados no fígado. É importante distinguir se o plasma contém níveis elevados de bilirrubina conjugada, bilirrubina não conjugada ou ambas, a fim de definir o mecanismo da doença. Isso pode ser avaliado diretamente, mas pistas também podem ser fornecidas pela presença de bilirrubina na urina, à qual confere uma coloração marrom. Devido a sua ligação menos ávida à albumina, um aumento na bilirrubina urinária reflete quase exclusivamente a molécula conjugada. Em geral, devido ao fato de a bilirrubina conjugada poder ser excretada na urina, aumentos em seus níveis plasmáticos representam um estado menos grave do que aqueles associados a hiperbilirrubinemia não conjugada grave. Um algoritmo para o diagnóstico diferencial de hiperbilirrubinemia levando em conta esses fatores é apresentado na Figura 57-4.

PRINCÍPIOS BÁSICOS DO METABOLISMO DA AMÔNIA

A **amônia** (NH_3) é um pequeno metabólito que resulta predominantemente da degradação proteica. Ela é bastante permeável nas membranas e atravessa prontamente as barreiras epiteliais em sua forma não ionizada.

PAPEL E IMPORTÂNCIA

A amônia é importante clinicamente devido a sua alta toxicidade ao sistema nervoso. Como a amônia está constantemente sendo formada pela desaminação de aminoácidos, é importante que existam mecanismos para sua eliminação oportuna e eficiente. O fígado é fundamental para o catabolismo da amônia porque é o único tecido no qual são expressos todos os elementos do **ciclo da ureia**, também conhecido como ciclo de **Krebs-Henseleit**, que proporciona a conversão da amônia em ureia. A amônia também é consumida na síntese de aminoácidos não essenciais e em várias facetas do metabolismo intermediário.

FORMAÇÃO E ELIMINAÇÃO DE AMÔNIA

A amônia na circulação origina-se em vários locais diferentes. Um diagrama demonstrando os principais contribuintes para os níveis de amônia é ilustrado na Figura 57-5. Deve-se notar que, em condições de saúde, o fígado é eficiente em captar a amônia do sangue portal, deixando apenas aproximadamente 15% para serem expelidos na circulação sistêmica.

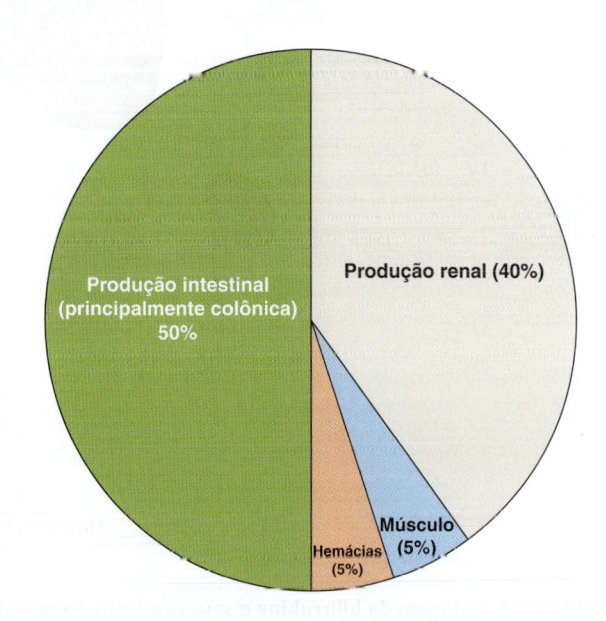

FIGURA 57-5 Fontes de produção de amônia. (Reproduzida com permissão de Barrett KE: *Gastrointestinal Physiology*. New York: Lange Medical Books/McGraw-Hill, Medical Pub. Division, 2006.)

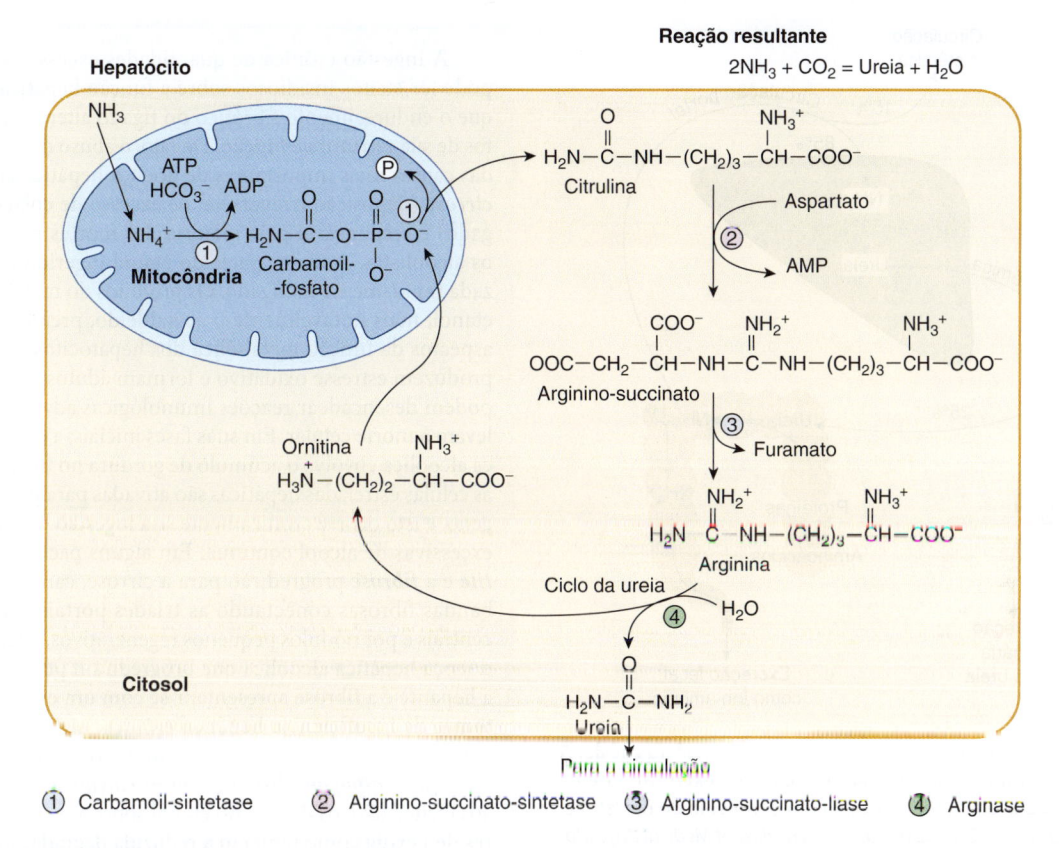

FIGURA 57-6 O ciclo da ureia, que converte a amônia em ureia, ocorre na mitocôndria e no citosol dos hepatócitos. (Reproduzida com permissão de Barrett KE, Barman SM, Boitano S, Brooks H: *Ganong's Review of Medical Physiology*, 23rd ed. McGraw-Hill, 2009.)

PRODUÇÃO INTESTINAL

O principal contribuinte para a amônia do plasma é o intestino, fornecendo cerca de 50% da carga plasmática. A amônia intestinal é derivada de dois mecanismos principais. Primeiro, a amônia é liberada a partir da ureia no lúmen intestinal por enzimas conhecidas como **ureases**. Estas não são expressas por células de mamíferos, mas são produtos de muitas bactérias e convertem a ureia em amônia e dióxido de carbono. Segundo, após as proteínas terem sido digeridas por proteases do hospedeiro ou de bactérias, a degradação adicional de aminoácidos gera amônia livre. A amônia em sua forma não ionizada atravessa livremente o epitélio intestinal e entra na circulação portal para dirigir-se ao fígado; entretanto, dependendo do pH dos conteúdos colônicos, uma porção da amônia será protonada em íon amônio. Como o pH colônico em geral é levemente ácido, o amônio é, então, mantido no lúmen e pode ser eliminado pelas fezes.

PRODUÇÃO EXTRAINTESTINAL

O segundo maior contribuinte para os níveis de amônia no plasma é o rim. Deve-se lembrar da fisiologia renal, em que o transporte de amônia pelas células epiteliais tubulares é uma parte importante da resposta aos desequilíbrios ácido-base do corpo (ver Capítulo 47). A amônia também é produzida no fígado durante a desaminação de aminoácidos. Componentes adicionais menores da amônia do plasma derivam do metabolismo do ácido adenílico nas células musculares, assim como da glutamina liberada de hemácias senescentes.

CICLO DA UREIA

O local mais importante para o catabolismo da amônia é o fígado, onde os elementos do ciclo da ureia são expressos nos hepatócitos. Uma representação do ciclo da ureia é fornecida na Figura 57-6. A amônia é convertida na mitocôndria em **carbamoil-fosfato**, o qual reage com a ornitina para gerar **citrulina**. A citrulina, por sua vez, reage no citosol com o **aspartato**, produzido pela desaminação do **glutarato**, para produzir sequencialmente **arginino-succinato** e, então, a própria **arginina**. A enzima **arginase** então desidrata a arginina para produzir ureia e **ornitina**, sendo que a última retorna para a mitocôndria e pode entrar novamente no ciclo para gerar ureia adicional. A reação resultante é a combinação de duas moléculas de amônia com uma de dióxido de carbono, produzindo ureia e água.

ELIMINAÇÃO DA UREIA

Um "balanço de massa" para a eliminação da ureia é apresentado na Figura 57-7. Como a ureia é uma molécula pequena, ela pode atravessar prontamente as membranas celulares. Da mesma forma, ela é filtrada no glomérulo e entra na urina. Apesar de a ureia ser passivamente reabsorvida através dos túbulos re-

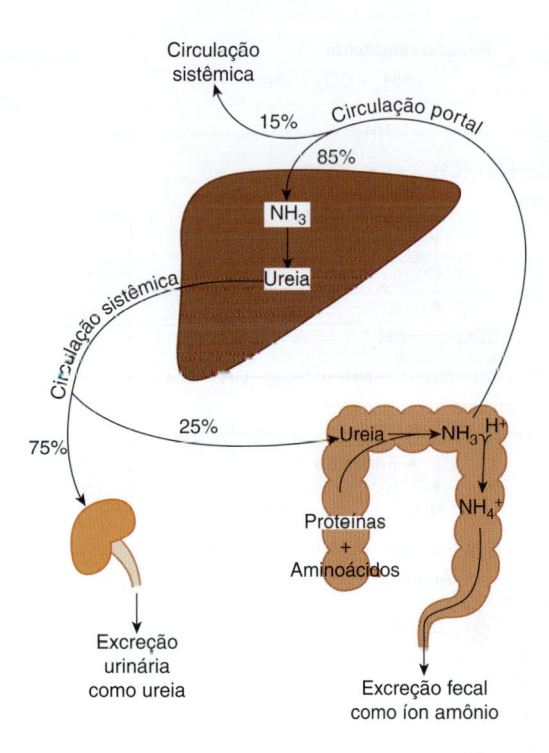

FIGURA 57-7 Homeostasia da amônia total corporal na saúde. A maior parte da amônia produzida pelo corpo é excretada pelos rins na forma de ureia. (Reproduzida com permissão de Barrett KE, Barman SM, Boitano S, Brooks H: *Ganong's Review of Medical Physiology*, 23rd ed. McGraw-Hill, 2009.)

nais quando a urina é concentrada, sua permeabilidade é menor do que a da água, sendo que apenas cerca da metade da carga filtrada de ureia pode ser reabsorvida. Por isso, os rins são o local onde a maior parte da ureia produzida pelo fígado é excretada. Entretanto, alguma ureia circulante também pode difundir-se passivamente de volta ao intestino, onde é influenciada por ureases bacterianas para produzir mais uma vez amônia e água. Um pouco da amônia gerada é excretada na forma de íon amônio; o restante é novamente reabsorvido para ser uma vez mais manejado pelo fígado.

CORRELAÇÃO CLÍNICA

Um homem de 55 anos, morador de rua, é levado ao serviço de emergência pela polícia, que o encontrou desacordado na rua. Seus amigos afirmam que ele tem bebido muito. No exame físico, ele apresenta sinais de má-nutrição, e suas pele e esclera dos olhos possuem coloração amarelada. Seu abdome está significativamente distendido, e a palpação demonstra que o fígado está aumentado. Após quase uma hora, ele retoma a consciência, mas ainda apresenta sinais de confusão significativa e não é capaz de lembrar seu nome ou de identificar o dia da semana e o atual presidente. Um assistente social o procura para discutir os resultados adversos da ingestão contínua de álcool, e ele é encaminhado a um abrigo e a um programa de tratamento.

A ingestão crônica de quantidades excessivas de álcool pode ter efeitos insidiosos sobre a função hepática, uma vez que o endurecimento fibrótico do fígado altera vários aspectos de sua estrutura e função. De fato, o abuso de álcool é uma das causas mais importantes de doença hepática crônica, e a **cirrose** (deposição irreversível de excesso de colágeno no fígado) é responsável pela maioria das mortes médicas entre os alcoolistas. A maior parte do etanol ingerido é metabolizada rapidamente no fígado. Os produtos do metabolismo do etanol, mais notavelmente o acetaldeído, prejudicam vários aspectos da função metabólica dos hepatócitos, assim como produzem estresse oxidativo e formam adutos proteicos, que podem desencadear reações imunológicas adversas, as quais levam à morte celular. Em suas fases iniciais, a doença hepática alcoólica envolve o acúmulo de gordura no fígado. Por fim, as células estreladas hepáticas são ativadas para produzir colágeno, e isto ocorre cronicamente se a ingestão de quantidades excessivas de álcool continua. Em alguns pacientes, a **hepatite** e a **fibrose** progredirão para a cirrose, caracterizada por bandas fibrosas conectando as tríades portais com as veias centrais e por nódulos pequenos regenerativos. Pacientes com doença hepática alcoólica que progrediram pelo menos para a hepatite e a fibrose apresentam-se com um espectro de sintomas de insuficiência hepática crônica, incluindo icterícia, náusea e mal-estar. Os pacientes do sexo masculino podem apresentar **hipogonadismo** e **feminilização**, atribuídos tanto aos efeitos tóxicos diretos do etanol sobre as células testiculares de Leydig como também à reduzida degradação do estrogênio. Em casos graves, pode haver uma porção de líquido na cavidade abdominal, conhecida como **ascite**, que pode tornar infectada (ver Capítulo 55), assim como também pode ocorrer **encefalopatia hepática**, **insuficiência renal** e finalmente a morte. O tratamento primário é garantir a abstinência do álcool, embora algumas alterações hepáticas possam ser irreversíveis mesmo após a interrupção da sua ingestão.

Quando a degradação de amônia é reduzida, ela pode acumular-se no plasma em níveis que se tornam tóxicos para o sistema nervoso central. A amônia, sendo uma molécula pequena e neutra, é relativamente permeável através das membranas celulares e pode facilmente atravessar a barreira hematoencefálica. Pacientes experimentarão um declínio gradual no estado mental, com confusão e demência, seguido pelo coma se a condição não for tratada. O aumento da amônia plasmática na doença hepática ocorre por dois mecanismos. Primeiro, se a função do hepatócito estiver comprometida, existe uma menor capacidade para degradar a amônia oriunda do intestino e de locais extraintestinais. Segundo, se o fluxo sanguíneo através do fígado estiver prejudicado pela cirrose e a **hipertensão portal** tiver se desenvolvido (ver Capítulo 55), vasos sanguíneos colaterais podem ser formados, desviando o fluxo sanguíneo portal ao redor do fígado, reduzindo, assim, a capacidade residual do fígado de degradar a amônia. É provável que ambos os mecanismos contribuam para o aumento da amônia plasmática visto nos quadros de doença hepática de longa duração.

Devido ao fato de o intestino fornecer a maior carga de amônia para a circulação, tratamentos para a encefalopatia hepática são focados primariamente na redução da distribuição de amônia para a circulação portal. Uma técnica comum é fornecer um açúcar, a **lactulose**, que não pode ser degradada por enzimas digestivas de mamíferos, mas que é degradada por bactérias no colo para formar ácidos graxos de cadeia curta. Por sua vez, o pH do lúmen do colo é diminuído, e a maior parte da amônia formada naquele local é protonada e "aprisionada" como íon amônio para ser eliminado nas fezes. De maneira semelhante, pacientes podem receber um antibiótico não absorvível como a **neomicina**, que reduz o nível de colonização bacteriana no intestino, diminuindo assim a produção de amônia. Finalmente, pacientes com doença hepática são com frequência aconselhados a seguir uma dieta com baixo teor proteico, novamente em um esforço para reduzir a produção de amônia no intestino. Entretanto, o único tratamento duradouro para a encefalopatia hepática é um transplante de fígado, e os sintomas mentais são frequentemente reversíveis se eles não tiverem sido muito duradouros. Apesar disso, o transplante permanece controverso em pacientes alcoolistas.

RESUMO DO CAPÍTULO

- A bilirrubina é um antioxidante altamente insolúvel produzido pelo metabolismo do heme. É derivada principalmente de hemácias senescentes e circula com a albumina.
- A bilirrubina é captada pelos hepatócitos, conjugada com glicuronida e transportada através dos canalículos biliares pela MRP2. A conjugação aumenta a solubilidade da bilirrubina e impede sua recaptação a partir do lúmen intestinal.
- Apenas a bilirrubina conjugada é transportada para a bile. Porém, tanto a bilirrubina conjugada como a não conjugada podem regurgitar do hepatócito para o plasma.
- A bilirrubina é desconjugada e metabolizada por bactérias colônicas; alguns dos produtos podem circular êntero-hepaticamente – notavelmente o urobilinogênio, que também entra na urina.
- A hiperbilirrubinemia pode originar-se de um aumento nos níveis plasmáticos de bilirrubina conjugada, bilirrubina não conjugada ou ambas e com frequência reflete doença hepática.
- A amônia no plasma é derivada da degradação proteica e da desaminação de aminoácidos, assim como do metabolismo da ureia por ureases bacterianas. O intestino fornece a maior parte da amônia do plasma.
- Quantidades excessivas de amônia na circulação são tóxicas para o sistema nervoso central. Portanto, os níveis circulantes são cuidadosamente regulados na saúde.
- O fígado é o local do metabolismo da ureia, por meio do ciclo de Krebs-Henseleit, ou ciclo da ureia. A ureia produzida é excretada principalmente pelos rins.

QUESTÕES PARA ESTUDO

1. Um recém-nascido está sofrendo de icterícia leve, mas nenhuma bilirrubina é encontrada na urina. Os sintomas da criança provavelmente são atribuídos ao atraso no desenvolvimento da expressão ou do estabelecimento de qual dos seguintes?
   A) Colonização bacteriana colônica
   B) MDR2
   C) UGT
   D) Heme-oxigenase
   E) Biliverdina-redutase

2. Um menino de 2 anos é levado ao pediatra porque sua mãe notou uma coloração marrom-escura em sua urina. Fora esse sinal, ele parece saudável, e sua mãe nota que um primo apresenta sinais similares. Testes revelam hiperbilirrubinemia conjugada. A bile produzida por essa criança deverá apresentar qual das seguintes alterações na composição, comparada à bile de uma criança sem hiperbilirrubinemia?

	Bilirrubina	Urobilinogênio	Ácidos biliares
A)	Diminuída	Diminuído	Diminuídos
B)	Aumentada	Aumentado	Aumentados
C)	Diminuída	Aumentado	Diminuídos
D)	Aumentada	Diminuído	Aumentados
E)	Diminuída	Diminuído	Inalterados
F)	Aumentada	Aumentado	Inalterados

3. Em condições de saúde, a amônia formada no colo é parcialmente excretada nas fezes. Qual dos seguintes permite essa excreção?
   A) Difusão limitada da amônia através dos colonócitos
   B) Produção de ácidos graxos de cadeia curta
   C) Secreção ativa de amônia pelos colonócitos
   D) Absorção de íons amônio
   E) Captação por bactérias

4. Um homem de 70 anos com doença hepática alcoólica de longa duração apresentou piora no estado de confusão e desorientação. A perda de função de qual tipo celular é responsável pela alteração de seu estado mental?
   A) Células de Kupffer
   B) Hepatócitos
   C) Colonócitos
   D) Células endoteliais vasculares
   E) Células estreladas

5. Um paciente com hipertensão porta grave apresenta veias sobressalentes que protruem em seu esôfago (varizes esofágicas), vistas em exame endoscópico. Ele é tratado cirurgicamente pela colocação de um desvio conectando a veia portal à veia cava. Qual das seguintes condições permanecerá após a cirurgia, comparando-se com o período anterior ao procedimento?

	Risco de encefalopatia	Risco de sangramento das varizes
A)	Aumentado	Diminuído
B)	Diminuído	Diminuído
C)	Inalterado	Diminuído
D)	Aumentado	Aumentado
E)	Diminuído	Aumentado
F)	Inalterado	Aumentado

Digestão e Absorção de Carboidratos, Proteínas e Vitaminas Hidrossolúveis

CAPÍTULO 58

Kim E. Barrett

OBJETIVOS

- Entender as barreiras para a assimilação de macromoléculas hidrossolúveis no corpo.
- Descrever as fontes dietéticas de carboidratos e as vias envolvidas na digestão e absorção dos polímeros de carboidratos, dissacarídeos da dieta e monossacarídeos.
- Comparar e diferenciar a assimilação proteica com a dos carboidratos.
- Identificar os aminoácidos essenciais e entender por que eles devem ser fornecidos pela dieta.
- Descrever as vias envolvidas na digestão e na absorção de proteínas, peptídeos e aminoácidos.
- Entender como a assimilação proteica é regulada.
- Definir como vitaminas hidrossolúveis-chave são captadas pelo corpo.

PRINCÍPIOS BÁSICOS DA ASSIMILAÇÃO DE CARBOIDRATOS E PROTEÍNAS

PAPEL E IMPORTÂNCIA

Carboidratos e proteínas são macromoléculas hidrossolúveis de importância nutricional. Junto com os lipídeos, discutidos no próximo capítulo, essas macromoléculas representam as principais fontes de calorias da dieta, e cada uma delas fornece blocos de construção específicos para as moléculas necessárias à função fisiológica do corpo como um todo. Os carboidratos da dieta representam a principal fonte exógena de glicose, a qual é utilizada pelas células como fonte de energia. Os carboidratos significativos do ponto de vista nutricional incluem os grandes polímeros e os dissacarídeos (Tabela 58-1). As proteínas fornecem aminoácidos, os quais são ressintetizados em novas proteínas necessárias ao corpo.

TABELA 58-1 Carboidratos nutricionalmente importantes

Amido
Amilose
Amilopectina
Dissacarídeos
Sacarose
Lactose
Monossacarídeos
Glicose
Galactose
Frutose
Fibra da dieta

Enquanto o corpo pode sintetizar glicose *de novo* a partir de uma variedade de substratos, alguns aminoácidos (**aminoácidos essenciais**) não podem ser sintetizados pelo corpo.

BARREIRAS PARA A ASSIMILAÇÃO DE MACROMOLÉCULAS HIDROSSOLÚVEIS

Devido a sua hidrofilicidade, proteínas e carboidratos estão "em casa" no ambiente aquoso do lúmen intestinal. Entretanto, nem eles, nem os produtos finais hidrossolúveis de sua digestão podem atravessar prontamente as membranas das células epiteliais que revestem o intestino delgado. Além disso, polímeros dietéticos intactos são muito grandes para serem transportados para dentro das células. Dessa forma, uma série ordenada de reações químicas degrada tanto as proteínas como os polímeros de carboidratos em seus componentes monômeros ou pequenos oligômeros. A digestão de proteínas e carboidratos ocorre em dois locais. Primeiro, enzimas secretadas no lúmen intestinal iniciam o processo digestivo. Segundo, hidrolases ligadas à membrana das microvilosidades (**"borda em escova"**) das células epiteliais que revestem as pontas das vilosidades no intestino delgado medeiam a próxima fase da digestão. O epitélio é capaz de transportar somente monossacarídeos, portanto até os dissacarídeos da dieta precisam ser digeridos na borda em escova antes de poderem ser absorvidos. Para as proteínas, por outro lado, o epitélio expressa transportadores que podem captar pequenos peptídeos, assim como expressa transportadores específicos para aminoácidos monoméricos. Portanto, os peptídeos captados pelos enterócitos passam por uma terceira fase de digestão no citosol, fase esta mediada por hidrolases intracelulares.

ASSIMILAÇÃO DOS CARBOIDRATOS

FONTES DE CARBOIDRATOS NA DIETA

Os carboidratos representam um componente principal da maioria das dietas humanas e assumem importância particular em populações específicas (Tabela 58-1). Existem três formas principais de carboidratos que possuem significância nutricional – **amido**, **sacarose** e **lactose**. O amido é o nome dado a uma mistura complexa de polímeros dietéticos de glicose, derivados de plantas, como cereais e vegetais com amido. Existem dois tipos diferentes de polímeros da glicose no amido, os quais necessitam de enzimas diferentes para serem completamente digeridos. Cerca de 25% do amido consiste em **amilose**, que é composta por polímeros simples lineares de glicose (Figura 58-1A). O restante da porção nutricional do amido consiste em **amilopectina**, que é composta por polímeros complexos e ramificados de glicose (Figura 58-1A).

As fontes de amido também fornecem outros polímeros de carboidrato, assim como polímeros não carboidratos, sendo coletivamente conhecidos como fibra dietética. A **fibra** caracteriza-se pelo fato de seus polímeros constituintes não poderem ser degradados por enzimas digestivas dos mamíferos. Ela é essencial para a saúde intestinal, pois sendo indigerível no intestino delgado, ela permanece no lúmen e fornece massa para as fezes, retendo líquidos e auxiliando na passagem de material fecal através do colo. A fibra tem importância nutricional adicional, visto que, embora não esteja sujeita à degradação por enzimas de mamíferos, ela pode ser degradada por hidrolases expressas por certas bactérias colônicas. Essas reações geram ácidos graxos de cadeia curta, os quais representam importante fonte de energia para os colonócitos.

DIGESTÃO LUMINAL DOS CARBOIDRATOS

Digestão salivar

A digestão dos carboidratos inicia-se na boca. A saliva contém uma enzima amilase de 56 kD, que é intimamente relacionada com a amilase de 55 kD, a qual é secretada no suco pancreático. Como o seu nome indica, a **amilase salivar** é capaz de digerir a amilose, o componente da cadeia linear do amido. A amilase salivar não é essencial para a digestão normal dos carboidratos, uma vez que todas as enzimas do suco pancreático estão presentes em excesso considerável, em relação às necessidades corporais. Entretanto, a enzima salivar provavelmente assuma um papel importante em bebês, nos quais há um atraso de desenvolvimento na produção das enzimas pancreáticas, além de funcionar como um reforço em pacientes com **insuficiência pancreática**, como aqueles com **fibrose cística**.

A amilase salivar é muito sensível ao pH ácido. Entretanto, sua atividade pode ser protegida se o seu substrato ocupar o sítio ativo da enzima. Dessa forma, enquanto o amido estiver presente no lúmen gástrico, é provável que a digestão mediada pela amilase salivar continue, até que a tarefa seja assumida pela amilase pancreática. Essa última enzima também é sensível ao ácido, porém atua em um ambiente onde os sucos gástricos foram neutralizados pelas secreções de bicarbonato duodenal, pancreático e biliar.

A síntese e secreção da amilase salivar nas células serosas das glândulas salivares são reguladas por sinais neuro-humorais durante a ingestão de uma refeição. É interessante que, de forma semelhante à isoforma pancreática, a síntese da amilase salivar é aumentada pela ingestão de carboidratos. Portanto, o substrato controla a disponibilidade dos meios para sua digestão.

Digestão intestinal

Em condições de saúde, a maior parte da digestão do amido provavelmente envolve a amilase de 55 kD, que é secretada como uma enzima ativa no suco pancreático pelas células acinares pancreáticas (ver Capítulo 51). Ambas as enzimas salivar e pancreática atuam rapidamente para degradar o amido em uma mistura de produtos, dependendo se o substrato for a amilose ou a amilopectina. As enzimas amilases agem nas ligações α-1,4 de ambas as moléculas, porém as ligações terminais, assim como as ligações α-1,6 que fornecem a estrutura ramificada da amilopectina, são resistentes (Figura 58-1A). Isso significa que, apesar de a ação da amilase ser rápida, nenhum dos produtos gerados pode ser absorvido imediatamente pelos enterócitos, pois o epitélio pode transportar apenas monossacarídeos. Portanto, quando a refeição alcança o intestino delgado proximal, a digestão do amido gera uma mistura de **maltose** (um dímero de glicose), **maltotriose** (um trímero de glicose), e **α-dextrinas limites**, as quais são as estruturas mais simples que podem ser derivadas dos pontos de ramificação da amilopectina. Tanto a maltose como a maltotriose são resistentes à ação da amilase, uma vez que elas contêm apenas ligações terminais e não possuem ligações internas α-1,4.

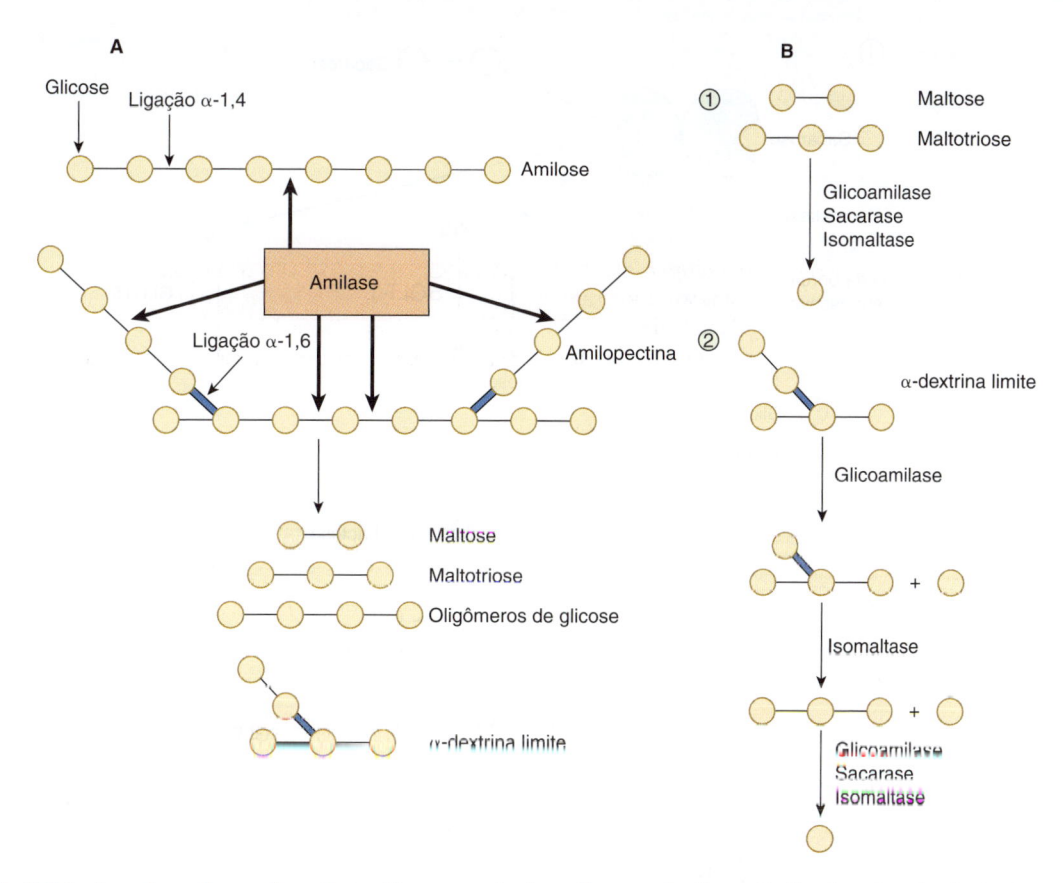

FIGURA 58-1 A) Estrutura da amilose e da amilopectina, as quais são polímeros de glicose (indicada pelos círculos). Essas moléculas são parcialmente digeridas pela enzima amilase, produzindo os produtos demonstrados na parte inferior da figura. **B)** Hidrolases da borda em escova responsáveis pela digestão sequencial dos produtos da digestão luminal do amido. Os monômeros de glicose são indicados por círculos. A parte 1 ilustra a digestão dos oligômeros lineares de glicose; a parte 2 demonstra as etapas finais na digestão das α-dextrinas limites. (Reproduzida com permissão de Barrett KE, Barman SM, Boitano S, Brooks H: *Ganong´s Review of Medical Physiology*, 23rd Ed. McGraw-Hill, 2009.)

DIGESTÃO DOS OLIGOSSACARÍDEOS E DISSACARÍDEOS NA BORDA EM ESCOVA

Os produtos da digestão do amido no lúmen intestinal, assim como dos dissacarídeos da dieta, sofrem então a ação de hidrolases específicas presentes na borda em escova dos enterócitos. A digestão na borda em escova é um componente essencial das vias que levam à assimilação de todos os carboidratos da dieta, à exceção da glicose. A hidrólise dos carboidratos na borda em escova, assim como a de outros componentes dietéticos, provavelmente aumenta a eficiência da absorção de carboidratos, pois os monossacarídeos gerados são produzidos em grande proximidade com os transportadores necessários para sua captação. Da mesma forma, isso também pode captar monossacarídeos digeridos a partir de uma quantidade limitada de bactérias do intestino delgado.

A hidrólise na borda em escova é catalisada por uma série de enzimas que são sintetizadas nos enterócitos, assim que eles se diferenciam ao longo do eixo cripta-vilosidade, com a mais alta expressão na ponta das vilosidades, assim como na parte proximal do intestino delgado. As enzimas são transportadas especificamente para a membrana apical das células nesses locais e ancoradas na membrana por um segmento transmembrana simples. As hidrolases da borda em escova também são significativamente glicosiladas. Isso pode protegê-las, em algum grau, da proteólise. A atividade enzimática envolvida na hidrólise na borda em escova inclui a **sacarase**, **isomaltase**, **glicoamilase** e **lactase**. As atividades sacarase e isomaltase são, na verdade, codificadas por uma cadeia polipeptídica simples com dois sítios ativos distintos, e por isso a proteína completa é chamada de sacarase-isomaltase. Em geral, as hidrolases da borda em escova cooperam para facilitar a completa digestão dos carboidratos da dieta, bem como dos produtos derivados de sua digestão luminal.

Oligômeros de glicose e α-dextrinas limites

A digestão final desses produtos da digestão da amilose e da amilopectina envolve a ação coordenada de várias enzimas da borda em escova (Figura 58-1B). As atividades glicoamilase, sacarase e isomaltase são capazes de digerir as ligações contidas nos oligômeros de cadeia curta e linear (2 a 9 unidades de açúcar), os quais incluem a maltose e maltotriose. Entretanto, a isomaltase é essencial para a completa digestão do amido, visto que ela é a única com atividade capaz de degradar não apenas as ligações α-1,4 dos oligômeros lineares de glicose, mas também as ligações α-1,6 das α-dextrinas limites. A captação de glicose é então mediada pelo **SGLT-1** (do inglês *sodium glucose cotransporter-1*), o **cotransportador sódio-glicose**. Esse cotransportador usa a vantagem da baixa concentração intracelular de sódio estabelecida pela Na^+-K^+-ATPase basolateral, a

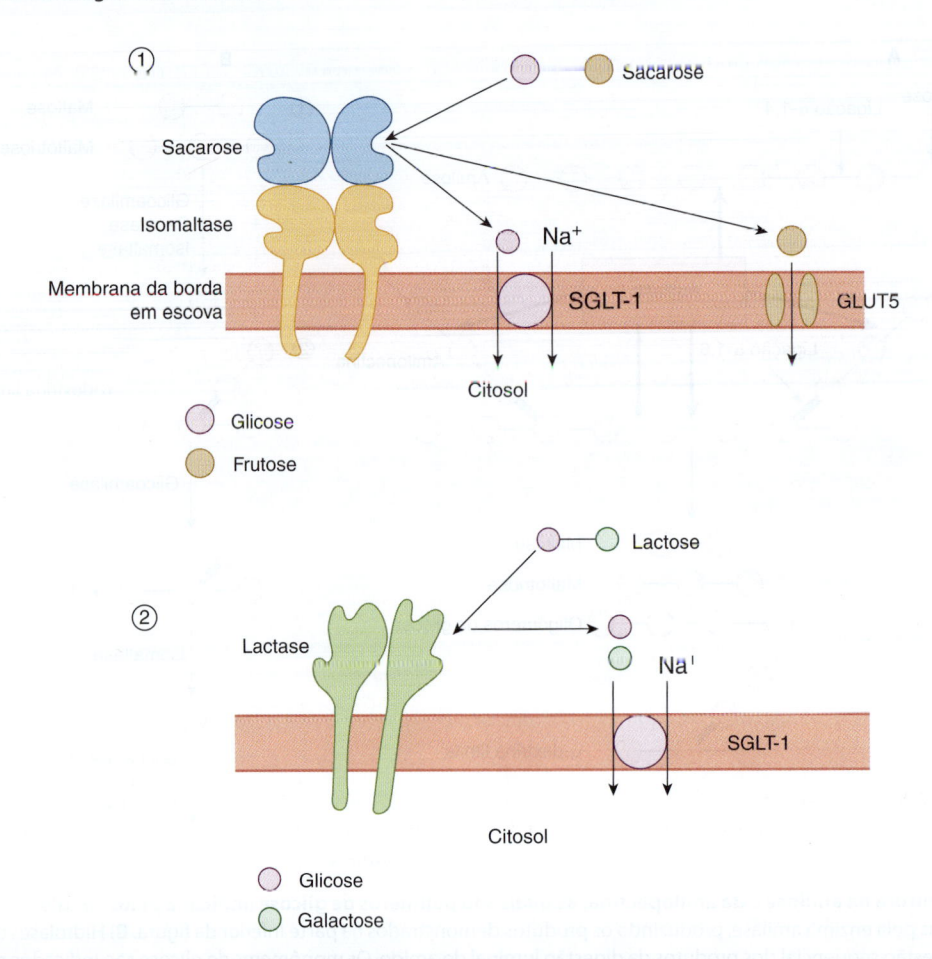

FIGURA 58-2 Digestão na borda em escova e assimilação dos dissacarídeos sacarose (parte 1) e lactose (parte 2). SGLT1, cotransportador sódio-glicose 1. (Reproduzida com permissão de Barrett KE, Barman SM, Boitano S, Brooks H: *Ganong´s Review of Medical Physiology*, 23rd Ed. McGraw-Hill, 2009.)

fim de acumular glicose no citoplasma contra um gradiente de concentração (i.e., transporte "ladeira acima" – *uphill*).

Sacarose

A sacarose (açúcar de mesa) é um proeminente carboidrato em muitas dietas ocidentais e não requer digestão luminal por tratar-se de um dissacarídeo simples, consistindo em glicose e **frutose**. Em vez disso, ela é especificamente digerida ao nível da borda em escova pela enzima sacarase, produzindo os respectivos monossacarídeos (Figura 58-2). A expressão de **sacarase-isomaltase** normalmente ocorre em excesso às necessidades por essa enzima, pelo menos nas populações ocidentais que enfatizam a sacarose na dieta. Isso significa que a etapa limitante para a assimilação da sacarose não é a hidrólise, mas sim a captação dos produtos liberados através da membrana apical do enterócito. Esse é particularmente o caso para a frutose, que não entra no citoplasma pelo **cotransportador SGLT-1**, mas sim por difusão facilitada independente de sódio (**GLUT5**).

Lactose

A lactose é um importante nutriente para aqueles que consomem grandes quantidades de leite, como os bebês. Ela é um dissacarídeo que consiste em glicose e galactose e é degradada na borda em escova pela **lactase**, uma enzima que contém dois sítios ativos idênticos dentro de uma cadeia polipeptídica simples. Os produtos dessa reação de hidrólise são, por sua vez, ambos substratos para o SGLT-1 e assim podem ser acumulados contra um gradiente de concentração (Figura 58-2).

A assimilação da lactose é limitada de duas formas importantes. Primeiro, existe um declínio na expressão de lactase ao longo do desenvolvimento, significando que os níveis dessa enzima nos adultos podem ser inadequados para hidrolisar todo o substrato apresentado a eles. Dessa forma, a hidrólise da lactose, em vez do transporte dos produtos dessa reação, representa a taxa limitante para a assimilação. Segundo, a atividade da lactase é inibida pela glicose, em um processo conhecido como "inibição por produto final". Se os níveis de glicose aumentarem na proximidade da enzima, a degradação de lactose será ainda mais inibida.

VIAS DE ABSORÇÃO DOS MONOSSACARÍDEOS

As etapas finais na assimilação de carboidratos envolvem vias específicas de transporte de membrana que permitem a captação dessas moléculas hidrofílicas através da membrana apical do enterócito, assim como a mediação de suas transferências para fora do enterócito através da membrana basolateral, e daí para a circulação porta. Já foram discutidos dois desses transportadores, o SGLT-1 e o GLUT5. O SGLT-1 é sintetizado pelos enterócitos das vilosidades, mas não por aqueles das criptas, provavelmente como resultado de mecanismos regulatórios de transcrição paralelos àqueles envolvidos no estabelecimento da expressão da hidrolase na borda em escova. Esse transportador existe na membrana como um homotetrâmero, o que parece ser importante para sua função. A proteína medeia a transferência ordenada de sódio e glicose através da membrana. O sódio primeiramente liga-se a um local extracelular no transportador, seguido pela glicose, o que provoca uma alteração conformacional na proteína. Isso transfere os substratos para a face citoplasmática da membrana, onde primeiro a glicose e depois o sódio podem dissociar-se em direção ao citosol. Os transportadores da família GLUT também desempenham papéis importantes na assimilação dos carboidratos. A porção de glicose captada que não é necessária para as demandas energéticas imediatas do enterócito sai da célula através da membrana basolateral por uma via de difusão facilitada (GLUT2). O **GLUT2** é independente do sódio, e, portanto, o movimento de glicose por meio desse transportador dependerá apenas das concentrações relativas do açúcar dentro e fora da célula. Ele também é expresso em vários outros tipos celulares, onde participa da captação de glicose. Uma molécula relacionada, o **GLUT5**, proporciona a captação na borda em escova da frutose gerada a partir da hidrólise da sacarose (Figura 58-2). O GLUT5 também está presente na membrana basolateral e assim pode mediar a transferência de frutose para a corrente sanguínea, embora existam evidências de que a frutose seja também um substrato para o GLUT2.

REGULAÇÃO DA ASSIMILAÇÃO DE CARBOIDRATOS

No desenvolvimento

Em humanos, a maquinaria para a digestão e absorção de carboidratos na borda em escova está desenvolvida antes do nascimento. Entretanto, a capacidade para a digestão luminal de carboidratos é regulada no período pós-natal. A expressão de **amilase pancreática** é baixa em bebês com menos de 1 ano e é gradualmente induzida quando o amido é adicionado à dieta. Inversamente, os níveis de lactase na borda em escova diminuem após o desmame. Entretanto, essas duas respostas provavelmente não reflitam uma regulação desenvolvimental estrita, mas representem respostas adaptativas ao aparecimento ou desaparecimento dos substratos relevantes na dieta normal.

Pela dieta

Os vários componentes dos sistemas envolvidos na assimilação de carboidratos são regulados pela dieta, tanto a curto como a longo prazo. De forma aguda, hidrolases da borda em escova na superfície dos enterócitos são degradadas ao final da refeição, quando a proteína oriunda da dieta não está mais disponível para competir com a atividade das proteases pancreáticas. Essas enzimas são então ressintetizadas pelo enterócito, a fim de preparar o epitélio para o manejo dos carboidratos na próxima refeição. Esse ciclo de degradação e ressíntese não é específico para as enzimas envolvidas na digestão de carboidratos, mas ocorre para todas as proteínas da borda em escova necessárias à assimilação de nutrientes. Por outro lado, e em uma escala maior, se os carboidratos forem excluídos da dieta, ocorrerá um declínio gradual na expressão das hidrolases e dos transportadores que estão envolvidos na assimilação desta classe de nutrientes, e provavelmente também na expressão de amilase. Todos esses componentes serão, por sua vez, regulados "para cima" (*upregulated*) se os carboidratos forem reinseridos na dieta. Essas alterações a longo prazo são específicas para o nutriente retirado da dieta. Existem também diferenças hormonais na expressão das hidrolases e dos transportadores da borda em escova, visando equilibrar a capacidade de assimilação de carboidratos com as necessidades corporais. A **insulina**, em particular, parece suprimir os níveis dessas moléculas, significando que a assimilação de glicose pode ser intensificada no quadro de **diabetes melito do tipo 1**.

ASSIMILAÇÃO DE PROTEÍNAS

COMPARAÇÃO COM A ASSIMILAÇÃO DE CARBOIDRATOS

A digestão e a absorção de proteínas e carboidratos compartilham muitas características similares, uma vez que ambas são macromoléculas hidrossolúveis, que dependem da digestão luminal e na borda em escova, bem como da presença de transportadores específicos nas membranas apicais dos enterócitos, que captam os produtos das reações de digestão. Entretanto, existem também diferenças importantes. Primeiro, os 20 aminoácidos que ocorrem de forma natural, comparados com os três monossacarídeos nutricionalmente relevantes, indicam que as proteínas representam uma classe de substratos significativamente mais diversa, o que requer um amplo espectro de peptidases e de transportadores para mediarem sua digestão e absorção. Segundo, o intestino é capaz de transportar não apenas aminoácidos simples, mas também oligômeros curtos, incluindo dipeptídeos, tripeptídeos e, talvez, até tetrapeptídeos. De fato, alguns aminoácidos são absorvidos de maneira mais eficiente na forma de peptídeos, quando comparados com moléculas simples. Finalmente, a existência de transporte de peptídeos no intestino indica que essas moléculas precisam ser digeridas em seus componentes aminoácidos, a fim de serem úteis aos outros tecidos corporais. Essa última fase da digestão proteica ocorre no citoplasma do enterócito.

Aminoácidos essenciais

Outro conceito importante sobre a assimilação de proteínas refere-se aos aminoácidos essenciais. Enquanto o corpo (principalmente o fígado) é capaz de converter um aminoácido em outro, nove dos aminoácidos naturais não podem ser sintetizados *de novo*, e, portanto, precisam ser obtidos da dieta e absorvidos na forma de aminoácido simples ou na forma de peptídeo (Figura 58-3). Proteínas derivadas de fontes animais contêm todos os aminoácidos essenciais. Entretanto, proteínas de fontes vegetais são "incompletas", significando que elas carecem de um ou mais aminoácidos essenciais.

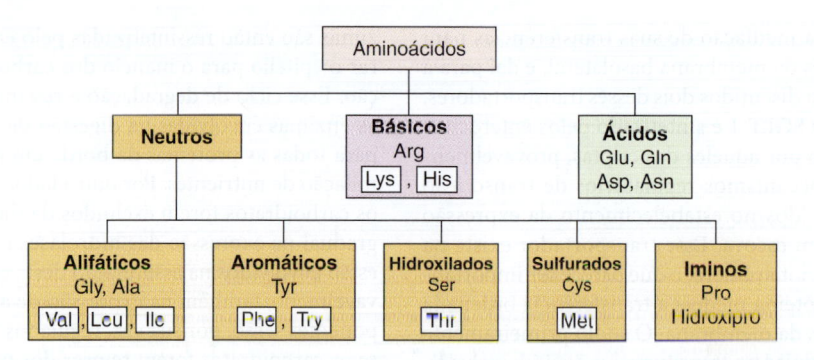

FIGURA 58-3 Aminoácidos que existem naturalmente, organizados de acordo com suas propriedades físico-químicas. Os resíduos que estão nas caixas são aminoácidos essenciais que precisam ser obtidos de fontes da dieta por humanos. (Reproduzida com permissão de Barrett KE: *Gastrointestinal Physiology*. New York: Lange Medical Books/McGraw-Hill, Medical Pub. Division, 2006.)

PROTEÓLISE LUMINAL

Gástrica

A digestão das proteínas da dieta começa no estômago – não existem enzimas proteolíticas nutricionalmente relevantes na saliva. Por outro lado, conforme visto no Capítulo 50, as **células principais** das **glândulas gástricas** sintetizam e armazenam **pepsinogênios**, precursores inativos das **pepsinas**, que representam um grupo de enzimas proteolíticas que atua especialmente no estômago. No baixo pH, existe degradação autocatalítica de um peptídeo N-terminal do pepsinogênio, o que produz a forma ativa. As pepsinas degradam preferencialmente as proteínas da dieta em aminoácidos neutros, com uma preferência por grandes cadeias laterais aromáticas ou alifáticas. Elas também são sensíveis ao pH do seu ambiente e são inativadas em um pH acima de 4,5. Isso significa que as pepsinas gástricas são rapidamente inativadas, uma vez que tenham entrado no intestino delgado, o que pode ser importante para prevenir a digestão do epitélio.

Devido à especificidade relativamente limitada das pepsinas, a proteólise gástrica resulta em digestão incompleta, com apenas alguns aminoácidos livres, sendo que os produtos formados são principalmente peptídeos grandes e não absorvíveis. Em comum com outros aspectos do sistema gastrintestinal, que apresenta redundância ou excesso, a proteólise gástrica não parece ser essencial para os níveis normais de assimilação proteica.

Intestinal

A maior parte da proteólise ocorre no lúmen do intestino delgado. Esse é um processo altamente ordenado, mediado por duas famílias de proteases pancreáticas, cuja secreção já foi discutida no Capítulo 51. As **endopeptidases** degradam proteínas em peptídeos, agindo nas ligações amidas internas. As **ectopeptidases** atuam no aminoácido terminal. Todas as ectopeptidases secretadas pelo pâncreas são **carboxipeptidases** – isto é, elas clivam o aminoácido localizado no C-terminal. Entretanto, apesar de suas várias especificidades, todas as peptidases pancreáticas possuem uma característica em comum: todas são armazenadas nas células acinares pancreáticas como precursores inativos, o que aparentemente é importante para prevenir a autodigestão do pâncreas.

Como então essas enzimas inativas são convertidas em suas formas ativas apenas quando estão no lúmen do intestino delgado? A resposta está em outra enzima proteolítica – a **enteropeptidase** (também chamada de **enterocinase**) – expressa na membrana apical das células epiteliais do intestino delgado. Quando o suco pancreático é secretado no intestino, as enzimas entram em contato com a enteropeptidase, que cliva um hexapeptídeo N-terminal do **tripsinogênio**, produzindo a **tripsina** ativa. Assim, a tripsina, por sua vez, pode ativar moléculas adicionais de tripsina, bem como outras peptidases pancreáticas inativas, uma vez que estejam no lúmen intestinal (Figura 58-4).

As vias da proteólise luminal estão demonstradas em forma diagramática na Figura 58-5. Grandes peptídeos derivados da proteólise gástrica são sequencialmente clivados por endopeptidases (tripsina, **quimiotripsina** e **elastase**). Essas reações produzem peptídeos menores com aminoácidos neutros ou básicos em seus C-terminais, os quais podem sofrer então as ações da **carboxipeptidase A** ou da **carboxipeptidase B**, respectivamente. Dessa forma, os produtos da proteólise no lúmen intestinal consistem em aminoácidos livres neutros ou básicos, assim como em peptídeos curtos que não podem mais ser clivados devido à falta de um aminoácido apropriado em seus C-terminais. Aproximadamente 60 a 70% das proteínas da dieta encontram-se na forma de pequenos oligopeptídeos após a hidrólise luminal; o restante encontra-se na forma de aminoácidos.

HIDRÓLISE NA BORDA EM ESCOVA

Assim como na assimilação de carboidratos, a degradação de proteínas no lúmen é incompleta, e estas passam por um processo de hidrólise na borda em escova. Entretanto, devido à diversidade dos possíveis substratos, existe a necessidade de um número muito maior de hidrolases da borda em escova. Essas enzimas acopladas à membrana consistem tanto em endopeptidases como em ectopeptidases e são expressas pelas vilosidades, mas não pelas criptas, nos enterócitos. A atividade dessas enzimas produz aminoácidos livres na proximidade da membrana apical do enterócito, embora alguns peptídeos permaneçam relativamente resistentes à hidrólise, sendo assim captados em suas formas não hidrolisadas.

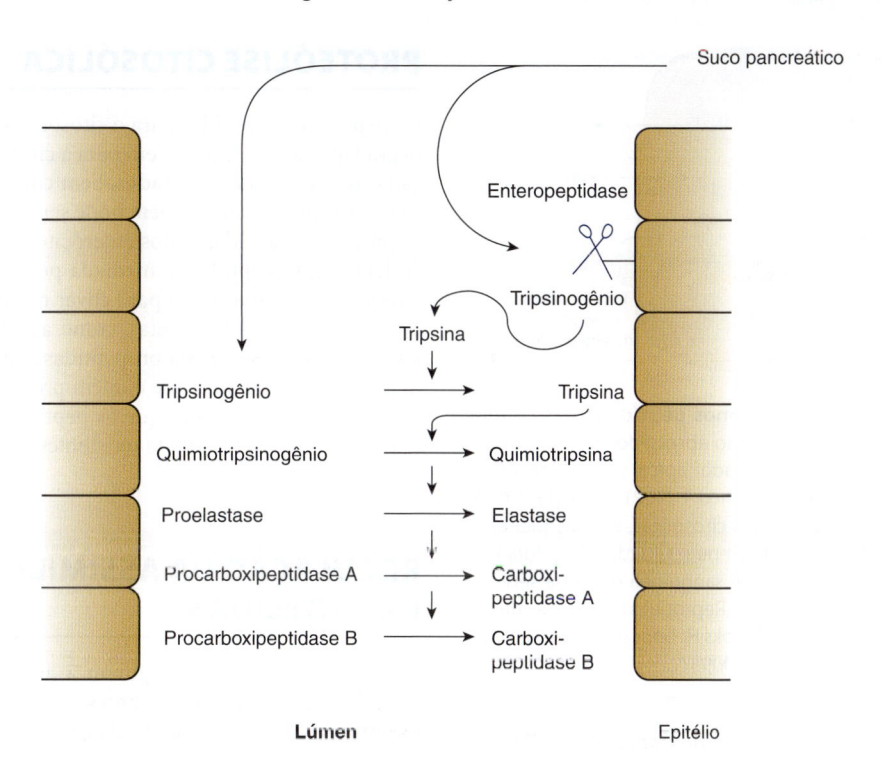

CAPÍTULO 58: Digestão e Absorção de Carboidratos, Proteínas e Vitaminas Hidrossolúveis   **589**

FIGURA 58-4 Mecanismo para evitar a ativação das proteases pancreáticas até que elas estejam no lúmen duodenal. O tripsinogênio é degradado pela enzima enteropeptidase, a qual é expressa na membrana apical das células epiteliais duodenais (ilustrada pela tesoura). A tripsina que é então liberada pode ativar todas as outras proteases pancreáticas. (Reproduzida com permissão de Barrett KE, Barman SM, Boitano S, Brooks H: *Ganong´s Review of Medical Physiology*, 23rd ed. McGraw-Hill, 2009.)

MECANISMOS DE ABSORÇÃO DOS OLIGOPEPTÍDEOS E DOS AMINOÁCIDOS

Transportadores peptídicos

Talvez o aspecto mais fascinante da assimilação proteica seja sua dependência, pelo menos em parte, de um importante transportador peptídico, designado como **transportador peptídico 1 (PEPT1)** (Figura 58-6). Essa proteína é expressa na membrana apical dos enterócitos, sendo responsável pela mediação da captação acoplada a prótons de uma grande variedade de peptídeos curtos. O que torna o PEPT1 tão intrigante é sua especificidade aos substratos, a qual é extremamente ampla, acomodando peptídeos de vários tamanhos e cargas elétricas. Além disso, a estequiometria do acoplamento de prótons pode mudar, dependendo

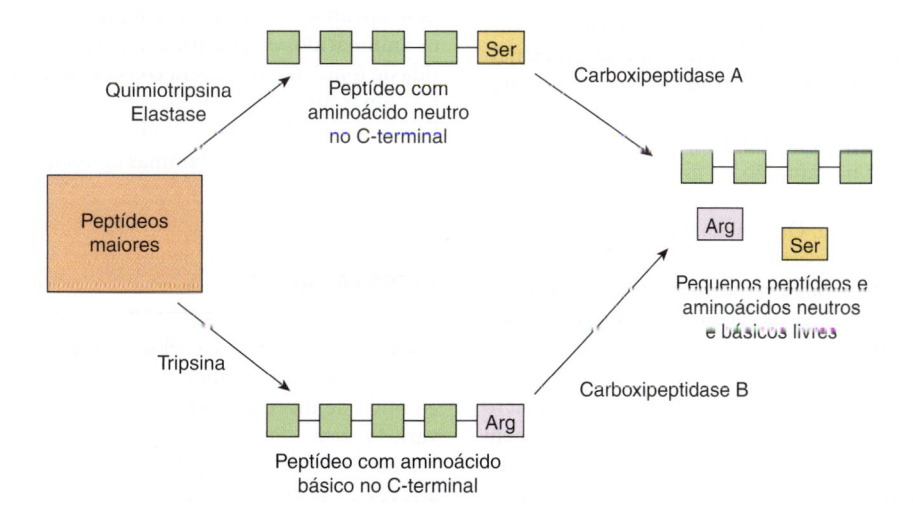

FIGURA 58-5 Digestão luminal dos peptídeos resultantes da proteólise parcial no estômago. Resíduos individuais de aminoácidos são indicados como quadrados. (Reproduzida com permissão de Barrett KE, Barman SM, Boitano S, Brooks H: *Ganong´s Review of Medical Physiology*, 23rd ed. McGraw-Hill, 2009.)

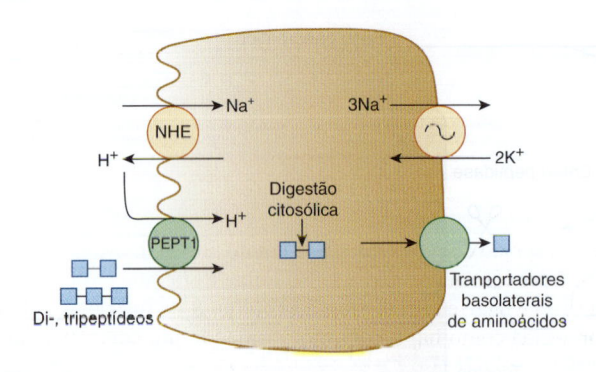

FIGURA 58-6 Disposição dos pequenos peptídeos nas células epiteliais intestinais. Os peptídeos são absorvidos junto com um próton, o qual é fornecido por um trocador apical sódio-hidrogênio (NHE), através do transportador peptídico 1 (PEPT1). Os peptídeos absorvidos são digeridos por proteases citosólicas, e quaisquer aminoácidos que sejam excedentes para as necessidades da célula epitelial são transportados para a corrente sanguínea por uma série de proteínas transportadoras basolaterais. (Reproduzida com permissão de Barrett KE, Barman SM, Boitano S, Brooks H: *Ganong's Review of Medical Physiology*, 23rd ed. McGraw-Hill, 2009.)

da carga efetiva do peptídeo que está sendo transportado. Por outro lado, o transporte é estritamente estereoespecífico – o transporte de peptídeos formados por D-aminoácidos é insignificante. A atividade desse transportador é nutricionalmente importante, pois ela medeia a captação de peptídeos resistentes à hidrólise da borda em escova, aumentando assim a eficiência da assimilação proteica a partir do intestino. De fato, alguns aminoácidos são muito mais eficientes se absorvidos na forma de peptídeos do que na forma de moléculas individuais, em especial a glicina e a prolina.

Transportadores de aminoácidos

Apesar da importância da absorção de peptídeos no intestino, muitos aminoácidos são absorvidos predominantemente na sua forma molecular. A fisiologia do transporte de aminoácidos no intestino já foi, no passado, um tópico complexo, devido à diversidade de transportadores que foram definidos apenas funcionalmente, e também devido às suas especificidades que se sobrepunham. Além disso, alguns, mas não todos os transportadores de aminoácidos, são dependentes do sódio, semelhantes ao SGLT-1 discutido anteriormente na captação da glicose, bem como ao transportador de ácido biliar dependente de sódio, que recupera essas moléculas no íleo distal. Outros, análogos ao PEPT1, podem transportar aminoácidos específicos em conjunto com um ou mais prótons. Finalmente, alguns transportadores de aminoácidos possuem propriedades que os classificam como vias de difusão facilitada ou até mesmo como canais.

Recentemente, surgiram novos conhecimentos sobre essa área por meio da clonagem molecular de um grande número de proteínas transportadoras de aminoácidos do intestino, bem como sobre sua organização em famílias. Hoje, sabe-se que existem múltiplos sistemas de transporte para aminoácidos neutros, catiônicos e aniônicos, com cada sistema sendo distinto, porém exibindo sobreposição de especificidade. Entretanto, a discussão detalhada de todos esses transportadores está além do objetivo de um curso introdutório de fisiologia.

PROTEÓLISE CITOSÓLICA

Os peptídeos absorvidos para o citosol dos enterócitos são ainda degradados antes de passarem para a circulação porta. Uma porção dos aminoácidos liberados, bem como aqueles captados em sua forma molecular, também pode ser utilizada localmente para as próprias necessidades dos enterócitos em sintetizar proteínas. A degradação peptídica é mediada por uma série de proteases citoplasmáticas que agem para clivar os aminoácidos na porção N-terminal dessas moléculas, como as aminodipeptidases e as aminotripeptidases. Uma propeptidase citosólica, que hidrolisa as proteínas absorvidas que contêm prolina, também já foi identificada. Deve-se lembrar que os peptídeos que contêm prolina (e glicina) são relativamente resistentes à hidrólise luminal ou da borda em escova.

REGULAÇÃO DA ASSIMILAÇÃO DE PROTEÍNAS

Muitos dos fatores que regulam a assimilação de carboidratos possuem efeitos semelhantes na assimilação proteica. Por exemplo, as hidrolases da borda em escova, os transportadores peptídicos e os transportadores de aminoácidos podem ser degradados por enzimas proteolíticas; essas moléculas são então ressintetizadas pelo enterócito para participarem da digestão e da absorção da próxima refeição. De forma semelhante, as proteínas de membrana envolvidas na assimilação proteica são expressas em gradientes ao longo dos eixos proximal à distal e das criptas às vilosidades.

ASSIMILAÇÃO DAS VITAMINAS HIDROSSOLÚVEIS

As **vitaminas** são moléculas que não podem ser sintetizadas pelo corpo, mas que são essenciais ao metabolismo normal. Muitas agem como cofatores para reações bioquímicas específicas, ou desempenham outros papéis importantes no corpo. Assim como os aminoácidos essenciais, a maioria das vitaminas deve ser obtida de fontes da dieta. Será considerada aqui a absorção de duas vitaminas hidrossolúveis-chave, visto que este processo é semelhante à assimilação dos produtos finais da digestão de carboidratos e proteínas. As vitaminas lipossolúveis serão discutidas no próximo capítulo.

VITAMINA C

A **vitamina C (ácido ascórbico)** atua como um antioxidante no corpo, além de participar de várias reações de hidroxilação. Ela é obtida de diversas fontes na dieta, incluindo frutas cítricas e vários vegetais. Possuindo um pK_a de 4,2, ela é ionizada no pH do lúmen do intestino delgado, e, dessa forma, sua difusão passiva através do epitélio é insignificante. Portanto, existem mecanismos específicos de transporte para garantir sua assimilação.

A absorção de vitamina C ocorre predominantemente no íleo. O ácido ascórbico é transportado através das membranas apicais dos enterócitos por uma família de cotransportadores acoplados ao sódio (**SVCT1** e **SVCT2**), e a absorção é controlada por sinais intracelulares. A absorção da vitamina C também é regulada pelos seus próprios níveis no corpo. Portanto, a suplementação com essa vitamina, tanto oralmente ou via injeção, leva a uma diminuição da capacidade intestinal de seu transporte. Esse achado indica que, diferentemente da captação de nutrientes, o intestino possui a capacidade de permitir a "homeostasia das vitaminas", mantendo relativamente estáveis os níveis gerais de vitaminas no corpo.

VITAMINA B$_{12}$ (COBALAMINA)

Outra vitamina hidrossolúvel importante é a **vitamina B$_{12}$**, que é utilizada por todas as células na sua forma de coenzima, em várias reações metabólicas. Diferentemente da vitamina C, cuja absorção ocorre por meio de um mecanismo simples acoplado ao sódio, a absorção de cobalamina é mais complexa e requer a participação de um fator de ligação específico secretado pelas células parietais, conhecido como **fator intrínseco**. A secreção de fator intrínseco é desencadeada no estômago pelos mesmos sinais neuro-humorais que resultam na secreção ácida gástrica. O fator intrínseco então se liga à cobalamina da dieta e depois facilita a absorção dessa vitamina. De forma semelhante, a cobalamina na circulação liga-se a uma proteína separada, a **transcobalamina plasmática II (TCII)**. Existem receptores específicos para mediar a endocitose de cobalamina ligada a cada uma dessas proteínas transportadoras.

Aqui, obviamente, serão descritos os processos responsáveis pela absorção de cobalamina a partir do lúmen intestinal (Figura 58-7). No lúmen gástrico, a cobalamina é liberada das proteínas da dieta e liga-se inicialmente à **proteína R de ligação** (também conhecida como **haptocorrina**), formando um complexo que é estável no pH ácido desse local. A proteína R deriva-se principalmente das glândulas salivares. O fator intrínseco não pode ligar-se à cobalamina em pH baixo. Em vez disso, ele segue o complexo cobalamina-proteína R até o duodeno, onde essa proteína é degradada por proteases pancreáticas, e a cobalamina é transferida ao fator intrínseco no pH aumentado que existe quando as secreções gástricas são neutralizadas. O N-terminal do fator intrínseco também contém uma sequência de ligação que é reconhecida por um receptor apical para esta molécula, o qual é expresso pelos enterócitos e conhecido como **receptor cobalamina-fator intrínseco** (IFCR, do inglês *intrinsic factor-cobalamin receptor*). O IFCR é altamente expresso no íleo terminal. Quando o complexo formado pelo fator intrínseco e a cobalamina ligam-se ao IFCR, o receptor e seu ligante são internalizados e estes são então direcionados a uma via vesicular para endereçamento e transporte. O fator intrínseco é degradado, e a cobalamina liberada liga-se à TCII, sintetizada pelo enterócito. Por sua vez, esse novo complexo é transportado para a membrana basolateral e liberado na circulação nessa forma. A cobalamina ligada à TCII pode, por sua vez, ser captada pelo receptor específico para esse complexo, que é amplamente expresso ao longo do corpo.

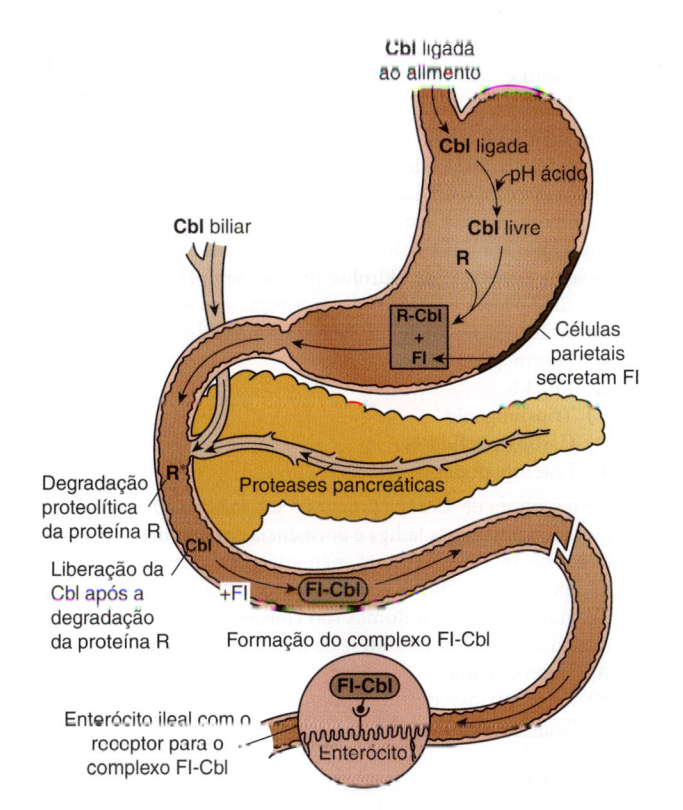

FIGURA 58-7 **Passos sequenciais da absorção gastrintestinal de vitamina B$_{12}$ (cobalamina, Cbl).** No estômago, a Cbl liga-se à proteína R salivar e ao fator intrínseco (FI) secretado pelas células parietais. A degradação proteolítica da proteína R no lúmen intestinal produz um complexo com Cbl e FI, o qual se liga a um receptor específico localizado na membrana apical das células epiteliais que revestem o íleo terminal. (Reproduzida com permissão de Halsted CH, Lonnerdal BL: Vitamin and mineral absorption. In: *Textbook of Gastroenterology*, 4th ed. Yamada T, Alpers DH, Kaplowitz N, Laine L, Owyang C, Powell DW (editors). Philadelphia: Lippincott Williams and Wilkins, 2003.)

CORRELAÇÃO CLÍNICA

Um calouro universitário, americano asiático, de 18 anos, está vivendo longe de casa pela primeira vez. Tendo sido criado por uma família que enfatizava a dieta tradicional chinesa e proibido por seus pais de comer salgadinhos e outras "porcarias", ele está entusiasmado pela ampla variedade de pratos para escolher na lanchonete. Ele ficou apaixonado por pizza de queijo e sorvete de chocolate. Entretanto, duas semanas após o início das aulas, ele foi ao centro de saúde estudantil com queixas de diarreia frequente, flatos e distensão abdominal. Um exame físico revelou que de forma geral ele estava saudável e bem-nutrido, e não apresentava febre ou sangue nas fezes. Com base em sua história e sintomas, um diagnóstico de *intolerância à lactose* foi estabelecido.

Uma deficiência na capacidade de assimilar a lactose da dieta representa um distúrbio comum, particularmente em grupos étnicos específicos como os afro-americanos e asiáticos que não tenham enfatizado tradicionalmente o leite como componente da dieta adulta. A intolerância à lactose origina-se secundariamente ao declínio ao longo do desenvolvimento normal nos níveis da lactase-florizina hidrolase que ocorre após o desmame, o qual se manifesta em maior grau em algumas pessoas, mas não em outras. Em indivíduos suscetíveis, a ingestão de lactose nos laticínios sobrepuja a capacidade da lactase-florizina hidrolase da borda em escova de digerir este dissacarídeo, mantendo o material não digerido no lúmen do intestino delgado, a partir do qual ele dirige-se ao colo. No colo, bactérias comensais são altamente ativas na degradação da lactose como uma fonte energética, levando aos sintomas de dor e distensão abdominal, a partir dos gases hidrogênio e CO_2 que são produzidos. A produção atrasada de hidrogênio (ou de CO_2 marcado) na respiração após a ingestão de lactose pode, portanto, ser utilizada como teste para a presença de intolerância à lactose.

Pacientes com intolerância à lactose que desejam consumir produtos laticínios podem fazê-lo sem grandes desconfortos caso eles ingiram também suplementos orais com a enzima lactase, produzida a partir de bactérias. Esse suplemento de lactase é resistente à degradação pelo ácido gástrico e, portanto, fica disponível no lúmen do intestino delgado para clivar a lactose dietética em seus componentes monossacarídeos, os quais podem assim ser absorvidos pelo intestino delgado.

RESUMO DO CAPÍTULO

- Os carboidratos e as proteínas são polímeros hidrossolúveis que representam fontes nutricionais importantes.
- Os produtos finais da digestão são hidrofílicos, e, portanto, transportadores específicos são necessários para transportá-los através da membrana plasmáticas dos enterócitos.
- Tanto os carboidratos como as proteínas, à exceção dos monômeros de glicose, precisam ser digeridos para permitir sua captação através do epitélio intestinal.
- Apenas os monossacarídeos podem ser absorvidos pelo intestino, enquanto o intestino pode assimilar pequenos peptídeos e aminoácidos livres.
- A digestão de carboidratos e proteínas ocorre em uma série ordenada de fases distintas.
- Tanto a hidrólise luminal como a hidrólise da borda em escova são importantes; esta última pode aumentar a eficiência do processo.
- Os peptídeos absorvidos também passam por degradação citosólica no enterócito.
- Vitaminas hidrossolúveis também sofrem transporte seletivo através do epitélio intestinal.

QUESTÕES PARA ESTUDO

1. As enzimas digestivas podem ser secretadas pelo pâncreas nas suas formas ativas ou inativas. As enzimas capazes de digerir quais dos seguintes nutrientes são secretadas apenas como precursores inativos?
   A) Amido
   B) Ácidos nucleicos
   C) Proteínas
   D) Triglicerídeos
   E) Ésteres de colesterol

2. Um bebê com diarreia recebe uma solução de glicose e eletrólitos por via oral. Que proteína de membrana é responsável pela capacidade dessa solução de fornecer rápida hidratação?
   A) Sacarase-isomaltase
   B) SGLT-1
   C) CFTR
   D) Trocador cloreto-bicarbonato
   E) Lactase-florizina hidrolase

3. A má-absorção de glicose-galactose é um distúrbio raro causado por mutações no SGLT-1. Bebês com esse distúrbio desenvolvem diarreia osmótica grave se consumirem certos carboidratos. Dos seguintes, qual não causaria sintomas nesses pacientes?
   A) Sacarose
   B) Glicose
   C) Amilopectina
   D) Lactose
   E) Fructose

4. Um menino é levado ao pediatra por insuficiência de desenvolvimento, diarreia e edema das extremidades. Testes de sangue revelam que ele possui baixa concentração de proteínas plasmáticas (hipoproteinemia). Aspirações duodenais são obtidas por endoscopia após administração intravenosa de colecistocinina, e detecta-se incapacidade de hidrólise proteica em pH neutro, a menos que uma pequena quantidade de tripsina seja adicionada. Provavelmente o paciente sofre de falta congênita de qual dos seguintes?
   A) Pepsinogênio
   B) PEPT1
   C) Tripsinogênio
   D) Carboxipeptidases
   E) Enteropeptidase

5. Uma senhora de 75 anos procura o seu médico queixando-se de piora progressiva da fadiga e dormência em seus dedos. Um teste de sangue revela que ela está anêmica, apesar de ingerir ferro normalmente. Seus sintomas melhoram após uma série de injeções de vitaminas. Seus sintomas são consistentes com um declínio relacionado à idade na síntese de qual das seguintes proteínas?
   A) Haptocorrina
   B) Fator intrínseco
   C) Transcobalamina
   D) SVCT1
   E) PEPT1

CAPÍTULO 59

Assimilação Lipídica

Kim E. Barrett

OBJETIVOS

- Compreender as barreiras especiais para a absorção dos lipídeos fornecidos pela dieta.
- Descrever as fases da digestão lipídica.
- Descrever os eventos do epitélio intestinal que regem a captação de diferentes classes de lipídeos.
- Entender como os produtos da lipólise atravessam a borda em escova.
- Delinear as vias para o processamento lipídico no enterócito.
- Descrever como os quilomícrons são formados e eliminados.

PRINCÍPIOS GERAIS DA ASSIMILAÇÃO LIPÍDICA

PAPEL E IMPORTÂNCIA

Os lipídeos são substâncias orgânicas hidrofóbicas e, portanto, são mais solúveis em solventes orgânicos (ou membranas celulares) do que em soluções aquosas. Eles constituem uma parte importante da maioria das dietas humanas. Primeiro, eles são mais densos em calorias quando comparados aos carboidratos e às proteínas, aumentando o conteúdo nutricional de determinada refeição. Segundo, as **vitaminas lipossolúveis** são lipídeos. Terceiro, muitos dos compostos responsáveis pelo sabor e pelo aroma dos alimentos são moléculas hidrofóbicas voláteis, e os lipídeos servem como um importante veículo para tornar os alimentos palatáveis.

BARREIRAS PARA ASSIMILAÇÃO DE MOLÉCULAS HIDROFÓBICAS

Os produtos da digestão lipídica (**lipólise**) são, em grande parte, prontamente capazes de atravessar as membranas celulares, permitindo a absorção para o corpo. Entretanto, não estão "em casa" no meio aquoso dos conteúdos intestinais. Da mesma forma, eles precisam interagir com enzimas lipolíticas, que são proteínas solúveis. Finalmente, os produtos da lipólise precisam chegar à borda em escova em uma taxa suficiente para permitir a captação, antes que sejam propelidos ao longo e para fora do intestino. Sistemas existem, portanto, para manter os lipídeos em suspensão nos conteúdos intestinais, com uma área de superfície suficientemente dispersa para permitir a lipólise na interface óleo/água. Transições adicionais de fase permitem o trânsito eficiente de lipídeos à superfície do enterócito, onde eles podem ser absorvidos.

FONTES DIETÉTICAS E ENDÓGENAS DE LIPÍDEOS NO CONTEÚDO INTESTINAL

Os lipídeos representam a principal fonte de calorias na maioria das dietas ocidentais, com uma média de 120 a 150 g consumidos diariamente por um adulto típico. A cada dia, o intestino também recebe 40 a 50 g de lipídeos provenientes do sistema biliar. Apesar de sua hidrofobicidade, o processo de assimilação lipídica desenvolveu-se para ser altamente eficiente, com uma significativa capacidade de reserva. A pronta disponibilidade de alimentos ricos em lipídeos nos países desenvolvidos representa um contribuinte importante para o crescente problema da obesidade.

Os lipídeos da dieta, bem como aqueles provenientes de *pools* endógenos, são compostos por várias classes moleculares distintas. A maior parte dos lipídeos da dieta está na forma de **triglicerídeos de cadeia longa** (i.e., ácidos graxos com pelo menos

12 átomos de carbono cada, esterificados em glicerol). Os **fosfolipídeos**, que são componentes das membranas celulares, também são contribuintes significativos. Além desses, outras fontes menores de lipídeos dietéticos incluem os esteróis de plantas (cuja absorção pode ser ineficiente) e o colesterol, outro constituinte de membrana que está presente em todas as dietas, exceto a dos vegetarianos. Entretanto, até mesmo os vegetarianos encontrarão colesterol nos conteúdos intestinais, uma vez que ele é secretado na bile junto com o outro lipídeo biliar, a **fosfatidilcolina**. De fato, a secreção endógena de colesterol de 1 a 2 g por dia normalmente excede a ingestão dietética de 200 a 500 mg, que é típica para a maioria dos indivíduos. Apesar de as vitaminas lipossolúveis estarem presentes apenas em quantidades-traço, sua absorção é essencial para diversos processos corporais. As vitaminas A, D, E e K são lipossolúveis. A **vitamina A** (**ácido retinoico**) é um importante regulador da transcrição gênica. O metabólito ativo da **vitamina D** (**calciferol**) regula a absorção de cálcio e fosfato pelo intestino, bem como a homeostasia desses íons no corpo (ver Capítulos 48 e 64). A **vitamina E** (**tocoferol**) é um antioxidante vital. Finalmente, a **vitamina K** é utilizada pelo fígado para catalisar a modificação pós-traducional de vários fatores da coagulação sanguínea. As vitaminas lipossolúveis, como um grupo, possuem solubilidade aquosa insignificante.

DIGESTÃO INTRALUMINAL

Assim como ocorre na assimilação das proteínas e carboidratos, as fases iniciais da assimilação lipídica ocorrem no lúmen intestinal. Os eventos luminais incluem a dispersão dos lipídeos, que são líquidos na temperatura corporal, em uma emulsão, maximizando assim a área da interface óleo/água na qual ocorre a lipólise. Os eventos luminais também incluem a lipólise, mediada por uma série de enzimas pancreáticas e outras, bem como a captação dos produtos da lipólise em **micelas**, que podem, então, transferir essas moléculas para a superfície epitelial. De fato, existe uma série ordenada de fases de transição que facilitam a assimilação lipídica. Gotículas de óleo são convertidas em produtos nas fases lamelar, vesicular e líquido-cristalina, para finalmente serem convertidas em micelas que contêm os produtos da lipólise junto com os ácidos biliares.

DIGESTÃO GÁSTRICA

A digestão dos componentes lipídicos da dieta começa no estômago. A peristalse e os padrões de mistura gástricos proporcionam uma ação de quebra que dispersa triglicerídeos e fosfolipídeos em uma emulsão fina. As gotículas de lipídeos podem então sofrer a ação da **lipase** gástrica, a qual se liga à superfície dessas gotículas, onde pode agir sobre as moléculas de triglicerídeos para gerar ácidos graxos livres e diglicerídeos. Entretanto, no baixo pH do lúmen gástrico, os ácidos graxos se tornam protonados e se movem para o centro das gotículas de lipídeos. Dessa forma, em geral, a lipólise gástrica é incompleta e não é capaz de gerar produtos livres para se difundirem em direção à superfície mucosa. Normalmente, em um adulto saudável, 10 a 30% da lipólise ocorre no estômago, sendo que a digestão gástrica dos lipídeos não é essencial para sua captação normal. A lipase gástrica, enzima que inicia a digestão no lúmen do estômago, é especializada para a

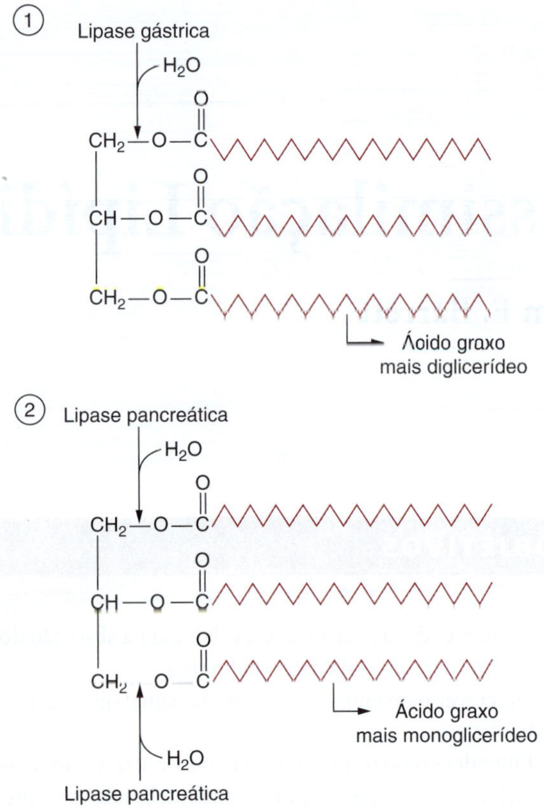

FIGURA 59-1 Especificidade posicional das lipases gástrica (1) e pancreática (2). Ambas as enzimas podem digerir triglicerídeos, mas os produtos resultantes são diferentes. (Modificada com permissão de Barrett KE: *Gastrointestinal Physiology*. New York: Lange Medical Books/McGraw-Hill, Medical Pub. Division, 2006.)

atividade em condições únicas que ocorrem neste segmento do trato gastrintestinal. A enzima possui um pH ótimo consistente com aquele dos conteúdos gástricos – 4,0 a 5,5. A enzima também é relativamente resistente à ação da pepsina. Além disso, a lipase gástrica é independente da presença de qualquer cofator específico, mas é inibida pelos ácidos biliares no duodeno. Por fim, a lipase gástrica age preferencialmente para hidrolisar o ácido graxo ligado à primeira porção do triglicerídeo (Figura 59-1) e está sujeita à inibição por produto final, de forma que a lipólise gástrica é muito incompleta e a molécula de triglicerídeo não é totalmente degradada em suas partes componentes.

DIGESTÃO INTESTINAL

Quando o pH aumenta no intestino delgado, os ácidos graxos que foram liberados pela lipase gástrica se tornam ionizados e se orientam para o lado de fora das gotículas de lipídeos. Isso circunda a gotícula com uma camada de ácidos graxos ionizados que estabiliza a emulsão de lipídeos. Como até mesmo os ácidos graxos de cadeia longa possuem alguma solubilidade em água, alguns irão se dissociar da gotícula e cruzar o lúmen em direção ao epitélio intestinal. Os ácidos graxos são estímulos potentes para a liberação de **colecistocinina** (**CCK**). A CCK possui uma série de funções pertinentes para a digestão e a absorção lipídica. Primeiro, ela causa um aumento na secreção de enzimas pancreáticas. Segundo, ela relaxa o esfíncter de Oddi, permitindo o efluxo de suco pancreático para o lúmen intestinal e, finalmente, ela contrai a vesícula biliar, fornecendo uma massa de bile concentrada que contém os ácidos biliares necessários para enfim dissolver os produtos da lipólise em micelas mistas.

Enzimas e outros fatores envolvidos na digestão

As células acinares pancreáticas secretam várias proteínas que são importantes na digestão dos lipídeos (Tabela 59-1). A primeira dessas é a lipase pancreática. Essa enzima está funcionalmente relacionada com a lipase gástrica, mas apresenta algumas diferenças importantes. Primeiro, ela possui uma especificidade posicional diferente, atuando tanto na posição 1 como na 3 da molécula de glicerol, a fim de liberar ácidos graxos esterificados (Figura 59-1). Portanto, os produtos da lipase pancreática são ácidos graxos e monoglicerídeos. Segundo, sua atividade é ótima com um pH dentro da faixa de neutralidade. Entretanto, ambas as lipases gástrica e pancreática dividem a propriedade de serem inibidas pelos ácidos biliares. Isso não é um problema importante no estômago, que é proximal à entrada de bile. Por outro lado, como resolver esse enigma para a lipase pancreática? A resposta relaciona-se com a presença de um segundo produto das células acinares pancreáticas, a colipase. A **colipase** é sintetizada como um precursor inativo (**procolipase**), que é secretado em quantidades aproximadamente equimolares com a lipase e é ativado por degradação proteolítica no lúmen intestinal. A colipase é capaz de ligar-se tanto aos ácidos biliares como à lipase, o que

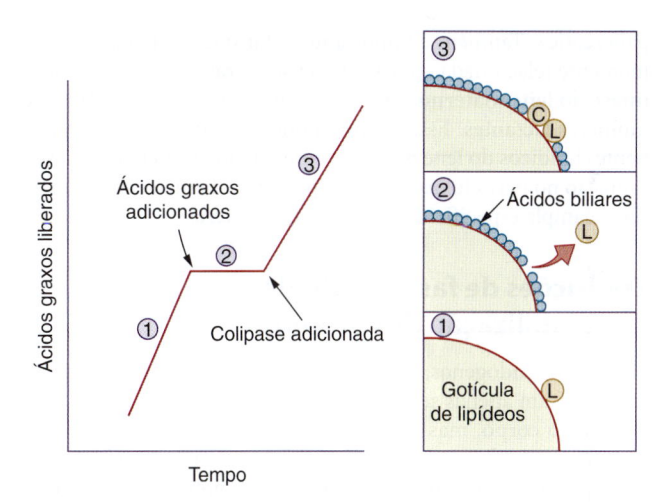

FIGURA 59-2 Papel da colipase na ativação da lipase no lúmen intestinal. A lipase (L) pode ligar-se à superfície da gotícula de lipídeos (1), mas é deslocada pela ligação dos ácidos biliares anfipáticos que se organizam em torno do exterior da gotícula lipídica (2). A colipase (C) pode ligar-se tanto aos ácidos biliares como à lipase, trazendo novamente a lipase à proximidade de seus substratos na gotícula de lipídeos (3). (Modificada com permissão de Barrett KE: *Gastrointestinal Physiology*. New York: Lange Medical Books/McGraw-Hill, Medical Pub. Division, 2006.)

estabiliza a presença da lipase na superfície das gotículas de lipídeos. A importância dessa interação é mostrada na Figura 59-2. Se apenas a lipase estiver presente, ela irá se adsorver à superfície das gotículas de lipídeos e gerar ácidos graxos livres. Entretanto, com a adição dos ácidos biliares, estes se arranjam na superfície das gotículas de lipídeos e deslocam a lipase, interrompendo sua atividade enzimática. Contudo, se a colipase estiver presente, ela poderá ancorar a lipase à gotícula de lipídeos, e, assim, a função lipolítica será restaurada.

Produtos pancreáticos adicionais também contribuem para a digestão lipídica. A **fosfolipase A_2** também é armazenada nas células acinares pancreáticas, como uma pró-forma inativa que é ativada pela degradação proteolítica quando ela alcança o lúmen intestinal. Como os fosfolipídeos representam o principal constituinte das membranas celulares, incluindo aquelas das células dos ductos pancreáticos, essa ativação retardada da enzima é importante na prevenção da autodigestão do pâncreas. A fosfolipase A_2 degrada fosfolipídeos da dieta por meio da quebra do ácido graxo localizado na posição 2 do glicerol, assim como por meio da degradação (e assim recuperação) da fosfatidilcolina que está presente nas secreções biliares. A atividade dessa enzima é dependente do cálcio luminal. Uma última enzima lipolítica do suco pancreático é a **colesterol esterase**, também conhecida como esterase não específica. Esta enzima é capaz de degradar não apenas os ésteres de colesterol derivados das fontes da dieta, mas também os ésteres das vitaminas A, D e E. Da mesma forma, a ampla especificidade dessa enzima a torna capaz de digerir completamente os triglicerídeos, uma vez que ela é capaz de hidrolisar o ácido graxo da posição 2, que não foi afetado por ambas as lipases gástrica e pancreática. A colesterol esterase atua no lúmen como um tetrâmero, e é interessante salientar que a formação desse complexo depende da presença de ácidos biliares, distinguindo essa enzima das lipases ácida (i.e., gástrica) e

TABELA 59-1 Mediadores da lipólise intestinal

Proteína	Fonte	Atividade	Comentários
Lipase pancreática	Células acinares pancreáticas	Hidrolisa as posições 1 e 3 dos triglicerídeos	Inibida pelos ácidos biliares
Colipase	Pró-forma secretada pelas células acinares pancreáticas	Cofator para a lipase	Liga-se à lipase e aos ácidos biliares
Fosfolipase secretória A_2	Pró-forma secretada pelas células acinares pancreáticas	Hidrolisa o ácido graxo na posição 2 dos fosfolipídeos	Requer cálcio para sua atividade
Colesterol esterase	Células acinares pancreáticas	Ampla especificidade de substrato – colesterol e ésteres de vitaminas; posições 1, 2 e 3 dos triglicerídeos	Requer ácidos biliares para sua atividade
Lipase do leite materno	Glândula mamária	Relacionada com a colesterol esterase	Importante em recém-nascidos

pancreática. Também é importante notar que uma enzima intimamente relacionada com a colesterol esterase, conhecida como **lipase do leite materno**, é produzida nas glândulas mamárias de mulheres lactantes. Essa enzima pode "pré-digerir" os componentes lipídicos do leite materno, aumentando a eficiência de sua captação no período neonatal. A lipase do leite materno compartilha a ampla especificidade da colesterol esterase.

Transições de fase envolvidas na solubilização dos produtos

Os lipídeos endógenos, bem como aqueles provenientes da dieta, não precisam apenas ser digeridos por enzimas para sua assimilação pelo corpo, mas também precisam ser transportados no lúmen intestinal. Isso é realizado inicialmente por "transições de fase" que movem os produtos da lipólise das gotículas de lipídeos, onde são gerados, até a superfície epitelial.

As fases envolvidas na absorção lipídica podem, na verdade, ser visualizadas pela mistura de uma emulsão de lipídeos com a lipase, a colipase e os ácidos biliares em uma lâmina de microscópio. Os produtos da lipólise que são liberados da superfície da gotícula de lipídeos formam uma **fase lamelar**, similar à bicamada lipídica que envolve as células. As vesículas destacam-se dessa fase lamelar, o que pode ser observado sob o microscópio como uma fase líquido-cristalina, que é claramente distinta das gotículas de lipídeos. Por fim, são formadas as micelas ou uma, verdadeira solução de lipídeos em água. As transições de fase no intestino delgado são direcionadas a um objetivo comum – transferir os produtos da lipólise para o epitélio absortivo.

PAPEL DOS ÁCIDOS BILIARES/MICELAS

Quando a vesícula biliar se contrai, a refeição encontra uma massa de bile concentrada. Os ácidos biliares possuem um importante papel na solubilização dos produtos finais da lipólise, promovendo sua transferência para o epitélio absortivo. Assim que a proporção de ácidos biliares aumenta em relação aos produtos lipolíticos, os lipídeos relativamente insolúveis são incorporados em micelas mistas. A formação dessas estruturas é dependente das propriedades físico-químicas dos ácidos biliares. Da mesma forma, a formação das micelas depende da concentração de ácidos biliares no lúmen, uma vez que essas estruturas não podem se formar, a menos que as concentrações de ácidos biliares excedam a **concentração micelar crítica** (**CMC**). Os produtos lipolíticos que são capturados nas micelas estão realmente em solução, comparados à emulsão das gotículas de lipídeos que tinham essa forma física até então. As micelas que se formam no conteúdo do intestino delgado são essencialmente dependentes da natureza anfipática dos ácidos biliares, que possuem uma face hidrofílica e outra hidrofóbica. A estrutura das micelas mistas no intestino é semelhante àquela das micelas mistas biliares, discutidas no Capítulo 56 (Figura 56-3). Os ácidos biliares organizam-se de forma que suas faces hidrofílicas fiquem voltadas ao ambiente aquoso. Ao mesmo tempo, as faces hidrofóbicas das moléculas dos ácidos biliares podem sequestrar os produtos da lipólise, aumentando de forma significativa sua solubilidade. As micelas mistas resultantes carregam ácidos graxos e outros produtos lipolíticos através do lúmen aquoso, aumentando de forma significativa suas taxas de difusão. De fato, o passo limitante para a assimilação lipídica é a capacidade de apresentar moléculas lipídicas em uma concentração suficiente na borda em escova, a fim de proporcionar a captação das mesmas. Enquanto os ácidos biliares aumentam a eficiência da captação dos produtos da lipólise, a maior parte desses produtos não é dependente da solubilização micelar para sua assimilação pelo corpo. Os ácidos graxos e os monoglicerídeos possuem certa solubilidade aquosa e podem se difundir na sua forma molecular para a borda em escova, onde eles podem ser absorvidos. Isso destaca o conceito da "reserva anatômica" do intestino delgado. A área de superfície normal do intestino delgado e sua extensão são suficientes para proporcionar a captação molecular de ácidos graxos e monoglicerídeos mesmo na ausência de micelas, embora as taxas de transporte sejam mais lentas. Por outro lado, alguns lipídeos da dieta possuem grande limitação de solubilidade aquosa, de forma que são essencialmente incapazes de sofrer absorção, a menos que sejam dissolvidos em micelas. Esse é o caso do colesterol, das vitaminas lipossolúveis e dos esteroides vegetais.

EVENTOS EPITELIAIS NA ASSIMILAÇÃO LIPÍDICA

EVENTOS NA BORDA EM ESCOVA

Mecanismos de absorção dos produtos lipolíticos

Em teoria, os produtos da lipólise possuem hidrofobicidade suficiente e, por isso, deveriam ser capazes de "atravessar" passivamente a membrana apical do enterócito, simplesmente particionando-se em direção à bicamada lipídica. Tal mecanismo pode, de fato, contribuir para a captação intestinal de vários produtos das micelas mistas, à exceção dos ácidos biliares conjugados, que são absorvidos exclusivamente por um mecanismo de transporte ativo localizado no íleo terminal. Entretanto, provavelmente existam também mecanismos mediados por transportadores que auxiliam no transporte dos produtos da digestão lipídica através da membrana das microvilosidades. A captação dos esteroides vegetais da dieta é ineficiente. Em parte, a razão para isso foi revelada pelo estudo da doença conhecida como **sitosterolemia**, na qual pacientes acumulam níveis anormalmente elevados de esteroides vegetais no plasma. Essa doença é causada por mutações em dois transportadores, o **ABCG5** e o **ABCG8**. Juntas, essas proteínas normalmente se unem para formar uma bomba de efluxo que transporta qualquer esteroide vegetal captado pelo enterócito de volta ao lúmen intestinal (Figura 59-3). O transportador formado também pode exportar colesterol, embora com menos eficiência, explicando por que a absorção de colesterol proveniente da dieta ou da secreção biliar é incompleta. Os enterócitos também expressam pelo menos uma via específica para a captação de colesterol, conhecida como o produto gênico de **Niemann-Pick tipo-C1 1** (**NPC1L1**) (Figura 59-3).

Em resumo, a absorção de produtos da lipólise parece envolver uma combinação de transporte passivo através da membrana da borda em escova e de difusão facilitada para alguns lipídeos, sendo esta última mediada por transportadores proteicos específicos. A absorção intestinal de pelo menos alguns lipídeos é adicionalmente comprometida por bombas que podem extrair os substratos lipídicos do citoplasma do enterócito, limitando sua capacidade de entrar no organismo.

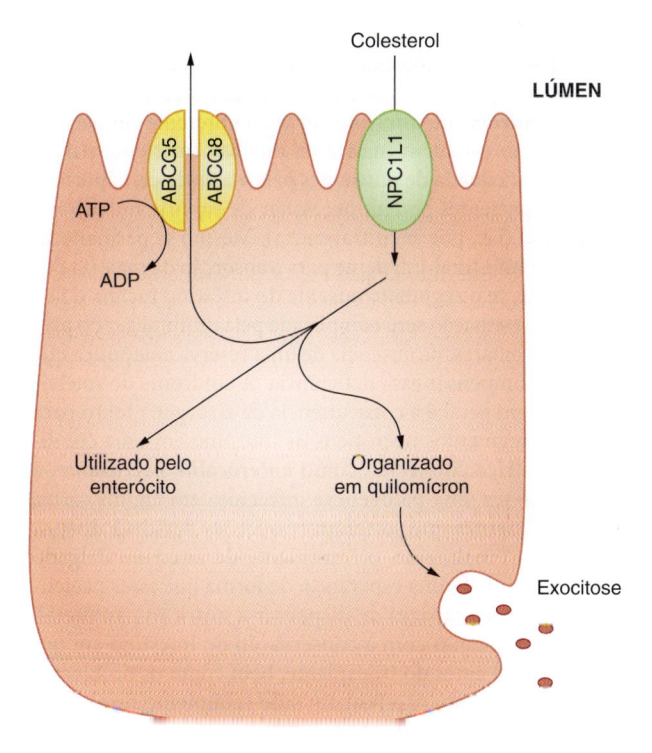

FIGURA 59-3 Manipulação intestinal do colesterol. O colesterol no lúmen intestinal é captado pelo transportador NPC1L1. O colesterol absorvido pode retornar para fora da célula, por meio da bomba de efluxo ABCG5/ABCG8, à custa da hidrólise de ATP; pode ser retido para uso no enterócito; ou pode ser empacotado com outros lipídeos absorvidos em quilomícrons, os quais deixam a célula epitelial por exocitose. (Modificada com permissão de Barrett KE: *Gastrointestinal Physiology.* New York: Lange Medical Books/McGraw-Hill, Medical Pub. Division, 2006.)

Considerações especiais para os ácidos graxos de cadeia média

A extensão da cadeia de ácido graxo, provavelmente por efeitos na solubilidade aquosa, também parece desempenhar uma influência importante nos mecanismos moleculares que governam a absorção dessas moléculas. De forma importante, os **ácidos graxos de cadeia média**, com 6 a 12 átomos de carbono, possuem solubilidade aquosa aumentada e absorção mensurável por meio da via paracelular. Portanto, os ácidos graxos de cadeia média parecem atalhar os eventos de processamento intracelular que são encontrados pelos ácidos graxos de cadeia longa, os quais predominantemente entram no citoplasma do enterócito, conforme será discutido com detalhes adiante. Como resultado, tais ácidos graxos também seguem uma via diferente para sair do intestino, sendo exportados principalmente pela circulação portal, em vez de usarem a via linfática como os outros lipídeos.

PROCESSAMENTO INTRACELULAR

Papel das proteínas ligantes de ácidos graxos

O epitélio do intestino delgado expressa uma família de proteínas ligantes de baixo peso molecular, que são capazes de se ligar aos ácidos graxos e a outros lipídeos da dieta. Dentre elas, as mais estudadas são a **proteína ligadora de ácidos graxos** presente no **íleo** (**I-FABP**, do inglês *ileal-fatty acid binding protein*) e a **FABP** presente no **fígado**. Estas e outras proteínas relacionadas participam do transporte direto dos lipídeos absorvidos para o retículo endoplasmático liso, que representa o local do processamento intracelular dos lipídeos.

Formação do quilomícron

Diferentemente dos produtos da digestão de carboidratos e proteínas, que são exportados para o corpo em suas formas digeridas, os produtos da digestão lipídica são reorganizados no enterócito antes de serem exportados para a circulação sistêmica. Os ácidos graxos de cadeia longa e os monoglicerídeos são reesterificados em triglicerídeos no retículo endoplasmático liso; fosfolipídeos, colesterol e vitaminas lipossolúveis também são seletivamente transportados e reesterificados. Cerca de 75% dos ácidos graxos absorvidos são reorganizados em triglicerídeos; o restante é retido dentro do enterócito para as necessidades locais.

Os vários lipídeos recompostos são então envolvidos com proteínas, conhecidas como apoproteínas, para serem exportados do enterócito (Figura 59-4). As **apoproteínas** são sintetizadas no retículo endoplasmático rugoso e sofrem glicosilação no aparelho de Golgi, onde também encontram os lipídeos reesterificados captados do lúmen intestinal. As partículas formadas por esse processo são conhecidas como **quilomícrons** e possuem um núcleo de triglicerídeo circundado por fosfolipídeos, ésteres de colesterol e apoproteínas. O quilomícron é a estrutura utilizada para transportar os lipídeos da dieta para outras localizações no organismo. Cerca de 80 a 90% (p/p) do quilomícron é composto por triglicerídeos, com 8 a 9% de fosfolipídeos e quantidades-traço de colesterol, vitaminas lipossolúveis e proteína. A estrutura resultante é exportada através da membrana basolateral por exocitose.

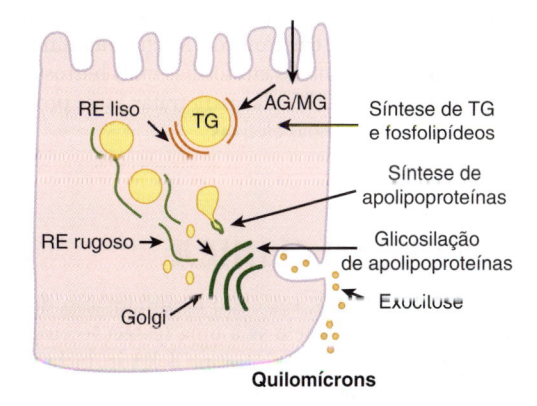

FIGURA 59-4 Secreção de quilomícrons pelas células epiteliais intestinais. Os ácidos graxos absorvidos (AG) e os monoglicerídeos (MG) são reesterificados para formar triglicerídeos (TG) no retículo endoplasmático liso. Apolipoproteínas são sintetizadas no retículo endoplasmático rugoso e glicosiladas, para então envolverem os núcleos lipídicos, sendo depois secretadas pelo polo basolateral do enterócito por meio de um mecanismo de exocitose. (Reproduzida com permissão de Barrett KE, Barman SM, Boitano S, Brooks H: *Ganong's Review of Medical Physiology*, 23rd ed. McGraw-Hill, 2009.)

CAPTAÇÃO LINFÁTICA DOS LIPÍDEOS ABSORVIDOS

A forma física dos lipídeos exportados do enterócito determina a via subsequente que esse nutriente usará para sair do intestino. Os quilomícrons têm aproximadamente 750 a 5.000 Å de diâmetro. Portanto, eles são muito grandes para passarem pelas junções intercelulares que unem as células endoteliais capilares. Isso significa que a única forma de eles deixarem o intestino é através dos linfáticos, que possuem junções mais permeáveis. Entretanto, esses quilomícrons entrarão na circulação sistêmica pelo **ducto torácico**. Os quilomícrons transportadores de lipídeos servem para transportar estes para vários tecidos corporais. Eles são muito grandes para saírem da corrente sanguínea através das fenestras das células endoteliais hepáticas e, por isso, são retidos no plasma, embora seus componentes possam deixar o quilomícron conforme necessário, ou neste ou em outro local do corpo. Finalmente, os quilomícrons são reduzidos a remanescentes, pequenos o suficiente para passarem pelo espaço de Disse, onde esses componentes podem ser reciclados pelo metabolismo hepático.

ABSORÇÃO DAS VITAMINAS LIPOSSOLÚVEIS

Apesar de sua importância, ainda se sabe relativamente pouco sobre a base molecular específica da absorção e do manejo das vitaminas lipossolúveis pelas células epiteliais intestinais. Sabe-se que essas vitaminas são reesterificadas no enterócito e incorporadas aos quilomícrons em desenvolvimento. É provável que essa seja a forma pela qual elas são transportadas aos locais necessários. O transporte de vitaminas lipossolúveis até a membrana da borda em escova é totalmente dependente das micelas. Uma deficiência em formar micelas no lúmen intestinal será seguida, quase de forma inevitável, por deficiências de vitaminas lipossolúveis no organismo como um todo, o que se pode se manifestar clinicamente como *raquitismo* e *osteomalácea* (ver Capítulo 64), *cegueira noturna* (ver Capítulo 15) ou incapacidade de coagular de modo efetivo o sangue, entre outros. Muitas vitaminas lipossolúveis estão agora disponíveis em formas mais hidrossolúveis, de modo que podem ser utilizadas para tratar esses problemas, como ocorre antes de cirurgias eletivas.

CORRELAÇÃO CLÍNICA

Uma mulher de 30 anos, sofrendo de inflamação do íleo (doença de Crohn), submete-se a uma ressecção cirúrgica de um longo segmento de seu intestino delgado, incluindo o íleo terminal. O restante do segmento proximal do intestino delgado é conectado diretamente à valva ileocecal. Após a recuperação da cirurgia e a retomada da alimentação oral, ela nota o retorno de sintomas de diarreia e teme uma recorrência de sua inflamação intestinal. Entretanto, em contrapartida à diarreia sanguínea e restrita que ela havia experimentado anteriormente, agora suas fezes são grandes, volumosas e malcheirosas, mas sem sangue. Ela também experimenta certa distensão abdominal. O exame de uma amostra fecal no microscópio revela gotículas lipídicas proeminentes.

A *síndrome do intestino curto* está presente em pacientes que não possuem mais área mucosa suficiente para a captação adequada de nutrientes pela via entérica, e, portanto, esses pacientes podem necessitar de suporte nutricional parenteral (i.e., por via intravenosa). Mesmo se permanecer uma área intestinal suficiente para a absorção da maioria dos nutrientes, se o segmento ausente do intestino incluir o íleo terminal, a situação será complicada pela diminuição no *pool* de ácidos biliares, na ausência de uma reserva anatômica que poderia compensar essa deficiência. A síndrome do intestino curto em geral é a consequência de cirurgia – tanto para remover segmentos necróticos de intestino em uma condição pediátrica conhecida como **enterocolite necrosante**, a qual pode ter uma patogênese infecciosa em alguns casos, ou em pacientes que sofreram ressecções devido à doença de Crohn. Finalmente, o transplante de intestino delgado pode oferecer alguma esperança, de forma que esses pacientes possam ser capazes de dispensar a nutrição parenteral, embora problemas com a conservação do intestino em um estado viável antes do transplante, bem como os problemas usuais de rejeição, não tenham sido totalmente resolvidos. Da mesma forma, alguns tratamentos experimentais animadores, que empregam fatores de crescimento para aumentar a massa mucosa, podem ser promissores, mas preocupações com essas terapias sobre a possível predisposição à malignidade precisam ser solucionadas. Isso é particularmente importante na doença intestinal inflamatória, em que o risco de malignidade intestinal já está aumentado.

RESUMO DO CAPÍTULO

- Os lipídeos são constituintes importantes da maioria das dietas, por tornarem o alimento mais palatável e por possuírem alta densidade energética.
- A digestão e a absorção lipídicas envolvem uma série complexa de eventos designados para emulsificar, digerir e solubilizar esses constituintes hidrofóbicos da dieta.
- A excreção biliar do colesterol pode exceder significativamente a ingestão dietética.
- As micelas aumentam a eficiência da absorção dos produtos da digestão dos triglicerídeos, mas elas não são necessárias para esse processo em indivíduos saudáveis.
- A absorção de vitaminas lipossolúveis e de colesterol é totalmente dependente da solubilização micelar.
- Os lipídeos absorvidos são esterificados e reempacotados no enterócito, em uma estrutura conhecida como quilomícron, o qual transporta os lipídeos absorvidos para o organismo, desviando inicialmente a circulação portal.
- Os quilomícrons consistem predominantemente em triglicerídeos ressintetizados, mas as apoproteínas também são componentes essenciais.
- A digestão lipídica constitui um processo altamente eficiente e existe uma significativa capacidade excessiva no sistema.

QUESTÕES PARA ESTUDO

1. Um paciente com icterícia obstrutiva, agendado para cirurgia de vesícula biliar, apresenta um tempo de protrombina aumentado, o qual indica um aumento no tempo de coagulação sanguínea. Esse achado laboratorial se deve, provavelmente, à má-absorção de qual das seguintes vitaminas?
   A) A
   B) B_{12}
   C) D
   D) E
   E) K

2. Um paciente é tratado para hipercolesterolemia com colestiramina, uma resina que liga as moléculas de ácidos biliares. A absorção de qual das seguintes alternativas deve estar anormal nesse paciente?
   A) Triglicerídeos de cadeia longa
   B) Triglicerídeos de cadeia média
   C) Amido
   D) Vitamina D
   E) Vitamina C

3. Foi desenvolvido um camundongo no qual a expressão de NPC1L1 foi inativada por engenharia genética. A assimilação de qual das seguintes substâncias da dieta deverá estar anormal nesse animal?
   A) Triglicerídeos
   B) Vitamina D
   C) Vitamina E
   D) Colesterol
   E) Fosfolipídeos

4. Um paciente com história de fibrose cística leve de longa duração percebe que suas fezes estão se tornando volumosas e oleosas. Testes laboratoriais confirmam esteatorreia. Qual das seguintes alternativas não está envolvida na aparente diminuição da assimilação lipídica nesse paciente?
   A) Inativação da lipase
   B) Diminuição do efluxo de lipase pancreática
   C) Redução na secreção pancreática de bicarbonato
   D) Perda da reserva anatômica
   E) Redução na síntese de colipase

5. Uma criança aparentemente saudável apresenta esteatorreia leve e intermitente, mas nenhuma evidência de má absorção de vitaminas lipossolúveis. Também não possui defeitos na assimilação de carboidratos e proteínas. Seu irmão foi afetado de forma similar. A falta de qual das seguintes alternativas é mais consistente com esse quadro clínico?
   A) Micelas de ácidos biliares
   B) Colesterol esterase
   C) FABP hepática
   D) Lipase gástrica
   E) Lipase pancreática

SEÇÃO IX — FISIOLOGIA ENDÓCRINA E METABÓLICA

CAPÍTULO 60

Princípios Gerais de Fisiologia Endócrina

Patricia E. Molina

OBJETIVOS

- Diferenciar os termos endócrino, parácrino e autócrino.
- Definir os termos hormônio, célula-alvo e receptor.
- Compreender as diferenças principais nos mecanismos celulares de ação dos hormônios peptídicos, esteroides e hormônios da tireoide.
- Entender a função das proteínas ligadoras de hormônios.
- Entender como funcionam os mecanismos de retroalimentação no controle da secreção hormonal.
- Explicar os efeitos dos processos de secreção, degradação e excreção sobre as concentrações plasmáticas de hormônios.

O SISTEMA ENDÓCRINO: FUNÇÕES FISIOLÓGICAS E COMPONENTES

Algumas das funções-chave do sistema endócrino incluem:

- regulação do balanço de sódio e água, bem como controle do volume e da pressão do sangue;
- regulação do balanço de cálcio e fosfato para preservar as concentrações do líquido extracelular necessárias à manutenção da integridade da membrana e da sinalização intracelular;
- regulação do balanço energético e controle da mobilização, da utilização e do armazenamento de combustíveis metabólicos para assegurar o atendimento das demandas metabólicas celulares;
- coordenação das respostas ao estresse;
- regulação da reprodução, do desenvolvimento, do crescimento e do envelhecimento.

O sistema endócrino é uma rede integrada de múltiplos órgãos de diferentes origens embriológicas, que liberam hormônios variando desde pequenos peptídeos até glicoproteínas, os quais exercem seus efeitos tanto em células vizinhas quanto em células-alvo distantes. Essa rede de órgãos e mediadores endócrinos não trabalha sozinha e está intimamente integrada aos sistemas nervoso central e periférico, bem como ao sistema imunológico, levando às terminologias normalmente utilizadas, como sistema "neuroendócrino" ou "neuroendócrino-imune", para descrever suas interações. Três componentes básicos constituem o cerne do sistema endócrino:

- **glândulas endócrinas**: as glândulas endócrinas clássicas não possuem ductos e secretam seus produtos químicos (hormônios) no espaço intersticial, de onde eles chegam à circulação. Diferentemente dos sistemas cardiovascular, renal e digestório, as glândulas endócrinas não estão anatomicamente conectadas e encontram-se espalhadas por todo o corpo (Figura 60-1). A comunicação entre os diferentes órgãos é assegurada pela liberação de hormônios ou de neurotransmissores;
- **hormônios**: os hormônios são produtos químicos liberados por uma célula em quantidades muito pequenas e que exercem ação biológica sobre uma célula-alvo. Os hormônios podem ser liberados pelas glândulas endócrinas (p. ex., in-

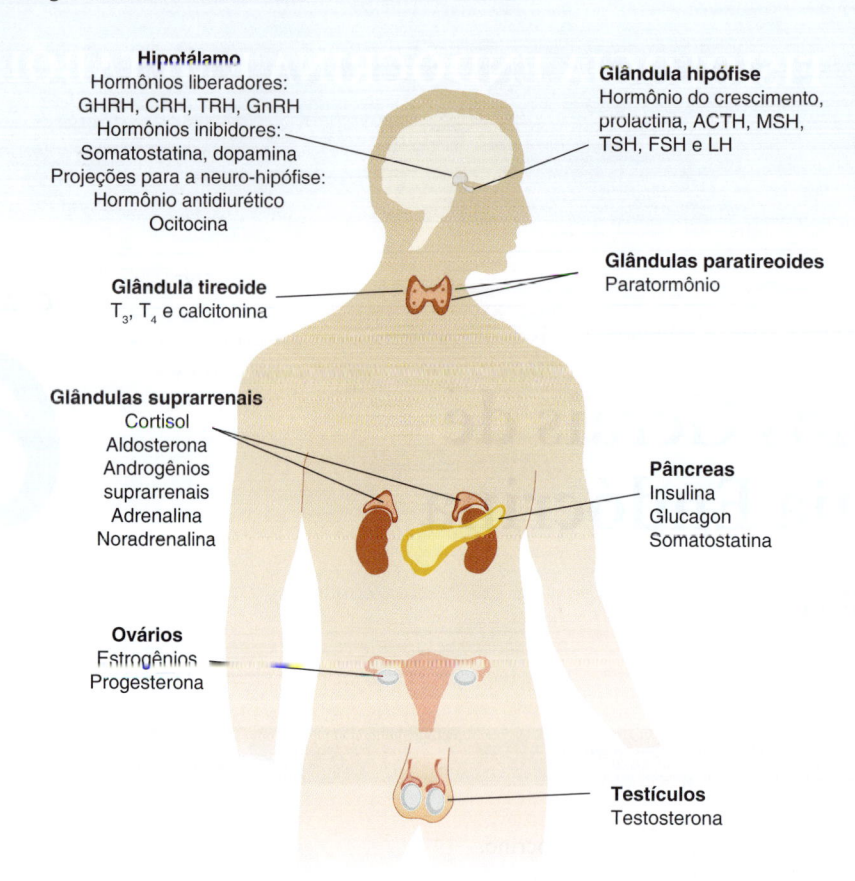

FIGURA 60-1 O sistema endócrino clássico. Os órgãos endócrinos estão espalhados por todo o corpo, e sua função pode ser controlada por hormônios liberados na circulação, produzidos localmente ou por estimulação neuroendócrina direta. A integração da produção hormonal pelos órgãos endócrinos está sob regulação do hipotálamo. Atualmente, sabe-se que muitos outros tecidos produzem hormônios e também podem ser considerados como parte do sistema endócrino. Exemplos incluem o tecido adiposo (p. ex., leptina), o trato gastrintestinal (p. ex., grelina), o músculo esquelético (miocinas), os rins (eritropoietina) e o coração (p. ex., peptídeo natriurético atrial). GHRH, hormônio liberador do hormônio do crescimento; CRH, hormônio liberador de corticotrofina; TRH, hormônio liberador de tireotrofina; GnRH, hormônio liberador de gonadotrofinas; ACTH, hormônio adrenocorticotrófico; MSH, hormônio estimulante dos melanócitos; TSH, hormônio estimulante da tireoide; FSH, hormônio folículo-estimulante; LH, hormônio luteinizante; T_3, tri-iodotironina; T_4, tiroxina. (Modificada com permissão de Molina PE: *Endocrine Physiology*, 3rd ed. New York: McGraw-Hill Medical, 2010.)

sulina, cortisol), pelo encéfalo (p. ex., hormônio liberador de corticotrofina, ocitocina e hormônio antidiurético) e por outros órgãos, como o coração (peptídeo natriurético atrial), fígado (fator de crescimento semelhante à insulina I) e tecido adiposo (leptina);

- **órgão-alvo**: o órgão-alvo contém células que expressam os receptores específicos para um determinado hormônio e que respondem à ligação do hormônio com uma resposta biológica demonstrável.

QUÍMICA E MECANISMOS DE AÇÃO HORMONAL

Com base em sua estrutura química, os hormônios podem ser classificados como proteicos (ou peptídicos), esteroides e derivados de aminoácidos (aminas). A estrutura de um hormônio, em grande parte, indica a localização do receptor desse hormônio – as aminas e os hormônios peptídicos ligam-se a receptores de superfície celular, e os hormônios esteroides, capazes de cruzar a membrana plasmática, ligam-se a receptores intracelulares. Uma exceção a essa generalização são os hormônios da tireoide, derivados de aminoácidos, que são transportados para dentro da célula para se ligarem ao seu receptor nuclear. A estrutura química também influencia a meia-vida de um hormônio – os hormônios peptídicos têm meia-vida mais curta do que os esteroides.

HORMÔNIOS PROTEICOS OU PEPTÍDICOS

Os **hormônios proteicos** ou **peptídicos** constituem a maioria dos hormônios. A maior parte desses hormônios é sintetizada como um pré-pró-hormônio que sofre processamento pós-traducional. São armazenados em grânulos de secreção antes de serem liberados por exocitose (Figura 60-2). Exemplos de hormônios peptídicos incluem a insulina, o glucagon e o hormônio adrenocorticotrófico (ACTH, do inglês *adrenocorticotropic hormone*). Alguns hormônios dessa categoria, como o hormônio gonadotrófico, o hormônio luteinizante (LH, do inglês *luteinizing hormone*) e o hormônio folículo-estimulante (FSH, do inglês *follicle-stimulating hormone*), juntamente com o hormônio esti-

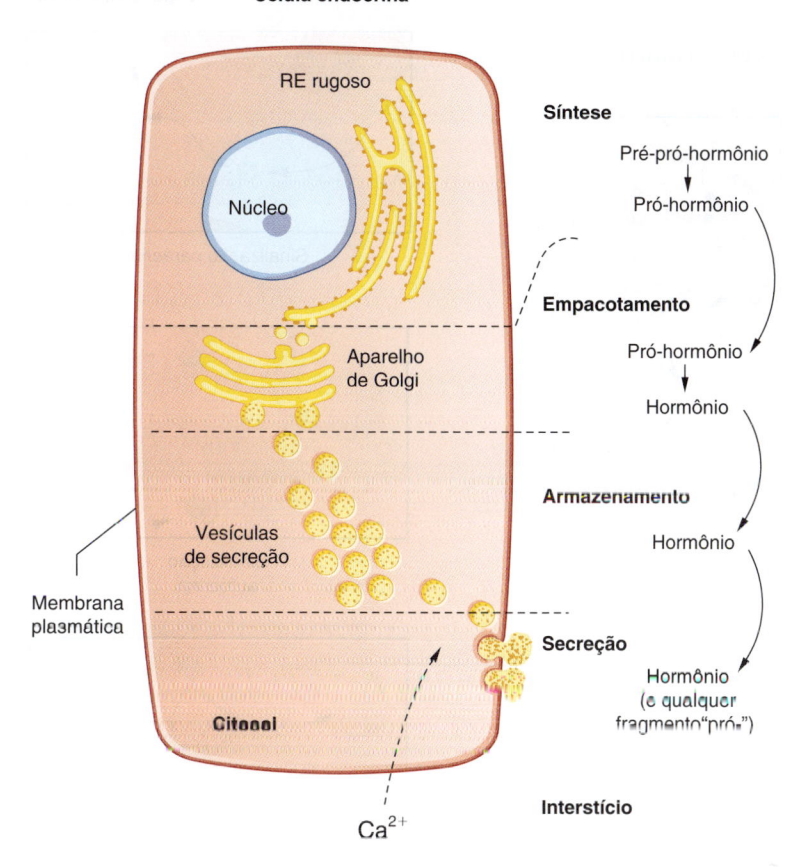

FIGURA 60-2 Síntese dos hormônios peptídicos. Os hormônios peptídicos são sintetizados como pré-pró-hormônios pelos ribossomos e processados a pró-hormônios no retículo endoplasmático (RE). No aparelho de Golgi, o hormônio ou pró-hormônio é empacotado em vesículas de secreção, e o conteúdo delas é liberado da célula em resposta a um influxo de Ca^{2+}. O aumento de Ca^{2+} citoplasmático é necessário para o atracamento das vesículas de secreção na membrana plasmática e para a exocitose do conteúdo vesicular. O hormônio e os produtos do processamento pós-traducional que ocorre no interior das vesículas de secreção são liberados no espaço extracelular. Exemplos de hormônios peptídicos incluem o ACTH, a insulina, o hormônio do crescimento e o glucagon. (Modificada com permissão de Molina PE: *Endocrine Physiology*, 3rd ed. New York: McGraw-Hill Medical, 2010.)

mulante da tireoide (TSH, do inglês *thyroid-stimulating hormone*) e a gonadotrofina coriônica humana (hCG, do inglês *human chorionic gonadotropin*), contêm porções de carboidratos, sendo designados como glicoproteínas.

HORMÔNIOS ESTEROIDES

Os **hormônios esteroides** são derivados do colesterol e sintetizados pelo córtex da glândula suprarrenal, pelas gônadas e pela placenta. São lipossolúveis, necessitam de proteínas ligadoras para circularem pelo plasma e cruzam a membrana plasmática, ligando-se a receptores intracelulares citosólicos ou nucleares. A vitamina D e seus metabólitos também são hormônios esteroides.

HORMÔNIOS DERIVADOS DE AMINOÁCIDOS

Os hormônios derivados de aminoácidos são sintetizados a partir do aminoácido tirosina e incluem as catecolaminas noradrenalina, adrenalina e dopamina, além dos hormônios da tireoide, derivados da combinação de dois resíduos iodados do aminoácido tirosina.

EFEITOS HORMONAIS

O efeito biológico de um hormônio pode ser classificado de muitas formas (Figura 60-3). Chama-se **endócrino** quando um hormônio é liberado na circulação e trafega pelo sangue para produzir um efeito biológico sobre células-alvo distantes. É **parácrino** quando um hormônio liberado por uma célula produz um efeito biológico sobre uma célula vizinha, com frequência do mesmo órgão ou tecido. É **autócrino** quando um hormônio produz um efeito biológico sobre a mesma célula que o liberou, e **intrácrino** quando o hormônio exerce um efeito intracelular antes mesmo de ser liberado no espaço extracelular.

TRANSPORTE DE HORMÔNIOS

Os hormônios liberados na circulação podem circular livremente ou ligados a **proteínas carreadoras**, também chamadas de **proteí-**

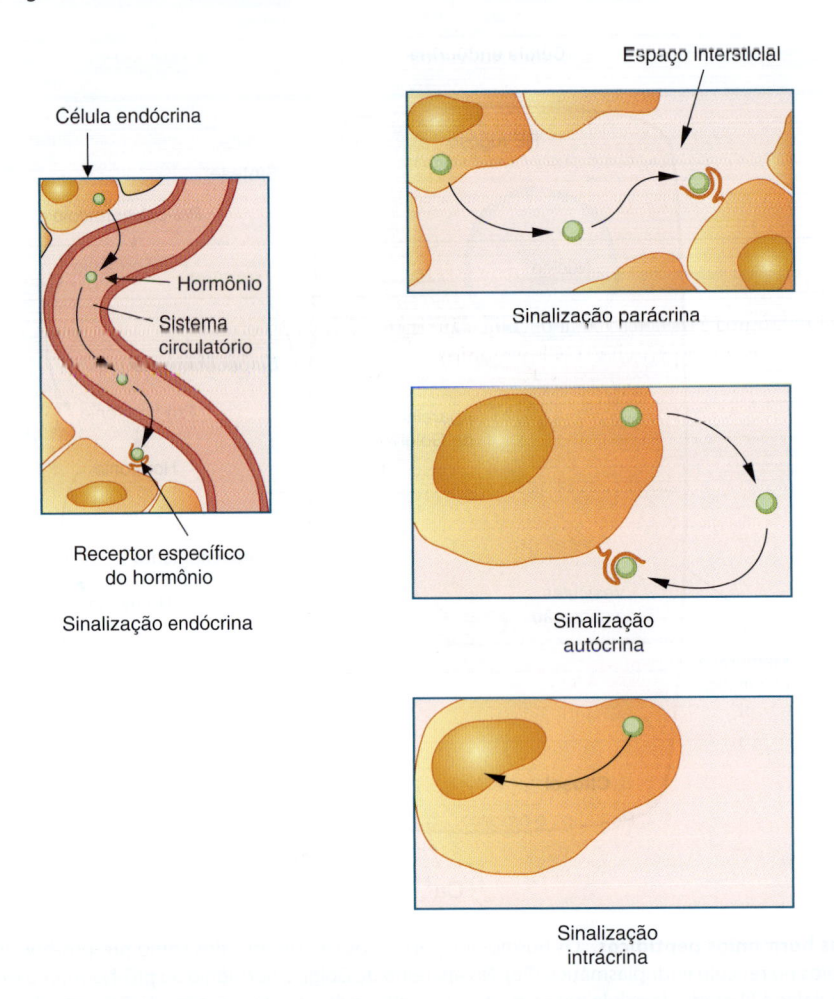

FIGURA 60-3 Mecanismos de ação hormonal. Dependendo do local onde exercem os seus efeitos, os hormônios podem ser classificados como mediadores endócrinos, parácrinos, autócrinos ou intrácrinos. Os hormônios que entram na corrente sanguínea e ligam-se a receptores das células--alvo de órgãos distantes exercem efeitos endócrinos. Os hormônios que se ligam às células próximas à célula que os liberou medeiam efeitos parácrinos. Os hormônios que produzem seus efeitos fisiológicos ao se ligarem a receptores sobre a mesma célula que os produziu medeiam efeitos autócrinos ou intrácrinos. (Modificada com permissão de Molina PE: *Endocrine Physiology*, 3rd ed. New York: McGraw-Hill Medical, 2010.)

nas ligadoras. As proteínas ligadoras atuam como um reservatório de hormônio e prolongam a sua **meia-vida**. A meia-vida é o tempo durante o qual a concentração de um hormônio diminui para 50% da sua concentração inicial. O **hormônio livre** ou **não ligado** é a forma ativa de um hormônio, a qual se liga ao receptor hormonal específico. A ligação do hormônio a sua proteína carreadora serve para regular a atividade do hormônio, pois determina a quantidade de hormônio que está livre para exercer uma ação biológica. A maioria das proteínas carreadoras é de **globulinas** sintetizadas pelo fígado. Assim, alterações da função hepática podem resultar em anormalidades nos níveis de proteínas ligadoras e afetar indiretamente os níveis totais de hormônios. A maioria dos hormônios aminas, peptídicos e proteicos (hidrofílicos) circula em sua forma livre. Os hormônios esteroides e da tireoide (lipofílicos) circulam ligados a proteínas transportadoras específicas.

A interação entre um determinado hormônio e sua proteína carreadora está em **equilíbrio dinâmico** e permite ajustes que previnem manifestações clínicas de deficiência ou excesso de hormônio. A secreção do hormônio é ajustada rapidamente após mudanças nos níveis das proteínas carreadoras. Por exemplo, as concentrações plasmáticas da proteína ligadora de cortisol aumentam durante a gravidez. O aumento dos níveis circulantes da proteína ligadora de cortisol leva a um aumento da capacidade de ligação ao cortisol (um hormônio esteroide produzido pelas glândulas suprarrenais), resultando em redução dos níveis de cortisol livre. Essa diminuição do cortisol livre estimula a liberação hipotalâmica de CRH, que estimula a liberação de ACTH pela adeno-hipófise e, consequentemente, a síntese e liberação de cortisol pelas glândulas suprarrenais. Esse **mecanismo de retroalimentação** restabelece as concentrações de cortisol livre e evita a manifestação de sua deficiência.

A meia-vida de um hormônio está inversamente relacionada com sua taxa de remoção da circulação. Uma vez liberados na circulação, os hormônios podem se ligar ao seu receptor específico em um órgão-alvo, sofrer transformações metabólicas pelo fígado ou ser excretados pela urina. No fígado, os hormônios podem ser inativados pelas reações de fase I (hidroxilação ou oxidação) e/ou fase II (glicuronidação, sulfatação ou reação de redução com a glutationa) e então excretados pelo fígado, através da bile, ou pelos rins. Em alguns casos, o fígado pode efetivamente modificar um precursor do hormônio, como ocorre com a síntese de vitamina D. Os hormônios podem ser degradados em sua célula-

CAPÍTULO 60: Princípios Gerais de Fisiologia Endócrina

-alvo por meio da internalização do complexo hormônio-receptor seguida pela degradação lisossomal do hormônio. Somente uma fração muito pequena da produção total de um hormônio é excretada intacta pela urina e pelas fezes.

EFEITOS CELULARES DOS HORMÔNIOS

A resposta biológica dos hormônios é desencadeada pela ligação a receptores específicos presentes no órgão-alvo. Os hormônios circulam em concentrações muito baixas (10^{-7} a 10^{-12} M); por isso, o receptor deve ter alta afinidade e especificidade ao hormônio para produzir uma resposta biológica.

A **afinidade** é determinada pelas taxas de associação e dissociação do complexo hormônio-receptor em condições de equilíbrio. A afinidade consiste em um reflexo do quão forte é a interação hormônio-receptor. A **especificidade** é a capacidade de um receptor hormonal de distinguir entre hormônios e estruturas relacionadas.

A ligação dos hormônios aos seus receptores é saturável, com um número finito de receptores aos quais um hormônio pode se ligar. A função endócrina anormal pode resultar tanto do excesso quanto da deficiência de ação hormonal. Isso pode ser causado pela produção anormal de um determinado hormônio (tanto em excesso quanto em quantidades insuficientes) ou pela redução do número ou da função do receptor. **Agonistas** e **antagonistas** de receptores hormonais são amplamente usados na prática médica para o restabelecimento da função endócrina de pacientes com deficiência ou excesso de hormônio.

RECEPTORES HORMONAIS E TRANSDUÇÃO DE SINAL

Os hormônios produzem seus efeitos biológicos pela ligação a receptores hormonais específicos nas células-alvo, e o tipo de receptor ao qual se ligam é determinado principalmente pela estrutura química do hormônio. Os receptores hormonais são classificados, com base em sua localização celular, como **receptores de membrana** (Figuras 60-4 e 60-5) ou **receptores intracelulares** (Figura 60-6).

RECEPTORES DE MEMBRANA

Esses receptores são proteínas localizadas dentro da bicamada fosfolipídica da membrana plasmática das células-alvo (Figuras 60-4 e 60-5). Funcionalmente, os receptores de membrana plas-

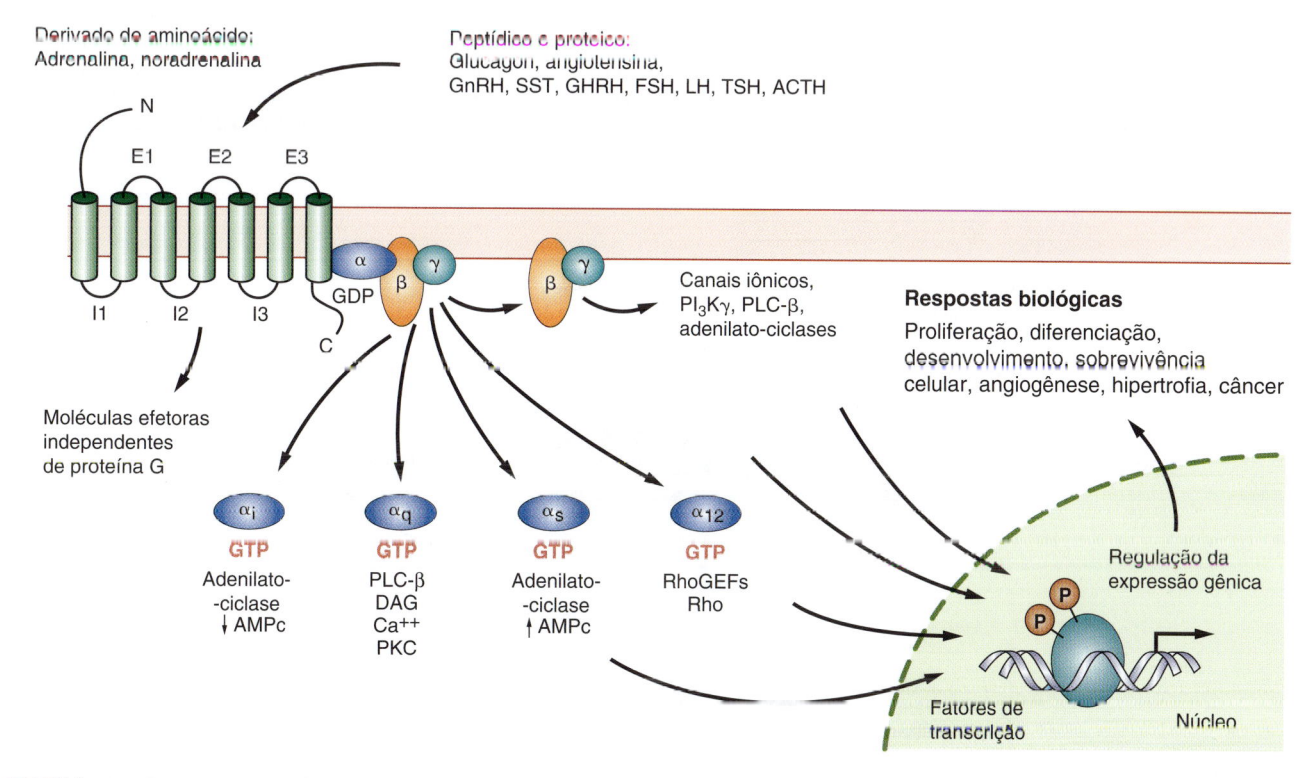

FIGURA 60-4 Receptores acoplados à proteína G. Os hormônios peptídicos e proteicos ligam-se a receptores de superfície celular acoplados à proteína G. A ligação do hormônio ao receptor produz uma mudança conformacional que permite a interação do receptor com as proteínas G. Isso resulta na troca do difosfato de guanosina (GDP) pelo trifosfato de guanosina (GTP) e na ativação da proteína G. Os sistemas de segundos mensageiros ativados variam conforme o receptor específico, a subunidade α da proteína G associada ao receptor e o ligante que se liga ao receptor. A figura mostra exemplos de hormônios que se ligam a receptores acoplados à proteína G. DAG, diacilglicerol; PLC, fosfolipase C; AMPc, monofosfato de adenosina cíclico; RhoGEFs, fatores de troca de nucleotídeos guanina da proteína Rho; PI$_3$K, fosfatidilinositol-3-cinase; PKC, proteína cinase C; GnRH, hormônio liberador de gonadotrofinas; SST, somatostatina; GHRH, hormônio liberador do hormônio do crescimento; FSH, hormônio folículo-estimulante; LH, hormônio luteinizante; TSH, hormônio estimulante da tireoide; ACTH, hormônio adrenocorticotrófico. (Modificada com permissão de Molina PE: *Endocrine Physiology*, 3rd ed. New York:McGraw-Hill Medical, 2010.)

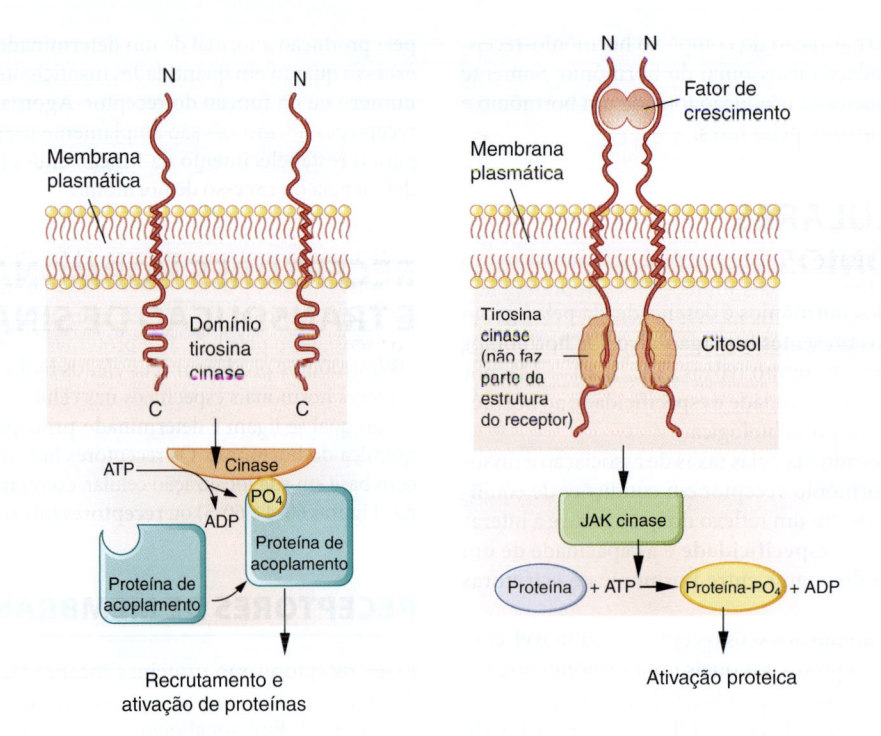

FIGURA 60-5 Receptor cinase e receptor associado à cinase. Receptores cinase exibem atividade de tirosina cinase ou serina cinase intrínseca, a qual é ativada pela ligação do hormônio ao segmento amino-terminal do receptor de membrana celular. A cinase ativada recruta e fosforila proteínas a jusante (*downstream*), produzindo uma resposta celular. Exemplo de um hormônio que utiliza essa via receptora é a insulina. Receptores associados à tirosina cinase não exibem atividade intrínseca em seu domínio intracelular. Eles estão intimamente associados a cinases ativadas devido à ligação do hormônio. Exemplos de hormônios que utilizam esse mecanismo são o hormônio do crescimento e a prolactina. ATP, trifosfato de adenosina; ADP, difosfato de adenosina; JAK, janus cinase. (Modificada com permissão de Cooper GM: *The Cell: A Molecular Approach*, 4th ed. Sinauer, 2007.)

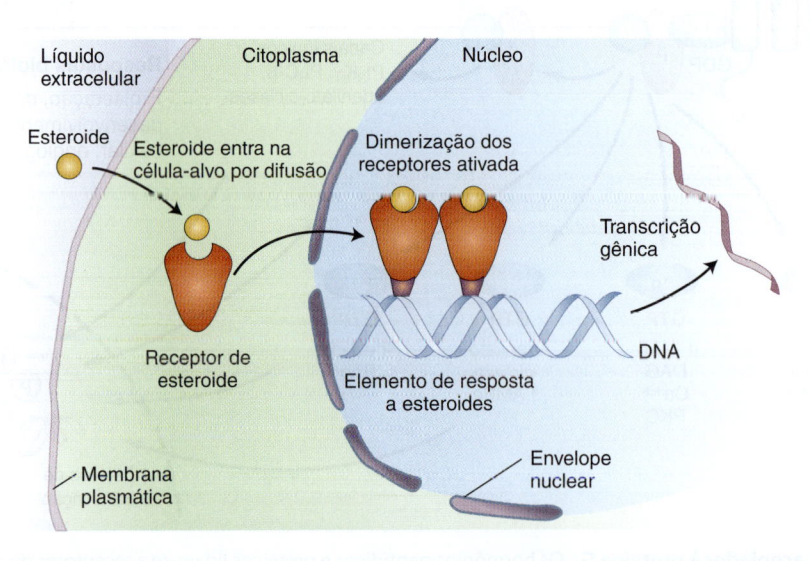

FIGURA 60-6 Receptores intracelulares. Esquema geral do mecanismo de ação dos receptores de esteroides. O ligante (esteroide) difunde-se para dentro da célula e liga-se a um receptor citosólico. Assim que a ligação ocorre, os receptores sofrem dimerização (formam pares) e são translocados para o núcleo, onde se ligam a um elemento de resposta a esteroides do DNA. Isso ativa a transcrição gênica e a formação de RNAm e, por fim, devido ao aumento do RNAm, a tradução de proteínas específicas, resultando em um resposta celular. Alguns receptores intracelulares, em vez de serem encontrados no citosol no estado não ligado, residem no núcleo (p. ex., receptores dos hormônios da tireoide), mas o mecanismo final de ativação da transcrição gênica e o da tradução são similares.(Reproduzida com permissão de Kibble J, Halsey CR: *The Big Picture, Medical Physiology*. New York: McGraw-Hill, 2009.)

mática podem ser divididos em **canais iônicos dependentes de ligante** e receptores que regulam a atividade de proteínas intracelulares.

Canais iônicos dependentes de ligante

Esses receptores estão acoplados funcionalmente a canais iônicos. A ligação do hormônio ao receptor produz uma mudança conformacional que abre os canais iônicos da membrana plasmática, produzindo fluxos iônicos na célula-alvo. Os efeitos celulares ocorrem dentro de segundos após a ligação do hormônio.

Receptores que regulam a atividade de proteínas intracelulares

Esses receptores são proteínas transmembrana que, quando ativadas, transmitem sinais a alvos intracelulares. A ligação do ligante ao receptor de superfície celular e a ativação da proteína associada iniciam uma cascata de sinalização de eventos que ativa proteínas e enzimas intracelulares e que pode incluir efeitos sobre a transcrição e expressão gênicas. Os principais tipos de receptores de membrana para hormônios que se enquadram nessa categoria são os **receptores acoplados à proteína G** (Figura 60-4) e os **receptores tirosina cinase** (Figura 60-5). Um tipo adicional de receptor é aquele constituído por uma **cinase associada ao receptor**. Esse receptor estimula a atividade de uma cinase intracelular após a ligação do hormônio ao receptor de membrana. Esse tipo de hormônio é utilizado na geração dos efeitos fisiológicos do hormônio do crescimento (Figura 60-5).

Receptores acoplados à proteína G

Os receptores acoplados à proteína G são proteínas transmembrana acopladas a **proteínas de ligação à guanina heterotriméricas (proteínas G)**, que consistem em três subunidades: α, β e γ. A ligação de um hormônio a um receptor acoplado à proteína G produz uma mudança conformacional que induz a interação do receptor com uma proteína G regulatória, estimulando a liberação do **difosfato de guanosina (GDP)** em troca do **trifosfato de guanosina (GTP)**, o que resulta na ativação da proteína G (Figura 60-4). A proteína G ativada (ligada ao GTP) dissocia-se do receptor. Em seguida, a subunidade α dissocia-se das subunidades β e γ. As subunidades ativam alvos intracelulares que podem ser tanto canais iônicos quanto enzimas. Hormônios que utilizam esse tipo de receptor incluem o TSH, o antidiurético ou arginina vasopressina e as catecolaminas.

Com base na subunidade Gα, as proteínas G podem ser classificadas em quatro famílias associadas a diferentes proteínas efetoras. As vias de sinalização de três desses efetores têm sido bastante estudadas. A $G\alpha_s$ ativa a **adenilato-ciclase**; a $G\alpha_i$ inibe a adenilato-ciclase, e a $G\alpha_q$ ativa a **fosfolipase C**. A via do segundo mensageiro utilizada pela $G\alpha_{12}$ ainda não foi completamente elucidada.

A interação da $G\alpha_s$ com a adenilato-ciclase e sua ativação resultam no aumento da conversão de **trifosfato de adenosina** em **3',5'-monofosfato de adenosina cíclico (AMPc)**, e a resposta oposta é desencadeada pela ligação aos receptores acoplados à $G\alpha_i$. O aumento no AMPc intracelular ativa a **proteína cinase A**, a qual, por sua vez, fosforila proteínas efetoras responsáveis pela produção das respostas celulares. A ação do AMPc é finalizada pela sua degradação pela enzima **fosfodiesterase**. Além disso, a cascata de ativação proteica também pode ser controlada por fosfatases que desfosforilam proteínas. A fosforilação proteica não resulta necessariamente na ativação de uma enzima. Em alguns casos, a fosforilação de uma determinada proteína resulta na inibição de sua atividade.

A ativação da fosfolipase C pela $G\alpha_q$ leva à hidrólise do **fosfatidilinositol bifosfato** e à produção de **diacilglicerol (DAG)** e **inositol trifosfato (IP_3)**. O DAG ativa a **proteína cinase C**, a qual fosforila proteínas efetoras. O IP_3 liga-se a canais de cálcio do retículo endoplasmático, levando ao aumento do influxo de Ca^{2+} para o citosol. O Ca^{2+} também pode atuar como um segundo mensageiro pela ligação a proteínas citosólicas como a **calmodulina**. A ligação do Ca^{2+} à calmodulina resulta na ativação de cinases, desencadeando uma cascata de fosforilação de proteínas efetoras e respostas celulares.

Receptores tirosina cinase

Os **receptores tirosina cinase** são normalmente proteínas com um domínio transmembrana único que exibem atividade enzimática intrínseca, a qual é ativada pela ligação do hormônio. Isso resulta na fosforilação de resíduos de tirosina do domínio catalítico do próprio receptor, aumentando a sua atividade como cinase. A fosforilação fora do domínio catalítico cria sítios de ligação ou de ancoragem específicos para proteínas adicionais que são recrutadas e ativadas, iniciando uma cascata de sinalização a jusante (*downstream*).

A ligação de um hormônio aos receptores de superfície celular resulta na ativação rápida de proteínas citosólicas e em respostas celulares. Por meio da fosforilação proteica, a ligação de um hormônio a receptores de superfície celular também é capaz de alterar a transcrição de genes específicos por intermédio da fosforilação de fatores de transcrição. Um exemplo desse mecanismo de ação é a fosforilação do fator de transcrição da **proteína de ligação ao elemento de resposta ao AMPc (CREB**, do inglês *cAMP response element-binding protein*) pela proteína cinase A em resposta à ligação do receptor e à ativação da adenilato-ciclase. Esse mesmo fator de transcrição (CREB) pode ser fosforilado pelo complexo cálcio-calmodulina após a ligação hormonal ao receptor tirosina cinase e subsequente ativação da fosfolipase C. Portanto, a ligação de um hormônio a receptores de superfície celular pode desencadear respostas imediatas quando o receptor está acoplado a um canal iônico ou por meio da fosforilação rápida de proteínas citosólicas pré-formadas. Isso também pode ativar a transcrição gênica, por meio da fosforilação de fatores de transcrição.

RECEPTORES INTRACELULARES

Os receptores dessa categoria pertencem à **superfamília dos receptores de esteroides** (Figura 60-6). Tais receptores são fatores de transcrição que possuem sítios de ligação ao hormônio (ligante) e ao DNA, funcionando como fatores de transcrição regulados por ligante (hormônio). A formação do complexo hormônio-receptor e a ligação ao DNA leva à ativação ou à repressão da transcrição gênica. A ligação a receptores hormonais intracelulares requer que o hormônio seja hidrofóbico e atravesse a membrana plasmática. Os hormônios esteroides e os esteroides ativos derivados da vitamina D preenchem esses requisitos (Figura 60-6). Os hormônios da tireoide precisam ser transportados ativamente para dentro da célula.

A distribuição intracelular de um receptor de hormônio não ligado pode ser citosólica ou nuclear. A formação do complexo hormônio-receptor com receptores citosólicos produz uma mudança conformacional que permite ao complexo hormônio-receptor entrar no núcleo e se ligar a sequências específicas do DNA para regular a transcrição gênica. No núcleo, os receptores regulam a transcrição por meio da ligação, em geral na forma de dímeros, a elementos de resposta ao hormônio, normalmente localizados nas regiões regulatórias dos genes-alvo. Em todos os casos, a ligação do hormônio leva a uma quase completa localização nuclear do complexo hormônio-receptor. Receptores intracelulares livres (não ligados) podem ser encontrados no núcleo, como acontece com os receptores dos hormônios da tireoide. Quando não está ocupado, esse receptor reprime a transcrição de determinados genes. A ligação dos hormônios da tireoide ao receptor ativa a transcrição gênica.

REGULAÇÃO DOS RECEPTORES HORMONAIS

Os hormônios podem influenciar a responsividade da célula-alvo modulando a função do receptor. As células-alvo são capazes de detectar mudanças no sinal hormonal dentro de uma gama muito ampla de intensidades de estímulo. Isso requer a capacidade de sofrer um processo reversível de adaptação ou **dessensibilização**, por meio do qual uma exposição prolongada a um hormônio diminui a resposta àquele nível hormonal. Isso permite que as células respondam a *mudanças* na concentração de um hormônio (e não apenas à concentração absoluta do hormônio) dentro de um intervalo muito grande de concentrações hormonais. Vários mecanismos podem estar envolvidos na dessensibilização a um hormônio. A ligação do hormônio aos receptores de superfície celular, por exemplo, pode induzir sua endocitose e sequestro temporário pelos endossomos. Essa endocitose do receptor induzida pelo hormônio pode levar à destruição dos receptores pelos lisossomos, um processo que conduz à **regulação para baixo do receptor (*downregulation*)**. Em outros casos, a dessensibilização resulta de uma inativação rápida dos receptores, por exemplo, devido à fosforilação do receptor. A dessensibilização também pode ser causada pela mudança em uma proteína envolvida na transdução de sinal após a ligação do hormônio ao receptor, ou pela produção de um inibidor que bloqueia o processo de transdução. Além disso, um hormônio pode regular para baixo (*downregulate*) ou diminuir a expressão dos receptores de outro hormônio e, assim, reduzir a efetividade daquele hormônio. Os receptores hormonais também podem sofrer regulação para cima (*upregulation*).

A regulação para cima envolve um aumento no número de receptores de um hormônio específico e ocorre frequentemente quando os níveis predominantes do hormônio permaneceram baixos por algum tempo. O resultado é um aumento, no tecido-alvo, da responsividade aos efeitos fisiológicos do hormônio no momento em que os seus níveis são restabelecidos ou quando um agonista do receptor é administrado. Um hormônio também pode regular para cima (*upregulate*) os receptores de outro hormônio, aumentando a eficácia daquele hormônio no tecido-alvo. Exemplo desse tipo de interação é a regulação para cima dos receptores adrenérgicos dos miócitos cardíacos após aumentos sustentados nos níveis dos hormônios da tireoide.

CONTROLE DA LIBERAÇÃO HORMONAL

A secreção hormonal envolve a síntese ou a produção de um hormônio e sua liberação pela célula. Em geral, a discussão sobre a regulação da liberação hormonal apresentada nesta seção refere-se tanto à síntese quanto à secreção. Aspectos específicos pertencentes ao controle diferencial da síntese e liberação de hormônios específicos serão discutidos nos capítulos respectivos, quando for relevante.

As concentrações plasmáticas dos hormônios oscilam ao longo do dia, mostrando picos e quedas específicos para cada hormônio (Figura 60-7). Esse padrão variável de liberação hormonal é determinado por interação e integração de múltiplos mecanismos de controle, os quais incluem fatores hormonais, neurais, nutricionais e ambientais que regulam a secreção constitutiva (basal) e a secreção estimulada (concentrações máximas) dos hormônios. A liberação periódica e pulsátil dos hormônios é essencial para a manutenção da função endócrina normal e para a efetividade dos efeitos fisiológicos no órgão-alvo. O hipotálamo desempenha um papel importante no controle da pulsatilidade hormonal. Embora os mecanismos que determinam a pulsatilidade e a periodicidade da liberação hormonal não sejam completamente entendidos no caso de todos os diferentes hormônios, três mecanismos gerais podem ser identificados como reguladores comuns da liberação hormonal.

CONTROLE NEURAL

O controle e a integração desempenhados pelo sistema nervoso central são componentes-chave da regulação hormonal, sendo mediados pelo controle direto, efetuado por neurotransmissores, da liberação hormonal endócrina (Figura 60-8). O controle neural desempenha um papel importante na regulação da liberação endócrina periférica de hormônios. Os órgãos endócrinos, como o pâncreas, recebem entradas simpáticas e parassimpáticas que contribuem para a regulação da liberação de insulina e glucagon.

CONTROLE HORMONAL

A liberação hormonal por um órgão endócrino é controlada frequentemente por outro hormônio. Quando o resultado é a estimulação da liberação hormonal, o hormônio que exerce o efeito é chamado de hormônio trófico, caso da maioria dos hormônios produzidos e liberados pela adeno-hipófise. Exemplo desse tipo de controle da liberação hormonal é a regulação da liberação de glicocorticoides pelo ACTH. Um hormônio também pode suprimir a liberação de outro hormônio. Exemplo disso é a inibição da liberação do hormônio do crescimento pela somatostatina do hipotálamo.

A inibição hormonal da liberação de hormônios desempenha um papel importante no processo de **regulação por retroalimentação negativa** de liberação hormonal, descrito abaixo e na Figura 60-9. Além disso, os hormônios podem estimular a liberação de um segundo hormônio, por meio de um processo conhecido como mecanismo de anteroalimentação (*feedforward*).

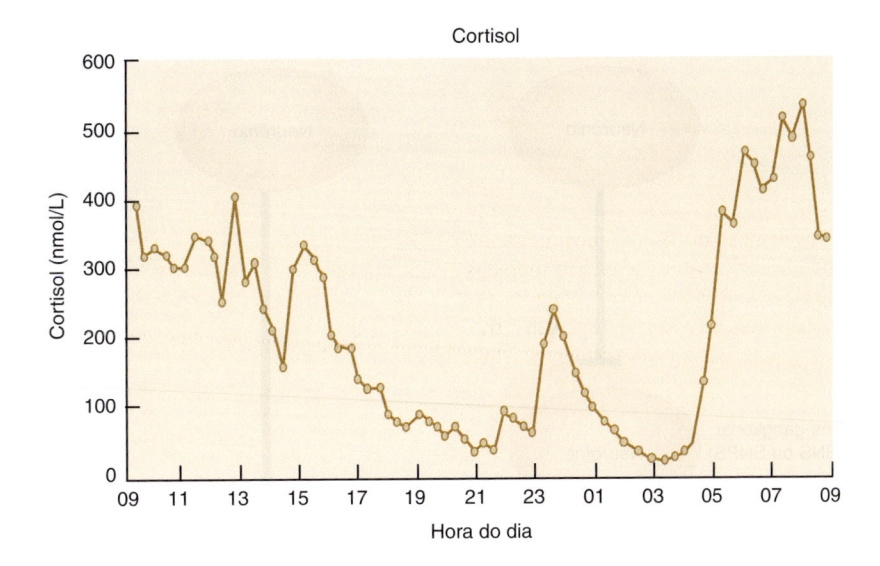

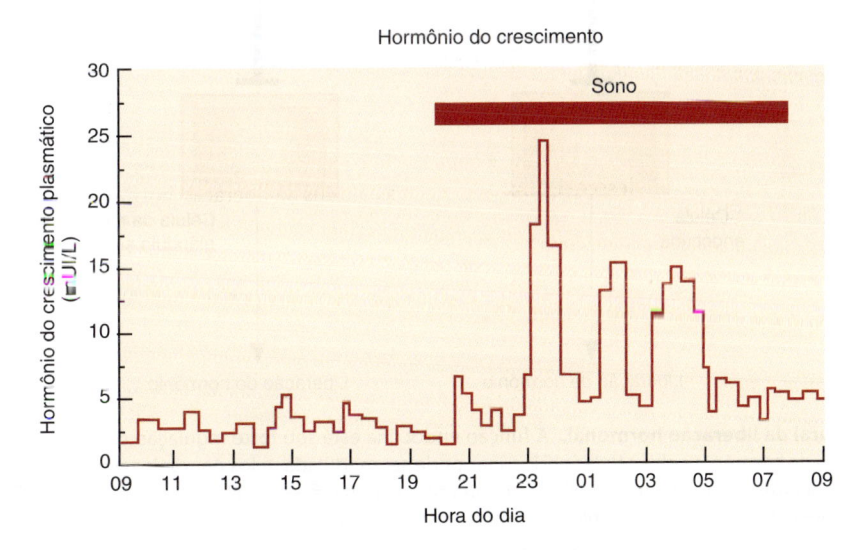

FIGURA 60-7 Padrões de liberação hormonal. As concentrações plasmáticas de hormônios oscilam ao longo do dia. Assim, as medidas plasmáticas dos hormônios nem sempre refletem a função de um determinado sistema endócrino. O cortisol e o hormônio do crescimento mostram variações consideráveis nas concentrações sanguíneas ao longo do dia. Essas concentrações também podem ser afetadas por privação de sono, luz, estresse e doenças e dependem da taxa de secreção, das taxas de metabolização e excreção, da taxa de depuração metabólica, do padrão circadiano, da oscilação ambiental de estímulos e de osciladores endógenos internos. As influências biológicas incluem doenças, trabalho noturno, padrões de sono, mudanças de longitude e repouso em leito por períodos prolongados. (Modificada com permissão de Molina PE: *Endocrine Physiology*, 2nd ed. New York: McGraw-Hill Medical, 2007.)

REGULAÇÃO NUTRICIONAL OU IÔNICA

As concentrações plasmáticas de nutrientes ou de íons também podem regular a liberação hormonal (Figura 60-9). Em todos os casos, o hormônio específico regula, direta ou indiretamente, a concentração plasmática daquele nutriente ou íon. Exemplos de regulação da liberação hormonal por nutrientes e íons incluem o controle da liberação de insulina pela concentração plasmática de glicose e o controle da liberação do hormônio da paratireoide (paratormônio) pelas concentrações plasmáticas de cálcio e fosfato.

A liberação de determinado hormônio pode ser influenciada por mais de um desses mecanismos. Por exemplo, a liberação de insulina é regulada pelos nutrientes (concentrações plasmáticas de glicose e aminoácidos) e por mecanismos neurais (estimulação simpática e parassimpática) e hormonais (somatostatina). A função final desses mecanismos de controle é permitir que o sistema neuroendócrino adapte-se a um meio em constante mudança, integre sinais e mantenha a homeostasia. A responsividade das células-alvo à ação hormonal, que leva à regulação da liberação de hormônio, constitui um mecanismo de controle por **retroalimentação**. Chama-se o amortecimento ou a inibição do estímulo inicial de **retroalimentação negativa**. Chama-se a estimulação ou intensificação do estímulo original de **retroalimentação positiva** (Figura 60-9). A retroalimentação negativa é o mecanismo mais comum de regulação da liberação hormonal.

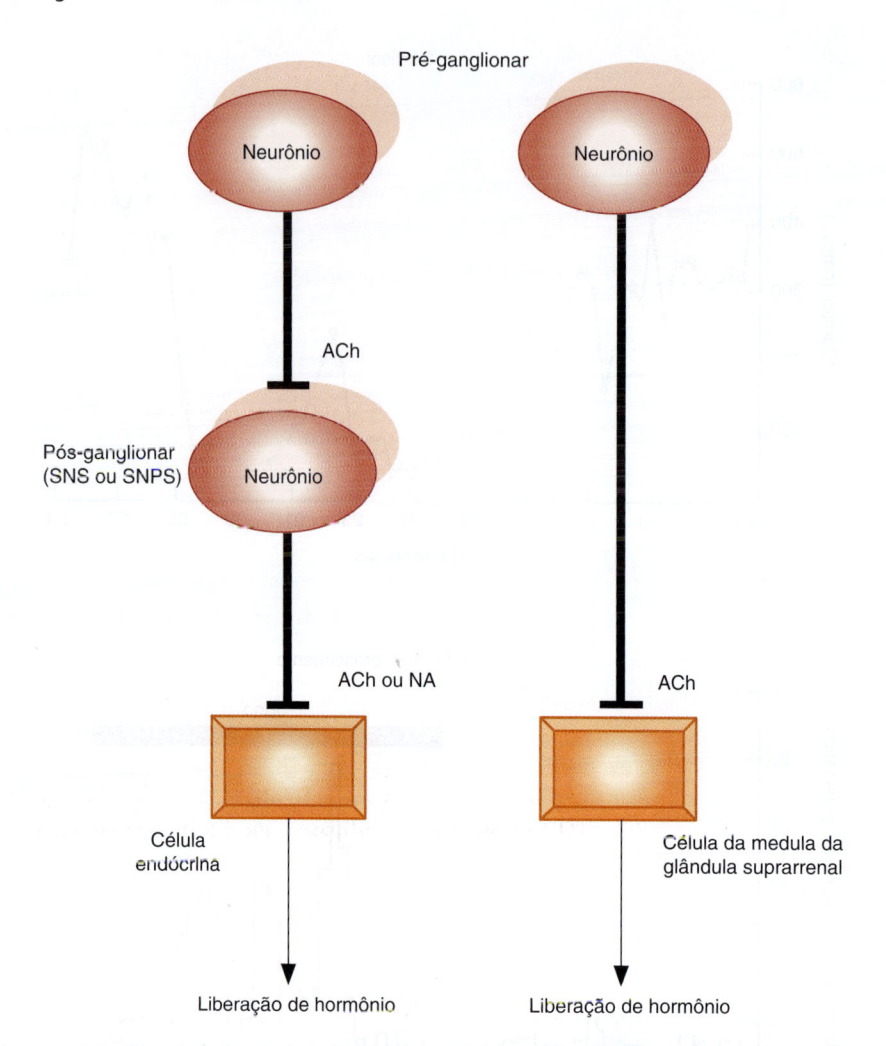

FIGURA 60-8 Controle neural da liberação hormonal. A função endócrina está sob forte regulação do sistema nervoso, por isso o termo "neuroendócrino". A liberação de hormônio pelas células endócrinas pode ser modulada pelos neurônios pós-ganglionares do sistema nervoso simpático (SNS) e do sistema nervoso parassimpático (SNPS), os quais utilizam noradrenalina (NA) e acetilcolina (ACh) como neurotransmissores, ou pelos neurônios pré-ganglionares, que usam a acetilcolina como neurotransmissor. Portanto, agentes farmacológicos que interagem com a produção ou com a liberação de neurotransmissores afetam a função endócrina. (Modificada com permissão de Molina PE: *Endocrine Physiology*, 3rd ed. New York: McGraw-Hill Medical, 2010.)

A integridade do sistema assegura que mudanças adaptativas nas concentrações dos hormônios não levem a condições patológicas. Além disso, esse mecanismo de controle exerce um papel importante nas adaptações de curto e longo prazo às mudanças ambientais. Três níveis de retroalimentação podem ser identificados: alça longa, alça curta e alça ultracurta.

AVALIAÇÃO DA FUNÇÃO ENDÓCRINA

Em geral, os distúrbios do sistema endócrino resultam de alterações da secreção hormonal ou da responsividade da célula-alvo à ação do hormônio. As alterações na resposta da célula-alvo podem ocorrer devido à responsividade biológica aumentada ou diminuída a um hormônio em particular (Figura 60-10). A abordagem inicial para a avaliação da função endócrina é a dosagem da concentração plasmática dos hormônios.

INTERPRETAÇÃO DAS DOSAGENS HORMONAIS

Devido à variação na concentração hormonal circulante, resultante da liberação pulsátil, dos **ritmos circadianos**, do ciclo sono/vigília e do estado nutricional, a interpretação das dosagens hormonais plasmáticas isoladas deve sempre ser realizada com cautela e com a compreensão dos componentes integrais do eixo hormonal em questão.

Eis alguns aspectos gerais a serem considerados durante a interpretação de dosagens hormonais:

- Os níveis de um hormônio devem ser analisados em conjunto com seus fatores regulatórios apropriados (p. ex., insulina com glicose, cálcio com paratormônio, hormônios da tireoide com TSH, etc.).
- O aumento simultâneo desses pares (aumento do hormônio e do substrato que ele regula, como um aumento da glicose plas-

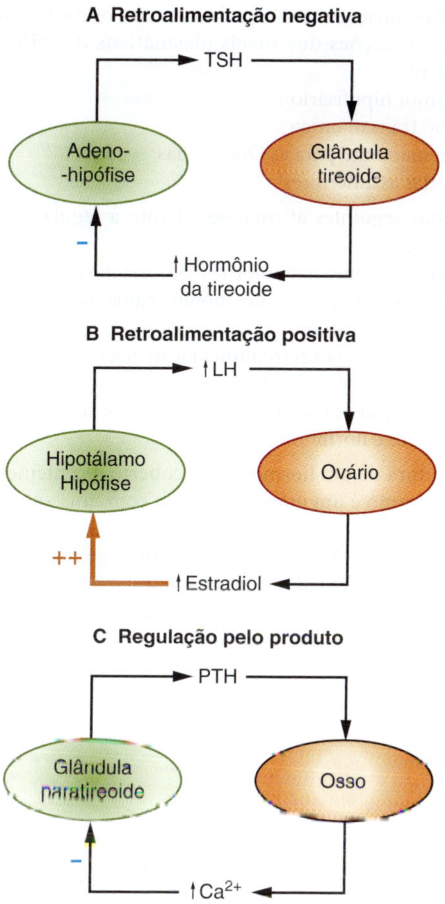

CAPÍTULO 60: Princípios Gerais de Fisiologia Endócrina **611**

FIGURA 60-9 Mecanismos de regulação da liberação hormonal. A) Regulação por retroalimentação negativa. Em alguns casos, a própria glândula endócrina é um órgão-alvo de outro hormônio. Neste caso, as células endócrinas do órgão 1 produzem um hormônio que estimula o órgão-alvo a produzir um segundo hormônio (hormônio 2). O hormônio 2 diminui a produção e a liberação do hormônio que estimulou a sua liberação, o qual é conhecido como hormônio trófico. Um exemplo desse mecanismo é a regulação da liberação do hormônio estimulante da tireoide (TSH), liberado pela adeno-hipófise, a qual é feita pelos hormônios produzidos pela glândula tireoide. **B) Regulação por retroalimentação positiva** ocorre quando a liberação de um hormônio estimula um segundo hormônio, que então estimula o primeiro hormônio, resultando em um ciclo vicioso. Um exemplo é a estimulação da liberação de LH pelo estradiol durante o ciclo menstrual. **C) Controle da liberação hormonal pelo produto**. A produção e a liberação de um hormônio pode ser regulada pelos níveis circulantes do substrato que o hormônio controla. Um exemplo é a regulação da liberação do paratormônio produzido pelas glândulas paratireoides pela concentração sérica prevalente de Ca^{2+}. (Modificada com permissão de Molina PE: *Endocrine Physiology*, 3rd ed. New York: McGraw-Hill Medical, 2010.)

mática e dos níveis de insulina) pode indicar um estado de resistência ao hormônio.

- A excreção pela urina de um hormônio ou de metabólitos do hormônio ao longo de 24 horas pode fornecer uma estimativa melhor da secreção hormonal do que uma dosagem plasmática única. Entretanto, essas medidas dependem de uma função renal adequada.

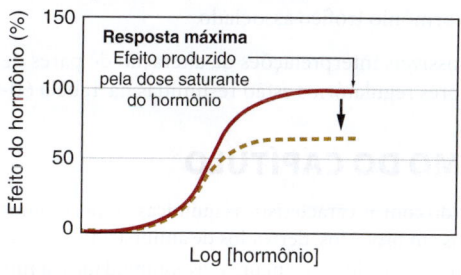

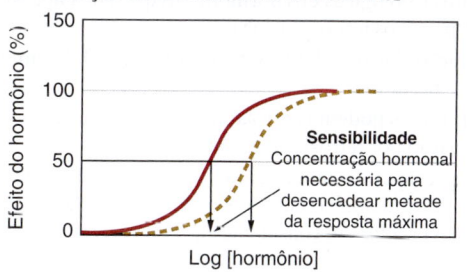

FIGURA 60-10 Função do receptor. A) Responsividade ao hormônio. A redução da responsividade aos efeitos do hormônio pode ocorrer devido à redução do número de receptores do hormônio, à redução da concentração de enzimas ativadas pelo hormônio, ao aumento da concentração de inibidores não competitivos ou a um número reduzido de células-alvo. Quando a responsividade está diminuída, a resposta máxima não é produzida, não importa quão elevada esteja a concentração do hormônio. **B) Sensibilidade ao hormônio.** A diminuição na sensibilidade ao hormônio requer concentrações hormonais mais elevadas para que 50% da resposta máxima seja produzida. A redução da sensibilidade pode ocorrer devido à diminuição da afinidade hormônio-receptor, à redução do número de receptores do hormônio, ao aumento da taxa de degradação do hormônio e ao aumento dos níveis de hormônios antagonistas ou competitivos. (Modificada com permissão de Molina PE: *Endocrine Physiology*, 3rd ed. New York: McGraw-Hill Medical, 2010.)

TABELA 60-1 Interpretação das concentrações hormonais

Concentração do hormônio hipofisário	Concentração do hormônio-alvo		
	Baixa	Normal	Alta
Alta	Insuficiência primária do órgão endócrino alvo		Secreção independente do hormônio hipofisário ou resistência à ação do hormônio-alvo
Normal	Faixa normal		
Baixa	Insuficiência hipofisária		Secreção independente pelo órgão endócrino-alvo

Reproduzida com permissão de Kibble J e Halsey CR: *The Big Picture, Medical Physiology*. New York: McGraw-Hill, 2009.

- O excesso do hormônio-alvo deve ser avaliado em conjunto com o hormônio trófico associado.

As possíveis interpretações da alteração de pares de hormônios e fatores regulatórios estão resumidas na Tabela 60-1.

RESUMO DO CAPÍTULO

- De acordo com as características químicas, os hormônios são classificados em proteicos, derivados de aminoácidos ou esteroides.
- As proteínas ligadoras regulam a disponibilidade e a função fisiológica dos hormônios.
- Os efeitos fisiológicos dos hormônios requerem a ligação a receptores específicos nos órgãos-alvo.
- A liberação hormonal está sob controle neural, hormonal e dos próprios produtos.
- Os hormônios podem controlar a sua própria liberação por meio da regulação por retroalimentação.
- A interpretação da concentração hormonal requer que os pares entre os hormônios e o nutriente ou fator controlado pelo hormônio sejam levados em consideração.

QUESTÕES PARA ESTUDO

1. Qual das seguintes afirmações em relação aos hormônios está correta?
   A) Ligam-se a receptores de membrana plasmática em todos os tipos de células
   B) Podem ser lipossolúvcis e apresentam um receptor intracelular
   C) Circulam ligados a uma proteína, o que encurta sua meia-vida
   D) São pequenos peptídeos, e, dessa forma, a localização de seu receptor será no núcleo

2. Qual das situações abaixo poderia alterar os níveis hormonais?
   A) Modificações dos níveis plasmáticos de minerais e nutrientes
   B) Tumor hipofisário
   C) Voo transatlantico
   D) Treinamento para as Olimpíadas
   E) Todas as anteriores

3. Qual das seguintes afirmações quanto à regulação hormonal está correta?
   A) Um hormônio não inibe sua própria liberação
   B) O substrato que um hormônio regula não afeta a liberação daquele hormônio
   C) A regulação por retroalimentação negativa ocorre apenas ao nível da adeno-hipófise
   D) A inibição por retroalimentação pode ser exercida por nutrientes e hormônios

4. A estrutura de um hormônio descoberto recentemente mostra que o mesmo é um grande peptídeo com uma subunidade glicosilada. O hormônio provavelmente irá:
   A) se ligar ao DNA e afetar a transcrição gênica
   B) se ligar à adenilato-ciclase e estimular a proteína cinase C
   C) se ligar a um receptor da membrana celular
   D) ser secretado intacto na urina

CAPÍTULO 61

Hipotálamo e Neuro-hipófise

Patricia E. Molina

OBJETIVOS

- Descrever as relações anatômicas e fisiológicas entre o hipotálamo e a adeno-hipófise e entre o hipotálamo e a neuro-hipófise.
- Entender como ocorre a integração da função hipotalâmica e hipofisária e identificar as duas vias utilizadas para as interações hipotálamo-hipofisárias.
- Identificar os fatores hipotalâmicos de liberação e de inibição apropriados que controlam a secreção de cada um dos hormônios adeno-hipofisários.
- Diferenciar as vias de transporte dos neuropeptídeos hipotalâmicos para a neuro e adeno-hipófise.
- Identificar os mecanismos que controlam a liberação de ocitocina e de hormônio antidiurético (ou arginina vasopressina).
- Compreender as respostas fisiológicas do órgão-alvo e os mecanismos celulares de ação da ocitocina e do hormônio antidiurético.

O **hipotálamo** é a região do encéfalo envolvida na coordenação das respostas fisiológicas dos diferentes órgãos que mantêm, de forma conjunta, a homeostasia. Ele integra sinais provenientes do ambiente, de outras regiões encefálicas e de aferentes viscerais para, então, produzir as respostas neuroendócrinas apropriadas. Fazendo isso, o hipotálamo influencia muitos aspectos das funções do dia a dia, inclusive da ingestão de alimentos, do consumo energético, do peso corporal, da ingestão e do balanço hídrico, da pressão arterial, da sede, da temperatura corporal e do ciclo de sono. A maioria dessas respostas hipotalâmicas é mediada pelo controle hipotalâmico da função hipofisária (Figura 60-1). Esse controle é possibilitado por dois mecanismos: (1) pela liberação de neuropeptídeos hipotalâmicos sintetizados por neurônios do hipotálamo e transportados até a **neuro-hipófise** através do **trato hipotálamo-hipofisário**; (2) pelo controle neuroendócrino da adeno-hipófise por meio da liberação de peptídeos que desencadeiam a liberação dos hormônios da **glândula adeno-hipófise** (hormônios hipofisiotróficos) (Figura 61-2).

ANATOMIA FUNCIONAL

O hipotálamo é a porção do diencéfalo localizada abaixo do tálamo e entre a lâmina terminal e os corpos mamilares, formando as paredes e o soalho do terceiro ventrículo. No soalho do terceiro ventrículo, as duas metades do hipotálamo se unem novamente, formando uma espécie de ponte conhecida como **eminência mediana** (Figura 61-1). A eminência mediana é importante porque consiste no local onde os terminais axonais dos neurônios hipotalâmicos liberam os neuropeptídeos envolvidos no controle da função da adeno-hipófise. Além disso, a eminência mediana é atravessada pelos axônios dos neurônios hipotalâmicos que terminam na neuro-hipófise. A eminência mediana se afunila, dando origem à porção infundibular da neuro-hipófise ou hipófise posterior.

NÚCLEOS HIPOTALÂMICOS

No hipotálamo, os corpos neuronais estão agrupados em núcleos que se projetam para outras regiões encefálicas ou terminam em outros núcleos hipotalâmicos. Esse sistema intricado de conexões neuronais permite uma comunicação contínua entre os neurônios hipotalâmicos e outras regiões encefálicas.

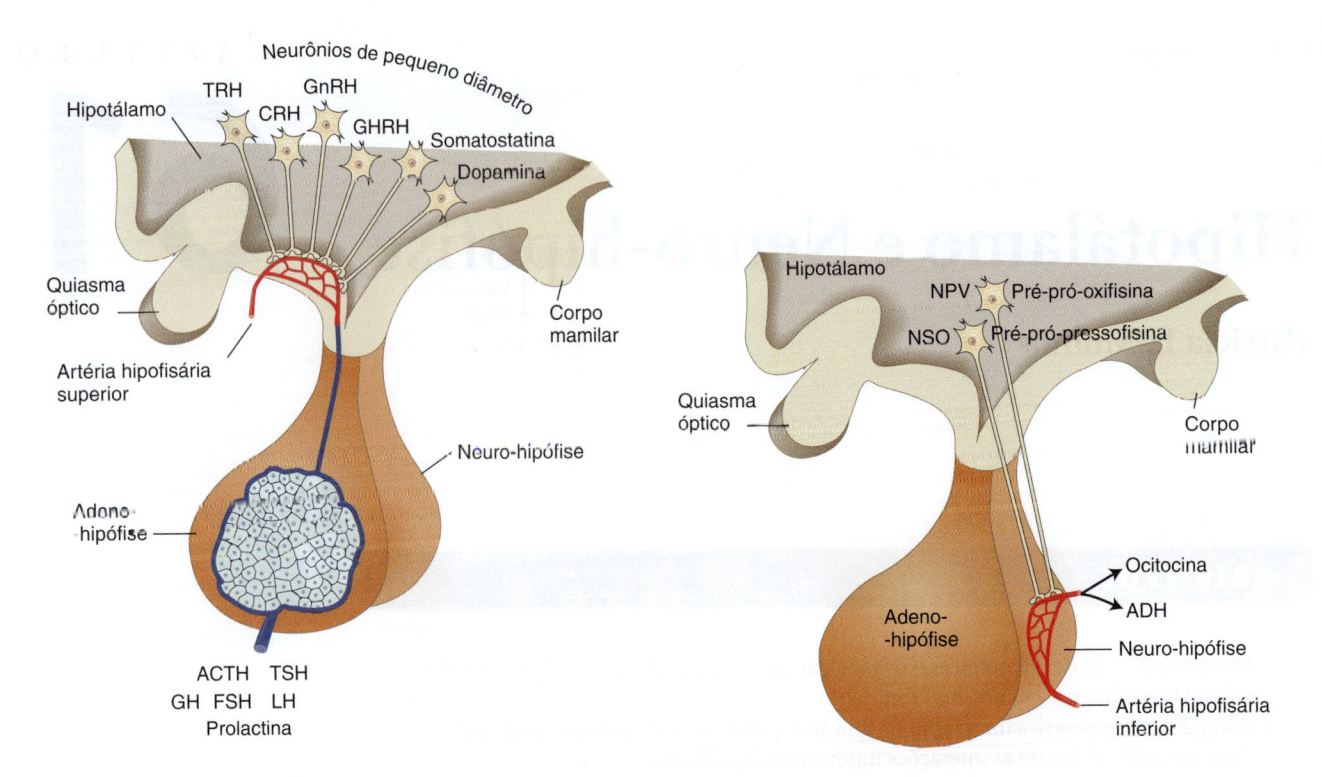

FIGURA 61-1 Relações anatômica e funcional entre o hipotálamo e a hipófise. O hipotálamo está anatômica e funcionalmente ligado à adeno e à neuro-hipófise. Eles se mantêm intimamente relacionados devido ao sistema porta de suprimento sanguíneo. As artérias hipofisárias superior, medial e inferior fornecem o suprimento sanguíneo arterial para a eminência mediana e para a hipófise. Os neurônios magnocelulares dos núcleos supraóptico e paraventricular têm axônios longos que terminam na neuro-hipófise. O ADH (também conhecido como AVP) e a ocitocina são sintetizados pelos neurônios magnocelulares na forma de precursores (pré-pró-hormônios), sofrem processamento pós-traducional e são liberados no sangue pela neuro-hipófise. Os axônios dos neurônios parvocelulares terminam na eminência mediana, onde liberam seus neuropeptídeos. As veias porto-hipofisárias longas drenam a eminência mediana, transportando os peptídeos do plexo capilar primário para o plexo capilar secundário, que fornece o suprimento sanguíneo da adeno-hipófise. TRH, hormônio liberador de tireotrofina; CRH, hormônio liberador de corticotrofina; GnRH, hormônio liberador de gonadotrofinas; GHRH, hormônio liberador do hormônio do crescimento; NPV, núcleo paraventricular; NSO, núcleo supraóptico; ADH, hormônio antidiurético; ACTH, hormônio adrenocorticotrófico; TSH, hormônio estimulante da tireoide; GH, hormônio do crescimento; FSH, hormônio folículo-estimulante; LH, hormônio luteinizante. (Reproduzida com permissão de Kibble J, Halsey CR: *The Big Picture, Medical Physiology*. New York: McGraw-Hill, 2009.)

Alguns dos neurônios que constituem os núcleos hipotalâmicos têm natureza neuro-hormonal. O termo "neuro-hormonal" refere-se à capacidade desses neurônios de sintetizar neuropeptídeos que funcionam como hormônios e liberá-los pelos terminais axonais em resposta à despolarização neuronal. Dois tipos de neurônios são importantes na mediação das funções endócrinas do hipotálamo: os **magnocelulares** e os **parvocelulares** (Figura 61-2). Os neurônios magnocelulares estão localizados predominantemente nos núcleos **paraventricular** e **supraóptico** do hipotálamo, e produzem grandes quantidades dos neuro-hormônios **ocitocina** e **hormônio antidiurético** (**ADH**, do inglês *antidiuretic hormone*), também conhecido como **arginina vasopressina** (AVP). Os axônios amielínicos desses neurônios formam o **trato hipotálamo-hipofisário**, que atravessa a eminência mediana e termina na neuro-hipófise. A ocitocina e o ADH são liberados pela neuro-hipófise em resposta a um potencial de ação. Os neurônios parvocelulares possuem projeções que terminam na eminência mediana, no tronco encefálico e na medula espinal. Esses neurônios liberam pequenas quantidades de neuro-hormônios liberadores ou inibidores (**hormônios hipofisiotróficos**) que controlam a função da adeno-hipófise.

NEUROPEPTÍDEOS HIPOTALÂMICOS

Dois tipos básicos de neurônios formam o hipotálamo endócrino: os magnocelulares, cujos axônios terminam na neuro-hipófise, e os parvocelulares, cujos axônios terminam na eminência mediana. Os peptídeos hipofisiotróficos liberados próximo à eminência mediana são transportados ao longo da haste infundibular para a adeno-hipófise, onde se ligam a receptores de membrana celular específicos nas células adeno-hipofisárias, ativando cascatas de segundos mensageiros intracelulares que levam à liberação dos hormônios adeno-hipofisários na circulação sistêmica (Tabela 61-1). Os peptídeos liberados pela adeno-hipófise (**hormônio adrenocorticotrófico** [**ACTH,** do inglês *adrenocorticotropic hormone*], **prolactina**, **hormônio do crescimento** [**GH**, do inglês *growth hormone*], **hormônio luteinizante** [**LH**, do inglês *luteinizing hormone*], **hormônio folículo-estimulante** [**FSH**, do inglês *follicle-stimulating hormone*] e **hormônio estimulante da tireoide** [**TSH**, do inglês *thyroid-stimulating hormone*]) e pelos axônios dos neurônios magnocelulares que terminam na neuro-hipófise (ocitocina e ADH) são transportados para o sangue venoso que drena a hipófise e entram no seio intercavernoso e nas veias jugulares internas para atingir a circulação sistêmica.

Figura 61-2

Neurônio magnocelular → Transporte axonal → Neuro-hipófise OT, ADH, NP → Circulação sistêmica

Neurônio parvocelular → Transporte axonal → Eminência mediana CRH, TRH, GnRH, GHRH, SST, DA → Veias porto-hipofisárias longas → Adeno-hipófise → ACTH, TSH, LH/FSH, GH, Prl → Circulação sistêmica

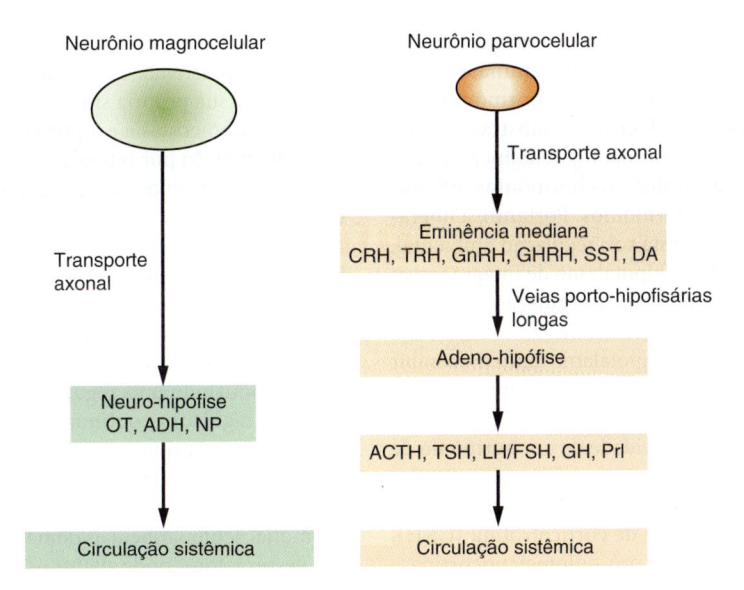

FIGURA 61-2 Os neurônios magnocelulares são maiores e produzem grandes quantidades de neuro-hormônios. Localizados predominantemente nos núcleos paraventricular e supraóptico do hipotálamo, seus axônios amielínicos formam o trato hipotálamo-hipofisário, que atravessa a eminência mediana e termina na neuro-hipófise. Esses neurônios sintetizam os neuro-hormônios ocitocina (OT), ADH e neurofisina (NP), que são transportados em vesículas de neurossecreção ao longo do trato hipotálamo-hipofisário e estocados nas varicosidades presentes nos terminais neuronais da neuro-hipófise. Os neurônios parvocelulares são pequenos e têm projeções que terminam na eminência mediana, no tronco encefálico e na medula espinal. Esses neurônios liberam pequenas quantidades de neuro-hormônios de liberação ou de inibição (hormônios hipofisiotróficos – CRH, TRH, GnRH, GHRH, SST, DA) que controlam a função da adeno-hipófise (discutida no próximo capítulo). Esses hormônios são transportados, pelas veias porto-hipofisárias longas até a adeno-hipófise, onde estimulam a liberação dos hormônios hipofisários (ACTH, TSH, LH/FSH, GH, Prl) na circulação sistêmica. (Modificada com permissão de Molina PE: *Endocrine Physiology*, 3rd ed. New York: McGraw-Hill Medical, 2010.)

REGULAÇÃO DA LIBERAÇÃO HORMONAL

Uma vez que recebe e integra sinais aferentes de múltiplas regiões encefálicas, o hipotálamo não funciona de forma isolada do restante do sistema nervoso central. Alguns desses sinais aferentes transmitem informações sensoriais sobre o ambiente do indivíduo, como luz, calor, frio e ruído. Entre os fatores ambientais, a luz exerce um papel importante na geração do **ritmo circadiano da secreção hormonal**. Esse ritmo endógeno é gerado pela interação entre a retina, o **núcleo supraquiasmático** hipotalâmico e a **glândula pineal**, por meio da liberação de melatonina. A **melatonina** é um hormônio sintetizado e secretado pela glândula pineal à noite e que transmite informação relativa ao ciclo claro/escuro diário para a fisiologia corporal, participando da organização dos ritmos circadianos. Seu ritmo de secreção está atrelado ao ciclo claro/escuro. Outros sinais percebidos pelo hipotálamo são aqueles provenientes de aferentes viscerais que levam ao sistema nervoso central informação sobre órgãos periféricos, como os intestinos, o coração, o fígado e o estômago. Os sinais neuronais são transmitidos pelos vários neurotransmissores liberados

TABELA 61-1 Aspectos-chave dos hormônios hipofisiotróficos

Hormônio hipofisiotrófico	Núcleos hipotalâmicos predominantes	Hormônio adeno-hipofisário controlado	Célula-alvo
Hormônio liberador de tireotrofina	Núcleos paraventriculares	Hormônio estimulante da tireoide e prolactina	Tireotrofo
Hormônio liberador de gonadotrofinas	Hipotálamo anterior e medial; áreas septais e pré-ópticas	Hormônio luteinizante e hormônio folículo-estimulante	Gonadotrofo
Hormônio liberador de corticotrofina	Porção parvocelular medial do núcleo paraventricular	Hormônio adrenocorticotrófico	Corticotrofo
Hormônio liberador do hormônio do crescimento	Núcleo arqueado, próximo à eminência mediana	Hormônio do crescimento	Somatotrofo
Somatostatina ou hormônio inibidor do hormônio do crescimento	Área paraventricular anterior	Hormônio do crescimento	Somatotrofo
Dopamina	Núcleo arqueado	Prolactina	Lactotrofo

Os seis fatores hipofisiotróficos reconhecidos e a localização predominante de suas células de origem estão listados nas colunas da esquerda. As colunas da direita listam o hormônio adeno-hipofisário que cada fator hipofisiotrófico regula e a célula que libera os hormônios específicos.

por essas fibras aferentes, inclusive o glutamato, a noradrenalina, a adrenalina, a serotonina, a acetilcolina, a histamina, o ácido γ-aminobutírico e a dopamina. Além disso, os hormônios circulantes produzidos pelos órgãos endócrinos e substratos como a glicose podem regular a função neuronal hipotalâmica. Juntos, esses neurotransmissores, os substratos e os hormônios influenciam a liberação hipotalâmica de hormônios. Portanto, a liberação dos hormônios hipotalâmicos está sob regulação ambiental, neural e hormonal. A capacidade do hipotálamo de integrar esses sinais o torna um centro de comando para a regulação da função endócrina e para a manutenção da homeostasia.

Os hormônios podem sinalizar o hipotálamo tanto para inibir quanto para estimular a liberação dos hormônios hipofisiotróficos. Esse mecanismo de controle regulado por retroalimentação negativa (ou positiva) consiste na capacidade de um hormônio de regular a sua própria cascata de liberação (ver Figura 60-9). Por exemplo, o cortisol produzido pela glândula suprarrenal pode inibir a liberação de hormônio liberador de corticotrofina (CRH), dessa forma inibindo a produção de pró-opiomelanocortina e ACTH e, consequentemente, diminuindo a síntese de cortisol pela glândula suprarrenal. Essa alça em que os hormônios controlam e regulam a sua própria síntese é muito importante para a manutenção da homeostasia e a prevenção de doenças. Uma alça mais curta de inibição por retroalimentação negativa também existe, a qual depende da inibição da liberação do neuropeptídeo hipofisiotrófico hipotalâmico pelo hormônio hipofisário que ele estimula. Nesse caso, um exemplo seria a capacidade do ACTH de inibir a liberação de CRH pelo hipotálamo. Alguns neuropeptídeos também participam de uma alça de retroalimentação ultracurta, na qual o próprio neuropeptídeo hipofisiotrópico é capaz de modular sua síntese. A ocitocina, por exemplo, estimula a sua própria liberação, produzindo uma regulação por retroalimentação positiva.

Essa regulação contínua da liberação hormonal é dinâmica: ela adapta-se continuamente às mudanças no ambiente e no meio interno do indivíduo. Ao longo de um mesmo dia, o hipotálamo integra múltiplos sinais para assegurar que os ritmos de liberação hormonal acompanhem as demandas do organismo. A perturbação desses fatores pode alterar os padrões de liberação hormonal.

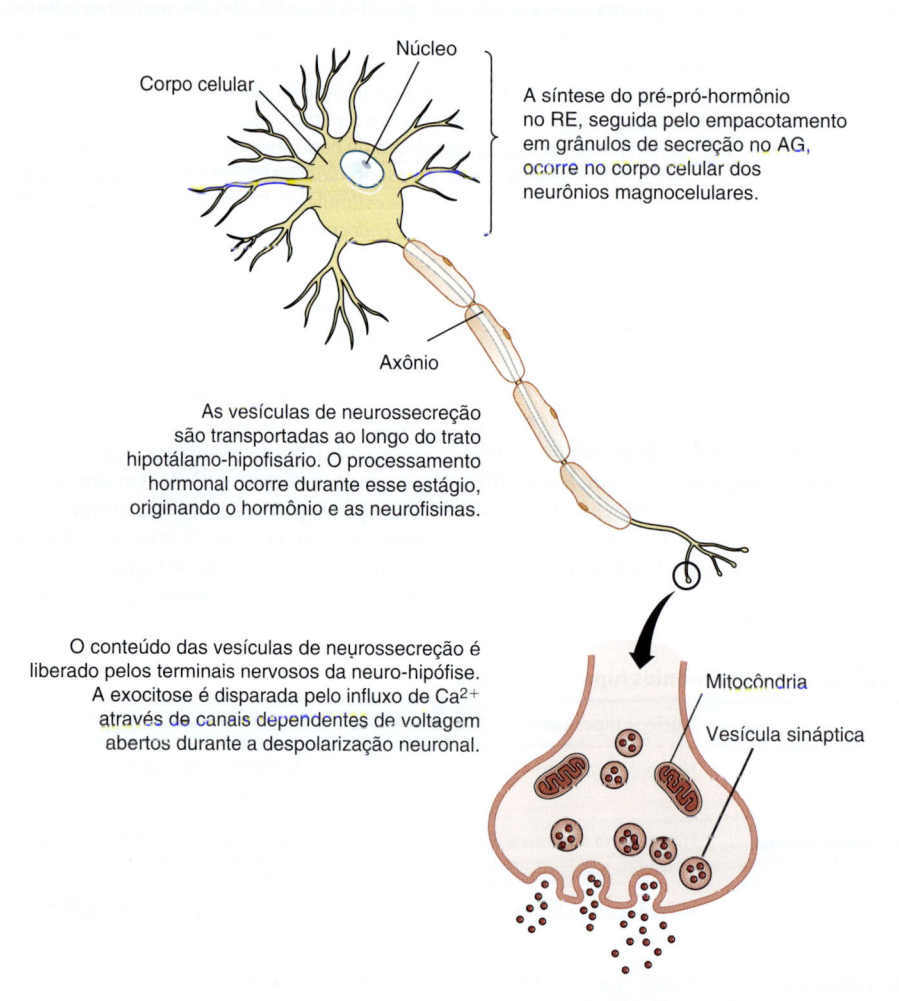

FIGURA 61-3 Síntese e processamento da ocitocina e do ADH. A ocitocina e o ADH são sintetizados no retículo endoplasmático (RE) dos neurônios magnocelulares hipotalâmicos na forma de pré-pró-hormônios. No aparelho de Golgi (AG), são empacotados em grânulos de secreção e então transportados ao longo do trato hipotálamo-hipofisário. Durante o transporte, os precursores do hormônio são processados, originando o hormônio final e as neurofisinas respectivas. O conteúdo das vesículas de neurossecreção é liberado por exocitose pelos terminais axonais da neuro-hipófise. A exocitose é disparada pelo influxo de Ca^{2+} através de canais dependentes de voltagem que são abertos durante a despolarização neuronal. O aumento de Ca^{2+} produz o ancoramento das vesículas de secreção junto à membrana plasmática axonal e a liberação dos neuropeptídeos no espaço intersticial. (Modificada com permissão de Molina PE: *Endocrine Physiology*, 3rd ed. New York: McGraw-Hill Medical, 2010.)

HORMÔNIOS DA NEURO-HIPÓFISE

Os neuropeptídeos produzidos pelos neurônios magnocelulares e consequentemente liberados pela neuro-hipófise são a ocitocina e o ADH. A ocitocina e o ADH são peptídeos intimamente relacionados, constituídos por nove aminoácidos com estrutura em anel. Nos neurônios magnocelulares, esses peptídeos são sintetizados como grandes moléculas precursoras e empacotados em vesículas de secreção (Figura 61-3). Dentro das vesículas de neurossecreção, o precursor hormonal sofre processamento pós-traducional adicional durante o transporte axonal, produzindo os peptídeos biologicamente ativos ADH e ocitocina, bem como pequenos produtos peptídicos do processamento do hormônio, chamados de neurofisinas. Após a despolarização neuronal, os neuropeptídeos liberados entram na circulação sistêmica através da drenagem venosa da neuro-hipófise para o seio cavernoso e para a veia jugular interna. Na circulação sistêmica, a ocitocina e o ADH circulam livres (não ligados). São rapidamente depurados da circulação pelos rins e, em menor extensão, pelo fígado e pelo encéfalo. Sua meia-vida é curta e está estimada em 1 a 5 minutos.

OCITOCINA

O neuropeptídeo ocitocina é liberado em resposta à estimulação sensorial durante a amamentação (**lactação**) e o nascimento de uma criança (**parto**) (Figura 61-4).

Efeitos fisiológicos da ocitocina

Os dois principais órgãos-alvo dos efeitos fisiológicos da ocitocina são as mamas, durante a lactação, e o útero, durante a gravidez (Figura 61-4). Os efeitos fisiológicos da ocitocina são obtidos pela ligação aos **receptores de ocitocina acoplados à proteína G$_{q/11}$**, presentes na membrana plasmática e expressos no útero, nas glândulas mamárias e no encéfalo. Nas mamas, durante a lactação, a ocitocina estimula a ejeção do leite, produzindo contrações das **células mioepiteliais** que envolvem os alvéolos e os ductos das glândulas mamárias. No útero, durante a gravidez, a ocitocina produz contrações rítmicas, que auxiliam na indução do trabalho de parto, e promove a regressão do útero após o parto. Análogos da ocitocina são usados na prática médica durante o trabalho de parto para promover contrações uterinas e durante o período pós-parto para ajudar na redução do sangramento e no retorno do útero ao seu tamanho normal (involução uterina) (Tabela 61-2)

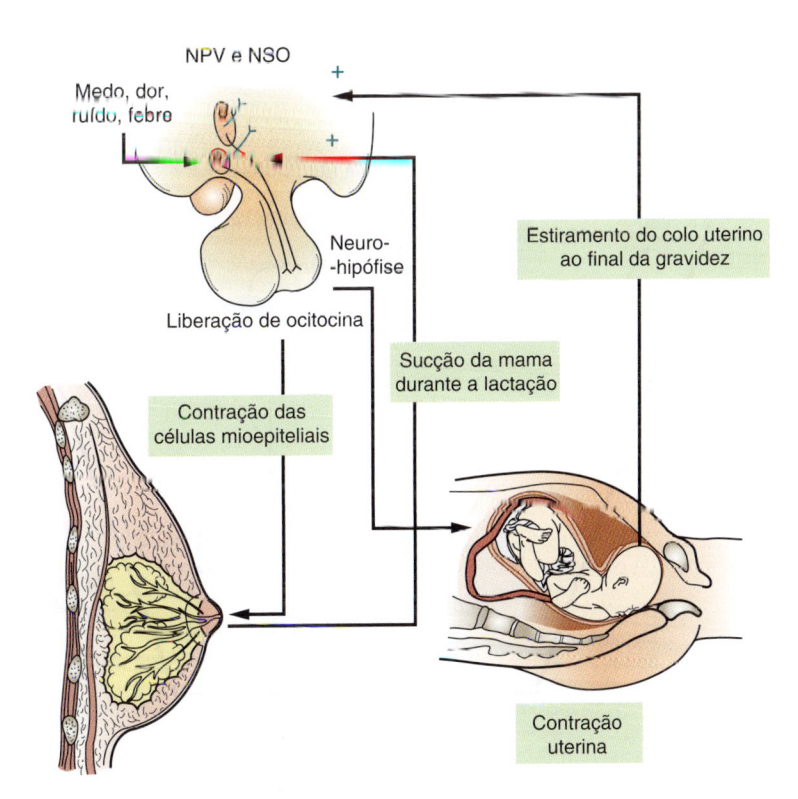

FIGURA 61-4 Efeitos fisiológicos e regulação da liberação de ocitocina. A liberação de ocitocina é estimulada pela distensão do colo uterino ao final da gravidez e pela contração do útero durante o parto. Esses sinais são transmitidos para os núcleos paraventricular (NPV) e supraóptico (NSO) do hipotálamo, onde propiciam uma regulação por retroalimentação positiva da liberação de ocitocina. O aumento do número de receptores de ocitocina, o aumento do número de junções comunicantes (*gap junctions*) entre as células musculares lisas e o aumento da síntese de prostaglandinas intensificam a responsividade da musculatura uterina. A liberação de ocitocina causa um aumento da contratilidade uterina, auxiliando no nascimento do bebê e na involução do útero após o parto. A sucção mamilar das mamas durante a lactação também estimula a liberação de ocitocina. Os sinais sensoriais aferentes produzem um aumento na liberação de ocitocina para a circulação. A ocitocina produz a contração das células mioepiteliais que envolvem os ductos mamários, resultando na ejeção do leite. (Modificada com permissão de Molina PE: *Endocrine Physiology*, 3rd ed. New York:McGraw-Hill Medical, 2010.)

TABELA 61-2 Aspectos-chave dos hormônios da neuro-hipófise

	Ocitocina	Hormônio antidiurético
Receptor	Acoplado à proteína $G_{q/11}$	Acoplado à proteína G (V_1R, $G_{q/11}$, V_2R, G_s)
Segundo mensageiro	Fosfolipase C, $\uparrow[Ca^{2+}]_i$	(V_1R) Fosfolipase C, $\uparrow[Ca^{2+}]_i$
		(V_2R) Adenilato-ciclase, AMPc
Células ou órgão-alvo	Útero	V_2R: ductos coletores renais
	Células mioepiteliais das glândulas mamárias	V_1R: células musculares lisas
Efeitos fisiológicos	Contração uterina	Aumento da permeabilidade à H_2O
	Ejeção do leite	Vasoconstrição

AMPc, monofosfato de adenosina cíclico.

Os efeitos fisiológicos da ocitocina no útero durante a gravidez são intensificados por um aumento importante na sensibilidade ao hormônio durante o início do trabalho de parto. Isso ocorre devido ao aumento na densidade (regulação para cima, *upregulation*) dos receptores de ocitocina da musculatura uterina, aumento na formação de junções comunicantes (*gap junctions*) entre as células musculares lisas e aumento da síntese de **prostaglandinas**.

Controle da liberação de ocitocina

O principal incentivo à liberação de ocitocina é a estimulação mecânica do colo uterino pelo feto, próximo ao final da gestação, e pelas fortes contrações uterinas durante o reflexo de expulsão fetal. Além disso, a liberação de ocitocina também é disparada

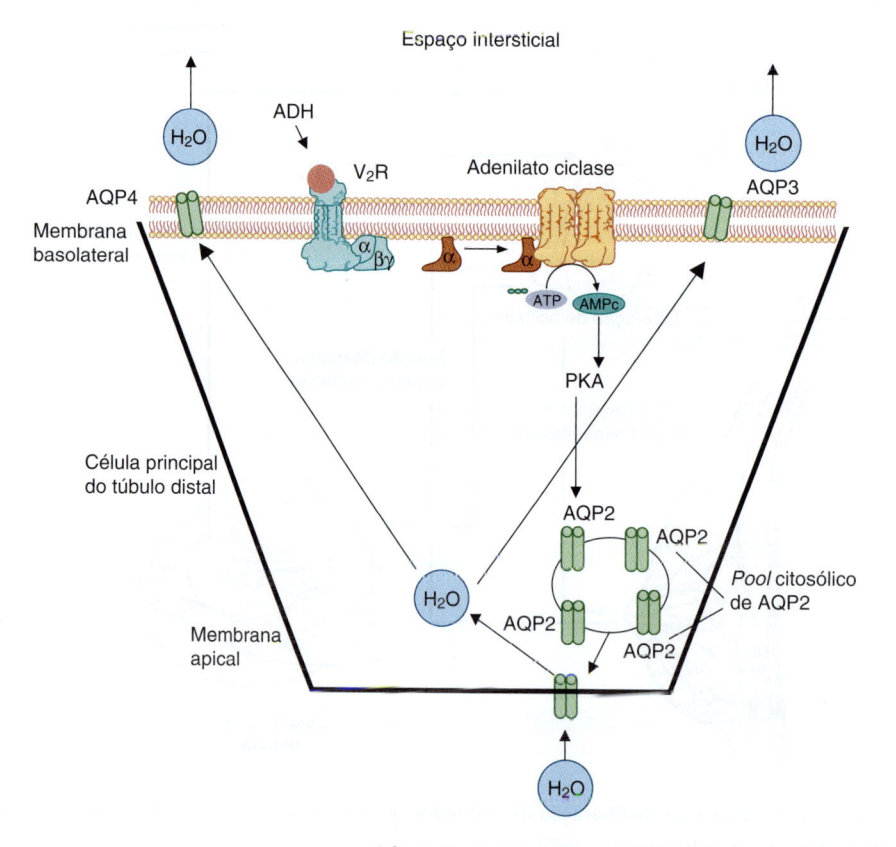

FIGURA 61-5 Mecanismo celular do ADH para a conservação de água. A principal função do ADH é aumentar a reabsorção de água e conservá-la. O ADH liga-se ao receptor acoplado à proteína G do tipo V_2 (V_2R) das células principais do túbulo distal. A ligação causa a ativação da adenilato-ciclase e a formação de AMPc, levando à ativação da proteína cinase A (PKA). A PKA fosforila a AQP2, levando à inserção desta na membrana luminal da célula. A inserção de canais de água na membrana aumenta a permeabilidade à água. A água reabsorvida através desses canais sai da célula por meio da AQP3 e da AQP4, as quais são expressas constitutivamente na membrana basolateral das células principais. (Modificada com permissão de Molina PE: *Endocrine Physiology*, 3rd ed. New York: McGraw-Hill Medical, 2010.)

TABELA 61-3 Características-chave das aquaporinas

Aquaporina	Características
AQP1	Expressa constitutivamente nas membranas apical e basolateral das células epiteliais dos túbulos proximais e do ramo descendente da alça de Henle. Está envolvida em 90% da reabsorção de água.
AQP2	Expressa exclusivamente nos ductos coletores. É a única aquaporina regulada diretamente pelo ADH. A ligação ao receptor V_2 do ADH (AVP) estimula sua inserção na membrana luminal.
AQP3, AQP4	Expressas constitutivamente nas membranas basolaterais das células epiteliais dos ductos coletores. Intensificam a reabsorção de água após a inserção de AQP2 na membrana luminal.

AQP, aquaporina; ADH, hormônio antidiurético; AVP, arginina vasopressina.

pela estimulação dos receptores táteis dos mamilos das mamas em lactação durante o aleitamento (Figura 61-4).

O papel da ocitocina no homem não está claro, mas estudos recentes sugerem que esse hormônio talvez esteja envolvido na ejaculação.

HORMÔNIO ANTIDIURÉTICO

O ADH, também conhecido como AVP, é o outro neuropeptídeo produzido pelos neurônios magnocelulares do hipotálamo e liberado pela neuro-hipófise. O principal efeito do ADH é aumentar a reabsorção de água, intensificando sua permeabilidade nos túbulos contorcidos distais e nos ductos coletores medulares do rim (ver Capítulo 45). O resultado é a produção de volumes reduzidos de urina concentrada. Além disso, o ADH aumenta a resistência vascular. Essa função do ADH pode ser importante durante períodos de falta grave de resposta a outros vasoconstritores, como pode ocorrer durante uma perda intensa de sangue (*choque hemorrágico*) ou uma infecção sistêmica (*sepse*).

Efeitos fisiológicos do ADH

Os efeitos celulares do ADH são mediados pela ligação a **receptores de membrana acoplados à proteína G**. Três receptores de ADH já foram caracterizados até agora, os quais diferem em relação ao local onde são expressos, bem como em relação às proteínas G específicas às quais estão acoplados e, assim, aos sistemas de

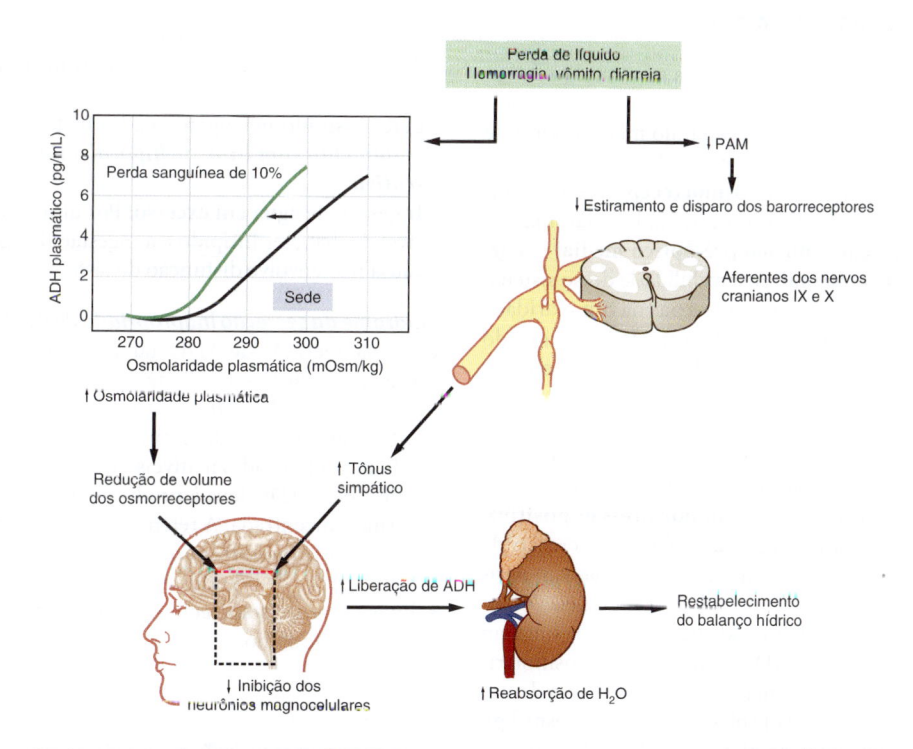

FIGURA 61-6 Integração dos sinais que disparam a liberação de ADH. A liberação de ADH é estimulada pelo aumento da osmolaridade plasmática e por uma redução do volume sanguíneo. Pequenas mudanças na osmolaridade plasmática acima de um limiar de 280 a 284 mOsm/kg produzem um aumento na liberação de ADH antes da estimulação da sede. A redução do volume sanguíneo sensibiliza o sistema e aumenta a responsividade a pequenas mudanças na osmolaridade plasmática. A perda de sangue e uma redução da pressão arterial média (PAM) maior do que 10% sinalizam ao hipotálamo que aumente a liberação de ADH. Os sinais aferentes são transmitidos pelos nervos cranianos IX e X. Esses sinais aumentam o tônus simpático, diminuindo, assim, a inibição dos neurônios magnocelulares e estimulando a liberação de ADH. (Modificada com permissão de Molina PE: *Endocrine Physiology*, 3rd ed. New York: McGraw-Hill Medical, 2010.)

segundos mensageiros que ativam. Os principais efeitos do ADH são mediados por receptores V_2R. O principal sítio-alvo do ADH é o ducto coletor do rim. A permeabilidade do ducto coletor à água pode ser aumentada drasticamente (em poucos minutos) pela produção de monofosfato de adenosina cíclico (AMPc) após a ligação do ADH aos receptores V_2 presentes na membrana basolateral das células principais do ducto coletor (Figura 61-5).

O aumento do AMPc ativa a proteína cinase A e a subsequente fosforilação de uma **aquaporina** (**AQP2**). Isso leva ao deslocamento da aquaporina a partir dos *pools* citoplasmáticos e a sua inserção na membrana luminal (apical) das células epiteliais do ducto coletor. O resultado é um aumento no número de canais de água funcionais presentes na membrana luminal, tornando-a mais permeável à água. A AQP2, um dos vários membros da família das aquaporinas, é expressa apenas nos ductos coletores do rim (Tabela 61-3). Ela é a única aquaporina regulada diretamente pelo ADH via receptor V_2. A **AQP3** e a **AQP4** são expressas constitutivamente nas membranas basolaterais dos ductos coletores e contribuem para intensificar a reabsorção de água após a inserção da AQP2 na membrana luminal. A água que ingressa na célula epitelial através da AQP2 da membrana apical deixa a célula através das AQP3 e AQP4, localizadas nas membranas basolaterais, e, ao final, entra no sistema vascular. O ADH também se liga ao receptor V_1 encontrado na musculatura lisa vascular, produzindo contração e aumentando a resistência vascular periférica. O hormônio é conhecido como vasopressina devido a esses efeitos vasoconstritores.

Controle da liberação de ADH

O ADH é liberado na circulação em resposta ao aumento da osmolaridade plasmática ou à redução do volume sanguíneo (Figura 61-6). Sob condições fisiológicas, o estímulo mais importante para a liberação de ADH é a osmolaridade plasmática "efetiva" detectada por neurônios especiais, os **osmorreceptores**, localizados no hipotálamo e em três estruturas associadas à lâmina terminal: o **órgão subfornical**, o **núcleo pré-óptico medial** e o **órgão vascular da lâmina terminal**. A sensibilidade desse sistema é muito alta, ou seja, mudanças muito pequenas na osmolaridade plasmática (tão pequenas quanto uma alteração de 1%) acima do limiar osmótico de 280 a 284 mOsm/kg de água produzem aumentos significativos na liberação de ADH.

A secreção de ADH também é estimulada por reduções da pressão arterial maiores de 10%. Fatores que reduzem o débito cardíaco, como reduções do volume de sangue maiores do que 8%, **hipotensão ortostática** e **respiração por pressão positiva**, são todos estímulos para a liberação de ADH. A secreção de ADH é muito mais sensível a pequenas mudanças na osmolaridade plasmática do que a mudanças no volume sanguíneo. A sensibilização da liberação de ADH induzida pelo volume resulta em um resposta mais acentuada do ADH a mudanças na osmolaridade plasmática. O ADH é dificilmente detectável abaixo de um determinado limiar de osmolaridade plasmática (287 mOsm/kg). Acima desse limiar, a concentração plasmática de ADH aumenta abruptamente em proporção direta à osmolaridade plasmática.

Distúrbios na produção de ADH

Tanto o excesso quanto a deficiência de ADH podem resultar em alterações clínicas. Talvez a concentração de ADH esteja alterada em diversas condições fisiopatológicas crônicas, incluindo **insuficiência cardíaca congestiva**, **cirrose hepática** e **síndrome nefrótica**. Uma redução na liberação ou na ação de ADH leva ao **diabetes insípido**, uma síndrome clínica em que a capacidade de formar urina concentrada está reduzida.

Diabetes insípido O diabetes insípido é caracterizado pela excreção de volumes anormalmente grandes (de até 30 mL/kg de peso corporal por dia em um indivíduo adulto) de urina diluída (< 250 mmol/kg) e sede excessiva. Três defeitos básicos foram identificados na etiologia (apenas os dois primeiros estão associados a alterações relacionadas aos componentes do próprio sistema do ADH):

- **Liberação reduzida de ADH**: O *diabetes insípido neurogênico* (central ou hipotalâmico) ocorre devido à redução na liberação de ADH pela neuro-hipófise, sendo o resultado de doenças que afetam o eixo hipotálamo-neuro-hipófise. As causas identificadas relacionam-se a traumas, inflamações ou infecções, e ao câncer.
- **Diminuição da responsividade renal ao ADH**: O *diabetes insípido* renal (*nefrogênico*) é resultante da insensibilidade renal ao efeito antidiurético do ADH. A produção e a liberação de ADH não são afetadas, mas a responsividade do túbulo distal está comprometida. O diabetes insípido nefrogênico pode ser hereditário ou adquirido, caracterizado pela incapacidade de concentrar a urina, apesar de concentrações plasmáticas de ADH normais ou elevadas. Cerca de 90% dos casos hereditários ocorrem em homens com a forma recessiva da doença ligada ao X. Esses indivíduos têm mutações no **gene do receptor de ADH do tipo 2**. Um pequeno número dos casos hereditários de diabetes insípido nefrogênico está associado a mutações no gene do canal de água AQP2. O diabetes insípido nefrogênico adquirido pode ser resultante do **tratamento com lítio**, de **hipocalemia** e de **poliúria pós-obstrutiva**.
- **Ingestão de água em excesso**: Por último, a terceira causa possível de diabetes insípido é a ingestão de água em excesso. Essa causa não envolve disfunção do sistema do ADH.

Síndrome da secreção inapropriada de ADH O aumento ou excesso na liberação de ADH, também conhecido como **síndrome da secreção inapropriada de ADH**, pode ser resultante da produção tumoral de ADH. O tumor pode estar localizado no encéfalo, mas a malignidade em outros órgãos, como os pulmões, também pode produzir níveis elevados de ADH. O excesso de produção do ADH leva à produção de volumes muito pequenos de urina concentrada. A retenção de água leva à redução do sódio plasmático (**hiponatremia**). O tratamento dessa condição implica restrição de líquidos e, em alguns casos, o uso de soluções salinas para o restabelecimento das concentrações plasmáticas adequadas de sódio.

CORRELAÇÃO CLÍNICA

Um paciente com traumatismo craniano há três dias na unidade de terapia cirúrgica intensiva apresentou um débito urinário excessivo de 20 L nas últimas 24 horas. Os exames de laboratório indicaram *hipernatremia* (Na^+ sérico elevado) e urina hipotônica. A restrição hídrica não diminuiu o débito urinário nem aumentou a osmolaridade da urina. A osmolaridade da urina aumentou em resposta à administração exógena de hormônio antidiurético (vasopressina). O paciente foi diagnosticado com **diabetes insípido pós-traumático**.

O diabetes insípido neurogênico resulta da liberação reduzida de ADH, caracterizada por **poliúria** (débito urinário aumentado) e hipernatremia. Isso pode ser causado pela destruição dos neurônios que produzem e liberam ADH, como resultado de inflamação, neoplasia, anormalidades vasculares ou lesão traumática. Os pacientes são tratados com **desmopressina**, análogo sintético do ADH que se liga aos receptores V_2, aumentando a reabsorção de água pelos rins, diminuindo o débito urinário e restabelecendo a osmolaridade sérica.

RESUMO DO CAPÍTULO

- Os neurônios parvocelulares do hipotálamo produzem neuropeptídeos que são liberados na eminência mediana e transportados para a adeno-hipófise, onde regulam a liberação dos hormônios adeno-hipofisários.
- O hipotálamo integra informações provenientes de várias regões encefálicas, informações ambientais e informação dos órgãos periféricos, e regula as respostas sistêmicas que ajudam a manter a homeostasia.
- Os neurônios magnocelulares do hipotálamo produzem ocitocina e ADH, dois hormônios liberados na circulação sistêmica pela neuro-hipófise.
- As modificações e o processamento pós-traducional do pró-hormônio da ocitocina e do ADH ocorre dentro dos grânulos de secreção, durante o transporte axonal.
- O ADH liga-se aos receptores V_2 e aumenta a reabsorção de água ao estimular a inserção de AQP2 na membrana apical (luminal) das células epiteliais tubulares do ducto coletor.
- A liberação de ADH é mais sensível a pequenas mudanças na osmolaridade plasmática do que a pequenas mudanças no volume de sangue.
- A deficiência de ADH leva à produção de grandes volumes de urina diluída.

QUESTÕES PARA ESTUDO

1. Os efeitos nos rins do ADH (AVP) são mediados por:
   A) ligação ao receptor acoplado à proteína G do tipo V_2, fosforilação proteica e inserção de AQP2 na membrana luminal do ducto coletor
   B) ligação a receptores nucleares, fosforilação proteica e inserção de AQP2 na membrana basolateral do ducto coletor
   C) ligação ao receptor acoplado à proteína G do tipo V_1, fosforilação proteica e inserção de AQP1 na membrana luminal do ducto coletor
   D) ligação a receptores nucleares, fosforilação proteica e inserção de AQP2 na membrana luminal do ducto coletor

2. Em um dia quente de verão, após sudorese abundante, a liberação de ADH ocorre:
   A) quando a osmolaridade plasmática é de 270 mOsm/kg
   B) imediatamente após a estimulação da sede
   C) somente após uma redução de mais de 10% no volume de sangue
   D) antes da estimulação da sede

3. Qual das seguintes afirmações pode indicar manifestações da síndrome da secreção inapropriada de ADH?
   A) Hipernatremia com osmolaridade urinária elevada
   B) Hiponatremia com osmolaridade urinária elevada
   C) Hipofosfatemia com osmolaridade urinária reduzida
   D) Hiponatremia com osmolaridade urinária reduzida

4. A ocitocina:
   A) é liberada pela adeno-hipófise durante o parto
   B) é sintetizada na neuro-hipófise e liberada durante o parto
   C) é produzida nos neurônios magnocelulares do hipotálamo e liberada pela neuro-hipófise durante o parto
   D) é produzida nos neurônios magnocelulares do hipotálamo e liberada pela adeno-hipófise durante o parto

5. A responsividade da musculatura uterina à ocitocina:
   A) não é alterada ao longo da gravidez
   B) é prevenida por níveis elevados de prostaglandinas durante a gravidez
   C) é diminuída devido à menor formação de junções comunicantes (*gap junctions*) durante o terceiro trimestre da gestação
   D) é intensificada pelo aumento da densidade dos receptores de ocitocina

CAPÍTULO 62

Adeno-hipófise

Patricia E. Molina

OBJETIVOS

- Identificar as três famílias de hormônios adeno-hipofisários e suas principais diferenças estruturais.
- Compreender os mecanismos que regulam a produção dos hormônios da adeno-hipófise e descrever as ações dos hormônios tróficos sobre os órgãos-alvo.
- Esquematizar o controle por retroalimentação negativa de alça curta e alça longa sobre a secreção hormonal da adeno-hipófise.
- Predizer as mudanças nas taxas de secreção de hormônios hipotalâmicos, adeno-hipofisários e das glândulas-alvo causadas por secreção exacerbada ou insuficiente de qualquer um desses hormônios ou por déficits dos seus receptores.
- Explicar a importância da secreção hormonal pulsátil e circadiana.

A adeno-hipófise desempenha um papel central na regulação da função endócrina, por meio da produção e liberação de **hormônios tróficos** (Figura 62-1). A função da adeno-hipófise (e consequentemente a produção dos hormônios tróficos) está sob regulação dos neuropeptídeos hipofisiotróficos liberados pelo hipotálamo na **eminência mediana**, os quais estão resumidos na Tabela 62-1. Os hormônios tróficos produzidos pela adeno-hipófise ligam-se a receptores específicos nos órgãos-alvo para produzirem uma resposta fisiológica, com frequência envolvendo a liberação de um hormônio (Figura 62-2). Os hormônios produzidos pelos órgãos-alvo afetam a função da adeno-hipófise, bem como a liberação de neuropeptídeos hipofisiotróficos, mantendo um sistema integrado de controle da função endócrina por retroalimentação.

ANATOMIA FUNCIONAL

A **hipófise**, ou **pituitária**, é formada por um lobo anterior e um lobo posterior que diferem entre si em relação a origem embriológica, modo de desenvolvimento e estrutura. O lobo anterior, também conhecido como **adeno-hipófise**, é o remanescente da bolsa de Rathke e consiste em uma estrutura altamente vascularizada, composta por células epiteliais derivadas do ectoderma de revestimento do teto da cavidade oral. As células hipofisárias que circundam os capilares produzem os seguintes hormônios tróficos (também chamados de trópicos): **hormônio adrenocorticotrófico** (**ACTH**, do inglês *adrenocorticotropic hormone*), **hormônio estimulante da tireoide** (**TSH**, do inglês *thyroid-stimulating hormone*), **hormônio do crescimento** (**GH**, do inglês *growth hormone*), **prolactina** e **gonadotrofinas** (**hormônio luteinizante** [**LH**, do inglês *luteinizing hormone*] e **hormônio folículo-estimulante** [**FSH**, do inglês *follicle-stimulating hormone*]) (Figura 62-1). Todos esses hormônios são liberados na circulação sistêmica.

CONTROLE HIPOTALÂMICO DA LIBERAÇÃO DOS HORMÔNIOS DA ADENO-HIPÓFISE

A produção dos hormônios tróficos hipofisários está sob a regulação direta de neuro-hormônios hipotalâmicos liberados por terminais neuronais na eminência mediana.

A responsividade da adeno-hipófise aos efeitos inibitórios ou estimulatórios dos neuro-hormônios hipofisiotróficos pode ser alterada por diversos fatores, inclusive pelas concentrações hormonais, pela inibição por retroalimentação negativa e pelos ritmos circadianos. Na natureza, a liberação dos hormônios da adeno-hipófise é cíclica, e esse padrão cíclico de liberação hormonal é controlado pelo sistema nervoso. A maior parte dos ritmos diários (**circadianos**) é controlada por um relógio biológico interno localizado no **núcleo supraquiasmático** do hipotálamo.

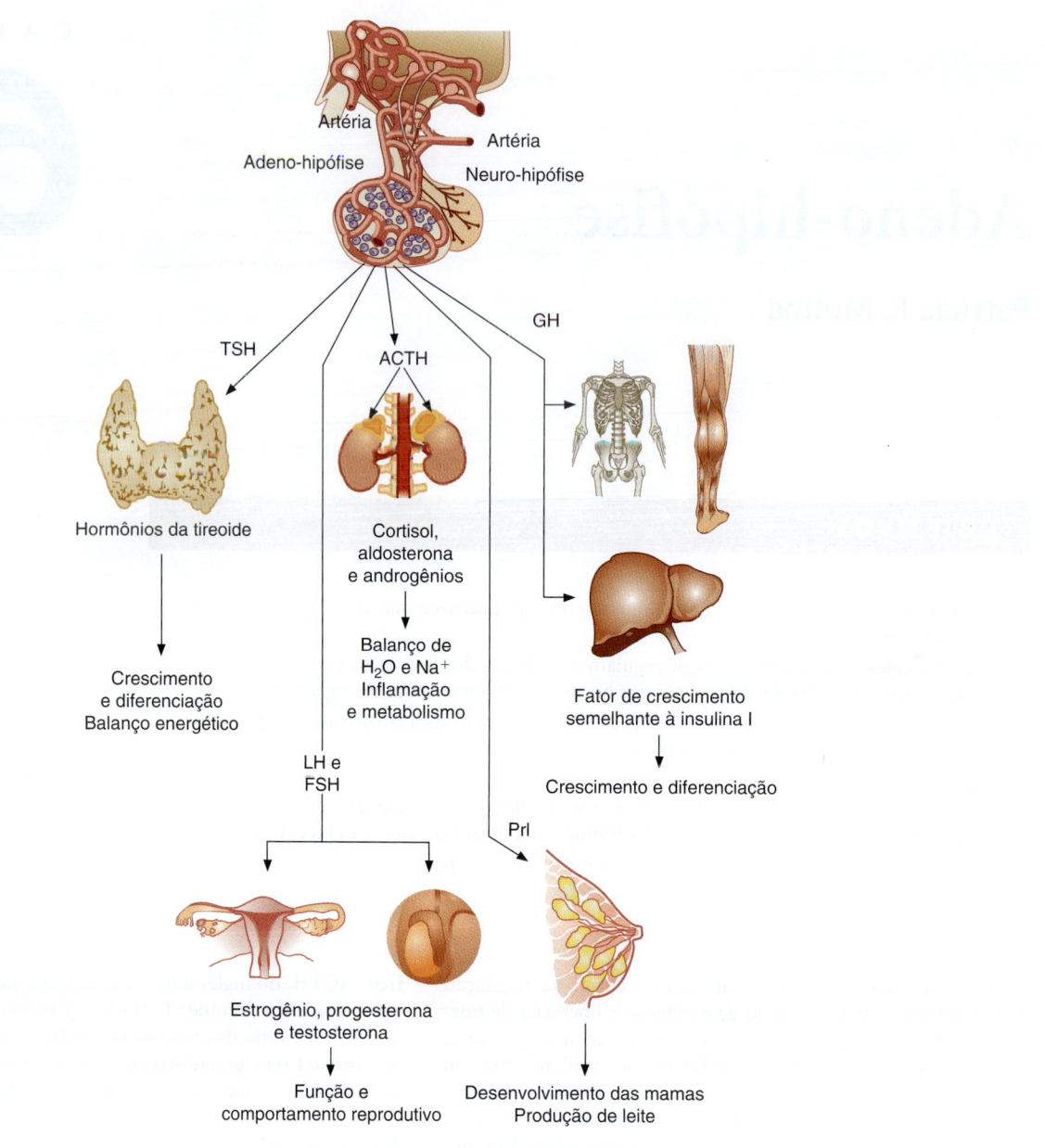

FIGURA 62-1 Hormônios da adeno-hipófise, órgãos-alvo e efeitos fisiológicos. O TSH estimula a glândula tireoide a produzir e liberar os hormônios da tireoide, os quais regulam o crescimento, a diferenciação e o balanço energético. O LH e o FSH estimulam a produção gonadal dos esteroides sexuais que medeiam a função e o comportamento reprodutivo. O ACTH estimula as glândulas suprarrenais a produzir hormônios esteroides que regulam o balanço de água e sódio, inflamação e metabolismo. A prolactina (Prl) estimula o desenvolvimento das mamas e a produção de leite. O GH exerce efeitos diretos sobre o crescimento e sobre a diferenciação e efeitos indiretos por meio da estimulação da produção do fator de crescimento semelhante à insulina I, o qual medeia alguns dos efeitos do GH sobre o crescimento e a diferenciação. (Modificada com permissão de Molina PE: *Endocrine Physiology*, 3rd ed. New York: McGraw-Hill Medical, 2010.)

Esse relógio é sincronizado por sinais externos, como os períodos de claro e escuro. O sono e os efeitos circadianos interagem para produzir o padrão rítmico geral de liberação dos hormônios hipofisários e as respostas associadas. Alguns dos ritmos hormonais de 24 horas dependem do relógio circadiano (p. ex., ACTH, cortisol e melatonina), enquanto outros estão associados ao sono (p. ex., prolactina, GH e TSH). Por exemplo, a secreção de GH é influenciada pelo primeiro episódio de **sono de ondas lentas**, no início da noite. Pulsos de prolactina e GH estão positivamente ligados a aumentos na atividade de ondas-delta, presentes durante as fases de sono mais profundo e que ocorrem primariamente durante o primeiro terço da noite. Pulsos de TSH e cortisol estão relacionados com as fases de sono leve ou superficial.

Embora a regulação dos padrões de liberação hormonal não seja bem compreendida, está claro que os padrões respectivos de liberação dos hormônios adeno-hipofisários desempenham um papel fundamental na obtenção dos seus efeitos fisiológicos e, assim, na manutenção da homeostasia. A importância dessa regulação tornou-se evidente porque a administração exógena constante ou contínua de um hormônio produz efeitos que diferem

CAPÍTULO 62: Adeno-hipófise

TABELA 62-1 Tipos celulares, fatores reguladores hipotalâmicos e produtos hormonais produzidos pela adeno-hipófise

Células da adeno-hipófise	Fator hipotalâmico	Hormônio hipofisário produzido
Lactotrofos	Dopamina (−)	Prolactina
Corticotrofos	CRH (+)	POMC: ACTH, β-LPH, α-MSH, β-endorfina
Tireotrofos	TRH (+)	TSH
Gonadotrofos	GnRH (+)	LH e FSH
Somatotrofos	GHRH (+) e SST (−)	GH

(+), fator estimulante; (−), fator inibitório; CRH, hormônio liberador de corticotrofina; POMC, pró-opiomelanocortina; ACTH, hormônio adrenocorticotrófico; LPH, lipotrofina; MSH, hormônio estimulante dos melanócitos; TRH, hormônio liberador de tireotrofina; TSH, hormônio estimulante da tireoide; GnRH, hormônio liberador de gonadotrofinas; LH, hormônio luteinizante; FSH, hormônio folículo-estimulante; GHRH, hormônio liberador do hormônio do crescimento; SST, somatostatina; GH, hormônio do crescimento.

dos efeitos fisiológicos naturais do hormônio. Essas observações têm destacado a importância de tentar estimular tanto quanto possível os padrões endógenos cíclicos de liberação hormonal quando se oferece ao paciente terapia de reposição hormonal.

HORMÔNIOS DA ADENO-HIPÓFISE

Os hormônios da adeno-hipófise podem ser classificados em três famílias: as **glicoproteínas**, os derivados da **pró-opiomelanocortina (POMC)** e os pertencentes à família do **GH** e da **prolactina**.

GLICOPROTEÍNAS

Os hormônios glicoproteicos estão entre os maiores conhecidos até hoje. Entre eles encontram-se o TSH, o FSH, o LH e a **gonadotrofina coriônica humana** produzida pela **placenta**. Esses hormônios são glicoproteínas heterodiméricas que consistem em uma subunidade α comum e uma subunidade β específica, que confere a especificidade biológica de cada hormônio.

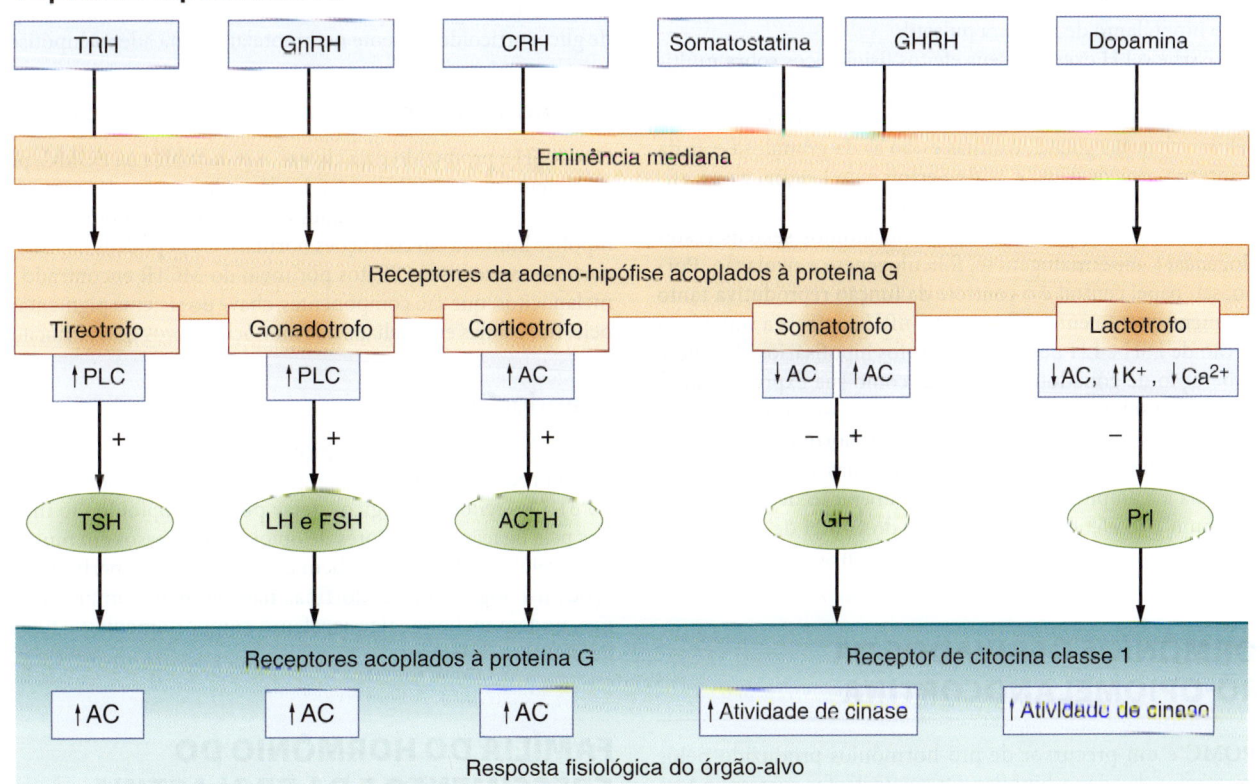

FIGURA 62-2 Vias de sinalização celular envolvidas nos efeitos mediados pelos hormônios hipotálamo-hipofisários. Todos os fatores hipotalâmicos de liberação e inibição exercem seus efeitos predominantemente via receptores acoplados à proteína G. Os hormônios da adeno-hipófise ligam-se a receptores acoplados à proteína G (TSH, LH, FSH, ACTH) ou a receptores de citocinas classe 1 (GH e Prl). A maioria das respostas celulares desencadeadas pelos hormônios da adeno-hipófise que se ligam aos receptores acoplados à proteína G são mediadas pela modulação da atividade da adenilato-ciclase. As respostas celulares evocadas pela adeno-hipófise por meio dos receptores de citocinas classe 1 são mediadas pela ativação de proteínas cinase. TRH, hormônio liberador de tireotrofina; GnRH, hormônio liberador de gonadotrofinas; CRH, hormônio liberador de corticotrofina; GHRH, hormônio liberador do GH; PLC, atividade de fosfolipase C; AC, atividade de adenilato-ciclase; TSH, hormônio estimulante da tireoide; LH, hormônio luteinizante; FSH, hormônio folículo-estimulante; ACTH, hormônio adrenocorticotrófico; GH, hormônio do crescimento; Prl, prolactina. (Modificada com permissão de Molina PE: *Endocrine Physiology*, 3rd ed. New York: McGraw-Hill Medical, 2010.)

Hormônio estimulante da tireoide

O TSH é uma glicoproteína sintetizada e secretada pelos tireotrofos da glândula adeno-hipófise. Os tireotrofos constituem aproximadamente 5% de todas as células adeno-hipofisárias. Sintetizam e liberam TSH em resposta à estimulação pelo **hormônio liberador de tireotrofina** (**TRH**, do inglês *thyrotropin-releasing hormone*), sintetizado no hipotálamo e liberado por terminais neurais na eminência mediana. O TSH liga-se a um **receptor acoplado à proteína G$_s$** na glândula tireoide e estimula todos os eventos envolvidos na síntese e na liberação dos hormônios da tireoide. Além disso, atua como um fator de crescimento para a glândula tireoide. A liberação de TSH pela adeno-hipófise está sob inibição por retroalimentação negativa dos hormônios da tireoide.

Gonadotrofinas (FSH e LH)

Os hormônios gonadotróficos LH e FSH são sintetizados e secretados pelos gonadotrofos da adeno-hipófise em resposta à estimulação pelo **hormônio liberador de gonadotrofinas** (**GnRH**, do inglês *gonadotropin-releasing hormone*). Os gonadotrofos constituem cerca de 5 a 10% das células hipofisárias. A maioria dos gonadotrofos (60%) produz tanto LH quanto FSH. Os remanescentes da população de gonadotrofos produzem exclusivamente LH (18%) ou FSH (22%). O GnRH é sintetizado e secretado pelo hipotálamo de maneira pulsátil.

O FSH e o LH exercem seus efeitos fisiológicos sobre múltiplas células do sistema reprodutor pela ligação a receptores acoplados à proteína Gα_s e por ativação da adenilato-ciclase. Entre as células-alvo das gonadotrofinas estão as da granulosa e as da teca interna, nos ovários, e as de Sertoli e de Leydig, nos testículos. As respostas fisiológicas produzidas pelas gonadotrofinas incluem a estimulação da síntese de hormônios sexuais (esteroidogênese), espermatogênese, foliculogênese e ovulação. Portanto, seu papel central é o controle da função reprodutiva tanto em homens quanto em mulheres. O GnRH controla a síntese e a secreção de FSH e LH pelos gonadotrofos hipofisários. A síntese e a liberação de gonadotrofinas, bem como sua expressão diferencial, estão sob controle por retroalimentação positiva e negativa dos esteroides e peptídeos gonadais. Os hormônios gonadais podem diminuir a liberação de gonadotrofinas ao diminuirem a frequência e a amplitude dos pulsos de liberação de GnRH pelo hipotálamo e ao afetarem a capacidade do GnRH de estimular a secreção de gonadotrofinas pela própria hipófise.

HORMÔNIOS DERIVADOS DA PRÓ-OPIOMELANOCORTINA

A **POMC** é um precursor de pró-hormônios produzido pelos corticotrofos da adeno-hipófise. Os corticotrofos correspondem a 10% das células secretoras da adeno-hipófise. A produção e a secreção dos hormônios derivados da POMC pela adeno-hipófise são reguladas predominantemente pelo **hormônio liberador de corticotrofina** (**CRH**, do inglês *corticotropin-releasing hormone*), produzido no **núcleo paraventricular** do hipotálamo e liberado na eminência mediana. O CRH liga-se a receptores de CRH acoplados à proteína G$_s$.

A POMC sofre clivagem pós-traducional em ACTH, no peptídeo **β-endorfina**, um opioide endógeno, e nos **hormônios estimulantes dos melanócitos** α, β e γ (**MSH**, do inglês *melanocyte-stimulating hormone*) (Figura 62-3). Os efeitos biológicos dos peptídeos derivados da POMC são amplamente mediados por meio dos **receptores de melanocortina** (**MCRs**), dos quais cinco já foram descritos. O MC1R, o MC2R e o MC5R têm papéis definidos na pele, na produção de hormônios esteroides suprarrenais e na termorregulação, respectivamente. O MC4R é expresso no encéfalo e tem sido implicado no comportamento alimentar e na regulação do apetite. O papel do MC3R não está bem definido.

Hormônio adrenocorticotrófico

O principal hormônio de interesse produzido pela clivagem da POMC é o ACTH. A liberação de ACTH é estimulada por estressores psicossociais e físicos, como infecção, hipoglicemia, cirurgia e trauma, e é considerada fundamental na mediação da resposta adaptativa de um indivíduo ao estresse. O ACTH é liberado em pulsos; as concentrações mais elevadas ocorrem pela manhã, e as mais baixas, próximo da meia-noite. O ACTH liberado na circulação sistêmica liga-se a um receptor acoplado à proteína Gα_s do **córtex suprarrenal** e estimula a produção e a liberação de **glicocorticoides** (**cortisol**) e, em menor grau, de **mineralocorticoides** (**aldosterona**). A liberação de cortisol segue o mesmo ritmo diurno do ACTH. A inibição da liberação de ACTH e de CRH por retroalimentação pelo cortisol é mediada pela ligação a um receptor de glicocorticoide presente no hipotálamo e na adeno-hipófise.

Hormônio estimulante dos melanócitos

O α-MSH é produzido pela clivagem proteolítica da POMC, principalmente na *pars intermedia* da glândula hipófise (Figura 62-3). Somente pequenas quantidades de α-MSH são produzidas pela hipófise humana em condições normais. Os peptídeos da melanocortina exercem seus efeitos por meio do MC1R encontrado nos melanócitos, que são componentes-chave do sistema pigmentar da pele, nas células endoteliais, nos monócitos e nos queratinócitos.

β-endorfina

A β-endorfina, o **peptídeo opioide endógeno** mais abundante, é outro produto do processamento da POMC na hipófise (Figura 62-3). Os efeitos fisiológicos desse peptídeo opioide são mediados pela ligação a receptores de opioides, expressos em múltiplos tipos celulares do encéfalo, bem como em tecidos periféricos. As ações fisiológicas das endorfinas não são bem compreendidas, mas podem incluir analgesia, efeitos comportamentais e funções de neuromodulação.

FAMÍLIA DO HORMÔNIO DO CRESCIMENTO E DA PROLACTINA

Hormônio do crescimento

O GH é um hormônio peptídico de 191 aminoácidos, com peso molecular de aproximadamente 22 kDa e similaridade estrutural com a prolactina e com a **somatomamotrofina coriônica** (**lactogênio placentário humano**), um hormônio derivado da placenta. O GH é liberado pelos somatotrofos, um tipo celular abundante (50%) da adeno-hipófise. É liberado em pulsos; a maior parte da

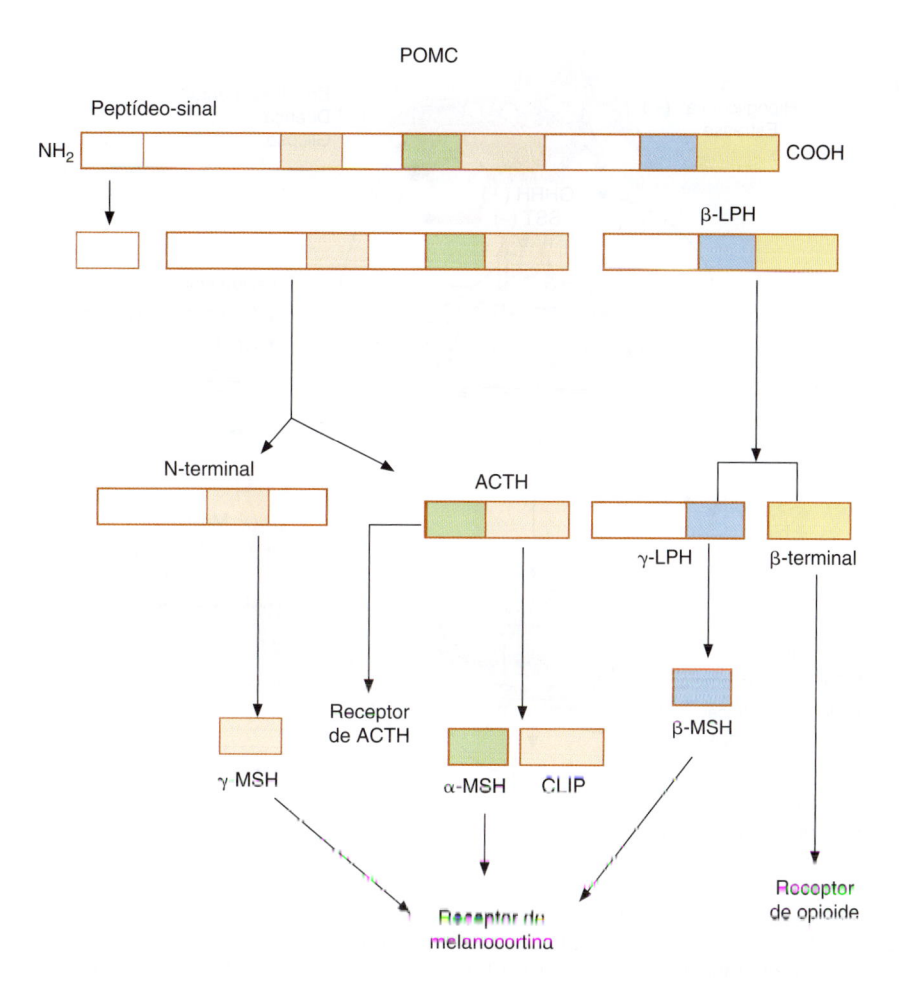

FIGURA 62-3 Processamento da POMC. O hormônio liberador de corticotrofina estimula a produção, a liberação e o processamento da POMC, um pré-pró-hormônio sintetizado pela adeno-hipófise. A POMC sofre clivagem pós-traducional em ACTH, β-endorfina, um peptídeo opioide endógeno, e nos hormônios estimulantes dos melanócitos α, β e γ. Os efeitos celulares desses peptídeos são mediados via receptores de melanocortina (ACTH e MSH) ou receptores de opioides (porção β-terminal). LPH, lipotrofinas; ACTH, hormônio adrenocorticotrófico; MSH, hormônios estimulantes dos melanócitos; CLIP, peptídeo do lobo intermediário semelhante à corticotrofina. (Modificada com permissão de Molina PE: *Endocrine Physiology*, 3rd ed. New York: McGraw-Hill Medical, 2010.)

secreção ocorre à noite, em associação ao sono de ondas lentas (ver Figura 60-7). A base da liberação pulsátil de GH e a função desse padrão não são completamente compreendidas; entretanto, acredita-se que mecanismos nutricionais, metabólicos e dos esteroides sexuais associados à idade, além dos glicocorticoides suprarrenais, dos hormônios da tireoide e das funções renal e hepática contribuam para a liberação pulsátil de GH e eles parecem ser essenciais na obtenção da ótima potência biológica do hormônio.

Regulação da liberação de GH

Os dois principais reguladores hipotalâmicos da liberação de GH (**somatotrofina**) pela adeno-hipófise são o **hormônio liberador do hormônio do crescimento** (GHRH, do inglês *growth hormone releasing hormone*) e a **somatostatina** (SST), que exercem, respectivamente, influências estimulatórias e inibitórias sobre os somatotrofos (Figura 62-4). A liberação de GH também é inibida pelo **fator de crescimento semelhante à insulina I** (IGF-I, do inglês *insulin-like growth factor-I*), um hormônio produzido na periferia, particularmente no fígado, em resposta à estimulação do receptor de GH. A inibição da liberação de GH pelo IGF-I é um mecanismo clássico de controle hormonal por retroalimentação negativa. Mais recentemente, a **grelina** foi identificada como um secretagogo adicional de GH, e sua grelina é um peptídeo liberado predominantemente pelo estômago, e sua contribuição geral para a regulação da liberação de GH em seres humanos ainda não foi completamente elucidada.

Outros reguladores

Além da regulação pelo GHRH e pela SST, o GH é regulado por outros peptídeos hipotalâmicos e neurotransmissores, que agem sobre a regulação da liberação de GHRH e SST, como mostrado na Tabela 62-2. Catecolaminas, como a dopamina, e aminoácidos excitatórios aumentam a liberação de GHRH e diminuem a de SST, resultando em um aumento da liberação de GH. Hormônios como o cortisol, o estrogênio, os androgênios e os hormônios da tireoide também podem afetar a responsividade dos somatotrofos ao GHRH e à SST e, por consequência, afetar a liberação de GH. Sinais metabólicos como a glicose e os aminoácidos também podem afetar a liberação de GH. Reduções na concentração de

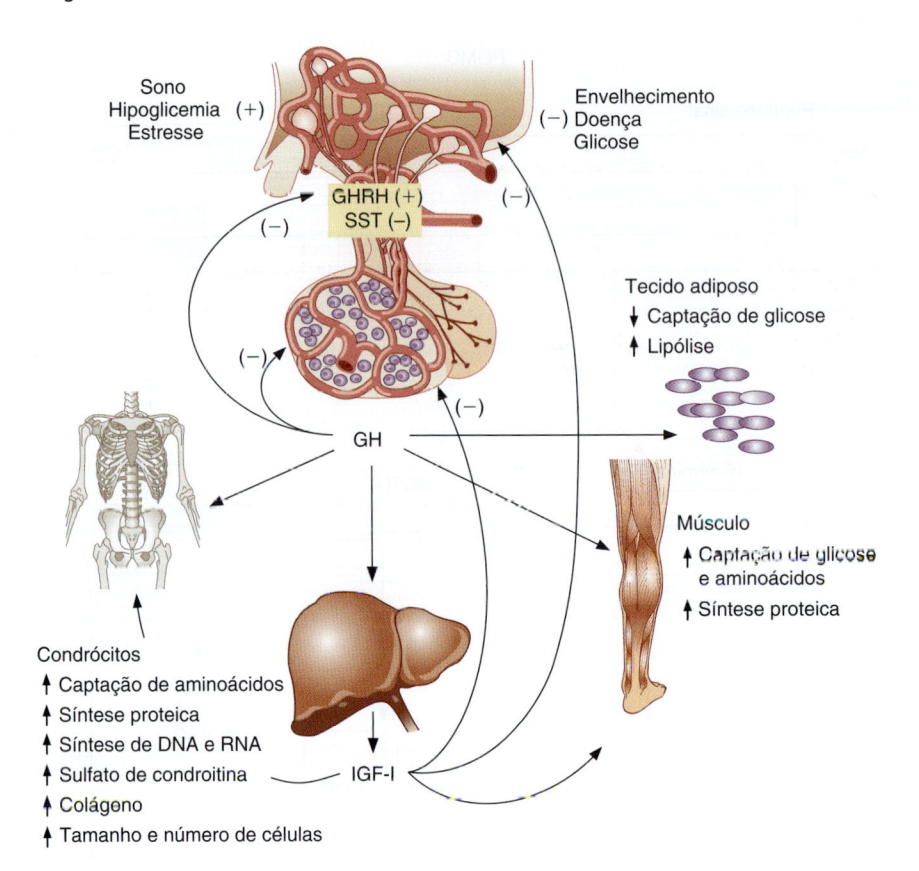

FIGURA 62-4 Liberação e efeitos do GH. A liberação de GH pela adeno-hipófise é modulada por diversos fatores, inclusive estresse, exercício, nutrição, sono e o próprio hormônio do crescimento. Os controladores primários da liberação de GH são o hormônio liberador do GH (GHRH), que estimula a síntese e a secreção de GH, e a somatostatina (SST), que inibe a liberação de GH em resposta ao GHRH e a outros fatores estimulatórios, como a baixa concentração de glicose sanguínea. A secreção de GH também é parte de uma alça de retroalimentação negativa envolvendo o IGF-I. Níveis sanguíneos elevados de IGF-I levam à redução da secreção de GH não apenas pela supressão direta dos somatotrofos, mas também pela estimulação da liberação de SST pelo hipotálamo. O GH também retroalimenta e inibe a secreção de GHRH e provavelmente exerce um efeito inibitório direto (autócrino) sobre a secreção dos somatotrofos. A integração de todos os fatores que afetam a síntese e a secreção de GH leva ao seu padrão pulsátil de liberação. Os efeitos do GH nos tecidos periféricos são mediados pela ligação do hormônio ao seu receptor e pela síntese do IGF-I pelo fígado e em nível tecidual. Os efeitos gerais do GH e do IGF-I são anabólicos. (Modificada com permissão de Molina PE: *Endocrine Physiology*, 3rd ed. New York: McGraw-Hill Medical, 2010.)

glicose sanguínea (*hipoglicemia*) estimulam a secreção de GH em seres humanos. A glicose e os ácidos graxos não esterificados diminuem a liberação de GH, ao passo que os aminoácidos, particularmente a arginina, aumentam a liberação de GH. Por consequência, a administração de arginina também é um estimulante eficaz utilizado na prática médica para desencadear um aumento da liberação de GH.

O GH é liberado pela adeno-hipófise na circulação sistêmica. A meia-vida do hormônio tem uma média de 6 a 20 minutos. O GH é degradado pelos lisossomos após a ligação ao seu receptor e a internalização do complexo hormônio-receptor.

Efeitos fisiológicos do GH

O GH pode exercer efeitos diretos sobre as respostas celulares, por meio da ligação ao receptor de GH nos tecidos-alvo, ou indiretos, estimulando a produção e liberação de IGF-I, um mediador de muitos dos efeitos do hormônio do crescimento nos tecidos-alvo. O IGF-I é um pequeno peptídeo (cerca de 7,5 kDa) estruturalmente relacionado com a pró-insulina, que medeia muitos dos efeitos anabólicos e mitogênicos do GH sobre os tecidos periféricos. O efeito fisiológico mais importante do GH é a estimulação do crescimento longitudinal pós-natal. O GH também contribui para regulação do metabolismo de substratos, diferenciação de adipócitos, manutenção e desenvolvimento do sistema imunológico.

TABELA 62-2 Fatores que regulam a liberação de GH

Estimulação da liberação de GH	Inibição da liberação de GH
GHRH	SST
Dopamina	IGF-I
Catecolaminas	Glicose
Aminoácidos excitatórios	AGL
Hormônios da tireoide	

GHRH, hormônio liberador do hormônio do crescimento; SST, somatostatina; IGF-I, fator de crescimento semelhante à insulina I; AGL, ácidos graxos livres.

Receptor de GH

Nos tecidos periféricos, o GH liga-se a receptores de superfície celular específicos pertencentes à **superfamília do receptor de citocina de classe 1** (ver Figura 60-5), que inclui os receptores de prolactina, eritropoietina, leptina, interferons, fator estimulante de colônias de granulócitos e interleucinas. Os receptores de GH estão presentes em muitos tecidos biológicos e tipos celulares, inclusive fígado, osso, rim, tecido adiposo, músculo, olho, encéfalo, coração e células do sistema imunológico. A molécula de GH exibe dois sítios de ligação para o receptor de GH, provocando a dimerização do receptor, etapa necessária à atividade biológica do hormônio.

Efeitos do GH nos órgãos-alvo

- **Osso**: o GH, direta ou indiretamente, pela circulação ou produção localizada de IGF-1, estimula o crescimento longitudinal, aumentando a formação de osso novo e cartilagem. Os efeitos de crescimento do GH não são críticos durante o período gestacional, mas começam gradualmente durante o primeiro e o segundo anos de vida, atingindo o pico na puberdade. Antes das epífises dos ossos longos fusionarem-se, o GH e o IGF-1 estimulam a condrogênese e a ampliação das placas cartilaginosas epifisárias, seguidas por deposição de matriz óssea. Além disso, quanto aos efeitos sobre a estimulação do crescimento linear, o GH desempenha um papel na regulação da fisiologia normal da formação óssea no adulto, ampliando a renovação *(turnover)* óssea, com aumento da formação de osso e, em menor escala, da reabsorção óssea.
- **Tecido adiposo**: o GH estimula a liberação e a oxidação de ácidos graxos livres, particularmente durante o jejum. Esses efeitos são mediados por uma redução na atividade da lipoproteína lipase, a enzima envolvida na remoção das partículas de quilomícrons ricas em triglicerídeos e das lipoproteínas de densidade muito baixa da corrente sanguínea. Assim, o GH favorece a disponibilização de ácidos graxos livres para o armazenamento no tecido adiposo e para a oxidação no músculo esquelético.
- **Músculo esquelético**: o GH e o IGF-I têm ações anabólicas sobre o tecido muscular esquelético mediadas pela estimulação da captação e incorporação de aminoácidos em proteínas, da proliferação celular e da supressão da degradação proteica.
- **Fígado**: o GH estimula a produção e a liberação de IGF-I hepático e a produção hepática de glicose.

De modo geral, o GH contrabalança a ação da insulina sobre o metabolismo de lipídeos e da glicose, reduzindo a utilização da glicose pelo músculo esquelético, aumentando a lipólise e estimulando a produção hepática de glicose.

Os aspectos-chave da fisiologia do GH são resumidos a seguir:

- O GH é produzido e estocado nos somatotrofos da adeno-hipófise.
- A produção de GH é pulsátil, sobretudo noturna, sendo controlada principalmente pelo GHRH e pela SST.
- Os níveis circulantes de GH aumentam durante a infância, atingem o pico durante a puberdade e diminuem com o envelhecimento.
- O GH estimula a lipólise, o transporte de aminoácidos para dentro das células e a síntese proteica.
- O GH estimula a produção de IGF-I, que é responsável por muitas das atividades atribuídas àquele hormônio.

Fatores de crescimento semelhantes à insulina

Muitos dos efeitos do GH sobre o crescimento e sobre o metabolismo são mediados pelos IGFs ou **somatomedinas**. A importância desses hormônios no crescimento linear pode ser claramente demonstrada pela séria incapacidade de crescimento presente em crianças com deficiência congênita de IGF-I. Esses pequenos hormônios peptídicos são membros de uma família de peptídeos relacionados com a insulina que inclui a própria insulina, a relaxina, o IGF-I e o IGF-II. Os IGFs são sintetizados primariamente pelo fígado e atuam como mitógenos, estimulando a síntese de DNA, RNA e proteína. O IGF-I circula pelo sangue tanto na forma livre (meia-vida de cerca de 15 a 20 minutos) quanto ligado a uma das diversas proteínas de ligação específicas que prolongam a meia-vida do peptídeo.

Receptor de IGF O IGF-I e o IGF-II ligam-se especificamente a dois receptores de membrana de alta afinidade que são do tipo **tirosina cinase** e pertencem à mesma família dos receptores da insulina. Os receptores de insulina e IGF-I, embora similares em estrutura e função, desempenham papéis fisiológicos distintos *in vivo*. O receptor de insulina está primariamente envolvido com funções metabólicas, ao passo que o receptor do IGF-I está envolvido com crescimento e diferenciação. A separação dessas funções é controlada por muitos fatores, inclusive a distribuição tecidual dos respectivos receptores, a ligação de alta afinidade de cada ligante ao seu respectivo receptor e a ligação do IGF às **proteínas de ligação do fator de crescimento semelhante à insulina (IGFBPs**, do inglês *IGF binding proteins*) plasmáticas.

Prolactina

A prolactina é um hormônio polipeptídico sintetizado e secretado pelos **lactotrofos** da glândula adeno-hipófise. Os lactotrofos correspondem a cerca de 15 a 20% da população de células da glândula adeno-hipófise, e essa população aumenta drasticamente em resposta aos níveis elevados de estrogênio, sobretudo durante a gravidez. Os níveis de prolactina são maiores em mulheres do que em homens, e o papel da prolactina na fisiologia masculina não está completamente compreendido. Em todos os seres humanos, as concentrações plasmáticas de prolactina são mais altas durante o sono e mais baixas durante as horas de vigília.

Regulação da liberação de prolactina

A liberação de prolactina está predominantemente sob a inibição tônica da **dopamina** derivada de neurônios dopaminérgicos do hipotálamo. A inibição da liberação de prolactina pelos lactotrofos é mediada por **receptores D_2 acoplados à proteína $G\alpha_i$**.

A liberação de prolactina é afetada por uma grande diversidade de estímulos provenientes do ambiente e do meio interno, sendo os mais importantes a sucção e os níveis aumentados dos hormônios esteroides ovarianos, basicamente do estrogênio. A liberação de prolactina em resposta à sucção é um reflexo neuroendócrino clássico, também chamado de **reflexo estímulo-secreção** (Figura 62-5). Esse surto na liberação de prolactina em resposta ao estímulo de sucção é mediado por uma diminuição na quantidade de dopamina liberada na eminência mediana, liberando o lactotrofo da inibição tônica. O estrogênio estimula o crescimento dos lactotrofos durante a gravidez, bem como a

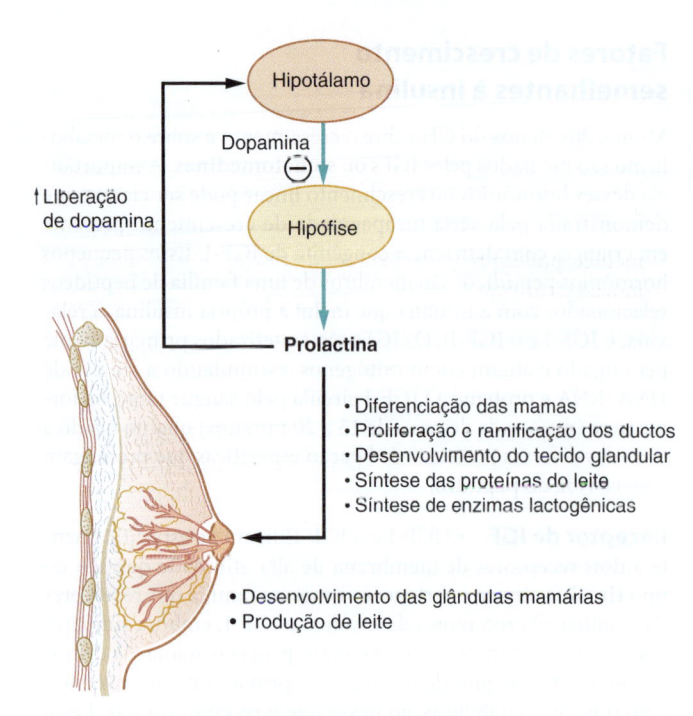

FIGURA 62-5 Efeitos fisiológicos da prolactina. A prolactina desempenha um importante papel no desenvolvimento normal do tecido mamário e na produção de leite. A liberação de prolactina está predominantemente sob controle negativo da dopamina hipotalâmica. A sucção dos mamilos estimula a liberação de prolactina. A prolactina inibe sua própria liberação ao estimular a liberação de dopamina pelo hipotálamo. (Modificada com permissão de Molina PE: *Endocrine Physiology*, 3rd ed. New York: McGraw-Hill Medical, 2010.)

expressão gênica e a liberação de prolactina. Diversos neuropeptídeos foram identificados como fatores liberadores de prolactina em potencial. Entre eles encontram-se o TRH, a ocitocina (OT), o peptídeo intestinal vasoativo (VIP, do inglês *vasoactive intestinal peptide*) e a neurotensina (NT).

A prolactina regula sua própria secreção, por meio de um mecanismo de retroalimentação de alça curta, pela ligação a receptores de prolactina localizados nos neurônios neuroendócrinos dopaminérgicos. Essa ligação leva ao aumento da síntese hipotalâmica de dopamina (Figura 62-5). Quando a concentração de dopamina no sangue porta hipotálamo-hipofisário aumenta, a liberação de prolactina pelos lactotrofos é suprimida.

Efeitos fisiológicos da prolactina Os efeitos fisiológicos da prolactina são mediados pelo receptor de prolactina encontrado nas glândulas mamárias e nos ovários. Os principais efeitos fisiológicos da prolactina são a estimulação do crescimento e desenvolvimento das glândulas mamárias, a síntese de leite e a manutenção da secreção de leite (Figura 62-5). A prolactina estimula a captação de glicose e aminoácidos e a síntese das proteínas do leite β-caseína e α-lactoalbumina, do açúcar do leite, a lactose e da gordura do leite pelas células epiteliais das glândulas mamárias. Durante a gravidez, a prolactina prepara as mamas para a lactação. A produção de leite é evitada durante a gravidez pelos altos níveis de progesterona. Efeitos adicionais da prolactina incluem a inibição da liberação de GnRH, a biossíntese de progesterona e a hipertrofia das células lúteas durante a gravidez. A prolactina também modula o comportamento reprodutivo e parental.

DOENÇAS DA ADENO-HIPÓFISE

Alterações na função da adeno-hipófise podem ocorrer devido ao excesso ou à deficiência na produção de hormônios hipofisários ou à alteração da responsividade aos efeitos do hormônio no órgão-alvo.

ADENOMAS HIPOFISÁRIOS PRODUTORES DE HORMÔNIO

A causa mais comum de produção excessiva dos hormônios hipofisários é o *adenoma hipofisário* produtor de hormônio, normalmente um neoplasma benigno. Os *prolactinomas* são os tumores hipofisários mais comuns (40 a 45%), seguidos pelos adenomas dos somatotrofos (20%), corticotrofos (10 a 12%), gonadotrofos (15%) e muito raramente dos tireotrofos. Adenomas hipofisários pequenos causam manifestações de produção excessiva do hormônio trófico, ao passo que tumores maiores produzem sintomas neurológicos devido ao efeito da massa na área selar (área ao redor da sela túrcica, a região óssea, também chamada de fossa hipofisária, onde a hipófise está alojada). Os pacientes com prolactinoma apresentam níveis elevados de prolactina (*hiperprolactinemia*), secreção de leite (*galactorreia*) e disfunção reprodutiva. Nos homens, os prolactinomas podem causar infertilidade pela produção de *hipogonadismo*. Na maioria dos casos, agonistas da dopamina são extremamente eficazes na redução dos níveis séricos de prolactina, restabelecendo a função gonadal, reduzindo o tamanho do tumor e melhorando os campos visuais reduzidos devido à compressão do quiasma óptico pelo tumor. Os adenomas secretores de GH podem estar associados à *acromegalia* ou ao crescimento excessivo dos ossos e tecidos moles, nos adultos, e ao *gigantismo*, nas crianças. Os adenomas liberadores de ACTH estão associados à produção excessiva de cortisol, ou *síndrome de Cushing*. Os pacientes apresentam obesidade central, miopatia proximal, hipertensão, mudanças de humor, coxins de gordura dorsocervicais e hiperglicemia, entre outros sinais e sintomas clínicos. Os adenomas dos gonadotrofos hipofisários são normalmente ineficientes na produção de hormônios. Os tumores secretores de tireotrofina são extremamente raros e normalmente grandes quando diagnosticados.

HIPOPITUITARISMO

O *hipopituitarismo*, ou deficiência de hormônios da adeno-hipófise*, pode ser congênito ou adquirido. A *insuficiência hipofisária* pode resultar de um trauma, como o associado a uma cirurgia, lesão penetrante ou acidente automobilístico, sobretudo envolvendo traumatismo craniano. Hemorragia grave e redução do fluxo sanguíneo (*isquemia*) hipofisário podem levar à insuficiência hipofisária. Lesões isquêmicas à glândula hipófise ou à haste hipotálamo-hipofisária durante o período pós-parto levam à *síndrome de Sheehan*, que se manifesta como hipotireoidismo, insuficiência suprarrenal, hipogonadismo (incapacidade de restaurar a normalidade da menstruação) e deficiência de GH.

---

* N. de R.T. A glândula hipófise também é conhecida como pituitária, daí a origem do nome hipopituitarismo.

A deficiência de GH e o retardo do crescimento podem resultar do comprometimento da liberação do hormônio pela glândula hipófise devido a doenças do hipotálamo ou dessa glândula ou mesmo em razão de pré-disposição genética. Alternativamente, mutações no gene do receptor do GH podem causar insensibilidade ao hormônio e retardo do crescimento com baixas concentrações séricas de IGF-I. A *síndrome da insensibilidade ao GH* também é conhecida como *síndrome de Laron*, sendo caracterizada por deficiência na produção de IGF-I e IGFBP-3. A manifestação típica é a *baixa estatura* ou *nanismo*, que pode ser evitada pelo tratamento com IGF-I.

AVALIAÇÃO DA FUNÇÃO DA ADENO-HIPÓFISE

Dosagens das concentrações dos hormônios da adeno-hipófise e dos níveis dos hormônios da respectiva glândula-alvo são utilizadas para avaliar o estado funcional do sistema. Por exemplo, as dosagens pareadas de TSH e hormônios da tireoide, FSH e estradiol e ACTH e cortisol são utilizadas para se avaliar a integridade dos respectivos sistemas. Além disso, testes de estimulação e inibição podem ser utilizados para avaliar o estado funcional da glândula hipófise. Esses testes baseiam-se nos mecanismos fisiológicos normais de retroalimentação que controlam a liberação do hormônio trófico. Por exemplo, a administração do aminoácido arginina pode ser utilizada para desencadear um aumento na liberação de GH em pacientes com suspeita de deficiência desse hormônio. Em contrapartida, testes de supressão podem ser utilizados para diagnosticar a síndrome de Cushing, um estado clínico resultante da exposição prolongada e inapropriada à secreção endógena excessiva de cortisol.

CORRELAÇÃO CLÍNICA

CASO A

A mãe de duas crianças em idade escolar, ainda em fase reprodutiva, consulta seu médico porque parou de menstruar nos últimos 6 meses. O teste de gravidez foi negativo, e ela não está utilizando nenhum tipo de medicação. Ela também se queixa de problemas na visão periférica (temporal) e tem percebido liberação de leite por seus mamilos. O exame de **ressonância magnética** (**MRI**, do inglês *magnetic resonance image*) do encéfalo revela uma massa hipofisária. O exame físico não mostra febre, e a pressão arterial está normal. Os exames laboratoriais de glicose, Na^+ e K^+ séricos estão dentro da faixa normal. Níveis aumentados de prolactina são verificados, com níveis normais de todos os demais hormônios hipofisários. O diagnóstico é de prolactinoma.

Os **prolactinomas** correspondem a 50% dos tumores funcionais da hipófise e são mais frequentes em mulheres do que em homens. O tamanho do tumor relaciona-se com os níveis de prolactina. As mulheres apresentam **amenorreia** (ausência de menstruação), **galactorreia** (liberação de leite pelos mamilos) e infertilidade. Tumores grandes que se estendem caudalmente à hipófise estão associados a defeitos visuais devido à compressão do quiasma óptico. Nos homens, ocorre **impotência**, perda de libido e infertilidade, além de dores de cabeça e alterações do campo visual. O tratamento inicial consiste na administração de **agonistas dopaminérgicos** para reduzir a produção de prolactina. Os tumores que não diminuem de tamanho com o tratamento médico podem requerer terapia de radiação focal e/ou remoção cirúrgica.

CASO B

Um paciente de meia-idade, do sexo masculino, consulta o médico da família porque percebeu que seu chapéu e sua aliança estão apertados e seu sapato aumentou um número durante os últimos poucos anos. Ele queixa-se de dores articulares. Esse homem também percebeu que sua voz está ficando mais grave, e suas características faciais mais espessadas e grosseiras quando comparadas com suas fotos de 10 anos atrás. Os exames laboratoriais mostram aumento dos níveis de GH e do IGF-I, bem como aumento da glicose plasmática de jejum. Uma infusão intravenosa de glicose não reduz os níveis de GH. Uma MRI encefálica revela um tumor localizado na hipófise. O paciente é diagnosticado com acromegalia resultante de um tumor produtor de GH.

A **acromegalia** ocorre como resultado da produção de GH em adultos de meia-idade. Os sintomas da acromegalia desenvolvem-se lentamente, ao longo de muitos anos, resultando em um frequente retardo no diagnóstico depois do início estimado dos sintomas. As manifestações clínicas são consequência do crescimento dos tecidos moles em resposta à estimulação pelo GH. Isso fica evidente pelo espessamento das características faciais, mãos e pés, além de haver associação à **organomegalia** (aumento dos órgãos internos). Devido às ações anti-insulina do GH sobre o tecido adiposo, os pacientes apresentam níveis plasmáticos de glicose em jejum elevados ou **tolerância à glicose comprometida**. O diagnóstico é obtido pela dosagem da liberação do GH durante um período de 2 horas após uma carga oral de 75 g de glicose (similar à utilizada no **teste de tolerância à glicose**), além da dosagem dos níveis periféricos de IGF-I. O tratamento consiste na administração de análogos da somatostatina de ação prolongada, como a **octreotida**, e na remoção cirúrgica do tumor nos casos em que ele não responde ao tratamento farmacológico. Atualmente, também existem **antagonistas do receptor do GH** disponíveis, os quais podem ser utilizados para tratar os sintomas do excesso de GH.

RESUMO DO CAPÍTULO

- A função da adeno-hipófise está sob regulação hipotalâmica.
- A liberação dos hormônios da adeno-hipófise sofre regulação por retroalimentação pelos níveis de hormônios periféricos.
- A liberação pulsátil de hormônios hipotalâmicos, hipofisários e do órgão-alvo desempenha um papel importante na função endócrina.

- O GH exerce efeitos diretos e indiretos (IGF-I) sobre o crescimento linear e sobre o metabolismo.
- Com exceção da inibição da prolactina pela dopamina e do GH pela somatostatina, os hormônios adeno-hipofisários estão sob controle estimulatório do hipotálamo.

QUESTÕES PARA ESTUDO

1. Uma paciente apresenta liberação de leite de ambos os mamilos e irregularidade menstrual. A paciente não tem história de dores de cabeça ou anormalidades visuais. O teste de gravidez é negativo, e sua mamografia e o exame das mamas estão normais. Ela tem uma lista de medicamentos que seu psiquiatra prescreveu recentemente. Qual deles poderia ser o responsável pela liberação de leite?
   A) Levodopa
   B) Antagonista dopaminérgico
   C) Agonista D_2
   D) Agonista serotoninérgico

2. Lesões aos axônios que passam pela haste hipofisária devido a um acidente automobilístico podem levar a qualquer uma das alterações abaixo, exceto:
   A) redução da liberação de prolactina
   B) redução da liberação de TSH
   C) redução da liberação de LH e FSH
   D) redução da liberação de GH

3. Um paciente está usando um fármaco anti-inflamatório esteroide por um período prolongado, para crises de asma. O que é provável que aconteça com a liberação hipotalâmica de CRH e do cortisol plasmático?
   A) Baixo CRH e cortisol elevado
   B) Alto CRH e cortisol elevado
   C) Baixo CRH e cortisol reduzido
   D) Alto CRH e cortisol reduzido

4. O excesso de GH em um homem adulto pode levar:
   A) ao crescimento longitudinal das extremidades
   B) ao espessamento do tecido cartilaginoso
   C) à hipoglicemia
   D) à redução do IGFBP-3

CAPÍTULO 63

Glândula Tireoide

Patricia E. Molina

OBJETIVOS

- Identificar as etapas e os fatores que controlam a biossíntese, o armazenamento e a secreção dos hormônios da tireoide.
- Descrever a distribuição do iodo e a via metabólica envolvida na síntese dos hormônios da tireoide.
- Explicar a importância da ligação dos hormônios da tireoide a proteínas no sangue para a manutenção dos níveis de hormônio livre e total.
- Entender o significado da conversão de tetraiodotironina (T_4) em tri-iodotironina (T_3) e T_3 reverso (rT_3) nos tecidos extratireoidianos.
- Compreender os efeitos celulares dos hormônios da tireoide.
- Descrever seus efeitos no metabolismo e no desenvolvimento.
- Entender as causas e as consequências do excesso e da deficiência dos hormônios da tireoide.

Os hormônios da tireoide desempenham um papel importante na manutenção da homeostasia energética e na regulação do consumo de energia. O efeito fisiológico primário dos hormônios da tireoide, nos diferentes órgãos, é estimular a atividade e o metabolismo celulares. O papel vital desses hormônios, particularmente no desenvolvimento, na diferenciação e na maturação, é ressaltado pelo grave retardo intelectual e no desenvolvimento observado em crianças com deficiência dos hormônios da tireoide ao nascimento. Os hormônios da tireoide são derivados do aminoácido tirosina e produzidos pela glândula tireoide em resposta à estimulação do **hormônio estimulante da tireoide (TSH)**, produzido pela adeno-hipófise. A secreção de TSH, por sua vez, é regulada pela retroalimentação negativa de hormônios da tireoide e do peptídeo hipofisiotrófico, o **hormônio liberador de tireotrofina (TRH)**.

ANATOMIA FUNCIONAL

A glândula tireoide não apresenta ductos, é altamente vascularizada e está localizada na região anterior do pescoço em frente à traqueia. Diversos tipos celulares compõem a glândula tireoide, inclusive os seguintes:

- células foliculares (epiteliais), envolvidas na síntese dos hormônios da tireoide;
- células endoteliais de revestimento que compõem a parede dos capilares, os quais fornecem o suprimento sanguíneo para o folículo;
- células C ou parafoliculares, envolvidas na produção de calcitonina, um hormônio que atua sobre a homeostasia do cálcio (discutido no Capítulo 64);
- fibroblastos, linfócitos e adipócitos.

FOLÍCULO DA TIREOIDE

As principais funções da glândula tireoide são a síntese e o armazenamento de seus hormônios. A unidade funcional da glândula tireoide é o folículo tireóideo, uma estrutura esférica que consiste em uma camada de células epiteliais tireóideas arranjadas ao redor de uma grande cavidade central preenchida com **coloide**. O coloide corresponde a aproximadamente 30% da glândula tireoide e contém uma proteína chamada **tireoglobulina**. A tireoglobulina desempenha um papel fundamental na síntese e no armazenamento dos hormônios da tireoide. As **células parafoliculares** estão no espaço entre os folículos. A maioria das células parafoliculares sintetiza e secreta o hormônio **calcitonina**, por isso são chamadas de **células C**.

REGULAÇÃO DA BIOSSÍNTESE, DO ARMAZENAMENTO E DA SECREÇÃO DOS HORMÔNIOS DA TIREOIDE

REGULAÇÃO HIPOTALÂMICA DA LIBERAÇÃO DE TSH

A síntese e a secreção dos hormônios da tireoide são reguladas por retroalimentação negativa pelo **eixo hipotálamo-hipófise-tireoide** (Figura 63-1). O TRH é um tripeptídeo sintetizado no hipotálamo, secretado pelas terminações nervosas da eminência mediana e transportado para a adeno-hipófise, onde estimula a secreção de TSH para a circulação sistêmica. A secreção de TSH é inibida pelos hormônios da tireoide **tri-iodotironina** (T_3) e **tetraiodotironina** (T_4, **tiroxina**).

O TSH é transportado na circulação sanguínea para a glândula tireoide, onde se liga ao seu receptor, localizado nas células epiteliais foliculares. O receptor de TSH está envolvido na **doença autoimune da tireoide**. Anticorpos para o receptor podem agir como antagonistas que imitam as ações do TSH na doença de Graves.

A ativação do receptor do TSH estimula todas as etapas envolvidas na síntese dos hormônios da tireoide, incluindo a **captação** e a **organificação do iodo**, a produção e a secreção dos hormônios da tireoide e a estimulação do crescimento da tireoide. Os efeitos biológicos do TSH incluem o estímulo da síntese e da atividade do cotransportador (simporte) Na^+-I^-, da tireoglobulina, da tireoperoxidase (TPO), de T_3 e T_4. O TSH estimula tanto o crescimento quanto a função da tireoide. Dessa forma, a estimulação contínua do receptor de TSH causa **hipertireoidismo** e **hiperplasia da tireoide**.

SÍNTESE DOS HORMÔNIOS DA TIREOIDE

A **tireoglobulina** é uma glicoproteína sintetizada nas células epiteliais foliculares da tireoide, secretada no lúmen folicular e armazenada no coloide. A maior modificação pós-traducional

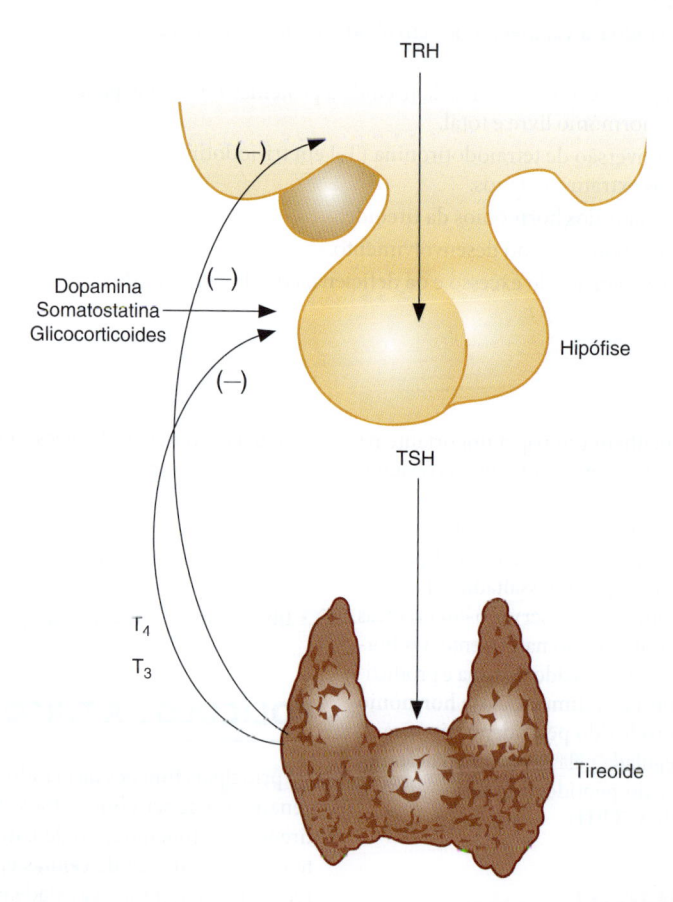

FIGURA 63-1 O eixo hipotálamo-hipófise-tireoide. O hormônio liberador de tireotrofina (TRH) é sintetizado nos neurônios parvocelulares do núcleo paraventricular do hipotálamo e secretado pelas terminações nervosas da eminência mediana, de onde é transportado via plexo capilar do sistema porta-hipotalâmico-hipofisário para a adeno-hipófise. O TRH liga-se a um receptor acoplado à proteína G, na adeno-hipófise, o que causa um aumento na concentração intracelular de Ca^{2+}, resultando na secreção, por exocitose, do TSH para a circulação sistêmica. O TSH estimula a glândula tireoide a aumentar a síntese e a secreção de T_4 e T_3 para a circulação. Os hormônios T_4 e T_3 inibem a secreção de TSH, tanto direta quanto indiretamente (pela inibição da secreção de TRH). Fatores adicionais inibidores da secreção de TSH são os glicocorticoides, a somatostatina e a dopamina. (Modificada com permissão de Molina PE: *Endocrine Physiology*, 3rd ed. New York: McGraw-Hill Medical, 2010.)

que ocorre durante a produção dos hormônios da tireoide consiste na iodação de múltiplos resíduos de tirosina, seguida pelo acoplamento de alguns dos resíduos de iodotirosina, para formar T_3 e T_4. Uma pequena quantidade de tireoglobulina não iodada é também secretada na circulação e pode estar aumentada em doenças como a **tireoidite** e a **doença de Graves**.

O iodeto necessário à síntese de hormônios da tireoide é obtido pela dieta, primariamente pela ingestão do sal iodado, mas também em alimentos derivados do ambiente marinho e em plantas que crescem em solos ricos em iodo. O iodeto é removido do sangue pela tireoide e pelos rins.

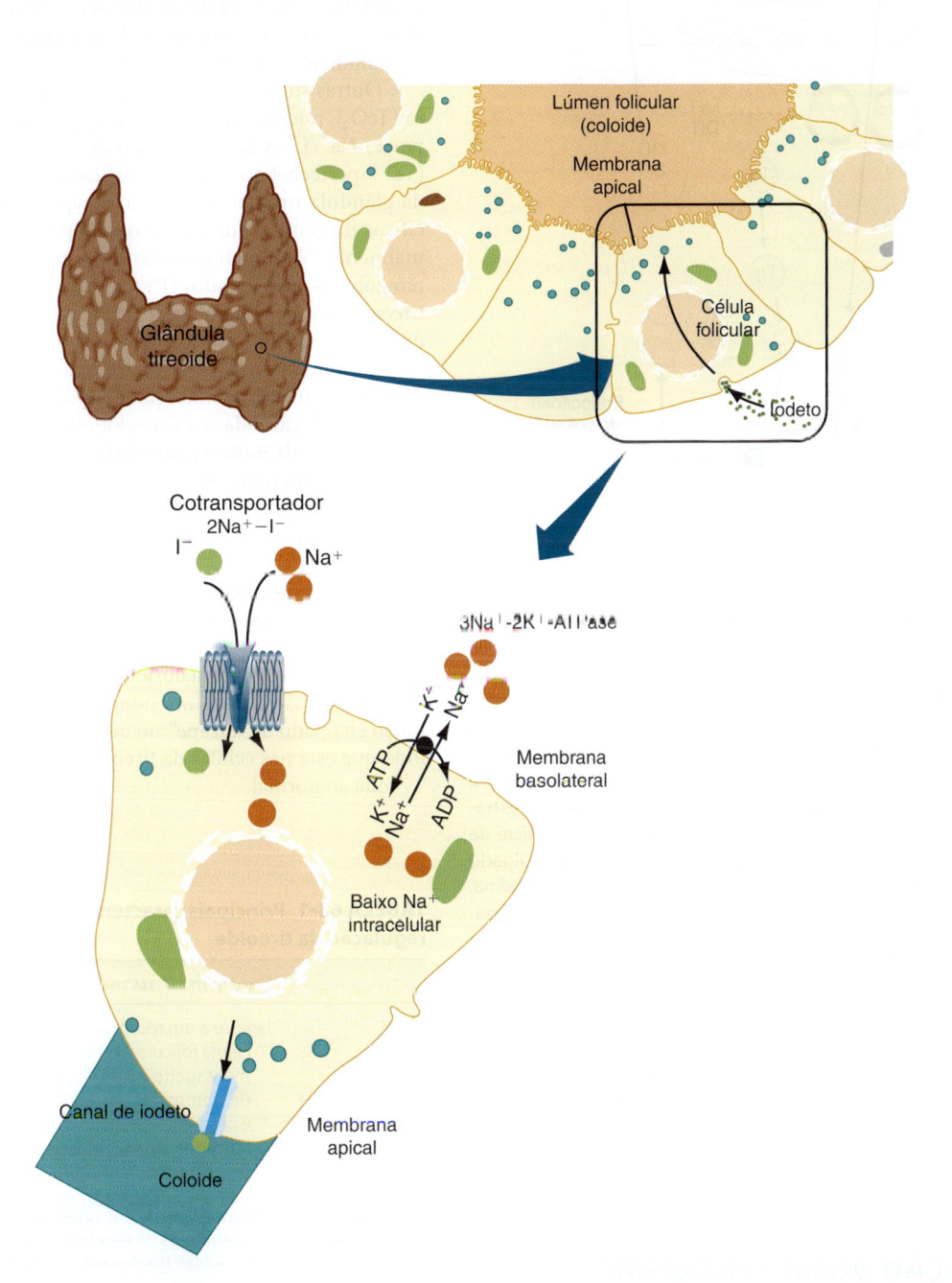

FIGURA 63-2 Mecanismo de concentração de iodo pela glândula tireoide. O iodo é transportado para o citosol das células foliculares por meio de transporte ativo contra os gradientes elétrico e químico. A energia é derivada do gradiente eletroquímico do sódio. Dois íons sódio são transportados para dentro das células foliculares da tireoide junto com uma molécula de iodo. O sódio move-se a favor de seu gradiente de concentração, que é mantido pela bomba Na^+-K^+-ATPase, a qual bombeia o sódio para fora do citoplasma das células epiteliais foliculares da tireoide, mantendo baixas as concentrações citoplasmáticas dos íons sódio. O iodeto deve atingir o espaço coloidal, onde é utilizado para a organificação da tireoglobulina. Esse processo é realizado pelo efluxo por meio dos canais de iodeto. Um dos primeiros efeitos da ligação do TSH ao seu receptor é a abertura desses canais, o que facilita o transporte de iodeto para o espaço extracelular. Esse transporte transcelular do iodeto depende da polaridade morfológica e funcional da célula epitelial folicular. ATP, trifosfato de adenosina. (Modificada com permissão de Molina PE: *Endocrine Physiology*, 3rd ed. New York: McGraw-Hill Medical, 2010.)

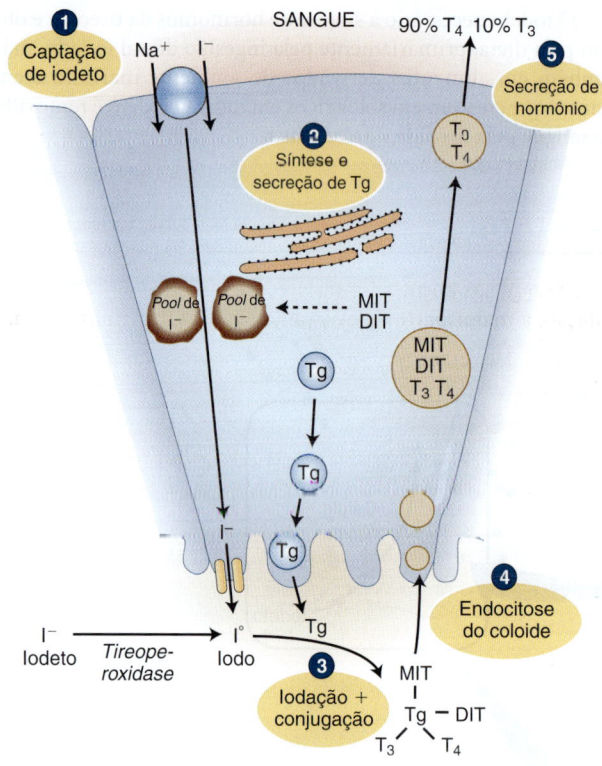

636 SEÇÃO IX Fisiologia Endócrina e Metabólica

FIGURA 63-3 Visão geral da síntese dos hormônios da tireoide na célula epitelial folicular da tireoide. A síntese dos hormônios da tireoide envolve o transporte de iodeto pelo cotransportador Na^+-I^- (1) da célula epitelial folicular. Do citosol, o iodeto é transportado para o compartimento extracelular, onde fica concentrado e é oxidado a iodo pela tireoperoxidase (3). O iodo é utilizado na iodação da tireoglobulina (Tg), a qual é sintetizada no meio intracelular e liberada para o interior do coloide (2). A organificação do iodo é um processo extracelular que ocorre no interior do folículo tireóideo, na superfície da membrana apical que está voltada ao lúmen folicular. O iodo é ligado ao carbono 3 ou ao carbono 5 dos resíduos tirosil da tireoglobulina, para formar MIT e DIT. Uma MIT e uma DIT ou duas DITs são conjugadas para formarem T_3 e T_4, respectivamente. A secreção do hormônio envolve endocitose do coloide contendo tireoglobulina (4), seguida pela degradação desta e liberação de T_4 e T_3 (5). Parte do T_4 produzido é desiodado no folículo da tireoide a T_3, o qual é, então, liberado para o sistema circulatório. Além disso, a desiodação é uma forma de reciclar iodeto para a síntese de novo hormônio da tireoide na superfície apical da célula. Uma pequena quantidade de tireoglobulina é secretada da célula epitelial folicular para a circulação. (Reproduzida com permissão de Kibble J, Halsey CR: *The Big Picture, Medical Physiology*. New York: Mc-Graw-Hill, 2009).

REGULAÇÃO DO METABOLISMO DO IODO NA CÉLULA FOLICULAR DA TIREOIDE

O iodeto é concentrado na célula epitelial da tireoide por um **cotransportador (simporte)** Na^+-I^- (Figura 63-2). Essa habilidade da glândula tireoide de acumular iodo permite a administração terapêutica de iodo radioativo para o tratamento da doença de Graves, de **nódulos tóxicos** e na ablação do tecido tireóideo no tratamento do câncer da tireoide.

A iodação dos resíduos de tirosina é um processo que ocorre na membrana apical da célula folicular da tireoide. Assim, uma vez dentro da célula folicular, o iodeto sai pelo efluxo apical, por meio de uma **proteína transportadora cloreto-iodeto (canal de iodeto** ou proteína pendrina). A captação, a concentração e o efluxo de iodeto são funções do transporte transepitelial de iodeto estimulado pelo TSH.

Outras substâncias, como perclorato (ClO_4^-) e pertecnetato (TcO_4^-), podem ser transportadas pelo cotransportador (simporte) Na^+/I^-. A administração de pertecnetato radiomarcado (Tc^{99m}-pertecnetato) pode ser utilizada para se obterem imagens da glândula tireoide, refletindo a capacidade de regiões específicas da glândula de captar o isótopo e assim funcionar normalmente. No lúmen do folículo, os resíduos de tirosina da tireoglobulina são iodados (I°; formado pela oxidação de I^- pela tireoperoxidase) (Figura 63-3). Essa reação necessita de peróxido de hidrogênio. O iodo é ligado ao carbono 3 ou ao carbono 5 dos resíduos de tirosina da tireoglobulina, em um processo conhecido como organificação do iodo. A iodação das tirosinas específicas localizadas na tireoglobulina produz **monoiodotirosina (MIT)** e **di-iodotirosina (DIT)**, as quais são acopladas pela enzima **tireoperoxidase**, para formar T_3 ou T_4. Como nem todos os resíduos de tirosina iodados são acoplados, a tireoglobulina armazenada no lúmen folicular contém resíduos de MIT e DIT, bem como T_3 e T_4.

O metabolismo do iodo na tireoide pode também ser regulado por um mecanismo independente do TSH, principalmente quando os níveis de iodeto plasmáticos estão aumentados por um fenômeno autorregulatório conhecido como **efeito de Wolff-Chaikoff**. Esse efeito dura poucos dias e é seguido pelo fenômeno chamado de "escape", no qual o ponto de organificação do iodo que está nas células da tireoide diminui, e a síntese de T_4 e T_3 volta ao normal.

TABELA 63-1 Principais características da função e da regulação da tireoide

	Principais características
TSH	Liga-se a um receptor acoplado à proteína $G\alpha_s$ na célula folicular da tireoide. O principal segundo mensageiro é o AMPc. Estimula todas as etapas da síntese dos hormônios da tireoide (captação e organificação do iodo, produção e liberação de hormônios da tireoide) e promove o crescimento da glândula
Glândula tireoide	Pode armazenar um suprimento de 2 a 3 meses de hormônios da tireoide no *pool* de tireoglobulina (coloide). Produz mais T_4 do que T_3.
Hormônios da tireoide	A síntese e a secreção são controladas por retroalimentação negativa pelo eixo hipotálamo-hipófise-tireoide. T_4 é convertido a T_3 nos tecidos periféricos. A atividade biológica do T_3 é maior do que a do T_4. T_3 liga-se a receptores nucleares e modula a transcrição gênica.

TSH, hormônio estimulante da tireoide; AMPc, monofosfato de adenosina cíclico; T_4, tetraiodotironina, T_3, tri-iodotironina.

REGULAÇÃO DA LIBERAÇÃO DE HORMÔNIOS DA TIREOIDE

O TSH estimula a glândula tireoide a secretar os seus hormônios. Esse processo envolve a endocitose de vesículas que contêm tireoglobulina na membrana apical da célula folicular, a fusão das vesículas com os lisossomos e a clivagem proteolítica da tireoglobulina. O resultado da clivagem proteolítica é a formação dos hormônios da tireoide T_3 e T_4, os quais são liberados na circulação, e dos resíduos de tirosina iodados (MIT e DIT), que são desiodados no meio intracelular. Quando a captação de iodo é normal, grandes quantidades de T_4 e T_3 são secretadas (a concentração plasmática de T_4 é 40 vezes maior do que de T_3). A maior parte do T_4 liberada é convertida a T_3 (a forma mais ativa do hormônio) nos tecidos periféricos pela remoção de iodo do carbono 5 no anel externo do T_4. As principais características da regulação e da função da tireoide estão listadas na Tabela 63-1.

TRANSPORTE E DISTRIBUIÇÃO TECIDUAL DOS HORMÔNIOS DA TIREOIDE

Uma vez que os hormônios da tireoide são liberados para a circulação, a maior parte deles circula ligada a proteínas plasmáticas (**globulina ligadora da tiroxina [TBG], transtiretina e albumina**). Essa alta porcentagem de hormônios ligados a proteínas prolonga significativamente a meia-vida dos hormônios da tireoide. Uma pequena fração de cada hormônio circula na sua forma livre, a qual é biodisponível e, portanto, pode entrar

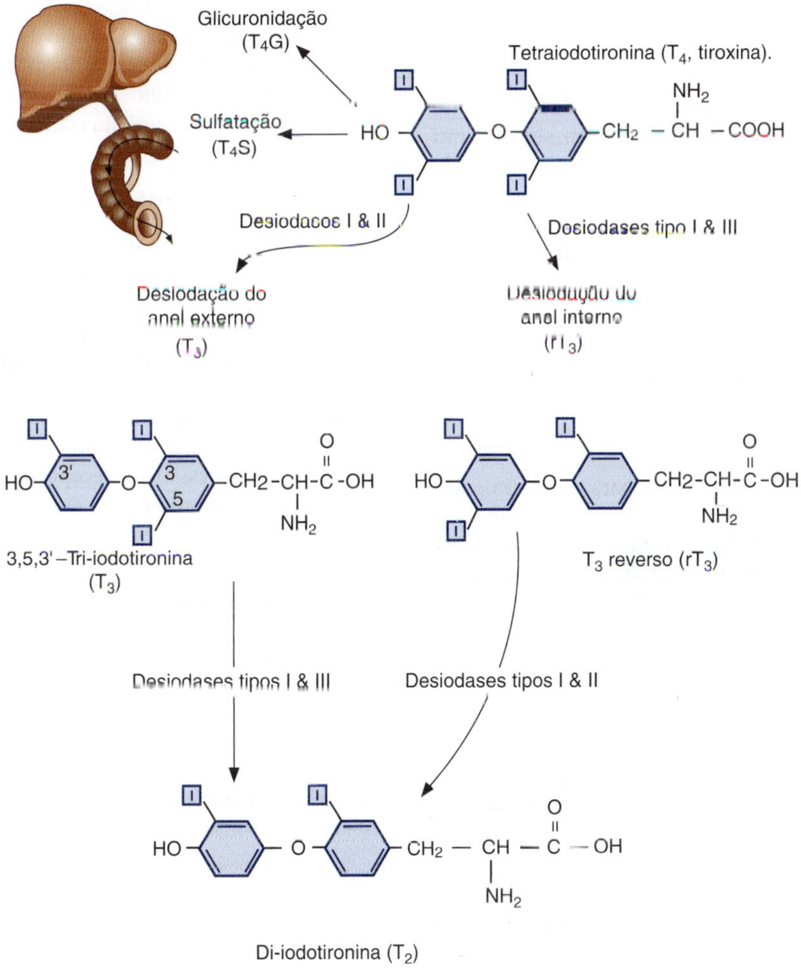

FIGURA 63-4 Metabolismo dos hormônios da tireoide. O metabolismo periférico dos hormônios da tireoide envolve a remoção de moléculas de iodo, a conversão de T_4 em T_3 (mais ativo) e a inativação dos hormônios da tireoide antes de sua excreção. Além disso, os hormônios da tireoide podem ser conjugados no fígado, o que aumenta sua solubilidade e facilita sua excreção biliar. A desiodase tipo I é expressa de forma predominante no fígado, nos rins e na tireoide. Ela catalisa a desiodação tanto do anel externo quanto do anel interno dos hormônios da tireoide. É o local primário de depuração do rT_3 plasmático e a maior fonte de T_3 circulante. A desiodase tipo II é expressa principalmente no encéfalo humano, na adeno-hipófise e na tireoide. Ela causa apenas a desiodação do anel externo e tem papel importante na produção local de T_3 nos tecidos que a expressam. A desiodase tipo III está localizada no encéfalo, na placenta e nos tecidos fetais. Tem atividade apenas no anel interno e é mais eficiente na inativação do T_3 do que de T_4, regulando, dessa forma, os níveis intracelulares de T_3. (Modificada com permissão de Molina PE: *Endocrine Physiology*, 3rd ed. New York: McGraw-Hill, 2010).

nas células e ligar-se ao seu receptor. O T_4 associa-se mais fortemente às proteínas de ligação do que o T_3 e, dessa forma, tem uma menor taxa de metabolização e maior meia-vida (7 dias) do que o T_3 (1 dia).

METABOLISMO DOS HORMÔNIOS DA TIREOIDE

O metabolismo periférico dos hormônios da tireoide envolve um processo de desiodação, catalisado pelas **desiodases** teciduais, que inicia com a produção da forma mais ativa dos hormônios da tireoide (T_3) e termina com a inativação completa do hormônio (Figura 63-4). Cerca de 40% do T_4 é desiodado no carbono 5 no anel externo, produzindo o hormônio mais ativo (T_3). Cerca de 30% de T_4 é convertido em **T_3 reverso (rT_3)** pela remoção do iodo do carbono 5 no anel interno. O rT_3 tem pouca ou nenhuma atividade biológica. Após a conversão de T_4 a T_3 ou rT_3, estes são convertidos em T_2, um hormônio biologicamente inativo.

A desiodação extratireoidiana progressiva dos hormônios da tireoide, catalisada pelas desiodases, tem um papel significativo no metabolismo desses hormônios. Tal processo envolve três desiodases (tipos I, II e III), as quais apresentam diferentes distribuições teciduais, perfis catalíticos, especificidades de substratos, funções fisiológicas e mecanismos de regulação, descritos na Figura 63-4.

EFEITOS BIOLÓGICOS DOS HORMÔNIOS DA TIREOIDE

Os hormônios da tireoide são essenciais para o crescimento e o desenvolvimento normais; eles controlam a taxa metabólica e consequentemente a função de quase todos os órgãos do corpo. Os receptores dos hormônios da tireoide são expressos em muitos tecidos e afetam múltiplos eventos celulares. A seguir serão dados alguns exemplos específicos dos efeitos dos hormônios da tireoide.

Esses efeitos são mediados em primeiro lugar pela regulação da transcrição de genes-alvo e conhecidos como **efeitos genômicos**. Os hormônios da tireoide entram nas células por um processo mediado por um transportador, o qual é dependente de Na^+, da temperatura e de energia. As ações celulares dos hormônios da tireoide são mediadas por receptores nucleares. Os hormônios da tireoide, particularmente o T_3, ligam-se aos receptores com alta afinidade e especificidade. Os receptores dos hormônios da tireoide são **fatores de transcrição de ligação ao DNA**, que funcionam como "interruptores" moleculares quando ocorre a ligação do hormônio. Os receptores podem ativar ou reprimir a transcrição gênica, dependendo da associação ao ligante e do contexto do promotor. Os eventos celulares mediados pelos hormônios da tireoide são:

- transcrição da Na^+-K^+-ATPase da membrana celular, levando ao aumento do consumo de oxigênio;

- transcrição de proteínas desacopladoras, aumentando a oxidação de ácidos graxos e gerando calor sem produção de ATP;
- síntese e degradação de proteínas, contribuindo para o crescimento e para a diferenciação;
- glicogenólise e gliconeogênese induzidas por adrenalina, afetando a síntese de glicogênio induzida por insulina e a utilização de glicose;
- síntese de colesterol e regulação dos receptores das lipoproteínas de baixa densidade.

EFEITOS DOS HORMÔNIOS DA TIREOIDE EM ÓRGÃOS ESPECÍFICOS

Ossos

Os hormônios da tireoide são importantes para o crescimento e o desenvolvimento ósseos, por meio da ativação dos osteoblastos e dos osteoclastos. A deficiência hormonal durante a infância afeta o crescimento. Em adultos, o excesso dos hormônios da tireoide está associado ao aumento no risco de **osteoporose**.

Sistema cardiovascular

Os hormônios da tireoide apresentam efeitos **inotrópico e cronotrópico**, aumentando o débito cardíaco e o volume sanguíneo e diminuindo a **resistência vascular sistêmica**. Essas respostas são mediadas pelos hormônios da tireoide por meio da transcrição gênica de várias proteínas, inclusive da Ca^{2+}-ATPase, fosfolambam, miosina, receptores β-adrenérgicos, adenilato-ciclase, proteínas de ligação ao nucleotídeo guanina, trocador Na^+-Ca^{2+}, Na^+-K^+-ATPase e canais de potássio dependentes de voltagem. Os efeitos na expressão dos **receptores β-adrenérgicos** explicam os efeitos **simpatomiméticos** dos altos níveis de hormônios da tireoide.

Tecido adiposo

Os hormônios da tireoide induzem a diferenciação do tecido adiposo branco, a síntese de enzimas envolvidas na lipogênese e o acúmulo de lipídeos no interior das células, bem como estimulam a proliferação celular dos adipócitos, a síntese de proteínas desacopladoras e a fosforilação oxidativa desacoplada. A indução pelos hormônios da tireoide de lipólise mediada por catecolaminas é consequência do aumento do número de receptores β-adrenérgicos e da diminuição da atividade da fosfodiesterase (PDE), resultando em um aumento nos níveis de monofosfato de adenosina cíclico (AMPc) e na atividade da lipase hormônio-sensível (HSL, do inglês *hormone-sensitive lipase*).

Fígado

Os hormônios da tireoide regulam o metabolismo do colesterol e dos triacilgliceróis, bem como a homeostasia das lipoproteínas. Além disso, também modulam a proliferação celular e a respiração mitocondrial.

TABELA 63-2 Manifestações clínicas do excesso ou da deficiência da função dos hormônios da tireoide

Hipotireoidismo		Hipertireoidismo	
Características clínicas	Valores laboratoriais	Características clínicas	Valores laboratoriais
No útero: Cretinismo, retardo mental e de crescimento, membros curtos. No adulto: Cansaço, letargia, constipação, diminuição do apetite, intolerância ao frio, fluxo menstrual anormal, perda de cabelo, unhas quebradiças, pele grossa e seca, voz rouca. Crônico: Mixedema, edema periorbital, inchaço das mãos e dos pés, retardo na contração e no relaxamento muscular, atraso nos reflexos tendinosos, diminuição do volume sistólico, da frequência cardíaca e do débito cardíaco, aumento do coração, efusão pericárdica, acúmulo de líquido peritoneal e pleural, diminuição da função mental e da memória, fala lenta, diminuição da iniciativa, sonolência, hipotermia.	Primário: Baixos níveis de T_4 livre; baixos níveis ou níveis normais de T_3; altos níveis de TSH. Secundário: Níveis de T_4 e T_3 baixos; níveis de TSH normais ou baixos.	Palpitações, dificuldade de realizar exercícios, aumento da pressão de pulso, taquicardia de repouso ou durante o exercício, aumento no volume sanguíneo, aumento palpável da glândula tireoide, oftalmopatia infiltrativa, nervosismo, irritabilidade, hiperatividade, instabilidade emocional, tensão, intolerância ao calor, perda de peso mesmo com aumento da ingestão de alimentos, diminuição ou ausência de ciclo menstrual, aumento dos movimentos intestinais, pele quente e úmida ou com textura aveludada, fraqueza dos músculos proximais, cabelo fino, tremor, sudorese excessiva.	Primário: Baixos níveis de TSH, aumento dos níveis de T_4 (2 vezes) e de T_3 (3 a 4 vezes). Na doença de Graves, níveis elevados de anticorpo antirreceptor de TSH. Secundário: Altos níveis de TSH, T_4 e T_3.

T_4, tiroxina; T_3, tri-iodotironina; TSH, hormônio estimulante da tireoide.

Hipófise

Os hormônios da tireoide regulam a síntese de hormônios da adeno-hipófise, facilitando a produção do hormônio do crescimento e inibindo a produção de TSH.

Encéfalo

Os hormônios da tireoide controlam a expressão de genes envolvidos na mielinização, diferenciação celular, migração e sinalização. Eles são necessários para o crescimento e o desenvolvimento axonal.

DOENÇAS DOS HORMÔNIOS DA TIREOIDE: SUPERPRODUÇÃO E BAIXA SECREÇÃO

A distribuição generalizada dos receptores dos hormônios da tireoide e seus múltiplos efeitos fisiológicos são evidenciados nos casos em que a função da tireoide é anormal (Tabela 63-2). A disfunção pode resultar de três fatores: (1) alterações nos níveis circulantes de hormônios da tireoide, (2) metabolismo alterado dos hormônios da tireoide na periferia do corpo e (3) resistência tecidual à ação dos hormônios da tireoide.

Diz-se que um indivíduo está em estado de *eutireoidismo* quando apresenta função normal da glândula tireoide. Os estados clínicos resultantes de alterações na função da glândula tireoide são classificados em *hipotireoidismo* (baixa função da tireoide) ou *hipertireoidismo* (excesso de função da tireoide). A autoimunidade tem um importante papel nas doenças da tireoide. Respostas imunes anormais envolvendo proteínas relacionadas com a tireoide resultam em dois processos patológicos opostos: aumento da tireoide (hiperplasia) na d**oença de Graves** e inflamação da tireoide e/ou destruição na **tireoidite de Hashimoto**.

As principais formas de apresentação das anormalidades dos hormônios da tireoide são apresentadas a seguir.

HIPOTIREOIDISMO

O hipotireoidismo é a condição resultante da ação insuficiente dos hormônios da tireoide. Apresenta uma incidência de 2% nas mulheres adultas e é menos comum nos homens. Dois tipos principais são conhecidos, o hipotireoidismo primário e o secundário, embora o primeiro seja mais comum.

Hipotireoidismo primário

Os hormônios da tireoide apresentam papel vital no crescimento e desenvolvimento, pois, quando ocorre diminuição dos hormônios da tireoide durante o período fetal, o resultado é um grave retardo intelectual e no desenvolvimento, conhecido como *cretinismo*. O hipotireoidismo pode ser associado ao aumento da tireoide, ocasionado por inflamação, como na tireoidite de Hashimoto, ou por aumento de TSH, devido à deficiência de iodo na dieta.

Hipotireoidismo secundário

O **hipotireoidismo secundário** caracteriza-se pela diminuição da secreção de TSH e subsequente diminuição da liberação dos hormônios da tireoide e é, em geral, ocasionado por **hipopituitarismo** (diminuição da função da adeno-hipófise).

HIPERTIREOIDISMO

O hipertireoidismo é a excessiva atividade funcional da glândula tireoide, caracterizada por aumento do metabolismo basal, distúrbio da atividade do sistema nervoso autônomo em consequência do excesso na produção de hormônios da tireoide. A incidência é maior em mulheres do que em homens. Várias condições podem levar ao hipertireoidismo, mas a causa mais comum no adulto é a doença de Graves.

Doença de Graves

A doença de Graves é uma condição autoimune que leva à secreção autônoma de hormônios da tireoide, ocasionada pela estimulação dos receptores de TSH por anticorpos semelhantes a este, chamados de *imunoglobulinas estimulantes da tireoide* (**TSI**, do inglês *thyroid-stimulating immunoglobulins*). Clinicamente, 40 a 50% dos pacientes com hipertireoidismo apresentam olhos salientes (*exoftalmia* ou *proptose*), o que é causado pela infiltração de fibroblastos e linfócitos no tecido extraocular e nos músculos e pela acumulação de hialuronato, um glicosaminoglicano produzido pelos fibroblastos. A maioria (90%) dos pacientes com oftalmopatia da tireoide tem **hipertireoidismo** ocasionado pela *doença de Graves*.

Adenomas secretores de TSH

O hipertireoidismo secundário ocorre devido a um aumento na liberação de hormônios da tireoide pela glândula tireoide em resposta a um aumento dos níveis de TSH derivado de adenomas hipofisários secretores desse hormônio. Os adenomas secretores de TSH representam uma pequena fração (< 1%) de todos os adenomas da adeno-hipófise e resultam na síndrome do excesso de secreção de TSH. O perfil hormonal é caracterizado pela incapacidade de suprimir a secreção de TSH, mesmo com níveis aumentados de hormônios da tireoide (T_3 e T_4) livres.

ANORMALIDADES NO METABOLISMO DO IODO

O iodo é um componente essencial dos hormônios da tireoide, mas tanto a baixa quanto a alta captação de iodo podem levar a doenças. Vários fármacos interferem na capacidade da glândula tireoide de captar iodo. O perclorato é um contaminante que pode ser encontrado em águas subterrâneas e, de forma ocasional, no leite de vaca. A ingestão de altos níveis desse composto, como quando se consome água subterrânea (de poços), pode levar à inibição do transporte de iodo para dentro da célula folicular. *Metimazole*, a forma ativa do carbimazole, inibe a captação e a organificação do iodo. Tiouracil e *propiltiouracil* inibem a organificação do iodo.

Anormalidades no metabolismo ou no suprimento de iodo têm importância especial no desenvolvimento fetal. Graves deficiências de iodo na gestante podem levar à insuficiência na síntese de hormônios da tireoide na mãe e no feto, resultando em deficiência no desenvolvimento cerebral. A deficiência de iodo é a principal causa de retardo mental que pode ser prevenida no mundo, embora seja uma doença rara nos EUA, onde o sal de cozinha é suplementado com iodo. Por outro lado, ingestão excessiva de iodo pela mãe (p.ex., pelo uso de um medicamento antiarrítmico, chamado de *amiodarona*, ou pelo excesso de suplementação de iodo) pode inibir a função da tireoide fetal, levando ao hipotireoidismo e ao **bócio**, ou pode acelerar o hipertireoidismo (toxicidade do iodo).

Bócio

O bócio é definido como um aumento no tamanho da glândula tireoide. Essa condição pode estar relacionada com a diminuição (deficiência de iodo ou tireoidite de Hashimoto) ou aumento (Doença de Graves) da função da tireoide. O aumento da glândula pode ser ocasionado pelo aumento da estimulação dos receptores de TSH (levando a uma hiperplasia da tireoide) ou por processos autoimunes e/ou inflamatórios.

Tireoidite

A tireoidite ou inflamação da glândula tireoide pode levar a anormalidades nos hormônios da tireoide. Essa condição pode ser aguda, subaguda ou crônica. A *tireoidite crônica* (tireoidite de Hashimoto, tireoidite linfocítica crônica, tireoidite autoimune) é uma doença autoimune da glândula tireoide, caracterizada pela infiltração de linfócitos e de anticorpos autoimunes circulantes. Esses anticorpos inibem o cotransportador Na^+-I^-, diminuindo a captação de iodo e, por consequência, a síntese de hormônios da tireoide. A tireoidite de Hashimoto é a causa mais comum de hipotireoidismo do adulto; é mais comum em mulheres do que em homens, e o pico de ocorrência está entre 30 e 50 anos de idade.

AVALIAÇÃO DO EIXO HIPOTÁLAMO-HIPÓFISE-TIREOIDE

O TSH E OS NÍVEIS DE HORMÔNIO DA TIREOIDE

Os níveis de TSH são utilizados na avaliação de pacientes, pois pequenas mudanças nos níveis dos hormônios da tireoide na forma livre causam grandes alterações nos níveis de TSH. A avaliação das concentrações séricas de TSH é considerada o teste mais confiável e simples de diagnosticar todas as formas comuns de hipotireoidismo e hipertireoidismo, especialmente em nível ambulatorial. A evidência de hipertireoidismo primário é acompanhada de baixas concentrações de TSH no soro. A interpretação de níveis anormais de TSH é facilitada pela medida simultânea dos níveis dos hormônios da tireoide.

> ### CORRELAÇÃO CLÍNICA
>
> Uma mulher na pré-menopausa apresenta palpitações e uma história de perda de peso nos últimos seis meses. Além disso, ela se queixa de aumento de irritabilidade e ansiedade, dificuldade para dormir e intolerância ao calor. O exame físico revelou **taquicardia** (120 bpm), **hipertensão** (pressão arterial de 139/80 mmHg) e aumento difuso da glândula tireoide. Ela apresenta também piscar dos olhos infrequente e olhar característico (exoftalmia), mãos suadas e tremor. Os

níveis de TSH no soro estão baixos, e os de tiroxina, aumentados. Ela é diagnosticada com doença de Graves.

A doença de Graves é responsável por 50 a 80% dos casos de hipertireoidismo, afeta aproximadamente 0,5% da população e é mais frequente no sexo feminino. O excesso da produção de hormônios da tireoide na doença de Graves resulta da ligação de anticorpos circulantes IgG aos receptores de TSH acoplados a proteína G, na glândula tireoide.

Esse excesso de estimulação dos receptores leva à hipertrofia e hiperplasia folicular, causando um aumento da tireoide e da produção de hormônios. A liberação de TSH é suprimida por retroalimentação negativa pela produção excessiva dos hormônios da tireoide. As manifestações clínicas são resultado do excesso da atividade dos hormônios da tireoide. O tratamento da doença de Graves inclui fármacos inibidores da síntese de hormônios da tireoide, ablação do tecido tireóideo com radioisótopos e remoção cirúrgica da glândula tireoide.

RESUMO DO CAPÍTULO

- A glândula tireoide é regulada pelo eixo hipotálamo-hipófise-tireoide.
- A ingestão de iodo é necessária para a síntese dos hormônios da tireoide.
- A glândula tireoide produz os hormônios por um processo de concentração de iodo na tireoide, iodação dos resíduos de tirosina da tireoglobulina no coloide do folículo tireóideo, seguida por liberação proteolítica dos hormônios da tireoide (T_3 e T_4).
- A metabolização dos hormônios da tireoide nos tecidos periféricos leva à produção do hormônio mais ativo, T_3, e à inativação dos hormônios da tireoide.
- A presença das desiodases e dos seus substratos tem um papel fundamental na função dos hormônios da tireoide nos tecidos-alvo.
- Os receptores dos hormônios da tireoide estão localizados no meio intracelular, ligados ao DNA, e a ligação dos hormônios da tireoide aos seus receptores altera a transcrição gênica.
- As ações dos hormônios da tireoide são sistêmicas e vitais para o desenvolvimento, para o crescimento e para o metabolismo.

QUESTÕES PARA ESTUDO

1. Qual dos parâmetros sanguíneos abaixo seria compatível com hipertireoidismo gerado pela doença de Graves?
   A) Baixos níveis de TSH e de T_4
   B) Altos níveis de TSH e baixos níveis de T_4
   C) Baixos níveis de TSH e altos níveis de T_4
   D) Altos níveis de T_4 e baixos níveis de T_3

2. Os seguintes resultados de laboratório estão disponíveis antes do exame físico de um novo paciente: níveis muito baixos de TSH e aumentados de T_3 e T_4. Quais sinais e sintomas seriam esperados?
   A) Frequência cardíaca de 45 bpm, diarreia e perda de peso
   B) Mãos suadas, bócio de 40 g e constipação
   C) Intolerância ao calor, irritabilidade e perda de peso
   D) Insônia, retardo no relaxamento muscular e diarreia

3. Valores de exames de laboratório que poderiam ser compatíveis com bócio endêmico devido à deficiência de iodo incluem:
   A) aumento dos níveis de TSH e diminuição de T_3 e T_4
   B) aumento dos níveis de T_4 livre e resultado positivo para IgG estimulante da tireoide
   C) baixos níveis de TSH, T_3 e T_4
   D) níveis de T_4 normais e baixos níveis de TSH

4. O exame do iodo radioativo de um paciente revelou maior concentração de radiação quando comparado ao exame de outro indivíduo assintomático. Exames de laboratório subsequentes evidenciaram a presença de anticorpos para o receptor de TSH. A fisiopatologia da doença desse paciente envolve:
   A) aumento da desiodação de T_4 a T_3 no fígado
   B) diminuição da ligação dos hormônios da tireoide a proteínas plasmáticas
   C) aumento da formação de AMPc nas células foliculares da tireoide
   D) regulação para baixo (*downregulation*) do cotransportador Na^+-I^-

CAPÍTULO 64

Glândulas Paratireoides e Regulação de Fosfato e Cálcio

Patricia E. Molina

OBJETIVOS

- Identificar a origem, os órgãos-alvo, os tipos celulares e os efeitos fisiológicos do hormônio da paratireoide, ou paratormônio.
- Descrever as funções dos osteoblastos e dos osteoclastos na remodelação óssea e os fatores que regulam suas atividades.
- Descrever a regulação da secreção do paratormônio, o papel do receptor sensível ao cálcio (sensor de cálcio) e a relação da retroalimentação negativa entre o paratormônio e a vitamina D na forma ativa.
- Identificar as fontes, a biossíntese e os efeitos fisiológicos da vitamina D e de seus metabólitos ativos.
- Descrever as causas e consequências do excesso ou da deficiência do paratormônio e da vitamina D.
- Descrever a regulação da liberação de calcitonina, sua origem celular e os seus órgãos-alvo.
- Explicar a regulação hormonal da concentração de cálcio no plasma por meio de reabsorção óssea, excreção renal e absorção intestinal.
- Explicar a regulação hormonal da concentração plasmática de fosfato através de trocas ósseas, excreção renal, ingestão e absorção.

A regulação dos níveis plasmáticos de cálcio é fundamental para função celular normal, transmissão neural, estabilidade das membranas, manutenção da estrutura óssea, coagulação sanguínea e sinalização intracelular. Essa regulação depende das interações entre o **hormônio da paratireoide**, ou **paratormônio** (**PTH**), produzido pelas glândulas paratireoides, e a **vitamina D** proveniente da dieta e endógena (Figura 64-1). O PTH estimula a reabsorção óssea e a liberação de **cálcio** (e **fosfato**) na circulação. Nos rins, o PTH promove a reabsorção de cálcio e a excreção de fosfato inorgânico na urina. Além disso, o PTH estimula a hidroxilação de 25-hidroxicolecalciferol, ou 25-hidroxivitamina D [25(OH)D], no carbono 1, levando à formação de 1,25-di-hidroxicolecalciferol ou 1,25 di-hidroxivitamina D [1,25(OH)$_2$D], a forma ativa da vitamina D. A 1,25(OH)$_2$D exerce seus principais efeitos por meio do aumento da absorção intestinal do cálcio da dieta. Além disso, mas em menor grau, contribui na reabsorção renal do cálcio filtrado e na reabsorção óssea. O resultado geral da interação entre o PTH e a vitamina D é a manutenção das concentrações plasmáticas de cálcio em níveis normais.

ANATOMIA FUNCIONAL

As glândulas paratireoides têm o tamanho de uma ervilha e estão localizadas na borda posterior da glândula tireoide. As **células principais** sintetizam e secretam PTH, que tem uma importância fundamental na remodelação óssea, na homeostasia do cálcio, na excreção renal de fosfato e na ativação da vitamina D.

REGULAÇÃO DA SECREÇÃO DE PTH

O PTH é sintetizado como pré-pró-peptídeo, o qual sofre modificação pós-traducional, produzindo PTH, um polipeptídeo de 84 aminoácidos. A liberação de PTH é controlada por um mecanismo de retroalimentação, no qual a paratireoide detecta pequenas alterações nos níveis plasmáticos de cálcio por meio de receptores **sensíveis ao cálcio (sensores de cálcio)**. Esses receptores são acoplados a proteínas G e estão localizados na mem-

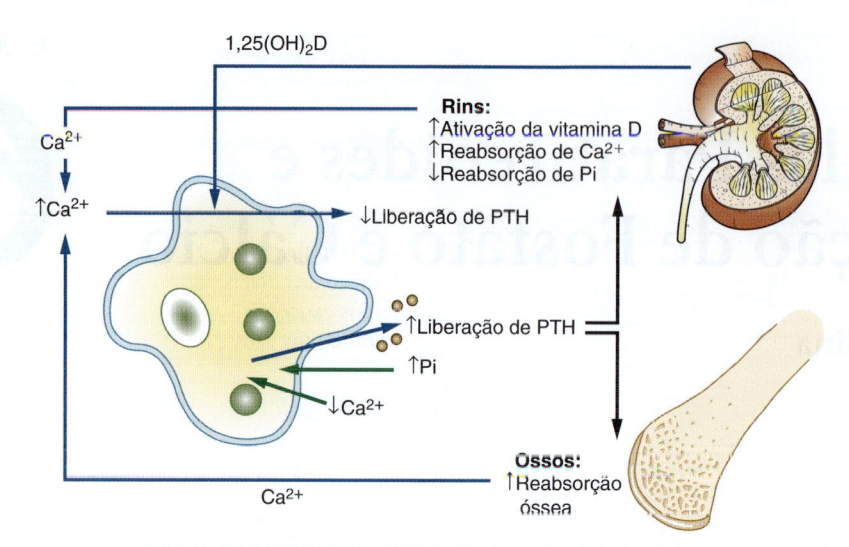

FIGURA 64-1 Regulação da liberação do PTH. A diminuição na concentração de cálcio (Ca^{2+}) estimula a liberação de PTH pela glândula paratireoide. O PTH aumenta a atividade da 1α-hidroxilase nos rins, levando ao aumento da produção de $1,25(OH)_2D$. Além disso, o PTH aumenta a reabsorção de cálcio e diminui a reabsorção de fosfato inorgânico (Pi). No osso, o PTH estimula a reabsorção óssea, aumentando os níveis plasmáticos de cálcio. O aumento da $1,25(OH)_2D$ e da concentração de cálcio no plasma inibe, por retroalimentação negativa, a liberação de PTH. O aumento nos níveis plasmáticos de Pi estimula a liberação de PTH. (Modificada com permissão de Molina PE: *Endocrine Physiology*, 3rd ed. New York: McGraw-Hill Medical, 2010.)

brana plasmática das células principais da paratireoide; também são encontrados nas células dos túbulos renais e nas células C da tireoide (Figura 64-2). Uma diminuição aguda nos níveis circulantes de cálcio (**hipocalcemia**) estimula a liberação de PTH em poucos segundos. Além disso, o aumento nos níveis plasmáticos de fosfato aumenta a secreção de PTH.

A liberação de PTH pode ser estimulada pela diminuição da concentração de Mg^{2+} no plasma. O balanço dos níveis de magnésio está relacionado com o dos níveis de cálcio; a diminuição ou a deficiência de magnésio está associada à hipocalcemia. A diminuição de magnésio combinada à de cálcio reduz a capacidade do indivíduo de secretar PTH. Contudo, a **hipomagnesemia** grave não apenas libera PTH da glândula paratireoide em resposta a hipocalcemia, como também impede a reabsorção óssea mediada por PTH. A Tabela 64-1 enumera os fatores que regulam a liberação de PTH.

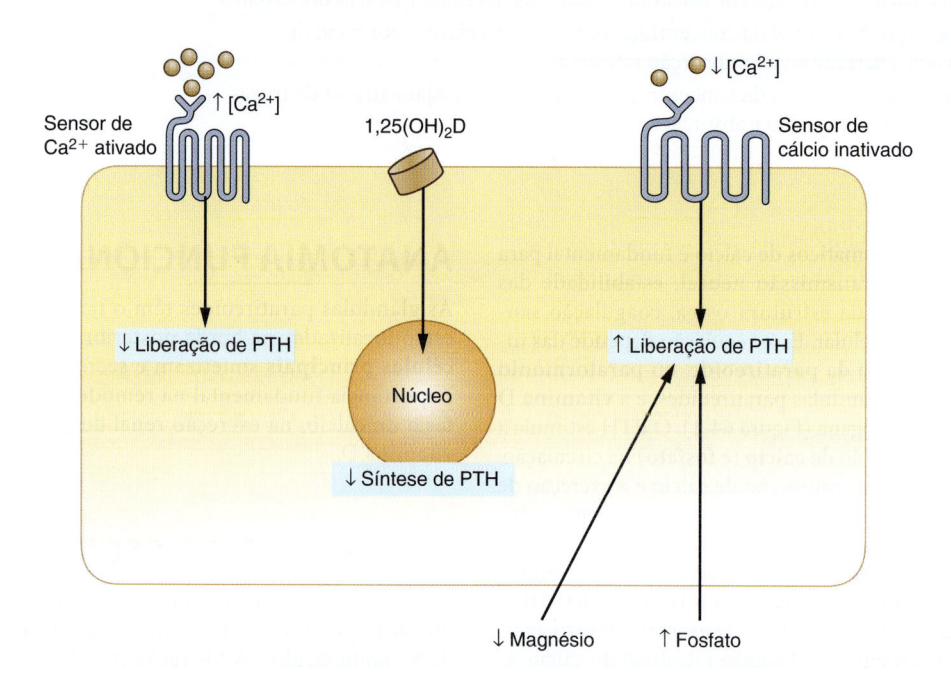

FIGURA 64-2 O receptor ou sensor sensível ao cálcio das paratireoides e a liberação de PTH. O aumento sérico nas concentrações de cálcio (Ca^{2+}) e de $1,25(OH)_2D$ diminui a liberação de PTH. A diminuição nos níveis de cálcio e magnésio e o aumento dos níveis de fosfato aumentam o PTH. Mudanças nas concentrações de cálcio são detectadas por receptores acoplados a proteínas G nas células principais da paratireoide. (Modificada com permissão de Molina PE: *Endocrine Physiology*, 3rd ed. New York: Mc-Graw-Hill Medical, 2010.)

CAPÍTULO 64: Glândulas Paratireoides e Regulação de Fosfato e Cálcio

TABELA 64-1 Regulação da liberação do hormônio da paratireoide

Liberação de PTH é aumentada por	A liberação de PTH é diminuída por
Hipocalcemia	Hipercalcemia
Hiperfosfatemia	1,25(OH)$_2$D
Catecolaminas	Hipomagnesemia grave

PTH, hormônio da paratireoide ou paratormônio.

OS ÓRGÃOS-ALVO DO PTH E SEUS EFEITOS FISIOLÓGICOS

Os principais órgãos-alvo dos efeitos fisiológicos do PTH são os rins e os ossos. A principal resposta fisiológica desencadeada pelo PTH é o aumento dos níveis plasmáticos de cálcio por meio do aumento da **reabsorção renal de cálcio**, da **reabsorção óssea** e, indiretamente, (via 1,25(OH)$_2$D – forma ativa da vitamina D) da **absorção intestinal de cálcio**. O PTH também aumenta a atividade da **1α-hidroxilase** e a excreção renal de fosfato. Os efeitos do PTH são mediados pela ligação aos receptores de PTH acoplados a proteínas G. Pelo menos três receptores foram identificados, mas os efeitos fisiológicos importantes do PTH são mediados pelo **PTHR1**.

O PTHR1 é expresso nos osteoblastos e nos rins, onde se ligam o PTH e a **proteína semelhante ao PTH** (**PTHrP**, do inglês *PTH-related protein*). A PTHrP é produzida por um gene diferente daquele que codifica o PTH e é expressa em muitos tecidos. A PTHrP liga-se ao PTHR1 nos ossos e nos rins, resultando em elevação dos níveis plasmáticos de cálcio. A PTHrP liberada por tecidos cancerosos é responsável pela **hipercalcemia dos processos malignos**. Dessa forma, o PTHR1 não apenas medeia os efeitos fisiológicos do PTH, mas também tem importante papel nos efeitos patológicos da PTHrP.

EFEITOS CELULARES DO PTH

Nos rins, o PTH estimula diretamente a reabsorção de cálcio, diminui a reabsorção de fosfato, o que causa um aumento na excreção de fosfato, e estimula a atividade da 1α-hidroxilase, a enzima responsável pela formação de 1,25(OH)$_2$D. A regulação da reabsorção de cálcio é mediada pelo PTH nos túbulos distais (Figura 64-3). O PTH estimula a inserção e a abertura de canais de cálcio apicais, facilitando a reabsorção de cálcio, como discutido no

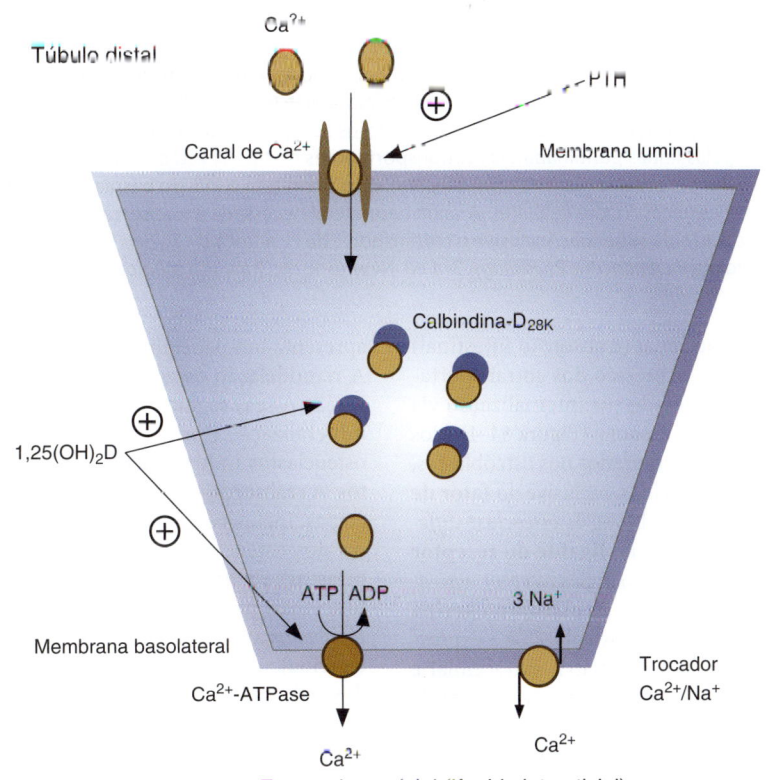

FIGURA 64-3 O PTH aumenta a reabsorção de cálcio pelos rins. A reabsorção transcelular de cálcio (Ca^{2+}) pelo túbulo distal é regulada pelo PTH e pela 1,25(OH)$_2$D. O PTH aumenta a inserção de canais de cálcio na membrana apical e facilita a entrada de cálcio. No interior da célula, o cálcio liga-se à calbindina D$_{28K}$, uma proteína ligadora de cálcio, que depende de vitamina D e facilita a difusão citosólica de cálcio do local de influxo apical para o local de efluxo basolateral. O transporte de cálcio para fora da célula, através da membrana basolateral, em direção ao espaço intersticial é mediado pelo trocador Na$^+$-Ca^{2+} e por uma Ca^{2+}-ATPase. A 1,25(OH)$_2$D contribui para o aumento da reabsorção de cálcio por meio do estímulo à síntese de calbindina e à atividade da Ca^{2+}-ATPase. ATP, trifosfato de adenosina. (Modificada com permissão de Molina PE: *Endocrine Physiology*, 3rd ed. New York: McGraw-Hill Medical, 2010.)

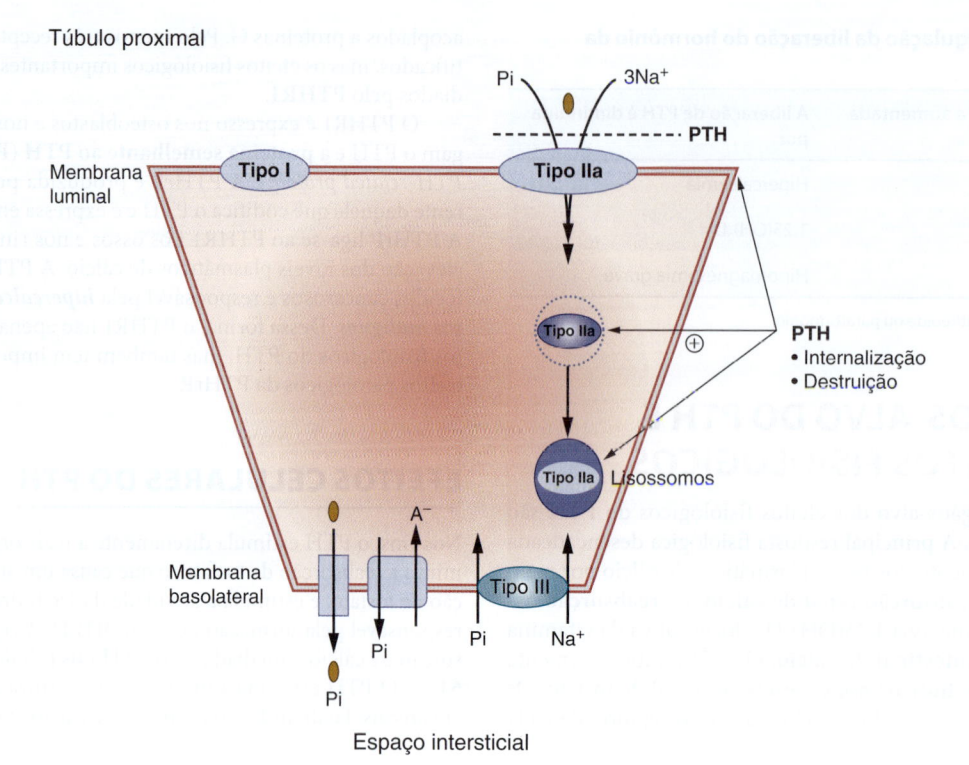

FIGURA 64-4 O PTH diminui a reabsorção de fosfato inorgânico (Pi). A reabsorção de fosfato pelos rins ocorre pelo cotransporte apical de Na^+-Pi. Existem três diferentes cotransportadores de Na^+-Pi: tipos I, II e III. Os cotransportadores dos tipos I e II estão localizados na membrana apical. O cotransportador do tipo II é expresso nos túbulos proximais renais (tipo IIa) e no intestino delgado (tipo IIb). Os cotransportadores do tipo IIa são o principal alvo de regulação do PTH e contribuem para a maior parte (mais de 70%) da reabsorção do Pi tubular. O PTH estimula bastante a internalização dos cotransportadores do tipo IIa, direcionando-os aos lisossomos para sua destruição. Isso resulta na diminuição na reabsorção de Pi, como indicado pelas linhas pontilhadas. Os cotransportadores do tipo III estão localizados principalmente na membrana basolateral e apresentam o papel geral de "organizadores" (*housekeeping*), pois permitem o influxo basolateral de Pi se o Pi que entra pela região apical é insuficiente para satisfazer as necessidades celulares. A saída basolateral necessária à reabsorção transcelular completa de Pi não é bem definida. Várias vias de transporte têm sido sugeridas, inclusive o cotransporte de Pi, a troca de ânions (A^-) e ainda um canal de Pi não específico. (Modificada com permissão de Molina PE: *Endocrine Physiology*, 3rd ed. New York: McGraw-Hill Medical, 2010.)

Capítulo 48. Diminui a reabsorção renal (e absorção intestinal) de fosfato por meio da redução da expressão dos cotransportadores Na^+-fosfato do tipo II, estimulando sua internalização via vesículas e subsequente degradação lisossomal (Figura 64-4). Nos ossos, o PTH liga-se aos receptores encontrados nos osteoblastos, estimulando a atividade de várias proteínas, inclusive do **fator de diferenciação dos osteoclastos** (**ODF**, do inglês *osteoclast-differentiating factor*), também conhecido como **ligante do receptor ativador do fator nuclear-κβ** (**RANKL**, do inglês *receptor activator of nuclear factor-κβ ligand*) ou ao **ligante da osteoprotegerina** (Figura 64-5). Ainda, o PTH estimula nos osteoblastos a expressão dos genes envolvidos na degradação da matriz extracelular e na remodelação óssea (colagenase-3), a produção de fatores de crescimento (fator de crescimento semelhante à insulina I) e o recrutamento dos osteoclastos (RANKL e interleucina-6).

MOBILIZAÇÃO DO CÁLCIO ÓSSEO PELO PTH

A porção inorgânica da matriz óssea é composta principalmente por **hidroxiapatita**, um reservatório dos íons cálcio e fosfato, e apresenta um papel importante na homeostasia desses minerais. A remodelação óssea envolve a contínua remoção óssea (reabsorção óssea) seguida pela síntese de nova matriz e subsequente mineralização (formação óssea). O PTH induz a atividade dos osteoclastos indiretamente por meio da ativação dos osteoblastos. A reabsorção óssea induzida pelos osteoclastos envolve várias etapas, inclusive o recrutamento e a diferenciação dos precursores dos osteoclastos em osteoclastos mononucleares (pré-osteoclastos) e a fusão de pré-osteoclastos para formar osteoclastos funcionais multinucleados (Figura 64-6). O PTH estimula os osteoblastos a sintetizarem ODF (RANKL ou o ligante da osteoprotegerina), o que facilita o recrutamento e a ligação dos precursores dos osteoclastos que expressam o receptor de ODF (**RANK**). Essa interação inicia a diferenciação e a ativação dos osteoclastos (Figuras 64-5 e 64-6). Outra proteína que participa dessa sequência de eventos é a **osteoprotegerina**, um membro da superfamília do receptor de TNF, secretado pelos osteoblastos. A osteoprotegerina age como um antagonista natural do RANKL, diminuindo a interação RANK-RANKL e, como resultado, a reabsorção óssea.

A reabsorção óssea osteoclástica envolve a ligação dos osteoclastos à superfície óssea, gerando um microambiente externo isolado entre o osteoclasto e a superfície óssea, que funciona como um lisossomo no qual a reabsorção óssea ocorre. Os

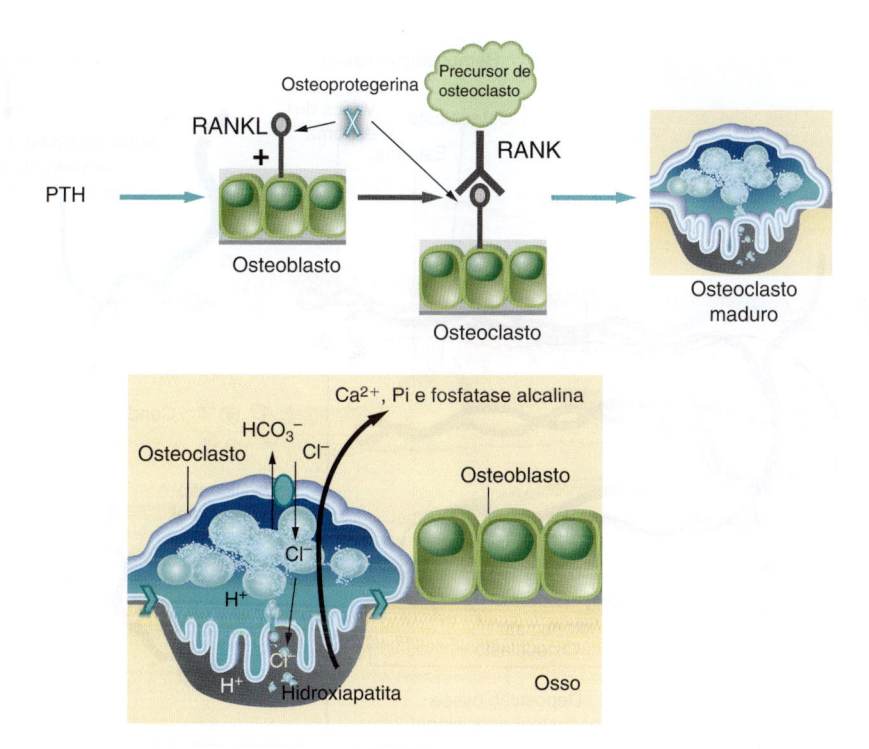

FIGURA 64-5 Diferenciação dos osteoclastos mediada pelo PTH. Parte superior: O PTH liga-se ao PTHR1 nos osteoblastos e estimula a expressão do ligante do receptor ativador do fator nuclear κβ (RANKL) na superfície celular. O RANKL liga-se ao RANK, uma proteína de superfície celular presente nos precursores dos osteoclastos. A ligação do RANKL ao RANK ativa a transcrição gênica dos osteoclastos e sua diferenciação em osteoclastos maduros, caracterizados pela presença de uma membrana pregueada sob a qual a reabsorção óssea ocorre. Parte inferior: Os osteoclastos atacam a superfície óssea por meio da produção de β-integrinas, gerando um microambiente extracelular isolado. Os íons hidrogênio gerados passam através da membrana plasmática por uma H^+-ATPase, presente na membrana pregueada da célula. A acidificação desse microambiente para um pH 4,0 favorece a dissolução da hidroxiapatita e fornece ótimas condições para a ação de proteases lisossomais, inclusive colagenases e catepsinas. Os produtos da degradação óssea (Ca^{2+} ionizado, fosfato inorgânico [$H_2PO_4^-$] e fosfatases alcalinas) sofrem endocitose pelos osteoclastos, são transportados para a superfície celular não reabsortiva e liberados a partir dessa superfície. A osteoprotegerina, uma proteína solúvel secretada pelos osteoblastos, impede a ligação do RANKL ao RANK e, assim, inibe o processo de reabsorção óssea pelos osteoclastos. Como resultado, há uma diminuição da diferenciação das células precursoras em osteoclastos e da reabsorção óssea. A produção de osteoprotegerina é aumentada pelo estrogênio e diminuída por glicocorticoides e pelo PTH. Cl^-, íon cloreto; HCO_3^-, íon bicarbonato; H^+, íon hidrogênio. (Modificada com permissão de Molina PE: *Endocrine Physiology*, 3rd ed. New York: McGraw-Hill, 2010.)

produtos da degradação óssea (inclusive cálcio e fosfato), assim como enzimas intracelulares, como a **fosfatase alcalina**, são liberados na circulação.

HOMEOSTASIA DO CÁLCIO

O corpo humano contém aproximadamente 1.100 g de cálcio, e 99% do total está depositado nos ossos e nos dentes. A pequena quantidade encontrada no plasma é dividida em três frações: **cálcio ionizado** (50%), cálcio ligado a proteínas (40%) e cálcio complexado a citrato ou fosfato, formando complexos solúveis (10%). As frações de cálcio ionizadas e complexadas (cerca de 60% do cálcio total) podem atravessar a membrana plasmática*. A principal proteína ligada ao cálcio (80 a 90%) é a albumina, e essa interação é sensível a mudanças no pH sanguíneo. A *acidose* leva a uma diminuição na ligação das proteínas ao cálcio e a um aumento do cálcio "livre" e ionizado no plasma. A *alcalose* causa um aumento na ligação do cálcio e uma diminuição do cálcio ionizado no plasma. Uma pequena fração do cálcio plasmático (10 a 20%) está ligada a globulinas.

O cálcio é um mensageiro intracelular fundamental, um cofator para várias enzimas, e tem diversas funções extracelulares (p. ex., coagulação sanguínea, manutenção da integridade do esqueleto e modulação da excitabilidade neuromuscular). Assim, a manutenção dos níveis de cálcio é fundamental para a manutenção das funções fisiológicas normais. Por exemplo, os canais de Na^+ dependentes de voltagem dependem da concentração extracelular de cálcio. A diminuição das concentrações plasmáticas de cálcio (*hipocalcemia*) reduz o limiar que aciona o potencial de ação, resultando em hiperexcitabilidade neuromuscular. Isso pode resultar em cãibra ou dormência e formigamento dos dedos das mãos e dos pés e da região perioral. Clinicamente, a **irritabilidade neuromuscular** pode ser demonstrada pela estimulação mecânica do nervo hiperexcitável, o que leva a uma contração muscular semelhante à tetânica, que é gerada pelo ***sinal de Chvostek*** (contração ipsilateral dos músculos faciais causada por leves batidas na pele sobre o nervo facial) ou pelo ***sinal de Trousseau*** (espasmo do carpo induzido pela insuflação do manguito do aparelho de verificação da pressão arterial 20 mmHg acima do valor da pressão arterial sistólica do indivíduo por 3 a 5 minutos).

---
* N. de R.T. Apenas a fração ionizada participa diretamente dos processos biológicos.

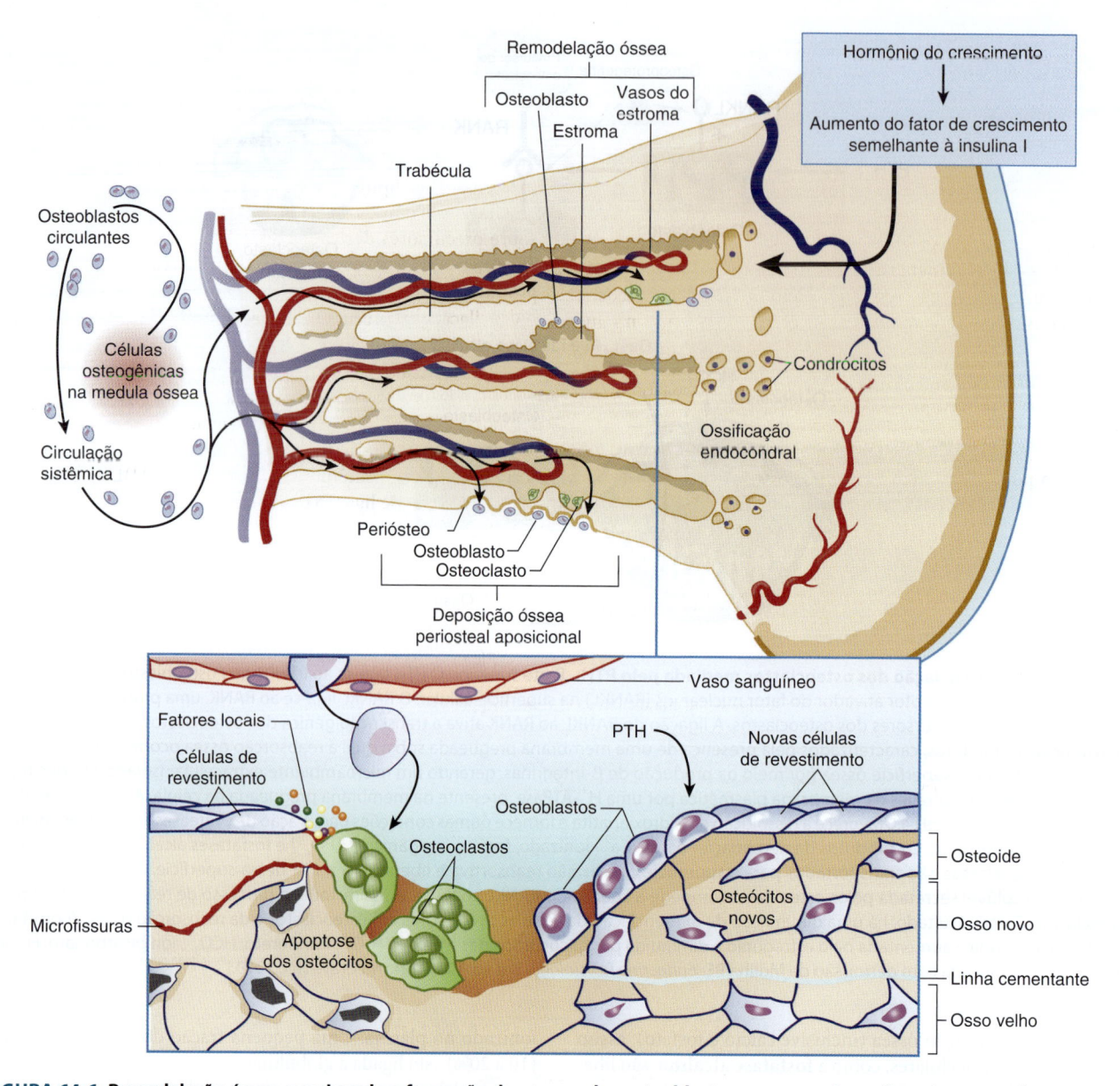

FIGURA 64-6 Remodelação óssea envolvendo a formação de ossos pelos osteoblastos e a sua reabsorção pelos osteoclastos. O PTH estimula ambos os aspectos do processo. O hormônio do crescimento, agindo por meio do fator de crescimento semelhante à insulina, também estimula a formação óssea, particularmente durante a fase de crescimento linear na criança. A remodelação óssea assegura a reparação óssea e é necessária para a manutenção da homeostasia do cálcio. (Reproduzida com permissão de Canalis E, Giustina A, Bilezikian JP. Mechanisms of anabolic therapies for osteoporosis. *NEJM*. 2007; 357:905-916. Copyright Massachusetts Medical Society. Todos os direitos reservados.)

INTERAÇÕES DOS OSSOS, DOS RINS E DO INTESTINO NA MANUTENÇÃO DA HOMEOSTASIA DO CÁLCIO

As concentrações plasmáticas de cálcio são reguladas principalmente pelas ações do PTH e da 1,25(OH)$_2$D em três tecidos: ossos, rins e intestino.

Ossos

O cálcio dos ossos está distribuído em um *pool* na forma estável e em outro na forma que pode ser rapidamente mobilizada. Esta última está envolvida na manutenção dos níveis plasmáticos de cálcio pela troca diária de aproximadamente 550 mg de cálcio entre o osso e o líquido extracelular (LEC). O *pool* de cálcio estável está envolvido na remodelação óssea.

Rins

Nos rins, quase 100% do cálcio filtrado é reabsorvido, e cerca de 40% sofre ação hormonal pelo PTH.

Intestino

A disponibilidade de cálcio na dieta é um determinante fundamental na homeostasia do cálcio. A ingestão diária de cálcio é de cerca de 1.000 mg, e apenas 30% é absorvido no trato gastrintestinal. A 1,25(OH)$_2$D aumenta significativamente a absorção de cálcio da dieta.

REGULAÇÃO HORMONAL DA HOMEOSTASIA DO CÁLCIO

Uma pequena diminuição nos níveis plasmáticos de cálcio causa aumento na liberação de PTH. Nos ossos, o PTH aumenta a reabsorção e a liberação de cálcio e fosfato para a circulação. Nos rins, o PTH promove a reabsorção de cálcio e a excreção de fosfato pela urina. Além disso, o PTH estimula a formação de 1,25(OH)$_2$D, a qual aumenta a absorção intestinal de cálcio e, em menor grau, a reabsorção renal do cálcio filtrado. Nos ossos, a 1,25(OH)$_2$D estimula a remodelação óssea, resultando no aumento da liberação de cálcio para a circulação. O aumento nos níveis plasmáticos de cálcio diminui a liberação de PTH pela glândula paratireoide, diminui a ativação da 25(OH)D no rim e estimula a liberação de calcitonina pelas células parafoliculares da glândula tireoide. Em concentrações farmacológicas altas, a calcitonina pode inibir a atividade dos osteoclastos e aumentar a excreção renal de cálcio. Em geral, o PTH e a 1,25(OH)$_2$D são hormônios fundamentais que trabalham juntos para manter os níveis plasmáticos de cálcio normais.

PAPEL DA VITAMINA D NA HOMEOSTASIA DO CÁLCIO

Síntese e ativação da vitamina D

A vitamina D é lipossolúvel e sintetizada a partir de precursores da dieta derivados de plantas e animais, ou pela ação da luz solar sobre precursores derivados do colesterol encontrados na pele (Figura 64-7). A vitamina D ativa (**calcitriol**; **1,25(OH)$_2$D**) é o produto de duas etapas de hidroxilação consecutivas. A primeira hidroxilação dos precursores **colecalciferol** (D$_3$, derivado da pele ou da dieta) e **ergocalciferol** (D$_2$, derivado da dieta) ocorre no fígado. O colecalciferol é produzido na pele pela ação da radiação ultravioleta sobre o 7-desidrocolesterol, um precursor inerte. A vitamina D circula até o fígado conectada à **proteína de ligação da vitamina D**. Os precursores são hidroxilados no carbono 25, formando o pré-hormônio 25(OH)D. O 25(OH)D circula conectado à proteína de ligação da vitamina D e é a forma mais abundante dessa vitamina na circulação, servindo como um modo de armazená-la. Nos rins, ocorre hidroxilação pela 1α hidroxilase,

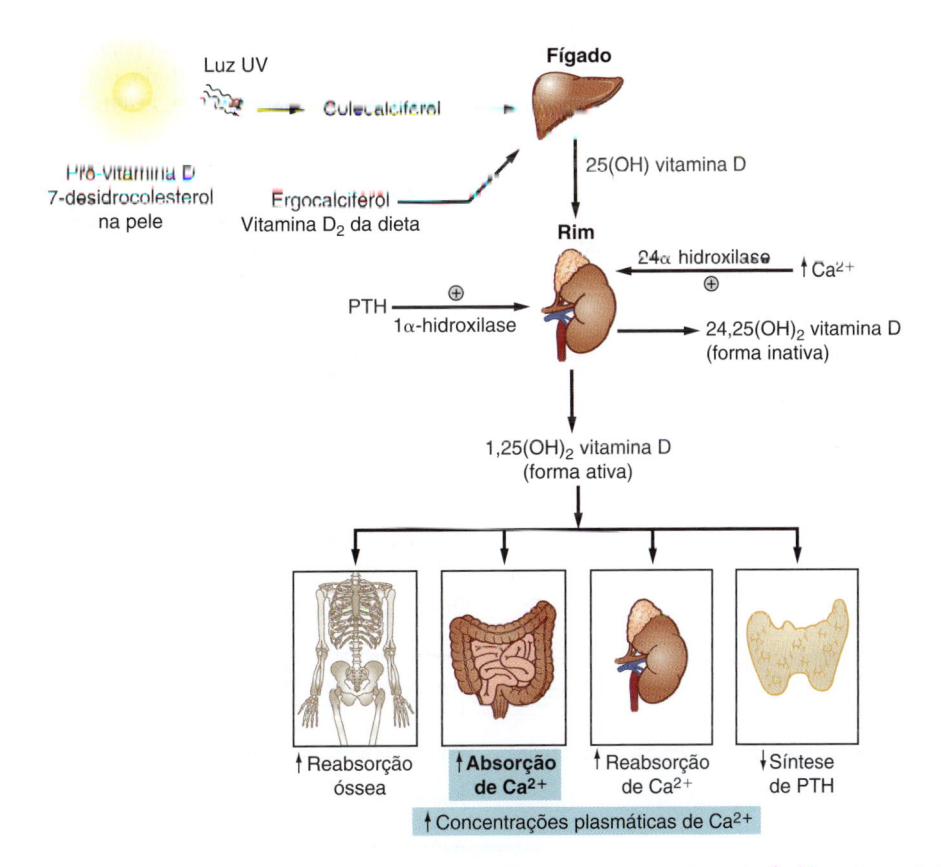

FIGURA 64-7 Metabolismo, efeitos fisiológicos e órgãos-alvo da vitamina D. A pró-vitamina D (7-desidrocolesterol) é convertida, na pele, em colecalciferol pela luz ultravioleta (UV). O colecalciferol e o ergocalciferol (das plantas) são transportados ao fígado, onde passam pela primeira etapa de bioativação, a hidroxilação no C-25, formando a 25-hidroxivitamina D [25(OH)D], a mais abundante forma circulante de vitamina D. A segunda etapa da hidroxilação, no C-1, ocorre nos rins e resulta na formação do hormônio ativo, 1,25(OH)$_2$D. Essa etapa de ativação, mediada pela 1α-hidroxilase, é precisamente regulada pelo PTH, pelos níveis de cálcio e pela 1,25(OH)$_2$D. A atividade da 1α-hidroxilase é estimulada pelo PTH e inibida pelo cálcio e pela 1,25(OH)$_2$D. A diminuição da atividade da 1α-hidroxilase favorece a hidroxilação do C-24 e a formação do 24,25(OH)$_2$D (menos ativo). A 1,25(OH)$_2$D aumenta a reabsorção óssea, a absorção de cálcio pelos intestinos (seu principal efeito) e a reabsorção de cálcio pelos rins, bem como diminui a produção de PTH pelas glândulas paratireoides. O efeito geral da vitamina D é o aumento das concentrações plasmáticas de cálcio. (Modificada com permissão de Molina PE: *Endocrine Physiology*, 3rd ed. New York: McGraw-Hill Medical, 2010.)

formando a 1,25(OH)$_2$D. Essa segunda hidroxilação é estimulada pelo PTH e regulada por retroalimentação negativa dos níveis plasmáticos de cálcio. Um aumento nos níveis plasmáticos de cálcio inibe a hidroxilação no carbono 1 e favorece a hidroxilação no carbono 24 (C-24), levando à síntese de um metabólito inativo da vitamina D [24,25(OH)$_2$D].

Efeitos celulares da vitamina D

A 1,25(OH)$_2$D atua por meio da ligação a um receptor de esteroide localizado nos intestinos, nos ossos, nos rins e na glândula paratireoide, onde estimula a absorção de cálcio intestinal, regula a remodelação óssea, aumenta a reabsorção renal de cálcio e suprime a síntese de PTH (Figura 64-7).

Níveis anormais de vitamina D

A vitamina D pertence à classe de vitaminas lipossolúveis* (p. ex., A, D, E e K) e pode ser armazenada nos tecidos. Níveis extremamente altos de vitamina D (**toxicidade da vitamina D**) podem levar a problemas, como **calcinose** (calcificação dos tecidos moles), deposição de cálcio e fosfato nos rins e aumento nos níveis plasmáticos de cálcio, resultando em **arritmia cardíaca**.

A deficiência da vitamina D é extremamente comum e pode resultar de ingestão ou absorção inadequadas ou falta de luz solar, causando a diminuição da conversão dos precursores inativos em substratos utilizados para a síntese de 1,25(OH)$_2$D. A deficiência da vitamina D pode resultar em deformações ósseas (**raquitismo**), quando ocorre em crianças, e diminuição da massa óssea (**osteomalacia**), quando em adultos. A deficiência da vitamina D está associada à fraqueza, curvamento dos ossos de sustentação do corpo, defeitos dentários e hipocalcemia.

PAPEL DA CALCITONINA NA HOMEOSTASIA DO CÁLCIO

A calcitonina é um hormônio peptídico de 32 aminoácidos, produzido pelas células C ou parafoliculares da glândula tireoide em resposta à concentração plasmática total de cálcio maior do que 9 mg/dL. Os dois alvos nos quais a calcitonina causa efeitos fisiológicos são os ossos e os rins. A calcitonina inibe a reabsorção óssea e aumenta a excreção de cálcio pela urina. Os efeitos celulares da calcitonina são mediados por receptores acoplados à proteína G, que pertencem à mesma família de receptores do PTH e da PTHrP. A calcitonina não parece essencial à regulação da homeostasia do cálcio em humanos; de fato, a remoção total da tireoide não causa maiores alterações na homeostasia do cálcio. Contudo, a calcitonina tem sido utilizada terapeuticamente para a prevenção de perda óssea e para tratamento de curto prazo da hipercalcemia de processos malignos.

OUTROS REGULADORES DO METABOLISMO DO CÁLCIO E DO OSSO

O PTH e a vitamina D têm um papel fundamental na regulação do metabolismo ósseo. Contudo, outros hormônios participam desse processo (Tabela 64-2). Esteroides sexuais (androgênios e estrogênios) diminuem a reabsorção óssea por meio do aumento da síntese da osteoprotegerina, da proliferação dos fibroblastos, da expressão de colágeno do tipo I e fosfatase alcalina e da modulação dos efeitos do hormônio do crescimento, da vitamina D, da progesterona e do PTH. O hormônio do crescimento e o fator de crescimento semelhante à insulina I estimulam a proliferação

TABELA 64-2 Fatores envolvidos na regulação das concentrações de cálcio e no metabolismo ósseo

Regulador	Ação
PTH	Aumenta a reabsorção óssea e a concentração de cálcio plasmático
1,25(OH)$_2$D	Aumenta a absorção de cálcio pelos intestinos, a reabsorção óssea e facilita a reabsorção de cálcio pelos rins
Calcitonina	Diminui a reabsorção óssea e a concentração de cálcio plasmático
Esteroides (androgênios e estrogênios)	Aumentam a atividade da 1α-hidroxilase Aumentam a síntese de osteoprotegerina Diminuem a perda óssea
Hormônio do crescimento e fator de crescimento semelhante à insulina	Estimulam a síntese e o crescimento ósseo
Hormônios da tireoide	Aumentam a reabsorção óssea
Prolactina	Aumenta a reabsorção renal de cálcio e a atividade da 1α-hidroxilase
Glicocortocoides	Aumentam a reabsorção óssea, diminuem a síntese de osso
Citocinas inflamatórias	Aumentam a reabsorção óssea

PTH, hormônio da paratireoide ou paratormônio.

---

* N. de R.T. Apesar de ser frequentemente considerada uma vitamina, a vitamina D é, de fato, um hormônio esteroide.

e a diferenciação dos osteoblastos, a síntese de proteínas ósseas, o crescimento e a promoção da síntese de colágeno do tipo I. Em geral, o funcionamento da tireoide é necessário para o remodelamento ósseo fisiológico; contudo, o excesso dos hormônios da tireoide resulta em aumento da reabsorção óssea. Os glicocorticoides aumentam a reabsorção óssea, diminuem a síntese óssea e inibem a síntese da osteoprotegerina, levando à diminuição da massa óssea. As citocinas pró-inflamatórias são potentes estimuladores da reabsorção óssea *in vitro* e *in vivo*. A interação desses vários fatores no estado de saúde tem papel importante na manutenção da massa óssea.

REGULAÇÃO DOS NÍVEIS DE FOSFATO

O **fósforo**, na forma de fosfato de cálcio, é responsável por mais de 50% da massa mineral óssea. Ele apresenta numerosos papéis na função celular. A maioria dos produtos alimentares, sejam plantas ou animais, contém quantidades abundantes de fósforo. O esqueleto contém 85% do fósforo corporal; o restante está distribuído no líquido extracelular (LEC) e no líquido intracelular (LIC). O fósforo extracelular é encontrado nas formas ionizada e não ionizada (orgânica ou inorgânica). A forma inorgânica pode ser encontrada ionizada ou livre como fosfato (50%); complexada a cálcio, Mg^{2+} e Na^+ (35%); ou ligada a proteínas (15%).

A homeostasia do fosfato é mantida por absorção intestinal, excreção renal, balanço do fosfato que entra e sai das células e regulação hormonal. A maior parte do fosfato absorvido a partir da dieta é excretada pela urina. A concentração de fosfato extracelular é regulada principalmente pela excreção através da urina. Alterações na concentração de fosfato extracelular levam a ajustes rápidos na excreção de fosfato pelos rins e a ajustes mais lentos e menos regulados na absorção intestinal. A excreção de fosfato pelos rins é estimulada pelo PTH (Figura 64-4). A $1,25(OH)_2D$ estimula a absorção de fosfato nos intestinos por meio da estimulação do cotransporte Na^+-HPO_4^{2-}, na membrana da borda em escova, na região proximal do intestino delgado. Assim, o PTH estimula a excreção de fosfato, enquanto a $1,25(OH)_2D$ e a insulina estimulam a reabsorção de fosfato pelos rins e a absorção pelos intestinos. A deficiência de vitamina D leva ao aumento na excreção de fosfato pelos rins e diminui a absorção de cálcio e fosfato pelos intestinos, resultando em uma importante perda de cálcio e fosfato do osso (o maior local de armazenamento desses minerais), pois a atividade do PTH está aumentada. Isso resulta na perda de minerais do osso e consequente osteomalacia. Essa condição é diferente da **osteoporose**, induzida pela deficiência de cálcio.

REGULAÇÃO HORMONAL DO METABOLISMO ÓSSEO

A remodelação óssea resulta da interação de múltiplos elementos, inclusive osteoblastos, osteoclastos, hormônios, fatores de crescimento e citocinas. Os resultados das ações desses elementos são a manutenção dinâmica da arquitetura óssea e a preservação sistêmica da homeostasia do cálcio. Nos primeiros anos de vida, existe um cuidadoso equilíbrio entre a formação óssea pelos osteoblastos e a reabsorção óssea pelos osteoclastos. Com o envelhecimento, o processo acoplado da formação-reabsorção óssea (remodelação) é afetado por redução da diferenciação, da atividade e do tempo de vida dos osteoblastos. Essa redução é potencializada após a menopausa pela diminuição dos níveis hormonais (estrogênio e desidroepiandrosterona) e pelo aumento da atividade dos osteoclastos.

A diminuição na absorção de cálcio e a perda obrigatória de cálcio (através da urina, das fezes e da pele) mobiliza cálcio do esqueleto para manter a concentração de cálcio ionizado no LEC, resultando na destruição óssea. A deficiência de vitamina D diminui a concentração de cálcio ionizado no LEC (devido à perda da ação calcêmica da $1,25(OH)_2D$ no osso), resultando em estimulação da liberação de PTH (**hiperparatireoidismo secundário**), aumento da excreção de fosfato (**hipofosfatemia**) e falha na mineralização de osso novo que está sendo formado. Uma deficiência simples de cálcio está associada ao aumento compensatório de PTH e calcitriol, que juntos causam perda de osso, ao passo que a verdadeira deficiência de vitamina D reduz o conteúdo mineral do tecido ósseo, levando a uma composição óssea anormal. Contudo, esses dois tipos de deficiências nutricionais podem não ser completamente separados, pois a má absorção de cálcio é a primeira manifestação da deficiência de vitamina D.

INFÂNCIA – VIDA ADULTA

A massa óssea aumenta durante a infância e a adolescência. Nas meninas, a taxa de aumento da massa óssea diminui após a menarca, enquanto nos meninos o ganho de massa óssea persiste até por volta dos 17 anos e está relacionado com o estágio puberal e com as concentrações de androgênios. Entre 17 e 23 anos, o pico de massa óssea já foi atingido em ambos os sexos, na maior parte do esqueleto*. O crescimento do esqueleto depende da interação entre os osteoblastos e os osteoclastos, que trabalham cooperativamente sob a influência da tensão mecânica local no osso gerada pelos músculos esqueléticos, como durante o exercício. A diminuição da tensão mecânica (associada, por exemplo, a repouso prolongado no leito ou imobilização) leva à perda óssea, ao passo que o aumento da tensão mecânica (exercício de sustentação de peso) estimula a atividade dos osteoblastos e a formação óssea. O pico da massa óssea é mantido até a quinta década, quando se inicia a perda de massa óssea relacionada com a idade em ambos os sexos.

GESTAÇÃO E LACTAÇÃO

Em geral, as necessidades de cálcio são aumentadas de forma significativa na gestação e na lactação. A captação e a liberação de cálcio do esqueleto são maiores durante a gestação, e a taxa de mobilização de cálcio continua a aumentar durante os primeiros meses de lactação, retornando a taxas pré-gestacionais durante ou após o desmame. A absorção de cálcio, a excreção de cálcio pela urina ou a reabsorção óssea são mais elevadas durante a gestação do que antes da concepção ou após o parto.

---

* N. de R.T. Alguns autores afirmam que o pico de massa óssea pode ser atingido até os 35 anos ou mais tarde; porém, em alguns casos, a perda óssea pode iniciar-se na terceira década de vida.

TABELA 64-3 Parâmetros frequentemente utilizados para a avaliação clínica das anormalidades na função dos hormônios da paratireoide ou da homeostasia do cálcio

	Variação normal	Anormalidade
Cálcio plasmático	8,5 a 10,5 mg/dL	Aumentado com ↑ PTH, intoxicação com vitamina D, ↑ reabsorção de osso
Fosfato plasmático	3 a 4,5 mg/dL	Diminuído no hiperparatireoidismo e na deficiência de vitamina D; aumentado na insuficiência renal, hipoparatireoidismo e intoxicação com vitamina D
Níveis plasmáticos de PTH	10 a 65 pg/mL	Aumentados no hiperparatireoidismo; diminuídos no hipoparatireoidismo
Fosfatase alcalina	30 a 120 U/L	Altos níveis indicam aumento da atividade osteoblástica (remodelação óssea)
Fosfatase alcalina específica do osso	17 a 48 U/L	Alta remodelação óssea, utilizada como marcador da formação ativa de osso
Osteocalcina	< 1 a 23 ng/mL	Marcador da remodelação óssea do esqueleto

PTH, hormônio da paratireoide ou paratormônio.

MENOPAUSA

A perda óssea aguda que acompanha a menopausa envolve a maior parte do esqueleto, mas afeta particularmente o componente trabecular. As mudanças bioquímicas associadas incluem aumento na fração plasmática de cálcio complexado (bicarbonato), aumento na fosfatase alcalina plasmática e na hidroxiprolina urinária (representando aumento da reabsorção óssea seguido por aumento compensatório na formação óssea), aumento da perda de cálcio pela urina e um pequeno, mas significativo, declínio na absorção de cálcio (Tabela 64-3). Essas alterações são amenizadas por tratamento com hormônios como o estrogênio ou com **moduladores seletivos dos receptores de estrogênio** (MSREs), suplementação de cálcio, administração de diuréticos tiazídicos (que reduzem a excreção de cálcio) e restrição da ingestão de sal, o que obrigatoriamente reduz a perda de cálcio. Em alguns casos de osteoporose, a absorção de cálcio é baixa, e o tratamento com vitamina D pode suprimir a alta reabsorção do osso, pois a vitamina D melhora a absorção de cálcio. O processo de perda óssea é progressivo, inicia por volta dos 50 anos nos homens e na menopausa nas mulheres. A perda óssea é mais rápida nas mulheres do que nos homens e afeta alguns ossos mais do que outros; as consequências incluem a diminuição da densidade mineral óssea (DMO) e o aumento do risco de fraturas. A **deficiência de estrogênio** é o principal fator patogênico na perda óssea associada à **menopausa** e ao posterior desenvolvimento de *osteoporose pós-menopausa*. Nos homens, a perda óssea não está associada ao aumento dos marcadores de reabsorção, e sim a um declínio na função gonadal relacionado com a idade. Deve-se mais à diminuição da formação óssea do que ao aumento da reabsorção.

Densidade óssea

A densidade óssea determina o grau de osteoporose e o risco de fratura. Os principais fatores determinantes do pico de densidade óssea são relacionados com fatores genéticos, com absorção de cálcio e com o exercício. O teste mais comum para medir a densidade óssea é a **absorciometria dos raios X de dupla energia** (DEXA, do inglês *dual-energy x-ray absorptiometry*). Outros exames incluem tomografia computadorizada, técnicas radiológicas (morfometria ou densitometria) ou biópsia óssea. A DEXA usa raios X para medir a densidade óssea, fornecendo duas medidas: o *escore T* e o *escore Z*. O escore T compara a densidade óssea da pessoa com a média da densidade óssea de adultos jovens saudáveis do mesmo sexo, no momento do pico da densidade óssea. O escore Z compara a densidade óssea de uma pessoa com a de outra de mesma idade, sexo e peso, sendo menos preciso para a previsão dos riscos de fratura ou para a tomada de decisões quanto ao tratamento.

Prevenção da osteoporose

Atualmente, as abordagens preventivas incluem:

- **Terapia de reposição de estrogênio**: O estrogênio contribui para a diminuição da perda óssea em mulheres após a menopausa ao inibir a reabsorção óssea, resultando em um aumento de 5 a 10% da DMO no período de 1 a 3 anos. A suplementação com cálcio aumenta o efeito do estrogênio sobre a DMO.
- **Bifosfonatos**: Os bifosfonatos têm alta afinidade com a apatita do osso e inibem a reabsorção óssea. Esses agentes reduzem o recrutamento e a atividade dos osteoclastos e aumentam a apoptose dessas células.
- **Calcitonina**: A calcitonina reduz a reabsorção óssea pela inibição direta da atividade dos osteoclastos. A calcitonina intranasal produz efeitos significativos na DMO. A calcitonina é menos efetiva na prevenção da perda de osso cortical do que na perda de osso esponjoso em mulheres após a menopausa.
- **PTH**: A administração intermitente de PTH recombinante humano restaura a força óssea ao estimular a formação de osso na superfície óssea endosteal (interna) e periosteal (externa), aumentar a espessura dos córtices e trabéculas existentes no esqueleto e talvez aumentar o número de trabéculas e sua conectividade.
- **MSREs**: MSREs são compostos que exercem efeitos estrogênicos em alguns tecidos e antiestrogênicos em outros. O raloxifeno é um inibidor competitivo da ação do estrogênio nas mamas e no endométrio e age como agonista do estrogênio no osso e no metabolismo de lipídeos. No início da pós-menopausa, o raloxifeno previne a perda óssea em todo o esqueleto, reduz a concentração de marcadores de remodelação óssea para concentrações pré-menopausa e reduz a concentração de colesterol e a fração de lipoproteínas de baixa densidade sem estimular o endométrio.

- **Análogos da vitamina D**: Análogos da vitamina D induzem a um pequeno aumento da DMO que parece limitado à coluna vertebral.
- **Exercício**: A atividade física nas primeiras décadas de vida contribui para o aumento do pico de massa óssea. Caminhada, treinamento com peso e exercícios de alto impacto levam a um pequeno aumento (1 a 2%) da DMO em alguns locais do esqueleto. Esses efeitos desaparecem se o programa de exercício cessa. Exercícios de sustentação de peso são mais eficientes do que outros tipos de exercícios para o aumento da massa óssea.

DOENÇAS RELACIONADAS COM A PRODUÇÃO DE PTH

HIPERPARATIREOIDISMO PRIMÁRIO

A produção de PTH em excesso ocorre, em geral, devido à hiperplasia da glândula paratireoide, adenoma ou carcinoma. As manifestações incluem aumento dos níveis de PTH, dos níveis plasmáticos de cálcio (*hipercalcemia*), da excreção de cálcio pela urina (*hipercalciúria*), bem como aumento da formação de pedras nos rins (*urolitíase*) e diminuição dos níveis de fosfato plasmático em razão do grande aumento da excreção pela urina. O aumento do PTH causa o aumento da reabsorção óssea e posterior aumento da concentração de cálcio extracelular, levando ao aumento da carga filtrada de cálcio nos rins que excede a capacidade de transporte reabsortivo, como discutido no Capítulo 48.

HIPERPARATIREOIDISMO SECUNDÁRIO

O hiperparatireoidismo secundário e a hiperplasia da glândula paratireoide são complicações que ocorrem em pacientes com **insuficiência renal crônica**. No início da insuficiência renal, uma redução da 1,25(OH)$_2$D do plasma e uma moderada diminuição no cálcio ionizado contribuem para o aumento da síntese e da secreção de PTH. Conforme a doença renal progride, ocorre diminuição da expressão dos receptores da paratireoide para vitamina D e cálcio, tornando a paratireoide mais resistente tanto à 1,25(OH)$_2$D quanto à regulação da liberação de PTH pela retroalimentação negativa do cálcio. Dessa forma, a inibição da secreção do PTH é menos eficiente no caso de qualquer aumento de cálcio plasmático. Como resultado, em qualquer concentração plasmática de cálcio, a secreção de PTH é aumentada, resultando em deslocamento do ponto de equilíbrio do PTH com o cálcio, ocasionando o hiperparatireoidismo secundário. Além disso, a hiperfosfatemia, independentemente dos níveis de 1,25(OH)$_2$D e de cálcio, aumenta a *hiperplasia da glândula paratireoide induzida por uremia* e a síntese e secreção de PTH por mecanismos pós-transcricionais.

HIPOPARATIREOIDISMO

O *hipoparatireoidismo*, resultante da diminuição da produção de PTH, pode estar associado a outros distúrbios endócrinos e neoplasias ou resultar da remoção das glândulas paratireoides. Pelo fato de o PTH ser importante na regulação aguda dos níveis plasmáticos de cálcio, a primeira manifestação da remoção cirúrgica da glândula é a **tetania hipocalcêmica**. O indício clínico clássico é conhecido como sinal de Chvostek, que consiste na contração dos músculos faciais em resposta a batidas leves no nervo facial na região anterior à orelha ou acima do osso zigomático.

PSEUDO-HIPOPARATIREOIDISMO

O *pseudo-hipoparatireoidismo* – resistência ao PTH – é causado por uma diminuição na resposta ao hormônio devido a um defeito congênito na proteína G associada ao PTHR1.

CORRELAÇÃO CLÍNICA

Uma paciente, após a menopausa, apresenta hipercalcemia assintomática e episódios repetidos de **urolitíase** (pedras nos rins). O exame de sangue revelou aumento do PTH intacto, da 1,25(OH)$_2$D e de marcadores de reabsorção óssea. A ultrassonografia do pescoço revelou uma massa abaixo do lobo direito da glândula tireoide. A remoção cirúrgica e o exame patológico da glândula excisada levaram ao diagnóstico de *adenoma da paratireoide*.

Os adenomas da paratireoide são a causa da maior parte dos casos (90%) de hiperparatireoidismo primário. O excesso de PTH liberado leva ao aumento da reabsorção óssea, da hidroxilação de 25(OH)D e da reabsorção de cálcio pelo intestino. O aumento da concentração de cálcio no filtrado glomerular causa urolitíase. A reabsorção óssea aumentada leva a uma maior liberação de proteínas ósseas que são marcadores de reabsorção óssea, como osteocalcina e fosfatase alcalina óssea. Na ausência de manifestações clínicas, a hipercalcemia, detectada a partir da medida do cálcio plasmático nos exames laboratoriais de rotina, é o indício mais frequente desses adenomas.

RESUMO DO CAPÍTULO

- A liberação de PTH está sob o controle por retroalimetação negativa de cálcio e vitamina D.
- Os principais efeitos fisiológicos do PTH são mediados pelo PTHR1, expresso no osso e nos rins.
- O PTH e a PTHrP ligam-se ao PTHR1. A PTHrP é responsável pela elevação fisiopatológica do cálcio plasmático em alguns processos malignos.
- Nos rins, o PTH aumenta a reabsorção renal de cálcio, a atividade da 1α-hidroxilase (que medeia a última etapa da ativação na síntese de vitamina D) e diminui a reabsorção de fosfato.
- Nos ossos, o PTH aumenta a reabsorção óssea mediada pelos osteoclastos, por meio da estimulação da atividade dos osteoblastos.
- A calcitonina diminui a reabsorção óssea e os níveis plasmáticos de cálcio.

- A síntese da forma ativa da vitamina D (1,25(OH)$_2$D; calcitriol) envolve a hidroxilação no fígado (C-25) e nos rins (C-1).
- A 1,25(OH)$_2$D aumenta a reabsorção óssea, a reabsorção de cálcio pelos rins e a absorção de cálcio pelos intestinos.
- Os níveis plasmáticos de cálcio são altamente regulados por hormônios que atuam nos ossos.
- A densidade e a massa mineral óssea estão sob controle hormonal e nutricional.
- A concentração de fosfato é regulada principalmente pela excreção renal.

QUESTÕES PARA ESTUDO

1. Um homem de 43 anos ingressa na emergência com dor no flanco esquerdo que irradia para a virilha. A dor é intermitente e iniciou após uma maratona em um dia quente de verão. Uma amostra de urina é coletada, e é encontrado sangue na urina. O homem é hidratado, e procedimentos diagnósticos adicionais são feitos. Os valores dos exames laboratoriais mostram aumento de cálcio plasmático para 12 mg/dL e de PTH intacto no plasma de 130 pg/mL. Qual das seguintes alterações poderia ser encontrada nesse paciente?
   A) Aumento do fosfato plasmático
   B) Aumento da fosfatase alcalina no soro
   C) Aumento da perda de cálcio pelo intestino
   D) Diminuição da excreção de cálcio pela urina

2. No paciente mencionado na questão 1, o mecanismo subjacente às anormalidades observadas é:
   A) aumento da liberação de calcitonina
   B) diminuição da atividade da 25-hidroxilase hepática
   C) aumento da apoptose dos osteoclastos
   D) aumento da reabsorção óssea

3. Uma mulher de 73 anos é admitida no hospital após uma crise grave de vômito e fraqueza generalizada. Exames preliminares de laboratório revelaram aumento dos níveis plasmáticos de cálcio. O médico disse que ela tem câncer de mama, e os exames indicaram metástase nos ossos. Quais dos seguintes achados laboratoriais poderiam ser compatíveis com esse cenário clínico?
   A) Baixo PTH e fosfato e alta fosfatase alcalina
   B) Alto PTH e fosfato e baixa fosfatase alcalina
   C) Baixo PTH e fosfato e baixa fosfatase alcalina
   D) Baixo PTH e fosfato e fosfatase alcalina normal

4. A causa mais provável da hipercalcemia na paciente descrita na questão 3 é:
   A) aumento da produção de PTH
   B) aumento da responsividade dos receptores PTHR1
   C) aumento da produção de PTHrP
   D) aumento da liberação de calcitonina

5. A hiperventilação, em geral, leva a cãibras musculares (contrações tetânicas). Qual conceito fisiológico explica o que acontece nessa situação?
   A) Hipercalcemia secundária à reabsorção óssea mediada pelo PTH
   B) Aumento da dissociação da ligação do cálcio às proteínas
   C) Diminuição dos níveis plasmáticos de cálcio ionizado
   D) Aumento da excreção de cálcio pelos rins

CAPÍTULO 65

Glândula Suprarrenal

Patrícia E. Molina

OBJETIVOS

- Identificar a anatomia funcional e as zonas das glândulas suprarrenais, bem como os principais hormônios secretados por cada zona.
- Descrever e destacar a regulação da síntese e da liberação dos hormônios esteroides suprarrenais (glicocorticoides, mineralocorticoides e androgênios) e as consequências das anormalidades nas vias metabólicas de síntese desses hormônios.
- Compreender o mecanismo de ação celular dos hormônios do córtex suprarrenal e identificar as suas principais ações fisiológicas durante lesões e estresse.
- Identificar os principais mineralocorticoides, suas ações biológicas e seus órgãos e tecidos-alvo.
- Descrever a regulação da secreção dos mineralocorticoides e relacioná-la com a regulação da excreção de sódio e de potássio.
- Identificar as causas e as consequências da produção excessiva ou reduzida de glicocorticoides, mineralocorticoides e androgênios.
- Identificar a estrutura química das catecolaminas, sua rota de síntese e seu destino metabólico.
- Descrever as consequências biológicas da ativação simpática da medula suprarrenal, identificar os órgãos e tecidos-alvo das catecolaminas, assim como os tipos de receptores envolvidos em seus efeitos.
- Descrever e integrar as interações entre os hormônios do córtex e da medula suprarrenal em resposta ao estresse.
- Identificar as patologias causadas pela produção excessiva de catecolaminas.

As glândulas suprarrenais, ou adrenais, contribuem de forma muito significativa para a manutenção da homeostasia, devido as suas ações na resposta adaptativa ao estresse, na manutenção da água corporal e no controle da pressão arterial. Em razão de suas características químicas, os principais hormônios produzidos pelas suprarrenais humanas pertencem a duas famílias de moléculas. Os **hormônios esteroides**, que incluem os **mineralocorticoides**, os **glicocorticoides** e os **androgênios**; e as **catecolaminas**, **adrenalina** e **noradrenalina**.

ANATOMIA FUNCIONAL

As glândulas suprarrenais estão localizadas sobre os rins e são constituídas por duas regiões principais: a camada externa, o córtex, derivado do mesoderma embrionário, e a camada interna, a medula, derivada de uma população de células da crista neural (Figura 65-1). O córtex corresponde à maior parte da glândula e sintetiza hormônios esteroides. A medula sintetiza catecolaminas, principalmente adrenalina e noradrenalina.

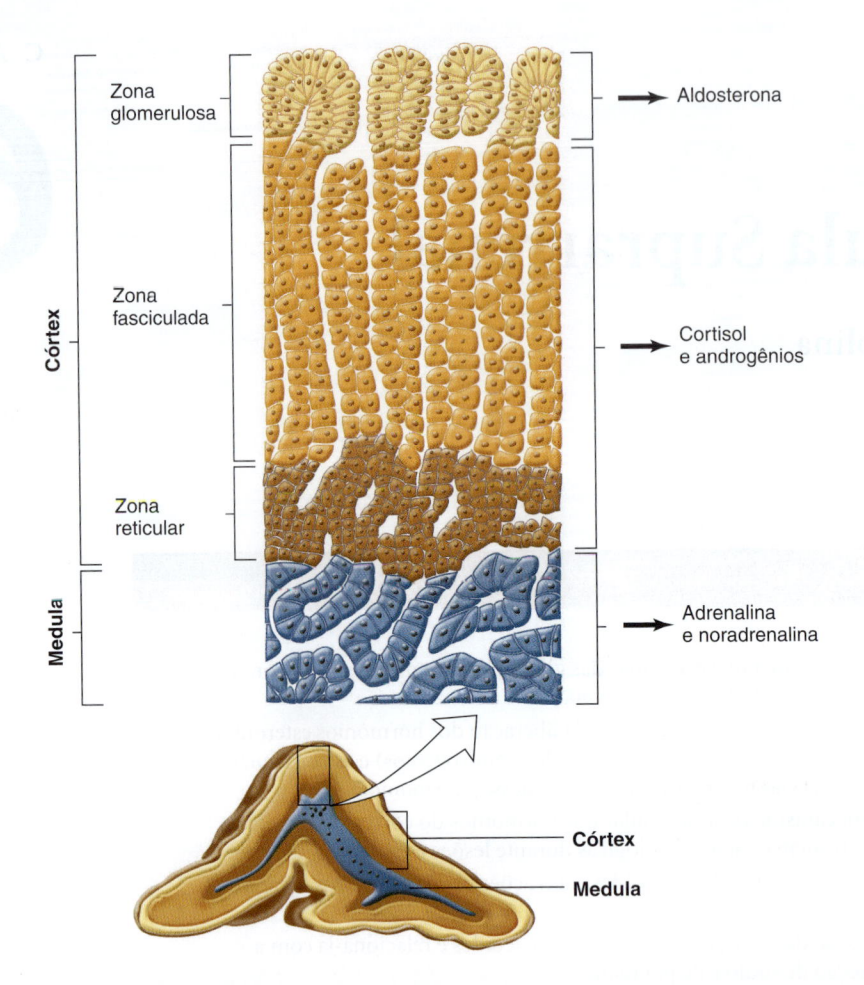

FIGURA 65-1 Glândulas suprarrenais. As glândulas suprarrenais são constituídas por duas regiões, o córtex e a medula, que apresentam diferentes origens embriológicas. O córtex é dividido em três zonas: reticular, fasciculada e glomerulosa. As células que compõem cada zona possuem capacidades enzimáticas distintas, levando à especificidade relativa nos produtos de cada zona do córtex suprarrenal. A medula suprarrenal é constituída por células da crista neural, enquanto o córtex é formado por células de origem mesodérmica. (Reproduzida com permissão de Widmaier EP, Raff H, Strang KT [editores]: *Vander´s Human Physiology: The Mechanisms of Body Function*, 11th ed. McGraw-Hill, 2007).

HORMÔNIOS DO CÓRTEX SUPRARRENAL

O córtex suprarrenal é constituído por três zonas que apresentam características morfológicas e funcionais distintas e, portanto, secretam esteroides diferentes (Figura 65-1):

- a **zona glomerulosa** é a única fonte do mineralocorticoide **aldosterona**;
- a **zona fasciculada** produz glicocorticoides, como o **cortisol** e a **corticosterona**, e androgênios, como o **DHEA** (**desidroepiandrosterona**) e o **DHEAS** (**DHEA sulfatada**);
- a **zona reticular** (que se desenvolve após o nascimento) produz glicocorticoides e androgênios.

Os hormônios esteroides produzidos pelo córtex suprarrenal são classificados em três categorias principais: glicocorticoides, mineralocorticoides e androgênios. A primeira etapa na via de síntese desses hormônios (esteroidogênese) é semelhante, e consiste na conversão do colesterol em pregnenolona (Figura 65-2). Essa etapa envolve a liberação do colesterol pela enzima **colesterol esterase**, a transferência do colesterol da membrana mitocondrial externa para a membrana interna pela **proteína reguladora aguda da esteroidogênese** (**StAR**, do inglês *steroidogenic acute regulatory enzyme*), e a conversão do colesterol em pregnenolona pela **enzima de clivagem da cadeia lateral** (SCC, do inglês *side chain cleavage*) **citocromo P450** (**P450scc** ou **colesterol desmolase**).

Defeitos na atividade de certas enzimas que participam das vias de síntese de esteroides podem resultar em doenças com graus variados de gravidade, dependendo da etapa enzimática comprometida. As enzimas-chave envolvidas nas vias de síntese dos esteroides e as consequências de suas deficiências estão descritas na Tabela 65-1. A gravidade das manifestações pode variar desde a morte no útero, como no caso da deficiência congênita da P450scc, a anormalidades que somente se tornam evidentes no adulto e que não representam ameaça à vida. Um defeito na função da enzima **21-hidroxilase** é responsável por 95% das anormalidades genéticas na síntese dos hormônios suprarrenais (Figura 65-3). A segunda anormalidade mais frequente na síntese de glicocorticoides é a deficiência da enzima **11β-hidroxilase**. Deficiências nessas enzimas resultam na incapacidade de sínte-

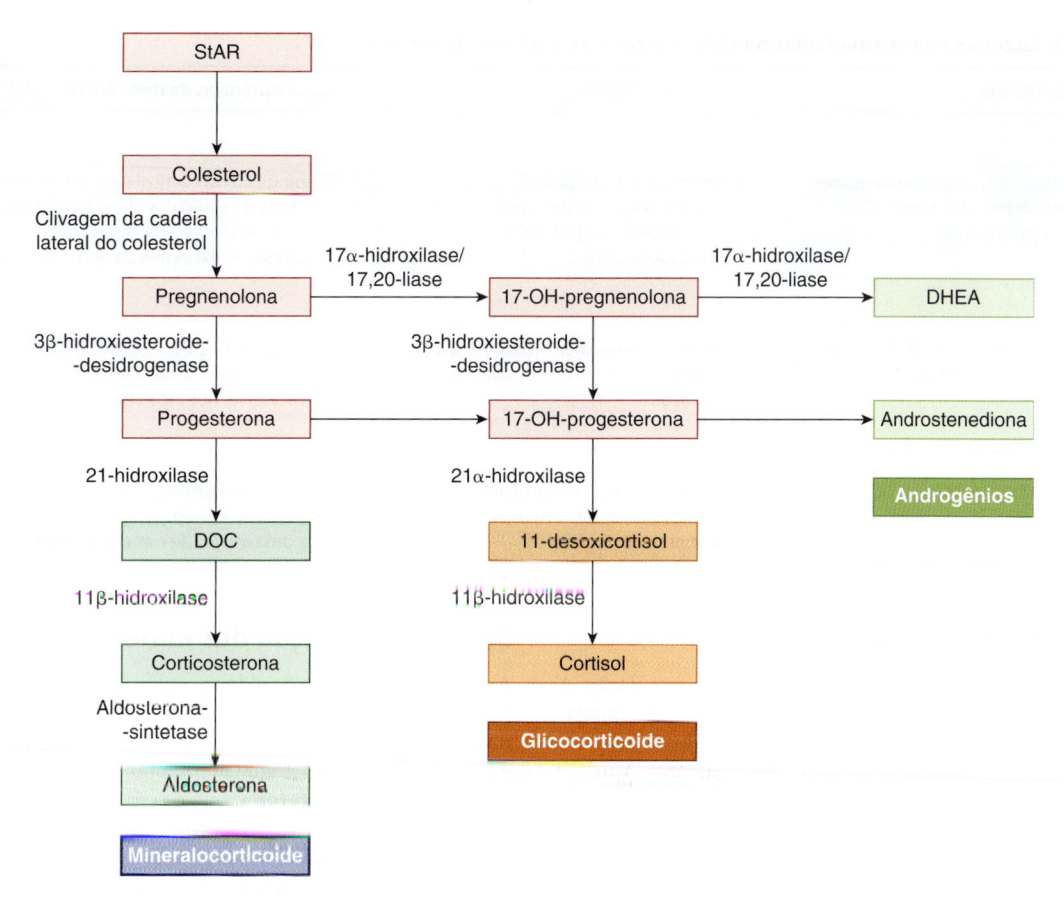

FIGURA 65-2 Visão geral das vias de síntese dos hormônios esteroides no córtex suprarrenal. A proteína de regulação aguda da esteroidogênese (StAR) medeia a transferência de colesterol para o interior da mitocôndria, onde este é convertido em pregnenolona pela enzima de clivagem da cadeia lateral do colesterol (P450scc). A pregnenolona é convertida a progesterona pela 3β-hidroxiesteroide-desidrogenase. Essas duas etapas iniciais são comuns nas vias de síntese de glicocorticoides, mineralocorticoides e androgênios. A enzima 17α-hidroxilase/17,20-liase é expressa e possui atividade nas zonas fasciculada e reticular e resulta na produção de 17-OH-pregnenolona e 17-OH-progesterona, intermediários necessários à produção de androgênios e dos demais intermediários dos glicocorticoides. O cortisol é produzido pela atividade da enzima 11β-hidroxilase nas zonas fasciculada e reticular. A aldosterona é produzida pelo processamento de desoxicorticosterona (DOC) em corticosterona, então convertida em aldosterona pela enzima aldosterona sintetase, exclusiva da zona glomerulosa. (Modificada com permissão de Kronenberg HM, Melmed S, Polonsky KS, Larsen PR. *Williams Textbook of Endocrinology*. Philadelphia, Saunders Elsevier, 2008).

se de cortisol, ausência de inibição por retroalimentação negativa da liberação de **adrenocorticotrofina** (**ACTH**, do inglês *adrenocorticotropic hormone*), causando, portanto, a elevação nos níveis desse hormônio, e uma maior estimulação da conversão de colesterol em pregnenolona. Esse aumento nos níveis de ACTH causa uma grande estimulação da esteroidogênese, pois o ACTH estimula as etapas iniciais das vias de síntese dos esteroides, aumentando, consequentemente, os níveis dos metabólitos intermediários dessas vias, que continuam a ser sintetizados (os intermediários que antecedem à etapa deficiente). A elevação dos metabólitos intermediários induz desvios para vias de síntese alternativas. Assim, mais pregnenolona e outros intermediários são desviados para a via de síntese dos androgênios, DHEA e androstenediona, o que pode resultar em **virilização** (presença de características masculinas). Uma consequência da deficiência de 21-hidroxilase é a perda de sódio resultante da deficiência de mineralocorticoides. Por outro lado, pacientes com deficiência de 11β-hidroxilase produzem 11-desoxicortisol e 11-desoxicorticosterona em excesso, os quais possuem grande atividade mineralocorticoide. Devido ao excesso da atividade mineralocorticoide, pacientes com essa deficiência apresentam retenção de sódio e de água e podem desenvolver elevação na pressão arterial (**hipertensão**).

Síntese e liberação dos glicocorticoides

A secreção de cortisol é controlada pelo ACTH secretado pela adeno-hipófise. A secreção de cortisol segue um ritmo circadiano extremamente sensível à luz, ao sono, ao estresse e às doenças (ver Figura 60-7). A liberação de cortisol é máxima ao despertar (primeiras horas da manhã), diminui ao longo da tarde e é mínima por volta da meia-noite.

O cortisol atua sobre o hipotálamo e sobre a adeno-hipófise, inibindo, respectivamente, a secreção de **CRH** (**hormônio liberador de corticotrofina**, do inglês *corticotropin-releasing hormone*) e de **ACTH** em um exemplo clássico de regulação por retroalimentação negativa. Esse circuito fechado de regulação hormonal é conhecido como "eixo hipotálamo-hipófise-suprarrenal" (amplamente conhecido como eixo hipotálamo-hipófise-adrenal [HHA]) (Figura 65-4).

TABELA 65-1 Enzimas-chave envolvidas na síntese e no metabolismo de esteroides

Enzima e importância	Função fisiológica	Consequências da deficiência
21-hidroxilase		
É responsável por 95% das anormalidades genéticas na síntese dos hormônios esteroides suprarrenais.	Converte progesterona a 11-desoxicorticosterona e 17α-hidroxiprogesterona a 11-desoxicortisol.	Diminuição no cortisol e na aldosterona. Perda de sódio devido à deficiência de mineralocorticoide. Virilização devido à produção excessiva de androgênios.
11β-hidroxilase		
É a segunda anormalidade mais frequente na síntese de esteroides suprarrenais.	Converte 11-desoxicorticosterona a corticosterona e 11-desoxicortisol a cortisol.	Excesso de 11-desoxicorticosterona e 11-desoxicortisol. Ação mineralocorticoide excessiva. Retenção de água e de sal.
11β-hidroxiesteroide-desidrogenase do tipo II		
É inibida por ácido glicirretínico, um composto do alcaçuz.	Converte cortisol em cortisona, que possui menor afinidade com o receptor de mineralocorticoide.	Redução da inativação de glicocorticoides nas células sensíveis a mineralocorticoides, levando a uma atividade mineralocorticoide excessiva.

Metabolismo dos glicocorticoides

O cortisol livre representa de 5 a 8% do cortisol na circulação. A maior parte (> 90%) do cortisol circula em uma forma conjugada (p. ex., na forma sulfatada ou de derivados de glucoronídeos) ou ligada a proteínas (ligação reversível, não covalente). A maior parte do cortisol secretado para o sangue está ligada à α2-globulina ligadora de glicocorticoides (também chamada de **transcortina** ou **globulina ligadora de cortisol** [**CBG**, do inglês *cortisol binding globulin*]), uma carreadora específica do cortisol. A síntese de CBG, que ocorre no fígado, é estimulada pelos estrogênios e diminui nos casos de doenças hepáticas, como a *cirrose*. O fígado e o rim são os principais locais de eliminação e de transformação de hormônios, ou de catabolismo hormonal. As formas inativas dos hormônios são eliminadas principalmente como metabólitos (sobretudo conjugados) pela urina. A inativação do cortisol a tetra-hidrocortisol e da corticosterona a tetra-hidrocorticosterona é seguida por conjugação e excreção renal.

O metabolismo local, em certos tecidos, por isoformas da enzima **11β-hidroxiesteroide-desidrogenase** contribui para a modulação dos efeitos fisiológicos dos glicocorticoides. A enzima **11β-hidroxiesteroide-desidrogenase do tipo I** é uma redutase dependente de NADPH de baixa afinidade, que converte a corticosterona novamente a cortisol, a forma ativa. Essa enzima é expressa no fígado, no tecido adiposo, no pulmão, no músculo esquelético, no músculo liso vascular, nas gônadas e no sistema nervoso central. A conversão do cortisol a corticosterona, um metabólito menos ativo, é mediada pela enzima **11β-hidroxiesteroide-desidrogenase do tipo II**. Essa desidrogenase dependente de NAD de alta afinidade é expressa principalmente no rim, onde converte o cortisol a corticosterona. Essa conversão é fundamental para a prevenção do excesso da atividade mineralocorticoide que pode resultar da ligação do cortisol ao receptor da aldosterona. O aumento na expressão e na atividade da 11β-hidroxiesteroide-desidrogenase do tipo I amplifica a ação glicocorticoide dentro da célula, ao passo que o aumento na 11β-hidroxiesteroide-desidrogenase do tipo II diminui tal ação.

Síntese e liberação dos mineralocorticoides

A síntese e a liberação de aldosterona na zona glomerulosa da suprarrenal é regulada principalmente pela **angiotensina II** e pelos níveis extracelulares de K^+, seguidos em menor proporção pelo ACTH (Figura 65-5). A aldosterona faz parte do sistema **renina-angiotensina-aldosterona**, que é responsável pela preservação da homeostasia circulatória em resposta à perda de água e de sal (para revisão, ver Capítulo 45). Uma diminuição efetiva no volume sanguíneo intravascular leva à diminuição da pressão de perfusão renal, que é detectada pelo **aparelho justaglomerular** (**barorreceptor**), causando a liberação de renina. A liberação de **renina** também é regulada pela concentração de NaCl na **mácula densa**, pela concentração de eletrólitos no plasma, pelos níveis de angiotensina II e pelo tônus simpático. A renina, sintetizada pelas células justaglomerulares dos rins, é uma enzima que cliva o **angiotensinogênio** (uma proteína sintetizada pelo fígado) em **angiotensina I**, depois convertida em angiotensina II pela **enzima conversora de angiotensina**. Esse sistema renina-angiotensina faz parte de um sistema de retroalimentação extremamente potente no controle a longo prazo da homeostasia da pressão arterial e do volume. Em conjunto, a angiotensina II, a aldosterona e o hormônio antidiurético (ADH [do inglês *antidiuretic hormone*], ou arginina vasopressina) produzem vasoconstrição e retenção renal de sódio e de água. O aumento nos níveis de angiotensina II e sua ligação aos receptores nas células da zona glomerulosa estimulam a **fosfolipase C**. A ativação da fosfolipase C causa um aumento nos níveis intracelulares de cálcio, levando à estimulação da síntese e da liberação de aldosterona (Figura 65-5).

O potássio também é um estímulo fisiológico importante para a produção de aldosterona, ilustrando um fenômeno clássico de regulação hormonal pelo íon por ele controlado (ver Capítulo 46). A aldosterona aumenta a excreção de potássio na urina, nas fezes, no suor e na saliva, prevenindo a *hipercalemia* durante períodos de alta ingestão de potássio ou após a liberação de potássio pelo músculo esquelético devido ao exercício extenuante. O aumento na concentração de potássio circulante, por sua vez, estimula a liberação de aldosterona pelo córtex suprarrenal.

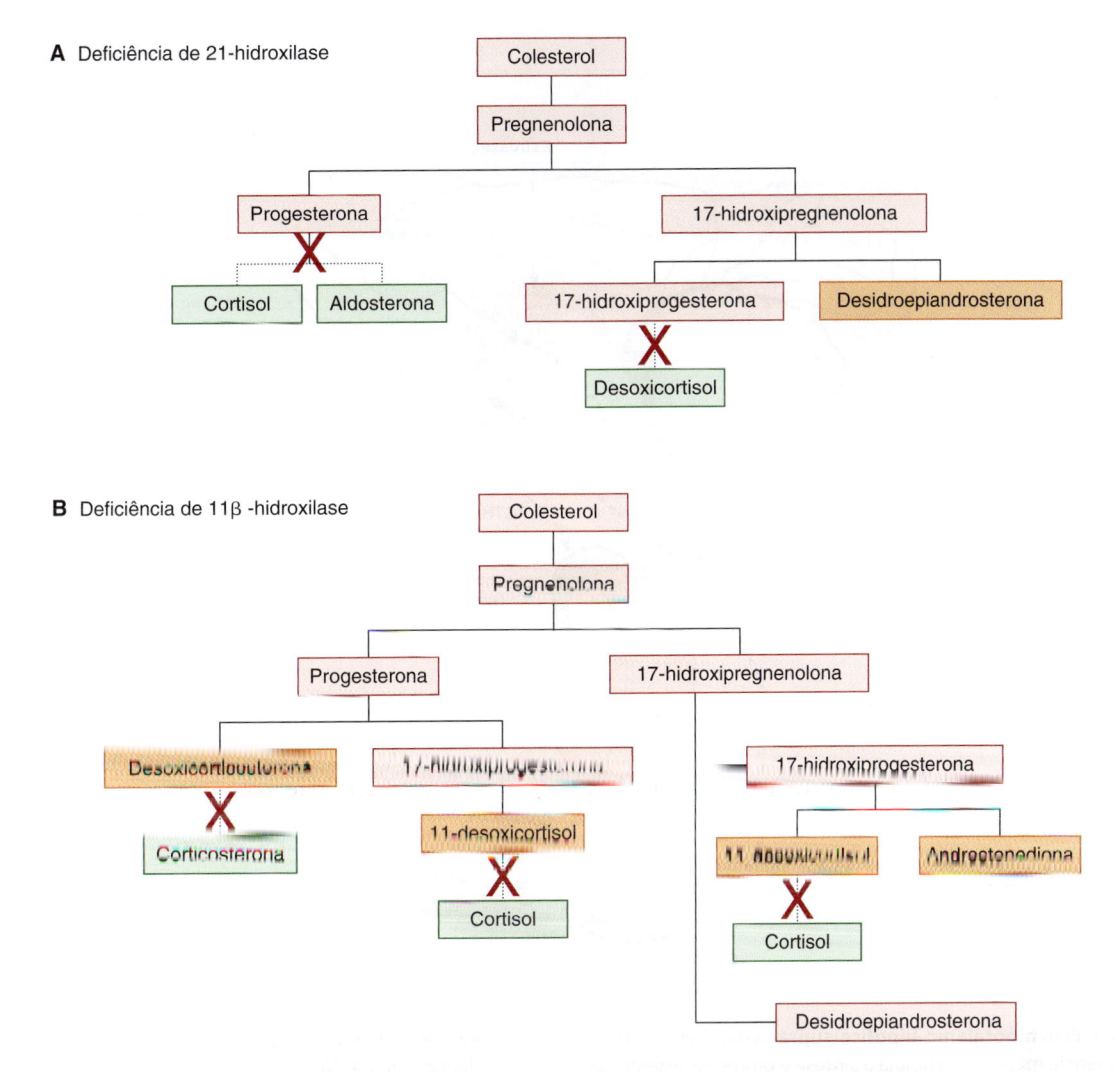

FIGURA 65.3 Alterações na síntese de hormônios esteroides devido à deficiência das enzimas 21-hidroxilase e 11β-hidroxilase. A) A deficiência de 21-hidroxilase é responsável por 95% das anormalidades genéticas na síntese dos esteroides suprarrenais. A 21-hidroxilase converte progesterona a desoxicorticosterona e 17α-hidroxiprogesterona a 11-desoxicortisol, metabólitos precursores na síntese de cortisol e de aldosterona. Na sua ausência, a pregnenolona é desviada para a via DHEA-androstenediona (aumentando a síntese de androgênios), o que resulta em virilização (presença de características masculinas). Além disso, a deficiência de aldosterona leva à perda de sódio. **B**) A segunda anormalidade mais frequente na síntese de glicocorticoides é na enzima 11β-hidroxilase, que converte 11-desoxicorticosterona a corticosterona e 11-desoxicortisol a cortisol. A deficiência dessa enzima resulta na produção excessiva de 11-desoxicorticosterona e 11-desoxicortisol. Ambos os metabólitos possuem forte ação mineralocorticoide. O excesso resultante da atividade mineralocorticoide leva à retenção de água e de sal e pode causar hipertensão. Devido à perda da inibição da liberação de ACTH pela retroalimentação negativa do cortisol, os níveis de ACTH tornam-se elevados, estimulando a síntese excessiva de androgênios suprarrenais (androstenediona e desidroepiandrosterona). (Modificada com permissão de Molina PE: *Endocrine Physiology*, 3rd ed., New York: Mc Graw-Hill, 2010).

A quantidade total de aldosterona liberada e suas concentrações plasmáticas são significativamente inferiores às dos glicocorticoides. Além disso, a ligação da aldosterona com proteínas plasmáticas é mínima, resultando em uma meia-vida plasmática curta.

Síntese e liberação dos androgênios suprarrenais

A terceira classe de hormônios esteroides produzidos pelas zonas fasciculada e reticulada da suprarrenal são os androgênios, incluindo a DHEA e a DHEAS (Figura 65-2). A DHEA é o hormônio que circula em maior concentração pelo corpo e é rapidamente conjugado, formando o seu éster sulfatado, a DHEAS. A regulação da produção de DHEA ainda não está bem esclarecida, mas é, em parte, controlada pelo ACTH. Os androgênios suprarrenais são convertidos a androstenediona. Nos tecidos periféricos, a androstenediona é convertida em **di-hidrotestosterona** ou **17β-estradiol**, os quais são, respectivamente, o androgênio e estrogênio mais potentes. A importância dos androgênios derivados da suprarrenal na produção total de esteroides sexuais é demonstrada pelo fato de que cerca de 50% dos androgênios na próstata de adultos derivam de precursores suprarrenais. A secreção de

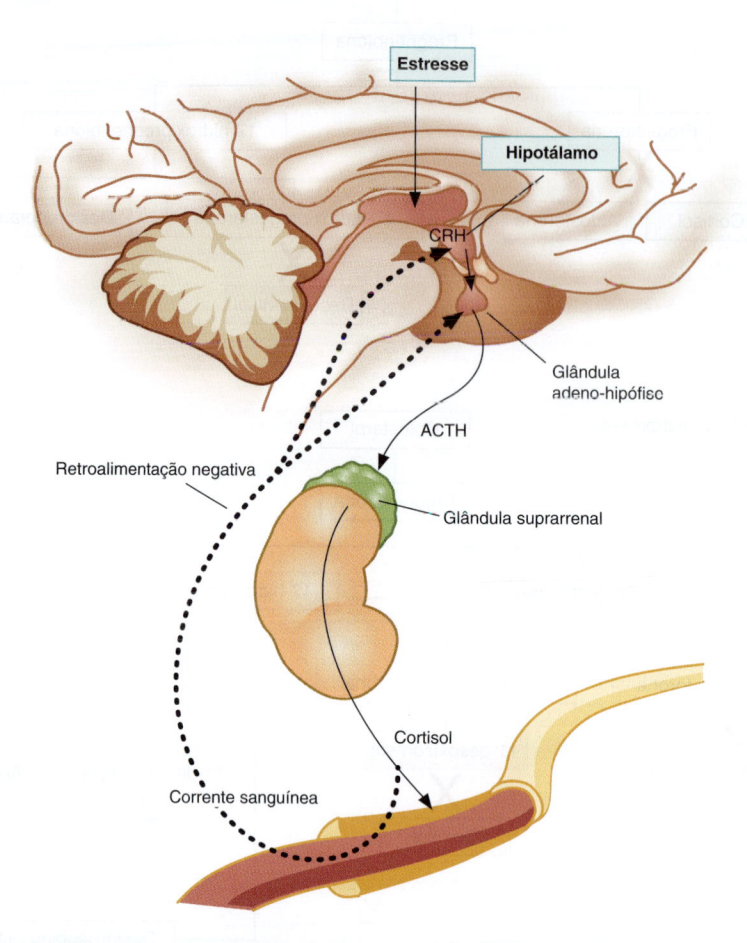

FIGURA 65-4 Eixo hipotálamo-hipófise-suprarrenal (HHA). O hormônio liberador de corticotrofina (CRH), produzido pelo hipotálamo e liberado na eminência mediana, estimula a síntese e o processamento da pró-opiomelanocortina (POMC), com a liberação resultante de peptídeos derivados da POMC, que incluem o hormônio adrenocorticotrófico (ACTH) a partir da adeno-hipófise. O ACTH é transportado pela circulação até o córtex suprarrenal, onde, ao ligar-se ao receptor de melanocortina-2, estimula a síntese dos esteroides derivados do colesterol. Os glicocorticoides liberados na circulação sistêmica exercem inibição por retroalimentação negativa do CRH, a partir do hipotálamo, e do ACTH, a partir da adeno-hipófise. Esse é um exemplo clássico de regulação hormonal por retroalimentação negativa. Esse sistema precisamente regulado é conhecido como eixo HHA. (Modificada com permissão de Molina PE: *Endocrine Physiology*, 3rd ed. New York: McGraw-Hill, 2010.)

DHEA e DHEAS pela suprarrenal começa a aumentar em crianças com 6 a 8 anos e atinge os valores máximos entre os 20 e 30 anos. A partir de então, os níveis de DHEA e DHEAS diminuem.

EFEITOS CELULARES DOS HORMÔNIOS ESTEROIDES NOS ÓRGÃOS-ALVO

A maioria dos efeitos fisiológicos dos glicocorticoides e dos mineralocorticoides é mediada pela ligação desses hormônios a receptores intracelulares. Tais receptores pertencem à superfamília de proteínas receptoras de esteroides, dos hormônios tireoidianos, do ácido retinoico e de receptores órfãos e operam como fatores de transcrição ativados por ligantes, regulando a expressão gênica. Os receptores dos glicocorticoides e dos mineralocorticoides são moléculas muito relacionadas e que apresentam similaridades nos domínios de ligação ao esteroide e ao DNA.

São classificados em dois tipos. Os **receptores do tipo I** são específicos aos mineralocorticoides, mas apresentam alta afinidade com os glicocorticoides. Os **receptores do tipo II** são específicos aos glicocorticoides e expressos quase em todas as células.

As altas concentrações de glicocorticoides e sua alta afinidade com os receptores do tipo I contribuem para o questionamento da especificidade da ligação hormônio-receptor e da resposta fisiológica resultante. Assim, vários fatores são acionados para se elevar a especificidade do receptor de mineralocorticoides à aldosterona. Primeiro, os glicocorticoides circulantes ligam-se às proteínas transportadoras CBG e albumina. Essa ligação às proteínas plasmáticas determina que a proporção de hormônio livre, capaz de difundir-se pela membrana das células-alvo, seja pequena (< 10%). Segundo, as células-alvo da aldosterona possuem a enzima 11β-hidroxiesteroide-desidrogenase do tipo II, que inativa o cortisol, produzindo cortisona (Figura 65-6). Terceiro, o receptor de mineralocorticoide é capaz de discriminar a aldosterona dos glicocorticoides. A dissociação da aldosterona

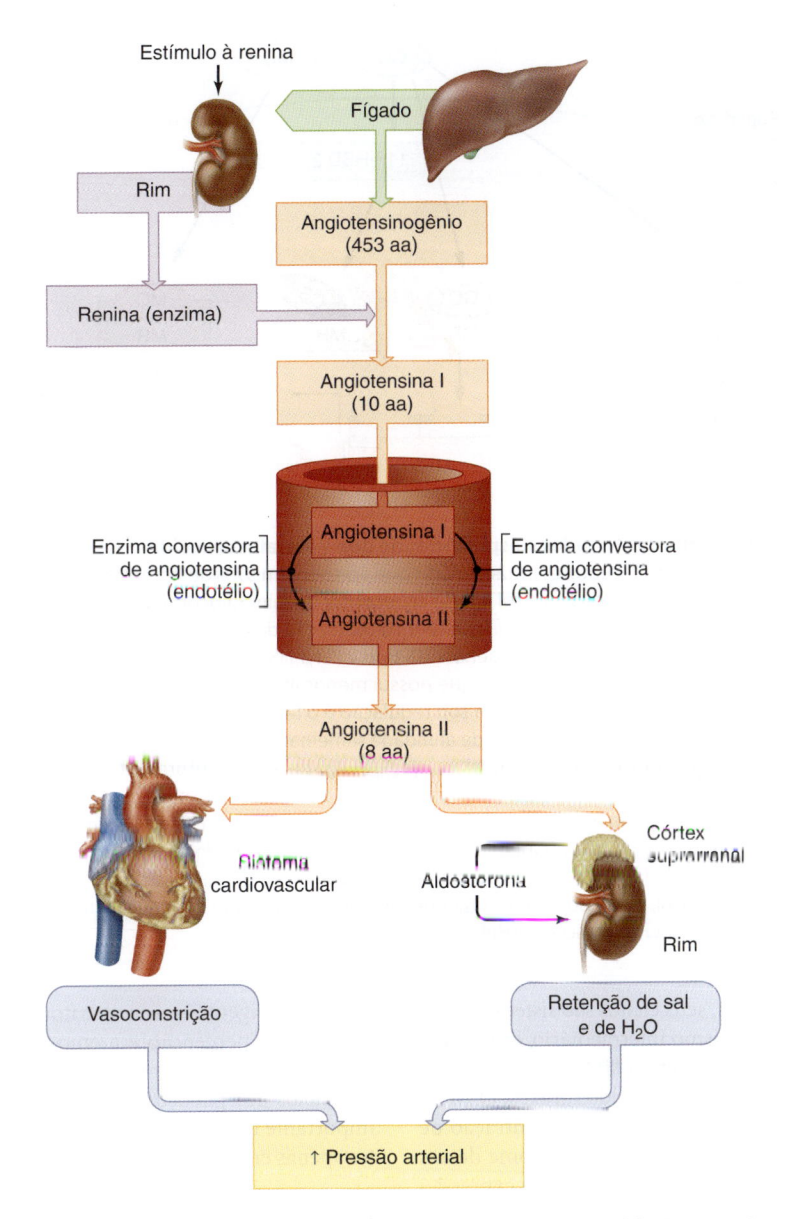

FIGURA 65-5 Regulação da secreção de aldosterona pelo sistema renina-angiotensina-aldosterona. A redução no volume sanguíneo circulante estimula a secreção de renina pelo aparelho justaglomerular renal. A renina cliva o angiotensinogênio, o precursor hepático dos peptídeos angiotensinas, formando angiotensina I. A angiotensina I, por sua vez, é convertida em angiotensina II pela enzima conversora de angiotensina (ECA), que está ligada à membrana das células endoteliais. A angiotensina II, além de ser um poderoso agente vasoconstritor, estimula as células da zona glomerulosa da suprarrenal a secretarem aldosterona. A produção de aldosterona também é estimulada por potássio e ACTH. aa, aminoácidos. (Reproduzida com permissão de Widmaier EP, Raff H, Strang KT [editores]: *Vander's Human Physiology: The Mechanisms of Body Function*, 11 th ed. McGraw-Hill, 2007).

do receptor mineralocorticoide é cinco vezes mais lenta do que a dos glicocorticoides, apesar de apresentarem constantes de afinidade similares. Em outras palavras, é muito mais difícil desligar a aldosterona do receptor do que desligar o cortisol. Juntos, esses mecanismos garantem que, em condições normais, a ação mineralocorticoide seja restrita à aldosterona. Entretanto, quando a síntese e a liberação de glicocorticoides são excessivas, ou quando a conversão do cortisol à cortisona está comprometida, os altos níveis circulantes e teciduais de cortisol podem promover a sua ligação e, por consequência, a ativação do receptor mineralocorticoide.

EFEITOS ESPECÍFICOS DOS HORMÔNIOS DO CÓRTEX SUPRARRENAL

Glicocorticoides

O cortisol liga-se ao receptor glicocorticoide (receptor de glicocorticoides do tipo II) (Figura 65-6). O complexo hormônio-receptor é translocado para o núcleo, onde ocorre sua ligação a sequências específicas do DNA (elementos responsivos aos glicocorticoides), exercendo, assim, seus efeitos fisiológicos e alterando a transcrição de genes. Como quase todas as células expres-

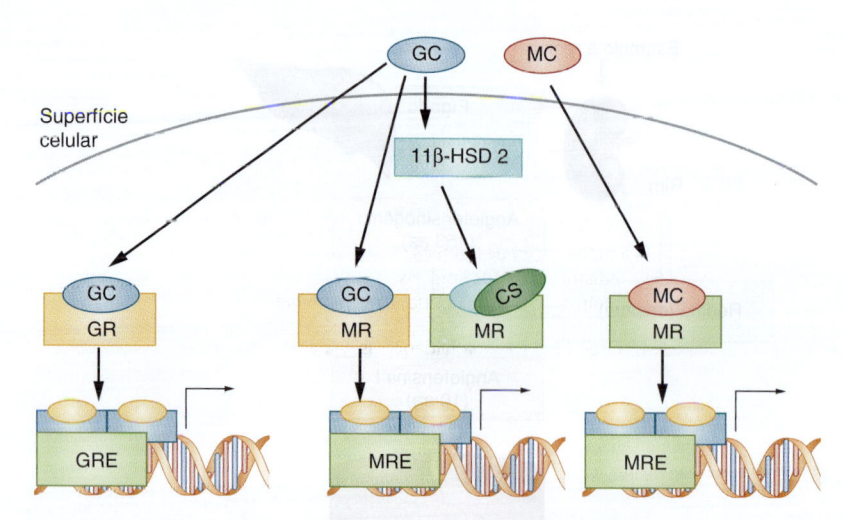

FIGURA 65-6 Receptores dos hormônios esteroides e especificidade dos mineralocorticoides. Os mineralocorticoides (MC; aldosterona) e os glicocorticoides (GC; cortisol) ligam-se a receptores intracelulares que apresentam 57% de homologia no domínio de ligação ao esteroide e 94% de homologia no domínio de ligação ao DNA. O cortisol liga-se ao receptor de mineralocorticoides (MR) com alta afinidade. Como a produção de cortisol é maior do que a de aldosterona, isso poderia interferir na regulação dos efeitos específicos da aldosterona. A ligação não específica é prevenida pela enzima 11β-hidroxiesteroide-desidrogenase do tipo 2 (11β-HSD2) nas células-alvo dos mineralocorticoides. Essa enzima converte o cortisol a uma forma menos ativa, a cortisona (CS), que possui menos afinidade com o receptor MR. Outro fator que contribui para assegurar que os efeitos dos mineralocorticoides permaneçam sob regulação é o fato de a aldosterona se dissociar do receptor MR muito mais lentamente do que o cortisol, apesar de possuírem constantes de afinidade semelhantes. Em outras palavras, é mais difícil deslocar a aldosterona do receptor do que o cortisol. Assim, glicocorticoides e mineralocorticoides ligam-se a receptores intracelulares (GR e MR, respectivamente) e formam dímeros. Em seguida, os dímeros ligam-se aos elementos responsivos aos glicocorticoides ou mineralocorticoides (GRE e MRE, respectivamente) no núcleo, modulando (estimulando ou reprimindo) a transcrição de genes específicos. Devido à alta afinidade pelo receptor MR, o cortisol pode apresentar efeitos semelhantes aos dos mineralocorticoides (p. ex., retenção de sódio). A conversão do cortisol a CS diminui esse efeito, já que a CS não se combina adequadamente com o receptor MR. A diminuição da atividade da enzima 11β-HSD2 reduz a formação de CS e leva ao aumento dos níveis de cortisol, o que poderá resultar em aumento da atividade mineralocorticoide. (Modificada com permissão de Molina PE: *Endocrine Physiology*, 3rd ed. New York: McGraw-Hill, 2010.)

sam receptores de glicocorticoides, seus efeitos são sistêmicos. Os glicocorticoides afetam o metabolismo intermediário, estimulam a proteólise e a gliconeogênese, inibem a síntese de proteínas musculares e aumentam a mobilização de ácidos graxos. O efeito marcante dos glicocorticoides é a elevação da concentração de glicose circulante (hiperglicemia), daí a origem do nome desses hormônios. No fígado, os glicocorticoides aumentam a expressão das enzimas gliconeogênicas. No músculo, interferem na translocação do **GLUT4** para a membrana, causando *resistência à insulina*. Nos ossos e cartilagens, diminuem a expressão e a ação do hormônio do crescimento (GH), do fator de crescimento semelhante à insulina I (IGF-I) e da proteína de ligação ao IGF-I, e interferem nas interações com o hormônio da tireoide. Quando circulam em altas concentrações, suas ações são catabólicas e podem resultar na perda de massa magra, inclusive de massa óssea e muscular. Os glicocorticoides modulam a resposta imunológica ao aumentarem a síntese de citocinas anti-inflamatórias e inibirem as citocinas pró-inflamatórias, exercendo um efeito geral anti-inflamatório. Esses efeitos anti-inflamatórios dos glicocorticoides têm sido explorados pelo uso de análogos sintéticos, como a *prednisona*, utilizada no tratamento de doenças inflamatórias crônicas. O desenvolvimento de potentes esteroides inalatórios foi um grande avanço no tratamento da asma. Nos vasos sanguíneos, os glicocorticoides afetam a reatividade a substâncias vasoativas, como a angiotensina II e a noradrenalina. Essa interação se torna evidente em pacientes com deficiência de glicocorticoides e se manifesta na forma de hipotensão e diminuição da sensibilidade a agentes vasoconstritores. No sistema nervoso central, modulam a percepção e a emoção e podem causar alterações marcantes no comportamento. Alguns dos efeitos fisiológicos principais dos glicocorticoides estão listados na Tabela 65-2. É importante ressaltar que alguns desses efeitos se tornam evidentes apenas em altas concentrações circulantes.

Mineralocorticoides

A principal função fisiológica da aldosterona é regular a reabsorção de sódio e a excreção de potássio, ambas pelos rins, daí a origem do nome "mineralocorticoide". A aldosterona liga-se ao receptor mineralocorticoide (MR) nas células principais dos túbulos distais e ductos coletores dos néfrons, aumentando a reabsorção de sódio e a excreção de potássio (Figura 65-7). Na região distal do néfron, a aldosterona aumenta a entrada de sódio pela membrana apical das células, mediada pelo **canal epitelial de sódio sensível à amilorida (ENaC)**. A Na^+-K^+-ATPase, localizada na membrana basolateral das células, mantém a concentração intracelular de sódio, pois transporta o sódio que entrou para o meio extracelular e para o sangue.

Nas células intercalares, os efeitos da aldosterona levam ao aumento da síntese de canais de sódio na membrana apical, da síntese e da atividade da Na^+-K^+-ATPase na membrana basolateral (que transporta o Na^+ citosólico para o meio intersticial em troca de K^+) e da expressão da H^+-ATPase na membrana apical e do trocador Cl^--HCO_3^- na membrana basolateral (descritos

TABELA 65-2 Efeitos fisiológicos do cortisol*

Sistema	Efeitos
Metabolismo	Estimula a degradação de proteínas musculares e aumenta a excreção de nitrogênio. Aumenta a gliconeogênese e os níveis plasmáticos de glicose. Estimula a síntese hepática de glicogênio. Diminui a utilização de glicose (ação anti-insulínica). Diminui a utilização de aminoácidos. Aumenta a mobilização de lipídeos. Propicia a redistribuição dos lipídeos. Permite os efeitos do glucagon e das catecolaminas.
Hemodinâmica	Mantém a integridade e a reatividade vasculares. Mantém a sensibilidade aos efeitos pressores das catecolaminas. Mantém o volume dos líquidos corporais.
Funções imunológicas	Aumenta a produção de citocinas anti-inflamatórias. Diminui a produção de citocinas pró-inflamatórias. Diminui a inflamação ao inibir a síntese de prostaglandinas e leucotrienos. Inibe os efeitos inflamatórios da bradicinina e da serotonina. Diminui o número de eosinófilos, basófilos e linfócitos circulantes (efeito redistribuidor). Prejudica a imunidade mediada por células. Aumenta o número de plaquetas, neutrófilos e hemácias.
Sistema nervoso central	Modula a percepção e a emoção. Inibe a secreção de CRH e de ACTH.

CRH, hormônio liberador de corticotrofina; ACTH, hormônio adrenocorticotrófico. * Alguns dos efeitos listados (em especial, sobre a função imunológica) ocorrem somente quando os níveis de cortisol na circulação estão elevados.

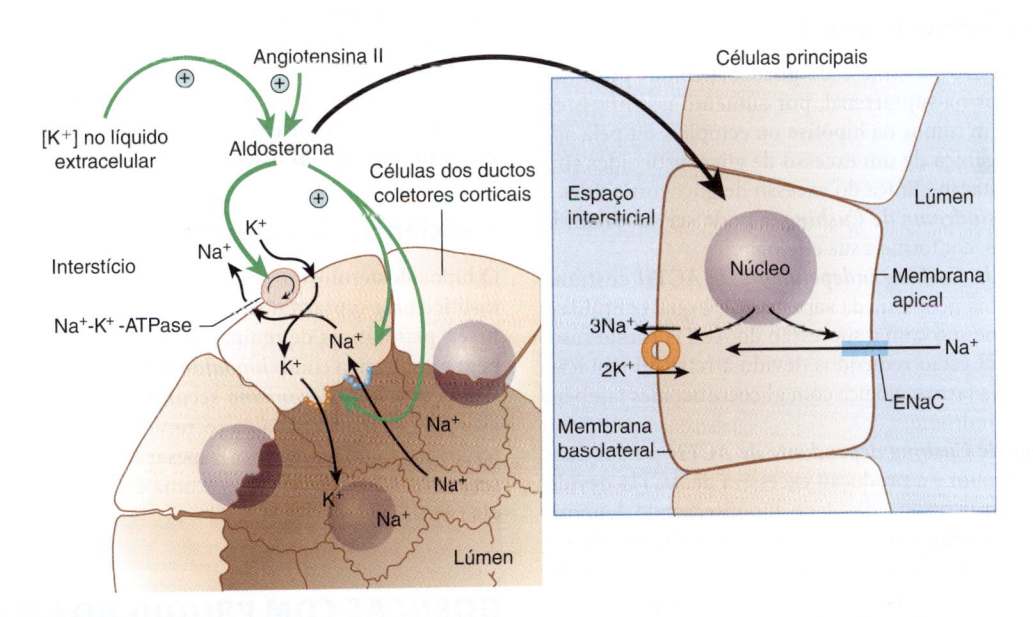

FIGURA 65-7 Efeitos fisiológicos renais da aldosterona. A aldosterona difunde-se pela membrana plasmática e liga-se a seu receptor citosólico. O complexo hormônio-receptor é translocado para o núcleo, onde interage com a região promotora dos genes-alvo, ativando ou inibindo a sua transcrição. O transporte transepitelial de Na^+ é estimulado. Na região distal dos néfrons, a aldosterona estimula a entrada de Na^+ nas células pelo canal epitelial de sódio sensível à amilorida (ENaC). A aldosterona promove a excreção de K^+ por meio de seus efeitos sobre a Na^+-K^+-ATPase e sobre os canais de Na^+ e de K^+ nas células dos ductos coletores. A elevação na concentração de K^+ no líquido extracelular (hipercalemia) estimula a secreção de aldosterona, ao passo que a redução na concentração de K^+ (hipocalemia) a inibe. A angiotensina II possui efeito sinérgico na hipercalemia, estimulando a secreção de aldosterona. ATP, trifosfato de adenosina. (Reproduzida com permissão de Gennari JF. Current Concepts: Hypokalemia. *NEJM*. 1998;339-451. Copyright Massachusetts Medical Society. Todos os direitos reservados.)

nos Capítulos 44 e 45). Essas células expressam anidrase carbônica e contribuem para a acidificação da urina e para a alcalinização do plasma.

Os mineralocorticoides agem em um menor número de tipos celulares do que os glicocorticoides, pois os seus receptores não são expressos com a mesma abundância. Os tecidos clássicos sensíveis a aldosterona são os epitélios localizados nas porções distais dos néfrons, na superfície distal do colo e nos ductos das glândulas salivares e sudoríparas. Efeitos adicionais da aldosterona incluem o aumento da reabsorção de sódio nas glândulas salivares e sudoríparas e da excreção de potássio pelo colo.

Androgênios

Os efeitos fisiológicos da DHEA e da DHEAS ainda não foram completamente compreendidos. Sabe-se que níveis reduzidos de DHEA estão associados a doenças cardiovasculares nos homens e a aumento do risco de câncer pré-menopausa nas mamas e nos ovários em mulheres. Por outro lado, níveis elevados de DHEA podem aumentar o risco de câncer de mama pós-menopausa. A administração exógena de DHEA a idosos aumenta os níveis de vários hormônios, incluindo IGF-1, testosterona, di-hidrotestosterona e estradiol. Os mecanismos moleculares responsáveis por esses efeitos da DHEA ainda não são bem conhecidos.

DOENÇAS COM PRODUÇÃO EXCESSIVA OU REDUZIDA DE GLICOCORTICOIDES

Excesso de glicocorticoides

O aumento excessivo na síntese de glicocorticoides pode ser causado por tumor na suprarrenal, por aumento nos níveis de ACTH devido a um tumor na hipófise ou ectópico, ou pela administração iatrogênica de um excesso de glicocorticoides sintéticos. A manifestação clínica do excesso de glicocorticoides é conhecida como *síndrome de Cushing*, e pode ser subdividida em duas categorias, conforme a sua etiologia.

A *síndrome de Cushing independente de ACTH* costuma ser causada por uma neoplasia da suprarrenal, a qual continua a secretar cortisol mesmo com a supressão do ACTH (neste caso, os níveis de ACTH estão reduzidos devido à retroalimentação negativa). A terapia farmacológica com glicocorticoides também pode causar essa síndrome.

A *síndrome de Cushing dependente de ACTH* possui duas causas: a mais comum é a produção excessiva de ACTH devido a um tumor nos corticotrofos da adeno-hipófise, sendo denominada *doença de Cushing*. O excesso de ACTH também pode ser de origem ectópica (produzido fora da hipófise), sendo causado mais frequentemente por carcinoma pulmonar de pequenas células. Essa síndrome, caracterizada pela produção excessiva de cortisol devido aos níveis aumentados de ACTH, leva à hiperplasia bilateral do córtex suprarrenal.

Deficiência de glicocorticoides

A deficiência de glicocorticoides pode resultar da ausência de estímulo do ACTH para a síntese dos glicocorticoides (deficiência secundária) ou de uma disfunção na suprarrenal (deficiência primária). A administração exógena de análogos dos glicocorticoides no tratamento crônico de algumas doenças também suprime a secreção de CRH e de ACTH, levando, portanto, a uma atrofia da suprarrenal. Contudo, a interrupção súbita do tratamento pode provocar um caso agudo de *insuficiência suprarrenal*, que é uma emergência médica.

Na maioria dos casos de deficiência de ACTH, também ocorre deficiência de outros hormônios da hipófise. Quando a causa da insuficiência suprarrenal é a redução nos níveis de ACTH, nem sempre ocorre deficiência de mineralocorticoides, pois a secreção de aldosterona é controlada sobretudo pelos níveis de potássio no sangue e pela angiotensina II. A deficiência de glicocorticoides devido à *insuficiência suprarrenal primária* também é conhecida como *doença de Addison* e pode resultar de um processo autoimune ou da destruição da suprarrenal por um agente infeccioso.

DOENÇAS COM PRODUÇÃO EXCESSIVA OU REDUZIDA DE MINERALOCORTICOIDES

Excesso de aldosterona

O *hiperaldosteronismo primário*, também chamado de *síndrome de Conn*, é uma condição na qual um tumor benigno da suprarrenal secreta aldosterona em excesso. O excesso de aldosterona leva à *hipertensão*, devido à retenção de Na^+ e de água, e à *hipocalemia*, devido à excreção excessiva de K^+. A secreção de renina é interrompida.

O hiperaldosteronismo secundário é um fenômeno dependente de renina. Uma diminuição no volume sanguíneo arterial efetivo, associada à *ascite* e à *insuficiência cardíaca*, leva à estimulação contínua do sistema renina-angiotensina-aldosterona.

Deficiência de aldosterona

O hipoaldosteronismo primário deve-se mais frequentemente à insuficiência suprarrenal primária, conforme descrito. Como os níveis plasmáticos de renina estão elevados, essa condição também é conhecida como *hipoaldosteronismo hiper-reninêmico*.

O *hipoaldosteronismo secundário* pode ocorrer devido à estimulação inadequada da secreção de aldosterona (*hipoaldosteronismo hiporreninêmico*), apesar de a função das suprarrenais ser normal. Essa condição costuma estar associada à *insuficiência renal*.

DOENÇAS COM PRODUÇÃO EXCESSIVA OU REDUZIDA DE ANDROGÊNIOS SUPRARRENAIS

Excesso de androgênios suprarrenais

A *hiperplasia suprarrenal congênita*, uma doença autossômica recessiva causada pela deficiência da 21-hidroxilase, representa cerca de 90% dos casos. Nessa condição, a falha na produção de cortisol leva à ausência de retroalimentação negativa para o hipotálamo e para a hipófise, causando um aumento na liberação de ACTH. Isso, por sua vez, causa um grande aumento na síntese dos precursores de cortisol, que, devido à falta da 21-hidroxilase, são desviados para a síntese de androgênios, que se torna excessiva. A esteroide 21-hidroxilase (uma enzima do citocromo P450) converte a 17-hidroxiprogesterona em 11-desoxicortisol, e progesterona em 11-desoxicorticosterona. Tanto o 11-desoxicortisol como a 17-hidroxiprogesterona são precursores de cortisol e de aldosterona, respectivamente. Dessa forma, a perda total da atividade da 21-hidroxilase causa deficiência de aldosterona e de cortisol. Caso não seja identificada e tratada rapidamente, essa condição pode causar a morte, ainda na infância, devido a **hiponatremia**, **hipercalemia** e **choque**. A deficiência da 21-hidroxilase leva ao acúmulo dos precursores de esteroides, que podem ser direcionados para a via de síntese dos androgênios. O aumento na produção de androgênios pode causar virilização nas meninas afetadas e aumentar o crescimento linear e a maturação óssea em ambos os sexos.

HORMÔNIOS DA MEDULA SUPRARRENAL

A medula suprarrenal é constituída por células que secretam as catecolaminas **adrenalina** (em maior quantidade) e **noradrenalina**.

QUÍMICA E BIOSSÍNTESE

As catecolaminas são hormônios derivados da tirosina (Figura 65-8). Os transportadores envolvidos no empacotamento da adrenalina em vesículas secretórias, os **transportadores de monoaminas**, são expressos exclusivamente em células neuroendócrinas. Como esses transportadores são expressos em tecidos simpatomedulares, técnicas de imagens são empregadas no diagnóstico e na localização de tumores produtores de catecolaminas, os *feocromocitomas*. A síntese de catecolaminas pode ser regulada por alterações na atividade da tirosina-hidroxilase, inibida pelo acúmulo de produtos finais ou estimulada pelo aumento na sua função.

TRANSPORTE, LIBERAÇÃO E METABOLISMO DAS CATECOLAMINAS

A liberação de catecolaminas é uma resposta da estimulação direta da medula suprarrenal pelos nervos simpáticos (para revisão, ver Capítulo 19). A acetilcolina, liberada dos terminais nervosos pré-ganglionares, liga-se a **receptores colinérgicos nicotínicos** na membrana plasmática das **células cromafins**, levando à exocitose dos grânulos secretórios. Como resultado, as catecolaminas são liberadas no espaço intersticial, de onde são transportadas pela circulação até seus órgãos-alvo. As catecolaminas possuem uma meia-vida curta e, em sua maioria, circulam associadas à albumina.

As catecolaminas podem ser recaptadas em locais extraneuronais, degradadas nas células-alvo pela **catecol-O-metil-transferase (COMT)** ou pela **monoaminoxidase (MAO)**, ou, ainda, filtradas e excretadas pela urina. A ação conjunta da COMT e da MAO sobre a adrenalina e sobre a noradrenalina, especialmente no fígado, resulta na formação do **ácido vanilil-mandélico (VMA)**, que é excretado pela urina. A ação dessas enzimas sobre a dopamina leva à formação de **ácido homovanílico**. Como são solúveis em água e excretados pela urina, esses metabólitos podem ter um papel importante na detecção de tumores que produzem excesso de catecolaminas. Em humanos, o VMA é o principal produto final do metabolismo da adrenalina e da noradrenalina.

EFEITOS CELULARES SOBRE OS ÓRGÃOS-ALVO

Os efeitos fisiológicos das catecolaminas são mediados pela ligação aos **receptores adrenérgicos acoplados a proteínas G**, os quais se distribuem por todo o organismo (Tabela 65-3). As catecolaminas liberadas pela medula suprarrenal exercem seus efeitos quase que exclusivamente em tecidos periféricos. Como não atravessam com facilidade a barreira hematoencefálica, não atuam no sistema nervoso central.

Receptores α-adrenérgicos

Os receptores α-adrenérgicos possuem maior afinidade com a adrenalina do que com a noradrenalina ou com o **isoproterenol**, um agonista sintético. Eles são subdivididos em receptores α_1 e α_2.

Os receptores α_1-adrenérgicos ainda são subdivididos em α_{1A}, α_{1B} e α_{1D}. Os receptores α_1-adrenérgicos possuem funções importantes no controle de muitos processos fisiológicos, inclusive da contratilidade e do cronotropismo cardíacos e do metabolismo hepático de glicose (Tabela 65-4).

Os receptores α_2-adrenérgicos também são subdivididos em três grupos: α_{2A}, α_{2B} e α_{2D} (Tabela 65-3). Alguns dos efeitos fisiológicos desses receptores envolvem ações em dois subtipos de receptores com efeitos opostos. Por exemplo, a ativação dos receptores α_{2A} diminui os efeitos simpáticos e a pressão sanguínea, ao passo que a ativação dos receptores α_{2B} causa vasoconstrição e elevação da pressão arterial. Os receptores α_2-adrenérgicos estão envolvidos em diversos processos fisiológicos, particularmente no sistema cardiovascular e no sistema nervoso central.

Receptores β-adrenérgicos

Os receptores β-adrenérgicos são subdivididos em β_1, β_2 e β_3. Possuem maior afinidade com o isoproterenol do que com a adrenalina e com a noradrenalina (Tabela 65-3). Os **receptores β_1-adrenérgicos** possuem um papel importante no controle da contração e do relaxamento dos cardiomiócitos (Tabela 65-4). Os **receptores β_2-adrenérgicos** estão envolvidos em respostas fisiológicas em vários tecidos, incluindo a vasodilatação, o relaxamento da musculatura dos brônquios e a lipólise. Anormalidades nesse receptor podem causar hipertensão. Os **receptores β_3-adrenérgicos** são importantes na termogênese e na lipólise estimuladas pelas catecolaminas.

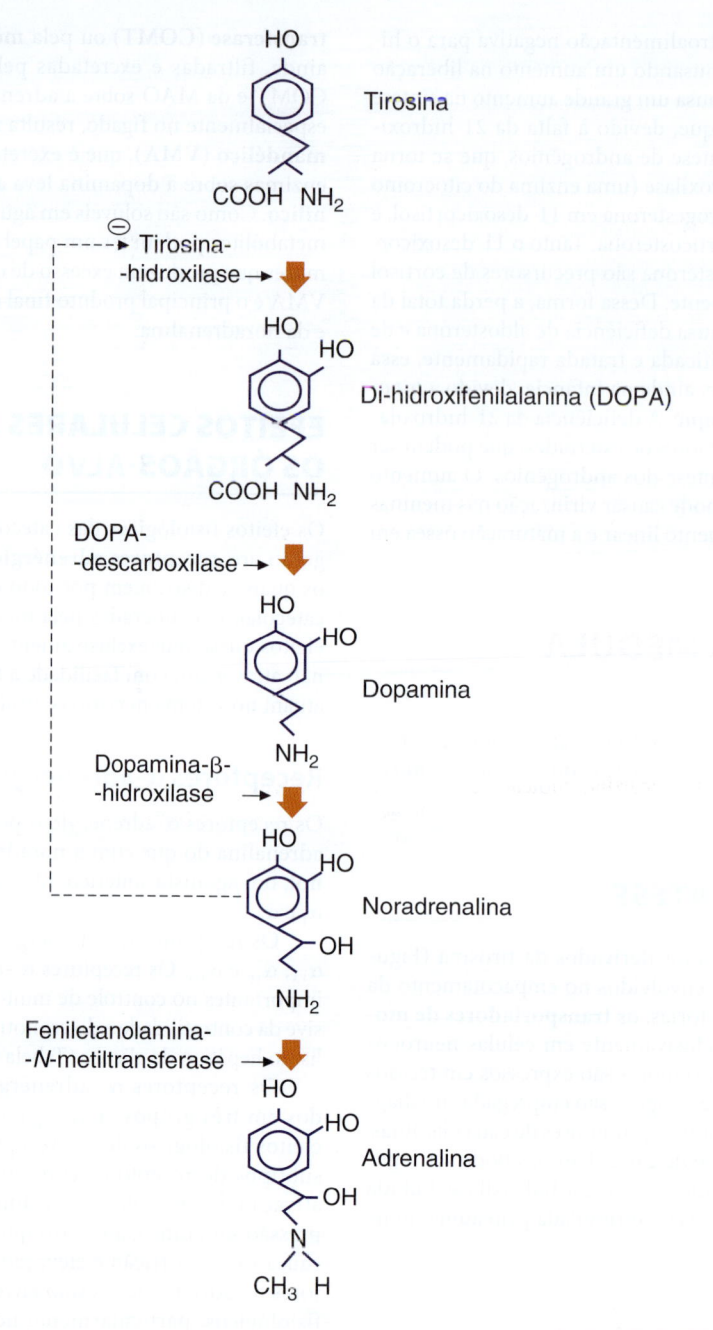

FIGURA 65-8 Via de síntese das catecolaminas. A via de síntese das catecolaminas a partir do precursor L-tirosina é constituída por quatro reações enzimáticas que ocorrem no citosol (ou citoplasma) das células cromafins. A sequência é a seguinte: (1) hidroxilação da L-tirosina em di-hidrofenilalanina (L-DOPA) pela enzima tirosina-hidroxilase. Essa enzima está presente no citoplasma das células secretoras de catecolaminas e é o principal ponto de controle dessa via. A atividade dessa enzima é inibida por noradrenalina, em um mecanismo de controle por retroalimentação. (2) Descarboxilação de L-DOPA a dopamina pela enzima dopa-descarboxilase em uma reação que requer fosfato de piridoxal como cofator. Esse produto final é empacotado em vesículas secretórias. (3) Hidroxilação da dopamina a noradrenalina pela enzima dopamina-β-hidroxilase, uma enzima ligada à membrana, encontrada em vesículas sinápticas que usam vitamina C como cofator. Essa reação ocorre dentro da vesícula secretória. (4) Metilação da noradrenalina a adrenalina pela enzima feniletanolamina-N-metiltransferase. A atividade dessa enzima, presente no citoplasma das células cromafins, é modulada pela produção de esteroides nas camadas adjacentes da glândula, demonstrando a importância do fluxo arterial radial entre o córtex e a medula suprarrenal. Como a última reação ocorre no citoplasma, a noradrenalina sai da vesícula secretória por transporte passivo. Assim, a adrenalina produzida no citoplasma precisa entrar novamente na vesícula secretória, por transporte ativo com gasto de ATP. (Modificada com permissão de Molina PE: *Endocrine Physiology*, 3rd ed. New York: McGraw-Hill, 2010.)

TABELA 65-3 Receptores adrenérgicos e vias de sinalização

Receptor adrenérgico	Proteína G	Segundo mensageiro
Receptores β-adrenérgicos $β_1$, $β_2$ e $β_3$	Proteína $Gα_s$	Ativam a adenilato-ciclase
Receptores $α_1$-adrenérgicos $α_{1A}$, $α_{1B}$ e $α_{1D}$	Principalmente a família de proteínas $Gα_{q/11}$	Em geral ativam a PLCα (ativando assim a PKC via DAG e aumentando os níveis intracelulares de Ca^{2+} via IP_3) ou a PLA_2
Receptores $α_2$-adrenérgicos $α_{2A}$, $α_{2B}$ e $α_{2C}$	Principalmente a família de proteínas $Gα_i$ e $Gα_0$	Podem diminuir a atividade da adenilato-ciclase (efeito oposto ao dos receptores β-adrenérgicos). Ativam canais de K^+. Inibem canais de Ca^{2+} e ativam a PLCβ ou a PLA_2 (efeito similar aos receptores $α_1$-adrenérgicos)

PL, fosfolipase; PKC, proteína cinase C; DAG, diacilglicerol; IP_3, inositol 1,4,5-trifosfato.

EFEITOS FISIOLÓGICOS DAS CATECOLAMINAS

As catecolaminas são secretadas da medula suprarrenal em resposta à estimulação simpática e são vitais durante a resposta ao estresse devido a um insulto psicológico ou físico, como em uma hemorragia grave, na diminuição dos níveis de glicose sanguínea, em lesões traumáticas, em intervenções cirúrgicas ou durante uma experiência ameaçadora. Como as catecolaminas fazem parte da reação de **"luta ou fuga"**, entre os seus efeitos fisiológicos estão: despertar, alerta, dilatação pupilar, piloereção, suor, dilatação dos brônquios, taquicardia, inibição da atividade da musculatura lisa do trato gastrintestinal, constrição de esfíncteres e relaxamento da musculatura lisa do útero (Tabela 65-4). As catecolaminas asseguram a mobilização de substratos a partir do fígado, do músculo e do tecido adiposo pelo estímulo à degradação de glicogênio (glicogenólise) e de lipídeos (lipólise). Assim, o aumento nos níveis de catecolaminas circulantes está associado ao aumento nos níveis de glicose e de ácidos graxos na circulação. Alguns dos efeitos mais importantes das catecolaminas são exercidos sobre o sistema cardiovascular, onde elevam a frequência cardíaca (*taquicardia*), estimulam a vasoconstrição e elevam a resistência periférica.

REGULAÇÃO DOS RECEPTORES ADRENÉRGICOS

A elevação crônica nos níveis de catecolaminas circulantes leva à estimulação sustentada dos receptores adrenérgicos, o que pode alterar a responsividade tecidual. Por exemplo, a exposição crônica de pacientes asmáticos a *agonistas β-adrenérgicos*, como o isoproterenol, promove a **dessensibilização dos receptores**. Por outro lado, o tratamento com *agonistas α-adrenérgicos*, como os encontrados nos descongestionantes nasais, resulta em *taquifilaxia*. A exposição persistente a um agonista de um receptor adrenérgico também pode resultar em perda real dos receptores devido a sua degradação ou dessensibilização. Os receptores adrenérgicos também podem sofrer regulação para cima (*upregulation*) devido ao aumento da transcrição do gene para o receptor. Dois hormônios são conhecidos por apresentarem esse efeito: os glicocorticoides e os da tireoide. Além disso, os hormônios da tireoide e os glicocorticoides também regulam a expressão dos receptores adrenérgicos em vários eventos pós-transcricionais.

TABELA 65-4 Efeitos fisiológicos das catecolaminas

Mediados por receptores α-adrenérgicos	Mediados por receptores β-adrenérgicos
Vasoconstrição	Vasodilatação
Dilatação da íris	Aceleração cardíaca
Relaxamento intestinal	Aumento da força do miocárdio
Contração dos esfíncteres intestinais	Relaxamento das paredes intestinal e vesical
Contração pilomotora	Relaxamento uterino
Contração do esfíncter da bexiga urinária	Broncodilatação
Broncoconstrição	Calorigênese
Contração da musculatura lisa do útero	Glicogenólise
Contratilidade cardíaca	Lipólise
Produção hepática de glicose	

DOENÇAS COM PRODUÇÃO EXCESSIVA DE CATECOLAMINAS SUPRARRENAIS

As células endócrinas da medula suprarrenal são chamadas de cromafins, e os tumores nessas células, denominados *feocromocitomas*. Os feocromocitomas produzem catecolaminas, e os pacientes apresentam sinais típicos do excesso destas, como **hipertensão paroxística** associada a dor de cabeça, suor e **palpitações**.

CORRELAÇÃO CLÍNICA
CASO A

Um bebê nascido a termo apresenta **genitália ambígua**, que parece mais masculina do que feminina, incluindo um clitóris aumentado. Os testes sanguíneos revelam hiponatremia, altos níveis de 17-hidroxiprogesterona e baixos níveis de cortisol. Exames de imagem revelam glândulas suprarrenais aumentadas. O sexo cromossômico e o gonadal são do gênero feminino. O diagnóstico é de hiperplasia suprarrenal congênita.

A **hiperplasia suprarrenal congênita** frequentemente (> 90% dos casos) resulta da deficiência da enzima esteroide 21-hidroxilase, devido a uma mutação. Está associada à genitália ambígua em meninas e à virilização durante os primeiros 2 a 3 anos de vida em meninos e meninas. A insuficiência suprarrenal (deficiência de cortisol) pode estar associada ou não à perda de sal (devido à diminuição da síntese de aldosterona). A ausência da retroalimentação negativa sobre a secreção de ACTH resulta em uma produção excessiva desse hormônio, antecipando o crescimento da suprarrenal (hiperplasia) e a síntese de esteroides suprarrenais. O bloqueio parcial na via de síntese de cortisol e de aldosterona leva ao desvio da pregnenolona para a via de síntese de androgênios. Como resultado, ocorre produção excessiva de progesterona e de androgênios. O tratamento consiste na reposição dos glicocorticoides e, se necessário ou possível, em correção cirúrgica da genitália externa o mais cedo possível.

CASO B

Um paciente jovem adulto é admitido no hospital com dor de cabeça grave e hipertensão (pressão arterial de 220/100 mmHg). A história do paciente inclui queixas episódicas de dor de cabeça leve, que cessam espontaneamente, nos últimos três anos. Essas dores têm aumentado progressivamente de intensidade e de frequência e são acompanhadas de suor, tontura, palpitações e palidez. Os níveis de catecolaminas e de seus metabólitos estão elevados em uma amostra de urina de 24 horas, levando ao diagnóstico de **feocromocitoma**. A ressonância magnética abdominal revelou uma massa grande e unilateral na suprarrenal. A ressecção cirúrgica da suprarrenal revelou um grande feocromocitoma.

Os feocromocitomas são tumores raros, que produzem catecolaminas. Via de regra se desenvolvem na medula suprarrenal, mas eventualmente podem surgir em tecidos cromafins fora dessa medula. A apresentação clínica clássica é a tríade enxaqueca episódica, suor e palpitações devido à secreção de catecolaminas pelo tumor. Um feocromocitoma não diagnosticado pode levar à morte, como resultado de crise hipertensiva, arritmia ou infarto do miocárdio.

RESUMO DO CAPÍTULO

- A síntese e a secreção de cortisol (glicocorticoide suprarrenal) são reguladas pelo ACTH.
- A secreção de aldosterona (mineralocorticoide suprarrenal) é regulada pela angiotensina II e pelo íon K^+.
- Os receptores dos esteroides sofrem uma mudança conformacional após a ligação do hormônio que permite a sua ligação ao DNA, onde estimulam a transcrição gênica.
- A especificidade do receptor de mineralocorticoide é conferida pela conversão do cortisol a cortisona pela 11β-hidroxiesteroide-desidrogenase.
- Os glicocorticoides facilitam a mobilização de substratos metabólicos, diminuem a utilização de glicose e causam imunossupressão.
- A aldosterona regula o balanço de sódio e estimula a excreção de potássio.
- A secreção de catecolaminas está sob o controle do sistema nervoso simpático.
- A resposta ao estresse depende de uma grande interação entre os hormônios esteroides e as catecolaminas para garantir a mobilização adequada de substratos metabólicos e o controle hemodinâmico.

QUESTÕES PARA ESTUDO

1. Quais são as etapas sequenciais da regulação da síntese de hormônios esteroides pela suprarrenal?
   A) Ligação do ACTH a um receptor acoplado à proteína G, estimulação do transporte de colesterol para a membrana mitocondrial interna e formação de pregnenolona
   B) Ligação do ACTH a um receptor nuclear, estimulação do transporte de pregnenolona para a membrana mitocondrial interna e formação de DHEA
   C) Hidrólise de ésteres de colesterol, estimulação do transporte de pregnenolona para a membrana mitocondrial interna e formação de androstenediona
   D) Ligação do ACTH a um receptor acoplado à proteína G, aumento na hidrólise de ésteres de colesterol e estimulação do transporte de pregnenolona para a membrana mitocondrial interna

2. Quais dos seguintes achados podem ser associados à deficiência da atividade da 21-hidroxilase?
   A) Obesidade central, níveis elevados de cortisol e reduzidos de androstenediona
   B) Virilização, aumento no ACTH e diminuição nos níveis de cortisol
   C) Diminuição nos níveis de ACTH e de cortisol
   D) Hipertensão, níveis reduzidos de ACTH e elevados de cortisol
   E) Virilização, hipertensão, níveis elevados de ACTH e de cortisol

3. Com relação à síntese e ao transporte de cortisol, qual das seguintes afirmativas é verdadeira?
   A) A maior parte do cortisol não circula associada a proteínas
   B) Os níveis máximos no plasma ocorrem durante a manhã
   C) A maior parte do cortisol plasmático circula associada à transcortina
   D) Mais de 90% são excretados intactos pela urina

4. Os efeitos fisiológicos do cortisol incluem:
   A) hipoglicemia, aumento da mobilização de ácidos graxos e redução da deposição central de gordura
   B) aumento da gliconeogênese a partir de aminoácidos, aumento da utilização de glicose e hipoglicemia
   C) hiperglicemia, redução da mobilização de ácidos graxos e da deposição central de gordura
   D) diminuição da utilização de glicose, hiperglicemia e lipólise

5. Com relação à síntese e à liberação de aldosterona pelas suprarrenais, qual das seguintes afirmativas está correta?
   A) A produção de aldosterona pela zona glomerulosa é controlada principalmente pelo ACTH
   B) A produção de aldosterona pela zona glomerulosa é controlada principalmente pela angiotensina II
   C) A produção de aldosterona pela medula suprarrenal é controlada principalmente pela angiotensina II
   D) A produção de aldosterona pela zona glomerulosa é controlada principalmente pelo K^+

6. Com relação à síntese e à liberação de catecolaminas pelas suprarrenais, qual das seguintes afirmativas está correta?
   A) A adrenalina representa 20% da secreção total de catecolaminas pelas suprarrenais
   B) A noradrenalina é formada a partir de adrenalina pela ação da enzima feniletanolamina-N-metiltransferase
   C) A síntese de catecolaminas é regulada pela tirosina-hidroxilase
   D) Trinta e cinco por cento das catecolaminas secretadas pelas suprarrenais são excretadas intactas pela urina

CAPÍTULO 66

Pâncreas Endócrino

Patricia E. Molina

OBJETIVOS

- Identificar os principais hormônios secretados pelo pâncreas, as células que os produzem e a sua estrutura química.
- Compreender os mecanismos nutricionais, neuronais e hormonais que regulam a secreção dos hormônios pancreáticos.
- Listar os principais órgãos-alvo da insulina e do glucagon e seus principais efeitos fisiológicos.
- Identificar os estados patológicos associados ao aumento ou à diminuição da secreção e da sensibilidade à insulina, bem como descrever as principais manifestações de cada estado.

O pâncreas é uma glândula mista, endócrina e exócrina, que possui papéis centrais na digestão, no metabolismo, na utilização e no armazenamento de substratos energéticos. A função normal do pâncreas é essencial para o controle fisiológico da homeostasia da glicose. A homeostasia da glicose envolve, por sua vez, a interação entre vários tecidos e hormônios para manter regulado o equilíbrio entre a liberação hepática de glicose (resultante da quebra do glicogênio e da gliconeogênese), a absorção da glicose da dieta e a captação e a utilização de glicose pelos tecidos adiposo e muscular esquelético. Os hormônios pancreáticos, insulina e glucagon, desempenham papéis centrais na regulação de cada um desses processos, e os seus efeitos globais são, em parte, influenciados por outros hormônios, como o hormônio do crescimento, o cortisol e a adrenalina.

ANATOMIA FUNCIONAL

O pâncreas é uma glândula retroperitoneal, localizada próxima ao duodeno, composta por células exócrinas organizadas em ácinos (ver Capítulo 51). Entre os ácinos, encontram-se as **ilhotas de Langerhans**, pequenos grupos de células endócrinas altamente vascularizadas, as quais são constituídas principalmente por dois tipos de células (β e α). As **células β** constituem de 73 a 75% da massa total de células endócrinas pancreáticas, e o seu principal produto secretório é a **insulina**. As **células α** representam de 18 a 20% das células endócrinas e são responsáveis pela secreção de glucagon. Um pequeno grupo de **células δ** (4 a 6%) secreta **somatostatina**, e um número ainda menor de células (1%) secreta o **polipeptídeo pancreático**.

A rica vascularização, por capilares fenestrados, permite o acesso rápido dos hormônios secretados pelas ilhotas à corrente sanguínea. O sangue venoso do pâncreas é drenado para a veia porta hepática. Dessa forma, o fígado, um dos principais órgãos-alvo dos hormônios pancreáticos, é exposto às maiores concentrações desses hormônios. Após a primeira passagem pelo fígado, os hormônios pancreáticos são distribuídos para a circulação sistêmica.

As ilhotas pancreáticas são ricamente inervadas por nervos sensoriais, simpáticos e parassimpáticos, e os respectivos neurotransmissores e neuropeptídeos liberados por esses nervos exercem funções regulatórias importantes sobre a liberação dos hormônios pancreáticos. A acetilcolina, liberada pelos terminais neuronais parassimpáticos, estimula a secreção de insulina, glucagon, somatostatina e polipeptídeo pancreático. A noradrenalina, liberada dos terminais neuronais simpáticos, inibe tanto a secreção basal de insulina como a secreção estimulada pela glicose e estimula a secreção de glucagon e de polipeptídeo pancreático.

HORMÔNIOS PANCREÁTICOS
INSULINA

Síntese de insulina

A insulina é um hormônio polipeptídico com uma sequência de aminoácidos altamente conservada. É produzida pela clivagem da pró-insulina, que resulta na liberação do **peptídeo C** da cadeia β aminoterminal e da cadeia α carboxiterminal (Figura 66-1A). O peptídeo C une as cadeias α e β, permitindo a dobradura correta da molécula e a formação de pontes dissulfeto entre essas cadeias. A remoção do peptídeo C expõe a porção terminal da cadeia da insulina que interage com o seu receptor. Tanto a insulina como o peptídeo C livre são empacotados em grânulos secretórios, dos quais 5% são prontamente secretáveis, e o restante (> 95%) constitui uma reserva de armazenamento (Figura 66-1B). A liberação de insulina a partir dos dois grupos de grânulos leva a um padrão bifásico de resposta pancreática à estimulação da glicose nas células β. Mesmo em condições máximas de estimulação, apenas uma pequena fração da reserva de insulina é liberada.

A estimulação das células β pancreáticas resulta na liberação de quantidades semelhantes de insulina e de peptídeo C na circulação porta. A insulina circula em sua forma livre e tem meia-vida de 3 a 8 minutos. Ela é degradada principalmente no fígado, que extrai de 40 a 80% da insulina, durante a primeira passagem hepática do hormônio. A insulina também pode ser degradada nos rins e ainda nos tecidos-alvo. Neste último caso, a degradação é realizada por proteases de insulina após a internalização (por endocitose) do complexo insulina-receptor. O peptídeo C não é degradado prontamente pelo fígado. Dessa forma, sua meia-vida relativamente mais longa (cerca de 35 minutos) permite que a sua secreção sirva como um índice da capacidade de secreção de insulina pelo pâncreas.

Regulação da liberação de insulina

A secreção de insulina ao longo do dia é de natureza pulsátil e rítmica (Figura 66-1C). Essa secreção pulsátil parece fundamental à supressão da secreção hepática de glicose e à captação de glicose pelo tecido adiposo mediada pela insulina. A liberação de insulina aumenta após uma refeição devido ao aumento dos níveis plasmáticos de glicose e de aminoácidos. O aumento nos níveis circulantes de glicose (glicemia) é seguido pela estimulação transitória da secreção de insulina, conhecida como **primeira fase da secreção**, que consiste em uma elevação rápida da secreção de insulina até se atingir um pico, seguida por um declínio acentuado até alcançar novamente uma baixa taxa de secreção (Figura 66-1B). Essa fase é seguida pela **segunda fase da secreção**, na qual ocorre um aumento lento da taxa de secreção da insulina, até ser atingido um platô. Essa resposta bifásica é uma característica principal da secreção de insulina estimulada pela glicose. A primeira fase tem duração de minutos, e a segunda, de uma hora ou mais. A secreção é o resultado da combinação de um aumento

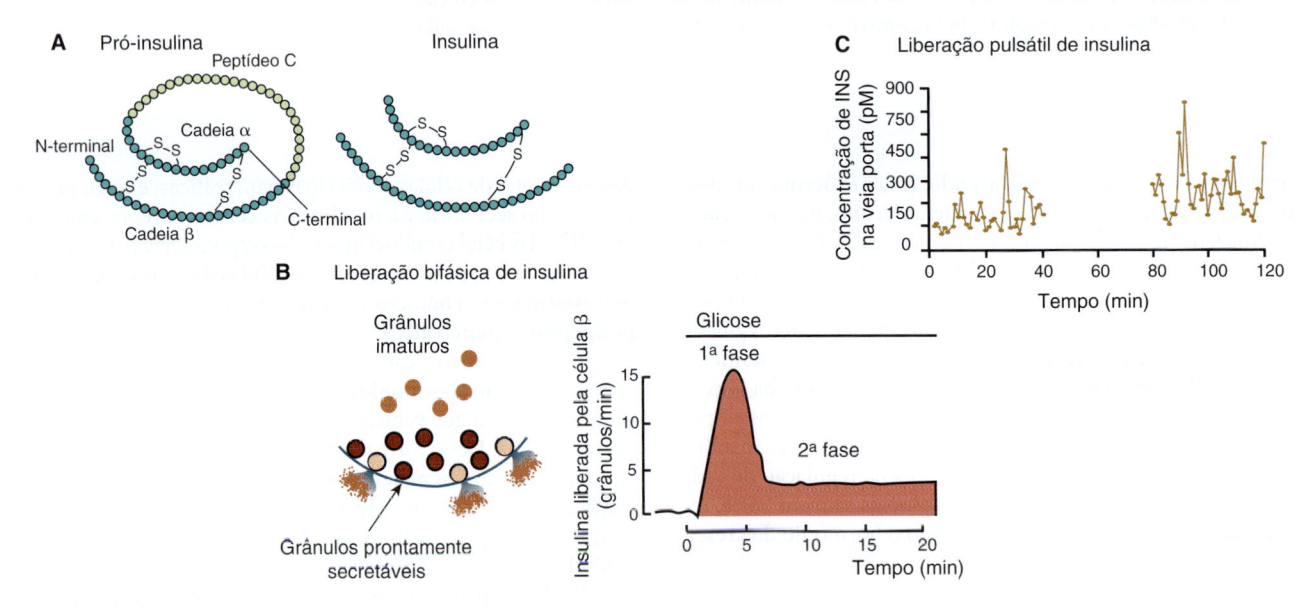

FIGURA 66-1 Principais características da síntese e da liberação de insulina. A) A síntese de insulina começa com a tradução do RNAm da insulina em uma proteína inativa chamada de pré-pró-insulina. No retículo endoplasmático (RE), a pré-pró-insulina sofre modificações pós-traducionais, formando a pró-insulina. A forma ativa da insulina é produzida pela clivagem da pró-insulina, resultando na liberação do peptídeo C, que une as cadeias α e β. A insulina é composta por duas cadeias de aminoácidos, as quais são mantidas unidas por duas ligações dissulfeto (S-S). Uma terceira ligação dissulfeto está presente na cadeia α. Tanto a insulina quanto o peptídeo C são armazenados em grânulos no citoplasma da célula β e, portanto, liberados conjuntamente em resposta à estimulação pela glicose. **B)** A liberação de insulina ocorre em um padrão bifásico, tanto a partir de grânulos que estão prontamente disponíveis (< 5%) como a partir de grânulos que precisam sofrer uma série de reações preparatórias, inclusive a mobilização para a membrana plasmática (> 95%). Esses processos preparatórios ou de maturação são modulados pelos níveis intracelulares de ATP, ADP e Ca^{2+}. **C)** A liberação de insulina em resposta a uma refeição caracteriza-se pelo aumento da frequência e da amplitude da liberação pulsátil. O gráfico mostra as concentrações de insulina na circulação porta no estado basal (esquerda) e após a ingestão de uma refeição (direita) em indivíduos saudáveis. (Modificada com permissão de Porksen N. et al: Human insulin release processes measured by intraportal sampling. *Am. J. Physiol. Endocrinol. Metab.* 2002;282(3):E695-E702.)

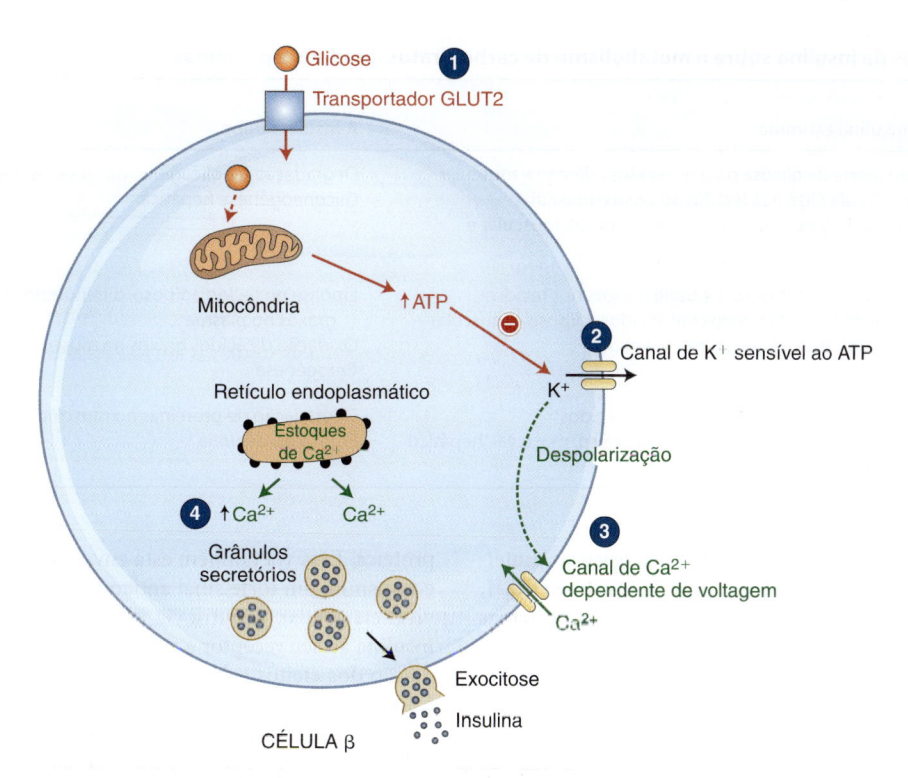

FIGURA 66-2 Regulação da liberação de insulina. A glicose é o principal estímulo para a secreção de insulina pela célula β (1). A glicose entra na célula β por uma proteína transportadora específica para glicose (GLUT2) e é imediatamente fosforilada pela glicocinase (não mostrado). Em consequência da metabolização da glicose-6-P, os níveis de ATP e a relação ATP/ADP se elevam, causando a inibição e o fechamento (2) dos canais de K$^+$ sensíveis ao ATP (o alvo das sulfonilureias), resultando na despolarização da membrana plasmática e na abertura (3) dos canais de Ca^{2+} dependentes de voltagem. Como resultado, o influxo de Ca^{2+} do meio extracelular aumenta e, associado ao Ca^{2+} (4) oriundo de estoques intracelulares, estimula a fusão dos grânulos que contêm insulina com a membrana plasmática e com a liberação de insulina e de peptídeo C para a circulação. PLC, fosfolipase C; AC, adenilato-ciclase; CCK, colecistocinina; GLP1, peptídeo semelhante ao glucagon 1. (Reproduzida com permissão de Kibble J, Halsey CR: *The Big Picture, Medical Physiology*, New-York: McGraw-Hill, 2009.)

da quantidade total de insulina liberada em cada pulso secretório com o aumento da frequência de pulsos de magnitude semelhante (Figura 66-1C).

A célula β pancreática funciona como um sensor, respondendo às alterações nos níveis plasmáticos de substratos energéticos (glicose e aminoácidos), hormônios (**peptídeo semelhante ao glucagon 1 [GLP-1,** do inglês *glucagon-like peptide-1*] e adrenalina), e neurotransmissores (noradrenalina e acetilcolina) (Figura 66-2). A glicose é o principal estímulo para a secreção de insulina.

A liberação de insulina induzida pela glicose é o resultado do metabolismo da glicose pela célula β e do aumento na relação ATP/ADP no citosol. A glicose entra na célula β pelo transportador de glicose (GLUT2) associado à membrana (Figura 66-2). A produção de ATP a partir da oxidação da glicose resulta em um aumento da relação ATP/ADP intracelular que inibe (fecha) os **canais de K$^+$ sensíveis ao ATP** (K$_{ATP}$) na célula β, reduzindo o efluxo de K$^+$. Esse processo resulta na despolarização da membrana, na ativação (abertura) de **canais de Ca^{2+} dependentes de voltagem** e no aumento do influxo de Ca^{2+}. O aumento da concentração intracelular de Ca^{2+} causa a exocitose dos grânulos secretórios de insulina e a liberação de insulina para o meio extracelular e deste para a circulação. A regulação dos canais de K$^+$ pelo ATP é mediada pelo **receptor de sulfonilureias**, o que constitui a base para o uso terapêutico desses fármacos no tratamento do diabetes melito do tipo 2.

Efeitos fisiológicos da insulina

A insulina promove diversos efeitos, os quais podem ser imediatos (em segundos), como a modulação do transporte de íons (K$^+$) e de glicose para o interior da célula; a curto prazo (em minutos), como a regulação de enzimas metabólicas; a médio prazo (de minutos a horas), como a modulação da síntese de enzimas; e a longo prazo (de horas a dias), como os efeitos sobre o crescimento e sobre a diferenciação celular. Em conjunto, as ações da insulina em órgãos-alvo são anabólicas e promovem a síntese de carboidratos, lipídeos e proteínas. Esses efeitos são mediados pela ligação da insulina ao seu receptor (Tabela 66-1).

Receptor de insulina

O receptor de insulina pertence à mesma família do receptor dos fatores de crescimento semelhantes à insulina e do receptor relacionado com a insulina. Esses receptores estão envolvidos na divisão celular, no metabolismo e no desenvolvimento (Figura 66-3). A ligação da insulina ao receptor causa a autofosforilação dos resíduos de tirosina no domínio citoplasmático (cadeia β). O

TABELA 66-1 Efeitos da insulina sobre o metabolismo de carboidratos, lipídeos e proteínas

Efeitos metabólicos	A insulina estimula	A insulina inibe
Metabolismo de carboidratos	Transporte de glicose para os tecidos adiposo e muscular Taxa de glicólise nos tecidos adiposo e muscular Síntese de glicogênio nos tecidos adiposo, muscular e hepático	Degradação de glicogênio nos tecidos muscular e hepático Gliconeogênese hepática
Metabolismo de lipídeos	Síntese de ácidos graxos e triglicerídeos nos tecidos Captação de triglicerídeos nos tecidos adiposo e muscular Taxa de síntese de colesterol no fígado	Lipólise no tecido adiposo, diminuindo os níveis de ácidos graxos no plasma Oxidação de ácidos graxos no músculo e no fígado Cetogênese
Metabolismo de proteínas	Transporte de aminoácidos para os tecidos Síntese de proteínas nos tecidos adiposo, muscular, hepático e outros	Degradação de proteínas no músculo Formação de ureia

receptor ativado fosforila os resíduos de tirosina de várias proteínas conhecidas como **substratos do receptor de insulina** (IRS-1, -2, -3 e -4, do inglês *insulin receptor substrates*). Essas proteínas IRS facilitam a interação do receptor de insulina com substratos intracelulares, servindo como um arcabouço (*scaffold*) para o recrutamento de proteínas envolvidas na transdução de sinal para as vias a jusante (*downstream*). Assim, a ativação do receptor de insulina ativa várias vias de sinalização, principalmente a via da fosfatidilinositol-3-cinase (PI-3K) e das **proteínas cinases ativadas por mitógenos** (**MAPKs**, do inglês *mitogen-activated protein kinase*) (Figura 66-3).

A ativação da via da PI-3K leva à ativação das enzimas que catalizam os efeitos celulares da insulina, particularmente os efeitos metabólicos do hormônio, incluindo o transporte de glicose, a glicólise e a síntese de glicogênio e a regulação da síntese proteica. Essa via também está envolvida no crescimento celular e transmite um forte sinal antiapoptótico, promovendo a sobrevivência celular. A outra via importante ativada pela ligação da insulina ao seu receptor é a da MAPK, que está envolvida na mediação dos efeitos sobre a proliferação e diferenciação celulares causadas pela insulina.

O número de receptores de insulina disponíveis é modulado pelo exercício, pela dieta, pela insulina e por outros hormônios. A exposição crônica a altos níveis de insulina, a obesidade e os níveis excessivos do hormônio do crescimento levam à regulação para baixo (*downregulation*) dos receptores de insulina. Por outro lado, o exercício e o jejum causam a regulação para cima (*upregulation*) desses receptores. A afinidade do receptor pela insulina aumenta após um período de diminuição dos níveis de insulina.

Efeitos da insulina nos órgãos-alvo

Efeitos imediatos

O principal efeito imediato da insulina é sua ação sobre a utilização de glicose no músculo esquelético. A insulina medeia cerca de 40% da captação de glicose pelas células do corpo, e a maior parte ocorre no músculo esquelético. O movimento da glicose para o interior das células é mediado por uma família de proteínas transportadoras, os **transportadores de glicose** (**GLUTs**), que apresenta sua própria distribuição tecidual. Os principais transportadores e os tecidos nos quais predominam estão resumidos na Tabela 66-2.

O transporte de glicose estimulado pela insulina é mediado pelo **GLUT4**. Cerca de 90% do GLUT4 é sequestrado intracelularmente na ausência de insulina ou de outros estímulos, como o exercício. A ligação da insulina ao seu receptor resulta no recrutamento de vesículas que contêm o GLUT4 do citoplasma para a membrana plasmática.

Efeitos a médio prazo

Os efeitos a médio prazo da insulina são mediados pela modulação da fosforilação de enzimas envolvidas em processos metabólicos no músculo, no fígado e no tecido adiposo (Tabela 66-1). No tecido adiposo, a insulina inibe a lipólise e a cetogênese ao desencadear a desfosforilação da **lipase hormônio-sensível** e estimula a lipogênese ao ativar a **acetil-CoA-carboxilase**. Nos

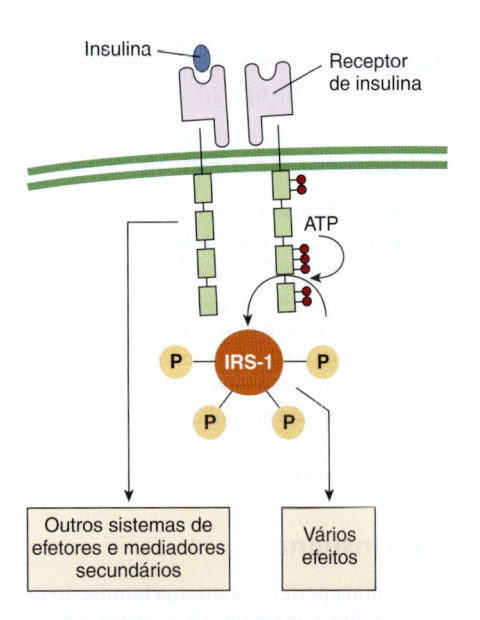

FIGURA 66-3 Respostas intracelulares desencadeadas pela ligação da insulina ao seu receptor. Os círculos vermelhos e os marcados com "P" representam os grupos fosfatos. IRS-1, substrato do receptor de insulina-1. (Reproduzida com permissão de Barrett KE, Barman SM, Boitano S, Brooks H: *Ganong's Review of Medical Physiology*, 23rd ed. McGraw-Hill Medical, 2009.)

TABELA 66-2 Principais características dos transportadores de glicose

Transportador	Expressão	Função
GLUT1	É amplamente distribuído, com níveis particularmente altos nas hemácias humanas e em células endoteliais nos vasos sanguíneos cerebrais. É expresso no músculo esquelético e no tecido adiposo.	Capta glicose nos tecidos muscular e adiposo em condições basais.
GLUT2	É um transportador de glicose de baixa afinidade, presente nas células β pancreáticas, no fígado, no intestino e nos rins.	Atua no sistema sensor de glicose e garante que a captação de glicose nos hepatócitos e nas células β-pancreáticas ocorra somente quando os níveis de glicose circulantes estiverem elevados.
GLUT3	Está presente primariamente em neurônios.	Em conjunto, o GLUT3 e o GLUT1 são fundamentais para permitir que a glicose cruze a barreira hematoencefálica e alcance os neurônios.
GLUT4	Ocorre predominantemente no músculo estriado e no tecido adiposo. Em contrapartida às demais isoformas de transportadores, primariamente localizados na membrana plasmática, o GLUT4 é sequestrado para dentro de vesículas de armazenamento que permanecem no interior celular em condições basais.	É o principal transportador responsivo à insulina.
GLUT5	Ocorre nos espermatozoides e no intestino delgado.	É predominantemente um transportador de frutose.

adipócitos, a desfosforilação da lipase hormônio-sensível inibe a quebra dos triglicerídeos a ácidos graxos e glicerol, a etapa limitante na liberação de ácidos graxos livres mediada pela lipólise. Em consequência, esse processo reduz a quantidade de substratos disponíveis para a **cetogênese**. A insulina antagoniza a lipólise induzida pelas catecolaminas pela fosforilação e ativação da **fosfodiesterase**, levando à diminuição dos níveis intracelulares de AMPc e, concomitantemente, à diminuição da atividade da **proteína cinase A (PKA)**.

No fígado, a insulina estimula a expressão gênica de enzimas envolvidas na utilização de glicose (p. ex., a glicocinase, a piruvato cinase e enzimas lipogênicas) e inibe a expressão gênica de enzimas envolvidas na produção de glicose (p. ex., a fosfoenolpiruvato carboxicinase e a glicose-6-fosfatase) (Figura 66-4). A insulina estimula a síntese de glicogênio ao aumentar a atividade da fosfatase, levando à desfosforilação da **glicogênio-fosforilase** e da **glicogênio-sintase**. Além disso, a desfosforilação mediada pela insulina de sítios inibitórios na acetil-CoA-carboxilase hepática aumenta a produção de malonil-CoA e, simultaneamente, reduz a taxa de entrada de ácidos graxos na mitocôndria para a sua oxidação e para a produção de corpos cetônicos.

No músculo, a insulina estimula a captação de glicose e favorece a síntese proteica pela fosforilação da proteína serina/treonina cinase, conhecida como **proteína-alvo da rapamicina em mamíferos (mTOR**, do inglês *mammalian target of rapamycin*). Além disso, a insulina favorece o armazenamento de lipídeos no músculo e no tecido adiposo. A deficiência de insulina leva ao acúmulo de glicose na corrente sanguínea, reduz o armazenamento de lipídeos e gera perda de proteínas, resultando em um balanço negativo de nitrogênio e perda de massa muscular.

Efeitos a longo prazo Quando sua secreção é sustentada por longo prazo, a insulina aumenta a síntese de enzimas lipogênicas e a repressão de enzimas gliconeogênicas. Outras respostas de longo prazo incluem os efeitos estimulatórios da insulina sobre o crescimento e sobre a mitogênese, os quais são mediados pela via da MAPK.

GLUCAGON

Síntese de glucagon

O **glucagon** é um hormônio polipeptídico constituído por 29 aminoácidos, secretado pelas células α das ilhotas de Langerhans, que antagoniza as ações da insulina. A sequência primária do glucagon é altamente conservada entre os vertebrados. O glucagon é sintetizado como **pró-glucagon**, o qual é clivado proteoliticamente para formar o glucagon. Além de ser expresso no pâncreas, o pró-glucagon também é expresso em outros tecidos, como as células enteroendócrinas do trato gastrintestinal e o encéfalo. Entretanto, o processamento do pró-glucagon apresenta diferenças entre os tecidos. Os dois principais produtos do processamento do pró-glucagon são o glucagon nas células α das ilhotas de Langerhans e o GLP-1 nas células intestinais. O GLP-1 é produzido no intestino em resposta a uma alta concentração de glicose no lúmen intestinal. Também é conhecido como **incretina**, um mediador que amplifica a liberação de insulina pela célula β após uma carga de glicose. O glucagon possui uma meia-vida curta (5 a 10 minutos) e é degradado principalmente no fígado.

Regulação da liberação de glucagon

A liberação de glucagon é inibida pela **hiperglicemia** (altos níveis de glicose no sangue) e estimulada pela **hipoglicemia** (baixos níveis de glicose no sangue). Uma refeição rica em carboidratos suprime a liberação de glucagon pelas células α e estimula a liberação de insulina pelas células β, por meio da liberação intestinal de GLP-1. A **somatostatina** também inibe a liberação de glucagon. Altos níveis de aminoácidos após uma refeição estimulam a liberação de glucagon. A adrenalina estimula a secreção de glucagon pelo mecanismo β_2-adrenérgico (enquanto suprime a secreção de insulina pelas células β pancreáticas por um mecanismo α_2-adrenérgico). A estimulação vagal (parassimpática) aumenta a liberação de glucagon.

Glicogenólise

Glicogênio
↓ G / ↑ I Glicogênio--sintase   Glicogênio--fosforilase ↑ G
→ Glicose-1-P

Gliconeogênese

(2) Piruvato
↓
(2) Oxaloacetato
↓ I / PEP carboxicinase ↑ G
(2) PEP
↓
(2) 3-fosfoglicerato
↓
(2) 1,3-bifosfoglicerato
↓
Frutose-1,6-bifosfato
  Frutose-1,6-fosfatase ↑ G
↓
Frutose-6-fosfato
↓
Glicose-6-fosfato
↓ I / Glicose-6-fosfatase ↑ G
Glicose

Glicólise

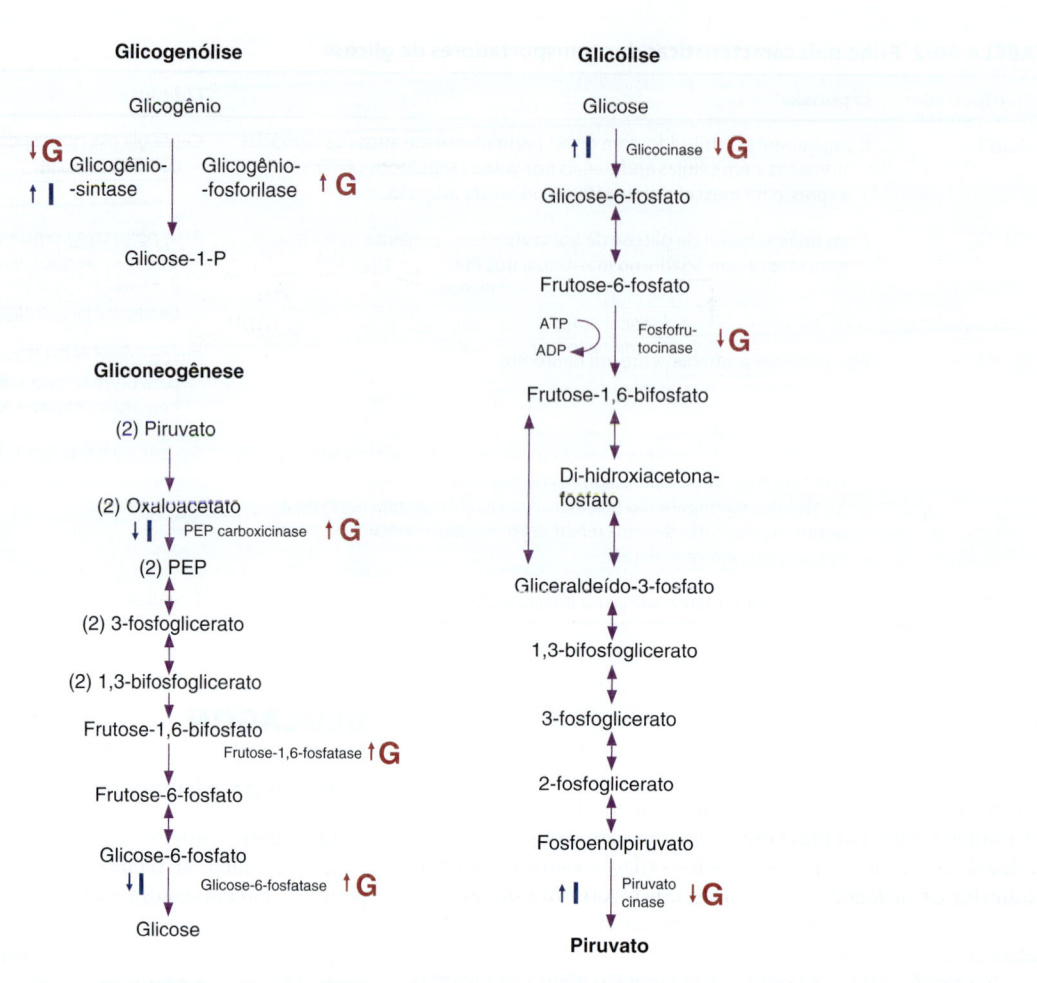

Glicose
↑ I / Glicocinase ↓ G
Glicose-6-fosfato
↕
Frutose-6-fosfato
ATP → ADP / Fosfofrutocinase ↓ G
↓
Frutose-1,6-bifosfato
↕
Di-hidroxiacetona-fosfato
↕
Gliceraldeído-3-fosfato
↕
1,3-bifosfoglicerato
↕
3-fosfoglicerato
↕
2-fosfoglicerato
↕
Fosfoenolpiruvato
↑ I / Piruvato cinase ↓ G
Piruvato

FIGURA 66-4 Efeitos do glucagon e da insulina sobre o metabolismo hepático de glicose. A ligação do glucagon e da insulina aos seus respectivos receptores estimula uma cascata de reações de fosforilação de proteínas que, por sua vez, ativam ou inibem as enzimas-chave envolvidas na regulação da glicogenólise, gliconeogênese e glicólise. As principais enzimas-chave sobre as quais o glucagon e a insulina apresentam efeitos são apresentadas. O resultado global é um aumento na secreção hepática de glicose. G, glucagon; I, insulina; PEP, fosfoenolpiruvato; ATP, trifosfato de adenosina; ADP, difosfato de adenosina. (Reproduzida com permissão de Jiang G, Zhang BB: Glucagon and regulation of glucose metabolism. *Am J. Phyisiol Endocrinol Metab 2003;284(4)*:E671-E678.)

Efeitos fisiológicos do glucagon

Os efeitos do glucagon são mediados por sua ligação a um **receptor acoplado à proteína G**α_s (Figura 66-5). O principal tecido-alvo do glucagon é o fígado. O efeito fisiológico principal do glucagon consiste em elevar a concentração de glicose no plasma. Esse efeito resulta das seguintes ações do glucagon sobre o fígado: estimulação da síntese *de novo* de glicose pelo processo conhecido como gliconeogênese; e degradação do glicogênio e inibição da glicólise (Figuras 66-4 e 66-5). Dessa forma, o glucagon é o principal hormônio envolvido na prevenção da hipoglicemia. As etapas enzimáticas-chave envolvidas na secreção hepática de glicose e reguladas pelo glucagon estão resumidas na Tabela 66-3.

O glucagon também exerce efeitos sobre o tecido adiposo. Esses efeitos tornam-se importantes em situações de estresse prolongado ou falta de alimento, especialmente quando a insulina está suprimida. No adipócito, o glucagon ativa a lipase hormônio-sensível, e essa enzima degrada os triglicerídeos (principal forma de gordura armazenada) em ácidos graxos livres e diacilglicerol, os quais são liberados para a circulação. O glicerol liberado na circulação pode ser utilizado no fígado para a gliconeogênese ou para a reesterificação. Os ácidos graxos livres são utilizados como combustível por muitos tecidos, sobretudo pelo músculo esquelético e pelo fígado. No fígado, os ácidos graxos livres são utilizados para a reesterificação ou sofrem a β-oxidação e são convertidos a corpos cetônicos. Assim, a cetogênese é regulada pelo equilíbrio entre os efeitos do glucagon e da insulina sobre os órgãos-alvo.

SOMATOSTATINA

A **somatostatina** é um peptídeo composto por 14 aminoácidos, produzido pelas células δ do pâncreas. A sua secreção é estimulada por refeições ricas em gorduras e em carboidratos e, particularmente, pelas refeições ricas em proteínas. A insulina inibe a sua secreção. A somatostatina apresenta um efeito inibitório generalizado em quase todas as células do trato gastrintestinal e nas funções exócrinas e endócrinas do pâncreas.

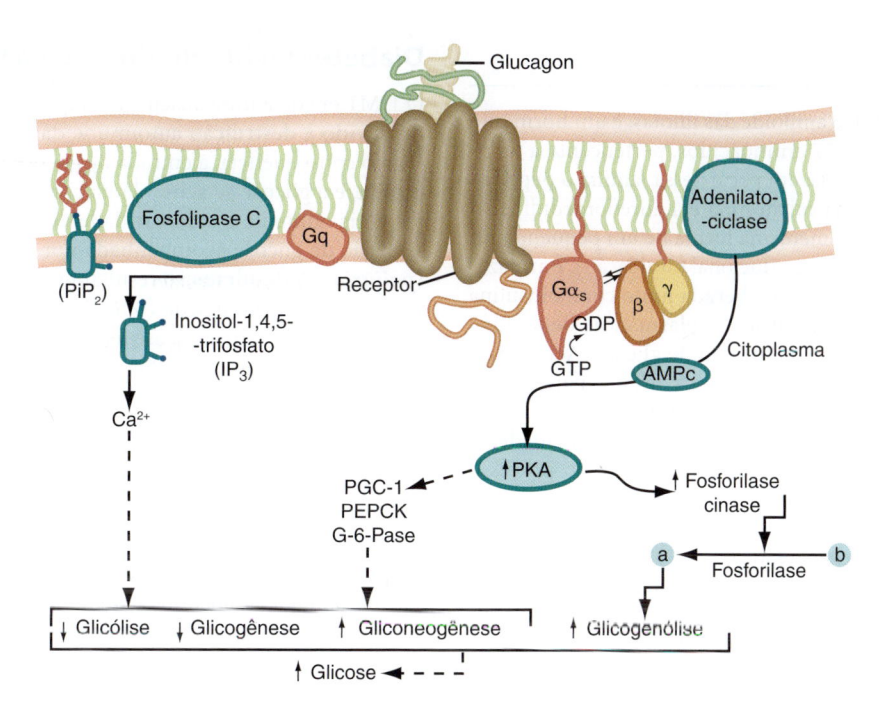

FIGURA 66-5 Efeitos celulares mediados pelo receptor do glucagon. O glucagon liga-se ao receptor GPCR (receptor acoplado a proteínas G) nas células-alvo. Os principais efeitos do glucagon ocorrem nos hepatócitos, onde, a partir da ativação da adenilato-ciclase e da elevação dos níveis intracelulares de AMPc, ocorre um aumento da atividade da proteína cinase A (PKA), resultando na fosforilação de enzimas responsáveis pelo controle do metabolismo de glicose. A fosforilase b é a forma inativa da enzima; a fosforilase a, a ativa. Além disso, a alteração na atividade da fosfolipase C leva a uma alteração na liberação intracelular de Ca^{2+}. Como resultado, ocorre um aumento da produção hepática de glicose pelo aumento da gliconeogênese e na glicogenólise. *Abreviaturas adicionais*: PGC-1, coativador 1 do receptor ativado por proliferadores de peroxissomos; PEPCK, fosfoenolpiruvato carboxicinase; G-6-Pase, glicose-6-fosfatase; PIP_2, fosfatidilinositol-4,5-bifosfato. (Modificada com permissão de Cooper GM: *The Cell: A Mollecular Approach*, 2nd ed. Sinauer, 2000.)

POLIPEPTÍDEO PANCREÁTICO

O **polipeptídeo pancreático** é um hormônio peptídico constituído por 36 aminoácidos, pertencente à família de peptídeos que inclui o **neuropeptídeo Y** e o **peptídeo YY**. É produzido pelas células F, localizadas na periferia das ilhotas pancreáticas, e liberado na circulação após a ingestão de alimento, a realização de exercício e a estimulação vagal. Os efeitos desse hormônio incluem inibição sobre a secreção exócrina do pâncreas, contração da vesícula biliar, modulação da secreção gástrica ácida e motilidade gastrintestinal. Esse hormônio cruza a barreira hematoencefálica; postula-se que desempenha um papel na regulação do comportamento alimentar.

TABELA 66-3 Efeitos do glucagon sobre o metabolismo hepático da glicose

Efeitos em enzimas-alvo	Resposta metabólica
Aumento da expressão da glicose-6-fosfatase	A glicose livre entra na circulação
Supressão da glicocinase	Diminui o aporte de glicose para a via glicolítica
Fosforilação (ativação) da glicogênio-fosforilase	Estimulação da glicogenólise
Inibição da glicogênio-sintase	Inibição da síntese de glicogênio
Estimulação da expressão da fosfoenolpiruvato carboxicinase	Estimulação da gliconeogênese
Inativação da fosfofrutocinase-2 (PFK-2) e ativação da frutose-6-fosfatase (G-6-Pase). Na verdade, ambas fazem parte do mesmo complexo enzimático, chamado de fosfofrutocinase-2/frutose-2,6-bifosfatase. Esse complexo enzimático tem função regulatória bidirecional, no qual a PFK-2 tem atividade cinase, enquanto a G-6-Pase tem atividade fosfatase.	Inibição da glicólise e ativação da gliconeogênese
Supressão da atividade da piruvato cinase	Diminuição da glicólise

AMILINA

A **amilina**, ou polipeptídeo amiloide das ilhotas, é um hormônio peptídico constituído por 37 aminoácidos, pertencente à família da calcitonina. Também fazem parte dessa família o peptídeo relacionado com o gene da calcitonina e a adrenomedulina. A amilina é sintetizada inicialmente na forma de um pequeno precursor, sofre modificação pós-traducional (amidação), é armazenada em grânulos nas células β e liberada junto com a insulina e com o peptídeo C. As concentrações plasmáticas de amilina elevam-se após uma refeição ou infusão de glicose. Acredita-se que esse hormônio atue em conjunto com a insulina para regular a concentração de glicose na corrente sanguínea, suprimindo a secreção pós-prandial de glucagon e reduzindo a velocidade de esvaziamento gástrico. É o principal componente do processo amiloide encontrado nas ilhotas pancreáticas de pacientes com diabetes melito do tipo 2, e acredita-se que possa contribuir para a destruição das células β pancreáticas.

DOENÇAS ASSOCIADAS AOS HORMÔNIOS PANCREÁTICOS

TUMORES SECRETORES DE HORMÔNIOS

A produção e a secreção excessiva de hormônios pancreáticos costumam estar associadas a tumores produtores de hormônios, sendo o **insulinoma** a forma mais frequente. Os insulinomas produzem quantidades excessivas de insulina, e os pacientes costumam apresentar episódios de hipoglicemia, confusão, agressividade, palpitações, suor, convulsões e até mesmo perda de consciência. Esses sintomas costumam aparecer antes do café da manhã ou após o exercício físico. A resposta compensatória do organismo envolve a liberação de catecolaminas, glucagon, cortisol e hormônio do crescimento.

Os **glucagonomas** são tumores mais raros, que podem produzir sintomas de diabetes. A produção excessiva de glucagon pelo tumor também pode resultar em efeitos catabólicos gerais sobre os tecidos adiposo e muscular, levando a uma perda muito grande de peso e à anorexia.

DIABETES MELITO

A patologia mais comum associada à incapacidade de liberação hormonal pelo pâncreas ou à perda de sensibilidade hormonal é o **diabetes melito**. As duas formas principais de diabetes melito, do **tipo 1** (**DM1**) e do **tipo 2** (**DM2**), são caracterizadas por alterações na secreção de insulina, porém por causas distintas. O DM1 resulta da destruição das células β pancreáticas. É responsável por 2 a 5% dos casos e ocorre com maior frequência em pessoas jovens, por isso costumava ser chamado de diabetes melito juvenil. Ele se caracteriza por episódios de **cetoacidose** na ausência da terapia com insulina. O DM2 resulta de uma disfunção na sensibilidade dos receptores de insulina (**resistência à insulina**), que leva a uma perda relativa na regulação da secreção de insulina. Ele representa 90% dos casos de diabetes e costuma estar associado à obesidade em adultos. Caracteriza-se por uma hiperglicemia leve e raramente causa episódios de cetoacidose.

Diabetes melito do tipo 1 (DM1)

O DM1 envolve uma ausência completa na secreção de insulina devido à destruição autoimune das células β pancreáticas. Como consequência, a entrada de glicose nas células fica prejudicada, e a glicose se acumula na corrente sanguínea. A hiperglicemia aumenta a osmolaridade do plasma, causando perda urinária de glicose acompanhada por excesso de água e sódio (**poliúria**). A desidratação resultante dispara mecanismos compensatórios, como a sede (**polidipsia**). Essa incapacidade das células de captarem a glicose lembra o estado de jejum prolongado e desencadeia respostas compensatórias, como o aumento no consumo de alimentos (**polifagia**) e da atividade de vias metabólicas, como a lipólise e a proteólise, as quais aumentam a produção de substratos que podem ser utilizados como "combustíveis alternativos à glicose".

A **cetoacidose diabética** é um evento patológico agudo caracterizado pela elevação nos níveis sanguíneos de glicose e de corpos cetônicos e por acidose metabólica. Resulta da redução da disponibilidade de insulina e do aumento simultâneo da secreção dos hormônios contrarregulatórios: catecolaminas, cortisol, glucagon e hormônio do crescimento. Os episódios de cetoacidose podem ser precipitados por infecções, descontinuação ou uso inadequado de insulina, início de diabetes e outros eventos, como o estresse associado a uma cirurgia.

Durante a crise de cetoacidose, o fígado procede à gliconeogênese mesmo na presença de doses fisiológicas de insulina. O excesso de glicose no sangue aumenta a osmolaridade plasmática e, se for grave, pode resultar em **coma diabético**. Em conjunto, os níveis reduzidos de insulina e os níveis elevados dos hormônios contrarregulatórios aumentam a atividade da lipase hormônio-sensível, aumentam a secreção de ácidos graxos livres e diminuem a atividade da acetil-CoA-carboxilase e, em consequência, prejudicam a reesterificação dos ácidos graxos livres e promovem a conversão dos ácidos graxos em corpos cetônicos (Figura 66-6). As etapas metabólicas da cetogênese incluem a β-oxidação dos ácidos graxos até acetil-CoA, a formação de acetoacetil-CoA e sua conversão em 3-hidroxi-3-metilglutaril-CoA e deste para acetoacetato, que finalmente é reduzido a 3-hidroxibutirato. As enzimas envolvidas na cetogênese estão resumidas na Tabela 66-4. O acetoacetato pode ser espontaneamente descarboxilado a acetona, um composto bastante solúvel em meio lipídico que é excretado lentamente pelos pulmões e é responsável pelo cheiro frutado da exalação dos indivíduos durante um episódio de cetoacidose diabética.

Os **corpos cetônicos** presentes no sangue difundem-se pelas membranas celulares com facilidade. Os corpos cetônicos podem servir como fonte de energia para tecidos extra-hepáticos, como o sistema nervoso central, a musculatura esquelética e os rins, onde são filtrados e reabsorvidos. Em pH fisiológico, com exceção da acetona, os corpos cetônicos são completamente dissociados. A liberação resultante de H^+ a partir do metabolismo dos corpos cetônicos excede a capacidade tamponante do sangue, levando à **acidose metabólica** com uma diferença de ânions aumentada. Em casos graves, essa condição pode levar ao coma.

Diabetes melito do tipo 2 (DM2)

O DM2 resulta de uma diminuição na responsividade dos tecidos periféricos à ação da insulina (resistência à insulina) e da respos-

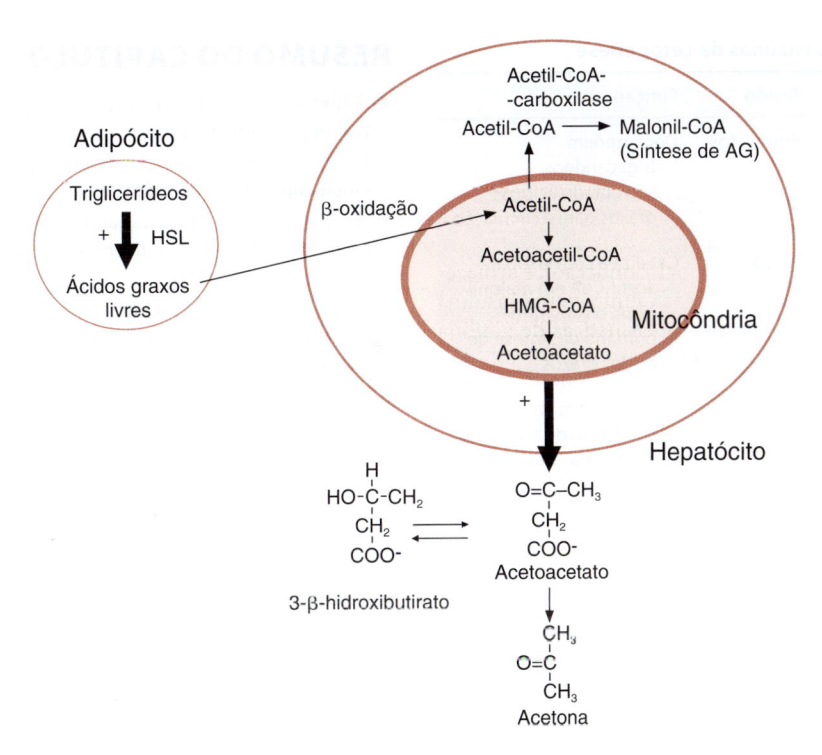

FIGURA 66-6 Cetogênese na deficiência de insulina. Em conjunto, a deficiência de insulina e a elevação nos níveis dos hormônios contrarregulatórios, glucagon, cortisol e adrenalina, aumentam a atividade da lipase hormônio-sensível, aumentam a secreção de ácidos graxos e diminuem a atividade da acetil-coenzima A (CoA)-carboxilase e, assim, comprometem a reesterificação dos ácidos graxos livres, promovendo a conversão dos ácidos graxos em corpos cetônicos. O suprimento excessivo de acetil-CoA a partir de ácidos graxos e a deficiência de oxaloacetato aumentam a oxidação dos corpos cetônicos, resultando na secreção destes para a corrente sanguínea. Os sinais positivos (+) indicam etapas favorecidas pela deficiência de insulina. HSL, lipase hormônio-sensível; AG, ácido graxo; HMG, 3-hidroxi-3-metilglutaril. (Reproduzida com permissão de Molina PE: *Endocrine Physiology*, 3rd ed. New York. McGraw-Hill, 2010.) Adipócito

ta inadequada das células β à glicose, a qual, a longo prazo, pode ser seguida por uma redução na massa de células β. Pacientes com DM2 secretam quantidades normais de insulina durante o jejum, porém, em resposta a uma refeição ou carga de glicose, secretam menos insulina do que os indivíduos saudáveis. Além da redução relativa na liberação de insulina, o padrão de liberação da insulina também está alterado após uma refeição, com pulsos significativamente menores, lentos e erráticos, em especial após o jantar. Em consequência, os níveis de glicose circulantes durante o jejum elevam-se nesses pacientes.

Independentemente da etiologia (p. ex., anormalidades no transporte de glicose, anormalidades na síntese, processamento, armazenamento ou secreção de insulina), a primeira indicação da disfunção da célula β é o atraso na resposta aguda da insulina à glicose. Esse defeito na resposta inicial à carga de glicose leva a um aumento excessivo de glicose no plasma, o que, por sua vez, causa, em uma segunda fase, uma resposta hiperinsulinêmica compensatória e exagerada. Esse período inicial de hiperinsulinemia causa a regulação para baixo (*downregulation*) dos receptores de insulina, diminuindo a sensibilidade dos tecidos à ação da insulina e conduzindo ao estado de resistência à insulina. Portanto, as principais alterações patológicas no DM2 são a produção hepática excessiva de glicose, o defeito na função secretória das células β e a resistência à insulina.

RESISTÊNCIA À INSULINA

A resistência à insulina é a incapacidade dos tecidos-alvo periféricos de responder adequadamente às concentrações normais de insulina no sangue. Para manter a euglicemia, o pâncreas compensa, secretando altas quantidades de insulina. Em pacientes com DM2, a resistência à insulina precede por vários anos o início da doença. A compensação da resistência à insulina por um aumento na liberação do hormônio é efetiva apenas temporariamente. À medida que a resistência à insulina aumenta, desenvolve-se uma intolerância à glicose. Com o avanço da disfunção, as células β pancreáticas entram em exaustão ou falência, resultando em diminuição na secreção de insulina. A disfunção da célula β e a resistência à insulina caracterizam o DM2 clínico.

Foi demonstrado que o exercício aumenta a captação de glicose na musculatura esquelética e reduz a resistência à insulina em pacientes com DM2. Esse aumento no transporte de glicose devido ao exercício independe da insulina e envolve a **enzima proteína cinase ativada por AMP**. Essa cinase é considerada o regulador metabólico mestre, pois induz a fosforilação de proteínas-chave que controlam o fluxo nas vias metabólicas. A atividade física repetitiva melhora a sensibilidade à insulina ao aumentar a expressão e/ou a atividade de proteínas sinalizadoras-chave na regulação da captação e do metabolismo da glicose, a oxidação e/ou renovação de lipídeos e a capacidade oxidativa no músculo esquelético.

TABELA 66-4 Principais enzimas da cetogênese

Enzima	Tecido	Função
Lipase hormônio-sensível	Adipócitos	Decompõem triglicerídeos, secretando ácidos graxos para a circulação
Acetil-CoA-carboxilase	Fígado	Catalisa a conversão da acetil-CoA em malonil-CoA, o substrato primário da síntese de ácidos graxos
HMG-CoA-sintase	Fígado	Está envolvida na conversão de acetil-CoA em acetoacetato

CoA, coenzima A; HMG, 3-hidroxi-3-metilglutaril.

CORRELAÇÃO CLÍNICA

Um homem hispânico de meia-idade, acima do peso, é encaminhado para avaliação porque apresentou elevação nos valores de glicose plasmática em jejum de 150 mg/dL. Tentativas de modificação no estilo de vida, incluindo dieta e exercícios para reduzir o peso corporal nos últimos 7 meses, não tiveram sucesso. Além disso, a hemoglobina glicosilada, uma estimativa do controle da glicose sanguínea ao longo do último mês, permanece elevada em 7%. É estabelecido o diagnóstico de DM2, e inicia-se o tratamento com fármacos hipoglicemiantes orais.

O DM2 resulta de uma ação deficiente da insulina (resistência à insulina), que leva à hiperglicemia de jejum e à incapacidade da insulina de aumentar a captação de glicose do plasma após uma carga de glicose. A incidência de DM2 tem aumentado nas últimas décadas devido a envelhecimento da população, aumento da prevalência de obesidade, diminuição da atividade física e outros fatores, como etnia, riscos genéticos e ambientais. O diabetes melito é um fator de risco para doenças cardiovasculares e complicações de longo prazo, incluindo retinopatia, nefropatia e neuropatia. O objetivo do tratamento é controlar os níveis de glicose no sangue, que podem ser monitorados pela hemoglobina glicosilada. O tratamento farmacológico pode ser feito com sulfonilureias (que aumentam a secreção pancreática de insulina), *biguanidas* (que diminuem a produção hepática de glicose), agentes sensibilizadores à insulina (*glitazonas*) e fármacos capazes de diminuir a absorção intestinal de glicose. Finalmente, injeções de insulina costumam ser utilizadas, porque as doses farmacológicas de insulina podem aumentar a captação periférica de glicose apesar da resistência à insulina. Os novos análogos ao GLP-1 também são utilizados para amplificar a resposta da insulina à glicose.

RESUMO DO CAPÍTULO

- A liberação de insulina é controlada por mecanismos neurais, nutricionais e hormonais.
- Para que ocorra a secreção de insulina, a célula β pancreática funciona como um sensor de glicose.
- A via da PI-3K medeia a maioria dos efeitos metabólicos da insulina, e a via da MAPK está envolvida principalmente nas respostas proliferativas.
- Os principais efeitos metabólicos da insulina resultam no aumento da utilização de glicose no músculo esquelético, supressão da produção hepática de glicose e inibição da lipólise.
- O glucagon antagoniza os efeitos da insulina, estimulando a liberação hepática de glicose.
- O DM1 resulta em hiperglicemia devido à destruição das células β e à ausência de insulina.
- O DM2 resulta em hiperglicemia devido à resistência tecidual à ação da insulina e a uma resposta inadequada das células β à hiperglicemia.
- A perda no balanço entre insulina e glucagon pode levar à cetogênese e ao coma hiperosmolar.

QUESTÕES PARA ESTUDO

1. Em um paciente com hipoglicemia grave (38 mg/dL), o diagnóstico diferencial entre um tumor secretor de insulina e a administração de uma dose exagerada de insulina por conta própria pode ser feita pela determinação dos níveis plasmáticos de:
   A) insulina
   B) somatostatina
   C) peptídeo C
   D) gastrina

2. As respostas fisiológicas à insulina incluem:
   A) estimulação do transporte de glicose no músculo esquelético, nas hemácias e no sistema nervoso central
   B) inibição da síntese de triglicerídeos no tecido adiposo
   C) estimulação da captação de aminoácidos pelo músculo esquelético
   D) estimulação da reabsorção de glicose nos rins

3. Uma paciente de 57 anos é levada à emergência com história de urina frequente, perda de peso e redução da ingestão alimentar. Na avaliação, a paciente encontra-se letárgica, desidratada, hipotensiva e taquicárdica. O responsável relata que ela está se recuperando de um episódio recente de pneumonia. Ela havia sido diagnosticada com DM2 cinco anos antes desse incidente. Qual dos seguintes resultados de laboratório é mais provável?
   A) Glicose plasmática de 40 mg/dL
   B) Osmolaridade plasmática > 350 mOsm/L
   C) Baixo pH no sangue
   D) Altos níveis de cetonas no sangue

4. Um paciente de 21 anos com DM1 é levado à emergência devido a dor abdominal, náusea e vômitos há 16 horas. Ao examiná-lo, percebe-se que a bomba de insulina do paciente parou de funcionar. O que é mais provável de estar associado nessa situação?
   A) Altos níveis de insulina no plasma
   B) Níveis elevados de peptídeo C
   C) Aumento de cetonas no soro
   D) Aumento no pH do sangue
   E) Diminuição da degradação hepática de glicogênio

5. Em qual situação são esperados níveis mais elevados de insulina no plasma?
   A) Após uma refeição rica em carboidratos
   B) Após a administração intravenosa de somatostatina
   C) Durante um procedimento cirúrgico
   D) Após uma sessão vigorosa de exercícios

CAPÍTULO 67

Sistema Reprodutor Masculino

Patricia E. Molina

OBJETIVOS

- Descrever as funções fisiológicas dos principais componentes do sistema reprodutor masculino.
- Descrever a regulação endócrina da função testicular pelo hormônio liberador de gonadotrofinas, pelo hormônio folículo-estimulante, pelo hormônio luteinizante, pela testosterona e pela inibina.
- Identificar a origem celular da testosterona, sua biossíntese e seu transporte no sangue, o metabolismo e a degradação; nomear outros androgênios produzidos fisiologicamente.
- Descrever a espermatogênese e o papel dos diferentes tipos celulares nesse processo.
- Entender os fatores endócrinos, vasculares e neuronais envolvidos na resposta de ereção e ejaculação.
- Comparar e contrastar as ações de testosterona, di-hidrotestosterona, estradiol e fator inibidor mülleriano no processo da diferenciação sexual.
- Identificar as causas e as consequências da produção excessiva ou diminuída de androgênios em homens no período pré-puberal e pós-puberal.

As funções do sistema reprodutor masculino incluem a diferenciação sexual intrauterina, a maturação, a espermatogênese e também a reprodução. As duas principais funções dos **testículos**, os órgãos sexuais masculinos, são a produção de **espermatozoides** e a síntese de testosterona. Esses processos garantem a **fertilidade** e mantêm as características sexuais masculinas. A função testicular é regulada pelas gonadotrofinas **hormônio folículo-estimulante (FSH)** e **hormônio luteinizante (LH)**, assim como por fatores parácrinos, neuronais e endócrinos.

ANATOMIA FUNCIONAL

Os órgãos reprodutores masculinos incluem os testículos (os principais órgãos sexuais masculinos), os **ductos deferentes**, os ductos ejaculatórios, o **pênis** e as glândulas acessórias, as quais incluem a **próstata** e as **glândulas bulbouretrais** (Figura 67-1). Os testículos consistem em numerosos lóbulos formados por túbulos enovelados (**túbulos seminíferos**) circundados por tecido conectivo frouxo. Os túbulos seminíferos representam aproximadamente 80 a 85% da massa testicular.

As **células de Leydig** inseridas no tecido conectivo são as células endócrinas responsáveis pela produção do mais importante androgênio circulante, a **testosterona**, um hormônio esteroide. Os túbulos consistem em uma camada basal revestida por células epiteliais que formam as paredes dos túbulos seminíferos. Essas paredes são revestidas por células germinativas (**espermatogônias**) e **células de Sertoli**.

As células de Sertoli formam junções oclusivas que dividem funcionalmente os túbulos seminíferos em dois compartimentos ou ambientes para o desenvolvimento dos **espermatozoides**. O compartimento basal, abaixo das junções oclusivas, está em contato com o sistema circulatório e é o local onde as espermatogônias se desenvolvem em **espermatócitos** primários. As junções oclusivas se abrem em momentos específicos e permitem a progressão dos espermatócitos para o compartimento adluminal, onde é completada a **meiose**. No compartimento adluminal, os espermatozoides são protegidos pela **barreira hematotesticular** formada por junções oclusivas entre as células de Sertoli. As principais funções das células de Sertoli são:

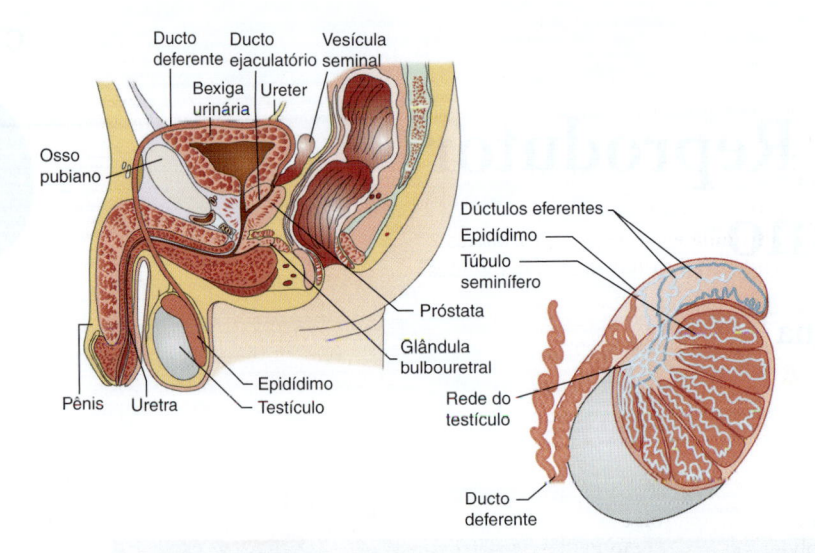

FIGURA 67-1 Anatomia funcional do sistema reprodutor masculino. Os órgãos reprodutores masculinos incluem os testículos, os ductos deferentes, os ductos ejaculatórios, o pênis e as glândulas acessórias, as quais incluem a próstata e as glândulas bulbouretrais. Os testículos são constituídos por numerosos lóbulos formados por túbulos seminíferos envolvidos por um tecido conectivo frouxo. Os túbulos seminíferos se unem para formar ductos maiores chamados de túbulos retos. Esses túbulos maiores formam uma rede de anastomoses compactas de tubos chamada de rede do testículo, que termina nos dúctulos eferentes. A rede tubular transporta o líquido seminal dos testículos para os epidídimos, de onde os espermatozoides entram nos ductos deferentes e, depois, para a uretra, por meio dos ductos ejaculatórios. O pênis é composto por dois compartimentos funcionais: os corpos cavernosos pareados e o corpo esponjoso. Os corpos cavernosos formam a maior parte da substância do pênis e consistem em agrupamentos de fibras musculares lisas entrelaçadas, formando trabéculas que contêm numerosas artérias e nervos. (Modificada com permissão de Widmaier EP, Raff H, Strang KT [editores]: *Vander´s Human Physiology: The Mechanisms of Body Function*, 11th ed. McGraw-Hill, 2007.)

- proporcionar suporte para as células germinativas, formando um ambiente no qual elas se desenvolvem e maturam;
- proporcionar os sinais que iniciam a espermatogênese e mantêm o desenvolvimento da espermátide;
- modular a função da glândula hipófise e, assim, controlar a espermatogênese.

Os túbulos seminíferos unem-se para formar ductos maiores que formam uma rede compacta de tubos anastomosados (Figura 67-1). Essa rede tubular carrega o **líquido seminal** que contém os espermatozoides vindos do testículo em direção ao **epidídimo**; deste, os espermatozoides entram no ducto deferente e, então, no **ducto ejaculatório**. O ducto ejaculatório movimenta o **sêmen** (líquido que contém espermatozoides) para o interior da **uretra**. Além de servir como um canal de transporte, a rede de túbulos, ou sistema excretor, e os órgãos acessórios desempenham papéis importantes na produção do sêmen por meio de processos absortivos e secretórios. Como apresentado de forma resumida na Tabela 67-1, esses processos secretórios e absortivos contribuem para a composição final do sêmen. Os espermatozoides correspondem a cerca de 10% do volume do sêmen ejaculado que é composto por líquidos dos epidídimos e dos testículos, junto com os produtos secretórios das glândulas acessórias masculinas. A maior parte do volume ejaculado é produzida pelas vesículas seminais, e o restante é constituído por líquidos do epidídimo e secreções da próstata e das glândulas bulbouretrais.

O pênis é composto por dois compartimentos funcionais: os **corpos cavernosos** pareados e o **corpo esponjoso**. Os corpos cavernosos formam a maior parte da estrutura do pênis e consistem em aglomerados de fibras musculares lisas emaranhadas em uma

TABELA 67-1 Contribuição do sistema urogenital e órgãos acessórios para a produção de espermatozoides

Órgão	Função
Sistema urogenital	
Dúctulos eferentes, ductos deferentes, ducto ejaculatório, uretra	Movimento do espermatozoide Reabsorção de líquidos
Epidídimo	Secreção de H^+ e acidificação do líquido luminal Capacitação do espermatozoide Glicoconjugação Reservatório para espermatozoides maduros Fagocitose de espermatozoides envelhecidos
Glândulas acessórias	
Vesículas seminais	Secreção e armazenamento de líquido rico em frutose (substrato energético preferencial dos espermatozoides), prostaglandinas, ácido ascórbico, proteínas semelhantes ao fibrinogênio e à trombina
Próstata	Secreção e armazenamento de líquido rico em fosfatase ácida e protease (antígeno específico da próstata)
Glândulas de Cowper	Secreção de muco para a uretra no momento da ereção

matriz extracelular de colágeno. Intercalada dentro desse parênquima, existe uma complexa rede de sinusoides cobertos por células endoteliais, artérias e terminais nervosos. O pênis é inervado por fibras somáticas e autônomas (tanto simpáticas como parassimpáticas). A inervação somática do pênis é fornecida por fibras sensoriais e também motoras para os músculos esqueléticos do períneo. Os nervos autônomos mediam a vasodilatação que leva à ereção do pênis, estimula as secreções prostáticas e controla a contração da musculatura lisa dos ductos deferentes durante a ejaculação.

REGULAÇÃO DA FUNÇÃO GONADAL PELAS GONADOTROFINAS

As funções primárias das células de Sertoli e de Leydig são produzir os hormônios envolvidos na regulação da função reprodutiva e na virilização, bem como produzir espermatozoides. Essas funções são reguladas pelas gonadotrofinas hipofisárias FSH e LH.

As gonadotrofinas executam suas respostas fisiológicas ao se ligarem a **receptores acoplados à proteína G** da membrana celular localizados nas células de Leydig e de Sertoli (Figura 67-2). O LH é o principal regulador da produção de testosterona pelas células de Leydig. O FSH tem um papel importante no desenvolvimento dos testículos imaturos, controlando particularmente a proliferação das células de Sertoli e o crescimento dos túbulos seminíferos. Uma vez que os túbulos compõem cerca de 80% do volume dos testículos, o FSH é de importância fundamental na iniciação da espermatogênese durante a puberdade e é necessário para a produção da **proteína ligadora de androgênio** (**ABP**, do inglês *androgen-binding protein*) pelas células de Sertoli e para o desenvolvimento da barreira hematotesticular.

CONTROLE DA SÍNTESE E DA LIBERAÇÃO DE GONADOTROFINAS

O FSH e o LH são glicoproteínas que consistem em uma subunidade α comum, necessária para a ligação ao receptor, e uma única subunidade β, a qual confere suas especificidades biológicas. A síntese e a liberação de gonadotrofinas são reguladas pela liberação pulsátil do **hormônio liberador de gonadotrofinas** (**GnRH**) do hipotálamo, bem como pelos hormônios circulantes e seus metabólitos, conforme ilustrado na Figura 67-3.

O LH estimula a produção de testosterona pelas células de Leydig. A testosterona liberada na circulação inibe a liberação de LH em uma alça de retroalimentação negativa. A inibição da liberação de FSH por retroalimentação negativa é mediada principalmente pela **inibina**, um peptídeo derivado da célula de Sertoli.

Além da inibição por retroalimentação negativa produzida pelos androgênios gonadais, a inibina e a **ativina** contribuem para a regulação da liberação de gonadotrofinas. As inibinas são heterodímeros glicoproteicos que consistem em uma subunidade α e uma β ($β_A$ ou $β_B$). A **inibina B** é a forma fisiologicamente importante nos indivíduos do sexo masculino. A inibina é produzida e liberada das células de Sertoli em resposta à estimulação pelo FSH, e a sua principal função é suprimir a liberação de FSH em uma clássica alça de retroalimentação negativa. A secreção de inibina parece depender da proliferação e manutenção das células de Sertoli e da espermatogênese, e todas essas funções são reguladas pelo FSH. Os níveis de inibina B correlacionam-se com a contagem de espermatozoides e com o volume testicular, e podem ser utilizados como um marcador de espermatogênese. As ativinas pertencem à mesma família de peptídeos das inibinas e são homodímeros ou heterodímeros da subunidade β das inibinas. O peptídeo e seus receptores são expressos em uma grande variedade de tecidos. A ativina facilita a liberação, mediada por GnRH, de FSH a partir da adeno-hipófise.

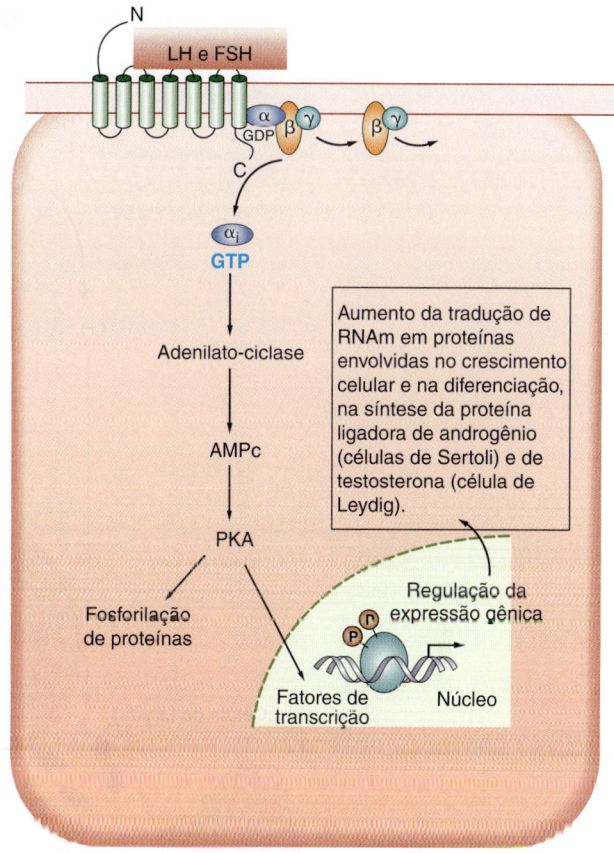

FIGURA 67-2 Efeitos mediados pelo receptor de gonadotrofinas nos tecidos-alvo. Modelo de vias de transdução de sinal do receptor de gonadotrofinas. Ao ligar-se ao receptor de FSH ou LH, a subunidade $Gα_s$ se dissocia. Junto com o GTP, esse complexo ativa diretamente a adenilato-ciclase, levando assim à síntese de AMPc. O AMPc ativa a proteína cinase A (PKA), causando a dissociação da subunidade catalítica da subunidade regulatória. O sítio catalítico ativo da PKA pode ativar proteínas por fosforilação, e no núcleo ela pode fosforilar fatores de transcrição e afetar a transcrição gênica. Como resultado, o LH e o FSH mediam várias respostas biológicas nas suas células-alvo. O LH é o principal regulador da produção de testosterona pelas células de Leydig. O FSH desempenha um papel importante no desenvolvimento dos testículos imaturos, particularmente controlando a proliferação das células de Sertoli e o crescimento dos túbulos seminíferos. (Modificada com permissão de Molina PE: *Endocrine Physiology*. 3rd ed. New York: McGraw-Hill, 2010.)

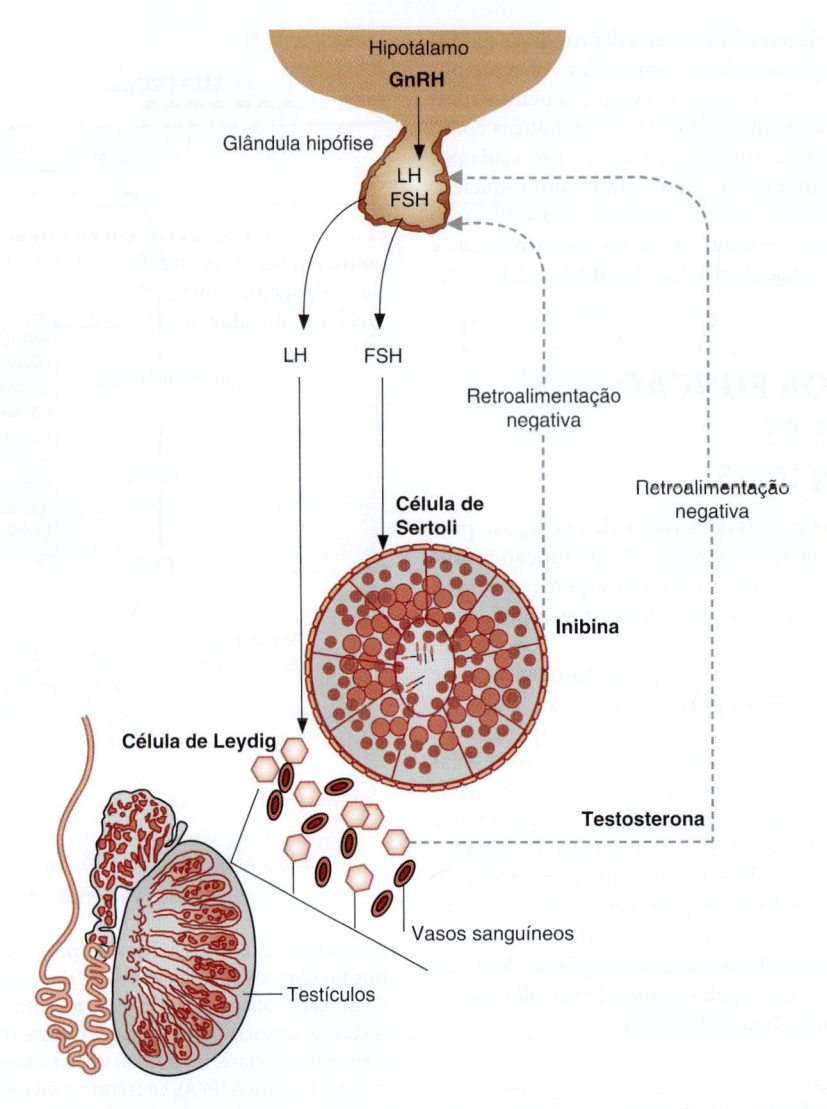

FIGURA 67-3 Regulação por retroalimentação negativa da síntese e da liberação de gonadotrofinas. A liberação de gonadotrofinas pela adeno-hipófise é controlada pela liberação de GnRH hipotalâmico. O LH estimula a produção e a liberação de testosterona pelas células de Leydig. O FSH estimula a produção e a liberação de inibina das células de Sertoli. Esses dois mediadores regulam a liberação de LH e FSH. A inibição por retroalimentação negativa da liberação de LH exercida pela testosterona é mediada diretamente (por meio de receptores de androgênio) e indiretamente (pela conversão pela aromatase local da testosterona em 17β-estradiol). A inibina realiza a inibição por retroalimentação negativa da liberação do FSH. (Modificada com permissão de Molina PE: *Endocrine Physiology*. 3rd ed. New York: McGraw-Hill, 2010.)

FUNÇÃO GONADAL

Os três principais hormônios produzidos pelos testículos são a testosterona, o estradiol e a inibina. A testosterona, um hormônio esteroide produzido pelas células de Leydig, é o principal e mais importante androgênio testicular circulante no organismo. A maior parte da testosterona liberada na circulação está ligada a proteínas plasmáticas, particularmente à **globulina ligadora de hormônio sexual (SHBG**, do inglês *sex hormone-binding protein*) e à albumina. Nos testículos, a testosterona está ligada à proteína ligadora de androgênio, uma proteína com grande semelhança à SHBG e um produto do mesmo gene. Nas suas células-alvo, a testosterona pode ter um efeito direto mediado pelo receptor de androgênio ou ser metabolizada tanto em **17β-estradiol**, pela ação da **aromata-** **se**, quanto em **5α-di-hidrotestosterona (DHT)** pela ação da **5α-redutase** (Figura 67-4).

A aromatase é expressa nas células de Sertoli e em tecidos extragonadais. O 17β-estradiol, produzido pelos testículos, perfaz cerca de 20% do total de estrogênios circulantes nos machos. A maioria do estradiol nos machos é produzida no tecido adiposo pela aromatização da testosterona e, em menor proporção, da **androstenediona** derivada da glândula suprarrenal. Embora parte do 17β-estradiol produzido nos tecidos periféricos seja liberada na circulação, nem todos os estrogênios produzidos a partir da testosterona estão envolvidos na mediação de respostas endócrinas. Alguns estão envolvidos na regulação intrácrina de respostas fisiológicas por meio da estimulação do receptor de estrogênio (Figura 67-4). Um exemplo é a regulação da liberação de FSH pela adeno-hipófise por retroalimentação negativa induzida pela

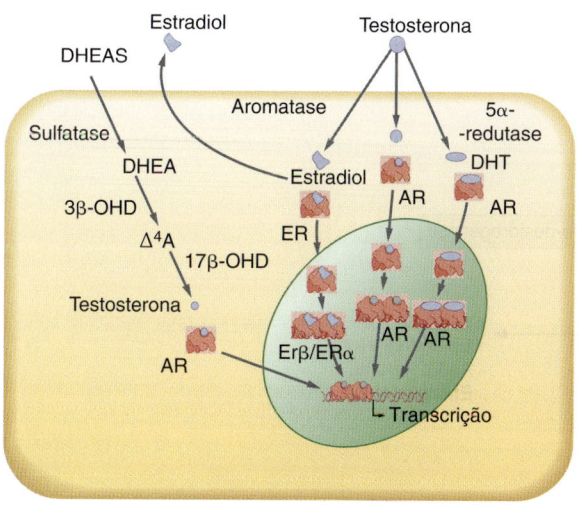

CAPÍTULO 67: Sistema Reprodutor Masculino

FIGURA 67-4 Efeitos mediados pelo receptor de testosterona nos tecidos-alvo. A testosterona (um hormônio esteroide) entra na célula por difusão passiva. Ela pode ser convertida em di-hidrotestosterona (DHT) pela 5α-redutase e se ligar ao receptor de androgênio (AR), ou ser convertida a 17β-estradiol pela aromatase. O 17β-estradiol pode ser liberado para atuar em receptores de estrogênio (ER) de células vizinhas (mecanismo parácrino); ele pode entrar na circulação (efeitos endócrinos) ou ligar-se aos receptores de estrogênio α ou β e subsequentemente ligar-se ao núcleo e afetar a transcrição. A testosterona intracelular pode surgir a partir de androstenediona (Δ⁴A), DHEA ou DHEAS. A DHEA dessulfatada é convertida em androstenediona pela 3β-hidroxiesteroide-desidrogenase (3β-OHD), e a androstenediona é transformada em testosterona pela 17β-hidroxiesteroide-desidrogenase (17β-OHD). A testosterona, a DHT e o estradiol ligam-se a receptores de esteroides citosólicos. O receptor citosólico de androgênio (e estrogênio) está ligado a proteínas regulatórias (proteínas de choque térmico). A ligação do hormônio resulta na dissociação do complexo da proteína de choque térmico, na dimerização do receptor, na translocação nuclear e na ligação do DNA aos elementos regulatórios. O resultado final é a ativação da transcrição gênica. (Modificada com permissão de Molina PE: *Endocrine Physiology*. 3rd ed. New York: McGraw-Hill, 2010.)

testosterona, a qual é mediada sobretudo pela aromatização da testosterona em estrogênio. Outro exemplo importante é o efeito da testosterona sobre os ossos, onde o fechamento da epífise é mediado por meio da conversão, pela aromatase, da testosterona em estradiol nos osteoblastos e condroblastos. A conversão da testosterona para DHT pela 5α-redutase produz o androgênio natural mais potente que se conhece (Figura 67-4). Uma vez que androgênios estimulam o crescimento das células do câncer de próstata e também estão envolvidos na **hiperplasia prostática benigna**, a inibição da conversão enzimática da testosterona em DHT tem sido efetivamente utilizada como foco de intervenções farmacológicas. **Finasterida** e **dutasterida**, **inibidores da 5α-redutase**, são hoje utilizados para o tratamento da hiperplasia prostática benigna e do **câncer de próstata**.

Testosterona, **desidroepiandrosterona** (**DHEA**) e androstenediona são degradadas primariamente no fígado. A transformação biológica envolve a redução para 17-cetoesteroides conjugados (glicuronidação) antes da excreção (Figura 67-5).

EFEITOS FISIOLÓGICOS DOS ANDROGÊNIOS NOS ÓRGÃOS-ALVO

A testosterona e a DHT afetam o desenvolvimento, a maturação e a função sexual e contribuem para a manutenção da fertilidade e das características sexuais secundárias no organismo masculino adulto. Além disso, exercem efeitos anabólicos nos músculos e ossos. Ambos, testosterona e DHT, ligam-se ao mesmo **receptor de androgênio** (nuclear) nas células-alvo (ver Figura 67-4). A DHT é o ativador mais potente do receptor de androgênio. Entretanto, respostas fisiológicas diferentes podem ser atribuídas a cada hormônio (Tabela 67-2), em parte determinadas pela conversão local de testosterona em DHT pela 5α-redutase.

DESENVOLVIMENTO SEXUAL E DIFERENCIAÇÃO

A diferenciação sexual em humanos é controlada genética e hormonalmente (Figura 67-6). Genes no cromossomo Y sinalizam as células primordiais no primórdio gonadal embrionário a se diferenciarem em células de Sertoli e estimulam as células germinativas recém-chegadas ao primórdio a se diferenciarem em espermatogônias, desenvolvendo-se, assim, em testículo. As células do testículo embrionário secretam hormônios que levam ao desenvolvimento das características sexuais masculinas secundárias. As células de Sertoli secretam o **fator ou substância inibidor(a) mülleriano(a)** (**MIF**, do inglês *müllerian inhibitory factor*, ou **MIS**, do inglês *müllerian inhibitory substance*), levando à regressão dos **ductos müllerianos**. As células de Leydig secretam testosterona, desencadeando a diferenciação e o crescimento das estruturas dos **ductos de Wolff**. A DHT induz o crescimento da próstata e do pênis e a fusão das dobras labioescrotais (Figura 67-6).

Os eventos-chave envolvidos no desenvolvimento fetal e na diferenciação sexual podem ser resumidos conforme segue abaixo.

Determinação sexual

A determinação sexual nos mamíferos que leva ao desenvolvimento do fenótipo masculino ou feminino envolve três processos sequenciais:

- determinação do **sexo genético** do embrião quando um espermatozoide que contém um cromossomo X ou Y fertiliza o oócito;
- determinação do destino da gônada não diferenciada ou bipotencial e, assim, o **sexo gonadal**;
- diferenciação da genitália externa e interna masculina e feminina, ou determinação do **fenótipo sexual**.

A determinação do sexo genético é mediada pelo conjunto cromossômico, o qual, no macho normal, consiste em 46, XY. A diferenciação sexual subsequente é determinada por fatores genéticos. Um dos primeiros genes envolvidos na diferenciação sexual está localizado no cromossomo Y e é chamado de **SRY** (**região determinante do sexo do cromossomo Y** [SRY, do inglês *sex-regulating region of the Y*]). O produto do gene *SRY* é uma proteína que estimula os tecidos gonadais neutros a se diferenciarem em testículos, determinando, portanto, o sexo gonadal. O SRY é necessário e suficiente para se iniciar a cascata de desenvolvimento masculi-

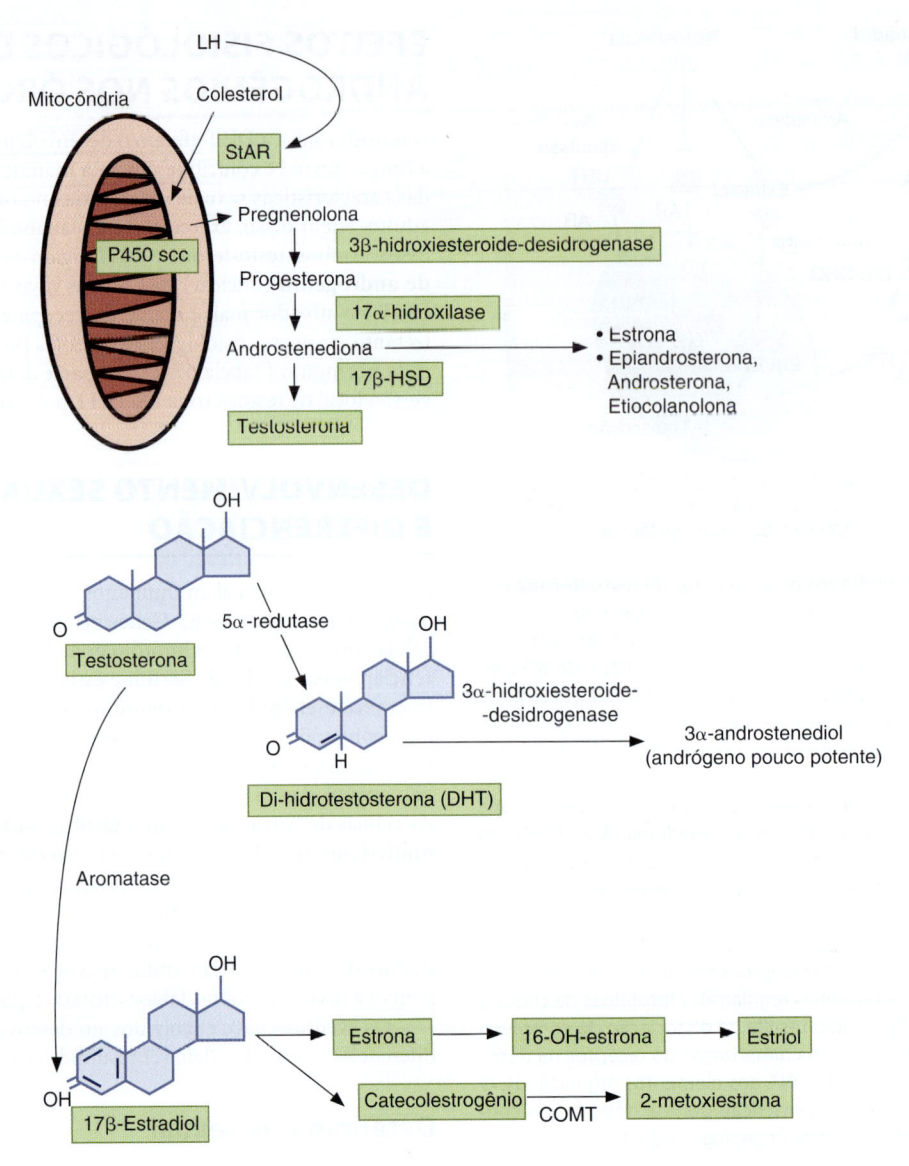

FIGURA 67-5 Etapas essenciais na síntese e no metabolismo da testosterona. Representação diagramática da via bioquímica típica e das enzimas-chave envolvidas na esteroidogênese nas células de Leydig que facilita a síntese da testosterona a partir do precursor colesterol. Por fim, a testosterona difunde para fora da célula de Leydig, alcançando o espaço intersticial e a circulação periférica. Nas células-alvo, a testosterona pode ser convertida no androgênio mais potente, a di-hidrotestosterona (DHT), pela 5α-redutase, ou em 17β-estradiol, pela aromatase. Testosterona, desidroepiandrosterona (DHEA), androstenediona e 17β-estradiol são degradados no fígado a 17-cetoesteroides ou metabólitos polares excretados pela urina. StAR, proteína de regulação aguda da esteroidogênese; scc, enzima de clivagem da cadeia lateral; HSD, hidroxiesteroide desidrogenase; COMT, catecol-O-metiltransferase. (Modificada com permissão de Molina PE: *Endocrine Physiology*. 3rd ed. New York: McGraw-Hill, 2010.)

no. Se houver alguma mutação nesse gene, ou se estiver ausente no cromossomo Y, o embrião se desenvolve como uma fêmea.

Diferenciação sexual

A diferenciação gonadal masculina humana começa na sexta semana de gestação, com o desenvolvimento de células de Sertoli precursoras. Essas células se agregam para formar os cordões seminíferos, os quais são infiltrados por células germinativas primordiais. Ao final da nona semana, o mesênquima que separa os cordões seminíferos dá origem às células intersticiais, as quais se diferenciam em células de Leydig secretoras de esteroides. O controle gonadotrófico da esteroidogênese testicular fetal é mediado inicialmente pela **gonadotrofina coriônica humana** (**hCG**, do inglês *human chorionic gonadotropin*) derivada da placenta e, posteriormente, pelo LH fetal. O aumento resultante na produção de testosterona fetal estimula a proliferação das células de Leydig, aumenta a expressão de enzimas esteroidogênicas e aumenta a expressão do receptor de androgênio nos tecidos-alvo.

A fase pós-gonadal da diferenciação sexual ou diferenciação da genitália externa depende de hormônios. Tendo as gônadas se diferenciado em testículos, a secreção de hormônios testiculares é suficiente para promover a masculinização do embrião. A produção de testosterona e de MIF durante um período crítico no início da gestação assegura o desenvolvimento masculino. Inicialmente estão presentes ambos os ductos genitais internos,

TABELA 67-2 Ações específicas da testosterona, da di-hidrotestosterona e do estradiol

Testosterona	DHT (atividade da 5α-redutase)	17β-estradiol (atividade da aromatase)
Desenvolvimento embrionário das estruturas derivadas dos ductos de Wolff	Desenvolvimento embrionário da próstata	Fechamento das epífises
Atividade secretória pós-púbere	Descida dos testículos	Prevenção da osteoporose
Crescimento da laringe e agravamento da voz durante a puberdade	Crescimento do falo	Regulação por retroalimentação da secreção de GnRH
Efeitos anabólicos nos músculos e na eritropoiese	Padrão de calvície masculina	
Inibição do crescimento das mamas	Desenvolvimento de pelos pubianos e axilares	
Estimulação da espermatogênese; libido	Atividade das glândulas sebáceas	
Inibição por retroalimentação da liberação de GnRH, LH e FSH		

DHT, di-hidrotestosterona; GnRH, hormônio liberador de gonadotrofinas. As atividades enzimáticas que metabolizam a testosterona em DHT ou estradiol estão entre parênteses.

do homem (**mesonéfricos** ou **de Wolff**) e da mulher (**paramesonéfricos** ou **de Müller**). Nas mulheres, os ductos mesonéfricos regridem, e os ductos paramesonéfricos se desenvolvem em tubas uterinas, em útero e na porção superior da vagina. Nos indivíduos do sexo masculino, a partir da oitava semana de gestação, o MIF induz a regressão dos ductos de Müller, ou paramesonéfricos. O sistema de ductos mesonéfricos (ductos de Wolff) permanece e forma os ductos deferentes, os epidídimos e as vesículas seminais. Esse processo depende primariamente da presença de testosterona. Em indivíduos do sexo feminino, na ausência de androgênios, os ductos de Wolff regridem, e os ductos de Müller não sofrem apoptose, desenvolvendo-se em útero, tubas uterinas e vagina. Os estrogênios parecem não ser essenciais para a diferenciação sexual normal de ambos os sexos, conforme pode se observar pelo desenvolvimento genital normal em machos com um gene mutante para o receptor de estrogênio ou com deficiên-

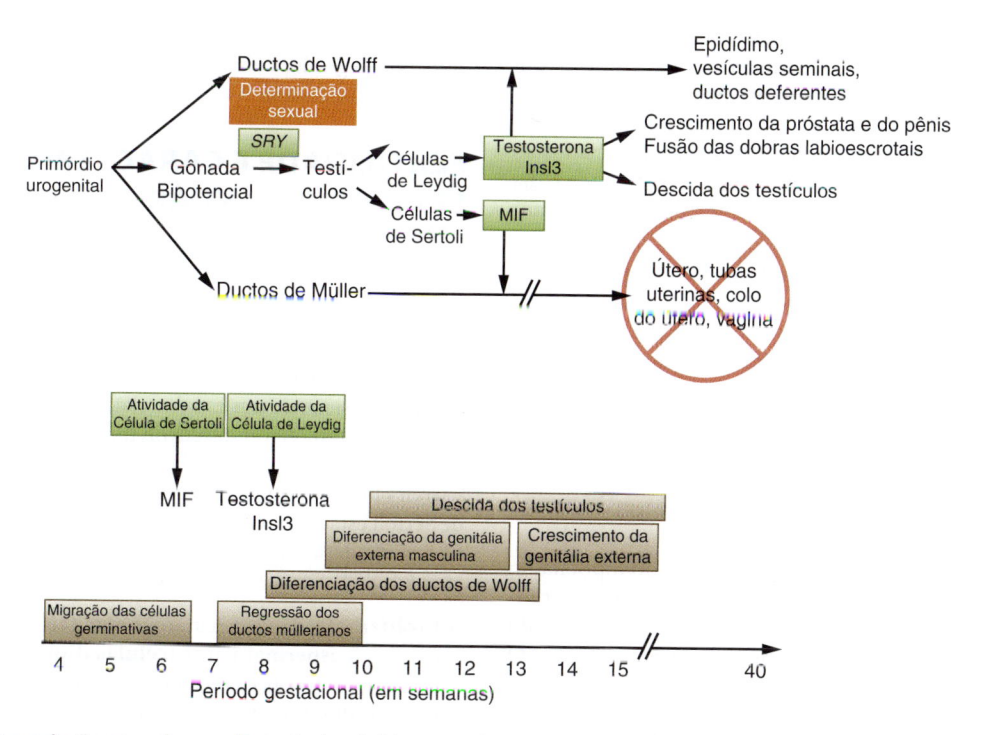

FIGURA 67-6 Diferenciação sexual masculina. A gônada bipotencial se diferencia em testículo por ação do gene da região determinadora do sexo do cromossomo Y (gene *SRY*). Esse período de determinação sexual é seguido pela diferenciação gonadal dos diferentes tipos celulares do testículo. As células de Sertoli do testículo secretam o fator inibidor mülleriano (MIF). As células de Leydig produzem testosterona e o peptídeo semelhante à insulina 3 (Insl3). O MIF induz a regressão dos ductos müllerianos. A testosterona estimula o crescimento e a diferenciação dos ductos de Wolff e o crescimento do pênis e da próstata. Insl3 participa da descida dos testículos, a etapa final do desenvolvimento sexual masculino. A DHT produzida a partir da testosterona também participa da descida dos testículos e do desenvolvimento da próstata. (Modificada com permissão de Molina PE: *Endocrine Physiology*, 3rd ed. New York: McGraw-Hill Medical, 2010.)

cia de aromatase. A diferenciação da genitália externa masculina é regulada especialmente pelas ações da DHT.

Após a regressão dos ductos de Müller e a virilização do sistema urogenital dependente de androgênios, os testículos migram de seu ponto de origem, próximo aos rins, para o interior do **escroto**. Esse é o evento fundamental e final envolvido na diferenciação sexual masculina, completado próximo ao final da gestação e mediado pela testosterona e pelo **peptídeo semelhante à insulina 3**. Em humanos, uma falha na descida completa dos testículos para o escroto (*criptorquidismo*) é uma das anomalias congênitas mais comuns, ocorrendo em cerca de 3% dos meninos. A descida dos testículos para o interior do escroto é importante porque a espermatogênese requer temperatura mais baixa (como a encontrada no escroto) do que aquela encontrada no interior do abdome. Se não tratado, o criptorquidismo pode levar à infertilidade, e também tem sido associado a um risco aumentado de tumores de testículo.

Maturação e função sexual

Puberdade

A puberdade é a transição fisiológica entre a infância e a idade adulta e envolve o desenvolvimento da fertilidade, de características sexuais secundárias e do pico de crescimento linear. O processo ocorre ao longo de um período de aproximadamente quatro anos. A entrada na puberdade é acionada pela secreção pulsátil aumentada do GnRH pelo hipotálamo, levando ao aumento das gonadotrofinas séricas e, assim, a aumentos da secreção gonadal de esteroides sexuais. O eixo hipotálamo-hipófise-gônada é ativado durante o período neonatal, mas entra em um estado dormente no período juvenil, pré-puberdade. Durante a fase inicial da puberdade, os níveis plasmáticos de LH aumentam, principalmente durante o sono. Esses picos associados ao sono tornam-se mais tarde presentes também durante todo o dia e intermedeiam ou resultam em um aumento nos níveis circulantes de testosterona.

A puberdade é precedida pela **adrenarca**, um período caracterizado pela produção suprarrenal aumentada de DHEA e androstenediona, por volta dos 6 a 8 anos de idade. As concentrações mais elevadas de DHEA e androstenediona são alcançadas no final da puberdade e início da vida adulta. Durante esse estágio, ocorre alguma conversão de androgênios derivados da suprarrenal em testosterona, resultando em um pequeno aumento nos níveis de testosterona circulantes. O sinal que aciona o aumento da síntese de DHEA e androstenediona não é conhecido.

O aumento da liberação pulsátil de GnRH do hipotálamo para o interior do sistema sanguíneo porta-hipofisário é essencial para o início da puberdade, e acredita-se que seja facilitado pela **leptina**, um hormônio secretado pelo tecido adiposo. O aumento nos pulsos de GnRH aciona uma cascata de eventos, inclusive aumentos na amplitude dos pulsos de FSH e LH, seguidos por aumentos marcantes na produção de hormônios sexuais gonadais. Como resultado do aumento da produção de testosterona durante a puberdade, há um aumento da liberação do hormônio do crescimento. Juntos, o hormônio do crescimento e os esteroides gonadais são responsáveis pelo pico normal do crescimento durante a puberdade, quando a velocidade do crescimento aumenta de 4 a 6 cm por ano para até 10 a 15 cm por ano. As alterações fisiológicas associadas estão resumidas a seguir:

- maturação das células de Leydig e iniciação da espermatogênese;
- aumento do tamanho do testículo e avermelhamento e enrugamento da pele escrotal;
- crescimento de pelos púbicos a partir da base do pênis;
- aumento do pênis;
- crescimento da próstata, da vesícula seminal e do epidídimo;
- crescimento de pelos na face (bigode e barba) e nas extremidades, regressão da linha do escalpo;
- aumento da laringe, espessamento das pregas vocais e da voz;
- aumento do crescimento linear;
- aumento da massa muscular e do hematócrito;
- aumento da libido e da potência sexual.

Maturidade e senescência

A maturidade sexual nos homens é alcançada em torno dos 16 a 18 anos. Durante esse período, a produção de espermatozoides é perfeita, as gonadotrofinas plasmáticas estão normais, e a maioria das alterações sexuais anatômicas já se completaram. A partir dos 40 anos, há um declínio nos níveis de testosterona circulantes, seguido por um declínio, aos 50 anos, na produção de espermatozoides. Esse período de decréscimo gradativo de androgênios é chamado de **andropausa** e caracteriza-se por desejo sexual e capacidade erétil diminuídos, diminuição da atividade intelectual, fadiga, depressão, diminuição da massa magra corporal, alterações na pele, diminuição dos pelos corporais, decréscimo na densidade mineral óssea, resultando em osteoporose, e aumento da gordura visceral e obesidade.

FERTILIDADE E CARACTERÍSTICAS SEXUAIS SECUNDÁRIAS

Espermatogênese

A espermatogênese é o processo de contínua diferenciação das células germinativas para a produção de espermatozoides (Figura 67-7). A espermatogênese tem início na puberdade e está associada à transição de um estado relativamente hipogonadotrófico na fase pré-púbere do desenvolvimento para o estado eugonadotrófico na idade adulta. Ela é compartimentalizada dentro da barreira hematotesticular. Durante a espermatogênese, as células de Sertoli estão sob regulação do FSH, e a produção de testosterona a partir das células de Leydig é necessária. A espermatogênese envolve quatro processos básicos:

- **Proliferação das espermatogônias (células-tronco), dando origem a espermatócitos (células diploides)** – As espermatogônias, derivadas das células germinativas primordiais, recobrem os túbulos seminíferos próximo à membrana basal. Uma ou duas divisões de espermatogônias ocorrem para manter sua população em um *pool* de células-tronco, e algumas células permanecem no *pool* em "repouso", ao passo que outras proliferam inúmeras vezes e sofrem de 1 a 5 estágios de divisão e diferenciação, tornando-se espermatócitos (Figura 67-7). As espermatogônias ou células-tronco em "repouso" permanecem latentes por um período e então entram em um novo ciclo

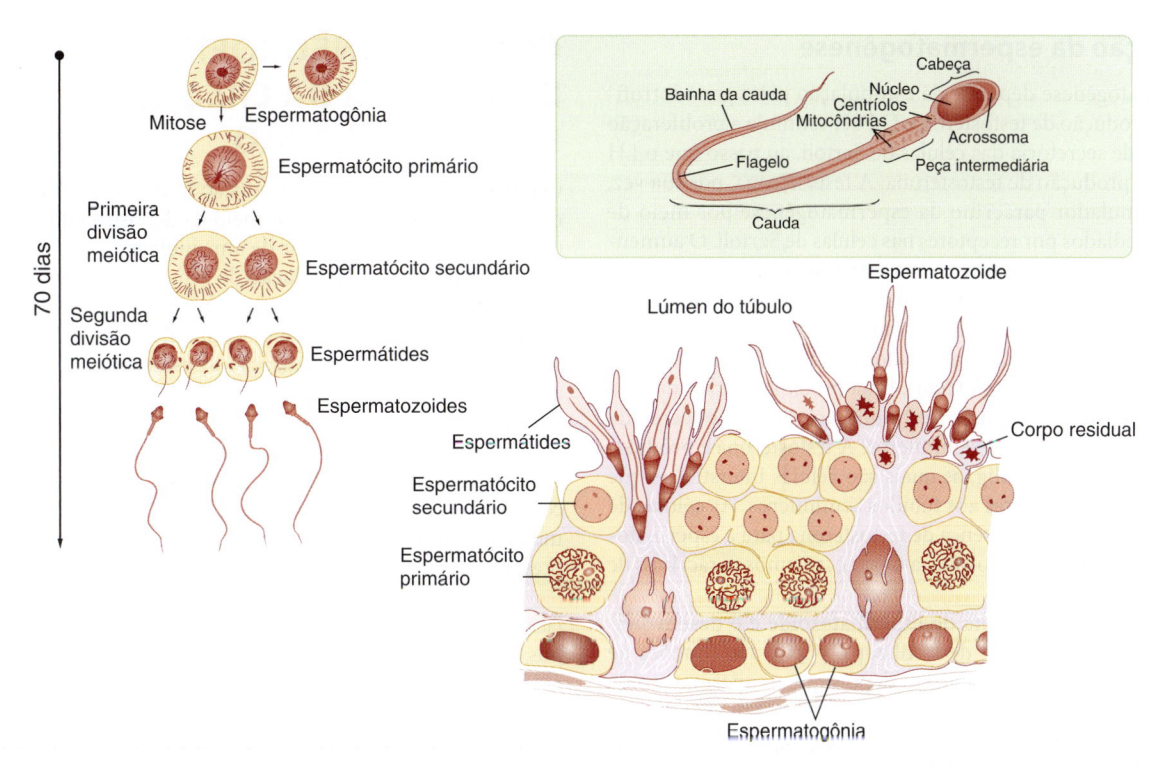

FIGURA 67-7 Representação esquemática dos eventos-chave na espermatogênese. O processo de espermatogênese envolve a proliferação (mitoses) das espermatogônias, produzindo os espermatócitos primários (células diploides; 46 cromossomos). Os espermatócitos sofrem duas divisões meióticas para produzir espermátides, ou células haploides (23 cromossomos). As espermátides sofrem um processo de maturação (espermiogênese) e desenvolvem-se em espermatozoides. Durante essa última fase, os espermatozoides adquirem elementos-chave para sua função (Tabela 67-3). Esse processo contínuo leva cerca de 70 dias. Células de quaisquer dos estágios da espermatogênese sempre podem ser observadas nos testículos. (Modificada com permissão de Junqueira LC, Carneiro J, *Basic Histology. Text & Atlas*, 11th ed. McGraw-Hill, 2005.)

de proliferação. Esses ciclos de divisões das espermatogônias ocorrem antes que a geração anterior de células tenha completado a espermatogênese, de forma que estágios múltiplos do processo ocorrem simultaneamente nos túbulos seminíferos. Essa sobreposição assegura uma população residual de espermatogônias que mantém a capacidade do testículo de produzir espermatozoides continuamente.

- **Meiose dos espermatozoides para produzir espermátides (células haploides; 23 cromossomos)** – O espermatócito primário sofre duas divisões. A primeira divisão meiótica produz dois espermatócitos secundários. A divisão dos espermatócitos secundários completa a meiose e produz as espermátides.
- **Espermiogênese ou maturação e desenvolvimento das espermátides em espermatozoides** – Essa fase é caracterizada por alterações nucleares e citoplasmáticas que munem o espermatozoide com elementos-chave para sua função, incluindo a formação do acrossoma, como está resumido na Tabela 67-3.
- **Espermiação** – Esse é o processo final de liberação dos espermatozoides maduros das células de Sertoli para o interior do lúmen dos túbulos. O processo completo de espermatogênese envolve o movimento das células germinativas da região basal para a adluminal do túbulo seminífero, para o interior do compartimento protegido pela barreira hematotesticular. A fase mitótica ocorre no compartimento basal, ao passo que as fases meióticas e pós-meióticas ocorrem no compartimento adluminal. Os resultados gerais da espermatogênese são os seguintes: proliferação celular e manutenção de uma população de células germinativas, redução no número de cromossomos e variabilidade genética por meio da meiose, e produção de espermatozoides.

TABELA 67-3 Os eventos-chave da espermatogênese e sua importância funcional na função espermática

Evento-chave	Importância funcional
Condensação da cromatina nuclear	Cromatina haploide carrega um cromossomo X ou Y
Desenvolvimento do acrossoma	O acrossoma é uma grande vesícula secretória que se sobrepõe ao núcleo na região apical da cabeça do espermatozoide e contém enzimas necessárias para a penetração no muco e para a fertilização
Deslocamento das espermátides; permitindo movimento ao desenvolvimento e crescimento do flagelo	Estrutura microtubular fornece motilidade, permitindo movimento do espermatozoide (3 mm/min) ao longo do trato genital
Formação da camada mitocondrial ao redor do flagelo	Fornece energia (ATP derivado da frutose) para o movimento flagelar

ATP, trifosfato de adenosina.

Regulação da espermatogênese

A espermatogênese depende da estimulação pelas gonadotrofinas e da produção de testosterona. O FSH estimula a proliferação e a atividade secretória das células de Sertoli, ao passo que o LH estimula a produção de testosterona. A testosterona, por sua vez, é um estimulador parácrino da espermatogênese por meio de eventos mediados por receptores nas células de Sertoli. O aumento induzido por LH da testosterona intratesticular exerce um papel essencial na iniciação e na manutenção da espermatogênese pelas células de Sertoli. Os androgênios produzidos pelas células de Leydig se ligam à globulina ligadora de androgênio (ABG, do inglês *androgen-binding globulin*), uma proteína produzida pela célula de Sertoli em resposta à estimulação por FSH e secretada para o lúmen dos túbulos seminíferos. A testosterona é produzida pelas células de Leydig, as quais são células intersticiais que ocupam locais adjacentes aos túbulos seminíferos. As células de Sertoli necessitam da presença de testosterona para a espermatogênese, ressaltando a importância dos mecanismos parácrinos de ação hormonal.

A maturação completa do espermatozoide e o desenvolvimento de sua capacidade de fertilizar o oócito são funções de processos adicionais que ocorrem depois que o espermatozoide é liberado das células de Sertoli. Esses processos são uma função das glândulas acessórias e do sistema excretor, apresentados resumidamente na Tabela 67-1. O desenvolvimento e a função desses órgãos dependem de androgênios.

EFEITOS ANABÓLICOS E METABÓLICOS DOS ANDROGÊNIOS

Nos ossos, o efeito fisiológico principal da testosterona é reduzir a reabsorção óssea. Essa ação é mediada tanto por efeitos diretos da testosterona no receptor de androgênio como pela aromatização localizada da testosterona em estrogênio. A testosterona aumenta o tempo de vida e a capacidade de proliferação do osteoblasto. O estrogênio derivado de testosterona é o hormônio sexual fundamental para o pico de crescimento na puberdade, para a maturação esquelética, para o acréscimo máximo de massa óssea e para a manutenção da massa óssea no adulto. Ele também estimula a condrogênese na placa de crescimento epifisário, aumentando o crescimento linear na puberdade. Na puberdade, o estrogênio promove o fechamento gradual da placa de crescimento epifisária e a finalização da **condrogênese**. No adulto, o estrogênio é importante na manutenção da constância da massa óssea por meio de seus efeitos na remodelação e na renovação dos ossos. A testosterona diminui a apoptose dos osteoblastos e osteoclastos, estimula a proliferação dos osteoblastos, intensifica a produção óssea e reforça a aposição óssea. Ela aumenta a síntese proteica e diminui a degradação de proteínas, tendo um efeito anabólico geral no músculo.

A testosterona inibe a captação de lipídeos e a atividade da **lipase lipoproteica** nos adipócitos, estimula a **lipólise** ao aumentar o número de **receptores β-adrenérgicos** lipolíticos e inibe a diferenciação de células precursoras de adipócitos. A DHEA estimula a taxa metabólica de repouso e a oxidação de lipídeos, e aumenta a captação de glicose ao aumentar a expressão dos transportadores de glicose na membrana plasmática dos adipócitos.

CONTROLE NEUROENDÓCRINO E VASCULAR DA EREÇÃO E DA EJACULAÇÃO

O processo fisiológico da reprodução humana envolve a fertilização de um oócito maduro por meio da deposição do sêmen com os espermatozoides na vagina de uma mulher. Esse evento envolve a **ereção peniana** e a **ejaculação** do sêmen com espermatozoides no momento da **cópula**. A ereção peniana resulta do relaxamento da musculatura lisa, mediado por um reflexo espinal e que envolve o processamento e a integração de estímulos táteis, olfatórios, auditivos e mentais pelo sistema nervoso. A vasodilatação e o relaxamento da musculatura lisa permitem um fluxo sanguíneo aumentado para o interior do corpo cavernoso. A vasodilatação é mediada pelo sistema nervoso parassimpático. A contração concomitante dos músculos esqueléticos do períneo leva a um aumento passageiro da pressão arterial no corpo cavernoso acima da pressão arterial média, auxiliando no aumento da rigidez peniana.

As fibras parassimpáticas que inervam diretamente a musculatura lisa dos vasos e as células endoteliais dos sinusoides dos corpos cavernosos liberam acetilcolina, estimulando a produção de **óxido nítrico** endotelial constitutivo. O óxido nítrico produzido localmente na célula muscular lisa, ou que chega até ela por difusão das células endoteliais adjacentes, é o principal mediador do relaxamento do músculo liso por meio da ativação da **guanilato-ciclase** e da produção aumentada de **monofosfato de guanosina cíclico** (**GMPc**, do inglês *cyclic guanosine monophosphate*). A inibição da **fosfodiesterase** do GMPc (**PDE5**), a enzima que degrada o GMPc, com fármacos como o *sildenafil*, mantém o relaxamento da musculatura lisa e prolonga o período de ereção. Esse fármaco é utilizado comercialmente para tratar a **disfunção erétil**.

A fase de ejaculação da resposta sexual consiste em dois processos sequenciais: a **emissão** e a **ejaculação**. A emissão é a deposição de líquido seminal no interior da uretra posterior e é mediada por contrações simultâneas das ampolas dos ductos deferentes, das vesículas seminais e da musculatura lisa da próstata. O segundo processo é a ejaculação, a qual resulta da expulsão do líquido seminal da uretra posterior através do **meato peniano**. Esse processo é controlado pela inervação simpática dos órgãos genitais e ocorre como resultado de um arco reflexo espinal. A manutenção do pênis flácido após a ejaculação ou na ausência de estimulação sexual resulta da vasoconstrição simpática e da contração da musculatura lisa dos corpos cavernosos por meio de fibras nervosas que liberam noradrenalina, neuropeptídeo Y e endotelina-1.

DOENÇAS DO EXCESSO OU DA DEFICIÊNCIA DE TESTOSTERONA

A atividade excessiva de androgênios na infância leva à **puberdade precoce**, definida em meninos como o aparecimento de características sexuais secundárias antes da idade dos 9 anos (Tabela 67-2). Tumores hipotalâmicos, mutações ativadoras dos receptores de LH, **hiperplasia congênita da suprarrenal** e tumores produtores de androgênios são todos causadores de virilização prematura. A produção diminuída de testosterona, ou hipogonadismo, pode ser causada por disfunções em nível do eixo hipotálamo-hipófise (hipogonadismo secundário ou hipogonadotrófico) ou por disfunção testicular (hipogonadismo primário ou hipergonadotrófico).

O **hipogonadismo hipogonadotrófico** pode ser causado em razão de anormalidades na secreção de GnRH hipotalâmico ou de secreção reduzida de gonadotrofinas pela adeno-hipófise. Essa condição pode resultar de defeitos genéticos, inclusive **síndrome de Kallmann**; de anormalidades do receptor de GnRH, de LH ou das subunidades β do FSH; de tumores hipofisários (inclusive os **prolactinomas**); de trauma; ou de cirurgia.

A função testicular anormal na presença de níveis de gonadotrofinas elevados (hipogonadismo primário ou hipergonadotrófico) é causada por danos aos testículos ou desenvolvimento testicular insuficiente, o qual pode ser tanto congênito como adquirido após quimioterapia ou radioterapia. As causas incluem o **criptorquidismo**, a **disgenesia gonadal**, a **varicocele**, defeitos enzimáticos na síntese da testosterona, ou defeitos nos receptores de LH. A **síndrome de Klinefelter** é uma aberração dos cromossomos sexuais, na qual os homens afetados possuem um cromossomo X a mais. Essa anomalia genética resulta em hipogonadismo masculino, deficiência de androgênios e espermatogênese diminuída. A síndrome de Klinefelter é a causa genética mais comum de infertilidade masculina. A **hiperprolactinemia** de qualquer etiologia resulta em disfunção tanto sexual quanto reprodutiva devido à inibição pela prolactina da liberação de GnRH, FSH e LH, resultando em hipogonadismo hipogonadotrófico.

ASPECTOS CLÍNICOS

O excesso de testosterona no menino pré-púbere está associado ao aparecimento de todas as alterações da puberdade em uma idade muito precoce. Essas alterações incluem o aumento do pênis e dos testículos, aparecimento de pelos na região pubiana, nas axilas e no rosto, ereções espontâneas, produção de espermatozoides, desenvolvimento da acne e agravamento da voz.

Baixos níveis de testosterona levam a sintomas diferentes conforme o momento do início da deficiência. A deficiência de androgênios durante a puberdade resulta na ausência do pico de crescimento, ausência de agravamento da voz, padrão feminino de distribuição dos pelos, anemia, músculos pouco desenvolvidos e genitália com o início da espermatogênese e o da função sexual retardados ou ausentes. O hipogonadismo, assim como a deficiência da aromatase, e a incapacidade de sintetizar estradiol resultam na falha no fechamento da epífise óssea e na continuação do crescimento. A deficiência de androgênio na idade adulta após ter ocorrido a virilização normal acarreta diminuição da densidade mineral óssea (massa óssea), diminuição da atividade da medula óssea hematógena, resultando em **anemia**, alterações na composição do corpo associadas a fraqueza e atrofia muscular, mudanças no humor e nas funções cognitivas e regressão da função sexual e da espermatogênese. No homem adulto, a deficiência de androgênio diminui as ereções noturnas e a **libido**.

CORRELAÇÃO CLÍNICA

Um homem de 33 anos, pai de dois filhos saudáveis, e sua esposa são encaminhados para uma investigação clínica depois de terem passado mais de um ano tentando engravidar, sem sucesso, apesar de serem sexualmente ativos e não utilizarem quaisquer métodos anticoncepcionais. No exame físico, a genitália externa do marido apresenta-se normal, mas os testículos são menores e mais macios do que o normal para a sua idade. Ele é muito musculoso e admite ser adepto da musculação. Os exames laboratoriais de sangue mostram baixos valores de testosterona, baixos níveis de LH e FSH e níveis normais de prolactina. A análise do sêmen mostra uma baixa contagem de espermatozoides (**oligospermia**). É diagnosticado **hipogonadismo-hipogonadotrófico** induzido por esteroides anabolizantes.

Os esteroides anabolizantes são análogos dos androgênios que produzem inibição por retroalimentação negativa da liberação do LH e do FSH. Isso, por sua vez, diminui a produção testicular de testosterona e a espermatogênese. Alguns esteroides anabólicos utilizados em excesso por atletas não são aromatizáveis, de forma que não são convertidos em estrogênio e são muito diferentes da testosterona nativa para que sejam detectados em testes-padrão de testosterona. A parada na utilização dos hormônios anabolizantes restabelece, na maioria dos casos, a função hipotalâmica-gonadal.

RESUMO DO CAPÍTULO

- As células de Sertoli dão suporte à espermatogênese e formam a barreira hematotesticular.
- A função testicular está sob a regulação do FSH e do LH.
- A produção e a liberação de FSH e de LH estão sob a estimulação hipotalâmica do GnRH e sob a inibição por retroalimentação feita pelos hormônios gonadais.
- As principais funções dos testículos são a espermatogênese e a produção de testosterona.
- Os principais hormônios produzidos pelos testículos são a testosterona, o estradiol e a inibina.
- A testosterona pode ser metabolizada em DHT, um androgênio ainda mais potente, ou em 17β-estradiol, um estrogênio.
- Os androgênios exercem os seus efeitos fisiológicos por meio da modulação da transcrição gênica.
- Três hormônios essenciais derivados dos testículos regulam o desenvolvimento sexual masculino: androgênios, MIF e o peptídeo semelhante à insulina 3.

QUESTÕES PARA ESTUDO

1. Um paciente de 20 anos se apresentou no consultório médico com a reclamação de crescimento continuado, ausência de desenvolvimento de pelos faciais, e pênis e testículos menores do que os de seus amigos de faculdade. Exames laboratoriais revelaram baixa testosterona total e baixo LH. Os níveis do hormônio estimulante da tireoide e da prolactina estavam normais. O paciente não tem história de uso de medicações, de drogas ou doenças. O crescimento contínuo, nesse caso, deve-se a:
   A) produção aumentada de estrogênio
   B) liberação diminuída de inibida
   C) produção diminuída de testosterona
   D) sensibilidade diminuída à estimulação pelo LH

2. No paciente descrito na questão 1, observou-se que, além de ele ser muito mais alto do que os adultos jovens de sua idade, seus braços eram muito longos. A altura excessiva e o comprimento dos braços resultantes de um retardo no fechamento do disco epifisário ocorrem devido à:
   A) formação aumentada de DHT
   B) produção diminuída de DHEA pela suprarrenal
   C) produção diminuída de estradiol
   D) produção aumentada de estriol

3. Um jogador de futebol de um colégio adquiriu pela internet análogos hormonais naturais para aumentar a sua massa muscular. Após um ano de injeções desse análogo, a sua massa muscular aumentou significativamente, e ele desenvolveu acne. Uma consulta com o médico do seu time levou a um exame físico completo que revelou um tamanho testicular diminuído. Sendo recém-casado, ele quer definir o estado de sua fertilidade, e os resultados dos exames mostram uma baixa contagem espermática. Qual dos seguintes mecanismos é o responsável pelas manifestações descritas?
   A) Conversão aumentada de DHT para testosterona
   B) Supressão da liberação de LH pela hipófise
   C) Concentrações aumentadas de testosterona testicular
   D) Atividade aumentada da aromatase

4. Um menino de 15 anos, de peso abaixo da média, estudante secundário, foi encaminhado ao médico da família pelo que parecia ser um retardo no início da puberdade. O mecanismo mais provável que está atuando nesse defeito é:
   A) atividade diminuída da aromatase
   B) produção aumentada de DHT
   C) produção diminuída de leptina
   D) produção aumentada de testosterona

CAPÍTULO 68

Sistema Reprodutor Feminino

Patricia E. Molina

OBJETIVOS

- Descrever a oogênese, a sua relação com a maturação folicular e os papéis da hipófise e de fatores ovarianos na sua regulação.
- Descrever as funções dos hormônios hipofisários na regulação da função ovariana, incluindo a ovulação, a formação e a degeneração do corpo lúteo e a biossíntese e a secreção do estrogênio e da progesterona.
- Listar os órgãos-alvo e as principais ações fisiológicas do estrogênio e da progesterona e como eles interagem.
- Identificar os mecanismos de transporte e as vias de degradação da progesterona e do estrogênio.
- Descrever os mecanismos celulares de ação do estrogênio e da progesterona.
- Descrever as alterações endometriais (fases proliferativa e secretória) que ocorrem ao longo do ciclo menstrual e correlacioná-las com alterações nos níveis sanguíneos dos hormônios hipofisários e ovarianos.
- Identificar as vias de transporte dos oócitos e dos espermatozoides necessárias à fertilização e ao movimento do embrião até o útero.
- Descrever as funções endócrinas da placenta, principalmente o papel dos hormônios placentários no resgate do corpo lúteo e na manutenção da gestação, e as interações placenta-suprarrenal fetal envolvidas na produção de estrogênios.
- Entender os papéis da ocitocina, da relaxina e das prostaglandinas no início e na manutenção do parto.
- Explicar a regulação hormonal no desenvolvimento da glândula mamária durante a puberdade, a gestação e a lactação, bem como os mecanismos que controlam a produção de leite e sua secreção.
- Explicar as bases fisiológicas para os efeitos dos métodos contraceptivos baseados em hormônios esteroides.
- Descrever as alterações relacionadas com a idade no sistema reprodutor feminino, inclusive os mecanismos responsáveis por essas alterações ao longo da vida, desde o desenvolvimento fetal até a senescência.

As principais funções do sistema reprodutor feminino são produzir oócitos para a **fertilização** pelo espermatozoide e proporcionar as condições adequadas para a **implantação** do embrião, desenvolvimento e crescimento fetais e nascimento. A regulação endócrina do sistema reprodutor é orientada pelo **eixo hipotálamo-hipófise-ovário**. O ciclo ovariano, o qual envolve alterações nos padrões de produção e secreção hormonal, regula o eixo hipotálamo-hipófise-gônada, seguindo um padrão clássico de retroalimentação negativa. Além disso, o ciclo ovariano intermedeia a maturação e o desenvolvimento do sistema reprodutivo ao longo de toda a vida. Por meio do ciclo, um **folículo selecionado** é resgatado de seu destino apoptótico para entrar em fase de crescimento e desenvolvimento, culminando na ovulação. O que resta do folículo, após a ovulação, transforma-se em um **corpo lúteo**, uma estrutura glandular temporária que tem um papel central na preparação e nos estágios iniciais da gestação. Alterações paralelas na morfologia e na estrutura do endométrio (o **ciclo menstrual**) ocorrem ao longo do ciclo ovariano, com o objetivo de preparar o útero para a implantação do **oócito** fertilizado. Hormônios ovarianos e placentários mantêm a **gestação** e preparam os seios para a **lactação**.

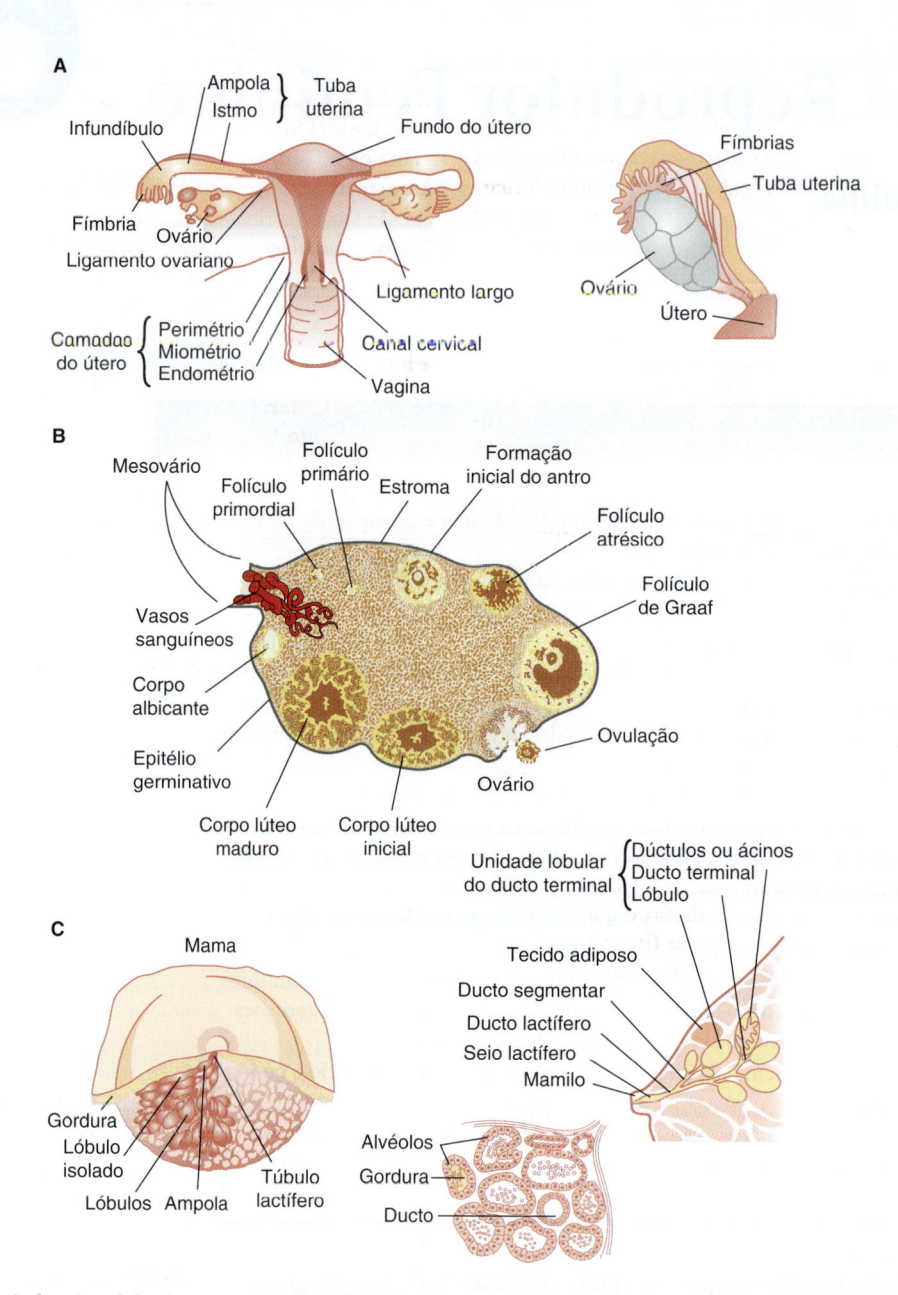

FIGURA 68-1 Anatomia funcional do sistema reprodutor feminino. A) Os órgãos reprodutores femininos incluem os ovários, o útero, as tubas uterinas, as mamas e as glândulas mamárias. Os ovários consistem em uma camada cortical externa que contém folículos de diferentes tamanhos e seus remanescentes, que permanecem sofrendo apoptose, envolvidos no tecido conectivo. As tubas uterinas se estendem de ambos os ângulos superiores do útero e consistem em um istmo, uma ampola e um infundíbulo, o qual se abre na cavidade abdominal e é circundado pelas fímbrias, que se ligam ao ovário. Os cílios do revestimento epitelial das tubas uterinas contribuem para a orientação da movimentação dos espermatozoides, auxiliando na fertilização e facilitando o movimento do zigoto (oócito fertilizado) em direção ao útero para implantação e desenvolvimento fetal. **B)** O ovário contém oócitos em diferentes estágios do desenvolvimento. Após a ovulação, o folículo transforma-se em um corpo lúteo, que contribui para a produção hormonal durante o período gestacional inicial. **C)** A mama é organizada em lobos constituídos de lóbulos unidos por tecido conectivo, vasos sanguíneos e ductos. Os lóbulos consistem em aglomerados de alvéolos arredondados, os quais se abrem em ductos lactíferos excretores e se unem para formar ductos maiores, formados por fibras elásticas longitudinais e transversais. Esses ductos convergem em direção à aréola, abaixo da qual formam dilatações ampulares, que servem como reservatórios de leite. (**A.** Modificada com permissão de Molina PE: *Endocrine Physiology*, 3rd ed. New York: McGraw-Hill Medical, 2010. **B.** Modificada com permissão de Curtis O Byer, Louis W Shainberg, Grace Galliano, Louis Shainberg. *Dimensions in Human Sexuality*. 6th ed. McGraw-Hill, 2001. **C.** Modificada com permissão de Gray H. *Anatomy of the Human Body*. 20th ed.; 1918.)

ANATOMIA FUNCIONAL

Os órgão reprodutores femininos incluem os **ovários**, o **útero**, as **tubas uterinas** (antigamente chamadas de **trompas de Falópio**) e os seios ou **glândulas mamárias** (Figura 68-1). O crescimento, o desenvolvimento e o funcionamento estão sob regulação hormonal. Os ovários são os principais órgãos reprodutores femininos; têm as funções de armazenamento e liberação do oócito e produção dos dois hormônios esteroides femininos principais, o **estrogênio** e a **progesterona**. Os ovários consistem em uma camada cortical externa, que contém **folículos** em diferentes tamanhos e seus restos apoptóticos imersos em tecido conectivo, e uma camada medular interna, com tecido conectivo vascular. O folículo primordial contém um **oócito primário** circundado por células pré-granulosas, as quais estão separadas do estroma ovariano por uma membrana basal. Durante o desenvolvimento folicular, as células epiteliais se diferenciam em **células da granulosa**, e uma camada de células do estroma ovariano se transforma em **células da teca**. Os folículos maiores, mais maduros, estão preenchidos com um líquido transparente e consistem em uma capa fibromuscular externa, conectada com o estroma circundante do ovário por uma rede de vasos sanguíneos, e em uma camada interna, constituída de várias camadas de células nucleadas (células da granulosa) ancoradas na **zona pelúcida**, um material eosinófilo glicoproteico que circunda o oócito. A zona pelúcida forma a **corona radiata**, a qual, próximo ao momento da ovulação, no agora das células da granulosa e é expelida junto com o oócito. A formação dos folículos começa antes do nascimento, e o seu desenvolvimento e maturação continuam de forma ininterrupta desde a puberdade até o final da vida reprodutiva das mulheres, conforme será discutido adiante.

O trato genital feminino deriva dos **ductos müllerianos** e consiste em **útero**, **tubas uterinas** e **vagina**. As tubas uterinas estendem-se a partir de cada extremidade superior do útero e são formadas por istmo, ampola e infundíbulo, o qual se abre na cavidade abdominal e está circundado pelas **fímbrias** ovarianas em contato com o ovário (Figura 68-1). A cobertura epitelial das tubas uterinas apresenta células secretórias e ciliadas que contribuem para o movimento dos espermatozoides, auxiliando na fertilização e facilitando o movimento do **zigoto** (oócito fertilizado) até o útero para a implantação e para o desenvolvimento fetal. Essas funções são também auxiliadas pelas contrações rítmicas das paredes musculares lisas.

O útero é composto por uma espessa camada muscular e uma membrana mucosa, ou **endométrio**, revestido por um epitélio cilíndrico ciliado e secretor. O endométrio sofre ciclos de regeneração (**fase proliferativa**), diferenciação (**fase secretória**) e desprendimento (**fase menstrual**) aproximadamente a cada 28 dias, em preparação para a implantação do embrião.

As mamas consistem em tecido glandular organizado em lobos conectados uns aos outros por tecido fibroso, com depósitos de gordura intercalados entre os lobos (Figura 68-1). Os lóbulos se abrem em **ductos lactíferos** excretores que se unem para formar ductos maiores que convergem em direção à aréola, embaixo da qual formam dilatações ampulares, que servem de reservatório para o leite.

REGULAÇÃO DA FUNÇÃO OVARIANA PELAS GONADOTROFINAS

A liberação pulsátil do **hormônio liberador de gonadotrofinas (GnRH)** pelo hipotálamo estimula a liberação pulsátil pela hipófise do **hormônio luteinizante (LH)** e do **hormônio folículo-estimulante (FSH)**. Ambos, LH e FSH, estimulam a produção ovariana de **estradiol** e **progesterona** ao se ligarem a um **receptor transmembrana ligado à proteína G**. O estradiol e a progesterona são os dois principais hormônios esteroides ovarianos envolvidos na regulação da função ovariana e no controle do ciclo reprodutivo. As variações na liberação pulsátil das gonadotrofinas resultam em uma resposta cíclica da função ovariana. Cada ciclo dura cerca de 28 dias e pode ser dividido em duas fases (folicular e lútea) de cerca de 14 dias cada.

- **Fase folicular**: O FSH é responsável pelo recrutamento e pelo crescimento folicular e pela síntese de estrogênios durante a fase folicular do ciclo ovariano.
- **Fase lútea**: O pico de LH ocorre imediatamente antes da ovulação e da formação do corpo lúteo. O aumento de LH resulta na produção de progesterona e de estrogênio pelo corpo lúteo durante a fase inicial e intermediária do **ciclo menstrual**. A ativação dos receptores de LH nas células da teca estimula a produção de **androstenediona**, fornecendo o substrato para a conversão enzimática em **17β-estradiol**, o que é mediado pela enzima **aromatase** nas **células da granulosa**.

SÍNTESE DE HORMÔNIOS OVARIANOS

ESTROGÊNIO

A produção de estrogênio envolve atividades coordenadas entre as **células da teca** e **da granulosa** do **folículo ovariano** (Figura 68-2). Durante o crescimento folicular, as células da teca expressam as enzimas necessárias para converter colesterol em androgênios (principalmente androstenediona, um androgênio fraco), mas faltam as enzimas necessárias para converter androgênios em estradiol. As células da granulosa podem converter androgênios em estradiol e produzir progesterona, mas são incapazes de converter pregnenolona ou progesterona em androgênios. Assim, os androgênios produzidos pelas células da teca difundem-se para o interior das células da granulosa, onde são aromatizados em estradiol (Figura 68-2). Mais de 95% do estradiol circulante é diretamente secretado, com uma contribuição menor da conversão periférica da estrona em estradiol em mulheres na pré-menopausa.

ANDROGÊNIOS

Os androgênios femininos derivam das glândulas suprarrenais (**desidroepiandrosterona** e androstenediona), dos ovários (an-

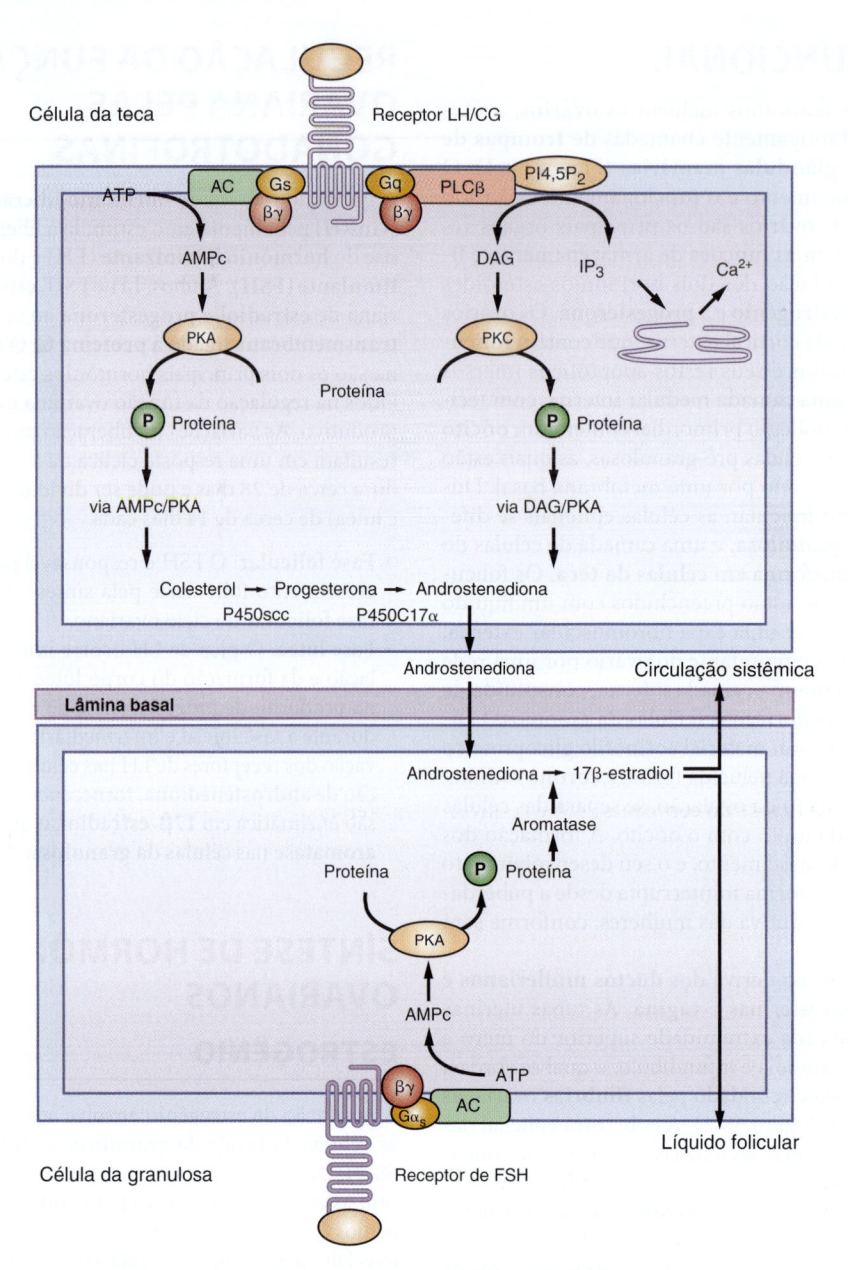

FIGURA 68-2 As células da teca e da granulosa coordenam a produção de estrogênios. A secreção de estradiol pelo folículo dominante requer a cooperação entre as células da teca, que sintetizam androstenediona e testosterona, e as da granulosa dos folículos maduros, as quais convertem androgênios em estradiol e estrona. A síntese de androgênios pelas células da teca resulta da atividade de três enzimas: enzima de clivagem da cadeia lateral do colesterol (P450scc), 17α-hidroxilase-liase (P450C17α) e 3β-hidroxiesteroide-desidrogenase (3β-HSD). O LH estimula a via esteroidogênica, levando à formação de androstenediona nas células da teca. Nas células da granulosa, a enzima 17β-hidroxiesteroide-desidrogenase transforma a androstenediona em testosterona nos folículos, a partir do estágio primário. Nos folículos maduros, o FSH estimula a atividade da aromatase, a qual transforma a testosterona em 17β-estradiol. LH, hormônio luteinizante; FSH, hormônio folículo-estimulante; CG, gonadotrofina coriônica; AC, adenilato-ciclase; PLCβ, fosfolipase Cβ; PI4,5P$_2$, fosfatidilinositol 4,5 bifosfato; ATP, trifosfato de adenosina; AMPc, monofosfato de adenosina cíclico; DAG, diacilglicerol; IP$_3$, inositol 1,4,5-trifosfato; PKA, proteína cinase A; PKC, proteína cinase C. (Modificada com permissão de Molina PE: *Endocrine Physiology*, 3rd ed. New York: McGraw-Hill Medical, 2010.)

drostenediona e testosterona) e da conversão periférica da androstenediona e da desidroepiandrosterona em testosterona. A secreção de androgênios pelos ovários ocorre em paralelo à secreção de estrogênio ao longo do ciclo menstrual. A maior parte da testosterona circulante nas mulheres deriva da conversão periférica da androstenediona; de 30 a 40% de testosterona é secretado diretamente. A conversão de testosterona em di-hidrotestosterona nos tecidos periféricos é limitada nas mulheres, devido aos níveis mais elevados de **globulina ligadora de hormônio sexual** (**SHBG**, do inglês *sex hormone-binding globulin*), do que nos homens, assim como devido à conversão periférica em estrogênio pela aromatase, protegendo as mulheres da virilização pela di-hidrotestosterona.

PROGESTERONA

O pico de LH pré-ovulatório resulta na luteinização das células da granulosa e da teca, alterando a via esteroidogênica de forma que a progesterona é o principal hormônio esteroide produzido por cada um desses tipos celulares após a luteinização. As modificações que levam à capacidade de produzir progesterona incluem a expressão aumentada de enzimas envolvidas na conversão do colesterol em progesterona (complexo do citocromo P450 de **clivagem da cadeia lateral do colesterol** e **3β-hidroxiesteroide-desidrogenase**) e a diminuição da expressão de enzimas que convertem a progesterona em estrogênios (citocromo P450 da **17α-hidroxilase** e citocromo P450 da aromatase).

INIBINAS, ATIVINAS E FOLISTATINAS

A produção de **inibina** pelas células da granulosa dos folículos maduros é regulada pelo FSH e pelo LH e por fatores locais, como fatores de crescimento (epidermal, transformante e semelhante à insulina) e hormônios (androstenediona, ativina e folistatina), de forma autócrina e parácrina. Folículos pré-antrais secretam exclusivamente **inibina B**, ao passo que folículos antrais secretam tanto inibina B quanto A. A inibina B é um bom marcador de funcionamento das células da granulosa sob controle do FSH, já a inibina A é um marcador da função do corpo lúteo sob o controle do LH. As inibinas contribuem para a regulação da liberação do FSH e do LH por meio de uma regulação por retroalimentação endócrina na adeno-hipófise.

A produção de **ativina** pelas células da granulosa sofre alterações durante a **foliculogênese**. A ativina promove a proliferação das células da granulosa, aumenta a expressão do receptor do FSH nas células da granulosa e modula a esteroidogênese nas células tanto da granulosa quanto da teca. A ativina é um antagonista fisiológico da inibina e estimula especificamente a síntese e a secreção de FSH pela hipófise.

O CICLO OVARIANO

Durante o ciclo ovariano, ao longo de toda a vida reprodutiva, um único oócito maduro é produzido a cada mês. A maioria dos oócitos humanos (células germinativas) presentes durante o desenvolvimento pré-natal é destinada a sofrer **atresia** por **apoptose**, ou morte celular programada. Somente os folículos que respondem ao estímulo dado pelo FSH (cerca de 350) entram nos estágios finais de desenvolvimento e progridem até a ovulação. O ciclo ovariano está dividido nas fases folicular e lútea.

A **fase folicular** começa no dia 1 do ciclo, o primeiro dia da menstruação, e corresponde ao crescimento e desenvolvimento de um folículo dominante. Na metade do ciclo (dia 14), os níveis cada vez mais elevados de estrogênios estimulam o pico de liberação do LH (**retroalimentação positiva**), o qual resulta na ovulação, 36 horas mais tarde.

Após a ovulação, durante a **fase lútea**, as células restantes do folículo que ovulou formam o corpo lúteo, uma estrutura endócrina transitória que produz estradiol, progesterona e inibina A e está sob a regulação do LH. O final da fase lútea é marcado pela regressão do corpo lúteo e por um decréscimo na produção de estradiol, progesterona e inibina A. As alterações hormonais que ocorrem durante o ciclo ovariano acarretam uma regulação diferencial da liberação das gonadotrofinas.

REGULAÇÃO OVARIANA DA LIBERAÇÃO DE GONADOTROFINAS

A liberação de gonadotrofinas está sob regulação por retroalimentação positiva e negativa por estradiol, progesterona e inibinas A e B. A contribuição desses hormônios ovarianos varia de acordo com o estágio do ciclo ovariano.

Fase folicular

Durante essa fase, o folículo dominante produz altas concentrações de 17β-estradiol e inibina B. As concentrações de estradiol e inibina aumentam, e estas atuam no hipotálamo e na hipófise para diminuirem a secreção de FSH. O aumento no estradiol por retroalimentação positiva estimula a liberação de LH na metade do ciclo (Figuras 68-3 e 68-4). O pico de LH na metade do ciclo, resultante da retroalimentação positiva do estradiol, é devido a uma capacidade de resposta aumentada das células gonadotróficas ao GnRH (após exposição ao estradiol aumentado), ao aumento do número de receptores de estradiol e ao pico de GnRH acionado por um efeito no hipotálamo dos níveis aumentados de estradiol. A progesterona também exerce retroalimentação positiva ao aumentar a sensibilidade hipofisária ao GnRH e a liberação deste pelo hipotálamo. Existe também um pequeno pico de FSH pré-ovulatório (Figura 68-4). Isso ocorre porque a liberação de FSH estimulada pelo GnRH é restringida pelo efeito inibitório da inibina.

Fase lútea

O pico nos níveis de LH induz a ovulação e promove a sobrevivência do corpo lúteo durante essa fase. Após a ovulação, conforme o corpo lúteo se desenvolve e a síntese e os níveis de progesterona circulantes aumentam, ocorre a inibição por retroalimentação negativa da liberação de LH. Com a diminuição dos níveis de LH, ocorre a degeneração do corpo lúteo, a menos que este seja estimulado pela **gonadotrofina coriônica humana** (**hCG**, do inglês *human chorionic gonadotropin*), um hormônio placentário (descrito a seguir).

OOGÊNESE E FORMAÇÃO DO FOLÍCULO DOMINANTE

O ovário fetal inicia o desenvolvimento das células germinativas (**oogênese**) prematuramente na vida fetal. Durante o desenvolvimento inicial intrauterino (15 semanas), células germinativas primordiais (**oogônias**) proliferam e migram para a crista, ou primórdio, gonadal. Quando chegam ao ovário fetal, algumas das oogônias continuam sua multiplicação mitótica, enquanto outras começam a sofrer degeneração por apoptose (Figura 68-5). Algumas dessas oogônias começam a primeira divisão meiótica, mas ficam bloqueadas no estágio de diplóteno (final da prófase) ao nascimento ou próximo a ele. Os **oócitos primários** resultantes permanecem bloqueados na prófase da primeira divisão meiótica até a puberdade, quando são recrutados a crescer, maturar e retomar a meiose para a produção de um oócito secundário.

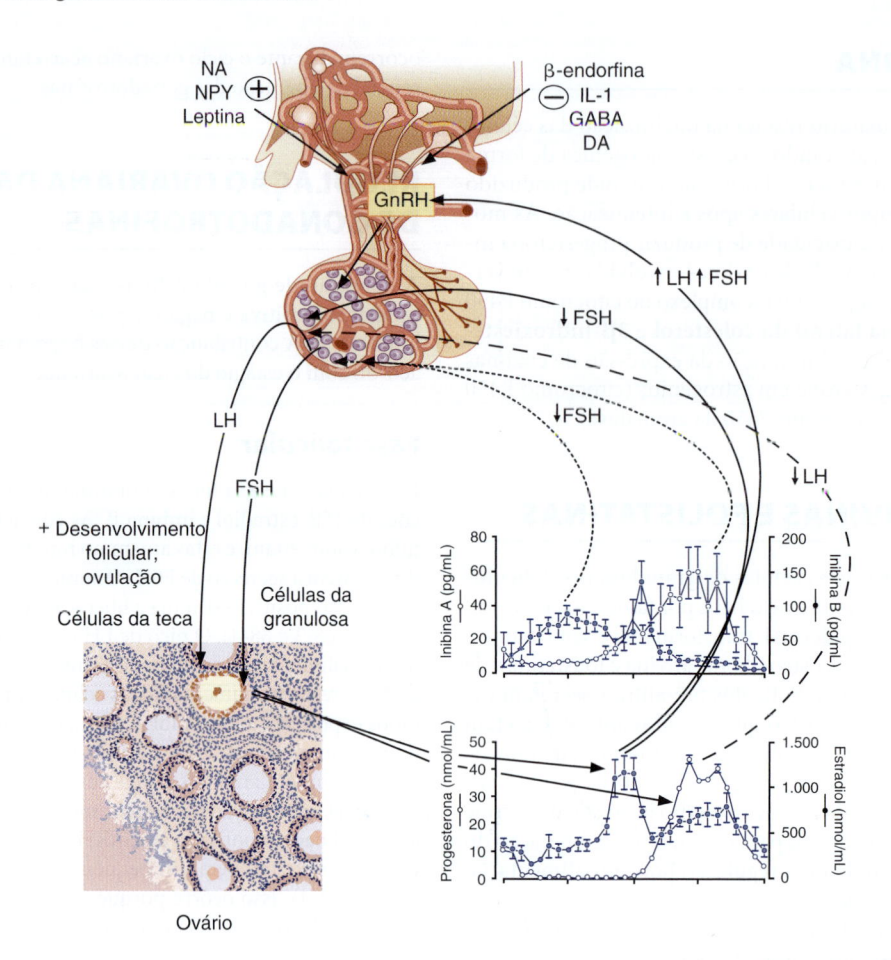

FIGURA 68-3 Eixo hipotálamo-hipófise-ovário. A síntese e a liberação de gonadotrofinas e a expressão diferencial estão sob controle por retroalimentação tanto positiva como negativa pelo esteroide ovariano e por hormônios peptídicos. Os hormônios ovarianos podem diminuir a liberação de gonadotrofinas tanto por modularem a frequência dos pulsos do GnRH do hipotálamo como por afetarem a capacidade desse hormônio de estimular a secreção de gonadotrofinas pela hipófise. O estradiol aumenta a liberação do LH e inibe a liberação do FSH, ao passo que as inibinas A e B (hormônios glicoproteicos gonadais) reduzem a secreção deste. Após a ovulação, predomina a produção de progesterona ovariana. A progesterona aumenta a atividade opioide hipotalâmica e desacelera a secreção pulsátil de GnRH, favorecendo a produção de FSH e diminuindo a liberação de LH. A inibina B atinge um pico logo no início da fase folicular; já a inibina A atinge seu pico no meio da fase lútea. Os níveis crescentes de inibina B no meio da fase folicular atuam nas células gonadotróficas hipofisárias para desativar a sinalização pela ativina e suprimir a biossíntese de FSH dos níveis encontrados na fase folicular inicial. Ela também inibe uma elevação maior do FSH em resposta à retroalimentação positiva induzida pelo estrogênio sobre os pulsos de GnRH. O decréscimo de inibina A no final da fase lútea cria um ambiente no qual os níveis de FSH podem aumentar novamente. Uma variedade de outros fatores periféricos e do sistema nervoso central pode alterar a liberação de GnRH. FSH, hormônio folículo-estimulante; GnRH, hormônio liberador de gonadotrofinas; LH, hormônio luteinizante; NA, noradrenalina; NPY, neuropeptídeo Y; IL-1, interleucina-1; GABA, ácido γ-aminobutírico; DA, dopamina. (Modificada com permissão de Molina PE: *Endocrine Physiology*, 3rd ed. New York: McGraw-Hill Medical, 2010.)

Os oócitos primários são circundados por um **folículo primordial**, que consiste em uma única camada de células epiteliais da granulosa e em uma camada menos organizada de células mesenquimais da teca. O conjunto de folículos primordiais nos ovários das mulheres alcança o seu número máximo em torno da 20ª semana de desenvolvimento gestacional e, a partir de então, diminui de forma logarítmica ao longo da vida até o total desaparecimento deles na menopausa. Quando a vida reprodutiva é iniciada, existem menos de 10% de folículos primordiais do conjunto inicial.

A foliculogênese, ou formação do folículo dominante, consiste em dois estágios: o período independente de gonadotrofinas (**pré-antral**) e o período dependente de gonadotrofinas (**antral** ou **de Graaf**). O crescimento do folículo primordial até o período antral (até 0,2 mm) ocorre durante a vida fetal e a infância e independe da presença de gonadotrofinas (Figura 68-5). Folículos primários formam-se quando as células epiteliais achatadas tornam-se cúbicas e multiplicam-se por mitose. Durante a fase de crescimento do folículo antral, ocorre ainda uma maior proliferação das células da granulosa, um aumento da expressão de receptores para o FSH e de hormônios esteroides e uma associação das células da teca com o folículo em crescimento e as células da granulosa, levando à formação de um folículo secundário. Folículos terciários formam-se com a hipertrofia e com o desenvolvimento das células da teca. O seu antro é preenchido com um líquido rico em estrogênio, e as células intersticiais da teca começam a expressar receptores de FSH e LH.

Acredita-se que os mecanismos que acionam o início do crescimento folicular estejam relacionados com uma comunicação bidirecional entre as células somáticas e germinativas por meio de junções comunicantes (*gap junctions*) e fatores parácrinos, inclusive citocinas e fatores de crescimento (fator de crescimento semelhante à insulina I [IGF-I], fatores de crescimento epidermal e de fibroblastos e interleucina-1β). Quando os folí-

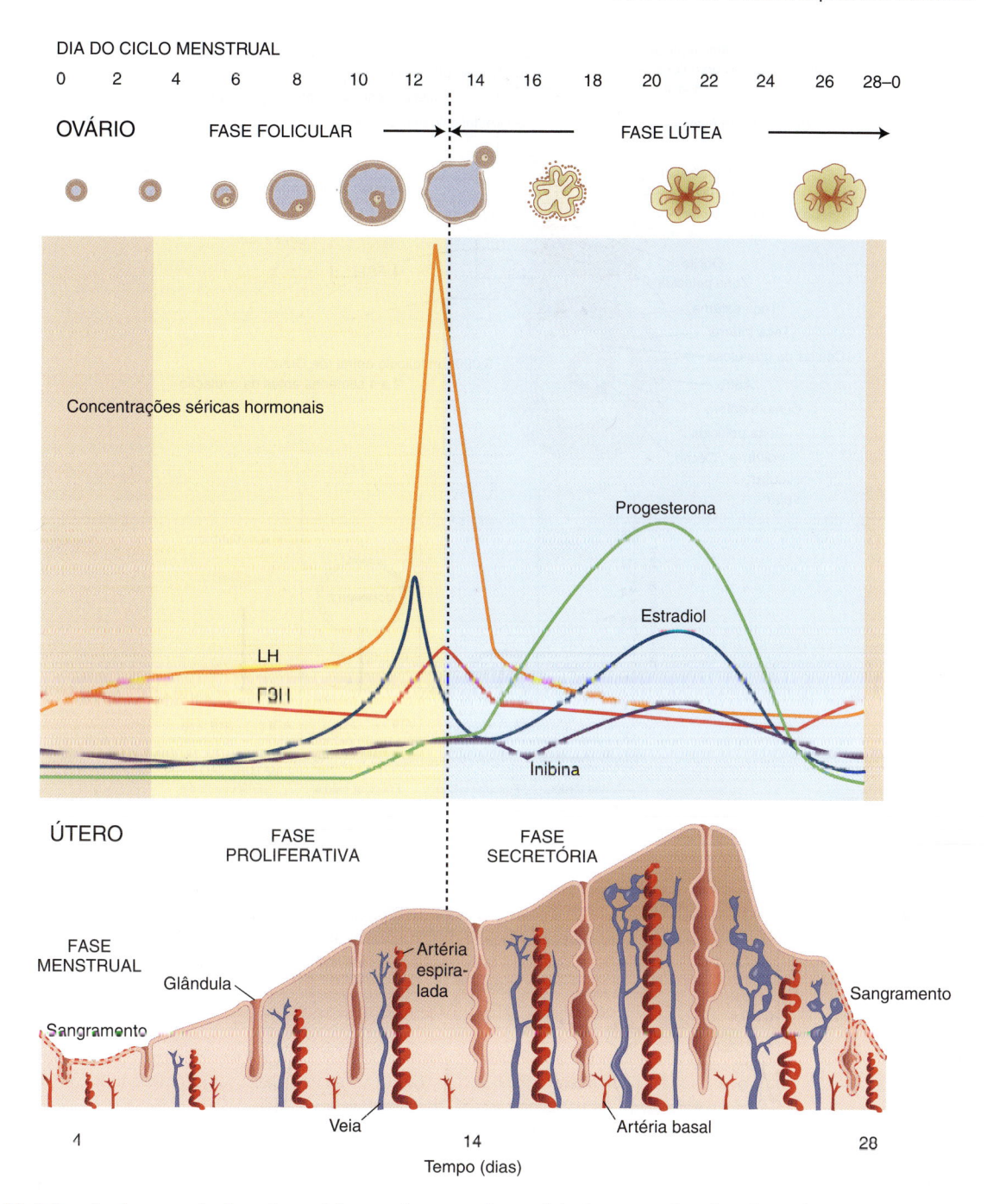

FIGURA 68-4 Eventos hormonais durante os ciclos ovariano e endometrial. Concentrações plasmáticas de FSH, estrogênio, LH e progesterona durante o ciclo menstrual humano e correspondentes alterações secretória e proliferativa no endométrio e no desenvolvimento folicular ovariano, na ovulação e na formação do corpo lúteo. (Reproduzida com permissão de Kibble J, Halsey CR: *The Big Picture, Medical Physiology*. New York: McGraw-Hill, 2009.)

culos atingem um tamanho de 2 a 5 mm, cerca de 50% deles são resgatados de sofrerem apoptose e entram na fase de seleção do crescimento. Essa fase de desenvolvimento final do crescimento folicular, na qual folículos antrais estão protegidos da apoptose, começa 85 dias antes da ovulação, na fase lútea do ciclo ovulatório anterior (Figura 68-5).

Durante essa fase de crescimento regulado por gonadotrofinas, os folículos crescem exponencialmente, e o FSH estimula a produção de estrogênio nas células da granulosa pela ativação da enzima aromatase, a qual catalisa a conversão dos androgênios em estrogênios, com estimulação da formação de líquido folicular, proliferação celular e expressão de receptores de LH no folículo dominante. O tempo médio entre o desenvolvimento do folículo primário e a ovulação é de 10 a 14 dias (Figura 68-5).

Os folículos sofrem fases de recrutamento e de seleção cíclicas, culminando na geração do(s) folículo(s) pré-ovulatório(s). O aumento no nível de FSH circulante estimula o crescimento do folículo antral. Um dos folículos dominantes cresce mais rá-

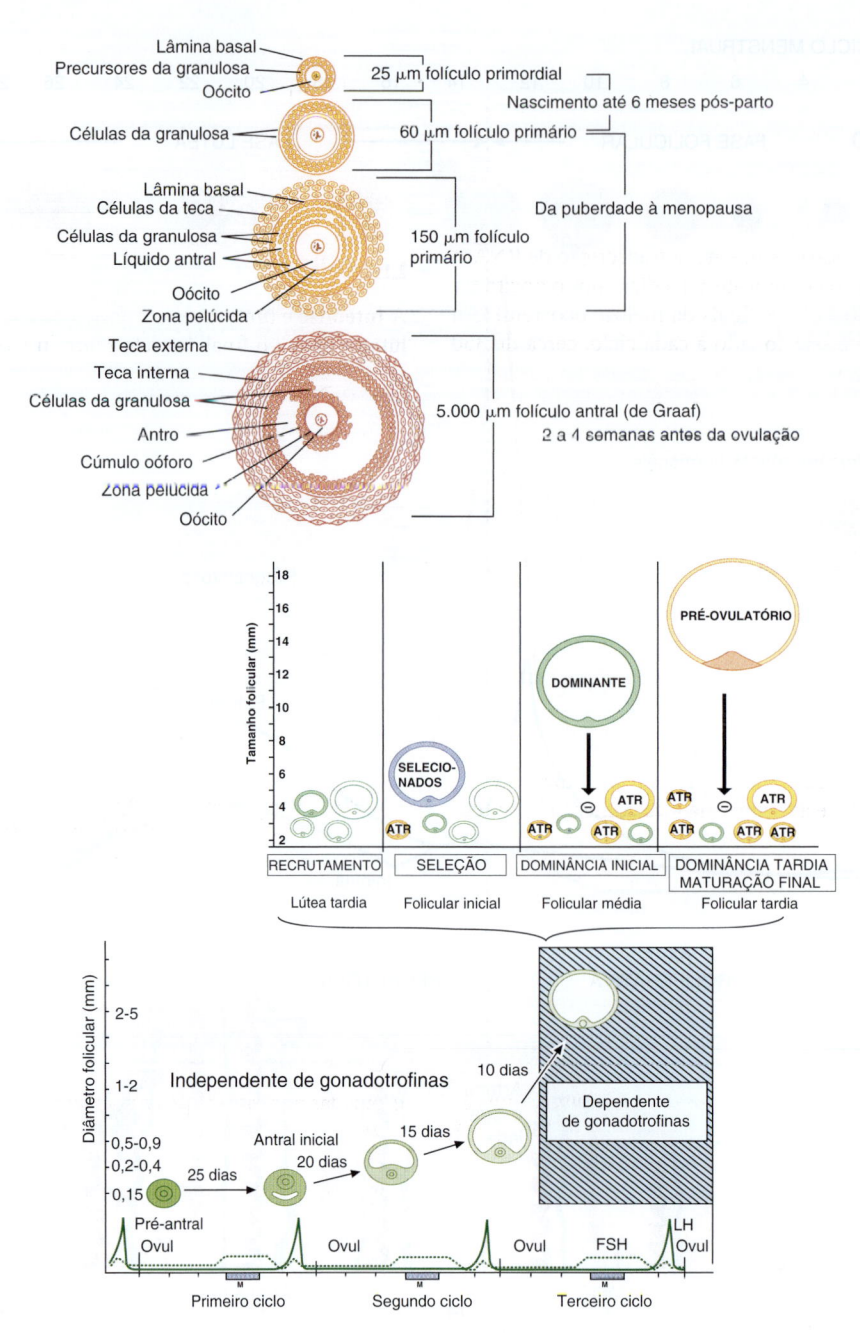

FIGURA 68-5 Crescimento e desenvolvimento folicular. A foliculogênese ou formação do folículo dominante consiste em dois estágios: o período independente de gonadotrofinas (pré-antral) e o período dependente de gonadotrofinas (antral ou de Graaf). O crescimento folicular primordial até o estágio antral ocorre durante a vida fetal e a infância, e independe de gonadotrofinas. A fase final de desenvolvimento do crescimento folicular, na qual os folículos antrais estão protegidos de apoptose, começa aproximadamente 85 dias antes da ovulação. Um folículo dominante é recrutado na fase lútea do ciclo anterior ao da ovulação. Os folículos maiores, mais maduros, estão preenchidos com um líquido transparente albuminoso e consistem em uma capa fibrovascular externa, conectada com o estroma ovariano circundante por uma rede de vasos sanguíneos e por uma capa interna constituída de muitas camadas de células nucleadas (células da granulosa) ancoradas na zona pelúcida, um material eosinófilo rico em glicoproteínas que circunda o oócito. A zona pelúcida forma a corona radiata, a qual, próximo ao momento da ovulação, é separada das células da granulosa e expelida junto com o oócito. A ovulação envolve a ruptura da parede do folículo na superfície do ovário, liberando o oócito e a corona radiata dentro da cavidade peritoneal. ATR, atrésico; LH, hormônio luteinizante; FSH, hormônio folículo-estimulante; Ovul, ovulação; M, fase menstrual. (Modificada com permissão de Molina PE: *Endocrine Physiology*, 3rd ed. New York: McGraw-Hill Medical, 2010.)

pido do que os restantes e produz maiores níveis de estrogênios e de inibinas. Ainda não se sabe por que um folículo se torna dominante, mas esse folículo presumivelmente é mais sensível ao FSH. Por outro lado, os estrogênios e as inibinas produzidos pelo maior folículo inibem a secreção de FSH pela hipófise durante a fase média folicular. O decréscimo de FSH leva, então, à apoptose dos demais folículos antrais em crescimento. Uma vez recrutado um folículo para crescimento, o oócito entra em uma fase de crescimento que leva à finalização da primeira divisão meiótica. A retomada da meiose é mediada pelo pico de LH. Esse hormônio atua nos folículos maduros para finalizar o programa de expressão gênica associado à foliculogênese. A transcrição de genes que controlam a proliferação das células da granulosa e daqueles que codificam enzimas esteroidogênicas é rapidamente desligada pelo LH. Além disso, o hormônio induz genes envolvidos na ovulação e na luteinização. Nesse momento, a transcrição de RNAm praticamente para e não recomeça até 1 a 3 dias após o oócito ter sido fertilizado, quando as fases finais da meiose ocorrem. Um folículo pré-ovulatório é selecionado a cada ciclo, cerca de 350 vezes durante a vida reprodutiva da mulher.

Ovulação

A ovulação envolve a ruptura da parede do folículo na superfície do ovário, liberando o oócito e sua corona radiata na cavidade peritoneal, próximo à abertura das tubas uterinas. O oócito está envolvido por uma camada externa de **células do cúmulo** e por uma camada mais interna, uma capa glicoproteica extracelular espessa, a **zona pelúcida**. Movimentos ciliares na membrana mucosa das fímbrias auxiliam no movimento do oócito para o interior das tubas uterinas.

Durante o período pré-ovulatório, o oócito, as células da granulosa e as da teca adquirem características funcionais específicas. O oócito se torna competente para retomar a meiose, as células da granulosa adquirem a capacidade de produzir estrogênios e respondem ao LH, e as células da teca começam a sintetizar quantidades aumentadas de androgênios que servem como substrato para a enzima aromatase nas células da granulosa.

A sequência temporal da ocorrência dos eventos durante a ovulação tem início no folículo responsivo pré-ovulatório, devido à elevação do LH, que começa 34 a 36 horas antes e chega a um pico 12 a 24 horas antes da ovulação. Isso leva à ruptura do folículo e promove a remodelação folicular para formar um corpo lúteo. Além disso, o aumento de LH estimula a retomada da meiose até a segunda metáfase meiótica, após a expulsão do primeiro corpúsculo polar (remanescentes de um cromossomo X) antes da ovulação. A meiose é novamente bloqueada e somente será retomada e completada com a liberação do segundo corpúsculo polar, na fertilização.

Formação do corpo lúteo

O aumento da liberação de LH leva à reorganização do folículo e à formação do corpo lúteo, composto por células pequenas (teca-luteínicas) e grandes (granulosa-luteínicas), fibroblastos, células endoteliais e células imunológicas. No momento da ruptura do folículo (logo após a ovulação), uma pequena quantidade de sangramento para o interior da cavidade antral leva à formação do **corpo hemorrágico** e à invasão por macrófagos e células mesenquimais, provocando a revascularização do corpo lúteo. As células granulosa-luteínicas transformam-se no corpo lúteo, uma glândula endócrina temporária. O corpo lúteo continua a produzir e a secretar autonomamente progesterona e estradiol, exercendo um papel-chave na regulação da duração do ciclo ovariano, na manutenção inicial da gestação e na suspensão da liberação de FSH e LH por meio da inibição da liberação de GnRH.

Durante o período gestacional inicial, a produção placentária de hCG impede a regressão do corpo lúteo, transformando o corpo lúteo do ciclo ovariano no **corpo lúteo gravídico**. O hCG estimula as células granulosa-luteínicas a produzirem progesterona, 17-hidroxiprogesterona, estrogênio, inibina A e relaxina, um hormônio polipeptídico da família de hormônios semelhantes à insulina (IGFs). A **relaxina** regula a síntese e a liberação de metaloproteinases, mediadores de crescimento e remodelação tecidual (útero, membranas fetais, glândulas mamárias, canal do parto) em preparo para o nascimento e para a lactação.

Luteólise

A **luteólise** é um processo bifásico de lise ou regressão do corpo lúteo e marca o final do ciclo reprodutivo feminino. O processo envolve um declínio inicial da secreção de progesterona (luteólise funcional) seguido por uma apoptose programada das células lúteas, levando a uma involução gradativa do corpo lúteo (luteólise estrutural ou morfológica) para formar uma pequena cicatriz de tecido conectivo, conhecida como o **corpo albicante**. Essa sequência de eventos ocorre se a fertilização não ocorrer dentro de 1 a 2 dias após a ovulação. Se ocorrer fertilização, o corpo lúteo continua a crescer e permanece funcional durante os 2 a 3 primeiros meses de gestação. Depois, ele regride gradativamente à medida que a placenta assume o papel da biossíntese de hormônios para a manutenção da gestação.

CICLO ENDOMETRIAL

O ciclo ovariano é acompanhado por crescimento e descamação cíclicos do endométrio controlados pelo estrogênio e pela progesterona (Figura 68-4). Três fases distintas são identificadas no endométrio ao longo do ciclo menstrual.

FASE PROLIFERATIVA

A fase proliferativa corresponde à fase folicular ovariana (Figura 68-4). Caracteriza-se pela proliferação das células endometriais induzidas por estrogênios e pelo aumento da expressão de receptores de progesterona e de estradiol, de forma a alcançar um pico no momento da ovulação. Essa é a fase inicial da maturação endometrial em preparo à implantação do embrião. A proliferação endometrial pré-ovulatória acarreta uma relativa hipertrofia da mucosa uterina.

FASE SECRETÓRIA

Essa fase corresponde à fase lútea ovariana e caracteriza-se pela diferenciação, induzida pela progesterona, das células epiteliais endometriais em secretórias. Durante a fase secretória, ocorre um período curto, bem definido, de receptividade uterina para a implantação. Quase no fim da fase secretória, a expressão glandular de receptores de estrogênio diminui acentuadamente, refletindo o efeito supressivo do aumento dos níveis de progesterona.

FASE MENSTRUAL

O período menstrual é caracterizado pela descamação do endométrio resultante de proteólise e isquemia na camada superficial. Enzimas proteolíticas se acumulam em lisossomos envoltos

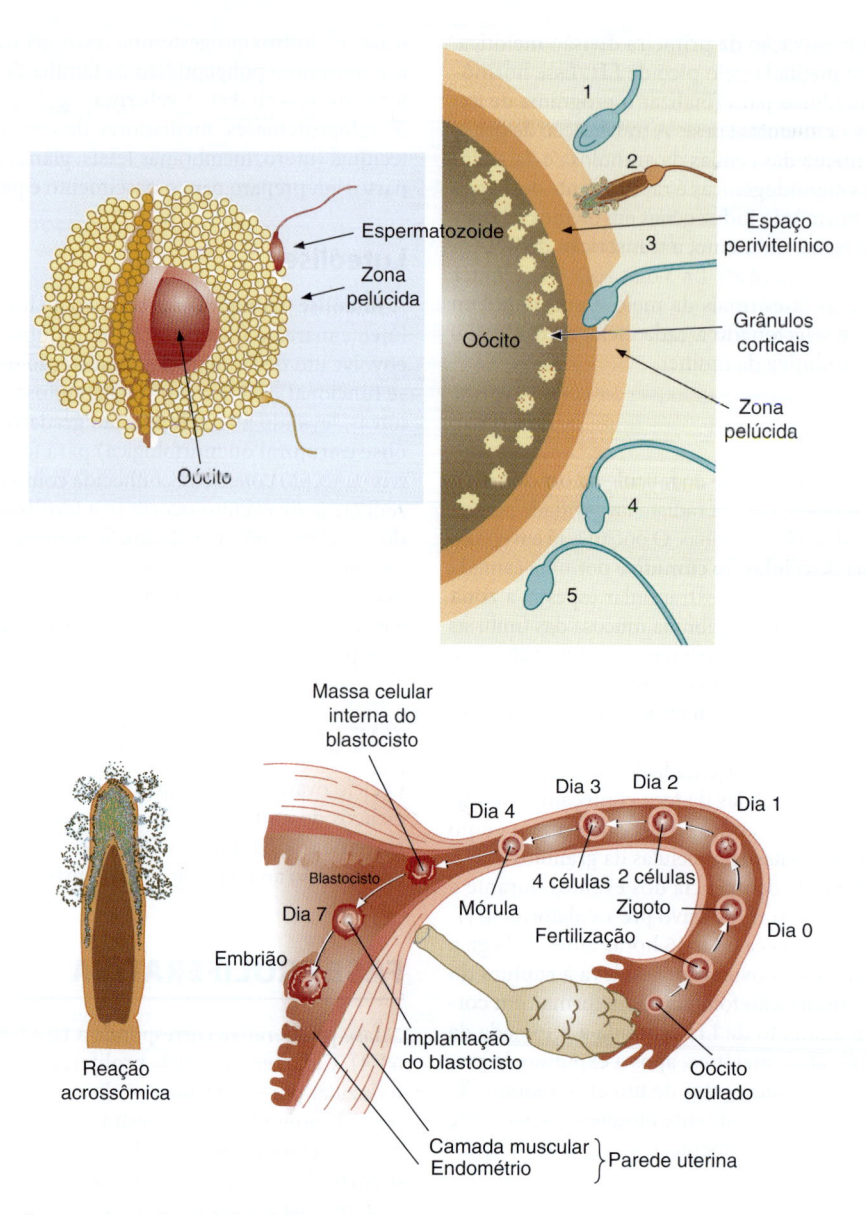

FIGURA 68-6 A fertilização e a migração embrionária. O espermatozoide se liga à zona pelúcida e sofre a reação acrossômica, liberando seus conteúdos enzimáticos, os quais são necessários à penetração na zona pelúcida. Além disso, grânulos corticais do oócito liberam os seus conteúdos, impedindo que múltiplos espermatozoides fertilizem um oócito. Uma vez o espermatozoide tenha penetrado na zona pelúcida e começado a entrar no espaço perivitelínico, ele se reposiciona a partir de sua orientação original de ligação pelo ápice da cabeça para uma posição de ligação equatorial ou lateral, levando à fusão com a membrana plasmática do oócito e à formação do zigoto. Isso acarreta a complementação da divisão meiótica e o início das divisões mitóticas, à medida que o zigoto é impulsionado nas tubas uterinas, tanto pelos movimentos ciliares do epitélio quanto pelas contrações rítmicas das paredes de músculo liso. O embrião entra na cavidade uterina (onde ocorre a implantação) como um blastocisto no dia 4, após a fertilização. (Modificada com permissão de Molina PE: *Endocrine Physiology*, 3rd ed. New York: McGraw-Hill Medical, 2010.)

por uma membrana durante a primeira metade do período pós-ovulatório. A integridade da membrana lisossomal é perdida com a diminuição do estrogênio e da progesterona no dia 25, resultando na lise das células glandulares e do estroma e do endotélio vascular. A isquemia devido à vasoconstrição endometrial durante a fase inicial do período menstrual resulta na ruptura de capilares, levando ao sangramento. Além disso, um aumento significativo na **prostaglandina F2α** no endométrio secretor tardio contribui para a liberação de hidrolases ácidas dos lisossomos e para o aumento das contrações miometriais, auxiliando assim na expulsão do endométrio degenerado.

FERTILIZAÇÃO

A fertilização é a união de duas células germinativas, o oócito e o espermatozoide, restabelecendo o número de cromossomos a 46 e iniciando o desenvolvimento de um novo indivíduo. As etapas finais da oogênese dos mamíferos (e da espermatogênese) preparam o oócito (e o espermatozoide) para a fertilização. Durante o preparo para a ovulação, oócitos que alcançaram o crescimento total sofrem a "**maturação meiótica**", sendo preparados para interagirem com o espermatozoide. Uma proporção muito pequena dos espermatozoides depositados na vagina é capaz de migrar no trato genital feminino até o local da fertilização, na junção istmo-ampola das tubas uterinas (Figura 68-6). Durante essa jornada, o espermatozoide sofre a ativação (**capacitação**), uma série de alterações na membrana plasmática que aumentam sua afinidade pela zona pelúcida, capacitando-o a se ligar ao oócito e a sofrer a reação acrossômica. Nas tubas uterinas, o espermatozoide liga-se à zona pelúcida, levando à fusão das membranas plasmáticas do espermatozoide e do oócito, para a formação de uma única célula "ativada", o zigoto (Figura 68-6). Esse simples processo requer uma série de eventos:

- **Reação acrossômica do espermatozoide e penetração da zona pelúcida do oócito**: a ligação do oócito à zona pelúcida faz a célula espermática iniciar a **reação acrossômica**. A reação acrossômica envolve a fusão do acrossomo com a membrana plasmática do espermatozoide e a exocitose de seus conteúdos enzimáticos (proteases e glicosidases), sendo necessária à penetração do espermatozoide. Durante ou após a reação acrossômica, o espermatozoide desprende-se da zona pelúcida. Ele penetra através da zona pelúcida e fusiona-se com a membrana plasmática do oócito;

- **Reação cortical**: a fusão do espermatozoide com o oócito aciona a segunda divisão meiótica do oócito, levando à formação do oócito maduro e do segundo corpúsculo polar. Além disso, essa fusão aciona mecanismos que impedem a fertilização do oócito por espermatozoides múltiplos, como a exocitose de grânulos corticais (reação cortical) do oócito, resultando na proteólise das glicoproteínas da zona pelúcida, bem como na ligação cruzada de proteínas que formam a barreira perivitelínica. A fusão do pró-núcleo do espermatozoide e do oócito reconstitui a célula diploide, chamada de zigoto.

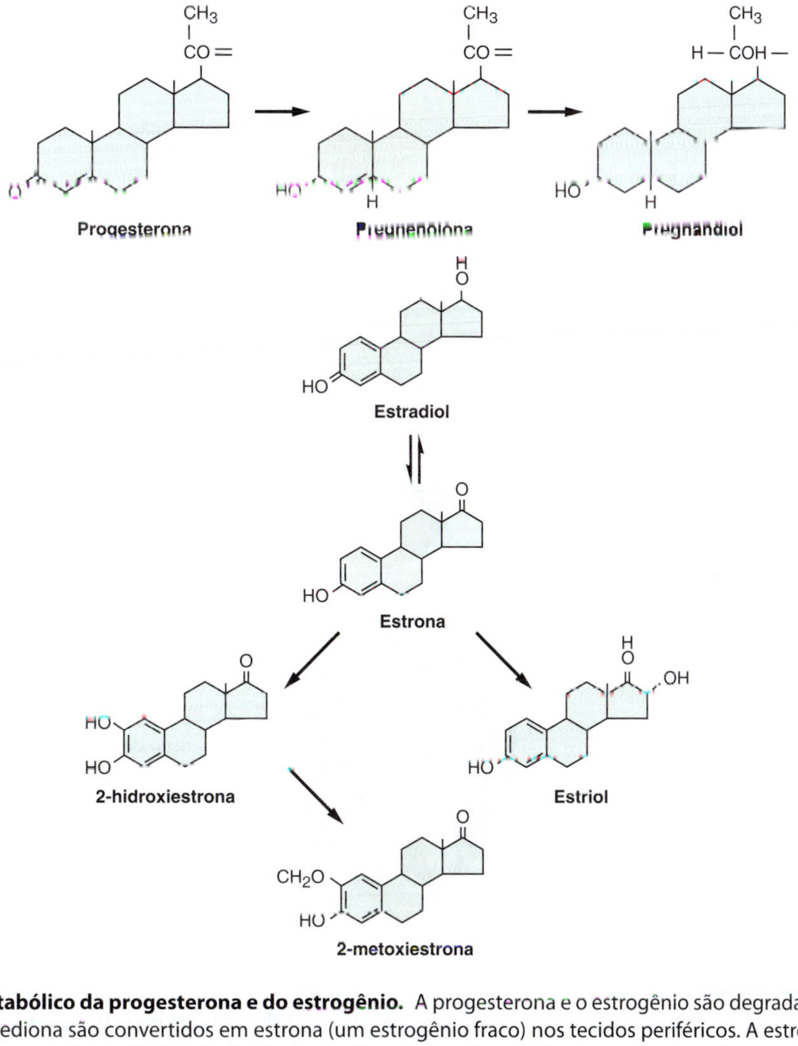

FIGURA 68-7 Destino metabólico da progesterona e do estrogênio. A progesterona e o estrogênio são degradados primariamente no fígado. O estradiol e a adrostenediona são convertidos em estrona (um estrogênio fraco) nos tecidos periféricos. A estrona é convertida em estriol, primariamente no fígado. Os estrogênios são metabolizados por sulfatação ou glicuronidação, e os conjugados, excretados pela urina. O estrogênio também pode ser metabolizado por hidroxilação e subsequente metilação para formar catecolestrogênios e metoxiestrogênios. (Modificada com permissão de Molina PE: *Endocrine Physiology,* 3rd ed. New York: McGraw-Hill Medical, 2010.)

Durante a migração do zigoto ao longo das tubas uterinas em direção ao local de implantação na cavidade uterina, mitoses produzem uma **mórula** e, então, um **blastocisto**. As células mais externas do blastocisto são as do **trofoblasto**, as quais participam do processo de implantação e formam os componentes fetais da **placenta**. Se a fertilização não ocorre, tanto o oócito quanto os espermatozoides degeneram relativamente rápido no trato reprodutivo feminino.

IMPLANTAÇÃO

O embrião humano (blastocisto) entra no útero três dias antes da implantação. A janela de implantação corresponde ao curto período de **receptividade endometrial** para o embrião, entre os dias 20 e 24 do ciclo menstrual. Fora desse período, não ocorre a implantação. Muitos dos eventos fisiológicos fundamentais para uma implantação bem-sucedida se devem às variações cíclicas nos níveis dos hormônios ovarianos, levando à maturação morfológica e funcional do endométrio.

EFEITOS FISIOLÓGICOS DOS HORMÔNIOS OVARIANOS

ESTROGÊNIO

Síntese, transporte e metabolismo do estrogênio

As células da granulosa dos ovários são a fonte primária de estradiol nas mulheres. Contudo, tanto as células da granulosa quanto as da teca e ambas as gonadotrofinas (FSH e LH) são necessárias para a produção de estrogênio. As células da teca secretam androgênios que se difundem para as células da granulosa a fim de serem aromatizados em estrogênios (Figura 68-2). Em mulheres na pré-menopausa, o 17β-estradiol produzido pelos ovários é o principal estrogênio circulante. As concentrações séricas de estradiol são baixas em meninas pré-adolescentes e aumentam na **menarca**, que é definida como o momento do primeiro sangramento menstrual. A produção de estradiol varia ciclicamente ao longo do ciclo menstrual. As taxas mais elevadas de produção e

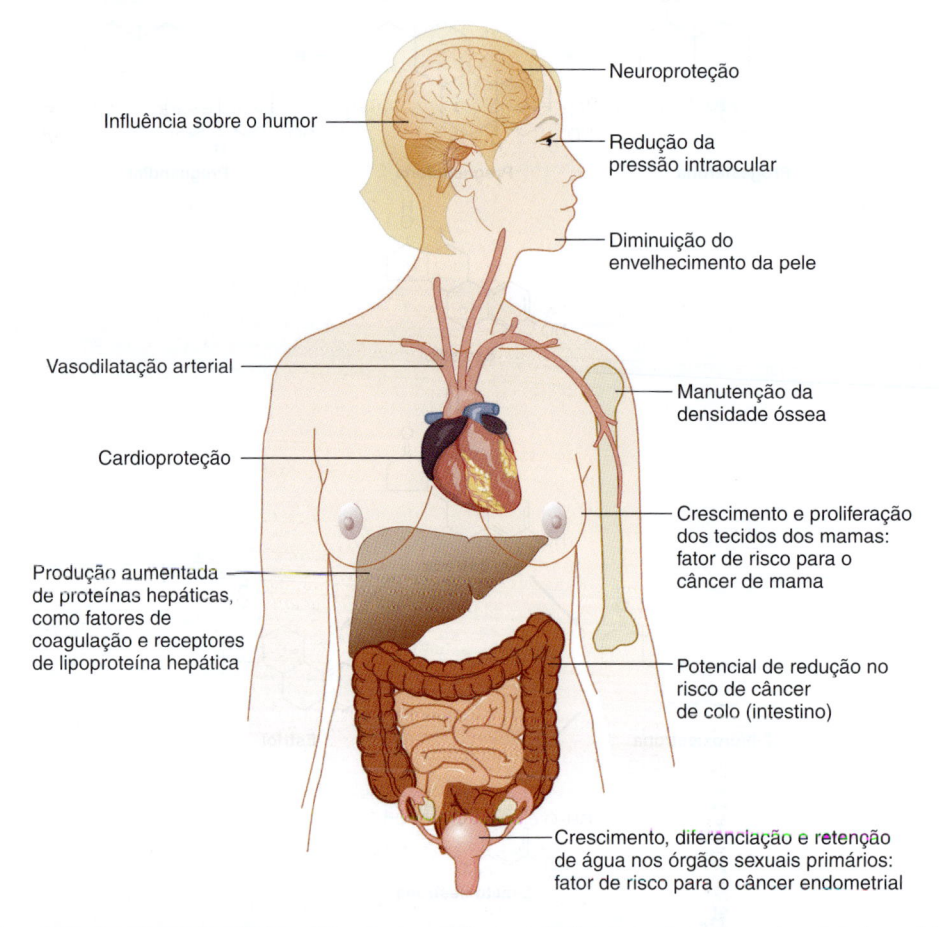

FIGURA 68-8 Efeitos sistêmicos dos estrogênios. Além de seus efeitos nos órgãos reprodutores, o estrogênio tem efeitos neuroprotetores e reduz as oscilações de humor que ocorrem na perimenopausa. O estrogênio é cardioprotetor, pode proteger contra o câncer de colo e tem efeitos vasodilatadores. No fígado, o estrogênio estimula a captação de lipoproteínas séricas e a produção de fatores de coagulação. O estrogênio protege contra a perda óssea. Na pele, aumenta o turgor e a produção de colágeno, bem como reduz a profundidade das rugas. (Reproduzida com permissão de Gruber CJ et al. Mechanisms of Disease: production and action of estrogens. *NEJM*, 2002;346:340. Direitos autorais Massachusetts Medical Society. Todos os direitos reservados.)

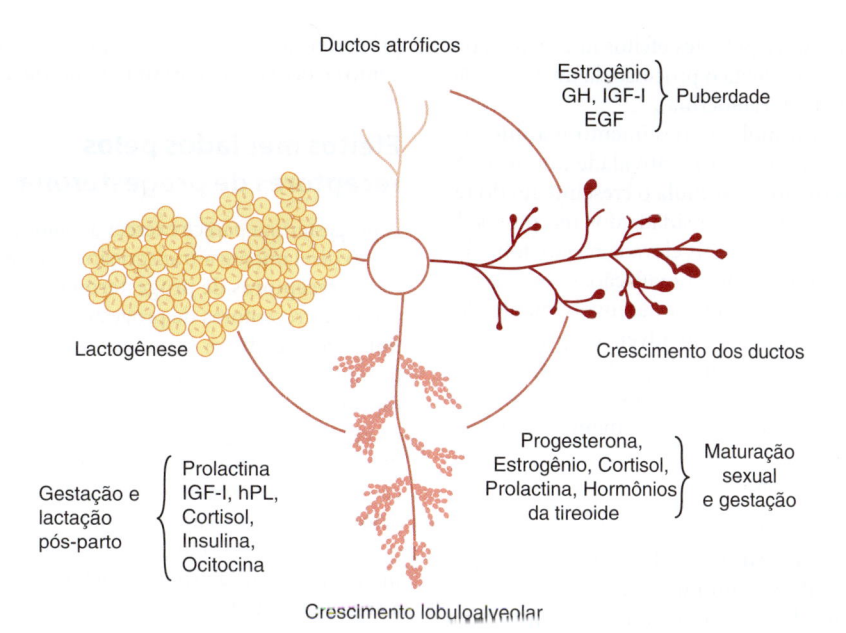

FIGURA 68-9 Regulação hormonal do desenvolvimento das mamas e lactogênese. O desenvolvimento da glândula mamária é iniciado na puberdade, por meio das ações do estradiol e de fatores de crescimento, e controlado durante a gestação pelos efeitos da prolactina e dos hPL. Ao longo da gestação, a progesterona inibe a lactogênese. Esse efeito inibitório é removido após o parto, quando os níveis de prolactina atuam sem restrição para estimular a lactogênese. Por meio de reflexos neuroendócrinos, a sucção estimula a liberação de ocitocina da neuro-hipófise, produzindo o reflexo de "descida do leite". hPL, lactogênios placentários humanos; GH, hormônio do crescimento; IGF-I, fator de crescimento semelhante à insulina I; EGF, fator de crescimento epidermal. (Modificada com permissão de Molina PE: *Endocrine Physiology*, 3rd ed. New York: McGraw-Hill Medical, 2010.)

do concentração séricas ocorrem na fase pré-ovulatória, e as mais baixas, durante a fase pré-menstrual (Figura 68-4). Os níveis de estradiol aumentam durante a gestação. Após a menopausa, as concentrações séricas de estradiol diminuem a valores semelhantes ou até inferiores aos observados nos homens de mesma idade.

A maior parte do estradiol liberado no sangue circula ligado à SHBG e à albumina, e apenas 2 a 3% circula na forma livre. O estradiol (assim como a androstenediona) é convertido em estrona (um estrogênio fraco) nos tecidos periféricos (Figura 68-7).

Efeitos genômicos mediados pelos receptores de estrogênio

Os receptores de estrogênio são membros da superfamília de receptores de hormônios esteroides (ver Figura 60-6). Dois subtipos de receptores de estrogênio, que diferem na estrutura e na distribuição tecidual e são codificados por genes diferentes, foram identificados. O **receptor de estrogênio α** é considerado o receptor clássico desse hormônio. Tal receptor é encontrado no endométrio, nas células mamárias cancerosas e no estroma ovariano. O **receptor de estrogênio β** é encontrado predominantemente nas células da granulosa e nas espermátides em desenvolvimento, assim como em vários outros tecidos-alvo não relacionados com o trato reprodutivo, inclusive os rins, a mucosa intestinal, o parênquima pulmonar, a medula óssea, os ossos, o cérebro, as células endoteliais e a próstata.

Os receptores de estrogênio são predominantemente nucleares, mas também se encontram no citoplasma. Semelhante a outros hormônios esteroides, o estrogênio livre difunde-se para o interior da célula e se liga ao domínio de ligação do ligante no receptor, o qual se dissocia de suas proteínas chaperonas citoplasmáticas. O complexo receptor-estrogênio transloca-se, então, para o interior do núcleo, onde se liga como homodímero ou heterodímero a sequências específicas do DNA, chamadas de elementos responsivos ao estrogênio, regulando assim a transcrição gênica. Os efeitos fisiológicos dos estrogênios mediados pela ativação transcricional levam de minutos até horas para ocorrerem.

Efeitos não genômicos do estrogênio

Alguns efeitos rápidos do estrogênio não podem ser explicados por um mecanismo transcricional (não genômico) e resultam da ação estrogênica direta sobre membranas celulares. Esses efeitos são mediados por formas de receptores de estrogênio típicos da membrana celular. Embora esses receptores permaneçam, em sua grande maioria, não caracterizados, acredita-se que sejam semelhantes aos seus parceiros intracelulares.

Ações fisiológicas do estrogênio nos órgãos-alvo

Sistema reprodutor

O estrogênio exerce efeitos múltiplos nos órgãos reprodutores (Figura 68-8).

- **Útero**: O estrogênio promove a proliferação do endométrio ao estimular a mitose e a angiogênese. Sensibiliza a musculatura lisa uterina para os efeitos da ocitocina ao aumentar a expressão de receptores de ocitocina e de proteínas contráteis. O estrogênio aumenta a produção de muco cervical aquoso.

- **Ovários**: O estrogênio exerce potentes efeitos mitóticos sobre as células da granulosa e aumenta o processo da diferenciação mediada pelo FSH (uma ação autócrina).
- **Mamas**: O estrogênio estimula o crescimento e a diferenciação do epitélio dos ductos, induz a atividade mitótica das células cilíndricas dos ductos e estimula o crescimento do tecido conectivo (Figura 68-9). A densidade dos receptores de estrogênio no tecido mamário é mais elevada na fase folicular do ciclo menstrual e diminui após a ovulação. O estrogênio também pode afetar indiretamente o desenvolvimento das glândulas mamárias ao aumentar os níveis de prolactina e progesterona e ao induzir receptores de progesterona no epitélio mamário. Os efeitos do estrogênio promotores de crescimento têm sido associados ao câncer de mama e de endométrio.
- **Outros sistemas do organismo**:
  (a) **Fígado**: O estrogênio afeta a expressão de genes de apoproteínas e aumenta a expressão de receptores de lipoproteínas, resultando na diminuição das concentrações séricas do **colesterol** total e do **colesterol-lipoproteína de baixa densidade** (C-LDL, do inglês *low-density lipoprotein cholesterol*), em aumentos séricos do **colesterol-lipoproteína de alta densidade** (C-HDL, do inglês *high-density lipoprotein cholesterol*), nas concentrações de triglicerídeos e, ainda, em uma diminuição nas concentrações séricas de lipoproteína A. O estrogênio regula a expressão hepática de genes envolvidos na **coagulação** e na **fibrinólise**. Ele diminui as concentrações plasmáticas de fibrinogênio, antitrombina III e proteína S, e do inibidor do ativador do plasminogênio do tipo 1. Níveis plasmáticos elevados de estrogênio estão associados a um potencial aumento na fibrinólise. O estrogênio estimula a síntese de proteínas de transporte (**globulina ligadora da tiroxina** e **transcortina**).
  (b) **Sistema nervoso central**: O estrogênio tem ações neuroprotetoras, e o seu declínio associado à idade está relacionado com um decréscimo da função cognitiva.
  (c) **Ossos**: De maneira geral, os efeitos dos estrogênios são antirreabsortivos. O estrogênio promove a maturação do osso e o fechamento do **disco epifisário** nos ossos longos no final da puberdade. Preserva a massa óssea ao reprimir a remodelação óssea e ao manter taxas equilibradas de formação e reabsorção óssea. O estrogênio afeta a geração, o tempo de vida e a atividade funcional tanto dos osteoclastos quanto dos osteoblastos. Diminui a formação e a atividade dos osteoclastos e estimula a apoptose dessas células.

PROGESTERONA

A progesterona é produzida pelas células tanto da teca quanto da granulosa. Consiste no hormônio ovariano predominante durante a fase lútea, período no qual a sua concentração plasmática aumenta cerca de 10 vezes. A produção de progesterona pelo corpo lúteo está, principalmente, sob o controle do LH. A maior parte (80%) da progesterona secretada circula ligada à albumina. Os alvos principais da progesterona são o aparelho reprodutor e o eixo hipotálamo-hipófise. A degradação da progesterona assemelha-se àquela dos androgênios e dos estrogênios e ocorre primariamente no fígado.

Efeitos mediados pelos receptores de progesterona

A progesterona parece exercer a maior parte de seus efeitos regulando diretamente a transcrição de genes por meio de duas proteínas **receptoras de progesterona** específicas, ditas A e B. Essas proteínas receptoras de progesterona têm origem a partir de um único gene e atuam como fatores de transcrição induzidos por ligante, regulando a expressão de genes ao se ligarem a elementos específicos no DNA responsivos à progesterona. A expressão de receptores de progesterona é aumentada pelo estrogênio e diminuída pela progesterona na maioria dos tecidos-alvo. A exposição prévia ao estrogênio induz a produção de receptores de progesterona e é necessária para que esta atue no sistema reprodutor.

A expressão no útero do receptor de progesterona está aumentada durante a primeira metade do ciclo menstrual. Durante a segunda metade, conforme os níveis séricos de progesterona aumentam, os níveis totais de receptores de progesterona no útero diminuem. Na metade e no final da fase lútea, a densidade dos receptores de progesterona nos epitélios glandular e luminal diminuem para níveis quase indetectáveis; por outro lado, as células do estroma e do miométrio continuam a expressar altos níveis de receptores de progesterona, apesar dos elevados níveis de progesterona circulante e da ausência de receptores de estrogênio.

Em geral, a progesterona atua no sistema reprodutor a fim de o preparar para o início e para a manutenção de uma gestação. Os papéis fisiológicos principais da progesterona ocorrem no útero e nos ovários, onde ela estimula a liberação do oócito maduro, facilita a implantação e mantém a gestação ao estimular o crescimento e a diferenciação uterinos e suprimir a contratilidade miometrial. No encéfalo, a progesterona modula o comportamento sexual. Níveis aumentados de progesterona durante a fase lútea aumentam tanto a temperatura central quanto a da pele. Isso resulta em um padrão bifásico de temperatura central ao longo do ciclo menstrual, com uma temperatura mais elevada na fase lútea do ciclo.

Ações fisiológicas da progesterona nos órgãos-alvo

- **Efeitos no útero durante o início da gestação**: A progesterona induz a diferenciação do estroma; estimula secreções glandulares, alterando o padrão das proteínas secretadas pelas células endometriais; e regula a proliferação cíclica durante o ciclo menstrual.

  A progesterona induz a proliferação e a diferenciação celular uterina no início da gestação ao regular a síntese de fatores de crescimento locais e a expressão célula-específica de seus receptores. Portanto, a progesterona regula a sensibilidade celular aos efeitos autócrinos e parácrinos dos fatores de crescimento, produzindo um ambiente favorável ao desenvolvimento embrionário inicial.

- **Promoção e manutenção da implantação**: A progesterona exerce um papel essencial no preparo do endométrio para a implantação de um oócito fertilizado. Facilita a implantação ao estimular a síntese de enzimas responsáveis pela lise da zona

pelúcida. Por fim, promove e mantém a implantação por meio de efeitos tanto no útero materno quanto no blastocisto em desenvolvimento.
- **Efeitos sobre a contratilidade uterina**: A progesterona induz a quiescência do **miométrio** ao aumentar o potencial de repouso da membrana e ao impedir o acoplamento elétrico entre as células miometrais. Também impede as contrações uterinas por bloquear a capacidade do estradiol de induzir a expressão na membrana de **receptores α-adrenérgicos** (a ativação α-adrenérgica causa contração). A progesterona diminui a síntese de prostaglandinas e aumenta sua taxa de inativação por meio da estimulação da **prostaglandina-15-desidrogenase**. Além disso, a progesterona contrapõe os efeitos estimulatórios do estrogênio na expressão da **prostaglandina endometrial F2α** na fase lútea do ciclo menstrual. A progesterona mantém os níveis de relaxina, inibindo a contração miometrial espontânea ou induzida por prostaglandinas, e contribui para a manutenção da implantação e da gestação inicial, aumentando a rede de fibras colágenas e a capacidade de distensão uterina.

Ao final da gestação, o decréscimo nos níveis de progesterona está associado a um aumento da atividade da prostaglandina-sintase e da produção de prostaglandina F2α, aumentando a contratilidade uterina. A antiprogestina *mifepristona* antagoniza as ações da progesterona na síntese e no catabolismo de prostaglandinas, estimulando sua produção e, portanto, exercendo efeitos abortivos.

- **Efeitos na lactação**: Nas glândulas mamárias, a progesterona estimula o desenvolvimento lóbulo-alveolar em preparo para a secreção de leite, mas impede a síntese das proteínas do leite antes do parto. A progesterona antagoniza os efeitos da prolactina na metade e no final da gestação, impedindo a síntese de proteínas do leite. A queda repentina de progesterona circulante que ocorre com o parto está associada a um concomitante aumento na secreção de prolactina e ao início da lactação.
- **Ações antiestrogênicas**: A progesterona antagoniza a indução exercida pelo estrogênio de muitos dos genes responsivos a hormônios já conhecidos. Esse efeito é mediado pela diminuição das proteínas dos receptores de estrogênio, diminuindo a concentração de estrogênio ativo (e antagonizando a ação do receptor de estrogênio em nível molecular), especialmente no útero.

A PLACENTA

Estrutura e função fisiológica

A placenta é derivada de dois tipos celulares principais, os quais são a fonte dos principais hormônios placentários. A camada celular externa do blastocisto, a precursora do trofoblasto, está em contato com o endométrio e sofre proliferação e penetração tecidual durante a implantação. O trofoblasto tem duas populações celulares, uma interna, o **citotrofoblasto**, e uma externa, o **sinciciotrofoblasto**. O lado materno da placenta contém as vilosidades coriônicas fetais que fornecem uma extensa superfície para trocas de nutrientes e de gases entre a circulação materna e a fetal. As vilosidades são cobertas por células-tronco multinucleadas do sinciciotrofoblasto e do citotrofoblasto, células do estroma e vasos sanguíneos. As células citotrofoblásticas das vilosidades são totalmente isoladas de elementos maternos, com exceção de algumas moléculas que podem ser transportadas através da placenta pelo sinciciotrofoblasto. Contudo, as células trofoblásticas externas às vilosidades estão expostas aos tecidos maternos. A porção central da placenta consiste em colunas celulares de citotrofoblasto densamente empacotadas e serve de suporte estrutural para as vilosidades subjacentes.

As funções fisiológicas da placenta podem ser classificadas como:

- de suporte: transportam nutrientes e oxigênio, os quais são necessários para o crescimento fetal; removem produtos de excreção;
- imunológica: suprimem o sistema imune local para evitar a rejeição imunológica do feto pela mãe;
- endócrina: incluem a síntese hormonal, o transporte e o metabolismo para proporcionar o crescimento e a sobrevivência do feto.

A incapacidade da placenta de desempenhar essas funções acarreta complicações múltiplas na gestação humana, incluindo *aborto*, *crescimento retardado* e *pré-eclâmpsia*.

Funções endócrinas da placenta

A placenta produz citocinas, hormônios e fatores de crescimento essenciais para a regulação da unidade fetomaterna. Além disso, a placenta expressa enzimas envolvidas no metabolismo, desempenhando um importante papel na proteção do feto contra os androgênios derivados da suprarrenal materna, pela atividade da aromatase, e contra os glicocorticoides, por meio da atividade da **11β-hidroxiesteroide-desidrogenase do tipo II**. Os principais hormônios placentários são os seguintes:

- **hCG**: o hCG é uma glicoproteína heterodimérica da mesma família dos hormônios FSH, LH e TSH. É produzido pelo sinciciotrofoblasto e liberado na circulação fetal e materna. É conhecido como o hormônio da gestação e consiste na base para o **teste de gravidez**. O hCG é detectado sorologicamente 6 a 8 dias após a implantação, e seus níveis atingem um pico de 60 a 90 dias de gestação, declinando a partir de então. O hCG tem semelhança estrutural e funcional com o LH, possui meia-vida muito mais prolongada e exerce seus efeitos fisiológicos primariamente por meio dos receptores de LH. A principal função do hCG é manter o corpo lúteo para assegurar a produção de progesterona até que a produção pela placenta seja efetiva. Os níveis maternos de hCG são um indicador útil do estado funcional do trofoblasto (saúde da placenta).
- **Lactogênio placentário humano e hormônio do crescimento**: o hPL (do inglês *human placental lactogen*) é produzido pelo sinciciotrofoblasto e secretado na circulação tanto fetal como materna após a sexta semana de gestação. No feto, o hPL modula o desenvolvimento embrionário, contribui para a regulação do metabolismo intermediário e estimula a produção de IGFs, insulina, hormônios adrenocorticais e surfactante pulmonar. Durante a gestação, o hGH-V, uma variante do GH que é expressa pela placenta, torna-se o GH predominante na mãe. Esse hormônio tem semelhança estrutural e funcional com o GH hipofisário e não é liberado para o

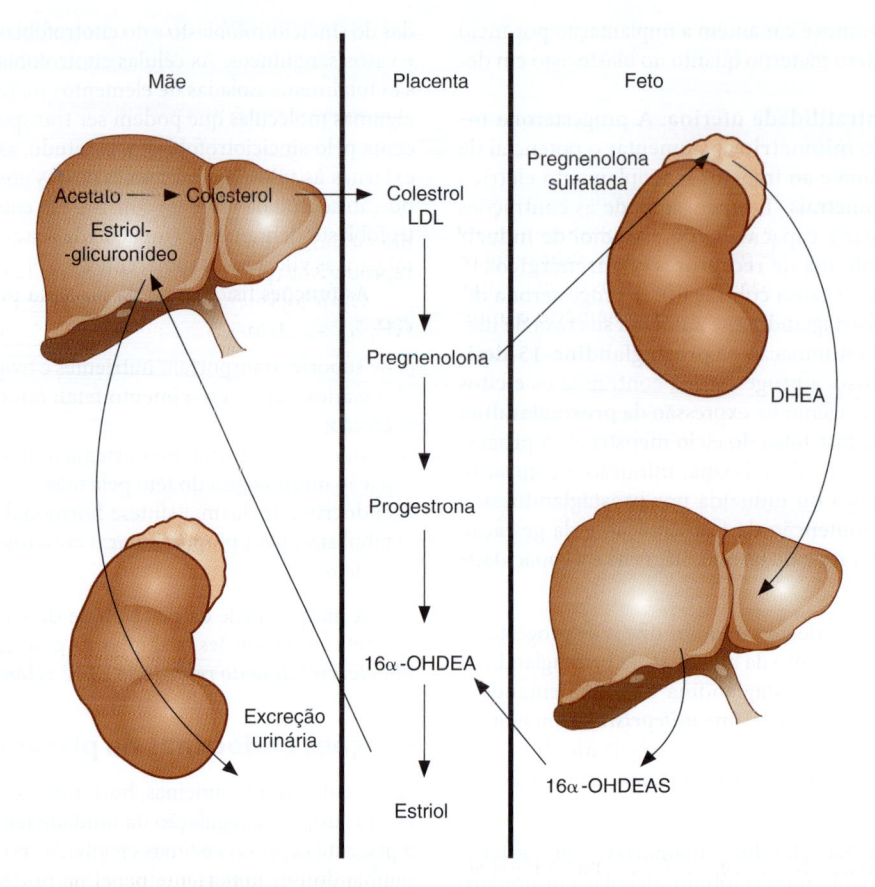

FIGURA 68-10 Síntese de hormônios da unidade fetoplacentária. A produção de estrogênios pela placenta requer a interação coordenada entre a produção fetomaterna de hormônios esteroides da glândula suprarrenal. A placenta não possui a 17α-hidroxilase, sendo assim incapaz de converter a progesterona em estrogênios ou de produzir androgênios. Androgênios derivados das glândulas suprarrenais materna e fetal (desidroepiandrosterona sulfatada, DHEAS) são necessários para a produção de 17β-estradiol e estrona. O estriol é sintetizado por meio da aromatização da 16α-hidroxiandrostenediona derivada da 16α-hidroxiepiandrosterona sulfatada (16α-OHDEAS) produzida pelo fígado fetal e dessulfatada na placenta. A 16α-hidroxiepiandrosterona sulfatada, por sua vez, é derivada da DHEAS produzida na glândula suprarrenal fetal. LDL, lipoproteína de baixa densidade; 16α-OHDEA, 16α-hidroxiepiandrosterona. (Modificada com permissão de Molina PE: *Endocrine Physiology*, 3rd ed. New York: McGraw-Hill Medical, 2010.)

feto. A partir da 15ª à 20ª semana de gestação, e até o final da gravidez, o GH placentário gradativamente substitui o GH hipofisário materno, o qual se torna indetectável. O hGH-V estimula a produção de IGF-I e modula o metabolismo intermediário da mãe, aumentando a disponibilidade de glicose e aminoácidos para o feto. O GH placentário não é detectável na circulação fetal e, assim, não parece ter um efeito direto no crescimento do feto.

- **Progesterona**: a maior fonte da progesterona na fase inicial da gravidez é o corpo lúteo sob o controle do hCG. Aproximadamente a partir da 8ª semana de gestação, a placenta (sinciciotrofoblasto) se torna a principal fonte de progesterona, acarretando níveis cada vez mais elevados de progesterona materna ao longo da gestação. Uma vez que a placenta é incapaz de produzir colesterol a partir do acetato, o colesterol necessário para a síntese da progesterona placentária deriva do LDL circulante. Conforme discutido anteriormente, a progesterona exerce um papel importante na manutenção da quiescência da contratilidade uterina durante a gestação, inibindo a síntese de prostaglandinas e modulando a resposta imunológica para manter a gestação;

- **Estrogênio**: a principal fonte de estrogênio durante a fase inicial da gestação é o corpo lúteo, substituído mais adiante pela produção placentária. A produção de estrogênio pela placenta requer a interação coordenada da produção fetal e materna de hormônios esteroides da glândula suprarrenal (unidade fetoplacentária da biossíntese de esteroides). A placenta não apresenta a atividade da 17α-hidroxilase e é, portanto, incapaz de converter progesterona em estrogênio ou de produzir androgênios. Essa ausência de produção de androgênios pela placenta protege o feto feminino da masculinização; essa proteção é ainda reforçada pela grande atividade da aromatase, que converte os androgênios derivados da suprarrenal de origem materna e fetal em estrogênios. Portanto, androgênios maternos e fetais derivados da suprarrenal (desidroepiandrosterona sulfatada [DHEAS]) são necessários para a produção placentária de 17β-estradiol e estriol. O **estriol** é sintetizado pela aromatização da 16α-hidroxiandrostenediona derivada da 16α-hidroxiepiandrosterona sulfatada produzida pelo fígado fetal e dessulfatada na placenta (Figura 68-10). A 16α-hidroxiepiandrosterona sulfatada deriva de DHEAS produzida na glândula suprarrenal fetal. As enzimas envolvidas são a sulfatase placentária (desconjugação da DHEAS), 3β'''-hidroxiesteroide-desidrogenase (conversão da pregnenolona em progesterona) e aromatase. Os efeitos fisiológicos principais do estrogênio durante a gestação incluem estímulo ao crescimento uterino, síntese de prostaglandinas, espessamento do epitélio vaginal, sensibilização dos efeitos da ocitocina, crescimento e desenvolvimento do epitélio mamário e inibição da produção de leite.

- **Hormônio liberador de corticotrofina (CRH)**: o CRH é produzido pelas células do sinciciotrofoblasto e do trofoblasto da placenta. Sua estrutura e sua função assemelham-se àquelas do CRH derivado do hipotálamo. A concentração de CRH aumenta ao longo da gestação e chega ao seu máximo durante o parto. A produção placentária de CRH tem sido associada à duração da gestação em humanos. O CRH é secretado na circulação materna em grandes quantidades durante o terceiro trimestre de gestação e pode ter um importante papel no início do trabalho de parto.

GESTAÇÃO E LACTAÇÃO

Controle hormonal do parto

A contratilidade uterina durante a gestação e o parto pode ser dividida em pelo menos quatro fases distintas:

- **Fase 0**: Durante a gestação, o útero é mantido em um estado relativamente quiescente, devido sobretudo aos efeitos da progesterona. Fatores adicionais envolvidos na modulação da atividade uterina durante esse período são a prostaciclina, a relaxina, o peptídeo relacionado com o hormônio da paratireoide e o CRH. O início do parto resulta da transição da fase de quiescência (fase 0) para a de ativação (fase 1);
- **Fase 1**: Essa fase do parto está associada à ativação da função uterina e caracteriza-se pela liberação dos mecanismos que mantinham a quiescência uterina ao longo da gestação e, também, pela ativação dos fatores promotores da atividade uterina. Esses fatores incluem a distensão e a tensão causadas pelo feto completamente crescido, a ativação do eixo hipotálamo-hipófise-suprarrenal fetal e o aumento da síntese de prostaglandinas. O estiramento mecânico ou a ação hormonal leva à regulação da expressão gênica de proteínas que facilitam a contração da musculatura lisa, incluindo as **conexinas** (componentes-chave das junções comunicantes), os receptores de prostaglandinas e de ocitocina e as proteínas de canais iônicos;
- **Fase 2**: Essa fase do parto é um período de ativa contração uterina, estimulada pelas prostaglandinas, pela ocitocina e pelo CRH. As prostaglandinas, especialmente aquelas produzidas pelos tecidos intrauterinos, têm um papel central no início e na progressão do parto. Elas induzem a contratilidade miometrial e auxiliam a produzir as alterações associadas ao "relaxamento" do colo uterino no começo do parto;
- **Fase 3**: Essa fase ocorre pós-parto e envolve a involução do útero depois da saída do feto e da placenta. Ocorre principalmente devido aos efeitos da ocitocina.

Desenvolvimento das glândulas mamárias

O desenvolvimento das glândulas mamárias envolve proliferação celular, diferenciação e morfogênese. A maior parte do desenvolvimento das glândulas mamárias ocorre no período pós-natal e envolve a bifurcação e a extensão de pontos de crescimento dos ductos e dos lóbulos secretórios dentro de um estroma de gordura. Esse processo é regulado pelas alterações associadas nos hormônios e fatores de crescimento durante os vários estados reprodutivos (puberdade e gestação) (Figura 68-9).

O **alongamento dos ductos** é mediado por estrogênio, GH, IGF-I e fator de crescimento epidermal. A **bifurcação dos ductos** e o **brotamento dos alvéolos** são regulados por progesterona, prolactina e hormônios da tireoide. A progesterona estimula a bifurcação lateral dos ductos e o desenvolvimento alveolar. A prolactina atua diretamente sobre o epitélio mamário para induzir o desenvolvimento alveolar. A progesterona e a prolactina agem sinergicamente para estimular a proliferação do epitélio dos ductos.

Durante a gestação, prolactina, progesterona e hPL atuam nas unidades dos ductos lobulares para promoverem a expansão e a diferenciação de sua função secretória. Esse estágio da diferenciação mamária em uma função secretória é chamado de **estágio I da lactogênese**. Os níveis elevados de progesterona impedem a produção de leite durante esse período.

O segundo estágio (**estágio II da lactogênese**) inicia-se após o final da gestação. A queda súbita da progesterona circulante que acompanha o parto, em associação ao concomitante aumento na secreção da prolactina, marca o início da lactação. O decréscimo nos níveis de progesterona resulta na remoção da inibição da síntese de **α-lactoalbumina** e **β-caseína**. Na presença de prolactina, insulina e glicocorticoides, fica estabelecida a síntese das proteínas do leite. A produção continuada de leite é mantida pela secreção de prolactina pela adeno-hipófise ao longo de todo o período de lactação. Os elevados níveis de prolactina devem-se em parte à síntese lactotrófica aumentada resultante dos elevados níveis de estrogênio durante a gestação.

A **prolactina** é o principal regulador da síntese das proteínas do leite, por meio de seus efeitos nos receptores de prolactina localizados nas células epiteliais mamárias. A liberação de prolactina está sob o controle negativo da dopamina; assim, análogos farmacológicos da dopamina, como a bromocriptina, inibem a lactogênese. O final da amamentação, ou a cessação do período de lactação, é seguido pela involução das unidades lobulares dos ductos terminais mediada pela apoptose das células alveolares e por remodelação glandular, retornando a mama ao seu estado maduro quiescente.

Controle hormonal da secreção e ejeção do leite

O início da produção adequada de leite durante o período pós-parto requer um epitélio mamário desenvolvido, uma elevação persistente da prolactina plasmática e um decréscimo nos níveis circulantes de progesterona. A secreção de leite das glândulas mamárias é acionada pela estimulação de receptores táteis nos mamilos pela sucção. Impulsos sensoriais são transmitidos aos neurônios ocitocinérgicos secretórios no hipotálamo, o qual, em resposta, libera ocitocina na circulação sistêmica. A **ocitocina** produz a contração das células mioepiteliais dos ductos lactíferos, seios lactíferos e alvéolos do tecido mamário.

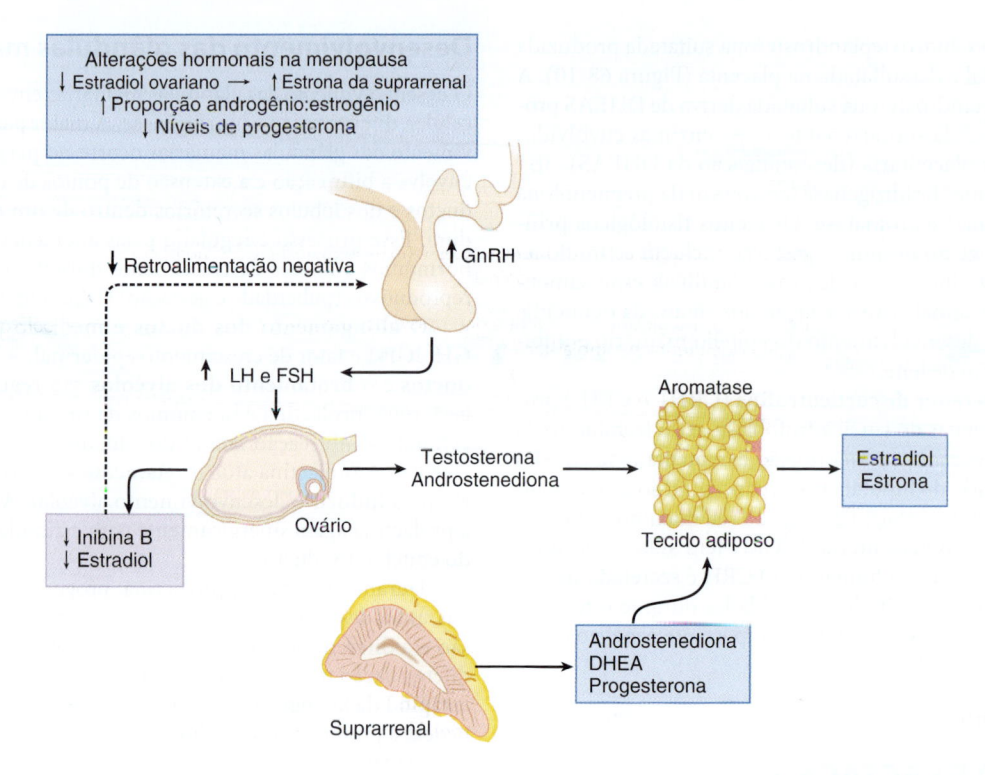

FIGURA 68-11 Alterações na produção de hormônios ovarianos e gonadotrofinas associadas ao envelhecimento. Níveis mais baixos de inibina B e estradiol resultam em uma regulação diminuída por retroalimentação negativa da liberação de gonadotrofinas, aumentando o FSH e o LH. A produção de androstenediona e de testosterona continua durante o início do climatério, havendo alguma conversão para o estradiol por atividade da aromatase do tecido adiposo. A androstenediona derivada da suprarrenal é convertida em estrona, especialmente no tecido adiposo. (Reproduzida com permissão de Gruber CJ et al. Production and action of estrogens. *NEJM*, 2002;346:340. Direitos autorais Massachusetts Medical Society. Todos os direitos reservados.)

ALTERAÇÕES NO SISTEMA REPRODUTOR FEMININO RELACIONADAS COM A IDADE

PUBERDADE

A puberdade feminina tem início a partir de pulsos noturnos de baixa amplitude de liberação de gonadotrofinas. A síntese e a secreção aumentadas de estrogênio pelos ovários causam a maturação esquelética progressiva que, ao final, leva à fusão epifisária e ao término do crescimento linear. O início da puberdade causa um rápido aumento na massa óssea que se correlaciona com a idade óssea. O estágio inicial da puberdade nas meninas (entre 8 e 13 anos) envolve o desenvolvimento das mamas, acompanhado pelo crescimento ovariano e folicular. Esses eventos são seguidos pelo crescimento de pelos pubianos e axilares e pelo início da menstruação (aproximadamente aos 13 anos de idade), os quais são induzidos por androgênio e estrogênio, indicando que há uma produção suficiente de estrogênios para estimular a proliferação endometrial. Os primeiros ciclos costumam ser anovulatórios, tornando-se totalmente ovulatórios depois de 2 ou 3 anos. Nas meninas, as concentrações séricas de **leptina** aumentam conforme progride o desenvolvimento da puberdade. Esse aumento dos níveis de leptina ocorre em paralelo ao aumento na massa de gordura do corpo.

MENOPAUSA

A menopausa é a cessação permanente da menstruação, resultante da perda da atividade folicular ovariana*. É precedida por um **período perimenopausal**, que inicia quando os primeiros sintomas da menopausa iminente começam a aparecer (i.e., sangramentos menstruais e frequências dos ciclos irregulares) e persiste por até pelo menos 1 ano após o final do período menstrual. Durante a **transição menopausal**, gonadotrofinas, estradiol e inibina mostram um marcante grau de variabilidade em seus níveis circulantes. Dentro de 1 a 2 anos após o último período menstrual, ou o início da menopausa, os níveis de FSH estão significativamente aumentados; os de LH, moderadamente elevados, e os de estradiol e inibina, baixos ou indetectáveis. Após a menopausa, a androstenediona da suprarrenal passa a ser a principal fonte de estrogênio, e os níveis de testosterona decrescem moderadamente.

A partir dos 30 anos, a apoptose folicular ovariana acelera-se, levando a um declínio constante da produção de estradiol ovariano (Figura 68-11). Essa perda da função ovariana resulta em uma perda de 90% do estradiol circulante. Entretanto, a

---

* N. de R.T. Conceitualmente, a menopausa corresponde à última menstruação. O período anterior e após à menopausa, que corresponde à transição entre a fase reprodutiva e a não reprodutiva feminina, é referido como climatério.

TABELA 68-1 Principais métodos contraceptivos

Método	Mecanismo envolvido
Contraceptivos esteroides	Suprimem o pico de LH, impedindo a ovulação
Dispositivos intrauterinos	Impedem a implantação do blastocisto ao alterarem a superfície endometrial. Alguns liberam progesterona, modificando o revestimento endometrial
Métodos de barreira: preservativo, gel e diafragma	Evitam a fertilização ao interferirem no acesso do espermatozoide à cavidade uterina ou ao destruírem o espermatozoide na cavidade vaginal
Esterilização	Interrompe cirurgicamente a continuidade das tubas uterinas, prejudicando o acesso do oócito fertilizado à cavidade uterina e a implantação
Abortivo	A antiprogestina mifepristona promove um aumento na síntese de prostaglandina F2α, levando à expulsão do embrião
Rítmico	Baseia-se nas mudanças na espessura do muco e da temperatura corporal ao longo do ciclo menstrual, indicando um período "seguro" para relações sexuais

síntese extragonadal de estrogênio aumenta em função da idade e do peso do corpo, e a maior parte de estradiol é formada pela conversão extragonadal da testosterona. O estrogênio predominante nas mulheres após a menopausa é o estrogênio fraco **estrona**, produzido pela conversão da androstenediona pela aromatase.

O declínio na função ovariana associado ao período perimenopausal é também responsável pelo declínio precoce na liberação de inibina B, levando ao aumento da fase folicular do FSH. Acredita-se que o decréscimo sérico de inibina B possa refletir o decréscimo relacionado com a idade da reserva folicular ovariana, a qual é a fonte primária de inibina B. O aumento sérico tardio de LH durante a transição para a menopausa se deve à cessação do desenvolvimento folicular ovariano. Apesar do decréscimo de 30% na frequência dos pulsos de GnRH com a idade, ocorre um aumento na quantidade geral de GnRH secretado. Os níveis de FSH aumentam gradativamente com a idade em mulheres que continuam a ciclar regularmente. As consequências da perda da função ovariana durante a vida reprodutiva podem ser graves. Os sintomas incluem **calorões**, suor noturno, ressecamento vaginal e **dispareunia** (coito dolorido), perda de libido, perda da massa óssea com subsequente **osteoporose** e anormalidades da função cardiovascular, com aumento substancial do risco de **doença isquêmica cardíaca**. Como já mencionado, os estrogênios (como os androgênios) exercem papéis metabólicos gerais que não estão diretamente envolvidos com a reprodução. Incluem ações na função vascular, no metabolismo de lipídeos e carboidratos, na mineralização óssea e no fechamento epifisário; assim, os estrogênios atuam em locais como mamas, ossos, vasculatura e encéfalo. Nesses locais, a ação da aromatase pode gerar altos níveis locais de estradiol sem afetar significativamente os níveis circulantes. Os precursores circulantes de esteroide C_{19} são substratos essenciais para a síntese de estrogênio extragonadal. Os níveis desses precursores androgênicos declinam bastante com o avanço da idade feminina, possivelmente a partir da metade para o final dos anos reprodutivos. Acredita-se que isso contribua para um risco aumentado de perda mineral dos ossos e de fraturas e, possivelmente, para o declínio da função cognitiva nas mulheres em comparação aos homens.

A CONTRACEPÇÃO E O APARELHO REPRODUTOR FEMININO

As múltiplas etapas envolvidas na regulação da produção hormonal ovariana, as consequentes modificações do endométrio e a regulação da motilidade uterina estão todas sob um rígido controle, garantindo a ovulação, a fertilização, a implantação e a manutenção da gestação. Várias estratégias têm sido utilizadas para a contracepção. Algumas das principais intervenções estão resumidas na Tabela 68-1.

DOENÇAS DA SUPERPRODUÇÃO E DA SUBSECREÇÃO DE HORMÔNIOS OVARIANOS

Alterações na função endócrina reprodutiva feminina têm múltiplas etiologias e produzem manifestações que vão da **puberdade precoce** à infertilidade, dependendo da idade em que ocorrem. As mais frequentes são anormalidades no ciclo menstrual, consistindo tanto em ausência de menstruação (**amenorreia**) quanto em excesso de sangramento (**metrorragia**) e infertilidade. Anormalidades do desenvolvimento e função ovarianos são, em geral, causadas pelo desenvolvimento defeituoso das gônadas e raramente por defeitos na síntese de esteroides ovarianos. Em geral, a produção hormonal ovariana aumentada ocorre em decorrência de um aumento na liberação de gonadotrofinas (**hipergonadismo hipergonadotrófico**) relacionado com tumores, doenças inflamatórias do sistema nervoso e traumas à cabeça, entre outras causas, ou resulta do excesso de produção hormonal por tumores ovarianos. A produção diminuída de hormônios ovarianos pode ser genética (p. ex., mutações nos genes dos receptores de LH e de FSH, mutação da subunidade β do FSH, deficiências enzimáticas) ou adquirida (p. ex., por radiação), apesar de a liberação de gonadotrofinas ser adequada (**hipogonadismo hipergonadotrófico**). A produção hormonal ovariana diminuída devido a uma liberação deficiente de gonadotrofinas (**hipogonadismo hipogonadotrófico**) é rara e pode resultar de mutações do gene para o receptor de GnRH, lesões na área hipotalâmica e outras causas.

CORRELAÇÃO CLÍNICA

CASO A

Uma mulher na pós-menopausa apresenta história de dor na porção inferior da coluna. Sua última menstruação foi há 20 anos, e ela nunca realizou terapia de reposição hormonal. A mulher relata um episódio de fratura do punho quatro anos antes dessa visita ao médico. Imagens da coluna lombar revelam uma nova fratura vertebral. Uma absorciometria dos raios X de dupla energia mostra baixa densidade óssea mineral. A partir disso, o diagnóstico de osteoporose é concluído.

A *osteoporose* na pós-menopausa é uma doença comum, com sintomas que vão desde perda óssea assintomática até fraturas debilitantes. A osteoporose é uma doença de fragilidade esquelética aumentada, acompanhada por baixa densidade de minerais nos ossos medida pela absorciometria dos raios X de dupla energia. As fraturas ocorrem devido à deterioração microarquitetônica resultante da deterioração do esqueleto trabecular e cortical. Fatores de risco para osteoporose incluem baixa ingestão de cálcio e de vitamina D, vida sedentária, fumo, uso de álcool e baixo estrogênio.

CASO B

Uma bailarina de 19 anos procura auxílio médico porque nunca menstruou. Sua altura é apropriada para sua idade e de acordo com a altura de seus pais. O índice de massa corporal (IMC) é de 19%. O exame físico não revelou nenhuma anormalidade no clitóris ou na vagina. Nenhum problema físico foi identificado. Dados laboratoriais foram negativos quanto a elevações de prolactina. Foi diagnosticada amenorreia induzida pelo "exercício físico".

Um tipo frequente de amenorreia em adolescentes é a hipotalâmica. Uma deficiência energética resulta em suspensão da secreção hipotalâmica de GnRH na anorexia nervosa, na amenorreia induzida pelo exercício físico e na amenorreia associada a doenças crônicas. Isso ocorre, em parte, por deficiência de leptina devido à escassez de tecido adiposo. A leptina é um hormônio secretado pelo tecido adiposo e responsável por sinalizar disponibilidade energética. Atletas jovens, em especial bailarinas, que começam a treinar em idade muito precoce, podem apresentar amenorreia primária, e isso está com frequência associado ao IMC e ao peso corporal. Fatores adicionais contribuem para a parada da menstruação, como o decréscimo da aromatização dos androgênios em estrogênio, resultando em baixa massa de tecido adiposo.

RESUMO DO CAPÍTULO

- A liberação de gonadotrofinas está sob o controle de retroalimentação positiva e negativa por hormônios esteroides ovarianos e peptídicos.
- A síntese de estrogênios requer a regulação do metabolismo do FSH e do LH coordenado pelas células da granulosa e da teca do folículo ovariano.
- O LH e o FSH resgatam folículos ovarianos selecionados para a apoptose e estimulam o seu crescimento e maturação.
- O corpo lúteo é um órgão endócrino temporário que exerce um papel central durante os estágios iniciais da gestação.
- O ciclo ovariano produz alterações cíclicas na produção de hormônios esteroides, o que, em paralelo, produz alterações morfológicas e funcionais marcantes no endométrio, preparando-o para a implantação do embrião.
- O estrogênio tem efeitos sistêmicos importantes que podem interferir no risco de doenças cardiovasculares, osteoporose e câncer endometrial e mamário.
- A progesterona assegura a quiescência uterina e impede a lactogênese durante a gestação.
- O desenvolvimento morfológico da glândula mamária ocorre durante a puberdade e é funcionalmente modificado durante a gestação pela prolactina e pelo hPL, assegurando assim a lactogênese.

QUESTÕES PARA ESTUDO

1. Uma paciente de 30 anos chega ao consultório porque não menstrua há 2 meses. A sua história indica períodos menstruais regulares no passado. Durante o exame físico, o médico suspeita que ela talvez esteja grávida. Quais dos seguintes valores laboratoriais seriam compatíveis com o diagnóstico?
   A) Baixa progesterona plasmática e elevado LH
   B) Alta prolactina, baixo LH e baixa progesterona
   C) Estradiol urinário elevado e baixa progesterona
   D) hCG urinário elevado e progesterona plasmática elevada

2. Uma paciente com 5 meses de gravidez é encaminhada ao consultório devido à hipertensão recém-diagnosticada. Há preocupação de que o feto e a placenta estejam comprometidos. Para avaliar a saúde do feto e da placenta, quais das seguintes medidas hormonais seriam mais informativas?
   A) Estradiol urinário e hCG sérico
   B) Progesterona e prolactina séricas
   C) LH e hPL séricos
   D) Estriol urinário e progesterona sérica

Integração Endócrina da Energia e do Equilíbrio Eletrolítico

CAPÍTULO 69

Patricia E. Molina

OBJETIVOS

- Identificar as variações normais das concentrações de glicose no plasma e a regulação hormonal do seu metabolismo, armazenamento e mobilização.
- Identificar os papéis específicos de insulina, glucagon, glicocorticoides, catecolaminas, hormônio do crescimento e hormônios da tireoide na regulação da utilização, do armazenamento e da mobilização de substratos energéticos.
- Descrever a regulação hormonal do metabolismo de substratos energéticos quando o indivíduo está alimentado e em jejum, bem como compreender as consequências da sua desregulação.
- Identificar os mecanismos envolvidos na manutenção a longo prazo do equilíbrio energético.
- Identificar os níveis normais de ingestão de sódio na dieta, sua distribuição corporal e vias de excreção; explicar os papéis do hormônio antidiurético, da aldosterona, da angiotensina e do peptídeo natriurético atrial na regulação do equilíbrio do sódio.
- Identificar as variações normais da ingestão de potássio na dieta, sua distribuição corporal e as vias de excreção; explicar a regulação hormonal da concentração de potássio no plasma e sua distribuição e equilíbrio em situações agudas e crônicas.

REGULAÇÃO NEUROENDÓCRINA DO ARMAZENAMENTO, MOBILIZAÇÃO E UTILIZAÇÃO DE ENERGIA

Duas fases distintas diretamente relacionadas com a ingestão de uma refeição se alternam durante todo o dia na regulação do metabolismo energético. O **estado alimentado** reflete o **metabolismo anabólico**, durante o qual a energia é armazenada sob a forma de compostos ricos em energia (trifosfato de adenosina [ATP], fosfocreatina), glicogênio, lipídeos e proteínas. A **fase de jejum**, ou **catabólica**, é o período durante o qual as reservas de energia endógena são utilizadas.

As fases anabólica e catabólica se alternam a fim de se preservar o adequado suprimento de glicose para o encéfalo e de se dispor de energia suficiente para serem mantidas as funções corporais, como a **termorregulação** (manutenção da temperatura central constante), a **digestão** de alimentos e a atividade física. Os dois principais hormônios envolvidos na manutenção desse equilíbrio são a **insulina** e o **glucagon**. A relação desses dois hormônios em particular desempenha um papel importante na regulação do metabolismo dos substratos (resumido na Tabela 69-1). No entanto, vários outros hormônios conhecidos e recém-descobertos participam da regulação do metabolismo energético em diferentes graus, de acordo com idade, sexo, estado nutricional e demandas metabólicas individuais.

Como o **sistema nervoso autônomo** também interage com o sistema endócrino na modulação do metabolismo da glicose e dos lipídeos, o sistema está envolvido na regulação neuroendócrina. O sistema nervoso autônomo exerce seus efeitos tanto direta quanto indiretamente. Por exemplo, a ativação do **sistema nervoso simpático** pela liberação de noradrenalina dos terminais nervosos e a liberação de **adrenalina** pela medula suprarrenal estimulam a **glicogenólise** no músculo esquelético, a liberação de glucagon e a produção de glicose hepática, enquanto inibem a liberação de insulina (Figura 69-1).

TABELA 69-1 Regulação dos processos metabólicos pela relação insulina/glucagon

Anabólico (↑ I:G)	Processo metabólico	Catabólico (↓ I:G)
↑	Síntese de glicogênio (fígado e músculo)	↓
↓	Degradação de glicogênio	↑
↓	Gliconeogênese	↑
↑	Síntese de ácidos graxos e de triglicerídeos (hepatócitos e tecido adiposo)	↓
↑	Síntese de proteína muscular	↓
↑	Lipogênese e formação de triglicerídeos	↓
↓	Lipólise	↑
↓	Oxidação de ácidos graxos livres	↑
↓	Formação de corpos cetônicos	↑
↓	Proteólise muscular	↑

I, insulina; G, glucagon.

REGULAÇÃO NEUROENDÓCRINA DO METABOLISMO ENERGÉTICO DURANTE O ESTADO ALIMENTADO

Glicose

A regulação da glicose no sangue ocorre por interações entre mecanismos autorreguladores hormonais, neurais e hepáticos. Após uma refeição (**estado pós-prandial**), em resposta ao aumento da liberação de insulina no pâncreas, a captação de glicose aumenta no músculo, no tecido adiposo e no fígado; a produção de glicose pelo fígado é suprimida; e a síntese de glicogênio é aumentada.

A utilização de glicose por tecidos sensíveis à insulina é regulada inicialmente por um aumento no transporte de glicose e pela fosforilação de enzimas, o que leva à ativação da **glicogênio-sintase**, da **fosfofrutocinase** e da **piruvato-desidrogenase** (ver Figura 66-5). A maior parte da glicose captada devido à estimulação pela insulina é armazenada como glicogênio.

Tecido adiposo

A maior parte das reservas de energia do corpo é armazenada no tecido adiposo na forma de triglicerídeos nos adipócitos. O principal hormônio envolvido na lipogênese é a insulina, por meio da ativação de enzimas lipogênicas. Opondo-se aos efeitos da insulina, estão o hormônio do crescimento e a leptina (descritos mais adiante), que inibem a lipogênese. O equilíbrio entre a lipogênese e a lipólise acompanhado pela oxidação dos ácidos graxos determina o acúmulo de gordura corporal. Ambos os processos estão sob regulação de hormônios e citocinas.

Proteína

O equilíbrio entre a síntese proteica e a degradação é regulado por interações entre mediadores hormonais, nutricionais, neurais e inflamatórios. A regulação hormonal do metabolismo de proteínas está predominantemente sob a influência da **insulina**, do **hormônio do crescimento** (**GH**, do inglês *growth hormone*) e do **fator de crescimento semelhante à insulina 1** (IGF-1, do inglês *insulin-like growth factor-I*). Durante o estado alimentado, a insulina age principalmente para inibir a proteólise, e o GH estimula a síntese proteica. O IGF-1 tem efeitos antiproteolíticos durante o estado pós-absortivo, que evoluem para a estimulação da síntese de proteínas no estado alimentado ou quando aminoácidos são fornecidos. O GH e a testosterona são de grande importância durante o crescimento e o desenvolvimento, assim como durante a idade adulta e a senescência.

REGULAÇÃO NEUROENDÓCRINA DO METABOLISMO ENERGÉTICO DURANTE O ESTADO DE JEJUM

Durante o jejum pós-absortivo, o catabolismo das reservas de energia fornece a energia necessária para as funções corporais. A quantidade de energia despendida por um indivíduo, em repouso, medida de 12 a 14 horas após a última refeição, em temperatura corporal normal (ou termoneutra), é chamada de **taxa metabólica basal** (**TMB**). A TMB é a quantidade de energia necessária para manter a respiração, a atividade do encéfalo, a atividade enzimática e outras funções sem qualquer movimento físico do indivíduo. Qualquer desvio a partir da condição basal, como mudanças da temperatura corporal (**febre** ou **hipotermia**), o nível de atividade do indivíduo (acordado ou dormindo) ou o tempo a partir da última refeição (estado alimentado ou jejum), irá afetar a taxa metabólica. Além disso, a TMB pode ser diretamente afetada pela ação hormonal, principalmente pelos **hormônios da tireoide**, o que aumenta a atividade da bomba Na^+-K^+-ATPase e a temperatura corporal, resultando em um aumento na TMB.

Glicose

No estado pós-absortivo em repouso, a liberação de glicose a partir do fígado através da **glicogenólise** e da **gliconeogênese** é o principal processo sob regulação. Durante o jejum, a produção de glicose pelo fígado está aumentada, e a utilização de glicose periférica é inibida. De início, a produção de glicose pelo fígado é obtida pela degradação das reservas de glicogênio hepático através da glicogenólise. Após uma noite em jejum, a glicogenólise fornece cerca de 50% da produção total de glicose no fígado. Como as reservas de glicogênio hepático são depletadas durante o período de jejum prolongado (aproximadamente 60 horas), a contribuição da glicogenólise para a produção hepática de glicose torna-se insignificante, com predomínio da gliconeogênese hepática. A glicogenólise depende da atividade das enzimas glicogênio-sintase e fosforilase (ver Figura 66-4). A gliconeogênese é regulada pelas atividades da frutose-1,6-bifosfatase, fosfoenolpiruvato carboxicinase, piruvato cinase e piruvato-desidrogenase, e pela disponibilidade dos principais precursores gliconeogênicos como lactato, glicerol, glutamina e alanina.

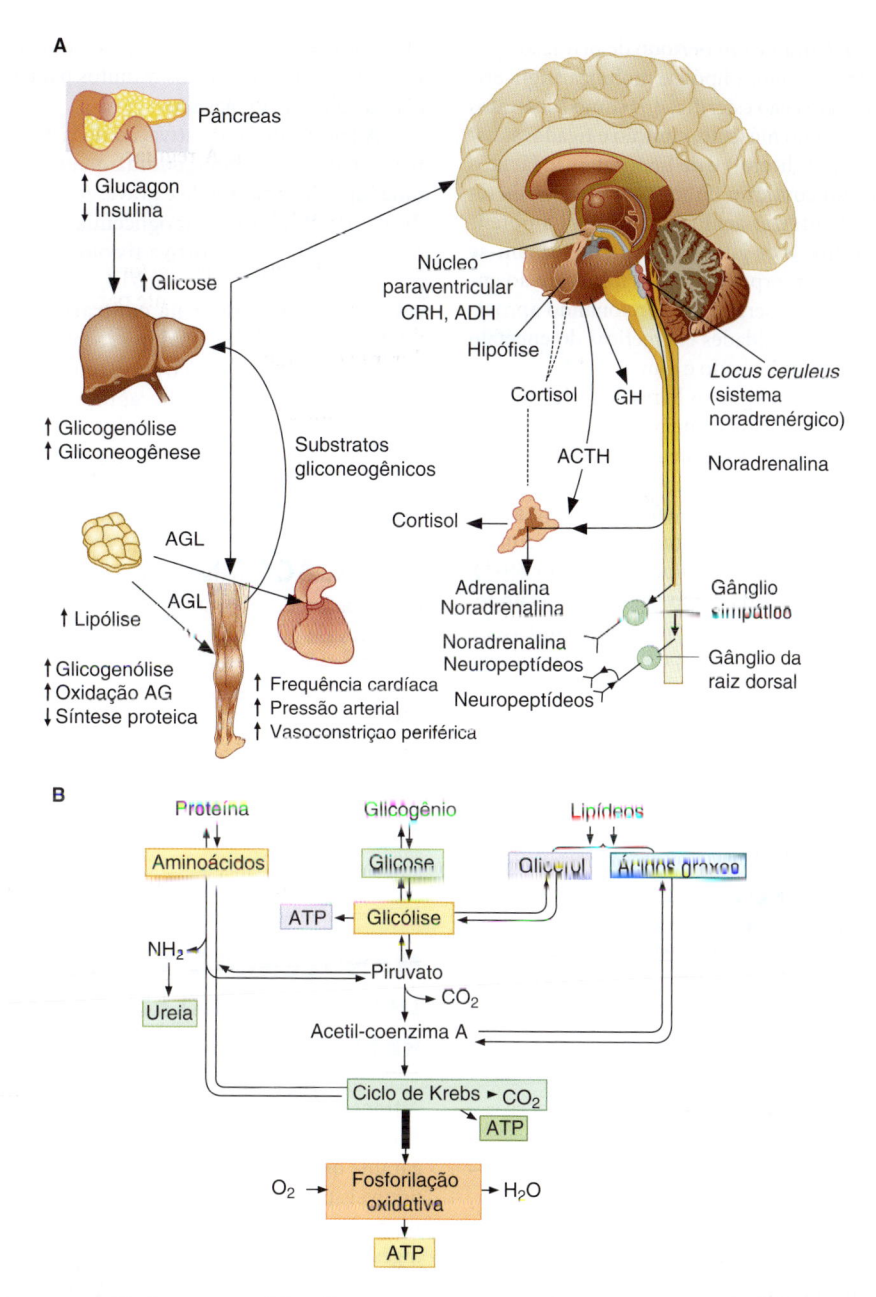

FIGURA 69-1 Resposta neuroendócrina ao exercício. A) As principais vias ativadas pelo estresse são o eixo hipotálamo-hipófise-suprarrenal e o sistema nervoso simpático, resultando na liberação de CRH, ADH, catecolaminas e hormônio do crescimento (GH). Na periferia, o aumento da produção e liberação de cortisol, glucagon e catecolaminas e a supressão da liberação de insulina favorecem uma resposta catabólica geral. As funções reprodutiva e de crescimento são inibidas, conservando a energia para sustentação dos processos fundamentais para garantia da sobrevivência. **B)** A estimulação da glicogenólise e da gliconeogênese hepáticas, da glicogenólise muscular e da lipólise do tecido adiposo garantem a produção e mobilização das reservas de energia para atender o aumento das demandas metabólicas do indivíduo, como mostrado na via metabólica. ATP, trifosfato de adenosina; AGL, ácidos graxos livres; AG, ácidos graxos; CRH, hormônio liberador de corticotrofina; ADH, hormônio antidiurético; GH, hormônio do crescimento. (Modificada com permissão de Molina PE: *Endocrine Physiology*, 3rd ed. New York: McGraw-Hill Medical, 2010.)

Uma quantidade menor, mas significativa (cerca de 25%), da produção de glicose sistêmica no estado pós-absortivo deriva da gliconeogênese renal. Normalmente, o rim não é um produtor de glicose. As células do túbulo proximal produzem glicose em uma taxa semelhante à de utilização de glicose pela medula renal.

Lipídeos

Após uma noite em jejum, a maioria das necessidades de energia de repouso é fornecida pela oxidação dos **ácidos graxos** oriundos do tecido adiposo. A lipólise no tecido adiposo depende principalmente da concentração de hormônios (adrenalina estimula a lipólise, e insulina a inibe). Durante um período de privação aguda de energia ou jejum prolongado, a lipólise mobiliza triglicerídeos, fornecendo ácidos graxos não esterificados como substratos de energia para os tecidos, como músculo, coração e fígado; substratos para síntese de glicose (glicerol) e de lipoproteínas (ácidos graxos livres) no fígado. Ao contrário da maioria dos outros tecidos, o encéfalo não pode utilizar ácidos graxos para a obtenção de energia quando os níveis de glicose no sangue tornam-se comprometidos. Nesse caso, os corpos cetônicos fornecem ao encéfalo uma fonte alternativa de energia, proporcionando aproximadamente dois terços das necessidades energéticas do encéfalo durante os períodos de jejum prolongado e fome.

A liberação de glicerol e ácidos graxos livres do tecido adiposo é inibida pela insulina e estimulada principalmente pelas catecolaminas. Durante o jejum, ou mais frequentemente durante os períodos de deficiência aguda de glicose (**hipoglicemia induzida por insulina**) ou aumento da demanda de energia (como acontece no exercício extenuante), as catecolaminas desempenham um papel importante na estimulação da lipólise (Figura 69-1). A quantidade de energia armazenada como triglicerídeos no tecido adiposo é significativa. Por exemplo, um adulto com 15 kg de gordura corporal tem energia suficiente para suportar todas as necessidades de energia do corpo (8,37 MJ; 2.000 kcal) por aproximadamente dois meses.

Proteína

Ao contrário do excesso de lipídeos e glicose, os quais são armazenados como gordura no tecido adiposo e glicogênio no fígado e músculo, não há uma forma de armazenamento para a proteína corporal. Portanto, em condições catabólicas, as proteínas essenciais são catabolizadas. Cortisol, adrenalina e glucagon juntos favorecem a degradação de proteínas musculares e a captação hepática de aminoácidos, dos quais alguns são utilizados para a gliconeogênese.

CONTRARREGULAÇÃO DO ESTRESSE AGUDO

Durante a diminuição aguda na glicose plasmática (*hipoglicemia*) ou em resposta ao estresse agudo, o papel dos hormônios contrarreguladores, como o glucagon, a adrenalina, o GH e o cortisol, torna-se evidente. O papel principal do glucagon é estimular a gliconeogênese e a glicogenólise hepáticas, resultando em um aumento significativo da liberação de glicose hepática. O GH e o cortisol facilitam a produção de glicose e o seu limite de utilização. Os efeitos desses hormônios não são imediatos, portanto, estão envolvidos na defesa contra a hipoglicemia prolongada. O cortisol exerce um efeito permissivo na ação lipolítica das catecolaminas e do GH no tecido adiposo e na ação glicogenolítica das catecolaminas no músculo esquelético. Além disso, o cortisol induz a expressão gênica de enzimas hepáticas necessárias ao aumento da atividade gliconeogênica, exercendo um efeito permissivo na estimulação da gliconeogênese hepática pelo glucagon e pela adrenalina.

A adrenalina estimula a glicogenólise hepática e a gliconeogênese hepática e renal, em grande parte pela mobilização de precursores gliconeogênicos, incluindo lactato, alanina, glutamina e glicerol. Ela também limita a utilização de glicose pelos tecidos sensíveis à insulina. O papel da adrenalina é importante quando a liberação de glucagon é deficiente. Juntos, glucagon e a adrenalina agem dentro de poucos minutos para aumentar as concentrações de glicose no plasma.

A contribuição da ativação do sistema nervoso autônomo é mais facilmente compreendida quando descrita no contexto de uma hipoglicemia aguda e grave. A diminuição da concentração de glicose no plasma (hipoglicemia), dentro e abaixo da faixa de concentração pós-absortiva fisiológica de aproximadamente 70 a 110 mg/dL (3,9 a 6,1 mmol/L), desencadeia a ativação de uma **resposta neuroendócrina contrarreguladora**. A liberação de hormônios contrarreguladores, como glucagon, adrenalina, GH e cortisol, contribui para o aumento da produção hepática de glicose e para a supressão da captação de glicose nos tecidos, em parte pelo aumento da oxidação de ácidos graxos nos tecidos. Quando os níveis plasmáticos de glicose são restaurados, sensores de glicose periférica localizados na veia porta, no intestino delgado e no fígado, diminuem seu disparo. Esse sinal aferente é transmitido para o hipotálamo e para o núcleo do trato solitário no bulbo através do nervo vago, transmitindo informações sobre os níveis predominantes de glicose periférica. No hipotálamo, sensores de glicose contribuem para a integração desses sinais no sistema nervoso central. Isso inicia uma resposta apropriada por meio da inibição da atividade hepática e suprarrenal, com a consequente diminuição da liberação de catecolaminas adrenomedulares. A ativação simpática reduzida permite a hiperglicemia para induzir a secreção pancreática de insulina. Assim, a glicose atua como um sinal de retroalimentação, contribuindo para a integração dos mecanismos neuroendócrinos que regulam a sua homeostasia.

MANUTENÇÃO A LONGO PRAZO DO EQUILÍBRIO ENERGÉTICO E DAS RESERVAS DE LIPÍDEOS

A transição sutil do estado alimentado para o jejum e o consumo adequado de energia, proporcional ao nível de atividade física, garante que níveis adequados de reservas de energia estejam disponíveis para o aumento das demandas metabólicas a curto prazo, como descrito no caso de exercício. Um desequilíbrio entre a ingestão e o gasto de energia leva a um dos dois extremos: a perda de massa magra corporal, ou *síndrome do desperdício*, e *obesidade*. Na ausência de doenças físicas crônicas ou doença psiquiátrica, o desenvolvimento de uma síndrome do desperdício é raro. A obesidade é um importante problema de saúde que aumenta o risco de desenvolvimento de várias doenças. Devido à crescente incidência de obesidade na sociedade, segue uma breve discussão sobre as respostas fisiológicas do sistema endócrino implicadas no desenvolvimento dessa condição.

Obesidade

A obesidade é definida como um aumento significativo de peso acima do ideal. O aumento no índice de massa corporal (IMC) é um indicador da adiposidade ou da quantidade de gordura que acompanha a obesidade, a qual tem se tornado um grande problema de saúde em todo o mundo. A expectativa de vida fica reduzida quando o IMC está significativamente aumentado. A obesidade está associada a um aumento no risco de *diabetes melito do tipo*

2, *dislipidemia*, *hipertensão*, *doenças cardíacas* e *câncer*. Aproximadamente 30% da população dos EUA é considerada obesa, de acordo com a definição da Organização Mundial de Saúde.

O peso corporal e o ganho excessivo de peso que leva à obesidade são determinados pela interação entre fatores genéticos, ambientais e psicossociais que afetam os mediadores fisiológicos de consumo e gasto de energia, vários dos quais pertencem ao sistema endócrino. O indivíduo pode gastar energia na forma de trabalho (atividade física) ou pela produção de calor (termogênese), os quais podem ser afetados por fatores ambientais, como temperatura e dieta, e pelo sistema neuroendócrino (catecolaminas e hormônios da tireoide). O desacoplamento da produção de ATP da respiração mitocondrial dissipa o calor e afeta a eficiência com a qual o corpo utiliza os substratos energéticos. A expressão de proteínas envolvidas nesse processo (a **proteína desacopladora-1**, expressa no tecido adiposo marrom, e a **proteína desacopladora-3**, no músculo esquelético) é modulada por catecolaminas, hormônios da tireoide e leptina.

O papel da genética na predisposição à obesidade tem sido demonstrado de forma convincente. Genes de suscetibilidade que aumentam o risco de desenvolver obesidade têm sido identificados, e sua relevância tem sido demonstrada em estudos nos quais pares de gêmeos foram expostos a períodos de equilíbrio energético positivo e negativo. As diferenças na taxa de ganho de peso, a proporção de ganho de peso e os locais de deposição de gordura apresentaram maior semelhança dentro dos pares do que entre os pares de gêmeos, indicando uma estreita relação genética. Apesar de não ter sido demonstrada uma clara correlação entre o ganho de peso e o gasto de energia, o aumento da atividade física, que representa de 20 a 50% do gasto energético total, tem sido promovido como uma abordagem para prevenir a obesidade e melhorar a capacidade de resposta à insulina. Fatores ambientais também devem ser levados em consideração para se contrabalançar as tendências genéticas à obesidade.

A capacidade de resposta aos hormônios que regulam a lipólise varia de acordo com a distribuição dos depósitos de gordura. A resposta lipolítica à noradrenalina é maior no tecido adiposo abdominal do que nas regiões glútea ou femoral, tanto em homens como em mulheres. A liberação exagerada de ácidos graxos livres dos adipócitos da gordura abdominal diretamente no sistema porta, a gliconeogênese hepática aumentada e a liberação de glicose pelo fígado, bem como a hiperinsulinemia são características de pacientes com obesidade da parte superior do corpo. As propriedades endócrinas dos diferentes depósitos de gordura podem ser mais importantes do que a localização anatômica. A gravidade das complicações médicas está intimamente relacionada com a distribuição da gordura corporal, sendo maior em indivíduos com obesidade abdominal (visceral) do que naqueles com um excesso de gordura corporal em geral. A deposição diferencial de gordura na parte superior do corpo, que leva à obesidade abdominal, é refletida por uma relação cintura-quadril elevada, índice utilizado para prever os riscos associados ao acúmulo de gordura. A presença de obesidade visceral, de resistência à insulina, de dislipidemia e de hipertensão é chamada de **síndrome metabólica**.

A ingestão excessiva de energia em relação à energia gasta pelo organismo leva ao acúmulo de gordura. A massa de gordura em si é determinada pelo equilíbrio entre a decomposição (lipólise) e a síntese (lipogênese). O sistema nervoso simpático é o principal estimulador da lipólise, particularmente quando a demanda de energia do indivíduo está aumentada. Quando a ingestão excede a utilização de energia, ocorre a lipogênese no fígado e no tecido adiposo. A lipogênese é influenciada pela dieta (aumentada por uma dieta rica em carboidratos) e por hormônios (principalmente GH, insulina e leptina), por meio da modificação de fatores de transcrição (p. ex., o **receptor ativado por proliferador de peroxissomo-γ[PPAR-γ**, do inglês *peroxisome proliferator-activated receptor-γ*]). O fator de transcrição PPAR-γ, o alvo de fármacos sensibilizadores de insulina *tiazolidinedionas*, afeta a transcrição de genes de várias enzimas envolvidas no metabolismo da glicose e dos lipídeos, e também está envolvido na diferenciação dos pré-adipócitos em células adiposas maduras. Os principais hormônios envolvidos no armazenamento de gordura são a insulina (que estimula a lipogênese), o GH e a leptina (que reduzem a lipogênese). Outros hormônios envolvidos na regulação das reservas de gordura corporal são a testosterona, a desidroepiandrosterona e os da tireoide.

Regulação do consumo de energia

A regulação da ingestão de energia é mediada por vários fatores. A integração central dos sinais periféricos, inclusive aqueles mediados por mecanorreceptores e quimiorreceptores, sinaliza a presença e a densidade de energia dos alimentos no trato gastrintestinal (GI). Sensores de glicose no hipotálamo monitoram as variações nas concentrações circulantes de glicose. Hormônios sinalizam a liberação central de peptídeos que regulam o apetite e a saciedade. Dois hormônios que foram identificados como importantes a longo prazo na regulação do equilíbrio energético são insulina e **leptina**, produto do gene *ob* (discutido posteriormente). Ambos os hormônios são liberados na mesma proporção da gordura corporal (Figura 69-2). No encéfalo, esses hormônios modulam a expressão de neuropeptídeos hipotalâmicos conhecidos por regularem o comportamento alimentar e o peso corporal, resultando na inibição da ingestão alimentar e no aumento do gasto energético. Enquanto a liberação de insulina está diretamente relacionada com as refeições, a liberação de leptina não tem nenhuma correlação com a ingestão de alimentos, mas reflete a massa de gordura corporal (Figura 69-2).

Integração hipotalâmica

O hipotálamo recebe inervação de diversas áreas, particularmente do **núcleo do trato solitário** e da **área postrema** no tronco encefálico. Essas áreas recebem vários sinais neurais e hormonais provenientes do trato GI. Receptores mecânicos detectam o estiramento do estômago e de outras áreas do trato GI. Hormônios gastrintestinais, como a **colecistocinina** (**CCK**), liberada após uma refeição em resposta à presença de lipídeos ou de proteínas no lúmen intestinal, estão envolvidos na sinalização aferente do encéfalo, informando sobre o conteúdo nutricional no aparelho digestório. O núcleo do trato solitário também retransmite informações sobre sabor para o hipotálamo e outros centros. Outros sinais, como odor, visão, memória do alimento e o contexto social no qual ele é ingerido, são integrados e podem influenciar o consumo de energia pela modulação das respostas do hipotálamo. A integração desses sinais resultam na ativação da expressão gênica de mediadores envolvidos na regulação da saciedade e do desenvolvimento da obesidade. Esses genes controlam a termogênese (proteínas desacopladoras), a síntese hormonal (**grelina**, leptina, adiponectina e CCK) e a disponibilidade de neurotransmissores (**neuropeptídeo Y**), como resumido na Tabela 69-2.

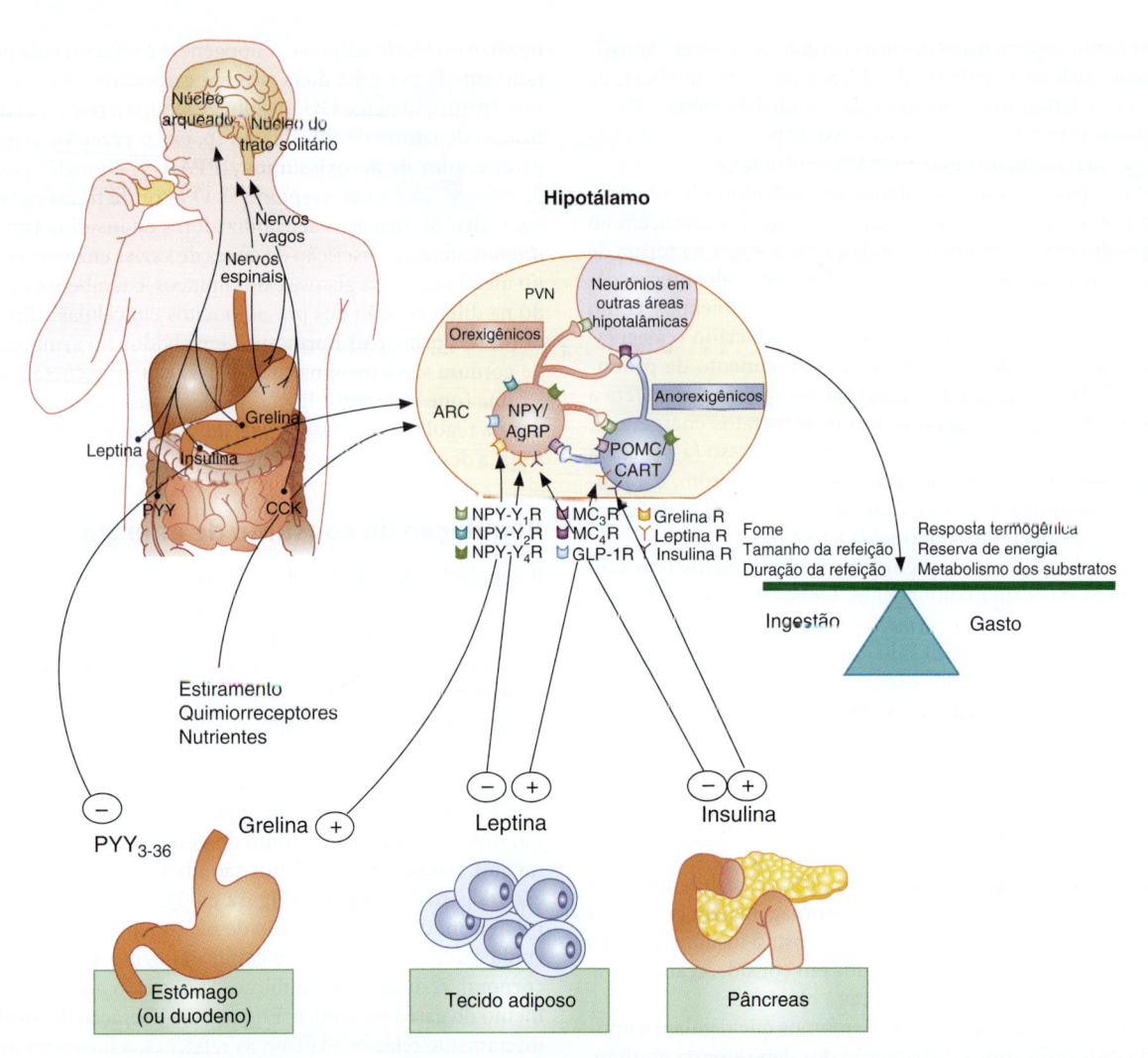

FIGURA 69-2 O encéfalo integra vários sinais periféricos e neurais para controle da regulação da homeostasia energética e manutenção do equilíbrio entre a ingestão alimentar e o gasto energético. O hipotálamo recebe inervação de várias áreas, principalmente do núcleo do trato solitário e da área postrema do tronco cerebral, que retransmitem vários sinais neurais e hormonais do trato gastrintestinal, como sinais mecânicos que indicam o estiramento do estômago e de áreas do intestino e sinais hormonais que apontam a presença de alimentos no intestino, como a CCK. Sinais adicionais sobre olfato, visão, memória do alimento e contexto social no qual ele é ingerido são também integrados e podem influenciar o consumo de energia por modularem as eferências do hipotálamo. Coletivamente, esses sinais atuam sobre dois subconjuntos de neurônios que controlam a ingestão alimentar no núcleo arqueado do hipotálamo (ARC), o qual estimula e inibe a ingestão de energia. Os neurotransmissores orexigênicos (estimulantes do apetite) são o peptídeo relacionado com a proteína agouti (AgRP) e o neuropeptídeo Y (NPY). Os neurotransmissores anorexigênicos (supressores do apetite) são o transcrito regulado por cocaína e anfetamina (CART) e os neurotransmissores derivados da pró-opiomelanocortina (POMC). Ambas as populações neuronais inervam o núcleo paraventricular (PVN), o qual, por sua vez, envia sinais para outras áreas do encéfalo. Entre elas, estão áreas hipotalâmicas, como o núcleo ventromedial e o núcleo dorsomedial, e a área lateral do hipotálamo, que modulam o controle desse sistema. Circuitos encefálicos integram as informações a partir do NTS e de múltiplos núcleos hipotalâmicos para regularem a homeostasia corporal. A leptina e a insulina diminuem o apetite pela inibição da produção de NPY e AgRP, enquanto estimulam os neurônios produtores de melanocortina da região do ARC. O NPY e a AgRP estimulam a ingestão de alimentos, e as melanocortinas a inibem. A grelina estimula o apetite pela ativação dos neurônios que expressam NPY/AgRP. O PYY$_{3-36}$, liberado pelo colo, inibe esses neurônios e diminui transitoriamente o apetite. A integração desses sinais resulta no controle da ingestão de energia, da saciedade, da termogênese e do gasto energético.

As contribuições relativas desses mediadores para a regulação da ingestão calórica, do gasto energético, do peso corporal e da massa de gordura não são completamente compreendidas. No entanto, descobertas importantes, como a função secretora do tecido adiposo, têm proporcionado uma nova visão sobre fatores potenciais que contribuem para obesidade. O tecido adiposo é um tecido endócrino que participa de uma complexa rede de regulação da homeostasia energética, do metabolismo da glicose e dos lipídeos, da homeostasia vascular, da resposta imunológica e até mesmo da reprodução. Entre os hormônios identificados que são produzidos pelo tecido adiposo estão **leptina**, **citocinas (TNF-α, interleucina-6)**, **adiposina**, **proteína estimuladora de acilação**, **angiotensinogênio**, **inibidor do ativador do plasminogênio-1**, **adiponectina**, **resistina** e hormônios esteroides (Tabela 69-2). A secreção de quase todos esses hormônios e citocinas está desregulada como consequência tanto do excesso quanto da

TABELA 69-2 Mediadores envolvidos na regulação da ingestão de energia

Mediador	Regulação e principal efeito
Trato gastrintestinal	
Colecistocinina	Liberada no duodeno durante uma refeição. Estimula o nervo vago enviando sinais ao NTS e ao hipotálamo para induzir a saciedade.
Grelina	Liberada pelo trato GI antes das refeições. Os níveis plasmáticos são baixos em pacientes obesos. Estimula a liberação de GH, diminui a oxidação de lipídeos, aumenta a ingestão de alimentos e a adiposidade. Tem ação antileptina.
PYY_{3-36}	Membro da família do neuropeptídeo Y, liberado no intestino delgado distal e no colo em resposta ao alimento. Os níveis sanguíneos permanecem elevados entre as refeições. Reduz a ingestão alimentar por ação no núcleo arqueado do hipotálamo.
Tecido adiposo	
Adiponectina (proteína relacionada ao complemento dos adipócitos de 30 kDa, AdipoQ)	Produzida pelo tecido adiposo (diminui em pacientes obesos; os níveis plasmáticos têm correlação negativa com os triglicerídeos). Aumenta a sensibilidade à insulina e a oxidação de lipídeos nos tecidos, resultando em uma redução dos níveis circulantes de ácidos graxos e do tecido muscular e redução do conteúdo de triglicerídeos no fígado
Proteína estimuladora de acilação	Produzida pelo tecido adiposo. A sinalização parácrina aumenta a eficiência da síntese de triglicerídeos nos adipócitos, resultando em uma depuração mais rápida dos lipídeos pós-prandiais.
Leptina	Produzida no tecido adiposo. Atua sobre os neurônios que contêm neuropeptídeo Y e AgRP, bem como nos neurônios α-MSH no núcleo arqueado do hipotálamo para diminuir a ingestão alimentar.
Resistina	Hormônio peptídico produzido durante a adipogênese. Antagoniza a ação da insulina.
Hipotálamo	
Neuropeptídeo Y (NPY)	Produzido por neurônios do hipotálamo que expressam AgRP. Sua liberação está sob a regulação da insulina, da leptina e do cortisol. Estimula a ingestão de alimento por meio do receptor NPY5.
α-MSH	Produto da POMC de um subconjunto neuronal do hipotálamo que está sob regulação da leptina. Reduz a ingestão de alimentos por meio dos receptores da melanocortina-4 no hipotálamo.
Transcrito regulado por cocaína e anfetamina (CART)	A leptina e as anfetaminas estimulam a produção desse peptídeo pelos neurônios que expressam POMC no hipotálamo. Reduz a ingestão alimentar.
Peptídeo relacionado com a proteína agouti (AgRP)	Liberado por neurônios que expressam NPY no hipotálamo. Inibe os receptores neuronais de melanocortina-4 e aumenta a ingestão alimentar.
Orexinas (A e B)	Produzidas pelos neurônios da área perifornical do hipotálamo lateral. Reguladas por glicose, leptina, neuropeptídeo Y e neurônios que produzem POMC. Estimulam a ingestão alimentar.

NTS, núcleo do trato solitário; GI, gastrintestinal; GH, hormônio do crescimento; PYY, polipeptídeo YY; AgRP, peptídeo relacionado com a proteína agouti; MSH, hormônio estimulante dos melanócitos; POMC, pró-opiomelanocortina.

deficiência da massa de tecido adiposo, sugerindo que eles estejam envolvidos na fisiopatologia da obesidade e da caquexia. É importante destacar as contribuições das citocinas pró-inflamatórias, como o TNF-α, para o desenvolvimento de resistência à insulina em indivíduos obesos, e o papel potencial da leptina como um regulador da massa de gordura.

Leptina

A leptina é um hormônio peptídico (146 aminoácidos) que atua como indicador das reservas de energia, assim como modulador do equilíbrio energético. Os efeitos específicos da leptina sobre o metabolismo lipídico são os seguintes:

- diminuição das reservas de lipídeos;
- aumento do gasto energético mediado pela atividade simpática;
- aumento da expressão de proteínas desacopladoras;
- diminuição da concentração de triglicerídeos pelo aumento da oxidação de ácidos graxos;
- diminuição da atividade e expressão de enzimas de esterificação e lipogênicas;
- diminuição da atividade lipogênica da insulina, favorecendo a lipólise.

A leptina produzida pelo tecido adiposo branco funciona como um sinal que fornece informações sobre o nível das reservas de energia (massa de tecido adiposo). O sinal é integrado por neurônios hipotalâmicos, e uma resposta efetora, provavelmente envolvendo a modulação dos centros de apetite e a atividade do sistema nervoso simpático, regula os dois principais determinantes do equilíbrio energético: o consumo e a ingestão. A secreção de leptina apresenta um ritmo circadiano, com aumento da secreção durante a noite. Essas mudanças nas concentrações plasmáticas de leptina não são influenciadas pela ingestão da refeição ou pelo aumento da concentração de insulina circulante induzida pela refeição.

Os efeitos da leptina são mediados pelo **receptor de leptina**, um membro da família de receptores de citocinas gp130, os quais ativam um fator de transcrição em duas populações de neurônios do hipotálamo. Esse processo resulta na redução da expressão de dois neuropeptídeos **orexigênicos** (indutores de ingesta), o **neuropeptídeo Y** e o **peptídeo relacionado com a proteína agouti** (**AgRP**, do inglês *agouti-related peptide*), e no aumento da expressão de dois peptídeos anorexigênicos, o **hormônio estimulante dos melanócitos α** (**α-MSH**, do inglês *α-melanocyte-stimulating hormone*) e o **transcrito regulado por cocaína e anfetamina** (**CART**, do inglês *cocaine and amphetamine-regulated transcript*). Assim, a leptina induz a inibição dos resultados da ingestão de alimentos de ambos os tipos de neuropeptídeos, os de supressão de orexigênicos e os de indução de anorexigênicos (Figura 69-2).

A alça de retroalimentação regulatória para os efeitos da leptina é bem estabelecida em roedores; no entanto, muitas questões permanecem sem resposta sobre a sua aplicação na regulação do peso corporal em seres humanos. O papel da leptina em humanos parece ser principalmente uma das adaptações ao baixo consumo de energia, em vez de um freio ao consumo excessivo e à obesidade. As concentrações de leptina diminuem durante o jejum e em dietas com restrição calórica, independentemente de mudanças da gordura corporal, estimulando o aumento da ingestão de alimentos antes de as reservas de energia corporal se esgotarem. Como os níveis de leptina não aumentam em resposta a uma refeição, este parâmetro não serve como sinal de saciedade relacionado com a refeição. Finalmente, sabe-se que indivíduos obesos têm altas concentrações plasmáticas de leptina que não resultam em redução da ingestão de alimentos ou em aumento do gasto energético, sugerindo que a obesidade esteja relacionada com a resistência à leptina.

Grelina

A grelina é um hormônio produzido pelas células enteroendócrinas do estômago e, em menor grau, pela hipófise e pelo hipotálamo. Os níveis circulantes de grelina diminuem durante as refeições e são aumentam no jejum. Os níveis de grelina são mais baixos em indivíduos obesos e mais altos em indivíduos cujas dietas têm poucas calorias, que praticam exercícios crônicos extenuantes, que apresentam *anorexia por câncer* ou *anorexia nervosa*. Em humanos, a grelina tem demonstrado ser um potente secretagogo do GH e um estimulador do apetite.

EQUILÍBRIO ELETROLÍTICO

REGULAÇÃO DO EQUILÍBRIO DO SÓDIO

O sódio é o eletrólito primário que regula os níveis do líquido extracelular (LEC) e a osmolaridade corporal. A regulação da concentração extracelular de Na^+ controla a distribuição de água entre o LEC e o líquido intracelular (LIC) e mantém o volume celular, garantindo a função fisiológica normal. O sódio é mantido no LEC pela ação da bomba **Na^+-K^+-ATPase**, ao passo que a água atravessa as membranas celulares através de **aquaporinas** (mantendo a isotonicidade do LIC e do LEC). A massa total de Na^+ está sob o controle da aldosterona; já a concentração plasmática de Na^+ está sob a regulação do hormônio antidiurético (ADH)*. Assim, uma baixa concentração de Na^+ não significa necessariamente que a sua massa total esteja baixa. Na **insuficiência cardíaca crônica**, a osmolaridade pode ser baixa, ainda que a massa de Na^+ seja alta devido ao excesso de água e Na^+ no LEC, com um maior aumento na água corporal total do que na massa de Na^+.

Regulação hormonal do equilíbrio do sódio e da água

O sistema que controla a água corporal total é um mecanismo homeostático de retroalimentação negativa, no qual a sede e o ADH são os principais efetores. Dois estímulos regulam o sistema: a tonicidade do LEC por meio dos **osmorreceptores** e volume intravascular por receptores de estiramento ou **barorreceptores**.

O sistema funciona principalmente para manter o volume intravascular e, em menor grau, a tonicidade. A sede é estimulada pelo aumento da tonicidade (alterações de 1 a 2% são suficientes para provocar sede) e pela redução do volume do LEC. A ingestão de água é inibida pela hipotonicidade e pela expansão do volume do LEC.

Diminuições súbitas do volume de sangue são detectadas por **mecanorreceptores** no ventrículo esquerdo, no seio carotídeo, no arco aórtico e nas arteríolas aferentes renais (Figura 69-3). Esses mecanorreceptores respondem pela diminuição do estiramento resultante da diminuição da pressão arterial sistêmica, do volume sistólico, da perfusão renal ou da resistência vascular periférica, ou pelo aumento da atividade simpática, da ativação do **sistema renina-angiotensina-aldosterona** e da liberação não osmótica de hormônio antidiurético, assim como pela estimulação da sede. Baixa pressão arterial resulta em diminuição da pressão de perfusão renal e da taxa de filtração glomerular, a qual estimula a liberação de renina das células justaglomerulares nas arteríolas aferentes e eferentes**.

Hormônio antidiurético O ADH controla diretamente a excreção de água pelos rins. A secreção de ADH e a compensação da sede são estimuladas pelos osmorreceptores do hipotálamo e pela diminuição da estimulação dos receptores de estiramento da aorta e da carótida. A liberação de ADH é inibida pelo aumento do disparo dos mecanorreceptores (receptores de estiramento) nos átrios do coração. O ADH estimula a inserção de aquaporinas na membrana celular, aumenta a reabsorção de água nos ductos coletores renais e concentra a urina excretada.

Angiotensina II A angiotensina II aumenta a pressão arterial por vários mecanismos, incluindo vasoconstrição direta, potencialização da atividade do sistema nervoso simpático tanto em nível central quanto periférico, estimulação da síntese e liberação de aldosterona com consequente reabsorção de sódio pelos rins, estimulação da liberação de ADH, aumento da retenção de água e constrição das arteríolas eferentes nos rins.

Aldosterona A aldosterona aumenta a reabsorção de sódio e a excreção de potássio no túbulo distal e no ducto coletor do néfron, desempenhando um papel significativo na determinação da massa corporal total de Na^+ e, portanto, na regulação da pressão

---

* N. de R.T. A massa total, ou carga total, de um íon corresponde à quantidade absoluta desse íon no corpo. A concentração depende do volume de líquido corporal no qual essa massa está dissolvida.

** N. de R.T. As células justaglomerulares que liberam renina estão presentes principalmente na arteríola aferente, mas também podem ser encontradas, em quantidade muito inferior, na arteríola eferente.

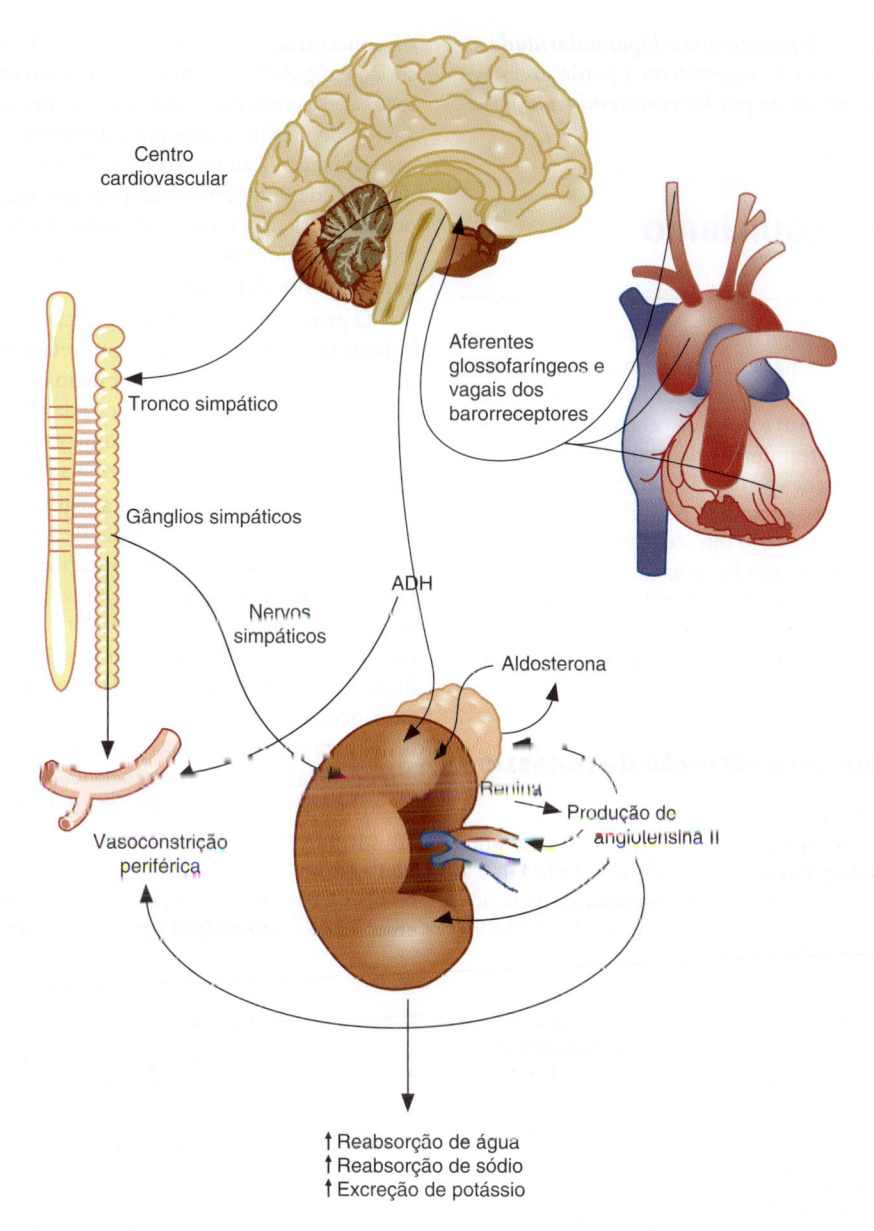

FIGURA 69-3 Controle neuroendócrino do volume sanguíneo. A diminuição súbita do volume de sangue é detectada por mecanorreceptores no ventrículo esquerdo, no seio carotídeo, no arco aórtico e nas arteríolas aferentes renais, causando ativação simpática, ativação do sistema renina-angiotensina-aldosterona, liberação não osmótica do hormônio antidiurético (ADH) e estimulação da sede. A diminuição da pressão de perfusão renal e da taxa de filtração glomerular estimula a liberação de renina, enzima responsável pela conversão de angiotensinogênio em angiotensina I (mais tarde convertido em angiotensina II pela enzima conversora de angiotensina). A angiotensina II, a aldosterona e o ADH produzem vasoconstrição, venoconstrição e retenção renal de Na$^+$ e água. (Modificada com permissão de Molina PE: *Endocrine Physiology*, 3rd ed. New York: McGraw-Hill Medical, 2010.)

arterial a longo prazo. A liberação de aldosterona pelas suprarrenais é estimulada pela angiotensina II.

Peptídeo natriurético atrial O peptídeo natriurético atrial é um hormônio peptídico produzido nas células do miocárdio atrial e liberado em resposta ao aumento do estiramento, geralmente resultante de uma elevação do volume intravascular. Ele aumenta a excreção renal de Na$^+$ e a perda de água pelo aumento da taxa de filtração glomerular e pela diminuição na reabsorção de Na$^+$ no ducto coletor medular.

Anormalidades no equilíbrio do sódio e da água

As anormalidades no equilíbrio do sódio e da água podem ser classificadas em quatro categorias. O excesso de Na$^+$ é caracterizado pela expansão do volume do LEC e frequentemente pela diminuição do volume de sangue circulante (p. ex., *insuficiência cardíaca, hipoalbuminemia, insuficiência renal*). O déficit de Na$^+$ é caracterizado por redução do volume do LEC. O excesso de água se deve à ingestão excessiva ou a uma maior liberação de ADH e se manifesta por **hiponatremia** e **hiposmolaridade**. O déficit hídrico deve-se à falta de ingestão ou à perda excessiva (renal e não renal) e se manifesta por **hipernatremia** e **hiperosmolaridade**.

REGULAÇÃO DO EQUILÍBRIO DE POTÁSSIO

O potássio é o cátion mais abundante no corpo e o principal eletrólito intracelular. A maior parte do potássio corporal (98%) está sequestrada no interior celular. A relação do potássio extracelular para o intracelular (1:10) é mantida pela bomba de sódio-potássio e é o principal determinante do potencial de repouso da membrana celular. Pequenas perdas (1% ou 35 mmol) do conteúdo total de potássio corporal podem perturbar seriamente o delicado equilíbrio entre o potássio intracelular e o extracelular e resultar em profundas alterações fisiológicas. Os tecidos mais gravemente afetados pelo desequilíbrio de potássio são as células musculares e as tubulares renais. As manifestações de hipocalemia incluem **fraqueza muscular** generalizada, **paralisia do íleo** e **arritmias cardíacas**.

Ingestão, distribuição e excreção de potássio

A ingestão diária de potássio na dieta ocidental é de cerca de 80 a 120 mmol, o que excede a exigência mínima diária. Apenas uma pequena fração (10%) do potássio é excretada pelo trato GI, e a maior parte, pelos rins. Assim, os rins são responsáveis pela homeostasia do potássio a longo prazo, bem como pela regulação da concentração do potássio sérico. A curto prazo, o potássio sérico é regulado pela troca de potássio entre o LIC e LEC. Essa regulação a curto prazo dos níveis de potássio sérico é controlada sobretudo pela insulina e por catecolaminas, por meio da regulação da distribuição transcelular de potássio. O potássio da dieta, que é rapidamente absorvido pelo intestino, aumenta os níveis de potássio sérico de forma transitória. A liberação de insulina e catecolaminas durante uma refeição desvia rapidamente o potássio para o interior das células.

O principal local para a regulação da excreção de K^+ é o túbulo distal, onde a secreção é indiretamente, mas bastante, acoplada à reabsorção de sódio por meio de canais de sódio sensíveis à amilorida e está sob a regulação da aldosterona. Como os rins são o principal regulador da homeostasia do potássio, a disfunção renal resulta em níveis anormais de potássio sérico.

O potássio contribui para a regulação do seu equilíbrio por meio da estimulação da secreção de aldosterona pelas células da zona glomerulosa do córtex suprarrenal. A aldosterona aumenta a secreção de K^+ nos rins e no colo, promovendo a perda de K^+ na urina e nas fezes (Figura 69-4). A **hipercalemia** sustentada não ocorre em indivíduos com função renal normal, mesmo se houver aumento significativo da ingestão de potássio, pois, neste caso, ocorre uma mudança adaptativa na secreção de K^+ tubular distal para que a entrada seja acompanhada por aumentos rápidos e equivalentes na excreção de K^+. Os mecanismos envolvidos na adaptação crônica ao aumento dos níveis de K^+ incluem mudanças na condutância apical de K^+ e de Na^+ e na atividade da bomba Na^+-K^+-ATPase na membrana basolateral, um aumento na liberação e na reabsorção de Na^+ apical e um aumento na excreção de K^+ pelo néfron equivalente com a ingestão de K^+.

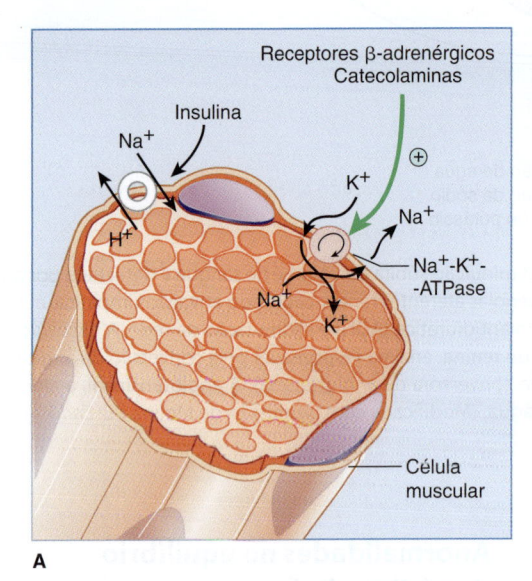

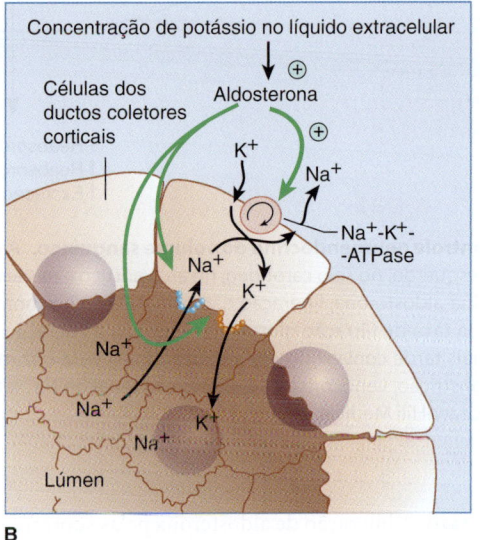

FIGURA 69-4 Hormônios-chave envolvidos na homeostasia do potássio. A) A insulina estimula a entrada de K^+ para dentro da célula por meio da ativação do trocador eletroneutro Na^+-H^+. O aumento de Na^+ intracelular produzido pela insulina desencadeia a ativação da bomba eletrogênica Na^+-K^+ ATPase, a qual remove o Na^+ do interior celular em troca de K^+. As catecolaminas (estimulação do receptor β-adrenérgico) aumentam a captação de potássio celular pela estimulação da bomba Na^+-K^+-ATPase. A estimulação do receptor α-adrenérgico desvia o K^+ para fora da célula. **B)** A aldosterona promove a excreção de potássio por meio de seus efeitos sobre a bomba Na^+-K^+-ATPase e sobre os canais de sódio e potássio nas células epiteliais dos ductos coletores. A angiotensina II tem um efeito sinérgico sobre a estimulação da produção de aldosterona induzida pela hipercalemia. (Reproduzida com permissão de Gennari F. Current concepts: Hypokalemia. *NEJM* 1998;339:451. Direitos autorais da Massachusetts Medical Society. Todos os direitos reservados.)

Regulação hormonal do equilíbrio do potássio

O total das reservas corporais de potássio e sua distribuição celular no corpo estão estreitamente reguladas por hormônios-chave.

Aldosterona A aldosterona aumenta a síntese e a atividade da bomba Na^+-K^+-ATPase na membrana basolateral do túbulo distal, promovendo a troca de Na^+ citosólico por K^+. O resultado final é o aumento da reabsorção de Na^+ e da excreção de K^+.

Insulina A insulina estimula a entrada de K^+ para dentro da célula pela ativação do trocador Na^+-H^+, que mantém a neutralidade elétrica e causa um influxo de sódio. O aumento de Na^+ intracelular produzido pela insulina desencadeia a ativação da bomba Na^+-K^+-ATPase, que é eletrogênica e faz a retirada de Na^+ da célula em troca de K^+. O tratamento de pacientes em *cetoacidose diabética* com altas doses de insulina produz um significativo influxo de K^+ para dentro das células, que pode resultar em *hipocalemia*, manifestada por alterações no eletrocardiograma.

Catecolaminas As catecolaminas (estimulação do receptor β-adrenérgico) aumentam a captação de potássio celular, estimulando a bomba Na^+-K^+-ATPase da membrana celular. Indiretamente, as catecolaminas estimulam a glicogenólise, resultando em aumento das concentrações de glicose no plasma, na liberação de insulina pelo pâncreas e nos efeitos mediados por esta na redistribuição de K^+. A estimulação do receptor α-adrenérgico desvia o K^+ para fora da célula e também pode afetar a distribuição de K^+ pela inibição da liberação de insulina pelo pâncreas.

Insulina e catecolaminas são estimuladas pela ingestão de alimentos ricos em glicose e potássio, mantendo assim a homeostasia de K^+, apesar da grande ingestão alimentar. Esses hormônios são essenciais na movimentação de potássio, principalmente para o compartimento intracelular do fígado e das células do músculo estriado.

Regulação ácido-base e osmolar da distribuição de potássio

A homeostasia intracelular do potássio também é afetada por mudanças no equilíbrio ácido-base e na osmolaridade. Mudanças bruscas na osmolaridade do plasma redistribuem a água entre o LIC e o LEC. O movimento de água para fora da célula cria um fenômeno de arrasto por solvente, puxando o K^+ para fora da célula e, portanto, aumentando o potássio sérico. Da mesma forma, a *acidose metabólica* causada pela perda de bicarbonato ou pelo ganho na concentração de íons hidrogênio [H^+] leva a um desvio de K^+ através das membranas celulares e à hipercalemia. No entanto, a integridade da função renal e a estimulação da liberação de aldosterona rapidamente corrigem esse desequilíbrio. Na cetoacidose diabética, há uma perda significativa de K^+ corporal devido à diurese osmótica, apesar da elevação das concentrações de K^+ no LEC (hipercalemia), em decorrência de deficiência de insulina. Após tratamento agudo com insulina, uma hipocalemia torna-se aparente. Efeitos opostos são observados durante a alcalose. Na *alcalose metabólica*, o excesso de bicarbonato causa a redução de H^+ no LEC, levando à entrada de Na^+ nas células em troca de H^+. O Na^+ é bombeado para fora da célula pela Na^+-K^+-ATPase em troca do movimento de K^+ para dentro da célula, criando um desvio de K^+ para o interior celular.

A *hipocalemia* é uma anormalidade eletrolítica comum encontrada na prática clínica. Quase sempre resulta de uma depleção de potássio induzida por perdas anormais de líquidos (vômitos, diarreia, sudorese intensa, uso de diuréticos, ou sucção nasogástrica). Os pacientes normalmente apresentam fraqueza muscular e alterações no eletrocardiograma. Muito raramente, a hipocalemia pode ocorrer devido a um desvio abrupto do potássio do LEC para as células, com frequência como um efeito de medicamentos. A *hipercalemia*, também um distúrbio eletrolítico comum, é causada por disfunção renal, diminuição da produção de aldosterona pela glândula suprarrenal, desvio de potássio do compartimento intracelular para o extracelular e por alguns fármacos. Os pacientes podem ser assintomáticos ou mostrar alguma alteração no eletrocardiograma.

REGULAÇÃO NEUROENDÓCRINA DA RESPOSTA AO ESTRESSE

As alterações no ambiente ou no hospedeiro que requerem adaptação envolvem a interação sincronizada de praticamente todos os aspectos da função neuroendócrina descritos (Figura 69-5). A adaptação biológica, psicossocial ou ambiental a uma agressão produzida por um hospedeiro é referida como resposta ao estresse; em uma situação extrema, é também denominada resposta de **luta ou fuga**. Agora está claro que essa resposta ao estresse pode ser crônica, com um custo significativo para a saúde do indivíduo (Figura 69-5).

A ativação crônica dos mecanismos que restabelecem a homeostasia resulta em excessiva e, em alguns casos, inadequada resposta que, ao final, altera a função de praticamente todos os órgãos (p. ex., hipertensão, doenças autoimunes, síndrome metabólica) (Figura 69-5). Vários dos efeitos desse estado desregulado são mediados pela ativação crônica do eixo hipotálamo-hipófise-suprarrenal (HHA, de hipotálamo-hipófise-adrenal) e do sistema nervoso simpático, produzindo alterações na função endócrina, como:

- **inibição da função reprodutiva**: a liberação aumentada do hormônio liberador de corticotrofina (CRH) e de β-endorfina suprime a liberação de GnRH, direta e indiretamente, por meio da liberação de glicocorticoides. Os glicocorticoides diminuem a liberação do hormônio luteinizante e produzem resistência às gonadotrofinas nas gônadas. Essa supressão da função gonadal é evidente em pacientes com anorexia nervosa, atletas e bailarinos;
- **inibição do eixo GH-IGF-I**: a ativação crônica do eixo HHA suprime a liberação de GH e inibe os efeitos do IGF-I nos tecidos-alvo;
- **supressão da função da tireoide**: o CRH e o cortisol suprimem a produção de hormônio estimulante da tireoide e inibe a atividade da 5'-desiodase periférica, levando à síndrome do doente eutireóideo;
- **desequilíbrio do metabolismo dos substratos energéticos**: o aumento das catecolaminas estimula a lipólise e diminui a síntese de triglicerídeos no tecido adiposo branco. No fígado, o aumento dos níveis de adrenalina estimula a glicogenólise hepática e, junto com altos níveis de cortisol, aumenta a liberação de glicose pelo fígado. Altos níveis de

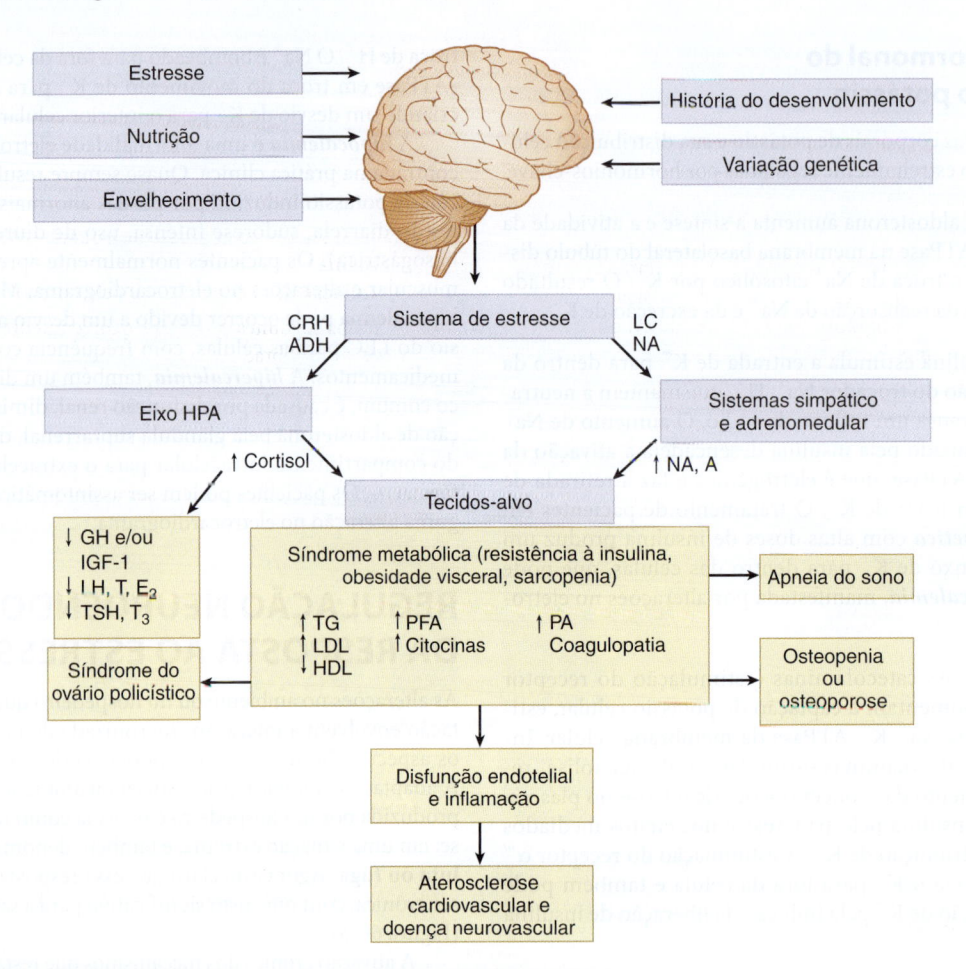

FIGURA 69-5 Respostas neuroendócrinas ao estresse crônico ou agudo. A ativação crônica da resposta neuroendócrina para restabelecimento da homeostasia influencia praticamente todos os órgãos. A ativação a curto prazo desses mecanismos de resposta ao estresse garante que os substratos energéticos estejam disponíveis para atenderem ao aumento da demanda metabólica do indivíduo. No entanto, a duração prolongada e o aumento significativo dessas respostas levam à perda de massa magra corporal e à lesão tecidual. PA, pressão arterial; ACTH, hormônio adrenocorticotrófico; PFA, proteínas de fase aguda; ADH, hormônio antidiurético; CRH, hormônio liberador de corticotrofina; A, adrenalina; E_2, estradiol; GH, hormônio do crescimento; HHA, eixo hipotálamo-hipófise-suprarrenal; IGF-1, fator de crescimento semelhante à insulina 1; IL-6, interleucina 6; LC, *locus ceruleus*; LH, hormônio luteinizante; NA, noradrenalina; T, testosterona; TG, triglicerídeo. (Adaptada com permissão de Chrousos G. Stress and disorders of the stress system. *Nat Rev Endocrinol*. 2009;5(7):347-381, 2009.)

cortisol, resultantes da ativação do eixo HHA, aumentam a gliconeogênese, produzem resistência à insulina nos tecidos periféricos, inibem a ação lipolítica do GH e a atividade osteoblástica no osso (remodelamento) causada pelos esteroides sexuais. Isso leva a um aumento da adiposidade visceral e à perda da densidade mineral óssea e da massa magra corporal. Esse aspecto da resposta ao estresse pode ser de significativa importância no tratamento de pacientes diabéticos durante períodos de estresse, como cirurgia ou infecção;

- **alterações na resposta imunológica**: o aumento significativo dos níveis circulantes de cortisol afeta praticamente todos os aspectos da resposta imunológica, incluindo produção de citocinas, movimento e recrutamento de leucócitos, e produção de quimiocinas. Em geral, os glicocorticoides exercem uma resposta anti-inflamatória. A ativação do sistema nervoso autônomo também afeta a resposta imunológica por meio dos efeitos sobre a demarginação dos neutrófilos e produção de citocinas.

A ativação a curto prazo desses mecanismos de resposta ao estresse garante que substratos energéticos estejam disponíveis para atender o aumento das demandas metabólicas do indivíduo. No entanto, a duração prolongada e o aumento da magnitude dessas atividades levam à perda de massa magra corporal e à lesão tecidual. A ativação deficiente ou a falta de responsividade do eixo HHA e do sistema nervoso autônomo também pode ser prejudicial, como no caso do paciente em estado crítico. Assim, a capacidade de regulação geral das respostas neuroendócrinas que mediam as funções fisiológicas envolvidas na manutenção e no restabelecimento da homeostasia é de fundamental importância para o enfrentamento de situações como doença, cirurgia, trauma ou jejum.

CORRELAÇÃO CLÍNICA

Uma mulher com *diabetes melito do tipo 1*, com um equipamento de bombeamento de insulina, é levada para a sala de emergência após desmaiar durante sua aula diária de exercícios. Foi administrada uma solução de glicose intravenosa após a obtenção de uma amostra de sangue para análise. No exame, a paciente está taquicárdica e agitada, tem as palmas das mãos suadas. Os exames de laboratório mostram valores elevados de insulina e baixos níveis de glicose no plasma. O diagnóstico é de hipoglicemia induzida por insulina.

Pacientes diabéticos tratados com insulina correm o risco de desenvolver hipoglicemia induzida pela insulina. Esses episódios algumas vezes são assintomáticos e ocorrem durante a noite; com o tempo, ocorre uma diminuição das respostas autônomas aos episódios de hipoglicemia. A hipoglicemia priva o encéfalo de seu substrato energético preferencial, a glicose, levando a uma rápida ativação de respostas neuroendócrinas destinadas a restabelecerem a glicemia, incluindo aumento da liberação de glucagon, adrenalina e GH. Juntos, esses hormônios contrarreguladores aumentam a produção de glicose pelo fígado (gliconeogênese e glicogenólise), a glicogenólise e a lipólise periférica. A ativação do sistema nervoso simpático leva a aumento da frequência cardíaca. Episódios de hipoglicemia induzida por insulina são mais frequentes em pacientes tratados com insulina do que naqueles tratados com hipoglicemiantes orais.

RESUMO DO CAPÍTULO

- A mobilização, a utilização e o armazenamento de substratos energéticos estão sob controle neuroendócrino.
- O glicogênio hepático e os triglicerídeos do tecido adiposo são os principais locais de armazenamento de energia.
- O sistema nervoso central integra a resposta contrarreguladora a uma diminuição aguda na disponibilidade de substratos energéticos.
- A regulação do equilíbrio de sódio determina o volume de sangue e controla a pressão arterial.
- Os rins são responsáveis pela homeostasia do potássio a longo prazo e pela concentração sérica de potássio.
- A insulina e as catecolaminas regulam a distribuição celular de potássio.

QUESTÕES PARA ESTUDO

1. Qual das seguintes respostas neuroendócrinas contribui para atender as demandas aumentadas de energia durante o exercício?
   A) A síntese de glicogênio hepático estimulada pelo glucagon
   B) A glicogenólise hepática estimulada pela adrenalina
   C) Estimulação da liberação de insulina induzida pela noradrenalina
   D) Inibição da gliconeogênese pelo cortisol

2. Qual dos seguintes processos ocorre imediatamente após uma refeição equilibrada?
   A) Supressão da liberação de insulina pelo pâncreas
   B) Aumento da captação de glicose pelo músculo e pelo tecido adiposo
   C) Aumento da glicogenólise hepática
   D) Inibição da lipogênese

3. A ativação do sistema renina-angiotensina-aldosterona durante a perda de volume intravascular resulta em todos os eventos seguintes, exceto:
   A) aumento do sódio renal e da retenção de líquidos
   B) potenciação da atividade do sistema nervoso simpático
   C) venodilatação periférica
   D) aumento na liberação de ADH

4. A regulação do conteúdo e da distribuição corporal de potássio pode ser afetada por todos os eventos seguintes, *exceto*:
   A) excreção de K^+ induzida pela aldosterona
   B) efluxo de K^+ intracelular estimulado pela insulina
   C) estimulação β-adrenérgica da bomba Na^+-K^+-ATPase da membrana celular
   D) mudanças bruscas de osmolaridade plasmática

SEÇÃO X FISIOLOGIA INTEGRATIVA

CAPÍTULO
70

Controle da Temperatura Corporal

Hershel Raff e Michael Levitzky

OBJETIVOS

- Compreender o balanço de massa característico do controle da temperatura corporal interna.
- Listar e definir os quatro mecanismos básicos da transferência de calor da pele para o ambiente.
- Explicar o controle da temperatura corporal interna por retroalimentação.
- Compreender as respostas a curto prazo ao frio (para aumentar a produção e minimizar a perda de calor) e ao calor (para reduzir a produção de calor e maximizar a perda).
- Descrever as adaptações aos ambientes frios e quentes.
- Entender os mecanismos ativados durante a febre.

Assim como todos os mamíferos, os seres humanos são **endotérmicos**, capazes de produzir seu próprio calor interno. Os seres humanos também podem ser considerados **homeotérmicos**, indicando que mantêm a temperatura corporal dentro de limites estreitos, apesar das grandes variações da temperatura ambiental. Portanto, a manutenção da temperatura corporal dentro desses limites estreitos é uma das mais importantes variáveis reguladas nos seres humanos. Isso acontece porque as reações enzimáticas e o funcionamento ideal das células e dos órgãos ocorre em uma faixa relativamente estreita de temperaturas. Apesar das amplas oscilações da temperatura ambiente, a **temperatura corporal central** – a temperatura interna dos órgãos (muitas vezes estimada pela temperatura retal ou temperatura da membrana timpânica) – é normalmente mantida dentro de ± 0,6°C. A temperatura central média é de 37°C em humanos, embora varie de indivíduo para indivíduo. A manutenção de uma temperatura corporal estável envolve um sistema de controle por retroalimentação negativa com um ganho muito alto, já que as perturbações do sistema (mudanças na temperatura ambiente) podem ser muito grandes em comparação aos valores estáveis da temperatura corporal interna. Na verdade, o ganho do sistema de controle da temperatura corporal é de 25 a 30 – compare-se este valor com o ganho de apenas 4 para o restabelecimento da pressão arterial em resposta a uma hemorragia moderada, mostrado na Figura 1-5. Além disso, normalmente existe um ritmo diário (circadiano) da temperatura corporal, com o valor mais baixo no início da manhã e o valor mais elevado ao final do dia (ao entardecer). A temperatura corporal também pode variar dependendo do nível de atividade muscular e com o ciclo menstrual nas mulheres.

A temperatura corporal central faz parte do compartimento central de um sistema de balanço de massa (ver Figura 1-4), composto pelo calor obtido do ambiente e produzido no corpo pelo metabolismo celular e pelo calor perdido para o ambiente. Como a temperatura corporal costuma ser muito estável no estado de equilíbrio, a produção de calor é aproximadamente igual à perda.

MECANISMOS DE PERDA E GANHO DE CALOR

A maior parte da perda e do ganho de calor entre o corpo e o ambiente ocorre através da pele. O calor é transferido do meio interno para a pele principalmente pelo sistema circulatório. Existem quatro mecanismos básicos de transferência de calor entre o corpo e o ambiente. A **irradiação** é a emissão de calor a partir da pele (ou em direção à pele) por ondas eletromagnéticas – a taxa de transferência de calor por irradiação é proporcional à diferença de temperatura entre a superfície corporal e o ambiente. A **condução** é a transferência intermolecular de calor e normalmente ocorre entre a pele e o ar. A perda de calor é mais rápida quando alguém está submerso na água, porque a condução entre a pele e a água é mais rápida do que entre a pele e o ar. A **convecção** é a perda ou o ganho de calor devido ao movimento de ar ou água sobre o corpo. À medida que a temperatura aumenta, o ar leva o calor embora do corpo por convecção. Esse é o motivo pelo qual a utilização de um ventilador que circule o ar de uma sala ajuda a manter as pessoas resfriadas em um dia quente. Por último, a **evaporação** da água a partir da pele ou pelo trato respiratório elimina grande parte do calor produzido pelo corpo, devido ao calor necessário para transformar a água do estado líquido para o gasoso. A circulação de ar também melhora a taxa de evaporação de suor a partir da pele.

MECANISMOS DE RETROALIMENTAÇÃO ENVOLVIDOS NA REGULAÇÃO DA TEMPERATURA CORPORAL

Como já mencionado, o controle da temperatura corporal é um exemplo clássico de controle por retroalimentação negativa. Recordando-se do Capítulo 1, os sistemas de controle por retroalimentação possuem sensores que detectam a variável regulada (nesse caso, a temperatura corporal) e enviam sinais aferentes a um controlador (nesse caso, localizado no encéfalo), o qual envia eferências aos efetores capazes de modular a taxa de ganho ou perda de calor.

A Figura 70-1 resume os mecanismos de regulação da temperatura corporal. Os **sensores** estão localizados na pele (**termorreceptores periféricos**) e no encéfalo (**termorreceptores centrais**), principalmente no hipotálamo. São esses termorreceptores centrais que detectam a temperatura central e fornecem informações para o controle da temperatura corporal. Por outro lado, os termorreceptores periféricos fornecem informações ao encéfalo sobre as mudanças da temperatura ambiente. O principal centro de controle da temperatura também se localiza no hipotálamo. O sistema de efetores mais importantes consiste em estruturas controladas pelos nervos simpáticos, como as glândulas sudoríparas, as arteríolas cutâneas e a medula da glândula suprarrenal, bem como no músculo esquelético, controlado pelos neurônios motores que o inervam.

Em seres humanos, a produção de calor ocorre principalmente pelo metabolismo. A taxa metabólica basal pode ser alterada pela ação dos hormônios da tireoide (ver Capítulo 63) e pela **termogênese com tremor**, governada pela inervação do músculo esquelético. Tremor é o processo de contração e relaxamento rítmico e involuntário da musculatura esquelética, que gera calor devido ao aumento da taxa metabólica. É óbvio que também pode-se aumentar voluntariamente a produção de calor pelo músculo esquelético realizando algum tipo de movimento.

MECANISMOS EFETORES DE REGULAÇÃO DA TEMPERATURA

Quando o corpo sofre um resfriamento, a temperatura corporal pode ser aumentada pela redução da perda de calor e/ou pelo aumento da produção de calor. A redução da perda de calor normalmente é efetuada pela vasoconstrição das arteríolas cutâneas, minimizando a perda de calor para o ambiente. Outros mecanismos de conservação de calor incluem a redução da área de superfície corporal exposta (p. ex., se "encolhendo") e as respostas comportamentais, como vestir roupas apropriadas e procurar um local mais aquecido. Como já mencionado, a elevação da produção de calor a curto prazo é efetuada principalmente por aumento dos movimentos voluntários e pelo tremor.

Quando o corpo está quente, pode-se reduzir a temperatura corporal aumentando a perda de calor e/ou reduzindo sua produção. O aumento da perda de calor é normalmente efetuado pela vasodilatação das arteríolas cutâneas, que aumenta a taxa de transferência de calor do sangue para a pele e da pele para o ambiente. A sudorese também leva à perda de calor, neste caso por aumento da evaporação. A produção de suor é intensificada pelo aumento da atividade dos nervos do sistema nervoso autônomo que inervam as **glândulas sudoríparas** da pele. O principal mecanismo para reduzir a perda de calor é a diminuição dos movimentos voluntários.

Para resumir os mecanismos de controle da temperatura corporal, volta-se à Figura 70-1. Quando expostos a um ambiente frio, os sensores térmicos da pele sinalizam ao encéfalo para reduzir o fluxo sanguíneo para a pele e a produção de suor a partir da pele, minimizando assim, a perda de calor. Se a temperatura central diminui, o tremor e a liberação de adrenalina pela medula da suprarrenal podem ser intensificados para aumentar a produção de calor, embora este último mecanismo tenha pequena importância em seres humanos. Quando alguém é exposto a um ambiente quente, a ativação dos sensores térmicos da pele pode levar ao aumento do fluxo sanguíneo cutâneo e à produção de suor, dessa forma aumentando a perda de calor. Se a temperatura central aumenta, a sudorese pode ser abundantemente intensificada para aumentar bastante a perda de calor por evaporação. Entretanto, se não for possível a evaporação ocorrer, ou se for difícil de ocorrer, porque o ar já está saturado de água (ou quase totalmente saturado), o suor não será uma forma muito efetiva de perda de calor.

ADAPTAÇÃO A UM AMBIENTE QUENTE OU FRIO

Os seres humanos podem se adaptar a uma diversidade de ambientes. Será visto, no próximo capítulo, que os seres humanos podem se adaptar quando são cronicamente expostos a níveis baixos de oxigênio (hipoxia) em altitudes elevadas. Os seres humanos também têm a capacidade de se adaptar às mudanças na temperatura ambiente. A adaptação a um ambiente quente é muito melhor compreendida do que a adaptação a um ambiente frio.

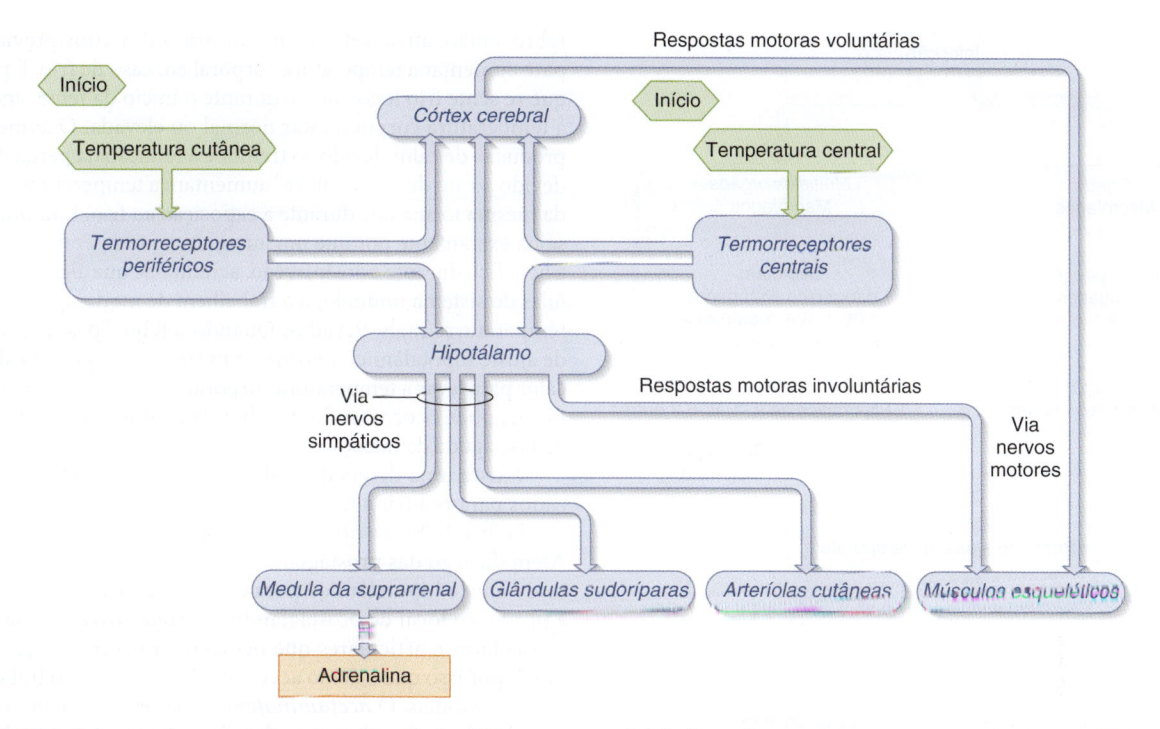

FIGURA 70-1 Resumo dos mecanismos de regulação da temperatura iniciados pelos termorreceptores centrais e periféricos. A seta tracejada partindo da medula da suprarrenal indica que essa via não é muito importante em seres humanos. (Reproduzida com permissão de Widmaier FP, Raff H, Strang KT. *Vander's Human Physiology*, 11th ed. McGraw-Hill, 2008.)

A maioria das pessoas sofre quando expostas a um ambiente muito quente e tem dificuldade de se exercitar. A temperatura central pode aumentar e uma sensação de mal-estar e fraqueza pode ocorrer. A **insolação** pode ocorrer se a temperatura central aumentar acima de 41ºC; neste caso, as funções corporais começam a falhar. Depois de dias a semanas de exposição a um ambiente quente, as pessoas sentem-se melhor – esse processo de **aclimatização** permite melhorar o desempenho durante o tempo quente. Quando o ambiente está mais quente do que a pele, o único modo eficiente de perder calor é aumentando a evaporação pela sudorese. Ao longo de alguns meses em um ambiente quente, a capacidade das glândulas sudoríparas aumenta de modo marcante (aumentos de até quatro vezes). Como o suor contém **eletrólitos**, especialmente sódio, ocorre um aumento dos níveis de **aldosterona** circulante, o que além de aumentar a **reabsorção de sódio** pelos rins (ver Capítulo 44), também aumenta a **reabsorção** de sódio e **cloreto** a partir do próprio suor nas glândulas sudoríparas. A elevação dos níveis de aldosterona pode levar a uma **hipocalemia**, devido ao aumento da **excreção de potássio** renal e à perda de potássio pelo suor. Assim, um aumento da ingestão de potássio pela dieta é importante durante a aclimatização a um ambiente quente. Isso é particularmente importante durante ações de trabalho ou exercício. Maratonistas perdem a capacidade de correr quando realizam um exercício heroico em um ambiente quente, principalmente se não tiveram tempo para se aclimatizar.

Os mecanismos de adaptação a um ambiente frio não são tão bem compreendidos, sobretudo porque o homem moderno possui a capacidade de usar roupas isolantes térmicas altamente eficientes, além da capacidade de aquecer os ambientes onde se encontra. Sabe-se que a constrição dos vasos sanguíneos cutâneos e a inibição da produção de suor minimizam a perda de calor em um ambiente frio. Também há a possibilidade de aumentar a taxa metabólica basal, embora o papel das modificações em hormônios como as **catecolaminas** e os **hormônios da tireoide** nessa resposta seja controverso. Provavelmente a causa mais comum de **hipotermia** letal seja a imersão em água fria por um período muito longo. Usar uma roupa de mergulho é uma forma de evitar isso.

FEBRE

A *febre* é um aumento da temperatura corporal que normalmente ocorre devido a um processo fisiopatológico, como uma infecção. A febre ocorre devido a um aumento no **ponto de ajuste** hipotalâmico da temperatura. Assim, a temperatura corporal aumenta e atinge um novo platô, ao redor do qual a temperatura é regulada. Embora a infecção seja a causa mais comum de febre, existem outras etiologias, incluindo uma forma de hipertireoidismo chamada de *tempestade da tireoide* ou crise da tireoide (ver Capítulo 63).

A Figura 70-2 resume a evolução da febre a partir de uma infecção. Os **pirogênios** são fatores circulantes que causam febre. Apesar de algumas bactérias liberarem **pirogênios exógenos** como os **lipopolissacarídeos** (**endotoxinas**), a causa unificadora da febre durante uma infecção é a liberação de pequenas proteínas endógenas, chamadas de **pirogênios endógenos**, por macrófagos e outras células do sistema imunológico. Os macrófagos ativados durante a infecção são uma parte integral da resposta imunológica. Exemplos de pirogênios endógenos são as **citocinas**, como as **interleucinas** e o **fator de necrose tumoral** (TNF, do inglês *tumor necrosis factor*). Esses pirogênios endógenos podem ativar aferências vagais ao hipotálamo e também circular até o cérebro para alterarem diretamente o ponto hipotalâmico de ajuste da temperatura. Como esses pirogênios são peptídeos, rebro, então, ativa todos os mecanismos descritos previamente para aumentar a temperatura corporal em caso de frio. É por isso que se sente frio logo antes e durante o início da febre, apesar de a temperatura corporal estar normal ou elevada. O aumento na produção de calor devido ao tremor e a redução da perda de calor devido ao ato de "se encolher" aumentam a temperatura corporal da mesma forma que durante a exposição ao frio. Embora não se saiba exatamente por que um aumento na temperatura corporal é benéfico durante uma infecção, acredita-se que algumas das células do sistema imunológico trabalhem de modo mais eficaz em temperaturas mais elevadas. Quando a febre "passa" e o ponto de ajuste hipotalâmico retorna ao normal, o corpo deve dissipar calor para levar a temperatura corporal de volta ao normal. Dessa forma, pode ocorrer sudorese abundante durante a recuperação da fase aguda da infecção.

Existe uma diversidade de fármacos que podem ser utilizados para reduzir a temperatura durante a febre. O ácido acetilsalicílico inibe a síntese de prostaglandinas por todo o corpo. Além da ação das prostaglandinas sobre a redefinição do ponto de ajuste hipotalâmico para a temperatura, acredita-se que a produção local de prostaglandinas esteja envolvida nas dores musculares e articulares que ocorrem em conjunto com a febre. É por isso que o ácido acetilsalicílico é eficaz no tratamento desses sintomas. O *acetaminofeno* (paracetamol) é um potente inibidor da síntese de prostaglandinas dentro do encéfalo e por isso também é eficaz no tratamento da febre. Na **terapia com glicocorticoides**, fármacos como a **prednisona** são utilizados e também podem inibir a febre devido à inibição da resposta imunológica (ver Tabela 65-2) e à inibição da síntese de prostaglandinas. Se a febre for muito duradoura e excessivamente elevada (> 40°C), podem ocorrer danos teciduais e falência de órgãos. Nesses casos, medidas drásticas podem ser instituídas para reduzir a temperatura corporal. Um exemplo dessas medidas é a imersão em água fria. Além disso, cabe ressaltar que a febre alta pode ser muito mais perigosa nos idosos.

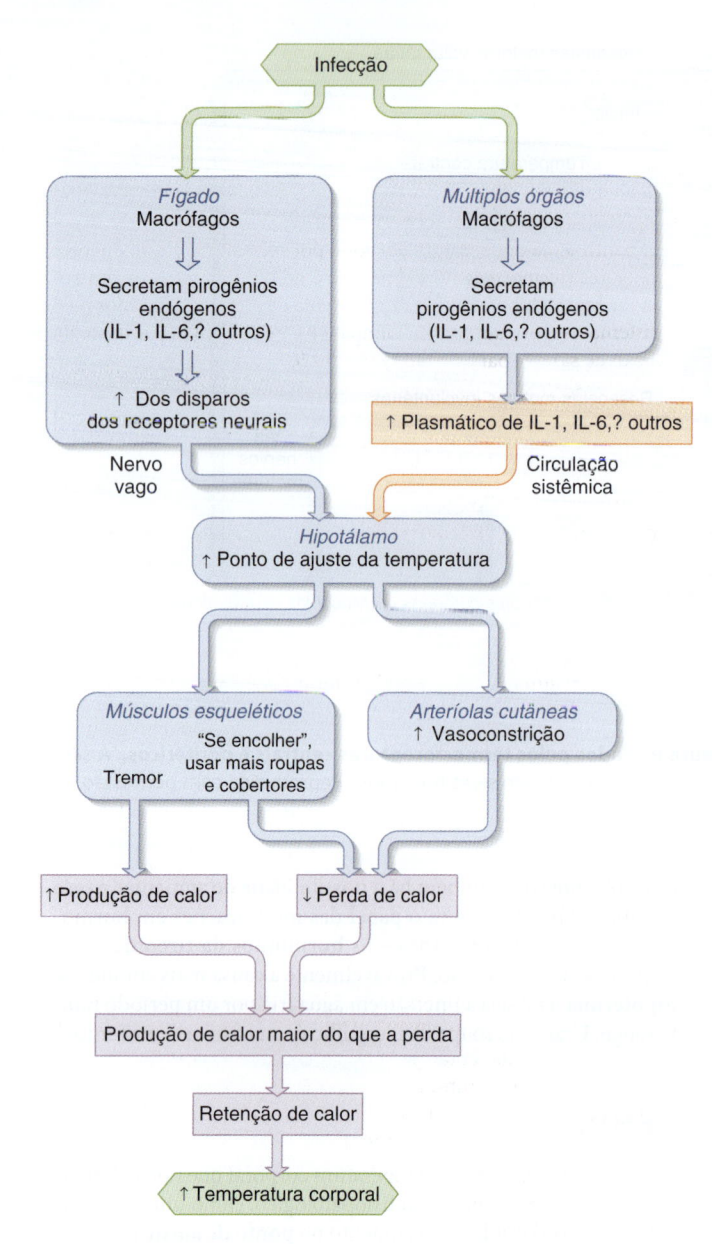

FIGURA 70-2 Vias pelas quais uma infecção provoca febre. IL-1, interleucina 1; IL-6, interleucina 6. (Reproduzida com permissão de Widmaier EP, Raff H, Strang KT: *Vander's Human Physiology*, 11th ed. McGraw-Hill, 2008.)

eles precisam, de alguma forma, ser capazes de sinalizar ao hipotálamo, apesar da existência da **barreira hematoencefálica**. Uma teoria que explica isso é que as áreas do encéfalo que detectam as citocinas, como os **órgãos circunventriculares** próximos ao hipotálamo, apresentam uma barreira "que vaza" (ver Capítulo 27). Assim, os pirogênios endógenos podem ser detectados, e a mudança apropriada no ponto de ajuste hipotalâmico ocorre, possivelmente devido à liberação de **prostaglandinas** no ou próximo ao controlador hipotalâmico, o que resulta em uma alteração no ponto de ajuste para a temperatura corporal.

Quando o ponto de ajuste hipotalâmico é aumentado, a temperatura corporal está abaixo do novo ponto de ajuste. Dessa forma, o hipotálamo "pensa" que o corpo está muito frio. O cé-

CORRELAÇÃO CLÍNICA

Uma mulher de 32 anos é levada por seu marido para emergência. Ela está confusa e queixando-se de *palpitações* (batimentos cardíacos rápidos e fortes), falta de ar e sudorese excessiva. Sua pressão arterial e sua frequência cardíaca estão bastante aumentadas e sua temperatura corporal encontra-se perigosamente alta, em 40,3°C. A mulher é colocada em uma cama de resfriamento na tentativa de baixar sua temperatura corporal. O médico suspeita de uma infecção e solicita o exame de sangue apropriado. Entretanto, um estudante de medicina percebe que os olhos da mulher estão salientes e imediatamente suspeita que possa se tratar de *tireotoxicose* grave (um aumento patológico na secreção do **hormônio da tireoide**). Quando o estudante entrevista a paciente e seu marido, descobre que a mulher sempre sente calor em uma sala fria e tem palpitações com frequência. Exames de sangue são solicitados imediatamente e mostram uma supressão dos níveis séricos do **hormônio estimulante da tireoide (TSH)** e um aumento dos níveis séricos de **tiroxina**, indicando um quadro de hipertireoidismo primário.

O **hipertireoidismo** é uma doença muito comum, especialmente em mulheres. A causa mais comum é, de longe, o **hipertireoidismo primário**, definido como um aumento na função da glândula tireoide independente de TSH, o hormônio da adeno-hipófise que controla a maioria dos aspectos da síntese do hormônio da tireoide e a função da glândula. A causa mais comum de hipertireoidismo primário é a **doença de Graves** (ver Capítulo 63). Essa doença é causada por um fenômeno autoimune, no qual são produzidos anticorpos que ativam o **receptor do TSH** das **células foliculares** da tireoide e, assim, acabam estimulando a síntese e a secreção do hormônio da tireoide, exatamente como o TSH faria em condições normais. O aumento sanguíneo do hormônio da tireoide suprime então a liberação de TSH pela hipófise devido à retroalimentação negativa. A disfunção imune pode também resultar em uma infiltração de linfócitos nos músculos e no tecido adiposo atrás dos olhos. O inchaço resultante empurra os olhos para frente (para fora da cavidade ocular), resultando em protrusão dos olhos – isto é chamado de **proptose** ou **exoftalmia**. Para confirmar que a causa da tireotoxicose é a doença de Graves, é realizado um **teste de captação de iodo radioativo**. Nesse teste, o paciente ingere uma pequena quantidade de iodo radioativo para permitir a medição da quantidade e distribuição do iodo que se acumula na tireoide. O iodo é necessário para a síntese do hormônio da tireoide, e sua captação é estimulada pela ativação do receptor do TSH (ver Tabela 63-1 e Figura 63-3). A captação de iodo está aumentada de modo uniforme na doença de Graves, assim como nessa paciente. A combinação entre os exames de sangue e o aumento uniforme da captação de iodo, além de outros exames e achados clínicos, como a exoftalmia, sugerem fortemente que a paciente está com a doença de Graves. Na verdade, o aumento da temperatura corporal, a confusão mental e outros sintomas definem a condição da paciente como a forma mais extrema de tirotoxicose, chamada de **tempestade da tireoide**.

O objetivo do tratamento dessa paciente a curto prazo é reduzir a sua temperatura corporal e a sua frequência cardíaca, o que é obtido por: administração de fármacos que reduzem a síntese do hormônio da tireoide, uso de bloqueadores beta-adrenérgicos para reduzir a frequência cardíaca, o volume de ejeção (ou sistólico) e a pressão arterial, e pela terapia com glicocorticoides que têm efeitos imunossupressores e também diminuem a conversão da tiroxina em **tri-iodotironina**, a forma mais potente do hormônio da tireoide. A longo prazo, o objetivo é a normalização da função da tireoide. Isso é geralmente realizado pela administração de iodo radioativo para destruir a tireoide. Terapias alternativas são o uso de fármacos que causem a inibição da síntese de hormônio da tireoide ou, em casos extremos, a **tireoidectomia** cirúrgica.

Por que a temperatura do corpo da paciente estava tão elevada? O hormônio da tireoide causa um aumento da taxa metabólica em praticamente todos os órgãos do corpo. Isso resulta em um aumento da produção de calor. Em uma situação muito grave, a capacidade de perder calor para o ambiente pela sudorese não é capaz de contrapor o aumento no calor produzido pelo metabolismo elevado, levando a um aumento da temperatura corporal. Isso pode ser extremamente perigoso, e em geral um tratamento de urgência torna-se necessário.

RESUMO DO CAPÍTULO

- A temperatura corporal interna é o compartimento central de um sistema de balanço de massa – normalmente a perda de calor iguala-se ao ganho.
- A transferência de calor entre a pele e o ambiente ocorre por irradiação, condução, convecção e evaporação.
- O controle da temperatura corporal por retroalimentação envolve sensores (termorreceptores) na pele e no hipotálamo, um controlador central hipotalâmico e um sistema de efetores regulados pelo sistema nervoso autônomo (simpático), permitindo o controle do fluxo de sangue para a pele e a produção de suor.
- A adaptação a um ambiente quente envolve um aumento na capacidade de produção de suor, para perder calor por evaporação.
- A febre em função de uma infecção deve-se aos pirogênios liberados por bactérias e pelos macrófagos – esses pirogênios aumentam o ponto de ajuste do controlador hipotalâmico para que a produção de calor e a temperatura corporal aumentem.

QUESTÕES PARA ESTUDO

1. Qual das situações a seguir aumenta a temperatura corporal?
    A) Um aumento na perda de calor da pele para o ambiente
    B) Uma redução da taxa metabólica basal
    C) Uma redução dos níveis circulantes de hormônio da tireoide
    D) Tremor

2. Todos os mecanismos a seguir aumentam a transferência de calor da pele para o ambiente, *exceto*:
    A) vasoconstrição
    B) irradiação
    C) condução
    D) convecção

3. Qual das alternativas é falsa?
    A) A sudorese aumenta em resposta a um aumento da atividade dos nervos simpáticos.
    B) As arteríolas cutâneas sofrem vasoconstrição primariamente devido à estimulação pelos nervos motores.
    C) O hipotálamo é o local onde se encontra o controlador central da temperatura corporal.
    D) O hipotálamo é o local onde se encontram os termorreceptores centrais.

4. Todas as alternativas a seguir vão reduzir a febre, *exceto*:
    A) a redução da síntese de prostaglandinas hipotalâmicas induzida por ácido acetilsalicílico
    B) a redução da síntese de prostaglandinas hipotalâmicas induzida pelo acetaminofeno
    C) um aumento de endotoxinas no sangue
    D) supressão da função imunológica induzida pelo cortisol

CAPÍTULO 71

Hipoxia e Condições Hiperbáricas

Michael Levitzky e Hershel Raff

OBJETIVOS

- Discutir as respostas fisiológicas à hipoxia e às condições hiperbáricas.
- Identificar os estresses fisiológicos envolvidos na subida a altitudes elevadas.
- Predizer as respostas iniciais dos sistemas nervoso central, cardiovascular e respiratório durante a subida a altitudes elevadas.
- Descrever a aclimatização dos sistemas cardiovascular, respiratório e renal à permanência em altitudes elevadas.
- Identificar os estresses fisiológicos que ocorrem durante o mergulho.
- Predizer as respostas dos sistemas respiratório, cardiovascular e renal aos vários tipos de mergulho.

HIPOXIA

Hipoxia significa baixo conteúdo de oxigênio. Como foi discutido no Capítulo 37, a hipoxia tecidual tem diversas causas que podem ser classificadas em quatro tipos principais (ver Tabela 37-7). Uma dessas causas é a baixa pressão parcial arterial de oxigênio ("**hipoxia hipóxica**"), que pode ser o resultado de uma baixa pressão parcial alveolar de oxigênio. Outras causas de hipoxia hipóxica são descritas no Capítulo 37. A causa mais comum de redução do oxigênio inspirado, em um indivíduo saudável, é a subida a altitudes elevadas.

ALTITUDE E ACLIMATIZAÇÃO

A pressão barométrica diminui em grandes altitudes porque a pressão total em qualquer altitude é proporcional ao peso do ar acima daquele ponto. Existe uma variação muito maior na pressão barométrica por mudança na altitude nas regiões mais próximas à superfície da Terra do que em altitudes muito elevadas, pois o ar, que é atraído para a superfície da Terra pela gravidade, é compressível.

A concentração fracional de oxigênio na atmosfera não muda de modo significante com a altitude. Essa concentração corresponde a 21% da pressão total do ar ambiental *seco* em qualquer altitude. À medida que o ar inspirado passa pelas vias aéreas, ele torna-se aquecido à temperatura corporal e completamente umidificado. Por isso, a pressão parcial exercida pelo vapor de água no ar que entra nos alvéolos é de 47 mmHg.

A P_{O_2} alveolar pode ser calculada utilizando-se a **equação do ar alveolar** discutida no Capítulo 33.

$$P_{A_{O_2}} = P_{I_{O_2}} - \frac{P_{A_{CO_2}}}{R} + [F] \qquad (1)$$

A P_{O_2} inspirada é igual a 0,21 vez a pressão barométrica total (respirando ar atmosférico), após a subtração da pressão de vapor de água de 47 mmHg:

$$P_{I_{O_2}} = 0{,}21 \times (P_B - 47 \text{ mmHg}) \qquad (2)$$

A P_{CO_2} alveolar diminui em grandes altitudes porque a estimulação hipóxica dos quimiorreceptores arteriais leva a um aumento da ventilação alveolar (**hiperventilação**). Como mostrado na Figura 71-1, uma redução na P_{CO_2} alveolar leva o valor da P_{O_2} alveolar para próximo daquele da P_{O_2} inspirada, como calculado pela equação (1). Por exemplo, em uma altitude em torno de 4.500 m, a pressão barométrica total é cerca de 429 mmHg. A P_{O_2} inspirada é, dessa forma, 0,21 × (429 − 47) mmHg, ou 80,2 mmHg. A P_{CO_2} alveolar diminui, provavelmente, para cerca de 32 mmHg, resultando em uma $P_{A_{O_2}}$ de cerca de 45 mmHg. A 5.489 m, a pressão barométrica total é aproximadamente 380 mmHg. A 6.100 m, é de 349 mmHg.

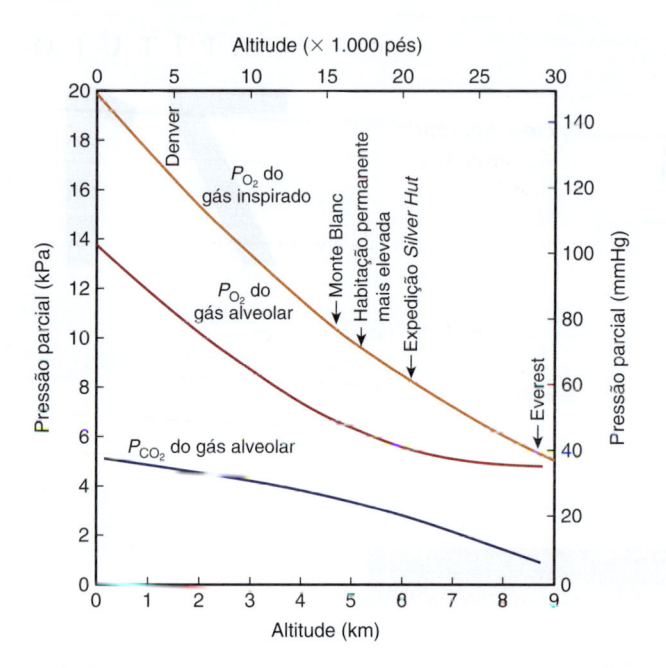

FIGURA 71-1 Valores calculados das pressões parciais de oxigênio e de dióxido de carbono no ar inspirado e no ar alveolar em repouso plotadas em relação à altitude. Observa-se que com o aumento da atividade dos quimiorreceptores arteriais há uma redução da P_{CO_2} alveolar, enquanto a P_{O_2} alveolar fica mais próxima da P_{O_2} do ar inspirado. (Adaptada com permissão de Lumb AB: *Nunn's Applied Respiratory Physiology*, 5th ed. Oxford: Butterworth-Heinemann, 2000 [Figura 16.1, p. 359].)

EFEITOS AGUDOS DA ALTITUDE

A subida para locais elevados produz alterações significativas no sistema nervoso central, no sistema cardiovascular, no sistema respiratório e na regulação dos líquidos corporais pelo sistema renal. Como nas regiões de altitudes elevadas as temperaturas costumam ser baixas, os mecanismos de regulação da temperatura discutidos no Capítulo 70 também estão normalmente envolvidos.

Se uma pessoa saudável subisse rapidamente para altitudes maiores do que 3.000 a 4.500 m acima do nível do mar, ela sofreria uma deterioração da função do sistema nervoso. Problemas similares podem ocorrer se a pressurização da cabine de uma aeronave for perdida. Os sintomas devem-se principalmente à hipoxia e podem incluir sonolência, preguiça, uma falsa sensação de bem-estar, perda de discernimento, redução da percepção de dor, aumento dos erros em tarefas simples, redução da acuidade visual, incoordenação motora e tremores. A hipoxia grave também pode resultar em perda de consciência ou mesmo morte.

Se uma pessoa **não aclimatizada** (uma pessoa que não está adaptada a permanecer em grandes altitudes) subir para altitudes de 3.000 a 4.500 m acima do nível do mar, ela poderá sofrer de um grupo de sintomas conhecidos como **doença aguda das montanhas** ou **mal da montanha**. Os sintomas incluem dor de cabeça, tontura, falta de ar em repouso, fraqueza, indisposição, náusea, anorexia, sudorese, palpitações, deficiência visual, surdez parcial, insônia, retenção de líquidos e dispneia aos esforços. Esses sintomas são resultados de hipoxia e hipocapnia e da alcalose ou do edema cerebral, ou de ambos.

SISTEMA CARDIOVASCULAR

Em altitudes elevadas, ocorre um aumento do débito cardíaco, da frequência cardíaca e da pressão arterial sistêmica. Esses efeitos são provavelmente resultado do aumento da estimulação simpática sobre o sistema cardiovascular, o qual ocorre secundariamente à estimulação dos quimiorreceptores arteriais. Também podem ser devidos ao efeito estimulante direto da hipoxia sobre o miocárdio. A hipoxia alveolar produz a **vasoconstrição pulmonar hipóxica** (ver Capítulo 34). O aumento do débito cardíaco, associado à vasoconstrição pulmonar hipóxica e ao aumento da estimulação simpática dos grandes vasos pulmonares, resulta em um aumento da pressão arterial pulmonar média e tende a abolir qualquer zona 1 preexistente (ver Figura 34-7), devido ao recrutamento de alvéolos previamente não perfundidos. As consequências indesejáveis desses efeitos incluem distensão vascular e ingurgitamento do pulmão secundário à hipertensão pulmonar, o que pode levar ao **edema pulmonar de altitudes elevadas** e aumentar de forma marcante a carga de trabalho do ventrículo direito. Indivíduos mais suscetíveis a esse tipo de edema parecem apresentar também um maior grau de respostas de vasoconstrição pulmonar hipóxica, em relação aos indivíduos menos suscetíveis. A análise do líquido presente no edema pulmonar de altitudes elevadas mostra que ele contém proteínas de alto peso molecular, o que indica que o edema é causado pelo aumento da permeabilidade capilar, bem como pelo aumento da pressão hidrostática capilar. O aumento da permeabilidade capilar pode ser resultado da insuficiência dos capilares por estresse, a qual é causada pela elevação da pressão arterial pulmonar e do fluxo sanguíneo e pela liberação alterada de citocinas e outros mediadores.

Os efeitos da subida para altitudes elevadas sobre a **circulação encefálica** são complexos. A estimulação hipóxica dos quimiorreceptores arteriais provoca **hipocapnia** e **alcalose respiratória**, como já foi discutido. A hipocapnia arterial encefálica pode não apenas causar constrição dos vasos sanguíneos encefálicos, mas também levar à alcalose do **líquido cerebrospinal** (**LCS**). A maior parte dos sintomas do sistema nervoso central causada pelo mal da montanha era atribuída à hipoperfusão cerebral, à alcalose ou a ambos. Entretanto, atualmente parece que, na maior parte dos casos, os sintomas do mal da montanha são resultantes de **hiperperfusão cerebral** e **edema**. Essa hiperperfusão resulta principalmente da vasodilatação, que é o efeito direto da hipoxia sobre os vasos sanguíneos encefálicos. À medida que as arteríolas encefálicas dilatam, a pressão hidrostática dos capilares encefálicos se eleva, aumentando a tendência de o líquido sair dos capilares e causar edema encefálico. A hiperperfusão e o edema aumentam a pressão intracraniana, comprimindo e deformando as estruturas intracranianas. Isso pode levar a um aumento generalizado da atividade simpática por todo o corpo, aumentando a possibilidade de edema pulmonar e provocando retenção renal de água e sal.

SISTEMA RESPIRATÓRIO

A redução das pressões parciais arteriais de oxigênio que ocorrem em altitudes elevadas estimula os **quimiorreceptores arteriais** e intensifica a ventilação alveolar. Os **quimiorreceptores centrais** não são responsivos à hipoxia, como foi discutido no Capítulo 38. Apesar de os quimiorreceptores arteriais não serem muito sensíveis às mudanças na P_{O_2} arterial acima de aproximadamente 60 mmHg (ver Figura 38-8), em uma P_{O_2} arterial de 45 mmHg, o volume-minuto é praticamente dobrado. Como a produção de dióxido de carbono é, de início, normal (ela aumenta com o aumento do trabalho respiratório causado pela maior ventilação alveolar), as P_{CO_2} arterial e alveolar diminuem para cerca de 20 mmHg, causando alcalose respiratória. A hipocapnia arterial também resulta na "difusão" de dióxido de carbono a partir do LCS para dentro do sangue (ver Figura 38-6), levando a um aumento no pH do LCS. Portanto, os quimiorreceptores centrais não são apenas irresponsivos à hipoxia de altitude, mas sua atividade também é deprimida pela hipocapnia secundária e pela alcalose do líquido cerebrospinal.

O aumento do volume corrente e da frequência respiratória elevam o **trabalho elástico da respiração**. Altas taxas ventilatórias podem ser acompanhadas por expiração ativa, resultando em compressão dinâmica das vias aéreas. A compressão das vias aéreas, acoplada à **broncoconstrição** reflexa parassimpática mediada pelos quimiorreceptores arteriais em resposta à hipoxemia arterial, resulta em aumento do **trabalho resistivo da respiração**. O fluxo de ar mais turbulento, que é provavelmente encontrado em frequências respiratórias mais altas, também pode contribuir para o aumento do trabalho resistivo. As taxas máximas de fluxo aéreo podem aumentar devido à redução da densidade dos gases na altitude. As inspirações e expirações mais profundas resultariam provavelmente em uma distribuição regional mais uniforme da ventilação alveolar. Assim, alvéolos previamente colapsados ou malventilados seriam mais bem ventilados. Seria esperado que o aumento do fluxo sanguíneo pulmonar observado de modo agudo em altitudes elevadas, acoplado à ventilação alveolar mais uniforme, pudesse melhorar a **uniformidade da relação ventilação-perfusão** regional. Surpreendentemente, estudos não têm demonstrado diferenças marcantes nas relações V_A/Q_C em altitudes elevadas, embora elas pareçam melhorar.

Em altitudes elevadas, o gradiente de pressão parcial para a difusão do oxigênio é diminuído, porque a P_{O_2} alveolar é diminuída mais do que P_{O_2} **venosa mista**. Essa diminuição no gradiente de pressão parcial é parcialmente compensada pelos efeitos dos aumentos no débito cardíaco e na pressão arterial pulmonar, que aumentam a área de superfície disponível para difusão pelo recrutamento de capilares não perfundidos e reduzem o tempo que as hemácias permanecem nos capilares pulmonares.

A captação de oxigênio nos pulmões pode ser comprometida em pressões parciais alveolares de oxigênio baixas o suficiente para ficarem abaixo da parte plana da **curva de dissociação da oxi-hemoglobina** (ver Figura 36-1), ocasionando um baixo conteúdo de oxigênio arterial. A hipocapnia pode ajudar um pouco na captação de oxigênio nos pulmões, mas irá interferir na liberação do oxigênio nos tecidos (ver Figura 36-2). O principal mecanismo compensatório a curto prazo para a manutenção da **liberação de oxigênio** é o aumento do débito cardíaco. A concentração de hemoglobina também pode aumentar levemente dentro dos dois primeiros dias. Isso é um resultado da hemoconcentração secundária ao deslocamento de líquido para o espaço extracelular e não a um aumento na produção de hemácias.

Prevenção e tratamento da doença aguda das montanhas

A *acetazolamida*, um **inibidor da anidrase carbônica**, pode evitar os sintomas da doença aguda das montanhas em muitos indivíduos, se tomada por alguns dias antes da subida para altitudes elevadas. O mecanismo de ação é incerto, pois a acetazolamida tem diversas ações que podem auxiliar a evitar a doença aguda das montanhas. Esse fármaco diminui a reabsorção de bicarbonato pelos **túbulos proximais** dos rins. Isso pode levar a uma **acidose metabólica** moderada, que pode compensar parcialmente a alcalose respiratória e, assim, também ajuda a estimular a ventilação. A acetazolamida também atua como *diurético*, podendo ajudar a evitar a retenção de líquido e o edema. É provável que os dois mecanismos propostos estejam envolvidos. Além disso, a acetazolamida também pode inibir a vasoconstrição pulmonar hipóxica.

Sem dúvida, o tratamento mais importante do mal da montanha é aumentar a P_{O_2} alveolar. Em altitudes elevadas, isso pode ser conseguido se o indivíduo respirar concentrações aumentadas de oxigênio a partir de um cilindro de gás. Retornar a altitudes mais baixas é o tratamento mais efetivo para o mal da montanha.

Aclimatização à altitude

A compensação a longo prazo à altitude elevada começa a ocorrer depois de várias horas de subida e continua por dias ou mesmo semanas. As respostas imediatas à subida e as respostas adaptativas iniciais e tardias estão resumidas na Tabela 71-1.

A compensação renal da alcalose respiratória começa dentro de um dia: a excreção renal de base é aumentada e os íons hidrogênio são conservados. Um segundo mecanismo compensatório importante é a **eritropoiese**. Dentro de três a cinco dias, novas hemácias são produzidas, aumentando o **hematócrito** e a **capacidade de transporte de oxigênio**. A maior parte dessa resposta deve-se ao aumento da secreção do hormônio **eritropoietina** pelos rins, que ocorre devido à hipoxia local renal. A eritropoietina estimula a produção de hemácias pela medula óssea (ver a função 5 no Capítulo 39). (Essa proteína, comumente conhecida como "Epo", está disponível para administração exógena e tem sido utilizada como "*doping* sanguíneo" em atletas.) Assim, apesar de a P_{O_2} arterial não ser melhorada, o *conteúdo* de oxigênio arterial aumenta devido ao aumento da concentração de hemoglobina no sangue. O custo disso é uma viscosidade sanguínea maior e um aumento da carga de trabalho ventricular. Concentrações elevadas de 2,3-DPG podem auxiliar na liberação de oxigênio para os tecidos (Figura 36-2).

A estimulação hipóxica dos quimiorreceptores arteriais persiste e pode estar aumentada durante a aclimatização. Um achado mais imediato é que a curva de resposta ventilatória ao dióxido de carbono está deslocada para a esquerda (Figura 38-4). Ou seja, para qualquer valor de P_{CO_2} alveolar ou arterial, a resposta ventilatória é maior depois de vários dias em altitude elevada. A teoria atual para o aumento da ventilação que ocorre durante a aclimatização é que a sensibilidade dos quimiorreceptores dos corpos carotídeos à hipoxia aumenta devido a mecanismos celulares que não são bem compreendidos. O aumento da ventilação alveolar leva a um aumento da P_{O_2} alveolar e, por consequência, da P_{O_2} arterial. Esta é uma resposta adaptativa que permite às pessoas viverem em altitudes elevadas por longos períodos. Os sintomas do sistema nervoso central

TABELA 71-1 Respostas fisiológicas à altitude elevada em relação a valores-controle ao nível do mar[a]

	Imediata	Adaptativa inicial (72 horas)	Adaptativa tardia (2 a 6 semanas)
Volume-minuto	↑	↑	↑
Frequência respiratória	Variável	Variável	Variável
Volume corrente	↑	↑	↑
P_{O_2} arterial	↓	↓	↓
P_{CO_2} arterial	↓	↓	↓
pH arterial	↑	↑↔	↑↔
HCO_3^- arterial	↔	↓	↓
Avaliação da função pulmonar			
Capacidade vital	↔	↔	↔
Taxas máximas de fluxo aéreo	↑	↑	↑
Capacidade residual funcional	↔	↔	↔
Resposta ventilatória ao CO_2 inalado	↔	↑	↑
Resposta ventilatória à hipoxia	↔	↔	↔
Resistência vascular pulmonar	↑	↑	↑
Transporte de oxigênio			
Hemoglobina	↔	↑	↑
Eritropoietina	↑	↔	↔
P_{50}	↓	↑	↑
2,3-DPG	↔	↑	↑
Débito cardíaco	↑	↔	↔↑
Sistema nervoso central			
Dores de cabeça, náusea, insônia	↑	↔	↔
Percepção, discernimento	↓	↔	↔
Edema encefálico	↑	↔	↔

[a]Esses valores aplicam-se a habitantes nativos do nível do mar. ↑, aumentado; ↓, diminuído; ↔, sem alteração.
Adaptada com permissão de Guenter CA. *Pulmonary Medicine*, 2nd ed. Philadelphia, PA: Lippincott; 1982.

normalmente diminuem ao mesmo tempo em que o edema encefálico e a elevação da pressão intracraniana são solucionados. Isto ocorre, provavelmente, devido ao aumento da reabsorção de líquido cerebrospinal, à autorregulação do fluxo sanguíneo encefálico e a uma vasoconstrição mediada pelo simpático que, por algum motivo, leva vários dias para ser desenvolvida. Também é possível que os vasos encefálicos produzam menos **óxido nítrico**, o qual pode mediar a vasodilatação encefálica em resposta à hipoxia (ver Capítulo 27).

Os valores aumentados do débito cardíaco, da frequência cardíaca e da pressão arterial sistêmica retornam aos níveis normais depois de uns poucos dias em altitude elevada. Isto provavelmente reflete uma redução da atividade simpática, ou *downregulation*, dos receptores adrenérgicos. Todavia, a vasoconstrição pulmonar hipóxica e a hipertensão pulmonar persistem (concomitantemente com o aumento da viscosidade do sangue devido ao hematócrito mais alto), levando à **hipertrofia ventricular direita** e, com frequência, à **cor pulmonale** (insuficiência ventricular direita secundária à hipertensão pulmonar).

CONDIÇÕES HIPERBÁRICAS

Condições hiperbáricas referem-se à pressão ambiental aumentada. Pessoas saudáveis podem experimentar condições hiperbáricas durante o mergulho subaquático. As **câmaras hiperbáricas** são utilizadas clinicamente para aumentar as pressões dos gases ambientais como um tratamento para a **doença da descompressão** (discutida a seguir), ou para intensificar a cicatrização de feridas (**oxigenoterapia hiperbárica** ou **OHB**).

MERGULHO

Os principais estresses fisiológicos envolvidos no mergulho incluem a pressão ambiental aumentada, a redução dos efeitos da gravidade devido à flutuabilidade, a alteração da respiração, a hipotermia e o prejuízo sensorial. O grau de gravidade do estresse depende da profundidade atingida, da duração do mergulho e se o mergulho é realizado em apneia ou se um equipamento para respiração é utilizado. Os estresses fisiológicos relativos a elevada pressão ambiental, diminuição dos efeitos da gravidade e alteração da respiração são o foco desta discussão.

PRINCÍPIOS FÍSICOS

A pressão na base de uma coluna de líquido é proporcional à altura da coluna (h), à densidade do líquido (p) e à aceleração da gravidade (g):

$$\text{Pressão} = h \times p \times g \quad (3)$$

Por exemplo, para cada 10 m de profundidade na água do mar, a pressão ambiental aumenta em 1 atm. Assim, em uma profundidade de 10 m, a pressão ambiental total é igual a 1.520 mmHg, ou seja, o dobro da pressão barométrica ao nível do mar.

Os tecidos corporais são formados principalmente por água e, portanto, são incompressíveis. Entretanto, os gases são compressíveis e obedecem à **lei de Boyle**. Assim, em um mergulho em apneia, o *volume de gás nos pulmões é inversamente proporcional à profundidade atingida*. A 10 m de profundidade (2 atm), o volume pulmonar cai pela metade; a 20 m (3 atm), ele é de apenas 1/3 do volume original. Quando um gás é comprimido, sua *densidade* aumenta.

À medida que a pressão total aumenta, as *pressões parciais* dos gases constituintes da mistura também aumentam, de acordo com a **lei de Dalton** (ver Capítulo 33). Os efeitos biológicos dos gases geralmente são dependentes de suas pressões parciais mais do que de suas concentrações fracionais. Além disso, quando a pressão parcial de um gás aumenta, a quantidade de gás *dissolvido* nos tecidos corporais também aumenta, de acordo com a **lei de Henry** (ver Capítulo 35).

EFEITOS DA IMERSÃO ATÉ O PESCOÇO

O simples ato de imergir o corpo em água até a altura do pescoço causa alterações profundas nos sistemas cardiovascular e pulmonar. Esses efeitos são principalmente o resultado de um aumento da pressão externa sobre o tórax, o abdome e os membros.

Efeitos cardiovasculares e renais

Durante a imersão até o pescoço, o aumento da pressão externa sobre os membros e o abdome resulta em menor volume de sangue venoso sistêmico nas regiões corporais dependentes da gravidade (ver Capítulo 30). Se a temperatura da água estiver abaixo da temperatura corporal, uma venoconstrição mediada pelo simpático ocorrerá, aumentando também o retorno venoso (ver Capítulo 70). O retorno venoso aumentado eleva o volume central de sangue em aproximadamente 500 mL. A pressão atrial direita aumenta de cerca de -2 para $+16$ mmHg. Como resultado desse aumento na pré-carga, o débito cardíaco e o volume sistólico aumentam cerca de 30%. Os aumentos do fluxo sanguíneo pulmonar e do volume sanguíneo pulmonar resultam em aumento da pressão arterial pulmonar média, recrutamento capilar, aumento da capacidade de difusão e em uma pequena melhora na uniformidade entre a ventilação e a perfusão.

Um efeito adicional da imersão até o pescoço é a diurese por imersão. Dentro de uns poucos minutos de imersão, o fluxo urinário aumenta de quatro a cinco vezes. Esses achados são consistentes com a estimulação dos receptores de estiramento dos átrios cardíacos e também dos vasos torácicos pelo aumento do volume de sangue torácico. Acredita-se que isso, por sua vez, reduza a secreção do **hormônio antidiurético** (**ADH**) pela glândula neuro-hipófise ou cause a liberação de **hormônios natriuréticos** pelos átrios cardíacos (ver Capítulo 45).

Efeitos respiratórios

A pressão externa sobre a caixa torácica de uma pessoa em pé ou sentada na água e imersa até o pescoço é em média cerca de 20 cm H_2O (14,7 mmHg) maior do que a pressão atmosférica. Essa pressão positiva externa à caixa torácica opõe-se à retração elástica normal "para fora" da parede torácica e diminui a **capacidade residual funcional** em cerca de 50%. Isso ocorre à custa do **volume de reserva expiratório**, o qual pode ser reduzido em até 70%. A **pressão intrapleural** é menos negativa na capacidade residual funcional devido à redução da retração elástica "para fora" da parede torácica. O trabalho que deve ser realizado para mover o ar para dentro dos pulmões é bastante aumentado, porque trabalho inspiratório extra é necessário para superar a pressão positiva externa sobre o tórax. A imersão em água até o pescoço leva a um aumento de cerca de 60% do trabalho respiratório.

Os efeitos da pressão hidrostática da água externamente ao tórax impedem uma pessoa submersa, que esteja tentando respirar por um tubo que se comunique com o ar acima da superfície da água, de descer por mais de 1 m. Isso é válido mesmo que o aumento na resistência das vias aéreas, oferecido pelo tubo, fosse negligenciável e que a pessoa evitasse o aumento do **espaço morto** efetivo fechando a terminação bucal do tubo e exalando diretamente na água (ou utilizando uma válvula unidirecional). O motivo é que a pressão inspiratória máxima que indivíduos normais podem produzir é de cerca de 80 a 100 cmH_2O (i.e., pressões intrapleurais de -80 a -100 cmH_2O). Como 100 cm equivalem a 1 m, a profundidade máxima que uma pessoa pode atingir se estiver respirando por meio de um tubo desta maneira é um pouco maior do que 1 m.

MERGULHO EM APNEIA

Durante um mergulho em apneia, a pressão total dos gases dentro dos pulmões é aproximadamente igual à pressão ambiental, que está aumentada. Portanto, o *volume* dentro do tórax diminui proporcionalmente e as pressões parciais dos gases aumentam.

O reflexo do mergulho

Muitos indivíduos demonstram uma **bradicardia** (redução da frequência cardíaca) profunda mediada pelo vago e um aumento da **resistência vascular sistêmica** tanto na situação de imersão

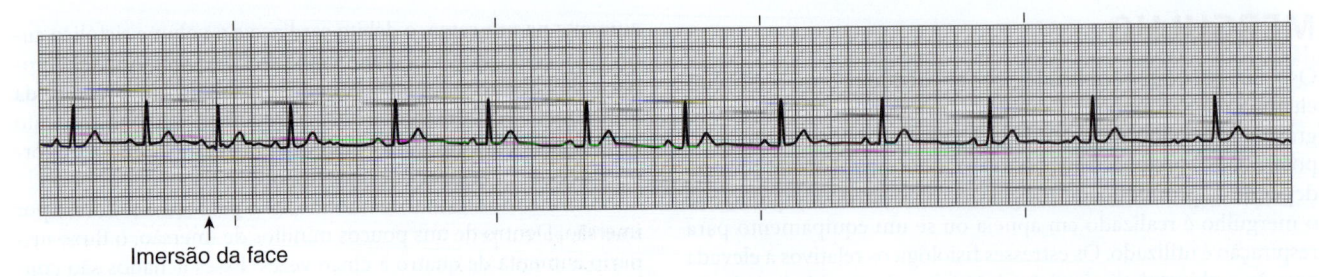

FIGURA 71-2 A resposta eletrocardiográfica de um dos autores deste livro (MGL) frente à imersão da face em água fria (o reflexo do mergulho). O experimento foi realizado em decúbito ventral, e a imersão da face foi realizada sem mudar a posição da cabeça, para excluir os efeitos das mudanças na atividade dos barorreceptores. A frequência cardíaca caiu de 75 para cerca de 43 bpm. (Tempo entre as marcas verticais acima ou abaixo do FCG = 3 segundos.) (Reproduzida com permissão de Levitzky MG: *Pulmonary Physiology*, 7th ed. New York: McGraw-Hill Medical, 2007.)

da face (sobretudo em água fria) como em **apneia**. Esse "reflexo do mergulho" é iniciado por sensores na face ou no nariz que enviam aferências ao encéfalo por meio do nervo trigêmeo. Uma resposta similar é observada quando mamíferos aquáticos, como baleias e focas, mergulham. O reflexo diminui a carga de trabalho do coração e limita bastante a perfusão para todos os leitos vasculares sistêmicos, a exceção daqueles mais fortemente autorregulados, ou seja, o coração e o encéfalo. Os efeitos cardiovasculares do reflexo do mergulho são similares aos produzidos pela estimulação dos quimiorreceptores arteriais quando nenhum aumento da ventilação pode ocorrer, exceto pelo fato de o reflexo do mergulho também parecer causar uma leve contração do **baço**, a qual libera no sangue venoso as hemácias que estavam armazenadas no baço. Isso aumenta a capacidade de transporte de oxigênio do sangue e, dessa forma, o conteúdo de oxigênio do sangue em uma mesma P_{O_2}. O componente bradicárdico do reflexo do mergulho está representado na Figura 71-2.

Trocas gasosas

Mergulhadores de apneia normalmente **hiperventilam** antes de um mergulho, de tal modo que a P_{O_2} e a P_{CO_2} alveolares típicas podem ser de 120 e 30 mmHg, respectivamente. Na verdade, um mergulhador de apneia deve tomar cuidado para não hiperventilar tanto a ponto de sua P_{CO_2} ficar tão baixa, fazendo com que ele só atinja seu ponto de ruptura depois de perder a consciência devido à hipoxemia arterial (o ponto de ruptura, ou "*breakpoint*", é o ponto no qual um indivíduo não consegue mais prender a respiração voluntariamente, o qual é determinado pela Pa_{CO_2}). Durante um mergulho em apneia a uma profundidade de 10 m, o volume pulmonar diminui e os gases são comprimidos. A pressão total dos gases quase dobra; assim, após 20 segundos a 10 m, a P_{O_2} alveolar pode ser de 160 a 180 mmHg. Mesmo depois de 1 minuto a 10 m, a P_{O_2} alveolar está bem acima de 100 mmHg. A P_{CO_2} alveolar (que seria menor do que 40 mmHg na superfície, em razão da hiperventilação anterior ao mergulho) também aumenta para cerca de 40 mmHg durante a descida, revertendo o gradiente para a transferência de CO_2. Assim, o dióxido de carbono difunde-se dos alvéolos para o sangue dos capilares pulmonares. A P_{CO_2} alveolar, dessa forma, não aumenta tanto quanto seria previsto a partir da compressão dos gases causada pelo aumento de pressão, já que o CO_2 difunde-se para o sangue. Acredita-se que isso seja devido à maior solubilidade do CO_2 em relação ao O_2 no sangue. Assim, a transferência de oxigênio do alvéolo para o sangue não é perturbada até a subida. Entretanto, a transferência normal de dióxido de carbono do sangue para os alvéolos é revertida durante a descida e resulta em uma retenção significativa de dióxido de carbono no sangue.

Durante a subida, a pressão ambiental diminui rapidamente, o volume pulmonar aumenta e as pressões parciais dos gases alveolares diminuem concomitantemente. A P_{CO_2} alveolar diminui, permitindo ao CO_2 difundir-se do sangue dos capilares pulmonares para os alvéolos. Entretanto, a diminuição rápida da P_{O_2} alveolar durante a subida pode resultar em uma redução na P_{O_2} arterial suficiente para provocar a perda de consciência do mergulhador. Essa perda de consciência pode ocorrer repentinamente e sem aviso prévio e, em geral, ocorre quando os mergulhadores sobem para uma profundidade de cerca de 5 m ou menos. Por isso, ela é conhecida com "**blecaute de águas rasas**".

O USO DE DISPOSITIVO PARA RESPIRAÇÃO SUBAQUÁTICA

O uso de **dispositivo para respiração subaquática autocontido**, ou equipamento de *scuba* (do inglês *self-contained underwater breathing apparatus*), consiste basicamente em um tanque de gás comprimido que pode ser fornecido ao mergulhador por um regulador de demanda quando a pressão bucal do mergulhador, durante a inspiração, cai levemente abaixo da pressão ambiental. O gás expirado é liberado na água na forma de bolhas. Assim, durante um mergulho com *scuba*, a pressão do gás dentro dos pulmões permanece próxima da pressão ambiente em qualquer profundidade. Por isso, os estresses fisiológicos do sistema respiratório durante o mergulho com *scuba* são, principalmente, uma consequência das altas densidades e pressões parciais dos gases.

Durante o mergulho com *scuba*, o trabalho inspiratório não é um grande problema em profundidades moderadas, pois o gás é fornecido a pressões ambientais. Entretanto, em grandes profundidades, o aumento da *densidade* do gás torna-se um problema devido ao aumento do trabalho respiratório necessário para vencer a resistência das vias aéreas durante o fluxo turbulento. Por exemplo, em experimentos a longo prazo com indivíduos *simulando* mergulhos de mais de 600 m no interior de câmaras hiperbáricas, todos os indivíduos relataram conseguir respirar apenas pela boca. O trabalho para respirar pelo nariz é muito grande. Essa é a razão para substituir o nitrogênio por hélio em mergulhos profundos. O hélio tem apenas cerca de 1/7 da densidade do nitrogênio.

A sensibilidade do sistema de controle da respiração ao dióxido de carbono está diminuída em grandes profundidades, devido ao aumento das densidades dos gases e da alta P_{O_2} arterial, e também porque os mergulhadores aprendem a suprimir o estímulo do dióxido de carbono para conservar o gás comprimido.

PROBLEMAS CLÍNICOS ASSOCIADOS AO MERGULHO

Os problemas clínicos que podem ocorrer durante o mergulho, principalmente a grandes profundidades, incluem o barotrauma, a doença de descompressão, a narcose por nitrogênio, a toxicidade do oxigênio e a síndrome neurológica das altas pressões (SNAP).

O **barotrauma** ocorre quando a pressão ambiental aumenta ou diminui, mas a pressão em uma área fechada e não ventilada do corpo não consegue equilibrar-se com a pressão ambiental. O barotrauma de descida é chamado de "compressão". Ele pode afetar a orelha média se a tuba auditiva (tuba de Eustáquio) estiver entupida ou edematosa, tornando a pessoa incapaz de equilibrar a pressão da orelha média. O barotrauma também pode afetar os seios da face, os pulmões (resultando em congestão pulmonar, edema ou hemorragia) e até mesmo as cavidades dos dentes. O barotrauma de subida pode ocorrer se gases ficarem presos em áreas do corpo e começarem a se expandir quando o mergulhador ascender. Se um mergulhador não expirar durante a subida, o gás pulmonar em expansão poderá distender excessivamente e romper os pulmões ("estouro dos pulmões"). Isto pode levar a hemorragia, pneumotórax ou embolia aérea. Os gases aprisionados no trato GI podem causar desconforto abdominal e **eructação** (arroto) ou flatulência, à medida que se expandem. O barotrauma das orelhas, seios da face e dentes também pode ocorrer durante o retorno rápido de grandes profundidades.

A **doença da descompressão** ocorre quando bolhas de gás formam-se no sangue e nos tecidos corporais à medida que a pressão ambiente diminui. O termo "doença da descompressão" engloba dois problemas diferentes, ambos envolvendo bolhas gasosas. A **embolia gasosa pulmonar** refere-se a bolhas gasosas no sangue arterial. Como as bolhas parecem não se formar no próprio sangue arterial, a embolia gasosa arterial normalmente ocorre quando a obstrução das vias aéreas impede o gás em expansão de ser exalado. Com a ruptura alveolar por expansão, bolhas de gás podem entrar nos capilares pulmonares e ser carregadas para o sangue arterial. A embolia gasosa arterial é uma consequência provável em um mergulhador em ascensão que deixa de exalar durante a subida rápida. As bolhas resultantes da embolia gasosa pulmonar podem ser levadas aos vasos sanguíneos encefálicos, onde podem provocar um acidente vascular encefálico. O segundo componente, a **doença, ou mal da descompressão** propriamente dito, ocorre quando há a formação de bolhas nos tecidos corporais. Durante um mergulho, o aumento da pressão ambiental causa uma elevação da pressão parcial de nitrogênio do corpo. A alta pressão parcial de nitrogênio faz esse gás, normalmente de baixa solubilidade, ser dissolvido nos tecidos e líquidos corporais de acordo com a lei de Henry (discutida no Capítulo 35). Isso ocorre sobretudo na gordura corporal, que tem uma solubilidade relativamente alta para o nitrogênio. Em grandes profundidades, os tecidos corporais tornam-se supersaturados com nitrogênio.

Durante a ascensão rápida, a pressão ambiente diminui rapidamente e o nitrogênio sai da solução, formando bolhas nos tecidos e líquidos corporais. O efeito é o mesmo da abertura de uma garrafa de uma bebida carbonatada (gaseificada). Durante a produção de uma bebida carbonatada, a mesma é exposta a pressões de gases, principalmente dióxido de carbono, superiores à pressão atmosférica, sendo, em seguida, tampada. A pressão total na camada de gás acima do líquido permanece superior à pressão atmosférica. As pressões parciais dos gases dissolvidos na fase líquida estão em equilíbrio com as pressões parciais da fase gasosa. Os gases dissolvem-se na fase líquida obedecendo à lei de Henry. Quando a tampa da garrafa é aberta, a pressão na fase gasosa diminui repentinamente, e o gás dissolvido na fase líquida sai da solução, formando bolhas.

As bolhas formadas na doença da descompressão podem entrar no sangue venoso ou afetar as articulações das extremidades do corpo. As bolhas que entram no sangue venoso costumam ficar presas na circulação pulmonar e raramente causam sintomas. Os sintomas que às vezes aparecem e são conhecidos pelos mergulhadores como "sufocação" (do inglês, *the chokes*) incluem dor no peito na região subesternal, dispneia e tosse e podem ser acompanhados de hipertensão pulmonar, edema pulmonar e hipoxemia. Essa é, sem dúvida, uma forma extremamente perigosa da doença da descompressão. É claro que ainda mais perigosas são as bolhas na circulação do sistema nervoso central, que podem provocar dano encefálico e paralisia. Elas podem ser o resultado de ruptura alveolar e embolia gasosa arterial, como discutido previamente, ou podem ser carregadas do sangue venoso para o lado arterial através de um **forame oval patente** (ver Capítulo 30) ou de um *shunt* intrapulmonar. As bolhas que se formam nas articulações dos membros causam dores (conhecidas pelo termo em inglês *bends*, que significa *curvaturas*, devido à postura assumida pelo indivíduo na tentativa de restringir os movimentos e evitar a dor). A **osteonecrose** das articulações também pode ser causada por descompressão inadequada.

O tratamento da doença da descompressão é a **recompressão** imediata em uma câmara hiperbárica (que força o gás das bolhas de volta para a solução), seguida de uma lenta descompressão. A doença da descompressão pode ser evitada por subidas lentas durante o retorno de grandes profundidades (utilizando tabelas de descompressão) e pela substituição do nitrogênio por hélio nas misturas gasosas inspiradas. O hélio apresenta apenas cerca da metade da solubilidade do nitrogênio nos líquidos corporais.

As bolhas gasosas, apesar de serem estéreis, são reconhecidas pelo organismo como um corpo estranho. Elas geram respostas inflamatórias, entre outras, incluindo ativação plaquetária, coagulação sanguínea, liberação de citocinas e de outros mediadores, agregação leucocitária, produção de radicais livres e dano endotelial. Essas respostas não são revertidas pela recompressão e podem continuar, a menos que um tratamento adicional seja iniciado.

Mergulhadores que ascendem da submersão sem nenhum efeito imediato da descompressão podem, subsequentemente, sofrer doença de descompressão se viajarem de avião dentro de poucas horas após o mergulho. As aeronaves comerciais em geral mantêm a pressão da cabine bem abaixo de 760 mmHg, com pressões de cabine similares àquelas de altitudes de 1.524 a 2.438 m acima do nível do mar. Essa é a razão pela qual pessoas com insuficiência pulmonar podem precisar do uso de suplemento de oxigênio durante um voo em uma aeronave.

Pressões parciais de nitrogênio muito altas afetam diretamente o sistema nervoso central, causando euforia, perda de memória, incoordenação e comportamento irracional. Essa **narcose por nitrogênio** ou *"êxtase da profundidade"* ocorre em profundidades de 30 m ou mais e, em profundidades maiores, pode resultar em entorpecimento dos membros, desorientação, comprometimento motor e, finalmente, perda de consciência. O mecanismo da narcose por nitrogênio é desconhecido.

A **toxicidade do oxigênio** pode ser causada pela inalação de 100% de oxigênio a 760 mmHg, ou de concentrações mais baixas de oxigênio, em pressões ambientais mais altas. Isso pode causar danos ao sistema nervoso central, ao sistema visual e aos alvéolos, embora manifestações pulmonares sejam raras entre os mergulhadores. O mecanismo de toxicidade do oxigênio é controverso, mas provavelmente envolve a formação de ânions superóxido ou outros radicais livres.

A exposição a pressões ambientais muito altas, como as encontradas em profundidades muito grandes (maiores do que 75 m), está associada a tremores, redução da capacidade mental, náusea, vômitos, tontura e redução da destreza manual. Essa **síndrome neurológica das altas pressões** (**SNAP**) normalmente ocorre quando o nitrogênio é substituído por hélio para reduzir a densidade do gás, evitar a narcose por nitrogênio e ajudar a evitar a doença da descompressão. Pequenas quantidades de nitrogênio adicionadas à mistura gasosa inspirada ajudam a contrabalançar o problema. Uma hipótese que explica a SNAP é que essa síndrome pode ser o resultado de alterações no processo de neurotransmissão encefálica.

Uma pessoa dentro de um submarino intacto não corre o risco de apresentar nenhum dos problemas clínicos associados ao mergulho discutidos acima. As paredes rígidas de um submarino permitem aos seus tripulantes se manterem a uma pressão ambiental similar à pressão da superfície.

CORRELAÇÃO CLÍNICA

Médicos em uma missão pelas montanhas da América do Sul tratam de um homem de 65 anos que viveu em altitudes acima de 3.600 m desde que nasceu. Ele apresenta dor de cabeça crônica, sente tontura e cansaço, tem problemas de memória e não dorme bem. Ele está **cianótico** (a pele e as mucosas estão azuladas, ver Capítulo 36) e tem **edema periférico**. As veias jugulares do paciente estão distendidas, mesmo que ele esteja sentado na posição vertical. Um eletrocardiograma indica **desvio de eixo para a direita** (um eixo elétrico médio no plano frontal de +105°).

O paciente sofre de **doença crônica das montanhas** (também conhecida como **doença de Monge**) com **cor pulmonale crônico**. O *cor pulmonale* crônico é uma insuficiência ventricular secundária à hipertensão pulmonar, nesse caso exacerbada pela **policitemia** (hematócrito aumentado devido à produção aumentada de hemácias). A hipertensão pulmonar é basicamente um resultado dos efeitos da **vasoconstrição pulmonar hipóxica crônica**, que não provoca apenas constrição das arteríolas pulmonares, mas também causa, ao longo do tempo, mudanças estruturais nos vasos sanguíneos afetados. A policitemia deve-se à hipoxemia crônica que estimula a eritropoiese. O aumento do hematócrito resultou em aumento da viscosidade sanguínea. A baixa P_{O_2} arterial, combinada com o hematócrito aumentado (ver Capítulo 36) explica a cianose. A carga de trabalho do ventrículo direito é muito maior do que a de um indivíduo saudável que tenha vivido sempre ao nível do mar, pois o aumento da pressão arterial pulmonar e o da viscosidade do sangue aumentam bastante a pós-carga do ventrículo direito. Isso levou a uma hipertrofia ventricular direita, o que explica o desvio de eixo para a direita. O resultado final foi uma **insuficiência ventricular direita**. À medida que o ventrículo direito torna-se insuficiente, ele não mais consegue acompanhar o retorno venoso, levando ao aumento da pressão venosa, o que explica a distensão das veias jugulares, além do aumento da pressão hidrostática capilar, particularmente nas porções inferiores do corpo. Isso causou o edema periférico. Dor de cabeça, dificuldade para dormir e problemas de memória são resultado da insuficiência na distribuição de oxigênio para o encéfalo. O tratamento mais efetivo para a doença crônica das montanhas é levar o paciente para um local de menor altitude, embora isso possa não ser possível por razões psicossociais. Outros tratamentos podem incluir a remoção repetitiva de hemácias e, possivelmente, a administração de acetazolamida.

RESUMO DO CAPÍTULO

- Os principais estresses fisiológicos da altitude são a hipoxia e a hipocapnia e a alcalose respiratória secundárias. A aclimatização ocorre principalmente por compensação renal da alcalose respiratória, eritropoiese, concentrações elevadas de 2,3-DPG e resolução do edema encefálico.
- Os principais estresses fisiológicos do mergulho são causados pelo aumento das pressões ambientais que levam à compressão dos gases, ocasionando o aumento das pressões parciais, da densidade e da viscosidade dos gases.

QUESTÕES PARA ESTUDO

1. Três *horas* depois de uma escalada a partir do nível do mar para uma altitude de 3.500 m, um indivíduo saudável respirando ar provavelmente teria um valor abaixo do normal para o seguinte parâmetro:
   A) pressão arterial pulmonar
   B) ventilação alveolar
   C) pH arterial
   D) P_{CO_2} arterial
   E) trabalho respiratório

2. Considera-se um indivíduo saudável respirando ar ambiente depois de cinco *dias* em uma altitude de 4.572 m. Nesse caso, qual dos fatores estaria abaixo dos valores normais encontrados ao nível do mar?
   A) Concentração plasmática de bicarbonato
   B) Hematócrito
   C) Resistência vascular pulmonar
   D) 2,3-DPG
   E) Ventilação alveolar

3. A imersão em água fria até a altura do pescoço diminui:
   A) o trabalho inspiratório
   B) o retorno venoso
   C) a capacidade residual funcional
   D) o volume de reserva inspiratório
   E) a pressão atrial direita
4. Durante a fase de descida até 10 m de profundidade em um mergulho de apneia de 1 minuto:
   A) o volume pulmonar estará aumentando
   B) a pressão alveolar estará aumentando
   C) o gradiente de pressão parcial para a difusão de oxigênio dos alvéolos em direção ao sangue dos capilares pulmonares estará diminuindo
   D) o gradiente de pressão parcial para a difusão de dióxido de carbono do sangue dos capilares pulmonares em direção aos alvéolos estará aumentando
5. Quando uma pessoa saudável imerge sua face em água fria:
   A) o tônus vagal para os marca-passos cardíacos diminui
   B) a estimulação simpática da maioria dos leitos vasculares sistêmicos, com exceção dos leitos coronário e cerebral, aumenta
   C) a frequência cardíaca aumenta
   D) a resistência vascular sistêmica diminui

CAPÍTULO 72

Exercício

Michael Levitzky e Kathleen H. McDonough

OBJETIVOS

- Identificar as demandas fisiológicas do exercício.
- Predizer as respostas fisiológicas ao exercício agudo.
- Descrever os efeitos dos programas de exercício (treinamento) a longo prazo sobre a resposta fisiológica ao exercício.

O exercício aumenta o metabolismo dos músculos em atividade. A atividade física aumenta a demanda por oxigênio e a produção de dióxido de carbono. Os exercícios de intensidade moderada a severa também causam um aumento da **produção de ácido láctico**. Os sistemas respiratório e cardiovascular devem aumentar a quantidade de oxigênio fornecida aos tecidos em exercício, além de aumentar a remoção do dióxido de carbono e dos íons hidrogênio do corpo. Apesar de os sistemas muscular e cardiopulmonar serem os primeiros a responder ao exercício, também ocorrem ajustes no metabolismo intermediário e no balanço de líquidos e eletrólitos para permitir que o indivíduo mantenha o aumento da atividade física.

METABOLISMO MUSCULAR

Durante o exercício, os aumentos no **débito cardíaco (DC)** e no suprimento de substratos energéticos são coordenados primariamente pelo **sistema nervoso simpático**. A adrenalina aumenta a liberação de glicose pelo fígado e a liberação de ácidos graxos pelo tecido adiposo, fornecendo mais substrato para o metabolismo oxidativo do músculo em exercício. O músculo também possui um estoque intracelular de glicogênio, que fornece glicose-6-fosfato como fonte energética. A **fosforilação oxidativa** da glicose sustenta os poucos minutos iniciais de exercício e, durante a fase intermediária, tanto a glicose como os ácidos graxos são utilizados aproximadamente nas mesmas proporções. O exercício mais prolongado é sustentado principalmente pela **oxidação dos ácidos graxos**. No exercício extenuante e prolongado, a disponibilização de oxigênio pode ser um fator limitante, e a glicólise e a subsequente formação de ácido láctico tornam-se as fontes de energia mais importantes. O metabolismo anaeróbio fornece apenas duas a três moléculas de ATP por molécula de glicose (duas moléculas quando a glicose é o substrato e três quando a glicose-6-fosfato, produzida pela hidrólise do glicogênio, é o substrato), ao contrário das 32 moléculas de ATP produzidas por molécula de glicose pela fosforilação oxidativa. Por isso, o **metabolismo anaeróbio** não consegue ser mantido por períodos muito longos. Durante o exercício extenuante, a glicólise é capaz de manter a produção de ATP para a atividade muscular pelo menos por um curto período, e, ao final da sessão de exercício, o **débito de oxigênio** é pago pelo aumento do consumo de oxigênio, o qual continua apesar do término da alta taxa de atividade contrátil do músculo esquelético. O lactato produzido durante a fase anaeróbia pode ser convertido em glicose pelo fígado, e os estoques de glicogênio e triacilglicerol são subsequentemente restabelecidos.

EFEITOS AGUDOS DO AUMENTO DA ATIVIDADE FÍSICA

A resposta ao exercício em um indivíduo não treinado é principalmente uma função do aumento do DC e da ventilação alveolar na tentativa de atender à demanda aumentada de distribuição de oxigênio e remoção de dióxido de carbono e íons hidrogênio.

SISTEMA CARDIOVASCULAR

O DC aumenta durante o exercício para fornecer maior fluxo sanguíneo aos músculos em atividade. Na maioria das situações, o fluxo sanguíneo para a pele aumenta para auxiliar na dissipação do calor gerado pelo metabolismo muscular. O DC aumenta de modo quase linear com a taxa de trabalho, por até quatro a cinco vezes, em uma pessoa saudável não treinada durante um exercício de intensidade máxima (Figura 72-1). O DC pode aumentar ainda mais em um atleta treinado.

O DC aumenta imediatamente com o início do exercício ou mesmo em antecipação a ele. O córtex cerebral inicia o comando para o exercício, levando a um aumento da atividade e do metabolismo muscular esquelético (Figura 72-2). Ao mesmo tempo, o córtex cerebral exerce um "comando central" sobre os centros cardiovasculares bulbares, a partir das vias córtico-hipotalâmicas, que diminui a atividade parassimpática sobre o coração e aumenta a atividade simpática sobre o coração e os vasos sanguíneos. O ponto de ajuste do **reflexo barorreceptor arterial** é aumentado, o que permite que a pressão arterial seja regulada para um novo nível, mais alto do que o nível de repouso. Também é possível que as aferências dos quimiorreceptores e mecanorreceptores dos músculos esqueléticos em atividade influenciem os centros cardiovasculares bulbares. Tais aferências também contribuiriam para os aumentos da atividade simpática e da pressão arterial média que acompanham o exercício e também podem contribuir para aumentar o ponto de ajuste do reflexo barorreceptor.

A frequência cardíaca e o volume de ejeção aumentam para sustentar o aumento do DC. A frequência cardíaca aumenta linearmente com o aumento da taxa de trabalho em cerca de até três vezes acima do que a de repouso. O volume de ejeção não aumenta linearmente com a carga de trabalho, mas atinge um platô quando ocorre um aumento de aproximadamente 50%. O aumento da frequência cardíaca é mediado pela redução da atividade parassimpática e pelo aumento da atividade simpática sobre o nodo SA. O aumento do volume de ejeção ocorre primariamente por um aumento mediado pelo simpático sobre a contratilidade miocárdica e a fração de ejeção, sendo que o mecanismo de Frank-Starling (ver Figura 24-4) exerce menor importância.

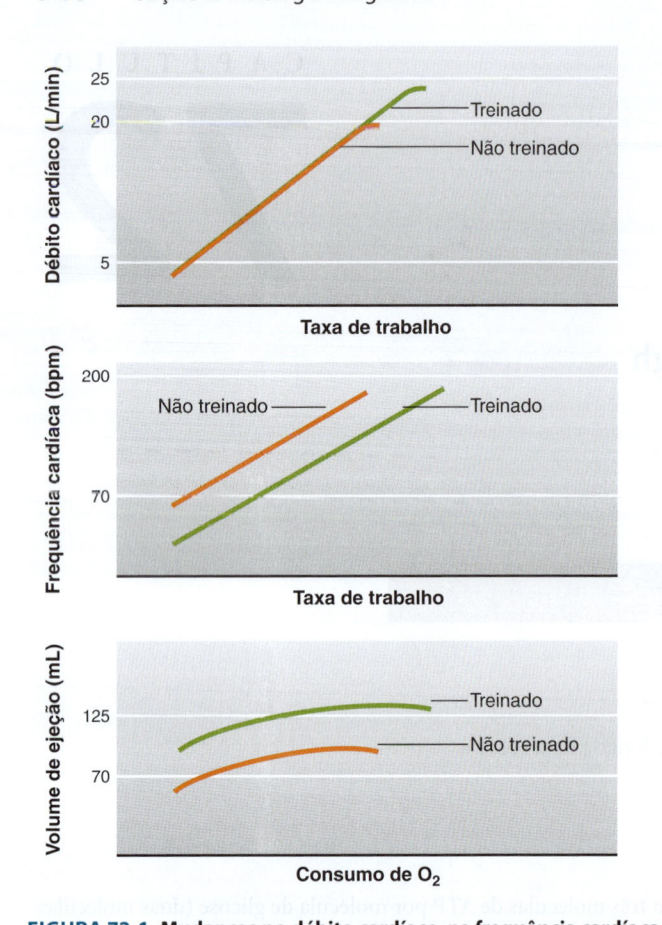

FIGURA 72-1 Mudanças no débito cardíaco, na frequência cardíaca e no volume de ejeção pelo aumento da carga de trabalho em indivíduos não treinados e treinados. (Reproduzida com permissão de Widmaier EP, Raff H, Strang KT: *Vander's Human Physiology*, 11th ed. McGraw-Hill, 2008.)

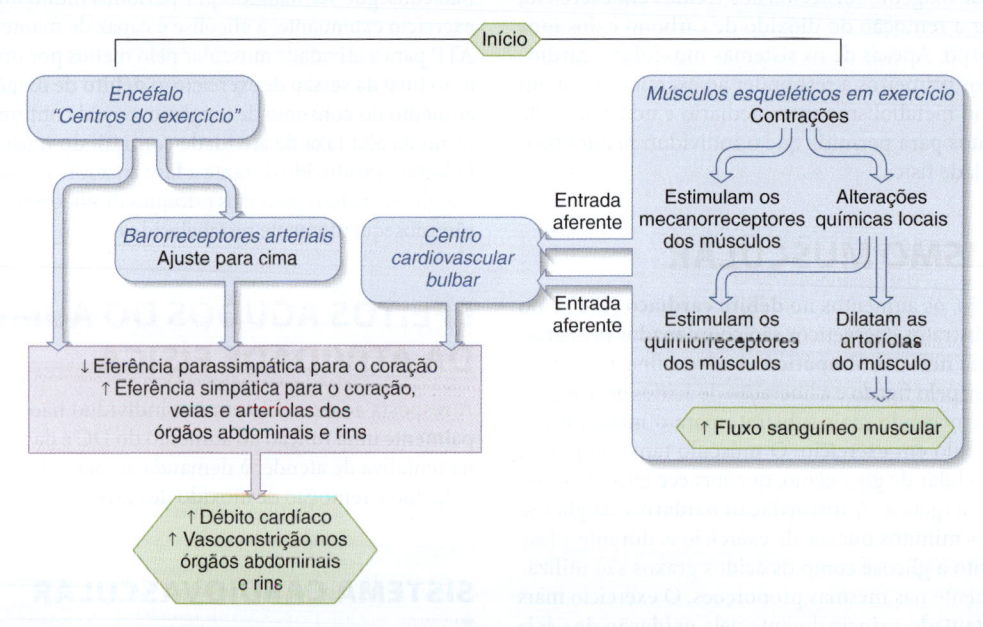

FIGURA 72-2 Controle do sistema cardiovascular durante o exercício. Os "centros do exercício" localizados no encéfalo (principalmente no córtex cerebral e no hipotálamo) ajustam o controle do sistema nervoso autônomo sobre o coração e os vasos sanguíneos e aumentam o ponto de ajuste do reflexo barorreceptor via centro cardiovascular bulbar. As informações aferentes provenientes dos mecanorreceptores e dos quimiorreceptores dos músculos em exercício também influenciam o centro cardiovascular bulbar. (Reproduzida com permissão de Widmaier EP, Raff H, Strang KT: *Vander's Human Physiology*, 11th ed. McGraw-Hill, 2008.)

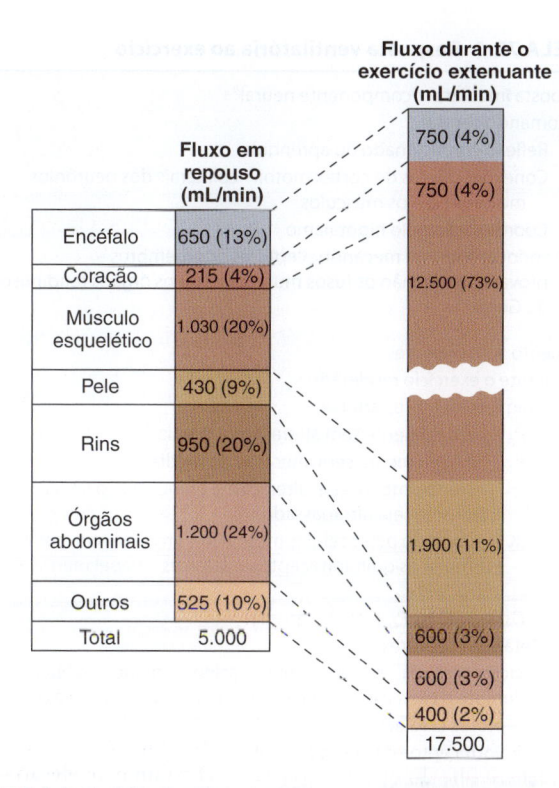

FIGURA 72-3 Distribuição do débito ventricular esquerdo no repouso e durante o exercício extenuante. Os fluxos em repouso são típicos para um indivíduo de 70 kg. Os números entre parênteses representam o percentual do total para cada órgão. (Reproduzida com permissão de Widmaier EP, Raff H, Strang KT: *Vander's Human Physiology*, 11th ed. McGraw-Hill, 2008.)

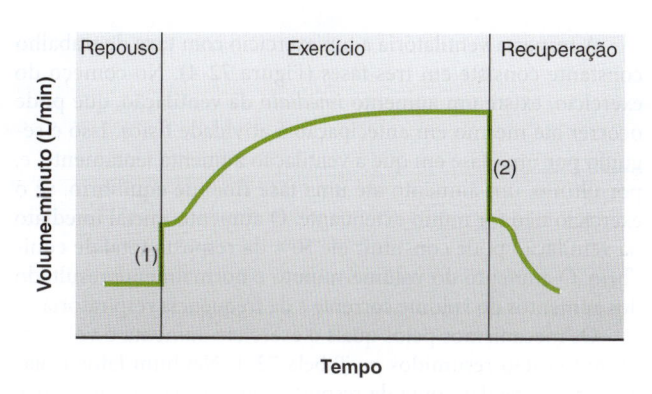

FIGURA 72-4 Mudanças na ventilação durante o exercício. Observa-se o aumento instantâneo no início do exercício (1) e a redução instantânea ao final do exercício (2). (Reproduzida com permissão de Widmaier EP, Raff H, Strang KT: *Vander's Human Physiology*, 11th ed. McGraw-Hill, 2008.)

A distribuição do débito ventricular esquerdo muda durante o exercício para sustentar o aumento local no **consumo de oxigênio** (Figura 72-3). O fluxo sanguíneo para os músculos esqueléticos em exercício (incluindo os músculos respiratórios) e para o coração e a pele aumenta significativamente, enquanto o fluxo sanguíneo para os rins, o trato gastrintestinal (GI) e outros órgãos abdominais diminuem bastante. O fluxo sanguíneo para o encéfalo não é alterado de forma significativa. O aumento do fluxo sanguíneo para os músculos em exercício ocorre primariamente por regulação metabólica local; já o aumento do fluxo sanguíneo para a pele ocorre pela retirada do tônus simpático. A redução do fluxo sanguíneo para os rins ocorre devido à vasoconstrição mediada pelo simpático.

O **retorno venoso** deve aumentar para o DC aumentar. Três mecanismos são combinados para o aumento do retorno venoso: a atividade aumentada dos músculos esqueléticos em exercício comprime as veias, impulsionando o sangue no sentido do coração por meio das válvulas venosas unidirecionais (a **bomba musculoesquelética**); o aumento do volume corrente e o da frequência respiratória aumentam as diferenças entre as pressões abdominal e torácica, fazendo a pressão intrapleural tornar-se mais negativa e a pressão abdominal mais positiva durante a inspiração (a bomba **toracoabdominal** ou **respiratória**); além disso, um aumento do tônus venoso mediado pelo simpático diminui a **capacitância venosa**. A dilatação das arteríolas que suprem o músculo esquelético também diminui a resistência ao fluxo sanguíneo dos vasos arteriais para os vasos venosos.

A **pressão arterial média** (**PAM**) do sangue aumenta moderadamente com o aumento do exercício, indicando que o aumento do DC deve ser levemente maior do que a diminuição da **resistência vascular sistêmica** (**RVS**), causada pela dilatação dos vasos sanguíneos que suprem os músculos em exercício;

$$PAM - PAtDir = DC \times RVS \quad (1)$$

A **pressão atrial direita** (**PAtDir**) não costuma mudar de modo significativo durante o exercício. Ela pode aumentar levemente durante o exercício extenuante, devido ao grande aumento do retorno venoso (pré-carga).

O aumento da PAM é caracterizado por um aumento da pressão de pulso sem uma mudança significativa da pressão diastólica. A pressão de pulso aumenta principalmente devido aos maiores volumes de ejeção citados anteriormente e devido ao desenvolvimento mais rápido da pressão aórtica (aumento da dP/dt) causado pelo aumento da contratilidade ventricular. Além disso, o ponto de ajuste do reflexo barorreceptor aumenta para permitir o aumento da pressão arterial sistêmica (ver Figura 72-2).

SISTEMA RESPIRATÓRIO

O **volume-minuto** (ou **ventilação pulmonar total**) aumenta (**hiperpneia**) linearmente tanto com o **consumo de oxigênio** como com a **produção de dióxido de carbono**, até um nível de cerca de 60% da capacidade máxima de trabalho. Acima disso, o volume-minuto aumenta mais rapidamente do que o consumo de oxigênio, mas continua a se elevar proporcionalmente ao aumento da produção de dióxido de carbono. Esse aumento da ventilação acima do consumo de oxigênio em níveis elevados de trabalho é causado, em parte, pelo aumento da produção de ácido láctico que ocorre como resultado do metabolismo anaeróbio. Os íons hidrogênio liberados nesse processo estimulam diretamente os **quimiorreceptores arteriais**. Além disso, o tamponamento dos íons hidrogênio pelos íons bicarbonato leva à produção de dióxido de carbono adicional àquele derivado do metabolismo aeróbio.

A resposta ventilatória a um exercício com taxa de trabalho constante consiste em três fases (Figura 72-4). No começo do exercício, existe um aumento *imediato* da ventilação, que pode ocorrer até mesmo em antecipação à atividade física. Isso é seguido por uma fase em que a ventilação aumenta lentamente, e, por último, um aumento até uma fase final de equilíbrio, se o exercício não for muito extenuante. O aumento inicial imediato na ventilação pode constituir até 50% da resposta total de equilíbrio. O aumento do volume-minuto é normalmente resultado dos aumentos do volume corrente e da frequência respiratória.

Os mecanismos pelos quais o exercício aumenta o volume-minuto estão resumidos na Tabela 72-1. Nenhum fator isoladamente pode dar conta da resposta ventilatória ao exercício, e muitas das respostas permanecem sem explicação. O aumento imediato da ventilação ocorre muito rapidamente para que possa ser associado a mudanças no metabolismo ou nos gases presentes no sangue. Esse "componente neural" consiste, em parte, em fibras colaterais para os músculos respiratórios, as quais são provenientes dos neurônios do córtex motor, que inervam primariamente os músculos esqueléticos em exercício. Isso pode ser considerado parcialmente como um **reflexo condicionado**, isto é, uma resposta aprendida ao exercício. Informações para os centros respiratórios provenientes dos **proprioceptores** localizados nas articulações e músculos dos membros em atividade também desempenham uma função importante. As respostas ventilatória e cardiovascular ao exercício podem ser coordenadas (e em parte iniciadas) em um "centro do exercício" no hipotálamo.

Os quimiorreceptores arteriais não parecem desempenhar um papel na resposta ventilatória inicial ao exercício. Em exercícios de intensidade média ou moderada, a P_{CO_2} e a P_{O_2} arteriais médias não são alteradas significativamente (ver Figura 72-5), mesmo durante a fase de aumento da ventilação (o "componente humoral"). É possível que os quimiorreceptores arteriais estejam respondendo a *oscilações* maiores nos gases sanguíneos durante o exercício. Outros estímulos aferentes potenciais para a ventilação durante o exercício moderado estão resumidos na Tabela 72-1.

O **trabalho respiratório** está aumentado durante o exercício. Os maiores volumes correntes levam a um aumento do trabalho necessário para superar a **retração elástica** dos pulmões e da parede torácica durante a inspiração, pois os pulmões são menos complacentes em volumes pulmonares maiores e porque a retração elástica da parede torácica é "para dentro" em altos volumes torácicos. As altas taxas de fluxo de ar geradas durante o exercício fazem um componente do trabalho respiratório, a resistência das vias aéreas, ser muito maior. Isso acontece devido à maior turbulência e à compressão dinâmica das vias aéreas causadas secundariamente à expiração ativa.

Em adultos, o volume-minuto de repouso ($\dot{V}_E$), que é de 5 a 6 L/min, pode ser aumentado para até mesmo 150 L/min durante períodos curtos de exercício máximo. Os aumentos máximos no DC durante o exercício estão apenas na faixa de quatro a cinco vezes o nível de repouso em adultos saudáveis, em comparação ao aumento potencial de 25 vezes no volume-minuto. Portanto, é o sistema cardiovascular, muito mais que o sistema respiratório, o fator limitante do exercício em pessoas saudáveis. Entretanto, reduções significativas da função respiratória que podem ocorrer em diversas doenças pulmonares frequentemente limitam a capacidade do exercício. A frequência respiratória pode aumentar para 40 a 50 respirações/min em adultos saudáveis (e para até 70 respirações/min em crianças) durante um exercício extenuante.

TABELA 72-1 Resposta ventilatória ao exercício

Resposta imediata – "componente neural"
  Comando central
    Reflexo condicionado ou aprendido
    Conexões diretas do córtex motor – colaterais dos neurônios motores para os músculos
    Coordenação pelo hipotálamo
  Proprioceptores ou mecanorreceptores dos membros – provavelmente não os fusos musculares ou os órgãos tendinosos de Golgi

Aumento subsequente
  Durante o exercício moderado
    Quimiorreceptores arteriais
      P_{O_2} – normalmente sem alteração na média
      P_{CO_2} – normalmente sem alteração na média
      [H^+] – normalmente sem alteração na média, a menos que o limiar anaeróbio seja ultrapassado
      [K^+] – liberado pelas células musculares em exercício, pode estimular os quimiorreceptores arteriais – papel menos importante
      Oscilações na P_{O_2} e na P_{CO_2} arterial
    Metaborreceptores
    Nociceptores – H^+, K^+, bradicinina e ácido araquidônico liberados durante o exercício podem estimular os receptores da dor
    Receptores cardíacos
    Quimiorreceptores venosos
    Termorreceptores
  Durante um exercício severo o suficiente para exceder o limiar anaeróbio
    Tamponamento do ácido láctico pelo HCO_3^- produz CO_2
    Quimiorreceptores arteriais
      ↑ P_{CO_2}
      ↑ [H^+]
    Quimiorreceptores centrais
      ↑ P_{CO_2} → ↑ [H^+]
    Potenciação das respostas dos quimiorreceptores durante o exercício

Reproduzida com permissão de Levitzky MG: *Pulmonary Physiology*, 7th ed. New York: McGraw-Hill Medical, 2007.

A P_{CO_2} arterial é estável até que o metabolismo anaeróbio cause uma produção significativa de ácido láctico (Figura 72-5). Os íons hidrogênio liberados estimulam diretamente a ventilação alveolar por meio dos quimiorreceptores arteriais e podem resultar na queda da P_{CO_2} arterial para um valor abaixo da P_{CO_2} arterial de repouso.

À medida que o DC aumenta, a pressão arterial pulmonar média e a pressão atrial esquerda média aumentam, mas o aumento não é tão grande como o aumento do fluxo sanguíneo pulmonar. Isso indica uma redução da **resistência vascular pulmonar**, que ocorre passivamente pelo recrutamento e pela distensão dos vasos pulmonares. Isso resulta em uma distribuição mais uniforme do fluxo sanguíneo pulmonar e uma maior uniformidade da relação ventilação-perfusão por todo o pulmão. Como a ventilação aumenta mais do que a perfusão em um exercício moderado à extenuante, a **relação ventilação-perfusão** ($\dot{V}_A/\dot{Q}_c$) de todo o pulmão aumenta para uma faixa de 2,0 a 4,0. Assim, a *localização* da perfusão está mais bem relacionada com a *localização* da ventilação durante o exercício, mas as taxas de relação ventilação-perfusão aumentam na maioria das unidades alveolocapilares.

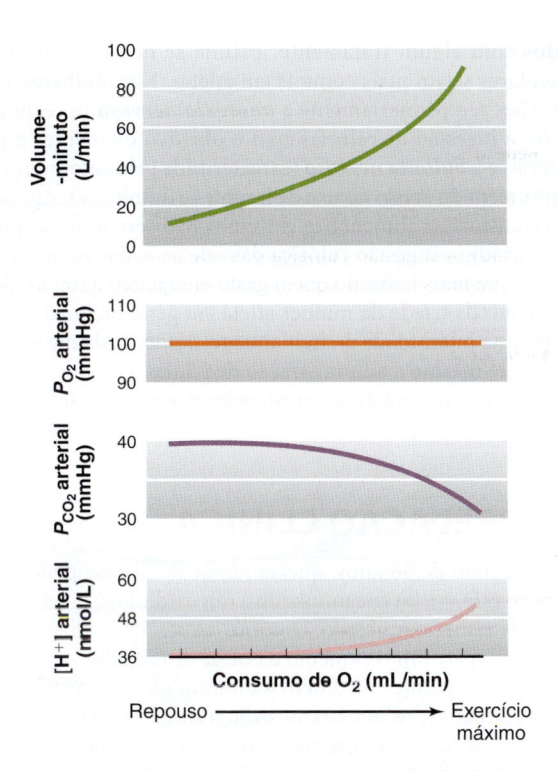

FIGURA 72-5 Efeito do exercício sobre o volume-minuto, as pressões parciais arteriais de oxigênio e dióxido de carbono e a concentração arterial de íons hidrogênio com o aumento das cargas de trabalho de exercício. Deve-se observar que os níveis arteriais médios de dióxido de carbono não são alterados de forma significativa até que o exercício seja suficientemente extenuante para produzir aumento dos níveis de ácido láctico. Como os íons hidrogênio adicionais estimulam os quimiorreceptores arteriais, os níveis de dióxido de carbono *diminuem*. Portanto, o indivíduo está *hiperventilando*. (Reproduzida com permissão de Widmaier EP, Raff H, Strang KT: *Vander's Human Physiology*, 11th ed. McGraw-Hill, 2008.)

Em geral, as **capacidades de difusão** para o oxigênio e para o dióxido de carbono aumentam substancialmente durante o exercício. O aumento na capacidade de difusão durante o exercício é principalmente um resultado do aumento do fluxo sanguíneo pulmonar. O recrutamento de capilares, sobretudo nas regiões superiores dos pulmões, aumenta a área de superfície disponível para a difusão. O aumento da velocidade do fluxo sanguíneo através dos capilares pulmonares reduz o tempo que as hemácias dispendem em contato com o ar alveolar, diminuindo a limitação pela perfusão para a transferência de gás. A diferença de oxigênio alveoloarterial costuma aumentar durante o exercício. Provavelmente, isso ocorre devido a diversos fatores, incluindo a não uniformidade da relação $\dot{V}_A/\dot{Q}_c$, a limitação difusional de transferência de gás, a P_{O_2} venosa mista reduzida, a P_{O_2} alveolar aumentada e as alterações da **curva de dissociação da oxi-hemoglobina**.

A captação de dióxido de carbono pelo sangue e a liberação de oxigênio a partir do sangue são intensificadas nos músculos em exercício. A liberação de oxigênio é melhorada porque a P_{O_2} tecidual dos músculos em atividade está diminuída, levando a um aumento do gradiente de difusão para o oxigênio. Outro motivo da intensificação da liberação de oxigênio é o desvio para a direita da curva de dissociação da oxi-hemoglobina, causado pelo aumento da P_{CO_2} local (o **efeito Bohr**), pela concentração de íons hidrogênio e pela temperatura dos músculos em exercício. Uma baixa P_{O_2} capilar também causa um aumento da captação de dióxido de carbono, pois os níveis mais baixos de oxi-hemoglobina desviam a curva de dissociação do dióxido de carbono para a esquerda (o **efeito Haldane**).

Um exercício extenuante o suficiente para provocar um grau significativo de metabolismo anaeróbio gera uma **acidose metabólica** secundária ao aumento da produção de ácido láctico. Como discutido previamente, os íons hidrogênio gerados por esse processo estimulam os quimiorreceptores arteriais (sobretudo os **corpos carotídeos**) e provocam um aumento compensatório adicional da ventilação alveolar, mantendo o pH arterial próximo ao nível normal.

BALANÇO DE LÍQUIDO E ELETRÓLITOS

O exercício causa uma redução do **volume plasmático**, particularmente se for realizado em um ambiente quente. O aumento do metabolismo gera calor. Como discutido no Capítulo 70, a evaporação da água durante a transpiração, produzida pelas glândulas sudoríparas, é um mecanismo primário de perda de calor corporal. Uma pessoa de 70 kg pode perder mais de 2 L/h de água pela transpiração. Uma segunda causa de redução do volume plasmático durante o exercício é o aumento da filtração do líquido plasmático dos capilares para o espaço intersticial. A pressão hidrostática capilar aumenta nos músculos em exercício devido à vasodilatação arteriolar e, em menor grau, devido ao aumento da PAM. Além disso, o volume de sangue circulante diminui, pois à medida que a temperatura corporal aumenta, a complacência das veias da pele também aumenta para ajudar a dissipar calor, resultando em uma maior quantidade de sangue desviado para a pele.

O suor é hipotônico em relação ao plasma. Assim, perde-se relativamente mais água do que íons. A composição do suor é variável de pessoa para pessoa e também é dependente da sua taxa de produção. Em fluxos elevados, o suor contém concentrações aumentadas de sódio e cloreto e menor de potássio, mas, o suor permanece hipotônico em relação ao plasma. O treinamento (ver próxima seção) e a aclimatização ao calor levam à produção de suor mais diluído, o que ajuda a conservar sódio e cloreto e aumenta a tolerância ao exercício. Esse efeito é mediado provavelmente pela liberação de aldosterona em resposta à perda de íons sódio.

A ingestão de cloreto de sódio junto com água melhora a recuperação do exercício e/ou desidratação por estresse térmico. A ingestão de água sem sal diminui a osmolalidade do líquido extracelular e diminui a sede, retardando a reidratação. Essa é a base das bebidas esportivas que contêm cloreto de sódio e potássio. Algumas também contêm carboidratos como fonte energética. Entretanto, a hiperidratação pode levar a uma **hiponatremia** perigosa durante o exercício, sendo um problema significativo particularmente em indivíduos iniciantes em exercícios extenuantes e sustentados.

EFEITOS DO TREINAMENTO

A capacidade para a realização de um exercício físico aumenta com o treinamento. A maioria das mudanças que ocorrem devido ao treinamento físico é uma função das alterações do sistema cardiovascular e do metabolismo muscular (Figura 72-1). A captação máxima de oxigênio aumenta com o treinamento físico, principalmente pelo maior DC máximo. Como já descrito, o DC máximo é provavelmente o fator limitante do exercício. O treinamento físico diminui a frequência cardíaca de repouso e aumenta o volume de ejeção de repouso. Um esquiador de *cross-country* de elite pode apresentar uma frequência cardíaca de repouso tão baixa quanto 40 bpm. A frequência cardíaca máxima não parece ser afetada pelo treinamento físico, mas a frequência cardíaca de um indivíduo treinado é mais baixa do que aquela de uma pessoa não treinada, nos mesmos níveis de atividade física. Dessa forma, os indivíduos treinados apresentam um maior volume de ejeção. A concentração arterial de hemoglobina e o hematócrito não parecem mudar com o treinamento físico ao nível do mar, mas a diferença arteriovenosa do conteúdo de oxigênio pode aumentar com o treinamento físico. Isso ocorre provavelmente devido aos efeitos locais do pH, da P_{CO_2} e da temperatura dos músculos em exercício, bem como de um aumento na capacidade dos músculos para utilizar o oxigênio. O volume de sangue normalmente encontra-se mais elevado após um programa de treinamento/exercício.

O treinamento físico aumenta a capacidade oxidativa do músculo esquelético ao induzir a proliferação mitocondrial e aumentar a concentração de enzimas oxidativas e a síntese de glicogênio e de triglicerídeos. Essas alterações resultam em menores concentrações de lactato no sangue de indivíduos treinados, quando comparados aos não treinados, o que reflete o aumento da produção aeróbia de energia. Todavia, os níveis de lactato sanguíneo durante o exercício máximo podem ser maiores em atletas treinados do que em pessoas não treinadas.

A ventilação máxima e a ventilação de repouso não parecem ser afetadas pelo treinamento físico, mas a ventilação em cargas submáximas é reduzida, provavelmente devido aos níveis mais baixos de ácido láctico dos indivíduos treinados durante um exercício submáximo. A força e a resistência dos músculos respiratórios parecem melhorar com o treinamento. A **capacidade pulmonar total** não é afetada pelo treinamento. A capacidade vital pode permanecer normal ou estar elevada. A **capacidade de difusão** dos pulmões muitas vezes está elevada em atletas, provavelmente como resultado do aumento do volume de sangue e do DC máximo.

Existem muitas modificações em outros sistemas fisiológicos que podem ocorrer com o treinamento. Uma das mais importantes é a **tríade da mulher atleta**, que, por definição, ocorre nas mulheres. A tríade é formada por **amenorreia** (ausência de ciclos menstruais), **osteoporose** (redução significativa da densidade mineral óssea) e **transtornos alimentares**. Essa tríade é observada primariamente em mulheres atletas de elite, com baixos estoques corporais de energia. A amenorreia (ou **oligomenorreia** – ciclos menstruais irregulares) é causada por uma redução na liberação do **hormônio luteinizante (LH)** pela adeno-hipófise. Apesar de os sinais precisos para esse efeito não serem conhecidos, tem sido sugerida a influência de uma redução do hormônio **leptina**, liberado pelo tecido adiposo, que resultaria em uma redução da pulsatilidade da liberação do **hormônio liberador de gonadotrofinas (GnRH)**. O exercício isoladamente não causa amenorreia – ele contribui para o balanço calórico negativo devido à redução da ingestão calórica. A perda de massa óssea ocorre primariamente devido aos baixos níveis de estrogênio, associados à redução do LH (ver Capítulo 68). Isso aumenta de forma significativa o risco de fraturas por estresse em mulheres atletas. Infelizmente, parte dessa perda de massa óssea é irreversível, mesmo se os ciclos menstruais e a secreção de estrogênio forem normalizados com algum tratamento. Estima-se que os transtornos alimentares sejam mais comuns em atletas. Nas mulheres, essas alterações são primariamente a **anorexia nervosa** (a recusa em manter a ingestão de calorias com o objetivo de manter o peso corporal) e a **bulimia nervosa** (caracterizada pela autoindução de vômito, além do abuso no uso de laxantes e diuréticos). Apesar de esses transtornos alimentares extremos não serem um requisito para a tríade, a ingestão calórica das atletas é, em geral, significativamente mais baixa do que o gasto energético aumentado. O tratamento da tríade da mulher atleta em geral inclui alterações no tipo e na intensidade do treinamento, aumento da ingestão calórica e até mesmo a administração de pílulas anticoncepcionais ou estrogênio, na tentativa de restabelecer a massa óssea.

CORRELAÇÃO CLÍNICA

Um homem de 58 anos, queixando-se de dor no peito durante o esforço, foi encaminhado a um cardiologista para um teste de esforço graduado. Durante o teste, que usa uma esteira para permitir o aumento da carga de trabalho, o paciente teve os seguintes parâmetros monitorados: atividade elétrica cardíaca (por um *eletrocardiograma*), pressão arterial, frequência cardíaca, volume corrente, frequência respiratória e saturação de oxigênio arterial (medida por *oximetria de pulso*). No estágio do teste em que a carga de trabalho foi dobrada, o paciente relatou dor no peito, e o teste foi interrompido. Durante o teste, a frequência cardíaca do paciente aumentou de 75 para 135/min e a pressão arterial de 150/90 para 180/95 mmHg. O eletrocardiograma estava normal em repouso, mas mostrou uma significativa **depressão do segmento ST** no nível mais elevado de exercício (ver Capítulo 25). O consumo de oxigênio aumentou de 300 mL/min para 1,5 L/min durante o teste. A oximetria de pulso não mostrou dessaturação de oxigênio significativa.

Os *testes de esforço* são utilizados para ajudar a diagnosticar doenças cardiovasculares e pulmonares, além de determinar a gravidade de uma doença e a eficácia de um tratamento. Os pacientes podem ser assintomáticos em repouso, devido às **reservas fisiológicas** dos sistemas cardiovascular e respiratório. Essas reservas estão frequentemente diminuídas nas doenças cardiopulmonares.

Os dados obtidos com o aumento da carga de trabalho em um teste de esforço podem ser importantes para diferenciar se o problema é cardiovascular, respiratório ou se os dois sistemas apresentam alterações. No caso descrito aqui, o problema era cardiovascular, sendo a **doença arterial coronariana** o diagnóstico mais provável. O sistema respiratório foi capaz de satisfazer a demanda aumentada do volume-minuto, necessária para fornecer mais oxigênio e remover mais dióxido de carbono. Entretanto, o aumento do trabalho cardíaco levou à depressão do segmento ST, indicando uma incapacidade das artérias coronárias de dilatar suficientemente para permitirem o acréscimo do fluxo sanguíneo, necessário para satisfazer as elevadas demandas miocárdicas por oxigênio. A carga de trabalho cardíaco, particularmente a carga de trabalho do ventrículo esquerdo, está aumentada durante o exercício. Isso ocorre devido ao aumento da contratilidade, da frequência cardíaca e do volume de ejeção, necessários para elevar o débito cardíaco, e também porque o aumento da pressão arterial aumenta a pós-carga. Além disso, é importante lembrar que a perfusão coronariana do ventrículo esquerdo ocorre principalmente durante a diástole, que é muito mais curta em frequências cardíacas muito elevadas.

O tratamento da doença arterial coronariana depende da gravidade da doença e pode incluir pequenas doses de ácido acetilsalicílico para evitar a coagulação sanguínea, fármacos para reduzir a pressão arterial e o colesterol circulante ou mesmo intervenções como a **angioplastia** (para desobstruir as artérias comprometidas) com ou sem **stent** (para manter as artérias abertas), ou a cirurgia de **revascularização coronariana ou revascularização miocárdica** (*coronary artery bypass*).

RESUMO DO CAPÍTULO

- Os principais estresses fisiológicos do exercício são o aumento da demanda por oxigênio e o aumento da remoção de dióxido de carbono e íons hidrogênio, além da dissipação do calor produzido pelo metabolismo muscular.
- A resposta ao exercício consiste basicamente em um aumento do débito cardíaco e da ventilação alveolar.
- Em indivíduos jovens e saudáveis, o exercício é limitado pelo sistema cardiovascular e não pelo sistema respiratório.
- O exercício prolongado diminui o volume plasmático, principalmente em um ambiente quente.
- O treinamento melhora o desempenho do exercício, principalmente por melhorar a resposta cardiovascular.
- A tríade da mulher atleta é a combinação de distúrbios menstruais, baixo estrogênio, redução da massa óssea e redução da ingestão calórica, apesar do aumento do gasto energético, o que leva à redução da massa de gordura corporal.

QUESTÕES PARA ESTUDO

1. Em qual dos seguintes fatores seria esperada uma redução durante a transição do repouso para o exercício moderado em um indivíduo não treinado?
   A) Resistência vascular pulmonar
   B) Fluxo sanguíneo pulmonar
   C) Ventilação alveolar
   D) Volume corrente
   E) Capacidade de difusão

2. Em qual dos seguintes fatores seria esperado o maior aumento percentual durante a transição do repouso para o exercício moderado em um indivíduo saudável?
   A) Frequência cardíaca
   B) Volume de ejeção
   C) Débito cardíaco
   D) Pressão arterial média
   E) Pressão arterial diastólica

3. Em qual dos seguintes fatores seria esperada uma redução quando um indivíduo saudável e não treinado submete-se a um programa de treinamento/exercício?
   A) Volume de ejeção de repouso
   B) Débito cardíaco de repouso
   C) Frequência cardíaca de repouso
   D) Captação máxima de oxigênio
   E) Ventilação alveolar máxima

CAPÍTULO 73

Envelhecimento

Hershel Raff

OBJETIVOS

- Compreender as mudanças nas funções nervosa, muscular, cardiovascular, respiratória, renal, gastrintestinal e endócrina que ocorrem durante o processo de envelhecimento.
- Discutir a fisiopatologia da doença de Alzheimer.

A expectativa de vida da maioria das regiões do mundo vem aumentando ao longo dos últimos séculos. Isso se deve, em grande parte, ao desenvolvimento de vacinas contra doenças infecciosas, bem como ao desenvolvimento dos **antibióticos** e da terapia viral, o que resulta em redução da mortalidade infantil. Além disso, os avanços no tratamento de outras doenças crônicas, como o câncer e as doenças cardiovasculares, e a melhora nas condições sanitárias também aumentaram a expectativa de vida. Junto com esse aumento do tempo de vida, muitas doenças crônicas associadas ao envelhecimento, como o **diabetes melito do tipo 2** e a **osteoporose**, aumentaram em frequência. O envelhecimento **bem-sucedido** ou **saudável** difunde a ideia de que ele não é uma doença, mas um fenômeno natural que pode ser influenciado pelo estilo de vida, pela genética e por fatores ambientais. Em geral, as reservas funcionais, como a **capacidade para o exercício**, diminuem com a idade, e, finalmente, a própria função declina e a suscetibilidade às doenças aumenta. Também é importante observar que os efeitos do envelhecimento são muito variáveis entre homens e mulheres, grupos étnicos e populações.

A Tabela 73-1 resume algumas mudanças associadas ao envelhecimento nos sistemas de órgãos que foram estudados neste livro.

SISTEMA NERVOSO

É consenso geral que indivíduos saudáveis perdem algumas habilidades cognitivas com a idade. Entretanto, isso difere das doenças neurológicas e síndromes associadas ao envelhecimento. Os reflexos podem tornarem-se mais lentos, resultando em um aumento do tempo de resposta. O envelhecimento normal pode muitas vezes incluir decréscimo das acuidades visual, auditiva, gustatória e olfativa, além de uma deterioração da marcha e do equilíbrio. Esse é o motivo pelo qual a prevenção de quedas é tão importante nos idosos.

Uma das causas patológicas mais importantes do declínio neurológico associado ao envelhecimento é a **demência**, a qual é definida como uma perda significativa de evocação da memória e de outras funções cognitivas. Embora existam muitos tipos de demência, o mais comum é a **doença** ou **mal de Alzheimer**, que está relacionada com o envelhecimento e leva a uma deterioração patológica da função cognitiva e comportamental. Essa condição também está associada ao desenvolvimento das **placas amiloides** e dos **emaranhados neurofibrilares** no sistema nervoso central, o que leva à inflamação e à neurotoxicidade.

SISTEMA MUSCULAR

Existe uma perda generalizada de massa muscular esquelética (**sarcopenia**) ao longo do envelhecimento normal, o que resulta em uma diminuição da massa magra corporal. Além disso, existe perda de mitocôndrias, da força dos tendões e da elasticidade. Há também perda da densidade de vasos sanguíneos e da atividade das enzimas da respiração celular, levando a uma redução da capacidade de extração de oxigênio durante o exercício e a uma redução na produção de força.

SISTEMA CARDIOVASCULAR

Uma das marcas do envelhecimento saudável é um aumento da pressão sistólica, que pode ser acompanhado tanto por nenhuma mudança quanto por uma redução da pressão diastólica (Figura 73-1). Esse aumento da pressão de pulso indica uma perda de complacência vascular. A calcificação dos vasos sanguíneos aumenta com a idade. Quando extremo, esse "enrijecimento" do leito vascular é definido como **arteriosclerose**. A Tabela 73-2 lista outras mudanças cardiovasculares comuns durante o envelhecimento.

TABELA 73-1 Alterações associadas ao envelhecimento

Sistema	Alterações associadas ao envelhecimento
Nervoso	Alterações degenerativas nos neurônios Perda de dendritos e conexões sinápticas Redução das sensações, da evocação da memória e da comunicação Diminuição dos sentidos visual, gustatório, auditivo e olfativo
Muscular	Redução do número de fibras musculares esqueléticas e diminuição da força
Cardiovascular	Ver Tabela 73-2
Respiratório	Perda da elasticidade pulmonar (aumento da complacência) Redução do número de alvéolos e da área de superfície para as trocas gasosas Redução da capacidade vital e aumento do espaço morto Redução da capacidade de limpeza das vias aéreas com a tosse
Renal/urinário	Redução do número de néfrons funcionais Redução da taxa de filtração glomerular Redução da secreção e da reabsorção tubular Aumento do risco de desidratação Aumento da frequência de incontinência urinária
Gastrintestinal	Redução da capacidade de secretar enzimas pancreáticas Redução da vitamina D e da absorção de cálcio (contribui para a perda de densidade mineral óssea) Redução da motilidade (contribui para a constipação)
Endócrino	Redução de alguns hormônios circulantes (p. ex., GH, androgênios, DHEA) Menopausa e fenômenos associados (p. ex., perda de densidade mineral óssea)

Dados de Shier D, Butler J, Lewis R. Hole's *Human Anatomy & Physiology*, 11th Edition. McGraw Hill Higher Education. Boston, 2007 e Kane RL, Ouslander JG, Abrass IB, Resnick B. *Essentials of Clinical Geriatrics*, 6th Edition. McGraw Hill Medical, New York, 2009.

TABELA 73-2 Alterações cardiovasculares associadas ao envelhecimento

Coração	Redução da frequência cardíaca máxima durante o exercício Redução do débito cardíaco máximo durante o exercício Redução da complacência ventricular esquerda Aumento da calcificação das valvas Aumento da calcificação das artérias coronárias
Vascular	Aumento da resistência periférica total Aumento do "enrijecimento", redução da complacência aórtica e da densidade capilar (**rarefação**)
Controle cardiovascular	Atenuação do reflexo barorreceptor Redução da resposta à estimulação beta-adrenérgica
Sangue	Redução da água corporal total e do volume de sangue
Hormônios cardiovasculares	Redução da atividade da renina plasmática, da angiotensina e da aldosterona

SISTEMA PULMONAR

Modificações importantes na estrutura e na função do sistema pulmonar incluem perda da retração elástica alveolar (o que resulta em aumento da **complacência pulmonar**), redução da força dos músculos respiratórios, mudanças na caixa torácica e na coluna vertebral que causam redução da **complacência da parede torácica** e perda de área de superfície alveolar e de volume de capilares pulmonares. As reduções na **retração elástica** pulmonar podem levar ao aumento da **capacidade residual funcional** e da **capacidade de fechamento**.

Uma das marcas do envelhecimento é um aumento da diferença entre a **pressão parcial de oxigênio alveolar** ($P_{A_{O_2}}$), que é calculada utilizando-se a equação do ar alveolar e que não muda significativamente com a idade, e a **pressão parcial de oxigênio arterial** (Pa_{O_2}). Esse aumento no chamado **gradiente de oxigênio A-a** reflete uma redução quase linear da Pa_{O_2} com a idade. Isso ocorre basicamente devido à maior **disparidade** da relação **ventilação-perfusão**, resultante das mudanças no fluxo sanguíneo e no volume pulmonares, dos aumentos da complacência pulmonar que levam ao colapso das vias aéreas e dos alvéolos e de uma diminuição na **capacidade de difusão** devido a uma redução da área de superfície para as trocas gasosas. Quando se avaliam os gases no sangue de um paciente idoso, é importante perceber que uma Pa_{O_2} mais baixa pode ser um resultado normal do envelhecimento e nem sempre está associada a uma doença específica que necessite de tratamento.

SISTEMA RENAL/URINÁRIO

Depois da idade de 30 anos, aproximadamente, o número de **glomérulos** funcionais declina e, com 80 anos, pode estar reduzido de um pico de 2,2 milhões para 1,2 milhão. Além disso, existe uma redução do **fluxo plasmático renal** devido a mudanças nas pequenas artérias renais e nas arteríolas aferentes. Como resulta-

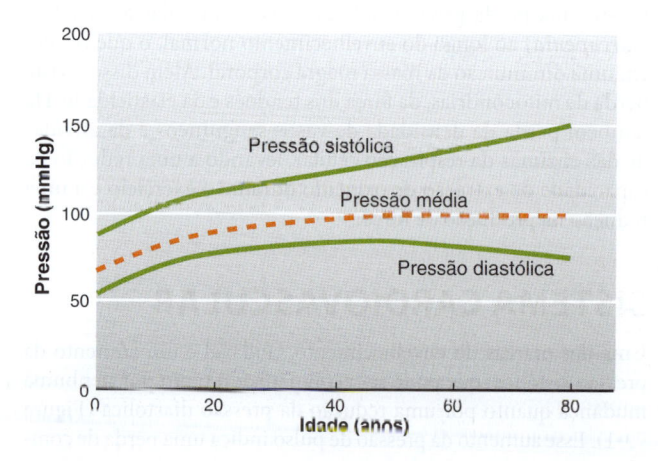

FIGURA 73-1 Alterações da pressão arterial associadas ao envelhecimento na população dos EUA. (Adaptada com permissão de National Institutes of Health Publication #04-5230, Agosto 2004.)

do, a **depuração** (*clearance*) **da creatinina**, um índice da **taxa de filtração glomerular**, diminui em cerca de 30%. Existe também uma redução da capacidade de diluição e concentração urinária. Apesar disso, a água basal e o balanço de eletrólitos normalmente não são alterados de modo significativo durante o envelhecimento saudável. A redução da **água corporal total** está mais associada à perda de **massa magra corporal** do que à função renal.

O risco de desidratação está aumentado durante o envelhecimento saudável, devido a uma redução da capacidade máxima de concentração da urina, que ocorre pelo decréscimo da função tubular. A sede também fica comprometida com o envelhecimento. Além disso, a resposta do **hormônio antidiurético** (**arginina vasopressina**) a um aumento da **osmolalidade plasmática** pode estar alterada, e, assim, a capacidade de se manter a água corporal total e o volume de sangue durante a desidratação está comprometida.

A *incontinência urinária* refere-se à micção involuntária e tem muitas causas. Ela é um problema significativo de saúde e higiene em idosos. Nos homens, o desenvolvimento de **hiperplasia prostática benigna** pode levar à dificuldade de micção. Nas mulheres, depois da menopausa, a deficiência de estrogênio é conhecida por estar associada a mudanças estruturais da vagina, uretra e bexiga, todas levando a um aumento do risco de incontinência urinária.

SISTEMA GASTRINTESTINAL

As mudanças do trato gastrintestinal associadas ao envelhecimento são mais súbitas do que as dos outros sistemas descritos neste capítulo. Uma perda da coordenação para deglutir, combinada com o aumento do *refluxo gastresofágico*, pode levar a um risco aumentado de pneumonia por aspiração. O colo tende a se espessar, resultando em força de contração aumentada que pode levar ao risco de **divertículos**, os quais são bolsas que podem ser formadas a partir da parede do colo e se tornar infectadas ou até mesmo romper, liberando os conteúdos luminais dentro da cavidade peritoneal. A redução na absorção de vitamina D e a tendência a tomar menos sol levam à *insuficiência de vitamina D* e a uma subsequente redução na absorção de cálcio. Isso pode exacerbar o declínio da densidade mineral óssea que ocorre com a idade. O súbito declínio da função hepática pode alterar o metabolismo de fármacos de maneira suficiente para levar ao risco de toxicidade. Embora a redução da motilidade intestinal não seja extrema, existe um aumento do risco de constipação. Por fim, a função máxima do pâncreas exócrino pode resultar em uma redução da secreção de enzimas no intestino delgado – isso normalmente não é suficiente para alterar a digestão e absorção de proteínas e gorduras.

SISTEMA ENDÓCRINO

Existem muitas mudanças hormonais que ocorrem com a idade. A mais marcante é a interrupção da função ovariana em mulheres, o que resulta na **menopausa**, descrita em detalhes no Capítulo 68. Brevemente, a perda da síntese de **estrogênio** pelos ovários resulta em um grande aumento da secreção de **gonadotrofinas** pela adeno-hipófise devido à perda da retroalimentação negativa. Os baixos níveis de estrogênio causam muitas mudanças fisiológicas. Provavelmente, a mais importante seja a perda da densidade mineral óssea (*osteopenia*), que pode ser grave suficiente para aumentar o risco de fraturas ósseas (*osteoporose*). Os baixos níveis de estrogênio podem levar a mudanças fisiológicas na função do sistema nervoso autônomo e no comportamento, e podem também ter consequências sistêmicas. Parece haver uma incidência mais alta de doenças cardiovasculares depois da menopausa. O decréscimo da função reprodutiva masculina (a **andropausa**) é muito mais súbito. Embora possa haver uma redução da testosterona plasmática total e livre e da produção de sêmen, sabe-se que muitos homens podem permanecer férteis mesmo aos 80 anos.

Existe um declínio sutil na **sensibilidade à insulina**, fazendo com que a glicose sanguínea de jejum tenda a aumentar, assim como o risco de desenvolvimento de diabetes melito do tipo 2. Por último, as concentrações do **hormônio do crescimento** e do **fator de crescimento semelhante à insulina I (IGF-1)** diminuem com a idade. Tem sido sugerido que isso contribui para a perda de massa muscular descrita anteriormente, e alguns profissionais têm defendido o uso da terapia de reposição de hormônio do crescimento em idosos com **deficiência de hormônio do crescimento** demonstrada.

CORRELAÇÃO CLÍNICA

(Adaptada de Toy E et al.: *CASE FILES; Pathology*. McGraw-Hill, 2006):

Um homem idoso é encontrado vagando pelo *campus*, procurando o caminho de casa, por um estudante. Este percebe uma identificação no pulso dizendo que ele tem 88 anos de idade e vive em um asilo local. O idoso não está sangrando, não tem contusões evidentes e nem está mancando. Além de estar perdido e desorientado, suas frases não fazem sentido, e sua fala é incoerente. Ele está alerta e cooperativo, mas confuso. O estudante liga para o asilo, o qual imediatamente chama uma ambulância que chega em 10 minutos e leva o homem para a emergência do hospital local. O médico plantonista faz um diagnóstico provisório de **demência** e examina o paciente. Ele não tem lesões evidentes nem sinais neurológicos que possam sugerir um tumor cerebral ou um acidente vascular. Um representante do asilo chega à emergência com o prontuário médico do paciente, que indica que o homem tem a doença de Alzheimer.

A *doença de Alzheimer* é a causa mais comum de demência em idosos. Ela começa normalmente com uma perda lenta das funções mentais avançadas, como a capacidade de resolver problemas matemáticos (p. ex., pagar contas, controlar o talão de cheques ou as finanças da casa) e recordar palavras. Nos estágios iniciais da doença, existe normalmente uma mudança de humor e de comportamento. À medida que a doença progride, há uma perda das funções cerebrais superiores que dependem do córtex cerebral, levando à desorientação (demonstrada no paciente) e à perda de memória. Nos estágios finais, os pacientes normalmente não falam nem se movem.

Apesar de existir uma forma hereditária da doença de Alzheimer, a maioria dos casos em idosos ocorre sem uma história familiar significativa. Quando o encéfalo *post-mortem* é examinado, um achado comum é a atrofia do córtex cerebral. As anormalidades mais comuns encontradas durante a análise histológica do cérebro são os *emaranhados neurofibrilares* e a *deposição das placas amiloides*. Os emaranhados neurofibrilares são feixes de filamentos compostos primariamente pela **proteína tau** fosforilada e são encontrados no citoplasma neuronal ao redor do núcleo. Os depósitos de placas amiloides são extracelulares e contêm diversas proteínas anormais. Todas essas proteínas alteradas interferem na função neurológica normal.

A doença de Alzheimer em geral progride lentamente por 10 a 20 anos. Como nesse paciente, o esquecimento e a dificuldade para a formação de frases (*afasia*) são sinais comuns. À medida que a doença progride, aparece uma perda da função motora. Os pacientes desenvolvem dificuldade de equilíbrio e marcha e tornam-se propensos a quedas. A causa de morte é normalmente outra doença primária, como a **pneumonia**, a qual é bem mais comum nesses pacientes devido à perda das funções motoras, como a capacidade de mastigar e deglutir apropriadamente.

RESUMO DO CAPÍTULO

- É normal que algumas funções sensoriais e de memória diminuam com o avanço da idade.
- Existe uma perda de massa muscular ao longo do envelhecimento.
- Um aumento da pressão sistólica e da pressão de pulso é característico do envelhecimento.
- A redução da elasticidade pulmonar aumenta a capacidade residual funcional, e a Pa_{O_2} reduzida aumenta o gradiente alveoloarterial de oxigênio durante o envelhecimento.
- Ocorre redução do número de glomérulos renais e da depuração (*clearance*) da creatinina com o envelhecimento.
- Em mulheres, a função ovariana é invariavelmente interrompida, levando à menopausa, caracterizada por uma redução do estrogênio circulante e por perda de massa óssea. Uma redução da absorção de vitamina D e de cálcio contribui adicionalmente para a perda de massa óssea.

QUESTÕES PARA ESTUDO

1. Qual das alternativas é verdadeira?
   A) Tanto a complacência arterial como a complacência pulmonar aumentam com o envelhecimento.
   B) A complacência arterial diminui e a complacência pulmonar aumenta com o envelhecimento.
   C) A complacência arterial aumenta e a complacência pulmonar diminui com o envelhecimento.
   D) Tanto a complacência arterial como a complacência pulmonar diminuem com o envelhecimento.

2. Todos os fatores abaixo diminuem com a idade, exceto:
   A) o número de glomérulos renais
   B) a depuração (*clearance*) da creatinina
   C) o fluxo plasmático renal
   D) o risco de desidratação

3. A redução da densidade mineral óssea em mulheres idosas deve-se, pelo menos em parte, à/ao:
   A) redução da absorção de vitamina D
   B) aumento da absorção de cálcio
   C) aumento da secreção de estrogênio
   D) redução do cortisol

4. Qual dos seguintes hormônios plasmáticos aumenta com o envelhecimento?
   A) Renina
   B) Gonadotrofinas hipofisiárias nas mulheres
   C) Hormônio do crescimento
   D) Testosterona livre nos homens

Respostas das Questões para Estudo

Capítulo 1
1. B   2. D   3. C   4. B

Capítulo 2
1. C   2. E

Capítulo 3
1. C   2. E   3. D   4. E   5. C   6. D

Capítulo 4
1. A   2. D   3. C   4. B

Capítulo 5
1. A   2. D   3. A

Capítulo 6
1. C   2. B   3. E   4. C   5. A   6. D

Capítulo 7
1. A   2. D   3. B   4. B   5. C   6. C   7. D

Capítulo 8
1. D   2. B   3. A   4. C

Capítulo 9
1. B   2. C   3. B

Capítulo 10
1. D   2. D   3. A   4. A

Capítulo 11
1. A   2. C   3. B   4. C

Capítulo 12
1. B   2. E   3. B   4. D   5. E

Capítulo 13
1. C   2. D   3. A   4. D   5. D

Capítulo 14
1. C   2. E   3. C   4. E

Capítulo 15
1. D   2. D   3. B   4. E   5. D   6. B   7. D

Capítulo 16
1. E   2. B   3. C   4. E   5. D   6. D   7. E

Capítulo 17
1. D   2. C   3. D   4. D   5. C   6. D

Capítulo 18
1. C   2. E   3. E   4. D   5. C

Capítulo 19
1. D   2. B   3. D   4. D

Capítulo 20
1. C   2. D   3. C   4. D   5. A   6. C

Capítulo 21
1. A   2. C   3. D   4. B   5. D   6. D

Capítulo 22
1. E   2. D   3. E   4. B   5. B

Capítulo 23
1. B   2. E   3. C   4. B   5. A

Capítulo 24
1. B   2. A   3. C   4. A   5. A

Capítulo 25
1. B   2. D   3. A   4. C   5. C

Capítulo 26
1. E   2. E   3. D   4. C   5. A

Capítulo 27
1. B   2. C   3. A   4. C   5. C

Capítulo 28
1. E   2. B   3. A   4. D   5. E

Capítulo 29
1. A   2. B   3. E   4. A   5. A

Capítulo 30
1. E   2. B   3. C   4. E   5. E

Capítulo 31
1. F   2. E

Capítulo 32
1. C   2. D   3. A   4. C   5. B   6. D

Capítulo 33
1. F   2. D   3. C   4. C   5. A

Capítulo 34
1. C   2. E   3. B   4. B   5. E

Capítulo 35
1. E   2. A   3. B   4. A

Capítulo 36
1. E   2. D   3. E   4. A

Capítulo 37
1. C   2. D   3. B   4. A

Capítulo 38
1. B   2. D   3. D   4. B

Capítulo 39
1. B   2. C   3. C   4. C   5. D   6. B

Capítulo 40
1. D   2. B   3. B   4. C   5. C

Capítulo 41
1. D   2. A   3. C   4. B   5. C

Capítulo 42
1. C   2. D   3. B   4. D   5. A

Capítulo 43
1. C   2. D   3. A   4. C   5. A   6. B

Capítulo 44
1. B   2. B   3. D   4. A   5. B   6. C

Capítulo 45
1. D   2. A   3. A   4. C   5. A

Capítulo 46
1. D   2. C   3. B   4. B   5. D

Capítulo 47
1. B   2. A   3. D   4. C   5. C   6. B

Capítulo 48
1. C   2. B   3. A   4. A   5. D   6. D

Capítulo 49
1. A   2. D   3. A   4. B   5. E

Capítulo 50
1. A   2. E   3. E   4. D   5. B   6. A

Capítulo 51
1. A 2. E 3. C 4. C 5. D

Capítulo 52
1. A 2. A 3. D 4. E 5. A

Capítulo 53
1. B 2. C 3. C 4. E 5. D

Capítulo 54
1. A 2. E 3. A 4. B 5. C 6. E

Capítulo 55
1. E 2. C 3. D 4. C 5. B

Capítulo 56
1. A 2. E 3. A 4. E 5. D

Capítulo 57
1. C 2. E 3. B 4. B 5. A

Capítulo 58
1. C 2. B 3. E 4. E 5. B

Capítulo 59
1. E 2. D 3. D 4. D 5. E

Capítulo 60
1. B 2. E 3. D 4. C

Capítulo 61
1. A 2. D 3. B 4. C 5. D

Capítulo 62
1. B 2. A 3. C 4. B

Capítulo 63
1. C 2. C 3. A 4. C

Capítulo 64
1. B 2. D 3. A 4. C 5. C

Capítulo 65
1. A 2. B 3. C 4. D 5. B 6. C

Capítulo 66
1. C 2. C 3. B 4. C 5. A

Capítulo 67
1. C 2. C 3. B 4. C

Capítulo 68
1. D 2. A 3. C 4. A 5. B

Capítulo 69
1. B 2. B 3. C 4. B

Capítulo 70
1. D 2. A 3. B 4. C

Capítulo 71
1. D 2. A 3. C 4. B 5. B

Capítulo 72
1. A 2. C 3. C

Capítulo 73
1. B 2. D 3. A 4. B

Índice

Os números das páginas seguidos pelas letras *f* ou *t* indicam figuras ou tabelas, respectivamente.

A

Abalo, 88
Absorção, processo de, 491
Absorção de nutrientes acoplada ao sódio, 531*f*
Absorção intestina de cálcio, 644
Absorciometria dos raios X de dupla energia (DEXA), 652
α-bungarotoxina, 70
Ação bifásica, 53
Ação monofásica, 54
Acetaminofeno, 732
Acetazolamida, 737
Acetil CoA carboxilase, 675
Acetilcolina (ACh), 56, 60-61, 85, 86, 178, 188, 206, 216, 268, 346, 510, 519, 529, 544, 671
   receptores, 57, 60, 62*f*
   sinapses, 62*f*
Acetilcolinesterase (AChE), 61, 85*f*, 86, 103
ACh, canais de receptores (AChR), 20
   muscarínico, 20
   nicotínico, 20
ACh, canal de K^+ ativado por (KA_{Ch}), 57
ACh, receptores (AChR), 60
   muscarínico, 60
   nicotínico, 60
ACh. *Ver* Acetilcolina (ACh)
Acidemia, 375, 380, 464, 469, 470
Acidente vascular encefálico, 130
Acidente vascular encefálico isquêmico, 63
Acidentes vasculares encefálicos, 299
Acidez titulável, 480
Ácido acetilsalicílico, 117, 282, 732, 750
Ácido ascórbico, 590
Ácido carbônico, 472
Ácido cólico, 566, 569
Ácido desoxicólico, 566
Ácido forte, 375
Ácido fraco, 375
Ácido gama-aminobutírico (GABA), 63, 74
   receptores $GABA_A$, 20, 63, 74
   receptores $GABA_B$, 63, 74
Ácido gástrico
   secreção, regulação, 511*f*
      fase cefálica, 511
      fase gástrica, 512
      fase intestinal, 512
Ácido homovanílico, 665
Ácido láctico, 91, 474
   produção, 745
Ácido litocólico, 566
Ácido quenodesoxicólico, 566
Ácido úrico, 208, 398, 405, 432, 435
Ácido ursodesoxicólico, 566
Ácido vanililmandélico (VMA), 665
Ácidos biliares, 530, 561, 565
   ácidos biliares conjugados, 566, 567*f*
      circulação entero-hepática, esquema, 561*f*

circulação, aspectos quantitativos, 566
circulação entero-hepática
   mecanismos de captação intestinal, 569
   mecanismos de transporte pelos hepatócitos, 569
   síntese e transporte, regulação, 569-570
conjugação, 566-567
formas físicas, 567*f*
metabolismo do colesterol, 565-566
propriedades físico-químicas, 567
primários, 566
   estruturas, 566*f*
secundários, 566
   estruturas, 566*f*
Ácidos fixos, 376
Ácidos graxos, 597
   oxidação, 92, 745
Ácidos graxos de cadeia média, 596
Acidose, 375, 377, 647
Acidose láctica, 382, 474
Acidose metabólica, 377, 379, 382, 392, 481, 679, 725, 737, 749
   causas, 379*t*
   resposta renal à, 482
Acidose metabólica primária, 394. *Ver também Alcalose metabólica*
Acidose não respiratória, 379
Acidose respiratória, 377, 378, 481
   causas, 378*t*
Acidose tubular renal, 427
Acinesia, 171
Ácinos, 308, 492
Aclimatização, processo de, 730
Acomodação, 136
Acoplamento excitação-contração, 86, 93-94
Acromegalia, 630, 631
Actina, 80, 83
Actina, filamento, 80, 83
Activina, 686
Acuidade tátil, 117
Acuidade visual, 134
Adaptação, 118
Adaptação dos receptores sensoriais, 45
   rápida e lenta, 45*f*
Adaptações cardiovasculares normais, 298
   atividade respiratória, respostas, 298-299
   características cardiovasculares pediátricas, 300
   circulação fetal e modificações ao nascimento, 299-300
   diferenças dependentes do gênero, 300-301
   durante a gravidez, 299
   modificações cardiovasculares com o envelhecimento normal, 300
Adenilato-ciclase (AC), 21, 25, 607
Adeno-hipófise, 623
Adeno-hipófise, tipo celular, 625*t*
Adenoides, 308

Adenoma, 470
Adenoma de paratireoide, 653
Adenoma hipofisário, 144, 630
Adenosina, 102, 232, 264, 457
ADH. *Ver Hormônio antidiurético (ADH)*
Adjuvante, 538
ADP/ATP, relação, 18
Adrenalina, 56, 63, 268, 346, 405, 464, 665, 666*f*, 717*f*, 725, 731*f*
Afasia anômica, 196
Afasias, 196, 756
Ageusia, 162
Agnosia auditiva, 121
Agnosia de cores, 121
Agnosia de posição, 121
Agnosia tátil, 121
Agnosia visual, 121
Agonista $β_2$-adrenérgico, 384
Agonistas dopaminérgicos, 631
Agonistas/antagonistas dos receptores hormonais, 605
Agregação plaquetária, 208, 272
Água
   conceito de balanço, regulação, 397-398
   diurese, 444
   excreção, regulação, 458
      finalidades, 449
      mecanismos, 459*f*, 460*f*
      secreção de ADH, controle pelos barorreceptores, 459-460
      secreção de ADH, controle pelos osmorreceptores, 459
      sede e apetite por sal, 460-461
      vias que regulam o volume plasmático, 457*f*
   ganho e perda, vias normais, 439*t*
   perda imperceptível, 439
   perda obrigatória de água, 440
   reabsorção, 439-440
      vias para a, 440*f*
Água corporal total, 200, 755
Ajustes cardiovasculares à hemorragia, 281*f*
Albumina, 208, 404, 412, 426, 431, 569, 576, 578, 637, 647, 660, 665, 705
Alça de Henle, 400, 402, 405, 406, 434, 435, 438, 440, 442-444, 458, 464, 465, 468, 469, 475, 476, 486
   aquaporinas, 442
   cotransportador Na^+-K^+-2Cl^-, 442
   diuréticos de alça, 442
      bumetanida, 442
      furosemida (Lasix), 442
   segmento diluidor, 443
Alça P, 17
Alça reflexa gama, 171
Alcalemia, 375, 376, 381, 464, 469, 470, 484
Alcalose, 375, 376, 377, 379, 647. *Ver também Alcalose metabólica; Alcalose respiratória*

Alcalose metabólica, 379, 481–483, 483f, 725
   causas, 379t
Alcalose respiratória, 378–379, 481, 736
   causas, 379t
Alcalose respiratória descompensada, 361, 384
Alcalose respiratória secundária, 394
Aldosterona, 268, 405, 454, 467, 480, 531, 626, 656, 724, 731. *Ver também* Mineralocorticoides
   deficiência, 664
   efeitos fisiológicos renais, 663f
   excesso, 664
   mecanismo de ação, 456f
Alodinia, 116
Altitude, 735
   aclimatização à, 737–738
   doença aguda das montanhas, 736
   efeitos agudos da, 736
   resposta adaptativa, 737
   respostas fisiológicas à, 738t
   sintomas, 736
Amenorreia, 631, 750
Amido, 584
Amígdala, 159, 161f, 173f, 192f, 194–196
Amilase pancreática, 587
Amilase salivar, 523, 584
Amilina, 678
Amilopectina, 584
   estrutura, 585f
Amilorida, 163, 470
Amilose, 584
   estrutura, 585f
Aminas biogênicas, 63
α-amino-3-hidroxi-5-metil-4-isoxazol-propionato (AMPA), 194
   canal, 74
   receptores, 194
Aminoácidos, 61
   de ocorrência natural, 588f
   essenciais, 583, 587–588
   não essenciais, 560
   transportadores, 430, 531, 590
Aminoácidos contendo enxofre, 473
Aminoácidos não essenciais, 560
γ-aminobutirato (GABA), 106, 159
   sinapse, 63f
Amiodarona, 639
Amnésia anterógrada, 196
Amnésia retrógrada, 192
Amônia (NH₃), 477, 578
   homeostase, 579f
   metabolismo, princípios
     ciclo da ureia, 579
     eliminação da ureia, 579–580
     papel e importância, 578
     produção extraintestinal, 579
     produção intestinal, 578–579
   produção, fontes, 578f
Amônia, produção de, 477, 479f
   e excreção, 479f
Ampola, 150
Anafilaxia, 307, 541
Anafilaxia sistêmica, 541
Anandamida, 75
Ancoramento de vesículas sinápticas, 60f
Androgênios, 664, 687
   efeitos anabólicos e metabólicos dos, 692
   efeitos fisiológicos, 687
     desenvolvimento sexual, 687
     determinação do sexo, 687

     diferenciação sexual, 688–689
     maturação sexual, 690
Andropausa, 755
Anemia, 406, 693
Anemia falciforme, 350, 364
Anemia perniciosa, 120
Anergia, 538
Anestésicos gerais, 74
   clorofórmio, 74
   éter, 74
   halotano, 74
Anfipático, 565
   caráter dos ácidos biliares, 567, 596
   definição do termo, 565
   lipídeos, 16
Angina pectoris, 231, 248, 272
Angiograma renal, 461
Angioplastia, 750
Angioplastia coronariana, 273
Angiotensina
   angiotensina I, 451, 658
   angiotensina II, 268, 302, 451, 454–456, 658
Angiotensinogênio, 451, 658
Anidrase carbônica, 472
   anidrase carbônica II, 512
   inibidor (*Ver* Acetazolamida)
Ânions não cloreto, 468
Ânions orgânicos, 431t
Anorexia nervosa, 722, 750
Anormalidades supraventriculares, 240–241
Anormalidades valvares, comuns, 246
Anormalidades ventriculares, 242–244
Anosmia, 161, 165
Antagonistas, 20
Antagonistas do receptor de GH, 631
Antagonistas do receptor H₂, 510
Antibióticos aminoglicosídeos
   estreptomicina, 154
   gentamicina, 154
Anticoagulantes, 209, 361
Anticolinérgicos, 384
Anticolinesterásicos, 61, 70
Antidiurese, manejo renal de água, 446f
Anti-inflamatórios não esteroides (AINEs), 30, 116, 117, 435, 514
Antileucotrieno, 384
Antro, 508, 548
Aparelho de Golgi, 2, 16, 17, 597, 603f
Aparelho justaglomerular (JG), 403, 451
   barorreceptores, 658
   células da mácula densa, 403
   células granulares, 403
   células mesangiais extraglomerulares, 403
   componentes, 403f
   néfron justamedular, 403
   renina, 403
   ritmo de filtração glomerular (RFG), 403
Apetite por sal, 461
Apneia, 388, 739
Apneia central do sono, 187, 391
Apneia obstrutiva do sono (AOS), 187, 189, 329, 391
Apoproteínas, 597
Apoptose, 493
Aprendizado, 191
   plasticidade sináptica e, 192–193
     habituação, 192
     sensitização, 192
Aprendizado associativo, 76
Aptotagmina, 66

Aquaporinas (AQP), 21, 27, 426, 442, 458
   características-chave das, 619t
   fosforilação das, 618
Ar atmosférico seco, 337
Ar expirado, 337
Arco reflexo, 125, 126f, 131, 499
Área de Broca, 195
Área de Brodmann, 118, 141, 153, 169
Área de Wernicke, 195
Área postrema, zona quimiorreceptora de disparo, 551
Área somatossensorial primária, 169
Áreas encefálicas envolvidas com as sensações somáticas, 119f
Áreas somatossensoriais
   área somatossensorial I (SI), 118
   área somatossensorial II (SII), 118
Areia da pineal, 189
Arginase, 579
Arginina, 579
Arginina vasopressina (AVP), 444, 458, 615, 617, 755. *Ver também* Hormônio antidiurético (ADH)
Arginino-succinato, 579
Aromatase, 686
Arreflexia, 168
Arritmias cardíacas, 52, 240–244, 650, 723
Arritmias supraventriculares, 242f
Arritmias ventriculares, 243f
Artéria hepática, 497, 560, 561f, 562
Artéria renal, 399, 409, 414
   angioplastia, 462
   bloqueio, 462
   estenose, 453, 462
   obstrução da, 419
   pressão, 415, 455
Artérias arqueadas, 409
Artérias coronárias, 269, 270, 272, 273
   doença, 248, 272, 750
   stent, 292
Artérias radiais corticais, 409
Arteríolas aferentes, 409
Arteríolas eferentes, 400, 402, 409, 411f, 722, 753
Arteriosclerose, 261, 753
Árvore traqueobrônquica, 307
Asbestose, 329, 360
Ascite, 284, 563, 664
Asma, 309, 326
Aspartato, 430, 579
Aspiração, 329
Assimilação de proteínas
   digestão e absorção, 583
   princípios básicos, 587–590
     barreiras para macromoléculas hidrossolúveis, 584
     hidrólise pela borda em escova, 588–589
     oligopeptídeos/aminoácidos, mecanismos de captação, 589–590
     papel e significado, 583
     proteólise luminal, 588
     regulação, 590
   vs. assimilação de carboidratos, 587–588
Assimilação dos lipídeos
   digestão intraluminal
     ácidos biliares/micelas, papel dos, 596
     digestão gástrica, 594
     digestão intestinal, 594–596
     lipólise intestinal, mediadores da, 595t
     manejo intestinal do colesterol, 597f
     papel da colipase, 595f

Índice

eventos epiteliais em
   captação linfática dos lipídeos absorvidos, 597-598
   eventos da borda em escova, 596-597
   processamento intracelular, 597
   princípios
      fontes endógenas e da dieta, 593-594
      moléculas hidrofóbicas, barreiras de assimilação, 593
      papel e importância, 593
   vitaminas lipossolúveis, absorção, 598
Astereognosia, 195
Astigmatismo, 136
Astrócitos, 105, 106, 110, 176
Astrócitos fibrosos, 105
Astrócitos protoplasmáticos, 105
Ataque isquêmico transiente (AIT), 210
Ataxia, 175, 183
Ataxia cerebelar, 183
Atelectasia, 319, 348, 360, 388
Aterosclerose, 248, 261, 272, 462
Atetose, 171
Ativador tecidual de plasminogênio (tPA), 209
Atividade ATPásica, 91
Atividade autonômica
   reflexos e controle central, 183
Atividade da cálcio-ATPase, 94
Atividade dos nervos autonômicos, 181
   respostas de alguns órgãos efetores à, 181-182t
ATPase da miosina, atividade, 99
Atrofia de múltiplos sistemas (AMS), 183
Atrofia muscular, 168, 175
Atropina, 60, 61, 72, 179, 432
Audição
   condução óssea e aérea, 152-153
   ondas sonoras, 152
   perda (*ver* Surdez)
   potenciais de ação na, 153
   propagação das ondas, 153
   transmissão do som, 152
   via central, 153
Ausculta, 226, 235, 260f
Autoimunidade, 538
Autorregulação, 266, 415
Autotransfusão, 302
AVP. *Ver* Arginina vasopressina (AVP)
Axônio, 9, 10f, 106
   amielínicos, 106, 615
   brotamento, 111
   degeneração, 111-112
   dos neurônios pré-ganglionares simpáticos, 177
   neurônios de primeira ordem, 119f
   neurônios de segunda ordem, 162
   reação, 66
   regeneração, 111-112
   segmento inicial, 106
   velocidade de condução, 107
Azotemia, 461

B

Baço, 560f, 575, 740
Bactérias comensais, 492
Bactérias entéricas
   efeitos metabólicos, 539t
   populações, 538t
Bacteriemia, 379
Bacteroides, 538
Balanço do cálcio, 485-486
   reabsorção, mecanismo, 487f
   regulação, 485

sítios efetores
   controle hormonal, 487-489
   osso, 487
   rins, 486
   trato GI, 486
   transporte transcelular, método genérico, 486f
Balanço do potássio, regulação
   compartimentos intracelular e extracelular, 463-464
   manejo renal do potássio, 464-466
      perturbações no, 468-470
      secreção e regulação do néfron distal, 466-468
   regulação hormonal do, 724
Balismo, 171
Bandas oligoclonais, 112
Barbitúricos, 63, 74
Barorreceptores, 222, 297, 372, 450, 450f
   intrarrenais, 451
Barorreceptores aórticos, 287
Barorreceptores arteriais, 287, 390
   reflexo, 286, 286f, 746
   via, 286f
Barorreceptores cardiopulmonares, 289, 297
Barorreceptores do seio carotídeo, 287
Barotrauma, 741
Barreira hematoencefálica, 106, 272, 392, 394, 575, 675, 731
Barreira hematotesticular, 684, 685, 690
β-endorfina, 626
Benzocaína, 53
Benzodiazepínicos
   diazepam (Valium) 63, 74
Bexiga, 399
Bezoar, 551
Bicarbonato
   reabsorção, mecanismo predominante do tubulo-proximal, 475f
   secreção
      contribuição renal, 480t
      modelo genérico, 474f
Bifosfonatos, 652
Biguanidas, 680
Bile
   composição
      bile canalicular, 567-568
      bile ductular, 568
      bile hepática, 569
      modificações na, 571f
   ductos, 562
   excreção e secreção, princípios
      papel e importância, 565
      mecanismos de concentração, 572f
      relação com o colesterol, 570f
      vias de entrada de soluto, 568f
Bile canalicular, 567
   composição, 568
Bile hepática, 569
Bilirrubina, 539
   cálculos pigmentares, 572
   ciclo, 577f
   conversão do heme, 576f
   homeostasia
      eliminação urinária, 577-578
      hiperbilirrubinemia, 578
      metabolismo bacteriano, 577
   manejo pelos hepatócitos, 577f
   metabolismo, princípios
      conjugação pelos hepatócitos, 576-577
      mecanismos hepáticos de transporte, 576
      papel e importância, 575
Biliverdina redutase, 575

2,3-bisfosfoglicerato (2,3-DPG), 364
Blebs, 330
Blecaute de águas rasas, 740
Bloqueadores do receptor beta-adrenérgico, 282
Bloqueadores do receptor de angiotensina II (BRA), 293, 453, 470
Bloqueadores do receptor-β₁-adrenérgico, 231
Bloqueadores dos canais de cálcio, 222, 273, 293
Bloqueadores-β-adrenérgicos, 222, 273, 293
Bloqueio cardíaco de segundo grau, 242
Bloqueio de terceiro grau (completo) do nodo AV, 221
Bloqueio de terceiro grau, 242
Bloqueios de ramo do feixe, 242
Bócio, 639-640
Bolhas, 141
Bolsa de Rathke, 623
Bomba de exportação de sais biliares (BSEP, *bile salt export pump*), 569
Bomba de H do tipo F, 23
Bomba de H⁺ do tipo V, 23, 60
Bomba de prótons, 512
   inibidor, 514
Bomba H⁺-K⁺, 23
Bomba muscular esquelética, 269, 297, 747
Bomba Na⁺-K⁺-ATPase, 37
   ciclo, 22f
Bomba Na⁺-K⁺-ATPase, 425, 438, 455, 456, 465, 531
   bombas de membrana plasmática, 464
Bomba respiratória, 299, 302
Bomba SERCA, 23
Bomba toracoabdominal, 299, 747
Bombas, 16, 22-23
Bombas de Ca²⁺, 23
Bombas de membrana, localização, 23t
Bombas do tipo P, 22
Bombas E1-E2 do tipo P, 23
Borborigmos, 540
Borda em escova, 29
   hidrólise, 585
   membrana, 584, 586f, 596, 598
Botões gustativos, 161-163
   células basais, 161
   células claras, 162
   células escuras, 162
   células intermediárias, 162
Botões sinápticos, 106
Botões terminais, 106
Botulismo, 70
Bradicardia, 221, 232, 241, 242, 289, 299, 739
Bradicinesia, 171-173
Bradicinina, 116, 265, 307
Broncoconstrição, 737
Bronquíolos, 307, 308
Bronquite, 326
   crônica, 481
Bronquite crônica, 309, 333, 360
Brotamento axonal, 111
Bulbo, 287
Bulbo olfatório, 159
   circuitos neurais básicos no, 160f
Bulbo rostral ventrolateral, 183, 287
Bulimia nervosa, 750

C

Ca²⁺-ATPase, 486
Cadeia J, 536
Cadeia simpática, 178
Caderinas, 26, 74
Cafeína, 21, 156
Calbindinas, 486

Calcinose, 650
Cálcio, 79, 80, 643
   canais, 11, 55, 80, 86, 94, 102, 214, 607
      bloqueadores, 233, 273
      do tipo L, 94
   fatores envolvidos na regulação dos, 650*t*
   homeostasia, 647
      avaliação clínica das anormalidades na, 652*t*
      interação entre ossos, rins e intestino na manutenção da, 648-649
      papel da calcitonina na, 650
      papel da vitamina D na, 649-650
      regulação hormonal da, 649
   má-absorção de cálcio, 651
   reabsorção óssea, 644
Calcitonina, 487, 633, 652
Cálculos. *Ver também* Litíase biliar; Rim, formação de cálculo, 485
Cálculos de colesterol, 572
Cálculos pigmentares, 572
Cálices, 399
Calmodulina, 79, 80, 99, 102, 193*f*, 607
Calsequestrina, 86
Câmaras hiperbáricas, 738
Campo receptivo, 43, 117
Canais, 11, 16-18
   célula-célula, 21-22
   de água, 21
   dependentes de voltagem, 19
   envolvidos na liberação sináptica, 65
   mecanossensíveis, 18-19
   quimiossensíveis, 20-21
Canais cainato, 74
Canais de Ca^{2+}, 194
Canais de Ca^{2+} dependentes de voltagem (Ca_V), 19
Canais de Ca^{2+} dependentes de voltagem, 673
Canais de cálcio, 86
Canais de cálcio dependentes de voltagem do sarcolema (SL), 80
Canais de cálcio dependentes de voltagem do tipo L (Ca_V), 54
Canais de cálcio do tipo L (dependentes de voltagem), 94, 101
Canais de cálcio do tipo T, 55
Canais de Hering, 568
Canais de K^+, 18, 37, 55, 74, 102, 214, 673*f*
Canais de K^+ ativados por Ca^{2+}, 19, 75
Canais de K^+ dependentes de voltagem (K_V), 49
   topologia dos monômeros, 19*f*
Canais de K^+ sensíveis ao ATP (K_{ATP}), 673
Canais de Na^+ dependentes de voltagem (Na_V), 11, 19
   papel dos, 47-49
Canais de Na^+ dependentes de voltagem (Na_V), 19, 48
Canais de potássio do tipo BK, 466
   atividade, 467*f*
Canais de potássio ROMK, 466
   atividade, 467*f*
Canais de sódio
   inativados, 48
   repolarizados, 48
Canais dependentes de voltagem, 11
   canais de Ca^{2+} dependentes de voltagem (Ca_V), 11, 19
   canais de Na^+ dependentes de voltagem (Na_V), 11, 19
      papel dos, 47-49
Canais dependentes de voltagem, 213, 485

Canais iônicos sensíveis à acido (ASIC, *acid-sensing ion channels*), 45
Canais K_{Ach}, 216
Canais mecanossensíveis, 11, 18
Canais não NMDA, 74
Canais Na_V, 75
Canais operados pelos estoques intracelulares (SOC), 102
Canais purinérgicos, 102
Canais quimiossensíveis, 11, 17, 20, 24, 44, 73
Canais regulados por ligante, 20
Canais regulados por nucleotídeos cíclicos, 11, 19, 44, 44*f*
Canais semicirculares, 147
Canais sensíveis ao ATP, 21
Canal anal, anatomia, 553*f*
Canal de cátion não específico dependente de nucleotídeo cíclico (CNG), 44
Canal de cátions controlado por nucleotídeo, 163
Canal de iodeto, 635
Canal de K^+ retificador de influxo (Kir), 17, 18*f*, 55
Canal de potássio (K_{ACh}), 56
Canal de Schlemm, 133
Canal de sódio epitelial (ENaC), 21, 44, 443, 531
Canal epitelial de Na^+ sensível à amilorida (ENaC, *Amiloride-sensitive epithelial Na^+ channel*), 163, 662
Canal quisqualato, 74
Canal retificador de influxo acoplado à proteína G (GIRK)
   canal, 56
Canalículos, 509, 512, 561
Capacidade de difusão, 350, 360, 748, 750, 754
Capacidade de fechamento, 339
Capacidade de oxigênio, 364, 737
Capacidade inspiratória (CI), 332
Capacidade para o exercício, 753
Capacidade pulmonar total (CPT), 322, 332, 750
Capacidade residual funcional (CRF), 321-322, 332, 739
Capacidade vital (CV), 325, 332, 334
Capacidade vital forçada (CVF), 325
   manobra utilizando um espirômetro de pistão, 326*f*
Capacidades pulmonares, 331
Capacitância, 34
Capacitância da membrana, 34, 39
Capacitância dos vasos, 207
Capacitância venosa, 747
Cápsula de Bowman, 400, 402, 440
   pressão hidráulica na, 412
   pressão oncótica do líquido da, 412
Captação de energia, regulação da, 719
   mediadores envolvidos na regulação, 721*t*
Carbamoil-fosfato, 579
Carboidratos
   assimilação, princípios básicos
      barreiras às macromoléculas hidrossolúveis, 584
      digestão luminal, 584-585
      fontes da dieta, 584
      oligossacarídeos/dissacarídeos, digestão pela borda em escova, 585-586
      papel e importância, 583
      regulação, 587
      vias de captação de monossacarídeos, 587
   digestão e absorção, 583
Carboxi-hemoglobina (COHb), 368
Carboxipeptidases, 588
   carboxipeptidase A, 588
   carboxipeptidase B, 588
Carcinoma, 489, 653, 664
Cárdia, 495, 548

Cardioglicosídeo, 22, 218
Cardiomiopatia, 222, 282
Cardioversão, 244
Carga filtrada, 414-415, 430
Cargas. *Ver também* Diferença de ânions
   separação de, 34-35
Carregamento de oxigênio no pulmão, 365-366
Carregamento do fuso, 127
β-caseína, 711
Cataplexia, 187
Catecolaminas, 63-64, 231, 346, 665, 724, 731
   efeitos fisiológicos, 667*t*
   via de síntese, 666*f*
Catecol-*O*-metiltransferase (COMT), 63, 665
Cátions orgânicos, 432*t*
Cavidade oral, 495
Cavidade peritoneal, 399, 563
CCK. *Ver* Colecistocinina (CCK)
Cegueira de cores, 143
Cegueira noturna, 598
Célula de Renshaw, 130
Célula eucariótica, 1, 2*f*
Célula folicular, 633, 733
Célula pós-sináptica, 10, 59
Célula pré-sináptica, 9
Células α, 671
Células acinares pancreáticas, 518, 595
   grânulos de zimogênio, 518
   produtos de secreção, 518*t*
   receptores, 521*f*
Células alveolares do tipo I, 310
Células B, 536
Células β, 671, 678
Células C, 633
Células caliciformes, 307-309, 494
Células centro-*off*, 139
Células centro-*on*, 139
Células ciliadas, 147, 150. *Ver também* Receptores auditivos
   células de sustentação, 150
   estrutura, 151*f*
   externas, 149
   internas, 149
   membrana tectória, 149
   papel do ligamento apical, 151*f*
Células ciliadas sensoriais, 44
Células complexas, 142
Células cromafins, 665
Células D, 509, 510
Células δ, 671
Células da mácula densa, 406, 452
Células das glândulas submucosas, 307
Células de Clara, 307, 308
Células de Golgi, 175
Células de Ito, 562
Células de Kupffer, 559, 561, 562, 575
Células de Leydig, 683
Células de Merkel, 115
Células de Paneth, 494
Células de Purkinje, 174
Células de Schwann, 105, 106, 107*f*, 112
Células de Sertoli, 683, 684
Células de sustentação, 159
Células dendríticas, 536
Células em candelabro, 109
Células em cesto, 109, 174
Células em tufo, 159
Células endoteliais, 103, 206, 253, 254, 265, 401, 416, 451, 562, 597, 626, 692, 703, 706
Células endoteliais hepáticas, 598
   fenestras, 598

Células enteroendócrinas, 464, 494, 502, 503, 509, 530
Células epiteliais, 619
    polarização, 425
Células epiteliais alveolares do tipo II, 307
Células estreladas, 175, 561
Células estreladas espinhosas, 109
Células estreladas hepáticas, 562, 563, 580
Células G, 509
Células gliais, 105
    micróglia/macróglia, 105
    tipos principais, nos sistema nervoso, 106f
Células granulares (aparelho justaglomerular), 403, 451-454
Células granulares (olfato), 159, 174
Células gustatórias
    tipo I, II, e III, 162
Células I duodenais
    liberação de colecistocinina (CCK), 520f
Células intercalares, 403, 466
    tipo A, 475, 476f
    tipo B, 476, 476f
Células intercalares do tipo A, 475
Células intercalares do tipo B, 476
Células intersticiais de Cajal, 549
Células justaglomerulares, 401f, 403, 451
Células M, 141, 535
Células magnocelulares, 141
Células mioepiteliais, 617
Células mitrais, 159
Células mucosas superficiais, 509
Células musculares cardíacas, 212
    acoplamento excitação-contração, 217
    contratilidade, 220-221
        efeito lusitrópico, 221
    mecânica, 218
        relação com a função ventricular, 221
    relaxamento, 217-218
Células parafoliculares, 633
Células parietais, 494, 508
    aspecto ultraestrutural, 509f
    proteínas de transporte iônico, 513f
    receptores, representação esquemática, 511f
Células parvocelulares (P), 141
Células parvocelulares, 141
Células periglomerulares, 159
Células pilares, 149
Células pilares, 149
Células piramidais, 108, 159
Células principais, 403, 443, 466
    secreção de potássio, 466f
Células principais, 494, 508-513, 588, 643
Células S, 519
Células semelhantes às enterocromafins, 503, 509, 529
Células simples, 142
Células T, 535
    receptor, 536
Células-tronco basais, 159
Centro apnêustico, 387
Centro cardiovascular bulbar, 287
Centro da deglutição, 544
Centro da deglutição, 544
Centro respiratório bulbar, 311, 385
Centro salivar, 523
Centro tendíneo do diafragma, 315
Centrossomos, 3
Cerebelo, 167, 173-174
    conexões neurais do, 175f
    divisões funcionais do, 174f

organização celular, 174-175
pedúnculos inferiores, 174
tipos neuronais do córtex cerebelar, 174f
vestibulocerebelo, 174f
Cerebrocerebelo, 174f, 175
Cerúmen, 154
Cetoacidose, 376, 379, 382, 394
Cetoacidose diabética, 376, 379, 394, 678, 724
Cetogênese, 674-676, 680
    enzimas envolvidas na, 680t
    na deficiência de insulina, 679f
CFTR. *Ver* Regulador de condutância transmembrana da fibrose cística (CFTR)
Choque, 80, 379, 618, 665
Choque anafilático, 301
Choque cardiogênico, 301
Choque circulatório, 301, 301t, 372
Choque espinal, 131
Choque hemorrágico, 618
Choque hemorrágico hipovolêmico, 301
Choque hipovolêmico, 301
Choque neurogênico, 80, 301
Cianeto, 383
Cianose, 368, 383, 742
Cibernecistas, 10
Ciclo cardíaco, 224
    bomba cardíaca direita, 225-226
        onda a, 226
        onda c, 226
        onda v, 226
        pulso venoso jugular, 226
    bomba cardíaca esquerda, 224
    complexo QRS, 225
    diástole ventricular, 224
    fase de contração isovolumétrica, 225
    fases, 224
    pico de pressão sistólica, 225
    pressão de pulso, 225
    pressão diastólica, 225
    relações pressão-volume e comprimento-tensão, 226-227
        pós-carga ventricular, 227
        pré-carga ventricular, 226
    sístole ventricular, 225
    sons cardíacos, 226
        ritmo de galope, 226
    valva mitral, 225
    volume diastólico final, 225
Ciclo da ureia, 578, 579, 580f. *Ver também* Ciclo de Krebs-Henseleit
Ciclo das pontes cruzadas, 83
Ciclo de Krebs-Henseleit, 578
Ciclo endometrial. *Ver também* Hormônios ovarianos
    fase menstrual, 703
    fase proliferativa, 703
    fase secretora, 703
    fertilização, 703-704
    implantação, 704-705
Ciclo menstrual, 99, 611f, 696, 697, 701f, 703, 706, 708, 713
Ciclo ovariano, 699
Ciclo sono-vigília, 187-188
    e melatonina, 189
    ritmos circadianos e, 187-189
Cifoescoliose, 319, 340, 382
Cifose, 340
Cílios, 134, 159
Cinase da cadeia leve da miosina (MLCK), 99, 100, 100f

Cinesinas, 66
Cinocílio, 150
Circuito cardiovascular sistêmico, 276f
Circulação brônquica, 341
Circulação cerebral, 232, 736
Circulação êntero-hepática, 561
Circulação esplâncnica
    anatomia, esquema, 497f
Circulação portal, 492
Circulação pulmonar, 342
    funções não respiratórias, 350
Circulações sistêmica e pulmonar
    diferenças de pressão, 343
Cirrose, 580, 658
Cirurgia de revascularização coronariana, 750
Cisternas, 86, 94
Cisternas do RS, 86
Citocinas, 311, 384, 499t, 500, 536, 538, 731
Citocromo P450, enzima de clivagem da cadeia lateral
    enzima, 656
Citoplasma, 2
Citoplasma/inclusões citoplasmáticas e nucleares, 183
Citrulina, 579
Clônus, 130
Cloreto
    desvio de, 372
    reabsorção, 439, 731
        vias de transporte do, 440f, 442f, 443f
    secreção, regulação, 533f
Cloreto de edrofônio (Tensilon), 71, 77
Clostridium botulinum, 70
Clostridium difficile, 534, 539
CO_2 ao final da expiração, 336
CO_2 total, 377
Coagulação, 272
Coativação-α-γ, 129
Cobalamina, 507. *Ver* Vitamina B_{12}
Cocaína, 64
Cóclea, 147
Codificação sensorial, 117-118
Coeficiente de filtração capilar, 349
Coeficiente de reflexão, 28, 349
Colangiócitos, 562, 568
Colaterais axonais, 130
Colaterais de Schaffer e LTP, 193
Colateral de sustentação, 111
Colecalciferol, 650
Colecistectomia, 572
Colecistite
    aguda/crônica, 572
Colecistite aguda, 572
Colecistite crônica, 572
Colecistocinina (CCK), 64, 499, 501, 519, 571, 594, 719
    efeitos da, 519f
    papel, fatores causadores da liberação de CCK, 519
    peptídeo liberador de CCK (CCK-RP), 519
    receptores CCK-A, 549
    receptores de colecistocinina (CCK-B), 510
Cólera, 25, 529, 533
Colesterol, 16, 566, 570
    manejo intestinal, 597f
Colesterol 7alfa-hidroxilase, 566
Colesterol esterase, 595
Colesterol total, 707
Cólica biliar, 572
Colículos inferiores, 153

Colina acetiltransferase (CAT), 60
Colipase, 517, 595
  papel da, 595f
Colite, 538
Colite ulcerativa, 534
Colo, 496
  absorção eletrogênica de sódio, 531
  absorção eletroneutra de NaCl, 532f
  camadas epiteliais, morfologia do, 493f
  colonócitos, 496
  defecação, 496
  funções, 553
  haustros, 496
  mecanismos de transporte iônico, 528t
  secreção de cloreto, 532f
Coloide, 633
Coluna intermédia lateral, 177
Colunas de dominância ocular, 142
Colunas de orientação, 142
Coma diabético, 678
Comando central, 290
Comensal, 538
Comparador, 12
Compartimento venoso central, 275
Compartimento venoso periférico, 275
Compartimentos líquidos corporais, 200, 437–438
Compensação, 372, 380, 481
  cardiovascular de curta duração, 297
  desequilíbrio ácido-base e, 481–482
Complacência, 5, 259, 318
Complacência da parede torácica, 754
Complacência dinâmica, 319
Complacência estática, 319
Complacência pulmonar, 318–321, 754
Complexo dorsal do vago, 509, 545
Complexo hormônio-receptor, 604, 605, 607, 608, 628, 661
Complexo motor migratório, 548, 551, 551f, 553, 554, 554f
Complexo principal de histocompatibilidade (MHC), 536
Complexo QRS, 216, 238–239
Complexo SNARE, 65
Complexos antígeno–anticorpo, 416
Componente secretor, 537
Comporta de ativação, 213
Comporta de inativação, 213
Compostos fotossensíveis
  escotopsina, 139
  opsina e retinal, 139
  rodopsina, 139
Compressão dinâmica, 324
Compressão sistólica, 269
Comunicação, 12
Comunicação imunológica, 500
Comunicação vagal, 503
Conceito de balanço. *Ver* Conceito de balanço de eletrólitos; Água, conceito de balanço
Concentração micelar crítica (CMC), 567, 571, 596
Concentração plasmática de cálcio, respostas fisiológicas, 488f
Concentrado de eritrócitos, 372
Conchas nasais, 307
Condições hiperbáricas, 738
Condrogênese, 692
Condução, 51, 52, 54, 107, 153, 204, 214–216, 236, 241, 242, 730
Condução anterógrada, 110
Condução de ar, 153
Condução óssea, 152

Condução óssea, 153
Condução saltatória, 52, 106
Condutância da membrana, 35
Cone axonal, 72, 106
Conexinas, 21, 214
  topologia das, 21f
Conexões de baixa resistência elétrica, 214
Conéxons, 21
Congestão vascular pulmonar, 351
Constante de comprimento (λ), 40
Constante de espaço, 40
Constante de Faraday, 34, 36, 39
Constante de tempo, 39
Constrição (trato GI), 556
Consumo de oxigênio, 269, 336, 746, 747
Consumo de oxigênio pelo miocárdio
  determinantes, 231–232
Conteúdo de oxigênio do sangue venoso misto, 355
Conteúdo de oxigênio na extremidade distal do capilar, 355
Conteúdo de oxigênio no sangue, 363
Conteúdo quantal médio, 69, 70
Contração isométrica, 85, 86
Contração isotônica, 85, 86
Contração muscular
  mudanças no comprimento da, 80
  período, 80
Contração retrógrada gigante, 552
Contracepção, 712
  principais métodos de, 712t
Contrações de propagação de alta amplitude, 555
Contrações fásicas, 548
Contrações tetânicas, 89
Contrações tônicas, 548
Contrações ventriculares prematuras (CVP), 243
Contratilidade, 93
Contratilidade cardíaca, estimativas, 245
  ecocardiografia, 245
  fração de ejeção (FE), 245
  relação pressão sistólica final-volume, 245
Contratilidade miocárdica, 232
Contratilidade uterina, 708
Controle da temperatura corporal, 729–734
  ambiente frio/quente, adaptação, 730–731
  correlação clínica, 732–733
  febre, 731–732
    via da infecção, 732f
  mecanismos de perda/ganho de calor, 730
  mecanismos de retroalimentação, 730
  mecanismos efetores, 730
Controle eferente, 45, 108
Controle vascular
  em órgãos específicos, 269
    fluxo sanguíneo cerebral, 271–272
    fluxo sanguíneo coronariano, 269–270
    fluxo sanguíneo para o músculo esquelético, 270–271
  mecanismos, 269
Convecção, 730
Convergência, 72
Cor pulmonale, 738
Cor pulmonale crônico, 742
Coração, 203
  ação de bomba, 203–204
  atividade elétrica do, 215f
  bloqueio, 242
  controle do débito cardíaco, 205–206
  eletrocardiograma, 216
  enchimento diastólico, 205
  excitação, 204–205

  fibras de Purkinje, 216
  frequência, 232
    controle da, 216–217
  influências nervosas autonômicas, 205–206
  insuficiência, 664
  requisitos para um funcionamento efetivo, 205
  sons, 226
    ritmo de galope, 226
  velocidade de condução, 215
Corda do tímpano, ramo do nervo facial, 162
Coreia, 171
Cores
  matiz, intensidade e saturação, 142
Cores complementares, 142
Cores primárias, 142
Corpo celular
  soma, 106
Corpo do estômago, 548
Corpo geniculado lateral, 108, 139
Corpo geniculado medial, 108, 153
Corpo hemorrágico, 703
Corpo humano, 3f
Corpo lúteo, 696, 703
Corpos carotídeos, 749
Corpos cavernosos, 685
Corpos cetônicos, 93, 394, 474, 676, 678, 679, 717
Corpos mamilares, 193
Corpúsculo de Meissner, 115
Corpúsculos de Pacini, 44, 115
Corpúsculos de Ruffini, 115
Correção, 6
Corrente ativada por hiperpolarização, 55
Corrente de "*gating*", 49
Corrente de influxo do marca-passo, 216
Correntes sinápticas
  integração, 73–74
Córtex auditivo, 153
Córtex cerebelar
  células de Golgi, 174
  células de Purkinje, 174
  células em cesto, 174
  células estreladas, 174
  células granulares, 174
Córtex cerebral, 107–110, 110f, 169f, 385
Córtex motor, 169
  cortex motor primário, 169
  córtex motor suplementar, 169
  córtex pré-motor, 169
Córtex olfatório, 159–161
  amígdala, 159
  córtex entorrinal, 159
  córtex frontal, 160
  cortex orbitofrontal, 160
  cortex piriforme, 159
  núcleo olfatório anterior, 159
  tálamo, 160
  tubérculo olfatório, 159
Córtex suprarrenal, 268, 405, 452f, 454, 455, 457, 467, 602, 626
Córtex visual primário, 141
Corticosteroides, 384
Cortisol, 405, 456, 602, 604, 609, 626, 631, 657, 659, 662, 668, 718, 725, 726f
  conversão em cortisona, 658
  efeitos fisiológicos, 663t
  precursores, 665
  retroalimentação negativa, 664
Coto distal, 111
Coto proximal, 112
Cotransportador Na^+-Cl^-, 443

Cotransportador Na^+-colina, 61
Cotransportador Na^+-glicose (SGLT), 24
Cotransportador Na^+-glutamato, 24
Cotransportador Na^+-HCO_3^-, 475
Cotransportador Na^+-K^+-$2Cl^-$ (NKCC2), 442
Cotransportador Na^+-K^+-$2Cl^-$, 465, 479
Cotransportador Na^+-serotonina, 24
Cotransportador sódio-bicarbonato (NBC), 521
Cotransportador sódio-glicose
    SGLT-1, 531, 586, 587
Cotransportador sódio-glicose (SGLT), 430
Cotransportador sódio-iodeto (Na^+-I^-), 635
Cotransportador sódio-potássio-2 cloretos
    (NKCC1), 532
Cotransportadores acoplados ao sódio
    SVCT1/SVCT2, 590
Coulomb (C), 34
Creatina fosfato (CP), 80
Creatinina plasmática, 419
    relação de equilíbrio, 420f
Cretinismo, 638
Criptas intestinais, 493
Criptorquidismo, 689, 692
Crise tônico-clônica, 185
Crises de ausência, 185
Crises generalizadas, 185
Crises parciais, 185, 196
Crista ampular, 150
Cromatina, 3
Cromatólise, 66, 111
Cronotrópico, 220, 638
Cu/Zn superóxido dismutase (SOD-1), 176
Cúpula, 150
Curare, 60
Curva de dissociação da oxiemoglobina, 364-367, 737, 749
Curva de função cardíaca, 230, 231, 282
Curva de função venosa, 278
Curva pressão-volume, 318
Curvas de função renal, 292
Curvas fluxo-volume, 326-327, 329. *Ver também* Sistema respiratório
    de intensidades variadas, 327f
    dependentes de esforço, 326
    expiratória máxima, 328f
    independentes de esforço, 326
    inspiratório e expiratório, 328f

D

Dano encefálico, 80
Débito cardíaco (DC), 227, 253, 341, 745
    determinantes do, 227-228, 230
        curvas de função cardíaca, 230-231
        nodo sinoatrial (SA), 228
    medidas do, 244
        índice cardíaco, 244
        princípio de Fick, 244
Débito de oxigênio, 745
Decomposição do movimento, 175
Decorticação, 171, 172f
Defecação, 299, 496, 553, 554, 556
Defensinas, 538
Déficit de bases, 381
Déficits de decorticação em humanos, 172f
Déficits de descerebração em humanos, 172f
Degeneração Walleriana, 66, 111
Deglutição, 544, 545
Demência, 194, 195, 580, 753, 755. *Ver também* Envelhecimento
    doença de Alzheimer, 753

Demência senil, 194-195
Dendritos, 9, 106
Densidade óssea, 652
    Escore T, 652
    Escore Z, 652
Depressão, 70
Depressão de longa duração (LTD), 76, 193
Depressão so segmento ST, 750
Depuração da creatinina, 419, 420, 754
Depuração renal
    creatinina plasmática e concentrações de ureia, 419-420
    derivação da, 418f
    medida da TFG, método prático
        depuração da creatinina, 419
    quantificação da, 418-419
    unidades, 417-418
Depuração renal, 417, 418
Descerebração, 171, 172
Descerebração mesencefálica inferior, 171
Desenvolvimento fetal, 299
Desequilíbrio ácido-base, 377, 481
    acidose e alcalose respiratória, resposta renal a, 481-482
    acidose metabólica, 377, 379, 382, 392, 481, 679, 725, 737, 749
    acidose metabólica, resposta renal à, 482
    acidose respiratória, 378, 481
    alcalose metabólica, 379, 481, 482, 483f
    alcalose metabólica, fatores, 482
    alcalose respiratória, 378-379, 394, 481, 736
    distúrbios ácido-base, 381t
Desfibrilação, 244
Desfosforilação, 99
Desidroepiandrosterona (DHEA), 686, 687
Desiodases, 637
Desmopressina, 620
Desmossomos, 214
Despolarização da membrana, 38
Despolarização neuronal, 613
Despolarização ventricular, 238, 239
    e geração do complexo QRS, 239f
Desrecrutamento dos capilares pulmonares, 345
Dessensibilização, 69-70, 118, 608
    dos receptores de acetilcolina, 70f
Dessensibilização do receptor, 667
Desvio de cloreto, 372
Desvio de eixo para a direita, 742
Desvio do eixo ventricular, 240f
Desvio iso-hídrico, 370
Detectores de características, 142
α-dextrinas limites, 584-586
Diabetes insípido, 448, 620
Diabetes insípido nefrogênico, 620
Diabetes insípido pós-traumático, 620
Diabetes melito, 120, 442
    tipo I, 394, 587, 678-679, 726
    tipo II, 292, 406, 679, 718, 753
Diabetes melito do tipo 1, 394, 587
Diabetes melito do tipo 2, 292, 406
Diacilglicerol (DAG), 25, 101, 605f, 607, 676, 698f
Díades, 93
Diafragma, 305, 315, 386
Diafragma da fenda de filtração, 411
Diaminopiridina, 70
Diarreia, 379, 533
Diarreia do viajante, 534
Diástole, 55, 56, 94, 95, 204, 225, 227, 247, 259, 276, 300
    ventricular, 204, 224

Diazepam (Valium), 63, 74
Diencéfalo, 107, 189, 193, 613
Dietilamida do ácido lisérgico (LSD), 64
Diferença alveoloarterial da P_{O_2}, 355, 383
Diferença arterial-expiratória final de CO_2, 355
Diferença arterioalveolar de CO_2, 336, 355
Diferença de ânions (*anion gap*), 381-382, 679
Diferenças dos sistema cardiovascular dependentes do gênero, 300
Diferenciação sexual masculina, 689f
Dificuldade para ver de longe. *Ver Miopia*
Difosfato de guanosina (GDP), 25, 605, 607, 677f, 685f
Difusão, 4
    facilitada, 4, 26, 27, 531, 596
    simples, 4, 26, 27, 424
Difusão alveolocapilar, 382
Difusão facilitada, 4, 26, 27
Difusão passiva, 253
Difusão simples, 26
Difusão transcapilar de soluto, 253-254
    vias, 253f
Digestão, processo de, 491
    motilidade gastrintestinal, 491
Digitálicos, 22, 37, 218
Diglicuronídeo de bilirrubina, 576
Digoxina, 120
Di-hidropiridina (DHP), 55
    receptores, 80, 86, 94, 102f
Di-hidrotestosterona, 659, 664, 687, 688f, 689f, 697
1,25-di-hidroxicolecalciferol, 398, 531
Di-hidroxifenilalanina (DOPA), 63, 64, 666
Di-Iodotirosina (DIT), 636
Dineínas, 66
Dinorfina, 64
Dipalmitoilfosfatidilcolina, 321
Dipolos cardíacos
    e registros eletrocardiográficos, 237-238
Dipolos elétricos, 237
Disautonomia familiar, 162
Disco óptico, 134
Discos intercalares, 214
Discriminação olfativa, 161
Disdiadococinesia, 175
Disfagia, 176, 556
Disfagia orofaríngea, 556
Disfunção erétil, 692
Disgenesia gonadal, 692
Disgeusia, 163
Dislexia, 195
Dislipidemia, 718, 719
Dismetria, 175
Dispareunia, 711
Disparidade ventilação-perfusão, 355
Dispneia, 247, 283, 316, 329, 339, 350, 383, 390, 470
Dispneia paroxística noturna, 283
Dispositivo para respiração subaquática autocontido (Scuba), 740
Distensibilidade, 5
Distonia, 61
Distribuição induzida pelo fluxo do volume e da pressão sanguínea, 277
Distrofia muscular, 85, 340
Distrofia muscular de Duchenne, 85
Distrofina, 85
Distúrbio primário descompensado, 481
Distúrbios neurológicos
    disautonomia familiar, 162
    esclerose múltipla, 162
    meningoencefalite amebiana primária, 162

paralisia de Bell, 162
schwannoma vestibular, 162
Diurese, 430
Diurese osmótica, 441, 468
Diuréticos, 57, 293, 442, 443, 468, 469f, 737
   efeitos dos, 468-469
   promovendo a reabsorção de cálcio, 487f
   uso excessivo de, 482
Diuréticos de alça, 442, 489
Diuréticos tiazídicos, 443
Divergência, 72
Divertículos, 556, 755
Doença aguda das montanhas, 736, 737, 742
   prevenção e tratamento, 737
Doença arterial coronariana, 282, 750
Doença autoimune, 86, 112, 634
Doença autoimune da tireoide, 634
Doença celíaca, 538
Doença cerebelar, 175
Doença da descompressão, 738, 741
Doença da montanha, aguda, 736
Doença da montanha, crônica, 742
Doença de Addison, 664
Doença de Alzheimer, 63, 193-195, 753, 755
   forma hereditária, 755
Doença de Crohn, 534, 538, 598
Doença de Cushing, 664
Doença de Graves, 634, 638-640, 733
Doença de Huntington, 63
Doença de Lou Gehrig, 86, 176
Doença de Ménière, 156
Doença de Monge, 742
Doença de Parkinson, 64, 172, 183
Doença de refluxo gastresofágico, 309, 495, 556, 755
Doença diarreica secretora, 530f
Doença isquêmica cardíaca, 711
Doença pulmonar obstrutiva crônica (DPOC), 360, 392
Doença restritiva, 326, 333, 340
Doença ulcerosa péptica, 514
Doenças desmielinizantes, 53
Doenças inflamatórias intestinais, 534, 538
   colite ulcerativa, 534, 538
   doença de Crohn, 534, 538
Doenças obstrutivas, 326, 333
Domínios de ligação de ATP (ABC, *ATP-binding cassette*), 24
L-DOPA (levodopa), 173, 666
DOPA-descarboxilase, 63
Dopamina, 63, 629
Dopamina beta-hidroxilase (DBH), 63
Dor
   dor fisiológica/aguda, 116
   dor inflamatória, 116
   dor neuropática, 116
   dor patológica/crônica, 116
Dor cutânea, 290
Dor profunda, 290
Dor referida, 120
D-tubocurarina, 70, 179
Ducto arterial, 300
Ducto biliar comum, 562
Ducto cístico, 562, 562f, 570, 572
Ducto de Santorini, 518
Ducto de Wirsung, 518
Ducto lacrimal, 134
Ducto pancreático principal, 518
Ducto torácico, 597-598
Ductos alveolares, 308
Ductos biliares, 562

Ductos deferentes, 683
Ductos hepáticos, 562, 562f, 569
Ductos intercalares, 523
Ductos intralobulares, 523
Dúctulos biliares, 562
Duodeno, 495
   secreção de bicarbonato, 533f
Dutasterida, 687

E

Eclerodermia, 360
Ecocardiografia, 245
Ecocardiograma, 282
Ectopeptidases, 588
Edema, 29, 207, 255, 261, 297, 736, 738. Ver também *Edema pulmonar*
Edema alveolar, 382
Edema cerebral, 30, 736, 738
Edema intersticial/alveolar, 382
Edema periférico, 742
Edema pulmonar, 30, 247, 283, 348-349, 360
   condições que levam ao, 349-350
Edema pulmonar de altitudes elevadas, 736
Efeito Bohr, 366, 371, 376, 749
Efeito canivete, 130
Efeito cronotrópico sobre a frequência cardíaca, positivo e negativo, 217, 220
Efeito de Wolff-Chaikoff, 636
Efeito Haldane, 370, 749
Efeito lusitrópico, positivo, 221
Efeitos genômicos, 637-638
Efeitos mediados pelos hormônios hipotálamo-hipofisários
   vias de sinalização celular, 625f
Efeitos simpatomiméticos, 638
Efetor, 12
Efluxo unidirecional, 27
Efusão pleural, 282
Eixo elétrico médio, 239f
Eixo GH-IGF-I, 725
Eixo hipotálamo-hipófise-ovários, 695, 700f
Eixo hipotálamo-hipófise-suprarrenal (adrenal), 660f
Eixo hipotálamo-hipófise-tireoide, 634, 634f
Elastase, 588
Elasticidade, 318
Elasticidade, 5
Elastina, 207
Elemento contrátil (EC), 87
Eletrocardiografia, 216, 235
Eletrocardiograma, 216, 224, 235-236, 750
   convenções básicas, 236-237
   convenções de Einthoven, 237f
   intervalo QT, 236
   ondas P, QRS, e T, 236
   segmento PR, 236
Eletrocardiograma padrão de 12 derivações, 240
Eletroencefalograma (EEG), 185
Eletrólitos, 2, 208, 731
   conceito de balanço, regulação, 397-398
   exercício, efeito sobre, 749
   regulação
      do balanço de potássio, 722-725
      do balanço de sódio, 722
   vias de transporte, 527
Eliminação da ureia, 579-580
Emaranhados neurofibrilares, 194, 753, 755
Embolectomia, 361
Embolia gasosa arterial, 741
Embolia pulmonar, 262, 307, 360, 361
Êmbolo pulmonar, 354, 360

Embolos, 262, 272
Êmese, 552
Eminência mediana, 613, 623
Encefalina, 64
Encéfalo, 105
   endorfinas do, 120
Encefalopatia hepática, 130, 580
Encefalopatia hiponatrêmica, 30
Encefalopatia hipotônica, 30
Encurtamento
   velocidade maxima de, 88
Endocárdio (superfície interna), 55
Endocitose, 30
Endocitose mediada por receptor, 30
Endolinfa, 149
Endopeptidases, 64, 65, 70, 588
Endoperoxidases, 307
Endorfina, 64
Endoscopia alta, 556
Endotelina, 346
   endotelina-1, 102
   receptores, 102
Endotélio dos sinusoides, 561, 562
Endotermos, 729
Endotoxinas, 731
Enfisema, 319, 325, 326, 329, 332, 333, 339, 360
Enterocinase, 588, 589f
Enterocolite necrosante, 598
Enteroglucagon, 502
Enurese noturna, 187
Envelhecimento, 690
Envelhecimento, 712
   bem-sucedido/saudável, 753
   correlação clínica, 755-756
   modificações associadas ao, 754t
   modificações cardiovasculares, 754t
   modificações na pressão arterial com a idade, 754f
   produção hormonal associada ao, 712f
   sistema cardiovascular, 753-754
   sistema endócrino, 755
   sistema gastrintestinal, 755
   sistema muscular, 753
   sistema nervoso, 753
   sistema pulmonar, 754
   sistema renal/urinário, 754-755
Envelope nuclear, 3
Enzima conversora de angiotensina (ECA), 451, 658
   inibidor, 282, 293, 309, 461
Enzimas amilolíticas, 517
Enzimas lisossômicas, 307
Epicárdio (superfície externa), 55
Epidídimo, 684, 688, 689
Epilepsia, 52, 63, 185
Epimerização, 566
Epitélio escamoso estratificado, 493
Epitélio olfativo, 159, 160f
Epitélio pigmentar, 134
Equação de Bohr, 335, 355
Equação de campo constante, 39
Equação de Goldman-Hodgkin-Katz (GHK), 39
Equação de Henderson-Hasselbalch, 377, 380, 472
Equação de Michaelis-Menten, 27
Equação de Poiseuille, 203, 258, 322
Equação de Starling, 348
Equação do ar alveolar, 338, 355, 735
Equação do *shunt*, 355
Equilíbrio ácido-base, 306, 375-382, 471-472
   aldosterona, influência da, 482-483
   alterações ácido-base *in vivo*, 378f
   depleção de cloreto, influência da, 482

Índice **769**

diminuição do volume extracelular, influência da, 482
e regulação osmolar da distribuição de potássio, 725
excreção renal, 476-478
    acidez titulável, 480
    excreção do íon hidrogênio por meio de amônio, 478-480
    fosfato e ácidos orgânicos como tampões urinários, 477-478
    quantificação, 480
    tampões urinários, excreção do íon hidrogênio, 477
fontes
    ácidos fracos da dieta, metabolismo, 473
    carboidratos e lipídeos, metabolismo anaeróbio, 474
    proteína da dieta, metabolismo, 473
    secreções GI, 473-474
    soluções intravenosas, Ringer lactato, 474
manejo renal, 474-476
    regulação, controle da glutamina renal, metabolismo e, 480-481
princípios básicos, 472-473
química ácido-base, 375-377
regulação, 398, 471
Equilíbrio de Gibbs-Donnan, 29
Equilíbrio dinâmico, 604
Ergocalciferol, 650
Eritropoiese, 737
Eritropoietina, 398, 406, 450, 602, 737
Erro, 6
Eructação, 741
Escala, 149
Escala média, 149
Escala timpânica, 149
Escala vestibular, 149
Esclerose lateral amiotrófica (ELA), 63, 86, 130, 176
Esclerose múltipla (EM), 53, 107, 112, 162
Escoliose, 340
Escore T, 652
Escore Z, 652
Escotoma de supressão, 137
Esfigmomanometria, 297
Esfincter anal externo, 494, 554
Esfincter anal interno, 554
Esfincter de Oddi, 494, 518, 562
Esfincter esofágico inferior (EEI), 495, 508, 544
Esfincter esofágico superior, 544
Esfincteres, 494, 554
    anal externo, 554
    anal interno, 554
    esfincter esofágico inferior (EEI), 495, 508, 544
    esfincter esofágico superior, 544
    reflexo inibitório retoanal, 554
    valva ileocecal, 554
Esfingolipídeos, 15
Esfingomielina, 15
Esôfago, 493, 543
    anatomia functional e inervação, 544f
    esfincter esofágico inferior (EEI), 544
    esfincter esofágico superior, 544
Espaço de Bowman, 423, 464
Espaço de Disse, 562, 576
Espaço morto, 739
Espaço morto alveolar, 347, 354, 361
Espaço morto anatômico, 308, 334, 335
Espaço morto fisiológico, 335
Espasticidade, 110, 129, 131, 168, 171, 173
Especificidade, 24, 576, 605
    da pepsina, 588

do CCK e gastrina, 501
do colesterol esterase, 595
e alta afinidade, dos hormônios, 605
posicional, das lipases, 594f
Espermatogênese, 690-691
    eventos-chave na, 691f
        e importância funcional, 691t
    regulação da, 691
Espermatozoide, 683
Espermetagônia, 683
Espermiação, 690
Espinha bífida, 340
Espinhos dendríticos, 106
Espinocerebelo, 174
Espirro, 390
Esquema entrada-processamento-saída, 10
Esquizofrenia, 64, 195
Estado de equilíbrio-dinâmico, 37
Estado de tranca, 100, 101
Estado refratário absoluto, 212
Estados semelhantes aos *shunts,* 355
Estase, 360
Esteatorreia, 512
Estenose, 272, 462
    aórtica, 246, 248
    da artéria renal, 453, 462
    mitral, 246f, 247, 349
Estenose aórtica, 245-247
Estenose da artéria renal, 453, 462
Estenose da valva aórtica, 247, 282
Estenose mitral, 246, 247, 349
Estercobilinas, 577
Estercobilinogênios, 577
Estereocílios, 150
Estereognosia, 121
Esternocleidomastoideo, 311
Esteroidogênese. *Ver* Síntese dos hormônios sexuais
Estetoscópio, 226
Estímulo adequado, 43, 117
Estímulo nociceptivo, 130
Estômago, 495, 547
    antro, 548
    cárdia, 495, 548
    contrações fásica e tônica, 548
    corpo, 548
    fundo, 548
    glândulas gástricas, 495
    piloro, 548
    reflexos intrínseco e vagovagal, 550f
    regiões funcionais, 495f, 548f
        antro, 508
        cárdia, 508
        esfincter esofágico inferior, 508
        fossetas gástricas, 508
        fundo, 508
        gastrina, 508
        glândulas gástricas, 508
        glândulas oxínticas, 508
        rugas, 508
    relaxamento receptivo, 495
"Estouro dos pulmões", 741
Estrabismo, 137
Estradiol, 611, 686, 687f, 693, 697-699, 705, 707f, 711, 712f, 726f
17β-estradiol, 659
Estresse de cisalhamento, 257
Estresse oxidativo, 176, 580
Estresses fisiológicos, 738, 739
    resposta cardiovascular aos, 286
Estria olfatória lateral, 159

Estriado, 171
Estricnina, 63
Estrogênio, 261, 755
    ações fisiológicas, 706-707
    células da teca e da granulosa, coordenação da produção de, 698f
    deficiência, 652
    destino metabólico do, 705f
    efeitos (genômicos) mediados pelo receptor de estrogênio, 705-706
    efeitos não genômicos, 706
    síntese, 755
        transporte, e metabolismo, 705
    terapia de reposição, 652
Eubactéria, 538
Eupneia, 315
Eutireoidismo, 638
Evaporação, 439, 730, 731
Exame de campo visual, 144
Exame neurológico, 120-121
Excesso de base, 381
Excesso de base negativo, 381
Excitabilidade, 6, 9, 33, 52, 68, 131, 212, 245, 483, 485, 647
Excitação cardíaca, anormal, 240
Excreção de potássio, 731
Excreção de produtos metabólicos, 398
Exercício, 265, 745-752
    atividade física, efeitos agudos
        balanço de líquido e de eletrólitos, 749
        sistema cardiovascular, 745-747
        sistema respiratório, 747-749
    capacidade, 753
    efeito sobre o volume-minuto, 749f
    efeitos do treinamento, 749-750
    metabolismo muscular, 745
    modificações no
        débito cardíaco, 746f
        frequência cardíaca, 746f
        ventilação, 747f
        volume sistólico, 746f
    resposta neuroendócrina ao, 717f
    resposta ventilatória ao, 748
    sistema cardiovascular, controle, 746f
    testes de esforço, 750
Exercício extenuante
    acidose láctica associada ao, 474
    débito cardíaco, 227, 270, 359
    débito ventricular esquerdo, distribuição do, 747f
    fluxo sanguíneo para o músculo esquelético, 271
    limitação pela difusão da transferência de oxigênio durante o, 359
    taxa de consumo de oxigênio, 270
Exocitose, 30
Exoftalmia, 639, 733
Expiração ativa, 317
Êxtase da profundidade, 741
Extração de oxigênio, 269

F

Facilitação, 70
Facilitação espacial e temporal, 130
Fala de escaneamento, 175
Família de receptores T1R3, 163
Família de receptores T2R, 163
Farad (F), 34
Faringe, 544, 545
    movimento do alimento, 546f
Fármacos opioides, 530
Fármacos tiazolidinedionas, 719

Fármacos trombolíticos, 361
Fasciculações, 168, 176
Fascículo talâmico, 171
Fase cefálica, 511, 519
Fase de platô, 55
Fase gástrica, 512
Fase intestinal, 519
Fator de ativação plaquetária, 307
Fator de crescimento neural (NGF), 111
Fator de crescimento semelhante à insulina-1 (IGF-1), 627–629, 755
Fator de diferenciação dos osteoclastos (ODF), 646
Fator de necrose tumoral, 731
Fator de segurança, 53, 350, 366
Fator de von Willebrand, 208
Fator hipotalâmico regulador, 625
Fator intrínseco, 507, 513
Fator solúvel sensível à *N* etilmalcimida (NSF)
    proteína de ancoramento ao NSF (SNAP), proteínas receptoras da, 65
fatores de transcrição de ligação ao DNA, 638
Fatores quimiotáticos dos eosinófilos, 307
Fatores *trefoil*, 507
Febre, 731–732
    via da infecção, 732*f*
Feixe olivococlear, 153
Feminilização, 580
Fenda sináptica, 11, 59, 68
Fenestras, 411, 562
Fenômeno de escada, 94
Fenômeno de rebote, 175
Feocromocitomas, 665, 667, 668
Fermentação, 539
Fertilidade, 683
Fertilização, 695
    e migração do embrião, 704*f*
Fibra, 85, 584
    dieta, 539
    tipos, 90–91
Fibra em cadeia nuclear, 126
Fibra em saco nuclear
    dinâmica e estática, 126
Fibra refratária, 89
Fibras, nervos ou neurônios pós-ganglionares, 71, 177, 286
Fibras aferentes, 127
Fibras da dieta, 532, 539, 584
Fibras de Purkinje, 54, 214, 216
Fibras extrafusais, 126
Fibras intrafusais, 126
Fibras musgosas, 175
Fibras nervosas, 107
    mamíferos, classificação das, 109*t*
    suscetibilidade relativa, 110*t*
Fibras nervosas dos mamíferos, 107, 109*t*
Fibras nervosas parassimpáticas colinérgicas, 206
Fibras ou nervos pré-ganglionares, 71, 286
Fibras paralelas, 174
Fibras sensoriais, 110
    classificação numérica das, 110*t*
Fibras simpáticas pré e pós-ganglionares, 179*f*
Fibras trepadeiras, 175
Fibrilação, 272
Fibrilação atrial, 242, 420
Fibrilação ventricular, 243
Fibrose, 319, 322, 326, 580
Fibrose cística, 24, 524, 584
Fibrose intersticial, 382
Fígado
    circulação esplâncnica, 560*f*

cirrose, 620
considerações mecânicas
    parênquima e sinusoides hepáticos, 561–562
    suprimento sanguíneo, 560–561
    trato biliar e vesicular biliar, 562
função de tampão da glicose, 559
funções
    metabolismo e detoxificação, 559–560
    metabolismo e síntese de proteínas, 560
    produtos residuais lipossolúveis, excreção, 560
gliconeogênese, 559
homeostasia da bilirrubina
    eliminação urinária, 577–578
    hiperbilirrubinemia, 578
    metabolismo bacteriano, 577
metabolismo da amônia, princípios
    ciclo da ureia, 579
    eliminação da ureia, 579–580
    papel e importância, 578
    produção extraintestinal, 579
    produção intestinal, 578–579
metabolismo da bilirrubina
    conjugação pelos hepatócitos, 576–577
    mecanismos hepáticos de transporte, 576
    metabolismo celular do heme, 575–576
    papel e significado, 575
vasos sanguíneos, ductos biliares e organização dos hepatócitos, 561*f*
Filamento de miosina, 80, 83
Filtração, 253
Filtração do ar inspirado, 308
Filtração glomerular
    carga filtrada, 414–415
    fenestras, 411
    forças envolvidas, 413*f*
    formação, 411–412
    resumo da, 414*t*
    TFG, determinantes diretos, 412–414
Finasterida, 687
Fisiologia endócrina, 601–728
    controle da liberação hormonal
        controle hormonal, 608–609
        controle nervoso, 608
        regulação por nutrientes/íons, 609–610
    efeitos celulares dos hormônios, 605
    função endócrina, avaliação das dosagens hormonais, interpretação, 610–611
    princípios, 601
    química hormonal, e mecanismos de ação
        efeitos hormonais, 603
        hormônios derivados de aminoácidos, 603
        hormônios esteroides, 602
        hormônios proteicos/peptídicos, 602
        transporte de hormônios, 603–604, 604*f*
    receptores hormonais, e transdução de sinal
        receptores de membrana, 605–607
        receptores intracelulares, 607–608
        regulação hormônio-receptor, 608
Fisiopatologia, 1
Fisostigmina, 70, 77
Fissura de Sylvius, 118, 119, 195
Fixação de voltagem, 49–51
    circuito do axônio gigante de lula, 49
Flacidez, 129
Flato intestinal, composição, 540*f*
Flipase, 16
Flora entérica, 538. Ver Microbiota
Flutter atrial, 241
Fluxo, 5
Fluxo desviado, 355

Fluxo laminar, 257, 322
Fluxo plasmático renal (FPR), 414, 754
Fluxo plasmático renal efetivo, 419
Fluxo sanguíneo brônquico, 341
Fluxo sanguíneo pulmonar, 341, 355
    distribuição regional, 346–347
    interação entre a gravidade e a pressão extravascular, 347–348
    pressão expiratória final positiva (PEEP), 348
    zonas do pulmão, 347*f*
Fluxo sanguíneo renal (FSR), 409–410, 449
    artérias arqueadas, 409
    artérias radiais corticais, 409
    arteríolas aferentes, 409
    arteríolas eferentes, 409
    autorregulação, 415–416, 415*f*
    capilares peritubulares, 409
    rins
        fluxo, resistência e pressão sanguínea, 410–411
    vasos retos, 410
Fluxo turbulento, 257, 322
Folículo ovariano, 695
Fonação, 306
Forame oval, 299
Forame oval patente, 741
Força, 86
Força eletromotriz, 34
Força motriz, 35
    sobre os íons atravessando a membrana, 36*f*
Forças de Starling, 426
Forças eletroquímicas, 486
Forças hidrostáticas, 5
Formação de tecido cicatricial, 112
Formação do tampão plaquetário, 208
Formação reticular, 110, 386
Fórmula de Cockcroft–Gault, 420, 421
Fosfatase alcalina, 647
Fosfatase da cadeia leve da miosina, 99, 100, 100*f*
Fosfatidilcolina (FC), 15, 568, 594
Fosfatidiletanolamina (FE), 15
Fosfatidilinositol (PIP$_2$), 15, 16, 101
Fosfatidilinositol bisfosfato, 607
Fosfatidilserina (FS), 15, 16
Fosfato, 643
    balanço, 485–486
    manejo renal de fosfato, 489
    regulação, 485, 651
    homeostasia, 651
Fosfodiesterase (PDE), 607, 638, 675, 692
Fosfoesfingolipídeo, 15
Fosfoglicerídeos, 15, 16*f*
Fosfolambam, 57, 94, 221
Fosfolipase (PLCβ), 25
Fosfolipase A$_2$, 518
Fosfolipase A$_2$, 595
Fosfolipase C (PLC), 21, 101, 607, 658
Fosfolipídeos, 593
    bicamada, organização da, 2
    translocadores, 15, 16
Fosforilação oxidativa, 79, 80, 90, 91, 93, 100, 383, 745
    da glicose, 745
Fossetas gástricas, 508
Fotorreceptores, 43, 115
    mecanismo, 138–139
        compostos fotossensíveis, 139
        fluxo de corrente nos receptores visuais, efeito da luz sobre o, 138
        fototransdução nos cones e bastonetes, 139*f*
        potencial, bases iônicas dos, 138

Fóvea central, 134
Fração de filtração, 414
Fração de *shunt*, 355
Fração inspirada de oxigênio (F_{IO_2}), 355
Fracionamento, 130
Fraqueza muscular, 723
Freio ileal, 502
Frequência cardíaca, 232
Frequência respiratória, 329, 330, 339, 340, 350, 360, 372, 385, 388, 394, 427
Frutose, 586
FSH. *Ver* Hormônio folículo-estimulante (FSH)
FSR. *Ver* Fluxo sanguíneo renal (FSR)
Função anormal das valvas cardíacas, 245-246
Função cardíaca
　influências nervosas simpáticas sobre a, 231
　técnica de avaliação, 235
Função gonadal, 686-687
Função tampão da glicose, 559
Função vascular, bases, 255
　artérias e veias, propriedades elásticas, 259
　e fluxo nas redes de vasos, 255-256
　resistência, 255-256
　resistências vasculares, periféricas, 258
　velocidades do fluxo sanguíneo, periférico, 256-258
　volume sanguíneo, periférico, 258
Funções metabólicas do fígado, 559
Fundo, 508, 548
Fuso muscular, 45, 117, 125, 390
　descarga, várias condições, 128*f*
　estrutura, 126-127
　função, 127-128
Fuso muscular dos mamíferos, 127*f*

G

Galactorreia, 630, 631
Gama-glutamiltranspeptidase (GGT), 568
Gânglio da raiz dorsal, 125
Gânglio espiral, 149
Gânglios parassimpáticos, 60, 71
Gânglios pré-vertebrais, 178
Gânglios simpáticos, 71
Gânglios simpáticos paravertebrais, 178
Ganho, 6
Gás alveolar, 337
Gases, difusão, 357
　capacidade de difusão, medidas da, 360
　difusão do dióxido de carbono, 359-360
　difusão do oxigênio, 359
　lei de Fick, 357-358
　limitação pela difusão, 358-359
　limitação pela perfusão, 359
Gases do sangue arterial, 380
　interpretação clínica, 380-381
　　diferença de ânions (*anion gap*), 381-382, 679
　　excesso de base, 381
Gases dos nervos, 86
Gases respiratórios
　pressões parciais dos, 336-337
Gasometria arterial, 483
Gastrina, 64, 499, 501, 508, 547
　formas biologicamente ativas, 501
Gastrite atrófica, 538
Genitália ambígua, 667
Gerador do ritmo respiratório, 387
GH. *Ver* Hormônio do crescimento (GH)
Gigantismo, 630
Glândula adeno-hipófise, 613
　anatomia funcional, 623

controle hipotalâmico da, 623-624
doenças da
　adenoma hipofisário produtor de hormônio, 630
　hipopituitarismo, 630-631
função, avaliação da, 613
Glândula de Ebner, 162
Glândula lacrimal, 134
Glândula neuro-hipófise, 268, 448, 459, 613
　hormônios da, 616-617, 618*t*
　síntese e processamento dos, 616*f*
　relações anatômicas e funcionais, 614
Glândula pineal, 188*f*, 189, 615
Glândula sublingual, 523
Glândula submandibular, 523
Glândula suprarrenal, 178, 656*f*
　anatomia funcional e zonas, 655
　doenças dos androgênios da suprarrenal, 664-665
　doenças dos glicocorticoides, 664
　doenças dos mineralocorticoides, 664
　hormônios do córtex da suprarrenal, 656-664
　hormônios esteroides, efeitos celulares sobre o órgão-alvo, 660-661
　Medula suprarrenal, hormônios
　　catecolaminas da suprarrenal, doenças de produção excessiva, 667
　　efeitos celulares sobre o órgão-alvo, 665-667
　　efeitos fisiológicos das catecolaminas, 667, 667*t*
　　química e biossíntese, 665
　　receptores adrenérgicos, regulação, 667
　　secreção, transporte e metabolismo das catecolaminas, 665
Glândula tireoide
　anatomia funcional
　　folículo da tireoide, 633
　　calcitonina, 633
　　características-chave da, 636*t*
　　células foliculares, 633
　　células parafoliculares, 633
　　coloide, 633
　　concentração do iodo, mecanismo, 635*f*
　　eixo hipotálamo-hipófise-tireoide, avaliação, 640
　　eutireoidismo, 638
　　hormônios da tireoide, 731, 732
　　metabolismo do iodeto nas células foliculares da tireoide, regulação, 635-636
　　regulação e função, 636*t*
　　tireoglobulina, 633
Glândulas, 508, 523
Glândulas bulbouretrais, 683
Glândulas de Bowman, 161
Glândulas gástricas, 495, 508
　células principais, 588
　estrutura, 508*f*
　pepsina, 588
　pepsinogênio, 588
Glândulas oxínticas, 508
Glândulas paratireoides, 487, 489, 602*f*, 611, 643, 644, 649, 653
Glândulas paratireoides, 522, 523
Glândulas parietais, 508
Glândulas salivares, 492, 495, 523
　anatomia das glândulas salivares
　　células dos ácinos, 523
　　células dos ductos, 523
　　centro salivar, 523
　　núcleo salivar, 523

secreção salivar
　células dos ácinos, 524
　células dos ductos, 524
　papel e importância, 522
　produtos da secreção salivar, 522-523
　regulação neural, 523-524
Glândulas sudoríparas, 730
Glaucoma de ângulo aberto, 133
Glaucoma de ângulo fechado, 133
Glicina, 74
Glicoamilase, 585*f*
Glicocorticoides, 608, 626, 651, 732
　doenças, 664
　metabolismo, 658
　síntese e liberação, 657-658
Glicoesfingolipídeos, 16
Glicogênio-fosforilase, 675
Glicogênio-sintase, 675
Glicolipídeos, 1
Gliconeogênese, 398, 405, 559, 676*f*, 716, 717*f*, 718, 726
Glicoproteínas, 1, 624
　gonadotrofinas, 626
　hormônio estimulante da tireoide, 625-626
Glicose, 430
　glicose-6-fosfato, 745
　oligômeros, 585-586
　polímeros, tipos, 584
　síntese hepática de, 5
　teste de tolerância, 631
Glitazonas, 680
Globulina ligadora da tiroxina (TBG), 637
Globulina ligadora de cortisol (CBG), 658
Globulina ligadora de hormônio sexual (SHBG), 686
Globulina ligadora de tiroxina, 707
Globulinas, 208, 404, 603
Glomérulo, 159, 161, 400, 401*f*, 403, 405, 409, 426, 453*f*, 579
Glomerulonefrite, 416
Glomérulos, 159, 161, 400, 410, 412, 413, 416, 456, 754
Glomérulos olfativos, 159
Glucagon, 676, 715
　efeitos celulares mediados pelo receptor, 677*f*
　efeitos fisiológicos, 676
　efeitos sobre o metabolismo hepático da glicose, 676*f*, 677
　regulação da liberação, 675-676
　síntese, 675
Glucagonomas, 678
Glutamato, 61-63, 74, 106, 159
　sinapse, 62*f*
Glutamato descarboxilase (GAD), 63
Glutamato monossódico, 163
Glutamina, 62, 405, 434, 478, 479*f*, 480
Glutarato, 579
Gonadotrofina coriônica humana (hCG), 602, 625, 688, 699, 703, 709
Gonadotrofinas, 623, 626, 685, 755
　efeitos mediados pelo receptor das, 685*f*
　liberação, regulação ovariana das, 699
　　fase folicular, 699
　　fase lútea, 699
　regulação, da função ovariana, 697
　síntese e liberação
　　controle da, 685-686
　　regulação por retroalimentação negativa, 686*f*
Gota, 432
Gradiente de oxigênio A-a, 754
Gradiente de pressão transmural, 265, 314, 343

Gradiente osmótico medular, componentes do, 444
Gradientes eletroquímicos, 16, 35
Grânulos de secreção, 2
Grânulos de zimogênio, 518
Gravidez, 299, 696
   e lactação, 709
      controle hormonal da secreção do leite, 711
      desenvolvimento das glândulas mamárias, 710-711
      parto, controle hormonal do, 709-710
      síntese de hormônios pela unidade feto-placentária, 710f
   testes de, 709
Grelina, 501, 627, 722
Grupamentos hidrofóbicos, 16
Grupo respiratório dorsal (GRD), 386
Grupo respiratório ventral (GRV), 386
Grupos respiratórios pontinos, 387
Guanilato-ciclase, 692
Guanilina, 529, 530, 533, 534
Gustação, 161
Gustducina, 163

H

H^+, K^+-ATPase, 475, 512. Ver também Bomba de prótons
H^+-ATPase, 475, 476
Halotano, 350
Haptocorrina, 591
Haustrações, 496
Haustros, 496f, 553, 555
hCG. *Ver Gonadotrofina coriônica humana (hCG)*
Helicobacter pylori, 514
Helicotrema, 149
Hematócrito, 207, 372, 737
Hematuria, 416
Heme-oxigenase, 575
Hemianopsia, 142
Hemianopsia bitemporal, 144
Hemianopsia heterônima, 142, 144
Hemibloqueio, 242
Hemicanais, 21
Hemisfério dominante, 195
Hemocromatose, 531
Hemofilia, 209
Hemoglobina, 363, 377, 472
   estrutura, 363-364
   hemoglobina M, 368
   hemoglobina S, 364
   reação química do oxigênio e, 364
Hemoglobina fetal (HbF), 364
Hemorragia, 6, 171, 230, 280, 336, 348, 454
Hemostasia, 208-209, 563
   agentes trombolíticos, 209
   agregação plaquetária, 208-209
   anticoagulantes, 209
   ativador tecidual de plasminogênio (tPA), 209
   atividade da vitamina K, 209
   citrato, 209
   coagulação, 209
   EDTA, 209
   formação de trombina, 209
   heparina, 209
   oxalato, 209
   quelantes de cálcio, 209
   vasoconstrição local, 209
   via intrínseca, 209
Heparina, 262, 307
Hepatite, 580

Hepatócitos, 496, 561, 565
   transportadores, 568t
Herniação do uncus, 171
Herpes simplex, 66
Hexametônio, 71, 179
Hidrocloreto de fluoxetina (Prozac), 24, 64
Hidrolases ligadas à membrana, 584
Hidroxiapatita, 377, 487, 646
   deposição de, 488
   reabsorção de, 488
11β-hidroxiesteroide-desidrogenase, 658
   tipo I, 658
   tipo II, 658
11β-hidroxilase, 657
   deficiência enzimática, 659f
21-hidroxilase, 657
   deficiência enzimática, 659f
5-hidroxitriptamina (5-HT), (*ver também* serotonina) 64, 503, 529, 550
Hiperaldosteronismo
   primário, 470, 664
Hiperaldosteronismo primário, 664
Hiperalgesia, 116
Hiperbilirrubinemia, 577, 578
Hipercalcemia, 653
Hipercalcemia humoral maligna, 489
Hipercalcemia maligna, 645
Hipercalciúria, 653
Hipercalemia, 38, 222, 463, 658, 665, 725
Hipercapnia, 346
Hipercapnia alveolar, 348
Hipercoagulável, 262
Hiperemia, 265
Hiperemia ativa, 265
Hiperemia reativa, 265
Hiperfosfatemia, 489, 653
Hiperglicemia, 406. *Ver também* Diabetes melito
Hipergonadismo hipergonadotrófico, 713
Hipernatremia, 620
Hiperopia, 136
Hiperosmolaridade, 722
Hiperparatireoidismo
   primário, 488, 489 (*ver também* Glândula tireoide)
   secundário, 489, 651
Hiperparatireoidismo primário, 489
Hiperparatireoidismo secundário, 651
Hiperperfusão cerebral, 736
Hiperplasia da glândula paratireoide, 653
Hiperplasia da tireoide, 634
Hiperplasia prostática, 687
Hiperplasia prostática benigna, 755
Hiperplasia suprarrenal (adrenal) congênita, 664, 668, 692
Hiperpneia, 388, 747
Hiperpolarização, 38
Hiperprolactinemia, 640, 693
Hiperressonante, 329
Hipersensibilidade de denervação, 111
Hipersensibilidde, 111
Hipersonolência, 187
Hipertensão, 229, 282, 290, 292, 470, 640, 657, 664, 718
Hipertensão crônica, 292
Hipertensão paroxística, 667
Hipertensão portal, 563, 580
Hipertensão primária/essencial, 292
Hipertensão renovascular, 462
Hipertensão sistêmica, 292
Hipertermia maligna, 57

Hipertireoidismo, 634, 638, 731, 732
   adenomas secretores de TSH, 639
   doença de Graves, 639
   primário, 732
Hipertireoidismo primário, 732
Hipertonia, 169
Hipertrofia, 292
Hipertrofia do ventrículo esquerdo, 247, 282
Hipertrofia ventricular direita, 738
Hiperventilação, 361, 378, 735, 740
   síndrome, 378
Hipestesia, 161
Hipoaldosteronismo, 664
Hipoaldosteronismo hiporreninêmico, 664
Hipoaldosteronismo hiporreninêmico, 664
Hipoaldosteronismo secundário, 664
Hipocalcemia, 52, 57, 68, 484, 487, 644, 647, 653
Hipocalemia, 463, 620, 664, 724, 725, 731
Hipocampo, 76, 108f, 191, 192f, 193-196
Hipocapnia, 372, 384, 736, 737
Hipocapnia arterial, 737
Hipófise (pituitária), 623
   adenoma, 144, 630
   e hipotálamo, relações anatômicas e funcionais, 614f
   insuficiência, 630
   tumor, 144
Hipófise, 623
Hipofosfatemia, 651
Hipogeusia, 162, 165
Hipoglicemia, 626, 627, 676, 717, 718, 726
Hipogonadismo, 580, 630, 692, 693
Hipogonadismo hipogonadotrófico, 692, 693, 713
Hipomagnesemia, 644
Hiponatremia, 30, 620, 665, 749
Hipoparatireoidismo, 652t, 653
Hipopituitarismo, 630, 639
Hiporreflexia, 168, 176
Hiposmia, 161
Hipotálamo, 161f, 183, 188, 189f, 287, 385, 450f, 501, 509, 602, 613, 614f, 626, 630
   funções endócrinas do, 615
   núcleos supraóptico/paraventricular, 459
   relações funcionais e anatômicas, 614f
Hipotensão ortostática/postural, 183, 298, 448, 620
Hipotermia, 716, 731
Hipótese da pressão tecidual, 266
Hipótese de Starling, 254
Hipotireoidismo, 638
   primário, 638-639
   secundário, 639
Hipotonia, 168, 175, 176
Hipotreoidismo secundário, 639
Hipoventilação, 366, 377, 382, 480
Hipovolemia, 484
Hipoxemia, 321, 379, 384
Hipoxia, 321, 346, 382, 391, 394, 730, 735
   altitude e aclimatização
      altitude, efeitos agudos, 736
      sistema cardiovascular, 736
      sistema respiratório, 736-738
   classificação das causas, 382t
   efeitos da, 383
   hipoxia anêmica, 383
   hipoxia hipóxica, 382-383, 735
   hipoxia histotóxica, 383
   hipoxia por hipoperfusão, 383
Hipoxia alveolar, 348
Hipoxia anêmica, 383
Hipoxia estagnante, 383

Hipoxia hipóxica, 382, 735
　baixa P_{O_2} alveolar, 382
　prejuízos na difusão, 382-383
　shunts, 383
Hipoxia histotóxica, 383
Hipoxia por hipoperfusão, 383
Histamina, 63, 64, 116, 188, 255, 307, 323, 346, 510, 529
　receptores H_2, 510
　　antagonistas, 510
Histerese, 319, 320
Homeostasia, 1, 11
　e controle por retroalimentação, 12
　energia, sinais de controle do encéfalo
　　regulação, 720*f*
Homeotermos, 729
Homúnculo, 118
Homúnculo motor, 169
Homúnculo sensitivo, 120
Hormônio adrenocorticotrófico (ACTH), 623
Hormônio antidiurético (ADH), 27, 64, 268, 404-406, 443, 444, 446, 448, 458-461, 615, 739, 755
　controle pelos osmorreceptores, 459
　efeitos fisiológicos do, 618-619
　liberação, controle do, 619-620
　mecanismo celular do, 618*f*
　neurônios magnocelulares, 614, 617
　produção, disfunção do, 620
　secreção inapropriada
　　síndrome da, 620
　sinais, integração de, 619*f*
　síntese e processamento do, 616*f*
Hormônio da paratireoide (PTH), 487-489, 643
　avaliação clínica das anormalidades no, 652*t*
　diferenciação dos osteoclastos mediada pelo, 647*f*
　e fosfato inorgânico (Pi) renal
　　reabsorção, 646*f*
　e reabsorção renal de cálcio, 645*f*
　efeitos celulares do, 645-646
　hiperplasia da, 653
　hipocalcemia, 487
　liberação, regulação do, 643-644, 644*f*, 645*t*
　mobilização do cálcio ósseo, 646-647
　órgãos-alvo e efeitos fisiológicos, 644-645*f*
　produção, doenças do
　　hiperparatireoidismo primário, 653
　　hiperparatireoidismo secundário, 653
　　pseudo-hipoparatireoidismo, 653
Hormônio do crescimento (GH), 615, 623, 624, 709, 755
　antagonistas do receptor, 631
　deficiência, 755
　efeitos fisiológicos do, 628
　efeitos sobre os órgãos-alvo, 629
　estimulação do, 628*t*
　insensibilidade ao hormônio, 631
　liberação e efeitos, 628*f*
　receptor, 628-629
　regulação do, 627
Hormônio estimulante da tireoide (TSH), 615, 623, 633, 634, 640, 732
Hormônio estimulante dos melanócitos, 626
Hormônio estimulante dos melanócitos α (α-MSH), 721
Hormônio folículo-estimulante (FSH), 64, 614*f*, 615, 623, 625*f*, 683, 685, 691, 697, 698*f*, 700*f*, 711, 713
Hormônio liberador de gonadotrofinas (GnRH), 626, 685, 697, 700, 750
Hormônio liberador de tireotrofina (TRH), 625, 633

Hormônio liberador do hormônio do crescimento (GHRH), 627
Hormônio luteinizante (LH), 64, 602, 615, 623, 626, 683, 686, 697-699, 702, 711, 726, 750
Hormônio ou fator liberador de corticotrofina (CRH ou CRF), 626, 657, 725
Hormônios, 498. *Ver também* Fisiologia endócrina; Sistema endócrino; Hormônios gastrintestinais; Hormônios ovarianos; Hormônios esteroides
　afinidade, 605
　autócrinos, 603
　controle nervoso, 610*f*
　da adeno-hipófise, 624-630
　efeito biológico, 603
　endócrinos, 603
　especificidade, 605
　eventos, durante os ciclos ovariano e endometrial, 701*f*
　função do receptor, 611
　hormônio livre/não ligado, 603
　interpretação das dosagens, 610-611, 611*t*
　intrácrinos, 603
　liberação
　　padrões, 609*f*
　　regulação da, 615-616
　meia-vida, 603
　parácrinos, 603
　precursor, 604
　produto, 625
　sensibilidade, 611*f*
Hormônios da adeno-hipófise, 615, 623-630, 625*f*
　deficiência dos, 630
　determinação, 631
　família da prolactina, 629-630
　glicoproteínas, 625-626
　hormônio do crescimento, 626-629
　órgãos-alvo, e efeitos fisiológicos, 624*f*
　pró-opiomelanocortina (POMC), 626
Hormônios da tireoide, 731, 732
　doenças dos, 638
　efeitos biológicos, 637-638
　efeitos inotrópicos e cronotrópicos do, 638
　efeitos órgão-específicos, 638
　hipertireoidismo, 639
　hipotireoidismo, 638-639
　liberação, regulação, 636
　metabolismo, 637, 637*f*
　metabolismo do iodo, 639-640
　síntese, 634-635, 636*f*
　transporte e liberação nos tecidos, 637
Hormônios derivados da pró-opiomelanocortina
　β-endorfina, 626
　hormônio adrenocorticotrófico, 626
　hormônio estimulante dos melanócitos, 626
Hormônios do córtex da suprarrenal
　androgênios, 664
　glicocorticoides, 661-662
　　deficiência, 664
　　excesso, 664
　mineralocorticoides, 662-664
Hormônios esteroides, 602
　alterações na síntese, 659*f*
　androgênios, 655
　citocromo P450, clivagem da cadeia lateral
　　enzima, 656
　colesterol esterase, 656
　corticosterona, 656
　cortisol, 656
　DHEA e DHEA sulfatada (DHEAS), 656
　efeitos celulares sobre o órgão-alvo, 660-661

　glicocorticoides, 655
　mineralocorticoides, 655
　proteína reguladora aguda da esteroidogênese (StAR)
　　proteína, 656
　receptores e mineralocorticoides
　　especificidade, 662*f*
　síntese e metabolismo,
　　enzimas-chave, 658*t*
　zona fasciculada, 656
　zona glomerulosa, 656
　zona reticular, 656
Hormônios gastrintestinais, 499
　candidatos, 502
　　enteroglucagon, 502
　　freio ileal, 502
　　peptídeo semelhante ao glucagon-1, 502
　　peptídeo YY (tirosina-tirosina), 502
　　polipeptídeo pancreático, 502
　fatores que influenciam a liberação, 501*t*
　locais de produção, 500*f*
Hormônios hipofisiotróficos, 613, 615
　representação breve dos, 615*t*
Hormônios ovarianos, 713
　efeitos fisiológicos dos, 705
　　estrogênio, 705-707
　　placenta, 708-709
　　progesterona, 707-708
　síntese, 697
　　androgênios, 697
　　ativina, 698
　　estrogênio, 697
　　folistatina, 698
　　inibina, 698
　　progesterona, 697-698
　superprodução e subsecreção, 713
Hormônios pancreáticos, 671, 672
　doenças associadas aos, 678-680
Hormônios proteicos/peptídicos, 602
　síntese, 603*f*
Hormônios tróficos, 623
hPL. *Ver* Lactogênio placentário humano (hPL)

I

Icterícia, 575
　diagnóstico diferencial, 578*f*
Íleo, 496
Íleo paralítico 723
Ilhotas de Langerhans, 518
Impotência, 631
Imunoglobulina secretória (IgA)
　moléculas, 535
Imunoglobulinas estimulantes da tireoide (TSI), 639
Incontinência, 183, 754*t*, 755
Incretina, 501, 675
Índice cardíaco, 244
Inervação recíproca, 128
Infarto da parede miocárdica anterior, 222
Infarto do miocárdio, 210, 270, 282, 350, 360
Inflamação, 112
Influxo de Ca^{2+}, 194
Influxo efetivo, 27
Influxo unidirecional, 27
Informação sensitiva
　dos receptores periféricos para o córtex cerebral, 119*f*
Inibição lateral, 117, 139, 161
Inibição pós-sináptica, 128
Inibição pré-sináptica, 75
Inibidores da 5α-redutase, 687

Inibidores da colinesterase, 71, 91
Inibidores da ECA, 453, 461
Inibidores da tripsina, 517
Inibidores seletivos da recaptação de serotonina, 64
Inibina B, 685
Inositol trifosfato (IP$_3$), 607
Inotrópico, 220, 638
Insolação, 730
Insuficiência adrenal primária, 664. Ver também Glândula suprarrenal
Insuficiência aórtica, 247
Insuficiência cardíaca, 228, 620, 664
Insuficiência cardíaca congestiva, 281-283, 482, 620
Insuficiência cardíaca congestiva crônica (ICC), 282
Insuficiência cardíaca direita, 284
Insuficiência cardíaca esquerda, 283
Insuficiência cardíaca sistólica, 245, 282, 283*f*
Insuficiência diastólica, 228
Insuficiência hipofisária, 630
Insuficiência pancreática, 525, 584
Insuficiência renal, 482, 580
    crônica, 406, 489
Insuficiência renal, 630, 664, 722
Insuficiência renal crônica, 653
Insuficiência renal crônica terminal (IRCT), 406
Insuficiência suprarrenal (adrenal), 664
Insuficiência ventricular direita, 742
Insuficiência ventricular esquerda, 226, 349, 390
Ínsula anterior, 162
Insulina, 394, 464, 587, 671, 715, 724
    efeitos fisiológicos da, 673
    efeitos nos órgãos-alvos, 674
        efeitos a longo prazo, 675
        efeitos imediatos, 674
        efeitos intermediários, 675
        efeitos sobre o metabolismos de carboidratos, lipídeos e proteínas, 674
    efeitos sobre o metabolismo hepático da glicose, 676*f*
    estimulação induzida pela glicose da, 673
    receptor, 25, 674
        substratos, 674
    regulação da liberação, 672, 673*f*
    resistência, 662, 678-680
    sensibilidade, 755
    síntese, 672
Insulinoma, 678
Integração espinal, 131
Integração hipotalâmica, 719
Integrinas, 26
Intensidade, 118
Interação receptor-transmissor, 69-70
Interações célula-célula, 6
Interdependência das unidades alveolares, 315
Interdependência estrutural dos alvéolos, 321
Interleucinas, 629, 646, 699, 700*f*, 719, 726*f*, 731, 732*f*
Interneurônios de circuitos locais, 121*f*
Interstício, 399, 477*f*, 479*f*, 487, 499, 603*f*, 663*f*, 664
Intervalo QT prolongado, 243
Intestino delgado, 496
    absorção eletroneutra de NaCl, 532*f*
    camadas epiteliais, morfologia das, 493*f*
    jejuno e íleo, 496
    mecanismos de transporte iônico, 528*ft*
    papel, 552
    secreção de cloreto, 532*f*
Intestino grosso
    anatomia, 496*f*
Intolerância à lactose, 591, 592
Intraepitelial, 536

Inulina, 418
    manejo renal, 419*f*
Invasão de células imunológicas, 112
Iodo, captação e organificação, 634
Íon amônio (NH$_4^+$), 478
Íons de importância, através da membrana da célula muscular, 35*t*
Íons hidrogênio
    excreção de, 477*f*, 478
    modelo genérico de secreção, 474*f*
    segmentos tubulares, contribuições, 475*t*
Irritabilidade neuromuscular, 647
Isomaltase, 585, 586
Isopotencial, 40
Isoproterenol, 346, 350
Isquemia, 22, 63, 117, 248, 289, 302, 360, 372, 630, 703
Isquemia miocárdica, 272, 360
Isquemia septal, 222

J

Janela oval, 147
Janela redonda, 149
Jejuno, 496, 499, 500, 552, 554
Junção neuromuscular, 67*f*, 85-86, 85*f*
Junções comunicantes (*gap junctions*), 6, 21, 93, 101, 134, 214
Junções oclusivas, 6, 29

K

Kernicterus, 575

L

Labirinto, reflexos de endireitamento, 156
Labirinto. *Ver* Orelha interna
Labirinto membranoso, 149
Labirinto ósseo, 149
Lactação, 617, 630, 651, 696, 703, 707*f*, 708, 709, 711
Lactase, 585, 586
Lactoferrina, 523
Lactogênio placentário humano (hPL), 626, 707*f*, 709, 711
Lactose, 584, 586
    digestão e assimilação pela borda em escova, 586*f*
    nos produtos do dia a dia, 591
Lactotrofos, 629
Lactulose, 580
Lâmina cribriforme, 159
Lâmina própria, 528
L-arginina, 265
LCS. *Ver* Líquido cerebrospinal (LCS)
L-DOPA *(levodopa),* 173, 666
LEC. *Ver* Líquido extracelular (LEC)
Lei de Boyle, 313, 334, 739
Lei de Dálton, 336, 739
Lei de Henry, 357, 739
Lei de Hooke, 5
Lei de Laplace, 221, 232
Lei de Laplace, 320
Lei de Poiseuille, 203, 258, 322
Lei do coração de Starling, 205, 277
Leito vascular, 753
    enrijecimento (*ver* Arteriosclerose)
Lemnisco medial, 118
Leptina, 501, 719-721, 750
Lesão da medula espinal (LME), 131
Lesão do neurônio motor superior, 130
Leucotrienos, 307, 323
LH. *Ver* Hormônio luteinizante (LH)

Liberação de oxigênio, 737
Liberação de oxigênio, nos tecidos, 366
Liberação sináptica, 64-66
Lidocaína, 53
Ligamento apical, 150
Ligante, 16, 605*f*, 607, 647*f*, 660, 662*f*
    canais com portão, 20, 607
    domínio de ligação ao ligante, 706
    osteoprotegerina, 646
    receptores ionotrópicos de ligantes, 20
    receptores metabotrópicos, 20
Ligante do receptor ativador do fator nuclear-κβ (RANKL), 646
Limiar, 47
Linfa, 4, 255, 350, 377, 496, 563
Linfedema, 255, 262
Linfócitos, 536
Linfócitos intraepiteliais, 536
Linguagem
    distúrbios, 196
    e fala, 195
    fisiologia da, 195
        hemisfério envolvido com, 195*f*
        via seguida pelos impulsos nervosos,196*f*
    hemisfério envolvido com, 195*f*
Linguagem humana, 195
Linha da relação ventilação-perfusão, 355
Lipase, 507, 521, 594, 595, 629, 692
    gástrica e pancreática, especificidade posicional, 594*f*
Lipase do leite materno. *Ver* Colesterol-esterase
Lipase hormônio-sensível, 638, 675
Lipases, 517
Lipídeos, 593
    balsas, 16
    bicamada, 1, 15, 596
    fase lamelar, 596
    flip-flop, 16
    fosfatidilcolina, 594
    fosfolipídeos, 593
    gotículas, 2
    triglicerídeos de cadeia longa, 593
Lipídeos da dieta, 565
Lipólise, 692. *Ver também* Produtos da lipase, 593
Lipólise intestinal, mediadores, 595*t*
Lipopolissacarídeos, 731
Lipoproteína de baixa densidade (LDL), 707
Líquido cerebrospinal (LCS), 4, 106, 183, 272, 289, 393*f*, 736
Líquido extracelular (LEC), 4, 437
    água corporal total, distribuição, 438*f*
    volume, 450, 453-454
Líquido intersticial, 4, 28
Líquido intersticial medular, composição, 444
Líquido intracelular (LIC), 437
Líquido seminal, 684
Líquido sinovial, 4
Lisossomos, 2, 23, 311, 431, 608, 628, 646*f*, 703
Litíase biliar, 571, 572
Lobo occipital, 141
Lobo parietal, 169
Lobo temporal, 191, 195, 196
Localização do estímulo, 117
Localização do som, 153-154
Loperamida, 570

M

Má-absorção, 496, 512, 521
Macrófagos, 105, 307, 311, 350, 536, 703, 731, 732*f*
Macrófagos alveolares, 310

Macróglia, 105
Mácula lútea, 134
Mal da descompressão, 741
Maltose, 584, 585f
Maltotriose, 584, 585f, 586
Manobra de Valsalva, 299
Manúbrio, 147
Marca-passo, 93. *Ver também* Marca-passo cardíaco; Marca-passo gástrico
    potencial, 55
Marca-passo cardíaco, 93, 205, 212, 216, 222
Marca-passo gástrico, 548f, 549f, 550
Marca-passo latente, 214
Maré alcalina, 513
Massa magra corporal, 755
Massagem carotídea, 232
Mastócitos, 64
Meato acústico externo, 147
Meato auditivo, externo, 147
Meato peniano, 692
Mecanismo de controle por retroalimentação, 604.
    Ver também Hormônios, regulação
    retroalimentação negativa, 6, 608, 610
    retroalimentação positiva, 12, 610
Mecanismo de Frank-Starling, 746
Mecanismos compensatórios renais, 380
Mecanismos compensatórios respiratórios, 380
Mecanismos de regulação da temperatura, 731f
Mecanismos de transporte
    classificação, 426
Mecanismos de transporte transepitelial, 527
Mecanismos de transporte tubular
    limites na taxa
        T_m e sistemas limitados pelo gradiente, 426–427
    reabsorção no túbulo proximal, 423–426
    reabsorção transcelular e paracelular, 424f
    via paracelular, 424
    via transcelular, 424
Mecanorreceptores, 115, 289, 722
    aferentes, 746
Medula espinal, 105, 385
    trato espinotalâmico lateral, 119
Medula suprarrenal, 56, 63, 72f, 178f, 179, 182, 268, 405, 464, 715
Melatonina, 188, 188f, 189, 615, 624
Membrana apical, 29, 424
Membrana basal, 494
    lâmina própria, 494
    mucosa, 494
    muscular circular, 494
    muscular da mucosa, 494
    plexo submucoso, 494
Membrana basilar, 149
Membrana basolateral, 29, 424
Membrana celular, 1, 15
    receptores, 605–607
        receptor cinase, 606f
        receptores associados à cinase, 606f
        receptores intracelulares, 606f
        receptors acoplados à proteína G, 605f, 607
Membrana da célula muscular, despolarização da, 6
Membrana de Reissner, 149
Membrana epitelial apical. *Ver Membrana epitelial luminal*
Membrana epitelial luminal, 619
Membrana luminal/mucosa, 29
Membrana reticular, 149
Membrana serosa/peritubular, 29
Membrana timpânica, 147

Membrana timpânica secundária, 149
Membranas biológicas
    proteínas associadas às, 2f
Memória de curta duração, 76, 192, 196
Memória de longa duração, 76, 192f, 194
Memória de procedimentos, 76
Memória de trabalho, 192–194
Memória declarativa, 75, 191, 196
Memória explícita, 75
Memória implícita, 76
Memória implícita/não declarativa, 191
Meningiomas, 161
Meningoencefalite amebiana primária, 162
Menopausa, 301, 652, 711, 755
Mensageiros químicos intrarrenais, 405
Mergulho
    efeitos da imersão até o pescoço, 739
    equipamento de respiração subaquática, utilização, 740–741
    mergulho de apneia, 739–740
    princípios físicos, 739
    problemas clínicos, 741–742
    reflexo, 739–740
        resposta eletrocardiográfica, 740f
Metabolismo anabólico, 715
Metabolismo anaeróbio, 745
Metabolismo bacteriano, 577
Metabolismo ósseo
    fatores envolvidos na regulação do, 650t
    regulação hormonal, 651
        gravidez e lactação, 651
        infância–adultos, 651
        menopausa, 652–653
Metabólitos do ácido aracdônico, 455
Metabotrópico, 59
Meta-hemoglobina, 364, 368
Meta-hemoglobinemia, 383
Methimazole, 639
Metrorragia, 713
Miastenia gravis, 68, 70, 77, 86, 91, 382
Micelas, 565, 567, 568, 594, 596, 598
Micelas mistas, 565
Microbiota, 538
    fatores de controle da, 538–539
Microcirculação renal, 410f
Microecologia intestinal
    geração de gás no intestino, 540
    microbiota, funções fisiológicas, 539–540
    microbiota intestinal, desenvolvimento, 538–539
Microeletrodo, 34
Micróglia, 105, 112
Micróglia, ativação da, 112
Microtúbulos, 66
Microvilosidades da membrana, 584, 596
Midríase, 182
Mielina, 68, 105, 106, 106f, 112
Mielinização, 52
Mifepristona, 708
Miliosmoles, cálculo dos, 28
Mineralocorticoides, 626, 662
    doenças, 664
    síntese e liberação, 658–659
Miócitos, 93
Miofibroblastos, 503, 523, 529
Mioglobina (Mb), 90, 91, 93, 368, 369, 412, 575
Miométrio, 696f, 708
Miopia, 136, 138f
Miose, 182
Miosina, 83
Miotonia, 57

Mistura venosa, 355
Mitocôndria, 2, 15, 23, 64, 66, 68, 93, 509, 579, 580, 679f, 688f, 691
MLCK, 100
Modalidade, 117
Modalidades gustatórias, 162
Modalidades gustatórias humanas
    amargo, 163
    azedo, 163
    doce, 163
    salgado, 163
    umami, 163
Modelo do balanço hídrico, 290
Modíolo, 149
Moduladores seletivos dos receptores de estrogênio, 652
Molécula Nod2, 536
Moléculas CD4 e CD8, 25, 536
Moléculas de adesão celular, 26
Moléculas de adesão intercelular (ICAM), 26
Monitoração com holter, 210
Monoamina-oxidase (MAO), 63, 64, 665
3', 5' Monofosfato de adenosina cíclico (AMPc), 11, 607, 618
Monofosfato de guanosina cíclico (GMPc), 11, 692
Monoiodotirosina (MIT), 636
Monômero dos canais receptores de glutamato, 20
Monóxido de carbono, 364
    capacidade de difusão, 360
    envenenamento por, 383
    na acidose metabólica, 379t
    pressões parciais de, 358f, 359
Morfina, 64, 120
Morte celular programada, 493. *Ver Apoptose*
Motilidade, 72, 491, 495, 502, 529
    esofágica, 545–547
    gástrica, 547–548
    intestinal, 552–556
Motilidade esofágica, características da
    deglutição, 545
    peristalse, 545–547
    relaxamento do EEI, 547
Motilidade esofágica, princípios
    papel e significado, 543–544
Motilidade gástrica, características da
    durante o jejum, 551
    esvaziamento gástrico, 550–551
    mistura e trituração, 549–550
    piloro, papel, 550–551
    relaxamento receptivo, 549
    ritmo elétrico basal, 549
    vômito, 551–552
Motilidade gástrica, princípios
    padrões, 550
    papel e importância, 547–548
Motilidade intestinal
    anatomia funcional
        camadas musculares, 553
        esfíncteres, 554
        sistema nervoso entérico, 554
    características da
        defecação, 556
        mistura e segmentação, 555
        motilidade colônica, 555
        padrão alimentado *versus* jejum, 554–555
        peristalse, 555
    musculatura esofágica, anatomia funcional
        camadas musculares, 544
        inervação, 544

princípios básicos
  papel e importância no colo, 553
  papel e importância no intestino delgado, 552-553
Motilina, 499, 501, 551
Movimento coordenado, 167
Movimento transcapilar de líquido, 254-255
Movimento voluntário, 167, 168f, 169
Movimentos de convergência, 144
Movimentos iônicos
  fatores que controlam, 35-36
  receptores canais que permitem, 102
Movimentos lentos de rastreio, 144
Movimentos sacádicos, 143
Movimentos vestibulares, 144
MRP2. *Ver* transportador de múltiplos ânions orgânicos (MOAT)
Mucinas, 523
Muco, 161, 307
Murmúrio, 258
Murmúrio diastólico, 247
Murmúrios inocentes, 300
Muscarina, 60
Muscimol, 63
Muscular da mucosa, 493f, 494, 497f, 502, 553
Musculatura circular, 494
Musculatura gástrica, anatomia funcional
  camadas musculares, 548
  inervação, 548-549
Músculo cardíaco, 79-81, 93-97
  acoplamento excitação-contração, 93-94
  aumentos da força de contração do, 96-97
  contração-comprimento-tensão, 94-95
  contração-força-velocidade, 95-96
  contrações isométricas, 94-95
  contrações isotônicas, 95-96
  involuntário, 80
Músculo ciliar, 136
Músculo cricofaríngeo, 545
Músculo elevador do ânus, 556
Músculo esquelético, 79-81, 83-91
  acoplamento excitação-contração, 86
  bomba muscular, 269, 297, 747
  células, 9
  glicogenólise, 715
  junção neuromuscular, 85-86
  organização dos sarcômeros, 83-84
  regulação do
    contração do músculo esquelético, 89-90
    contração-comprimento-tensão, 88-89
  sarcômeros, 84
  tipos de contração, 86-88
  tipos de fibras (células), comparação dos, 90
  voluntário, 80, 85
Músculo hipertônico (espástico), 129
Músculo hipotônico, 129
Músculo liso, 79-81, 99-103
  contração, 99-100
    influências sobre a, 102f
  energia, para a contração e o relaxamento, 100
  estimulação, métodos de, 101-103
  multiunitário e unitário, 100-101
  tipos de células musculares lisas, comparação dos, 100
  vascular e visceral, 100-101
Músculo liso vascular, 263-264
Músculo liso vascular pulmonar
  controle do, 345-346
Músculo puborretal, 556
Músculo voluntário, 80, 85

Músculos acessórios da inspiração, 315, 316
Músculos da respiração, 305
Músculos dilatadores da faringe, 322
Músculos escalenos, 311, 315
Músculos esqueléticos pequenos
  estapédio, 147
  tensor do tímpano, 147
Músculos intercostais, 305
Músculos intercostais externos, 315
Músculos intercostais paraesternais, 311, 315

N

NA. *Ver* Noradrenalina (NA)
Na^+-K^+-adenosina trifosfatase (ATPase), 662
Na^+-K^+-ATPase, 531
Nanismo, 631
Nanismo, 631
Narcolepsia, 187
Narcose por nitrogênio, 741
Nascimento, 300
Nasofaringe, 307
Natriurese pressórica, 455
Náusea, 551. *Ver também* Vômito
N-CAMs, 26
Nefrogênico, 620
Néfron
  aparelho justaglomerular, 403
    células da mácula densa, 403
    células granulares, 403
    células mesangiais extraglomerulares, 403
    néfron justamedular, 403
    renina, 403
    taxa de filtração glomerular (TFG), 403
  componentes, 400f
  corpúsculo renal, 399, 400, 401f
    arteríola aferente, 400
    arteríola eferente, 400
    cápsula de Bowman, 400
    célula mesangial, 400
    glomérulo (glomérulos), 400
  ductos coletores, 399
  estrutura básica, 402f
  túbulos, 400-403
    alça de Henle, 400
    capilares peritubulares, 402, 405, 409, 426
    células dos ductos coletores da medula interna, 403
    células intercalares, 403
    células principais, 403
    mácula densa, 402
    ramo ascendente espesso, 400
    ramo descendente espesso, 400
    ramo espesso ascendente, 400
    túbulo conector, 402
    túbulo contorcido distal, 402
    túbulo contorcido proximal, 400
    túbulo proximal, 400
    túbulo reto proximal, 400
Néfron distal
  liberação de sódio, 467
  taxa de fluxo, 468
Neocórtex, 108, 161, 192f, 194, 195
Neomicina, 581
Neosinefrina, 64
Neostigmina, 70
Nervo esplâncnico, 548
Nervo facial, 162, 163f, 178, 648, 653
Nervo frênico, 315
Nervo mediano, 122
Nervo olfatório, 165

Nervo vago, 60, 162, 178, 216, 323, 390, 503, 509, 545, 547, 552f
Nervos abducentes, 143
Nervos cranianos, 107, 125, 143, 155f, 164f, 177, 619f
  funções dos, 109t
Nervos espinais, 107
Nervos glossofaríngeos, 162, 163f, 178, 386, 390, 545
Nervos oculomotores, 143, 178
Nervos parassimpáticos, 286
Nervos pélvicos, 554
Nervos pós-ganglionares parassimpáticos colinérgicos, 323
Nervos pudendos, 554
Nervos simpáticos, 286
Nervos simpáticos adrenérgicos, 323
Nervos trocleares, 143
Nervos vasoconstritores simpáticos, 267
Nervos vasodilatadores parassimpáticos, 268
Neurite óptica, 112
Neuroblastomas, 161
Neurocinina A, 503, 554
Neurofisinas, 616
Neuro-hipófise, 613
Neuro-hormônios, 615
  hipofisiotrófico, 623
  hipotalâmico, 623
  neurônios magnocelulares, 614f
Neurônio motor, disparos repetitivos, 75f
Neurônio pré-sináptico, 59
Neurônio sensorial, 9, 12f, 108, 111, 117, 119f, 149, 159, 160, 162, 502f
Neurônios, 9, 105-107
  tipos, no sistema nervoso dos mamíferos, 108
Neurônios colinérgicos, 178
Neurônios da rafe, 183
Neurônios expiratórios, 386
Neurônios hipotalâmicos, 613
Neurônios inspiratórios, 386
Neurônios magnocelulares, 614f, 615-617, 619f
Neurônios motores, 9, 85
  arreflexia, 168
  atrofia muscular, 168
  axônio, 10
  com axônio mielinizado, 107
  dendritos dos, 9
  do núcleo do hipoglosso, 168
  do núcleo do trigêmeo, 168
  do núcleo facial, 168
  espasticidade, 168
  fasciculações, 168
  hiporreflexia, 168
  hipotonia, 168
  neurônios motores-α, 171
  neurônios motores-γ (nervos), 45, 170
  paralisia flácida, 168
  sinapse, 10
Neurônios motores espinais, 167
Neurônios motores inferiores, 168
Neurônios motores superiores, 168
Neurônios noradrenérgicos, 179
Neurônios osmorreceptores, 619
Neurônios parvocelulares, 615
Neurônios pré-ópticos, 188
Neurônios sensoriais do olfato, 159, 159f, 160f
Neuropatia diabética, 116
Neuropatia periférica, 126
Neuropeptídeo Y, 721
Neuropeptídeos, 64, 717f
  anorexigênicos, 721
  como potenciais fatores liberadores de prolactina, 629

das terminações sensoriais, 121f
hipotalâmicos, 615, 719
produzidos pelos neurônios magnocelulares, 616
que atuam como hormônios, 613
Neuropeptídeos hipotalâmicos, 615
Neurotensina (NT), 630
Neurotransmissores, 6, 60f, 63, 64, 75, 106, 179, 499, 500, 530, 610f, 673, 720
entéricos, 503
transporte epitelial intestinal regulado por, 529
VIP e óxido nitrico como, 548
Neurotrofinas, 110
Neutrófilo, 307
Nicotina, 60
Nistagmo, 155
Nitrogênio ureico sanguíneo (BUN, blood urea nitrogen), 434
Nitroglicerina, 272
NO-sintase, 265
Nocicepção, 116
Nociceptores, 45, 115, 118f, 119, 121f
Nociceptores mecânicos, 115
Nociceptores polimodais, 116
Nociceptores térmicos, 115
Nodo atrioventricular (AV), 54, 212, 236
Nodo SA, 289
Nodo sinoatrial (SA), 54, 93, 212, 228, 236
Nodos de Ranvier, 52, 106
Nódulos tóxicos, 635
Noradrenalina (NA), 56, 63, 178, 188, 189, 217, 229, 268, 300, 346, 405, 665
receptores, 71
Noradrenalina plasmática, 103
Nucleação, 572
Nucleases, 517
Núcleo, 3
Núcleo ambíguo, 287, 386, 544
Núcleo basal de Meynert, 193-194
Núcleo coclear ventral, 153
Núcleo cuneiforme, 118
Núcleo da rafe, 287
Núcleo de Edinger-Westphal, 143
Núcleo de Kölliker-Fuse, 387
Núcleo do trato solitário (NTS), 162, 386
Núcleo do trato solitário, 287, 509, 545
Núcleo grácil, 118
Núcleo lentiforme, 171
Núcleo magno da rafe, 120
Núcleo para-ambíguo, 386
Núcleo parabraquial medial, 387
Núcleo paraventricular, 183, 459, 614f, 615t, 617f, 626
Núcleo pré-óptico medial, 619
Núcleo reticular do tálamo, 108
Núcleo retroambíguo, 386
Núcleo retrofacial, 544
Núcleo salivar, 523
Núcleo supraquiasmático, 188, 615, 623
Nucléolo, 3
Núcleos anterior e ventral do tálamo, 108
Núcleos cerebelares profundos, 175
Núcleos cocleares dorsais, 153
Núcleos da base, 167, 171, 172f, 173f, 183
doenças hipercinéticas, 171
tremor, coreia, atetose, balismo, 171
doenças hipocinéticas, 171
acinesia e bradicinesia, 171
globo pálido, 171
núcleo caudado, 171
núcleo subtalâmico, 171
putâmen, 171

substância negra, 171
parte compacta e parte reticulata, 171
Núcleos de retransmissão sensorial específica, 108
Núcleos hipotalâmicos, 613-615
Núcleos intralaminares, 108
Núcleos medianos, 108
Núcleos olivares inferiores, 175

O

Obesidade, 190, 292, 630, 718-719, 721
Obstrução da valva aórtica, 229
Obstruções fixas, 326
Obstruções variáveis, 326
Ocitocina, 64, 615
efeitos fisiológicos da, 617
liberação
controle da, 617
efeitos fisiológicos e regulação da, 617f
síntese e processamento da, 616f
Oclusão, 130
Octreotida, 631
Olfação, 307
Olho
acomodação, 137-138, 138f
anatomia, 133-134, 134f
canal de Schlemm, 133
córnea, 133
coroide, 133
corpo ciliar, 133
cristalino, lente, 133
globo ocular
esclera, 133
humor aquoso, 133
humor vítreo, 133
íris, 133
ligamento suspensor da lente (zônula), 133
mecanismo de formação de imagem, 135-136
defeitos comuns, 136-137
movimentos, 143-144
convergência, 144
movimentos lentos de rastreio, 144
movimentos sacádicos, 143
músculos extraoculares, 143f
vestibular, 144
pupila, 133
retina, 133
Olho emétrope, 137
Oligodendrócitos, 105, 106f, 183
Oligomenorreia, 750
Oligospermia, 693
Omeprazol, 23
Onda P, 216, 224
Onda T, 215f, 216, 226, 236, 237, 239, 241, 242, 248, 360
Oogênese, 699-701
crescimento e desenvolvimento do folículo, 702f
e formação do folículo dominante, 699-701
Opérculo frontal, 162
Orelha
anatomia, 147
cóclea, 149-150, 150f
orelha externa, 147
orelha média, 147, 148f
orelha interna, 149-150
canais semicirculares, 147
cóclea, 147
sáculo, 147
utrículo, 147
sistema vestibular, 154
Organelas, 2, 3, 15, 23, 79, 95, 217

Organelas citoplasmáticas, 3
Organificação, 634
Organização do intestino, 493f
Organização somatotópica, 169
Organomegalia, 631
Órgão de Corti, 149
Órgão otolítico (mácula), 150
Órgão subfornical, 619
Órgão tendinoso de Golgi, 117, 129
Órgão vascular da lâmina terminal, 619
Órgãos circunventriculares, 731
Órgãos reprodutores femininos, 696
anatomia funcional, 696f
modificações associadas à idade, 711
menopausa, 711-712
puberdade, 711
Ornitina, 430, 579f
Orofaringe, 307
Osmolalidade plasmática, 755
Osmolalidade tubular, 447f
Osmolaridade, 28, 29, 208, 302, 441, 499, 620, 722, 725
Osmorreceptores, 459
Osmose, 4, 27
Ossículos auditivos, 147
bigorna, 147
estribo, 147
martelo, 147
Osso, 487
densidade mineral (Ver Osteopenia e Osteoporose)
fraturas (Ver Osteoporose)
medula óssea, 575
Osso etmoide, 169
Osso temporal, 149
OST, transportador de ácido biliar, 569
Osteoblastos, 648f
Osteócitos, 487, 648f
Osteoclastos, 648f
Osteomalacia, 598, 650
Osteonecrose, 741
Osteopenia, 755
Osteoporose, 406, 487, 489, 638, 711, 750, 753, 755
pós-menopausa, 652, 713
prevenção da, 652-653
Osteoporose pós-menopausa, 652
Otite externa, 154
Otite média, 154
Otocônia, 150
Otocônias, 150
Otólitos, 150
Otosclerose, 154
Ouabaína, 22, 37
Ovulação, 701
corpo lúteo, formação do, 703
crescimento e desenvolvimento do folículo, 702f
luteólise, 703
β-oxidação dos ácidos graxos, 678
Óxido nítrico (NO), 75, 100, 265, 292, 346, 368, 545, 692, 738
Óxido nitroso, 350
Oxigênio
capacidade de transporte da hemoglobina, 364, 737
consumo, 269, 336, 746, 747
débito, 745
liberação, 737
pressões parciais alveolar e do ar inspirado, 736
toxicidade, 742
transporte, fatores que afetam o, 367-368

Oxigênio arterial, 754
Oxigenoterapia hiperbárica (OHB), 738
Oximetria de pulso, 750

P

Paciente entubado, 309
Palpitações, 640, 667, 668, 678, 732, 736
Pâncreas, 492
    ácinos, 518
    ducto de Santorini, 518
    ducto pancreático principal (Ver Ducto de Wirsung)
    esfíncter de Oddi, 518
    estrutura, 518f
    fases da secreção
        fase intestinal, 519
        fases cefálica e gástrica, 519
    ilhotas de Langerhans, 518
Pâncreas exócrino, 517
    colipase/tripsina, inibidores, 517
    enzimas amilolíticas, 517
    lipases, 517
    nucleases, 517
    proteases, 517
Pancreatite, 525
Panéxons, 22
Papilas, 162, 399
    papilas circunvaladas, 162
    papilas foliáceas, 162
    papilas fungiformes, 162
Para-amino-hipurato (PAH), 418, 432
Parácrino, 499
    comunicação, 500
    sinalização, 6
Paradoxo do suco de fruta, 473
Parageusia, 163
Paralisia cerebral, 340
Paralisia de Bell, 162
Paralisia flácida, 168
Paralisia periódica hipercalêmica, 52
Paralisia periódica hipercalêmica familiar (PPHF), 57
Paraplegia, 131
Parassonias, 187
Parede torácica, 305
Parestesia, 122
Parkinsonismo, 183
Parto, 617
Patógenos intestinais, mecanismos fisiopatológicos, 540t
Pedicelos, 411
Pelos nasais, 308
Pentobarbital, 63
PEPS. Ver Potencial excitatório pós-sináptico (PEPS)
Pepsina, 507
    secreção, regulação, 511f
        fase cefálica, 511
        fase gástrica, 512
        fase intestinal, 512
Pepsinogênio, 507
PEPT1, 531, 590
Peptídeo ativador da adenilato-ciclase hipofisária (PACAP), 503
Peptídeo inibido gástrico (GIP), 499
Peptídeo insulinotrófico dependente de glicose(GIP), 499-502, 512
Peptídeo insulinotrópico dependente de glicose, 499
Peptídeo liberador de CCK (CCK releasing peptide, CCK-RP), 519
Peptídeo liberador de gastrina (GRP), 504, 510, 519
Peptídeo monitor, 517, 519

Peptídeo natriurético cerebral (PNC), 457
Peptídeo opioide endógeno, 626
Peptídeo relacionado com a proteína Agouti (AgRP, Agouti-related peptide), 721
Peptídeo relacionado com o gene da calcitonina (CGRP, calcitonin gene-related peptide), 64, 117, 512, 555
Peptídeo relacionado com o PTH (PTHrP), 489, 645
Peptídeo semelhante ao glucagon-1 (GLP-1), 502, 673, 675, 676, 680
Peptídeo YY, 502
Peptídeo-β-amiloide (β), 194
Peptídeos, 64, 504
    digestão luminal, 589f
    disposição nas células epiteliais intestinais, 590f
    transportadores, 589-590
        transportador peptídico 1 (PEPT1), 531, 589
Peptídeos e hormônios natriuréticos, 405, 457, 739
    peptídeo natriurético atrial (PNA), 457
    peptídeo natriurético cerebral (PNC), 457
Peptídeos hipotalâmicos, 625
Peptídeos opioides, 120
Percussão, 329
Perda obrigatória de água, 440
Pericárdio, 203
Perilinfa, 149
Períneo, 112
Período refratário
    absoluto/relativo, 51
Peristalse, 544-547, 555
    controle da, 546f, 547f
    primária, 546f
    secundária, 546, 547f
Peristalse gástrica, 594
Peristalse secundária, 546
Permeabilidade, 4, 21, 26, 253
    à água, 438, 443, 444, 459, 618
    ao K$^+$, 37
    aos íons sódio, 48
    glomerular, 431
    hidráulica, 412
    iônica, 35
    passiva, 524
Permeabilidade de membrana, 26
    substâncias permeantes, 26
Perturbação, 1, 6, 459
    do balanço ácido-base, 471
    do manejo renal de potássio, 468-470
Pertussis, 25
Pés dos podócitos, 411
Pessoa não aclimatizada, 736
PGF$_{2\alpha}$, 346
Pico de fluxo expiratório, 326, 384
Pico de pressão de pulso periférico, 258
Picrotoxina, 63
Pielograma, 447
Pilares do diafragma, 315
Pilocarpina, 524
Piloro, 494, 508, 548
Pílulas anticoncepcionais, 261
Pinealócitos, 189
PIPS. Ver Potenciais inibitórios pós-sinápticos (PIPS)
Pirâmides, 399
Pirâmides bulbares, 168
Pirogênios, 731, 732f
Pirogênios endógenos, 731
Pirogênios exógenos, 731
Placa motora, 10f, 11, 68, 128f
Placa motora, 68, 74, 85f, 86, 101, 128f, 544
Placas, 272

Placas amiloides, 753, 755
Placas de Peyer, 535, 536
    estrutura, 536f
Placenta, 299, 625
    estrutura e função fisiológica, 708
Planum temporale, 195
Plasma capilar glomerular
    pressão no, 413
Plasma sanguíneo, 4
Plasticidade sináptica, 192
Platina, 147
Pletismógrafo corporal, 325, 333, 334
Plexo coroide, 272
Plexo mioentérico, 494
Plexo simpático celíaco, 405
Pneumonia, 176, 360, 556, 756
Pneumotórax, 321, 329, 330, 349, 360
Pneumotórax de tensão, 330
Pneumotórax espontâneo primário, 330
Pneumotórax espontâneo secundário, 330
Pneumotórax traumático, 330
P_{O_2} alveolar, 735
P_{O_2} venosa mista, 737
Podócitos, 411
Policitemia, 742
Polidipsia, 448, 678
Polidpsia psicogênica, 448
Polifagia, 678
Polímeros da dieta, 584
Polio ou Poliomielite, 66, 340
Polipeptídeo cotransportador sódio-taurocolato (NTCP), 569
Polipeptídeo intestinal vasoativo (VIP), 64, 265, 501, 503, 521, 529, 547, 630
Polipeptídeo pancreático, 502, 671, 677, 678
Polipeptídeo transportador de ânions orgânicos (OATP), 569, 576
Polissonografia (PSG), 189
Poliúria, 620, 678
Poliúria pós-obstrutiva, 644
Ponte, 387
Ponto cego, 134
Ponto de ajuste, 6, 731
Ponto de ajuste da pressão arterial média (renal), 290
Ponto de ajuste para a regulação da temperatura, 289
Ponto de ajuste termostático, 6
Ponto de igual pressão, 325
Ponto próximo de acomodação, 137
Poros de Kohn, 310
Pós-carga, 87, 88, 95
    cardíaca, 232, 301
    e contração isotônica, 219-220
    músculo, 96
    pressão aórtica, 95
    resultando em menor encurtamento, 95
    ventricular, 227
        efeito das modificações, 228-229
Pós-carga cardíaca, 232
Postura, 167
Potássio da dieta, 468, 723, 731
Potássio plasmático, 467
Potenciação, 7
Potenciação de longa duração (LTP), 76, 192-193
    produção da, 193f
Potenciação pós-tetânica, 71, 192
Potenciais, 10
Potenciais de ação cardíacos, 54
    condução, 214-216
        velocidade, 215
    condução célula-célula, 215f

Potenciais de membrana, 10, 34
    mudanças na, 39, 44f
    registro, 34
Potenciais de membrana das células cardíacas, 212–214
Potenciais de placa em miniatura (PPMM), 69
Potenciais excitatórios pós-sinápticos (PEPS), 11, 20, 67, 86, 125
Potenciais inibitórios pós-sinápticos (PIPS), 11, 67, 125
Potencial, membrana, 34
Potencial da placa motora (PPM), 11, 68
    registro, 68–69
Potencial da placa motora, 86
Potencial de ação, 10, 47
    composto, 54
    despolarização, 48
    limiar, 51
    músculo cardíaco, 54–55
        nodo SA e nodo AV, 55–56
    períodos refratários, 47, 51
        absoluto e relativo, 52f
    propagado, 10
    regenerado, 39
    registrado externamente, 53f
    retroalimentação positiva, ciclo de, 48f
Potencial de ação composto, 54
Potencial de equilíbrio de Nernst, 36
Potencial de equilíbrio do potássio, 212
Potencial de equilíbrio eletroquímico, 36
Potencial de Nernst, 38, 39, 67, 74
    geração do, 36–37
Potencial de repouso, 10, 34, 37–38
    canais Kir necessários para a manutenção do, 38
    geração, 35
Potencial de repouso da membrana, 34, 80, 102, 212, 214
    das células ciliadas, 150
    hiperpolarização, 216
Potencial gerador (receptor), 10, 43
    codificação, 43
    graduado, 10
    tudo ou nada, 10
Potencial gerador ou receptor, 125
Potencial pós-sináptico (PPS), 11, 59
Potencial receptor, 161
Potencial reverso, 67
Pré-carga, 87
    cardíaca, 228, 230
    deslocamentos da curva, 96
    muscular, 88, 95
    retorno venoso, 747
    ventricular, 226
        aumentada, 228
        efeitos das modificações, 228
Prednisona, 53, 77, 662, 732
Presbiacusia, 154
Presbiopia, 137
Preservação macular, 142
Pressão, 5
    transmural, 5
Pressão aérea positiva contínua (CPAP), 190
Pressão alveolar, 314, 735
Pressão arterial
    determinantes, 260
        complacência arterial, 261
        pressão arterial média, 260
        pressão de pulso arterial, 260–261
    modificações com a idade, 754f
    regulação a curto prazo, 286
        comando central, 290
        reflexo barorreceptor arterial, 286–288
        reflexos a partir dos receptores cardiopulmonares, 289
        reflexos quimiorreceptores, 289
        respostas associadas às emoções, 289
        respostas reflexas à dor, 290
    regulação a longo prazo, 290
        balanço de líquidos e pressão arterial, 291
        sobre a taxa de débito urinário, 291–292
    regulação da, 285–286
    sons de Korotkoff, 260
    técnica de ausculta, 260
    verificação, 259–260
Pressão arterial 203, 210, 252, 290, 300, 372, 444, 458, 460
    regulação, 267, 288, 291, 398
Pressão arterial média (PAM), 258, 297, 619f, 747, 749
Pressão arterial pulmonar média, 345f
Pressão atrial direita, 747
Pressão coloidosmótica (oncótica), 29, 254, 412, 349
Pressão crítica de abertura, 345
Pressão de distenção transmural, 207
Pressão de pulso arterial, 260
Pressão diastólica, 225
Pressão efetiva de filtração (PEF), 412
Pressão expiratória final positiva (PEEP), 321, 348
Pressão hidrostática, 5, 28, 254, 258, 348, 349, 412, 413
    do líquido intersticial, 254
    do líquido intracapilar, 254
Pressão hidrostática capilar, 349
Pressão hidrostática capilar glomerular, 412
Pressão hidrostática capilar pulmonar, 349
Pressão hidrostática intersticial, 349
Pressão hidrostática na cápsula de Bowman, 412
Pressão intrapleural, 309, 314, 739
Pressão média de enchimento circulatório, 276–277
Pressão oncótica, 254, 412
    do líquido da cápsula de Bowman, 412
    do líquido intersticial, 254
    do líquido intracapilar, 254
    no plasma dos capilares glomerulares, 412–413
Pressão osmótica, 28, 254, 412
Pressão parcial de oxigênio alveolar, 754
Pressão pulmonar em cunha, 282
Pressão transpulmonar, 314, 318, 338–339
Pressão vascular
    efeitos da gravidade sobre a, 296f
    respostas às mudanças na posição corporal, 296–297
Pressão venosa central, 258, 277, 289
    anormal, implicações clínicas da, 281–282
    e débito cardíaco e retorno venoso, 279–281
    influência sobre o retorno venoso, 277–278
Pressão venosa periférica, 259, 262, 278, 288f, 299
    influência sobre o retorno venoso, 279
Pressões parciais de dióxido de carbono no ar inspirado e no ar alveolar, 736
Primeira lei de Fick, 26
    da difusão, 253, 357
Princípio de Fick, 244, 252
Princípio iso-hídrico, 376
Processamento ácido-base renal, 471–484
Processividade, 66
Processo isosmótico, 423
Processos celulares, 9
    de um organismos hipotético com três células, 10f

fosforilação de moléculas, papéis regulatórios, 231
mensagem de controle, 19
Processos celulares dinâmicos, 9
Processos pós-sinápticos, 66–67
Processos pré-sinápticos, 60, 72
Processos renais. *Ver também* Néfron
    catabolismo, 403
    concentração urinária
        ureia, 445–447
        vasos retos, 445
    elementos básicos, 404f
    excreção, 403
    filtração, 403
        do sódio, cloreto e água, 437
        metabolismo tubular, 405
        segmentos tubulares individuais
            alça de Henle, 442–443
            sistema de ductos coletores, 443–444
            tubule contorcido distal, 443
            túbulo proximal, 440–442
        valores médios, 405t
    filtração glomerular, 404
    função regional, visão geral da, 405–406
    função renal, regulação, 405
    reabsorção, 403
        reabsorção tubular, 404
        valores médios, 405t
    reabsorção de água, 439–440
    reabsorção de cloreto, 439
    reabsorção de sódio, 438–439
    secreção, 403
        secreção tubular, 404–405
    síntese de substâncias secretadas, 405
Processos transcelulares, 425
Procolipase, 595
Produção de ácido láctico, 745
Produção de dióxido de carbono, 336, 747
Produção de hemácias, regulação da, 398
Produto gênico de Niemann–Pick tipo C1-1 (NP-C1L1), 596
Produtos da secreção salivar, 522–523
Progesterona, 378, 697, 709
    ações antiestrogênicas, 708
    ações fisiológicas, 630f, 707–708
    destino metabólico da, 705f
    efeitos mediados pelo receptor, 707–708
    receptores, 707
Prolactina, 615, 623, 711
    efeitos fisiológicos da, 630, 630f
    família, 624
    liberação de prolactina, regulação da, 629–630
Prolactinomas, 630, 631, 692
Prolapso da valva mitral, 247
Proliferação astrocitária, 112
Pró-opiomelanocortina (POMC), 624, 626
    processamento, 627f
Propagação ativa dos potenciais de ação, 39
Propanolol, 273
Propiltiouracil, 639
Propriedades de cabo, 39
Propriedades elétricas passivas, 39
    células cilíndricas longas, 39–41
    células esféricas pequenas, 39
Propriocepção, 117, 126
Proprioceptores, 9, 11, 156, 387, 748
Proptose, 639, 733
Propulsão segmentar, 555
Prosopagnosia, 196
Prostaciclina, 346

Prostaglandina 15-desidrogenase, 708
Prostaglandina E_2, 117, 307
Prostaglandinas, 117, 307, 529, 533, 708, 732
   síntese de, 617
Prostaglandinas G_2 e H_2, 307
Próstata, 683
Proteases, 517
Proteases pancreáticas
   mecanismo para evitar a ativação, 589f
Proteína cinase A, 25, 57, 94, 97, 100, 231, 607, 618, 675
Proteína cinase ativada por AMP, 680
Proteína cinase ativada por mitógenos (MAPK), 674
Proteína cinase C, 101–102, 607
Proteína cinase G, 100, 103
Proteína de ligação ao elemento de resposta ao AMPc (CREB, *cAMP response element-binding protein*), 607
Proteína de resistência a múltiplos fármacos (MDR3), 568
Proteína ligadora de ácidos graxos do íleo (I-FABP), 597
Proteína ligadora de androgênio (ABP, *androgen-binding protein*), 685
Proteína precursora amiloide (APP, *amyloid precursor protein*), 194
Proteína R de ligação, 591
Proteína reguladora aguda da esteroidogênese (StAR)
   proteína, 656
Proteína Tau, 194, 755
Proteína transmembrana, 2f, 194, 607
Proteína transportadora cloreto-iodeto, 635. *Ver também* canal de iodeto
Proteína zero (P_0), 106
Proteína-alvo da rapamicina em mamíferos (mTOR), 675
Proteínas carreadoras, 603
Proteínas de ligação. *Ver* Proteínas carreadoras, proteína ligadora de ácidos graxos (hepática), FABP (*fatty acid binding protein*), 597
Proteínas de ligação à guanina heterotriméricas (G), 161, 607
Proteínas de ligação do fator de crescimento semelhante à insulina (IGFBP, *Insulin-like growth factor binding proteins*), 629
Proteínas de membrana, 1, 17, 26, 66, 485, 590
Proteínas G, 25, 44, 45, 71, 161, 164f, 533, 605, 607, 618, 625, 645, 665, 685
Proteínas G estimulatórias, 217
Proteínas G inibitórias, 216
Proteínas intrínsecas, 16
Proteínas ligadoras de cálcio, 80, 486
Proteínas que contêm heme, 575
Proteinúria, 427
Proteólise citosólica, 590
Proteólise luminal
   gástrica, 588
   intestinal, 588
Protrombina, 209
Pseudo-hipoparatireoidismo, 653
Psilocibina, 64
Psilocina, 64
PTH. *Ver* Hormônio da paratireoide (PTH)
Ptose, 91
Puberdade, 189, 629, 690, 707, 711
Puberdade precoce, 692, 713
Pulmão de choque, 321
Purinas, 64, 435

Q

Quadriplegia, 131
Quanta
   de ACh, 69
Quiasma óptico, 141
Quilomícrons, 496, 597
   ricos em triglicerídeos, 629
   secreção dos, 597f
   transportadores de lipídeos, 598
Quimiorreceptores, 115, 159, 289, 311, 380, 390, 392, 473, 737, 746
   periféricos, 392, 394
   reflexos, 289
Quimiorreceptores arteriais, 289, 323, 351, 372, 390, 392, 394, 473, 736, 747
   corpos carotídeos, 749
Quimiorreceptores arteriais aórticos, 386
Quimiorreceptores carotídeos, 386
Quimiorreceptores centrais, 289, 392, 394, 737
Quimiorreceptores periféricos, 392
Quimiotripsina, 588

R

Radiação, 730
Raiva, 66
Raízes ventrais espinais, 125
Raloxifeno, 652
Ramo comunicante cinzento, 178
Ramos comunicantes brancos, 178
Raquitismo, 598, 650
Rarefação, 292, 754
Reabsorção de cloreto, 731
Reabsorção de sódio, 731
Reabsorção do cálcio, 644
Reabsorção óssea, 644
Reação de alerta, 289
Receptor, 24
Receptor acoplado à proteína $G\alpha_s$, 676
Receptor associado à cinase, 606f, 607
Receptor ativado por proliferador de peroxissomo--γ-(PPAR-γ), 719
Receptor cinase, 606f
Receptor cobalamina-fator intrínseco (IFCR), 591
Receptor colinérgico nicotínico, 86
Receptor de capsaicina, 45
Receptor de estrogênio do tipo beta (β), 706
Receptor de IGF, 629
Receptor de imunoglobulina polimérica (pIgR), 536
Receptor de inositol trifosfato (IP_3), 21
Receptor de leptina, 721
Receptor de potencial transitório, 45
Receptor de silfonilureias, 673
Receptor de TSH, 733
Receptor metabotrópico de glutamato (mGluR4), 163
Receptor nicotínico de ACh (nAChR), 20, 60
Receptor sensível ao cálcio, 643
Receptor tirosina-cinase (RTK), 25
Receptor tirosina-cinase, 607
Receptor vaniloide, 45
   VR1, 45
Receptor-β_1-adrenérgico dependente da proteína cinase A, processo envolvendo o, 451–452
Receptores, 1, 59, 390, 524, 551. *Ver também* Receptores de membrana
   cardiovasculares, 390
   das vias aéreas e dos pulmões, 390
   dos músculos, tendões, pele e vísceras, 390
   na regulação da atividade de proteínas intracelulares, 607
   potencial, 43
   receptores $5HT_1$, 551
   receptores $5HT_3$, 551
   vasculares pulmonares, 390
Receptores $5HT_1$, 551
Receptores $5HT_3$, 64, 551
Receptores A, 21
Receptores acoplados à proteína G (GPCR), 18, 44, 62f, 64, 71, 74, 75, 163, 521, 605f, 607, 618, 677f, 685, 697
   receptores adrenérgicos, 665
Receptores adrenérgicos, 63
   β_1-adrenérgicos, 222, 273
   agonistas α, 667
   agonistas β, 667
   bloqueadores dos receptores β_1-adrenérgicos, 231
   e vias de sinalização, 667t
   proteína cinase A dependente do receptor β-adrenérgico, processo envolvendo a, 451–452
   receptores alfa-adrenérgicos, 64, 267, 708
      isoproterenol, 665
      receptores α_1-adrenérgicos, 267, 665
      receptores α_2-adrenérgicos, 665
   receptores beta-adrenérgicos, 64, 638, 692
      receptores β_1-adrenérgicos, 665
      receptores β_2-adrenérgicos, 268, 665
      receptores β_3-adrenérgicos, 665
Receptores alfa-adrenérgicos, 64, 102, 323
Receptores auditivos, 149, 150, 152
   gênese dos potenciais de ação nos, 150, 152
   respostas elétricas, 150
   transmissão do som, 152
Receptores $beta_2$ (β_2), 323
Receptores beta-adrenérgicos, 94
Receptores canabinoides (CB1), 75
Receptores CCK-A, 549
Receptores colinérgicos nicotínicos N_1, 179
Receptores colinérgicos nicotínicos N_2, 179
Receptores de adaptação lenta (tônico), 118
Receptores de adaptação rápida (fásicos), 118
Receptores de baixa pressão, 289
Receptores de estiramento, 386, 388
Receptores de estiramento pulmonar, 388, 390
Receptores de estiramento pulmonar de adaptação rápida, 390
Receptores de glicina, 20, 63
Receptores de glutamato, 20
   do tipo não NMDA, 61, 74
   do tipo NMDA, 61, 74
   metabotrópicos, 61
   NMDA, 61
   sabor umami, 44
Receptores de hormônios esteroides, 24
   e especificidade por mineralocorticoides, 662f
Receptores de melanocortina, 626
Receptores de membrana, 24
   acoplados à proteína G, 25
   associados a enzimas, 25
Receptores de ocitocina acoplados à proteínaGq/11, 617
Receptores de rianodina, 21, 80, 86, 86f, 94, 101
Receptores do tipo Toll, 536
Receptores $GABA_A$, 63
Receptores intracelulares, 606f
Receptores ionotrópicos de ligantes, 20
Receptores IP_3, 101, 102f, 677f, 698
Receptores J, 390
Receptores muscarínicos, 102, 179, 206, 510, 524
   AChRs, 20, 60

Receptores nicotínicos, 86, 89, 503, 544
Receptores N-metil-D-aspartato (NMDA), 193
  canal, 74, 76, 193
Receptores odoríferos, 159
Receptores olfativos, 25
Receptores P1, 21
Receptores P$_2$X, 21
  canais receptores P$_2$X$_3$, 45
  receptores de ATP P$_2$X, 64
  receptores P$_2$X$_4$, 45
Receptores pós-sinápticos do SNC
  ácido gama-aminobutírico (GABA$_A$), 20
  de glicina, 20
  serotonina (5HT$_3$), 20
Receptores purinérgicos (P2), 21, 179, 456
Receptores sensíveis ao cálcio da paratireoide, 644f
Receptores sensoriais, 115
Receptores sensoriais, 115, 125
  mecanorreceptores cutâneos, 115
  nociceptores e termoceptores, 115–117
  receptores sensoriais do músculo esquelético e articulações, 115–117
Receptores-β$_1$-adrenérgicos, 217
Receptores β$_2$ adrenérgicos, 268
Recompressão, 741
Recrutamento, espacial e temporal, 89
Recrutamento espacial, 89, 90
Recrutamento temporal, 89
Recto, 553f
Reflexo condicionado, 748
Reflexo de Cushing, 289
Reflexo de desinsuflação de Hering–Breuer, 388
Reflexo de estiramento, 12, 125–126
  vias responsáveis pelo, 128f
Reflexo de extensão do joelho, 12, 126
Reflexo de insuflação de Hering–Breuer, 388
Reflexo de retirada, 116
Reflexo dilatador da faringe, 390
Reflexo estímulo-secreção, 629
Reflexo gastrocólico, 549
Reflexo inibitório retoanal, 554
Reflexo miotático inverso, 129
Reflexo monossináptico, 125–126
Reflexo paradoxal, 388
Reflexo pupilar à luz, 143
Reflexo tendinoso profundo, 126
Reflexo timpânico, 152
Reflexo vagovagal, 510, 529
Reflexo vestíbulo-ocular, 155
Reflexos, 1. *Ver também* Reflexos respiratórios
  cardiovasculares, 288
  dos receptores cardíacos e pulmonares, 289
  estiramento hiperativo, 169
  intrínseco, 549, 550
  local, 545
  miotático inverso, 128, 129
  quimiorreceptores, 289
  respiratórios, 388–390, 389t
  vagovagais, 510, 519, 546, 549, 550
Reflexos polissinápticos, 125, 130
Reflexos respiratórios, 388, 389t
  receptores
    das vias aéreas, 390
    dos músculos, tendões, pele e vísceras, 390
    receptores cardiovasculares, 390
    receptores de estiramento pulmonar, 388, 390
    receptores J, 390
Refluxo, 495
  doença, 547
Refração, 136, 137f

Regulação da glicose sanguínea, 715
  estado pós-prandial, 715
Regulação neuroendócrina, 715
  balanço energético a longo prazo e reservas de lipídeos,
    manutenção do, 718–722
  contrarregulação ao estresse agudo, 718
  da resposta de estresse, 725
    estresse crônico/grave, 726f
  metabolismo energético durante o estado alimentado, 715
    glicose, 715–716
    lipídeos, 716
    proteínas, 716
  metabolismo energético durante o estado de jejum, 716
    glicose, 716
    lipídeos, 716–717
    proteínas, 717–718
Regulação neuro-humoral, 498
Regulação para baixo do receptor (*downregulation*), 608
Regulador de condutância transmembrana da fibrose cística (CFTR), 24, 25, 521, 522, 524, 525, 532, 533, 568, 572
Regurgitação aórtica, 247
Regurgitação mitral, 247
Relação comprimento-tensão, 81, 88, 95, 95f
Relação insulina/glucagon, 716
Relação pressão sistólica final-volume, 245
Relação ventilação-perfusão, 353–356
  diferença alveoloarterial de oxigênio, 355–356
    aumento, causas do, 356f
  diferenças regionais nos pulmões, 356–357
    distribuição, 357f
  disparidade, teste de, 355
    equação do *shunt*, 355
    espaço morto fisiológico, 355
    shunts fisiológicos, 355
  relação ventilação-perfusão, 353–355
    alta e baixa, consequências da, 353–355
Relação ventilação-perfusão, 748
  disparidade, 754
  uniformidade, 737
Relaxamento receptivo, 495, 549
Remodelamento ósseo, 643, 646, 648f, 651
Renina, 658
  secreção, controle, 453f
Repolarização ventricular, 239
  e onda T, 239f
Repouso no leito prolongado
  mecanismos cardiovasculares envolvidos, 298f
  respostas do sistema cardiovascular, 297–298
Reserpina, 64
Reserva, 95
Reserva fisiológica, 750
Reservatório venoso central, 258
Reservatório venoso periférico, 258
Resistência, 5
Resistência à insulina, 662
Resistência da membrana, 39–41
Resistência das vias aéreas, 322
Resistência do tecido pulmonar, 322
Resistência periférica total (RPT), 232, 258, 264, 285, 292, 299, 302, 343, 450, 451, 453, 460
Resistência pulmonar, 322
Resistência vascular pulmonar (RVP), 300, 342–343, 748
  distribuição da, 343
  influências ativas sobre a, 346t

influências passivas sobre, 346t
recrutamento e distensão, 344–345
volume pulmonar, 343–344
Resistência vascular sistêmica (RVS), 258, 343, 638, 739, 747
Respiração celular
  atividade enzimática, 753
  produto residual da, 4
Respiração com pressão negativa, 313
Resposta de alerta, 290
Resposta de extensão cruzada, 130
Resposta de luta ou fuga, 667
Resposta dinâmica, 126
Resposta estática, 126
Resposta isquêmica cerebral, 289
Resposta miogênica, mecanismos, 81, 265, 415, 547
Respostas imunológicas, alterações na, 725
Ressonador, 152
Ressonância magnética funcional (fMRI), 112, 121, 631
Ressonância magnética funcional (fMRI), 191
Ressuscitação cardiopulmonar (RCP), 244
Restrição de sal, 293
Restrição de sal na dieta, 293
Retardo central, 127
Retenção de potássio paradoxal, 470
Retenção paradoxal de potássio, 470
Retículo endoplasmático, 2, 15, 60, 66, 597, 603f, 607, 616, 672, 673f
Retículo endoplasmático rugoso (RER), 2, 60, 66, 597
Retículo sarcoplasmático (SR), 79, 86, 101, 217, 231
Retificador de influxo, 17, 18
Retina, 134
  bastonetes, 134
  células amácrinas, 134
  células bipolares, 134
  células ganglionares, 134
    projeções da hemirretina direita, 141f
    respostas à luz, 140f
  células horizontais, 134
  cones, 134
  densidade de bastonetes e cones, 136f
  nervo óptico, 134
  porção extrafoveal, componentes neurais da, 135f
  processamento da informação visual na, 139
  projeção ao córtex visual primário, 141f
  receptores visuais na, 134–135
Reto abdominal, 311, 556
Retorno venoso, 277, 747f
Retração, 316
Retração elástica, 314, 332, 748
  capacidade de fechamento, 754
  na capacidade residual funcional, 754
Retração transitória de volume, 29
Retroalimentação tubuloglomerular, 456
Retropulsão, 550, 551
Ribossomos, 2, 603f
Rigidez com sinal de roda denteada, 173
Rigidez de cano de chumbo, 173
Rigidez de decorticação, 171
Rigidez de descerebração, 171
Rim, 397–490
  alça de Henle, 486
  anatomia, 399
  cálculos, 435
  cálices, 399
  componentes estruturais, 399f
  córtex, 399
  funções, 397
  hilo, 399

influências do, 450f
manejo da glicose pelo, 430f
manejo da ureia, 434f
medula, 399
pirâmides, 399
Ringer lactato, 474
Ritmicidade, 240-241
Ritmo de galope ventricular, 226
Ritmo elétrico basal (REB), 549, 549f
Ritmo teta, 186
Ritmos cerebrais
　durante a vigília e o sono, 186
　　distribuição dos estágios do sono, 187
　　estágios do sono, 186-187
Ritmos circadianos, 185, 187-188, 610, 615, 623
RNA mensageiro (RNAm)
　síntese de proteínas, 2
Rodopsina, 44f
Rugas, 508
RVP. *Ver* Resistência vascular pulmonar (RVP)
RVS. *Ver* Resistência vascular sistêmica (RVS)

S

Sacarase, 585
Sacarase-isomaltase, 586
Sacarose, 584, 586
　digestão e assimilação pela borda em escova, 586f
Sacos alveolares, 308
Sáculo, 134, 147, 150, 151f, 154
Sal e água epiteliais, reabsorção, 425
Salina normal, 372
Saliva
　composição iônica, 524f
　constituintes, 523
Salmonella, 534
Sangue
　células, 207-208, 208t
　fluxo, física básica do, 202-203
　hemostasia, 208-209
　macrófagos, 559
　plasma, 4, 208
　　do adulto, constituintes normais, 209t
　pressão, 398-399, 411f
　processo de acidificação/alcalinização, 481t
Sangue venoso misto, 305
Sarcoidose, 319, 322, 329, 360, 382
Sarcoidose pulmonar, 322
Sarcolema (SL), 79, 85, 100
　retículo sarcoplasmático (SR), interação com o, 93
Sarcômeros, 83
　padrões de estriação, 84f
Sarcopenia, 753
Schwannoma vestibular, 162
Scuba (mergulho), 740
Secondary active transport, 27
Secreção gástrica
　base celular da
　　outros produtos, 513-514
　　secreção ácida, 512-513
　considerações anatômicas
　　estômago, regiões funcionais, 508
　　inervação, 509
　　tipos de células gástricas, 508-509
　princípios básicos
　　papel e importância, 507
　　produtos secretórios gástricos, 507-508
　produtos, 508t
　regulação, 509
　　mecanismos reguladores, 510

　　na fase interdigestiva, 510-511
　　secreção pós-prandial, 511-512
　regulação neural, 510f
Secreção pancreática
　bases celulares
　　células acinares, 520-521
　　células dos ductos, 521
　considerações anatômicas
　　células acinares, 518
　　células dos ductos, 518
　fisiopatologia, 521-522
　princípios
　　papel e importância, 517
　　produtos da secreção pancreática, 517-518
　regulação
　　fases da, 519
　　papel da secretina, 519-520
　　papel do CCK, 519
Secretina, 499, 501, 519, 568
　função, 520f
Segmentação, 555
Segmento diluidor, 443
Selectinas, 26
Sêmen, 683
　e órgãos acessórios para a produção, 684t
Sêmen, 684
Sensibilidade do fuso, 129
Sensibilidade vibratória, 120
Sensibilização, 541
Sensores, 9, 12
　termorreceptores centrais, 730
　termorreceptores periféricos, 730
Sentidos viscerais, 159
Sepse, 618
Septos alveolares, 308
Serotonina (5-HT), 63, 116, 188, 307, 503
　receptores, 20
SGLT-1, 531
Shunt fisiológico, 355
Shunts, 383
Shunts anatômicos, 355
Shunts anatômicos patológicos, 355
Shunts intrapulmonares, 355, 366
Sildenafil, 692
Silicose, 329
Sinais do termostato, 6
Sinal de Babinski, 169
Sinal de Chvostek, 647
Sinal de Phalen, 122
Sinal de Tinel, 122
Sinal de Trousseau, 648
Sinapse, 6, 10, 40, 59, 62, 67, 71, 73, 74, 119, 126, 178, 188, 497, 571
Sinapse ganglionar, 71
Sinapse neuromuscular, 10
Sinapses do SNC, 74
Sinapses elétricas, 73f
Sinapses *en passant*, 72
Sinapses químicas, 60, 68, 73
Sinaptotagmina, 66
Sincício, 93, 205
Síncope, 210, 289, 290
Síncope vasovagal, 210, 289
Síndrome da hiperventilação, 378
Síndrome da insensibilidade ao GH, 631
Síndrome da secreção inadequada de ADH, 620
Síndrome de Brown-Séquard, 131
Síndrome de Conn, 664
Síndrome de Cushing, 630, 631, 664
Síndrome de Cushing independente de ACTH, 664

Síndrome de Dubin-Johnson, 576
Síndrome de Fanconi, 427
Síndrome de Kallmann, 692
Síndrome de Klinefelter, 692
Síndrome de Lambert-Eaton, 70
Síndrome de Laron, 631
Síndrome de Sheehan, 630
Síndrome de Shy-Drager, 183
Síndrome do desconforto respiratório agudo, 321
Síndrome do desconforto respiratório do adulto, 321
Síndrome do desconforto respiratório do recém--nascido, 321
Síndrome do desperdício, 718
Síndrome do intestino curto, 598
Síndrome do QT longo, 52, 243
Síndrome do túnel do carpo, 122
Síndrome metabólica, 435, 719
Síndrome nefrótica, 620
Síndrome neurológica das altas pressões, 741, 742
Síntese de hormônios sexuais, 626
Sinusoides, 560-563, 569
Sistema ativador reticular, 110, 188
Sistema biliar, 559, 561
　anatomia funcional, 562f
　funções motoras
　　contração, 571
　　função do esfíncter de Oddi, 571-572
Sistema cardiovascular
　circulação pulmonar, 201, 341-352
　circulação sistêmica, 201, 199-304
　débito cardíaco, 201
　　distribuição do, 201f
　durante o exercício, 745-747
　efeitos da ascenção às altitudes elevadas sobre o, 736
　fluxo sanguíneo, física básica, 202-203
　hemorragia, 6f, 301-302
　miocárdio, 201
　papel homeostático, 200-202
　sangue arterial, 201
Sistema CO_2-bicarbonato, 474
　sistema tampão, 472
Sistema da coluna dorsal, 118
Sistema de balanço de massa, 729
　conceito de, 5f
Sistema de controle motor periférico, 130f
Sistema de controle respiratório, 385
　organização do, 386f
　respostas ao
　　dióxido de carbono, 390-392
　　hipoxia, 394
　　íons hidrogênio, 392-393
　ritmicidade espontânea, 386-388
Sistema de ductos coletores, 438, 443-444, 464
Sistema de Purkinje, 236
Sistema de retroalimentação negativa, 12, 390
Sistema de retroalimentação positiva, 7, 12
Sistema dopaminérgico nigroestriatal, 171
Sistema endócrino, 601-602, 602f
　distúrbios, 610
　funções fisiológicas e componentes, 601-602
　glândulas endócrinas, 601
　hormônios, 601-602
　órgão-alvo, 602
Sistema gastrintestinal, 192f, 491-600
　anatomia do, 494f
　comunicação, modos específicos
　　comunicação endócrina, 498-499
　　comunicação imunológica, 500
　　comunicação parácrina, 500
　　regulação neurócrina, 499-500

considerações mecânicas
    divisão do intestino em seguimentos funcionais, 494
    especialização celular, 492-494
    órgãos ocos, *design*, 492
controle neural, 498*f*
funções
    defesa do hospedeiro, 492
    digestão e absorção, 491-492
    excreção, 492
    regulação, 498
    reguladores fisiológicos neuro-humorais, 499*t*
órgãos e sistemas
    cavidade oral e esôfago, 495
    circulação esplâncnica e linfáticos, 496-497
    colo, 496
    estômago, 495
    intestino delgado, 496
    sistema neuromuscular, 497
    unidade duodenal, 495-496
regulação endócrina, princípios
    candidatos a hormônios GI, 502
    família gastrina/CCK, 501
    hormônios GI, 500
    motilina, 501
regulação neurócrina, princípios
    neurotransmissores entéricos, 503
    sistema nervoso entérico, modelo do pequeno encéfalo, 502-503
regulação parácrina e imunológica
    mecanismos de ativação, 504
    mediadores importantes, 503-504
sistema imunológico, 492
sistemas regulatórios, integração, 504
Trato gastrintestinal
    epitélio, 493
    epitélio escamoso estratificado, 493
    esôfago, 493
    estrutura das criptas e vilosidades, 493
    lúmen, 492
    mediadores parácrinos e imunológicos, 503*t*
    regulação neuro-humoral, características, 498
    sinais químicos, características, 498
Sistema IgA, 537. *Ver também* Sistema imunológico da mucosa.
    aspectos estruturais do IgA, 536-537
    funções fisiológicas, 537
    secreção de IgA, 535, 537*f*, 568, 569
Sistema imunológico da mucosa, 535
    anatomia funcional
        imunidade adaptativa, mediadores celulares, 536
        imunidade inata, mediadores celulares, 535-536
        tecidos linfoides, organização, 536
    antígenos entéricos, resposta imunológica aos, 537
        autoimunidade, 538
        responsividade imunológica, 538
        tolerância oral, 537-538
    características, 535
    célula CD4, 536
    célula CD8, 536
    IgE, 536
    IgG, 536
    sistema secretor de IgA
        efeitos protetores, mecanismos, 537
        funções fisiológicas, 537
        IgA, aspectos estruturais, 536-537
        IgA, secreção, 537*f*

Sistema imunológico gastrintestinal, 492
Sistema lemnisco medial, 118
Sistema límbico, 108
Sistema linfático, 4, 255, 311, 350, 552
Sistema motor somático, 183, 290
    organização periférica e neurotransmissores liberação pelo, 178*f*
Sistema neoespinotalâmico, 120
Sistema nervoso, 4, 45, 66, 623
    tipos de células gliais no, 106*f*
Sistema nervoso autônomo (SNA), 71, 80, 94, 177, 286, 523
    coluna intermédia lateral, 177
    divisão craniossacral, 178
    fibras eferentes e neurônios motores, 72*f*
    neurônios pré e pós-ganglionares, 177
    organização periférica e transmissores liberados pelo, 178
    parassimpático, 177
        nervo vago, 178
        nervos oculomotor, facial, glossofaríngeo, 178
    simpático, 177
Sistema nervoso central (SNC), 9, 105, 115, 125, 494
    neurotransmissores modeladores, 74-75
    sinapses, 72, 74*f*
        cone axonal, 72
        convergência e divergência, 72, 73*f*
        corpo celular (soma), 72
Sistema nervoso entérico (SNE), 494, 497, 510, 529, 549, 554
    diagrama esquemático, 502*f*
    modelo do "pequeno encéfalo", 502-503
    nervos entéricos, classificação, 503*f*
    nervos pélvicos, 554
    nervos pudendos, 554
    neurocinina A, 554
    neurotransmissores entéricos, 503
    plexo do, 497*f*
Sistema nervoso parassimpático (SNP), 80, 101, 177, 180*f*, 523, 692
Sistema nervoso periférico, 66, 105-107, 601
Sistema nervoso simpático (SNS), 80, 94, 101, 177, 180*f*, 268, 524, 745
Sistema neuroendócrino, 609, 692
Sistema neuromuscular, 497
    sistema nervoso entérico, 497
Sistema paleoespinotalâmico, 120
sistema renina-angiotensina, 406, 451-453, 482
    bloqueadores do receptor de angiotensina II (ARB), 453
    componentes do, 452*f*
    inibidores da ECA, 453
Sistema renina-angiotensina-aldosterona, 658, 722
    liberação de aldosterona, regulação, 661*f*
Sistema reprodutor masculino, 684*f*
Sistema respiratório, 305-396
    centro respiratório bulbar, 311
    compressão dinâmica das vias aéreas, 324-325
    estrutura, 307
        capilares pulmonares, 310*f*
        parênquima pulmonar, 309*f*
        septo alveolar, 310*f*
        unidade alveolocapilar, 309-310
        vias aéreas, 307-309
    funções
        balanço ácido-base, 306
        filtração e remoção de partículas inspiradas, pelas vias aéreas, 309
        fonação, 306
        manejo de materiais bioativos, 307

mecanismos pulmonares de defesa, 306-307
    metabolismo pulmonar, 307
    remoção de material, da superfície alveolar, 311
    trocas gasosas, 305, 306*f*
hipoxia de altitude, 736-737
interação mecânica
    entre o pulmão e a parede torácica, 314, 314*f*, 321-322, 338
músculos da, 311, 315
    músculo liso brônquico, controle do, 322-323
    músculos expiratórios, 317
    músculos inspiratórios, 315-316
    respiração corrente normal, eventos envolvidos na, 317*t*
    volume, pressão e mudanças no fluxo durante a, 318*f*
pressão, fluxo e resistência, relações entre, 322
pressão alveolar, 314
pressão intrapleural, 314
pressão transpulmonar, 314
relações pressão-volume na, 318
    avaliação clínica da complacência, 319
    complacência pulmonar e, 318-319
    interdependência alveolar, 321
    retração elástica, 319-321
    surfactante pulmonar, 321
resistência das vias aéreas, 322
    aumentada, consequências clínicas da, 329
    avaliação da, 325-329 (*ver também* Curvas fluxo-volume)
    distribuição da, 322
    volume pulmonar e, 323
resposta ventilatória ao exercício, 747-748, 748*f*
trabalho respiratório, 329
Sistema reticular ascendente, 111*f*
Sistema reticuloendotelial, 575
Sistema sensorial, 4
    atributos do código básico do, 116*f*, 117
    discriminação, 139
Sistema tampão, 4-5, 472
    e pH, 4-5
    fosfato e albumina, 472
    Sistema de tamponamento do cálcio, 487
Sistema urinário
    anatomia, 399
    nas mulheres, 399*f*
Sistema vascular periférico, 252
    arteríolas, 207
    capilares, 207
    características estruturais, 206
    pressão de distensão transmural, 207
    vasos de capacitância, 207
    vasos de condução, 207
    vasos sanguíneos, controle dos, 207
Sistema vestibular, 154
    aparelho vestibular, 154
    núcleo de Deiters, 154
    núcleo vestibular, 154
Sistemas de retroalimentação, 6*f*, 730
    dispositivo de retroalimentação, 128
    inibição antecipatória, 175
Sistemas limitados pelo gradiente, 426, 427
Sistemas regulatórios, 529
Sístole, 56, 204, 221, 224, 225, 229, 247, 269, 270
Sístole ventricular, 225
Sitosterolemia, 596
    transportadores ABCG5, 596
    transportadores ABCG8, 596
SNA. *Ver Sistema nervoso autônomo* (SNA)
SNAP-25, 65

SNE. *Ver* Sistema nervosa entérico (SNE)
S-nitroso-hemoglobina (SNO-Hb), 368
SNP. *Ver* Sistema nervoso parassimpático (SNP)
SNS. *Ver* Sistema nervoso simpático (SNS)
Sódio
    excreção, regulação
        controle a longo-prazo, 455-456
        e angiotensina II, 454-455
        e autorregulação, 456-457
        e volume do LEC, 453-454
        natriurese e diurese por pressão, 455
        peptídeos natriuréticos, 457-458
        resistência vascular, controle renal da, 451
        resumo, 458
        sistemas renina-angiotensina, 451-453
        taxa de filtração glomerular, 453
        variáveis importantes, 458*f*
    ingestão e perda, vias normais, 438*t*
    reabsorção, 731
        alça de Henle, 438
        bomba Na-K-ATPase, 438
        comparação com a reabsorção de água, 439*t*
        resumo dos mecanismos, 441*t*
        sistema de ductos coletores, 438
        túbulo contorcido distal, 438
        túbulo proximal, 438
        vias de, 440*f*
    vias de transporte, 442*f*, 443*f*
Solução isosmótica, 28
Solução isotônica, 28
Soluções de reidratação oral, 529
Soluções hipertônicas, 28
Soluções hipotônicas, 28
Som
    amplitude, 152
    bels (béis), 152
    escala de decibéis, 152
    frequência, 152
    tom, 152
Soma, 72
Somação, 89
Somação espacial, 73
Somação temporal, 39, 73
Somatomamotrofina coriônica, 626
Somatomedinas, 629
Somatostatina (SST), 503, 509, 627, 676, 677
Sonambulismo, 187
Sono
    distúrbios, 187
        apneia central do sono, 187
        cataplexia, 187
        enurese noturna, 187
        hipersonolência, 187
        narcolepsia, 187
        parassonias, 187
        pavor noturno, 187
        sonambulismo, 187
    e vigília, mecanismos neuroquímicos, 188
    estágios, 186-187
        complexos K, 186
        distribuição dos, 187
        ponto genículo-occipital (PGO)
            complexos, 187
        ritmo teta, 186
        sono de ondas lentas, 186
        tomografia (PET) durante o sono REM, 187
Sono de movimentos rápidos dos olhos (REM), 185
Sono de ondas lentas, 186, 624
Sono NREM, 186-190, 391
Sono REM, 186-188

Sons de Korotkoff, 260
Sopros (sons das artérias periféricas), 258
SRA. *Ver* Sistema renina-angiotensina (SRA)
Stent na artéria coronária, 292
Stents, 273, 750
Substância cinzenta periaquedutal (PAG), 120
Substância gelatinosa, 118
Substância P, 116, 265, 503, 545
Substâncias bioativas, excreção, 398
Substâncias orgânicas, manejo renal das, 429
    ânions orgânicos, secreção proximal, 431-432
        urato, 432
    cátions orgânicos, secreção proximal, 432-433
    reabsorção proximal, 429
        glicose, 430
        proteínas e peptídeos, 430-431
    secreção/reabsorção passiva, pH
        dependência, 433
    ureia, 433-435
Suco pancreático, composição iônica, 520*f*
Sudorese grave, respostas coordenadas à, 461*f*
Sulco calcarino, 141
Superfamília do receptor de citocina de classe 1, 628
Superfamília do receptor de citocina de classe 1, 628
Superfamília dos receptores de esteroides, 607
Suprarrenal, androgênios da, 664. *Ver também* Androgênios
Surdez, 152
Surdez, 154
    de condução, 154
    parcial, 736
    sensorioneural, 154
Surfactante pulmonar, 307, 321

T

T_3 reverso, 637
Tálamo, 107, 108, 111, 119, 154, 160, 161*f*, 164*f*, 167, 171, 173
Tampão, 5, 375
Taquicardia, 232, 241, 242*f*, 243*f*, 301, 350, 361, 640, 667
Taquicardia supraventricular, 232, 241, 242
Taquicardia ventricular, 243
Taquicininas, 503
    neurocinina A, 503
    substância P, 503
Taquifilaxia, 667
Taquipneia, 350, 361, 372, 427
Taxa de depuração metabólica, 417
Taxa de filtração glomerular (TFG), 404, 412, 414, 415, 418-420, 430, 449, 453, 456, 457, 462, 486, 754
    autorregulação, 415*f*
    coeficiente de filtração, 412
    forças de Starling, 412
    pressões oncótica/coloidosmótica, 412
    resistência, efeito das modificações, 415*f*
Taxa metabólica basal (TMB), 716
Tecido linfoide associado à mucosa (MALT), 535
Tecido linfoide/MALT, 535
Técnica da diluição do hélio, 333
Técnica de remoção do nitrogênio, 333
Temperatura corporal central, 729
Tempestade da tireoide, 731, 733. *Ver* Hipertireoidismo
Tempo de reação, 127, 130
Tênias do colo, 553
Tensão, 86-88
    desenvolvimento de tensão, 88
    tensão passiva, 88
    tensão total, 88

Tensão superficial, 319
Teoria das comportas da dor, 120
Terapia com glicocorticoides, 732
Terapia com interferon, 563
Terapia diurética, 293
Terminações sensoriais
    primárias (grupo I), 126
    secundárias (grupo II), 126
Terminais pré-sinápticos, 106
Termogênese com tremor, 730
Termorreceptores centrais, 730
Termorreceptores periféricos, 730
Termorreceptores, 115
    receptores de frio e calor, 115
Termorregulação, 715
Terror noturno, 187
Teste de captação de iodo radioativo, 733
Teste de discriminação de dois pontos, 117
Teste de potencial evocado visual, 112
Teste de tolerância à glicose, 631
Teste de ventilação voluntária máxima (VVM), 387
Testes de esforço, 750
Testes de função pulmonar, 333
Testes de Weber e teste de *Schwabach*, 154
Testosterona, 683
    ações específicas da, 689*t*
    biossíntese e metabolismo, 688*f*
    doenças, 692-693
    efeitos mediados pelo receptor, 687*f*
Tetania, 52, 653
Tetania hipocalcêmica, 653
Tétano, 66, 89
    toxina, 63
Tetraiodotironina (T_4), 602, 634
Tetrodotoxina (TTX), 53
TFG. *Ver* Taxa de filtração glomerular (TFG)
Timectomia, 77
Tinidos (zumbidos), 156
Tireoglobulina, 633, 634
Tireoidectomia, 733
Tireoidite, 634, 639
    crônica, 640
Tireoidite crônica, 640
Tireoperoxidase, 636
Tiroidite de Hashimoto, 638
Tirosina cinase, 629
Tirosina-hidroxilase (TH), 63, 665
Tirosina-tirosina, 502
Tirotoxicose, 732
    tempestade da tireoide, 733
Tiroxina, 732
Titina, 85
Tolerância à glicose comprometida, 631
Tolerância oral, 537-538
Tomografia por emissão de pósitrons (PET), 191
Tonicidade, 28
Tonsilas, 308
Tônus arteriolar, 264
    controle do, 264
        tônus basal, 264
    influências hormonais, 268
        angiotensina II, 268
        catecolaminas circulantes, 268
        vasopressina, 268
    influências locais sobre, 264, 266*t*
        influências metabólicas locais, 264-265
        influências não metabólicas locais, 265
        pressão transmural, 265
    influências neurais, 267
        nervos simpáticos vasoconstritores, 267

respostas no fluxo causadas pelo, 265-267
respostas no fluxo sanguíneo aos órgãos causadas pelo, 267f
Tônus basal, 264
Tônus muscular, 129-130
Tônus neurogênico, 267
Tônus parassimpático, 216
Tônus simpático, 216
Tônus vascular, 264
Tônus venoso
controle do, 268-269
Tosse, 390
Toxicicidade do oxigênio, 742
Toxicidade da vitamina D, 650
Toxina botulínica *(Botox)*, 61
Trabalho da respiração, 329, 748
Trabalho elástico da respiração, 329, 737
Trabalho resistivo da respiração, 737
Trabalho respiratório, 748
trabalho elástico, 737
trabalho resistivo, 737
Transcitose, 30
Transcobalamina plasmática II (TC II), 591
Transcortina, 658, 707
Transcrito regulado por cocaína e anfetamina (CART), 721
Transdução mecanossensitiva, 43
Transdução sensorial, 43
Transducina, 44f, 45, 139, 139f
Transdutores, 43, 115
Transmissão da dor, modulação da, 120
Transmissão sináptica
depressão, 70, 71f
facilitação, 70-71, 71f
potenciação pós-tetânica (PPT) da, 71f
Transmissores, 10-11, 59
Transportador apical de sais biliares dependente de sódio (ASBT, *apical sodium-dependent bile salt transporter*), 569
Transportador de aminoácidos excitatórios (TAAE), 62
Transportador de cátions orgânicos (OCT), 432
Transportador de glicose (GLUT), 23, 430, 675t
GLUT1, 27
GLUT2, 531, 587
GLUT3, 27
GLUT4, 27, 662
GLUT5, 586, 587
Na^+-glicose, 27
Transportador de múltiplos ânions orgânicos (MOAT), 568t, 569
Transportador de resistência à múltiplos fármacos (MDR), 24
Transportadores, 16, 23, 424
tipos de, 24f
Transportadores ABC, 24
transportador ABC5, 568
transportador ABC8, 568
Transportadores de monoaminas, 665
Transporte ativo, 4
Transporte ativo de membrana, características das vias de, 528t
Transporte ativo primário, 27
Transporte ativo secundário, 23
Transporte através das células epiteliais, 29-30
Transporte através das membranas celulares, 26
ativo, 27
facilitado, 27
passivo, 26-27

Transporte axoplasmático, 60, 66
anterógrado/retrógrado, 66
Transporte cardiovascular
células endoteliais, 254
difusão transcapilar de soluto, 253-254
movimento transcapilar de líquido, 254-255
fatores influenciando o, 255f
princípio de Fick, 252
sistema linfático, 255
Transporte convectivo, 252
Transporte de dióxido de carbono pelo sangue, 368, 371f
bicarbonato, 370
compostos carbamínicos, 369-370
curva de dissociação, 370-371
desvio de cloreto, 372
desvio iso-hídrico, 370
efeito Haldane, 370
dissolvido na forma física, 368-369
Transporte de membrana, 4, 521, 532, 568, 576
por vias ativas, características do, 528t
proteína, MRP2, 576
Transporte de potássio, 466f
Transporte intestinal de líquido
bases celulares
mecanismos absortivos, 531-532
mecanismos de secreção, 532-533
considerações anatômicas
área de superfície intestinal, amplificação da, 528
inervação e células regulatórias, 528-529
integração de influências, 530f
princípios
eletrólitos envolvidos, 527-528
papel e significado, 527
reguladores endógenos, 529t
transporte de água e de eletrólitos, regulação
adaptação crônica, 531
mecanismos regulatórios, 529-530
regulação aguda, 530
Transporte mucociliar, 308
Transporte passivo, 26
Transporte retrógrado, 110
Transporte transmembrana de solutos, mecanismos, 424f
Transporte tubular de potássio, 465t
Transporte tubular máximo (T_m), 418, 426
Transtiretina, 637
Transtornos alimentares, 750
Tratamento com lítio, 620
Trato corticobulbar, 168
Trato corticospinal lateral, 167
Trato espinotalâmico (sistema anterolateral), 119-120
Trato espinotalâmico, 115
Trato gastrintestinal (GI), 4, 5, 491-600
absorção, 5
epitélio, 493
epitélio escamoso estratificado, 493
esôfago, 493
estrutura das criptas e vilosidades, 493
líquidos e absorção, 4
lúmen, 492
mediadores parácrinos e imunológicos, 503t
regulação neuro-humoral, características, 498
sinais químicos, características, 498
Trato geniculocalcarino, 141
Trato genital feminino, 697
Trato hipotálamo-hipofisário, 613, 615
Trato óptico, 139

Trato reticulospinal, 167, 170
Trato rubrospinal, 167
Trato tetospinal, 167, 170f
Tratos vestibulospinais, 167
Tremor, 171, 173
Tremor de intenção, 175
Tremor de repouso, 173
Treppe, 94
Tríade da mulher atleta, 750
Tríade hepática, 560
Tríade portal, 561
Triângulo de Einthoven, 236, 238, 240
Trifosfato de adenosina (ATP), 11, 45, 79, 607
produção, 745
Trifosfato de guanosina (GTP), 25, 139, 605f, 607, 677f, 685f
Tri-iodotironina (T3), 602f, 634, 733
Tripsina, 517, 588
Tripsinogênio, 517, 588
Triptofano-hidroxilase, 64
Troca contracorrente, 445
Trocador Cl^--HCO_3^-, 24, 475
Trocador de ânions, 24
Trocador H^+/glutamato, 24, 27
Trocador H^+-K^+, 465
Trocador Na^+-Ca^{2+} (NCX), 24
Trocador Na^+-Ca^{2+}, 486
Trocador Na^+-glicose, 27
Trocador Na^+-H^+ (NHE3), 441, 455, 475
trocador sódio-hidrogênio, 531
Trocador sódio-hidrogênio NHE-1, 513
Trocador sódio-hidrogênio isoforma NHE3, 531
Trocador sódio-próton (NHE3), 426
Trombina, 209
Tromboembolismo, 361
Tromboflebite, 262
Trombos, 272
Trombose, 360
Trombose venosa profunda (TVP), 262, 360
Tromboxana, 208, 346
Tropomiosina, 83
Troponina, 80, 83, 94
TnC, 83
TnI, 83
TnT, 83
t-SNARE sintaxina, 65
Tuba auditiva (de Eustáquio), 147, 153f
Tuba de Eustáquio, 147
D-tubocurarina, 70
Túbulo coletor cortical, 406
Túbulo coletor medular, 406
Túbulo conector, 406
Túbulo contorcido proximal, 405
Túbulo distal, 406
Túbulo proximal, 405, 423, 429, 737
Túbulo T, 86, 94
Túbulos seminíferos, 683
Túbulos transversos, 11
Tubulovesicular, membrana, 509, 512
Tumores hipofisários, 142
Tumores hipotalâmicos, 692
Tumores produtores de hormônios, 678
Tumores secretores de tireotrofina, 630
TVP. *Ver* Trombose venosa profunda (TVP)

U

UDP-glicuroniltransferase (UGT), 576
Ulcerativa, colite, 538
Unidade alveolocapilar, 309
Unidade duodenal, 495, 519

Unidade motora, 68, 85, 89, 91, 385
Unidade sensorial, 117
Uniformidade da relação ventilação-perfusão, 737
Uniporte, transportadores, 434
Urato, 432-433
Ureases, 579
Ureia, 433-435, 445-447
Uremia, 434, 653
Ureter, 399f, 400, 403, 414, 435, 444, 447
Uretra, 399f, 684
Urobilinas, 577
Urobilinogênio, 539, 577
Urolitíase, 653
Utrículo, 147, 149f, 150, 154, 155f

V

Valva ileocecal, 494, 554
Varfarina, 262
Varicocele, 692
Varizes esofágicas, 563
Vasculatura, 206-207, 257, 267, 336, 404, 445, 451, 563, 619
    vasos sanguíneos, controle dos, 207
Vasoconstrição mediada pelo simpático, 738
Vasoconstrição pulmonar hipóxica, 384, 736
    crônica, 742
Vasopressina, 64, 268, 302
Vasos alveolares, 343
Vasos de condução, 207
Vasos de resistência, 207
Vasos extra-alveolares, 343
Vasos retos, 409, 445
Veia porta, 560
Velocidade de condução axonal, 107
Veneno da aranha viúva-negra (marrom), 61
Venoconstrição, 268
Ventilação alveolar, 331, 334, 353, 481
    distribuição regional, 338-339
        volume de fechamento, 339
    e dióxido de carbono, 337
    e oxigênio, 338
    espaço morto anatômico e, 334-335
    espaço morto fisiológico, 335-336
        Equação de Bohr, 335
    medida da, 335
Ventilação com pressão positiva, 313, 620
Ventilação com pressão positiva com pressão expiratória final positiva, 336
Ventiladores de pressão positiva, 321
Ventral posterolateral(VPL), 108
    núcleo, 118
Ventral posteromedial, 108
    núcleo, 162
Verapamil, 273
Vermis, 174, 175
Vertigem, 156, 552
Vesícula biliar, 562, 570
    anatomia funcional
        epitélio, 570
        musculatura, 570-571
    armazenamento de bile
        concentração da bile, mecanismo, 571
        efeitos sobre a composição, 571
    controle neuro-humoral, 570f

função, princípios
    papel e significado, 570
funções motoras
    contração, 571
    esfíncter de Oddi, função, 571-572
Vesícula revestida por clatrina, 66
Vesículas, 10, 60
Via corticostriatal, 171
Via córtico-hipotalâmica, 289
Via da coluna dorsal-lemnisco medial, 115
Via da proteína G_s–AMPc–proteína cinase A, 220
Via da Rho cinase, 100
Via de sinalização $G\alpha_s$, 25
Via espinorreticular, 119
Via final comum, 131, 167
Via magnocelular, 141
Via olfativa, 161f
Via talamoestriatal, 171
Vias aéreas de condução, 305
Vias de transporte de íons, 522f, 525f
Vias descendentes do tronco encefálico medial e lateral, 170f
Vias do tronco encefálico
    reticulospinal, 167
    rubrospinal, 167
    tectospinal, 167
    trato vestibulospinal, 167
Vias espinais excitatórias, 287
Vias espinais inibitórias, 287
Vias gustatórias, 161-162, 164f
Vias sensoriais clássicas
    específica/não específica, 110
Vias somatossensoriais, 118
    corno dorsal, 118
    Via da coluna-dorsal, 118-119
Vias visuais, 139-141, 140f
    córtex visual primário, 141-142
    vias visuais, efeitos das lesões na, 142
        preservação macular, 142
Vibrio cholerae, 533
Vibrissas, 308
Vilosidades, 493
VIP. *Ver* Polipeptídeo intestinal vasoativo (VIP)
Virilização, 657
Vírus da hepatite C, 563
Visão de cores, 134, 142-143
Visão noturna, 134
Vitamina A, 139
Vitamina B_{12}, 507
Vitaminas, 590
    homeostasia, 590
    vitamina A, ácido retinoico, 594
    vitamina B_{12}, 507, 591
        absorção gastrintestinal, 591f
        deficiências, 120
    vitamina C, 590 (*Ver também* Ácido ascórbico)
    vitamina D, 486, 643
        1,25-$(OH)_2$D; calcitriol, 487
        análogos, 653
        calcitriol, 594
        concentrações anormais, 650
        efeitos celulares da, 650
        forma ativa, 398
        insuficiência, 755
        metabolismo e efeitos fisiológicos da, 649f

        produção, regulação, 398
        síntese e ativação, 649-650
    vitamina E, tocoferol, 594
    vitamina K, 594
Vitaminas hidrossolúveis, 429
    assimilação, 590-591
        vitamina B_{12} (cobalamina), 591
        vitamina C, 590
    digestão e absorção, 583
Vitaminas lipossolúveis, 565, 593, 594, 596, 597
    absorção das, 598
$V_{máx}$, 88, 96, 96f
Volume corrente (VC), 329, 331
Volume de fechamento, 325, 339
Volume de reserva expiratório (VRE), 332, 333f, 334f, 739
Volume de reserva inspiratório (VRI), 332
Volume diastólico final (VDF), 245
Volume expiratório forçado, 325
Volume plasmático, 749
Volume residual (VR), 325, 332
Volume sanguíneo capilar pulmonar, 360
Volume sistólico (VS), 95, 228, 258
    influências sobre, 228
        contratilidade do músculo cardíaco, 229-230
        débito cardíaco, 230f
        lei de Starling, 228
        pós-carga ventricular, 228-229
Volume vascular baixo, respostas ao, 454f
Volume venoso central, 258
Volume-minuto, 335
Volumes pulmonares, 331
Volumes pulmonares, 331
    e resistência vascular pulmonar, 343-344
    medida dos, 332-333
        espirometria, 333
        pletismógrafo de corpo, 334
        técnica da diluição do hélio, 334
        técnica da remoção do nitrogênio, 333
        testes de função pulmonar, 333
    volumes pulmonares-padrão, 331
        capacidade inspiratória (CI), 332
        capacidade pulmonar total (CPT), 332
        capacidade residual funcional (CRF), 332
        capacidade vital (CV), 332
        volume corrente (V_C), 331
        volume de reserva expiratório (VRE), 332
        volume de reserva inspiratório (VRI), 332
        volume residual (VR), 332
Vômito, 156, 279, 379, 394, 474, 489, 551-552, 563
    vias neurais, 552f
v-SNARE sinaptobrevina, 65

X

Xenobióticos, 560

Z

Zona de condução, 308
Zona de transição, 308
Zona quimiorreceptora de disparo, 551
Zona respiratória, 308
Zonas da suprarrenal, vias de síntese dos hormônios esteroides da suprarrenal, 657f
Zonas pulmonares, 346-348